Sekretlösende Maßnahmen

8.1.3

Bei fast allen Erkrankungen der Atemwege wird durch die Bronchialschleimhaut vermehrt Sekret gebildet. Dieses hat eine unterschiedliche Konsistenz. Nur lockeres, flüssiges Sekret kann als Sputum abgehustet werden. Daher ist es wichtig, die Sekretlösung zu unterstützen und den Abfluss des Sekrets zu ermöglichen.

Sekretlösende Maßnahmen werden nur eingeleitet, wenn Sekret vorhanden ist.

Erkrankungen des Atemsystems | 2

Dränagelagerungen

Die Dränagelagerungen dienen dem besseren Abfluss von Sekret aus den einzelnen Abschnitten der Lunge und des Bronchialbaumes. Das Prinzip besteht darin, dass das Sekret der Schwerkraft folgend abfließt und Patientinnen so gelagert werden, dass der Abflussweg in Richtung der Schwerkraft folgt. Je nachdem, in welchem Lungen- bzw. Bronchialsegment sich Sekret befindet, werden die Patientinnen unterschiedlich gelagert.

Eine Indikation zu Dränagelagerung kann bei allen Atemwegserkrankungen bestehen, die mit reichlicher Sekretbildung einhergehen, z. B.:

- Chronische Bronchitis
- Bronchiektasen
- Pneumonie
- Mukoviszidose

Kontraindikationen bestehen bei folgenden Erkrankungen / Symptomen:

- Dyspnoe
- Hypertonie
- Lungenödem
- Herzinsuffizienz
- bei erhöhtem Hirndruck

Monitoring | 841
plötzlicher Kindstod | 2

Die Lagerung wird nach ärztlicher Anordnung und in Zusammenarbeit mit Physiotherapeuten 2–3 mal täglich, zu ausgewählten Zeiten (bei chronischen Erkrankungen zu dem Zeitpunkt, an dem die Patientin unter besonders viel Sekret leidet) und nicht direkt nach den Mahlzeiten durchgeführt.

Die Lagerungsdauer sollte ca. 30 Minuten betragen. Es werden maximal drei Lagerungen nacheinander durchgeführt, die das Sekret nach proximal befördern sollen. Säuglinge dürfen nur auf dem Bauch gelagert werden, wenn ihre Vitalfunktionen über |Monitoring überwacht werden. In der Bauchlage ist das Risiko für den |plötzlichen Kindstod erhöht, sodass bei der Lagerung immer eine Person im Raum mit anwesend sein muss.

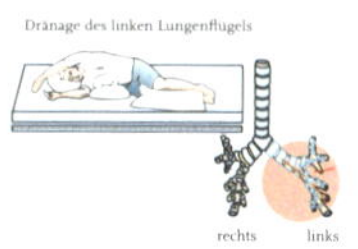

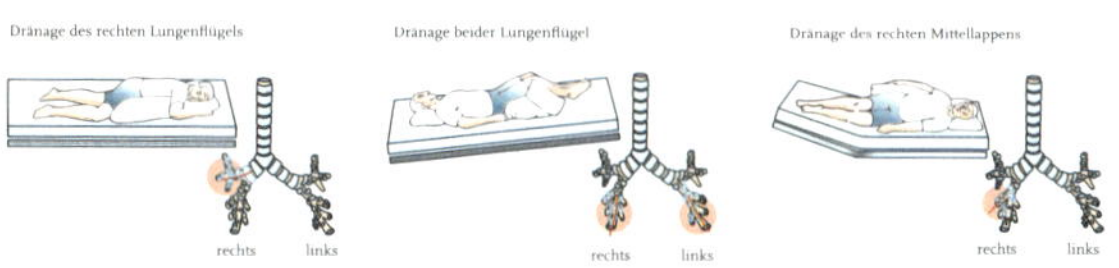

[4] Lagerungsschema zur Ableitung von Atemsekret

Jeweils in der oberen rechten Ecke der rechten Buchseiten finden Sie ein **Symbol**, das Ihnen die Zuordnung der Inhalte zu den Wissensbezügen der Ausbildungs- und Prüfungsverordnung erleichtert. Dabei steht:

- für pflegerische Schwerpunkte,
- für naturwissenschaftlich-medizinische Bezüge,
- für sozialwissenschaftliche Bezüge und
- für rechtliche Bezüge.

Das **Augensymbol** verweist auf Kapitel, die einen engen Bezug zu dem vorliegenden Abschnitt haben. Es wird empfohlen, das angegebene Kapitel als Vorbereitung oder als Vertiefung zu bearbeiten.

Die **Internetberatung** breitet sich im Rahmen der steigenden Medienkompetenz der Bevölkerung immer weiter aus. So gibt es allgemeine Gesundheitsportale und krankheitsspezifische Internetdienste. Die Beratung zeichnet sich durch ein umfassendes Angebot aus. Die Nutzerin kann sich über Krankheiten und ihre Folgen informieren. Es werden ihr Datenbanken mit Adressen und Einrichtungen, Download-Möglichkeiten bis hin zur Online-Beratung angeboten.

Das Informations- und Beratungsangebot kann schnell, ortsunabhängig und kostengünstig genutzt werden. Dabei können Informationen abgerufen oder heruntergeladen werden (Downloads). Betroffene können sich in Chatrooms austauschen (virtuelle Selbsthilfegruppen). Auch eine individuelle Beratung in Form von E-Mails kann in Anspruch genommen werden.

Internetberatung zu speziellen Themen

www.krebsinformationsdienst.de
Krebserkrankungen

www.ab-server.de
Essstörungen

www.thema-altenpflege.de
Altenpflege

Aus der Forschung

Eine Studie zur Nutzung eines Internetportals für Menschen mit Essstörungen zeigt, dass Online-Beratung eine Brückenfunktion zwischen Betroffenen, Angehörigen und professionellen Helfern darstellt:

- 31,3 % der Betroffenen kommen nach Online-Beratung zur Einsicht, dass es notwendig ist, professionelle Hilfe in Anspruch zu nehmen.
- 20 % suchen nach Online-Beratung einen Therapeuten oder eine Beratungsstelle auf.
- 32,1 % der Betroffenen nahmen nach der Online-Beratung Gespräche mit Angehörigen auf.
- 52,9 der Angehörigen verzeichnen nach der Online-Beratung eine verbesserte Kommunikation mit den Betroffenen.
- 22,5 % der Betroffenen und 49,4 % der Angehörigen geben ein verbessertes Verständnis für die Erkrankung an.

GRUNWALD, MARTIN; WESEMANN, DORETTE UND KRAUSE, FRANK: *Online-Beratung für Patienten mit Essstörungen: Erfahrungen und Ergebnisse* in: SCHAEFFER, D. & SCHMIDT-KAEHLER, S., *Patientenberatung*. Huber, Bern, 2006, S. 257–273

Nach amerikanischem Vorbild entstehen in Krankenhäusern immer mehr **Patienteninformationszentren** (*patient learning center*). In diesen Zentren stehen Patientinnen und Angehörigen diverse Informationsmedien (Bücher, Broschüren, Videos, Computer) zur Verfügung [Abb. 3]. Mit Hilfe von speziell ausgebildeten Pflegekräften können hier zu bestimmten Krankheiten, Gesundheitsproblemen und individuellen Fragestellungen Informationen gesucht und gefunden werden. Patientinnen werden bei der Recherche und bei der Bewertung und Deutung der Informationen professionell begleitet und beraten. Zu bestimmten Themen gibt es Schulungsangebote.

Informationen über Schülereinsätze im PIZ Lüdenscheid finden Sie auf www.patientenedukation.de

www.piz-lippstadt.de
Hier gibt es weitere Informationen zu Patienteninformationszentren.

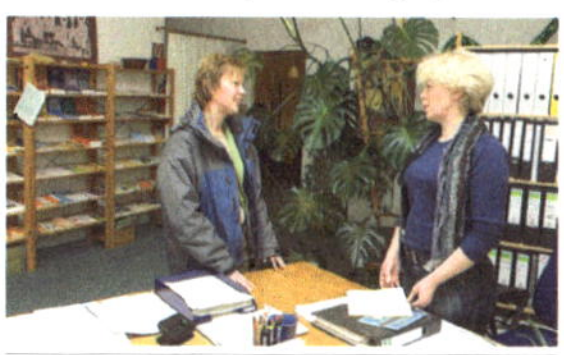

[3] Patienteninformationszentrum

Die **Online-Kugel** weist auf Internetadressen hin, die weitere Informationen zu den behandelten Inhalten liefern.

Der **Forschungskasten** gibt eine Zusammenfassung von aktuellen Veröffentlichungen zum Thema. Sie können die zu Grunde liegenden Artikel entweder direkt beim Zeitschriftenverlag bestellen, in einer pflegerisch oder medizinisch ausgerichteten Bibliothek einsehen oder unter **www.subito-doc.de** ordern.

Pflegediagnosen liefern Ihnen Titel und Definitionen der aktuellen NANDA-Klassifikation, übersetzt in DOENGES, Marilynn E., Moorhouse, Mary Frances, Geissler-Murr, Alece C.: *Pflegediagnosen und Maßnahmen*. Deutschsprachige Ausgabe herausgegeben von Christoph Abderhalden und Regula Rika. Hans Huber Verlag, Bern, 2002, S. 661.
Sie sind auf die Pflegemaßnahmen bezogen, die in diesem Abschnitt behandelt werden. Eine Übersicht über alle in diesem Band vorkommenden Pflegediagnosen finden Sie am Ende des Buches.

p25

In guten Händen

Gesundheits- und Krankenpflege

Gesundheits- und Kinderkrankenpflege

1

In guten Händen

Gesundheits- und Krankenpflege

Gesundheits- und Kinderkrankenpflege

1

herausgegeben von
Prof. Dr. Uta Oelke

Autorinnen und Autoren:
Alfred Borgers
Cilly Borgers
Dr. Friederike Bremer-Roth
Grit Dietze
Axel Doll
Cornelia Elstorpff
Dr. Christine Grünendahl
Friedhelm Henke
Irmgard Hofmann
Sonja Hummel-Gaatz
Anja Koch
Elisabeth Kühne
Andreas Lauterbach
Anja Lull
Maria Pohl
Marianne Rabe
Katrin Rohde
Kristin Scheftlein

unter Mitarbeit
der Verlagsredaktion

Cornelsen

Wichtiger Hinweis:
Der Inhalt dieser Ausgabe wurde genauestens überprüft. Weder der Verlag noch die Herausgeberin sowie Autorinnen und Autoren können für dennoch bestehen gebliebene Fehler oder Konsequenzen nach Nutzung der nachstehenden Informationen verantwortlich gemacht werden bzw. können direkt oder indirekt Berechtigungen aus dem Inhalt dieser Ausgabe abgeleitet werden.
Die Wiedergabe von Gebrauchsnamen, Handelsnamen, Warenbezeichnungen, Eigennamen und medizinischen Produkten in diesem Buch berechtigt auch ohne besondere Kennzeichnung nicht zu der Annahme, dass solche Namen im Sinne der Warenzeichen- und Markenschutz-Gesetze als frei zu betrachten sind und daher von jedermann benutzt werden dürfen.

Redaktion: Anja Lull
Bildredaktion: Peter Hartmann
Titelfoto: Werner Krüper, Bielefeld
Umschlaggestaltung und Layoutkonzept: Michael Heimann, groenland.berlin
Layout und technische Umsetzung: Renate Huth, groenland.berlin

www.cornelsen.de

Die Internetadressen und -dateien, die in diesem Lehrwerk angegeben sind, wurden vor Drucklegung geprüft (Stand: Juni 2007). Der Verlag übernimmt keine Gewähr für die Aktualität und den Inhalt dieser Adressen und Dateien oder solcher, die mit ihnen verlinkt sind.

1. Auflage, 1. Druck 2007

Alle Drucke dieser Auflage können im Unterricht nebeneinander verwendet werden.

Druck: CS-Druck CornelsenStürtz, Berlin

ISBN 978-3-464-45302-5

Inhalt gedruckt auf säurefreiem Papier aus nachhaltiger Forstwirtschaft.

In guten Händen, Band 1

Themenfeld 1

Körpernahe Unterstützung leisten

1 Berühren 9
2 Haut und Körper pflegen 29
3 Mund und Zähne pflegen 87
4 Bewegen 115
5 Sehen und Hören 197
6 Ernähren 229
7 Ausscheiden 303
8 Atmen 363
9 Körpertemperatur regulieren 403
10 Wach sein und Schlafen 421

Themenfeld 2

Gespräche führen, beraten und anleiten

1 Gespräche führen 445
2 Beraten und anleiten 493

Themenfeld 3

Pflege planen, dokumentieren, organisieren und koordinieren

1 Beobachten 561
2 Pflege planen und dokumentieren 573
3 Pflege nach einem System organisieren 595
4 Pflegequalität sichern 603
5 Pflegebedürftige aufnehmen, entlassen, deren Überleitung organisieren 635
6 Besprechungen und Visiten durchführen 647
7 Dienstplan gestalten 657

Themenfeld 4

Bei der medizinischen Diagnostik und Therapie mitwirken und in Notfällen handeln

1 Hygienisch arbeiten 665
2 Medikamente verabreichen 687
3 Vitalzeichen kontrollieren 721
4 Bei der Wundbehandlung mitwirken 751
5 Bei der Infusions- und Transfusionstherapie mitwirken 779
6 Bei Notfällen handeln 805
7 Bei medizinisch-invasiven Eingriffen mitwirken bzw. die Patientinnen pflegen 831

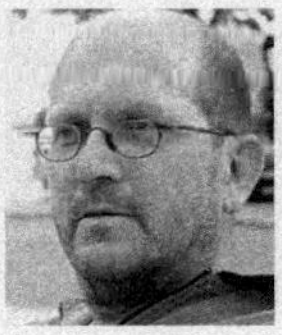
1
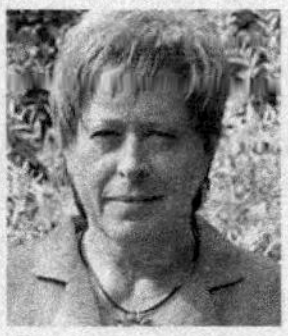
2
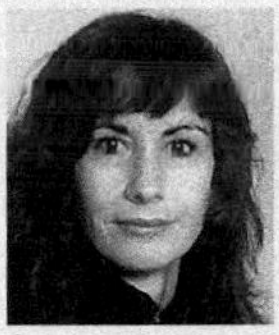
3
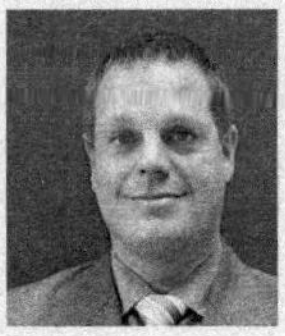
4
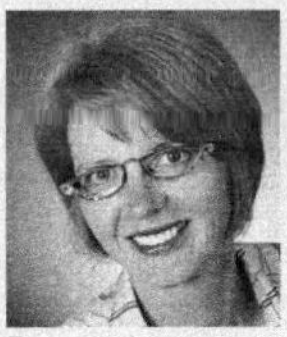
5
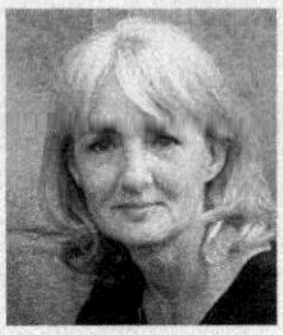
6
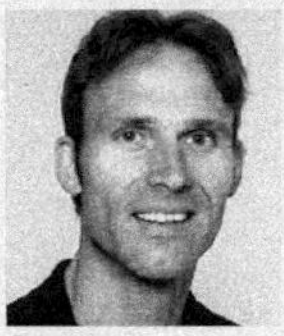
7
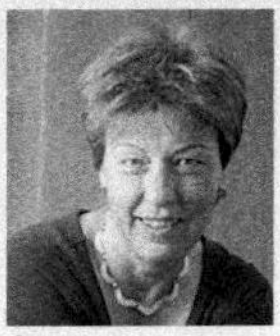
8
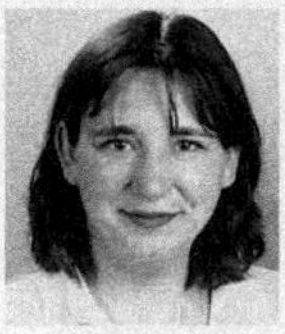
9
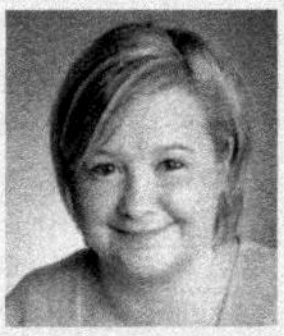
10
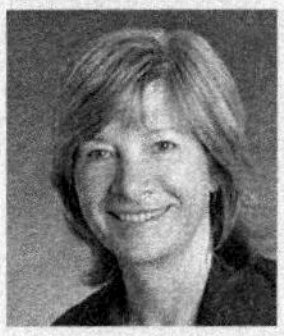
11
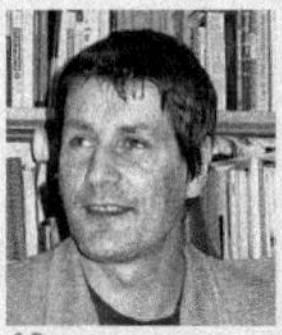
12
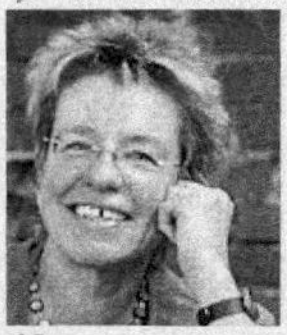
13
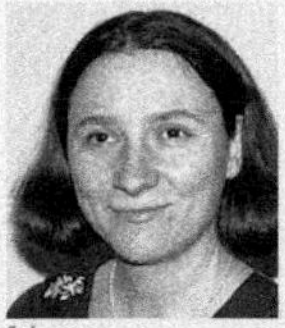
14
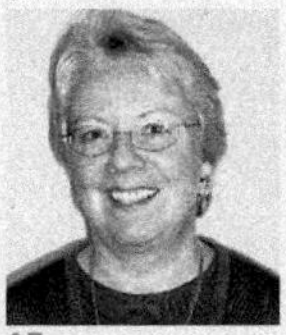
15
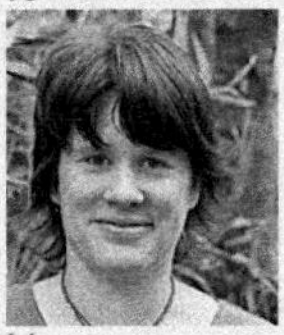
16
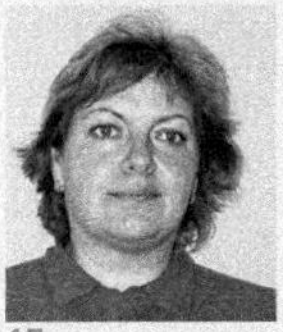
17

1 **Alfred Borgers**, Jg. 1951
Fachkrankenpfleger für Gerontopsychiatrie, Trainer für Kinäesthetics in der Pflege®, Kommunikationstrainer, Pflegedienstleiter Haus Schwansen

2 **Cilly Borgers**, Jg. 1950
Krankenschwester, Trainerin für Integrative Validation nach Richard, Praxisbegleiterin Basale Stimulation® in der Pflege, Leiterin Haus-Schwansen-Seminar

3 **Grit Dietze**, Jg. 1968
Diplom-Medizinipädagogin, Fachkrankenschwester für Anästhesie und Intensivmedizin,Lehrerin für Krankenpflege am Institut für berufliche Bildung des Vivantes Klinikum Berlin

4 **Axel Doll**, Jg. 1968
Diplom-Pflegepädagoge, Kommunikations- und Verhaltenstrainer, Fachkrankenpfleger für Onkologie, Lehrer für Gesundheits- und Krankenpflege und Dozent in der Fort- und Weiterbildung an der Wannseeschule e.V., Berlin

5 **Cornelia Elstorpff**, Jg. 1966
Lehrerin für Pflegeberufe, Krankenschwester, Heilpraktikerin

6 **Dr. med. Christine Grünendahl**, Jg. 1949 Dozentin für medizinisch-naturwissenschaftliche Fachinhalte an der Krankenpflegeschule des Albert-Schweitzer Krankenhauses Nordheim/Uslar gGmbH

7 **Friedhelm Henke**, Jg. 1967
Lehrer für Pflegeberufe, Krankenpfleger, freiberuflicher Dozent für Kranken- und Altenpflege in der Aus- und Weiterbildung

8 **Irmgard Hofmann**, Jg. 1959
MA Philosophie, Krankenschwester, Supervisorin, Fachdozentin für Ethik in der Pflege

9 **Sonja Hummel-Gaatz**, Jg. 1970
Diplom-Pflegepädagogin, Krankenschwester, freiberufliche Dozentin für Kranken- und Altenpflege in der Aus-, Fort- und Weiterbildung

10 **Anja Koch**, Jg. 1977
Diplom-Pflegepädagogin (FH), Krankenschwester, Lehrerin beim Verein zur Förderung von Gesundheitsberufen e.V. Goslar, Lehrbeauftragte an der Evg. Fachhochschule Hannover

11 **Elisabeth Kühne**, Jg. 1951
Oberstudienrätin für Ernährung und Sozialkunde an beruflichen Schulen, Diätassistentin, Lehrerin für Gastronomie und Koch/Köchin an der Berufsfachschule

12 **Andreas Lauterbach**, Jg. 1968
Diplom-Pädagoge, Krankenpfleger (RN), Chefredakteur der „Zeitschrift für Pflegewissenschaft" – PrInterNet

13 **Uta-Karola Oelke**, Jg. 1957
Prof. Dr. phil., Diplom-Pädagogin Professorin für Didaktik und Methodik an der Ev. Fachhochschule Hannover, Fachbereich Gesundheitswesen

14 **Maria Pohl**, Jg. 1970
Diplom-Pflegepädagogin, Krankenschwester, Lehrerin für Krankenpflege im Verbund der Alexianerbrüder am St. Hedwig-Krankenhaus, Berlin

15 **Marianne Rabe**, Jg. 1954
Lehrerin für Pflegeberufe, Krankenschwester, Pädagogische Geschäftsführerin für den Geschäftsbereich Ausbildung an der Gesundheitsakademie der Charité, Berlin

16 **Katrin Rohde**, Jg. 1971
MA Germanistik, cand. Diplom-Gesundheitswissenschaftlerin, Kinderkrankenschwester, Lehrkraft für Gesundheits- und Kinderkrankenpflege und Krankenpflege am Bildungszentrum für Pflegeberufe DRK Schwesternschaft Berlin e. V.

17 **Kristin Scheftlein**, Jg. 1973
Diplom-Pflegepädagogin (FH), Fachkrankenschwester für Anästhesie und Intensivmedizin, Lehrerin für Altenpflege und Krankenpflege sowie Dozentin in der Fort- und Weiterbildung an der Staatlichen Berufsbildenden Schule für Gesundheit und Soziales, Meiningen

Vorwort

2007, das Erscheinungsjahr dieses Buches, ist ein Datum mit historischer Bedeutung: Vor genau einem Jahrhundert wurde die Krankenpflegeausbildung erstmals – in Preußen – einheitlich geregelt, und vor 50 Jahren trat in der Bundesrepublik Deutschland das erste Krankenpflegegesetz in Kraft. Seitdem hat sich viel gewandelt. So umfasste die Ausbildung 1957 gerade einmal 450 Unterrichtsstunden – heute sind es mit 2100 Stunden fast fünfmal soviel. Damals bedeutete Unterricht fast ausschließlich, medizinisches Faktenwissen auswendig zu lernen und sich in mehr oder weniger strengen „schwesterlichen" Verhaltensregeln unterweisen zu lassen. Vorrangig ging es darum, gute Arztassistentinnen auszubilden, die sich problemlos – oft unter Aufopferung der eigenen Person – in die Krankenhaushierarchie einfügten.

Heute jedoch, so sieht es das Krankenpflegegesetz von 2003 vor, zielt die Ausbildung darauf ab, Gesundheits- und Krankenpflegerinnen bzw. Gesundheits- und Kinderkrankenpflegerinnen zu qualifizieren, die eigenverantwortlich handeln können und dies auf pflegewissenschaftlicher Grundlage tun. Dabei sollen sie nicht nur über fundierte fachliche, sondern gleichermaßen über soziale, personale und methodische Kompetenzen verfügen, deren Förderung ein weiteres zentrales Ausbildungsziel ist.

Diesem Anspruch sieht sich das vorliegende Buch – wie die gesamte Schulbuchreihe „In guten Händen" – zutiefst verpflichtet. Die Autorinnen und Autoren haben dem Rechnung getragen, indem sie ihre Ausführungen immer wieder daraufhin überprüft haben, ob sie dem Gedanken der Gesundheitsförderung entsprechen und Ausdruck eines unterstützungs-, ressourcen- sowie lebensweltorientierten Pflegeverständnisses sind. Auch haben sie sich permanent der Herausforderung gestellt, weit über die traditionellen kurativen, Krankenhaus bezogenen Bahnen hinaus zu denken und die aktuell sowie zukünftig immer bedeutsamer werdenden Dimensionen ambulanter, präventiver und rehabilitativer pflegerischer Versorgung zu berücksichtigen. Und last but not least haben sie gemeinsam mit der Redaktion äußerst engagiert aktuelle pflegewissenschaftliche Erkenntnisse zusammengetragen, auch wenn das bei dem zarten, erst noch gedeihenden Pflänzchen „Pflegewissenschaft" nicht immer einfach war.

Als Grundlage für die Struktur der Schulbuchkonzeption „In guten Händen" dient das Curriculum „Gemeinsame Pflegeausbildung" (Oelke/Menke 2002/2005). Dies beinhaltet mehrere Vorteile: Zum einen liegt mit dem Curriculum eine wissenschaftlich überprüfte Systematik vor, die inhaltliche Wiederholungen oder auch Unterlassungen verhindert. Zum zweiten ist das Curriculum – als Ergebnis des ersten bundesdeutschen Modellversuchs zu einer gemeinsamen Pflegeausbildung – konsequent auf pflegerische Adressatinnen jeder Alterszugehörigkeit bezogen. Zum dritten entspricht es in seinem pflegedidaktischen Selbstverständnis den Ansprüchen, die oben beschrieben wurden: Es zielt auf Kompetenzförderung und versteht Pflege primär als ressourcenorientierte, lebensweltbezogene Unterstützungsleistung. Zum vierten weist das Curriculum eine Struktur auf, die dem aktuellen – mit dem Krankenpflegegesetz von 2003 in die Wege geleiteten – Ansatz der Fächerintegration und Themen- bzw. Lernfeldorientierung entspricht. Insofern versteht es sich von selbst, dass die gesamte Schulbuchkonzeption nicht nach traditionellen Schulfächern gegliedert ist, sondern sich die curricularen Themenschwerpunkte wie folgt in den Schulbuchbänden wiederfinden: Band 1 ist dem Schwerpunkt „Pflegerische Kernaufgaben" gewidmet, Band 2 enthält den Schwerpunkt „Pflege von Menschen in besonderen Lebenssituationen und Problemlagen", und Band 3 setzt sich aus den Schwerpunkten „Klientel und Rahmenbedingungen von Pflege" sowie „Berufliche und persönliche Situation der Pflegenden" zusammen.

Anders als im Curriculum haben wir uns beim Schulbuch entschieden, alle infrage kommenden Lerneinheiten mit dem „pflegerischen Schwerpunkt" beginnen zu lassen, dem dann weitere „bezugswissenschaftliche Aspekte" folgen. Damit soll nochmals die originär pflegebezogene Denkweise unterstrichen werden. Des Weiteren sind im Schulbuch curriculare Einzelinhalte aktualisiert worden – das heißt, es sind neue Inhalte dazugekommen und nicht mehr aktuelle entfallen.

Nicht zuletzt weht ein für das Curriculum typischer pädagogischer Geist auch durch die Schulbuchkonzeption. Im Sinne dieses „Bildungsgeistes" ist es zentrales Anliegen aller Beteiligten – Autorinnen, Redaktion und Herausgeberin, die Leserinnen durch die Lektüre des Buches zum kritischen Nachdenken anzuregen, zum Hinterfragen anzureizen und zum Weiterlernen zu motivieren. Unsere Bücher, so unser Motto, sollen solche „wider das träge Wissen" sein und dazu beitragen, „die Menschen zu stärken und die Sachen zu klären" (von Hentig).

Ich danke allen Autorinnen und Autoren für ihr unglaubliches Engagement, ihre Geduld und ihren Mut, neue pflegedidaktische Wege zu beschreiten. Mein großer Dank gilt des Weiteren der Cornelsen Redaktion, die mit ihrer enormen fachlichen Kompetenz, ihrem Ideenreichtum, ihrer Stringenz, Souveränität und ihrem Humor das Buch zu dem hat werden lassen, was es ist. Selbstverständlich bedanke ich mich auch bei den weiteren Cornelsen Mitarbeitern und Mitarbeiterinnen, die mir als Personen eine Verlagskultur vorgestellt und vorgelebt haben, wie ich sie bisher noch nicht erfahren habe.

Hannover/Göttingen, Mai 2007
Prof. Dr. Uta Oelke

1

Berühren

1.1 Berühren und berührt werden 12

1.2 Körperkontakt und seine Bedeutung für den Menschen 13

1.3 Berührungsqualitäten 15

1.4 Nacktheit und Scham 17

1.4.1 „Nackt sein" ist etwas anderes als „sich nackt fühlen" 17

1.4.2 Was ist Scham? 19

Schamgefühle bei Kindern und Jugendlichen 20

Schamlosigkeit 20

1.5 Sexualität 21

Sexualität – ein Tabu? 21

Sexuelle Bedürfnisse 21

Was gehört zur „Sexualität"? 22

Ist mir das peinlich! 22

Bedürfnisse, Ängste und Gefährdung der Patientinnen und Patienten 23

1.6 Intimität, Nähe und Distanz 25

1.7 Berührung als sensomotorische Stimulation 27

Basale Stimulation 27

Das Bobath-Konzept 28

Kinästhetik / Infant Handling 28

In diesem Fachbuch wird grundsätzlich eine neutrale Sprachform genutzt. Ist dies sprachlich nicht umsetzbar, finden Sie die weibliche Anredeform. Dabei ist – wenn nicht ausdrücklich erwähnt – immer auch das andere Geschlecht mit angesprochen.

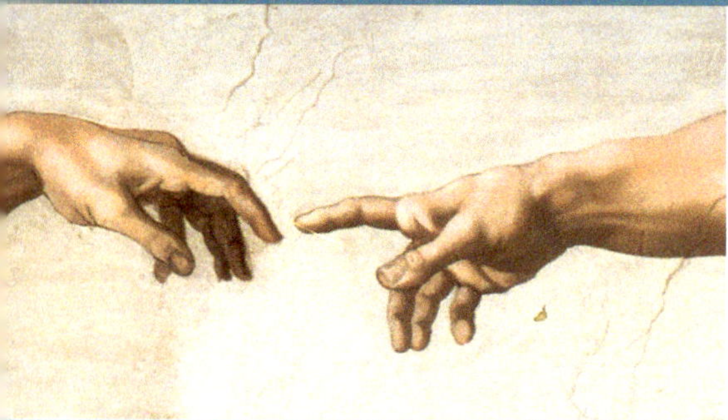

Berühren

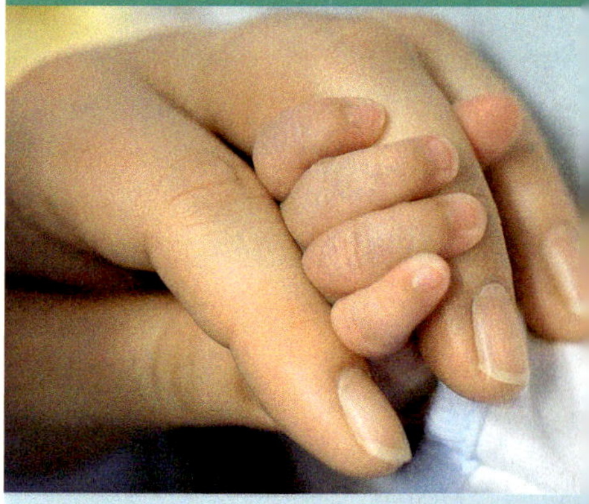

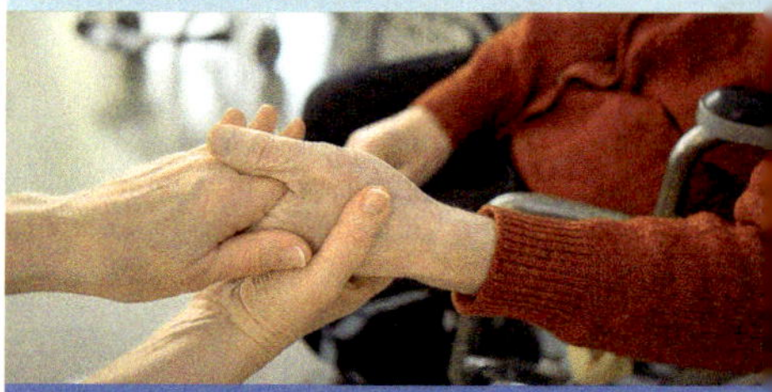

Pflege ist ein Berührungsberuf. Aber was bedeutet das für uns Pflegende? Andere Berufe sind doch auch Berührungsberufe: z. B. Medizin, Physiotherapie, Kosmetik, Rettungsassistenz. Dennoch wird Pflege immer als ein besonderer Berührungsberuf bezeichnet. Wieso? Wodurch unterscheidet sich die Pflege von den anderen Berufen?

Ärztinnen und Physiotherapeutinnen berühren kranke Menschen in der Regel nur an begrenzten Körperstellen, je nachdem, was diagnostiziert und therapiert werden soll. Das heißt, kranke Menschen verbinden damit ganz konkret die Hoffnung auf Heilung bzw. Linderung. Zur Kosmetikerin gehen gesunde Menschen, als Kundinnen, die ihr Wohlbefinden fördern möchten. Die Körperzonen, die sie behandelt haben wollen, sind genau festgelegt. Fühlen sich die Kundinnen nicht wohl, können sie jederzeit gehen.

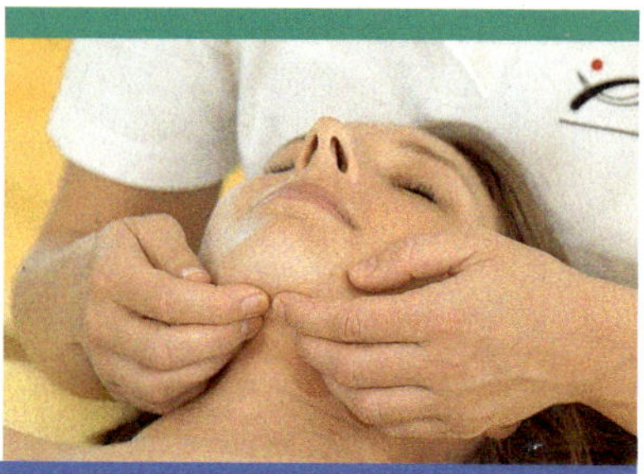

Pflegende unterscheiden sich von diesen Berufsgruppen ganz erheblich: Sie führen beispielsweise eine Ganzkörperwaschung durch. Ein Vorgang, den die allermeisten Menschen ein Leben lang selbsttätig durchgeführt haben und den sie damit nicht als therapeutische Maßnahme verstehen (können). Bei der Ganzkörperwaschung wird der ganze Körper berührt und nicht nur einzelne definierte Stellen. Die Menschen kommen auch nicht freiwillig, sondern weil sie krank bzw. pflegebedürftig sind. Während ärztliche und krankengymnastische Maßnahmen als Unterstützung bei der Heilung wahrgenommen werden, empfinden viele Menschen – bei aller Dankbarkeit – pflegerische Unterstützung als notwendiges Übel. Dem liegt das Gefühl und die Angst vor der „Veröffentlichung" der intimen Verrichtungen des täglichen Lebens – die nahezu alle mit Berührung zu tun haben – zu Grunde. Es wird oft als beschämend erlebt, dass man jemanden braucht, „der einem den Hintern putzt". Insofern reagieren viele Menschen gegenüber der Berührung durch Pflegende besonders sensibel.

Vielen Pflegenden ist kaum bewusst, dass sie mit ihrer körpernahen und berührungsintensiven Tätigkeit tatsächlich eine Sonderstellung im therapeutischen Team einnehmen. Dabei spielt das Verständnis von Berührung als pflegerische Handlung eine große Rolle.

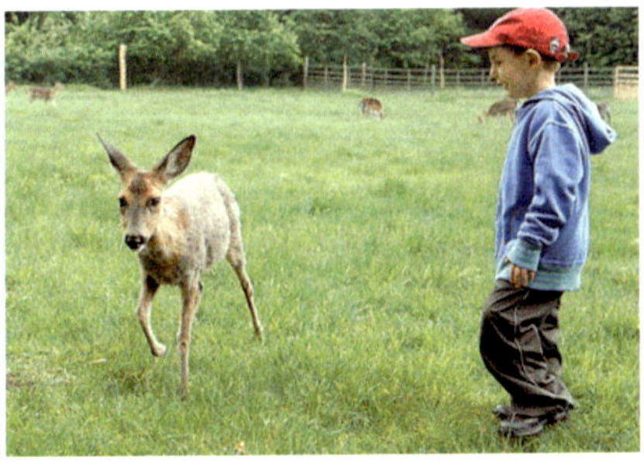

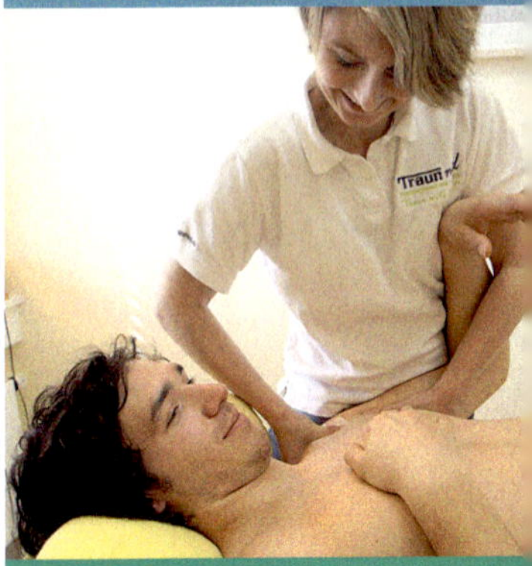

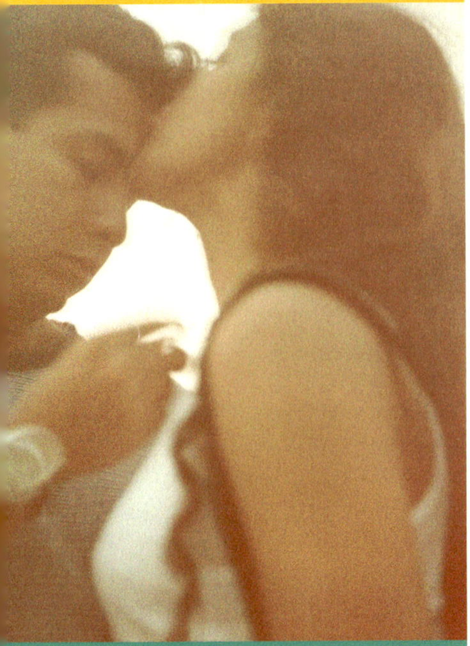

Es gibt wohl kaum einen Liebesroman oder einen romantischen Kinofilm, der ohne einen der folgenden Sätze auskommt:

„Seine Berührung jagte mir einen Schauer über den Rücken."
„Wenn sie mich jetzt berührt, muss ich sie küssen."
„Deine erste Berührung durchzuckte mich wie ein elektrischer Schlag."

Auch in anderen Literaturformen findet man ausreichende Beschreibungen von Berührungen, dem Wunsch nach Berührungen oder auch den Auswirkungen von Berührungen:

„Einmal, nur ein einziges Mal wünschte ich mir, dass mein Vater mich in den Arm nehmen und mir seine Zuneigung zeigen würde."

„Ihre Berührung bedeutete Trost und Schmerz zugleich."

„Bei dem Gedanken, er könnte sie berühren, schüttelte es sie vor Ekel."

„Sobald er Jesus sah, warf er sich vor ihm auf den Boden und bat ihn: Herr, wenn du willst, kannst du machen, dass ich rein werde. Da streckte Jesus die Hand aus, berührte ihn und sagte: Ich will es! Im gleichen Augenblick verschwand der Aussatz."
Lk 5.12 – 5.13

Wir sind in unserem Alltagsleben oft der Nähe von fremden Menschen ausgesetzt – und vermeiden ganz unbewusst jeden noch so geringen Körperkontakt – ohne ihn immer verhindern zu können. Denken Sie an volle Züge, die Enge im Aufzug, Gedränge auf der Straße oder in Geschäften.

Andererseits gibt es Situationen, wo sich wildfremde Menschen „in den Armen liegen", wenn etwa ein großes Gemeinschaftserlebnis gefeiert wird und der Einzelne sich bewusst an einem Massenphänomen berauscht: Erinnert sei hier an die Freudenfeste der deutschen Wiedervereinigung, die Straßenfeste zur Fußballweltmeisterschaft oder große Open-Air-Konzerte. Die Freude über die gemeinsame Erfahrung überwindet hier – wenn auch nur vorübergehend – die üblichen Berührungsschranken.

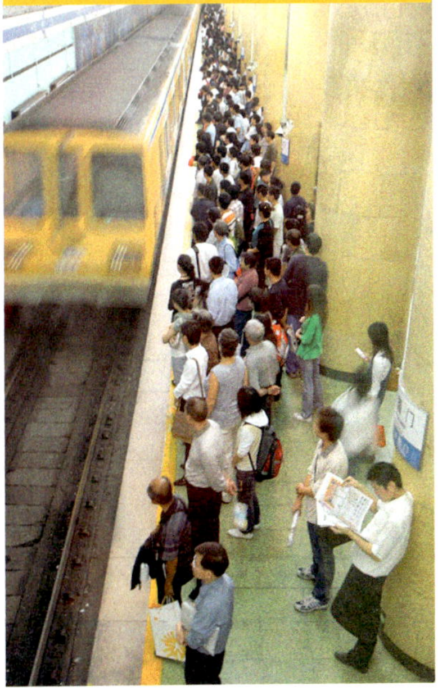

Berührungen beziehen sich immer auf ein Gegenüber. Berühren bedeutet berühren und sich berühren lassen. Wer berührt, löst eine Reaktion aus. Sich berühren lassen setzt Vertrauen voraus. Das wird bei Tieren manchmal deutlicher als beim Menschen, der gelernt hat, sich und seine Reaktionen zu „beherrschen". Man denke nur an die Metapher vom „scheuen Reh".
Wer berührt, rührt etwas an. Auch in der Literatur und der bildenden Kunst – wo immer es um Beziehung geht, spielen Berührungen eine entscheidende Rolle.

1.1 Berühren und berührt werden

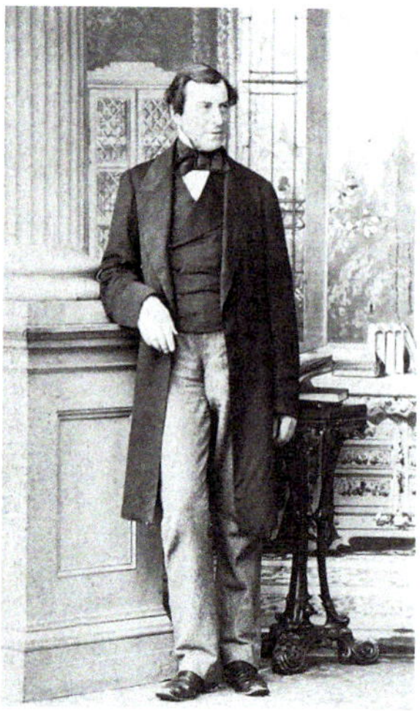

[1] Mann aus britischer Oberschicht

Wir haben als Menschen nicht nur einen Körper, sondern wir leben in und mit unserem Körper in einer leibhaftigen Einheit von Körper, Geist und „Seele" im weitesten Sinne. Insofern geht „jemanden berühren" weit über den bloßen Kontakt zu einem Körperteil hinaus. Jeder Körperkontakt, jede Berührung löst praktisch automatisch unterschiedliche Empfindungen und Emotionen bei dem berührten Menschen aus. Diese reichen von Nähe, Wärme, Trost oder Freude über Kälte, Schrecken, Angst, Ekel und Scham bis hin zum Entsetzen. Berührungen drücken damit immer auch aus, welche Beziehung zwischen berührter und berührender Person besteht. Etwas oder jemanden berühren ist ein aktiver Vorgang, auch wenn es unabsichtlich geschieht; berührt werden ist dagegen ein passiver Vorgang, der durchaus reflexartige Reaktionen (z. B. Abwehr) hervorrufen kann, insbesondere wenn die Berührung unvorbereitet kommt.

Beispiel Noch zu Beginn des 20. Jahrhunderts galt im streng puritanischen England, dass ein wohl erzogener Mensch der britischen Oberschicht niemals einen anderen Menschen ohne dessen Zustimmung berühren durfte. Die geringste zufällige Berührung eines Anderen erforderte eine Entschuldigung, selbst wenn dieser andere Mensch Vater oder Mutter oder eines der Geschwister war.

„Sich berühren lassen" hat eine doppelte Qualität, das heißt, ich gebe meine Zustimmung (aktiv), dass jemand mich berührt (passiv). Das betrifft gleichermaßen den Körper („ich lasse mich untersuchen") wie die Gefühlsebene („seine Worte berührten mich tief").

Sinne | 566

Unsere Sinne vermitteln uns Eindrücke aus unserer Umwelt. Der Berührungssinn ist aus Sicht der Entwicklungsphysiologie der erste ausgeprägte Sinn. Seine Entwicklung verläuft zeitgleich mit der Ausbildung unserer Haut. Der Berührungssinn wird auch als Tastsinn, taktiler Sinn, Hautsinn oder somatischer Sinn bezeichnet. Über den Berührungssinn werden alle „Berührungsinformationen" (Impulse) weitergeleitet. Mit jeder Berührung wird unserem Körper eine Botschaft vermittelt. Über Nervenbahnen werden die Berührungsimpulse und die damit verbundenen Informationen zum Rückenmark und weiter zu der sensorischen Rinde im Großhirn geleitet. Durch die Berührungsimpulse werden sowohl bewusste als auch unbewusste gefühlsmäßige Sinneseindrücke ausgelöst.

Entwicklungsphysiologie
Teilgebiet der Biologie; beschäftigt sich mit der Entwicklung des Föten bzw. Embryos im Mutterleib aus der Sicht der Physiologie, der Lehre von den Körperfunktionen des Menschen.

Neugeborene verfügen über einen ausgeprägten „Greifreflex", der nach etwa zwei Monaten verschwindet und im vierten Monat als „gezieltes Greifen" wieder einsetzt. So ergreift das kleine Neugeborene schon in den ersten Stunden seines Lebens mit unheimlicher Kraft den ihm dargebotenen Finger.

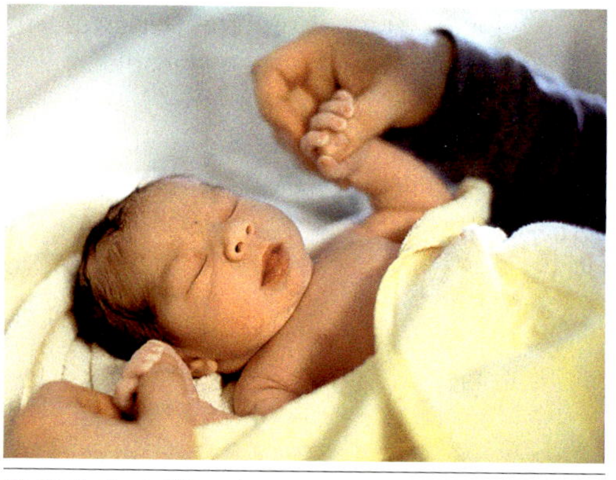

[2] Greifreflex bei Neugeborenen

Entwicklungspsychologisch dient das frühe Greifen der Sicherung des ersten Sozialkontaktes; in der weiteren Entwicklung des Säuglings hin zum Kleinkind ist beidhändiges Greifen wichtig für zielgerichtetes Erkennen und Be-Greifen.

Entwicklungspsychologie
Teilgebiet der Psychologie, das sich mit Zusammenhängen, Gesetzen und Formen der seelischen Reifung des einzelnen Menschen von der Kindheit bis zum Alter befasst.

Körperkontakt und seine Bedeutung für den Menschen 1.2

Die aktive oder passive Berührung des eigenen oder eines anderen Körpers wird als Körperkontakt bezeichnet. Er dient der Kommunikation über die Hautsinne.
Die Anregung (*Stimulation*) der Haut über Berührungen hat eine große Bedeutung für die emotionale, psychosoziale und physische Entwicklung des Menschen. Körperliche Nähe und Hautkontakte zählen zu den elementarsten menschlichen Bedürfnissen und sind im Säuglingsalter überlebenswichtig. Hier werden Gefühle wie Wärme, Geborgenheit und Sicherheit vermittelt und die Ausschüttung von Stresshormonen vermindert.

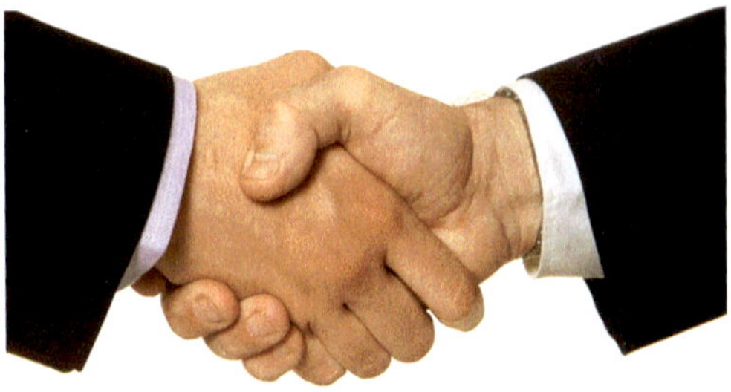
[3] Händeschütteln als Höflichkeitsgeste

Gerade im Neugeborenen-Intensivbereich wurde in den letzten Jahren viel darüber geforscht und gelernt, welches Ausmaß fehlende Berührungen auf die Entwicklung von Säuglingen haben. Lagen Frühgeborene früher für lange Zeit abgeschottet in |Inkubatoren, weiß man heute, wie wichtig der körperliche Kontakt ist. So hat man sehr gute Erfahrungen mit der so genannten Känguruh-Methode gemacht. Dabei werden die Säuglinge stundenweise nackt auf den Bauch der Eltern oder Bezugspersonen gelegt.

Inkubator | 135

Doch nicht nur für Säuglinge ist die Berührung, der Körperkontakt, wichtig. Der Tastsinn, das Berührungsempfinden, bleibt bei den meisten Menschen auch im Falle schwerer Krankheit oder im hohen Lebensalter erhalten, wenn andere Sinne wie Hören, Sehen oder Sprechen nachlassen. Berühren ist damit vielfach die einzige Möglichkeit, mit den Betroffenen in direkten Kontakt zu treten. Darauf gründet z. B. die |Basale Stimulation, die in der Pflege von schwer kranken oder mehrfach behinderten Menschen genau aus diesem Grund eingesetzt wird.

Basale Stimulation | 27

Berührungen und damit Körperkontakte begleiten uns also unser ganzes Leben. Sie nehmen je nach Zusammenhang recht unterschiedliche Funktionen ein:

- Schaffen von Nähe, Wärme, Vertrauen und Sicherheit, „Kuscheln“
- Vermitteln von segnenden, heilenden und „magischen“ Kräften
- Als Höflichkeitsgeste: z. B. Händeschütteln, Grußküsse
- Als Bedrohung bzw. Unterwerfung: z. B. Festhalten, Schütteln, Schlagen, Abweisen
- Zum Erkennen, z. B. Greifen von Kleinkindern, Abtasten durch Blinde
- Professionelle „routinierte“ Berührungen wie Pflege, Sicherheitskontrollen, Diagnostik
- Freundschaft, Vertrautheit, Liebe, Erotik, sexuelle Stimulation

Sie signalisieren damit

- ganz verschiedene emotionale Botschaften,
- die Einstellung oder Beziehung zur jeweils anderen Person,
- den Status: z. B. darf ein Vorgesetzter einem Untergebenen anerkennend auf die Schulter klopfen, umgekehrt wird es als Grenzüberschreitung wahrgenommen,
- kulturelle Besonderheiten: In vielen asiatischen Ländern gibt man Frauen nicht die Hand, Ähnliches gilt im muslimischen Kulturbereich,
- religiöse Tabus: So gelten im Hinduismus die Menschen, die keiner Kaste angehören, als unrein, als „Unberührbare“, wer sie berührt, wird selbst unrein.

Wer wen wie berühren darf, hängt also nicht nur von den individuellen Erfahrungen einer Person ab, sondern von ganz verschiedenen Faktoren wie z. B.

- der jeweiligen Kultur und Gruppenzugehörigkeit,
- dem Geschlecht und Alter,
- der sozialen Schicht und dem persönlichen Status,
- der Körperregion und Art der Berührung,
- der Art der sozialen Beziehung (Familie, Freunde, Bekanntschaftsgrad) sowie
- den individuellen Erfahrungen im jeweiligen gesellschaftlichen Kontext.

Kontext
= Zusammenhang

Die kulturelle, soziale und individuelle Spannbreite zu Einstellung und Verhalten in Bezug auf Körperkontakte ist kaum erfassbar: Ganz grob und beispielhaft lassen sich traditionell kontaktreiche (z. B. Araber, Lateinamerikaner, Griechen, Türken, Indonesier, einige afrikanische Stämme) von eher kontaktarmen (Nord- und Mitteleuropäer, US-Amerikaner, Asiaten) Kulturen unterscheiden. Die Unterschiede zwischen den einzelnen Menschen sind in der Regel jedoch größer als zwischen den Kulturen. So gibt es innerhalb nationaler, kultureller und sozialer Eigenheiten sehr verschiedene familiäre Gepflogenheiten, auch sie reichen von häufigen und unbefangenen Berührungen, Umarmungen und Küssen hin zu einem ausgeprägten „Noli me tangere" (lat.), einem „Rühr mich nicht an". Hinzu kommen ganz persönliche Eigenheiten, die jeder Mensch ziemlich früh entwickelt.

Anhand des folgenden Beispiels wird deutlich, wie unterschiedlich sich Jugendliche entwickeln können.

Beispiel Die 12-jährige Veronika reagiert generell auf alle Berührungen ziemlich abweisend. Dies ist unabhängig von der berührenden Person, nur die jüngste Schwester darf sich anschmiegen. Dabei haben ihre Eltern immer viel Wert auf „Kuscheln" gelegt. Doch bereits ab dem Alter von 5 – 6 Jahren entzog sich Veronika zunehmend jeder Umarmung, seit etwa drei Jahren lehnt sie Berührungen energisch ab (auch von ihren Eltern / Bezugspersonen), insbesondere Küsse ekeln sie. Sonst ist sie aufgeschlossen und freundlich. Als sie sich bei einem Reitunfall den Arm brach und ins Krankenhaus musste, ließ sie die nötigen Maßnahmen (Gipsverband etc.) geduldig über sich ergehen, wehrte sich aber vehement gegen jegliches tröstliche Streicheln.
Es gibt nicht den geringsten Hinweis auf Missbrauch, eher ließe sich in der Rückschau ein Zusammenhang mit den Geburten ihrer Schwestern (nach 2, 5 und 7 Jahren) herstellen. Alle vier Mädchen unterscheiden sich ziemlich deutlich in ihrem Berührungs- und Kontaktverhalten, obwohl sie in der gleichen Großfamilie leben.

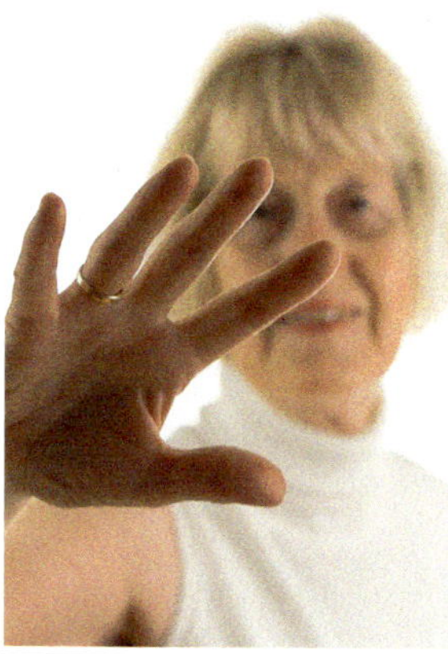

[1] Abwehrhaltung

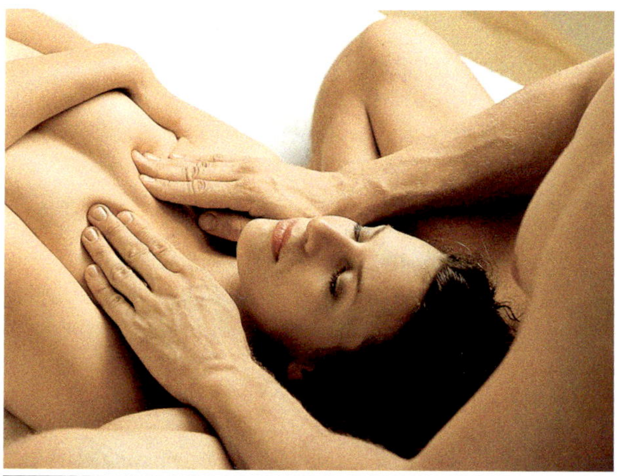

[2] Erotische Nähe

Berührungsqualitäten

1.3

Menschen erleben und empfinden unterschiedlich. Dies erscheint als eine selbstverständliche Binsenweisheit. Doch wie viel Erfahrung in einem solchen Satz steht, wird durch den folgenden Erfahrungsbericht einer Gesundheits- und Krankenpflegerin deutlich:

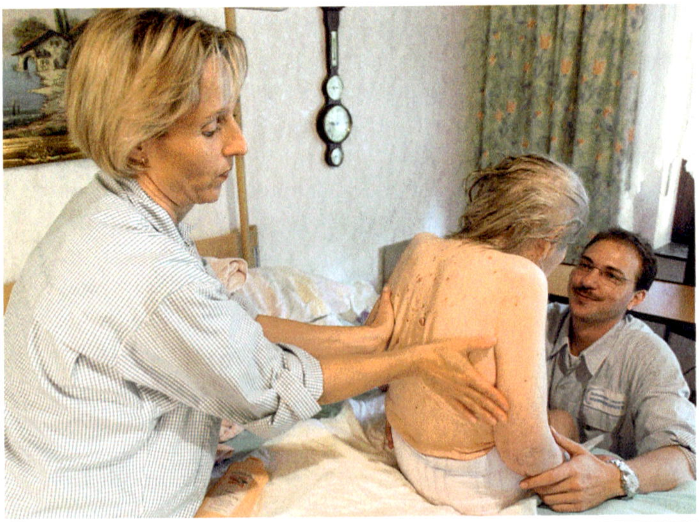

[3] Berührung als pflegerische Handlung

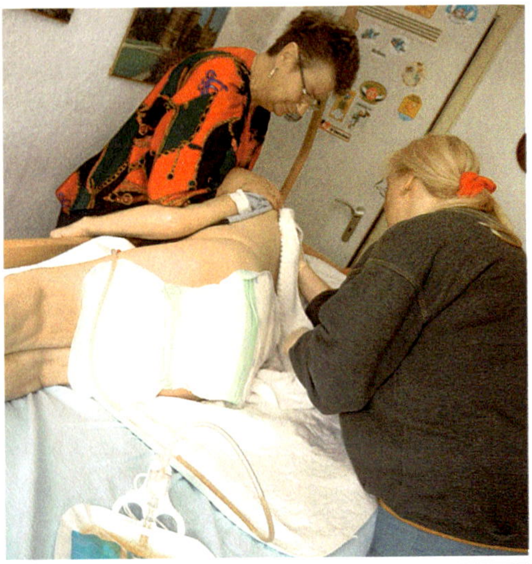

[4] Berührungsqualität bei der Körperpflege

Beispiel Als junge Krankenschwester war ich noch davon überzeugt, dass das, was ich selbst als angenehm bzw. unangenehm empfand, auch für die anderen gelten müsste. So wusch ich Patientinnen mit durchaus kräftigen Bewegungen. Eine Patientin rief „Aua! Sie rubbeln mir ja die Haut vom Körper!“ Völlig verblüfft fragte ich: „Mögen Sie das denn nicht? Ich hab das gerne.“ Die Dame meinte: „Nein, das tut mir nur weh, ich wasche mich selbst ganz zart mit einem extra weichen Schwamm.“ Erst hielt ich die Dame für zickig, aber ich gewöhnte mir doch an, die Patientinnen öfter mal zu fragen, wie sie es gerne hätten. Aber erst einige Jahre später, als meine eigene Haut immer empfindlicher wurde, verstand ich die Dame wirklich.
Von da an machte ich es eher umgekehrt, versuchte möglichst zart zu waschen – bis mir ein Patient etwas unwirsch sagte: „Können Sie nicht ein bisschen fester hinlangen? Dieses streichelartige Waschen kitzelt und macht mir eine unangenehme Gänsehaut.“

Viele Pflegende und gerade Berufsanfängerinnen tun sich schwer damit, sich auf unterschiedliche Berührungsqualitäten einzulassen. Grundsätzlich gibt es verschiedene „Berührungsqualitäten“ insofern, als bestimmte Arten zu berühren doch bei einer Mehrheit der Menschen (zumindest in unserem Kulturkreis) als immerhin ähnlich empfunden werden. Beurteilt man z. B. den Händedruck einer anderen Person, wird nicht selten ein „fester Händedruck“ einer charakterstarken Person zugeordnet.

Die Hände sind unsere wichtigsten Berührungsorgane und über sie bringen wir sehr viel zum Ausdruck. Dazu gehört auch unsere innere Beziehung zu dem jeweiligen Menschen. Da also Berühren und Berührtwerden immer sehr individuelle Verhaltensweisen ausdrücken, kann es kein „Rezeptwissen“ zu diesem Thema geben. Bestimmte Leitsätze können für Pflegende jedoch sehr hilfreich sein:

- Stellen Sie sich innerlich auf den Menschen ein, den Sie berühren werden, und nehmen Sie ihn nicht nur als Körper, sondern als eigenständiges Gegenüber wahr.
- Stellen Sie, soweit irgend möglich, Blickkontakt her, bevor Sie jemanden anfassen.
- Bereiten Sie die Berührung mit informierenden Worten vor.
- Berühren Sie nie jemanden unvorbereitet von hinten (auch nicht die bettlägerige, sprachlose Person, die mit dem Gesicht zur Wand liegt).
- Flächige Berührungen mit der ganzen Hand werden besser toleriert als kurze oberflächliche Berührungen mit einzelnen Fingern.
- Die Intensität des Drucks ist stark abhängig von der jeweiligen Person (vgl. obiges Beispiel); zu oberflächliches oder zaghaftes Berühren wird oft eher unangenehm erlebt.
- Vermeiden Sie allzu spontane Berührungen wie „über den Kopf streichen“ oder „die Wange streicheln“. Tatsächlich gehören diese Berührungen bei den meisten Menschen zu einer intimen Beziehung und werden oft nicht so angenehm erlebt, wie sie gemeint sind.
- Akzeptieren Sie Abwehrhaltungen bzw. abweisende Worte so weit wie möglich, ohne die Abwehr persönlich zu nehmen.
- Entwickeln Sie bei Berührungen ein Gespür dafür, welche Gefühle Sie damit bei sich und anderen auslösen, und vergewissern Sie sich (soweit möglich) durch Nachfragen bei den Pflegebedürftigen, ob Ihre Wahrnehmung stimmt. Täuschungen in unserer Wahrnehmung sind nicht selten, denn „Wir können nur das wahrnehmen, was wir wahrzunehmen gewohnt sind!“.

Wenn Sie sich vor einer notwendigen Berührung ekeln, ist es wichtig, zu klären, ob Sie sich vor dem Menschen als Person ekeln oder vor einem bestimmten Teil an diesem Menschen (z. B. Wundversorgung). Wenn Ihnen der Mensch „zuwider“ ist, dann sollten Sie jemanden anderen mit der Pflege betrauen. Bei einzelnen Handlungen helfen Handschuhe. Professionell berühren heißt gerade nicht, mit innerer Distanz und möglichst ohne Gefühle – „gefühlskalt“ – seine Arbeit tun. Ganz im Gegenteil, professionell berühren bedeutet:

- die eigenen sowie die Gefühle der Patientinnen aufmerksam wahrzunehmen und einen achtsamen Umgang mit beiden zu erwerben;
- sich immer wieder neu auf den jeweiligen pflegebedürftigen Menschen einzulassen;
- sich selbst gegenüber immer wieder Rechenschaft abzulegen über das eigene Berührungsverhalten und -empfinden, das sich im Laufe der Zeit sehr wohl verändern kann.

Professionelles Berühren lernt man nicht ein für alle Mal, sondern es ist ein ständiger Lernprozess.

Nacktheit und Scham 1.4

„Nackt sein" ist etwas anderes als „sich nackt fühlen" 1.4.1

„Da gingen beiden [Adam und Eva] die Augen auf und sie erkannten, dass sie nackt waren. Sie hefteten Feigenblätter zusammen und machten sich einen Schurz."
(Genesis, Vers 3,7).

Schon in der biblischen Paradiesgeschichte, verfasst vor etwa 3.000 Jahren, wird anhand der beschriebenen Reaktion von Adam und Eva deutlich, dass nicht das Nacktsein, sondern das Sich-nackt-Fühlen das eigentliche Problem von Menschen darstellt. Sich nackt fühlen ist gleichbedeutend mit „sich schutzlos fühlen".

Wie beim Berühren wird deutlich, dass sich der Zustand des Nacktseins nicht nur auf den Körper allein, sondern auch auf das Gefühlsleben bezieht. Dies wird deutlich durch Aussagen wie „Niemand gibt sich gerne eine Blöße". Übersetzt bedeutet es: Keiner gibt gerne eine Schwäche zu.

Aber auch die Gesellschaft zeigt, dass zwischen der einen und der anderen Nacktheit unterschieden wird: Private Nacktfotos, die im intimen Partnerschaftsbereich durchaus Freude machen können, werden zur tief beschämenden „Bloßstellung", wenn sie an die Öffentlichkeit gelangen. Nackt unter Gleichgesinnten zu sein (z. B. in der Sauna oder am FKK-Strand), hat eine andere Qualität, als alleine nackt vor Angezogenen deren Blicken schutzlos ausgesetzt zu sein. Abhängig von der Situation des Nacktseins

- lässt sich damit Geld verdienen (schön gebaute Körper in der Erotik-Show),
- wird man verspottet bzw. der Lächerlichkeit preisgegeben (trifft in unserer schlankheits- und schönheitsfixierten Gesellschaft sehr viele Menschen, die diesem Ideal nicht entsprechen) oder
- empfindet man das Nacktsein als zutiefst demütigend.

Nacktsein wird durchaus auch zur geplanten Demütigung instrumentalisiert. Nach dem zweiten Irakkrieg gingen Fotos durch die Medien, die nackte irakische Gefangene im Gefängnis von Abu Ghraib zeigten. Sie wurden gefesselt und mit einer Haube über dem Kopf gefilmt. Nicht umsonst lösten diese Bilder weltweit Entsetzen und Proteste aus. Es wurden damit nicht nur die Gefangenen selbst bloßgestellt und gedemütigt, sondern die Angehörigen einer ganzen Nation, in der öffentliche Nacktheit ein absolutes Tabu ist.

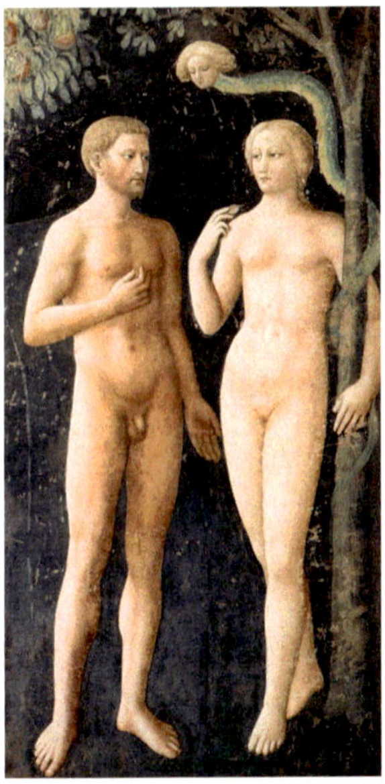

[1] Adam und Eva

FKK = Freikörperkultur
Ausdruck für Nacktheit als natürliche Gegebenheit

Tabu – Substantiv zu tabu – „unantastbar, unverletzlich". Der Begriff stammt aus der polynesischen Eingeborenensprache und bezeichnet die heiligen Dinge, die der Alltagssprache entzogen sind.

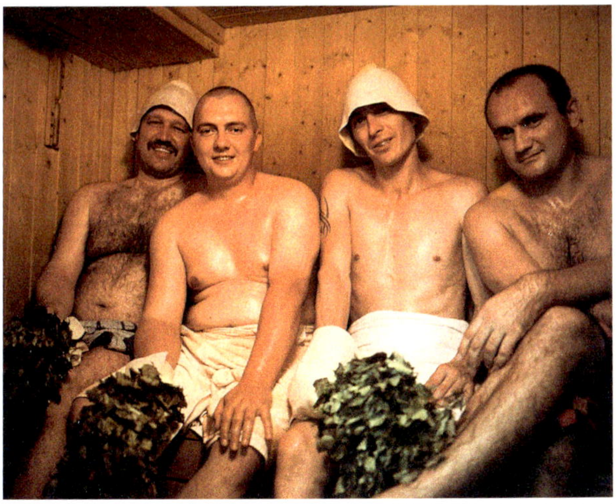

[2] Saunagänger

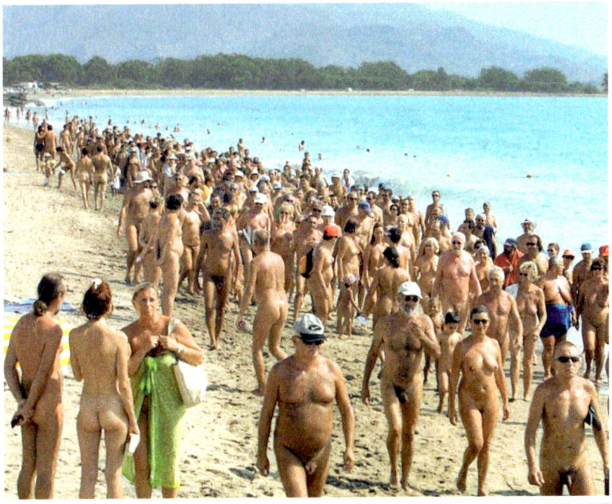

[3] FKK-Strand

„Flügelhemd“ = ein Nachthemd, das hinten offen ist und nur durch ein Band am Hals fixiert wird.

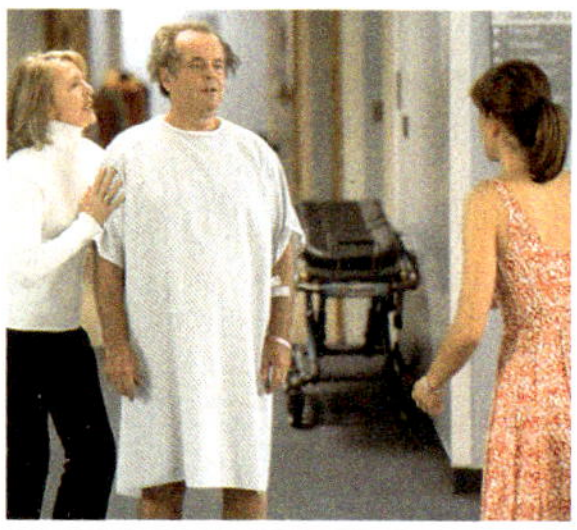

[1] Harry aus „Was das Herz begehrt“

Bis heute bekommen die Patientinnen im Krankenhaus manchmal schon bei der Aufnahme ein | „Flügelhemd“ verpasst. Begründet wurde und wird dies kaum, außer dass es für die Pflege und auch für medizinische Untersuchungen leichter sei.

Beispiel In dem Film „Was das Herz begehrt“ (2003) hat Harry einen Herzinfarkt. Im Krankenhaus bekommt er sofort ein Flügelhemd; weil er Angst vor einer Infusion hat, springt er aus dem Bett und läuft mit nacktem Hintern über die Station – was ihn sichtbar der Lächerlichkeit preisgibt.

Ein Flügelhemd zu tragen (bzw. tragen zu müssen), demonstriert öffentlich, dass ich ab sofort Patientin bin. Ich bin jetzt nicht mehr Elektromeister, Schuldirektorin, Mathematikprofessor oder Bäuerin, nein, ich bin „meiner Kleider beraubt“ und eine Patientin oder ein Patient unter vielen. Damit bin ich in gewisser Weise „entblößt“, meine mir oft mühsam erworbenen Fähigkeiten und Fertigkeiten zählen eher weniger. Mittlerweile tragen viele Patientinnen so genannte Freizeitanzüge (damit ist man etwas „angezogener“ als im Schlafanzug), doch ich erinnere mich nicht, im stationären Krankenhausbetrieb je behandlungsbedürftige Menschen gesehen zu haben, die dort ihre Berufskleidung – und damit auch einen Teil ihres Status und Selbstverständnisses – getragen hätten. So wird auf vielfach unbewusste Weise über die Kleiderordnung, die „Entblößung“ und die nicht selten damit verbundene Angst vor Beschämung eine durchaus machtvolle Rangordnung hergestellt (Macht und Hierarchie | 3). Die Patientinnen, eigentlich Auftraggeberinnen für alle dienstleistenden Gesundheitsberufe, werden auch über die Kleidung zu Bittstellerinnen gemacht, während die dienstleistenden Personen sich dank Berufskleidung weisungsberechtigt fühlen. Das ist das umgekehrte Verhältnis eines normalen Kunden-Verhältnisses.

Beispiel In dem Film „Der Doktor – ein gewöhnlicher Patient“ (1991) teilt der dozierende Arzt Flügelhemden an die eine Hälfte der Studierenden aus, und sie müssen dann die Prozeduren der Untersuchungen über sich ergehen lassen, die sie sonst den Patientinnen antun. Der Protest der Studierenden ist sehr heftig ...

Dieses einfache Beispiel weist uns auf etwas ganz Wichtiges hin: Wir haben oft kein Gefühl dafür, was unsere Handlungen für die von uns abhängigen Menschen bedeuten. Wir machen uns nur selten klar, wie Patientinnen unsere „Pflegerituale“ erleben, mit welchen Scham- und Peinlichkeitsgefühlen viele pflegerische Maßnahmen verbunden sind. Natürlich können wir die Pflege deswegen nicht einfach bleiben lassen, aber es gibt Signale, die die Situation für die Pflegebedürftigen erträglicher machen. Dazu gehört, die Gefühle der Patientinnen wahrzunehmen und sie auch ernst zu nehmen. Es hilft, wenn ich ihnen zu verstehen gebe, dass ich um ihre schwierige und peinliche Situation weiß. Es hilft, wenn ich ihnen signalisiere, dass ich sie als Menschen und nicht nur als Körper wahrnehme, ihre Schamgefühle respektiere und wenigstens versuche, unnötige oder übertriebene „Entblößungen“ zu vermeiden.

Die wichtigste Voraussetzung dafür ist die eigene Auseinandersetzung mit Erlebnissen, Gefühlen und Verletzlichkeiten. Nur wenn ich mir bewusst mache, wie ich selbst auf Berührungen durch andere reagiere, welche Gefühle und Fantasien eigene und fremde Nacktheit auslösen, nur wenn ich bereit bin, mich mit mir selbst auseinanderzusetzen, bekomme ich auch ein Gefühl für das Erleben anderer Menschen.

Aus diesem Grund sollten alle Situationen in der Pflege dahingehend beleuchtet werden, ob das Entblößen pflegebedürftiger Menschen wirklich notwendig ist. Folgende Überlegungen können hierbei hilfreich sein:

- Es muss nicht der ganze Mensch entblößt werden, wenn nur die Beine behandelt oder begutachtet werden sollen.
- Flügelhemden sind nur dann angebracht, wenn das An- und Auskleiden von Pflegebedürftigen einen körperlich belastenden Lagerungswechsel nach sich zieht.

Was ist Scham?

1.4.2

Nacktheit, Sexualität und Scham stehen in enger Verbindung zueinander. Kleider helfen, zu verhüllen und zu verbergen, was man nicht gerne öffentlich preisgibt. Das Wort „Scham" wird in unterschiedlichen Bedeutungen verwendet:

1. Gefühl des Bloßgestelltseins oder Furcht davor, bloßgestellt zu werden;
2. zudecken, verbergen, verhüllen: primär verhüllen der Geschlechtsteile; in der weiteren Bedeutung auch „etwas aus Scham verschweigen";
3. die weibliche Scham (Bezeichnung des äußeren Genitals der Frau).

> „Das Wort Scham stammt von einer alten germanischen Wurzel und bedeutet so viel wie zudecken, verbergen. ... Das Sich-Schämen ist eine existenzielle Grunderfahrung: Wir wollen in den Boden versinken oder wir erröten vor Scham, wir suchen wie die Maus das Loch und schlagen die Augen nieder. Wer sich schämt, der verachtet sich und ist sich selbst fremd geworden ... Wir schämen uns, wenn unser aktuelles Selbst von unserem Selbstbild abweicht ... das eigentlich Unerträgliche der Scham entsteht in der Angst vor der Verachtung durch andere ... Scham ist verbunden mit Schwäche und mangelnder Autonomie ..."
>
> — Katharina Gröning: *Entweihung und Scham. Grenzsituationen in der Pflege alter Menschen* Mabuse-Verlag, Frankfurt/M., 2002, S. 47 f.

Autonomie bedeutet das Recht auf Selbstbestimmung, d. h., für sich selbst entscheiden können; sie ist wesentlicher Ausdruck der Menschenwürde.

Erfahrungen des Sich-Schämens prägen sich tief ein und bleiben lange haften. Die meisten Menschen erinnern sich an beschämende Situationen noch viele Jahre danach, „als wenn es erst gestern passiert wäre". Besonders schlimm sind Erfahrungen des öffentlichen Beschämtwerdens. Denken Sie nur an die Schulzeit, wenn Lehrer schlechte Noten laut vorlesen und sich vielleicht noch darüber lustig machen, oder an eine durchfeierte Nacht, in der Sie im Zuge der Feierlaune und unter Alkoholeinfluss sich etwas daneben benommenhaben.

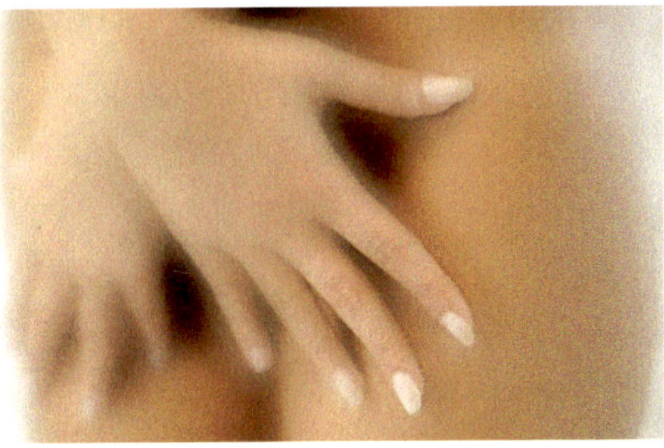

[2] Scham

Kranke oder pflegebedürftige Menschen erleben viele schambesetzte Situationen:

- weil sie im Mehrbettzimmer persönliche Dinge zur Anamnese erzählen sollen,
- weil sie pflegerische Unterstützung brauchen, jemanden der ihnen bei der Intimpflege hilft,
- weil sie peinliche Untersuchungen über sich ergehen lassen müssen, z. B. Rektoskopie mit Aufblähen des Enddarms in Knielage,
- weil sie sich unattraktiv erleben, z. B. nach Brustamputation,
- weil sie einen Anus praeter haben und der Kot „aus dem Bauch kommt"

... und viele andere Situationen mehr.

Rektoskopie | 860
Anus | 267

Es hilft nicht, den Menschen zu sagen: „Sie brauchen sich nicht zu schämen". Das nimmt das Schamgefühl nicht weg. Hilfreicher kann ein einfühlsamer Händedruck oder auch ein Hinweis darauf sein, dass man erkennt, wie schwierig die Situation für den betroffenen Menschen gerade ist.

Schamgefühle bei Kindern und Jugendlichen

Kleine Kinder haben in der Regel mit ihrer Körperlichkeit noch kein großes Problem; körperliche Schamgefühle tauchen erst ab etwa sechs Jahren auf. Auf beschämende Worte und Handlungen reagieren sie allerdings früher, auch hier ist also Achtsamkeit geboten.

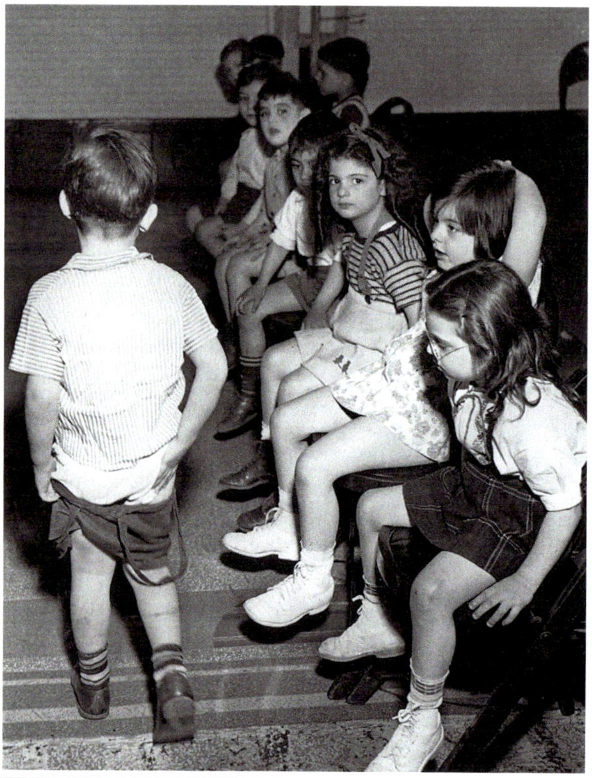

[1] Dieser Junge empfindet noch keine Scham

Für Kinder und Jugendliche, die sich ihrer Körperlichkeit – und in der Pubertät auch der hormonellen Veränderungen – zunehmend bewusst werden, sind die Schwierigkeiten manchmal noch größer als für Erwachsene. Das liegt daran, dass sie oft noch nicht wissen, wie sie selbst mit ihrem sich verändernden Körper, den damit verbundenen Gefühlen, also der erwachenden Sexualität umgehen sollen. Wer unsicher ist, neigt umso mehr zu Schamgefühlen, auch das sollte unbedingt wahrgenommen und respektiert werden.

Schamlosigkeit

Auch das gibt es und kann zum Problem werden. Manche Patientinnen erzählen sehr „offen" über persönliche Dinge, insbesondere wenn sie das Gefühl haben, es werde ihnen aufmerksam zugehört. Hinterher spüren die Patientinnen, dass sie zu viel von sich preisgegeben haben und reagieren in der Folge nicht selten abweisend und aggressiv. Wenn Sie als Pflegende das Gefühl haben, jemand würde sich über Gebühr öffnen, ist es manchmal im Interesse beider hilfreicher, wenn Sie das Gespräch vorsichtig bremsen, anstatt zu weiteren Erzählungen zu „verführen".

Morbus Alzheimer | 2

Schamlosigkeit ist auch ein Symptom mancher Krankheitsbilder wie etwa bei |Morbus Alzheimer. Menschen mit demenziellen Veränderungen oder anderen (geronto)psychiatrischen Erkrankungen haben oft keine Scheu mehr, sich zu entblößen, mit ihren Exkrementen zu spielen, den Pflegenden (zu) nahe zu kommen, distanzlos zu sein. Hier helfen keine Medikamente, sondern – wenn überhaupt – eine freundliche Form der Distanzsicherung.

Narkotika | 2

Auch die Einnahme bestimmter Medikamente (z. B. |Narkotika) oder Drogen (z. B. Alkohol und Kokain) wirkt sich enthemmend auf Menschen aus. Hier ist das Hintergrundwissen von Pflegenden gefragt, die Wirkungen und Nebenwirkungen einschätzen zu können und ggf. weitere Personen hinzuzuziehen, die sie unterstützen können.

Supervisionen | 3

Für Pflegende ist es wichtig, unterscheiden zu lernen, wo sich Menschen krankheitsbedingt schamlos verhalten und wo Schamlosigkeit der Provokation dient. Denn Schamlosigkeit kann zu Aggressionen und Abwehrhaltungen in der Pflege führen. Gerade wenn solche Situationen gehäuft auftreten (z. B. in der Langzeitpflege, in der Psychiatrie oder in Notaufnahmen) ist die Thematisierung dieses Problems in |Supervisionen hilfreich.

Sexualität

1.5

Sexualität – ein Tabu?

Sexualität ist für die Gesundheitsberufe ein heikles Thema, es wird nicht gerne darüber gesprochen. Da erotische Empfindungen und sexuelle Impulse aber zutiefst menschliche Erlebensweisen sind, kommen sie nicht nur im Privatleben, sondern überall, also auch im Krankenhaus und anderen Pflegeeinrichtungen vor. Sexualität hat für jeden Menschen eine eigene individuelle Bedeutung, die Einstellung dazu verändert sich im Laufe des Lebens. In der Klinik treffen Patientinnen, Pflegende, Ärztinnen und Angehörige mit ihren vielfältigen individuellen Wertvorstellungen, Erfahrungen und Bedürfnissen aufeinander. Die Pflegenden haben dabei den engsten und intimsten Kontakt zu den Patienten. Viele pflegerische Tätigkeiten sind extrem körperbezogen und würden in einem anderen sozialen Kontext als sexuelle Verführungsversuche gedeutet werden. Sexuelle Fantasien, Empfindungen und Handlungen sind auf beiden Seiten zu beobachten und lösen nicht selten unterschiedliche Emotionen aus.

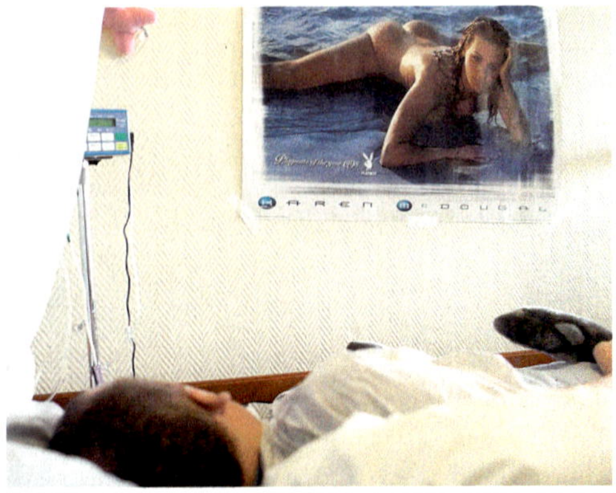

[2] Wandschmuck in einer Langzeitpflegeeinrichtung

Sexuelle Bedürfnisse

Krankenhäuser, aber insbesondere Langzeiteinrichtungen wie Rehabilitationszentren, Psychiatrien, Behindertenheime oder Alteneinrichtungen, sind Orte, wo kranken, behinderten oder alten Menschen ihre sexuellen Bedürfnisse zur Last werden können. Krankheit, Alter oder Behinderung löschen nicht einfach sexuelle Bedürfnisse aus. Den meisten Menschen bleibt das Grundbedürfnis nach Nähe, Geborgenheit und Erotik bis zum Tode erhalten – doch wie können diese Bedürfnisse in Langzeiteinrichtungen gelebt werden?

Sehr informativ und hilfreich zu diesem Themenkomplex ist das Buch von Stefan Zettl: **Krankheit, Sexualität und Pflege. Hilfestellungen für den Umgang mit einem Tabu.** Kohlhammer-Verlag, Stuttgart, 2000.

In Akutkrankenhäusern mit einer eher kurzen Verweildauer erscheinen diese Bedürfnisse nicht als so bedeutsam, denn die meisten Menschen sind froh, wenn sie die akute Krankheitsphase überstanden haben. Allerdings quält manche Betroffene die Frage, ob und wie die eigene Sexualität, das Intimleben, weiter gelebt bzw. durch die Krankheit oder deren Behandlung beeinträchtigt werden könnte. Zu denken ist hier etwa an Chemotherapie, verstümmelnde Operationen oder Medikamente wie |Betablocker, die die Potenz herabsetzen. Dafür suchen sie nach Rat, bei pflegerischem wie ärztlichem Personal gleichermaßen. Doch nicht jeder Mensch ist in der Lage, offen über solche Themen zu sprechen.

Betablocker | 2

Für Menschen mit körperlichen Behinderungen sind die Möglichkeiten der Befriedigung ihrer sexuellen Bedürfnisse häufig stark eingeschränkt. Gerade Männer sehen daher in der Nutzung der Dienstleistungen von Prostituierten eine Möglichkeit, ihre Lust auszuleben. Verschiedene Initiativen bieten in diesem Zusammenhang Schulungen für Prostituierte an.

Schwieriger ist die Situation in Langzeitpflegeeinrichtungen sowie Einrichtungen für geistig behinderte Menschen. Häufig fehlen Einzelzimmer oder Rückzugsmöglichkeiten für die betreuten Menschen. Gerade im Bezug auf Menschen mit geistigen Behinderungen stellen sich auch rechtliche Fragen: Machen sich die betreuenden Menschen strafbar, wenn sie auf Wunsch der betreuten Person den Kontakt zu Prostituierten herstellen oder Pornovideos besorgen (Verbot der Verbreitung von Pornografie, § 84 StGB)?

online

www.profamilia.de
- ▸Inhaltsverzeichnis
- ▸Sexualität und körperliche Behinderung

oder
- ▸Sexualität und geistige Behinderung

Eindeutige Antworten auf solche Fragen gibt es in der aktuellen Debatte noch nicht. Jedoch können speziell ausgebildete Sexualberaterinnen und Sexualberater in Beratungsstellen (z. B. Pro Familia) Pflegende, Betreuende sowie Angehörige und Bezugspersonen hinsichtlich dieses Themas informieren.

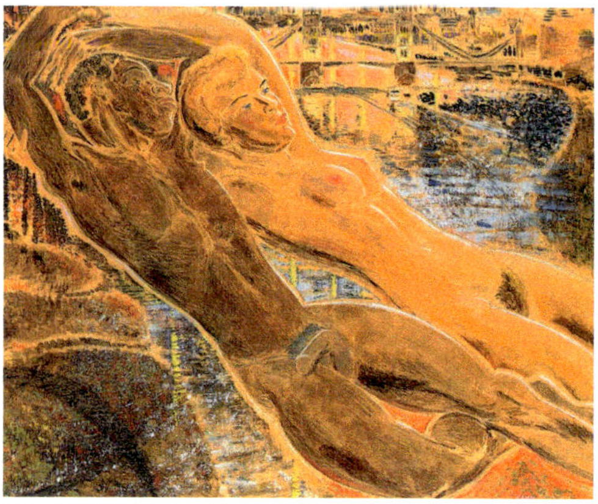

[1] Jeffery Camp: Tower Bridge, 1985

Was gehört zur „Sexualität"?

Gesellschaftlich gesehen gibt es in Deutschland einen sehr öffentlichen und freizügigen Umgang mit Sexualität. Im Fernsehen und in vielen Zeitschriften sind Nacktheit sowie intime Szenen weit verbreitet und zählen als Verkaufsschlager. Sexualität und der Geschlechtsakt werden dabei häufig in eins gesetzt. So entstand das Bild, dass Sexualität und miteinander schlafen das Gleiche seien. Auch im Brockhaus findet sich zu „Sexualität" (lat.: Geschlechtlichkeit) als erste Aussage: „Das auf die Befriedigung der sexuellen Bedürfnisse und die geschlechtliche Vereinigung gerichtete Verhalten bei Menschen und Tieren ..." Allerdings wird die Definition dann erweitert: „Die Sexualität des Menschen geht weit über das hinaus, was mit der Lust und den Aktivitäten in Abhängigkeit vom Funktionieren der Geschlechtsorgane ... zusammenhängt; sie ist ein wesentlicher Bestandteil seiner Gesamtpersönlichkeit ... Ein besonderes Phänomen der menschlichen Sexualität ist die Erotik, die als umfassende Sensibilisierung psychischen und physischen Erlebens über die unmittelbare Bedürfnisbefriedigung hinausgeht" (Brockhaus multimedial, 2000).

Sexualität in der Pflege ist dagegen weitgehend tabuisiert. Die Kombination von Nacktheit und Berührung wird gesellschaftlich als Sexualität verstanden, in der Pflege dagegen ein denkbarer Zusammenhang weitgehend geleugnet, wie die Aussage einer langjährigen Krankenschwester zeigt: „Ich sehe in der Arbeit keinen Zusammenhang mit Sexualität, sondern ich pflege, und das ist etwas ganz Normales." Und weil es „normal" ist – so müsste man ergänzen – braucht es scheinbar keine Reflexion darüber, was Pflegen (insbesondere im Intimbereich) im konkreten Fall für die betreffenden Personen bedeuten könnte.

Reflexion
auf die eigenen Handlungen und Gedanken gerichtetes, prüfendes Nachdenken.

Pflegende und Patientinnen sind Mitglieder dieser Gesellschaft und damit durchaus mit der öffentlichen Sicht von Sexualität als Geschlechtsakt vertraut. Von daher ist es verständlich, wenn ein Zusammenhang zwischen Pflege und Sexualität abgelehnt wird. Allerdings wird Sexualität und Intimität im Privatleben in der Regel viel umfassender verstanden, wie auch im zweiten Teil der Brockhaus-Definition beschrieben:

„Zum Umfeld und Erleben von Sexualität gehören grundsätzlich positive emotionale Bedürfnisse und Erfahrungen wie Zärtlichkeit, Vertrauen, Geborgenheit, Körperkontakt, Zufriedenheit, Berührung, Zuneigung, Nähe und Erotik, aber auch negative Gefühle wie Scham, Peinlichkeit, Angst, Ekel, Schmerz, Bedrängnis, Aggression und Machtmissbrauch."

Ist mir das peinlich!

Beispiel Die 19-jährige Krankenpflegeschülerin Andrea wäscht den stark bewegungseingeschränkten Herrn Althoff (53 Jahre). Als sie den Penis waschen will, spürt und sieht sie die Erektion und bekommt einen roten Kopf. Mit verstohlenem Blick schaut sie auf Herrn Althoff – der scheint nichts zu bemerken und starrt an die Decke. Andrea weiß nicht, was sie tun soll ...?

Beispiel Der 23-jährige Krankenpfleger Herr Harz wäscht die attraktive Frau Herbold, die auf Grund einer Wirbelfraktur streng auf dem Rücken liegen muss. Obwohl er versucht, sich nichts anmerken zu lassen, spürt Herr Harz deutlich seine eigene wachsende Erregung und muss aufpassen, dass ihm die Hände nicht zittern.

Beispiel Zu Herrn Brand mag keine Pflegerin mehr ins Zimmer gehen. Er neigt dazu, beim Betten wie zufällig die Brüste der Krankenschwestern zu berühren oder streichelt ihnen über den Unterarm, oft begleitet von der Bemerkung: „Das gefällt Ihnen doch, geben Sie es ruhig zu!" Erst nach einer höflichen, aber sehr energischen Zurechtweisung durch die Stationsleitung lässt er die Übergriffe beleidigt bleiben.

Beispiel Die 17-jährige Patientin Marion hat sich heftig in den Krankenpflegeschüler René verliebt; sie schreibt ihm Liebesbriefchen, möchte nur von ihm gepflegt werden und hat ihr Kuscheltier nach ihm benannt, das sie immer bei sich trägt. René ist das furchtbar peinlich und wegen seiner Homosexualität doppelt unangenehm. Die Kolleginnen auf der Station dagegen finden das äußerst amüsant ...

Situationen dieser Art sind in der Pflege nichts Ungewöhnliches, alle Pflegenden wissen nach kurzer Zeit in diesem Beruf über ähnliche Erfahrungen zu berichten. Je nach Beziehung zum eigenen Körper, zur eigenen Sexualität und zu persönlichen Hintergrundgeschichten werden diese Erlebnisse als Teil der beruflichen Tätigkeit „weggesteckt", amüsiert als pikante Geschichte weitergegeben oder sie lösen hochgradige Aggressionen aus, die sich in äußerst distanziertem Verhalten, grobem Zupacken oder heftigen Beschimpfungen niederschlagen.

Es gibt keinen Königsweg, wie mit diesen Situationen umgegangen werden kann. Nur eines ist klar: Jegliche Gewalt in Form von Anschreien, Schlagen oder anderweitigem Verletzen gegenüber den Patientinnen und Patienten muss unterbleiben. „Reflexe" sind im Zaum zu halten. Wenn es für Sie schwierig wird, verlassen Sie so schnell wie möglich das Zimmer und suchen Sie sich eine Vertrauensperson, mit der Sie darüber sprechen können. Im ersten Beispiel etwa könnten Sie den Waschvorgang diskret unterbrechen, kurz rausgehen, „um etwas zu holen", und einige Minuten später fortfahren, wenn die Erregung abgeklungen ist.

Sexuelle Belästigung | 2

Eine andere Reaktion erfordert die Situation der persönlichen „Anmache". Wenn Sie „angemacht" werden, warten Sie, bis Sie sich so weit unter Kontrolle haben, dass Sie der Person höflich-distanziert begegnen können. Dann formulieren Sie klar und deutlich, dass Sie die „Anmache" ablehnen und erwarten, dass Sie in ihrer Funktion als Pflegerin respektiert werden. Auch wenn es schwerfällt, es ist für die eigene |Psychohygiene besonders wichtig, dass Sie den Mut aufbringen und dies dem Gegenüber selbst sagen.

Psychohygiene bedeutet die Vorbeugung gegen psychische Überlastung und daraus entstehende seelische Störungen wie z. B. Burn-out-Syndrom.

Bedürfnisse, Ängste und Gefährdung der Patientinnen und Patienten

Stellen Sie sich vor, Ihr Freund hat einen Unfall und muss für einige Monate ins Krankenhaus in ein Dreibett-Zimmer. Er hat diverse Knochenbrüche, ist ans Bett gefesselt, doch die Schmerzen halten sich in Grenzen und er ist vollkommen klar. Sie besuchen ihn und nach einiger Zeit spüren Sie beide, wie sehr Sie die gegenseitige Nähe, das Miteinanderkuscheln, die Zärtlichkeit vermissen. Trauen Sie sich, die gehfähigen Mitpatienten darum zu bitten, ob Sie vielleicht eine Stunde allein mit Ihrem Freund verbringen dürfen? Was erwarten Sie vom Pflegepersonal, das ins Zimmer platzt, während Sie bei Ihrem Freund im Bett liegen?

Beispiel Ein gepflegter älterer Herr im Einzelzimmer, wegen seiner Erkrankung zur Bettlägerigkeit verurteilt, bittet Sie in freundlicher Weise um einen Gefallen: Er würde gerne die nächste halbe Stunde ungestört bleiben und möchte anschließend klingeln dürfen, damit Sie ihm einen Waschlappen zur Reinigung der Hände bringen. Er erklärt das so: „Ich bin seit langem Witwer und zu meiner Psychohygiene gehört, dass ich mich einmal in der Woche selbst befriedigen kann. Danach möchte ich mir gerne die Hände reinigen."

Nicht alle Menschen gehen so offen mit ihren sexuellen Bedürfnissen um wie der Herr im Beispiel. Nichtsdestotrotz sollte es für Pflegebedürftige Möglichkeiten des Rückzugs geben, wenn sie ihren sexuellen Bedürfnissen nachkommen möchten. Es ist der besonderen Situation der Pflegebedürftigkeit geschuldet, dass intime körperliche Bereiche „öffentlich" werden. Dazu gehören nicht nur die Körperausscheidungen, sondern durchaus auch die Selbstbefriedigung.

ALS – Amyotrophe Lateralsklerose: Tödliche Muskelerkrankung, die zu fortschreitender Lähmung aller Gliedmaßen führt. Es gibt keine Therapie. 2 – 6 Jahre zunehmender Atemlähmung können durch künstliche Beatmung überbrückt werden, bis der Tod durch z. B. Herzschwäche eintritt.

Beispiel Andreas ist Anfang dreißig und hat eine Amyotrophe Lateralsklerose (ALS) in fortgeschrittenem Stadium. Er ist komplett gelähmt, wird beatmet und zu Hause in seinem 1-Zimmer-Appartement rund um die Uhr gepflegt. Geistig ist er vollkommen klar, mit seinen Augenlidern und einer entsprechenden Ausstattung von Computern kann er sich gut verständlich machen und mit Börsengeschäften auch noch Geld verdienen. Einmal im Monat lässt er eine Prostituierte kommen, um seine sexuellen Bedürfnisse zu befriedigen; die Pflegeperson muss anwesend bleiben, weil er sehr oft endotracheal abgesaugt werden muss.

endotracheales Absaugen | 2

Die Situation von Andreas ist mit Sicherheit nicht alltäglich für den Pflegeberuf. Dennoch kann es passieren, dass Pflegende mit solchen oder ähnlichen Aufgaben konfrontiert werden. Hierbei sollten sie sich ihrer eigenen Grenzen bewusst sein, ohne pflegebedürftige Menschen auf Grund ihrer Bedürfnisse zu verurteilen.

Beispiel Bei Frau Ort ist die Indikation zum Legen eines Blasenverweilkatheters gestellt worden; die Erstkursschülerin Erika informiert sie darüber und bekommt auch die Zustimmung von der Patientin. Kurz danach kommt Erika mit dem Pfleger Herrn Bart ins Zimmer, er will mit der Durchführung beginnen. Frau Ort lehnt die Maßnahme jetzt strikt ab, sie will das von keinem Mann haben. Herr Bart sagt: „Ich kann das genauso gut wie jede Schwester." Frau Ort wehrt sich und fängt an zu schreien. Daraufhin kommen zwei weitere Pflegende, sie halten Frau Ort zu dritt an Armen und Beinen fest und Herr Bart führt den Blasenverweilkatheter ein.

Nicht nur bei der Intimpflege empfinden viele Frauen es als angenehmer, von weiblichen Pflegekräften, bzw. Männer es als angenehmer, von männlichen Pflegekräften betreut zu werden. Dies gilt insbesondere vor dem Hintergrund der Tatsache, dass jede fünfte Frau mindestens einmal in ihrem Leben Opfer sexueller Gewalt wird. Darüber hinaus hat jede pflegebedürftige Person das Recht, pflegerische Handlungen abzulehnen. Die sich aus der Ablehnung ableitenden Maßnahmen müssen immer individuell geplant werden – die Anwendung von Gewalt verbietet sich dabei jedoch immer von selbst.

Gewalt | 3

Intimität, Nähe und Distanz

1.6

Einander fremde Menschen vermeiden normalerweise Berührungen. Selbst in sehr vollen Aufzügen oder öffentlichen Verkehrsmitteln sind die Menschen darauf bedacht, einander nicht zu nahe zu kommen. Kommt es dennoch zu einem Körperkontakt, reagieren die meisten „peinlich berührt". Man entschuldigt sich, meidet den Blick zum anderen, um nicht aufdringlich zu wirken, und ist erleichtert, wenn die zwangsweise Nähe aufgehoben wird. Das Berührungstabu ist allgemein verbreitet und anerkannt und hat seine Ausnahmen nur im innerfamiliären Bereich oder bei ritualisierten Anlässen, wie zur Begrüßung die Hand geben oder bei Tanz- und Sportveranstaltungen. Nur engste Vertraute dürfen einander sehr nahe kommen. Gute Freunde halten einen Abstand von etwa fünfzig Zentimetern, im Beruf oder bei gesellschaftlichen Anlässen werden ein bis drei Meter Abstand als angemessen wahrgenommen. Dabei bleibt den Menschen in der Regel die freie Entscheidung darüber, wie viel Nähe sie haben möchten oder nicht, sie können sich auch entziehen.

intim
1. innig, sehr vertraut, eng verbunden.
2. verborgen, geheim
3. gemütlich
4. verhüllend (sexuell gemeint)

In der Pflegeausbildung lernt man theoretisch sehr früh, dass die Intimsphäre eines Menschen zu achten und zu schützen sei. Doch in der Praxis ist das unmöglich. Die direkte Pflegearbeit, also die Unterstützung bei den Verrichtungen des täglichen Lebens erfordert es regelmäßig, diese Intimsphäre zu durchbrechen. Sonst durchaus anerkannte individuelle und gesellschaftliche Grenzen müssen überschritten werden, um überhaupt pflegen zu können. Das bezieht sich auf Berührungen im gesamten Körperbereich, z. B. das Handeln am nackten Körper oder auch auf die intimen Verrichtungen selbst (z. B. Hilfe bei der Ausscheidung). Die Entscheidungsfreiheit darüber, wie viel körperliche Nähe bzw. Berührung zugelassen wird, ist im pflegerischen Alltag deutlich reduziert und zwar sowohl auf Seiten der Patientinnen als auch auf Seiten der Pflegenden selbst.

Intimsphäre
Privater Bereich des Menschen, der für die Umwelt tabuisiert ist.

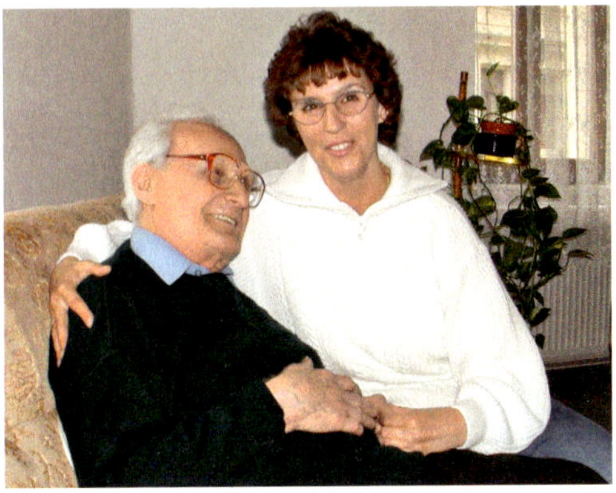

[1] Nähe zwischen Angehörigen

Grundsätzlich beginnt das Lernen in der Pflege also damit, eigene schützende Hemmschwellen und Grenzen überwinden zu müssen und entgegen jeder gesellschaftlichen Norm anderen sehr nahe zu kommen. Das bedeutet auch eine Grenzüberschreitung für die physische und psychische Intimsphäre der Pflegenden.

Der Eingriff in die fremde und eigene Intimsphäre, die Berührung fremder Menschen stellt nicht nur eine rein körperliche Nähe her, sie löst – zumindest anfangs – teilweise intensive Emotionen aus, die „unter die Haut gehen" können. So ist das Berühren einer als unsympathisch empfundenen Patientin wesentlich unangenehmer als bei persönlicher Sympathie. Einen gepflegten Menschen zu waschen, bedeutet etwas anderes als die Körperpflege bei einem Patienten, dem „Sauberkeit nicht so wichtig ist". Manche Krankheitsbilder verunstalten die Patientinnen regelrecht, andere lösen intensive Gerüche aus, Infektionen verändern die Haut, Chemotherapien führen zu massivem Erbrechen, Sterbende konfrontieren einen mit dem eigenen Tod – alles Gegebenheiten, die Ekel oder Angst erregend wirken können und eine innerliche Fluchttendenz auslösen. Somit liegen äußerliche Nähe und innerliche Distanz häufig sehr eng beieinander.

Eine Möglichkeit von Pflegenden, mit für sie schwieriger Nähe umzugehen, besteht darin, Patientinnen mit innerer Distanz zu begegnen. Oft ist diese Verhaltensweise eine ursprüngliche Schutzreaktion vor eigenen Gefühlen, die sich im Laufe der Zeit verselbständigt. Bei distanzierter Pflegehaltung wird eine innere Beziehung in Form von Zuwendung und Empathie zur Patientin vermieden. Viele Pflegende setzen eine distanzierte Haltung mit einer professionellen Haltung gleich, weil damit eigene Gefühle vermieden oder verdrängt werden können. Damit geht allerdings auch Empathiefähigkeit als wesentliches Element pflegerischer Beziehung verloren.

Empathie
Fähigkeit, sich in andere Menschen hineinzuversetzen; Einfühlungsvermögen.

Bei Elsbernd / Glane (Elsbernd, Astrid; Glane, Ansgar: Ich bin doch nicht aus Holz. Wie Patienten verletzende und schädigende Pflege erleben. Ullstein / Mosby, Berlin, Wiesbaden, 1996) beschreiben Patientinnen, wie sie gerade junge Pflegende als wenig rücksichtsvoll und sehr distanziert erlebten. Beispiele: „Man hat das Gefühl, man fällt denen richtig lästig." oder „Da waren also sehr viele junge Schwestern, die also wirklich kein Einfühlungsvermögen hatten, von Zuwendung war da wenig zu spüren." In diesen Aussagen wird deutlich, dass innere Distanz der Pflegenden bei äußerer Nähe gerade nicht als hilfreich, sondern vielmehr als verletzend erfahren wird.

Der Hinweis auf die „jungen Schwestern" könnte darauf hindeuten, dass „junge" Menschen Schwierigkeiten im Umgang mit Gefühlen haben, vielleicht, weil sie in Bezug auf die eigenen emotionalen Grenzen und Möglichkeiten noch recht unsicher sind.

Im Krankenhaus gehört das Tragen von Schutzkleidung sowie Einmalhandschuhen bei der direkten Pflege zum Standard. Das lässt sich hygienisch in den meisten Fällen gut begründen, aber es zeigt nur einen Aspekt und wirkt nicht immer logisch. Der zweite Aspekt besteht darin, sich selbst mittels „Schutzhüllen" an Händen und Körper vor möglichen „intimen" Situationen zu schützen. Dazu gehört auch das Sich-berühren-Lassen.

Sich-berühren-Lassen ist eine andere Qualität, als selbst jemanden berühren. In der Pflege ist die Berührungsaufteilung klar: Pflegende sind die Berührenden, Patientinnen haben sich berühren zu lassen. Der umgekehrte Vorgang kann durchaus kräftige Aggressionen auslösen:

Beispiel Herr Maibaum ist ein sehr gepflegter älterer Herr. Er legt viel Wert auf sein Aussehen und betreibt auch im Krankenhaus jeden Tag eine aufwändige Maniküre. Während des Blutdruckmessens fasst er die Pflegende, Frau Malchow, am Arm und bittet sie um eine zusätzliche Flasche Wasser. Frau Malchow zuckt zurück und desinfiziert sich beim Hinausgehen aus dem Zimmer demonstrativ die Hände und Unterarme. Später bei der Übergabe erzählt sie davon: „Stellt euch das einmal vor, wer weiß, wo der vorher mit seinen Fingern war."

Die Reaktion wirkt einigermaßen heftig, schließlich legt Herr Maibaum offensichtlich viel Wert auf Sauberkeit. Dagegen wäre eine Reaktion anders herum eigentlich logisch nachvollziehbarer: Bei Hygieneuntersuchungen werden regelmäßig Darmbakterien unter den Fingernägeln von Pflegenden nachgewiesen. Aggressive Pilzerreger nisten unter Eheringen. MRSA | 678 MRSA wird nachgewiesenermaßen primär von Angehörigen der Gesundheitsberufe weitergegeben, nicht direkt von Patientin zu Patientin. Wie würde Frau Malchow wohl reagieren, wenn Herr Maibaum nach einem Desinfektionsmittel verlangt hätte, damit er sich nach der Berührung durch die Krankenschwester die Haut desinfizieren könnte?

Das regelmäßige Händedesinfizieren wie auch andere „hygienische Maßnahmen" (z. B. Handschuhe tragen) dienen zwar sehr wohl der Hygiene, aber eben nicht nur im Sinne der Keimabwehr. Vielmehr helfen diese Rituale auch bei der Abwehr von zu viel Nähe und daraus resultierender Angst. Die Konzentration auf Krankheitserreger und Schmutz lenkt den Blick ab von erotischen Momenten, das viele Waschen und Reinigen hilft auch beim Abbau von Aggressionen.

Natürlich gibt es Ausnahmen: In der Kinderkrankenpflege haben die Pflegenden sicher weniger Probleme, sich von den Kindern berühren zu lassen – hier fehlt in aller Regel z. B. die erotische Komponente. Ähnliches lässt sich teilweise in der Pflege alter Menschen feststellen, die – bei entsprechender Sympathie und Sauberkeit – auch schon mal einer Krankenschwester das Gesicht streicheln dürfen. Aber: Das sind tatsächlich Ausnahmen.

Berührung als sensomotorische Stimulation

1.7

Werden Berührungen gezielt eingesetzt, können sie eine therapeutische Funktion übernehmen. Gerade im Bereich der Pflege sind in den letzten Jahren verschiedene Konzepte entwickelt worden, die Berührungen als Mittel nutzen.

Die im Folgenden aufgeführten Konzepte sollen einen Überblick über die Ziele und Prinzipien vermitteln. Die Anwendung in speziellen pflegerischen Zusammenhängen ist in anderen Kapiteln erläutert.

Der Erwerb der Techniken dieser Konzepte ist in speziellen Fort- und Weiterbildungen möglich.

Basale Stimulation

Die Basale Stimulation wurde in den 1970er Jahre von dem Sonderpädagogen Andreas Fröhlich entwickelt. Er arbeitete vor allem mit stark körperlich und geistig mehrfach behinderten Kindern. Sein Ziel war es, bei diesen Kindern die Wahrnehmungsfähigkeit gezielt zu fördern.

Basale Stimulation | 2

In der Zusammenarbeit mit Christel Bienstein übertrug er diese Erfahrungen auf die Pflegeberufe. Es entstand ein Programm, das in verschiedenen Pflegebereichen erfolgreich eingesetzt wird.

Das Konzept der Basalen Stimulation geht davon aus, dass die menschliche Wahrnehmung Reize bedarf. Bekommen Menschen keine oder zu wenige Reize, reagieren sie auf diesen Zustand z. B. mit Verwirrtheit, Aggression oder Regression.

Jedoch besteht für viele Menschen im Krankenhaus oder in Pflegeeinrichtungen die Realität aus einer sehr reizarmen Umgebung:

- weiße Wände und Decken in Räumen mit wenig oder gar keinem Dekor;
- eintönige Geräuschkulisse, wenig Ansprache;
- wenig Körperkontakt und Berührungen;
- seltene Veränderung der Körperposition;
- wenig geschmackvolles Essen, evtl. sogar Nahrungskarenz und damit gar kein geschmackliches Erleben.

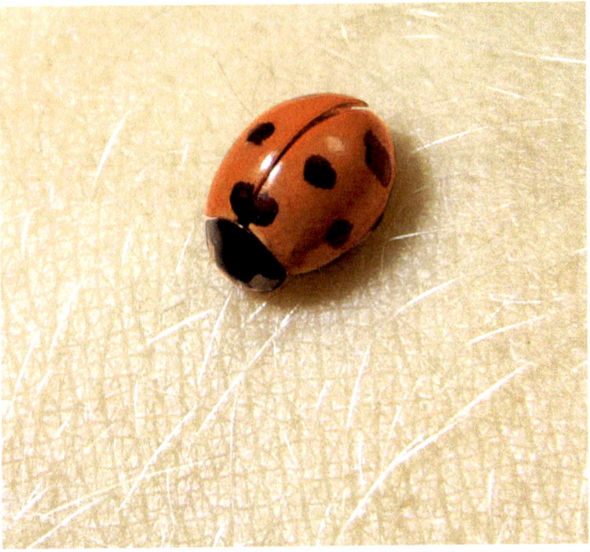

[1] Marienkäfer auf der Haut

Nahrungskarenz | 836

Ziel der Basalen Stimulation ist es, Menschen mit beeinträchtigten Wahrnehmungsmöglichkeiten auf einer tieferen (*basalen*) Ebene zu begegnen. Es dient der Wahrnehmungs- und Kommunikationsförderung. Hierbei ist der Aspekt des Hautkontaktes besonders wichtig. Eine gezielte Kontaktaufnahme ermöglicht es den Menschen, sich selbst wieder wahrnehmen zu können. Der Berührungsaspekt wird zum pflegerischen Instrument.
Die Basale Stimulation kann bei folgenden Personen eingesetzt werden:

- bewusstlose Patientinnen
- Menschen im Wachkoma
- desorientierte Patientinnen
- stark immobile Patientinnen
- Patientinnen nach einem Apoplex
- Patientinnen auf intensivmedizinischen Stationen
- Früh- und Neugeborene

Wachkoma | 2
Apoplex | 2

Bobath-Konzept | 2
Spastiken | 143

Das Bobath-Konzept

Das Bobath-Konzept wurde von Berta und Karel Bobath bereits in den 1940er Jahren entwickelt. Berta Bobath, eine Physiotherapeutin, und Karel Bobath, ein Neurologe, erkannten, dass sich die bei bestimmten Krankheitsbildern vorhandenen Spastiken durch verschiedene Bewegungen und Positionen beeinflussen lassen. Sie gingen davon aus, dass „gesunde“ Anteile des Gehirns und das Rückenmarks Aufgaben von geschädigten Hirnanteilen übernehmen können.

Das Grundprinzip des Bobath-Konzepts liegt darin, die betroffenen Körperregionen in die Bewegungen mit einzubeziehen und nicht zu schonen. Berührungen dienen hierbei der Impulsgabe und Führung von Bewegungen.

Ziel ist es dabei, verloren gegangene sensomotorische Funktionen (z. B. Gehen, Anfassen, Greifen) wieder anzubahnen.
Das Bobath-Konzept wird angewendet bei

- Patientinnen nach einem Apoplex,
- Patientinnen mit erworbenen Hirnschäden (z. B. Hirntumore),
- Säuglingen und Kindern mit Schädigungen des Gehirns oder des Rückenmarks.

Die Techniken des Bobath-Konzepts können in die tägliche pflegerische Arbeit integriert werden.

Kinästhetik | 158

Kinästhetik / Infant Handling

Das Konzept der Kinästhetik entwickelten Frank Hatch und Lenny Maietta. Als Schüler von Moshé Feldenkrais analysierten sie die Interaktionen von Menschen. Feldenkrais‘ Methode der Wahrnehmungs- und Bewusstseinsschulung durch Bewegung prägte dabei ihre Arbeit.

In der Zusammenarbeit mit Christel Bienstein und Suzanne Schmidt wurden die Erkenntnisse auf die Pflege übertragen. Es entstand das Programm **Kinästhetics in der Pflege®**.

Das Grundprinzip der Kinästhetics in der Pflege® ist das Verständnis von menschlicher Bewegung anhand von sechs Konzepten:

- Interaktion
- funktionelle Anatomie
- menschliche Bewegung
- menschliche Funktionen
- Anstrengung als Kommunikationsmittel
- Gestaltung der Umgebung

Ziele sind hierbei, unnötigen Kraftaufwand im Pflegealltag zu vermeiden, die Gestaltung eines aktivierenden Pflegeprozesses sowie die Erweiterung der körperlichen Fähigkeiten Pflegender zur Erhaltung ihrer Gesundheit.

Infant Handling | 168

Eine Sonderform der Kinästhetik stellt das Konzept des **Infant Handling** dar. Es basiert auf den gleichen Grundannahmen wie Kinästhetics in der Pflege®. Im Unterschied hierzu jedoch steht nicht primär das leichte Bewegen, sondern die Gestaltung entwicklungsfördernder Interaktion mit dem kleinen Kind im Vordergrund. Dazu kann, muss aber nicht die Unterstützung seiner motorischen Fähigkeiten gehören. Der Begriff „Handling“ steht hierbei für die Interaktion mit allen Kindern, die zur Förderung ihrer Gesamtentwicklung Bewegungsinteraktion benötigen.
Zielgruppe des Infant Handling sind:

- Frühgeborene,
- kranke Säuglinge,
- Kleinkinder und Kinder mit Behinderungen bzw. Mehrfachbehinderungen.

2
Haut und Körper pflegen

2.1 Pflegerische Schwerpunkte 32

2.1.1 Berücksichtigung unterschiedlicher Haut- und Körperpflegegewohnheiten 32

Individuelle Unterschiede 32
Soziokulturelle Unterschiede 33
Altersbedingte Unterschiede 33
Pflegeassessment Hautbeobachtung 34
Nagelveränderungen 34

2.1.2 Beobachtung von Haut und Körper 34

Hautfarbe 34
Hautspannung 35
Hautoberflächenbeschaffenheit 35
Nagelveränderungen 36
Veränderungen der Haare 37
Beobachtung des Schweißes 37

2.1.3 Verwendung von Haut- und Körperpflegemitteln 38

Zusammensetzung und Wirkung von Körperpflegemitteln 38
Auswahl von Haut- und Körperpflegemitteln 39
Verwendung von Heilpflanzen 39

2.1.4 Unterstützung bei der Haut- und Körperpflege 40

Leitsätze zur Unterstützung bei der Haut- und Körperpflege 40
Unterstützung beim Waschen 41
Unterstützung beim Waschen außerhalb des Bettes 41
Unterstützung beim Duschen 42
Unterstützung beim Waschen im Bett 43
Die Ganzkörperpflege abschließende Maßnahmen 45
Pflege des Intimbereichs 46
Unterstützung beim Baden 47
Vollbad 48
Baden von Säuglingen und Kleinkindern 49
Gewaltdiagnostik in Zusammenhang mit der Körperpflege 50
Intertrigoprophylaxe 52
Augen-, Ohren- und Nasenpflege 53
Augenpflege 53
Ohrenpflege 53
Nasenpflege 54
Hand-, Fuß- und Nagelpflege 55
Haarpflege 56
Rasur und Bartpflege 58
Nabelpflege 59

2.1.5 Unterstützung beim An- und Auskleiden 60

2.2 Naturwissenschaftlich-medizinischer Bezug 61

2.2.1 Zelle und Gewebe 61

Die Zelle 61
Zellaufbau 62
Zellaktivität 64
Das Gewebe 67
Epithelgewebe 67
Binde- und Stützgewebe 69
Muskelgewebe 70
Nervengewebe 70

2.2.2 Die Haut 71

Funktionen 71
Hautschichten 71
Durchblutung der Haut 73
Hautrezeptoren 73
Hautdrüsen 73
Hydrolipid-Säureschutzmantel 75
Physiologische Hautflora 75
Hauttypen 75
Veränderungen der Haut im Alter 76
Hautanhangsgebilde 77
Haare 77
Nägel 77

2.2.3 Aufbau und Funktion der äußeren Geschlechtsorgane 78

Äußere männliche Geschlechtsorgane 78
Männliches Glied 78
Hodensack 78
Äußere weibliche Geschlechtsorgane 79
Schamhügel 79
Schamlippen 79
Scheidenvorhof 79
Klitoris 79

2.2.4 Hautveränderungen 80

Primäre Effloreszenzen 80
Sekundäre Effloreszenzen 81
Entzündungszeichen der Haut 81
Abszess 82
Phlegmone 82
Fistel 82

2.2.5 Ausgewählte Hauterkrankungen 83

Hautinfektionen 83
Toxisch-allergische Hauterkrankungen 85
Atopes Ekzem 86
Melanome 86

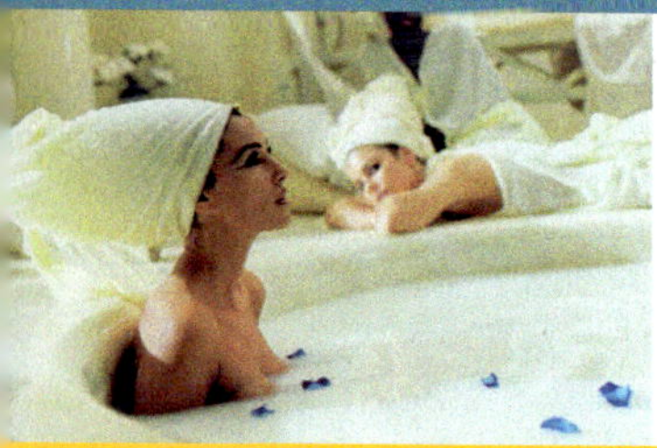

Haut und Körper pflegen

Schon vor 4000 Jahren spielte die Körperpflege im Leben der Menschen eine wichtige Rolle. Ob Ägypter, Griechen, Römer oder Germanen, jede Kultur hatte ihre Gewohnheiten. Die persönliche Hygiene umfasste unter anderem Bäder und Massagen. Als Pflegemittel dienten duftende Öle oder tierische Waschzusätze wie Stuten- und Eselsmilch.

Im Mittelalter war das Baden in Badehäusern ein bürgerliches Vergnügen, bis sich Krankheiten verbreiteten. Zu Beginn der Neuzeit geriet Wasser regelrecht in Verruf und Puder sowie Parfüm standen – zumindest für den Adel – im Mittelpunkt der persönlichen Pflege. Erst im Zeitalter der Aufklärung war das Wasser als Reinigungsmittel wieder rehabilitiert. Durch die Industrialisierung begann die Massenproduktion von Seife und die Entwicklung und Anfertigung von Badewannen und Duschen.

Im Laufe der Zeit haben die Bedeutung und das Ausmaß der Körperpflege immer mehr zugenommen. Heute gibt es unzählige Produkte, die zur persönlichen Hygiene genutzt werden können. Neben Duschgels, Badezusätzen und Seifen in fester sowie flüssiger Form gibt es Peelings, Waschlotionen mit Rasierschaumfunktion, Lotionen mit bräunungsanregenden und haarwachstumshemmenden Effekten sowie zahlreiche Antifalten- und Antizellulitecremes mit integriertem Sonnenschutzfaktor.

Alleine in den vergangenen 15 Jahren haben sich die Umsätze in der Kosmetikindustrie nahezu verdoppelt. 2005 gab jede Bundesbürgerin im Durchschnitt ca. 130 € im Jahr für Körperpflegeprodukte aus. Durchschnittliche Ausgaben von 80 € für Bücher, Hörbücher, Zeitungen und Zeitschriften erscheinen dabei vergleichsweise gering.

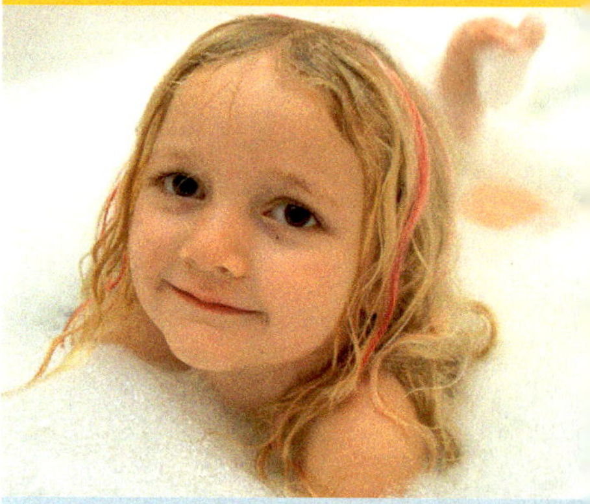

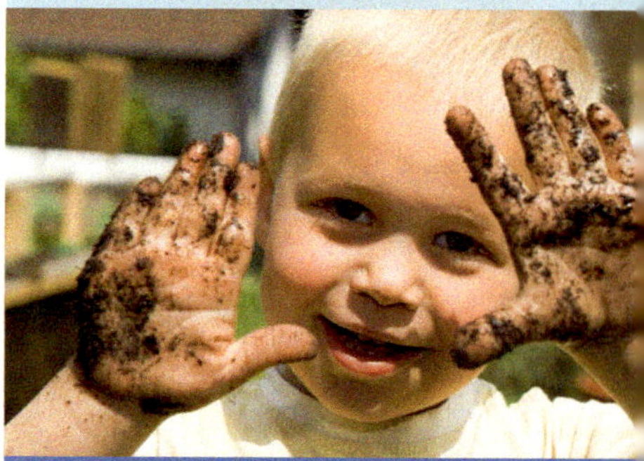

In unserer modernen Gesellschaft gelten Körpergerüche zunehmend als Belästigung. So sorgen Deodorants, Parfüms und Mundwässerchen dafür, dass die „Duftnote" vieler Menschen in enger Beziehung zum Namen des Körperpflegeprodukts stehen: „Ah, Du benutzt Lagerfeld?"

Zur Erziehung der Kinder gehört auch die Vermittlung dieser Körperpflegegewohnheiten. Die Palette an Baby- und Kinderpflegeprodukten wächst jährlich. Der typische Babygeruch wird vielfach durch den „Bübchen-Geruch" abgelöst.

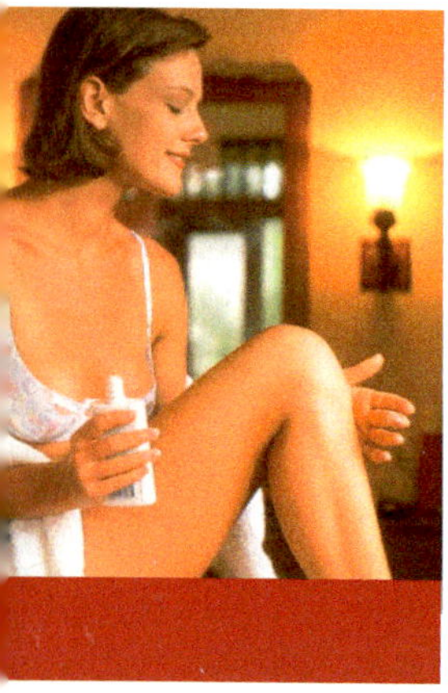

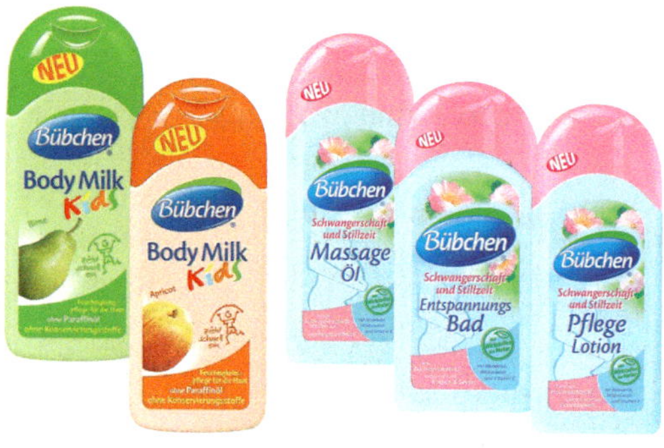

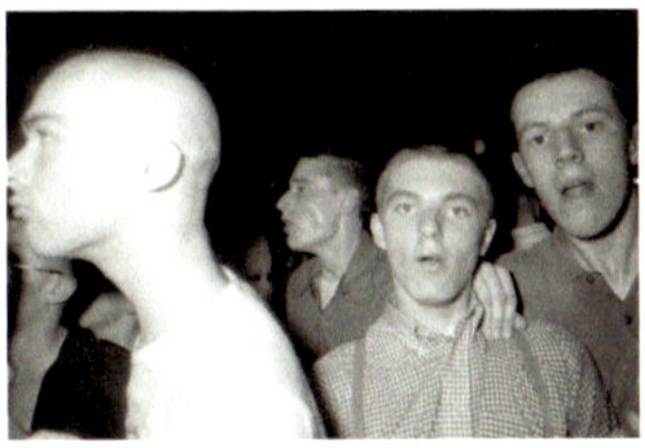

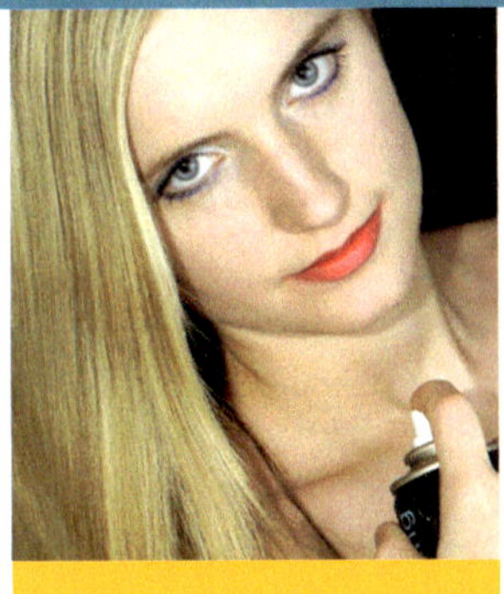

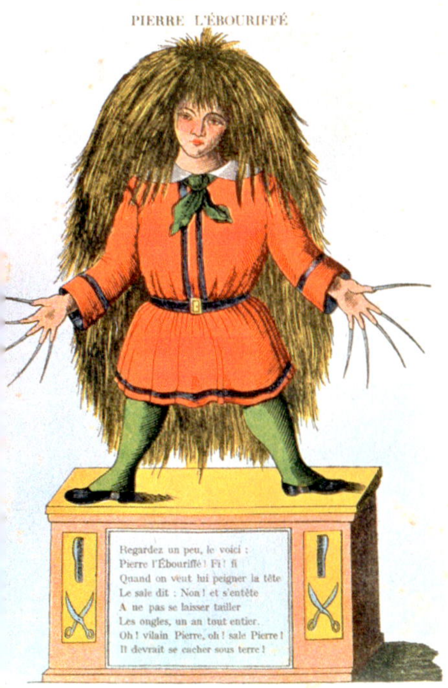
PIERRE L'ÉBOURIFFÉ
Regardez un peu, le voici :
Pierre l'Ébouriffé ! Fi ! fi
Quand on veut lui peigner la tête
Le sale dit : Non ! et s'entête
A ne pas se laisser tailler
Les ongles, un an tout entier.
Oh ! vilain Pierre, oh ! sale Pierre !
Il devrait se cacher sous terre !

Kindern wird zeitig vermittelt, dass ein ungepflegter Körper zu sozialer Ausgrenzung führen kann und gesellschaftlich unerwünscht ist. Nicht selten werden dabei die alten Geschichten vom Struwwelpeter herangezogen:

Sieh einmal, hier steht er.
Pfui ! Der Struwwelpeter!
An den Händen beiden
Ließ er sich nicht schneiden
Seine Nägel fast ein Jahr;
Kämmen ließ er nicht sein Haar.
Pfui ! Ruft da ein jeder:
Garst'ger Struwwelpeter

Diese Reinlichkeitserziehung ist dabei häufig durch geschlechtsspezifische Vorstellungen geprägt: So entspricht dem Bild vom reinlichen Mädchen, dass es nicht riecht und sich darum häufig zu waschen hat. Jungen wiederum dürfen durchaus im Dreck spielen und „was ein richtiger Mann ist, der darf auch ruhig mal ein wenig stinken".

Jedoch wandelt sich die Vorstellung vom „urtümlichen" Mann zunehmend: Im Rahmen des „neuen Körperkults" benutzen immer mehr Männer Parfüms und Pflegeprodukte, während noch vor wenigen Jahrzehnten ein solches Verhalten als „weibisch" abgetan worden wäre.

Die Vorstellung von einem gepflegten Körper verändert sich ebenso. Nicht nur die „hygienische" Reinlichkeit steht dabei im Vordergrund, sondern auch der Zustand der Haut und der Haare. Körperliche „Makel" wie Narben, Besenreiser oder Zellulite werden wegoperiert oder -gelasert, eine unreine Haut durch Make-up geglättet. Die reine, glatte Haut – ohne Haare – gilt als schön. Damit verbunden gewinnt die Ganzkörperrasur für Männer und Frauen immer mehr an Bedeutung. Nicht nur Achsel- und Beinbehaarung fallen dem Rasiermesser zum Opfer, auch Intimrasur und Unterarmepilation gehören inzwischen zum Repertoire der vielen Dienstleister im Kosmetikbereich.

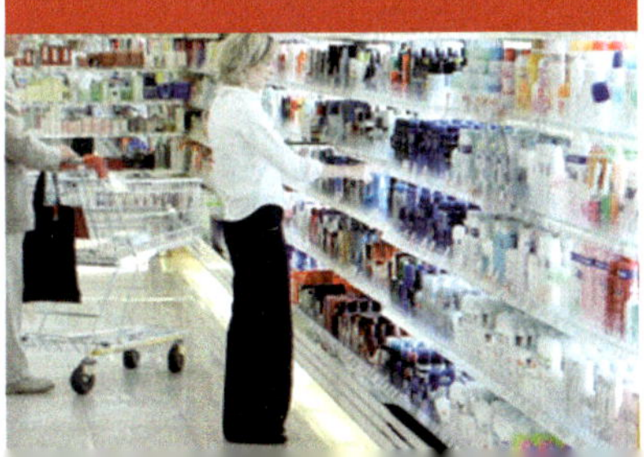

Auch Friseurinnen begnügen sich nicht mehr damit, graue Haare mit Tönungen abzudecken, glatte Haare lockig und lockige Haare glatt zu machen: Die Haarmode wechselt nahezu monatlich. Wer trendy sein will, macht alles Neue bei Schnitt, Farbe oder Styling mit.

Gleichzeitig wird über die Haarfrisur genauso wie über die Kleidung die Zugehörigkeit zu gesellschaftlichen Gruppen oder auch die Ausgrenzung von denselben deutlich gemacht. So war ein kahl geschorener Schädel für lange Zeit mit dem Bild von Strafgefangenen verbunden. Dieses Bild nutzten zu Beginn der 1960er Jahre Jugendliche in England, um sich einen Nimbus der bösen und harten Arbeiterjugend zu geben – die Skinheads waren (damals noch weitgehend unpolitisch) geboren. Heute wie gestern sind fehlende Haare mit Krankheit assoziiert: Früher wurden Menschen und vor allem Kindern mit Läusen die Haare abrasiert, heute sind die Nebenwirkungen einer Chemo- oder Bestrahlungstherapie am Haarausfall der Betroffenen erkennbar. Menschen, die an einem krankheitsbedingten Haarausfall leiden, wünschen sich nicht selten eine Perücke, um wieder „normal" und gesund zu erscheinen.

Zusammengefasst spielt unser Aussehen, über Kleidung, Haut und Haare vermittelt, für unsere gesellschaftliche Zugehörigkeit und unser Selbstverständnis eine herausragende Rolle. Im Fall von Krankheit oder Pflegebedürftigkeit sind Menschen häufig nicht in der Lage, sich um diese Belange zu kümmern, sich selbst zu pflegen. Die Übernahme dieser Tätigkeiten war und ist eine der zentralen Aufgabenbereiche in der Pflege.

2.1 Pflegerische Schwerpunkte

2.1.1 Berücksichtigung unterschiedlicher Haut- und Körperpflegegewohnheiten

Für jeden Menschen hat die Körperpflege eine andere Bedeutung. Die Bedürfnisse und Gewohnheiten werden durch die Erziehung, die Lebensumstände, das Alter, die Kultur und Religion, das Klima sowie das Geschlecht beeinflusst.

Individuelle Unterschiede

Im Laufe des Lebens entwickeln wir hinsichtlich unserer Körperpflege Vorlieben und Gewohnheiten.

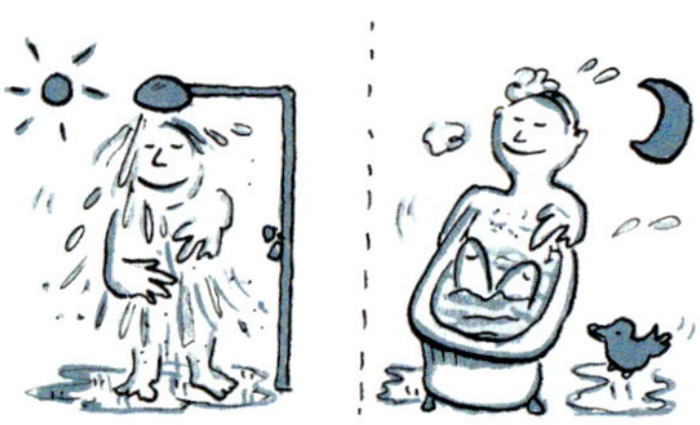

[1] Duschen oder Baden?

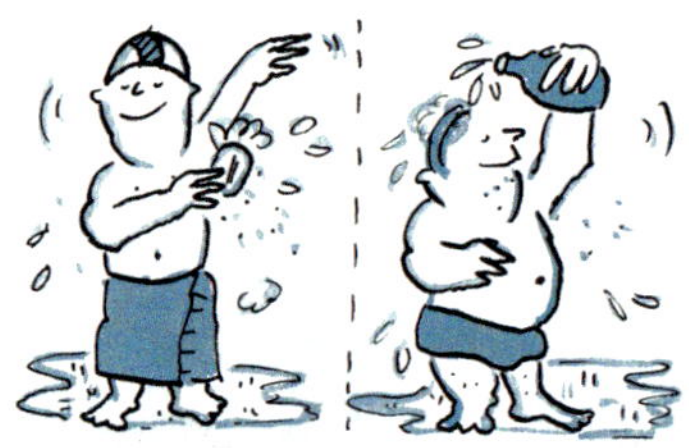

[2] Seife oder Duschgel?

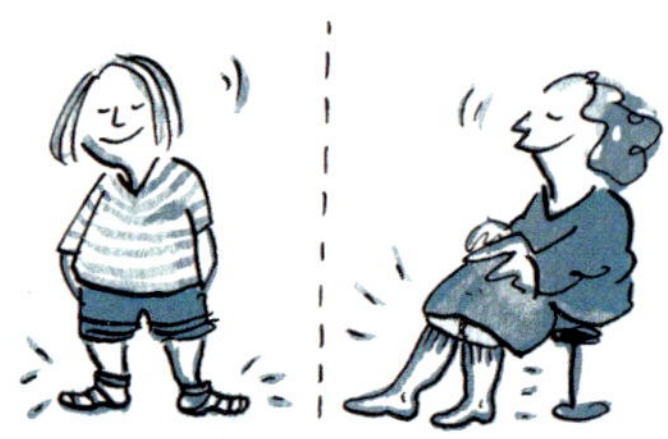

[3] Hose oder Rock?

Während der eine nach einem anstrengenden Arbeitstag ein entspannendes Bad nimmt, bevorzugt ein anderer eine erfrischende Dusche am Morgen. Die Hautpflege mit einer gut riechenden Köperlotion ist für manchen Menschen selbstverständlich, andere benutzen hingegen Wasser und Seife.

Die jeweilige Stimmungslage und unser Befinden haben ebenfalls einen Einfluss auf die Durchführung der Körperpflege. Beispielsweise vernachlässigen viele Menschen ihre persönliche Hygiene, wenn es ihnen seelisch oder gesundheitlich nicht gut geht.

Unterschiede sind auch zwischen den beiden Geschlechtern zu finden. Männer pflegen sich anders als Frauen. Auch wenn der Trend sich gerade ändert, benutzen Männer generell weniger Pflegemittel und selten Make-up.

Wie der einzelne Mensch sich pflegt, ist unter anderem durch seinen individuellen Lebensweg, aber auch durch den Zeitgeist geprägt. In den Fünfzigerjahren waren beispielsweise samstägliche Bäder üblich. Zur täglichen Körperpflege wusch man sich mit kaltem Wasser, da ein Erhitzen des Wassers damals sehr umständlich war. Viele ältere Menschen behalten noch heute diese Gewohnheiten bei. Jüngere Menschen bevorzugen hingegen das Duschen, da der Zugang zu Wasser in unserer heutigen Gesellschaft problemlos ist.

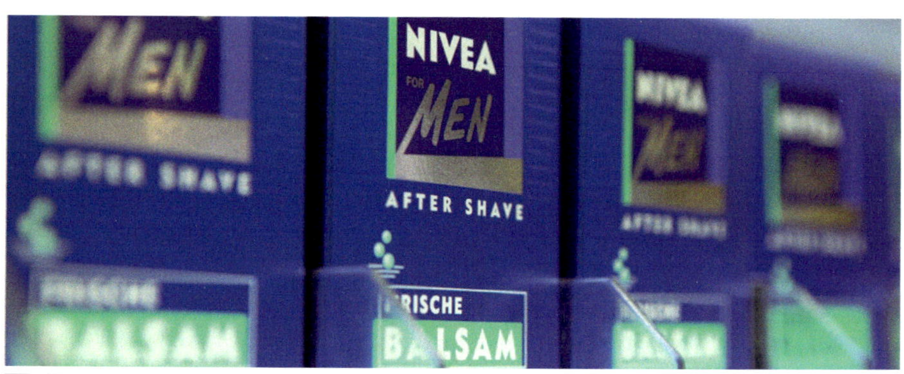

[4] Pflegeserien für Männer erobern den Markt immer stärker

Soziokulturelle Unterschiede

Die soziokulturellen Unterschiede in der Körperpflege und Bekleidung hängen mit der Kultur- und Religionszugehörigkeit, der Erziehung sowie den finanziellen Möglichkeiten zusammen.

Insbesondere durch die wachsende Zahl an Migrantinnen in den Einrichtungen des Gesundheitssystems hat die Bedeutung um das Wissen soziokultureller Aspekte in der Pflege zugenommen. So erfuhren Pflegende, dass die meisten türkischen Menschen es ablehnen, sich mit Wasser aus einer Waschschüssel zu waschen – wie hierzulande in Krankenhäusern üblich –, sondern fließendes Wasser bevorzugen. Auch die Rasur der Achsel- und Schambehaarung gehört für viele islamische Menschen aus der türkischen und arabischen Region zum persönlichen Hygieneverständnis dazu.

Neben traditions- oder religionsgebunden Aspekten hat die Erziehung einen großen Einfluss auf die Körperpflegegewohnheiten. Meist verhalten wir uns so, wie es uns unsere Eltern vorgelebt und vermittelt haben.

Auch die finanziellen Möglichkeiten spielen eine Rolle. Während ärmere Menschen auf Grund steigender Energie- und Wasserkosten vielleicht nur einmal wöchentlich duschen oder baden können, ist es wohlhabenden Menschen möglich, dies mehrmals täglich zu tun sowie Haar- und Nagelpflege von Menschen mit einer professionellen Ausbildung (z. B. Friseurinnen, Kosmetikerinnen) durchführen zu lassen.

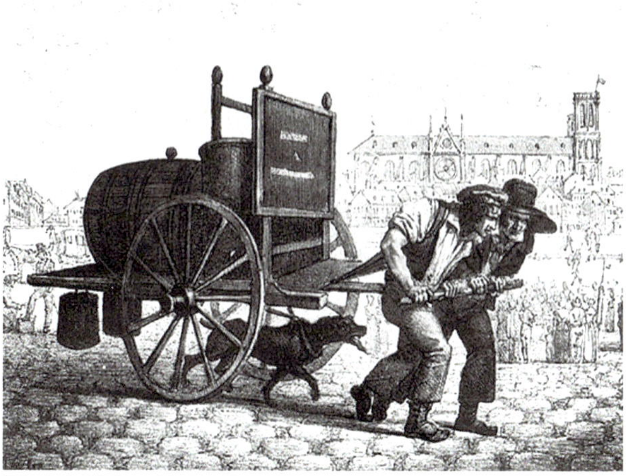

[5] Mietbadewanne auf einem Karren, Paris um 1821

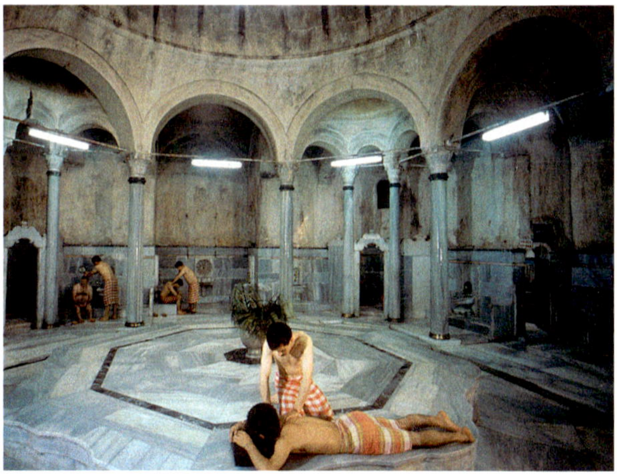

[6] Ein Hammam („Türkisches Bad") ist wichtiger Bestandteil der islamischen Badekultur

Altersbedingte Unterschiede

Die Körperpflege und Bekleidungsgewohnheiten sind wesentlich vom Alter abhängig. Während Säuglinge auf die Pflege durch die Eltern angewiesen sind, entwickeln Kinder und Jugendliche ihre ersten Gewohnheiten und Wünsche. Diese werden häufig durch das Reinlichkeitsverhalten der Eltern beeinflusst.

In der Pubertät verändern sich diese Gewohnheiten wieder. Es kann auf Grund der vermehrten Talgproduktion der Haut zu Pickeln kommen, die als kosmetisch störend empfunden werden. Daher werden von vielen Jugendlichen spezielle Waschzusätze und Pflegemittel benutzt.

Die meisten Erwachsenen haben feste individuelle Gewohnheiten, was ihre persönliche Hygiene und Bekleidung betrifft. Bei älteren Menschen ändern sich die Gewohnheiten, was zum einen an der Veränderung der Haut und zum anderen an der abnehmenden Beweglichkeit liegt. Die Feuchtigkeit der Haut nimmt im zunehmenden Alter ab, es kommt zu trockener Haut. Auch die Beweglichkeit führt zu altersbedingten Unterschieden. Jüngere Menschen können unter die Dusche „springen", für ältere Menschen ist dies auf Grund von degenerativen Prozessen des Bewegungsapparates nicht möglich. Auch verbinden viele ältere Menschen mit dem Duschen Sturzängste.

degenerative Prozesse | 2

2.1.2 Beobachtung von Haut und Körper

Die Beobachtung von Haut und Körper der Pflegebedürftigen gehört zu den grundlegenden Aufgaben von Pflegenden und kann in die tägliche Körperpflege integriert werden. Zur systematischen Beobachtung können Assessmentinstrumente wie z.B. das Folgende angewendet werden:

Pflegeassessment Hautbeobachtung

Entzündungszeichen	**Hauttyp/Hautbeschaffenheit**	**Hautfarbe**
□ Rötung	□ sehr trockene Haut	□ Rötung
□ Schwellung	□ schuppige Haut	□ Blässe
□ Schmerz	□ stark verhornte Haut	□ Gelbfärbung
□ Überwärmung	□ feucht, mazeriert (aufgeweicht)	□ Zyanose
□ Funktionsverlust	□ wund (Intertrigo)	□ ______
□ ______	□ ______	□ ______
□ ______	□ ______	□ ______
Hautturgor	**Sonstige Hautveränderungen**	**Nagelveränderungen**
□ reduziert (Exsikkose)	□ verdächtige Muttermale	□ an den Fingernägeln
□ gespannt (Ödeme)	□ Hautausschlag	□ an den Fußnägeln
□ ______	□ ______	□ ______

Besonderheiten: ______

Hautfarbe

Melanozyten | 86
Hämoglobin | 276

Die Hautfarbe ist abhängig von der Anzahl der Melanozyten, des Hämoglobinwertes sowie der Durchblutung und Dicke der Haut. Veränderungen der Hautfarbe können sowohl physiologisch (den normalen Lebensvorgängen entsprechend) als auch pathologisch (krankheitsbezogen) bedingt sein.

Veränderungen der Hautfarbe	Physiologisch	Pathologisch
Rotfärbung	Hitze körperliche Anstrengung psychische Erregung (Scham, Aufregung)	Fieber Bluthochdruck (*Hypertonie*) Verbrennungen Allergien
Blaufärbung	Kälte	Sauerstoffmangel im Blut bei Herzinsuffizienz und Lungenerkrankungen (*Zyanose*)
Blässe	Mangel an Frischluft psychische Erregung (Schreck)	Blutarmut (*Anämie*) Kreislaufversagen Blutungen Durchblutungsstörungen
Gelbfärbung	übermäßiger Verzehr von Karotten im Kleinkindalter Neugeborenenikterus	zu hoher Gallenfarbstoffgehalt im Blut bei Leber- oder Gallenerkrankungen (*Ikterus*)
Graufärbung	Sterbeprozess	Tumorerkrankungen

Hautspannung

Die Wasserbindungsfähigkeit, der Fettanteil und die elastischen Fasern der Haut sind verantwortlich für deren Spannungszustand (*Hautturgor*).

Im Normalfall glätten sich Hautfalten nach Belastung (z. B. Eindrücken oder Abheben) wieder.

Der Hautturgor kann erhöht sein bei Tumoren, Schwellungen oder Entzündungen. Dabei ist die Erhöhung des Hautturgors auf einen bestimmten Körperbereich (lokal) begrenzt. Ein erhöhter Hautturgor tritt außerdem bei Ödemen auf. Das sind Wasseransammlungen im Gewebe, die unterschiedliche Ursachen haben können wie Eiweißmangel, Herzinsuffizienz, Niereninsuffizienz, Lebererkrankungen oder Stauung der Lymphflüssigkeit.

Beobachten kann man die Erhöhung der Hautspannung, indem sich bei Fingerdruck eine Delle bildet, die nur langsam zurückgeht [Abb. 1].

Bei einer verminderten Hautspannung hingegen ist die Haut in Falten abhebbar [Abb. 2]. Die Hautfalte bleibt stehen und bildet sich nicht zurück. Ursache hierfür ist eine Austrocknung (*Exsikkose*). Sie tritt beispielsweise bei mangelnder Flüssigkeitszufuhr, starken Durchfällen (*Diarrhöen*) oder anhaltendem Erbrechen auf.

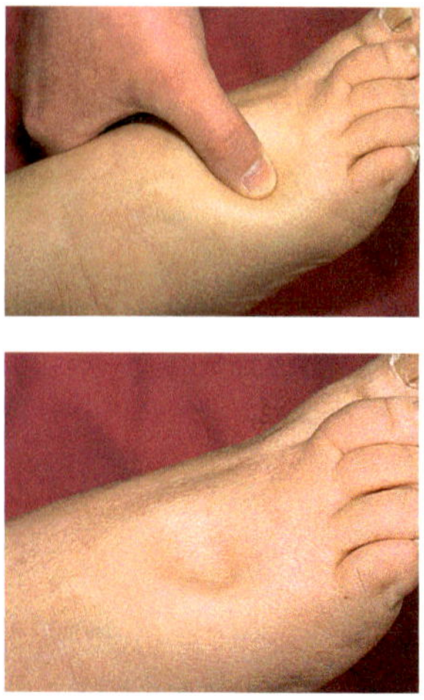

[1] Dellenbildung bei Ödemen

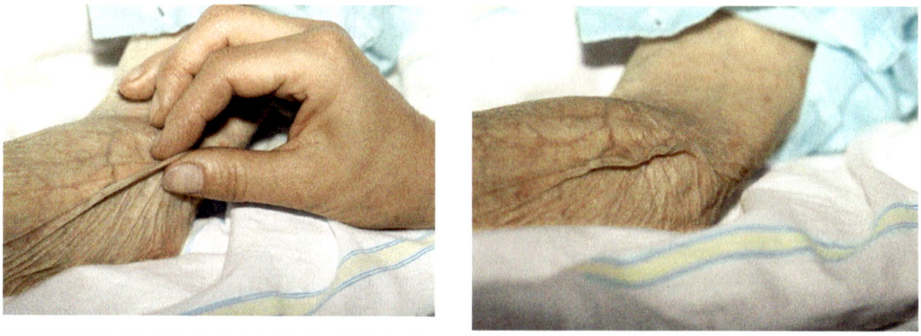

[2] verminderte Hautspannung (Turgor)

Hautoberflächenbeschaffenheit

Die Hautoberfläche ist normalerweise glatt und ohne Defekte. Sichtbare und tastbare Veränderungen werden in primäre und sekundäre Effloreszenzen eingeteilt. Primäre Effloreszenzen resultieren dabei aus einem zu Grunde liegenden krankhaften Reiz, während sekundäre Effloreszenzen aus primären entstehen.

Effloreszenz | 80

Weiterhin lassen sich die Veränderungen der Haut nach ihren Ursachen einteilen:

Ursachen	Beispiele
Hautdefekte durch mangelnde Gewebedurchblutung:	Dekubitus, Gangrän, Ulcus cruris
Hautdefekte durch physikalische Einwirkungen	Sonne, Hitze, Kälte, mechanische Einwirkungen
Hautdefekte durch Infektionen	virale, bakterielle und pilzbedingte Infektionen
Hautdefekte durch Allergien	Arzneimittelexanthem, Kontaktekzem
Hautdefekte durch Tumoren	Melanome

Dekubitus | 146
Gangrän | 2
Ulcus cruris | 2
Arzneimittelexanthem | 85
Melanome | 86

Nagelveränderungen

Normalerweise hat der Nagel eine rötliche Färbung, ist leicht gebogen und elastisch. Pathologisch kann es zu Veränderungen in Form, Farbe und Struktur kommen.

Beobachtungen		Mögliche Ursachen
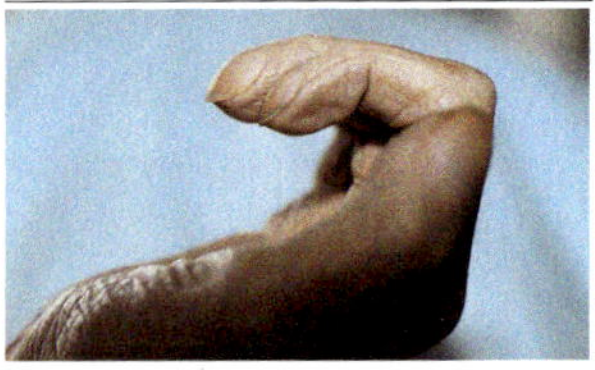	stark gewölbte Nägel (*Uhrglasnägel*)	schwere chronische Lungenerkrankungen (Emphysem, Tuberkulose, Bronchialkarzinom)
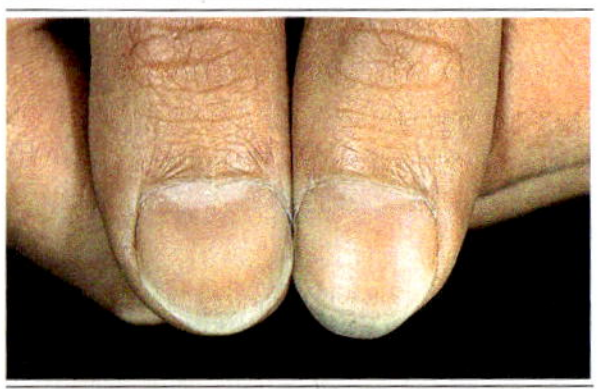	Hohl- oder Löffelnägel (*Koilonychie*)	bei chronischer Eisenmangelanämie
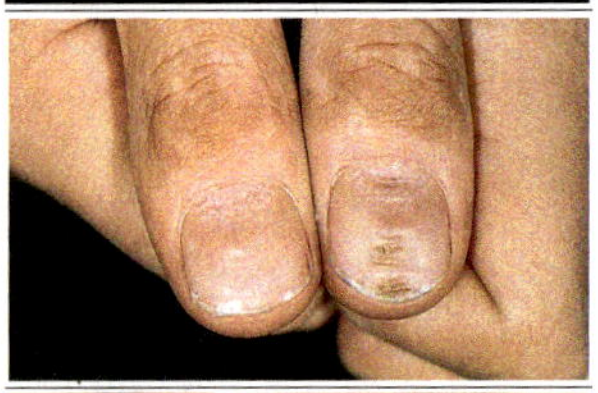	querverlaufende Furchen, langsam nach außen wachsend (*Beau-Reil-Furchen*)	Folgezustand nach Infektionen, schweren Allgemeinerkrankungen, Intoxikationen oder psychischen Traumata
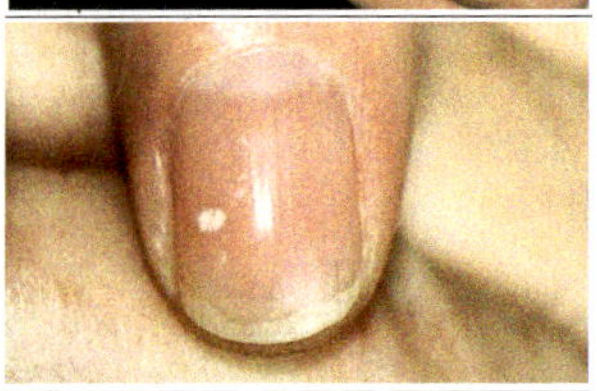	Weißwerden infolge von Luftansammlung im Nagel; punkt- oder streifenförmig (*Leukonychie*)	traumatisch bedingt, z. B. als Folge übertriebener Nagelpflege oder bei Anämie, Leberzirrhose
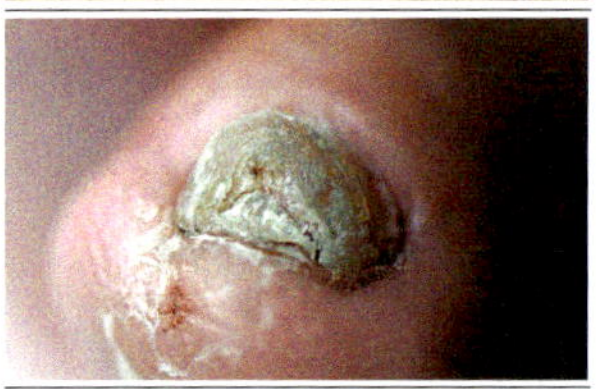	rauer, dicker Nagel, Auflösung und Ablösung der Nagelplatte vom Nagelbett (*Onycholysis*)	Pilzerkrankungen, Psoriasis
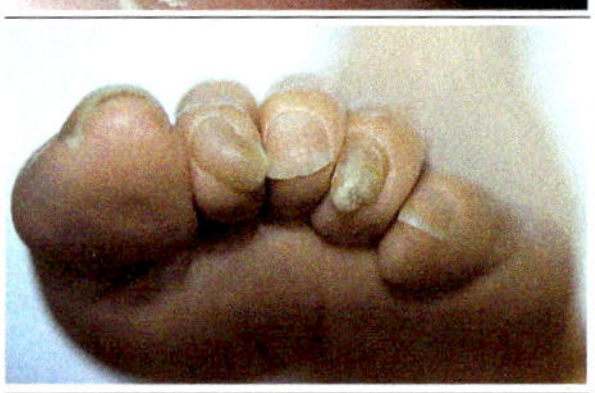	Aufsplitterung in horizontal aufeinanderliegenden Lamellen (*Onychoschisis*)	Vitamin- oder Eisenmangel, Fehlernährung, Stoffwechselerkrankungen
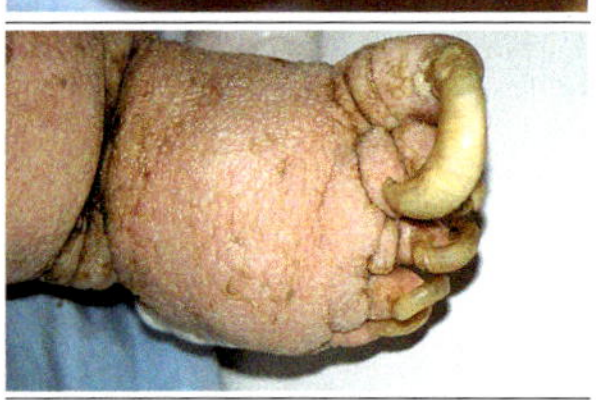	krallenartige Verdickung und Verkrümmung (*Onychogryposis*)	besonders im hohen Lebensalter, bei zu engem Schuhwerk

Veränderungen der Haare

Bei Haaren lassen sich Veränderungen in der Beschaffenheit, in der Farbe und Menge beobachten.

- **Beschaffenheit:** Haar ist im Allgemeinen weich und glänzend. Physiologische Abweichungen hiervon sind trockenes oder fettiges Haar. Besonders sprödes und struppiges Haar kann Zeichen einer Schilddrüsenunterfunktion (Hypothyreose), eines Eisenmangels oder einer Hormonstörung sein. Auch falsche Ernährung und Stress haben Einfluss auf die Beschaffenheit der Haare.
- **Haarfarbe:** Die Haarfarbe wird vom Melaningehalt der verhornten Zellen bestimmt. Da die Melaninproduktion im Alter nachlässt, ergrauen die Haare. Das ist ein physiologischer Zustand, kann aber auch bei vorzeitigem Auftreten Hinweis auf eine Stoffwechselerkrankung sein. Auch Stress oder genetische Disposition können zu frühzeitigem Ergrauen führen. Menschen, die keine Melanozyten haben (Albinos), haben weißes Haar.
- **Haarausfall:** Ebenso wie das Ergrauen ist auch der normale altersbedingte Haarausfall physiologisch. Mit zunehmendem Alter gehen die Haarfollikel, die die Haarwurzel umschließen, zu Grunde. Dadurch entsteht der vor allem bei Männern vorkommende Haarausfall (Glatzenbildung). Während bei Männern der Haarausfall typischerweise im Stirnbereich beginnt und sich zum Hinterkopf fortsetzt, verlieren Frauen hormonell bedingt die Haare in einem geringeren Ausmaß. Die Schambehaarung geht sowohl bei Männern als auch bei Frauen im Alter zurück.
  Ein krankhafter Haarausfall tritt bei chronischen Erkrankungen, Vergiftungen, Hormonveränderungen, als Begleiterscheinung bei der Chemotherapie oder bei Mangelernährung auf.

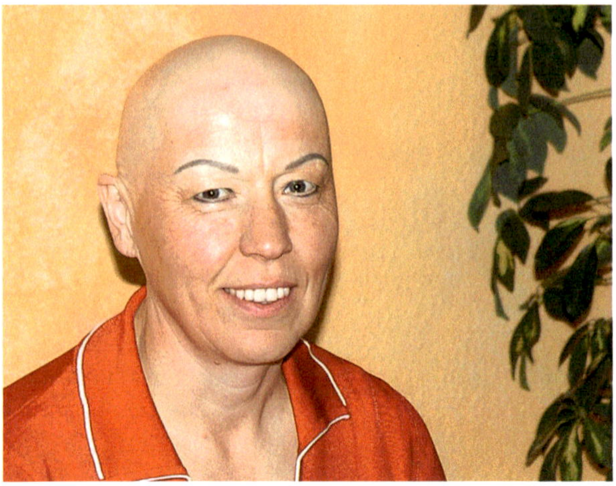

[1] Die krankhafte Form des Haarausfalls wird Alopezie genannt. Auf dem Bild ist eine Frau mit einer Alopecia areata totalis, dem völligen Verlust der Kopfbehaarung, zu sehen.

Beobachtung des Schweißes

Schweiß wird bei körperlicher Anstrengung oder Hitze produziert, um die Körperwärme abzugeben. Zu beobachtende Veränderungen können sein:

- Vermehrte Schweißsekretion (*Hyperhidrosis*): Neben hohen Außentemperaturen führen auch Fieber, vegetative Störungen oder eine Schilddrüsenüberfunktion (*Hyperthyreose*) zu einer vermehrten Schweißabgabe. Findet diese ausschließlich nachts statt, spricht man von Nachtschweiß. Dieser ist Begleitsymptom von Hormonstörungen, Krebs- oder Infektionskrankheiten.
- Verminderte Schweißsekretion (*Hypohidrosis* oder *Anhidrosis*): Eine verminderte Schweißproduktion tritt meist als Symptom bestimmter Haut- oder psychischer Erkrankungen sowie bei genetischer Disposition auf. Aber auch bei erhöhten Flüssigkeitsverlusten ist die Schweißproduktion eingeschränkt. Durch Verbrennungen 3. Grades können Schweißdrüsen zerstört worden sein, was ebenfalls zu einer verminderten Schweißabgabe führt.

vegetatives Nervensystem | 440

Eine einseitige Schweißabgabe wird als *Hemihidrosis* bezeichnet und kann bei Schlaganfallpatientinnen auftreten.

2.1.3 Verwendung von Haut- und Körperpflegemitteln

Bereits im Altertum wurden Haut- und Körperpflegemittel genutzt. Besonders berühmt geworden ist die in Honig und Milch badende Kleopatra. Eine gesunde und wohlriechende Haut galt damals wie heute als ein Kriterium für Schönheit. Heute ist der Markt an Haut- und Körperpflegemitteln außerordentlich groß. So war im Jahr 2005 die Branche der Drogerien und Parfümerien einer der wenigen Wachstumszweige der deutschen Wirtschaft.

Bei der Auswahl der Haut- und Körperpflegemittel sind in erster Linie die Gewohnheiten und Bedürfnisse der Pflegebedürftigen zu berücksichtigen. Die Pflegenden sollen hier beratend zur Seite stehen, was die Anwendung der verschiedenen Haut- und Körperpflegemittel betrifft. Dazu müssen die Zusammensetzungen und Wirkungen der einzelnen Pflegemittel bekannt sein.

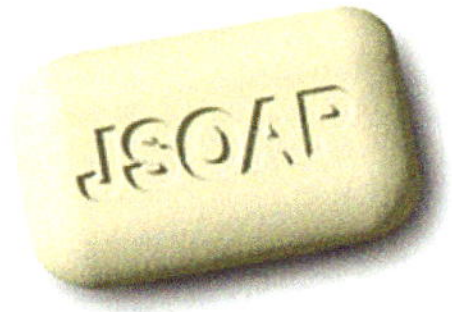

[1] Seife

Zusammensetzung und Wirkung von Körperpflegemitteln

Wasser ist das natürlichste und preiswerteste Reinigungsmittel für die Haut. Warmes Wasser reinigt auf Grund der größeren Beweglichkeit der Moleküle besser als kaltes Wasser. Es sollte aber beachtet werden, dass Wasser den Säureschutzmantel der Haut angreift.

Seifen sind, chemisch betrachtet, Natrium- oder Kaliumsalze der Fettsäuren. Sie setzen die Oberflächenspannung des Wassers herab und vergrößern dadurch die Benetzbarkeit der Haut, sodass Schmutz und Staub gelöst und über das Waschwasser abgeführt werden können.

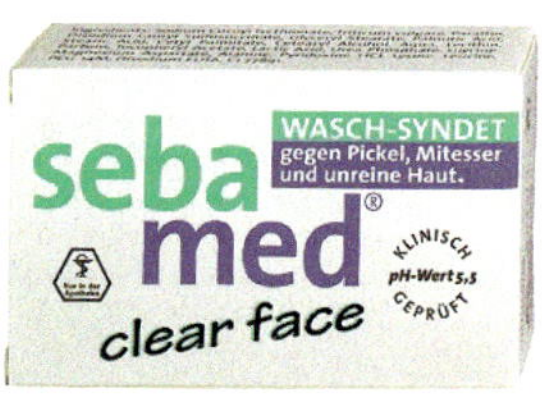

[2] Syndet

Seife [Abb. 1] zerstört auf Grund ihres hohen pH-Wertes den natürlichen Fettfilm der Haut und damit ihre Schutzfunktion. Aus diesem Grund sollten ph-neutrale Seifen bevorzugt werden. Zusätzlich trocknet Seife die Haut aus und wirkt entfettend. Außerdem können durch Seifenzusätze wie Parfüm Allergien ausgelöst werden.

Der Einsatz von Seife sollte nur dann erfolgen, wenn die Pflegebedürftige es so gewohnt ist oder es sich um starke Verschmutzungen handelt.

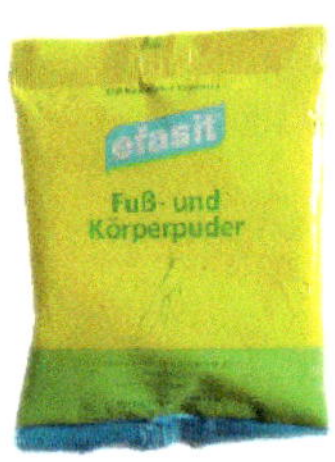

[3] Puder

Als **Syndets** bezeichnet man künstlich hergestellte Waschmittel, die in flüssiger oder fester Form [Abb. 2] erhältlich sind wie beispielsweise Duschgel. Der Begriff ist eine Wortschöpfung aus **syn**thetischen **Det**ergenzien und umfasst eine große Palette chemischer Substanzen.

Puder besteht aus Stoffen, die feuchtigkeitsabweisende Eigenschaften aufweisen [Abb. 3]. Er schützt die Haut vor mechanischen Einflüssen, indem er die Reibung herabsetzt. Puder kann als Trägersubstanz für Farb-, Parfüm- und Arzneistoffe dienen (z. B. Jod), vergrößert die Verdunstungsoberfläche und wirkt dadurch kühlend. Bei trockener Haut ist Puder nicht geeignet, da er der Haut Wasser und Fett entzieht.

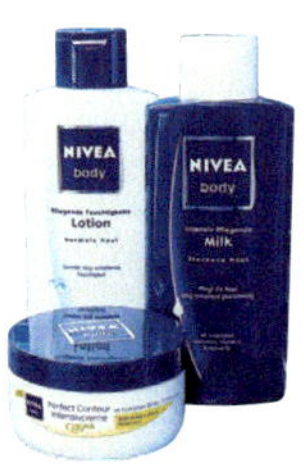

[4] Cremes und Lotionen

Cremes und Lotionen [Abb. 4] treten in zwei verschiedenen Formen auf: als Wasser-in-Öl-Emulsionen, bei denen Wassertröpfchen in einen Öltropfen eingebracht sind, und Öl-in-Wasser-Emulsionen, die einen hohen Wasseranteil haben. Hier sind Öltropfen von einem Wassermantel umgeben. Damit sich die Wasser- und Ölanteile vermischen, wird ein Emulgator benötigt.

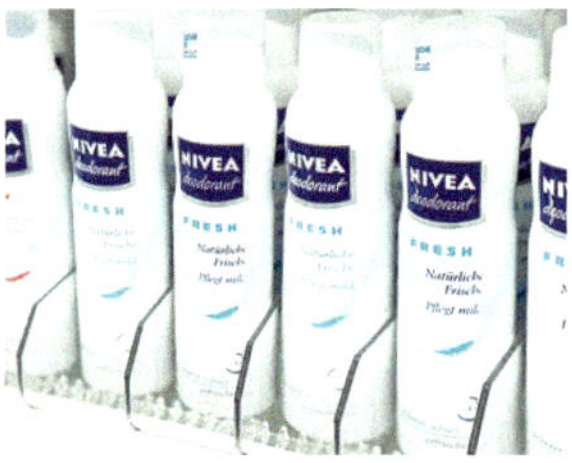

[5] Deodorant

Deodorants [Abb. 5] dienen der Milderung des Körpergeruches, welcher durch die bakterielle Zersetzung von im Schweiß enthaltenen körpereigenen Fetten und Eiweißen entsteht. Die in Deodorants enthaltenen Deodoranzien töten sich auf der Haut ansiedelnde Bakterien ab. Auf Grund der allergenen Wirkung der Zusatzstoffe von Deodorants wie beispielsweise Parfüm sollten sie nur bei Verträglichkeit eingesetzt werden.

Eine Alternative zu Deodorants bieten **Antitranspirantien**. Sie senken die Schweißproduktion.

Auswahl von Haut- und Körperpflegemitteln

Bei der Auswahl der Haut- und Körperpflegemittel sollte neben den Gewohnheiten der Pflegebedürftigen, dem Hauttyp und dem Hautzustand auch das Alter berücksichtigt werden.

Die Haut von Kindern ist sehr empfindlich. Sie ist wasserreich und neigt schnell zur Austrocknung, da sie gleichzeitig fettarm ist. Bei Neugeborenen wird zum Waschen ausschließlich Wasser verwendet, bei älteren Kindern vor allem Öl-in-Wasser-Emulsionen. Jugendliche weisen häufig fettreiche Hautpartien auf, was auf eine unregelmäßige bzw. erhöhte Talgproduktion zurückzuführen ist. Hier können alkoholische Reinigungslösungen und Syndets zur Anwendung kommen.
Bei Erwachsenen bieten sich folgende Auswahlkriterien an:

Hauttyp	empfehlenswert	nicht empfehlenswert
trockene Haut	▪ Wasser-in-Öl Emulsionen ▪ kühles Wasser	▪ Syndets ▪ alkoholhaltige Zusätze ▪ heißes Wasser ▪ Öl-in-Wasser-Emulsionen
fettige Haut	▪ Öl-in-Wasser-Emulsionen ▪ warmes Wasser ▪ Syndets ▪ alkoholhaltige Zusätze	▪ Wasser-in-Öl Emulsionen ▪ fettende Cremes / Lotionen
Mischhaut	▪ Seifen oder Syndets ▪ kühles Wassser	

Die Haut älterer Menschen wird zunehmend trockener und empfindlicher. Daher sollten hier überwiegend Wasser-in-Öl-Emulsionen sowie kühles Wasser bevorzugt werden. Die Vermeidung übertriebenen Waschens und der sparsame Umgang mit Reinigungszusätzen sind zusätzliche Aspekte, welche dem Zustand der Altershaut gerecht werden.

Verwendung von Heilpflanzen

Neben herkömmlichen Körperpflegemitteln können auch Heilpflanzen als Waschzusätze eingesetzt werden. Dabei steht vor allem die therapeutische Wirkung der Pflanzen im Vordergrund. Vor allem das Konzept der | Basalen Stimulation nutzt die Wirkung von Heilkräutern und kann gut in die allgemeine Körperpflege integriert werden.

Basale Stimulation | 2

Heilpflanzen können in getrockneter Form, aber auch als pflanzliche Öle mit Duftstoffen eingesetzt werden (ätherische Öle).

Wie auch bei anderen Waschzusätzen muss auf Allergien und Unverträglichkeiten geachtet werden. Kinder und insbesondere Kleinkinder und Säuglinge reagieren auf ätherische Öle besonders sensibel. Da sich ätherische Öle nicht direkt mit Wasser verbinden, muss ein Emulgator (z. B. Milch) eingesetzt werden.

Wirkungen von ätherischen Ölen im Waschwasser

erfrischend und belebend	entspannend	entzündungshemmend, desinfizierend
Basilikum	Geranium	Kamille
Bergamotte	Jasmin	Thymian
Eukalyptus	Lavendel	Arnika
Grapefruit	Mandarine	Rosmarin
Krause Minze	Melisse	Salbei
Pfefferminz	Orange	
Wacholder		
Zitrone		

2.1.4 Unterstützung bei der Haut- und Körperpflege

Pflegediagnose
Selbstversorgungsdefizit: Körperpflege
Eine Beeinträchtigung der Fähigkeit, die Körperpflege auszuführen
—
Doenges, Marilynn E.; Moorhouse, Mary Frances, Geissler-Murr, Alece C.: *Pflegediagnosen und Maßnahmen.* Deutschsprachige Ausgabe herausgegeben von Christoph Abderhalden und Regula Rička. Hans Huber Verlag, Bern, 2002³, S. 661

Das Ausmaß sowie die Art und Weise, in der Pflegende Pflegebedürftige bei der Haut- und Körperpflege unterstützen, sind von verschiedenen Faktoren abhängig: Bedürfnis, Gewohnheiten und individueller Hilfebedarf der zu Pflegenden spielen eine Rolle, wie auch das Umfeld (Krankenhaus oder häuslicher Bereich) relevant ist. Hilfestellung wird, abhängig vom Allgemeinzustand der Pflegebedürftigen und den örtlichen Gegebenheiten, im Bett, am Bett, am Waschbecken, im Badezimmer, unter der Dusche oder in der Badewanne geleistet.

Da die Körperpflege eine intime Begegnung zwischen Pflegebedürftigen und Pflegenden darstellt, erfordert sie ein hohes Maß an Einfühlungsvermögen. Es erfolgen Berührungen in Körperzonen, die Außenstehenden und Fremden im Alltag nicht gezeigt werden.

Wenn auch der Umgang mit Nacktheit in unserer Gesellschaft offener geworden ist, können wir diese Freizügigkeit nicht bei allen Pflegenden und Pflegebedürftigen voraussetzen. Die Intimsphäre kann bei der Körperpflege immer nur bedingt gewahrt werden. Dennoch sollte versucht werden, bei allen Pflegemaßnahmen das Schamgefühl so weit wie möglich zu respektieren.

Doch nicht nur bei den Patientinnen existieren Schamgrenzen, auch Pflegende werden immer wieder neu damit konfrontiert. Gerade zu Beginn der Ausbildung sind solche intimen Tätigkeiten mit vielen Unsicherheitsgefühlen verbunden.

Berühren | 385

Um nicht im Laufe der beruflichen Tätigkeit gegen diese Gefühle „abzustumpfen", sollten sich Pflegende immer wieder ins Gedächtnis zurückrufen, welche Empfindungen die intimen Berührungen und die Nacktheit bei Pflegebedürftigen und bei sich selbst hervorrufen können.

Leitsätze zur Unterstützung bei der Haut- und Körperpflege

- Individuelle Wünsche und Gepflogenheiten der Plegebedürftigen berücksichtigen
- Ressourcen der Pflegebedürftigen nutzen
- Abhängig von gesundheitlichem Zustand und Pflegebedürftigkeit wird das Maß der Unterstützung und der Ort zur Körperwaschung (z. B. Bett, Waschbecken, Wickeltisch) gewählt.
- Pflegebedürftige nicht überfordern, Hilfe anbieten
- Alle Materialien in greifbarer Nähe halten
- Hocker oder Stühle in Reichweite halten, falls es zu Kreislaufreaktionen beim Stehen kommt
- Klingel in erreichbare Nähe legen, im häuslichen Bereich Handy, mobiles Telefon oder Notrufsystem griffbereit haben
- Wassertemperatur prüfen
- Krankenbeobachtung und Prophylaxen nicht vergessen
- Einbeziehung von rehabilitativen Konzepten (z. B. Basale Stimulation, Bobath)
- Rutschfeste Unterlagen zur Sturzprophylaxe nutzen
- Vorhandene Hilfen (z.B. Badewannenlifter) nutzen
- Keine elektrischen Geräte in der Nähe von Wasser oder nassen Oberflächen lagern (z. B. Föhn, Radio)
- Türen schließen und mit „Bitte nicht stören"-Schild versehen bzw. Sichtschutz aufbauen, um Intimsphäre zu wahren
- Allgemeine Regeln der Hygiene einhalten

Basale Stimulation | 2
Bobath | 2
Hygiene | 669

Unterstützung beim Waschen

Im Normalfall waschen wir uns selbst. Pflegebedürftige, die sich nicht selbstständig waschen können, benötigen die teilweise oder vollständige Unterstützung der Pflegenden.

In die Körperpflege können weitere pflegerische Maßnahmen (z. B. Mobilisierung und Aktivierung sowie Prophylaxen) integriert werden.

Kinder entwickeln erst ab einem bestimmten Alter die Fähigkeit zur selbstständigen Körperpflege. Folgende Tabelle soll an dieser Stelle einen Überblick geben; die Altersangaben stellen nur ungefähre Werte dar, da Kinder sich individuell recht unterschiedlich entwickeln. Die Angaben gelten für gesunde Kinder.

Alter	Fähigkeiten zur Körperpflege
0–15 Monate	Keine, komplette Übernahme durch die Eltern oder Bezugspersonen
ab 15 Monate	Das Kind kann einfache Anweisungen befolgen.
ab 2 Jahre	Das Kind kann sich unter Anleitung selbst waschen und anziehen.
ab 4 Jahre	Das Kind kann die Körperpflege selbstständig übernehmen.

Unterstützung beim Waschen außerhalb des Bettes

Im Sinne der Förderung der Selbstständigkeit und Mobilisation sollten Patientinnen, die keine Bettruhe haben und bei denen es das Krankheitsbild erlaubt, bei der Körperpflege am Waschbecken unterstützt werden. Gerade im ambulanten Pflegebereich oder in der postoperativen Phase im Krankenhaus ist dies häufig der Fall.

Zunächst wird die Patientin zum Waschbecken begleitet. Die Sitzgelegenheit wird zuvor mit einer Unterlage abgedeckt. Anschließend werden alle benötigten Utensilien so platziert und vorbereitet, dass die Patientin problemlos herankommt. Abhängig von ihren Ressourcen und Einschränkungen wird sie vom Pflegepersonal unterstützt. Eine Überforderung der Patientin sollte dabei vermieden werden.

Ebenso gibt es Pflegebedürftige, die sich zwar an das Waschbecken setzen können, deren Körperpflege aber auf Grund von Körperschwäche oder psychischen Erkrankungen am Waschbecken komplett übernommen werden muss.

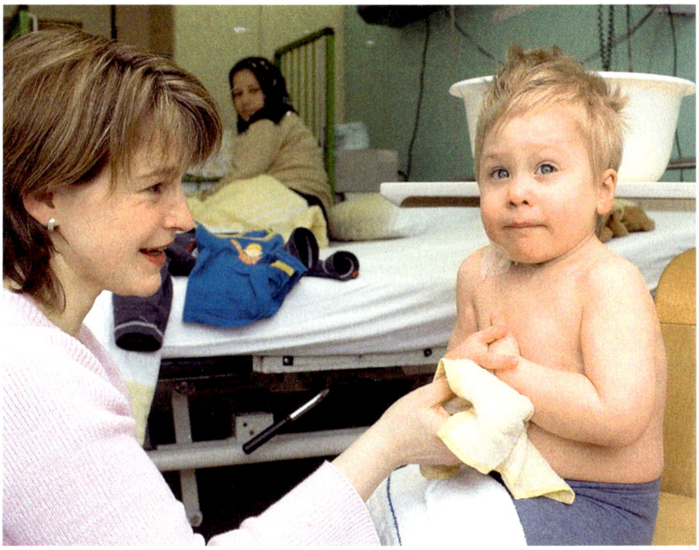

[1] Mutter wäscht ihr Kind im Krankenhaus

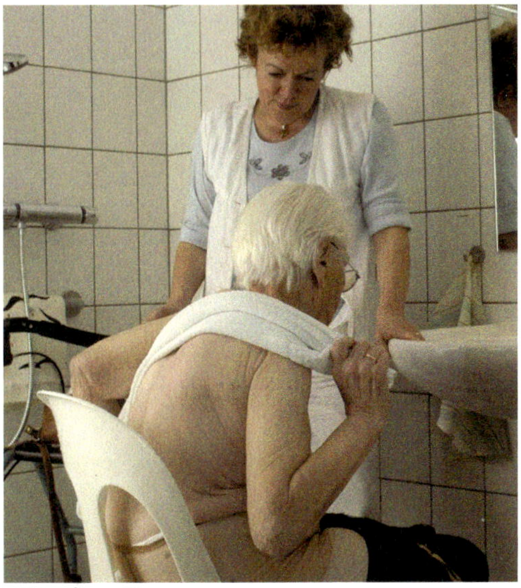

[2] Aktivierung zur Selbstpflege

Unterstützung beim Duschen

Ein Vorteil des Duschens liegt darin, dass es mit weiteren Körperpflegemaßnahmen wie der Haarwäsche verbunden werden kann. Nachteilig wirkt sich aus, dass Duschen anstrengend und kreislaufbelastend sein kann. Daher sollte vor dem Duschen, aber auch während des Duschens auf stabile Kreislaufverhältnisse geachtet werden. Äußert die Patientin zum Beispiel ein Schwindelgefühl, muss das Duschen sofort beendet werden.

Die Pflegebedürftige wird entweder zu Fuß oder mit einem Roll-/Toilettenstuhl zur Dusche begleitet. Folgende Materialien werden benötigt und sollten vor dem Duschen im Bad zurechtgelegt werden:

- ausgewählte Haut- und Körperpflegemittel
- Duschhandtuch, evtl. ein zweites Handtuch für Haare oder Füße
- evtl. Duschhaube
- frische Anziehsachen oder Bademantel
- möglichst Badeschuhe

Es empfiehlt sich nicht, das Bad oder die Dusche abzuschließen, da bei einem Notruf mögliche Helfer von außen keinen Zugang haben.

Nach dem Entkleiden der Pflegebedürftigen kann entweder ein Umsetzen auf einen Duschhocker [Abb. 1] oder Duschsitz [Abb. 2] stattfinden oder es wird ein Roll-/Toilettenstuhl verwendet. Mobilere Menschen können Haltegriffe [Abb. 4] benutzen. Abhängig von ihren Ressourcen wäscht die Pflegebedürftige mit einem Waschlappen und individuellen Körperpflegemitteln die erreichbaren Körperstellen selbst oder wird von den Pflegenden unterstützt. Die Wassertemperatur zum Abduschen wählt die Pflegebedürftige selbst.

In der ambulanten Pflege sollten Pflegebedürftige nur geduscht werden, wenn die entsprechenden Hilfsmittel wie Haltegriff, Antirutschmatte oder Toilettenstuhl vorhanden sind. Spezielle Schürzen (z. B. als Einwegutensilien) schützen die Pflegenden vor dem Duschwasser. Wenn möglich, sollten Pflegende bei ihren Unterstützungsleistungen geschlossene Badeschuhe tragen.

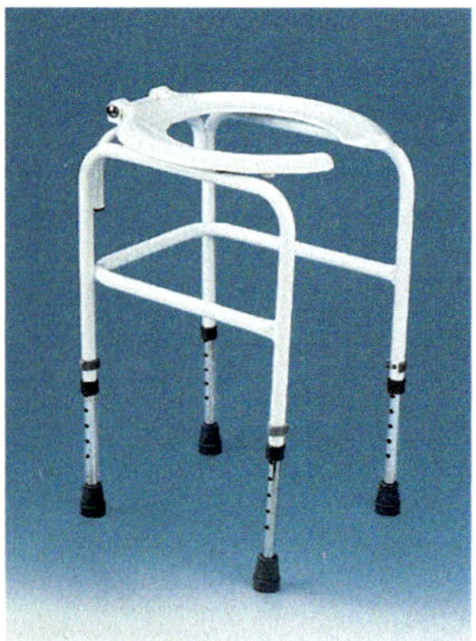
[1] Duschhocker

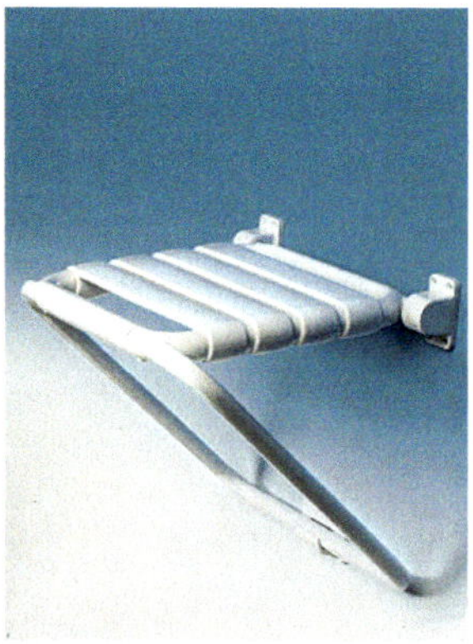
[2] Duschsitz

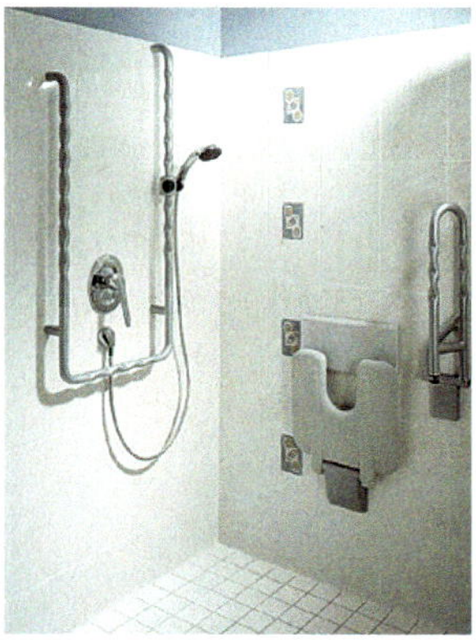
[3] Dusche mit Duschsitz, Stütz- und Haltegriffen

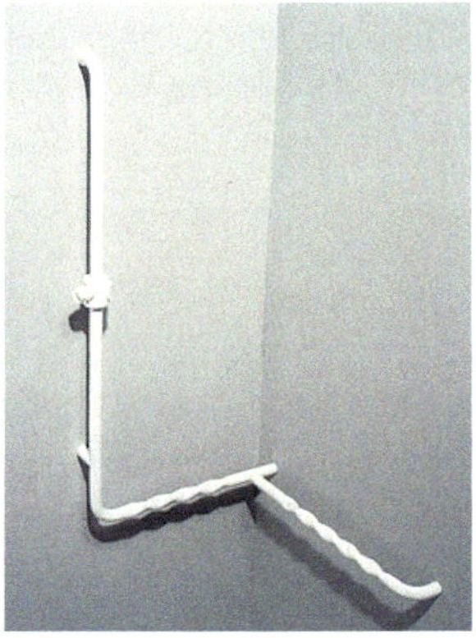
[4] Haltegriffe

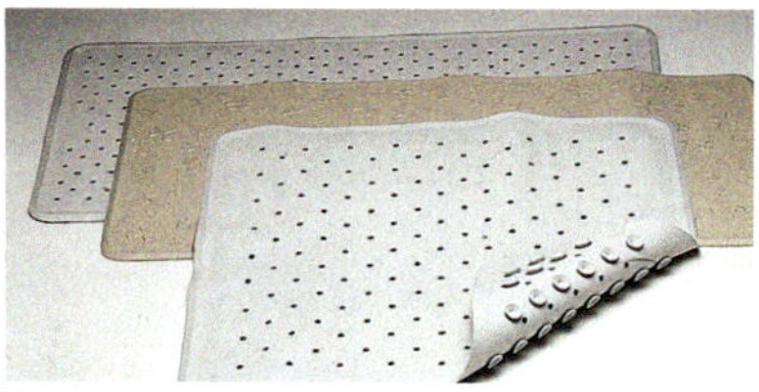
[5] Antirutschmatte für die Dusche

Unterstützung beim Waschen im Bett

Auch im Bett kann eine teilweise oder vollständige Körperpflege durchgeführt werden. Ist der Patientin Bettruhe verordnet, sie aber körperlich fit oder hat sich ihr Zustand verbessert, werden ihr vom Pflegepersonal eine Waschschale und alle Waschutensilien vorbereitet. Je nach Grad der Pflegebedürftigkeit wird sie bei der Körperpflege unterstützt.

Bei Patientinnen, die eine vollständige Übernahme der Körperpflege benötigen, wird wie folgt vorgegangen:

Zunächst werden die Gewohnheiten, Wünsche und Ressourcen der Pflegebedürftigen erfragt. Sind diese wenig vertraut oder unbekannt, können die Informationen der Pflegeplanung entnommen oder bei Kindern die Eltern befragt werden. Außerdem wird der Hautzustand beurteilt, um die passenden Haut- und Körperpflegemittel auszuwählen.

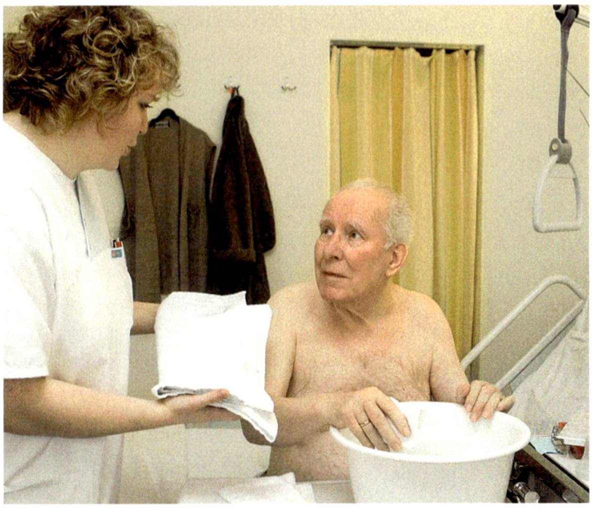

[6] Pflegende unterstützt den Patienten bei der Körperpflege an der Bettkante

Anschließend werden die benötigten Materialien auf einer geeigneten Ablagefläche zusammengestellt. Während hierzu im Krankenhaus Nachtschränke genutzt werden können, muss bei deren Nichtvorhandensein im ambulanten Bereich in Absprache mit Pflegebedürftigen oder Angehörigen eine Alternative gefunden werden.

Alle benötigten Materialien stehen nahe an der Pflegebedürftigen und sind für die Pflegenden greifbar, um unnötige Laufereien zu vermeiden.

Die Schaffung einer angenehmen Zimmertemperatur (z. B. Fenster schließen, Heizung regulieren) sowie die Wahrung der Intimsphäre gehören ebenfalls zur Vorbereitung der Ganzwaschung. Bei Säuglingen und Kleinkindern kann die Körperpflege auf dem Wickeltisch stattfinden. Dazu wird der Wärmestrahler eingeschaltet, um eine Auskühlung des Körpers zu vermeiden.

Folgende Materialien werden benötigt:

- Waschschüssel(n)
- zwei oder mehr Handtücher
- zwei oder mehr Waschlappen: einer davon wird für den Intimbereich gekennzeichnet, um Verwechslungen auszuschließen (z. B. auf links drehen bzw. andersfarbigen Waschlappen nehmen)
- Einmalhandschuhe und ggf. Einmalwaschlappen (z. B. bei Pilzbefall) für die Intimpflege
- Pflegemittel für die Haut und prophylaktische Maßnahmen
- bei Bedarf frische Bettwäsche
- Kleidung (nach Wunsch der Pflegebedürftigen)
- Einmalwindeln bei Säuglingen und Kleinkindern, bei Bedarf Inkontinenzmaterialien bei Erwachsenen
- Kamm, Bürste, Spiegel
- Hände- und Flächendesinfektionsmittel
- Zahn- und Mundpflegetablett
- Bei Kleinkindern und Säuglingen sollten das Lieblingsspielzeug oder andere Spielsachen zur Ablenkung und Beschäftigung parat liegen.

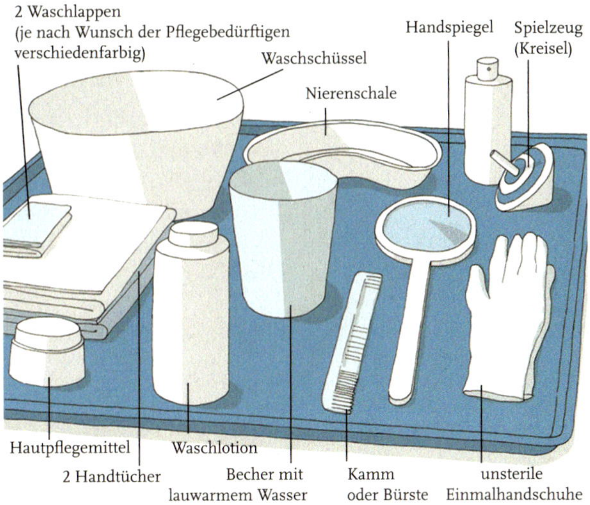

[7] Benötigtes Material für die Ganzkörperwaschung

Bei den im folgenden Abschnitt dargestellten Pflegemaßnahmen handelt es sich keinesfalls um eine festgelegte Reihenfolge. Pflegebedürftige können die Art und Weise der Pflegemaßnahmen jederzeit mitbestimmen und sollten in den Prozess mit einbezogen werden.

Zunächst wird die pflegebedürftige Person über das geplante Vorhaben informiert. Anschließend wird das Bett in die Arbeitshöhe gebracht. Wenn die Lage der Pflegebedürftigen verändert werden darf, sind die Lagerungshilfsmittel zu entfernen, damit sie nicht nass werden und damit die Pflegebedürftige sich besser bewegen kann. Beweglichkeit wird ebenfalls durch eine Hochlagerung des Oberkörpers gefördert. Allerdings muss hier das Krankheitsbild und Befinden der Pflegebedürftigen berücksichtigt werden.

In der Säuglings- und Kinderpflege werden die Eltern/ Bezugspersonen in die Körperpflege nach Möglichkeit mit einbezogen, angeleitet oder übernehmen diese selbstständig.

Je nach Wunsch und Gewohnheit kann mit der Mund- und Zahnpflege begonnen werden bzw. etwas zu trinken angeboten werden.

- Gesicht und Augen werden ohne Waschzusätze gewaschen, es sei denn, es wird anderweitig gewünscht.
- Die Augen werden dem Tränenfluss entsprechend vom äußeren zum inneren Augenwinkel gereinigt und vorsichtig abgetrocknet. Im Anschluss werden Ohrmuschel, Hinterohrbereich und Hals gewaschen und abgetrocknet.
- Nun werden die Waschzusätze zugeführt.
- Die obere Kleidung ausziehen (lassen) und über den Oberkörper legen
- Ein Handtuch wird immer unter den zu waschenden Körperteil gelegt, um Nässe im Bett zu verhindern.
- Hände, Arme und Achselhöhlen von körperfern nach körpernah waschen und abtrocknen (ggf. Handbad im Bett)
- Brustkorb und Bauch waschen und abtrocknen
- Rücken waschen und abtrocknen. Hat die Patientin starke Schmerzen beim Umlagern, ist es empfehlenswert, Rücken und Gesäß in Seitenlagerung zu waschen.
- Oberkörper bekleiden und im Anschluss den Unterkörper entkleiden, dabei den Intimbereich abdecken, z. B. mit einem Handtuch
- Beine von körperfern nach körpernah waschen und trocknen
- Füße waschen, Zehenzwischenräume inspizieren und reinigen, gründlich abtrocknen (ggf. Fußbad im Bett [Abb. 4]), Wasserwechsel
- Intimbereich waschen
- Vollständig ankleiden
- Haarpflege durchführen (lassen) mit Kamm und Spiegel
- Beziehen des Bettes mit frischer Wäsche bzw. Richten der Bettwäsche

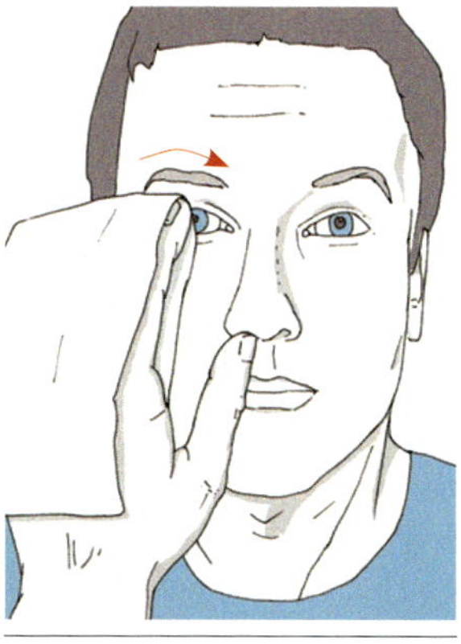
[1] Augenreinigung

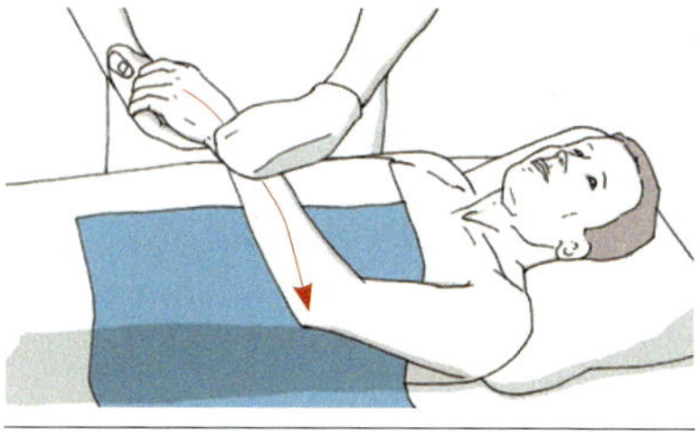
[2] Hände von körperfern zu körpernah waschen und trocknen

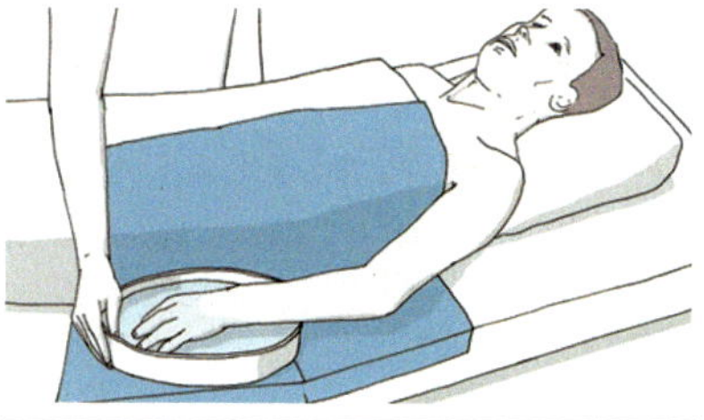
[3] Handbad

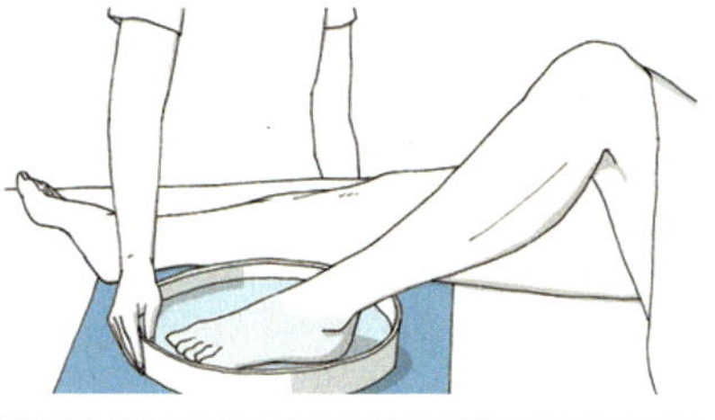
[4] Fußbad

Die Pflegebedürftige wird nach der Körperpflege ihrem Wunsch und dem |Lagerungsplan entsprechend gelagert. Die Pflegende entsorgt die Materialien und desinfiziert die Ablagefläche. Im Anschluss dokumentiert sie die durchgeführten Pflegehandlungen und Beobachtungen.

Lagerungsplan | 137

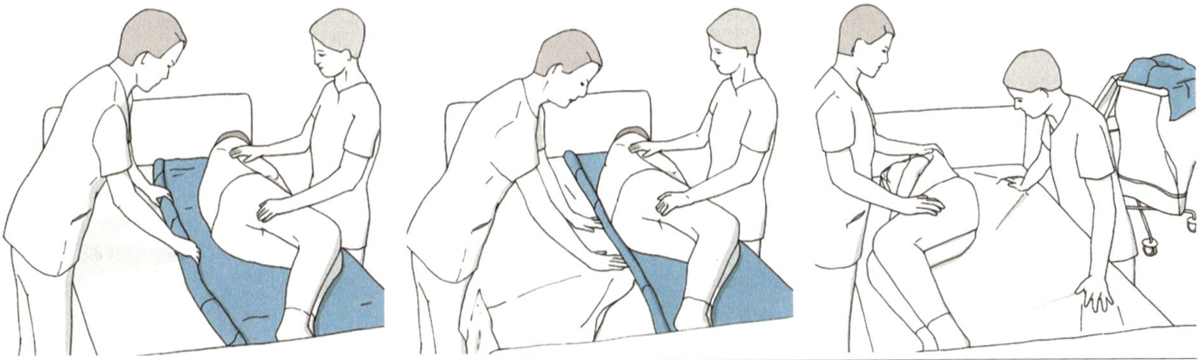

[5] Wechsel der Bettwäsche von der Seite

Die Ganzkörperpflege abschließende Maßnahmen

- Getränke in Reichweite stellen
- Klingel (Telefon oder Notrufsystem im häuslichen Bereich) in erreichbarer Nähe platzieren
- Aufrichtungshilfen sind vorhanden.
- Persönliche Dinge und Beschäftigungsmöglichkeiten sind erreichbar.
- Vorhandene Hör- und Sehhilfen aushändigen und ggf. einsetzen. Auf Sauberkeit und Funktionalität prüfen
- Zimmer eventuell lüften

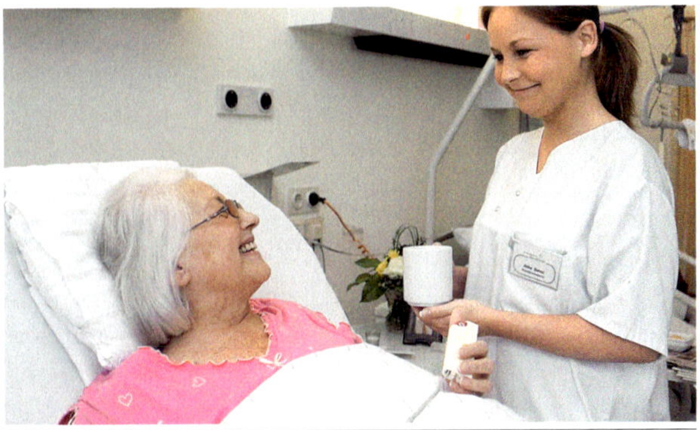

[6] Nach der Ganzkörperpflege werden Getränke und Klingel in erreichbare Nähe gestellt

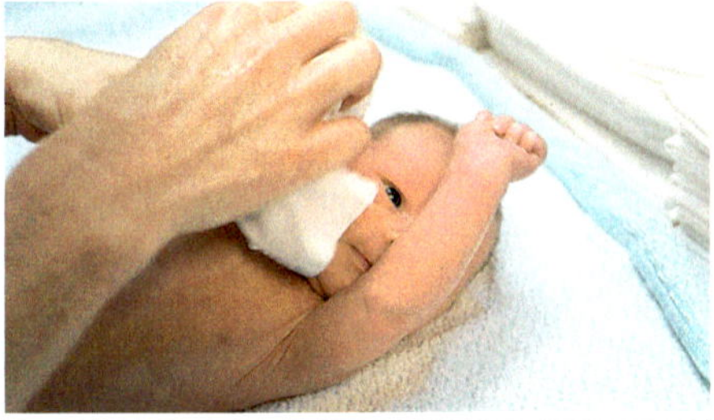

[7] Säuglingswaschung: Gesicht reinigen

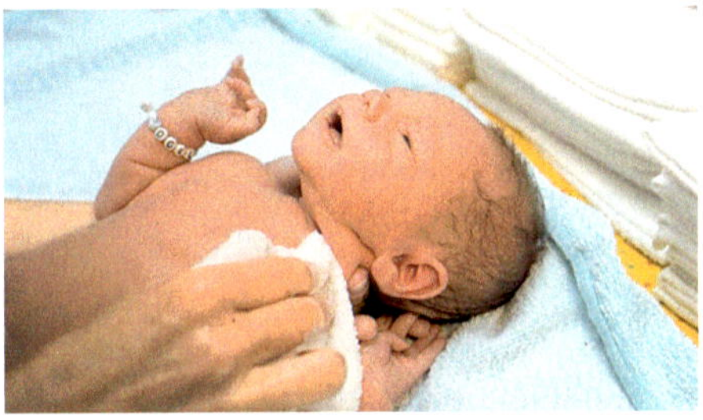

[8] Säuglingswaschung: Vorderseite waschen

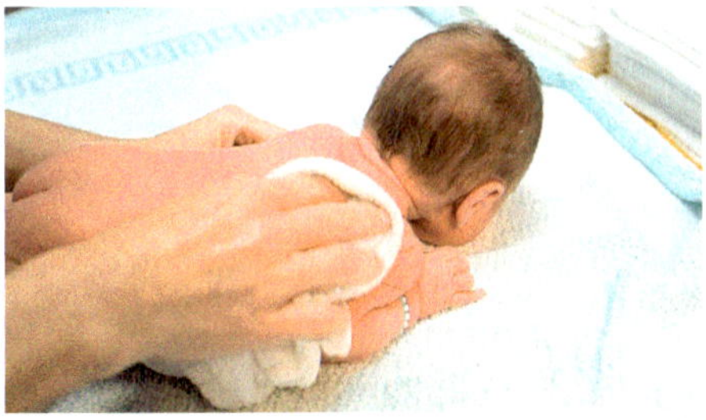

[9] Säuglingswaschung: Rückseite waschen

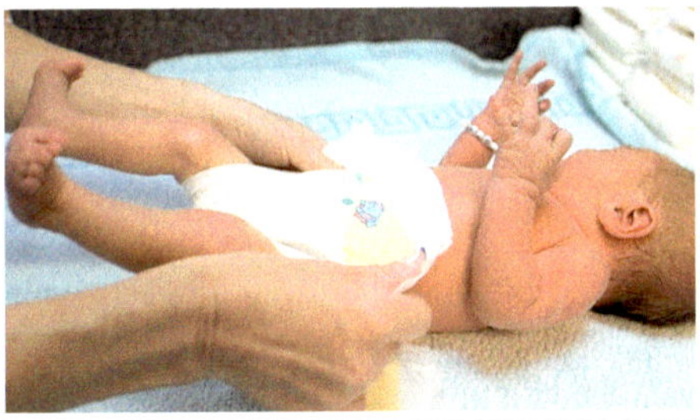

[10] Säuglingswaschung: Abschließend windeln und anziehen

Pflege des Intimbereichs

Die Pflege des Intimbereiches ist sowohl für Pflegebedürftige als auch für Pflegende schwierig, da sie den Eingriff in die absolute Privatsphäre bedeutet. Daher sollte an erster Stelle stehen, dass Pflegebedürftige diesen Bereich selbst waschen.

Zur Intimpflege werden aus hygienischen Gründen Handschuhe angezogen.

Vor der Intimpflege wird das Waschwasser gewechselt. Auf Waschzusätze sollte auf Grund von Hautreizungsgefahren verzichtet werden beziehungsweise sollten nur spezielle dafür entwickelte Pflegemittel benutzt werden.

Nach dem Unterlegen eines Handtuchs oder einer wasserfesten Unterlage werden zuerst die Leisten gewaschen und gut abgetrocknet, um ein Wundwerden (*Intertrigo*) zu vermeiden.

Damit der Intimbereich der pflegebedürftigen Frau für die Pflegende besser zugänglich ist, wird die Pflegebedürftige gebeten, die Beine aufzustellen und leicht zu spreizen. Bei bewusstseinsgetrübten Personen muss eine zweite Pflegeperson das Aufstellen und Halten der Beine übernehmen. Es folgt eine Inspektion des Intimbereichs zur Beurteilung des Hautzustands.

Schambeinfuge | 79
After | 267

Die großen Schamlippen werden gespreizt und mit einem feuchten Waschlappen gereinigt und gut abgetrocknet [Abb. 1]. Anschließend wird das übrige äußere Genitale gereinigt und abgetrocknet. Dabei ist die Wischrichtung stets von der Schambeinfuge (*Symphyse*) zum After (*Anus*), um eine Keimverschleppung zu vermeiden.

Bei der Intimpflege des Mannes wird zuerst der Penis mit einem Waschlappen gereinigt und abgetrocknet [Abb. 2]. Dabei wird die Vorhaut bei nicht beschnittenen Männern ganz zurückgeschoben und die Eichel gereinigt, um Infektionen durch nicht entfernte Ablagerungen zu vermeiden. Anschließend wird die Vorhaut wieder vorgeschoben, damit eine Vorhautverengung (*Paraphimose*) verhindert wird. [Abb. 3]

Rutscht der feuchte Handschuh immer wieder vom Glied ab, kann das Verschieben der Vorhaut mit Hilfe eines trockenen Handtuchs oder Waschlappens erfolgen.
Bei Jungen bis zum ersten Lebensjahr ist die Vorhaut mit der Eichel physiologisch verbunden. Daher darf die Vorhaut bei ihnen nicht zurückgezogen werden.

Der Hodensack wird von vorne zum Gesäß hin gereinigt und gut abgetrocknet.

Im Anschluss daran wird der Pflegebedürftige auf die Seite gelagert und das Gesäß wird gewaschen und abgetrocknet. Dabei ist die Beobachtung der Haut besonders wichtig, da es sich um eine stark dekubitusgefährdete Körperstelle handelt.

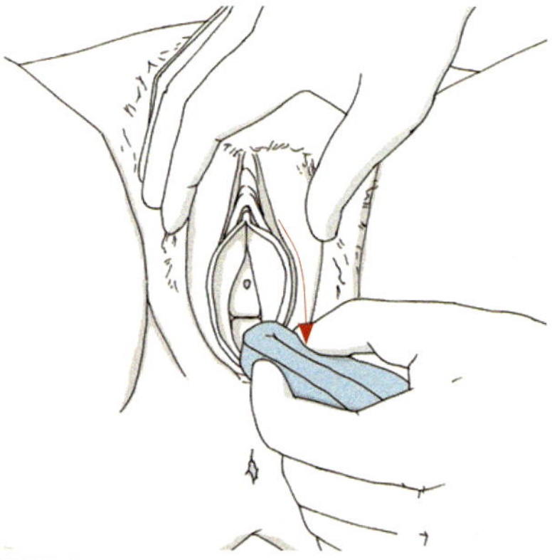

[1] Reinigung des Intimbereichs einer Frau

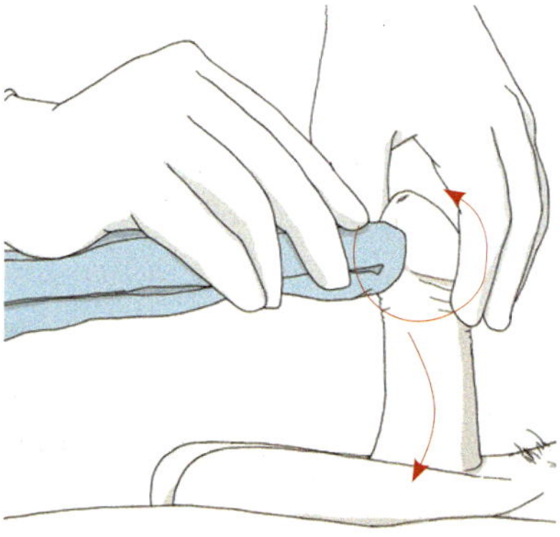

[2] Reinigung des Penis bei zurückgezogener Vorhaut

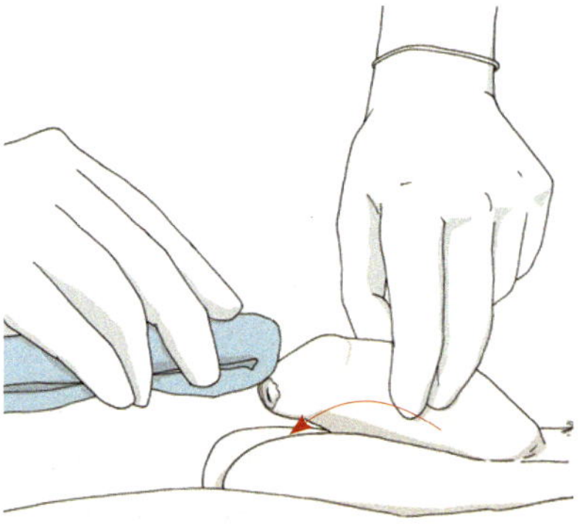

[3] Nach der Waschung wird die Vorhaut wieder vorgeschoben.

Unterstützung beim Baden

Ein Vollbad zu nehmen wird von uns häufig mit Luxus, Zeit haben, ausgiebiger Körperpflege, Wohlbefinden und Entspannung gleichgesetzt. Hierzu genießen manche Menschen neben wohlriechenden und pflegenden Badezusätzen auch schöne Musik oder ein Glas Sekt. Im pflegerischen Bereich werden Bäder nicht nur zur Reinigung, Entspannung, Erfrischung und Hautpflege, sondern auch aus therapeutischen Gründen wie z. B. zum Fiebersenken oder zur Desinfektion von Wunden eingesetzt. Sie werden in der Geburtshilfe zur Wehenanregung und -unterstützung genutzt oder auch in der Physiotherapie zur Linderung von Gelenk- oder Muskelschmerzen. Hierbei hilft das physikalische Prinzip des Wasserauftriebs, durch das sich Menschen in einer mit Wasser gefüllten Badewanne leichter bewegen und entspannen können.

Bäder sind jedoch bei Menschen mit schweren Herzerkrankungen, offenen septischen Wunden, Bestrahlungsfeldern, Schädelverletzungen oder frischen Operationswunden nicht geeignet.

Es gibt Teil- und Vollbäder. Teilbäder beziehen sich immer nur auf einzelne Körperpartien, während bei einem Vollbad der gesamte Körper gebadet wird. Teilbäder werden mit unterschiedlichen Zielen wie folgt durchgeführt.

Teilbäder	Ziel	Durchführung
kaltes Armbad	Anregung und Belebung des Kreislaufs	15 Grad Celsius eintauchen der Unterarme für 3 Sekunden wiederholen jeweils mit doppelter Eintauchzeit
warmes Armbad	Schmerzlinderung, z. B. bei Arthrose	35 – 38 Grad Celsius Badedauer ca. 15 – 20 Minuten hinterher Bettruhe
ansteigendes Armbad	Erwärmung der Körpertemperatur, z. B. bei leichtem Frösteln	30 Grad Celsius Arme ins Wasser und heißes Wasser zulaufen lassen für 20 Minuten, bis Temperatur auf knapp 40 Grad gestiegen ist hinterher ausruhen
Wechselfußbad	Förderung der Durchblutung	38 – 40 Grad Celsius Beine 2 – 3 Minuten hineinhalten. Anschließend Beine in Gefäß mit kaltem Wasser (15 Grad) hineinstellen Vorgang mehrmals wiederholen Anfang: warmes Wasser Ende: kaltes Wasser
Sitzbad	Behandlung des Genital-/Analbereiches oder der Beckenorgane, z. B. bei Blasenentzündung, Hämorriden	Sitzbadewanne mit 36 –39 Grad Celsius Anwendungsdauer 10 – 20 Minuten Wasserzusätze beispielsweise Kamillelösungen (Tee oder Extrakt)
Halbbad	zur Reinigung und Entspannung, z. B. bei Herzschwäche, wenn ein Vollbad kontraindiziert ist	Wasser nur bis Nabelhöhe in die Wanne füllen 35 – 38 Grad Celsius

Blasenentzündung | 351
Hämorriden | 2

Katheter | 330
Dränagen | 765
Wöchnerin | 2

Vollbad

Das Vollbad in einer Badewanne ist im Klinikalltag eher selten üblich. Jedoch kann es im Langzeitpflegebereich, aber auch im häuslichen Umfeld eine gute Alternative oder Ergänzung zur Ganzkörperwäsche am Waschbecken oder im Bett darstellen. Lediglich bei Menschen mit Zu- oder Ableitungen (z. B. |Katheter, |Dränagen) sowie bei offenen Wunden ist das Vollbad auf Grund der Infektionsgefahr nicht geeignet. Auch |Wöchnerinnen sollten bei noch vorhandenem Wochenfluss kein Vollbad nehmen.

Der größere Zeitaufwand beim Baden beinhaltet die Möglichkeit, den Pflegebedürftigen relativ viel Zuwendung und Geborgenheit zu vermitteln. So verbinden ältere Menschen mit dem Baden auch die Möglichkeit, ungehemmt alte Lieder schmettern zu können. Das Singen von Volksliedern ist eine gute Anregung gerade für Menschen mit demenziellen Erkrankungen. Auch Kinder lieben es, ein Bad zu nehmen. Hier wird die Badewanne zum zweiten Spielzimmer. Quietscheentchen und Co. leisten hierbei gute Gesellschaft.

Die Zeit während des Badens kann zusätzlich zu weiteren Pflegehandlungen (z. B. Haarwäsche) genutzt werden. Auch bietet sich eine anschließende |Nagelpflege an, da durch das Aufweichen während des Badens sich die Nägel leichter schneiden lassen.

Nagelpflege | 55

Ein wichtiger Aspekt ist die Gewährung der Sicherheit während des Ein- und Aussteigens, aber – gerade bei bewusstseinseingeschränkten Personen und bei Kindern – auch während des Badens. Daher sollte eine Pflegekraft auch während des Badens bei den genannten Personengruppen verweilen.

Ist ein Vollbad geplant, so werden alle notwendigen Materialien im Bad vorbereitet:

- Handtücher und Waschlappen
- Badezusätze sowie weitere Haut- und Körperpflegemittel
- frische Kleidung
- ggf. frische Inkontinenzmaterialien
- Rutschmatten, Badvorleger u. Ä.

Es ist sinnvoll, das Bad ca. eine halbe Stunde vorher zu heizen, sodass die Raumtemperatur angenehm warm ist (ca. 21°). Beim Einlassen des Wassers sollte dessen Temperatur wenn möglich an der Mischbatterie bereits voreingestellt werden (ca. 37°). Ist kein Temperaturregler vorhanden, sollte gerade bei kleinen Kindern auf Grund der Verbrühungsgefahr immer zuerst das kalte Wasser eingelassen werden.

Beim Ein- und Aussteigen ist darauf zu achten, dass möglichst keine Rutschgefahr besteht. Pflegebedürftige Menschen können wie in [Abb. 1] unterstützt werden. Kinder können in die Badewanne gehoben werden oder selbst hineinklettern. Hilfreich können Einstieghilfen und Badewannensitze sein [Abb. 3, 4].

Immobile Menschen können mit Hilfe eines Badewannenlifters [Abb. 2] in die Badewanne und wieder heraus transferiert werden. Hierbei sollte die Pflegende sich vor Benutzung des Geräts mit der Bedienung vertraut gemacht haben. In der Regel ist bei der Nutzung eines Badewannenlifters die Unterstützung durch eine zweite Pflegeperson notwendig.

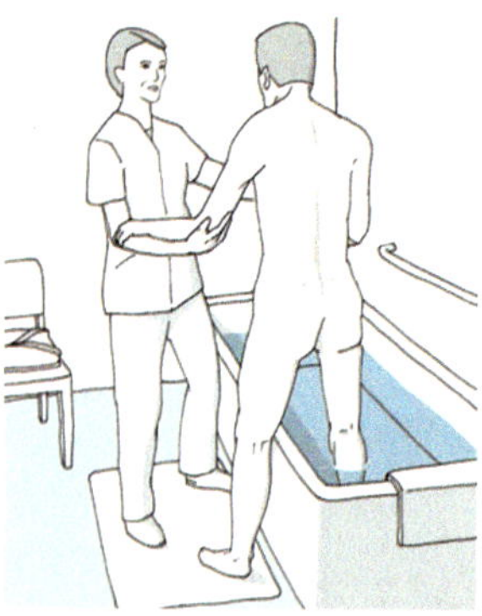
[1[Unterstützung beim Ein- und Ausstieg in die Badewanne

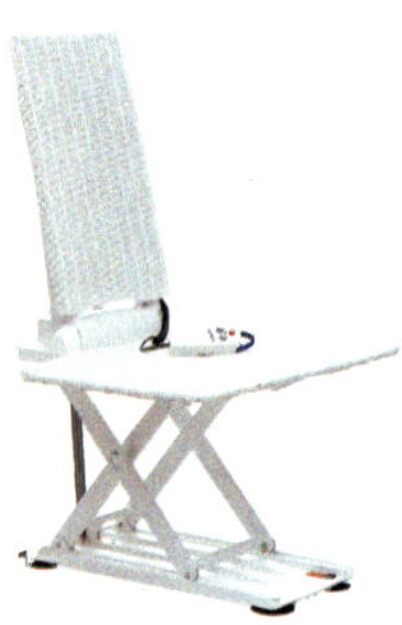
[2] Badewannenlifter (arbeitet mit Wasserdruck)

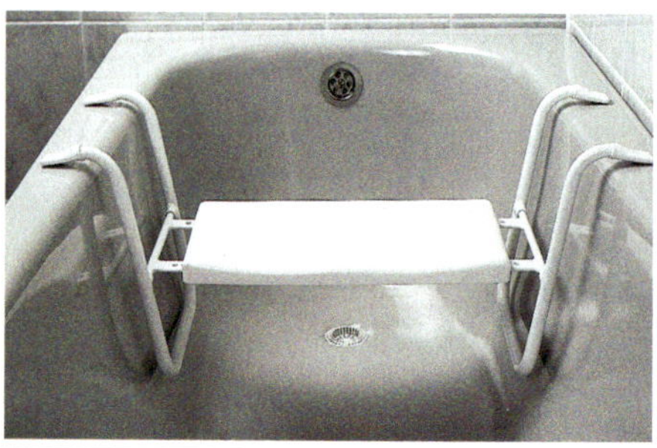
[3] Badewannensitz

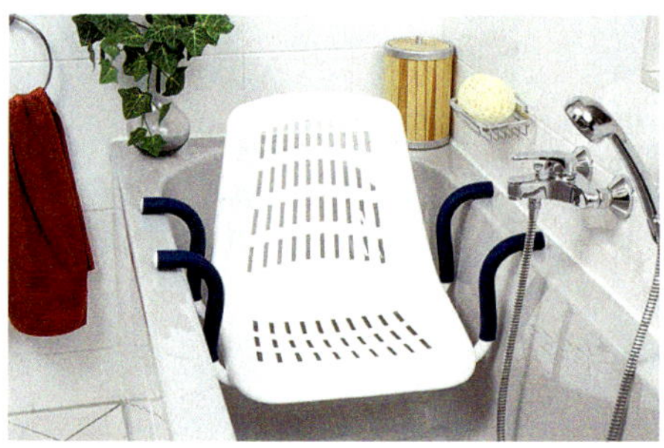
[4] Badewannensitz mit Lehne

Baden von Säuglingen und Kleinkindern

Während bei Erwachsenen das Bad mehr der Erholung und Entspannung dient, steht bei Säuglingen und Kindern neben der Reinigung vor allem der Spaß im Vordergrund. Zu beachten ist der richtige Zeitpunkt für ein Bad. Das Kind sollte weder müde und hungrig sein noch sollte es frisch gegessen haben. Eine altersgerechte Information über den Vorgang kann gerade ängstliche Kinder beruhigen.

Bei Säuglingen werden spezielle Babybadewannen oder Badeeimer genutzt. Der Badeeimer bietet den Vorteil, dass die Säuglinge relativ stabil und sicher baden können und auch wasserscheue Säuglinge sich mit dieser Art des Badens besser anfreunden können [Abb. 5]. Die Größe der Badeeimer ist so bemessen, dass ein Säugling aufrecht in Hockhaltung darin Platz hat.

In der Badewanne werden Säuglinge nach folgendem Schema gewaschen [Abb. 6]: Die rechtshändige Pflegende (bei Linkshändern umgekehrt) legt ihre linke Hand um den linken Oberarm des Kindes. Der Hinterkopf ruht somit auf ihrem Unterarm. Mit ihrem rechten Arm greift sie unter dem rechten Bein des Kindes durch und ergreift den linken Oberschenkel. Mit den Füßen zuerst wird das Kind in die Badewanne (Eimer) gehoben. Hat es sich an die neue Umgebung gewöhnt, können die Beine losgelassen werden. Mit der freien Hand wird das Kind gewaschen und anschließend in die Bauchlage gedreht. Dazu greift die Pflegende mit ihrer rechten Hand den Brustkorb des Säuglings von der linken Seite. Nun dreht sie das Kind von sich weg auf ihrem Unterarm vom Rücken auf den Bauch und wäscht es weiter. Dabei liegt das Kind mit dem Bauch auf ihrem Unterarm und sie hält mit der linken Hand den rechten Oberarm.

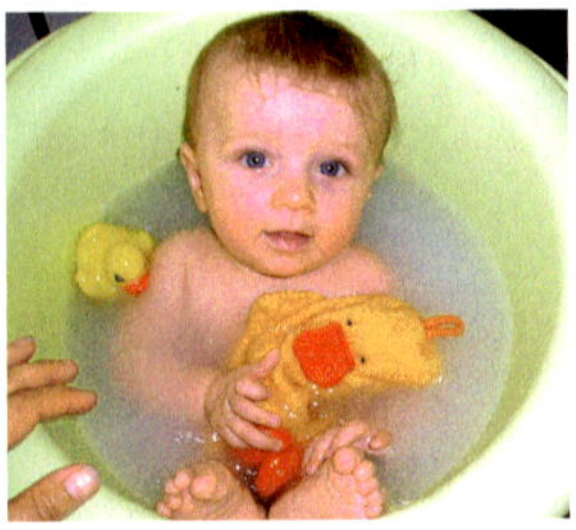

[5] Säuglingsbad im Badeeimer

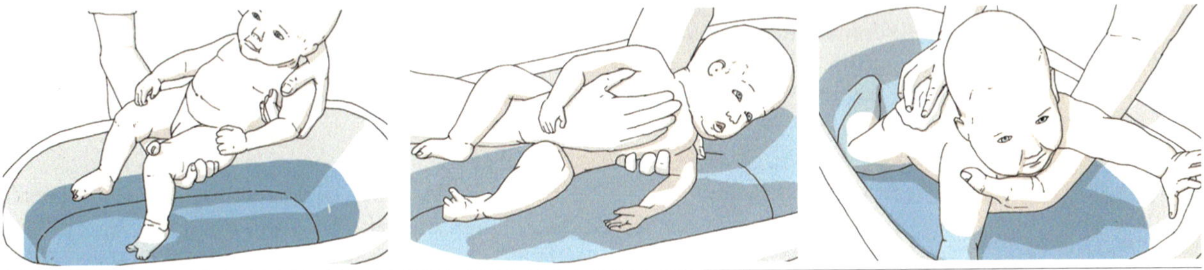

[6] Säuglingsbad in der Badewanne

Ältere Säuglinge können in der Badewanne hingesetzt werden, müssen allerdings während des gesamten Bades am Oberarm festgehalten werden. Anschließend wird er gut abgetrocknet, eventuell mit Pflegemitteln versorgt, gewickelt und angezogen. Kleinkinder und Kindergartenkinder können in einer normalen Badewanne gebadet werden. Hier ist der Ablauf ähnlich dem Vollbad eines Erwachsenen. Sie benötigen jedoch beim Ein- und Aussteigen aus der Badewanne noch Hilfe und dürfen niemals unbeaufsichtigt gelassen werden, da sie eventuell beim Aufstehen in der Badewanne stürzen und unter Wasser tauchen können. Ebenso empfiehlt sich ein vorheriger Toilettengang bzw. die Reinigung des Intimbereichs.

Kleinkinder können bereits in die Körperpflege mit einbezogen werden (z. B. das Gesicht nach Anweisung selbst waschen). Kindergartenkinder können sich in der Badewanne selbst waschen.

Aus hygienischen Gründen kann das Gesicht außerhalb der Badewanne, z. B. vor oder nach dem Bad, mit einem Waschlappen gewaschen werden.

Bei Kindern mit reduzierter Körperwahrnehmung ist es sinnvoll, vor dem Bad eine somatische Anregung (Basale Stimulation, 2), z. B. in Form einer Babymassage, vorzunehmen, um ihnen den Übergang in das neue Medium Wasser zu erleichtern.

Gewalt in der Pflege | 3

Sturz
Stirn, Nase, Kinn, Hinterkopf, Ellenbogen

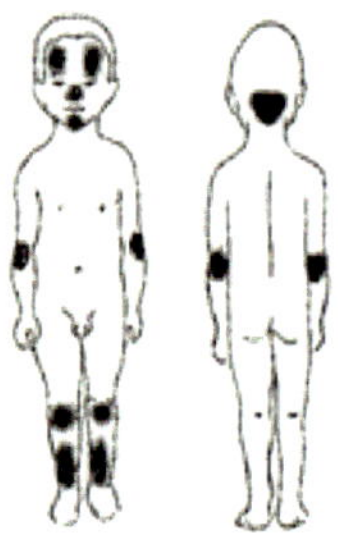

Misshandlung
Oberkopf, Augen, Wangen, Mund, Rücken, Gesäß, Streckseite Unterarm

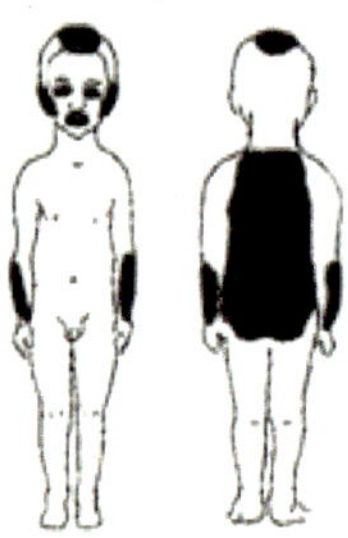

[1] Befundmuster

online

www.signal-intervention.de
www.autonome-frauenhaeuser-zif.de/

Akronym
Kurzwort, das aus den Anfangsbuchstaben mehrerer Wörter gebildet ist

Gewaltdiagnostik in Zusammenhang mit der Körperpflege

Während der (Unterstützung bei der) Ganzkörperwaschung sehen Pflegende den ganzen Körper der Pflegebedürftigen. An dieser Stelle kommt ihnen eine besondere Rolle bei der Gewaltdiagnostik zu.

Gewalt spielt sich entgegen vielen Annahmen nicht vorrangig auf den gefährlichen Straßen der nächtlichen Großstädte ab, sondern im häuslichen Umfeld. In diesem Zusammenhang wird von häuslicher Gewalt gesprochen. Täter sind in der Regel nächste Angehörige oder Freunde/ Partner der betroffenen Person oder Familie.

Im Gegensatz zu Opfern gewalttätiger Übergriffe (z. B. Handtaschenraub) verspüren die Opfer häuslicher Gewalt ein großes Schamgefühl, sie erleben das ihnen Angetane als Peinlichkeit und erstatten keine Anzeige. Dies ist der Hauptgrund dafür, dass es keine gesicherten Zahlen über die Fälle von häuslicher Gewalt gibt. Vorsichtige Schätzungen gehen davon aus, dass jede vierte Frau und jedes fünfte Kind in Deutschland mindestens einmal in ihrem oder seinem Leben Opfer häuslicher Gewalt wird.

Viele der Betroffenen plagt neben der Angst vor den Peinigern auch die Angst davor, nicht verstanden zu werden. Sie fühlen sich schuldig an dem, was passiert ist, und erleben gleichzeitig das Gefühl, den Peinigern ausgeliefert zu sein.

Die Folgen für die Betroffenen sind gravierend. Neben dem akuten Erleben der Schmerzen und der Demütigung kommt es häufig langfristig zu Verhaltensänderungen oder -auffälligkeiten bis hin zu psychischen Erkrankungen und Suizid(versuch). Physische Verletzungen können insbesondere bei Kindern bis zum Tod führen.

Physische Misshandlungen zeigen Spuren am Körper wie z. B. Hämatome [Abb. 3+4], Verletzungen der Haut (z. B. Brandwunden, Striemen) oder Knochenbrüche und Schwellungen. Stellen Pflegende solche Verletzungen fest, sollten sie sich nicht scheuen, die Person direkt darauf anzusprechen: „Wie ist das passiert?" Bei Kindern müssen die Eltern oder Bezugspersonen gefragt werden. Im Anschluss daran sollte die Feststellung der Verletzung sowie die Angabe der verletzten Person dokumentiert und das Gespräch im therapeutischen Team über das weitere Vorgehen gesucht werden.

Verstärkt sich im therapeutischen Team der Verdacht auf Missbrauch, ist es wichtig, der betroffenen Person Verständnis zu signalisieren und Hilfe anzubieten. Bei Erwachsenen sind die große Mehrheit der Opfer häuslicher Gewalt Frauen. Nicht selten äußert sich diese Gewalt in Form von sexuellen Übergriffen. Häufig wissen die betroffenen Frauen jedoch nicht, welche Möglichkeiten sie haben, sich gegen den oder die Peiniger zu wehren bzw. sich vor ihnen zu schützen. Daher ist es für solche Fälle sinnvoll, in der Einrichtung eine Liste mit Telefonnummern von Beratungsstellen zum Thema „Häusliche Gewalt" zu erstellen. Die örtlichen Frauenhäuser können hierbei Unterstützung geben.

Der Verein S.I.G.N.A.L.–Interventionen im Gesundheitsbereich gegen Gewalt an Frauen e.V. empfiehlt für das Vorgehen bei Verdacht auf Gewalt gegen Frauen folgendes Verhalten, welches durch das Akronym **SIGNAL** dargestellt wird:

- **S** etzen Sie ein Signal: Sprechen Sie die Patientin an.
- **I** nterview mit konkreten, einfachen Fragen in einer vertrauensvollen und geschützten Atmosphäre
- **G** ründliche Untersuchung alter und neuer Verletzungen
- **N** otieren und Dokumentieren aller Ergebnisse und Antworten
- **A** bklären des aktuellen Schutzbedürfnisses der Patientin
- **L** eitfaden über Hilfsangebote und Notrufnummer zur Verfügung stellen

Frauen haben häufig verschiedene Gründe, nicht zur Polizei zu gehen. Pflegende sollten diese Entscheidungen respektieren und nicht mit ihren vermeintlich vernünftigen Angeboten zudringlich werden. Bangen die Frauen um evtl. zurückgelassene Kinder, sollten hier konkrete Betreuungsvorschläge, z. B. in Zusammenarbeit mit dem örtlichen Frauenhaus, gemacht werden.

Eine besondere Situation stellen die Fälle dar, in denen Kinder Opfer von häuslicher Gewalt werden. In diesen Fällen wird auch von Kindesmisshandlung oder Kindesmissbrauch gesprochen. Fachleute unterscheiden 5 Formen der Kindesmisshandlung:

Münchhausen-Stellvertreter-Syndrom | 2
ZNS | 431

	Symptome
körperliche Misshandlung	körperlicher Status beim entkleideten Kind
sexuelle Ausbeutung	▪ Rückfall in Kleinkind-Verhalten (*Regression*) ▪ spezifische Infektionen im Anogenitalbereich
psychische Misshandlung	Verhaltensauffälligkeiten
Vernachlässigung	▪ nicht organische Wachstumsstörung ▪ Verhaltensauffälligkeiten, z.B. „everyone's friend", „frozen watchfulness"
Münchhausen-Stellvertreter-Syndrom	verschiedene „Krankheitssymptome", die durch Eltern / Bezugsperson (in der Regel Mütter) teilweise gewaltsam herbeigeführt werden. In ca. 50% dieser Fälle sind diese Symptome im Bereich des ZNS zu finden. So werden z. B. Symptome von Anfallsleiden angegeben, die nicht unbedingt überprüfbar sind, jedoch zu einer umfangreichen Diagnostik im Krankenhaus führen.

Kinder als Opfer von Misshandlungen bedürfen unseres besonderen Schutzes. Für sie ist es außerordentlich schwierig zu verstehen, dass die sie peinigende Person gleichzeitig die nahestehende Bezugsperson (z. B. Vater, Mutter, Onkel) ist. Auf Grund ihrer kindlichen Liebe zur Bezugsperson haben sie Angst davor, dass diese bestraft wird und sie daran schuld sind. So wird beschrieben, dass Kinder im Falle von Bestrafungen ihrer Peiniger darunter mehr leiden als unter der eigentlichen Misshandlung.

online
www.missbraucht.de

Seit 1999 ist im Deutschen Rechtswesen das Gesetz zur Ächtung der Gewalt in der Erziehung in Kraft. Hier wurde der Grundsatz „Hilfe statt Strafe" verankert. Betroffene Familien sollen durch die Familienhilfe betreut und beraten werden. Dies gilt natürlich nicht, wenn das Leben des Kindes in Gefahr ist.

Für Pflegende und weitere Angehörige des therapeutischen Teams ist das Vorgehen wie in [Abb. 2] empfehlenswert.

Machen von Verletzungen gekennzeichnete Personen oder deren Angehörige/Bezugspersonen widersprüchliche Angaben zu deren Art und Ursache, muss dies von pflegerischem und ärztlichem Personal gemeinsam genauestens überprüft werden. Folgende Anzeichen können dabei eingeschätzt werden:

- Die Lokalisation von Hämatomen; hierbei existieren erhebliche Unterschiede zwischen Stürzen und Misshandlungen [Abb. 1].
- Hämatome *verschiedenen* Alters sind unterschiedlich gefärbt und können somit nicht auf *einen* Unfall hindeuten.
- Die Betroffenen oder deren Bezugspersonen suchen trotz schwerer (evtl. sogar lebensgefährlicher) Verletzungen erst sehr spät ärztliche Hilfe.
- Brandverletzungen an normalerweise von Kleidung bedeckten Hautstellen.

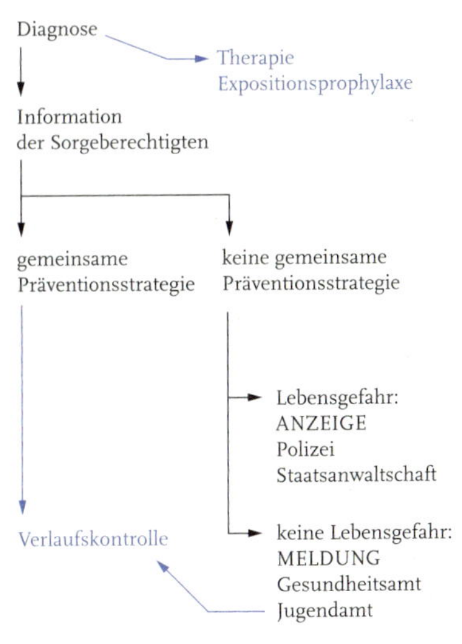

[2] Vorgehen des therapeutischen Teams

„Niemand begeht einen größeren Fehler als der, der nichts tut, weil er glaubt, nur wenig tun zu können"

—

www.missbraucht.de

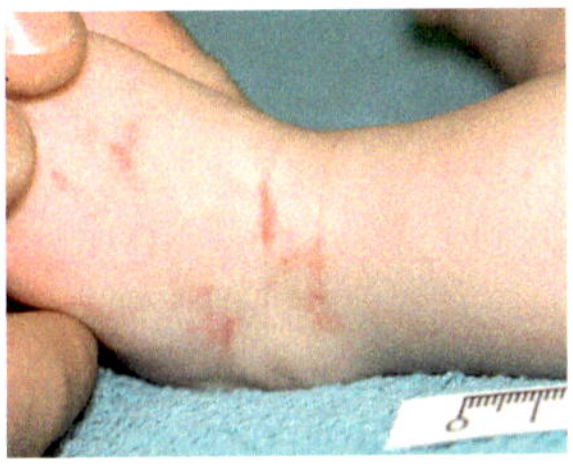

[3] Hämatome nach Misshandlung am Fuß

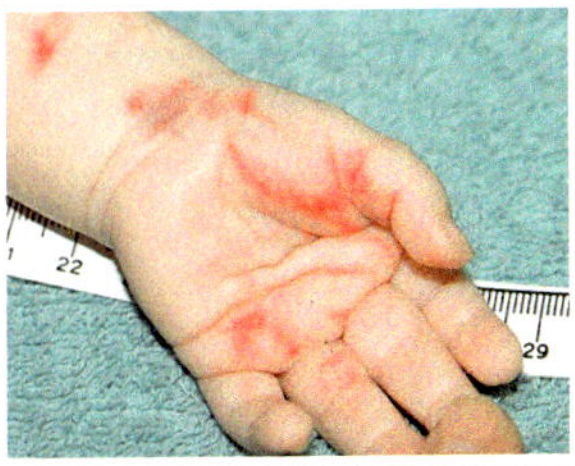

[4] Hämatome nach Misshandlung an der Hand

Intertrigoprophylaxe

Nach zu langem Baden, bei Inkontinenz oder nicht ausreichendem Abtrocknen bei der Körperpflege weicht die Haut durch Feuchtigkeit und Hitze auf (*Mazeration*). Durch eine zusätzliche Reibung, z. B. beim Aufeinanderliegen einzelner Hautpartien, wird die Haut wund. Hierbei spricht man von einem Intertrigo. Auch die Bezeichnungen intertriginöses Ekzem, Wolf und Wundsein sind gebräuchlich.

Intertrigo tritt besonders an sich gegenseitig berührenden Hautstellen wie den Achseln, der Gesäßfalte, dem Leistenbereich, unter den Brüsten und in der Bauchfalte auf. Besonders gefährdet sind adipöse und inkontinente Menschen.

Intertrigo erkennt man an der Hautrötung. Er ist für die Betroffenen besonders belastend, da die Haut brennt, juckt und nässt.

Folgende Maßnahmen schützen vor Intertrigo:
- Haut, besonders an den gefährdeten Körperstellen, häufig kontrollieren, waschen und besonders intensiv und sorgfältig abtrocknen
- Kompressen an gefährdete Körperstellen legen, um Haut-auf-Haut-Kontakt zu vermeiden
- bei der Hautpflege auf Puder verzichten, da dieser in Verbindung mit Feuchtigkeit klumpt und somit zu weiteren Reizungen führt
- bei der Kleidung darauf achten, dass diese nicht zu eng ist und Feuchtigkeit aufnimmt
- feuchte Kleidung wechseln, entsprechenden Hautbereich waschen und sorgfältig abtrocknen

Dermatitis | 84

Bei einem bereits bestehenden Intertrigo muss darauf geachtet werden, dass es nicht zu zusätzlichem Pilz- oder Bakterienbefall kommt (|Dermatitis).

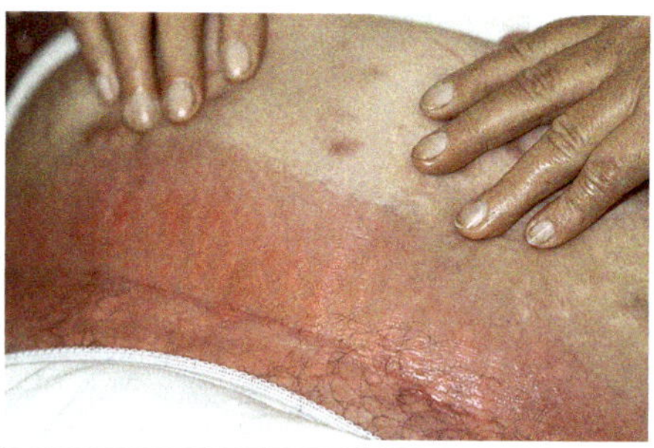

[1] Intertrigo (Bauchfalte)

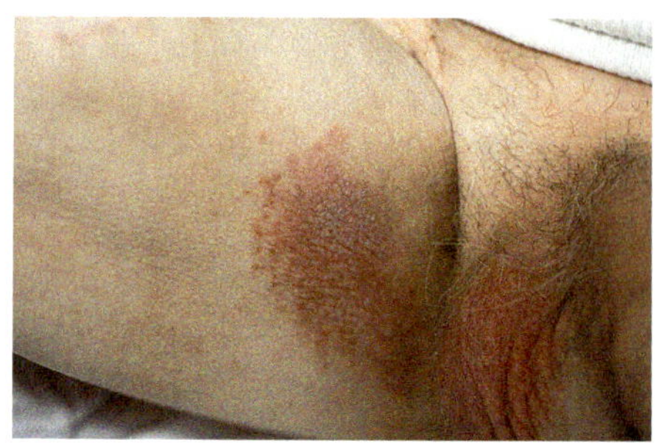

[2] Intertrigo (Leiste)

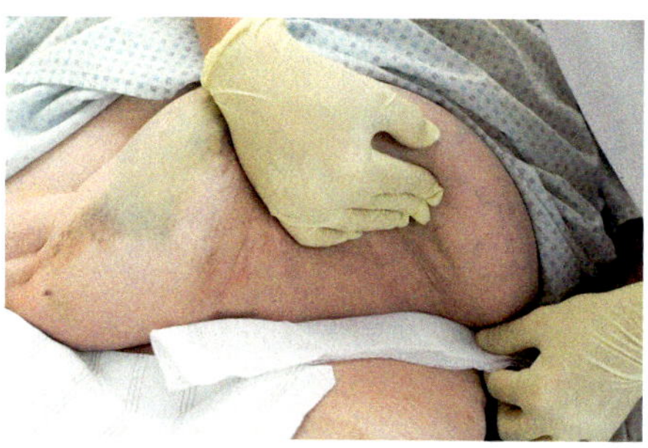

[3] Einlegen von Kompressen zur Intertrigoprophylaxe

Augen-, Ohren- und Nasenpflege

Augenpflege

Die Augen verfügen über einen Selbstreinigungsmechanismus, welcher im Normalfall eine spezielle Augenpflege unnötig macht.

Eine intensivere Pflege der Augen wird nötig bei Menschen, denen der Lidschlag fehlt (z. B. nach einem |Apoplex) oder bei denen auf Grund einer verstärkten Sekretion oder Entzündung Verklebungen am Auge auftreten (z. B. bei einer |Konjunktivitis). Diese spezielle Augenpflege wird wie folgt durchgeführt:

Apoplex | 2
Konjunktivitis | 218

Zuerst wird die Pflegebedürftige über das geplante Vorhaben informiert und, wenn möglich, mit erhöhtem Oberkörper gelagert. Anschließend werden die Hände desinfiziert. Das Desinfektionsmittel muss vollständig getrocknet sein, um Augenreizungen durch die verdunsteten Inhaltsstoffe zu vermeiden.

Folgende Gegenstände sollten griffbereit stehen:

- Kugeltupfer (fusselfrei und weich)
- Reinigungslösung (physiologische Kochsalzlösung 0,9 %, entspricht etwa der Salzkonzentration von Tränenflüssigkeit)
- bei (Verdacht auf) infektiösen Augenerkrankungen (z. B. Konjunktivitis) Handschuhe
- Abwurfgelegenheit

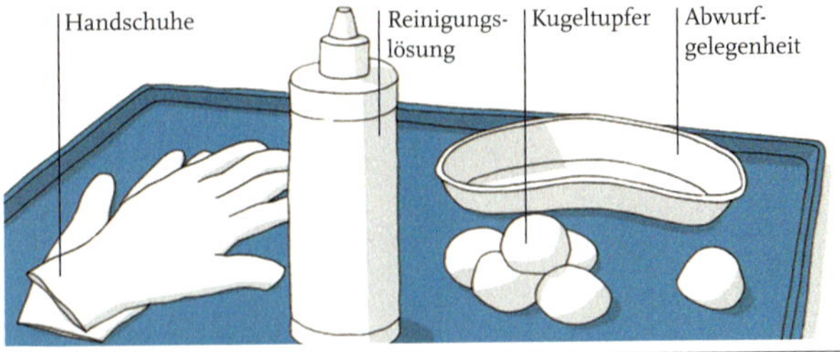

[4] Material zur Augenpflege

Der Tupfer wird mit Reinigungslösung getränkt. Anschließend werden die Augen von außen nach innen ausgewischt. Durch die Einhaltung der physiologischen Tränenflussrichtung (von außen nach innen) wird ein rasches Ausschwemmen von Keimen erreicht.

Dieser Vorgang wird so lange wiederholt, bis das Auge sauber ist. Die Tupfer sollen nach jedem Wischvorgang gewechselt werden, um eine Keimverschleppung zu verhindern.

Anschließend werden alle benutzen Gegenstände entsorgt und die Pflegebedürftige in ihre Ausgangslage zurückgebracht.

Augenprothesen werden zweimal täglich unter fließendem lauwarmem Wasser gereinigt. Verkrustungen können mit Essig gelöst werden. Danach muss die Augenprothese gründlich gespült werden.

online
www.augen-prothetik.de/PFLEGE/pflege.html
Hier finden Sie weitere Tipps zur Pflege von Augenprothesen.

Ohrenpflege

Eine spezielle Pflege des Ohres ist in der Regel nicht notwendig, da es sich physiologischerweise selbst reinigt. Im Rahmen der Ganzkörperwaschung reicht die Reinigung der Ohrmuschel (äußeres Ohr) völlig aus.

Die Pflegenden achten hierbei auf Hautveränderungen vor allem hinter dem Ohr, aber auch auf Flüssigkeitsaustritt aus dem Ohr. Auch eine plötzliche Verschlechterung der Hörfähigkeit kann auf eine |Erkrankung des Ohrs hinweisen.

Erkrankungen des Ohrs | 225

Oft werden zur Säuberung des Ohres Ohrstäbchen (Wattestäbchen) verwendet. Diese sollten jedoch eher nicht eingesetzt werden, um Verletzungen wie das Durchstoßen des Trommelfelles zu vermeiden. Außerdem wird durch die Reinigungsstäbchen das vom Ohr produzierte Ohrschmalz nicht – wie vorgesehen – nach außen transportiert, sondern wieder nach innen befördert. Dort verklumpt es und führt zu Schmerzen und Hörstörungen.

Wasser und Seife dürfen nicht in das Ohr dringen.

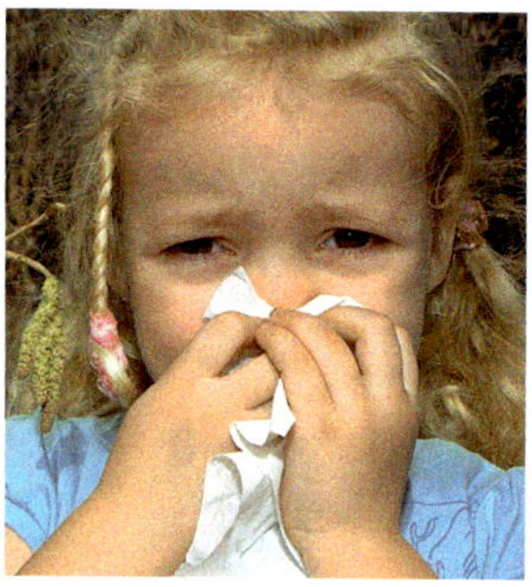

[1] Kleinkinder lernen erst im Laufe des 4. Lebensjahres, sich die Nase selbstständig zu schnäuzen.

Nasenpflege

Auch die Nase verfügt über Selbstreinigungsmechanismen, die im Normalfall eine spezielle Pflege unnötig machen. Durch das „Laufen der Nase", das Absondern von Nasensekret, werden eingedrungene Partikel aus der Nase gespült. Mit Hilfe des Naseschnäuzens können Menschen diesen Mechanismus bewusst unterstützen. Bei dessen Versagen oder Noch-nicht-Funktionieren wie z. B. bei bewusstlosen, beatmeten oder sterbenden Patientinnen sowie bei Säuglingen und Kleinkindern muss die Reinigung der Nase von Pflegenden übernommen werden. Wird dies nicht getan, können die Verkrustungen die Atmung über die Nase behindern. Gerade bei Säuglingen und Kleinkindern ist dieser Aspekt wichtig, da sie fast ausschließlich über die Nase atmen und noch nicht selber schnäuzen können. Auch Patientinnen, die über eine Nasensonde verfügen, sind davon besonders betroffen, da sie ohnehin nur durch ein Nasenloch atmen können.

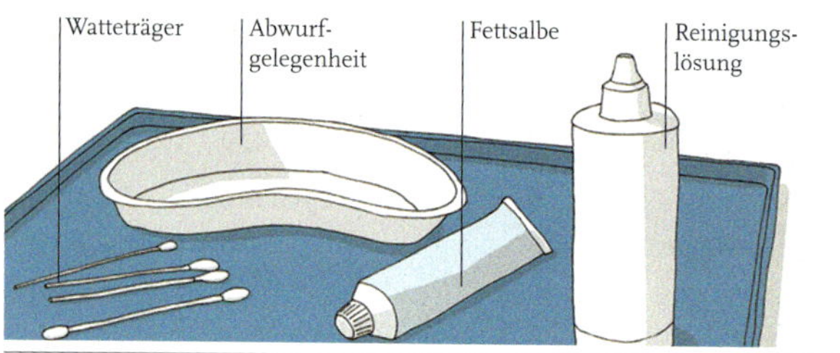

[2] Materialien zur Nasenpflege

Zur Nasenpflege werden folgende Materialien benötigt:

- Watteträger
- Reinigungslösung: physiologische Kochsalzlösung (0,9 %)
- Öl oder Fettsalbe
- Abwurfgelegenheit

Zuerst wird die Patientin über das Vorhaben informiert und, wenn möglich, in eine halb sitzende Position gebracht.

Die Nase wird inspiziert (auf Entzündungszeichen achten!) und anschließend werden die angefeuchteten Watteträger mit drehenden Bewegungen bis zum Auftreten der ersten Borken in das Nasenloch eingeführt (nicht weiter als im Bereich der Nasenflügel). Die Borken werden entfernt, festsitzende Beläge können mit Öl aufgeweicht werden. Jeder Watteträger wird nur einmal benutzt. Zum Abschluss wird die Nase von innen und außen mit der Fettsalbe eingefettet.

Bei Patientinnen mit Magensonden wird das Pflaster gelöst und die Klebestelle mit Waschbenzin gereinigt. Durch die hiermit erreichte Entfettung der Haut wird eine bessere Pflasterfixierung ermöglicht. Anschließend wird die Nasenpflege wie oben beschrieben durchgeführt und die Sonde äußerlich gesäubert. Eine Verschiebung der Sonde ist zu verhindern, indem man auf die Markierung achtet. Dann wird das Pflaster neu fixiert. Hier sollte die jeweilige Hautstelle gewechselt werden, um eine dauernde Pflasterbelastung zu vermeiden.

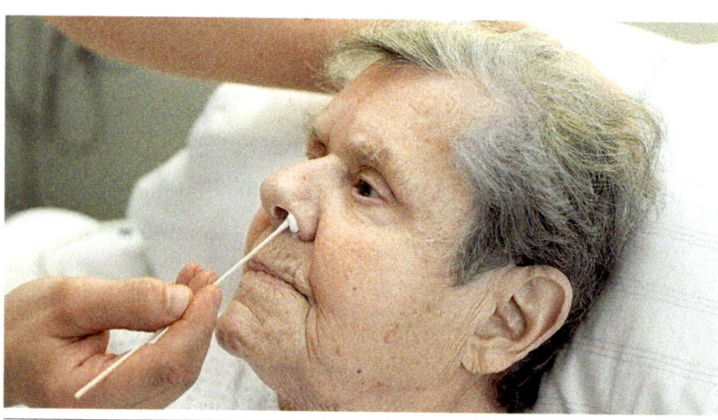

[3] Abschließendes Einfetten der Nasenlöcher

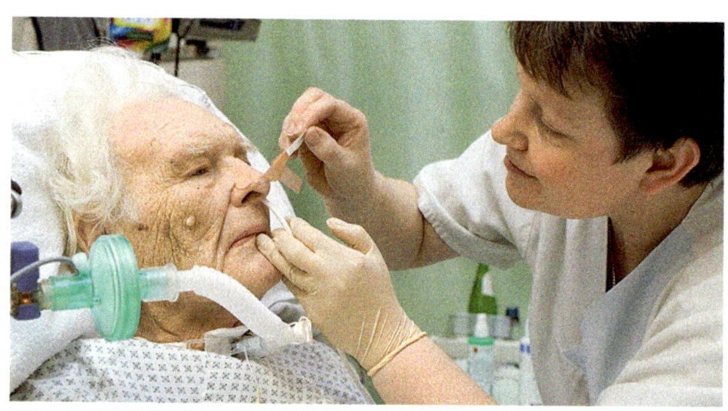

[4] Lösen des Fixierungspflasters bei liegender Magensonde

Hand-, Fuß- und Nagelpflege

Hand- und Fußbäder können bei Bedarf oder auf Wunsch in die tägliche Körperpflege integriert werden.

Die **Handpflege** wird normalerweise unter fließendem Wasser zum Zwecke der Reinigung durchgeführt. Ist dies nicht möglich, kann alternativ (z. B. bei bettlägerigen Menschen) ein Waschlappen benutzt werden.

Bei stark verschmutzen Händen und Nägeln bzw. eingetrocknetem Schmutz ist ein Handbad notwendig. Bei trockenen Händen bietet sich ein Handbad mit öligen Waschzusätzen an. Nach einer kurzen Einwirkzeit können Verschmutzungen unter den Nägeln mit einer Nagelbürste entfernt werden. Nach dem Handbad werden die Hände mit einem Handtuch abgetrocknet, wobei vor allem die Zwischenräume zwischen den Fingern sorgfältig getrocknet sein müssen, um feuchte Kammern zu vermeiden. Diese sind ein ideales Milieu für Bakterien und Pilze.

Die **Fußpflege** dient der Reinigung und Pflege der Füße. Dazu eignet sich ein Fußbad im Bett oder am Waschbecken mittels einer Waschschüssel. Fußbäder können jedoch auch der Entspannung, der Pflege strapazierter Haut, der Erwärmung kalter Füße sowie medizinisch-therapeutischen Zwecken dienen. Zunächst werden die Füße 5 – 10 Minuten eingeweicht. Danach werden sie mithilfe eines Waschlappens gründlich gereinigt und mit einem Handtuch abgetrocknet, wobei besonders die Zehenzwischenräume Beachtung finden müssen.

Es bietet sich an, die **Nagelpflege** im Anschluss an ein Hand- oder Fußbad durchzuführen, da Nägel und Nagelhaut aufgeweicht und somit besser zu behandeln sind. Finger- und Fußnägel unterstützen unser Tastempfinden und schützen gleichzeitig die Finger- und Zehenkuppen. Die Nagelpflege dient sowohl hygienischen als auch kosmetischen Aspekten. Gleichzeitig dient das Kürzen der Nägel auch einer Verringerung der Verletzungsgefahr, z.B. bei Säuglingen und Kleinkindern.

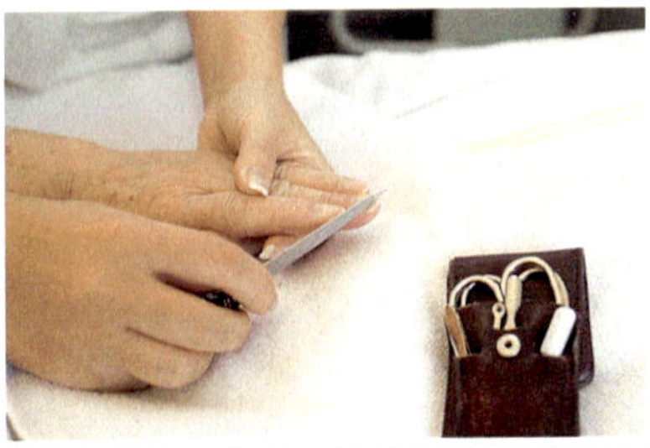

[5] Nagelpflege bei Erwachsenen

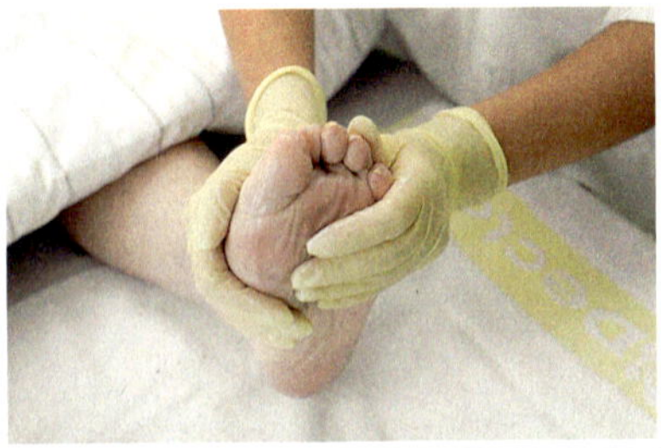

[6] Die Fußpflege wird z. B. bei Fußpilzerkrankungen mit Handschuhen durchgeführt.

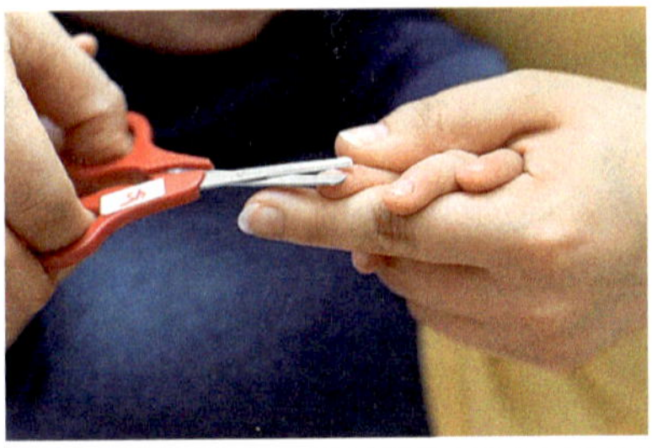

[7] Bei Säuglingen und Kleinkindern werden abgerundete Nagelscheren benutzt.

Die Nagelpflege darf grundsätzlich nur mit der Einwilligung der Pflegebedürftigen durchgeführt werden.

Im Anschluss an das Hand- oder Fußbad werden die Nägel mit der Nagelschere oder -zange bis zur Finger- bzw. Zehenkuppe gekürzt. Generell wird aus physiologischer Sicht empfohlen, die Fingernägel oval bis rund zu schneiden. Jedoch unterliegt die Nagelform, insbesondere bei Frauen, der Mode und dem persönlichen Geschmack. Damit Fußnägel nicht einwachsen, sind sie gerade zu kürzen.

Die Nagelränder sind mit der Nagelfeile zu glätten. Dadurch werden Unebenheiten beseitigt, die zu Verletzungen führen könnten. Es wird immer nur in eine Richtung gefeilt.

Abschließend können Hände und Füße nach Bedarf eingecremt werden.

Bei Patientinnen mit Durchblutungs-, Sensibilitäts- oder Wundheilungsstörungen, wie sie bei Diabetes mellitus oder pAVK auftreten, sollte die Nagelpflege von professionellen Fußpflegerinnen (*Podologinnen*) durchgeführt werden.
Auch bei stark veränderten Nägeln wie Holznägeln oder deformierten Nägeln ist von der Durchführung der Nagelpflege durch Pflegende abzusehen.
Bei Säuglingen und Kleinkindern sollten spezielle, abgerundete Nagelscheren benutzt werden, um Verletzungen während des Schneidens zu vermeiden.

pAVK | 3

Haarpflege

Die Haartracht ist in unserer Gesellschaft ein Ausdruck von Individualität oder auch Zugehörigkeit zu einer bestimmten Gruppe. Manche Menschen lassen sich regelmäßig die Haare schneiden, andere setzen durch Haarfarbe oder eine bestimmte Form des Haares modische Akzente. Frisuren gehören zur Kulturgeschichte. War der Irokesenschnitt der Punkbewegung in den 1970er-Jahren noch ein Kennzeichen für Jugendrebellentum, ist er spätestens seit der Fußball-WM 2006 und dem Irokesenschnitt von Bastian Schweinsteiger salonfähig geworden.

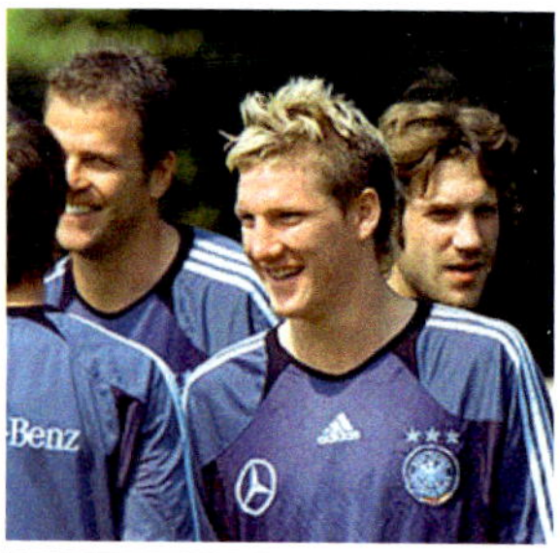

[1] Bastian Schweinsteiger mit Irokesenschnitt

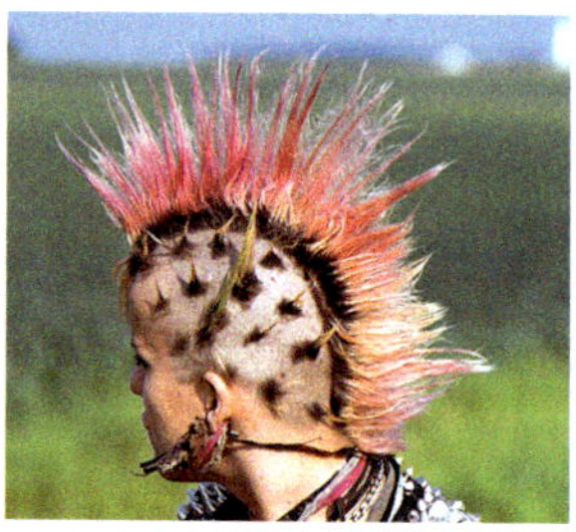

[2] Punker mit Irokesenschnitt

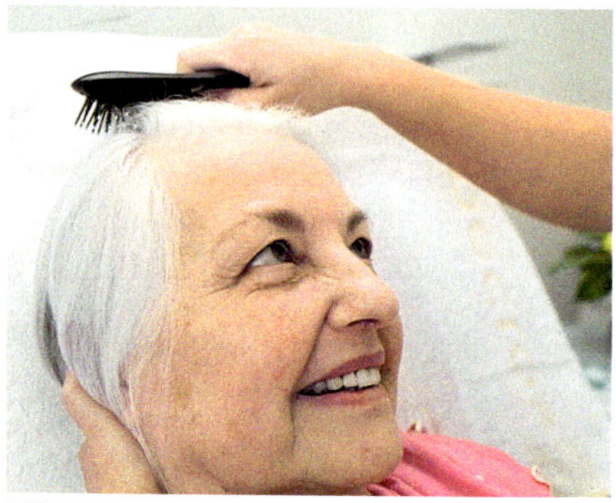

[3] Haarpflege bei Patientin mit Bettruhe

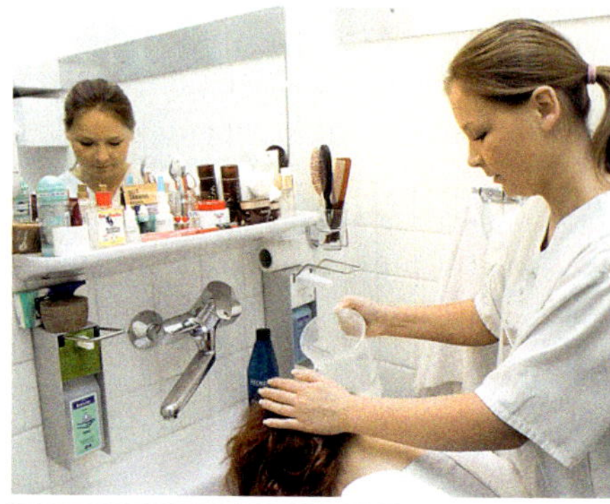

[4] Haarwäsche am Waschbecken

Zur Haarpflege zählen das Frisieren der Haare sowie die Haarwäsche. Das Frisieren der Haare wird entweder von den Pflegebedürftigen selbst durchgeführt oder von den Pflegenden übernommen. Um die Kleidung oder Bettwäsche zu schützen, kann ein Handtuch auf die Schulter oder unter den Kopf der Pflegebedürftigen gelegt werden. Das Bürsten oder Kämmen der Haare wirkt belebend und regt die Durchblutung der Kopfhaut an. Außerdem wird eine Verfilzung der Haare verhindert.

Lange Haare können auf Wunsch zu einem Zopf geknotet oder geflochten werden. Dieser sollte bei bettlägerigen Personen seitlich am Kopf positioniert sein, um Druckstellen bei der Rückenlage zu vermeiden.

Milchschorf | 2

Bei Neugeborenen erfolgt die Haarpflege mit einer weichen Bürste. Zur Vorbeugung von Milchschorf wird teilweise empfohlen, vorsichtig gegen den Strich zu bürsten.

Da das Legen von Frisuren und Schneiden von Haaren nicht zu den pflegerischen Tätigkeiten zählt, kann hier auf Wunsch der Pflegebedürftigen oder Angehörigen eine Friseurin hinzugezogen werden.

Tragen Pflegebedürftige eine Perücke oder ein Haarteil, werden sie beim Frisieren und Aufsetzen der Perücke unterstützt.

Ungepflegte, fettige Haare empfinden die meisten Menschen als unangenehm. Somit dient die Haarwäsche der Unterstützung des Wohlbefindens. Sie kann am Waschbecken, beim Duschen, in der Badewanne oder im Bett durchgeführt werden.

Vor jeder Haarwäsche muss die Zustimmung der Patientin eingeholt werden. Bei Patientinnen mit Unwohlsein sowie Kopf- und Halswirbelverletzungen ist die Haarwäsche im Bett nicht zulässig.

Wenn es möglich ist, wird die Haarwäsche unter der Dusche oder über der Badewanne durchgeführt. Bei bettlägerigen Menschen muss sie im Bett vorgenommen werden. Dabei können verschiedene Hilfsmittel genutzt werden. Neben aufblasbaren Haarwaschbecken [Abb. 5] gibt es starre Kunststoffbecken. Die Haarwäsche im Bett wird in folgenden Schritten durchgeführt:

- Um Platz zu gewinnen, kann das Bettbrett am Kopfende abgebaut werden.
- Das Kopfende sollte zur Haarwäsche flach gestellt werden und mit einem wasserdichten Bettschutz ausgestattet werden. Unter den Ausguss des Haarwaschbeckens wird ein Auffanggefäß (Eimer) gestellt, dessen Fassungsvermögen ausreichend sein sollte. Die Pflegebedürftige rutscht mit dem Kopf über das Kopfteil auf das Haarwaschbecken und erhält zum Schutz ihrer Kleidung ein Handtuch über die Schultern. Erst wenn sie angenehm liegt, kann mit der Haarwäsche begonnen werden.
- Zunächst erhält sie zum Schutz vor Augenreizungen durch das Shampoo einen Waschlappen auf ihre Augen.

Kinder haben häufig Angst vor der Haarwäsche. Pflegende sollten diese Ängste ernst nehmen und den Kindern beispielsweise die Benutzung eines Haarwaschkranzes [Abb. 7] anbieten, der verhindern soll, dass Shampoo in die Augen tritt.

- Die Haare werden angefeuchtet, einshampooniert und ausgespült. Die Häufigkeit dieses Vorganges richtet sich nach den jeweiligen Bedürfnissen der Pflegebedürftigen.
- Danach wird der Kopf der Pflegebedürftigen mit einem Handtuch umhüllt und das Haarwaschbecken entfernt.
- Nachdem die Pflegebedürftige eine angenehme Lage eingenommen hat, werden die Haare gefönt und frisiert. Abhängig von Ressourcen und Einschränkungen kann die Pflegebedürftige einzelne Handlungsschritte selbst übernehmen.
- Der Föhn wird mindestens 20 cm von der Kopfhaut entfernt gehalten, um Verbrennungen zu vermeiden.

Wenn kein Haarwaschbecken zur Verfügung steht, wie beispielsweise im ambulanten Bereich, kann alternativ ein Abfallsack diese Funktion übernehmen. Dazu wird er aufgeschnitten. Das obere offene Ende wird unter den Kopf des Patienten gelegt. Das untere Ende des Sacks wird so aufgeschnitten, dass ein Abfluss in das Auffanggefäß gewährleistet ist. Es empfiehlt sich, das Kopfende etwas tiefer zu stellen, damit das Wasser abfließen kann.

Eine schnelle Alternative zur klassischen Haarwäsche stellen **Trockenshampoos** dar. Sie werden als Puder oder Schaum auf die Kopfhaut aufgetragen und entziehen dem Haar Fett und unangenehme Gerüche. Die Shampooreste werden im Anschluss aus dem Haar gebürstet. Diese so genannte Trockenwäsche ersetzt langfristig keine Haarwäsche mit Wasser und Shampoo.

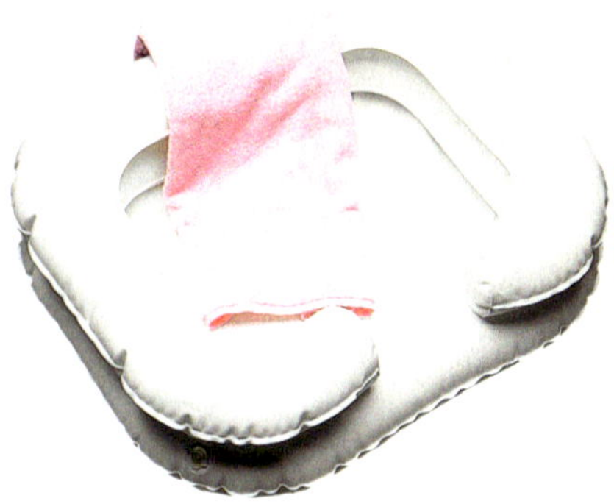

[5] Haarwaschbecken

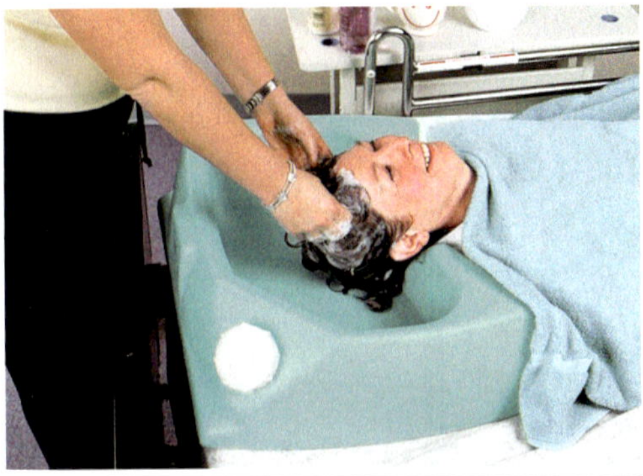

[6] Kunststoffbecken

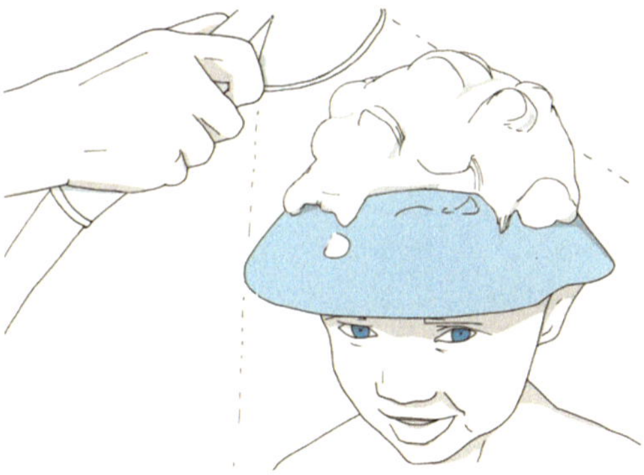

[7] Haarwaschkranz

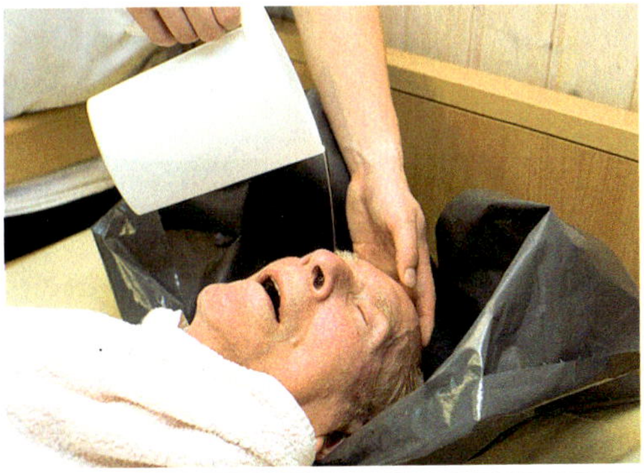

[8] Improvisierte Haarwäsche im Bett unter Zuhilfenahme eines Abfallsacks

Rasur und Bartpflege

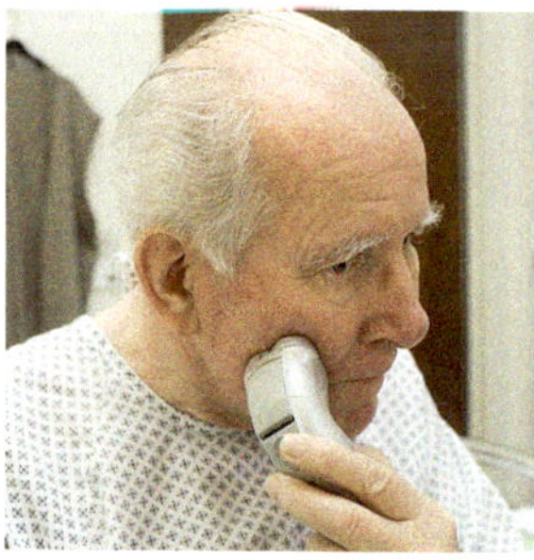

[1] Trockenrasur

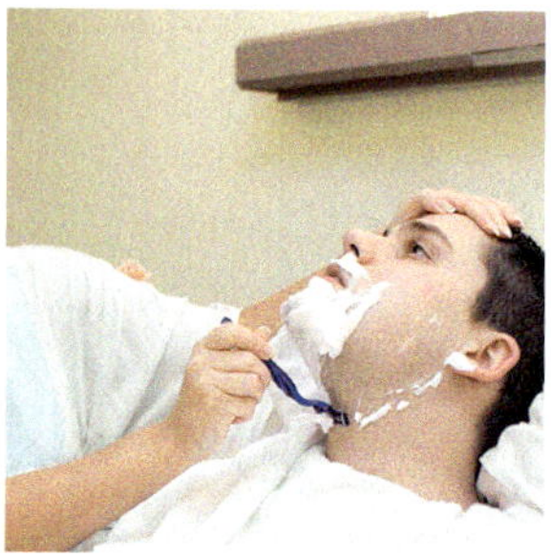

[2] Nassrasur

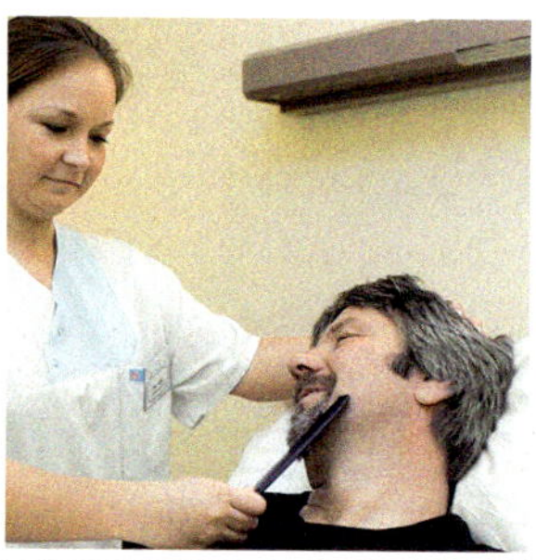

[3] Bartpflege

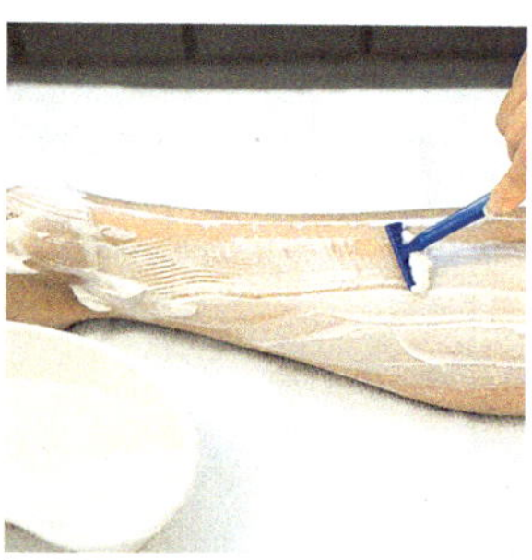

[4] Nassrasur der Beine

Zur täglichen Körperpflege bei erwachsenen Männern gehören die Bartpflege und die Rasur. Ebenso wie bei der Haartracht ist auch die Form der Gesichtsbehaarung ein Ausdruck von Individualität und wird durch Mode sowie Kultur beeinflusst. Eine Rasur darf nur mit Einwilligung des Patienten geschehen.

Beispiel Herr Schöndorf wird mit einem Unterschenkelbruch in die Notaufnahme des Kreiskrankenhauses eingeliefert. Er lebt seit vielen Jahren auf der Straße oder in den wenigen Notunterkünften für obdachlose Menschen. Die Pflegenden stören sich sehr an seinem ungepflegten Äußeren und dem damit verbundenen Körpergeruch, weshalb sie ihm vor dem Eingipsen des Beines ein Vollbad vorschlagen. Herr Schöndorf nimmt dies dankbar an.

Pfleger Marco will in diesem Zusammenhang gleich den Vollbart, der bereits auf eine beachtliche Länge angewachsen ist, stutzen. Er begründet dies mit der unzureichenden Hygiene und vermutet weiterhin, dass Herr Schöndorf auch Läuse im Bart hat. Herr Schöndorf weigert sich jedoch und möchte auf gar keinen Fall, dass sein Bart gekürzt wird. Als Schülerin Katja die Diskussion mitbekommt, schlägt sie vor, dass man den Bart ja mit einem besonderen Mittel shampoonieren kann, und sie würde sich im Anschluss darum kümmern, den Bart mal richtig zu kämmen. Herr Schöndorf freut sich über diesen Lösungsvorschlag und erklärt sich mit der Bartpflege einverstanden.

Es wird bei der Gesichtsrasur zwischen Nass- und Trockenrasur unterschieden. Welches Verfahren Anwendung findet, ist abhängig von den Gewohnheiten und Bedürfnissen der Pflegebedürftigen.

Die **Trockenrasur** wird mit einem elektrischen Rasierapparat, möglichst dem patienteneigenen, durchgeführt. Damit das Scherblatt des Rasierers nicht verklebt, müssen die Barthaare trocken sein. Die Haut wird leicht gespannt, um eine gründliche Rasur zu ermöglichen, dann wird gegen die Haarwuchsrichtung rasiert. Nach der Rasur wird der Rasierapparat geöffnet und das Scherblatt abgepinselt oder ausgeklopft. Eventuell muss der Rasierapparat zum Auffüllen des Akkus in eine Steckdose gesteckt werden. Wird der Rasierer von mehreren Pflegebedürftigen genutzt, muss er nach dem Gebrauch mit einem Flächendesinfektionsmittel abgewischt werden.

Die **Nassrasur** erfordert mehr Zeit als die trockene Variante. Nachdem die Gesichtshaut mit warmem Wasser angefeuchtet wird, trägt die Pflegende den Rasierschaum mit dem Pinsel oder den Händen auf. Anschließend wird die Haut leicht gespannt und es wird gegen die Haarwuchsrichtung rasiert. Neben Einmalrasierern können auch Mehrfachrasierer benutzt werden. Hier müssen regelmäßig die Rasierklingen gewechselt werden. Nach der Rasur werden die Schaum- und Haarreste mit einem feuchten Waschlappen entfernt. Anschließend wird die Haut auf Wunsch des Patienten mit einem Rasierwasser oder einer Pflegelotion beruhigt.

Bei Pflegebedürftigen mit einem Teil- oder Vollbart werden die Barthaare im Rahmen der **Bartpflege** täglich gekämmt.

Auch bei Frauen kann eine sichtbare Gesichtsbehaarung auftreten. Diese kann durch Aufhellen kosmetisch behandelt werden oder bei einzelnen Haaren ausgezupft werden. Gerade bei im Alter stärker auftretender Gesichtsbehaarung kann jedoch auch eine Rasur notwendig werden.

Die **Ganzkörperrasur** bzw. -epilation nimmt auch in unseren Breiten immer weiter zu. So gehört es inzwischen für viele Frauen, aber auch Männer dazu, sich die Achsel- und Beinbehaarung sowie die Behaarung des Genitalbereichs zu entfernen. Bei Männern kommt die Rasur oder Epilation von Rücken- und Brusthaaren hinzu. Gerade im Langzeitpflegebereich berücksichtigen Pflegende diese individuellen Bedürfnisse in der Pflegeplanung.

Epilation
die Entfernung von Körperhaaren inklusive der Haarwurzel, z. B. mit Hilfe spezieller Geräte

Nabelpflege

Nach der Entbindung wird das Neugeborene von der Nabelschnur getrennt und es bleibt ein Nabelschnurrest zurück, der nach ungefähr 7 Tagen eintrocknet und abfällt. Die daraus entstandene Wunde heilt nach wenigen Tagen ab.

Die Nabelpflege wird von Krankenhaus zu Krankenhaus unterschiedlich durchgeführt (beachte hausinternen Standard). Es wird zwischen der offenen Nabelpflege (kein Nabelverband) und geschlossenen Nabelpflege (Nabelverband) bzw. der trockenen (ohne desinfizierende Medikamente) und feuchten (mit Alkohol oder anderen Medikamenten) Nabelpflege unterschieden.

Im Folgenden wird die Nabelpflege in einzelnen Schritten beschrieben:

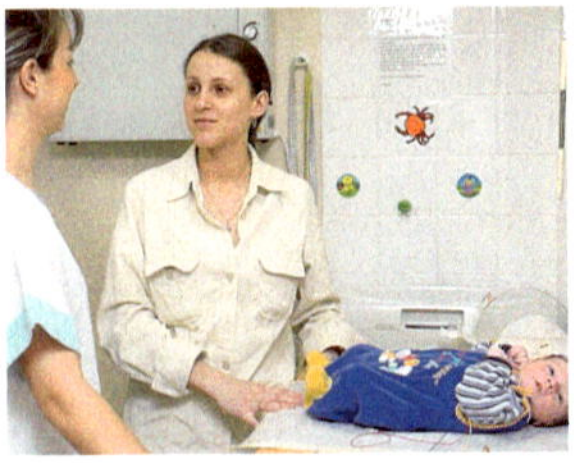

[5] Anleitendes Gespräch zur Durchführung der Nabelpflege

Die Eltern werden in die Nabelpflege einbezogen.

- Zuerst wird die Windel entfernt, der Intimbereich gesäubert und eine neue Windel untergelegt.
- Anschließend erfolgt eine Händedesinfektion.
- Ist der Nabel mit einem Tupfer abgedeckt, muss dieser mit Handschuhen entfernt und verworfen werden.
- Wiederholte Durchführung der Händedesinfektion
- Falls die Nabelwunde stark verkrustet oder verschmutzt ist, wird eine Desinfektion mit einem Hautdesinfektionsmittel beziehungsweise eine Reinigung der Wunde mit Kochsalzlösung durchgeführt.
- Die Wunde wird gründlich inspiziert, bei Infektionszeichen wird der Arzt informiert.
- Die Nabelschnurwunde wird anschließend entweder unbedeckt gelassen oder mit einer sterilen Kompresse abgedeckt. Ist eine Nabelklemme vorhanden, muss diese auf jeden Fall mit einer Kompresse umhüllt werden, damit Druckstellen auf der Neugeborenenhaut vermieden werden.
- Anschließend wird das Kind so gewickelt, dass der Nabel offen bleibt. Dazu wird die Windel unterhalb des Nabels geschlossen, um die Bildung einer feuchten Kammer sowie die Verschmutzung des Nabels zu vermeiden.

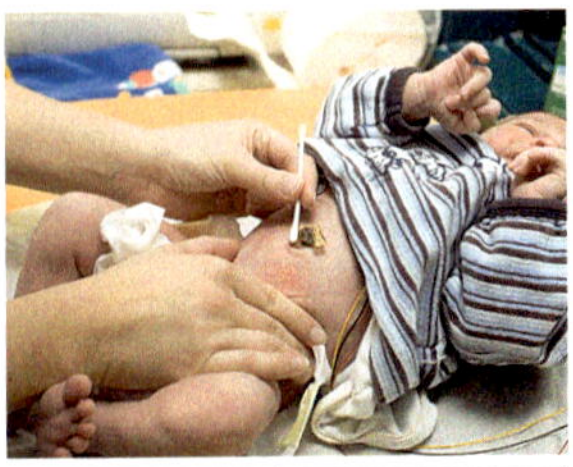

[6] Entfernung von Verkrustungen

Die Nabelklemme wird nach ca. 36 – 72 Stunden entfernt, sobald der Nabelschnurrest trocken ist.

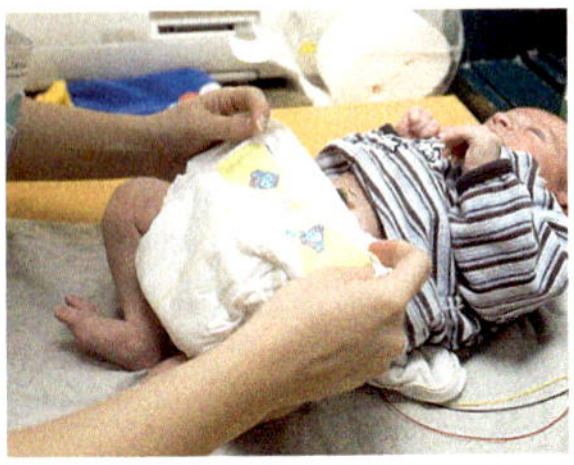

[7] Die Windel wird so gefaltet, dass der Nabel frei bleibt.

Aus der Forschung

In Kanada wurde 2002 eine Studie zur trockenen und feuchten Nabelpflege an 766 Neugeborenen durchgeführt. Ziel dieser Studie war der Vergleich des Ausmaßes der Keimbesiedlung am Nabelstumpf sowie die Mortalitätsrate bei Neugeborenen mit und ohne Trockenstumpfmethode.

Das Ergebnis dieser Studie zeigt, dass die Neugeborenen mit der trockenen Nabelpflege häufiger mit Keimen wie Eschericha coli, Streptokokken oder Staphylokokken besiedelt waren als die mit der antibakteriellen Behandlung. Auch die Mortalitätsrate lag höher. Als Erklärung vermuten die Wissenschaftlerinnen, dass die Eltern bei der Trockenstumpfmethode auf Grund des geringeren Aufwandes auch die genaue Beobachtung vernachlässigen. Ebenso lässt sich die Alkoholmethode auch bei sprachlichen Barrieren leichter demonstrieren als die Beschreibung von Kriterien der Wundbeobachtung.

Schlussfolgernd wird bei der trockenen Nabelpflege eine engmaschigere Beobachtung und Prüfung des Nabelstumpfes hinsichtlich einer Nabelentzündung empfohlen.

Janssen, Patricia A.; Selwood, Barbara L.; Dobson, Simon R.; Peacock, Donlim; Thiessen, Paul N.: *„To Dye or Not to Dye: A Randomized, Clinical Trial of a Triple Dye / Alcohol Regime Versus Dry Cord Care“* in: Pediatrics, (111) 2003, S. 15 – 20

2.1.5 Unterstützung beim An- und Auskleiden

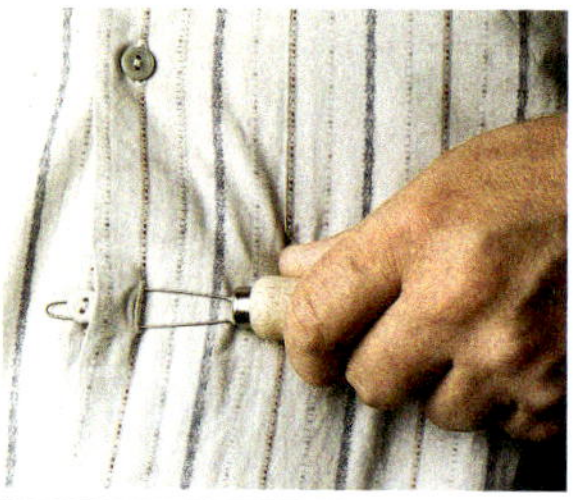

[1] Knöpfhilfe

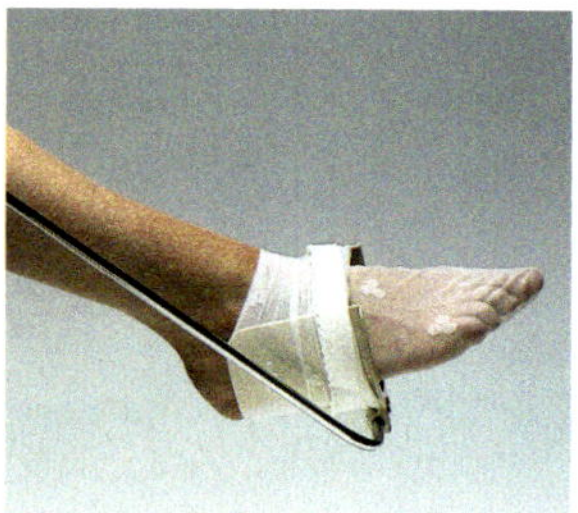

[2] Strumpfanzieher

Die Kleidung dient neben dem Schutz vor Kälte und UV-Licht auch dem Schmücken und Verhüllen des Körpers. Dabei spielt die Individualität der Menschen eine große Rolle. Kleidung signalisiert beispielsweise die Stimmung, die Gruppenzugehörigkeit, den Beruf sowie den sozialen Status.
Pflegende unterstützen die Pflegebedürftigen bei:

- Auswahl der Kleidung
- An- und Auskleiden
- Anleitung zur Selbstpflege
- Anleitung im Umgang mit Hilfsmitteln

Im Langzeitpflegebereich sowie im häuslichen Bereich wird Wert darauf gelegt, dass Pflegebedürftige sich ihre Kleidung (evtl. mit Unterstützung der Pflegenden) selbst auswählen. Sind sie hierzu nicht mehr in der Lage (z. B. bei fortgeschrittenen demenziellen Erkrankungen), übernehmen Pflegende diese Tätigkeit und berücksichtigen hierbei die Witterungslage bzw. die Raumbedingungen sowie, wenn möglich, frühere Kleidungsgewohnheiten.

Im Krankenhaus ist es besonders wichtig, dass Patientinnen ihre eigene Kleidung tragen, um ihre Selbstbestimmung zu unterstreichen und das Wohlbefinden zu fördern. Ausnahmen hiervon sind Operationen oder bestimmte Untersuchungsverfahren, intensivmedizinische Behandlungen oder der Umstand, dass keine eigene Kleidung vorhanden ist.

Halbseitenlähmung | 2

Infusionen | 782

Bei Patientinnen, die ihre Kleidung selbst aussuchen können, stehen die Pflegenden eventuell beratend zur Seite. Beispielsweise ist Menschen mit Inkontinenz zu empfehlen, etwas weitere, leicht zu öffnende Kleidungsstücke zu tragen. Auch ist das Tragen von Nachthemden und Schlafanzügen im Krankenhaus während des Tages nicht notwendig. Bequeme Kleidung wie Jogginganzüge sind hier empfehlenswerter. Dadurch wird auch die Beweglichkeit gefördert; viele Patientinnen verlassen nämlich in Nachtkleidung nur ungern das Krankenzimmer.

Patientinnen, die in ihrer Bewegung eingeschränkt sind, können durch Hilfsmittel wie Knöpfhilfen oder Strumpfanzieher ihre Selbstständigkeit wiedererlangen.

Patientinnen mit einer Halbseitenlähmung (*Hemiplegie*) können in ihrer Selbstpflege unterstützt werden, indem sie angeleitet werden, sich über die betroffene Seite an- und die nicht betroffene Seite auszukleiden.

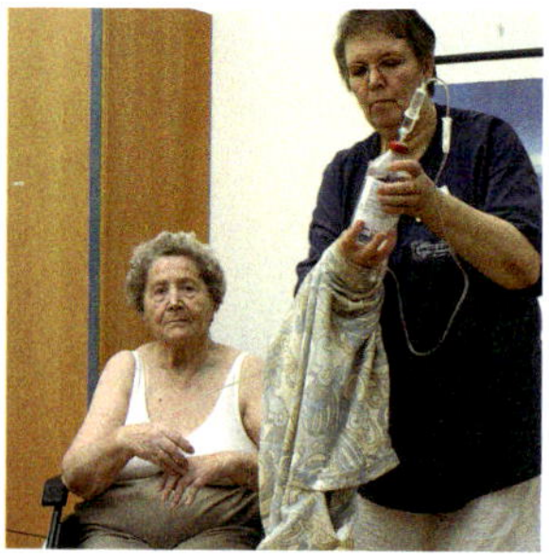

[3] Auskleiden bei einer laufenden Infusion

Eine Schwierigkeit bietet das Aus- und Ankleiden bei liegenden Infusionen. Dazu wird zunächst der nicht betroffene Arm ausgezogen. Anschließend wird das Rädchen an der Infusion geschlossen, um während des Umkleidens einen Rückfluss des Blutes zu verhindern. Der Ärmel des Kleidungsstückes wird über den infundierten Arm ausgezogen. Die Pflegende hängt nun die Infusionsflasche ab und zieht sie ebenfalls durch den Ärmel.

Um ein neues Kleidungsstück anzuziehen, wird zuerst die Infusionsflasche durch den Ärmel gezogen, anschließend wird der Arm der Patientin in den Ärmel eingeführt.

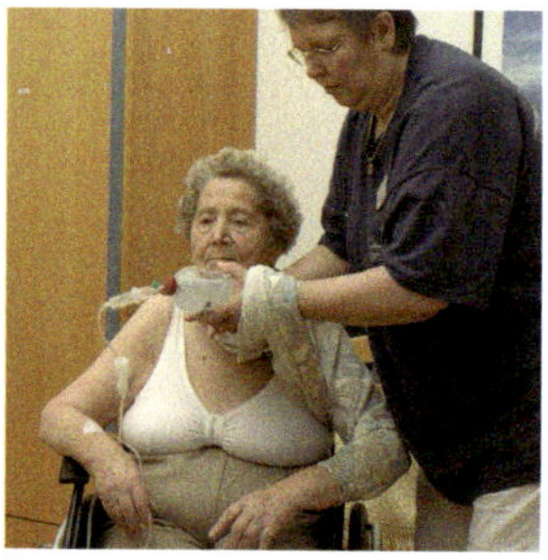

[4] Ankleiden bei einer laufenden Infusion

Nach dem Umkleiden muss das Infusionsrädchen aufgedreht und die richtige Tropfgeschwindigkeit wieder eingestellt werden.

Pflegediagnose

Selbstversorgungsdefizit: sich bekleiden

Eine Beeinträchtigung der Fähigkeit, sich zu bekleiden — Doenges et al.: S. 661

Naturwissenschaftlich-medizinischer Bezug 2.2

Zelle und Gewebe 2.2.1

Die Zelle

Der kleinste Baustein aller lebenden Organismen ist die Zelle. Der menschliche Körper besteht aus ungefähr 100 Billionen dieser selbstständigen Lebenseinheiten. Zellen können sich teilen, vermehren, wachsen, fortbewegen, auf Reize reagieren und andere Stoffe aus ihrer Umgebung aufnehmen, umbauen und ausscheiden.

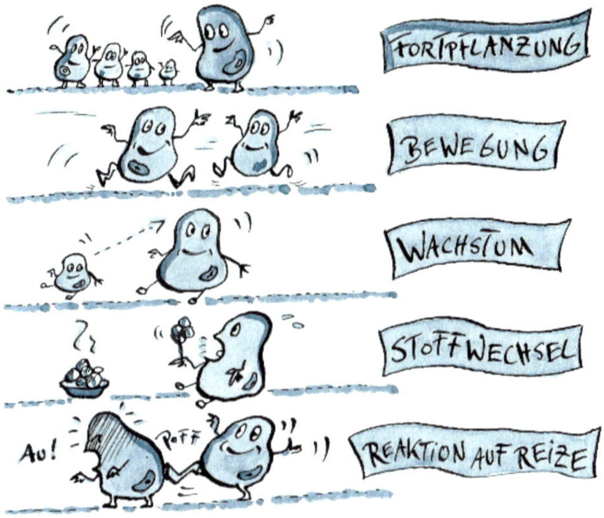

[5] Die Zelle zeigt alle Kennzeichen des Lebens

Damit Zellen existieren können, müssen verschiedene Anforderungen erfüllt sein. Sie brauchen ausreichend Nährstoffe, Salze, Sauerstoff und Wasser sowie eine immer konstant bleibende Temperatur. Darüber hinaus muss der Abtransport der Abfallprodukte gewährleistet sein. Diesen Anforderungen entspricht im menschlichen Körper das Organ Blut.

Alle Zellen eines Organismus haben einen fast identischen Grundaufbau, unterscheiden sich aber in ihrer Gestalt, Größe und Funktion. Es gibt beispielsweise Nervenzellen, Muskelzellen, Blutzellen, Abwehrzellen oder Schleimhautzellen. Ihr Aufbau und ihre Funktion werden in der |Zytologie beschrieben.

Zytologie
Zelllehre
zytos, griech. = Zelle

Besonders groß sind die menschlichen Eizellen. Nervenzellen sind mit bis zu einem Meter die längsten Zellen. Verschiedene Zellformen lassen sich nach ihren Merkmalen und ihrem Vorkommen unterscheiden:

Zellform	Merkmal	Vorkommen	
platte Zellen	Höhe ist geringer als die Breite	in der Haut	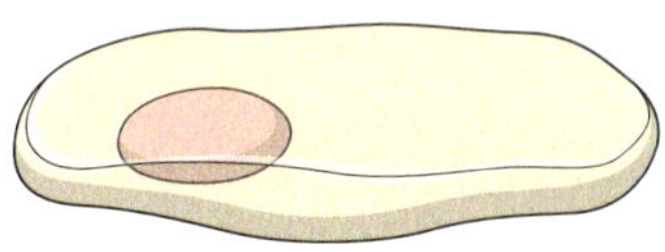
kubische Zellen	Höhe entspricht der Breite	in den Harnwegen	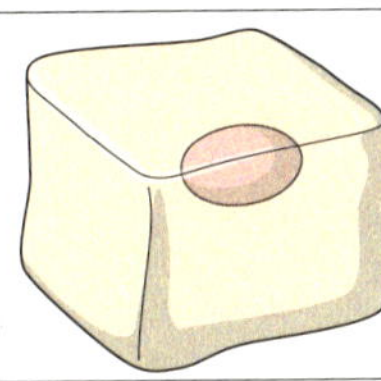
zylinderförmige Zellen	Höhe ist kleiner als die Breite Grundfläche ist viereckig, rund oder oval	in den Verdauungswegen	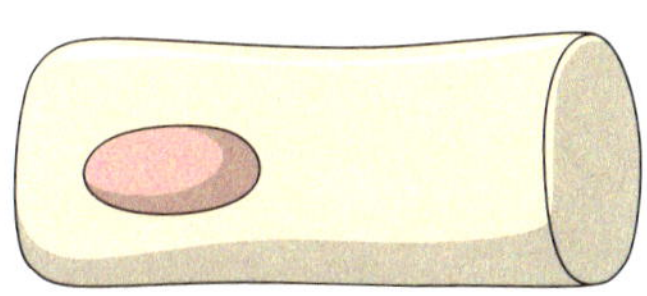
vielgestaltige Zellen	Form ist unregelmäßig	im Nerven- oder Bindegewebe	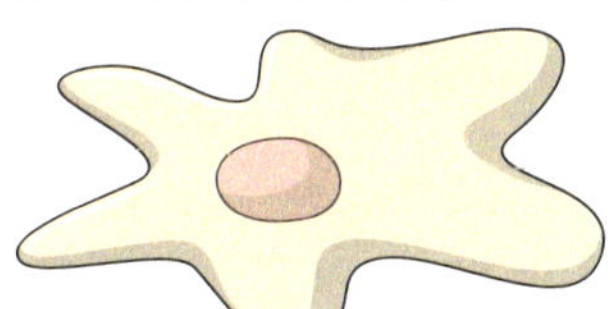

Zellaufbau

Alle Zellen bestehen aus den Bausteinen [Abb. 1]:

- Zellmembran
- Zellplasma
- Zellkern
- Zellorganellen

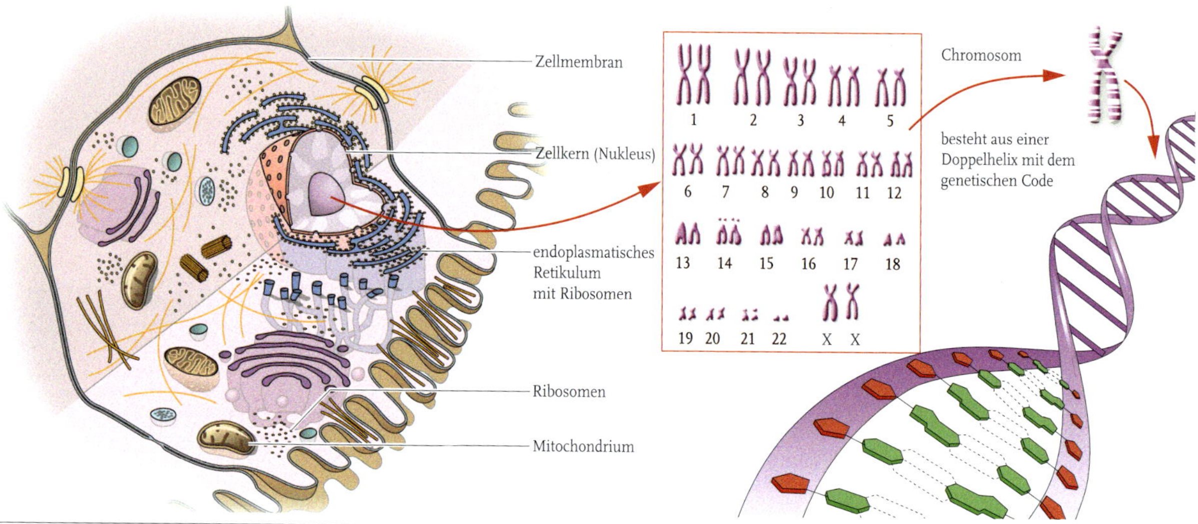

[1] Schematischer Aufbau einer Zelle: Vom Chromosom zur DNS

Die **Zellmembran** schließt die Zelle nach außen ab. Sie schützt zum einen vor dem Eintritt von ungewollten Substanzen und dient zum anderen dem Stoffaustausch (z. B. Sauerstoff – Kohlenstoffdioxid). Sie besteht aus einer doppelten Schicht Fettmoleküle (*Phospholipide*) und aus Transportproteinen [Abb. 2]. Die Fettmoleküle setzen sich aus jeweils einem wasseranziehenden (*hydrophilen*) Kopf sowie zwei wasserabweisenden (*hydrophoben*) Schwänzen zusammen.

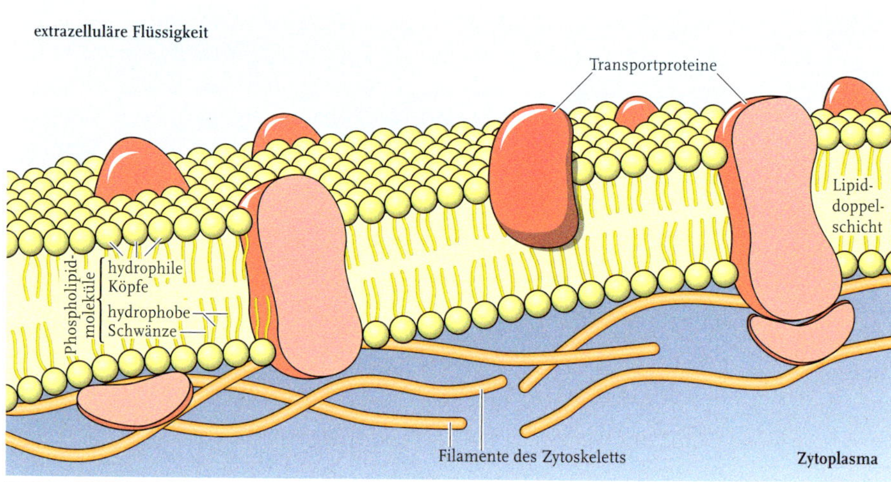

[2] Zellmembran

Semipermeabilität
teilweise durchlässig
semi-, lat. = halb
permeare, lat. = durchlassen

Die Zellmembran reguliert den Eintritt und den Austritt von Stoffen in das Zellinnere. Diese Eigenschaft bezeichnet man als Semipermeabilität.

Unter **Zellplasma** versteht man die Zellflüssigkeit, in der sich die verschiedenen Zellorganellen befinden. Es besteht hauptsächlich aus Wasser, Eiweißkörpern, Salzen, Kohlenhydraten und fettähnlichen Stoffen.

Der **Zellkern** beinhaltet Kernplasma, Kernkörperchen und darin die Kernsäure (Nukleinsäure) Desoxyribonukleinsäure (DNS).

Die DNS enthält die Gene, auf denen alle Informationen zu Aufbau und Funktion der Zelle gespeichert sind.

Kommt die DNS in Spiralen gerollt als „Knäuel" vor, bezeichnet man dies als Chromosom. In dieser Form ist sie unter Mikroskopen sichtbar.

Menschen haben 23 Chromosomenpaare. Davon beinhalten 22 Paare Informationen über die Körperfunktionen und ein Paar bestimmt das Geschlecht. Während Frauen zwei X-Chromosomen haben, ist bei Männern ein X- und ein Y-Chromosom zu finden.

Auf Grund der englischen Bezeichnung *Deoxyribonucleic acid* wird auch häufig die Bezeichnung DNA für die Erbinformation genutzt.

Zu den **Zellorganellen** zählen
- Ribosomen,
- Mitochondrien [Abb. 3],
- Golgi-Apparat [Abb. 4],
- Lysosomen [Abb. 5] und
- endoplasmatisches Retikulum [Abb. 6].

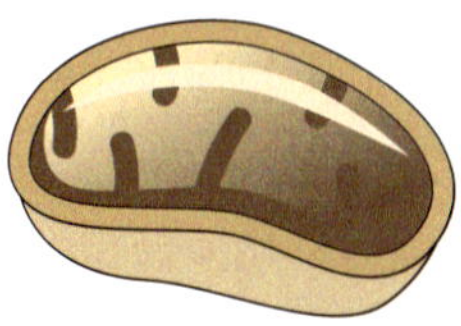

Kraftwerk der Zelle: stellt der Zelle Energie zur Verfügung, indem es Nährstoffe in ATP umwandelt

[3] Mitochondrium

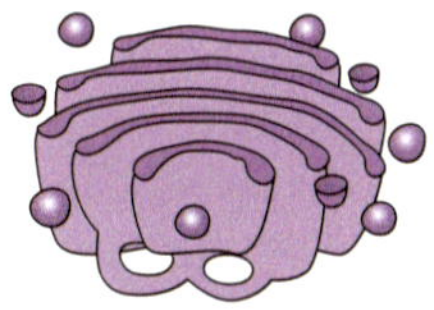

Speicherung der Produkte bzw. Sekrete aus dem ER

[4] Golgi-Apparat

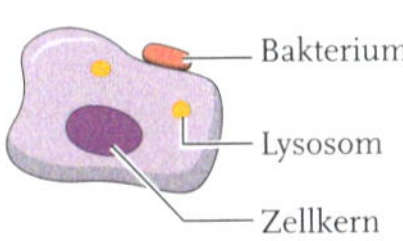

löst Fremdstoffe auf, ohne der Zelle selbst zu schaden

[5] Lysosom

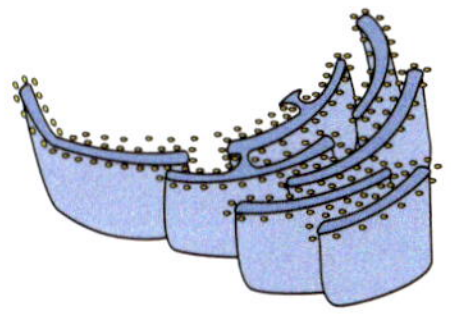

Netzwerk der Zelle: Eiweißsynthese, Sekretbildung

[6] Endoplasmatisches Retikulum

Ribosomen haben ihren Namen von der Ribonukleinsäure, die in ihnen enthalten ist. Diese spielt bei der Eiweißsynthese eine zentrale Rolle. Sie können entweder frei im Zellplasma liegen oder sind an das **endoplasmatische Retikulum** (ER) gebunden. Dabei handelt es sich um ein verzweigtes schlauchförmiges Gebilde, das innen hohl und außen von Membran umschlossen ist. Je nachdem, ob das ER mit Ribosomen besetzt ist oder nicht, unterscheidet man raues und glattes ER.

Ribonukleinsäure | 66

Das Endoplasmatische Retikulum ist Ort zahlreicher Stoffwechselvorgänge wie Fett- und Eiweißaufbau (raues ER) und dient außerdem dem Stofftransport.

Mitochondrien sind für die Energiegewinnung in der Zelle zuständig. Sie bestehen aus zwei verschiedenen Membranen, die innen stark gefaltet sind. In ihnen findet die Zellatmung statt. Das bedeutet, dass Nährstoffe unter Sauerstoffverbrauch zur Energiegewinnung abgebaut werden.

Muskelzellen enthalten besonders viele Mitochondrien.

Der **Golgi-Apparat** dient sowohl der Bildung als auch der Ausscheidung von Stoffen. Er besteht aus vielen Membranstapeln. Um den Golgi-Apparat herum liegen einzelne abgeschnürte Bläschen, die so genannten Golgi-Vesikel. Des Weiteren bildet der Golgi-Apparat weitere Organellen, die **Lysosomen**. Sie enthalten Enzyme, die aufgenommene Fremdstoffe der Zelle verdauen. Somit können sie Fremdstoffe auflösen, ohne der Zelle selbst zu schaden.

Zellaktivität

Im Inneren der Zelle und an der Zellmembran finden viele Aktivitäten statt, die als Stoffwechsel bezeichnet werden. Dieser dient zum einen dem Wachstum der Zelle, hierbei spricht man vom Baustoffwechsel, und zum anderen der Gewinnung von Energie, dem Energiestoffwechsel. In die Zelle werden verschiedene Stoffe aufgenommen. Diese werden umgebaut, um Wärme und Energie zu bilden, aber auch um zelleigene Substanzen aufzubauen. Energie und Wärme werden benötigt, damit die Zelle ihren Aufgaben (z. B. Fortpflanzung, Bewegung und Stoffwechsel) gerecht werden kann.

Der Transport von Stoffen (z. B. Sauerstoff, Salze) durch eine Zellmembran kann mit oder ohne Energieverbrauch vonstattengehen [Abb. 1]. Dementsprechend unterscheidet man aktive Transportmechanismen (mit Energieverbrauch) von passiven Transportmechanismen (ohne Energieverbrauch).

Aktive Transportmechanismen	Passive Transportmechanismen
Endozytose / Exozytose	Diffusion
Carrier-Transport	Osmose

Phagozytose | 794

Endo- und Exozytose basieren auf dem gleichen Prinzip: Feste oder flüssige Stoffe werden in kleine Bläschen (Vesikel) verpackt und auf diese Art und Weise durch die Zellmembran transportiert. Nach einem solchen Vorgang verläuft z. B. die | Phagozytose. Bei der Endozytose wird die Zellmembran eingestülpt, sodass sich ein Vesikel bildet und von der Membran löst. Bei der Exozytose stößt ein Vesikel auf die Membran und verschmilzt mit ihr, sodass der Vesikelinhalt aus der Zelle austreten kann. Endo- und Exozytose finden auch innerhalb der Zelle zwischen den Organellen statt. Sie dienen hier der Weiterverarbeitung von Substanzen, aber auch dem Transport von Membranstücken von einem Organell zum anderen.

Der **Carrier-Transport** erfolgt mittels so genannter Transportproteine, die in die Zellmembran eingebaut sind. Sie ermöglichen den Stofftransport von überwiegend großmolekularen Stoffen wie Fetten und Ionen. Transportproteine können aktiv agieren (z. B. Ionen-Pumpe) oder passiv tätig sein (z. B. Ionenkanal).

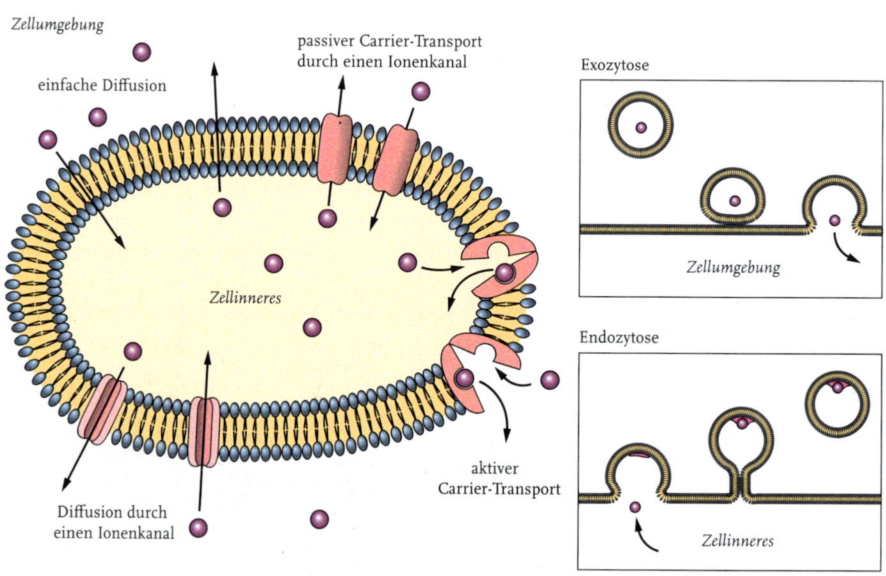

[1] Transportmechanismen an der Zellmembran

Die **Diffusion** ist ein Mechanismus, bei welchem sich in einer Flüssigkeit gelöste Moleküle auf Grund ihrer Eigenbewegung und in Richtung eines Konzentrationsgefälles durchmischen. Dieses Phänomen findet sich beim kunstvollen Eingießen eines „Kiba" (Kirsch-Bananen-Saft): Zuerst wird der physikalisch dichtere Bananennektar eingegossen und dann vorsichtig der Kirschnektar. Zunächst sind beide Flüssigkeiten im Glas getrennt. Lässt man den Kiba längere Zeit stehen, vermischen sich die Flüssigkeiten auch ohne Umrühren.

Osmose entsteht an einer semipermeablen Membran, die zwei Flüssigkeiten mit unterschiedlichen Anteilen an Wassermolekülen und damit einem unterschiedlichen osmotischen Druck voneinander trennt. Zwischen beiden Flüssigkeiten besteht ein Konzentrationsgefälle. Entlang dieses Konzentrationsgefälles diffundieren die Wassermoleküle durch die semipermeable Membran. Ein Beispiel für Osmose sind reife Kirschen, die nach Regen platzen. Hier diffundiert das Regenwasser durch die Kirschschale ins Kirschinnere, bis die Schale platzt.

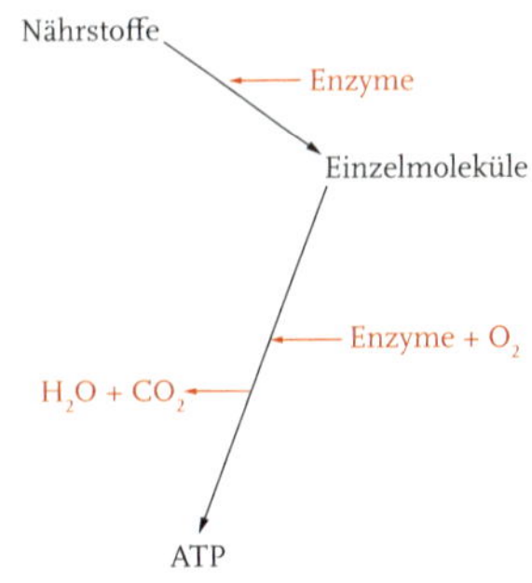

[2] Energiestoffwechsel

Die Osmose ist die Grundlage des Wasserhaushalts von Zellen sowie des gesamten menschlichen Organismus. Gelangen Zellen in eine Umgebung, deren osmotischer Druck von dem des Zellinneren abweicht, verändern sich der Wassergehalt der Zelle und damit auch ihre Funktionsfähigkeit. Hat eine Lösung den gleichen osmotischen Druck wie Zellplasma, spricht man von isotonen Lösungen. Sie werden z. B. bei Infusionen eingesetzt. Besitzen Flüssigkeiten einen höheren osmotischen Druck, spricht man von hypertonen Lösungen, bei niedrigerem osmotischem Druck von hypotonen Lösungen.

Infusionen | 782

Beim **Energiestoffwechsel** wird Energie gewonnen [Abb. 2]. Er beginnt bereits mit der Nahrungsaufnahme. Durch die Nahrung werden dem menschlichen Körper Nährstoffe wie Fette, Eiweiße und Kohlenhydrate zugeführt. Diese werden im Magen-Darm-Trakt in ihre Bestandteile aufgespaltet und in die Zellen transportiert. Dort werden sie in den Mitochondrien unter Zusatz von Sauerstoff, der aus dem Blut gewonnen wird, in energiereiche Verbindungen umgewandelt. Daher wird diese Energiegewinnung auch aerob oder oxidativ genannt.

aerob
Sauerstoff zum Leben brauchend
aer, lat. = Luft

Neben Energie entstehen hierbei Kohlendioxid und Wasser als Abbauprodukte. Damit die neu gewonnene Energie nicht verloren geht, wird sie in Form des phosphorhaltigen Stoffes **Adenosin-tri-phosphat** (ATP) gespeichert und dorthin transportiert, wo sie benötigt wird.

Bei Sauerstoffmangel wird auf eine anaerobe Energiegewinnung umgeschaltet, die Glykolyse, bei der Glukose abgebaut wird.

Diese anaerobe Form der Energiegewinnung ist jedoch 15-mal weniger effektiv als die aerobe. Zusätzlich entsteht das Abbauprodukt Milchsäure (*Laktat*), das zu einer Übersäuerung (*Azidose*) des Blutes führen kann.

In körperlicher Ruhe wird der meiste Sauerstoff von Zellen des Herzmuskels und des Gehirns verbraucht. Das Gehirn ist daher bei einer vollständigen Unterbrechung der Sauerstoffversorgung (z. B. bei einem Herz-Kreislauf-Stillstand) besonders gefährdet. Schon nach wenigen Minuten ohne Sauerstoffversorgung kommt es hier zu irreversiblen Schäden. Bei körperlicher Arbeit (z. B. Laufen) werden die Blutversorgung und damit das Sauerstoffangebot zu Gunsten der Skelettmuskulatur umverteilt.

irreversibel
nicht umkehrbar

Der Hauptenergieträger des menschlichen Körpers ist Traubenzucker (*Glukose*). Ist ein Überschuss an Glukose in den Zellen vorhanden, kann Glukose in der Leber und in Muskelzellen in Form von Glykogen gespeichert werden.

Der **Baustoffwechsel** beinhaltet die Wachstums- und Teilungsvorgänge in der Zelle. Dazu zählen zum einen die Zellteilung und zum anderen die Eiweißsynthese. Hier wird Energie verbraucht.

Die **Zellteilung** wird auch als Mitose bezeichnet. Sie ist wichtig, damit sich die Zellen vermehren und der Organismus wächst beziehungsweise erhalten bleibt. Bei der Mitose entstehen aus einer Mutterzelle zwei Tochterzellen. Sie läuft in vier Phasen ab:

Phasen der Mitose

1. Prophase (Vorbereitung)	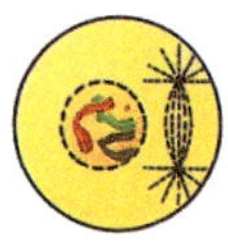	Die Chromosomen haben sich verdoppelt und sind in der Mitte verbunden. Die Polkörperchen (*Zentriolen*) trennen sich und wandern an die beiden Pole, um die Richtung der Zellteilung vorzugeben. Dabei spannen sie das Zellskelett, eine Art Linienmarkierung, zwischen sich auf.
2. Metaphase („Aufstellen")	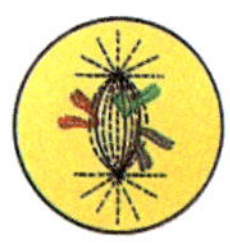	Die Chromosomen sammeln sich in der Mitte zwischen den Polkörperchen und heften sich an die „Fäden" des Zellskeletts. Damit ist gesichert, dass sie in die richtige Richtung wandern und nicht durcheinanderkommen.
3. Anaphase („Auseinander!")	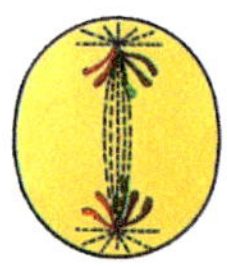	Die Chromosomen teilen sich längs in genau gleiche Hälften, von denen je eine zu jedem der beiden Pole wandert.
4. Telophase (Endphase)	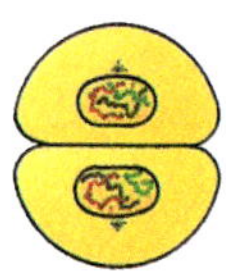	Das Zytoplasma wird durch die Membran in der Mitte abgeschnürt, sodass zwei gleich große Zellen entstehen. Die Organellen, die im Zytoplasma verteilt sind, werden an die beiden entstehenden Zellen verteilt. Beide Zellen haben nun genau die gleiche DNA. Sie sind kleiner als die Ausgangszelle und müssen Nährstoffe aufnehmen und wachsen, bevor sie sich ebenfalls teilen können.

Die **Eiweißsynthese** unterteilt sich in die Transkription und Translation.
Bei der Transkription wird an der DNS des Zellkerns eine Kopie der Erbinformation erstellt. Diese Kopie wird als RNS (Ribonukleinsäure) bezeichnet, sie ist sozusagen ein Spiegelbild der DNS. Die RNS wandert nun durch die Zellkernmembran ins Zytoplasma.

Nun wird in einem zweiten Schritt die RNS zu den Ribosomen transportiert. Dort wird die sich auf der RNS befindliche Erbinformation als Herstellungsanleitung für die neu zu bildenden Aminosäuren genutzt. Die nun entstehenden Aminosäurenketten sind die Grundlage des neuen Eiweißmoleküls. Man bezeichnet diesen Vorgang als Translation [Abb. 1]. Die RNS wird hierbei mehrfach als „Kopiervorlage" genutzt und zerfällt im Anschluss. Die Ribosomen dienen bei diesem Prozess lediglich als Katalysator.

Sollte die RNS beschädigt werden, wird im Zellkern eine neue Kopie der DNA erstellt.

Katalysator
ein Stoff, der chemische Reaktionen fördert, ohne selbst verbraucht zu werden
katalysis, griech. = Auflösung

Eiweiße sind für die Funktion der Zelle von besonderer Bedeutung, da sie Aufbau, Struktur und chemische Reaktionen der Zelle bestimmen.

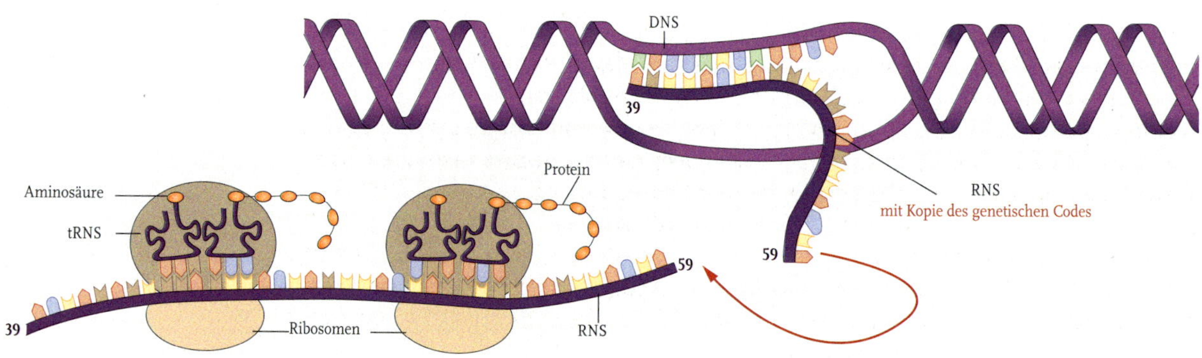

[1] Translation

Das Gewebe

Als Gewebe bezeichnet man einen Verband von Zellen, die in Struktur und Funktion ähnlich oder identisch sind. Gewebe gleicher Art bilden zusammen ein Organ.

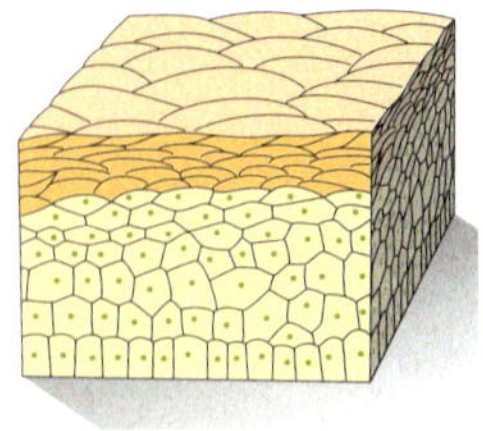

[2] Deckepithel

Beispiel Das Organ Herz ist ein spezieller Muskel, der Herzmuskel. Er besteht aus Herzmuskelzellen, die einheitlich aufgebaut sind und eine spezielle Funktion haben. Sie sorgen dafür, dass sich der Herzmuskel zusammenzieht und Blut pumpen kann.

Histologie
Lehre vom Gewebe
istos, griech. = Gewebe
logos, griech. = Lehre

Folgende Gewebearten werden histologisch unterschieden:
- Epithelgewebe [Abb. 3]
- Binde- und Stützgewebe [Abb. 4, 5]
- Muskelgewebe [Abb. 6]
- Nervengewebe

Zwischen den Zellen eines Gewebes befindet sich der so genannte Interzellularraum, der mit **Interzellularsubstanz** gefüllt ist. Diese ist wichtig für den Stoffaustausch, aber auch für die mechanische Funktion verschiedener Zellen.

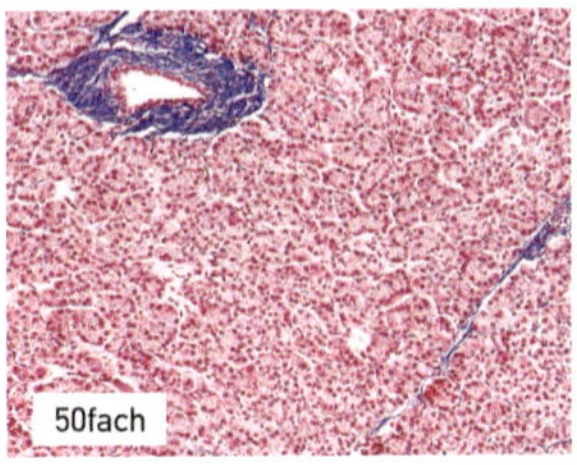

[3] Epithelgewebe (hier: Drüsengewebe)

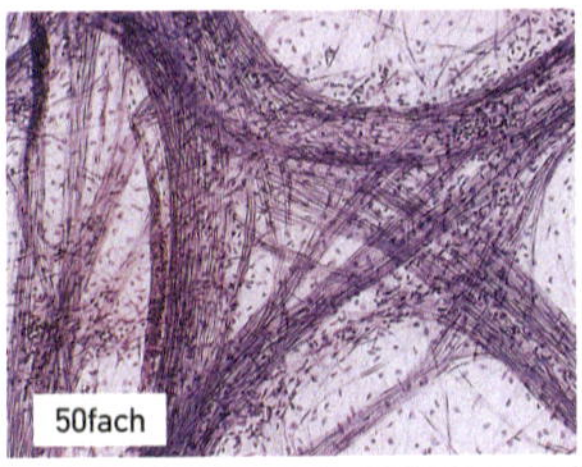

[4] Bindegewebe (hier: Harnblase)

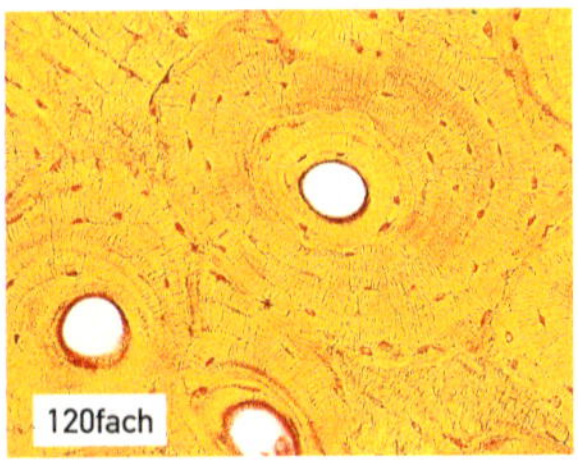

[5] Stützgewebe (hier: Röhrenknochen)

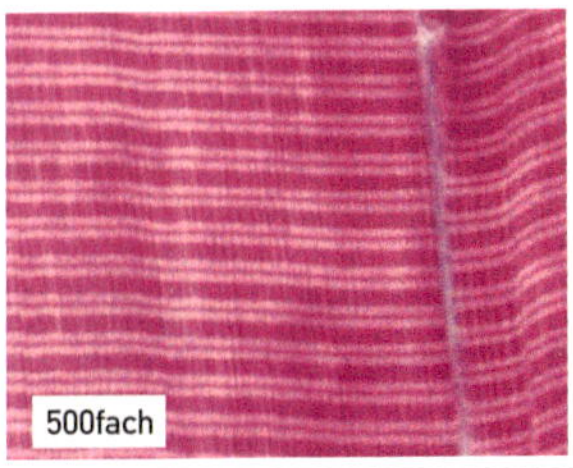

[6] Muskelgewebe (hier: quergestreifte Muskulatur)

Epithelgewebe

Epithelgewebe kommt an der inneren und äußeren Körperoberfläche vor (Haut und Schleimhaut).

Es kann einschichtig oder mehrschichtig sein. Die Zellen können plattenförmig, kubisch oder zylindrisch geformt sein. Hieraus leiten sich die unterschiedlichen Bezeichnungen wie z. B. einschichtiges Plattenepithel ab.

Das Epithelgewebe wird nach seinen Funktionen in drei große Gruppen unterteilt:
- Deckepithel [Abb. 2]
- Drüsenepithel [Abb. 3]
- Sinnesepithel

Epithelgewebe hat sehr vielfältige Aufgaben. Das in der Haut vorkommende Deckgewebe hat eine Schutzfunktion, Drüsengewebe dient dem Stoffaustausch und das Sinnesepithel sorgt für die Aufnahme und Weiterleitung von Reizen.

Während das **Deckepithel** die Bildung der Haut und der inneren Schleimhäute übernimmt sowie die Auskleidung der inneren Hohlorgane (Blutgefäße, Herzbeutel, Lungenbläschen, Gelenkhöhlen), sondert das **Drüsengewebe** vom Körper benötigte Wirkstoffe ab. Werden diese Sekrete an die Körperoberfläche abgegeben (z. B. Speichel), spricht man von **exokrinen** Drüsen. **Endokrine** Drüsen hingegen sondern das Sekret (z. B. Insulin) direkt in das Blut ab (nächste Seite, [Abb. 1a und b]).

Das **Sinnesepithel** besteht aus Zellen, die verschiedene Reize wie Licht, Geruch, Geschmack oder Druck aufnehmen und an die Nervenzellen weiterleiten. Sie können als Druckrezeptoren in der Haut, als Geschmacksrezeptoren in der Zunge oder als Zapfen und Stäbchen im Auge vorkommen.

Übersicht wichtiger Epithelien

Epithel	Besonderheit	Vorkommen im Körper (Beispiele)
einschichtiges Plattenepithel 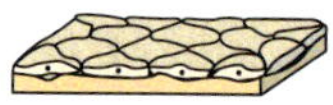	besonders dünn, lässt Stoffaustausch zu (der Begriff „Plattenepithel" sagt aus, dass die Oberfläche des Epithels an Straßenplatten oder Kopfsteinpflaster erinnert)	Lungenbläschen Bauchfell (Überzug u. a. des Darms)
mehrschichtiges unverhorntes Plattenepithel 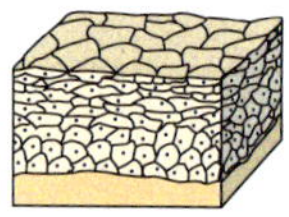	hohe Belastbarkeit und Dehnfähigkeit – ohne Hornschicht –	Mundschleimhaut, Speiseröhre, Vagina (weibliche Scheide)
mehrschichtiges verhorntes Plattenepithel 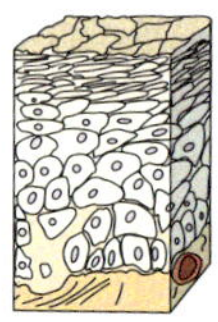	durch die zusätzliche Hornschicht extrem gute Schutzwirkung vor Verletzung und UV-Strahlen; für verschiedene Zusatzfunktionen hat die Haut noch Drüsen, Haare, Pigmentzellen usw.	Körperhaut
Zylinderepithel (mit oder ohne Überzug aus winzigen Saughaaren) 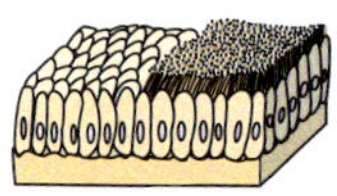	als einschichtiges Epithel widerstandsfähiger als das Plattenepithel; mit Saughärchen: kann sehr viel Flüssigkeit aufnehmen (wichtig im Darm) [Name wegen der zylinderförmigen Zellen]	Gallenblase, Darmschleimhaut
Flimmerepithel (Zylinderepithel mit einem Überzug aus winzigen Transporthaaren) 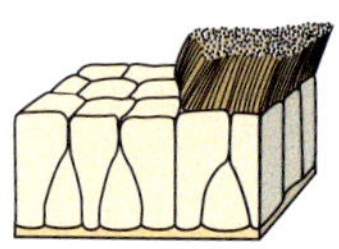	kann durch die winzigen beweglichen Härchen an seiner Oberfläche Fremdstoffe nach außen transportieren (z. B. Bakterien und Schleim aus den Bronchien hinaus)	Atemwege: Bronchien, Nase
Übergangsepithel 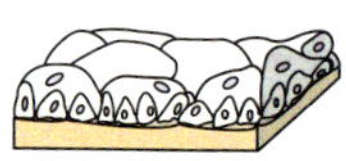	dehnbares Epithel für Hohlorgane mit unterschiedlichen Füllungszuständen; es passt sich der jeweiligen Größe des Organs an	Harnblase, Harnleiter

Exokrine Drüsen	Endokrine Drüsen
Schweiß-, Duft- und Talgdrüsen der Haut Anteile der Bauchspeicheldrüse und Prostata Drüsen der Verdauungsorgane sowie die Tränendrüsen Becherzellen des Darms	Schilddrüse Hypophysenvorderlappen Nebennierenrinde der Insulin produzierende Teil der Bauchspeicheldrüse

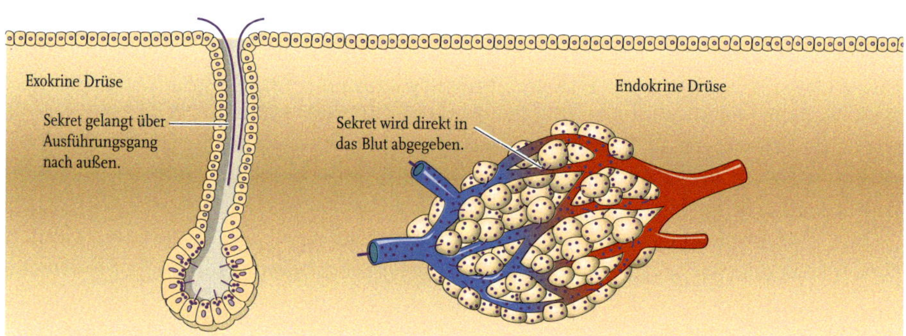

[1a] Exokrine Drüse

[1b] Endokrine Drüse

Binde- und Stützgewebe

Das Binde- und Stützgewebe liegt innerhalb der Organe, umhüllt sie oder liegt zwischen ihnen. Es werden folgende Formen unterschieden:

Bindegewebe:	Stützgewebe
▪ lockeres Bindegewebe	▪ Knorpelgewebe
▪ straffes Bindegewebe	▪ Knochengewebe
▪ retikuläres Bindegewebe	
▪ Fettgewebe	

Das Binde- und Stützgewebe besteht aus Zellen, Fasern und Interzellularsubstanz.

Bei den Fasern werden drei Typen unterschieden, kollagene, retikuläre und elastische Fasern. Die kollagenen Fasern setzen sich aus Kollagen zusammen, einem Struktureiweiß, das Wasser speichern kann. Sie kommen im ganzen Körper, hauptsächlich aber in Sehnen und Gelenken, vor. Retikuläre Fasern sind verzweigt und bilden Netze. Sie dienen vielen Organen als Stütze und kommen darüber hinaus in den Lymphknoten, der Milz und dem roten Knochenmark vor.

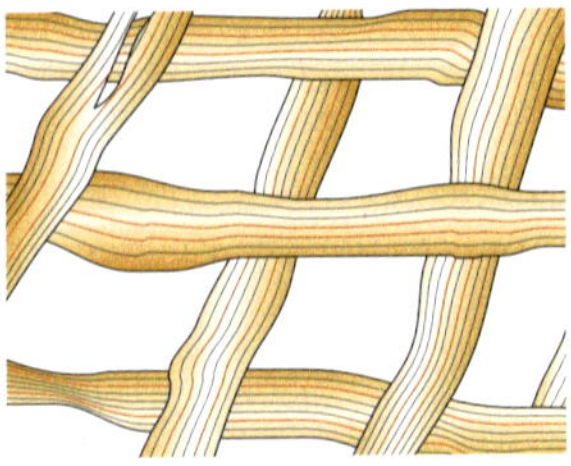
[2a] Lockeres Bindegewebe

Die elastischen Fasern ermöglichen den Gefäßen, der Haut oder den Lungen die Elastizität, die sie auf Grund ihrer Zustandsänderung brauchen.

Durch verschiedene Mischverhältnisse zwischen dem Vorkommen von Zellen, Fasern und Interzellularsubstanz sowie der gespeicherten Stoffe entstehen die unterschiedlichen Formen des Binde- und Stützgewebes.

Das **Knochengewebe** ist eine besonders harte Gewebeart. Wie alle Binde- und Stützgewebe besteht es ebenfalls aus Zellen, Fasern und Interzellularsubstanz, in diese hat sich jedoch Kalzium eingelagert, das dem Knochen die Härte gibt.

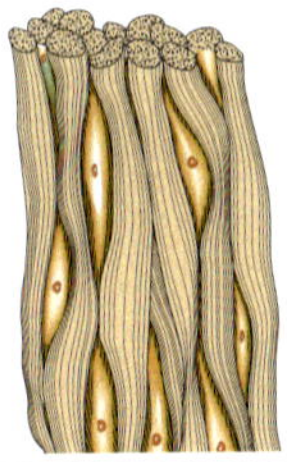
[2b] Straffes Bindegewebe

Das **Knorpelgewebe** ist eine sehr belastungsfähige Form des Binde- und Stützgewebes. Man unterscheidet drei Formen:

- hyaliner Knorpel
- elastischer Knorpel
- Faserknorpel

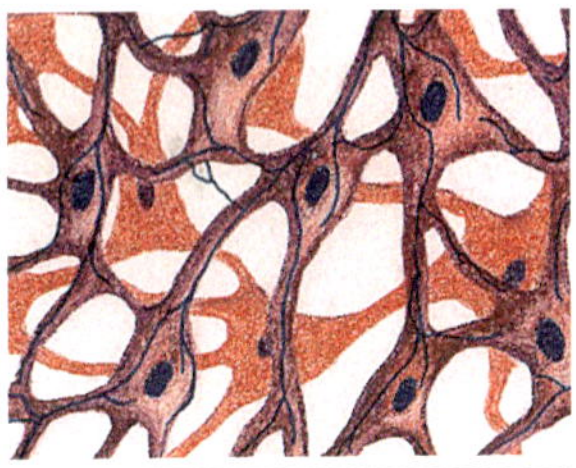
[2c] Retikuläres Bindegewebe

Das **Bindegewebe** unterscheidet sich in Zusammensetzung und Merkmalen, abhängig von seiner Lokalisation und den Anforderungen.

- Interstitielles (lockeres) Bindegewebe besteht aus kollagenen Fasern, elastischen Fasern und einer Grundsubstanz [Abb. 2a].
- Straffes Bindegewebe besteht aus vielen kollagenen Fasern [Abb. 2b].
- Retikuläres Bindegewebe besteht aus retikulären Fasern, die ein Netz bilden [Abb. 2c].
- Fettgewebe besteht aus retikulären Fasern und Fettzellen [Abb. 3].

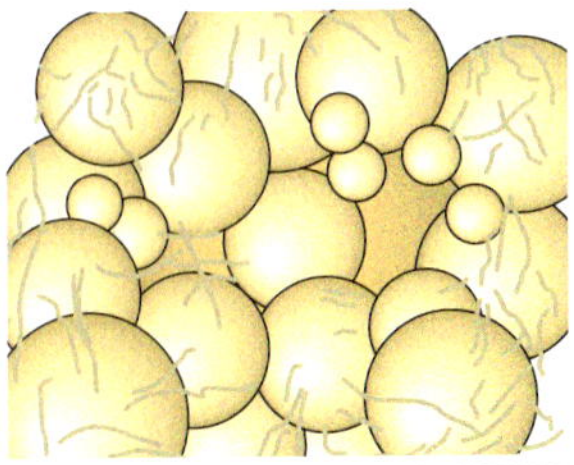
[3] Fettgewebe

Die aus dem **Knochengewebe** aufgebauten Knochen haben vielfältige Funktionen. Sie schützen die inneren Organe, stützen den Gesamtkörper und geben den Gliedmaßen ihre Form. Weiterhin sind sie Ansatzpunkt von Muskeln und Sehnen.

Da das **Knorpelgewebe** sehr druck- und biegeelastisch ist, tritt es als Gelenkknorpel, in den Bandscheiben und als Ohrmuschel auf.

Das **lockere Bindegewebe** füllt im Körper Organzwischenräume aus. Das **straffe Bindegewebe** bildet Sehnen, Bänder und Muskelfaszien und ist besonders belastungsfähig. Das **Fettgewebe** dient der Energiespeicherung und dem Schutz vor Wärmeverlust. Die Zellen des **retikulären Bindegewebes** können die Phagozytose durchführen und sind somit ein wichtiger Bestandteil des Immunsystems. Es kommt vor allem im Knochenmark, den Lymphknoten, der Milz und in den Rachen- und Gaumenmandeln vor.

Phagozytose | 794

Muskelgewebe

Das Muskelgewebe wird aus den Muskelzellen gebildet, die in der Lage sind, sich zusammenziehen (*kontrahieren*) zu können. Den Befehl hierzu erhalten sie durch eine Reizübertragung eines Nervs. Muskelgewebe wird wie folgt unterteilt.

Formen	Quergestreifte Muskulatur	Glatte Muskulatur	Herzmuskulatur
Bauart	schlauchförmige Muskelfasern, die aus ca. 5 cm langen Muskelzellen bestehen	ca. 0,5 cm lange, spindelförmige Muskelzellen, deren Zellkern in der Mitte liegt	Sonderform der quergestreiften Muskulatur mit mittigem Zellkern
Funktion	willkürliche Steuerung des Bewegungsapparats, schnelle Kontraktionen	unwillkürliche Bewegungen, primär der inneren Organe, lang andauernde Kontraktionen	schnelle, andauernde und rhythmische Kontraktion des Herzens
Lokalisation	Skelettsystem	z. B.Verdauungstrakt, Blutgefäße	Herz

Nervengewebe

Das Nervengewebe bildet das Nervensystem, welches im gesamten menschlichen Körper vorkommt und viele Steuerungsfunktionen übernimmt.
Man unterscheidet:

zentrales Nervensystem | 431
peripheres Nervensystem | 189
vegetatives Nervensystem | 440

- zentrales Nervensystem: Gehirn und Rückenmark
- peripheres Nervensystem: Hirnnerven und Rückenmarksnerven
- vegetatives Nervensystem: Sympathikus und Parasympathikus

Das Nervengewebe besteht aus den Nervenzellen (*Neuronen*), welche zu den größten Zellen des menschlichen Körpers zählen. Sie sind unregelmäßig geformt und der Zellkern liegt zentral [Abb. 1].

Die Nervenzellen können über zwei verschiedene Arten von Fortsätzen verfügen. **Dendriten** sind kurz und dienen der Aufnahme von elektrischen Impulsen. **Neuriten** *(Axone)* sind kabelartig und können bis zu einem Meter lang werden. Sie leiten die Impulse vom Zellkörper weg und nehmen über Verbindungsstellen (*Synapsen*) Kontakte zu anderen Zellen auf. Erstrecken sich die Neuriten bis in die Peripherie, spricht man von peripheren Nervenfasern, verlaufen sie nur im Gehirn oder Rückenmark, werden sie zentrale Nervenfasern genannt.

Die Neuriten sind meist von Markscheidenzellen eingehüllt, welche sie nach außen hin isolieren. Die Umhüllung weist in regelmäßigen Abständen Einschnürungen auf. Diese werden als **Ranvier'sche Schnürringe** bezeichnet.

Gebündelte Nervenzellen, die in die gleiche Richtung verlaufen, bilden einen Nerv.

Das Nervengewebe dient der Übernahme, Weitergabe und Verarbeitung von Reizen. Diese können mechanisch, chemisch, elektrisch oder thermisch sein.

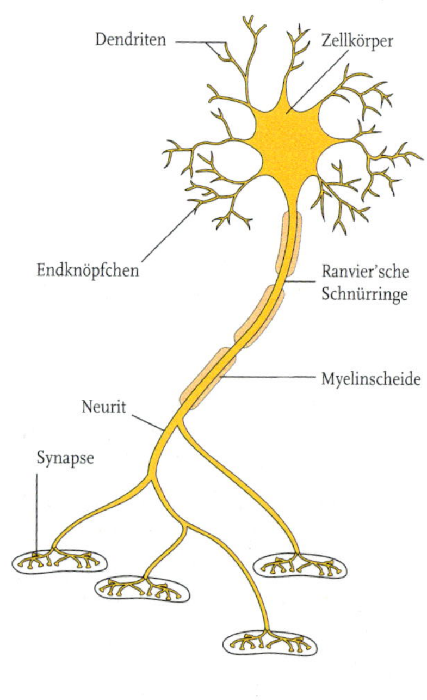

[1] Aufbau einer Nervenzelle (Schema)

Die Haut

2.2.2

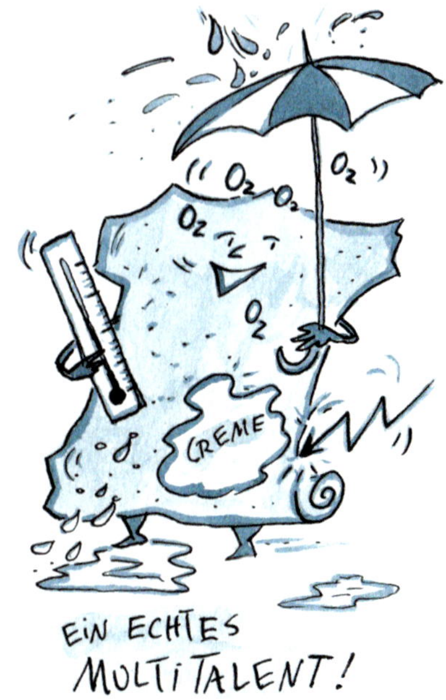

Mit einer Oberfläche von 1,5 – 2 qm und einem Gewicht von 3,5 – 10 kg ist die Haut das größte Organ des Menschen und hat verschiedene Funktionen:

Funktionen

- **Schutzfunktion:** Die Haut schützt vor mechanischen, thermischen und chemischen Schädigungen aus der Außenwelt sowie vor Bakterien, der Verdunstung lebenswichtigen Wassers im Körperinneren und vor gefährlicher Strahlung
- **Sinnesfunktion:** Die Haut nimmt Reize (z. B. Kälte, Wärme, Schmerz oder Berührung) aus der Außenwelt auf und leitet sie weiter.
- **Temperaturregulationsfunktion**: Durch die Absonderung von Schweiß an die Körperoberfläche und die dadurch entstehende Verdunstungswärme wird der Körper gekühlt.
- **Absonderungsfunktion:** Die Haut sondert durch die Schweiß-, Talg- und Duftdrüsen Sekrete ab.
- **Aufnahmefunktion:** Entlang der Haarfollikel werden gelöste Stoffe in die Haut aufgenommen (z. B. Wirkstoffe von medizinischen Salben).
- **Atemfunktion:** Über die Haut wird Sauerstoff aufgenommen und Kohlendioxid abgegeben.
- **Kommunikationsfunktion:** Die Haut spiegelt unser Befinden wider und wird daher auch als „Spiegel der Seele“ bezeichnet.

Hautschichten

Die Haut setzt sich aus drei Hauptschichten zusammen (nächste Seite, [Abb. 1]):

- Oberhaut (*Epidermis*)
- Lederhaut (*Corium*)
- Unterhaut (*Subcutis*)

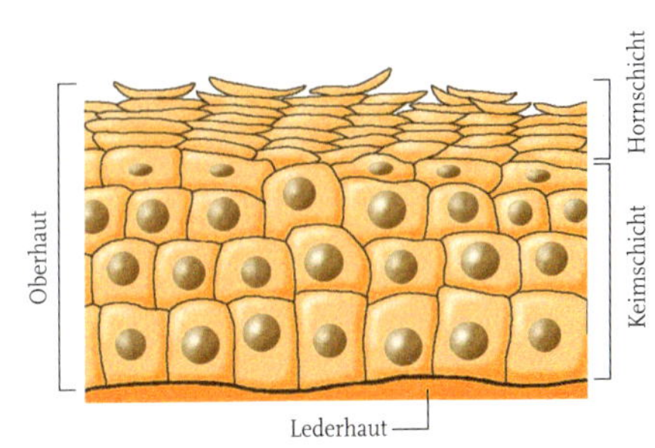

[2] Querschnitt durch die Oberhaut

Die **Oberhaut** (*Epidermis*) besteht aus mehrschichtigem verhorntem Plattenepithel. Sie unterteilt sich grob in die Hornschicht (*Stratum corneum*) und Keimschicht (*Stratum germativum*) [Abb. 2]. Die Keimschicht wird wiederum unterschieden in:

- Körnerzellschicht (*Stratum granulosum*)
- Stachelzellschicht (*Stratum spinosum*)
- Basalzellschicht (*Stratum basale*)

Die Hornschicht liegt außen und besteht aus abgestorbenen Zellen, die verhornt und miteinander verklebt sind. Dadurch ist sie sehr widerstandsfähig und übernimmt eine Schutzfunktion. Die Keimschicht ist dagegen aus lebenden Zellen aufgebaut, die sich durch Zellteilung ständig vermehren und somit Nachschub für die Oberhaut produzieren. Innerhalb von 30 Tagen werden so die Zellen der Oberhaut erneuert, indem sich die unteren Zellen der Keimschicht nach oben zur Hornschicht schieben. Dort produzieren sie den Hornstoff Keratin, welcher die Haut festigt und eine wasserabweisende Schicht erzeugt. Die abgestorbenen Zellen werden in widerstandsfähige Hornschuppen umgewandelt, die nach ungefähr 30 Tagen von der Haut abgestoßen werden.

Wie schnell diese Hautneubildung vonstattengeht, kann man z. B. nach dem Urlaub an sich selbst beobachten: Innerhalb eines Monats ist die Urlaubsbräune wieder verschwunden.

Dieser Zyklus wiederholt sich kontinuierlich. Die Dicke der Oberhaut ist am menschlichen Körper, je nach Beanspruchung, sehr unterschiedlich. An den stark belasteten Fußsohlen ist sie beispielsweise sehr dick, am Augenlid dagegen sehr dünn ausgeprägt.

Zwischen den Zellen der Keimschicht befinden sich die Melanozyten, die für die Hautfarbe zuständig sind. Sie produzieren einen dunklen Farbstoff (*Pigment*), das Melanin. Dieser wird in die umliegenden Zellen der Oberhaut abgegeben, sodass diese dunkler werden.

Dieser Farbstoffgehalt sowie die Farbe des Blutes und der Grad der Durchblutung bestimmen die **Hautfarbe**. Dunkelhäutige Menschen haben viel Melanin, hellhäutige wenig. Eine Sonderform bilden Albinos, Menschen, die gar kein Melanin produzieren und daher durch ihre weißen Haare und vordergründig rot aussehenden Augen auffallen.

Die **Lederhaut** (*Corium*) ist fest mit der Oberhaut verbunden. Sie besteht aus Kollagenfasern, elastischen Fasern, Bindegewebszellen und Abwehrzellen. Durch diese Kombination erhält die Lederhaut viel Elastizität. Außerdem enthält sie Nervenfasern, Blut- und Lymphgefäße. Zu den Aufgaben der Lederhaut zählen die Regulation der Körpertemperatur und des Kreislaufes. Auf Grund ihres Wasserbindevermögens reguliert die Lederhaut auch die Hautspannung (*Turgor*).

Im Alter lässt der Spannungsdruck der Haut nach, da die Fähigkeit, Wasser zu binden, abnimmt.

Die **Unterhaut** wird aus lockerem Bindegewebe und Fettzellen gebildet. Daher wird sie auch als „Unterhautfettgewebe" bezeichnet. Hier sind Nerven und Blutgefäße zu finden, aber auch Talgdrüsen, Schweißdrüsen und kleine Muskeln. Die Fettschicht ist bei den Menschen sehr unterschiedlich ausgeprägt und ist abhängig vom Geschlecht sowie dem Ernährungszustand. So ist das Fettgewebe bei Frauen generell im Hüft- und Oberschenkelbereich ausgeprägter als bei Männern und Kindern.

Die Unterhaut bietet sich auf Grund ihrer Fähigkeit, Flüssigkeit aufzunehmen, zur Verabreichung von Medikamenten an. Diese werden durch subkutane Injektionen dem Körper zugeführt.

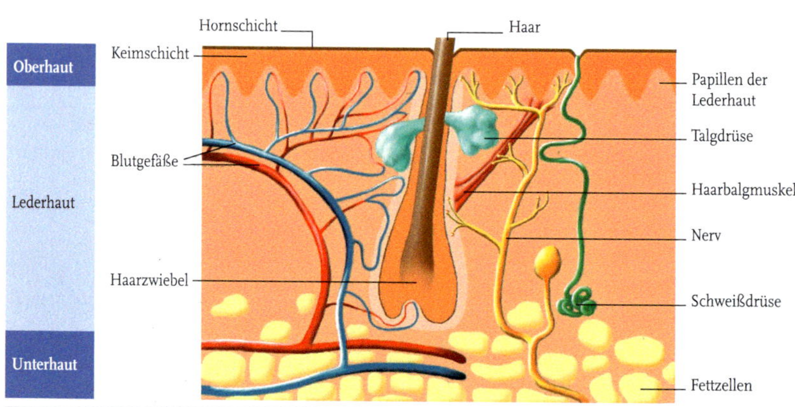

[1] Querschnitt durch die Haut

Durchblutung der Haut

Im menschlichen Körper sind nur die Lederhaut und die Unterhaut von Blutgefäßen netzartig durchzogen [Abb. 2]. Da die Oberhaut keine eigene Blutversorgung hat, wird sie von der Lederhaut mit Nährstoffen versorgt.

Hautrezeptoren

In der Haut lassen sich fünf verschiedene Typen von Rezeptoren zur Reizaufnahme unterscheiden [Abb. 3]:

Rezeptoren	Reizempfindung	Vorkommen
freie Nervenendigungen	Schmerz-, Kälte- und Wärmeempfindung	in allen drei Hautschichten
Vater-Pacini-Lamellenkörperchen	Vibrationsempfindung	Unterhautfettgewebe
Meissner-Körperchen	Berührungsempfindung	Lederhaut (Papillen)
Merkelzellen	Druckempfindung	Oberhaut
Ruffini-Körperchen	Druck- / Spannungsempfindung	Lederhaut

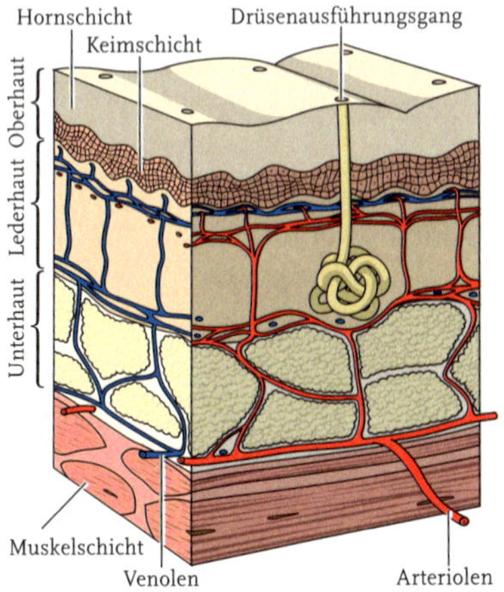

[2] Durchblutung der Haut

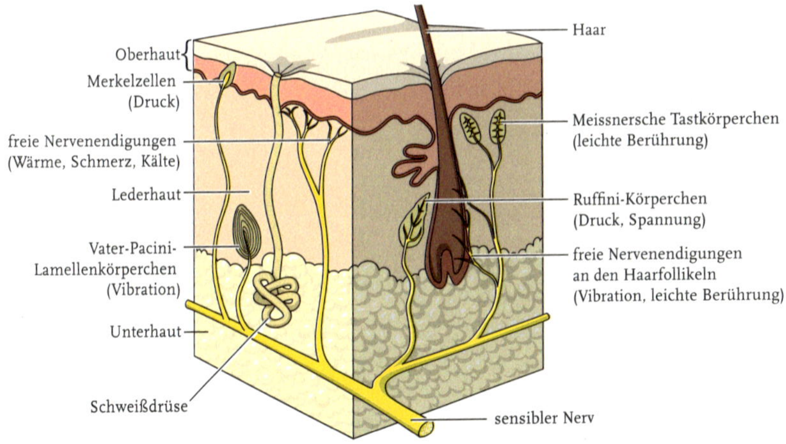

[3] Hautrezeptoren

Hautdrüsen

Zu den Hautdrüsen im menschlichen Körper zählen (nächste Seite [Abb. 1]):

- Talgdrüsen (*Glandulae sebaceae*)
- Duftdrüsen (*Glandulae sudoriferae apocrinae*)
- Schweißdrüsen (*Glandulae sudoriferae*)

Die **Talgdrüsen** kommen überall dort vor, wo Haarfollikel sind. Talgdrüsen, die nicht an die behaarte Haut gebunden sind, befinden sich beispielsweise an den Augenlidern oder den Lippen. Die Ausführungsgänge der Talgdrüsen münden in einen Haarbalg, daher auch die häufige Bezeichnung Haarbalgdrüsen. Das von ihnen produzierte Sekret ist der **Talg**. Er besteht aus Fett, Fettsäuren, toten Zellen, Harnstoff, Eiweiß, Elektrolyten und Wasser. Seine Aufgabe liegt darin, die Haut geschmeidig zu halten, das Haar vor dem Austrocknen zu schützen sowie bestimmte Bakterien abzutöten. Pro Tag werden etwa 1 – 2 g Talg gebildet. Ist dies nicht der Fall, wird die Haut trocken und spröde. Wird dagegen zu viel Talg gebildet, sind die Haare fettig und die Haut glänzt speckig.

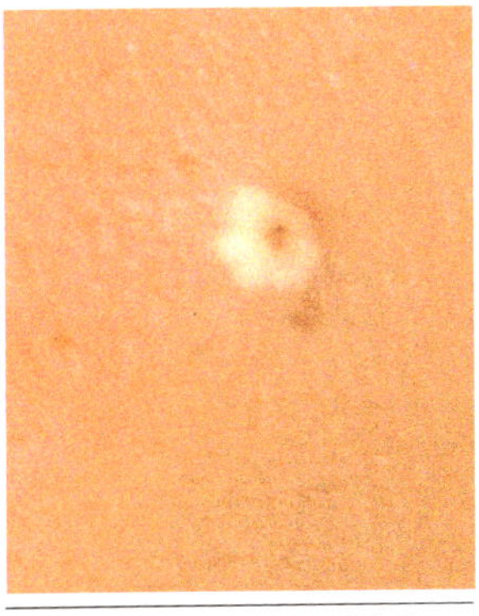

[4] Entzündete Talgdrüse (Pickel)

Verstopfen die Ausfuhrgänge der Talgdrüsen, kommt es zu einer Anstauung des Talgs und es entstehen Mitesser (*Komedonen*). Entzünden sich diese, bilden sich aus den Mitessern Pickel. Von Akne spricht man, wenn große Teile der Haut von Mitessern oder Pickeln betroffen sind, meist im Gesichts- oder Rückenbereich.

Im Alter nimmt die Talgproduktion ab, daher leiden viele ältere Menschen an Hauttrockenheit.

Duftdrüsen kommen am menschlichen Körper nur in bestimmten Hautbereichen wie den Achselhöhlen, Brustwarzen, den äußeren Gehörgängen, der Leistengegend sowie dem Anus vor. Sie produzieren ein duftendes eiweißhaltiges Sekret. Dieses kann durch Bakterien zersetzt werden, was zu einem unangenehmen Geruch führt. Die Ausschüttung des Duftdrüsensekretes erfolgt bei starken Emotionen wie Angst oder sexueller Erregung. Bei letzterer werden Sexuallockstoffe freigesetzt, die Pheromone. Sie sorgen umstrittenen Studien nach für eine gegenseitige Anziehungskraft zwischen Männern und Frauen. Die Attraktivität von Männern bei der Abgabe eines Umbauprodukts des Sexualhormons Testosteron soll gesteigert sein, umgekehrt sollen sich Männer durch weibliche Pheromone stärker angezogen fühlen.

Die Ausführgänge der Duftdrüsen enden in einem Haarbalg und demzufolge kommen sie ausschließlich in der behaarten Haut vor.

Die Brustdrüse (Milchdrüse) zählt anatomisch gesehen ebenfalls zu den Hautdrüsen, gehört aber funktionell zu den sekundären Geschlechtsmerkmalen.

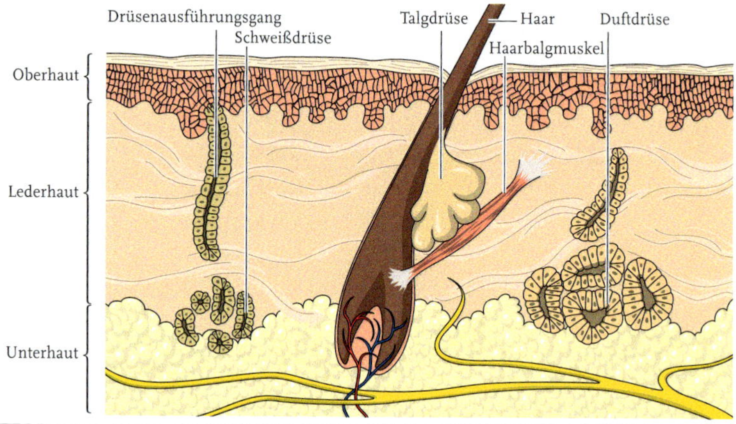

[1] Hautdrüsen mit Drüsenausführungsgängen

Die **Schweißdrüsen** kommen an der gesamten Körperoberfläche vor und sind besonders stark an den Handflächen und Fußsohlen ausgeprägt. Ihre Ausführungsgänge enden in der Keimschicht der Oberhaut. Schweißdrüsen produzieren täglich etwa 500 ml Schweiß, welcher hauptsächlich aus Wasser, Salz, Harnstoff, Harnsäure und Ammoniak besteht. Schweiß ist dünnflüssig und mit einem pH-Wert von 4,5 sauer.

Die Abgabe des Schweißes ist für Menschen die wichtigste Methode zur Regulation des Wärmehaushaltes. Durch Verdunstung an der Hautoberfläche trägt der Schweiß zur Abkühlung des gesamten Organismus bei. Das geschieht, indem er die in der Haut gelegenen Blutgefäße abkühlt. Bei starker Hitze beginnt die Schweißsekretion im Gesicht und breitet sich über den Körper aus. Zuletzt werden Handflächen und Fußsohlen ergriffen. Bei Aufregung oder Stress ist die Reihenfolge der Schweiß absondernden Drüsen umgekehrt. Neben der Wärmeregulation trägt der Schweiß an der Hautoberfläche zur Ausbildung eines Säureschutzmantels bei. Durch seinen niedrigen ph-Wert hemmt er das Wachstum und Vorkommen von Keimen.

Frisch gebildeter Schweiß ist geruchsfrei. Erst durch das Einwirken von Bakterien entsteht der charakteristische Schweißgeruch, der von uns Menschen als unangenehm empfunden wird. Um diesem vorzubeugen, benutzen die meisten Menschen Deodorants.

Die Schweißabgabe wird auch als Perspiration bezeichnet. Man unterscheidet zwischen der sichtbaren Schweißabgabe (*Perspiratio sensibilis*) und der nicht merklichen Verdunstung von Wasser über die Haut (*Perspiratio insensibilis*).

Hydrolipid-Säureschutzmantel

Der Hydrolipid-Säureschutzmantel [Abb. 2] der Haut besteht aus Talg und Schweiß. Diese emulgieren und bilden damit ein saures Milieu. Dadurch soll die Haut vor schädlichen Bakterien, aber auch vor Austrocknung geschützt werden. Der Schutzmantel kann Feuchtigkeit binden und verhindert Wasserverluste.

Säuglinge verfügen noch nicht über einen intakten Säureschutzmantel. Daher ist ihre Haut gegenüber Umwelteinflüssen besonders gefährdet.

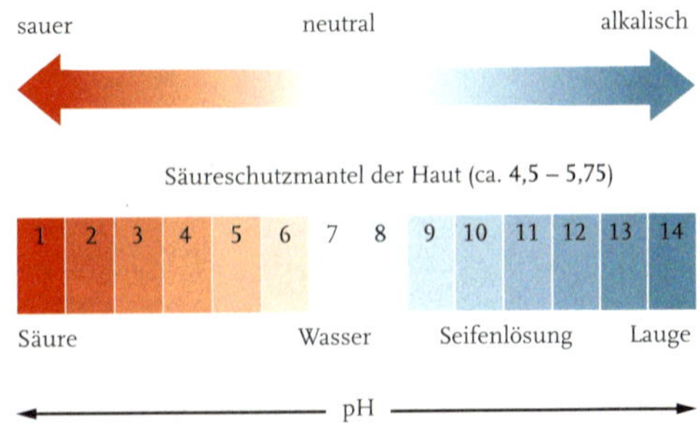

[2] Säureschutzmantel der Haut

Zu häufiges Waschen bewirkt die Abtragung des Hydrolipid-Säureschutzmantels. Als Folge wird die Haut trocken, rissig und anfällig. Eincremen kann die Rückfettung der Haut unterstützen.

Physiologische Hautflora

Neben schädlichen Bakterien, die durch den Säureschutzmantel abgewehrt werden sollen, existiert in den äußeren Hautschichten eine physiologische Keimbesiedelung. Diese wird als physiologische Hautflora bezeichnet. Darunter versteht man eine Besiedelung mit Bakterien, die für den Menschen ungefährlich sind und sich gut an das Milieu der Haut angepasst haben. Hierzu gehören beispielsweise Milchsäurebakterien oder auch der Keim Staphylokokkus epidermidis. Schleimhäute sind häufiger mit Streptokokken besiedelt. Vorkommen und Anzahl der Keime unterscheiden sich je nach der Körperregion. Die optimalen Bedingungen für diese Bakterien liefert der Säureschutzmantel unserer Haut durch sein saures Milieu.

Die wichtigste Aufgabe der physiologischen Hautflora liegt in dem Schutz vor Infektionen. Da sich die Keime der physiologischen Hautflora schon auf der Haut befinden, dienen sie als „Platzhalter", sodass andere Anflugskeime keinen Platz finden, sich anzusiedeln. Darüber hinaus stimulieren sie durch ihre Anwesenheit kontinuierlich unser Abwehrsystem.

Hauttypen

Es lassen sich verschiedene Hauttypen unterscheiden:

- normale Haut
- fette Haut (*Seborrhoe*)
- trockene Haut (*Sebostase*)

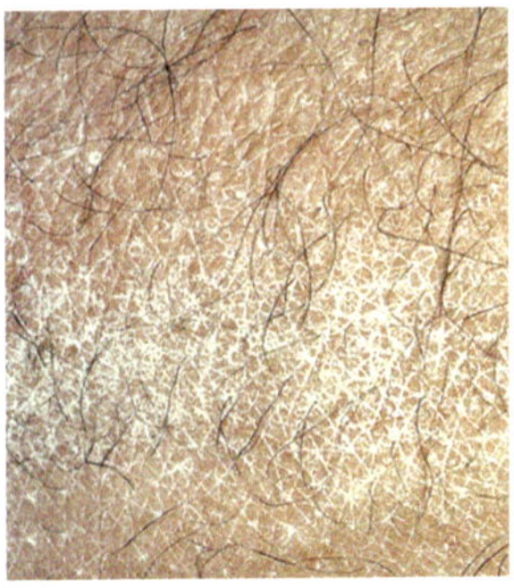

[3] Trockene Haut

Die **normale Haut** weist keine Unreinheiten auf, ist gut durchblutet, feinporig und zart.

Fette Haut entsteht durch eine vermehrte Talgbildung und erscheint grobporig und fettig glänzend. Darüber hinaus treten vermehrt Unreinheiten auf wie Mitesser oder Pickel. Ursachen für diesen Hauttyp sind beispielsweise Hormonstörungen, genetische Dispositionen sowie die Einnahme bestimmter Medikamente.

Bei der **trockenen Haut** ist der Rückfettungsmechanismus gestört. Die Haut ist nicht mehr in der Lage, Fettverluste auszugleichen. Sie ist rau, spröde und bildet Schuppen, vor allem am Haaransatz und den Augenbrauen [Abb. 3 und 4].

Auch hier können die Ursachen genetisch bedingt sein, aber auch übermäßiges Waschen mit Seife sowie die Alterung der Haut bewirken eine Austrocknung.

Ein einzelner Mensch kann auf keinen Hauttyp festgelegt werden, sondern häufig findet man eine Mischung aus normaler, trockener und fettiger Haut vor.

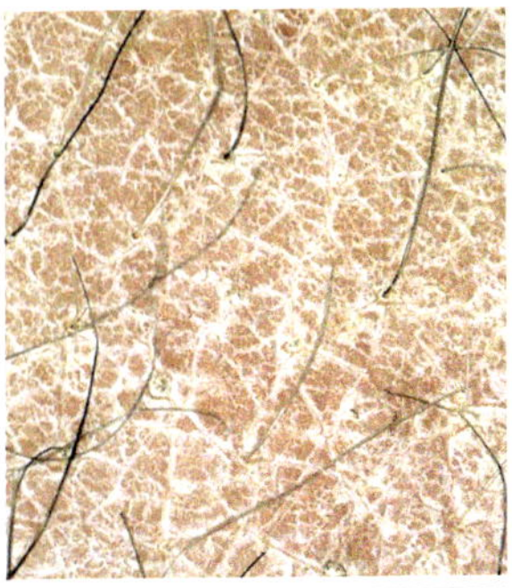

[4] Extrem trockene und schuppige Haut

Veränderungen der Haut im Alter

Dekubitus | 146

- Im Alter verliert die Lederhaut elastische Fasern. Die Epidermis wird dünner und bekommt ein „papierartiges" Aussehen [Abb. 1]. Die Haut verliert dadurch an Elastizität und reißt unter mechanischer Einwirkung schneller.
- Die Zellen der Keimschicht teilen sich seltener. Daher wird die Hornhaut langsamer von unten ersetzt, Verletzungen heilen schlechter.
- Die Unterhaut verliert Fettzellen und ist daher nur noch eingeschränkt zur Wärmeisolation fähig, sodass alte Menschen eher frieren. Da die Fettschicht auch eine Polsterfunktion hat, entstehen Druckgeschwüre (| Dekubitus) schneller.
- Die Pigmentierung lässt nach und wird unregelmäßiger; sogenannte „Altersflecken" entstehen [Abb. 2, 3, 4]. Dadurch ist die Altershaut empfindlicher gegen UV-Strahlung und muss bei Sonneneinstrahlung besser geschützt werden.
- Langjährige übermäßige UV-Lichteinwirkung, z. B. durch übertriebenes Sonnenbaden oder Solariumbesuch, kann die natürlichen Alterungsvorgänge der Haut beschleunigen. Chronisch UV-Licht-geschädigte Haut zeigt tiefere Falten, hat eine sehr unregelmäßige Pigmentierung und neigt zu krusten- und knotenbildenden Veränderungen insbesondere der Gesichtshaut. Diese knotigen Veränderungen, die als aktinische Keratose bezeichnet werden, können bösartig entarten und müssen hautärztlich abgeklärt werden [Abb. 5].

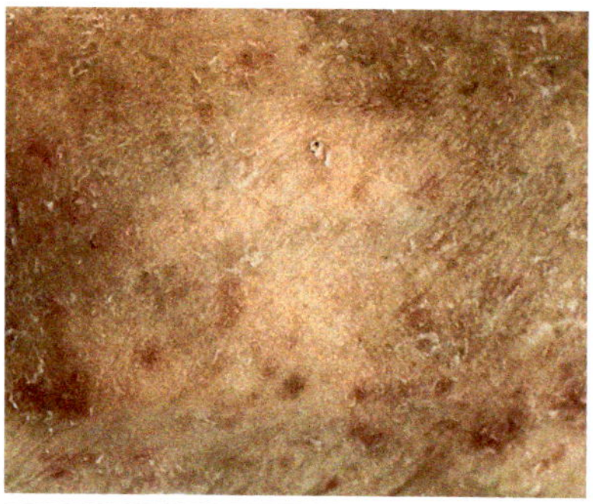

[1] Altershaut

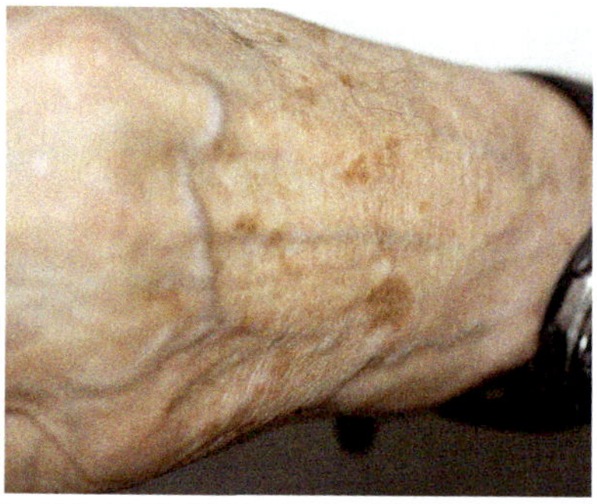

[2] Altersflecken (Hand)

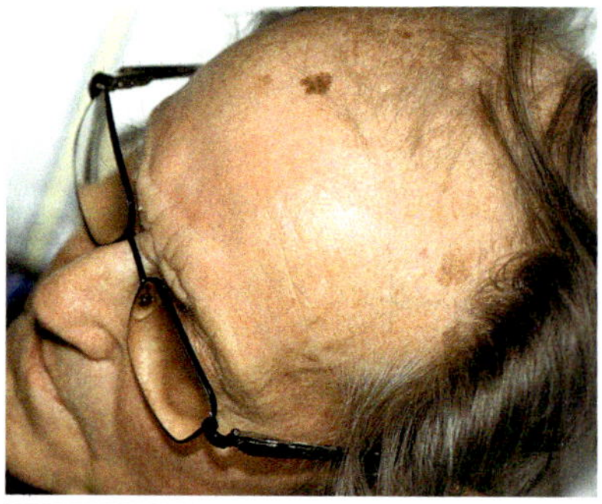

[3] Altersflecken (Kopf)

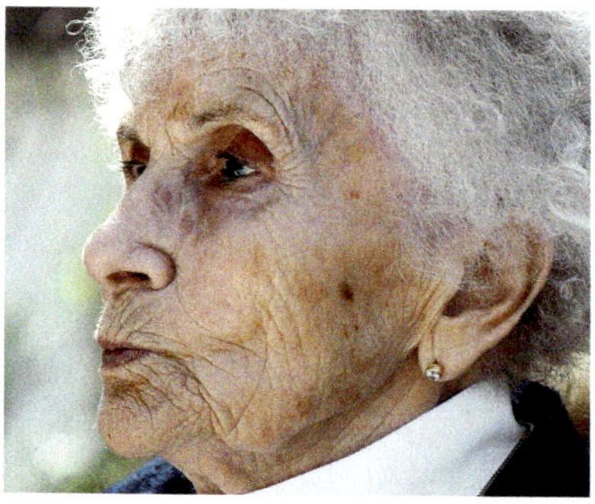

[4] Altersflecken (Gesicht)

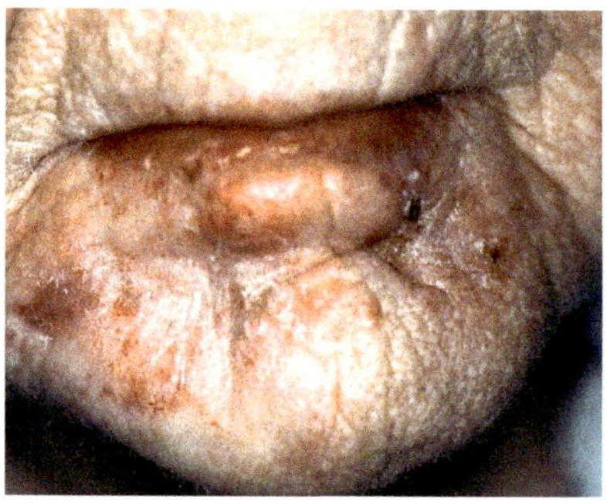

[5] Aktinische Keratose

Hautanhangsgebilde

Haare

Fast am gesamten menschlichen Körper, mit Ausnahme der Handinnenflächen, Fußsohlen, Lippen und Teilen der äußeren Genitalien, ist die Haut behaart. Insgesamt befinden sich ca. 5 Millionen Haare am Körper, 1 Million davon am Kopf.

Haare (*Pili*) erfüllen eine Schutz- und Tastfunktion und sind sekundäres Geschlechtsmerkmal. Ihre Lebensdauer beträgt ungefähr 2–6 Jahre, wobei Wimpern und Augenbrauen nur 3–6 Monate alt werden. Täglich fallen durchschnittlich 70 Haare aus. Haare haben eine Wachstumsgeschwindigkeit von einem Zentimeter pro Monat.

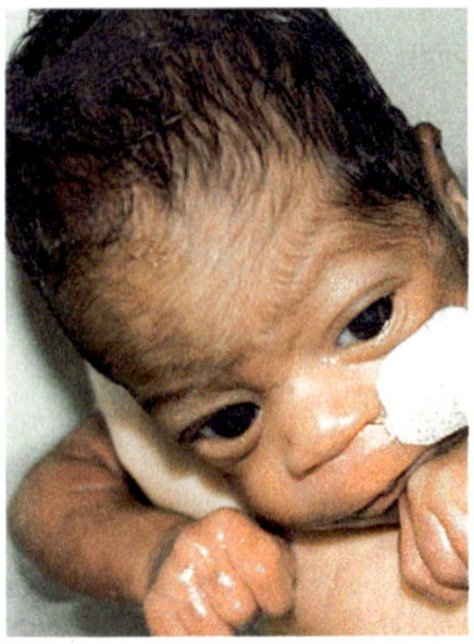

[6] Lanugobehaarung

Die Lanugobehaarung [Abb. 6] ist die erste Behaarung des Menschen und entsteht während der Fetalzeit im 7. Schwangerschaftsmonat, geht aber noch vor der Geburt verloren. Neugeborene weisen noch Reste dieser Lanugobehaarung auf, bei Frühgeborenen kann die Lanugobehaarung vollständig vorhanden sein.

Hinsichtlich ihrer Beschaffenheit werden folgende Haararten unterschieden:

Haarart	Vorkommen
Langhaare	Kopfhaare, Achselhaare, Schamhaare
Kurz- oder Borstenhaare	Wimpern, Augenbrauen, Nasenhaare
Wollhaare	feinste Härchen, die den Körper bedecken

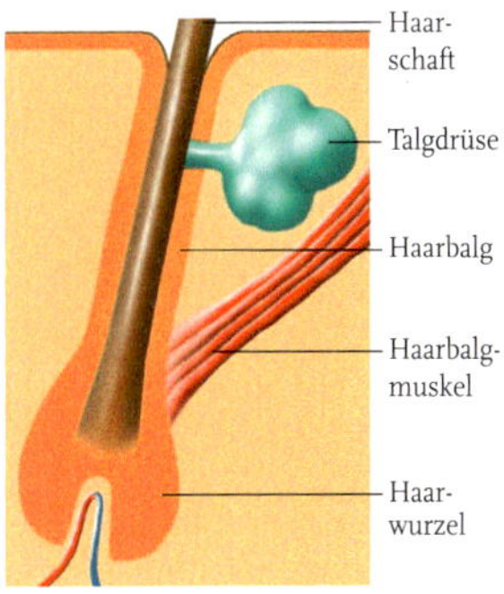

[7] Haaraufbau

Haare bestehen aus den beiden Hauptteilen Haarwurzel und Haarschaft. Sie sind fest in der Haut verankerte Hornfäden und werden aus verhornten Zellen gebildet. Der Haarschaft ragt aus der Haut heraus, während die Haarwurzel mit dem Haarbalg fest in der Oberhaut verankert sind. Durch das Sekret der Talgdrüse wird das Haar geschmeidig gehalten. Der Haarbalgmuskel kann die zwischen Muskel und Haarwurzel liegende Talgdrüse komprimieren sowie das Haar aufrichten. So entsteht eine wärmende Isolationsschicht, die auch als „Gänsehaut“ bezeichnet wird. Der Haarbalgmuskel fehlt jedoch bei Augenbrauen oder Wimpern.

Nägel

Ähnlich wie Haare bestehen die Nägel aus verhornten Epithelzellen der Oberhaut und bedecken die Endglieder der Finger und Zehen [Abb. 8]. Dadurch geben sie ihnen Schutz und verbessern die Tastempfindung. Aus der Nagelmatrix, einer Regenerationsschicht der Epidermis, bildet sich fortdauernd die Nagelplatte, die dem Nagelbett aufliegt [Abb. 10]. Ist diese Regenerationsschicht zerstört, kann kein neuer Nagel nachwachsen. Pro Tag wächst der Nagel ca. 0,1 mm.

Als Möndchen (*Lunula*) bezeichnet man den halbmondförmigen weißen Bereich am Nagelbett [Abb. 9]. Es ist Teil der Nagelmatrix.

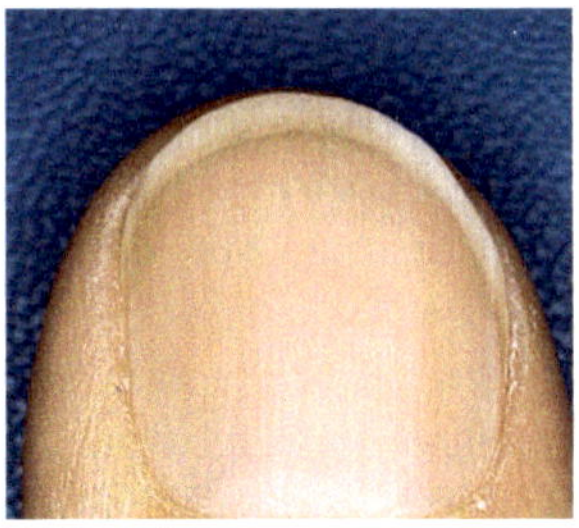

[8] Gesunder Nagel

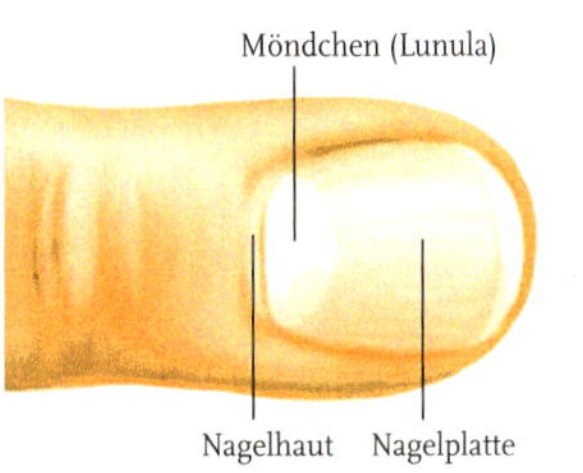

[9] Aufbau des Nagels

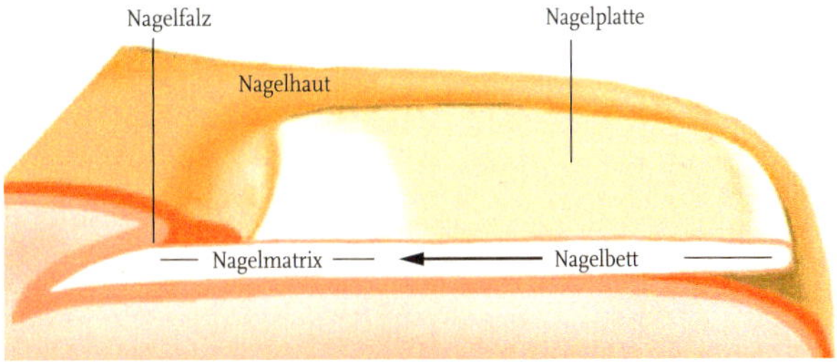

[10] Querschnitt durch den Nagel (Schema)

2.2.3 Aufbau und Funktion der äußeren Geschlechtsorgane

Die Kenntnis des Aufbaus und der Funktion der äußeren Geschlechtsorgane ist für die Durchführung der Intimpflege notwendig. Als Geschlechtsorgane (*Genitale*) werden die Organe bezeichnet, die der Arterhaltung (Bildung, Aufbewahrung und Weiterleitung der Keimzellen, Entwicklung der Keimzelle bis zur Geburt) dienen. Man unterscheidet sie ihrer Lage entsprechend in innere und äußere Geschlechtsorgane. Während die inneren Geschlechtsorgane von außen nicht sichtbar sind, können die äußeren Geschlechtsorgane von außen gesehen und ertastet werden. Sie sind bereits beim Embryo angelegt und beim Säugling erkennbar, entwickeln ihre volle Funktionsfähigkeit jedoch erst in der Pubertät.

Pubertät | 2 3

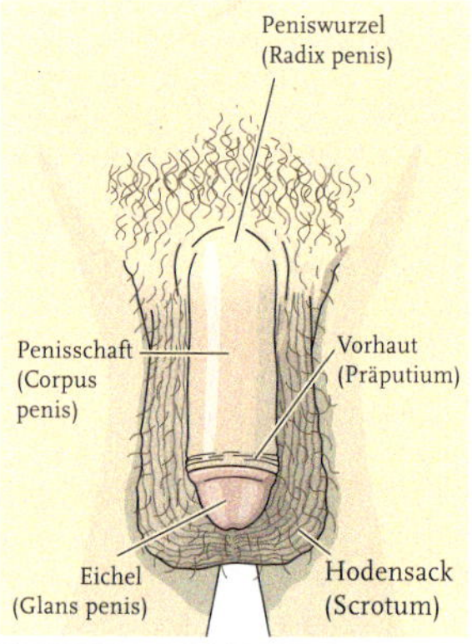

[1] Äußere männliche Genitale

Äußere männliche Geschlechtsorgane

Zu den äußeren Geschlechtsorganen des Mannes gehören [Abb. 1]:

- Glied (*Penis*)
- Hodensack (*Scrotum*)

Zu den inneren Geschlechtsorganen des Mannes gehören:

- Hoden (*Testis*)
- Nebenhoden (*Epididymis*)
- Samenleiter (*Ductus deferens*)
- Geschlechtsdrüsen (*z. B. Prostata*)

innere Geschlechtsorgane | 2
Schambein | 178

Männliches Glied

Das männliche Glied unterteilt sich in die drei Abschnitte:

- Wurzel (*Radix penis*)
- Schaft (*Corpus penis*)
- Eichel (*Glans penis*)

Die Wurzel ist die Verbindung des Penis mit dem Beckenboden und den Schambeinästen und der unbewegliche Teil des männlichen Glieds. Als Penissschaft bezeichnet man den beweglichen Teil des Penis ohne Penisspitze. Die Penisspitze wird als Eichel bezeichnet und ist von der zurückstreifbaren Vorhaut (*Präputium*) umgeben. Im Penisinneren liegen die drei Schwellkörper, die paarigen Penisschwellkörper und die Harnröhrenschwellkörper. Sie dienen der Aufrichtung des Gliedes (*Erektion*). Weiterhin endet in der Eichel die Harnröhre (*Urethra*), die auch als Samenweg dient. Die Haut der Eichel enthält viele sensible Nervenendigungen, aber auch spezielle Genitalnervenkörperchen, Vater-Pacini-Körperchen und Meißner-Körperchen.

Unter der Vorhaut bildet sich aus Bakterien und der Abschilferung des mehrschichtigen Plattenepithels der Eichel das so genannte Smegma. Aus diesem Grund ist eine sorgfältige Reinigung der Eichel nach Zurückziehen der Vorhaut bei jeder Körperwäsche notwendig.

Hodensack

Der Hodensack wird den äußeren männlichen Geschlechtsorganen zugeordnet, während zu den inneren männlichen Geschlechtsorganen die ihm inneliegenden paarig angelegten Hoden, Nebenhoden und Samenleiter gehören. Der Hodensack ist von Haut umgeben und besteht aus einer derben undehnbaren Bindegewebsschicht sowie den Faserzügen des M. cremaster, der sich reflektorisch bei Kälte zusammenzieht und bei Wärmeeinwirkung erschlafft und damit der Wärmeregulation zum Schutz der Keimzellen dient.

Äußere weibliche Geschlechtsorgane

Zu den äußeren Geschlechtsorganen der Frau gehören [Abb. 2]:

- Schamhügel (*Mons pubis*)
- große Schamlippen (*Labia majora pudendi*)
- kleine Schamlippen (*Labia minora pudendi*)
- Scheidenvorhof (*Vestibulum vaginae*)
- Kitzler (*Klitoris*)

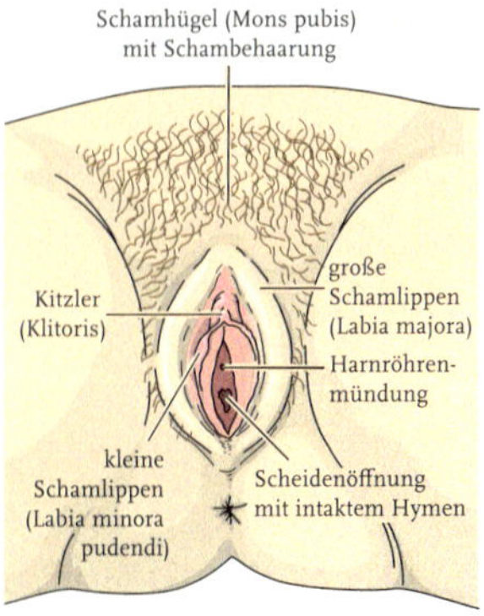

[2] Äußere weibliche Genitale

Sie werden häufig unter dem Begriff Vulva zusammengefasst. Zu den |inneren weiblichen Geschlechtsorganen gehören:

- Eierstock (*Ovar*)
- Eileiter (*Tuba uterina*)
- Gebärmutter (*Uterus*)
- Scheide (*Vagina*)

Schamhügel

Der Schamhügel liegt über dem Zusammenschluss der großen Schamlippen und ist ein behaartes Fettpolster über der |Symphyse.

innere weibliche Geschlechtsorgane | 2
Symphyse | 184

Schamlippen

Große Schamlippen	Kleine Schamlippen
▪ behaarte, breite Hautwülste ▪ Zusammenschluss oberhalb der Klitoris sowie vor dem After ▪ enthalten straffe Fettpolster ▪ bestehen an der Innenseite aus mehrschichtigem schwach verhorntem Plattenepithel; die Außenseite entspricht dem Epithel der Körperhaut	▪ unbehaarte, dünne Hautwülste ▪ liegen an der Innenseite der großen Schamlippen ▪ Hautlappen, die lockeres, fettarmes Bindegewebe enthalten und von Schleimhaut umgeben sind ▪ bestehen an der Innenseite aus mehrschichtigem unverhorntem und an der Außenseite aus mehrschichtig schwach verhorntem Plattenepithel

Scheidenvorhof

Als Scheidenvorhof bezeichnet man den Bereich zwischen den kleinen Schamlippen. Hier befinden sich weitere Schwellkörper und Drüsen. In den Scheidenvorhof münden die weibliche Harnröhre sowie der eigentliche Scheidengang (*Vagina*). In enger Nachbarschaft zu den kleinen Schamlippen befinden sich zahlreiche Talgdrüsen sowie die Ausführungsgänge der Bartholin-Drüsen und der kleinen Vorhofdrüsen, die ein schleimartiges alkalisches Sekret liefern. Dieses Sekret dient der Anfeuchtung des Scheidenvorhofs und Teilen der Vagina in der Erregungsphase. Damit wird die Aufnahme des männlichen Gliedes in die Vagina während des Geschlechtsakts vorbereitet.

Die Vaginalöffnung wird bei Mädchen und Frauen, die noch keinen Geschlechtsverkehr hatten, vom Jungfernhäutchen (*Hymen*) teilweise veschlossen. Ein nicht mehr vorhandenes Hymen lasst jedoch nicht automatisch auf eine Entjungferung (*Defloration*) schließen.

Klitoris

Bei der Klitoris handelt es sich um einen 3–4 cm langen Schwellkörper, der sich während sexueller Erregung aufrichtet. In der die Klitoris überziehenden Schleimhaut kommen viele sensible Nervenendigungen vor. Hierzu zählen vor allem die so genannten Genitalnervenkörperchen, aber auch Meißner-Körperchen und Vater-Pacini-Körperchen.

2.2.4 Hautveränderungen

Unter Effloreszenzen versteht man alle sichtbaren und tastbaren Hautveränderungen [Abb. 1]. Sie werden in primäre und sekundäre Effloreszenzen unterteilt und haben unterschiedliche Ursachen.

Primäre Effloreszenzen

Auf gesunder Haut können sich primäre Effloreszenzen entwickeln. Sie spielen bei der dermatologischen Diagnostik eine wichtige Rolle, da sie Symptome für bestimmte Hauterkrankungen sind.

Erythem	durch starke Durchblutung hervorgerufene Hautrötung
Mitesser (*Komedo*)	Horntropf, durch Verstopfung einer Talgdrüse
Fleck (*Macula*)	Farbveränderung der Haut, z. B. rot, braun oder weiß
Knötchen (*Papula*)	kleine, nicht wegdrückbare Erhabenheit der Haut durch Verdickung der oberen Hautschichten
Knoten (*Nodus*)	in tieferen Hautschichten tastbare derbe Veränderung
Bläschen (*Vesicula*)	ein kleiner mit Flüssigkeit gefüllter Hohlraum
Blase (*Bulla*)	ein großer mit Flüssigkeit gefüllter Hohlraum
Pustel / Eiterbläschen (*Pustula*)	Bläschen oder Blasen, die mit Eiter gefüllt sind
Quaddel (*Urtica*)	blasse bis hellrote, weiche ödematöse Erhabenheit der Haut, ist meist mit Juckreiz verbunden

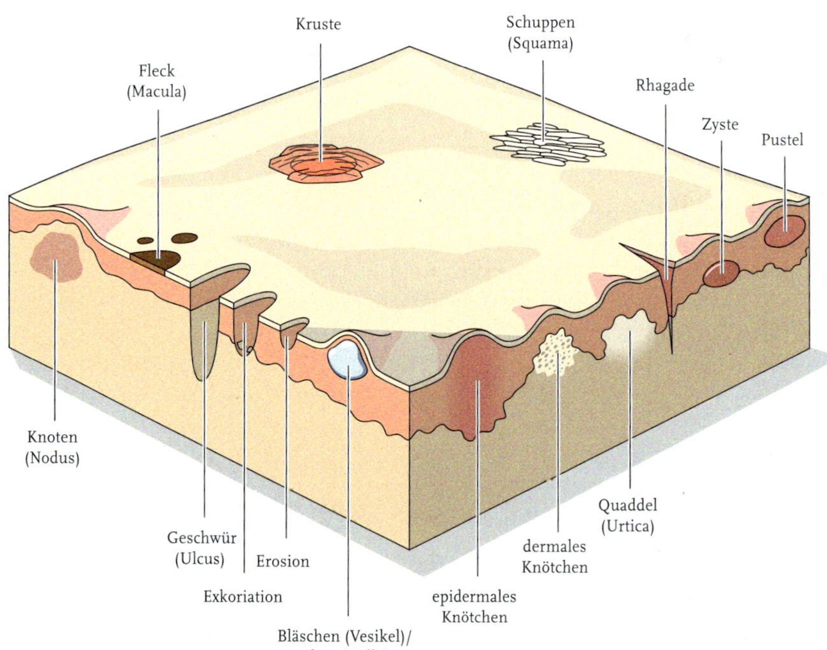

[1] primäre und sekundäre Effloreszenzen

Sekundäre Effloreszenzen

Sekundäre Effloreszenzen entstehen aus Primäreffloreszenzen durch krankhafte Prozesse oder durch Selbstschädigung wie beispielsweise starkes Kratzen.

Schuppe (*Squama*)	vermehrte Abstoßung von Hornsubstanz
Kruste/Borke (*Crusta*)	auf der Hautoberfläche aufgelagertes getrocknetes Sekret
Narbe (*Cicatrix*)	nach einer Verletzung der Haut neu gebildetes fasriges Bindegewebe
Abschürfung (*Erosion*)	Defekte der Oberhaut
Exkoriation	Abschürfungen, die bis in die Lederhaut reichen
Rhagade	durch Überdehnung hervorgerufener strichförmiger Riss der Oberhaut
Geschwür (*Ulcus*)	eine tiefe Zerstörung des Gewebes bis unter die Epidermisgrenze, hinterlässt eine Narbe
Atrophie	Verdünnung oder Verlust der Haut durch Gewebsschwund
Zyste	ein mit Flüssigkeit gefüllter, abgekapselter Hohlraum

Entzündungszeichen der Haut

Hautschädigungen, beispielsweise hervorgerufen durch Verletzungen, Infektionen oder Verbrennungen, führen, zur Entzündung der Haut.

Folgende typische Entzündungszeichen können auftreten.

Frage? Haben alle Tomaten eine Entzündung?

Fünf Entzündungszeichen	
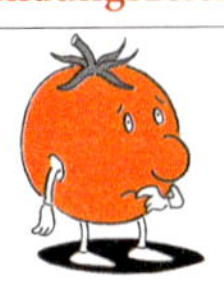	1 Rötung (*Rubor*) Bei einer Entzündung kommt es zur Hyperämie (verstärkten Durchblutung), sodass die Haut rot wird.
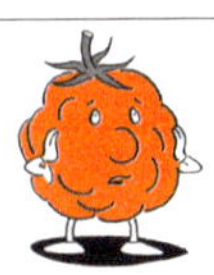	2 Schwellung (*Tumor*) Flüssigkeiten und Zellen, die sich bei Entzündungsprozessen anhäufen, lassen das Gewebe anschwellen.
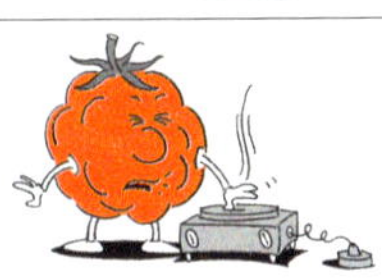	3 Schmerzen (*Dolor*) Auf Grund von Nervenreizungen und Nervenschädigungen, die bei einer Entzündung vorkommen können, entstehen Schmerzreize.
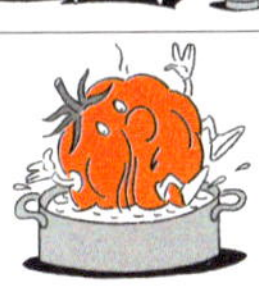	4 Überwärmung (*Calor*) Infolge der oben genannten Hyperämie kommt es zur lokalen (örtlichen) Erwärmung der entzündeten Körperregion.
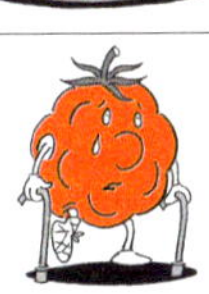	5 Funktionsverlust (*Functio laesa*) Angesichts der bestehenden Schwellungen und Schmerzen (Entzündungszeichen 2. und 3.) ist es nicht mehr so gut möglich, das entzündete Körperteil zu bewegen. Dies ist insbesondere bei gelenknahen Entzündungen der Fall.

Neben den allgemeinen Entzündungszeichen können auch Bläschenbildung und Juckreiz auftreten.

Typische Krankheitszeichen bei bakteriellen Entzündungen der Haut sind Abszesse, Phlegmone und als Folge tiefe Abszesse und Fisteln.

Juckreiz 2

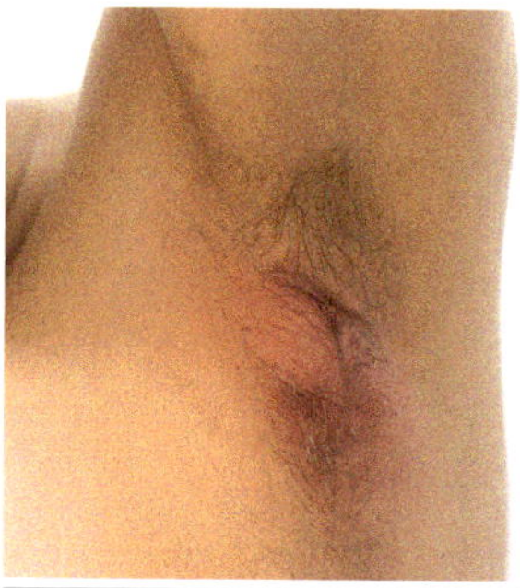

[1] Abszess

Abszess

Bei einem Abszess handelt es sich um eine Eiteransammlung durch Gewebeeinschmelzung in nicht vorgebildeten, allseitig abgeschlossenen Gewebehohlräumen [Abb. 1]. Abszesse werden durch bakterielle Infektionen hervorgerufen und zeigen die typischen Entzündungszeichen der Haut. Während Abszesse im Anfangsstadium mit lokaler Kühlung therapiert werden, müssen tiefere Abszesse chirurgisch eröffnet und entleert werden. In schwereren Fällen erfolgt zusätzlich eine antibiotische Therapie.

Phlegmone

Unter einer Phlegmone versteht man eine durch Bakterien (*Staphylokokkus aureus*) hervorgerufene Entzündung der Haut mit Ausbreitung entlang der Sehnen und Muskeln [Abb. 2]. Symptome sind:

- offene und großflächige Eiterbildung
- Schmerzen
- Schwellung
- Gewebseinschmelzung
- Fieber
- allgemeines Krankheitsgefühl

Die Krankheit kommt besonders häufig an Armen und Beinen vor, kann sich aber auch am gesamten Körper ausbreiten. Neben einer chirurgischen Ausräumung der Wunde wird die Entzündung mit einer antibiotischen Therapie bekämpft.

Fistel

Shunt zur Dialyse | 2

Wenn tiefe Abszesse röhrenartige Verbindungen zu Hohlorganen des Körpers oder zur Hautoberfläche bilden, spricht man von Fisteln. Neben der Entstehung dieser Gänge auf Grund von Infektionen können sie auch angeboren sein oder sich nach Operationen sowie Verletzungen bilden. Darüber hinaus können sie typischerweise bei entzündlichen Darmerkrankungen im Bereich des Enddarms auftreten. Fisteln können aber auch zu therapeutischen Zwecken angelegt werden (z. B. |Shunt zur Dialyse).

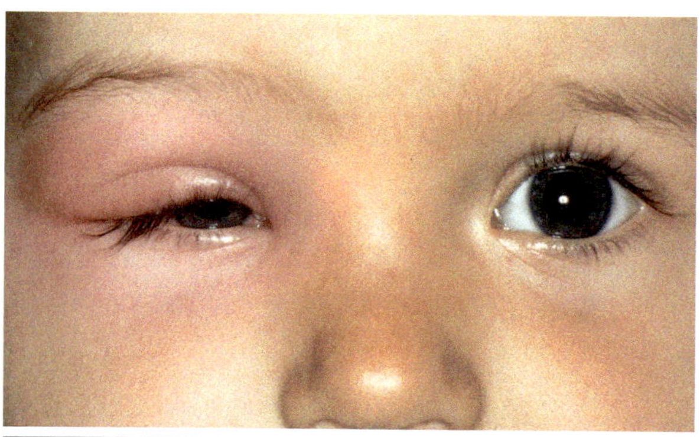

[2] Phlegmone

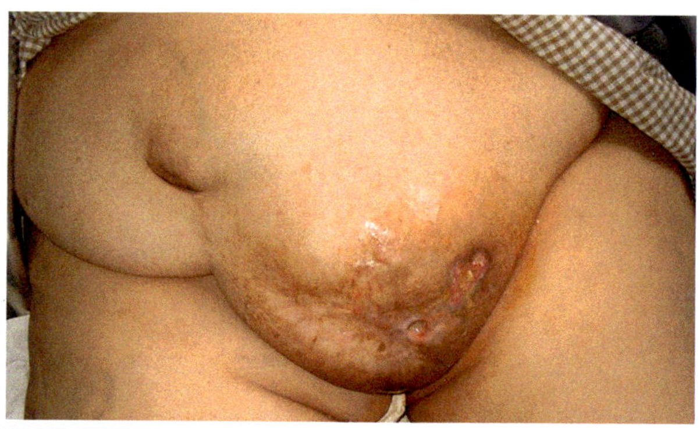

[3] Intestinale Fistelbildung bei einer Nabelhernie

Ausgewählte Hauterkrankungen

2.2.5

Hautinfektionen

Infektionen der Haut können durch Bakterien, Pilze und Viren hervorgerufen werden. Eine Infektion der Haut wird auch Dermatitis genannt. Als Ekzem werden lokal begrenzte Hauterkrankungen bezeichnet, die nicht kontagiös, d.h. nicht ansteckend sind. Exantheme sind durch großflächige entzündliche Hautveränderungen gekennzeichnet, die i.d.R. zeitlich begrenzt auftreten.

Bakteriell bedingte Hauterkrankungen werden häufig durch |Streptokokken hervorgerufen. Eine typische bakterielle Hauterkrankung ist die **Impetigo contagiosa** (Grindflechte), die überwiegend bei Kindern auftritt und durch oberflächliche Blasen gekennzeichnet ist, die im späteren Verlauf aufplatzen. Sie wird durch |Staphylokokken oder Streptokokken ausgelöst. Impetigo contagiosa wird lokal durch Antiseptika (Wunddesinfektionsmittel) und systemisch durch Antibiotika behandelt.

Auch Entzündungen des unter der Haut liegenden Haarbalgs können durch Bakterien hervorgerufen werden. Dabei werden folgende Krankheitsbilder unterschieden:

- **Follikulitis:** Entzündung des Haarbalgs an der Oberfläche [Abb.6]
- **Furunkel:** tiefe Entzündung des Haarbalgs mit Eiterbildung [Abb.7]
- **Furunkulose:** immer wiederkehrende Furunkel
- **Karbunkel:** Verbindung mehrerer entzündlicher Einzelherde mit Eiterbildung [Abb.8]

Dermatologie
Lehre von den Hauterkrankungen
derma, lat. = Haut

systemische Behandlung
medikamentöse Behandlung, die in das Blut- bzw. Lymphsystem übergeht und damit im ganzen Körper wirkt

Streptokokken | 773

Staphylokokken | 773

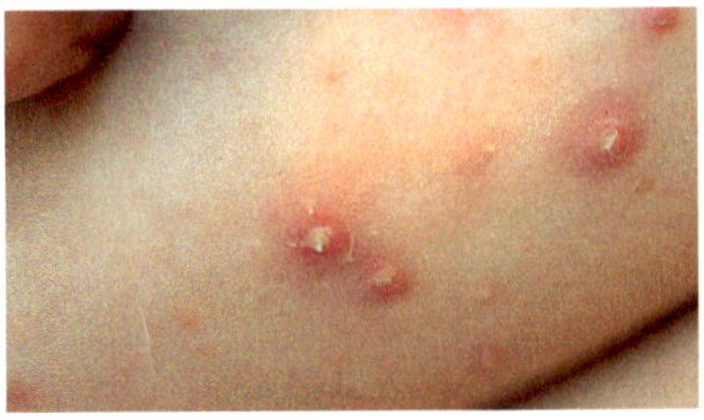

[6] Follikulitis

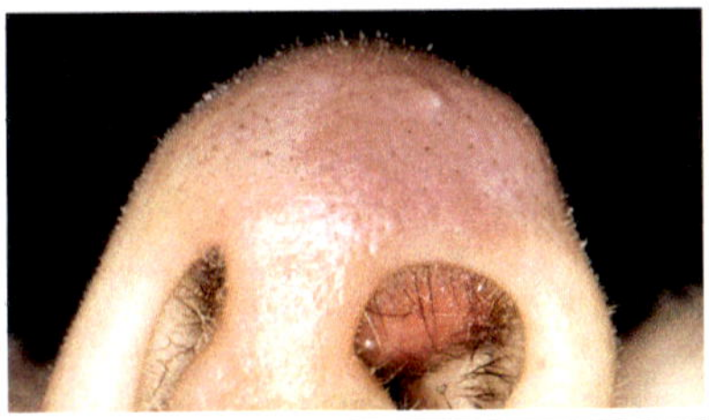

[7] Furunkel

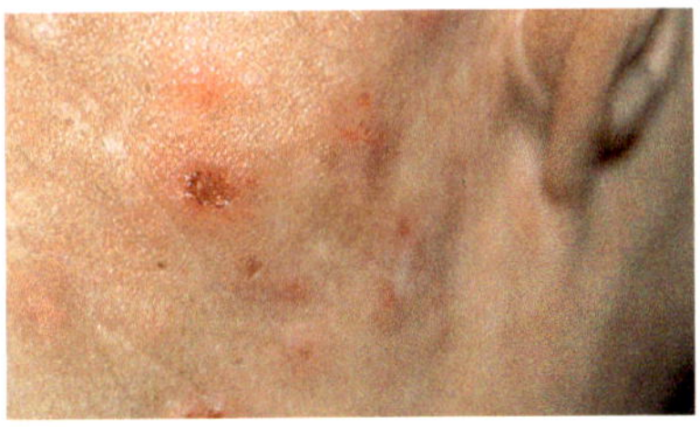

[8] Karbunkel

Diese Hautentzündungen sind häufig sehr schmerzhaft. Sie kommen hauptsächlich in behaarten Hautregionen vor. Menschen, die eine geschwächte Abwehrlage haben (z. B. bei |Diabetes mellitus), sind besonders gefährdet. Während eine Follikulitis in der Regel nicht behandelt wird, müssen Furunkel und Karbunkel chirurgisch inzisiert bzw. ausgeräumt werden und mit Antibiotika lokal oder systemisch behandelt werden.

Diabetes mellitus | 2
Meningitis | 2
Sepsis | 2

Furunkel dürfen auf keinen Fall durch Quetschen oder Drücken manipuliert werden, da hier die Gefahr der Bakterienübertragung auf die Lymphbahnen besteht (*Lymphangitis*). Insbesondere bei Manipulationen in der Gesichtsregion kann dies zu lebensbedrohlicher |Meningitis und |Sepsis führen.

Neben Bakterien führen auch Viren zu Entzündungen der Haut. Der bekannteste Erreger ist das Herpes-Virus. **Herpes-simplex-**Infektionen können sowohl an der Lippe (*Herpes simplex labialis* [Abb. 9]) als auch im Genitalbereich auftreten (*Herpes simplex genitalis*). Häufig infizieren sich bereits Kleinkinder durch Schmier- oder Tröpfcheninfektion mit dem Herpes-Virus, das hoch infektiös ist. Herpes simplex genitalis wird u.a. durch Geschlechtsverkehr übertragen. Häufig kommt es im Zusammenhang mit fieberhaften Infekten, starker Sonneneinwirkung, Hormonschwankungen oder psychischen Faktoren zu |Rezidiven. Eine Herpesinfektion zeichnet sich durch Juckreiz und Spannungsgefühl sowie gruppierte Bläschen auf gerötetem Grund aus. Die Bläschen verkrusten im Laufe der Erkrankung und heilen nach 8 – 10 Tagen narbenlos ab.

Eine Herpes-simplex-Infektion kann lokal durch ein Virustatikum behandelt werden.

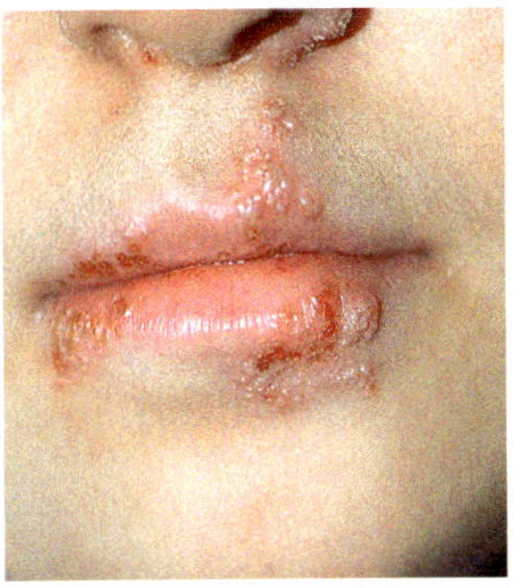

[9] Herpes simplex labialis

Rezidive | 2

Neben Viren und Bakterien führen auch Pilze zu Hautinfektionen. Der häufigste Verursacher ist dabei der Hefepilz Candida albicans. Dessen Infektionen werden als **Candidose** oder Soor bezeichnet, während Pilzinfektionen im Allgemeinen **Mykosen** genannt werden. Weitere die Haut betreffende Pilzerreger sind Fadenpilze (*Dermatophyten*).

Mazeration | 757

Hautmykosen entstehen bevorzugt bei Veränderungen der lokalen Hautverhältnisse wie anhaltende Feuchtigkeit, Mazeration oder Minderdurchblutung, aber auch bei Immunschwäche. Mögliche Infektionsorte sind Mundhöhle, Genitalschleimhaut und feuchte Hautfalten. Der Nagelfalz oder der Zehenbereich können von Fadenpilzen befallen sein [Abb. 1-3].

Antimykotika
Arzneimittel zur Behandlung von Pilzinfektionen

Generelle Symptome einer Pilzinfektion der Haut sind Hautveränderungen und Juckreiz. Symptom einer Hefepilzinfektion ist ein weißlicher abwischbarer Belag. Bei Fadenpilzerkrankungen der Nägel (*Onychmykosen*) sind die Nagelplatten verfärbt und verformt.

Die Behandlung von oberflächigen Pilzerkrankungen erfolgt durch lokale Antimykotika.

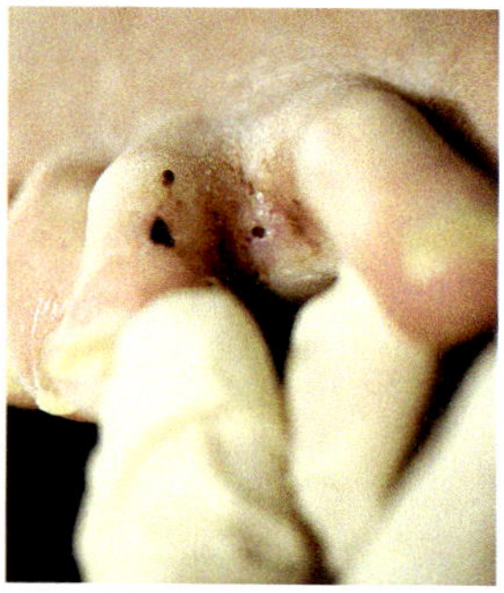

[1] Mykose in den Zehenzwischenräumen

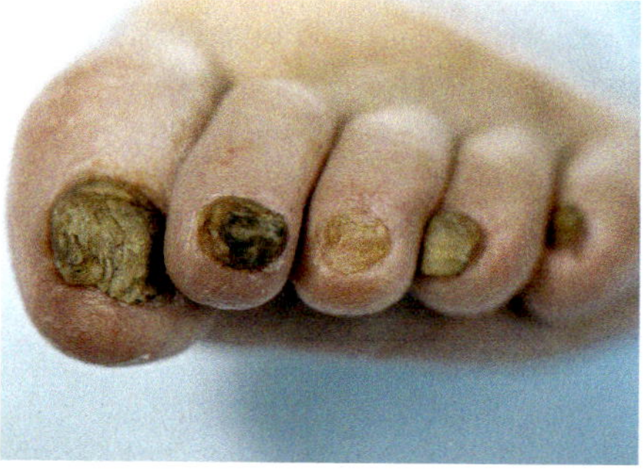

[2] Fußnagelpilz

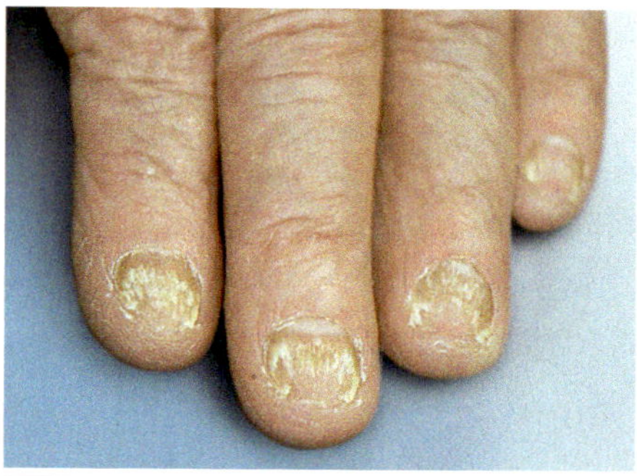

[3] Fingernagelpilz

Eine bei Säuglingen, Kleinkindern und inkontinenten Menschen häufiger auftretende Hauterkrankung ist die Dermatitis im Genitalbereich (**„Windeldermatitis“**). Sie beginnt i.d.R. mit einem Ekzem, das durch den ständigen Kontakt zum Windel- oder Inkontinenzmaterial (Kontaktekzem), aber vor allem auch durch die Feuchtigkeit von Urin und Stuhl entsteht. Gleichzeitig kann es durch das Scheuern der Windelränder zu einer mechanischen Verletzung der Haut kommen. Auf diesem vorgeschädigten Hautgewebe können sich zusätzlich Pilze ansiedeln, sodass es zu einer Mykose kommt. Kommt eine bakterielle Entzündung hinzu, spricht man von einer Superinfektion. Sie ist auf den Windelbereich lokal begrenzt [Abb. 4 und 5].

Die Haut ist gerötet, nässt, juckt und brennt. Neben einer gründlichen Hautpflege ist bei einer Mykose der Einsatz eines lokalen Antimykotikums angezeigt, bei einer bakteriellen Superinfektion kann dieses durch ein lokal wirkendes Antibiotikum ergänzt werden. Bei reinen Kontaktekzemen kann der Wechsel zu anderen Windeln oder Inkontinenzmaterialien Abhilfe schaffen. Bei Säuglingen und Kleinkindern sollte die betroffene Haut so lange wie möglich an der Luft sein (offene Pflege), d. h. ohne Windel. Hierbei muss auf eine ausreichende Umgebungstemperatur geachtet werden (z. B. Inkubator, Wärmebett).

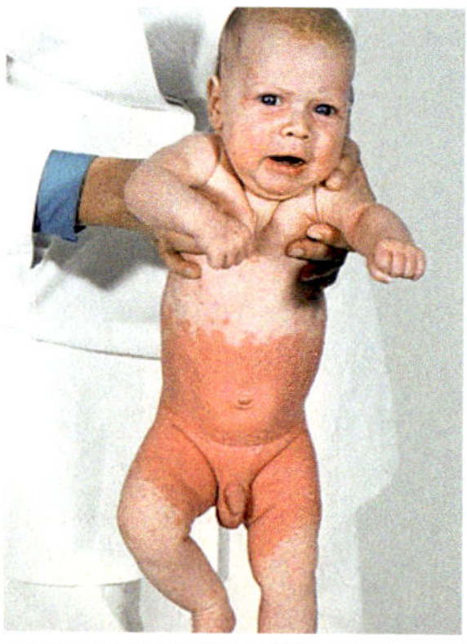

[4] Windeldermatitis beim Säugling

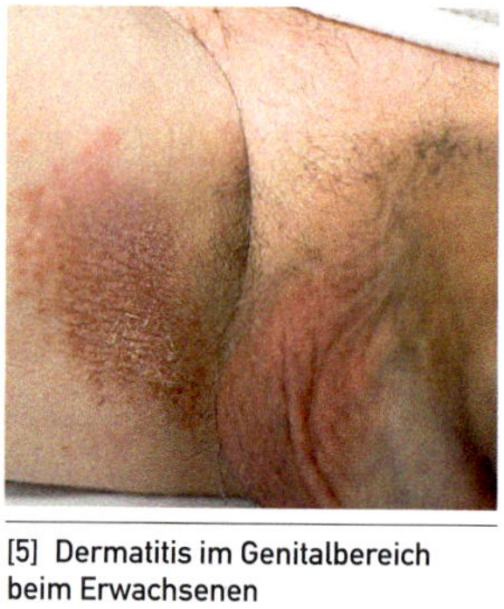

[5] Dermatitis im Genitalbereich beim Erwachsenen

Bei einer Windeldermatitis sollte auf parfümierte Produkte (z. B. Feuchttücher) verzichtet werden, da diese ein zusätzliches schmerzhaftes Brennen verursachen. Zum Reinigen werden lauwarmes Wasser und ein weicher Einwegwaschlappen genutzt.

Toxisch-allergische Hauterkrankungen

Ein **Arzneimittelexanthem** ist eine Hautreaktion, die durch eingenommene Arzneimittel hervorgerufen wird und meist allergisch bedingt ist. Allergische Reaktionen auf Arzneimittel sind nicht abhängig von der Dosis der Noxe. Diagnostiziert wird das Arzneimittelexanthem durch die ausführliche Befragung der Betroffenen sowie gegebenenfalls Blutuntersuchungen und Allergietests zur Bestätigung der Diagnose. Die wirkungsvollste Behandlung besteht in der Absetzung des Medikamentes. Außerdem können zusätzliche Medikamente gegeben werden, welche die allergische Reaktion unterdrücken (z. B. Antihistaminika, Glukokortikoide).

Arzneimittel | 690
allergisch | 715
Noxe | 2

Arzneimittelexantheme treten häufig erst zwischen dem 7. und 12. Behandlungstag auf. Bei der Diagnose von unklaren Exanthemen muss bei der erstmaligen Gabe bestimmter Medikamente (z. B. Penicilline, Sulfonamide) an ein Arzneimittelexanthem gedacht werden.

Penicilline | 2
Sulfonamide | 2

Die **Psoriasis vulgaris** (Schuppenflechte) ist eine der häufigsten entzündlichen Erkrankungen der Haut. Sie geht mit silbriger Schuppung und Juckreiz einher und wird daher auch Schuppenflechte genannt. Neben Hautstellen können auch Nägel und Gelenke befallen sein.

Die Erkrankung bricht häufig im zweiten Lebensjahrzehnt oder nach dem 50. Lebensjahr aus. Obwohl die Psoriasis genetisch bedingt ist, bricht sie erst durch bestimmte Auslöser wie Infekte aus. Ihr Verlauf ist schubförmig und abhängig von Faktoren wie Sonnenlicht, Hormonen und mechanischer Beanspruchung.

Die Therapie der Psoriasis ist abhängig von der Schwere der Erkrankung sowie ihrem Ausbreitungsgrad. Sie erfolgt mit lokal wirkenden Salbenpräparaten (z. B. Glukokortikoide) im Anschluss an Entfernung der Schuppen mit Salicylsäure. Eine weitere Behandlungsmöglichkeit sind kombinierte Licht-(UVA)-Badetherapien.

Diese Medikamente können die Symptome lediglich lindern, jedoch die Erkrankung nicht heilen. Daher ist auch in schubfreien Intervallen eine sorgfältige Hautpflege wichtig. Betroffene reagieren unterschiedlich und müssen häufig mit viel Geduld die für sie passenden Pflegeprodukte herausfinden. Als günstig haben sich hier Pflegepräparate mit Aloe vera oder Harnstoff erwiesen.

Wie auch bei anderen nicht heilbaren Hauterkrankungen ist die psychische Belastung der Betroffenen sehr groß. Dies trifft insbesondere dann zu, wenn nicht zu verdeckende Hautpartien betroffen sind (z. B. Gesicht, Hände), die kosmetisch störend wirken. Da man davon ausgeht, dass die Psoriasis auch durch psychische Faktoren beeinflusst ist, kann eine Psychotherapie unterstützend wirksam sein. Zusätzlich können Selbsthilfegruppen den Betroffenen die Möglichkeit zum Austausch und damit auch die Gewissheit geben, mit ihrer Erkrankung nicht alleine auf der Welt zu sein.

online
www.psoriasis-bund.de
www.psoriasis-netz.de
Auf diesen Internetseiten können sich Betroffene über die Krankheit, Therapiemöglichkeiten und Selbsthilfegruppen informieren.

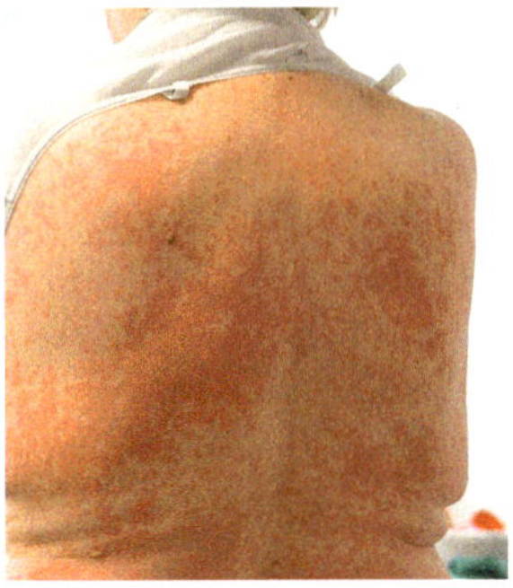
[6] Arzneimittelexanthem

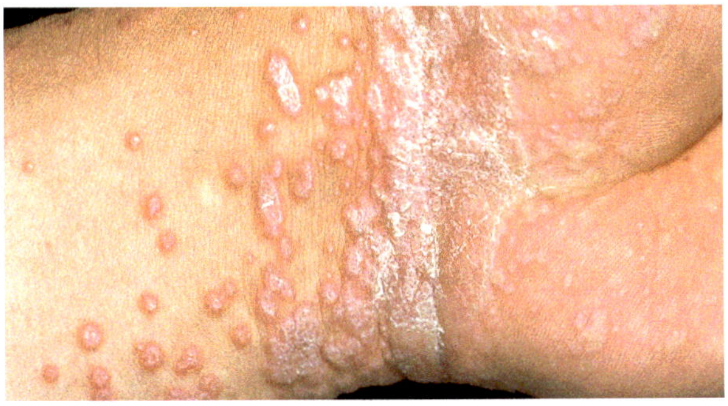
[7] Psoriasis vulgaris

atop
nicht zuzuordnen
atopia, griech. = Ortlosigkeit

online

www.kindergesundheit-info.de/930.0.html
Auf der Seite der Bundeszentrale für gesundheitliche Aufklärung finden Eltern und Betroffene Informationen zum atopen Ekzem.

www.aid.de/downloads/neurodermitis_wochenplan.pdf
Der AID bietet einen Wochenplan an, um mögliche Auslöser, aber auch Behandlungsstrategien beim atopen Ekzem herauszufinden.

Glukokortikoide | 2

Atopes Ekzem

Bei |atopen Ekzemen (*Neurodermitis*) handelt es sich um eine chronische Entzündung der Haut mit einem teilweise quälenden Juckreiz. Der Begriff Neurodermitis ist in Fachkreisen nur noch selten gebräuchlich, da er von der veralteten Annahme ausgeht, dass es sich hierbei um eine Nervenerkrankung handelt.

Symptome sind Hauttrockenheit sowie die Ausbildung von roten, schuppenden, manchmal auch nässenden Ekzemen mit Juckreiz.

Atope Ekzeme treten i.d.R. im Kleinkindalter das erste Mal auf. Bei bis zu 70 % der betroffenen Kinder verschwinden die Symptome zu Beginn der Pubertät.

Genaue Ursachen sind nicht bekannt; man geht allerdings von einer genetischen Disposition aus. Umweltfaktoren wie zum Beispiel die Ernährung sowie seelische Belastungen oder Stress können die Entstehung und den Verlauf dieser Erkrankung beeinflussen. Häufig geht sie auch mit anderen allergischen Krankheiten wie Asthma oder Heuschnupfen einher.

Auch bei der Neurodermitis steht die Linderung der Symptome im Vordergrund. Neben einer rückfettenden Hautpflege mit Salben, die beispielsweise Harnstoff enthalten, können bei nässenden Ekzemen feuchte Umschläge mit Extrakten aus schwarzem Tee oder Kamillenblüten helfen. Ebenso helfen Salbenpräparate mit |Glukokortikoiden.

Bei positiven Allergietests sollte versucht werden, das Allergen zu meiden. Eine Ernährungsumstellung kann hilfreich sein. Gerade Kleinkinder reagieren vermehrt auf Kuhmilch, Weizen, Soja und Nüsse. Bei Erwachsenen stehen v. a. Nüsse, Fisch und Krustentiere (z. B. Krabben) auf der Liste der häufig allergieauslösenden Nahrungsmittel. Weiterhin kann durch Allergietests festgestellt werden, ob die Betroffenen auf bestimmte Waschmittel oder Mittel zur Körperpflege mit Kontaktallergien reagieren.

Gerade Kinder leiden sehr unter dem starken Juckreiz, der u. a. mit Schlaflosigkeit verbunden ist. Die psychische Belastung auch der Eltern ist besonders groß. Hier kann der Besuch von Selbsthilfegruppen hilfreich sein.
Da die Unverträglichkeit von bestimmten Produkten manchmal erst nach mehreren Tagen zu einem Ekzem führt, sollten Betroffene über einen gewissen Zeitraum einen Wochenplan führen, in dem sie verzehrte Speisen und Veränderungen, z. B. bei der Auswahl von Kosmetika, festhalten.

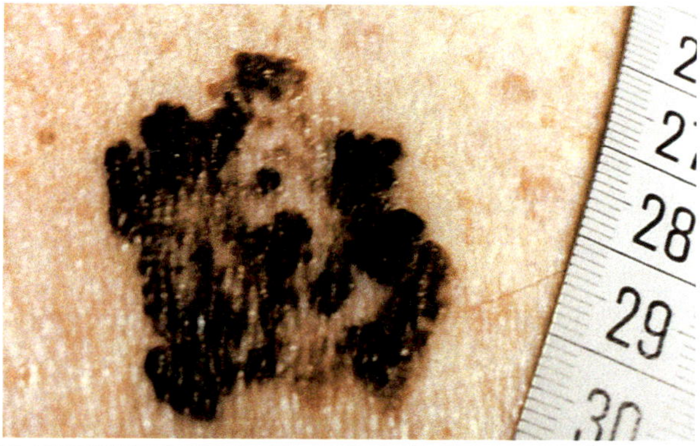

[1] Melanom

Melanome

Das maligne Melanom ist ein bösartiger Tumor, der von den Pigmentzellen (*Melanozyten*) ausgeht. Es kann entweder auf der normalen Haut entstehen oder sich aus Muttermalen oder Leberflecken bilden. Melanome sind deshalb gefährlich, weil sich die Krebszellen schnell über das Blut und die Lymphe im Körper verteilen. Ursachen und Auslöser von Melanomen sind nicht gesichert. Jedoch werden eine häufige Sonnenexposition, eine genetische Veranlagung (*Disposition*) sowie eine hohe Anzahl von Leberflecken (*Nävuszellnävi*) als Risikofaktoren vermutet. In diesen Fällen sollten Betroffene regelmäßige Vorsorgeuntersuchungen bei Dermatologen in Anspruch nehmen.

Metastase | 2
Chemotherapie | 2
Bestrahlung | 2

Melanome müssen chirurgisch entfernt werden. Die Überlebenschancen sind umso besser, je früher ein Melanom erkannt wird. Melanome haben eine starke Tendenz, |Metastasen zu bilden. Bestehen bereits Metastasen, werden diese durch |Chemotherapie und |Bestrahlung behandelt.

Mund und Zähne pflegen

3.1 Pflegerische Schwerpunkte

3.1.1 Beachtung mundhygienischer Prinzipien 92

Bedeutung der Mundhygiene 90

3.1.2 Utensilien und Technik der Mund- und Zahnpflege 92

Utensilien zur Mund- und Zahnpflege 92

Zahnbürste 92

Zahnpasta 93

Zahnzwischenraumbürsten (Interdentalbürsten) 93

Zahnseide 93

Zungenreiniger 93

Munddusche 94

Mundwasser 94

Zahnputztechnik 94

3.1.3 Beobachtung der Mundhöhle 95

3.1.4 Unterstützung und Beratung bei der Mund- und Zahnpflege 97

Umfeldgestaltung 97

Vollständige Übernahme der Mund- und Zahnpflege durch die Pflegenden 97

Beratung 97

3.1.5 Einsatz gezielter Interventionen bei Menschen mit spezifischen mundpflegerisch relevanten Problemen 98

Spülen der Mundhöhle 99

Auswischen der Mundhöhle 100

Anregen der Kautätigkeit und der Speichelsekretion 101

Auftragen medikamentöser Substanzen 101

Nachweis pathogener Keime 101

Reinigen von Zahnspangen 102

Reinigen von Zahnprothesen 102

3.2. Naturwissenschaftlich-medizinischer Bezug

3.2.1 Die Mundhöhle, ihre Bestandteile und Funktionen 104

Der knöcherne Rahmen der Mundhöhle 104

Mundschleimhaut und physiologische Mundflora 105

Speicheldrüsen und Speichelsekretion 106

Muskulatur 107

Zunge 108

Zähne 109

3.2.2 Ausgewählte Veränderungen und Erkrankungen der Mundhöhle 111

Xerostomie 111

Rhagaden 111

Aphten 112

Soorpilzinfektion 112

Parotitis 112

Gingivitis 113

Parodontitis 113

Karies 114

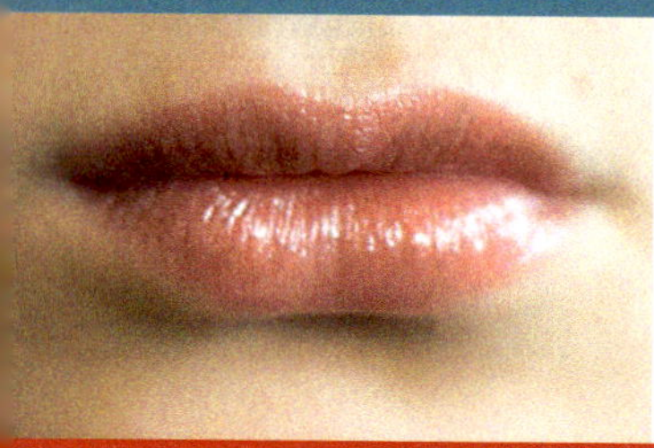

Mund und Zähne pflegen

Unser Mund ist in aller Munde: Der Mund ist zum Reden, zum Essen, zum Küssen und zum Lachen da – und unsere Zähne sind bei diesen Tätigkeiten lieb gewonnene Begleiter oder zumindest wertvolle Requisiten.

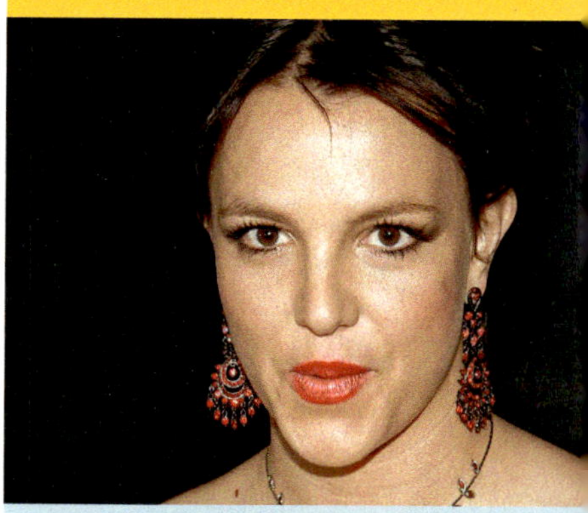

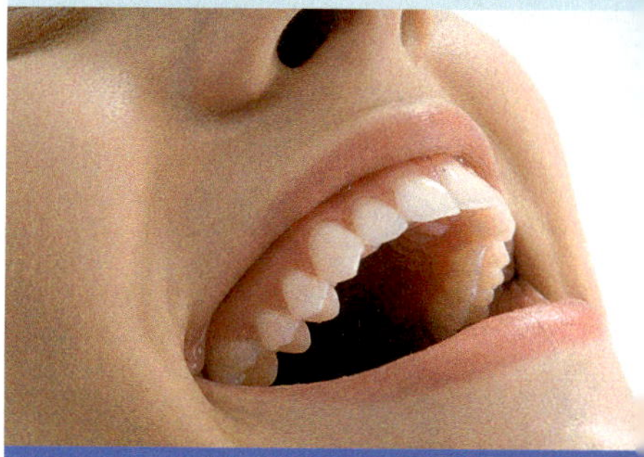

Der Mund ist gleichzeitig Zugang und Schloss zum Inneren unseres Körpers. Er tummelt sich in alten und modernen Märchen, in Film und Fernsehen und auf so gut wie jedem Werbeplakat. Keine gesprochene Botschaft, mag sie noch so banal sein, wird ohne Münder verbreitet.

Dabei wirkt ein schöner Mund mit weißen, gleichmäßigen Zähnen auf andere Menschen nicht nur gesund, sondern kann durchaus auch sinnliche Wirkung erzielen. Der sprichwörtliche Kussmund in Form des Schmollmundes, ob bei Brigitte Bardot in der Filmwelt unserer Eltern oder in der Teeniefassung bei Britney Spears, wirkt erotisch und verspricht mehr, ohne immer wirklich mehr zu sprechen.

Der Mund ist „Geschmackssache". Er signalisiert durch seine Form und seine Bewegungen dem Gegenüber eine mehr oder weniger vorhandene Bereitschaft, sich auf die andere Person einzulassen: Ein freundliches Lächeln wirkt einladend, das Schürzen der Lippen kann Nachdenklichkeit oder Abwehr ausdrücken, ein laszives Über-die-Lippen-Lecken erotisiert.

Doch empfinden wir den Mund einer anderen Person nicht immer als sinnlich oder einladend. Der Mund anderer Menschen kann auch mit Ekelgefühlen besetzt sein. Das hat primär mit dem im Mund produzierten Speichel zu tun. In jungen Jahren lernen wir (zu recht), dass die Spucke anderer Menschen Krankheiten verbreiten kann. Auch ohne dieses mikrobiologische Verständnis ist das Anspucken einer anderen Person in fast allen Kulturen eine der stärksten Beleidigungen überhaupt. Auf der anderen Seite gibt es Kulturen, in denen – wie bei uns früher auch üblich – die Spucke nicht heruntergeschluckt, sondern ausgespuckt wird. Zwar wird das Ausspucken während des Laufens oder beim Warten auf die S-Bahn auch von vielen (jungen) Männern unseres Kulturkreises als männlich angesehen, doch löst es bei den meisten vorbeigehenden oder daneben stehenden Menschen eher Ekel aus. Nicht umsonst würde keiner dieser „Spucker" in seinem Wohnzimmer auf die Idee kommen, das Gleiche zu tun.

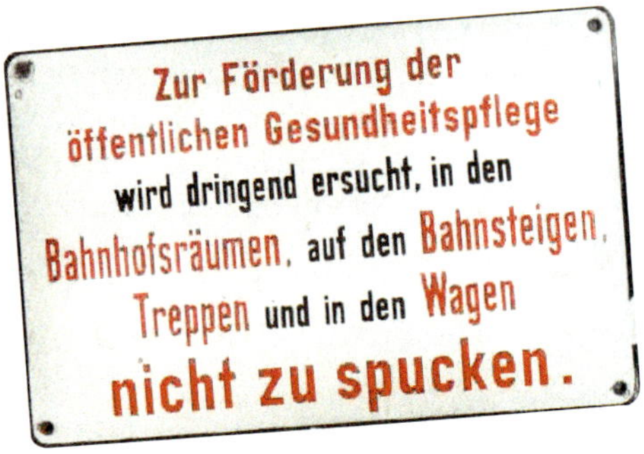
Zur Förderung der
öffentlichen Gesundheitspflege
wird dringend ersucht, in den
Bahnhofsräumen, auf den Bahnsteigen,
Treppen und in den Wagen
nicht zu spucken.

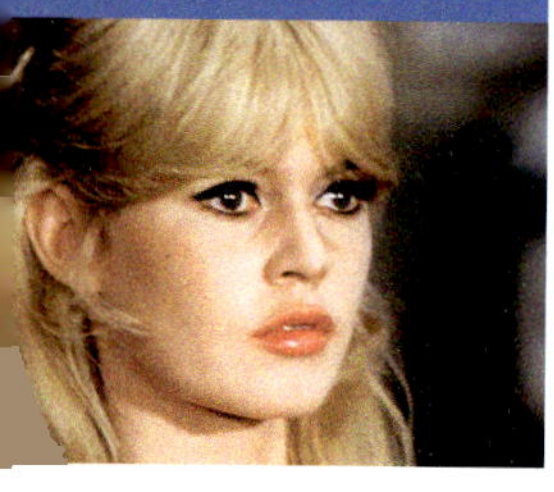

Die Mundpflege wird im Alltag auf die Zahnpflege reduziert. Bereits im Kindesalter lernen wir, wie wir mit der einzig richtigen Technik unsere Zähne zu putzen haben, um

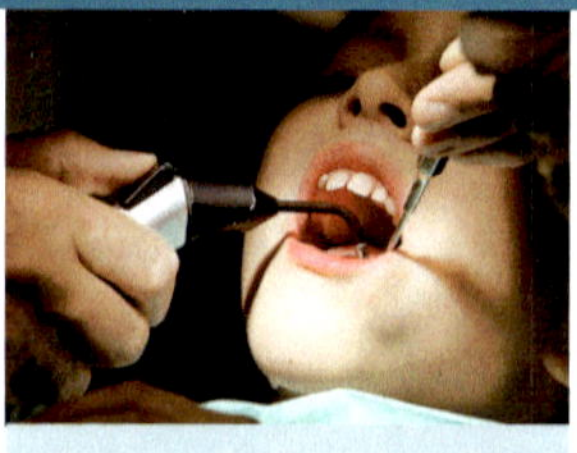

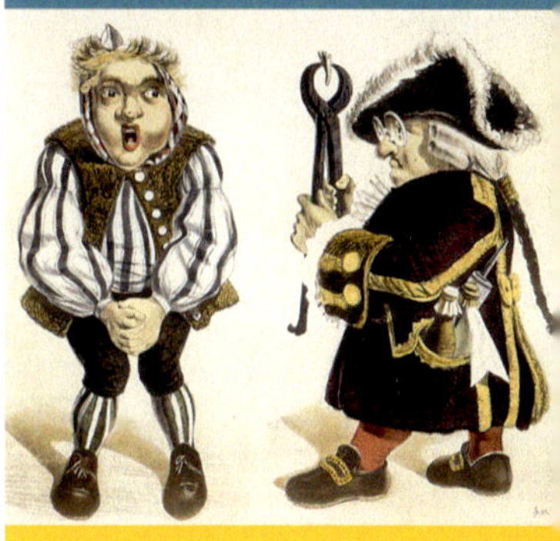

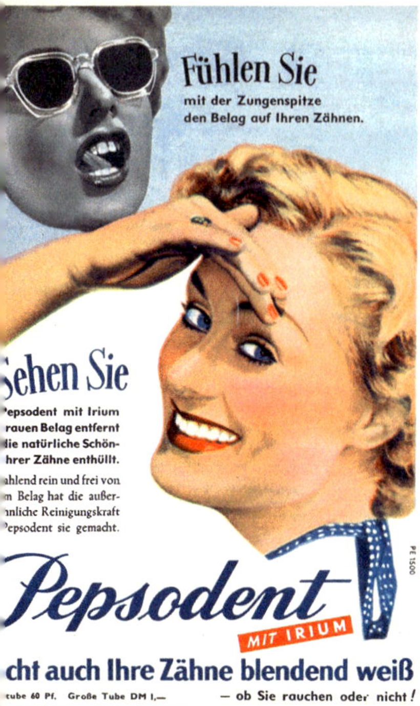

denselben ein langes Leben und uns eine lange währende Lebensqualität zu garantieren. Die Qual der Wahl ist bei den Zahnpflegeprodukten genauso groß wie bei allen anderen Konsumgütern: ob strahlend weiße oder bakterienfreie Zähne, die Werbung verspricht uns beim Zähneputzen ein einmaliges Erlebnis mit durchschlagender Wirkung. Wer sich die Zähne nicht putzt, riecht aus dem Mund und verliert über kurz oder lang seine Zähne – so wird behauptet. Doch wie war das, bevor Blendi und Co. zum Einsatz kamen?

Über viele Jahrhunderte hinweg putzten die Menschen ihre Zähne automatisch – beim Essen. Das Brot war hart, das Fleisch zäh und Körner und Nüsse taten ein Übriges, um über mechanische Wirkung die Zähne von Belag zu reinigen. Bei Bedarf wurde dieser Effekt von so genannten Kaustöckchen ergänzt. Die in unseren Breitengraden beim Adel im späten 18. Jh. aufkommenden ersten Zahnbürsten mit Schweineborsten waren nicht wirklich wirksam – und die Benutzung über viele Jahre hinweg alles andere als hygienisch. Die durchschnittliche Bevölkerung half sich sowieso eher mit kleinen Läppchen, mit denen die Zähne poliert wurden.

Wohl auch aus diesem Grunde war die Zahnfäule eine gefürchtete Krankheit und endete noch bis weit ins 20. Jh. hinein in der Regel mit der – gewaltsamen – Entfernung des schmerzenden Zahns. Erst durch das Aufkommen des Nylons hielt die Zahnbürste flächenübergreifend in unsere Badezimmer Einzug und die Zahnfäule verlor durch das Aufkommen der Zahnheilkunde zumindest einen Teil ihres Schreckens.

Dennoch wurde und wird der Verlust der Zähne mit dem Altwerden und auch mit materieller Not gleichgesetzt. Als Mitte der 1990er Jahre mit der ersten Stufe der Gesundheitsreform die „Umsonstbehandlung" beim Zahnarzt erst eingeschränkt und später de facto abgeschafft wurde, kritisierten viele, dass man auf Grund des Zahnstatus auch den finanziellen Status der Menschen erkennen kann. Denn Zahnprothesen und Goldfüllungen sind teuer und das als billige Alternative angebotene Amalgam gilt als gesundheitsschädlich.

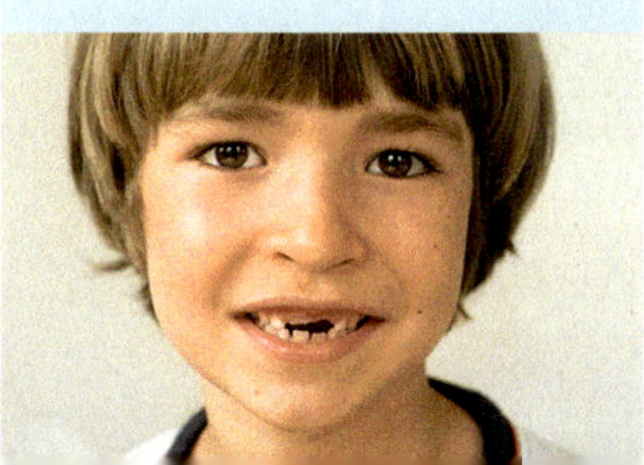

Zehn Jahre später gibt es speziell geschulte zahnmedizinische Fachangestellte, die uns für nicht wenig Geld den Zahnapparat gründlich reinigen und Tipps für die häusliche Zahnpflege geben. Durch Aufkommen der Kieferorthopädie verfügen die meisten nach 1980 Geborenen über ein makelloses „Einheitsgebiss". Seit „Verliebt in Berlin" ist die Zahnspange nicht mehr Pubertätsübel, sondern Coolnessfaktor geworden.

Die pflegerischen Aufgaben bei der Mund- und Zahnpflege bewegen sich in einem weiten Spannungsfeld zwischen kulturellen Gepflogenheiten, individuellen Vorlieben, der Notwendigkeit zur Gesunderhaltung oder -werdung sowie dem eigenen Ekel und dem Eindringen in die Intimsphäre anderer Menschen. Ist das Immunsystem geschwächt, reagieren viele Menschen mit Infektionen im Mund. Kranke Menschen tragen ein erheblich höheres Risiko für Erkrankungen der Mundhöhle. Aus diesem Grunde ist das Wissen um die Mund- und Zahnpflege für alle Pflegenden von großer Bedeutung. Sie müssen kranke und pflegebedürftige Menschen sowie deren Angehörige hinsichtlich der Mund- und Zahnpflege beraten oder in der Durchführung unterstützen können.

3.1 Pflegerische Schwerpunkte

In der Regel ist davon auszugehen, dass Patientinnen im stationären oder ambulanten Bereich für ihre Mund- und Zahnpflege selbst verantwortlich sind und diese auch selbstständig durchführen können. Erst wenn Patientinnen spezielle Fragen zur Durchführung der Mund- und Zahnpflege haben, auf Grund von Erkrankung oder Behandlung nicht mehr in der Lage sind, diese Tätigkeit selbstständig durchzuführen, oder bei Kindern, die die Mund- und Zahnpflege erst erlernen müssen, sind Pflegende aufgefordert, entsprechende Hilfestellung in prophylaktischer oder therapeutischer Hinsicht anzubieten und durchzuführen.

In der Pflege gibt es vier grundlegende Aufgabenbereiche:

- Beobachtung der Mundregion
- Unterstützung und Beratung von Patientinnen, die ihre Mund- und Zahnpflege nur noch teilweise selbstständig durchführen können oder (wieder) erlernen müssen
- vollständige Übernahme der Mund- und Zahnpflege bei Patientinnen, die aus unterschiedlichen Gründen hierzu nicht in der Lage sind
- Einsatz gezielter Interventionen bei Menschen mit spezifischen und pflegerelevanten Problemen

3.1.1 Beachtung mundhygienischer Prinzipien

Bedeutung der Mundhygiene

Zur Mundhygiene gehören generell die Zahnreinigung, Mundspülung, regelmäßige Zahnkontrollen sowie die Behandlung von Mund- und Zahnerkrankungen. Sie ist Grundlage für eine gesunde Mundflora und gesunde Zähne. Mund- und Zahnerkrankungen gehen von einem unausgeglichenen Mikroorganismenvorkommen aus, das es zu bekämpfen gilt. Durch die mechanische Reinigung unserer Zähne sowie durch das Spülen der Mundhöhle versuchen wir, die Mikroorganismen in einem ausgewogenen Gleichgewicht zu halten.

Der Anblick der Zähne, aber auch unser Mundgeruch gelten als Aushängeschild der Mundhygiene. Der Mund wird als sinnliches Körperorgan wahrgenommen, der in vielen Liedern und Gedichten beschrieben ist:

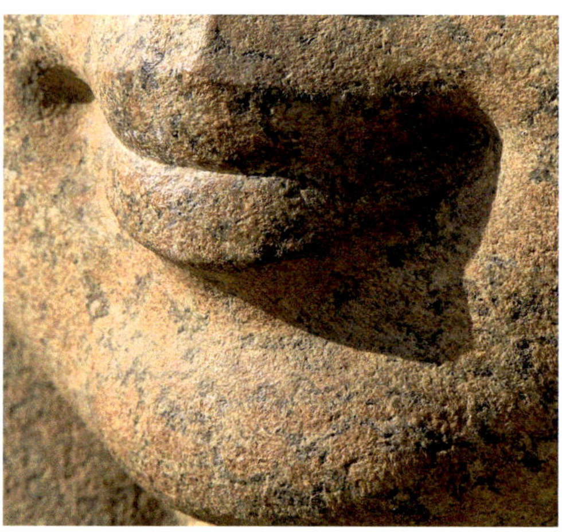

[1] Detail des Kopfes der Göttin Hathor, Ägypten, 1550 - 1292 v. Chr.

Auf den Mund

Mund! der die Seelen kann durch Lust zusammenhertzen,
Mund! der viel süßer ist als starker Himmelswein,
Mund! der du Alikant des Lebens schenkest ein,
Mund! den ich vorziehn muss der Inden reichen Schätzen,
Mund! dessen Balsam uns kann stärken und verletzen,
Mund! der vergnügter blüht als aller Rosen Schein,
Mund! welchem kein Rubin kann gleich und ähnlich sein,
Mund! den die Grazien mit ihren Quellen netzen;
Mund! ach Korallenmund, mein einziges Ergetzen!
Mund! lass mich einen Kuss auf deinen Purpur setzen.

Christian Hofmann von Hofmannswaldau 1616–1679

Die Folgen einer längerfristigen mangelnden Mundhygiene sind gravierend. Nicht abgelöste Zahnbeläge führen zu Erkrankungen der Zähne und des Zahnfleischs. Dies wird über die Vergärung von Zucker durch die Bakterien im Mund begünstigt. Dabei entsteht Säure, die den Zahnschmelz angreift. Die sich ansiedelnden Bakterien führen zur unphysiologischen Mundflora und mit der Zeit zu schmerzhafter Zahnfleischentzündung (|*Gingivitis*), Entzündung des Zahnhalteapparats (|*Parodontitis*) oder zu nicht entzündlichen Zahnbetterkrankungen (*Parodontose*). Zahnverlust ist die langfristige Folge.

Gingivitis | 113
Parodontitis | 113

Da die Zähne im Verdauungsprozess jedoch eine wichtige Rolle einnehmen, kommen bei Zahnverlust Folgen im Bereich der Nahrungsaufnahme hinzu. Die auftretenden Schmerzen verhindern eine normale gesunde Kautätigkeit. Während anfangs vermutlich noch weiche breiige, die Kautätigkeit nicht anregende Speisen gewählt werden, kann langfristig die Nahrungsaufnahme insgesamt stark zurückgehen. Die Folge ist wiederum eine verminderte Speichelsekretion, die weitere Schäden in der Mundhöhle nach sich zieht.

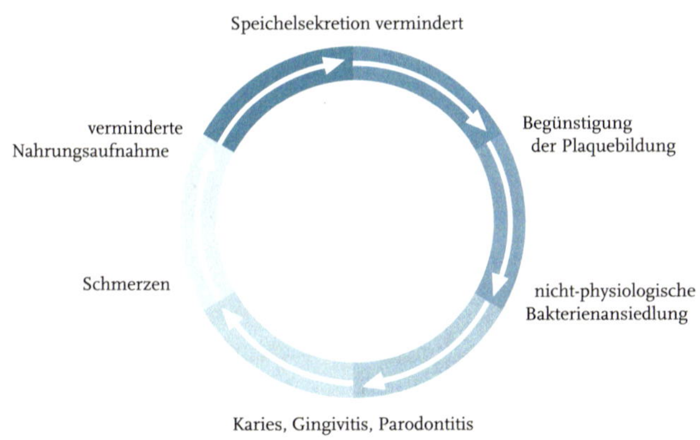

[2] Teufelskreis bei mangelnder Mundhygiene

Ein mangelnder hygienischer Mundzustand kann dazu führen, dass Gesprächspartnerinnen sich abwenden oder die Betroffenen selbst sich zurückziehen, weil ihnen eine Erkrankung des Mundbereichs unangenehm ist. In der Folge kann der soziale Kontakt eingeschränkt sein.

Pflegediagnose

Beeinträchtigte Zahnbildung

„Störung der Zahnentwicklung bzw. der Durchbruchsmuster oder der strukturellen Integrität einzelner Zähne" Doenges et al.: S. 890

Die Erhaltung der gesunden Mundhöhle als übergeordnetes Ziel beinhaltet im Einzelnen:

- Erhaltung einer gesunden, feuchten, gut durchbluteten Mundschleimhaut
- Erhaltung bzw. Gewährleistung einer problemlosen Kautätigkeit
- Erhaltung einer geschmeidigen, funktionstüchtigen Zunge
- Erhaltung feuchter, geschmeidiger Lippen
- Gesunderhaltung der Zähne
- Funktionserhaltung der Mundspeicheldrüsen
- Förderung des Wohlbefindens

3.1.2 Utensilien und Technik der Mund- und Zahnpflege

Utensilien zur Mund- und Zahnpflege

Im Folgenden werden einzelne Mund- und Zahnpflegeutensilien vorgestellt und ihre Funktionen, Eigenschaften sowie teilweise Vor- und Nachteile aufgezeigt.

Zahnbürste

Zahnbürsten werden in unterschiedlichen Ausführungen mit Borsten in verschiedenen Härtegraden und Längen angeboten [Abb. 1]. Sie werden zur reinigenden Pflege der Zähne und zur Massage des Zahnfleisches benötigt. Dabei sollen alle Zähne gut erreicht werden können, was auf Grund der anatomischen Gegebenheiten nicht immer einfach ist. Um auch die hinteren Zähne von allen Seiten gut erreichen zu können, ist eine Zahnbürste mit einem kleineren, schmaleren Zahnbürstenkopf oft sinnvoll.

Das Zahnfleisch soll massiert und dadurch die Durchblutung angeregt werden. Sehr leicht kann es passieren, dass das Zahnfleisch dabei verletzt wird und eine Zahnfleischentzündung (*Gingivitis*) entsteht. Daher sollte eine Bürste mit abgerundeten Kunststoffborsten gewählt werden. Zahnbürsten mit Naturborsten sind nicht empfehlenswert, da die Borsten in der Herstellung oft mit giftigem Mottenpulver bearbeitet wurden.

Der Härtegrad der Borsten ist von der Toleranz des Zahnfleisches abhängig. Angeboten werden weiche, mittelharte und harte Borsten. Die Auswahl richtet sich nach dem individuellen Zahnfleischzustand. Zahnfleisch, das bisher wenig massiert und abgehärtet war, oder vorgeschädigtes Zahnfleisch kann durch eine zu harte Zahnbürste leicht anfangen zu bluten, entsprechend Infektionen verursachen und eine Rückbildung des Zahnfleischs (*Gingivarezession*) fördern.

Die Zahnbürste sollte alle zwei Monate gewechselt werden, um eine zu starke Bakterienansiedlung zu vermeiden. Aus dem gleichen Grund muss sie nach dem Gebrauch mit klarem Wasser gut abgespült und abgetrocknet werden. Bei Menschen, die bereits unter Erkrankungen im Mundbereich leiden (z. B. Soorpilzinfektion), ist eventuell ein noch häufigerer Wechsel zu bevorzugen

Für Kinder gibt es ein spezielles Angebot an Zahnbürsten in unterschiedlichen Farben und Formen, die den Zugang zum Zähneputzen erleichtern sollen [Abb. 2]. Wesentlich sind der kleinere Bürstenkopf und die den Kinderhänden angepasste Griffform. Das Erlernen des Bewegungsablaufes beim mechanischen Zähneputzen ist für Kinder anfangs nicht ganz einfach. Durch den heute zunehmenden Gebrauch elektrischer Geräte mit Zahnbürstenaufsätzen ist es nicht selbstverständlich, dass Kinder das herkömmliche mechanische Putzen gelernt haben.

Für den Gebrauch elektrischer Zahnbürsten gelten dieselben Prinzipien wie beim mechanischen Putzen; alle Zähne müssen von allen Seiten gründlich geputzt werden, dabei soll das Zahnfleisch schonend massiert werden. Durch die Rotations- und Seitwärtsbewegungen des Gerätes muss die Zahnbürste allerdings vom Benutzer nur noch von Zahn zu Zahn bewegt werden. Im Bezug auf Aufbewahrung und Wechsel unterscheiden sich Bürstenaufsätze nicht von gewöhnlichen Zahnbürsten.

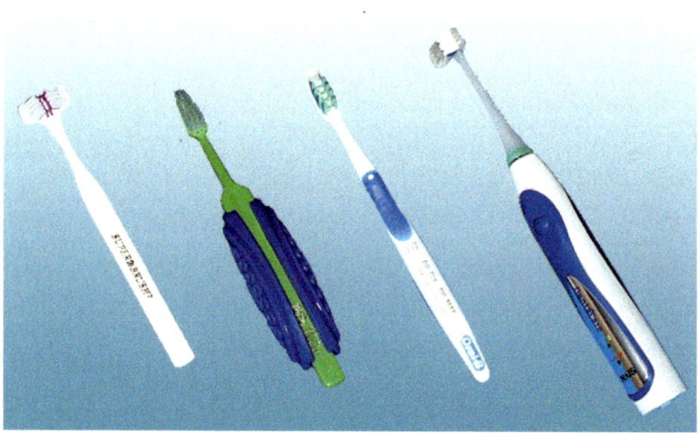

[1] Verschiedene Zahnbürsten

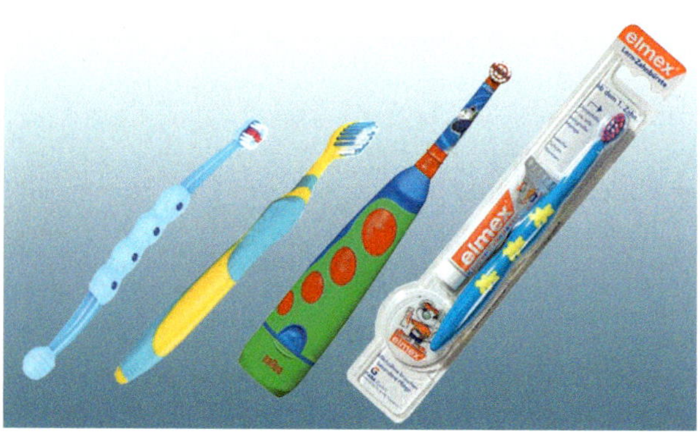

[2] Verschiedene Kinderzahnbürsten

Zahnpasta

Auf dem Markt findet sich eine breite Palette von Zahnpasten mit unterschiedlichen Inhaltsstoffen. Die wesentlichen Inhaltsstoffe sind:

- Wasser
- Feuchthaltemittel (Sorbitol)
- Tenside, z. B. Natriumlaurylsulfat, zur Ablösung von Plaque
- Fluoride zur Verbesserung der Zahnmineralisation

Tenside
Rohstoff für Wasch- und Reinigungsmittel

Darüber hinaus kommen noch andere Zusatzstoffe wie z. B. Kräuter zum Einsatz. Abrasivstoffe (Weißmacherzahnpasten) und antimikrobielle Substanzen sind sehr umstritten. Die erhoffte keimreduzierende Wirkung durch die Inhaltsstoffe der Zahnpasten ersetzt nicht das mechanische Putzen.

Zahnzwischenraumbürsten (Interdentalbürsten)

Die Zahnzwischenraumbürsten ermöglichen ähnlich wie die Zahnseide eine Reinigung schwer zugänglicher Bereiche zwischen zwei Zähnen oder unter Brücken. Es handelt sich um einen mit feinen Bürstchen ummantelten Draht [Abb. 3].

Zahnseide

Zahnseide [Abb. 4] wird zur Reinigung der Zahnzwischenräume benötigt, wobei ein 30 bis 50 cm langes Stück Zahnseide in den Zahnzwischenraum geführt wird. Das Herausziehen erfolgt nach labial (zu den Lippen hin), um Schäden an Inlays, Onlays oder Überkronungen von Zähnen zu vermeiden. Gewachste Zahnseide lässt sich im Gegensatz zu ungewachster Zahnseide besser in die Zahnzwischenräume einführen.

Zahnseide kann entweder von den beiden Zeigefingern gehalten werden oder in einen Zahnseidenhalter eingelegt werden.

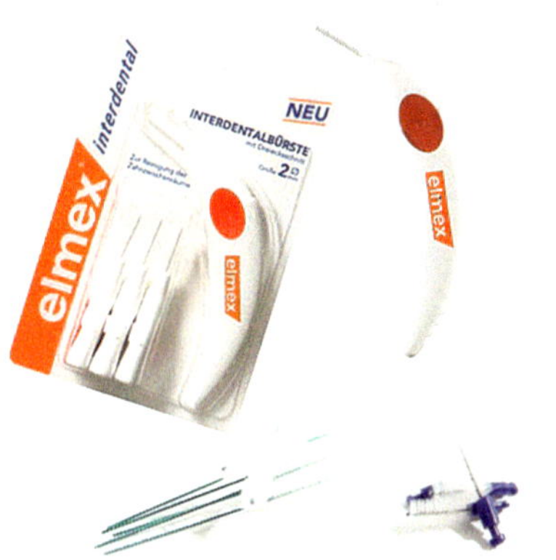

[3] Interdentalbürsten

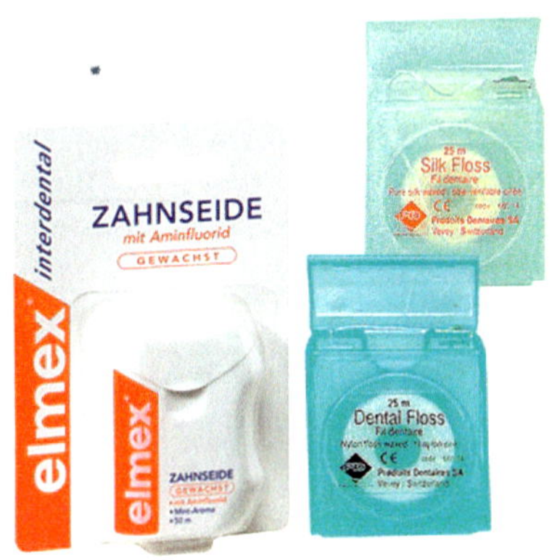

[4] Zahnseide

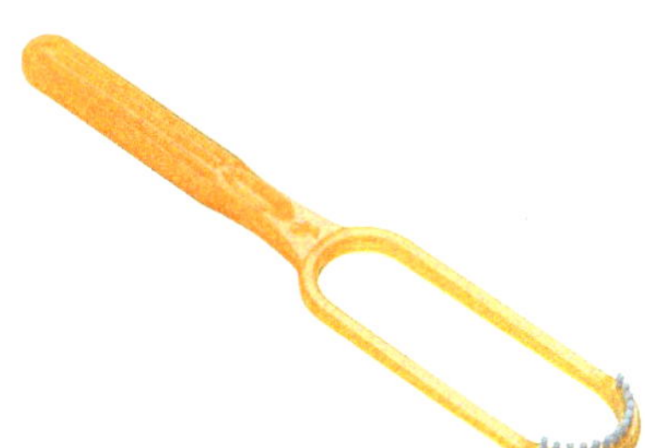

[5] Zungenreiniger

Zungenreiniger

Der Zungenreiniger oder Zungenschaber [Abb. 5] wird zum Reinigen der Zungenoberfläche verwendet. Mit ihm sollen problematische Beläge oder festsitzende Nahrungsreste entfernt werden. Gerade das hintere Drittel der Zunge ist durch Zungenbeläge gefährdet. In diesem Bereich hat die Zunge keinen Kontakt mit dem Gaumen, somit kommt es zu keiner mechanischen Reinigung.

Munddusche

Die Munddusche [Abb. 2] wird als Ergänzung zur Zahnpflege eingesetzt, sie ersetzt jedoch nicht die Zahnpflege mit der Zahnbürste. Mit der Munddusche können mittels eines mehr oder weniger harten Wasserstrahls Speisereste oder bereits gelockerte Plaque aus schwer zugänglichen Bereichen der Zahnzwischenräume entfernt werden. Außerdem kann damit das Zahnfleisch massiert werden.

Mundwasser

Durch den Einsatz von Mundwasser (Mundspül-Lösung) sollen Plaque und entstandene Entzündungen chemisch bekämpft werden. Die Plaquebekämpfung funktioniert jedoch nur nach vorheriger mechanischer Zahnreinigung mit Zahnbürste und Zahnpasta bei bereits abgelösten Plaqueresten.

Der Einsatz von Mundwasser [Abb. 1] sollte überlegt und nur zielgerichtet angewendet werden, da die Inhaltsstoffe auch unerwünschte Auswirkungen auf die physiologische Mundflora haben können (z. B. Austrocknung der Mundschleimhaut).

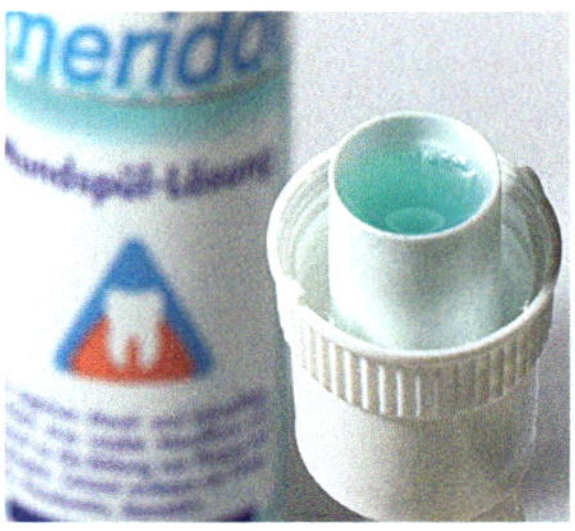

[1] Mundspül-Lösung

online

www.zahnwissen.de
Unter dieser Adresse finden Sie hilfreiche Informationen rund um das Thema Zahngesundheit.

Zahnputztechnik

Das Ziel des Zähneputzens ist die Befreiung der Zähne und ihrer Zwischenräume von Plaque, um Kariesentstehung und Gingivitis oder weitere Erkrankungen der Mundhöhle und des Zahnhalteapparates zu verhindern.

Dabei muss jeder Zahn, nachdem die Mundhöhle gut mit Wasser ausgespült wurde, von allen Seiten mit der Zahnbürste reinigend erfasst werden. Man kann davon ausgehen, dass dafür ein Zeitraum von 2 bis 3 Minuten ausreicht. Es ist empfehlenswert, eine bestimmte Systematik der Zahnreinigung zu Grunde zu legen, um sicherzustellen, dass alle Zähne beim Putzvorgang berücksichtigt werden [Abb. 3]. Eine mögliche Systematik ist folgende: Zuerst werden die Außenflächen der Zähne geputzt, dann die Innenseiten und zuletzt die Kauflächen der Zähne. Diese putzenden Bewegungen beginnen unten hinten links, führen weiter bis unten hinten rechts und enden an den oberen Zähnen von oben hinten links bis oben hinten rechts.

Die Durchführung sollte mit kreisenden Bewegungen erfolgen, die mit leichtem Druck vom (roten) Zahnfleisch in Richtung (weißer) Zahn erfolgen. Diese Art der Bewegung bewirkt die pflegende Einbeziehung des Zahnfleisches, fördert die Durchblutung und damit den Erhalt des Zahnfleisches. Kinder erlernen die Mund- und Zahnpflege am ehesten spielerisch. Dies gelingt besonders gut, wenn bereits Kleinkinder (zwischen 18 und 24 Monate) beginnen, sich mit „den Großen“ gemeinsam vor dem Spiegel die Zähne zu putzen. Vorschul- und Schulkinder können dann langsam an die richtige Zahnputztechnik heran geführt werden. Wie bei vielen anderen Tätigkeiten gilt auch hier: die Kinder lernen von den Erwachsenen.

Bereits die ersten Zähen des Säuglings (ab ca. dem 6. Monat) müssesn gepflegt werden. Dies übernehmen die Eltern / Bezugspersonen oder Pflegende mit einer speziellen Kinderzahnbürste, aber ohne Zahnpasta (das Kind könnte sich daran verschlucken).

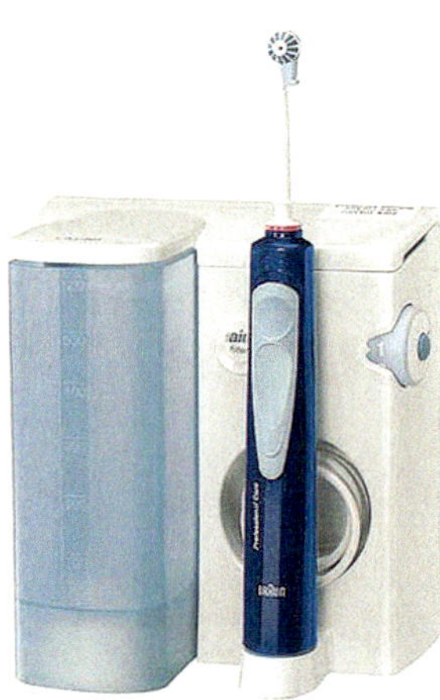

[2] Munddusche

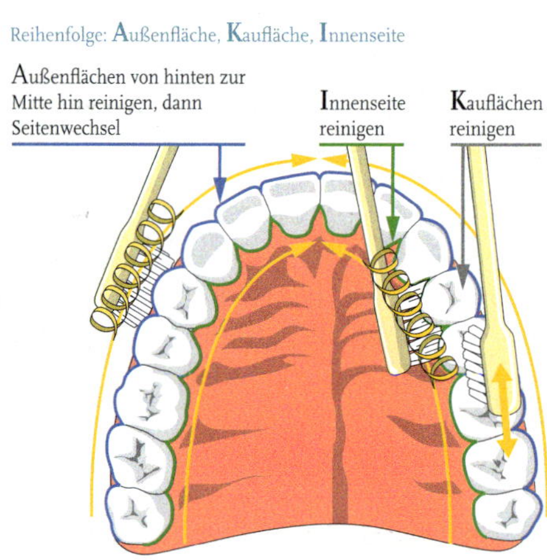

[3] Zahnreinigung

Beobachtung der Mundhöhle 3.1.3

Eine wichtige pflegerische Aufgabe ist die Beobachtung der Mundregion der Pflegebedürftigen. Sie zielt vorrangig darauf ab, Veränderungen im Bereich des Mundes, insbesondere der Schleimhäute und Zähne, zu erkennen.

Insbesondere bei Pflegebedürftigen, die auf Grund ihres geistigen oder körperlichen Zustandes nicht in der Lage sind, die Mund- und Zahnpflege selbst durchzuführen, ist die Inspektion der Mundhöhle von großer Bedeutung. In diesem Fall sind die Pflegenden dafür verantwortlich, die gesunde Mundflora zu erhalten bzw. Sekundärerkrankungen zu vermeiden. Folgende Materialien sind zur Inspektion der Mundhöhle notwendig:

- Handschuhe (1)
- Taschenlampe (2)
- Mundspatel (3)
- Spiegel (4)
- Mundkeil (5) oder Mullbinden (6) als Beißschutz
- Checkliste zur Feststellung des Ist-Zustandes

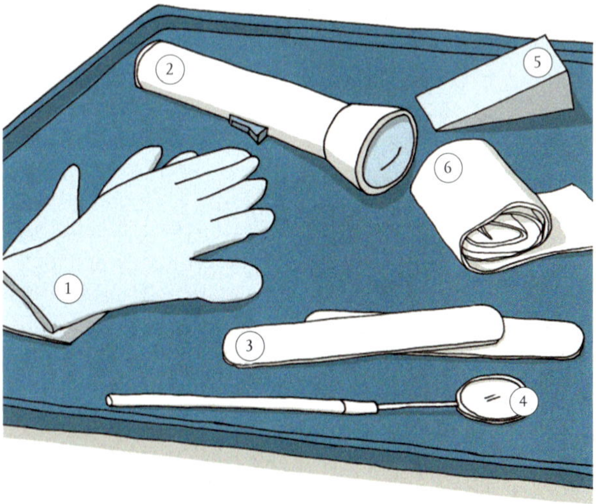

[4] Materialen zur Inspektion der Mundhöhle

Alle noch notwendigen Fragen sollten mit den Pflegebedürftigen vor dem Öffnen des Mundes erörtert werden. Jeder kennt diese Situation aus der Zahnarztpraxis, es ist unangenehm bis unmöglich, Fragen zu beantworten, wenn man gleichzeitig den Mund geöffnet hat.

Das Öffnen des Mundes bewusstseinseingeschränkter Menschen ist oftmals schwierig. Wenn die Person auf Ansprache nicht reagiert, den Mund aber fest geschlossen hält, hilft das Bestreichen der Lippen mit einer für sie angenehm schmeckenden Flüssigkeit. Öffnet die Person den Mund dennoch nicht, gibt es die Möglichkeit, den Unterkiefer vorsichtig nach unten zu drücken. Die Pflegende stellt sich dazu am besten an das Kopfende des Patientenbettes. Die Zeigefinger der Pflegenden liegen am Kieferwinkel, während die Daumen beidseits auf den Unterkiefer unterhalb der Lippen drücken. Um den Mund weiterhin offen zu halten, kann ein Mundkeil verwendet werden, der zwischen die Zähne gelegt wird.

Mit der Taschenlampe und unter Zuhilfenahme eines Spatels kann nun die Mundhöhle genau inspiziert werden und das Ergebnis anhand eines |Assessmentinstrumentes dokumentiert werden.

Assessmentinstrument | 588

Nach einer wissenschaftlichen Prüfung von |Gütekriterien wird das nebenstehende Assessmentinstrument nach Kayser-Jones als für den geriatrischen Bereich geeignet eingeschätzt. Besonders hervorzuheben sind hier die kursiv gedruckten Einschätzungen, die einen sofortigen Zahnarztbesuch notwendig werden lassen. Bei jeder Kategorie (|*Item*) wird die Inspektionstechnik kurz beschrieben.

Gütekriterien | 588

Item
(engl.) = Element eines Tests

Auf der Grundlage des Inspektionsergebnisses und mit dem Wissen über eine gesunde Mund- und Zahnpflege kommt auf die Pflegenden unter Umständen auch eine beratende Aufgabe im Hinblick auf die Durchführung und Auswahl der Materialien für die Mund- und Zahnpflege zu.

Pflegediagnose

Beeinträchtigte Mundschleimhaut

Ein Zustand, bei dem die Gewebeschichten in der Mundhöhle verändert sind.

Doenges et al.: S. 523

Kayser-Jones Kurzuntersuchung des Status der Mundgesundheit

Name des Bewohners________________________ Datum ________________________

Name des Untersuchers________________________ Total Score ________________________

Kategorie	Messung	0	1	2
LYMPHKNOTEN	Beobachten und Tasten der Lymphknoten	nicht vergrößert	vergrößert, unempfindlich	*vergrößert und empfindlich*
LIPPEN	Beobachten und Betasten, Fragen des Bewohners oder vertrauter Bezugspersonen	geschmeidig, rosig, feucht	trocken, aufgesprungen oder *rote Mundwinkel*	*weiße oder rote Stellen, Blutung oder Ulkus seit zwei Wochen*
ZUNGE	Beobachten und Betasten, Fragen des Bewohners oder vertrauter Bezugspersonen	normale Rauheit, rosig und feucht	belegt, weich, fleckig, stark rissig oder Rötungen	*rot, weich, weiße oder rote Stellen. Ulkus seit zwei Wochen*
INNENSEITE DER WANGEN, MUNDBODEN UND GAUMEN	Beobachten und Betasten, Fragen des Bewohners oder vertrauter Bezugspersonen	rosig und feucht	*trocken, glänzend, hochrot oder geschwollen*	*weiße oder rote Stellen, Blutung. Verhärtung: Ulkus seit zwei Wochen*
ZAHNFLEISCH ZWISCHEN DEN ZÄHNEN UND/ ODER KÜNSTLICHEN ZÄHNEN	mit dem Ende eines Zungenspatels sanften Druck auf das Zahnfleisch ausüben	rosig, kleine Vertiefungen; fest, glatt und rosa unter künstlichen Zähnen	*Rötung an den Rändern von 1 bis 6 Zähnen; eine gerötete oder wunde Stelle unter künstlichen Zähnen*	*geschwollenes oder blutendes Zahnfleisch, Rötung an den Rändern von 7 oder mehr Zähnen, lockere Zähne; generalisierte Rötung oder Wunden unter künstlichen Zähnen*
SPEICHEL (WIRKUNG AUF DAS GEWEBE)	sanften Druck mit dem Zungenspatel auf die Mitte der Zunge und den Mundboden ausüben	Gewebe ist feucht, Speichel fließt frei und ist wässrig	Gewebe ist trocken und klebrig	*Gewebe erscheint ausgetrocknet und rot, kein Speichel*
ZUSTAND DER NATÜRLICHEN ZÄHNE	Beobachten und Feststellen der Anzahl kariöser oder abgebrochener Zähne	keine kariösen oder abgebrochenen Zähne/Wurzeln	*1–3 kariöse oder abgebrochene Zähne/Wurzeln*	*4 oder mehr kariöse oder abgebrochene Zähne/Wurzeln; weniger als 4 Zähne in einem Kiefer*
ZUSTAND DER KÜNSTLICHEN ZÄHNE	Beobachten und Fragen des Patienten oder seiner vertrauten Bezugspersonen	intakte künstliche Zähne, die während der meisten Zeit getragen werden	1 abgebrochener/ fehlender Zahn, oder nur zum Essen oder aus kosmetischen Gründen getragen	*mehr als ein abgebrochener oder fehlender Zahn, oder die Prothese ist verloren oder wird nie getragen*
ZAHNPAARE IN KAUPOSITION (NATÜRLICH ODER KÜNSTLICH)	Beobachten und Zählen der Zahnpaare in Kauposition	12 oder mehr Zahnpaare in Kauposition	8–11 Zahnpaare in Kauposition	*0–7 Zahnpaare in Kauposition*
DES MUNDES SAUBERKEIT	Beobachten des Erscheinungsbildes der Zähne oder der Prothese	sauber, keine Nahrungspartikel/Zahnstein im Mund oder an künstlichen Zähnen	Nahrungspartikel/ Zahnstein an einer oder zwei Stellen des Mundes oder an künstlichen Zähnen	Nahrungspartikel/ Zahnstein an den meisten Stellen des Mundes oder an künstlichen Zähnen

Obere Prothese signiert: Ja___ Nein___ keine vorhanden___ ; Untere Prothese signiert: Ja___ Nein___ keine vorhanden
Ist Ihr Mund beschwerdefrei? Ja___ Nein___ ; Falls nicht, beschreiben Sie: ________________________
Zusätzliche Bemerkungen: ________________________
Kursiv: unverzüglich einen Zahnarzt einbeziehen

Übersetzung aus: Gottschalk, Thomas; Zimmer, Stefan: „Assessment-Instrumente zur pflegerischen Beurteilung des Mundes" in: *Pflege*, (16) 2003, S. 277

Unterstützung und Beratung bei der Mund- und Zahnpflege 3.1.4

Umfeldgestaltung

Das zentrale Ziel der pflegerischen Unterstützung liegt darin, das Umfeld der Pflegebedürftigen so zu gestalten, dass sie ihre Mund- und Zahnpflege so weit wie möglich selbstständig durchführen können. Die Hilfen der Pflegenden sind dabei individuell auf die jeweilige Situation der pflegebedürftigen Person abzustimmen. Unter Umständen ist es für die Pflegebedürftigen notwendig, einige ihrer bisherigen Gewohnheiten zu verändern bzw. aufzugeben. Allein die Notwendigkeit, die Mund- und Zahnpflege im Bett durchführen zu müssen, bereitet oftmals Schwierigkeiten. Dazu kommen noch krankheits- oder behandlungsbedingte Einschränkungen (z. B. Schienen, Infusionen etc.).
Wichtig für die Gestaltung des Umfeldes sind folgende Punkte:

- Alle Mundpflegeutensilien werden in greifbarer Nähe der Pflegebedürftigen platziert.
- Die Sitzposition muss der Pflegebedürftigen ausreichende Bewegungsfähigkeit bieten.
- Mögliche notwendige Hilfestellungen müssen vorher besprochen werden (z. B. Unterstützung des Armes, während die rotierenden Bewegungen der Zahnbürste von der Pflegebedürftigen selbst ausgeführt werden).

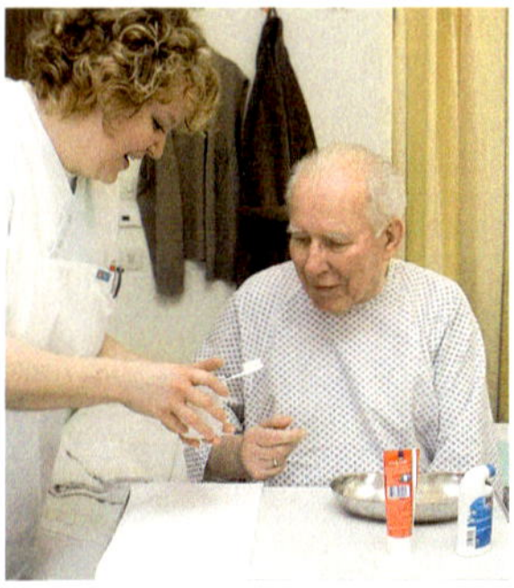

[1] Alle Mundpflegeutensilien werden in greifbarer Nähe des Patienten platziert.

Das Zähneputzen dürfte für die meisten Pflegebedürftigen eine Aktivität sein, die sie ihr Leben lang ausgeführt haben und kennen. Diese vorhandene Ressource kann gut zur aktivierenden Pflege genutzt werden.

Vollständige Übernahme der Mund- und Zahnpflege durch die Pflegenden

Die vollständige Übernahme der Mund- und Zahnpflege, einschließlich der Auswahl der Utensilien, ist dann Aufgabe der Pflegenden, wenn die pflegebedürftige Person nicht mehr in der Lage ist, ihren Mund und die Zähne selbst zu pflegen. Alle Schritte der selbstständigen Mund- und Zahnpflege werden nun von der Pflegenden übernommen.

Ist die Pflegebedürftige nicht bei Bewusstsein, wird es notwendig, den Mund ohne ihre Mithilfe von Zahnpasta zu säubern. Das kann auf drei Arten geschehen:

- mittels einer Munddusche,
- mittels einer Spritze und einer flexiblen Absaugsonde,
- mit feuchten Tupfern werden nacheinander Zähne, Wangentaschen, Gaumen, Zunge und Lippen gereinigt.

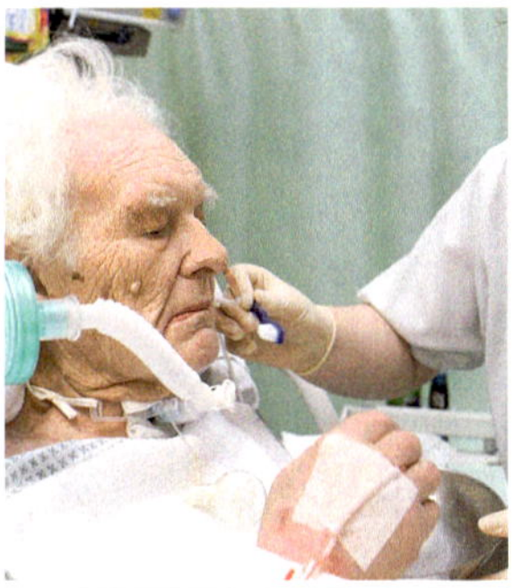

[2] Vollständige Übernahme der Mund- und Zahnpflege durch die Pflegenden

Die Auswahl der Methode muss vom Zustand der pflegebedürftigen Person abhängig gemacht werden. Dabei ist die Gefahr der Aspiration stets zu berücksichtigen. Eine entsprechende Lagerung der Pflegebedürftigen ist notwendig: entweder mit leicht nach vorn geneigtem Kopf oder in Seitenlage.

Beratung und Anleitung | 496

Beratung

Hierzu werden alle grundsätzlichen Aspekte von Beratung und Anleitung sowie die mundhygienischen Prinzipien beachtet.
Die beratende Pflege wird notwendig, wenn

- Pflegebedürftige oder ihre Angehörigen / Bezugspersonen um die fachkompetente Beratung bezüglich der Mund- und Zahnpflege bitten;
- sich auf Grund der Beobachtung durch die Pflegenden eine Beratung zur Verbesserung des bestehenden Zustandes anbietet;
- die eingeschränkte Mobilität einer Patientin über einen Krankenhausaufenthalt hinaus andauert und die zusätzliche Einbeziehung von betreuenden Personen aus dem privaten Umfeld gefragt ist (ambulante Pflege).

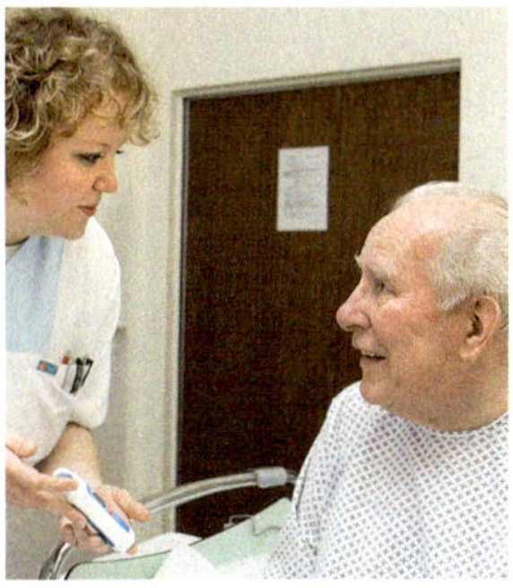

[3] Beratung

3.1.5 Einsatz gezielter Interventionen bei Menschen mit spezifischen mundpflegerisch relevanten Problemen

Folgende Zielgruppen bedürfen einer speziellen pflegerischen Betreuung:

- Personen, denen eine Nahrungskarenz verordnet ist oder die über eine Magensonde ernährt werden. Ihr Problem ist, dass durch die fehlende Kautätigkeit mit Folge der fehlenden Reizung der Speicheldrüsen die Mundschleimhaut trocken und rissig wird und somit Eintrittspforten für Krankheitserreger bietet (z. B. bei Patientinnen vor oder nach einer Operation oder einem anderen diagnostischen Eingriff);
- Personen, die auf Grund ihrer Erkrankung oder einer medikamentösen Behandlung eine eingeschränkte körperliche Abwehr aufweisen (z. B. Patientinnen, die auf Grund einer Krebserkrankung mit einer Chemotherapie behandelt worden sind, Menschen mit HIV-Infektionen, Frühgeborene);

Chemotherapie | 2
HIV-Infektionen | 2

- Personen, die bereits unter Erkrankungen bzw. Infektionen im Mund- und Zahnbereich leiden, sodass pflegerische Maßnahmen zu zusätzlichen Schmerzen führen und die Pflege dadurch erheblich erschweren (z. B. Menschen mit einer Gingivitis);

Gingivitis | 113

- in ihrem Bewusstsein eingeschränkte Pflegebedürftige, da die normale Kautätigkeit fehlt (z. B. komatöse Menschen);
- verwirrte Personen, da Ängste oder Misstrauen gegenüber den Pflegenden oder Unverständnis über den Sinn der pflegerischen Handlung die Durchführung; der Mundpflege erschweren können (z. B. demenziell erkrankte Menschen)
- Personen, die bei sich auf Grund von Ängsten die Mund- und Zahnpflege nicht durchführen lassen wollen.

Gemeinsam ist allen Problematiken, dass sie in der Regel mit Schmerzen einhergehen. Schmerzen sind für jeden Menschen eine Belastung, wenn auch die Schmerztoleranz von Mensch zu Mensch variiert. Des Weiteren können Schmerzen zu Einschränkungen der Nahrungsaufnahme führen. Dies hat wiederum Folgen für den gesamten Gesundheitszustand des Menschen.

Die im Folgenden vorgestellten Interventionen dienen nicht nur der Prophylaxe von Infektionen (z. B. von Soor und Parotitis), sondern gleichzeitig der Vorbeugung von Schmerzen im Mundbereich und allen daraus resultierenden Folgen. Gleichzeitig sind es Maßnahmen, die zum Wohlbefinden insbesondere solcher Menschen beitragen, die keine Flüssigkeit und /oder Nahrung über den Mund zu sich nehmen dürfen.

Soor | 112
Parotitis | 112

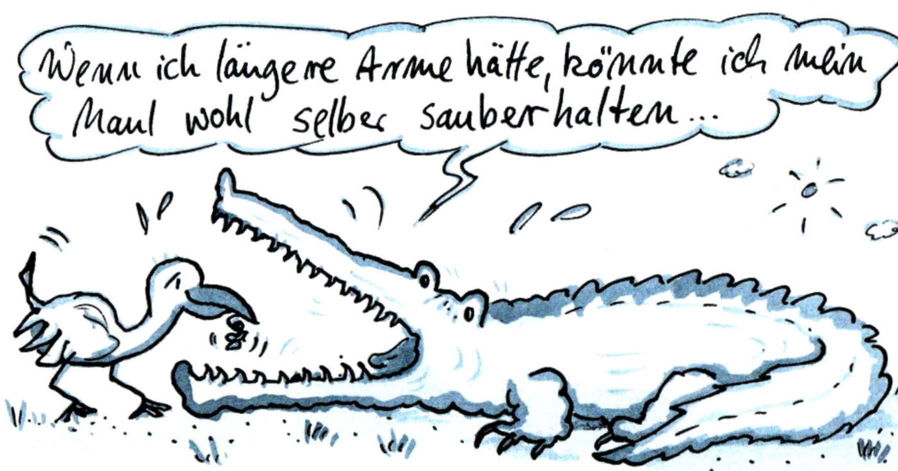
Wenn ich längere Arme hätte, könnte ich mein Maul wohl selber sauberhalten ...

Spülen der Mundhöhle

Neben dem persönlichen Wunsch von Pflegebedürftigen gibt es folgende Indikationen für eine regelmäßige Mundspülung:

- längerfristige Nahrungskarenz
- Sondenernährung
- Bei Patientinnen, deren Blutbildungsfunktion durch Strahlen- oder Chemotherapie zerstört wird (vor Knochenmarktransplantationen), kommt es in der Folge zu einer Leukopenie. In diesem Fall ist die Anwendung von desinfizierenden Lösungen zur Aufrechterhaltung der Keimfreiheit im Mund angezeigt. Außerdem werden prophylaktisch Suspensionen eingenommen, die Pilzinfektionen innerhalb des Mundbereichs vermeiden sollen.
- Thrombopenie, z. B. infolge einer Knochenmarkerkrankung. Diese Personengruppe leidet dann unter einer erhöhten Blutungsgefahr, in diesem Fall des Zahnfleisches. Während man von einer Thrombopenie bereits ab einer Zahl von < 100.000 /μl spricht, ist die Blutungsgefahr im Mundschleimhautbereich erst ab < 50.000 /μl gegeben.

Blutbildung | 792

Leukopenie
Leukozytenzahl $< \frac{4000}{\mu l}$

Thrombopenie
Thrombozytenzahl $< \frac{100.000}{\mu l}$

Folgende Substanzen eignen sich zur Durchführung einer Mundspülung und sollten den Dosierungshinweisen entsprechend angewendet werden:

Substanzen, die die Speichelsekretion anregen, als Tee oder ätherisches Öl	entzündungshemmende Substanzen	Substanzen zur Plaqueverminderung
▪ Pfefferminz ▪ Zitrone	▪ Lavendel ▪ Salbei (als Tee oder Salus Salbei Tropfen) ▪ Kamille (als Tee oder Kamillosan®) ▪ Kräutermischungen, z. B. in Form von ätherischen Ölen in Salviathymol®	▪ AZF = Aminfluorid und Zinnfluorid (z. B. Meridol®) ▪ ListerineTM auf der Basis ätherischer Öle (Thymol, Menthol, Eukalyptus)

Chemoprophylaktika (z. B. Chlorhexidin®) haben teilweise unerwünschte Wirkungen (Geschmacksirritationen, Austrocknung der Mundschleimhaut, anästhesierende Wirkung, gelegentlich Allergien).

Wird die Mundspülung bei bettlägerigen Pflegebedürftigen durchgeführt, sind außer der Lösung selbst folgende Materialien notwendig:

- Wäscheschutz
- Nierenschale zum Auffangen der Spülflüssigkeit
- Handtuch, um den Mund abzutrocknen

Um bei bewusstseinseingeschränkten Personen nach dem Zähneputzen den Mund zu säubern, kann die Mundhöhle mit einer flexiblen Absaugsonde gespült werden. Mittels einer Spritze wird die Spülflüssigkeit in die Mundhöhle eingebracht und auf diesem Weg auch wieder abgesaugt. Um eine Aspiration zu vermeiden, muss die pflegebedürftige Person so gelagert werden, dass die Spülflüssigkeit nicht nach hinten in den Rachenraum fließen kann (Seitenlage oder sitzend mit vornübergebeugtem Kopf).

Bei verwirrten Menschen, denen eine Nahrungskarenz verordnet ist, besteht die Gefahr, dass sie die bereitgestellte Lösung austrinken. Insofern muss diese in ausreichendem Abstand aufbewahrt werden. Dies gilt auch und gerade für Kinder.

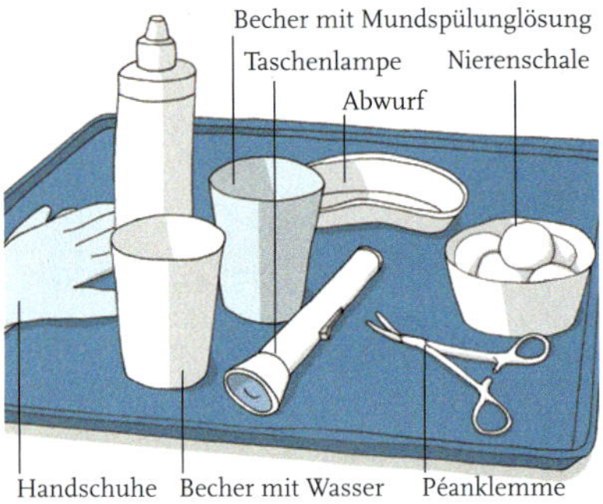

[1] Materialien für das Auswischen der Mundhöhle

Auswischen der Mundhöhle

Das Auswischen der Mundhöhle ist indiziert

- bei Patientinnen, die auf Grund von Bewusstseinsveränderungen oder neurologischen Störungen nicht selbstständig in der Lage sind, ihre Mundpflege durchzuführen, oder die Spülflüssigkeiten nicht im Mund halten können;
- zum Aufbringen medikamentöser Substanzen (schmerzlindernd oder wundheilungsunterstützend) auf die Mundschleimhaut.

Aus Praktikabilitätsgründen bietet es sich an, die notwendigen Materialien für das Auswischen der Mundhöhle auf einem Tablett anzurichten und am Patientenbett bereitzustellen [Abb 1].

Die Durchführung geschieht folgendendermaßen:

- Hände desinfizieren
- Handschuhe anziehen
- Pflegebedürftige Person wenn möglich in eine sitzende Position bringen, wobei der Kopf leicht nach vorn geneigt ist. In dieser Haltung kann die pflegebedürftige Person gut beobachten, welche Tätigkeiten um sie herum erfolgen. Außerdem liegt eine deutlich geringere Aspirationsgefahr als in liegender Position vor. Nicht zuletzt erleichtert diese Körperhaltung den Pflegenden, rückenschonend zu arbeiten.

Aspirationsgefahr | 251

- Mundhöhle der Patientin mit der Taschenlampe inspizieren
- Zum Auswischen der Mundhöhle wird ein Kugeltupfer so an einer Pèanklemme befestigt, dass diese komplett vom Tupfer umschlossen ist und eine Verletzungsgefahr für die Pflegebedürftigen ausgeschlossen ist [Abb 2]. Bei manchen Personen ist es einfacher, statt der Pèanklemme die eigenen Finger zu benutzen. Mit Blick auf mögliche Bissverletzungen ist die Wahl dieser Methode von der Einschätzung der Compliance abhängig.

Compliance | 504

- Nun wird der Tupfer in die Mundpflegelösung eingetaucht. Um eine Aspiration sowie ein unnötiges Nasswerden der Bettwäsche zu vermeiden, sollte der Tupfer feucht, aber nicht triefend nass sein.
- Ist die pflegebedürftige Person nicht in der Lage, den Mund über einen längeren Zeitraum offen zu halten, kann das Einlegen eines Gummikeils zwischen die Zähne eine gute Hilfe sein. Bei geöffnetem Mund werden dann vorsichtig alle Bestandteile der Mundhöhle mit dem Tupfer ausgewischt. Aus hygienischen Gründen wird ein Tupfer immer nur einmal in das Gefäß mit der Spüllösung getaucht.
- Sollten sich Borken innerhalb der Mundhöhle befinden, können diese abgerieben werden, nachdem sie vorher mit einer für die Pflegebedürftige wohl schmeckenden Lösung geweicht wurden. Zur Borkenlösung eignen sich Zuckerwürfel. Um die Kariesgefahr zu vermindern, muss im Anschluss mit einer zuckerfreien Lösung nachgewischt werden. Eine 3 %ige Wasserstoffperoxidlösung (H_2O_2) kann ebenfalls zur Borkenlösung verwendet werden.
- Abschließend werden die Lippen der pflegebedürftigen Person mit einem Fettstift oder einer anderen fettenden Substanz gepflegt.

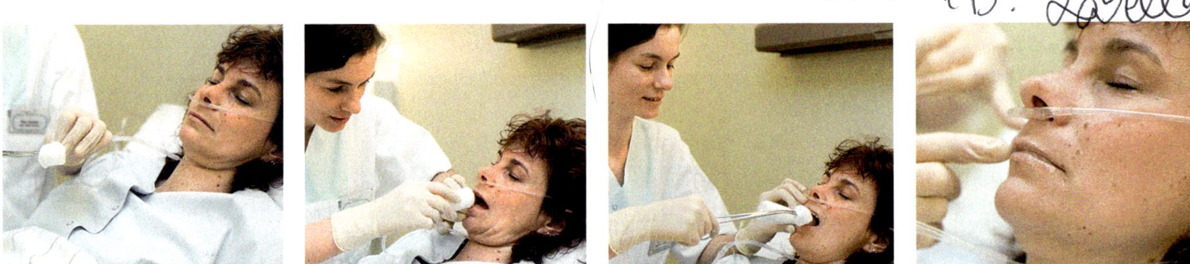

[2] Auswischen der Mundhöhle bei einer Patientin nach einer Vollnarkose

Anregen der Kautätigkeit und der Speichelsekretion

Das Anregen der Kautätigkeit und damit auch der Speichelsekretion mit ihrer reinigenden Funktion ist eine wichtige prophylaktische Maßnahme gegen die Entstehung von Parotitis und anderen Erkrankungen der Mundhöhle. Gefährdet sind Menschen, die

- unter Appetitmangel leiden,
- eine längerfristige Nahrungskarenz verordnet bekommen,
- über eine Sonde ernährt werden.

Die Kaubewegung kann als „Trockenübung" durchgeführt werden. Um eine Kaubewegung zu stimulieren, können folgende Produkte zur Anregung der Speichelsekretion genutzt werden:

- Brotrinde
- Trockenfrüchte
- zuckerfreies Kaugummi
- zuckerfreie Gummibärchen
- in Kompressen eingewickelte Lebensmittel

Ein nachfolgendes Zähneputzen dient der |Kariesprophylaxe und stimuliert ebenfalls die Speichelsekretion.

Kariesprophylaxe | 114

Auftragen medikamentöser Substanzen

Zähne putzen, den Mund spülen und Auswischen sind prophylaktische Maßnahmen zur Verhinderung von Infektionen innerhalb der Mundhöhle. Im Gegensatz hierzu ist das Auftragen medikamentöser Substanzen eine therapeutische Maßnahme. Sie kommt zur Anwendung, wenn bereits Infektionen bzw. Schädigungen der Mundschleimhaut aufgetreten sind und erfolgt i. d. R. auf ärztliche Anordnung.

Zur Linderung von Schmerzen können schleimhautanästhesierende Medikamente mittels eines Watteträgers aufgebracht werden. Das kann z. B. vor der Nahrungsaufnahme oder vor Manipulationen im Mundbereich (z. B. Einsetzen der Zahnprothese) notwendig werden.

Entzündungshemmende und wundheilende Substanzen werden als Lösung oder als Gel mittels eines Watteträgers direkt auf die entsprechenden Stellen aufgetragen. Dies geschieht nach dem Essen, damit die Medikamente einwirken können.

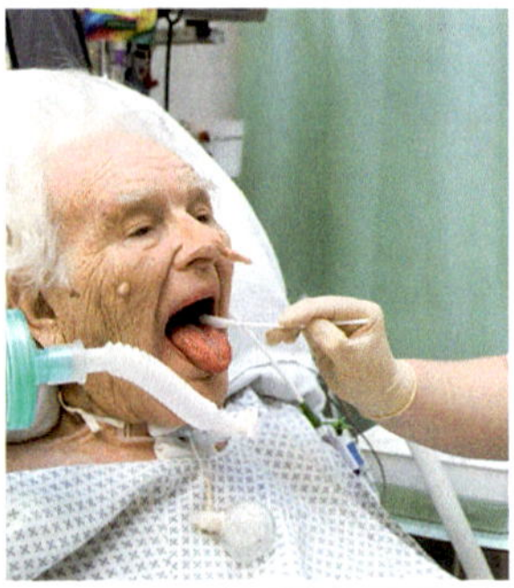

[3] Auftragen einer Tinktur auf die Zunge

Einigen Erkrankungen (z. B. |Rhagaden) liegt möglicherweise eine Fehl- oder Mangelernährung zu Grunde. An dieser Stelle kann neben der Therapie der Erkrankung auch ein beratendes Gespräch zu diesem Thema angeboten werden.

Rhagaden | 111

Nachweis pathogener Keime

Einige Erkrankungen der Mundhöhle werden durch pathogene Keime (z. B. Bakterien, Viren) verursacht. Bevor eine angemessene Therapie begonnen werden kann, müssen diese Keime bestimmt werden. Dies geschieht mittels einer mikrobiologischen Untersuchung. Die Untersuchungsprobe wird dabei entweder durch einen Abstrich oder durch eine Mundspülung gewonnen. Sowohl der Abstrich als auch die Mundspüllösung werden in vom Labor zur Verfügung gestellten Behältnissen aufbewahrt, die eine spezielle Nährlösung beinhalten.

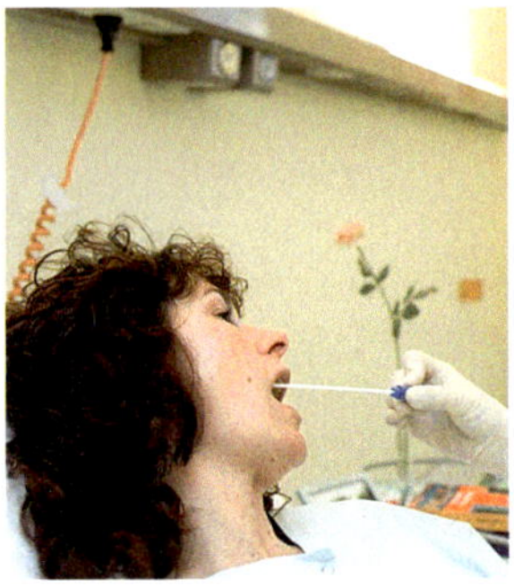

[4] Abstrich aus der Mundhöhle

Reinigen von Zahnspangen

Vom Zahnarzt oder Kieferorthopäden verordnete Zahnspangen müssen im Krankenhaus weiter getragen werden, um den Therapieerfolg nicht zu gefärden. Dabei ist bei festsitzenden Zahnspangen eine besonders sorgfältige Zahnpflege notwendig. Locker sitzende Zahnspangen werden nach dem Herausnehmen unter lauwarmem Wasser abgespült und danach in speziellen Behältern aufbewahrt. Eventuell zusätzlich verwendete Reinigungsdmittel müssen bei der Anamnese erfragt und von zu Hause mitgebracht werden.

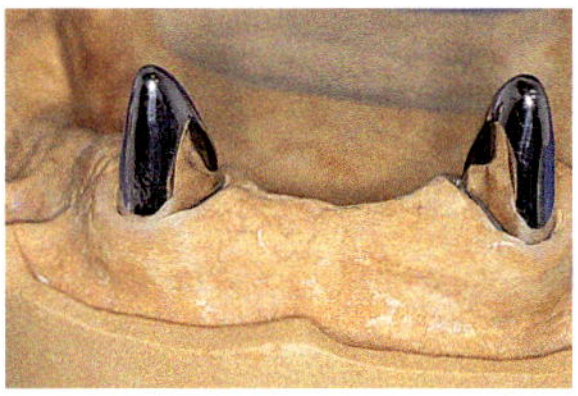

[1] Restzahnbestand

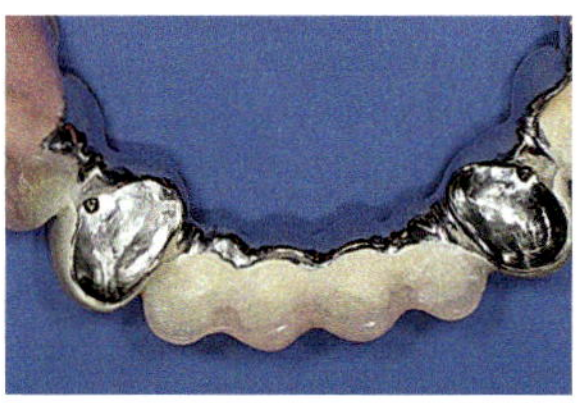

[2] Zahnersatz (Innenansicht)

Reinigen von Zahnprothesen

Eine Vielzahl von Menschen trägt auf Grund von Zahnverlusten eine komplette oder anteilige Zahnprothese. Die Gründe für den Zahnverlust sind vielfältig. Sie reichen von mangelnder Zahnpflege über Erkrankungen der Mund- und Zahnregion bis hin zum Verlust der Zähne durch einen Unfall. Das Vorhandensein einer Zahnprothese ist also altersunabhängig.

Zahnprothesen werden aus verschiedenen Materialien hergestellt und den individuellen Bedürfnissen der Trägerin angepasst. Es gibt reine Kunststoffprothesen oder Prothesen aus Verbundmaterialien (Kunststoff, Keramik, Edelmetalle). Eine Zahnprothese ist ein empfindlicher und teurer Gegenstand, mit dem entsprechend vorsichtig umgegangen werden muss. Beim Reinigen am Waschbecken sollte daher etwas Wasser eingelassen werden, damit beim eventuellen Herunterfallen ein Defekt vermieden werden kann. Sollte es trotz dieser Maßnahmen zu Beschädigungen kommen, ist die Zahntechnik für die Reparatur zuständig. Eigenmächtige Reparaturmaßnahmen sind unsachgemäß und wenig erfolgversprechend.

Die mundhygienischen Prinzipien gelten natürlich auch für Trägerinnen von Zahnprothesen. Eine zusätzliche Rolle spielt das Massieren des Zahnfleisches, da es gegen den ständigen Druck und die mechanische Reizung des „Fremdkörpers Zahnprothese“ abgehärtet werden muss. Durch die Zahnfleischmassage können Schädigungen der Mundregion verhindert werden, die nicht nur eine Einschränkung des Wohlbefindens, sondern auch der Kautätigkeit und damit der Nahrungsaufnahme zur Folge haben können.

Zur Reinigung der Zahnprothese wird diese herausgenommen. Bei einer Oberkieferprothese erfolgt dies nach einer kurzen Mundspülung mit klarem Wasser, indem der Daumen von innen gegen die Schneidezähne und in Richtung der Nase drückt. Dadurch lockert sich die Prothese und kann durch vorsichtiges Drehen aus der Mundhöhle entnommen werden.

Um eine Unterkieferprothese zu entfernen, wird diese durch leichtes Hin- und Herbewegen von der Kauleiste gelöst. Für Teilprothesen gibt es unterschiedliche Befestigungsmöglichkeiten (Klammern, Verriegelungselemente und andere feinmechanische Elemente), deren Gebrauch sehr vorsichtig und nach Absprache mit der zu pflegenden Person oder deren Angehörigen erfolgen muss.

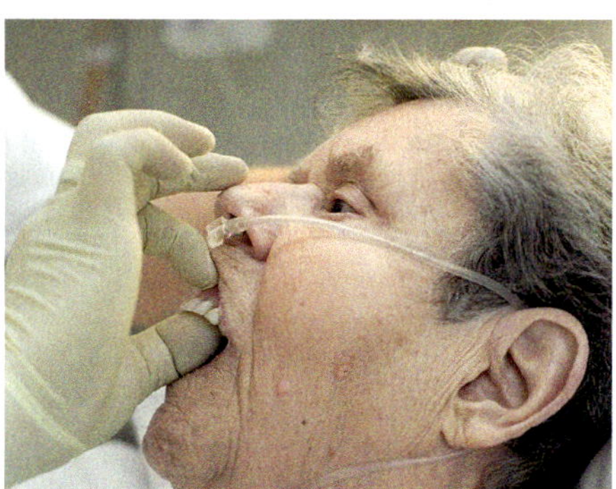

[3] Herausnehmen der Oberkiefeprothese

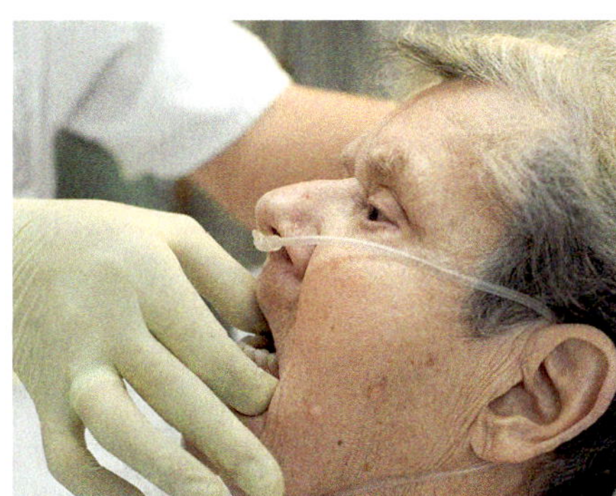

[4] Herausnehmen der Unterkiefeprothese

Um Verunreinigungen und Rückstände von Nahrungsmitteln und Prothesenhaftmitteln zu entfernen, wird eine weiche Zahnbürste oder Prothesenzahnbürste [Abb. 9] verwendet. Zur Prothesenreinigung stehen verschiedene Mittel und Methoden zur Verfügung. Der Einsatz von Prothesenreinigungsmitteln muss unbedingt mit der zu pflegenden Person abgesprochen werden. Reinigungsmittel können zu Verfärbungen der Zahnprothese führen, gerade wenn Verbundmaterialien und Kleber bei der Herstellung der Zahnprothese verwendet wurden. Bei Unklarheiten ist die einfache Reinigung mit Wasser vorzuziehen. Zahnpasta soll bei der Prothesenpflege nicht eingesetzt werden, da sie Schleifmittel enthält, welches das Oberflächenmaterial schädigt und stumpf aussehen lässt.

Bei starken Belägen oder Verkrustungen der Zahnprothese sollte diese in einem Ultraschallbad gereinigt werden.

Beim Einsetzen des Zahnersatzes ist es sinnvoll, mit der Oberkieferprothese zu beginnen, da diese durch Festsaugen fixiert wird. Im Anschluss kann die Unterkieferprothese eingesetzt werden, die durch das Schließen der Kiefer („Zubeißen") in ihre Position gerückt wird.

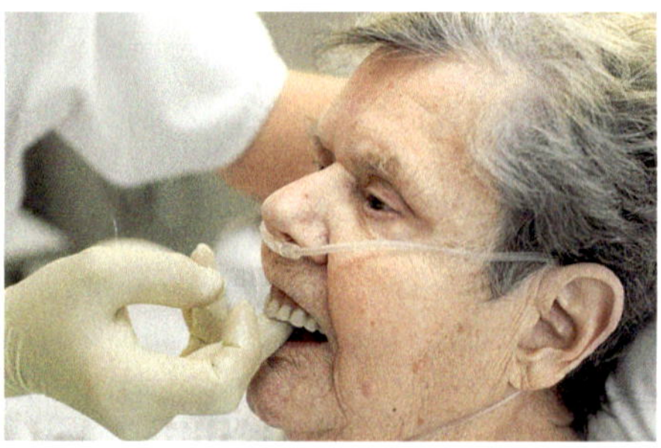

[5] Einsetzen der Oberkiefeprothese

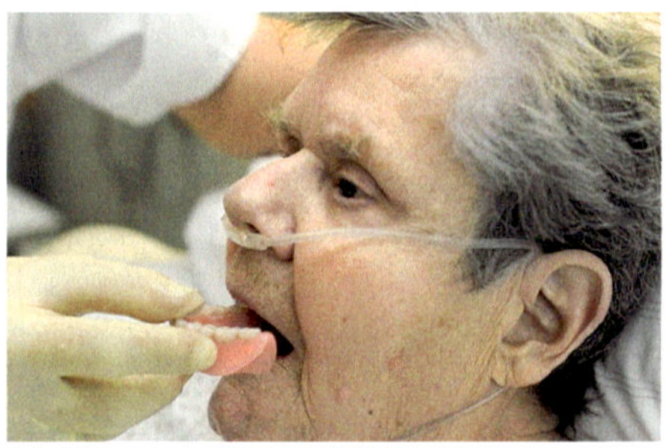

[6] Einsetzen der Unterkiefeprothese

Menschen mit Sehhilfe sollten diese zur Verfügung haben, wenn sie ihre Zahnprothese reinigen oder einsetzen / herausnehmen.

Die Prothese sollte sowohl am Tag als auch in der Nacht getragen werden, um atrophische Veränderungen des Zahnfleisches und des Kiefers zu vermeiden. Außerdem wird der Kunststoff der Zahnprothese angegriffen, wenn sie über lange Zeiträume in Reinigungsbädern aufbewahrt wird.

Atrophie
Gewebsrückgang

Vor Eingriffen, die eine Narkose und / oder eine Intubation voraussetzen, muss die Zahnprothese entfernt werden. Für viele Patienten ist es angenehm, die Prothese bis zur Einschleusung in den OP behalten zu können. Die Aufbewahrungsbehälter können in diesem Fall vom Pflegepersonal dorthin mitgenommen werden.

Narkose | 864
Intubation | 829

Die Aufbewahrungsbehälter sind deutlich mit Namen zu beschriften, um Verwechslungen zu vermeiden.

Die Durchführung der Prothesenpflege löst bei manchen Pflegenden Ekelgefühle aus.

Ekelgefühle | 3

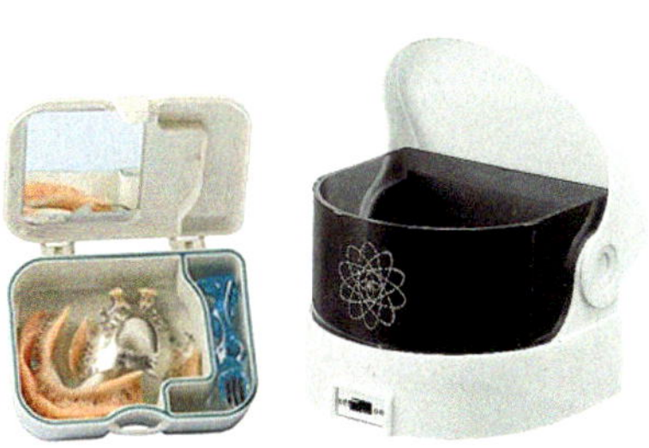

[7] Prothesen- und Prothesenreinigungsbehälter

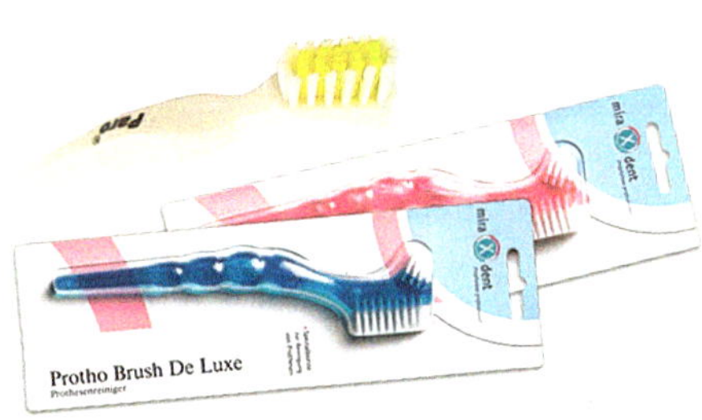

[7] Prothesenzahnbürste

3.2 Naturwissenschaftlich-medizinischer Bezug

3.2.1 Die Mundhöhle, ihre Bestandteile und Funktionen

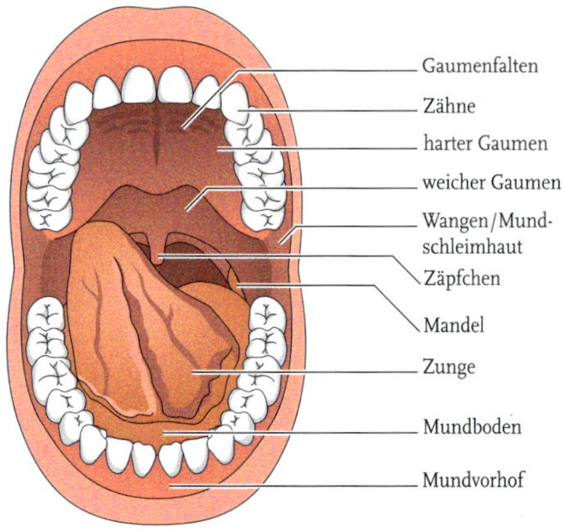

[1] Die Mundhöhle

Die Mundhöhle ist der erste und oberste Teil des Verdauungskanals. Sie besteht aus einer Vielzahl von unterschiedlichen Geweben und bildet über den Rachen die Verbindung der Außenwelt zum Körperinneren. Die Schleimhaut dient hierbei als Schutz und Abgrenzung. Im knöchernen Schädel nimmt die Mundhöhle als spaltförmige Öffnung das untere Drittel ein. Mit Hilfe verschiedener Werkzeuge (z. B. Zunge, Zähne) wird die Nahrung vorbereitet und zur weiteren Verdauung weitergeleitet.

Die Mundhöhle wird durch folgende anatomische Strukturen gebildet [Abb. 1]:

- untere Abgrenzung: Zunge und Mundboden
- obere Abgrenzung: weicher und harter Gaumen
- seitliche und vordere Abgrenzung: Zähne und Lippen
- Raum zwischen Zähnen und Lippen: Mundvorhof

Der knöcherne Rahmen der Mundhöhle

Der knöcherne Rahmen der Mundhöhle besteht aus dem unbeweglichen Oberkieferknochen (*Maxilla*) und dem beweglichen Unterkieferknochen (*Mandibula*). Der Oberkiefer ist über Knochennähte mit der Schädelbasis und dem Hirnschädel verbunden. Er besteht aus dem Hauptstück, dem Oberkieferkörper und mehreren Fortsätzen:

- Der Stirnfortsatz (*Processus frontalis*) verbindet den Oberkiefer mit dem Stirnbein (*Os frontale*) und bildet einen Teil des unteren Teils der Augenhöhle.
- Der Jochfortsatz (*Processus zygomaticus*) bildet zusammen mit dem Jochbein (*Os zygomaticum*) das Wangenprofil bzw. den Jochbogen.
- Der Zahnfortsatz (*Processus alveolaris*) trägt die Zahnreihe.
- Der Gaumenfortsatz (*Processus palatinus maxillae*) bildet als gewölbte Platte mit den hinten anschließenden Gaumenbeinen (*Ossa palatini*) den knöchernen oberen Abschluss der Mundhöhle.

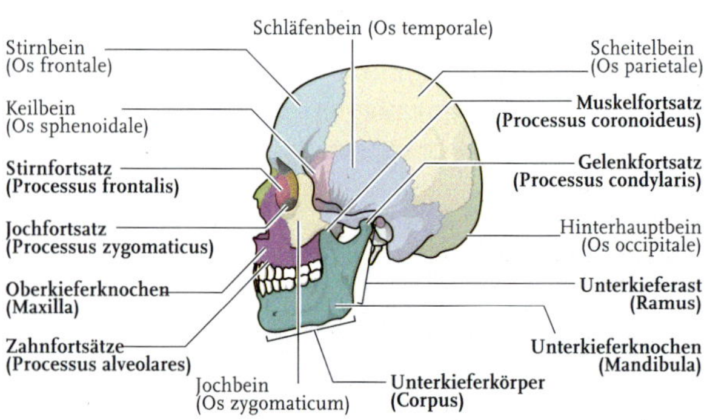

[2] Knöcherne Rahmen der Mundhöhle, Ansicht von seitlich (lateral)

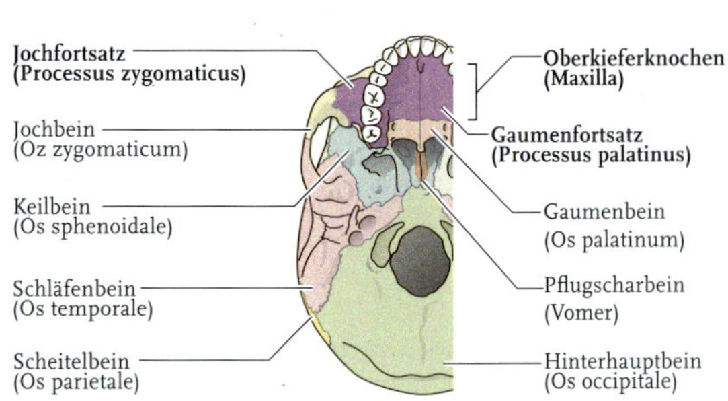

[3] Knöcherne Rahmen der Mundhöhle, Ansicht von bauchwärts (ventral) ohne Unterkiefer

Der Unterkiefer besteht aus dem waagerecht stehenden Unterkieferkörper (*Corpus*) und den nach oben gebogenen Unterkieferästen (*Rami*), die in je zwei Knochenfortsätzen enden. Die beiden Knochenfortsätze und der Knick (*Angulus*), an dem die beiden Unterkieferäste bis zum Ohr nach oben ragen, können deutlich ertastet werden. Die vorstehende gerundete Knochenspange bildet im menschlichen Profil das Kinn.

Der vordere Knochenfortsatz der Unterkieferspangen (*Processus coronoideus*) dient als Muskelansatz für den Kaumuskel (*M. masseter*). Der hintere Knochenfortsatz (*Processus condylaris*) endet in einem walzenförmigen Gelenkköpfchen und liegt in der Pfanne des Schläfenbeins (*Os temporale*). Eine in diesem Gelenk liegende Knorpelscheibe ermöglicht die Verschiebbarkeit des Unterkiefers für die unterschiedlichen Bewegungen. Das Kiefergelenk ist zu drei möglichen Bewegungsrichtungen fähig:

- Öffnungs- und Schließbewegungen um die Transversalachse
- Vor- und Zurückschieben des Unterkiefers um die Sagitalachse
- Mahlbewegungen um die Longitudinalachse

Mundschleimhaut und physiologische Mundflora

Die Mundhöhle ist von Schleimhaut (*Mukosa*) ausgekleidet. Die Mukosa besteht aus mehrschichtigem unverhorntem Plattenepithel. Lediglich in Bereichen, die starker mechanischer Belastung ausgesetzt sind (z. B. Gingiva), ist die Schleimhaut verhornt. Sie wird durch den Speichel feucht gehalten.

Bei der Geburt des Menschen ist die Mundhöhle ein noch steriler Raum. Erst in den ersten Lebenstagen baut sich die physiologische Flora der Mundschleimhaut auf. Unter physiologischer Mundflora wird das natürliche Gleichgewicht von zirka 200 bis 400 Bakterienarten verstanden, die |biotopartig zusammenleben. Es bilden also Lebewesen (|Bakterien, |Protozoen und Pilze) mit Geweben des menschlichen Körpers ein System. Verschiedene Faktoren tragen dazu bei, diesen Lebensraum in einem mehr oder weniger konstanten Gleichgewicht zu halten. Die Anzahl der Mikroorganismen verändert sich mit zunehmendem Alter, ist abhängig von Flüssigkeitshaushalt, allgemeinem Gesundheitsstatus sowie Medikamenteneinnahme und schwankt im tageszeitlichen Rhythmus. Während der Nacht, wenn viele Menschen durch den Mund atmen, steigt die Keimzahl.

Biotop
Lebensraum
bios, griech. = Leben
topos, griech. = Raum

Bakterien | 2
Protozoen und Pilze | 2

Eine gesunde Schleimhaut ist die Voraussetzung für den erfolgreichen Schutz des Menschen vor |pathogenen Einflüssen. Solange folgende Schutzfunktionen des Körpers bestehen, entsteht keine Infektion innerhalb der Mundhöhle durch Mikroorganismen.

pathogen
Krankheiten verursachend
pathos, griech. = Krankheit
gen, aus griech. gemein = entstehen

Feuchtigkeit	Die Sekretion der Speicheldrüsen hält die Schleimhaut feucht. Dadurch werden die Austrocknung sowie die damit verbundene Entstehung von Defekten verhindert. Defekte der Mundschleimhaut bieten eine Eintrittspforte für Krankheitserreger.
Kolonisations-resistenz	Wird die Mundhöhle von einer intakten Mundflora besiedelt, können pathogene Keime nicht eindringen. Die Mundhöhle ist gegen diese Keime resistent. Ist die Normalflora zerstört, führt das Ungleichgewicht der verschiedenen Keime zu Erkrankungen.
pH-Wert	In der gesunden Mundhöhle liegt der pH-Wert bei ungefähr 6,7. Um Krankheiten auszulösen, benötigen viele Bakterien einen hiervon abweichenden pH-Wert im sauren (<7) oder alkalischen (>7) Bereich.
Ernährung	Nahrungsmittel wie z. B. Zucker oder Weißbrot setzen den pH-Wert innerhalb der Mundhöhle herab, während z. B. Salate und Gemüse den pH-Wert im physiologischen, alkalischen Bereich halten. Aus ernährungsphysiologischer Sicht wird daher grundsätzlich empfohlen, die Ernährung vielseitig und ausgewogen zu gestalten.
Enzymatische Faktoren	Bei Menschen, die sich vollwertig ernähren, ist eine starke |Enzymtätigkeit festzustellen. Dadurch kann bereits beim Kauen Amylase zum Abbau von Kohlenhydraten wirksam werden. Das Lysozym ist ein im Speichel vorkommendes körpereigenes Abwehrenzym. Es wirkt dadurch, dass es die Zellwände von pathogenen Keimen abbaut und sie damit unschädlich macht.

[Tab. 1] Schutzfunktionen der Mundschleimhaut

Enzym | 263

Speicheldrüsen und Speichelsekretion

Drei Mundspeicheldrüsen (*Glandulae*) münden über jeweils einen Ausführungsgang (*Ductus*) in die Mundhöhle.

- Unterzungenspeicheldrüse (*Glandula sublingualis*) mündet unter der Zunge.
- Unterkieferspeicheldrüse (*Glandula submandibularis*) mündet unter der Zunge.
- Ohrspeicheldrüse (*Glandula parotidea*) mündet in Höhe des 2. oberen Molaren.

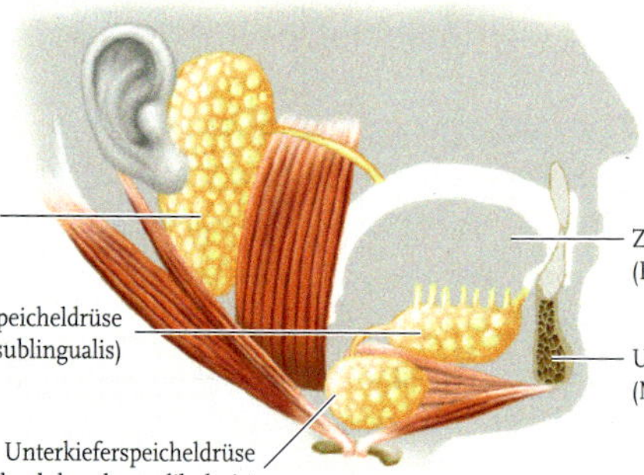

[1] **Große Speicheldrüsen**

Sekretion
Abgabe von Produkten aus Drüsen oder drüsenähnlichen Zellen
secretio, lat. = Absonderung, Schleim

Die Mundspeicheldrüsen haben die Aufgabe, die Nahrung durch Sekretion von Speichel zu einem gleitfähigen Brei zu verarbeiten. Außerdem hält der Speichel die Mundhöhle sauber.

Am Tag werden für diese Aufgaben je nach Bedarf zwischen einem halben und fünf Liter Speichel abgegeben. Die Menge hängt von der Beschaffenheit der Nahrung ab. So benötigt der Mensch wesentlich mehr Speichel zur Herstellung eines fertigen Speisebreis aus einem trockenen Keks als aus einer Banane oder einem Apfel.

Speichel besteht zu 99 % aus Wasser. Weitere Bestandteile sind Elektrolyte (Na, K, HCO_3, Cl), Fluorid und Thiocyanat und das stärkespaltende Verdauungsenzym Ptyalin sowie Antikörper.

Die Speichelsekretion erfolgt mit Beginn der Kaubewegungen. Beim Öffnen des Mundes wird die Ohrspeicheldrüse zusammengedrückt. Durch ihre Bewegung beim Kauen drücken Zunge und Mundbodenmuskulatur die Unterzungenspeicheldrüse und Unterkieferspeicheldrüse zusammen. Dies regt Sekretion und Transport des Speichels an.

Ein weiterer Faktor bei der Anregung der Speichelsekretion sind die Geschmacks- und Geruchsrezeptoren in der Mund- und Nasenschleimhaut. Zum Glück funktioniert die Speichelproduktion aber auch bei Einschränkung dieser Rezeptoren, sonst wäre der Mund bei starken Erkältungen ziemlich trocken.

Das Nervensystem ergänzt die bereits genannten Funktionen. Bereits der Gedanke an eine leckere Mahlzeit lässt einem „das Wasser im Mund zusammenlaufen“, regt also die Speichelsekretion an.

Vier Faktoren sind also an der Regulierung der Speichelsekretion beteiligt:

- der mechanische Reiz der Speicheldrüsen (Kauen)
- die Beschaffenheit der Nahrung
- die Geruchs- und Geschmacksrezeptoren
- die Steuerung über das Nervensystem

Muskulatur

Um die wesentlichen Bewegungen des Mundes (z. B. Öffnen und Schließen, Kauen, Mahlen, Lachen) durchführen zu können, sind Muskeln notwendig. Die wesentlichen sind:

- Schläfenmuskel (*M. temporalis*)
- Kaumuskel (*M. masseter*)
- Flügelmuskel, mittlerer (*M. pterygoideus medialis*)
- Flügelmuskel, seitlicher (*M. pterygoideus lateralis*)

Während die ersten drei Muskeln zum Schließen des Mundes und damit für die eigentliche Kaubewegung vorgesehen sind, führt der äußere Flügelmuskel die Mahlbewegungen aus und öffnet den Mund. Kaumuskel und Schläfenmuskel bewegen Unterkiefer und Oberkiefer gegeneinander und sind somit für die Schneidebewegungen während der Nahrungsaufnahme zuständig. Der hintere Teil des Schläfenmuskels zieht den Unterkiefer zusätzlich zurück, der äußere Flügelmuskel zieht ihn wieder nach vorne, sodass während des Kauens die bereits angesprochenen Mahlbewegungen erfolgen können.

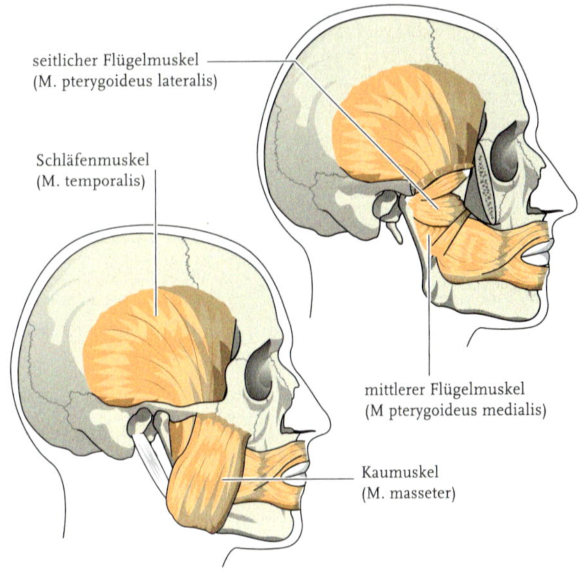

[2] Kaumuskulatur

Bewegung des Unterkiefers	Öffnungs- und Schließbewegung	Vor- und Zurückschieben	Mahlbewegung
Bewegungsachse	Transversalachse	Sagitalachse	Longitudinalbewegung
▪ beteiligte Muskeln	▪ Schläfenmuskel (M. temporalis) ▪ Kaumuskel (M. masseter) ▪ innerer Flügelmuskel (M. pterygoideus medialis)	▪ Schläfenmuskel (M. temporalis) ▪ äußerer Flügelmuskel (M. pterygoideus lateralis)	▪ äußerer Flügelmuskel (M. pterygoideus lateralis)

Weitere Muskeln, die so genannten Kauhilfsmuskeln, sind ebenfalls für die Aufnahme von Nahrung von Bedeutung:

- Mundringmuskel (*M. orbicularis*)
- Wangenmuskel (*M. buccinator*)
- Lachmuskel (*M. risorius*)
- Herabzieher des Mundwinkels (*M. depressor anguli oris*)
- Herabzieher der Unterlippe (*M. depressor labii inferioris*)
- Oberlippenheber (*M. levator labii superioris*)

Darüber hinaus gibt es eine weitere Anzahl von Muskeln, die unterstützend an den Kaubewegungen und an der mimischen Gestaltung des Gesichtes beteiligt sind. Von wesentlicher Bedeutung ist ein letztgenannter Muskel, die Zunge.

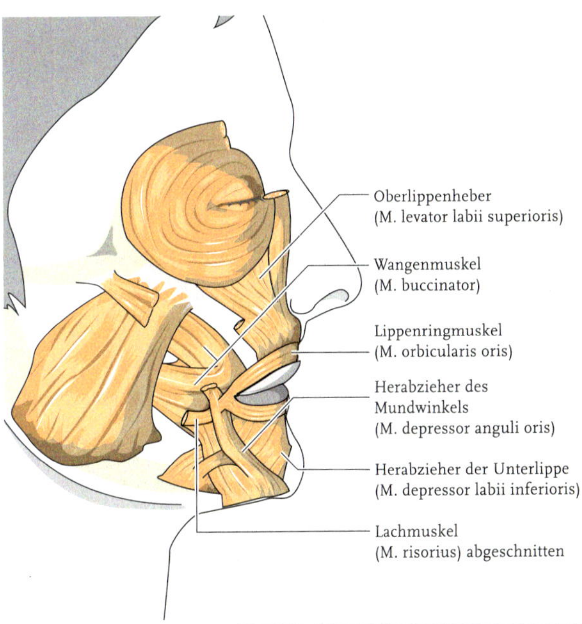

[3] Kauhilfsmuskeln

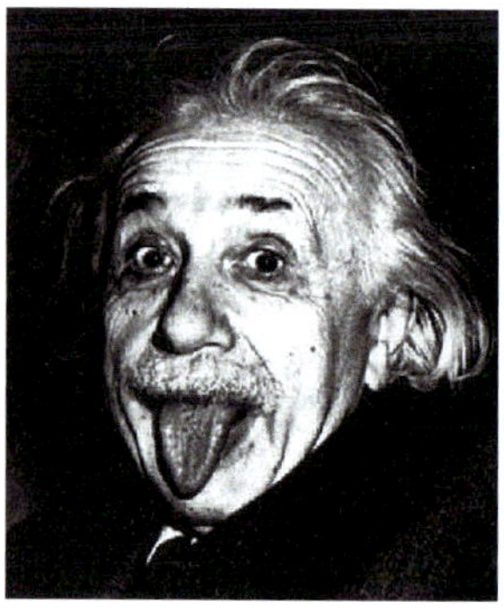

[1] Albert Einstein

Zunge

Die Zunge (*Lingua*) ist ein von mehrschichtigem unverhorntem Plattenepithel umgebenes Muskelgebilde. Sie ist in ovaler Form zwischen der oberen und unteren Zahnreihe in den Mund eingebettet und füllt die Mundhöhle annähernd komplett aus. Die vorderen zwei Drittel bilden den frei beweglichen Zungenrücken. Das hintere Drittel wird Zungengrund genannt und bildet den Übergang zum Rachen.

Mit fantastischer Genauigkeit ist es möglich, die Zunge zwischen den Beißwerkzeugen unverletzt zu schützen. Die hierzu genutzten Muskeln werden in Binnen- und Außenmuskulatur unterschieden. Durch die dreidimensionale Anordnung der Binnenmuskulatur ist es der Zunge als einzigem Skelettmuskel möglich, sich aktiv zu verlängern. Die starken Verformungen der Zunge beim Pfeifen, Reden oder Kauen entstehen durch die quer, längs und senkrecht miteinander verwobenen Muskeln.

Beispiel Als Albert Einstein am 14.03.1951 in Princeton anlässlich seines 72. Geburtstages einem unliebsamen Fotoreporter die Zunge rausstreckte, kontrahierten seine vertikalen und queren Zungenmuskeln. Dadurch wurde die Zunge gleichzeitig verengt und verlängert.

Die Außenmuskulatur unterstützt die vielfältigen Bewegungsmöglichkeiten der Zunge und bildet gleichzeitig ihren Ursprung. Sie zieht von drei Seiten in die Zunge hinein und bestimmt die Lageveränderungen (z. B. Heben und Senken) der Zunge:

- Zug vom Unterkiefer (*M. mylohyoideus*)
- Zug vom Zungenbein (*M. hyoglossus*)
- Zug von der Schädelbasis (*M. styloglossus*)

Die motorische Nervenversorgung der Zungenmuskulatur erfolgt durch den 12. Hirnnerv (*N. hypoglossus*). Die sensible Nervenversorgung erfolgt durch den unteren Ast des 5. Hirnnervs (*N. trigeminus*) für den vorderen Bereich der Zunge; für den hinteren Teil der Zunge erfolgt die Innervierung durch den 9. Hirnnerv (*N. glossopharyngeus*).

Die mit Schleimhaut bedeckte Zungenoberfläche fühlt sich zwar glatt an, hat aber eine leicht aufgeraute Oberfläche. Die Rauhigkeit kommt durch die Zungenpapillen zustande, kleine warzenförmige Ausstülpungen der Zungenschleimhaut. Man unterscheidet

- Fadenpapillen (*Papillae filiformes*),
- pilzförmige Papillen (*Papillae fungiformes*),
- Blattpapillen (*Papillae foliatae*),
- Wallpapillen (*Papillae vallatae*).

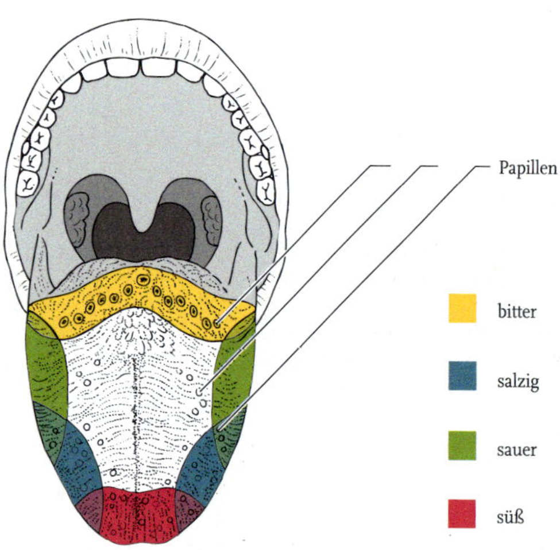

[2] Zungenareale für Geschmacksempfindungen

Die Papillen dienen der Oberflächenvergrößerung. Sie sind für die Tastempfindung zuständig und sind Träger der Geschmacksknospen (*Caliculi gustatori*). Sehr differenziert kann die Zunge allerdings nicht unterscheiden. Sie hat lediglich die Möglichkeit, in vier Geschmacksrichtungen zu unterteilen:

- süß auf der Zungenspitze
- sauer an den lateralen Zungenrändern
- salzig sowohl auf der Zungenspitze als auch an den lateralen Rändern
- bitter auf dem hinteren Teil der Zunge

Die grobe Geschmacksüberprüfung und -einordnung übernimmt die Zunge mit den Geschmacksknospen. Bei der feinen Geschmacksüberprüfung unterstützt sie der Geruchssinn (weshalb uns bei Schnupfen in der Regel das Essen nicht schmeckt).

Auf Grund der zahlreichen äußeren Einflüsse, denen die Zunge ausgesetzt ist, bedarf es eines gewissen Schutzes durch ein ausgeprägtes Deckepithel. Die Zungenunterseite ist weniger schutzbedürftig. Man findet hier weniger ausgeprägtes Deckepithel. Aus diesem Grund kann die Zungenunterseite als Aufnahmeorgan für sublingual zu verabreichende Medikamente dienen.

sublingual
unter die Zunge
sub, lat. = unter
lingua, lat. = Zunge

Zähne

Der Grund dafür, warum der Mensch einmal in seinem Leben auf natürliche Weise seine Zähne (*Dentes*) verliert und durch neue ersetzt, liegt im Wachstum. Es werden jeweils so viele Zähne im Mund aufgenommen, wie Platz vorhanden ist. Bei Kindern entwickelt sich zuerst das dem kindlichen Kiefer angepasste Milchgebiss. Es besteht aus 20 Zähnen. Im Alter von ungefähr 11 Jahren ist dann das Milchgebiss komplett verloren gegangen, während das Dauergebiss bereits nachgewachsen ist und durch weitere Zähne ergänzt wird. Es umfasst 28 Zähne. Beim Erwachsenen kann es sich auf 32 Zähne ausdehnen, wenn die 4 Weisheitszähne angelegt sind.

Dentes ist der lat. Plural von *Dens*, der Zahn

Man unterteilt die Zahnreihen in vier Quadranten (jeweils eine Kieferhälfte einer Zahnreihe). Jeder dieser Quadranten enthält folgende Zähne:

- 2 scharfkantige Schneidezähne (*Dentes incisivi*) zum Trennen von Nahrungsmitteln, also zum Abbeissen
- 1 einspitziger Eckzahn (*Dentes canini*) als Ergänzung zu den Schneidezähnen
- 2 zweihöckrige Backenzähne (*Dentes praemolares*) zum Zermahlen und Zerquetschen der Nahrung
- 3 vier- bis fünfhöckrige Mahlzähne (*Dentes molares*) mit der gleichen Funktion wie die Backenzähne

Der erste Zahndurchbruch sowie der für den Menschen typische Zahnwechsel vom Milchgebiss zum Erwachsenengebiss erfolgt individuell unterschiedlich. Eine ungefähre Übersicht gibt [Tabelle 1].

Zahn	Milchgebiss (Monate)	Erwachsenengebiss (Jahre)
1. Schneidezahn	6 – 8	6 – 8
2. Schneidezahn	8 – 12	8 – 9
Eckzahn	16 – 20	11 – 13
1. Backenzahn	12 – 16	9 – 11
2. Backenzahn	20 – 24	11 – 13
1. Mahlzahn		6 – 7
2. Mahlzahn		12 – 14
3. Mahlzahn		17 – 40

[Tab. 1] Entwicklung des Gebisses

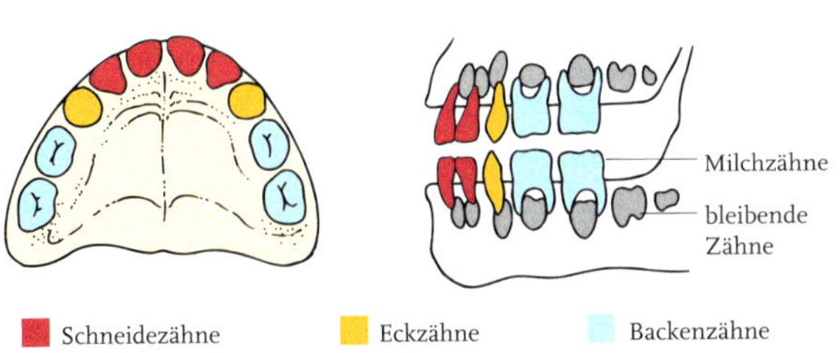

[3] Milchgebiss

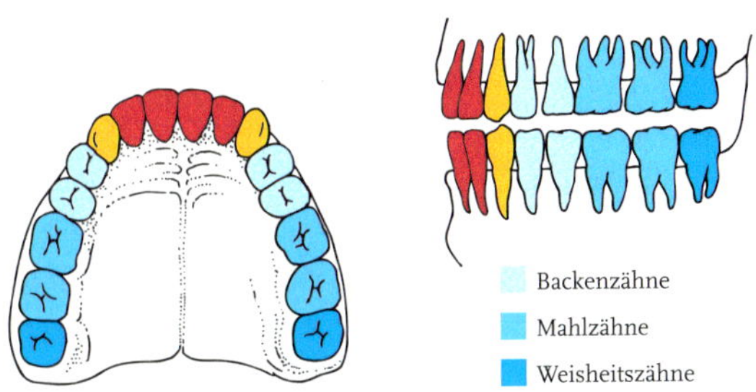

[4] Gebiss eines Erwachsenen

Alle Zähne haben den gleichen Aufbau. Sie bestehen aus Krone (*Corona*), Hals (*Collum*) und Wurzel (*Radix*). Man unterscheidet weiterhin die harte von der weichen Substanz.

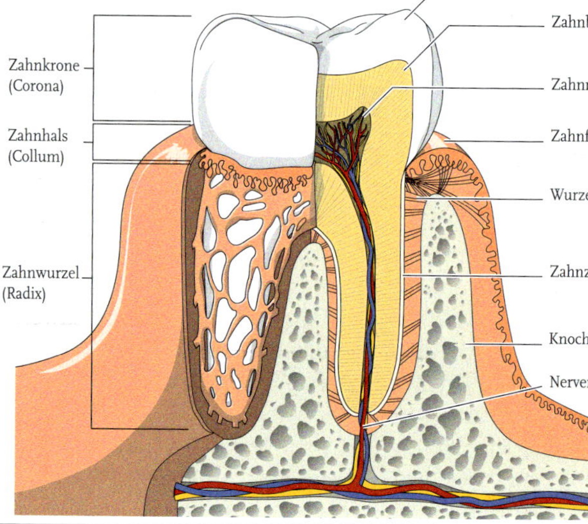

[1] Aufbau eines Zahnes

Die harte Substanz besteht aus

- Zahnbein (*Dentin*),
- Zahnschmelz (*Enamelum*),
- Zahnzement (*Cementum*).

Das knochenähnliche Zahnbein (*Dentin*) bildet den größten Teil des Zahnes. Aus Schutzgründen ist es mit dem Zahnschmelz (*Enamelum*) überzogen. Dieser gilt als das härteste Gewebe des ganzen Körpers und gibt den Zähnen ihre Farbe. Der Zahnschmelz ist frei von Blutgefäßen und Nerven. Das kochenähnliche Zahnzement (*Cementum*) liegt in dem Teil des Zahnes, der im Knochen eingelagert ist.

Die weiche Substanz besteht aus

- Zahnmark (*Pulpa*) und
- Wurzelhaut (*Periodontium*).

Die Zähne sind durch den Zahnhalteapparat (*Parodontium*) in den Alveolaren der Kiefer verankert. Zum Parodontium gehören der Zement der Zahnwurzel, die Zahnfortsätze der Kiefer, Bindegewebe (*Desmodontium*) und das Zahnfleisch (*Gingiva*). Das Zahnfleisch hat beim gesunden Menschen eine hellrosa Farbe. Es verfügt über eine reiche Blutgefäß- und Nervenversorgung. Da es kein Unterhautgewebe besitzt, ist es nicht verschieblich.

Für die Funktion der Zähne sind ein gesundes Zahnfleisch und seine feste Verankerung von großer Bedeutung. Bei älteren Menschen bildet sich das Zahnfleisch langsam zurück. Die in die Zahnzwischenräume (*Interdentalräume*) hineinragenden Zahnfleischpapillen (*Interdentalpapillen*) werden niedriger und es entstehen Zahnfleischtaschen. Der Zahnhals wird freigegeben und es kann Parodontose entstehen.

Parodontose | 91

Verschiedene Gefäße und Nerven treten an der Zahnwurzel in den Zahn und in die Pulpa ein. Die Nerven entstammen dem 5. Hirnnerv (*N. trigeminus*). Die arteriellen Gefäße beider Zahnreihen entspringen der Oberkieferarterie (*A. maxillaris*).

Ausgewählte Veränderungen und Erkrankungen der Mundhöhle

3.2.2

Xerostomie

Unter Xerostomie versteht man die Austrocknung der Mundhöhle und insbesondere der Mundschleimhaut. Ursachen hierfür können sein:

- ständige Mundatmung
- eingeschränkte Flüssigkeitszufuhr
- unerwünschte Wirkung von Medikamenten (z. B. |Atropin)
- mangelnde Kautätigkeit und somit mangelnde Anregung der Speicheldrüsen

Atropin | 2

Neben der trockenen Mundschleimhaut findet sich teilweise ein Fetzen bildender, schleimig-weißlicher Belag. Oft klebt die Zunge beim Sprechen am Gaumen fest, die Zerkleinerung von Nahrungsmitteln ist durch die mangelnde Einspeichelung erschwert. Die Xerostomie tritt bei ca. 25 % der Bevölkerung auf. Besonders betroffen sind Menschen, die viele Medikamente einnehmen. Obwohl der Rückgang des Drüsengewebes zu den physiologischen Veränderungen des Alters gehört, können gesunde ältere Menschen die nachlassende Speichelsekretion durch eine normale Mundpflege kompensieren.

Von einer Xerostomie betroffene Menschen haben ein besonders hohes Risiko, an Karies zu erkranken, da die physiologische Wirkung des Speichels fehlt.

Tritt eine Xerostomie auf, ist das Pflegeziel das Feuchthalten der Schleimhäute auch unter diesen Umständen. Weitere Schäden der Mundschleimhaut sollen vermieden werden. Je nach Bewusstseins- und Krankheitszustand der Betroffenen kann dies durch

- Mundspülungen,
- Gebrauch von künstlichem Speichel (gebrauchsfertig hergestellte Lösungen),
- Auswischen des Mundes oder
- Maßnahmen zum Anregen der Kautätigkeit geschehen.

Bei einer gefährdeten oder bereits geschädigten Schleimhaut ist es sinnvoll, dass die Betroffenen nur Nahrungsmittel essen, die keine scharfen Kanten (z. B. aufgebackenes Brot, scharfkantige Bonbons) haben. Zitrusfrüchte sollten vermieden werden, da sie ein brennendes Gefühl auf der geschädigten Schleimhaut verursachen.

Rhagaden

Bei Rhagaden handelt sich um kleine, häufig sehr schmerzhafte Risse am Übergang von Haut zu Schleimhaut, z. B. am Lippenwinkel. Sie werden auch Schrunden genannt und treten häufig im Zusammenhang mit Eisenmangel auf. Weitere Ursachen können Vitaminmangel (Vitamin B_2) sowie bakterielle und mykotische Infektionen sein.

Bei der Behandlung sollte die Bekämpfung der Ursache im Vordergrund stehen. So können antibiotische oder antimykotische Salben aufgetragen werden. Bei einem Vitamin-B_2-Mangel sollte die Ernährung angepasst werden. In Hefe, Milchprodukten sowie Brokkoli, Spargel und Spinat ist reichlich Vitamin B_2 enthalten.

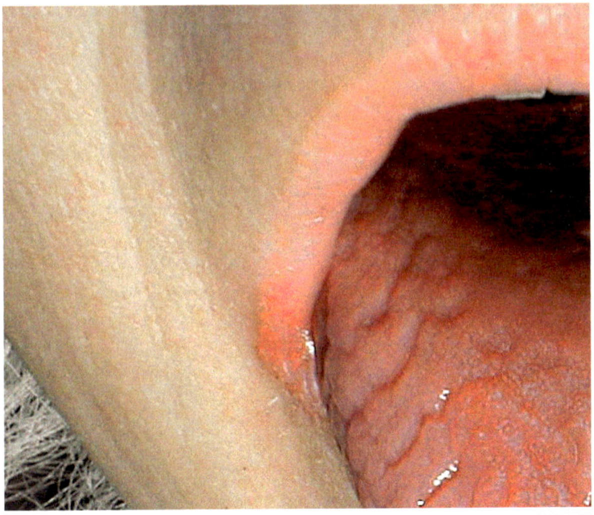

[2] Rhagade

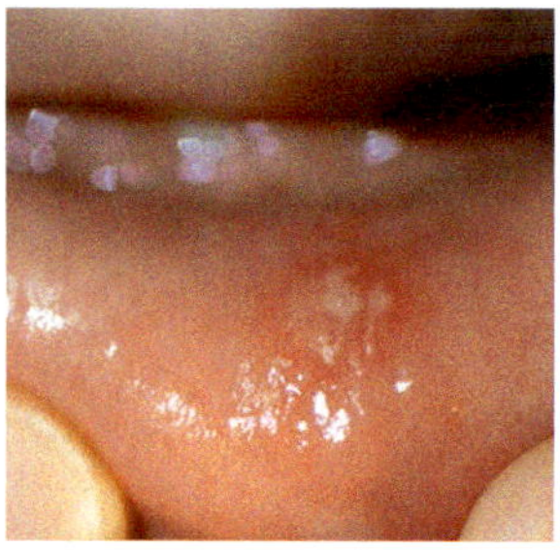

[1] Aphte

Aphten

Mundaphten sind kleine schmerzhafte, ovale, weißliche Erosionen im Bereich der Schleimhäute [Abb. 1]. Bei zahlreichen Aphten im Mundbereich spricht man von einer Stomatitis aphthosa. Die Ursache ist unklar. Wahrscheinlich spielen Immunstörungen und Hormonschwankungen eine Rolle, aber auch Einsenmangel wird als Ursache diskutiert. Aphten bleiben zwischen 10 und 14 Tagen bestehen. Je nach Menge der auftretenden Aphten sind die Personen durch die Schmerzen in ihrem Wohlbefinden, der Nahrungsaufnahme und der Kommunikation beeinträchtigt.

Die Behandlung erfolgt symptomatisch in Form von entzündungshemmenden und schmerzstillenden Mundspülungen oder -pinselungen.

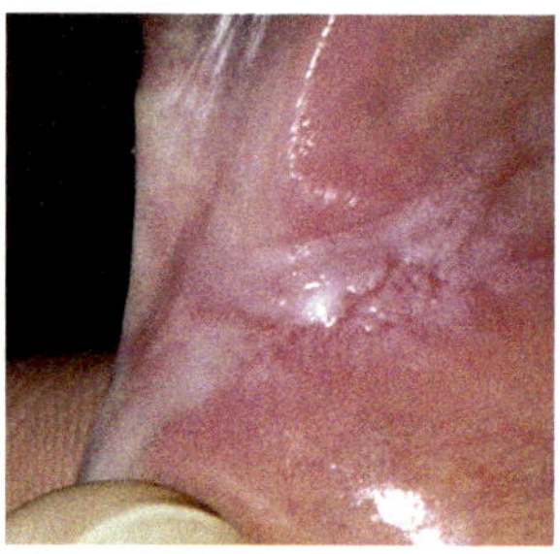

[2] Mundsoor

Candida albicans | 84, 773

Soorpilzinfektion

Soorpilzinfektionen im Mund (orale Candidosen) werden durch Candida albicans verursacht. Eine gesunde Schleimhaut kann mit Candida albicans besiedelt sein. Erst eine generelle Abwehrschwäche (z. B. bei Chemotherapie, HIV-Infektionen, Diabetes mellitus) führt zum Ausbruch einer Soorpilzinfektion. Sie ist durch weiße Schleimhautbeläge an Wangen, Gaumen und Zunge gekennzeichnet [Abb. 2]. Betroffene leiden unter folgenden Symptomen:

- pelziger Geschmack
- Appetitstörungen
- Schmerzen
- Mundgeruch

Eine Soorpilzinfektion im Mund wird lokal mit einem Antimykotikum behandelt.

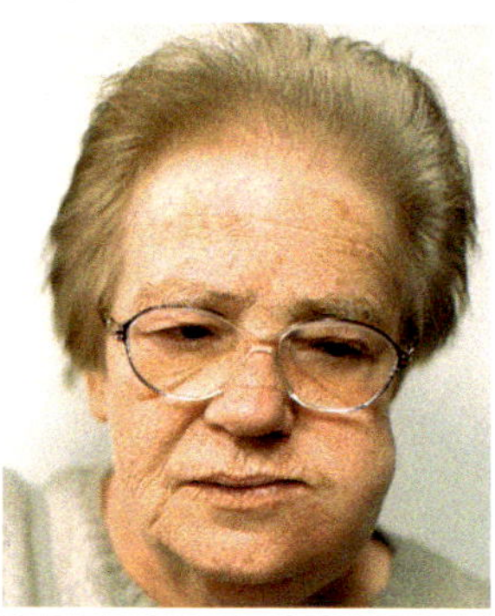

[3] Parotitis

Inzision | 2

Parotitis

Die Parotitis ist eine schmerzhafte Entzündung der Ohrspeicheldrüse. Sie entsteht durch Bakterienbefall bei erheblich eingeschränkter Kautätigkeit mit fehlender Speichelsekretion. Sie ist durch ein Anschwellen der Ohrspeicheldrüse gekennzeichnet [Abb. 3], teilweise entleert sich Eiter aus den Ausführungsgängen. Im massiven Fall tritt eine Kieferklemme auf, die den Unterkiefer blockiert und das Öffnen des Mundes verhindert.

Menschen, bei denen die Speichelsekretion nicht oder kaum gegeben ist, tragen ein besonders hohes Risiko, an einer Parotitis zu erkranken. Hierzu gehören z. B.

- Personen, die mit einer Sonde ernährt werden,
- Personen mit Nahrungskarenz.

Die akute Parotitis wird durch ein intravenös verabreichtes Antibiotikum behandelt. Bei einer Abszessbildung muss eine Inzision erfolgen.

Zur **Parotitisprophylaxe** sollte bei gefährdeten Menschen die Speichelsekretion angeregt werden. Dies kann erfolgen durch

- Kaubewegungen,
- speichelanregende Mundspülungen.

Gingivitis

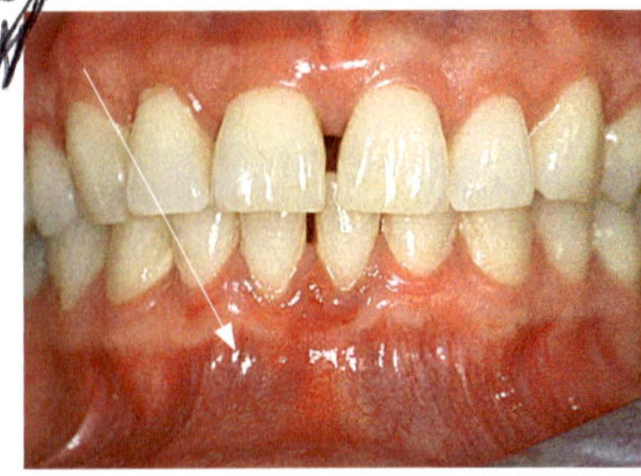

[4] Gingivitis

Die Gingivitis ist eine entzündliche Erkrankung des Zahnfleisches. Man unterscheidet die akute, chronische und ursachenbezogene Gingivitis. Die chronische Gingivitis entsteht aus der akuten Form. Die Immunlage und die konstitutionelle Bereitschaft spielen bei der Entstehung eine große Rolle. Als weitere ursächliche Faktoren gelten:

- mechanisch durch weiche und harte Beläge (Plaque und Zahnstein) oder schlecht sitzende Kronenränder,
- Bakterien
- Sekundärerkrankung bei Diabetes mellitus, Mangelerkrankungen, immunsuppressive Erkrankungen
- Schwermetallvergiftung (z. B. Blei)

Die Gingivitis zeigt sich durch ein gerötetes und geschwollenes Zahnfleisch mit Blutungsneigung. Weiterhin kommen Schmerzen im Mundbereich sowie Mundgeruch hinzu.

Abhängig von der Ursache wird die Gingivitis mit lokalen Mundspülungen (z. B. Salbei, Kamille) und schmerzlindernden Medikamenten behandelt. Prophylaktisch sind eine gute Mund- und Zahnhygiene sowie eine ausgewogene Ernährung von großer Bedeutung.

Eine nicht behandelte Gingivitis führt häufig zu Parodontitis.

Parodontitis

Die Parodontitis ist eine Erkrankung des Zahnhalteapparates. Sie betrifft Zahnfleisch, Wurzelhaut und Alveolarknochen und wird in verschiedene Formen eingeteilt. Man unterscheidet zwischen chronischer und aggressiver Parodontitis sowie einer parodontalen Manifestation anderer Erkrankungen (z. B. Leukämie, Down-Syndrom).

Die bei Erwachsenen am häufigsten auftretende Form ist die chronische Parodontitis, verursacht durch bakterienbesiedelte Plaque. Als Ursachen gelten:

- mangelnde Mundhygiene
- Stress
- Rauchen
- Vorerkrankungen (z. B. |Diabetes mellitus, |Osteoporose)

Diabetes mellitus | 2
Osteoporose | 2

Das Leitsymptom einer Parodontitis ist eine Gingivitis mit Blutungen des Zahnfleischs, die in ihrer Folge zur Lockerung der Zähne mit Zahnverlust führen kann. In einigen Fällen treten Abszesse auf.

Die Behandlung besteht in einer professionellen Reinigung der Zähne, der Behandlung der Gingivitis sowie dem Wiederaufbau des Zahnhalteapparates. Bei parodontalen Manifcstationen anderer Erkrankungen steht die Behandlung der Primärerkrankung im Vordergrund.

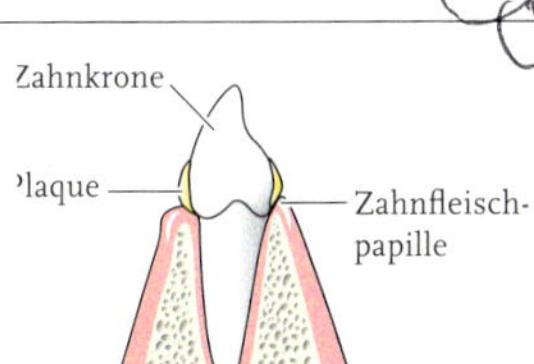	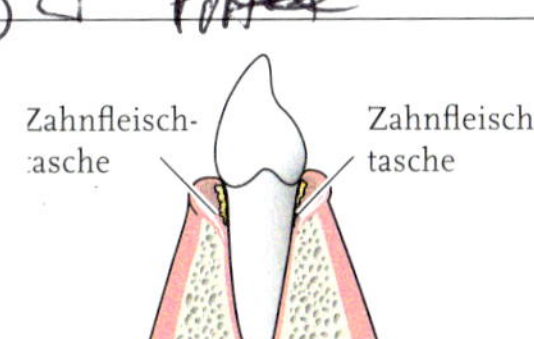	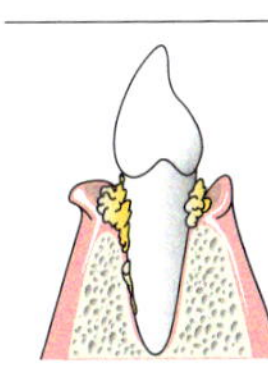
Belag (Plaque) reizt das Zahnfleisch, die Zahnfleischpapillen (Zahnfleischabschnitt in den Zahnzwischenräumen) entzünden sich.	Die Zahnfleischtaschen entwickeln sich durch weiteres Vordringen der Entzündung; die Verbindung zwischen Zahnfleisch und Zahn und der gesamte Zahnhalteapparat werden geschädigt.	Der Zahnhalteapparat ist weitgehend zerstört, der Knochenabbau und die Lockerung des Zahnes beginnt.

[Tab. 1] Entstehung einer Paradontitis

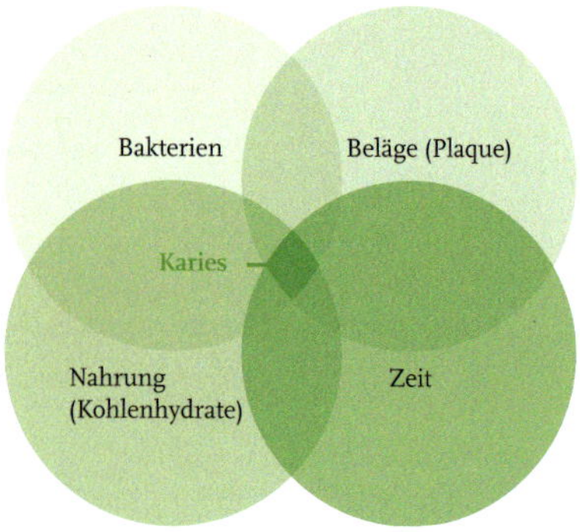

[1] Begünstigende Faktoren zur Kariesentstehung

Karies

Die Karies ist eine Erkrankung des Zahnschmelzes und des Zahnbeins und wird auch Zahnfäulnis genannt. Sie bezeichnet eine durch Demineralisierung entstandene Zerstörung der Zahnsubstanz. Diese wird durch Bakterien verursacht, die am Zahnschmelz sitzen. Um eine Karies auszulösen, müssen folgende Faktoren gemeinsam einwirken [Abb.1]:

- Plaque
- Kohlenhydrate aus der Nahrung
- Zeit (Vorhandensein der anderen Faktoren über einen längeren Zeitraum)
- vorhandene Kariesbakterien

Nur wenn eine ausreichende Anzahl von Bakterien sich über einen längeren Zeitraum als Plaque am Zahn festsetzt und hier mit den in der Nahrung vorhandenen Kohlenhydraten zahnschädigende Milchsäure bildet, entsteht Karies.

online
www.kariesvorbeugung.de

Weitere begünstigende Faktoren sind die Zahnstellung (überlappende Zähne können schlecht gereinigt werden), Speichelzusammensetzung (so genannter „saurer Speichel") und genetische Faktoren.
Man unterscheidet die Karies in verschiedene Stufen:

- Initialkaries: Entkalkung des Zahnschmelzes, die als weiße Flecken erkennbar ist. Sie können sich durch Nahrungsmittel dunkel verfärben.
- Dentinkaries: Dringt in das Dentin vor und kann hier bereits erste Zahnschmerzen verursachen.
- tiefe Karies (*Caries profunda*): ca. 2/3 der Dentinschicht sind bereits durchdrungen.
- durchdringende Karies (*Caries penetrans*): Der Defekt hat die Pulpa erreicht, es entsteht eine Verbindung zwischen Mundhöhle und Pulpa.

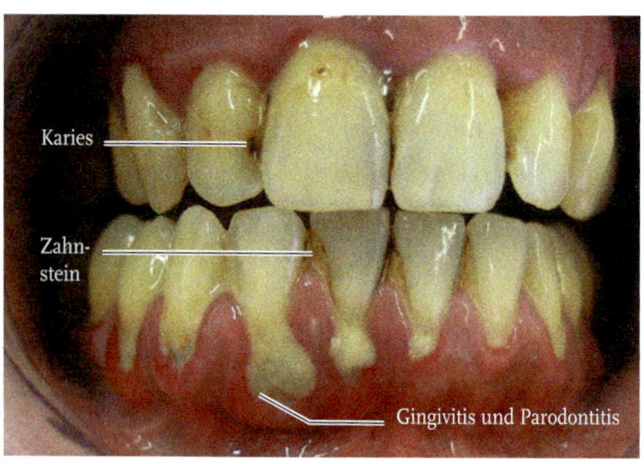

[2] Patient mit Karies, Zahnstein und Parodontitis

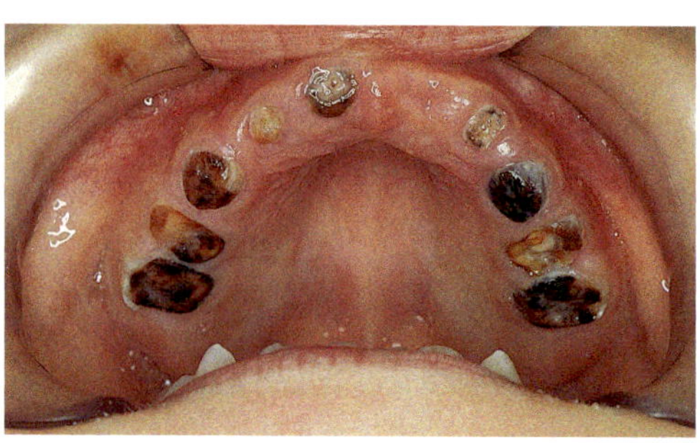

[3] Karies der Milchzähne

Die Initialkaries kann durch Fluoridierung und Nahrungsumstellung remineralisiert werden. Ist die oberste Schmelzschicht jedoch nicht mehr intakt und liegt eine Dentinkaries vor, muss eine zahnmedizinische Behandlung erfolgen. Dabei wird die Kavität („das Loch") ausgeräumt und der Zahn mit speziellen Materialien gefüllt. Eine aufwendigere Versorgung wird bei Caries profunda und penetrans notwendig. Hier müssen die an bzw. in der Zahnwurzel entstehenden Entzündungen bekämpft werden.

Karies ist die am häufigsten auftretende Erkrankung der Welt. Ihr kann jedoch durch eine regelmäßige Mund- und Zahnpflege sowie zahnärztliche Kontrollen vorgebeugt werden. Ein besonderes Augenmerk liegt in der Kariesprophylaxe und Schulung von Eltern sowie Vorschul- und Schulkindern, da das Milchgebiss besonders anfällig ist. So können bereits im Säuglingsalter zuckerhaltige Getränke im Fläschchen zum so genannten | „Nursing-bottle-Syndrom" führen, bei dem Säuglinge und Kleinkinder an Karies, insbesondere im Bereich der Frontzähne, leiden.

Vor größeren geplanten Operationen sowie Chemo- oder Strahlentherapien sollte eine Sanierung der Mundhöhle und des Zahnaparats erfolgen, da die hier vorhandenen Bakterien über die Blutbahn leicht in den Körper eindringen und bei immungeschwächten Menschen schwere Erkrankungen, z. B. des Herzens, auslösen können.

Nursing-bottle-syndrom | 2

4 Bewegung

4.1 Pflegerischer Schwerpunkt

4.1.1 Mobilität und Immobilität 118

Die Bedeutung von Bewegung für das menschliche Wohlbefinden 119

Faktoren, die die Beweglichkeit beeinflussen 120

Bewegung und Lebensalter 121

Beobachtung der Beweglichkeit und Bewegungsmuster 122

Neugeborene und Säuglinge 122

Kleinkinder und Kinder 122

Erwachsene mittleren und höheren Lebensalters 122

Ausgewählte Untersuchungstechniken 124

Mobilität und Immobilität aus pflegediagnostischer Sicht 125

Folgen von Immobilität 127

4.1.2 Mobilisation und Bewegungsübungen 130

Aktive und passive Bewegungsübungen 130

Frühmobilisation 131

Transfer vom Bett in den Stuhl 133

Unterstützung beim Gehen 134

Gehen mit Gehhilfen 134

4.1.3 Lagern von Pflegebedürftigen 135

Das Bett 135

Die Matratze 136

Lagerungshilfsmittel 136

Lagerung von Pflegebedürftigen 137

Pflegerische Prinzipien zum Lagerungswechsel 137

Probleme der Weichlagerung 138

4.1.4 Sturzprophylaxe 139

Rikokofaktoren 139

Risikoeinschätzung 140

Maßnahmen zur Sturzprophylaxe 140

Sturzprotokoll 141

4.1.5 Kontrakturprophylaxe 143

Einteilung 143

Risikofaktoren 143

Risikoeinschätzung 144

Maßnahmen zur Kontrakturprophylaxe 144

4.1.6 Dekubitusprophylaxe 146

Einteilung 146

Risikofaktoren 146

Dekubitusprävalenz 147

Risikoeinschätzung 147

Dekubitusprophylaxe – Maßnahmen und Hilfsmittel 150

4.1.7 Thromboseprophylaxe 152

Risokofaktoren 152

Thromboseinzidenz 153

Risikoeinschätzung 153

Maßnahmen zur Thromboseprophylaxe 155

Mobilisation und Bewegungsübungen 155

Ausstreichen der Beine 155

Antikoagulation 155

Kompressionstherapie 156

4.1.8 Kinaesthetics in der Pflege® 158

Die Geschichte der Kinaesthetics 158

Kinaesthetics heute 158

Ziele der Kinaesthetics in der Pflege 158

Kinaesthetics in der Pflege® 158

Interaktion 159

Transfer vom Bett in den Rollstuhl 160

Kinaesthetics Anatomie 161

Anstrengung 164

Grundpositionen 165

Umgebungsgestaltung 167

Kinaesthetics-Infant-Handling 168

4.1.9 Beratung und Anleitung von Menschen mit Bewegungseinschränkungen 169

Aufgaben und Ziele 169

Mögliche Hilfsmittel und die Besonderheit der gesetzlichen Unfallversicherung 170

4.2 Naturwissenschaftlich-medizinischer Bezug 172

4.2.1 Bewegen aus physikalischer Sicht 172

Transfer von der Bettmitte zur Bettkante 172

Aufsetzen an der Bettkante 174

Transfer vom Bett in den Rollstuhl 175

4.2.2 Das passive Bewegungssystem 176

Knochengewebe 176

Knorpelgewebe 178

Hilfsapparat des passiven Bewegungssystems 179

Sehnen 179

Bänder 179

Knochenverbindungen 179

Schultergelenk 180

Ellenbogengelenk 180

Hüftgelenk 181

Handgelenk 181

Kniegelenk 181

Sprunggelenk 182

Komplexe Knochenverbindungen / Zusammensetzungen von Knochen 182

Wirbelsäule 182

Schultergürtel und Beckengürtel 184

Der Schädel 184

4.2.3 Das aktive Bewegungssystem 186

Skelettmuskulatur 186

Muskeln des Menschen 187

Zusammenarbeit von Muskeln 187

Kontraktionsarten 188

4.2.4 Innervation des Bewegungsapparats 189

Peripheres Nervensystem 189

Hirnnerven 189

Rückenmarksnerven 190

Schnittstelle zwischen Nerven- und Bewegungssystem 191

Reflexbogen 193

4.2.4 Schlaffe und spastische Lähmungen 194

4.2.4 Gleichgewicht und Schwindel 195

Gleichgewichtssinn 195

Gutartiger Lagerungsschwindel 196

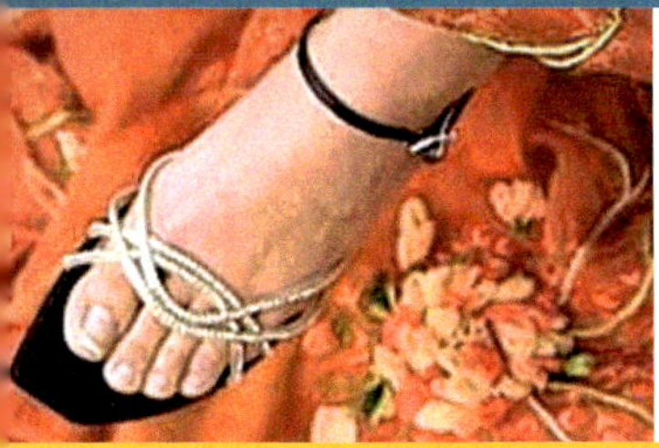

Bewegen

Vor 4 Millionen Jahren begann der Mensch, aufrecht zu gehen. Seitdem haben sich die Bewegungsabläufe verändert. Viele sind hinzugekommen und einige sind verloren gegangen. Zu Beginn lief der Mensch barfuß, später trug er schützendes und noch später schmückendes Schuhwerk. Das Fußskelett veränderte sich und die Zehenknochen des modernen Menschen wurden im Verhältnis zu denen unserer Vorfahren schmaler und dünner.

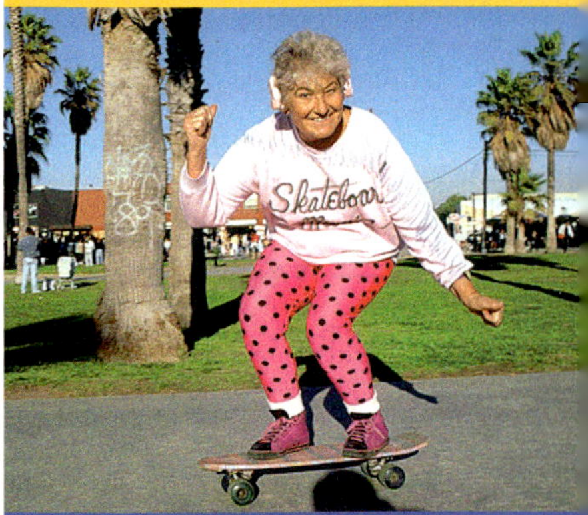

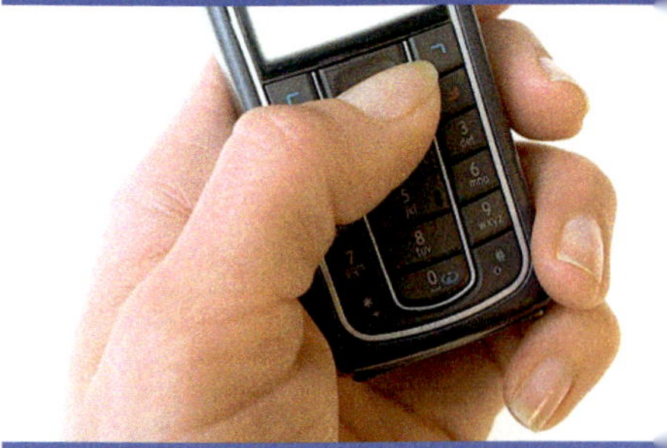

Ein anderes Beispiel ist die veränderte Beweglichkeit der Daumen bei Jugendlichen unserer Zeit; auf Grund der intensiven Nutzung der Daumen beim Spielen mit Gameboys oder beim Schreiben von SMS wurden diese deutlich muskulöser, als es noch die Daumen ihrer Großeltern waren. Diese Kräftigung des Daumens führt u.a. dazu, dass, der Daumen, z.B. beim Klingeln, den Zeigefinger immer häufiger ablöst.

Durch den ausschließlich aufrechten Gang ist unsere Wirbelsäule stärkeren Belastungen ausgesetzt als die Wirbelsäule aller anderen Säugetiere. In vielen Berufen ist sie zusätzlich stärker belastet durch einseitige oder unphysiologische Bewegungen. Das gilt insbesondere für die Pflegeberufe, da durch die körperlich schwere Arbeit bei oft ungünstiger Körperhaltung die Wirbelsäule schneller verschleißt und Rückenprobleme zu den häufigsten Ursachen der Arbeitsunfähigkeit und des Berufsaustieges zählen. Aus diesem Grund müssen die Bewegungen und Arbeitsabläufe genau beobachtet und analysiert werden. Die rückengerechte Arbeitsweise ist eine Möglichkeit, die Belastungen und Folgeschäden einzuschränken.

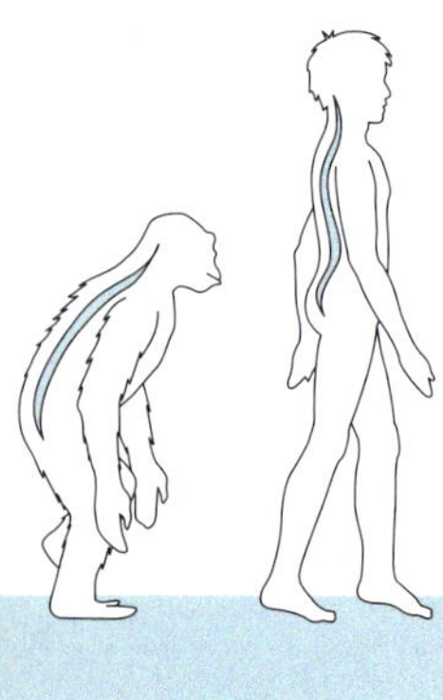

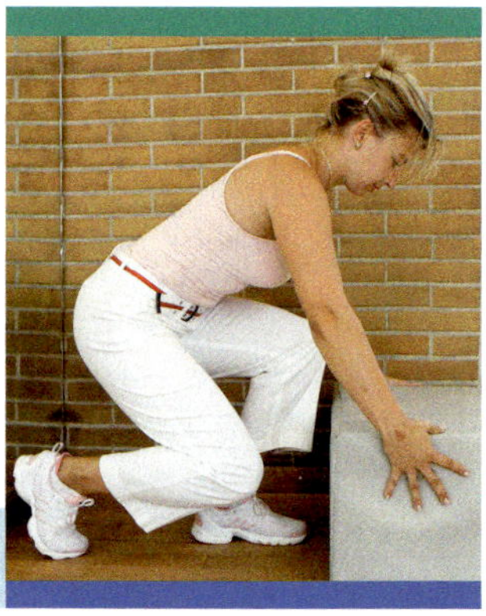

Aber nicht nur die veränderten Anforderungen an das Bewegungssystem verdienen Beachtung, sondern alle im Pflegealltag zu beobachtenden Phänomene der Bewegung und Körperhaltung. Wir können beobachten, dass ein alter Mensch sich nicht mehr so schnell und geschmeidig bewegen kann wie ein junger Mensch, vielleicht hat er Schmerzen beim Gehen, vielleicht sind einige seiner Gelenke nicht mehr vollständig beweglich.

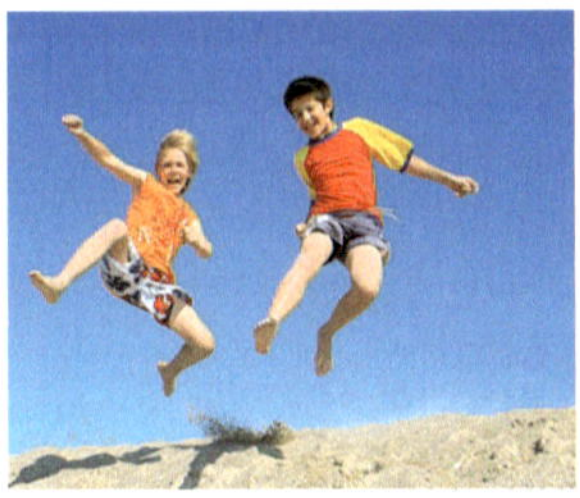

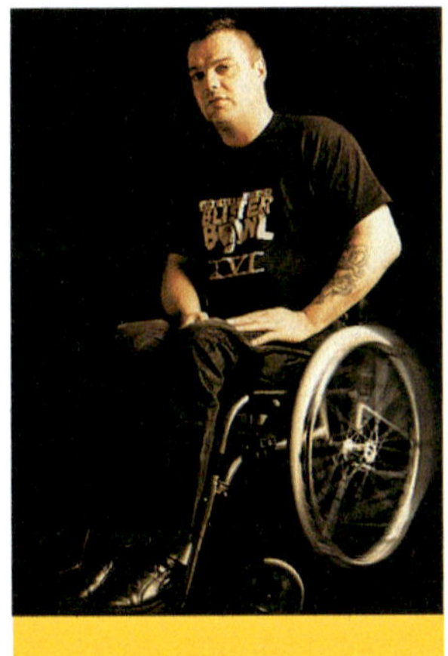

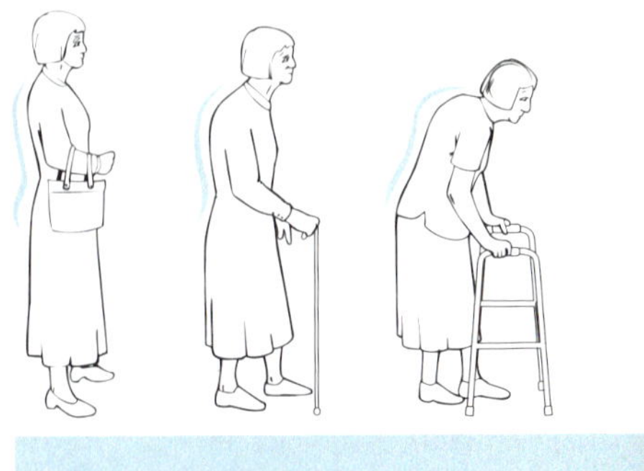

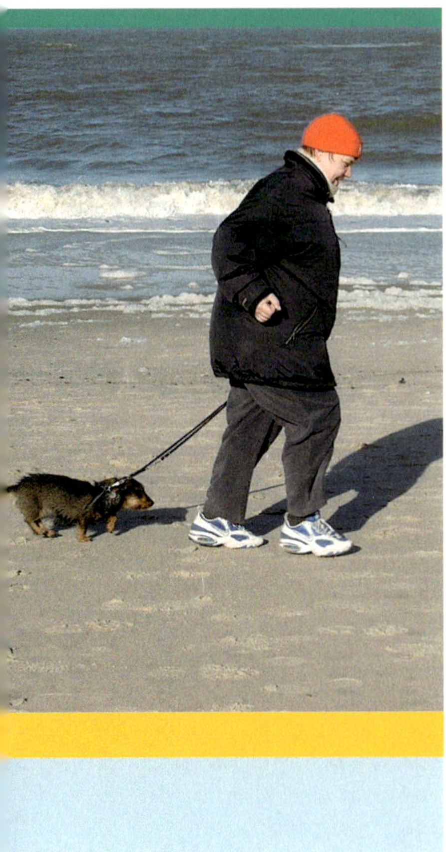

Ein anderer Mensch läuft gekrümmt, da ihm Schmerzen im Unterbauch den aufrechten Gang unmöglich machen. Am Gangbild eines Menschen kann man meist schon erkennen, ob er sich uneingeschränkt bewegen kann oder nicht, und ob er eventuell pflegerische Unterstützung benötigt oder nicht. Ebenso kann man an der Körperhaltung eines Menschen erkennen, in welcher Stimmungslage er sich befindet. Uns allen sind Redewendungen wie: „vor Freude in die Luft *springen*", „sich *niedergeschlagen* fühlen", „seine Frau oder seinen Mann *stehen*" bekannt. Sie bringen die enge Verknüpfung zwischen psychischer Verfassung und Köperhaltung in bildhafter Sprache zum Ausdruck. Alle diese Veränderungen und Anforderungen verlangen von einem System des menschlichen Körpers eine große Flexibilität; dieses System und seine Bedeutung für die Pflegeberufe wird im folgenden Kapitel besprochen werden, es ist unser Bewegungssystem.

Bewegung gehört wie selbstverständlich zum Leben dazu. Sich bewegen zu können bedeutet Freiheit und Unabhängigkeit. Nur durch Bewegungen kann der Mensch auf Veränderungen in seiner Umwelt reagieren, auf sie einwirken und sich mit ihr auseinandersetzen. Auch Sprache wird durch Bewegung erzeugt und ermöglicht so die Kommunikation mit unserem Umfeld. Erst wenn es zu Bewegungseinschränkungen kommt, wird deutlich, wie sehr alle Bereiche des täglichen Lebens davon betroffen sein können. Es besteht die Gefahr, dass der Aktionsradius von Menschen mit Bewegungseinschränkungen immer kleiner wird. Sie können vielleicht ihre Wohnung nicht mehr allein verlassen und sind dabei auf fremde Hilfe angewiesen. Häufig wird ein Teufelskreis in Gang gesetzt, denn je weniger ein Mensch sich bewegt, desto größer werden die Bewegungseinschränkungen und desto größer wird die Abhängigkeit von anderen. Aktivitäten, die vorher ohne Probleme möglich waren, können ein unüberwindliches Hindernis darstellen. Es kann zu einer Veränderung der sozialen Rolle kommen bis hin zu Isolation und Vereinsamung. Auch die psychische Befindlichkeit kann von einer Bewegungseinschränkung betroffen werden.

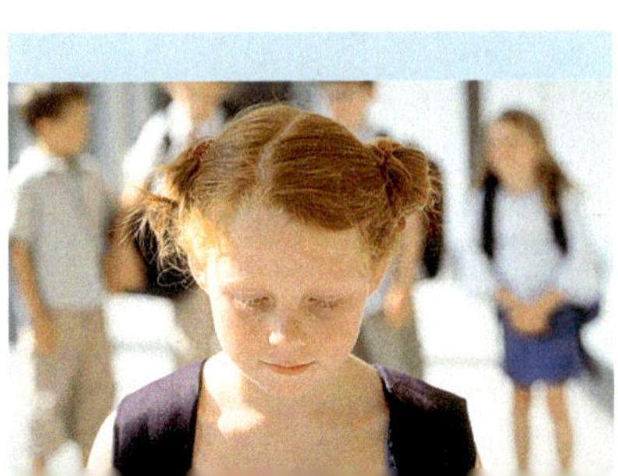

4.1 Pflegerischer Schwerpunkt

4.1.1 Mobilität und Immobilität

Mobilität ist ein Schlagwort unserer Gesellschaft: Junge Menschen sind mobil, agil und flexibel. Schnelle Autos versprechen eine besondere Mobilität, genauso wie globale Kommunikationsforen im Internet oder Geldkonten, auf die in der ganzen Welt ein Zugriff möglich ist. In der Arbeitswelt wird von allen ein hohes Maß an Mobilität erwartet. Viele Arbeitnehmer ziehen mehrmals in ihrem Leben um, weil der Job es von ihnen verlangt. Verstärkt verlassen Menschen dabei nicht nur ihren Wohnort, sondern sie wandern aus ihrem Geburtsland in ein fremdes Land aus. Manche empfinden einen solchen arbeitsbedingten Wohnortwechsel als sehr positiv: Sie lernen neue Leute kennen, wohnen in einer neuen Umgebung und genießen die Abwechslung. Anderen hingegen fällt es schwer, ihre Freunde, Verwandte und ihre „Heimat“ zu verlassen. Sie kommen mit der von ihnen verlangten Mobilität nicht zurecht, fühlen sich einsam und isoliert.

Mobilität ist ein Lebensgefühl. Es gilt als erstrebenswert, Sport zu treiben, am Wochenende in der Disko tanzen zu gehen oder um die ganze Welt zu reisen. Menschen, die diese Mobilität nicht besitzen, empfinden dies in der Regel als Einschränkung, Verlust oder Strafe. Viele Menschen der ehemaligen DDR störten sich besonders an der eingeschränkten Reisefreiheit. Auch heute noch gibt es viele Länder, deren Bevölkerung nicht dorthin reisen kann, wohin sie möchte. Nur wer sich ein Visum leisten kann oder über entsprechende Beziehungen verfügt, kann sich in der Welt frei bewegen. Das Einsperren in Gefängnisse und damit die Einschränkung der Mobilität gilt seit jeher als eine der härtesten Strafen der Gesetzgebung. Das Erteilen von Hausarrest durch Eltern ist ein auch heute noch verwendetes Straf- und Erziehungsinstrument für „ungehorsame“ Kinder.

Beispiel Der Berliner Hauptbahnhof gilt als Europas größter Kreuzungsbahnhof. Während er für Menschen, die sich ein Zugticket leisten können, zum Inbegriff von Mobilität und Freiheit gehört, drückt er für andere Menschen das Gefühl der Sehnsucht nach der weiten Welt aus.

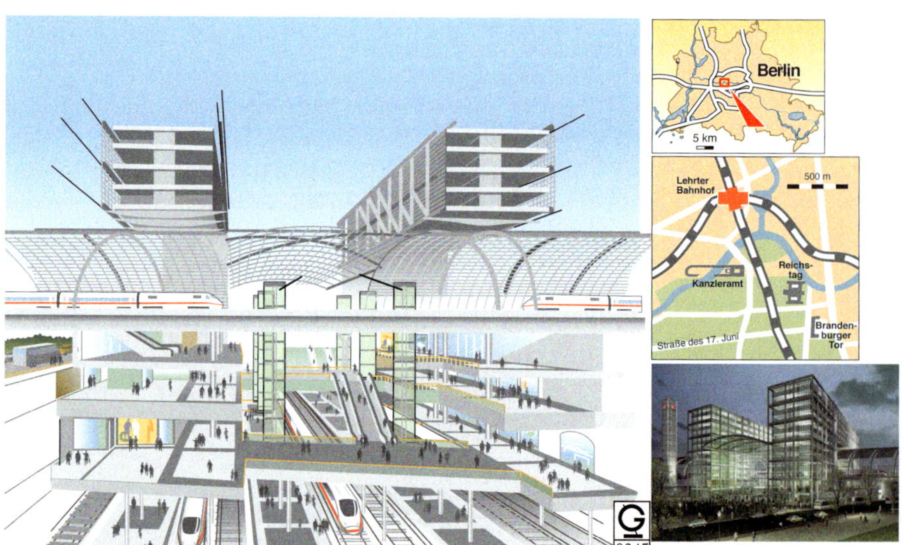

[1] Berliner Hauptbahnhof – Lehrter Bahnhof

Die Bedeutung von Bewegung für das menschliche Wohlbefinden

Für den gesunden Menschen ist Bewegung Lebensinhalt und ein Ausdruck von Lebensfreude und -stil. Hierbei haben die Menschen individuell unterschiedliche Ausdrucksformen sowie Gepflogenheiten oder Vorlieben. Bewegung ist für alle Menschen essenziell. Säuglinge strampeln mit den Beinen und rudern mit den Armen als Ausdruck der Freude. Mütter in allen Kulturen beruhigen ihre schreienden Babys durch sanftes Schaukeln und Umhertragen. Durch Saugen an der Brust oder am Schnuller stellen Säuglinge ihr inneres Gleichgewicht wieder her. Kinder sind voller Bewegungsdrang. Sie brauchen Bewegung und äußere Reize, um sich altersentsprechend zu entfalten. Durch Herumtollen, Rennen, Klettern oder Raufen erkunden sie ihre körperlichen Möglichkeiten und Grenzen. In der Schule müssen sie erst lernen, längere Zeit still zu sitzen. Dass viele Kinder durch enge Wohnungen und eine kinderfeindliche Umgebung in ihrem natürlichen Bewegungsdrang eingeschränkt sind, hat verschiedene negative Folgen, wie z. B. die Zunahme von übergewichtigen Kindern und Jugendlichen sowie die Abnahme der motorischen Fähigkeiten.

essenziell
wesentlich

Bewegung wird mit Gesundheit und Wohlbefinden oft in einem Atemzug genannt. Innerhalb von zwei Generationen hat die Notwendigkeit körperlicher Arbeit in unserer Gesellschaft rapide abgenommen. So ist es ein großes Problem unserer heutigen Zeit, dass sich viele Menschen nicht genug bewegen, obwohl die positiven Auswirkungen von Bewegung bekannt sind:

- Bewegung hält fit.
- Bewegung macht schlank.
- Durch Bewegung werden lebensnotwendige Entwicklungsreize gesetzt (z. B. ist die Entwicklung der Intelligenz eng mit körperlicher Bewegung verknüpft).
- Bewegung dient dem Abbau von Stress und Aggressionen und steigert damit das seelische Gleichgewicht.
- Bewegung beeinflusst die Stimmung positiv (z. B. werden bei der Behandlung von Depressionen Bewegungstherapien erfolgreich eingesetzt).
- Bewegung beugt einer ganzen Reihe von Zivilisationskrankheiten vor.
- Bewegung stärkt das Immunsystem.

Depression | 2

Bewegung ist für die meisten so alltäglich, dass ihre Bedeutung erst bei Verlust der Bewegungsfähigkeit offensichtlich wird. So nehmen ältere Menschen die beginnende Abnahme von körperlicher Beweglichkeit, z. B. durch Verschleißerscheinungen am Bewegungsapparat, als Kennzeichen des Alterns wahr. Durch Hilfsmittel oder das Erlernen alternativer Bewegungsformen können Bewegungseinschränkungen oftmals kompensiert werden. Dies trifft auch für Menschen mit Behinderungen oder chronischen Erkrankungen zu.

Beispiel Bei den Paralympics treten alle vier Jahre im Anschluss an die Olympischen Spiele Menschen mit körperlichen Behinderungen in allen olympischen Sportdisziplinen an.

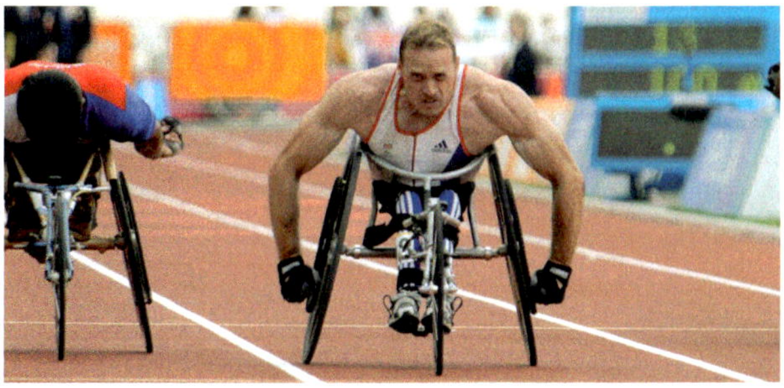

[2] Sportler bei den Paralympics

Faktoren, die die Beweglichkeit beeinflussen

Unsere Beweglichkeit kann durch unterschiedliche Faktoren beeinflusst werden, deren Ursachen körperlich, psychisch oder soziokulturell sein können [Abb. 1].

Menschen mit Erkrankungen des Bewegungssystems pflegen | 2

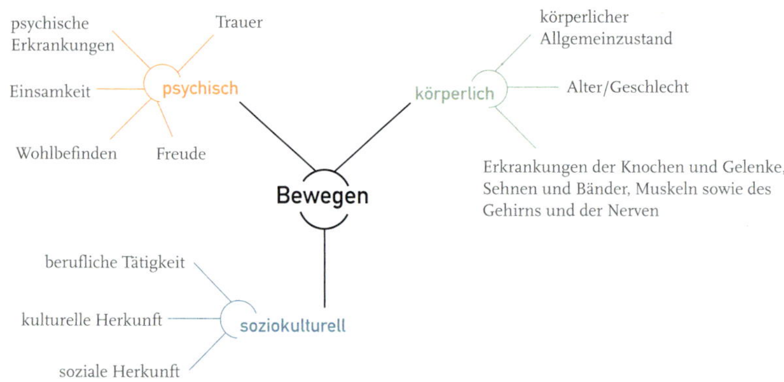

[1] Einflussfaktoren auf die menschliche Beweglichkeit

Menschen mit Erkrankungen des zentralen Nervensystems pflegen | 2

Bei den **körperlichen Faktoren** schränken Erkrankungen der Knochen, der Gelenke, Bänder oder Muskeln häufig die Beweglichkeit ein. Daraus resultieren verschiedene Krankheitsbilder wie z. B. Arthrose, Bänderriss oder Muskeldystrophie. Auch Erkrankungen des Nervensystems wie beispielsweise das Parkinson-Syndrom oder der Schlaganfall bewirken, dass sich die Bewegungsabläufe eines Menschen verändern.

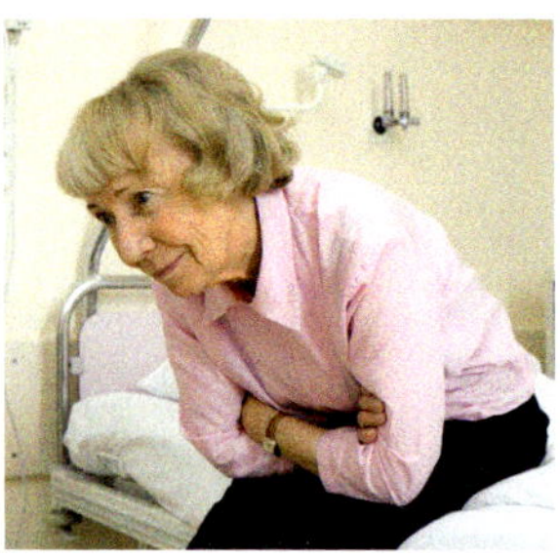

[2] Schonhaltung

Viele Erkrankungen gehen mit Schmerzen einher. Schmerzen haben einen großen Einfluss auf die Beweglichkeit eines Menschen. So nehmen schmerzbelastete Menschen oft eine Schonhaltung ein [Abb. 2]. Über- oder Untergewicht sowie Schwäche (körperlicher Allgemeinzustand) verhindern eine normale Beweglichkeit. Neben körperlichen Veränderungen spielt auch das Lebensalter eine wichtige Rolle. Säuglinge und Kleinkinder müssen die Bewegungsabläufe erst erlernen, dafür nimmt im Alter die Beweglichkeit wieder ab.

Psychisch veränderte und verwirrte Menschen pflegen; Menschen mit psychischen Erkrankungen pflegen 2|

kataton
keine Bewegung zeigend
kata, griech. = weniger

Psychische Faktoren können ebenso die Beweglichkeit eines Menschen einschränken. So haben einige psychische Erkrankungen Einfluss auf die Beweglichkeit des Menschen, wie beispielsweise Depression oder Schizophrenie. Menschen mit Depressionen fällt es schwer, Alltagsverrichtungen durchzuführen. Die Körperhaltung ist gebeugt, die Schultern fallen nach vorne. Die Menschen sehen aus, als würden sie eine „große Last tragen“. Auch sind Mimik und Gestik eingeschränkt. Menschen, die an einer Schizophrenie leiden, können völlig kataton sein. Das bedeutet, sie bewegen sich gar nicht. Aber auch Phänomene wie Einsamkeit oder Trauer setzen häufig einen Teufelskreis in Gang: Es fehlt die Motivation, sich zu bewegen, die Mobilität wird immer mehr eingeschränkt, die Einsamkeit verstärkt sich noch. Hingegen lassen sich Wohlbefinden und eine positive Lebenseinstellung an einer freien und offenen Körperhaltung ablesen.

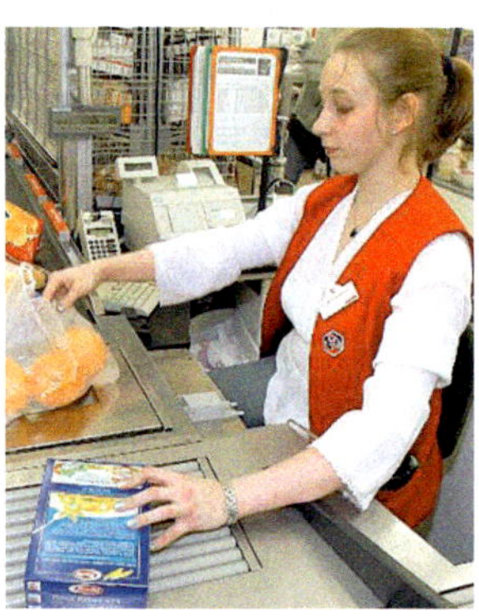

[3] Sitzende Tätigkeit mit einseitigem Bewegungsablauf

Bei den **soziokulturellen Faktoren** spielt beispielsweise die soziale Herkunft eine Rolle bei der Prägung von Bewegungsverhalten. So gibt es z. B. Forschungsergebnisse, die belegen, dass Kinder aus sozial besser gestellten Bevölkerungsschichten mehr Sport treiben. Dadurch kann der natürliche Bewegungsdrang ausgelebt werden. Auch die kulturelle Herkunft prägt das Bewegungsverhalten. Beispielsweise benutzen Europäer und gerade auch Nordamerikaner als Personentransportmittel meistens Autos oder öffentliche Verkehrsmittel – auch aus Gründen der wirtschaftlichen Verfügbarkeit. Hingegen werden in vielen afrikanischen Ländern große Entfernungen zu Fuß zurückgelegt. Die beruflichen Tätigkeiten können Bewegungseinschränkungen begünstigen. Überwiegend sitzende Tätigkeiten, insbesondere am Computer, aber auch Tätigkeiten, bei denen einseitige Bewegungsabläufe vorherrschen [Abb. 3], führen häufig zu Abnutzungs- und Verschleißerscheinungen.

Bewegung und Lebensalter

Die Beweglichkeit des Menschen verändert sich im Laufe seines Lebens.
Ein Neugeborenes hat nur eine geringe Muskelkraft. Seine allgemeinen Bewegungen sind wenig koordiniert und zielgerichtet. Innerhalb des ersten Lebensjahres lernt ein Säugling eine ganze Reihe von Bewegungsabläufen. Der Weg bis zum Laufen geht über das Robben zum Krabbeln. Der Säugling muss lernen, sein Gleichgewicht zu halten und seine verschiedenen Bewegungen zu koordinieren.

Kann ein Kind laufen, ist ein großer Entwicklungsschritt geschafft. Im weiteren Verlauf seines Lebens lernt das Kind, seine Bewegungen immer besser zu koordinieren. Die Grob-, aber auch die Feinmotorik differenziert immer weiter aus.

Folgende Tabelle gibt eine Übersicht über die motorische Entwicklung vom Säugling zum Kleinkind (die Altersangaben sind ungefähr, Kinder variieren in ihrer Entwicklung erheblich):

Neugeborenes	„Saug-Kind“	Der Körperstamm kann noch nicht bewegt werden, Arme und Beine bewegen sich, die Kopfgelenke sind noch instabil.
Bis 3 Monate	„Schau-Kind“	Kopf und Schultern können gehoben und gehalten werden, Aufstützen auf die Unterarme
Bis 6 Monate	„Greif-Kind“	volle Kopfkontrolle, Drehen vom Bauch- in die Rückenlage, Greifen zwischen Fingern und Handfläche
Bis 9 Monate	„Krabbel-Kind“	setzt sich aus der Bauchlage heraus hin, steht mit Festhalten, beginnt zu krabbeln, beherrscht Pinzettengriff (Gegenstände werden zwischen Daumen und Zeigefinger festgehalten)
Bis 12 Monate	„Geh-Kind“	krabbelt viel, macht die „ersten Schritte“ an der Hand von Erwachsenen und evtl. bereits selbstständig

Die Bewegungen im Erwachsenenalter sind normalerweise flüssig und der Bewegungsablauf ist nicht verzögert. Alle Gelenke sind dabei ohne Einschränkungen beweglich und es ist kein Zittern zu erkennen. Beim Gehen schwingen die Arme frei neben dem Körper, Kopf und Gesicht führen dabei. Normalerweise ist die Haltung locker und aufrecht mit einer parallelen Ausrichtung der Schultern.

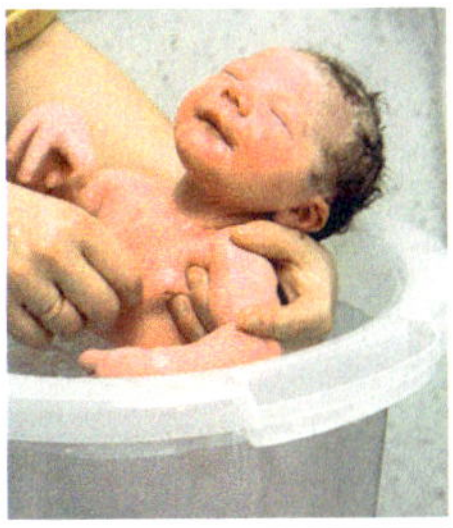
[4] Neugeborenes Baby

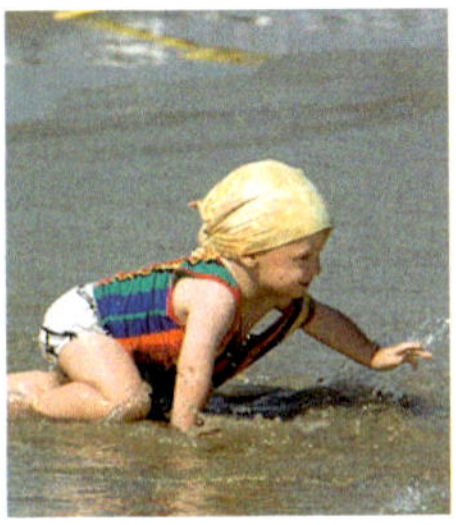
[5] Baby beim Krabbeln

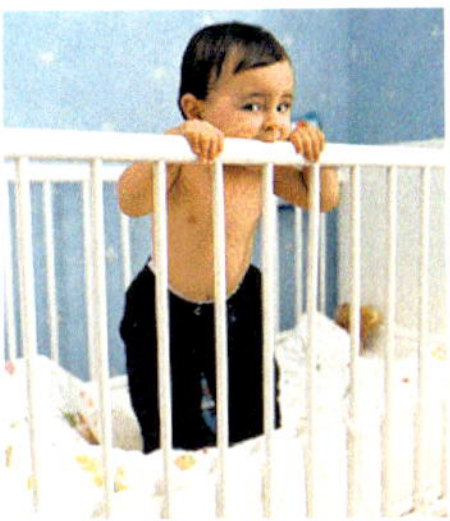
[6] Baby, das sich an einem Gegenstand hochzieht

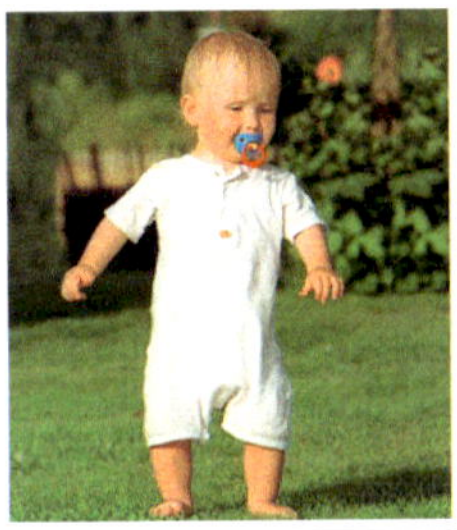
[7] Baby, das laufen lernt und die ersten Schritte macht

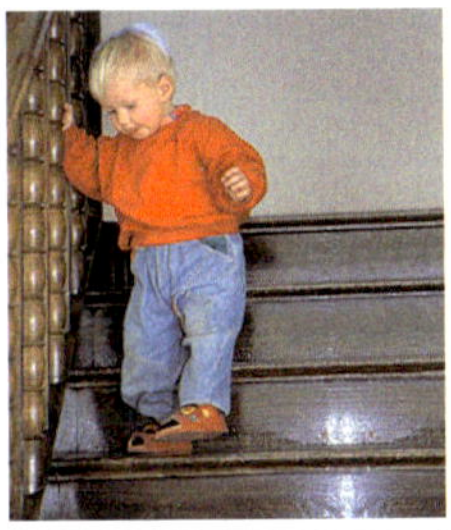
[8] Kleinkind beim Treppensteigen

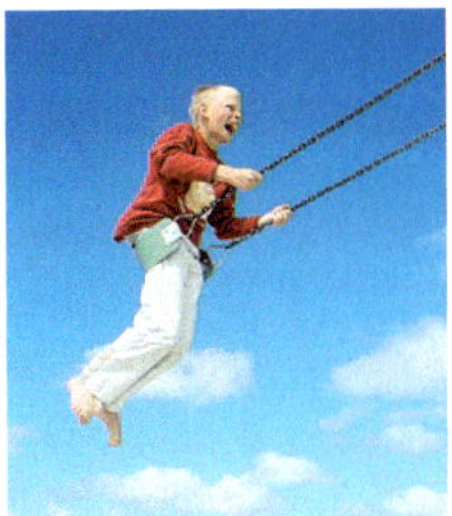
[9] Kind beim Schaukeln

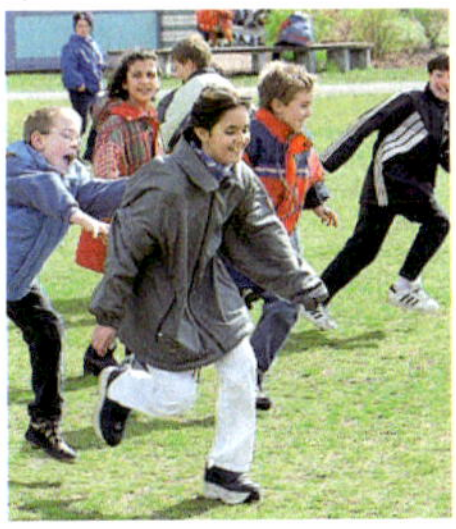
[10] Tobende Kinder auf dem Schulhof

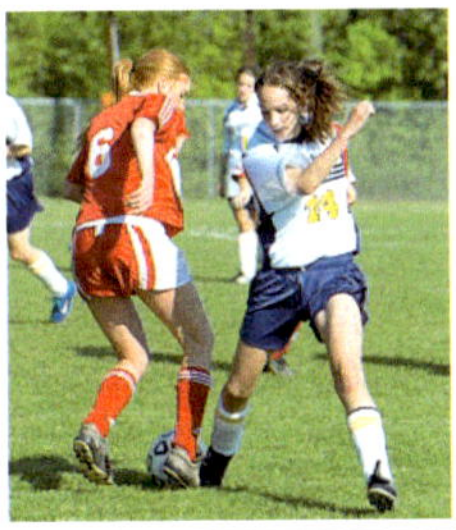
[11] Jugendliche beim Bolzen auf dem Fußballplatz

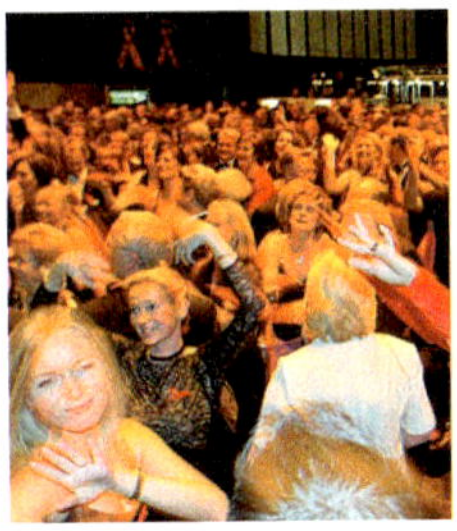
[12] Erwachsene beim Tanzen

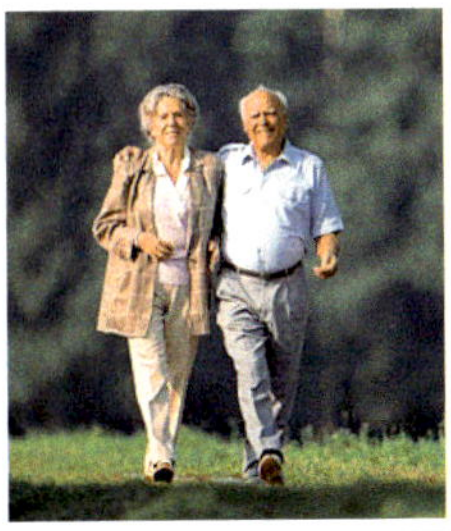
[13] Altes Paar beim Spazierengehen

Bereits ab dem 30. Lebensjahr bildet sich die Muskulatur langsam zurück und es findet eine Reihe physiologischer Veränderungen statt (z. B. Abbau des Bindegewebes, Veränderung des Bewegungsapparates).

Zwischen 45 und 70 Jahren werden Muskeln ohne ausreichende Bewegung durchschnittlich bis zu 30 % abgebaut. Dadurch nimmt im Alter die Muskelkraft ebenso ab wie die Elastizität der Bänder. Durch Einschränkungen der Sinnesorgane (z. B. Sehen und Hören) können die Koordinationsfähigkeit und der Gleichgewichtssinn eingeschränkt sein. Auch lassen sich Degenerationserscheinungen an Gelenken beobachten (z. B. bei Arthrose). Die Bewegungen werden im Alter insgesamt langsamer und unsicherer. Auch ermüden ältere Menschen schneller. Wichtig in diesem Zusammenhang ist, dass sich alte Menschen trotz dieser Einschränkungen noch ausreichend bewegen. Nicht umsonst gibt es den Ausspruch: „Wer rastet, der rostet."

Beobachtung der Beweglichkeit und Bewegungsmuster

Schwangere, Wöchnerinnen und Neugeborene pflegen | 2

Durch Beobachtung der Beweglichkeit und der Bewegungsmuster lassen sich Rückschlüsse auf Entwicklungsstörungen bei Säuglingen und Kindern sowie Erkrankungen des Bewegungsapparates im Erwachsenenalter ziehen.

Neugeborene und Säuglinge

APGAR-Index 2 |

Eine Geburt verlangt von einem Neugeborenen eine große Anpassungsleistung an seinen neuen Lebensraum. Sie wird mit dem so genannten |APGAR-Index erfasst.

Innerhalb des ersten Lebensjahres sollten fünf Vorsorgeuntersuchungen (U) durchgeführt werden. Dort beurteilt die Ärztin die Entwicklung des Kindes. Es werden u. a. das Skelettsystem (Schädel, Brustkorb/Wirbelsäule, Hüftgelenke und Gliedmaßen) ebenso wie die Motorik und das Nervensystem auf die normale Entwicklung hin überprüft. Außerdem untersucht die Ärztin, ob eine Hypo- bzw. Hypertonie der Muskeln vorliegt, ob es eine Asymmetrie von Tonus, Bewegungen oder Reflexen gibt und ob das Baby apathisch oder übererregbar ist. Die Vorsorgeuntersuchungen beginnen direkt nach der Geburt (U 1) und folgen zwischen dem 3. und 10. Tag (U 2), der 4. bis 6. Woche (U 3), dem 3. bis 4. Monat (U 4), dem 6. bis 7. Monat (U 5) und dem 10. bis 12. Monat (U 6) des Lebens. Die Ergebnisse werden in einem extra hierfür angelegten Heft festgehalten [Abb. 1].

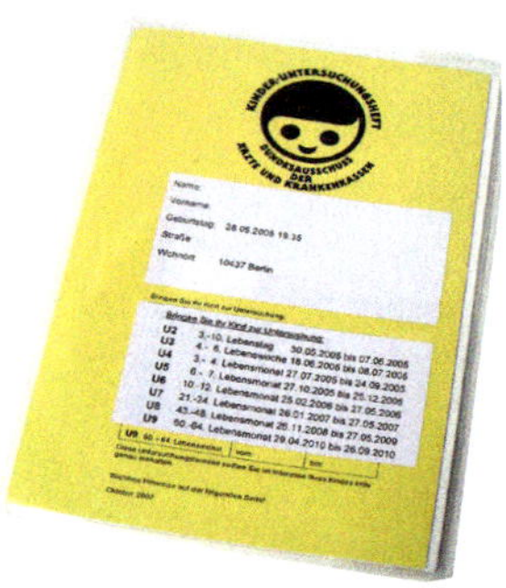

[1] In dieses Untersuchungsheft wird durch die Kinderärztin der Entwicklungsstand des Kindes eingetragen.

Kleinkinder und Kinder

Ein Kind wird als Kleinkind bezeichnet, wenn es das erste Lebensjahr bereits vollendet hat und noch nicht zur Schule geht. Auch in diesem Zeitraum sind Vorsorgeuntersuchungen empfohlen, und zwar zwischen dem 21. und 24. Lebensmonat (U 7), 43. und 48. Monat (U 8) und dem 60. und 64 Monat (U 9). Das Skelettsystem wird auf Fehlbildungen oder -haltungen hin kontrolliert. Außerdem sollte das Kind bei der U 7 frei gehen und sich frei bücken können. Ein gezieltes Greifen mit Daumen und Zeigefinger (Pinzettengriff) sollte ebenfalls durchführbar sein. Bei der U 8 sollten Kinder mindestens 10 Sekunden bei geschlossenen Augen das Gleichgewicht halten können und sowohl mit dem rechten als auch mit dem linken Bein drei Sekunden auf einem Bein stehen können. Bei der letzten U-Untersuchung überprüft die Ärztin, ob das Kind mindestens dreimal ohne Probleme auf dem rechten bzw. linken Bein hüpfen kann, und des Weiteren, ob weniger als drei Abweichungen beim Gehen auf einer zwei Meter langen Linie vorkommen, wenn es einen Fuß vor den anderen setzt [Abb. 2].

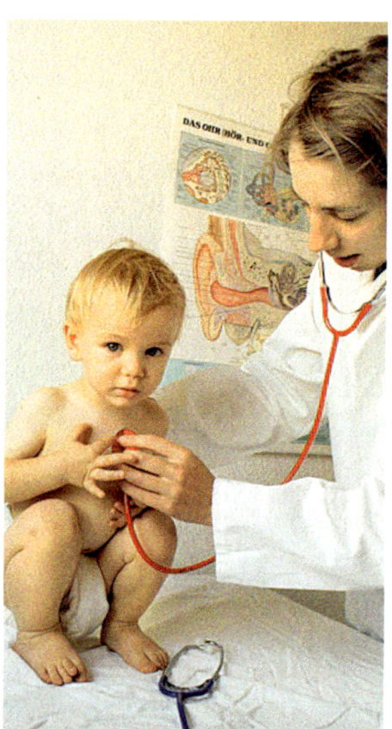

[2] Kind bei einer Vorsorgeuntersuchung

Erwachsene mittleren und höheren Lebensalters

Die individuelle Bandbreite der Beweglichkeit und Bewegungsmuster ist in den Phasen des mittleren und höheren Lebensalters sehr groß. Bei jedem Menschen kommen die Lebensumstände sowie die Verschleißerscheinungen unterschiedlich zum Tragen und lassen sich in der Beweglichkeit ablesen. [Tab. 1] fasst zusammen, bei welchen Tätigkeiten Hinweise auf eingeschränkt funktionierende Muskelgruppen abzulesen sind.

Aktivität der Patientin	Hinweis auf geschwächte Muskelgruppen	
Aufsetzen (aus liegender Position)	rollt sich zur Seite und drückt sich mit den Armen hoch; greift nach Handlauf oder Tisch, um sich hochzuziehen	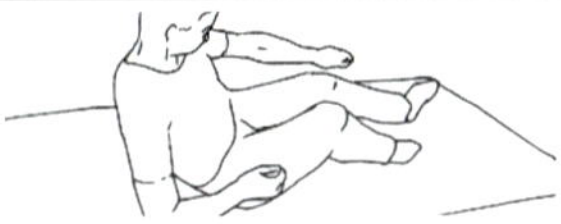
Aufstehen (vom Stuhl)	drückt sich (zur Unterstützung schwacher Beinmuskeln) mit den Armen ab; wirft beim Aufrichten Oberkörper vor	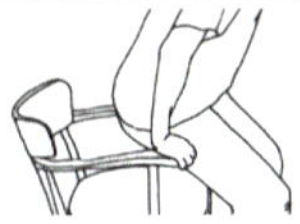
Gehen	hebt Bein bei jedem Schritt weit vom Boden ab; verkürzte Schwungphase; Fuß kann herunterfallen oder nach vorn rutschen; versucht, mit ausgestreckten oder rudernden Armen Balance zu halten	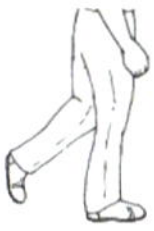
Treppenstufen hochsteigen	muss sich am Geländer festhalten; zieht sich mit den Armen hoch und vorwärts; benutzt das stärkere Bein	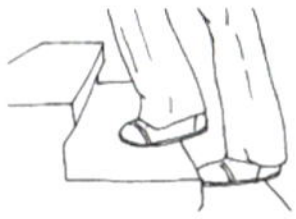
Treppenstufen heruntersteigen	führt zuerst schwächeren Fuß nach unten; dreht sich oft seitwärts, hält sich am Geländer fest; blickt auf die Füße	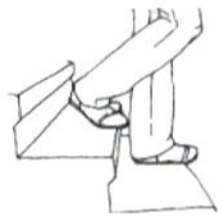
Dinge vom Boden aufheben	stützt sich an Möbelstücken ab; bückt sich in der Taille, um Knie nicht beugen zu müssen; legt beim Beugen und Aufrichten des Oberkörpers Hand auf den Oberschenkel	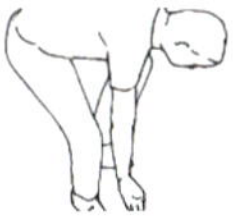
Schuhe zubinden	braucht Fußschemel, um die Wirbelsäule weniger stark zu beugen	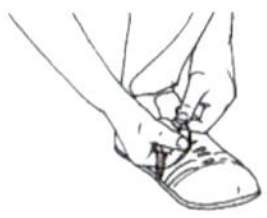
Socken oder Hosen an- und ausziehen	schwierig, wenn Arm- und Schultermuskeln geschwächt sind; wird oft im Sitzen vorgenommen	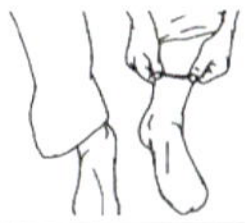
Pullover anziehen	streift Ärmel zuerst über schwächeren Arm/Schulter und zieht dann unter Schulterdrehung (ein- oder auswärts) den anderen Ärmel an	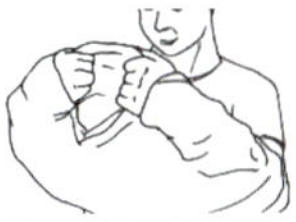
Reißverschluss am Rücken öffnen/schließen	schwierig bei eingeschränkter Schulterrotation	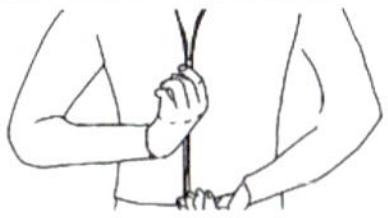
Stuhl im Sitzen vom Tisch wegschieben	Stuhl wird stehend mit dem Oberkörper nach hinten bewegt; lässt geringe Kraft der Oberarm-, Schulter- oder Unterarmmuskeln bzw. eingeschränkte Beweglichkeit des Handgelenks vermuten	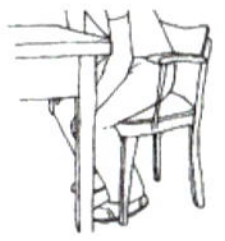
Knöpfe schließen oder Namen schreiben	Probleme mit der Fingerfertigkeit (Feinmotorik) oder gestörte Daumen-Finger-Opposition	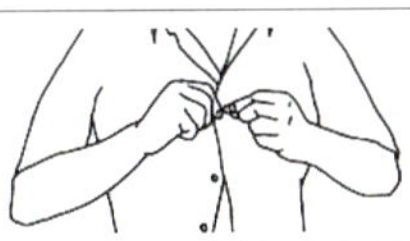

[Tab. 1] Hinweise auf geschwächte Muskelgruppen beim Erwachsenen

—

Potter, Patricia A.; Weilitz, Pamela B.: *Pflegeanamnese und Pflegediagnostik.* Elsevier, München, 2005, S. 244 – 245

Ausgewählte Untersuchungstechniken

Durch Pflegende durchgeführte Untersuchungstechniken im Bereich des Bewegungsapparates beschränken sich auf **Inspektion** (prüfende Betrachtung) und **Palpation** (tastende Untersuchung). Darüber hinausgehende Untersuchungen müssen von ärztlichem Personal vorgenommen werden.

Untersuchung(stechnik)	Normalbefund	Abweichungen
Inspektion: Beim Betreten/Stehen im Untersuchungsraum auf Nachziehen des Beins, Schlurfen, Hinken, Gang-Gleichgewicht, sichtbare Fußdeformierungen und Position des Oberkörpers zu den Beinen achten.	Normaler Gang mit seitlich frei schwingenden Armen. Kopf und Hals führen, gute Körperbalance. Zehen zeigen geradeaus nach vorn. Aufrechte Haltung. Kopf wird hoch gehalten.	Bein nachziehen, Schlurfen oder unsicherer Gang kann auf neurologische Störung hinweisen. Auch bei lokaler Verletzung oder Deformierung wird das Bein nachgezogen.
Inspektion: Ausrichtung der Hüften und Schultern von hinten Ist aufrecht zu Stehen möglich?	Hüften und Schultern sind parallel. Ebenmäßige Konturen in Höhe der Schultern/-blätter und der Beckenkämme, Kopf in Verlängerung der Pofalte	Gebückte Haltung oder seitliche Neigung kann auf Schmerzen hinweisen (Schonhaltung).
Inspektion: Hals(HWS)-, Brust(BWS)- und Lendenwirbelsäulen(LWS)-Krümmung von der Seite ansehen.	HWS, BWS und LWS sind normal gekrümmt.	(Hyper-)Lordose: schlechte Haltung mit Hohlkreuz bzw. starker LWS-Krümmung. Kyphose: Rundrücken mit betonter BWS-Krümmung Skoliose: seitliche Wirbelsäulenkrümmung
Inspektion: Auf Körperschwerpunkt bzw. -gewichtsverteilung achten. Bei Problemen/zur genaueren Untersuchung des Gangs neurologische Prüfung anschließen.	Gewicht wird gleichmäßig verteilt, rechter und linker Fuß berühren mit Fersen und Zehen den Boden.	Schwangere kompensieren Vorverlagerung ihres Schwerpunktes durch eine Lordosierung und HWS-Flexion nach vorn.
Inspektion der Gliedmaßen auf Größe, Deformierung, Knochenvergrößerung, Ausrichtung, Symmetrie.	Länge, Umfang, Achsen (= Ausrichtung) bzw. Anzahl und Lage der Hautfalten sind auf beiden Seiten gleich.	Asymmetrie weist auf eine Verletzung, eine frühere Operation oder eine Knochendeformierung hin.
Inspektion: Haut und Unterhautgewebe über Muskeln, Knochen, Gelenken auf Verfärbung, Schwellung/Geschwulst untersuchen	Gewebe passt sich gut an die Form des Körperteils an, ohne Schwellung	Bläulich-schwarze Flecken, Schwellung, Rötung, Bewegungsschmerz oder Schwellung/Verdickung mit Gelenkbeteiligung, z. B. der Finger, Füße
Patienten mit Arthritis oder anderen systemischen Erkrankungen ausgiebiger untersuchen: behutsame **Palpation** der Knochen, Gelenke und Gewebe in der Umgebung. Auf Erwärmung, Ödeme, Druckempfindlichkiet oder -widerstand und Knacken (Krepitation) achten.	Fester/straffer Muskeltonus Keine Druckempfindlichkeit Keine Deformierung oder Krepitation	Frakturzeichen sind Ödem, Schmerz, Funktionsverlust, Verfärbung, Parästhesie. Entzündete Gelenke immer erst am Schluss abtasten
Palpation des Gelenks auf abnorme Beweglichkeit oder Deformierung. Auf Rötung achten; Gelenk betasten, ob es sich geschwollen, steif, (druck-)empfindlich oder erwärmt anfühlt.	Druck auf Knochen und Gelenke wird nicht als unangenehm/schmerzhaft empfunden Keine Knoten/Schwellung sichtbar	Schwellung, Gelenksteife, Druckempfindlichkeit, Erwärmung, Rötung

—

Potter, Patricia A.; Weilitz, Pamela B.: *Pflegeanamnese und Pflegediagnostik.* Elsevier, München, 2005, S. 246–248

Mobilität und Immobilität aus pflegediagnostischer Sicht

In der Pflege spielen Mobilität (Beweglichkeit) und Immobilität (Unbeweglichkeit) eine große Rolle. Häufig werden die beiden Begriffe als die Pole auf einem | Kontinuum beschrieben [Abb. 1].

Kontinuum
ein (gedankliches) Objekt, welches innerhalb seiner Grenzen keine Risse oder Brüche hat, sich also kontinuierlich fortsetzt.
continuum, lat. = das Zusammenhängende

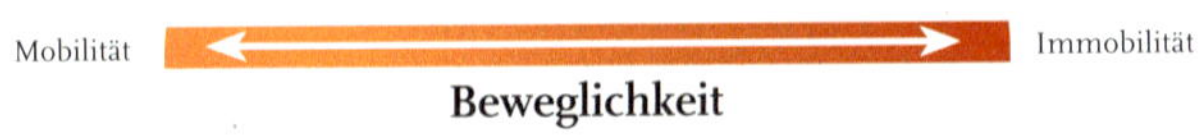

[1] Kontinuum

Vollständige Mobilität bedeutet dabei, dass ein Mensch seine Position im Raum eigenständig erhalten bzw. verändern kann und nicht auf fremde Hilfe angewiesen ist.

- Bei einer **gering eingeschränkten Mobilität** führt die Patientin regelmäßig kleine Positionswechsel des Körpers und der Extremitäten aus.
- Bei **stark eingeschränkter Mobilität** bewegt die Patientin sich manchmal geringfügig, kann sich aber nicht regelmäßig alleine ausreichend umlagern.
- **Vollständige Immobilität** bedeutet so viel wie Unbeweglichkeit, d. h., ein Mensch kann seine Position im Raum nicht selbstständig erhalten bzw. verändern und ist dafür vollständig auf fremde Hilfe angewiesen.

Pflegediagnose

Beeinträchtigte körperliche Mobilität

„Zustand, bei dem der Mensch eine Einschränkung in seiner Fähigkeit zur unabhängigen physischen Beweglichkeit erlebt.“ Der Gebrauch folgender Skala wird empfohlen:

0 = vollständige Unabhängigkeit der Person
1 = Person braucht Hilfsmittel oder Gerät.
2 = Person braucht Hilfe, Überwachung oder Anleitung einer Person.
3 = Person braucht Hilfe einer Person und Hilfsmittel oder Geräte.
4 = Abhängigkeit der Person, macht nicht aktiv mit.

Doenges et al.: S. 517

Eine gewisse Immobilität kann bei bestimmten Krankheiten (z. B. schweren Atemwegserkrankungen) lebenserhaltend wirken. Diese teilweise nur vorübergehenden Situationen der Aktivitätsintoleranz müssen von einer (dauerhaften) Immobilität hinsichtlich der pflegerischen Planung unterschieden werden. Ist ein Mensch z. B.auf Grund einer Bewegungseinschränkung von Immobilität bedroht, besteht das pflegerische Ziel in einer aktivierenden Pflege; ein Pflegebedürftiger mit einer Aktivitätsintoleranz hingegen muss kompensierend gepflegt werden.

Pflegediagnose

Aktivitätsintoleranz (Überanstrengung bei Alltagsaktivitäten)

„Ungenügende physische oder psychische Kraft oder Energie, um erforderliche oder erwünschte alltägliche Aktivitäten durchzuhalten oder auszuführen“

Doenges et al.: S. 135

Ganzheitlichkeit 3 |

Der körperliche Aspekt von Mobilität bzw. Immobilität steht häufig – auch in der Pflege – im Vordergrund. Da der Mensch als ganzheitliches Wesen im Mittelpunkt des pflegerischen Handelns steht, ist eine weitere Betrachtungsweise sinnvoll, nach der Mobilität und Immobilität aus drei Aspekten besteht:

- Körperlicher Aspekt: Körperliche Mobilität beschreibt die Möglichkeit zur freien Bewegung innerhalb einer Umgebung. Hierzu gehört auch die Ausführung elementarer Aktivitäten des täglichen Lebens wie z. B. Nahrungsaufnahme, Körperpflege, Ankleiden oder Einkaufen.
- Geistig-emotionaler Aspekt: Geistig-emotionale Mobilität beschreibt die Möglichkeit zum Ausdruck und Ausleben von Gefühlen sowie die Denkfähigkeit (Intellekt). Hierzu gehören z. B. das Signalisieren von Freude oder Angst, aber auch intellektuelle Fähigkeiten wie Denken, Lesen oder Gedächtnisleistungen.
- Sozialer Aspekt: Soziale Mobilität beschreibt die Möglichkeit zur Bewegung innerhalb oder zwischen sozialen Schichten sowie zur Veränderung des Wohnraums oder sozialen Status. Zur sozialen Mobilität gehört ebenfalls der Zugang zu bestimmten Transportmitteln. Menschen mit geringerem Einkommen ist es durch das Anfallen von Transportkosten, wie z. B. Bustickets, erschwert, sich vom eigenen Wohnort zu entfernen.

online

www.pflegewiki.de/wiki/Podcast
Interview mit Dr. A. Zegelin: „Bettlägerigkeit – Entstehung und Forschungsbedarf"

Eine Sonderform der Immobilität ist die **Bettlägerigkeit**. Hierunter ist ein längerfristiger Daseinszustand zu verstehen, bei dem sich der Mensch die überwiegende Zeit des Tages und der Nacht im Bett oder anderen Liegemöbeln (z. B. Sofa, Pflegesessel) aufhält [Abb. 1]. Die dabei eingenommene Position wie liegend, halb sitzend oder sitzend an der Bettkante ist nicht von Bedeutung. Es werden unterschiedliche Grade von Bettlägerigkeit unterschieden:

- Leichte Form der Bettlägerigkeit: Die Pflegebedürftige verlässt für vier bis fünf Stunden am Tag das Bett, um die Zeit im Sessel oder Rollstuhl zu verbringen.
- Mittlere Form der Bettlägerigkeit: Die Pflegebedürftige steht mit oder ohne Hilfe von Personen oder Hilfsmitteln für einen kurzen Moment auf, um z. B. zur Toilette /zum Bettstuhl zu gehen, sich zu waschen oder ihre Mahlzeiten einzunehmen.
- Schwere Bettlägerigkeit: Die Pflegebedürftige steht nicht mehr auf. Hier wird weiterhin noch differenziert, ob sie keine Eigenbewegungen, gelegentliche und eingeschränkte Eigenbewegungen oder häufige und uneingeschränkte Eigenbewegungen durchführen kann.

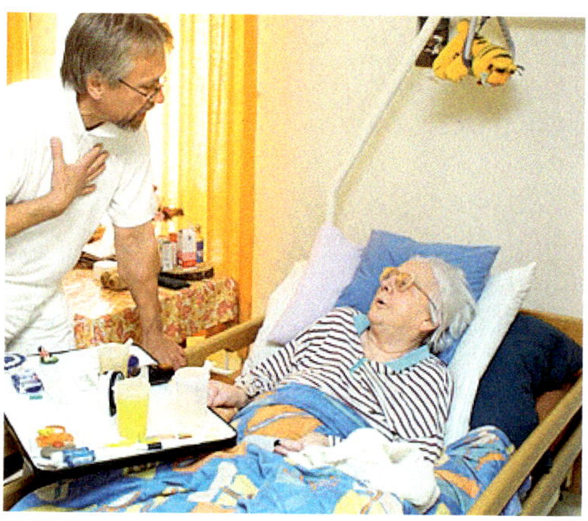

[1] Ist ein Mensch bettlägerig, spielt sich sein gesamtes Leben im Umfeld des Bettes ab.

Pflegediagnose

Beeinträchtigte Bettmobilität

Lendenwirbelfraktur 2 |

„Einschränkung des unabhängigen Lagewechsels im Bett" Doenges et al.: S. 183

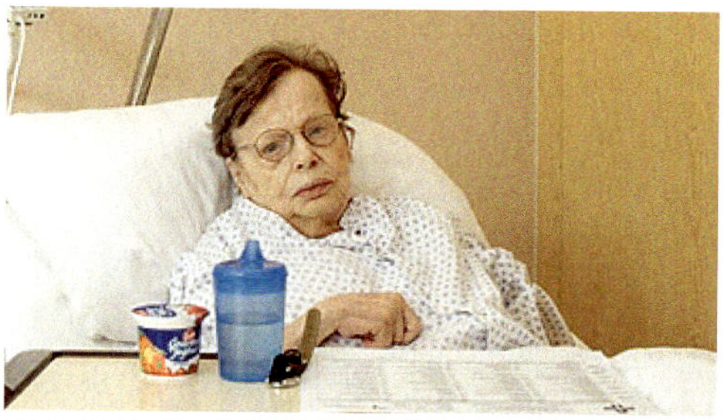

[2] Bettruhe dient, insbesondere im Krankenhaus, bei bestimmten Erkrankungen dem Genesungsprozess.

Bettruhe unterscheidet sich von der Bettlägerigkeit dahingehend, dass hier eine medizinische Notwendigkeit besteht, das Bett nicht zu verlassen, wie beispielsweise bei einer Lendenwirbelfraktur. Sie ist dann ärztlich angeordnet. Hierbei handelt es sich um einen reversiblen Zustand, der nur so lange eingehalten wird, wie die Indikation dazu besteht [Abb. 2]. Auch bei der Bettruhe unterscheidet man zwischen strikter Bettruhe (die Patientin darf gar nicht aufstehen) und eingeschränkter Bettruhe (zu bestimmten Tätigkeiten darf die Patientin aufstehen).

Folgen von Immobilität

Mobilität ist für Menschen überlebenswichtig oder anders ausgedrückt: Absolute Immobilität ist mit dem menschlichen Leben unvereinbar. Dennoch sind Menschen auf Grund von Unfällen, Krankheiten oder (erworbenen oder angeborenen) Behinderungen von Immobilität betroffen. Diese kann sowohl physiologische (körperliche) als auch psychische (geistig-emotionale) sowie soziale Folgen für die Betroffenen haben.

Physiologische Folgen von Immobilität können in allen Bereichen des Körpers auftreten.

Durch Immobilität kommt es zu einer Verringerung der Muskelmasse und des Muskeltonus. Wird nach einem Knochenbruch des Oberschenkelknochens das Bein für ca. 6 Wochen durch einen Gips ruhiggestellt, kann man bei den meisten Menschen bereits einen Abbau der Muskelmasse feststellen: Der Umfang des Oberschenkels nimmt in der Regel ab.

Muskeltonus | 194

Bewegt ein Mensch sich während einer längeren Phase nicht oder weniger, wird man eine Beeinträchtigung seiner Ausdauer feststellen können. Dies trifft auf Menschen, die durch eine Krankheit von Immobilität betroffen sind, genauso zu wie auf Menschen, die sich wenig bewegen. Für Menschen, die sich normalerweise nur mit dem Auto fortbewegen und auch keinen Sport treiben, können somit bereits kurze Gehstrecken zur Qual werden. Da durch die andauernde Immobilität auch weniger Kalorien verbrannt werden, kann in diesem Zusammenhang ein Übergewicht entstehen. Übergewicht wiederum kann sich hemmend auf die Mobilität auswirken, sodass hier ein Teufelskreis beginnt. Menschen, die den ganzen Tag auf der Couch sitzen und fernsehen, werden umgangssprachlich auch Couch-Potatoes genannt [Abb. 3].

Couch-Potato
Mensch, der die meiste Zeit seines Lebens sinnbildlich auf dem Sofa verbringt
couch, engl. = Sofa
potato, engl. = Kartoffel

Während kleine Kinder noch eine für uns unvorstellbare Beweglichkeit zeigen, nimmt diese mit den Jahren ab. Je weniger wir bestimmte Gelenke oder Muskeln bewegen, desto mehr werden diese in ihrer Funktionsfähigkeit eingeschränkt. So steckt sich ein Baby gerne die Füße in den Mund. Dies ist ein Bewegungsablauf, den wir im Kindes- und Erwachsenenalter in der Regel nicht mehr durchführen. Unternimmt man dennoch den Versuch, wird man feststellen, dass sich Sehnen und Bänder verkürzt haben und die hierzu notwendigen Gelenke nur noch ansatzweise funktionsfähig sind. Bei Menschen, die für längere Zeit liegen müssen oder gewisse Schonhaltungen einnehmen, können sich die Sehnen und Bänder so weit verkürzen, dass Kontrakturen entstehen. Hierbei sind die Gelenke irreversibel so in ihrer Bewegungsfähigkeit eingeschränkt, dass sie ihre Funktion einbüßen.

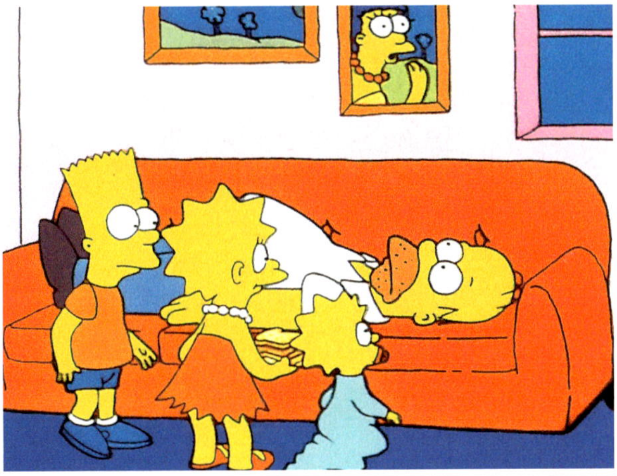

[3] Homer Simpson aus der Comic-Serie „Die Simpsons" gilt als Inbegriff aller Couch-Potatoes.

Auch die Knochen und insbesondere die Knochendichte werden durch Immobilität beeinträchtigt. Knochen benötigen die Belastung, um in ihrer Festigkeit erhalten zu bleiben. Fehlende Belastung, z. B. durch Immobilität, ist ein Faktor, der Osteoporose entstehen lässt. Osteoporose ist eine Krankheit, die mit Knochenbrüchigkeit einhergeht. Menschen, die von Osteoporose betroffen sind, leiden häufig unter vermehrten Knochenbrüchen, z. B. Oberschenkelhalsfrakturen.

Für unsere inneren Organe ist Mobilität von lebenswichtiger Bedeutung. So sprechen wir z. B. vom Herz-Kreislauf-System. Bereits der Begriff Kreislauf deutet an, dass etwas ständig in Bewegung ist. In diesem Fall sind es das Herz, das eine kontinuierliche Pumpleistung bringt, sowie das Blut, das durch die Gefäße im Körper gepumpt wird. Dieser Kreislauf wird durch körpereigene Energie (durch Nahrungsaufnahme) und Bewegung aufrechterhalten.

Kontrakturen | 143
Osteoporose | 2

orthostatisch
der aufrechten Körperhaltung geschuldet
ortho, griech. = aufrecht

Thromboseerkrankung | 152

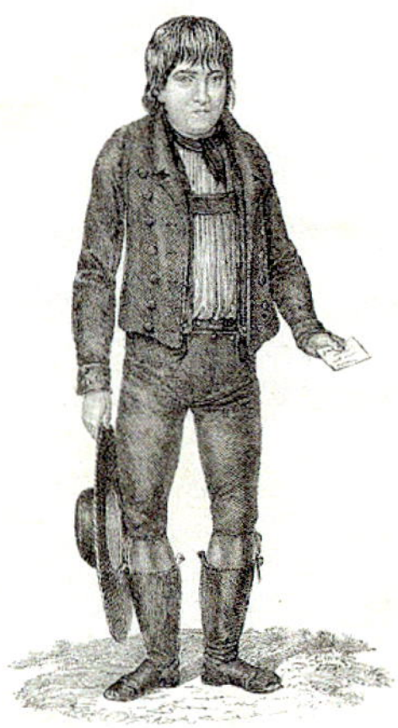

[1] Kaspar Hauser

Gerade nach dem Aufwachen, wenn wir also längere Zeit gelegen haben und nicht in Bewegung waren, hat das Herz-Kreislauf-System Probleme, sich anzupassen. Das Blut „sackt in die Beine", die Durchblutung des Gehirns ist vermindert und uns wird beim Aufstehen schwindelig. Dies nennt man dann orthostatischen Kollaps, der häufig durch einen niedrigen Blutdruck verursacht wird. Senkt sich die Geschwindigkeit, mit der sich das Blut im Gefäßsystem bewegt, kann es passieren, dass das Blut gerinnt und sich so genannte Thromben (Blutgerinnsel) bilden. Diese können das Gefäß teilweise verschließen (*Thrombose*). Kommt es zu einem kompletten Verschluss (*Infarkt*), wird ein ganzes Organ unterversorgt. Immobilität ist zwar nur ein Risikofaktor für eine Thromboseerkrankung, dennoch sind bewegungseingeschränkte Menschen eher davon betroffen als mobile Menschen.

Bei Menschen mit eingeschränkter Mobilität kann es zu einer Minderdurchblutung der Haut kommen. Durch die Unterversorgung mit Nährstoffen und die fehlende Mikrozirkulation steigt das Risiko, einen Dekubitus zu entwickeln.

Wie verheerend sich fehlende Mobilität auf die Entwicklung eines Kindes auswirken kann, ist durch die Geschichte von Kaspar Hauser [Abb. 1] bekannt geworden.

Obwohl es viele Legenden gibt, die sich um diese Person ranken, ist geschichtlich belegt, dass ein Junge, dem später der Name Kaspar Hauser gegeben wurde, seine ersten 16 Lebensjahre in einem Verlies ohne Kontakt zur Außenwelt verbrachte. Der Junge konnte nicht sprechen, zeigte abnorme Verhaltensweisen, fürchtete sich vor Licht und Geräuschen und nahm lediglich Wasser und Brot zu sich.

Heute nennt man Verhaltensauffälligkeiten, die bei vernachlässigten Babys oder Kindern auftreten, das Kaspar-Hauser-Syndrom. Sie gehen zum Teil auf die fehlenden Möglichkeiten zur kindgerechten Bewegung zurück, aber auch auf die fehlende Zuwendung von Seiten der Bezugspersonen.

Auch wenn die physischen Folgen von Immobilität häufig im Vordergrund der Betrachtung stehen, sind die **psychischen Folgen** von ebenso großer Bedeutung. Hier ist häufig ein pflegerisches Feingefühl gefordert, um im Alltagsbetrieb die psychischen Belastungen der pflegebedürftigen Menschen zu erkennen und dementsprechend darauf zu reagieren. Auch wenn es für Pflegende völlig plausibel erscheint, dass eine Patientin nach einer Operation nicht alleine aus dem Bett aufstehen sollte, kann es für diese Person eine große Beeinträchtigung der Selbstständigkeit und, damit verbunden, auch der eigenen Würde darstellen. Ist eine Person „wackelig auf den Beinen", erscheint es Pflegenden völlig normal, sie zur Toilette zu begleiten, obwohl dies Gefühle wie Scham auf Seiten der Patientin auslösen kann.

Es kann für Pflegende sehr hilfreich sein, sich zu gegebener Zeit in die Rolle von Pflegebedürftigen, die bewegungseingeschränkt sind, hineinzuversetzen und folgende Fragen zu reflektieren:

- „Wie erleben Betroffene die körperliche Immobilität?
- Wie schildern sie ihr Erleben?
- Was beschäftigt sie?
- Was löst Immobilität im Menschen aus?
- Wie verändert sich das Selbstverständnis durch die körperliche Veränderung?
- Wie kann die Betroffene sich an die veränderte Situation anpassen?"

—

ZELLER-FORSTER, FRANZISKA: *Immobilität* in: Käppeli, Silvia (Hrsg.): *Pflegekonzepte. Phänomene im Erleben von Krankheit und Umfeld, Bd.* 2 Verlag Hans Huber, Bern, 1999, S. 72

Auch wenn viele Betroffene bestimmte Aspekte ihrer Immobilität ausgleichen (*kompensieren*) können, gibt es individuell sehr unterschiedliche psychische Reaktionen. Hierzu gehören neben Gefühlen wie Wut, Feindseligkeit, Angst, Rückzug oder Passivität auch dadurch bedingte psycho-physische Symptome wie z. B. Schlafstörungen. Da mit Immobilität häufig auch eine Abnahme der äußeren Reize einhergeht, kommt es bei Menschen

mit eingeschränkter Mobilität oftmals zu Wahrnehmungseinschränkungen. Neben der physischen Komponente des Verlustes der Körperwahrnehmung hat dies auch eine Einschränkung der geistigen Beweglichkeit zur Folge. Die Betroffenen sind antriebsarm, ihre Lebensfreude nimmt ab, sie fühlen sich einsam und isoliert. Weiterhin kann es zu einer Verringerung der Merkfähigkeit und der Fähigkeit zum logischen Denken kommen.
Als mögliche **soziale Folgen** von Immobilität können auftreten:

- Der Bewegungsradius der Betroffenen verringert sich.
- Es ist mehr Zeit und Geld erforderlich, um sich fortzubewegen.
- Die Teilnahme am gesellschaftlichen Leben ist erschwert.
- Öffentliche Transportmittel zu benutzen ist umständlicher.
- Die Abhängigkeit der Betroffenen von anderen Personen steigt.
- Der Beruf kann nicht mehr ausgeübt werden.
- Es kommt zu Ausgrenzungen, Vereinsamung und sozialer Isolation.

Pflegende müssen in der Lage sein, durch genaue Beobachtung aus der Immobilität resultierende Probleme, aber auch vorhandene Ressourcen zu erkennen und entsprechende Pflegemaßnahmen zu planen und durchzuführen.

Subjektive und objektive Probleme und Ressourcen von Menschen, die von Immobilität betroffen oder gefährdet sind

	subjektiv	objektiv
Ressourcen	▪ Ausdruck, selbstständig zu sein ▪ Bereitschaft, Alltagsaktivitäten zu übernehmen ▪ Signalisieren von Lernbereitschaft	▪ intakte Körperfunktionen ▪ Unterstützung bei Pflegemaßnahmen ▪ Nutzung von Hilfsmitteln ▪ Nutzung von Kommunikationsmöglichkeiten
Probleme	▪ Ablehnung von Bewegung ▪ Ausdruck von Schmerzen oder Unbehagen beim Bewegen ▪ negative Äußerungen zum Erleben und Empfinden von Immobilität ▪ Klagen über Schwäche und Kraftlosigkeit oder Erschöpfung	▪ eingeschränkte Bewegungsfähigkeit und Bewegungsradius ▪ eingeschränkte Koordinationsfähigkeit ▪ Unvermögen, mit Hilfsmitteln umzugehen ▪ Anzeichen von Angst, Depression und Regression

Angst | 3
Depression | 2
Regression | 2

Pflegediagnose

Gefahr eines Immobilitätssyndroms

„Ein Zustand, bei dem die Gefahr von Schädigungen als Folge verordneter oder unvermeidbarer körperlicher Inaktivität besteht" Doenges et al.: S. 437

Menschen, die im Krankenhaus, aber auch in Einrichtungen der Altenhilfe oder im häuslichen Umfeld kurz- oder langfristig von Immobilität betroffen sind, haben ein hohes Risiko, Folgeschäden zu erleiden.

Aus diesem Grund wird versucht, lange Liegezeiten, auch nach Operationen, weitestmöglich zu vermeiden. Bei vielen Erkrankungen, bei denen noch bis vor wenigen Jahren eine ausdrückliche Bettruhe als unerlässlich galt, werden die Betroffenen heute bereits sehr früh mobilisiert oder zur Mobilisation angehalten.

Sind Menschen von Bettlägerigkeit betroffen, gilt es, sie zu fördern und zu unterstützen. Bereits kleine Veränderungen des Umfelds können eine enorme Auswirkung auf das Erleben haben. So können z. B. Deckenwände farbig gestaltet werden, damit der Blick der bettlägerigen Menschen nicht nur auf weiße Flächen gerichtet ist. Weiterhin sollten – wenn möglich – Kommunikationsmittel, wie z. B. Telefon, Computer oder Fernseher, in erreichbarer Nähe sein.

4.1.2 Mobilisation und Bewegungsübungen

Menschen mit Einschränkungen ihrer Beweglichkeit benötigen meist Unterstützung beim Durchführen von Bewegungen. Um

- Folgeschäden am Bewegungssystem durch kurzfristigen oder lang anhaltenden Mangel an Beweglichkeit vorzubeugen und
- die vorhandene Beweglichkeit zu erhalten oder zu steigern,

stellen Mobilisation und Bewegungsübungen einen Schwerpunkt im Bereich der pflegerischen Aufgaben dar. Pflegende arbeiten hierbei insbesondere mit Physiotherapeutinnen zusammen. Im Bereich der Rehabilitation spricht man vom therapeutischen Team. Eine weitere Möglichkeit zur Verhinderung von Folgeschäden sind pflegerische **Prophylaxen**. Dies sind im Bereich der Bewegung die Sturzprophylaxe, die Kontrakturenprophylaxe, die Dekubitusprophylaxe und die Thromboseprophylaxe.

therapeutisches Team | 3

Unter **Bewegungsübungen** werden gezielte therapeutische Übungen verstanden, die entweder

- Folgeschäden durch Bewegungsmangel verhindern sollen oder
- die Beweglichkeit eines Menschen verbessern sollen.

Unter **Mobilisation** versteht man in der Pflege die Unterstützung eines Menschen bei Bewegungen im Raum, z. B. die Hilfe beim Aufstehen oder beim Laufen.

Aktive und passive Bewegungsübungen

Bewegungsübungen werden zum Wiedererlernen von Bewegungsmustern, zur Stärkung der Muskelkraft und zum Erhalten bzw. Erweitern der Bewegungsfähigkeit eingesetzt. Bewegungsübungen werden zu einem großen Teil unter Anleitung von Physiotherapeutinnen durchgeführt. Pflegende können jedoch auch zu einfachen aktiven, passiven, assistiven und resistiven Bewegungsübungen anleiten. Dies kann im Rahmen alltäglicher Pflegehandlungen, z. B. der Körperpflege, geschehen.

aktiv	von Pflegebedürftigen nach Anleitung selbstständig durchgeführte Übungen	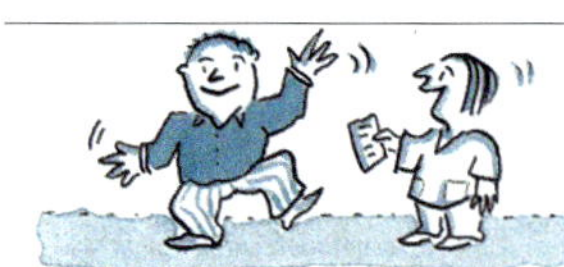
assistiv	gemeinsam von Pflegebedürftigen und Pflegenden durchgeführte Übungen, Übergang zwischen passiven und aktiven Übungen	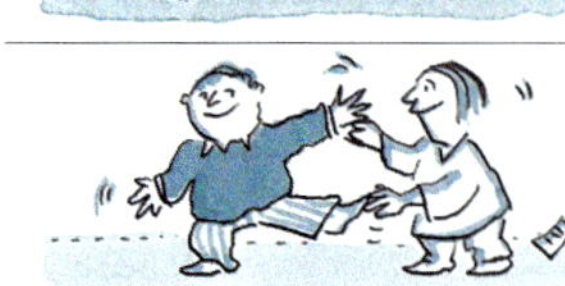
resistiv	gegen einen Widerstand durchgeführte Übungen	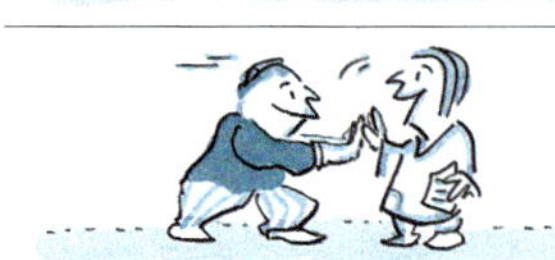
passiv	ohne Mithilfe der Pflegebedürftigen durchgeführte Übungen, sofern die Pflegebedürftige nicht in der Lage ist, die Übungen selbstständig durchzuführen	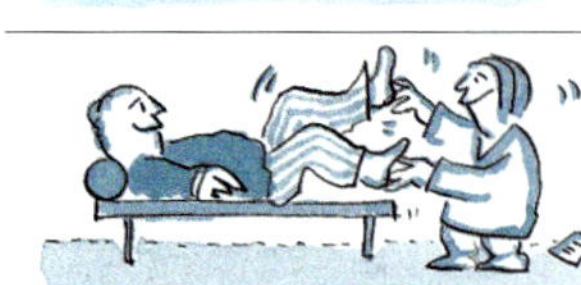

[Tab. 1] Bewegungsübungen im pflegerischen Kontext

Bei allen Übungen besteht das Ziel darin, die vorhandene Beweglichkeit des Menschen zu erhalten und im Rahmen eines gemeinsamen Übungsplanes mit den anderen Berufsgruppen die Beweglichkeit wiederherzustellen.

Frühmobilisation

Frühmobilisation wird nach operativen Eingriffen, Entbindungen oder Untersuchungen, die unter starker |Sedierung erfolgten, durchgeführt. Vor jeder Frühmobilisation wird eine Kreislaufkontrolle durchgeführt. Neigt die Pflegebedürftige zu einem orthostatischen Kreislaufkollaps oder leidet sie unter einem niedrigen |Blutdruck, sollten zuerst Bewegungsübungen im Bett durchgeführt werden (|20 [Abb. 1–5]). Diese begünstigen den venösen Rückfluss und steigern den Blutdruck. Danach bewegt sich die Pflegebedürftige an die Bettkante und setzt sich auf.

Dabei sollen frisch Operierte mit einer Hand auf den Verband drücken und mit der anderen Hand die Bettleiter [Abb. 1a] oder den Patientenaufrichter [Abb. 1b] nutzen. Der Gegendruck entlastet die Naht und beugt Schmerzen vor. Die Pflegende steht neben dem Kopfende des Bettes, unterstützt die Pflegebedürftige, beobachtet Atmung und Hautfarbe und sichert sie so, dass sie sie im Falle eines Kollapses wieder ins Bett gleiten lassen könnte [Abb. 2]. An der Bettkante bleibt die Pflegebedürftige kurz sitzen, wird nach ihrem Befinden gefragt („Wie geht es Ihnen?“ – nicht: „Wird Ihnen schon schwindlig?“). Sie soll geradeaus blicken und gleichmäßig atmen. Sind bis dahin keine Komplikationen aufgetreten, steht sie auf. Die Pflegende beobachtet sie, spricht mit ihr und sichert sie weiterhin. Je nach ihrem Bedürfnis und Kräftevermögen bleibt sie kurz vor dem Bett stehen, geht eine Runde ums Bett oder zur Toilette, zum Waschbecken oder zum Tisch.

Sedierung
Zustand der Ruhe, Schmerzdämpfung oder des Schlafs, der durch Medikamente (Sedativa) herbeigeführt wird
sedare, lat. = beschwichtigen, beruhigen

Blutdruck | 728

Solange eine Patientin mit der Pflegenden spricht, ist sie bei Bewusstsein („ansprechbar“) und kann sich auf die Situation konzentrieren.
Werden akut oder chronisch verwirrte Menschen frühmobilisiert, ist es wichtig, dass wenig gesprochen und mehr durch nonverbale Kommunikation geführt wird.
Fordern Sie während der Frühmobilisation die Pflegebedürftige auf, geradeaus zu schauen. Dies gibt Halt und stabilisiert den Gleichgewichtssinn.

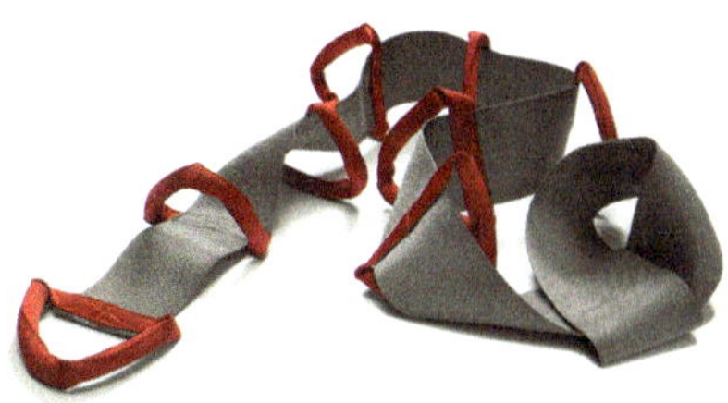

[1a] Bettleiter

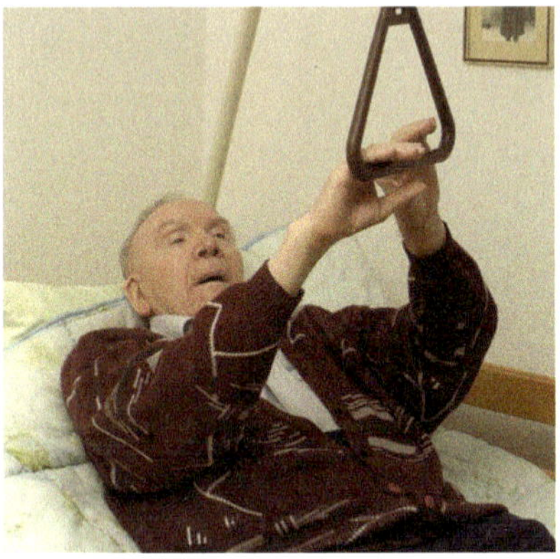

[1b] Patientenaufrichter

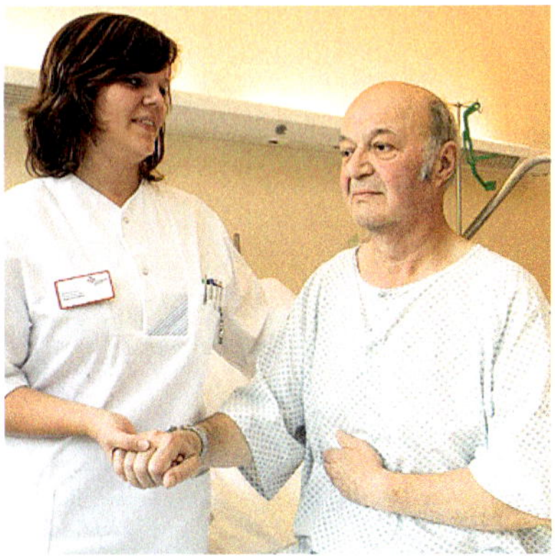

[2] Der Patient wird bei der Frühmobilisation von der Pflegenden gestützt.

Die folgenden Übungen können unter Berücksichtigung medizinischer Anordnungen mit pflegerischer Anleitung von Patientinnen durchgeführt werden.

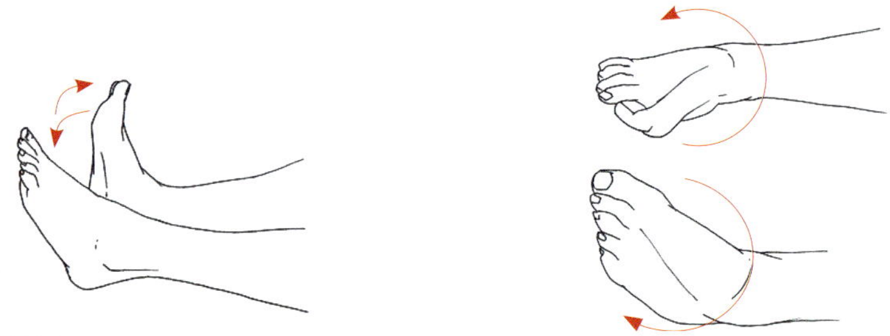

[1] Füße heben, senken und kreisen

[2] Zehen einkrallen und lösen

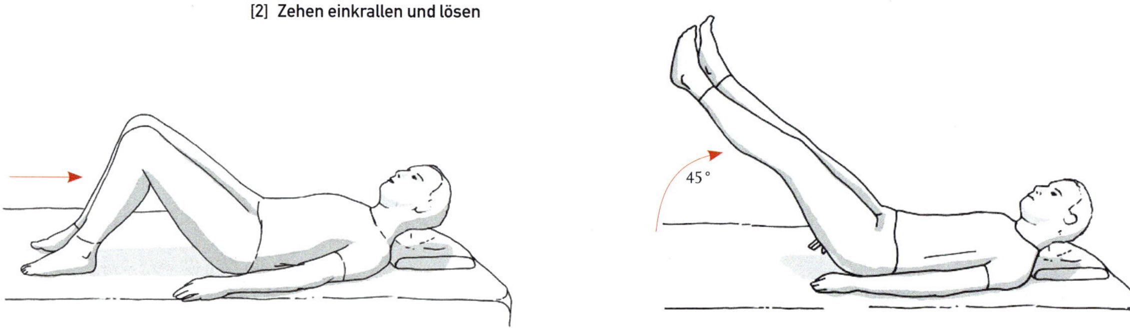

[3] Knie anziehen und strecken

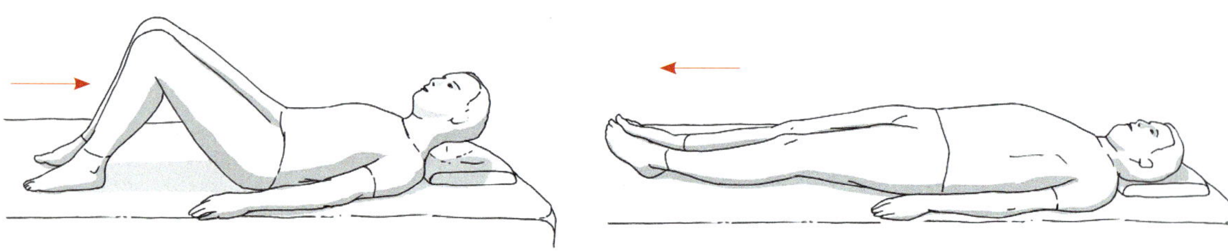

[4] Beine aufstellen und wieder hinlegen

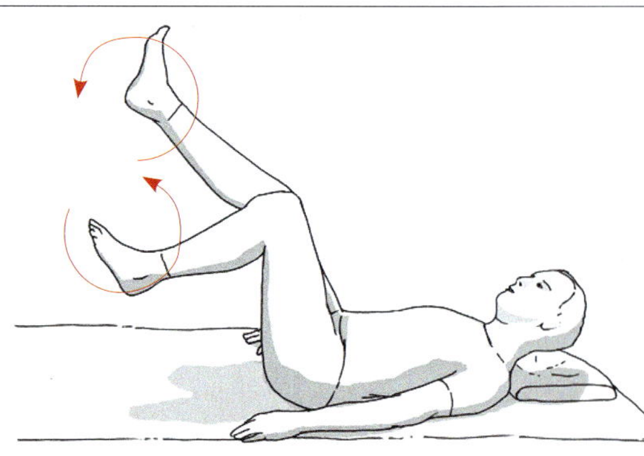

[5] Rad fahren

Transfer vom Bett in den Stuhl

Der Transfer ist für stark immobile Menschen geeignet, z. B. eine Pflegebedürftige mit einem schlechten Allgemeinzustand nach einer schweren Operation oder eine Pflegebedürftige mit einer Lungenentzündung. Der Transfer erfolgt in drei Schritten:

Bewegungsschritt	Unterstützung durch Pflegende	
Pflegebedürftiger bewegt sich zur Bettkante.	Das Bett auf Arbeitshöhe bringen. Pflegebedürftigen in drei oder mehr Schritten (a. Beine nacheinander, b. Becken, c. Schultergürtel mit Kopf und Armen zusammen) nach den Grundsätzen der Kinästhetik an die Bettkante bewegen. Das Bett wieder herunterlassen, damit der Pflegebedürftige die Füße auf den Boden aufsetzen kann und beim Aufsetzen nicht aus dem Bett herausrutscht.	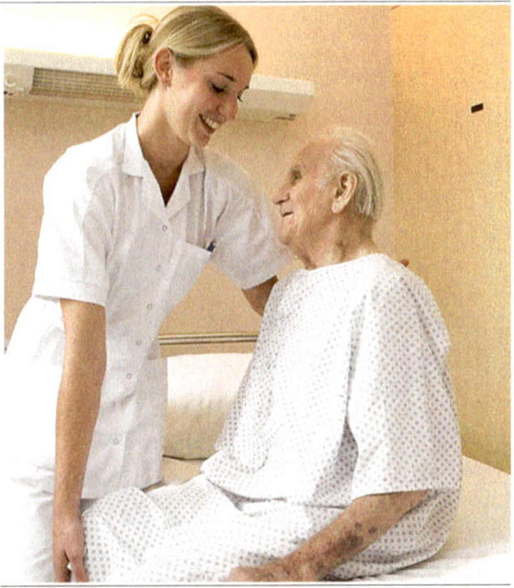
Pflegebedürftiger setzt sich an der Bettkante auf.	Beine und Oberkörper gleichzeitig bewegen, Beine aus dem Bett heraus und dabei Oberkörper anheben. Je nach Möglichkeit nutzt der Pflegebedürftige den Patientenaufrichter (Achtung: nicht geeignet für Menschen mit einem Apoplex) und führt die Bewegungen selbst aus. Der Pflegebedürftige sitzt so, dass er mit beiden Füßen Bodenkontakt hat. Beide Füße müssen festen Halt haben, der Pflegebedürftige zieht seine Schuhe an oder wird dabei von der Pflegenden bei Bedarf unterstützt.	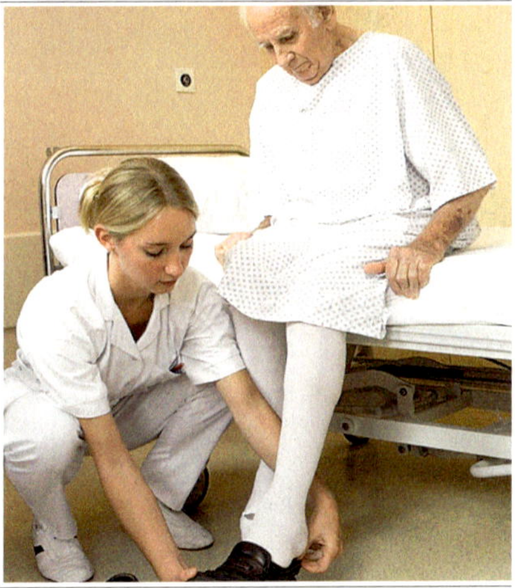
Pflegebedürftiger setzt sich in den Stuhl.	Der Pflegebedürftige legt die Arme um den Hals oder auf die Schulter der Pflegenden; sie legt beide Hände flach auf die Schulterblätter oder auf beide Gesäßhälften des Gegenübers. Ihre Füße bilden ein Dreieck, in dem sich die Füße des Pflegebedürftigen befinden. Dadurch verhindert sie das Wegrutschen des Pflegebedürftigen nach unten. Danach geht die Pflegende leicht in die Knie und lehnt sich langsam nach hinten und erreicht so das Kräftegleichgewicht mit dem Pflegebedürftigen. Dabei dreht sie sich mit ihm um das gemeinsame Drehzentrum, die Füße, und lässt ihn langsam auf den Stuhl nieder.	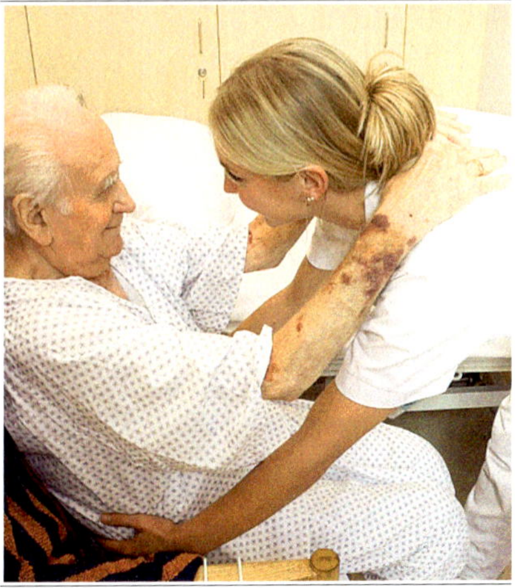

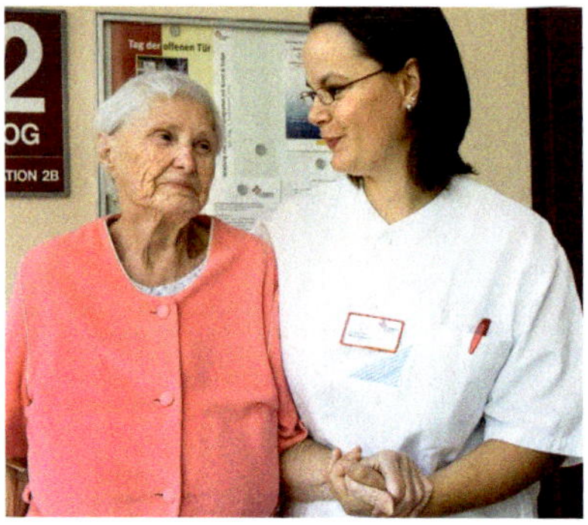

[1] Gehen mit Unterstützung durch eine Person

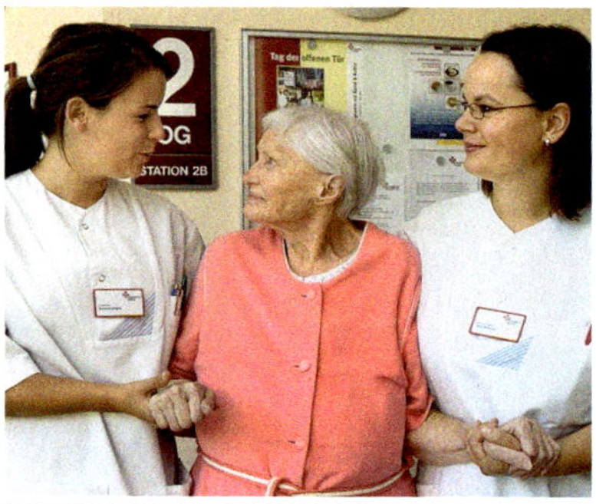

[2] Gehen mit Unterstützung durch zwei Personen

Unterstützung beim Gehen

Menschen nach unkompliziert verlaufenen Operationen benötigen meist wenig Unterstützung beim Gehen. Dabei besteht die Aufgabe der Pflegenden in erster Linie darin, die Pflegebedürftigen zu beobachten und entsprechend ihrer Belastungsmöglichkeit die Mobilisationsgrenzen mit ihnen gemeinsam festzulegen. Je nach Schweregrad der Bewegungseinschränkung sowie der Konstitution der Pflegebedürftigen wird die Unterstützung beim Gehen von einer oder zwei Pflegenden durchgeführt [Abb. 1 und 2].
Zu Beginn steht wieder die Kreislaufkontrolle und die gemeinsame Zielfestlegung (wohin möchte die Pflegebedürftige gehen, was ist ihrem Belastungsvermögen angemessen, wie ist das Größenverhältnis Pflegeperson/Pflegebedürftige). Zum Beispiel kann eine Pflegenbedürftige am ersten postoperativen Tag nach einer laparoskopischen Entfernung der Gallenblase durchaus zum Waschbecken gehen und benötigt nur die Begleitung einer Pflegekraft. Ist dies aber ein Mensch mit einer Größe von 1,90 m und die Pflegekraft ist nur 1,58 m groß, so sollte sie sich auf jeden Fall eine zweite Pflegekraft dazuholen.

Gehen mit Gehhilfen

Menschen nach Operationen, z. B. im Bereich des Hüftgelenkes oder des Kniegelenkes, benötigen meist Unterstützung beim Gehen, da sie in der ersten Zeit auf Gehstützen [Abb. 5] angewiesen sind und das betroffene Bein nicht vollständig belasten dürfen. Bei der Nutzung von Unterarmgehstützen benötigt die Patientin Unterstützung und Begleitung wie beim Gehen. Hier wird der Zweitakt-, Dreitakt- (mit teilweiser oder vollständiger Belastung) und Viertaktgang unterschieden [Tab. 1], ebenso gehören der Rollator [Abb. 3] und der Unterarmgehwagen [Abb. 4] zu den Gehhilfen. Es gelten wiederum dieselben Grundsätze wie zur Unterstützung beim Gehen.

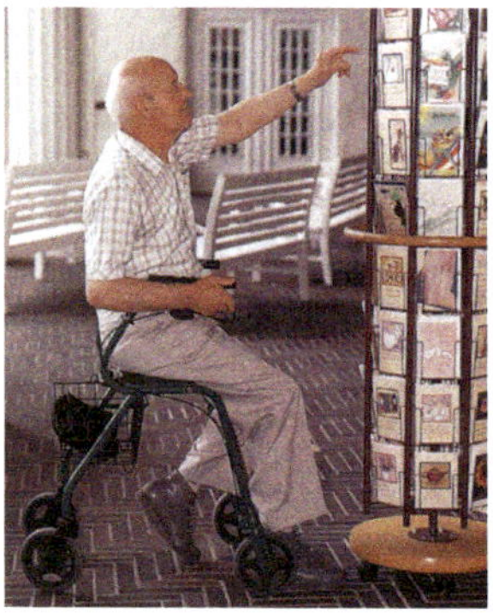

[3] Rollatoren werden als Gehhilfen häufig in der Altenpflege eingesetzt

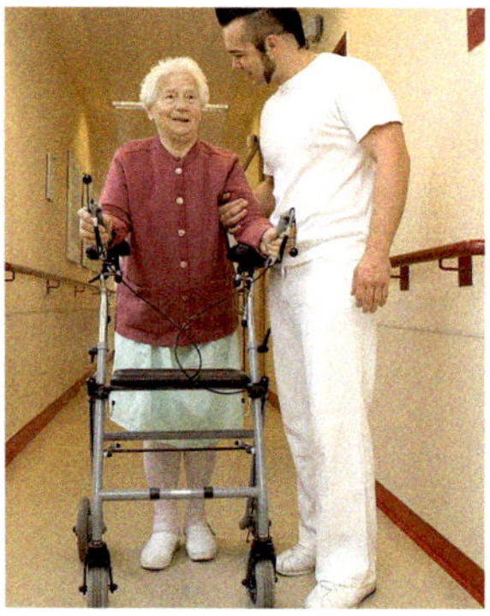

[4] Unterarmgehwagen zur Mobilisation im Krankenhaus

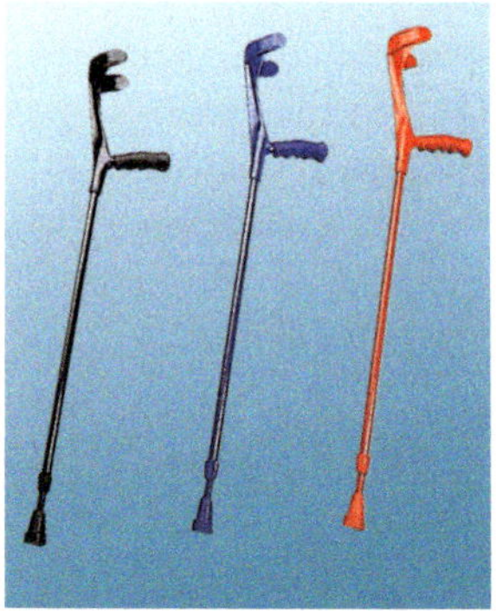

[5] Unterarmgehstützen

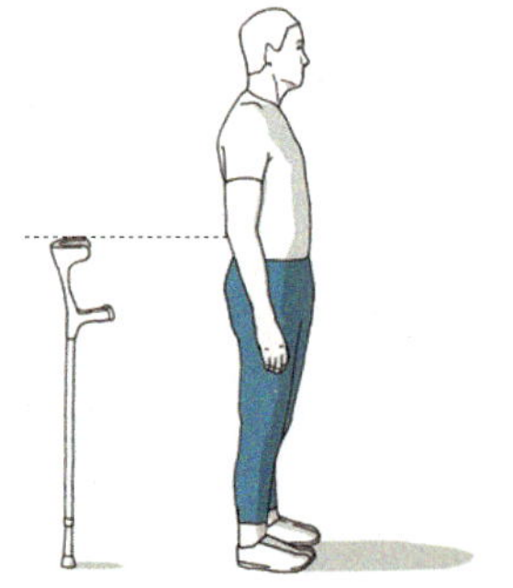

[6] Anpassung der Unterarmgehstütze

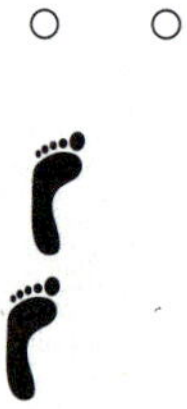	**Zweitaktgang** Zu Beginn werden beide Stützen vorgestellt. Anschließend wird das gesunde Bein einen Schritt vorgestellt und das betroffene (verletzte) Bein ohne Auftreten hinterhergezogen.	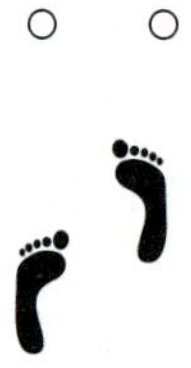	**Dreitaktgang** Anfangs werden beide Stützen vorgestellt. Danach beginnt hier jedoch das betroffene (verletzte) Bein mit einer teilweisen Belastung und das gesunde Bein schreitet danach vollbelastend.	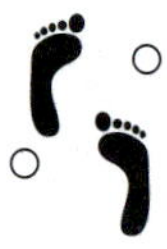	**Viertaktgang** Das Körpergewicht wird auf beide Beine verteilt. So werden beide Beine gleichmäßig belastet. Die Unterarmgehstützen sollen lediglich noch eventuelle Gangunsicherheiten ausgleichen. Beim „Marschieren" werden jeweils die rechte Stütze und das linke Bein bzw. die linke Stütze und das rechte Bein vorgestellt.

[Tab. 1] Zweitakt-, Dreitakt- und Viertaktgang beim Laufen mit Unterarmgehstützen

Lagern von Pflegebedürftigen

Pflegebedürftige können in ihrem Allgemeinzustand so eingeschränkt sein, dass sie einen großen Teil des Tages liegend im Bett verbringen. Aus diesem Grund wird dem Krankenbett/Pflegebett und der Lagerung von Pflegebedürftigen große Aufmerksamkeit gewidmet. Zur Lagerung gehören:

- das Bett
- die Matratze
- Lagerungshilfsmittel
- Umlagern von Pflegebedürftigen
- Lagerungsarten

Das Bett

Man unterscheidet zwischen Pflegebett [Abb. 7] und Krankenhausbett [Abb. 8]. Beide sind in der Höhe verstellbar, bei Bedarf beweglich oder fixiert durch feststellbare Rollen. Sie haben eine formstabile Matratze, sind am Kopf- und Fußteil kippbar, leicht zu reinigen wie auch zu desinfizieren. Es können bei Bedarf Patientenaufrichter und Seitengitter angebracht werden. Das Krankenhausbett unterscheidet sich vom Pflegebett dadurch, dass es insgesamt kippbar ist, meist aus Metall besteht und dadurch beständiger gegenüber Reinigungs- und Desinfektionsmaßnahmen ist. Die meisten Krankenhausbetten sind hydraulisch zu bedienen. Das Pflegebett ist meist aus Holz und häufig mittels einer Fernbedienung verstellbar.

hydraulisch
mit Flüssigkeitsdruck oder Wasserantrieb arbeitend

Säuglinge und Kinder erhalten abhängig von ihrem Alter und ihrer Erkrankung spezielle Betten [Abb. 9–12].

Je nach Einschränkungen und Erkrankungen können Pflegebedürftige unterschiedlich gelagert werden.

Sturzprävention | 140

Obwohl **Seitengitter** wie in [Abb. 7] und [Abb. 8] noch häufig in Einrichtungen genutzt werden, wird im Rahmen der Sturzprävention diskutiert, diese durch Halbseitengitter zu ersetzen. Ebenfalls besteht bei mehrteiligen Seitengittern Verletzungsgefahr. Vor dem Anbringen von Seitengittern müssen diese immer auf ihre Funktionsfähigkeit überprüft werden.
Das Anbringen von Seitengittern ist eine freiheitsentziehende Maßnahme und muss ärztlich angeordnet bzw. richterlich genehmigt werden.

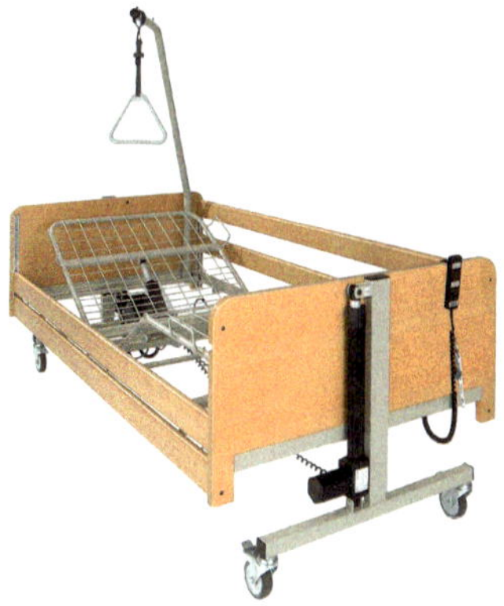

[7] Pflegebetten werden in Einrichtungen der Altenhilfe sowie in der häuslichen Pflege eingesetzt.

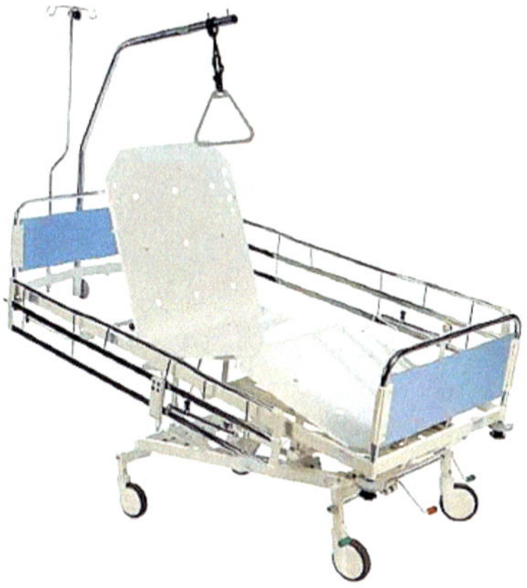

[8] Krankenhausbett

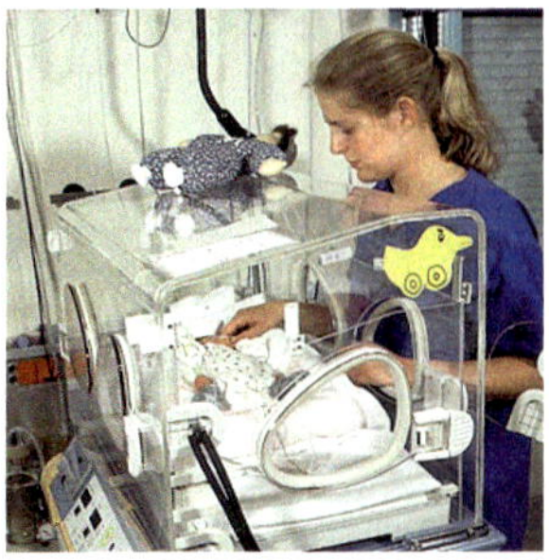

[9] Inkubator

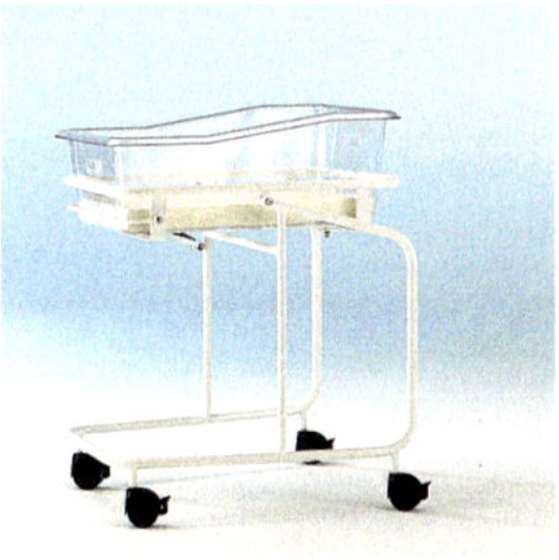

[10] Plexiglasbett (Wärmebett)

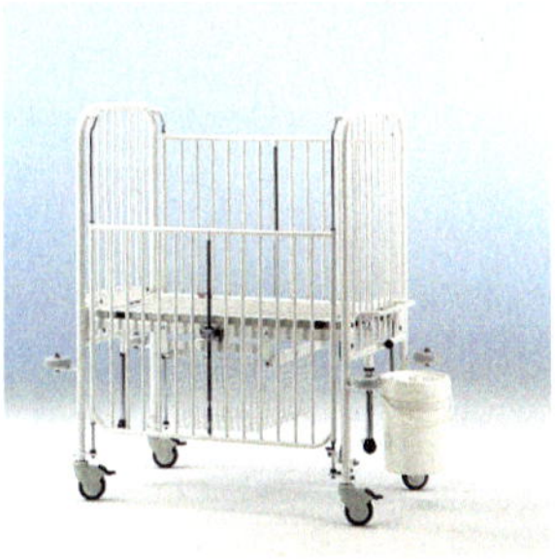

[11] Gitterbett klein

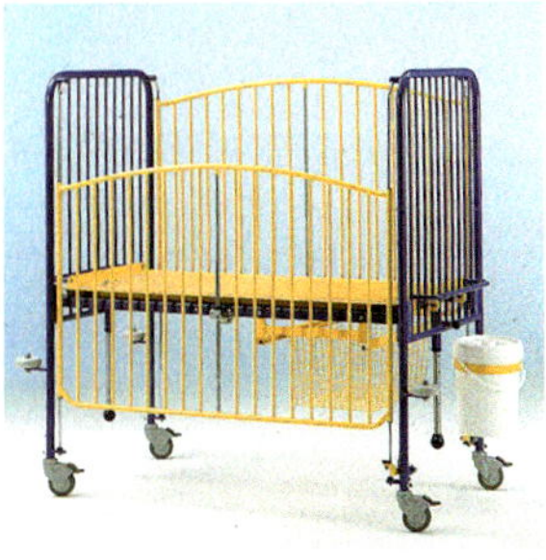

[12] Gitterbett groß

Die Matratze

Die Matratze bildet den Lagerungsuntergrund und ist ein wichtiger Faktor für die Qualität des Liegens und des Schlafens. Matratzen müssen formstabil, aber auch bequem sein.

Ein weiteres Kriterium für Krankenhausmatratzen ist die Möglichkeit zur hygienischen Aufbereitung. Daher müssen sie anderen Anforderungen gerecht werden als z. B. Matratzen, die im häuslichen Bereich oder in Einrichtungen der Altenhilfe eingesetzt werden.

Lagerungshilfsmittel

Lagerungshilfsmittel sind alle Gegenstände, die den Lagerungswechsel erleichtern und eine spezielle Lagerung möglich machen. Dazu gehören:

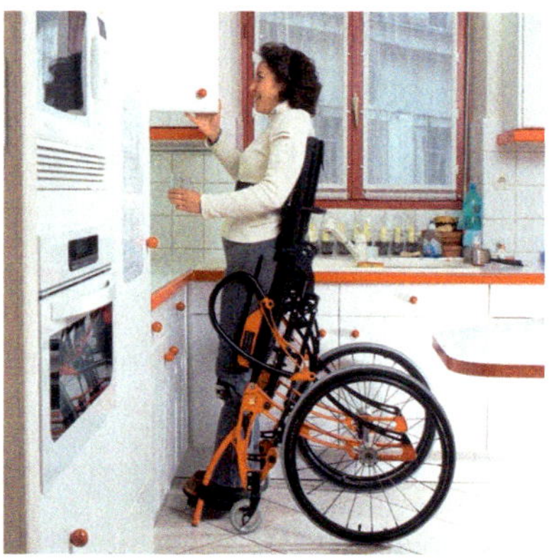

[1] Spezielle Rollstühle (z. B. zum Stehen für Menschen mit Lähmungen)

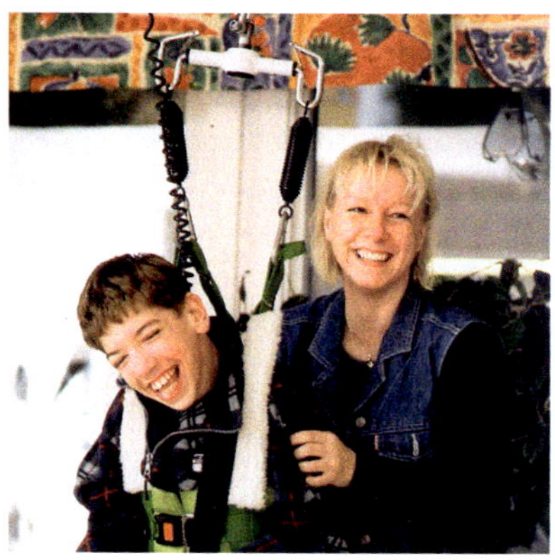

[2] Patientenlifter

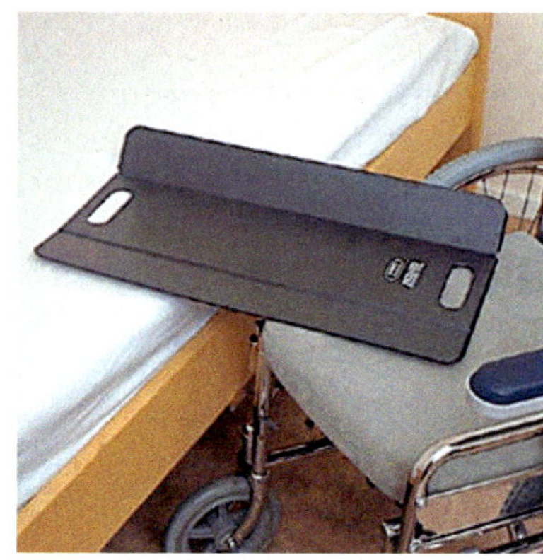

[3] Rutschbrett

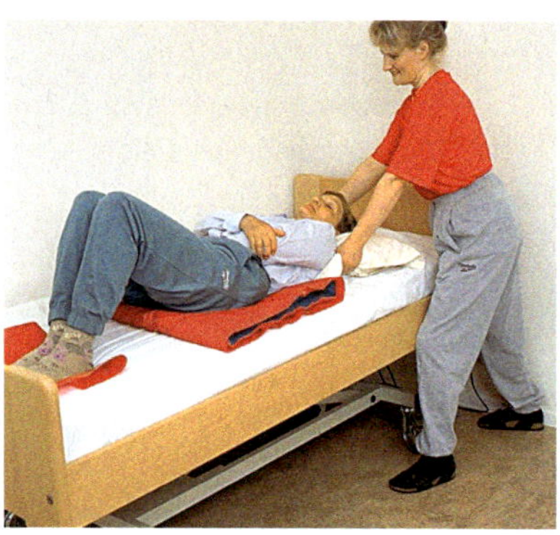

[4] Antirutschmatte

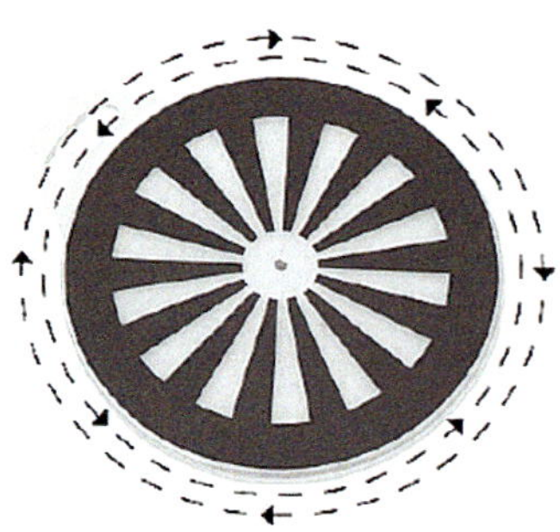

[5] Drehscheibe

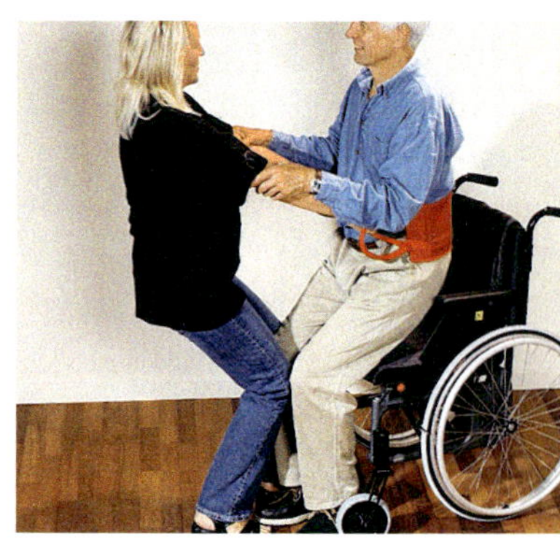

[6] Haltegürtel

Zur Stabilisierung bestimmter Lagerungen werden z. B. Kissen, Rollen oder Hörnchen verwendet [Abb. 7–9]. Sie können einzeln oder kombiniert angewendet werden.

Der Vorteil von Kissen mit Polysterolfüllung gegenüber herkömmlichen mit Daunen oder Kunstdaunen gefüllten Kissen liegt darin, dass sie sich den Körperformen anpassen, aber nach einmal gefundener Lage stabil bleiben. Sie fördern das eigene Körpergefühl und die Wahrnehmung der Körpergrenzen.

Ein weiterer Vorteil der Lagerungshilfsmittel mit Polysterolfüllung besteht in der Formenvielfalt der angebotenen Kissen: Das „Nackenhörnchen" kann im Nacken den Kopf unterstützen oder es kann zur Acht geknotet werden und dient dann der Fersenfreilagerung. Das Halbmondkissen ersetzt zwei Kissen bei Seitenlagerungen, die Körperorientierungsschlangen [Abb. 10] ermöglichen „Nestbau" und Grenzgebung (Basale Stimulation 2) bei desorientierten Menschen.

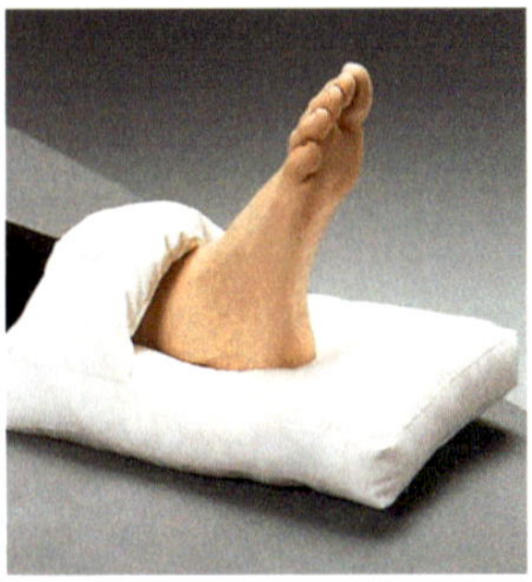

[7] Fersenlagerungskissen

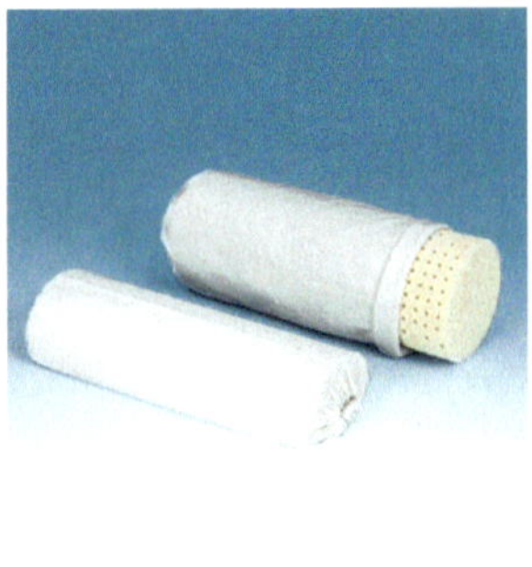

[8] Nackenrollen

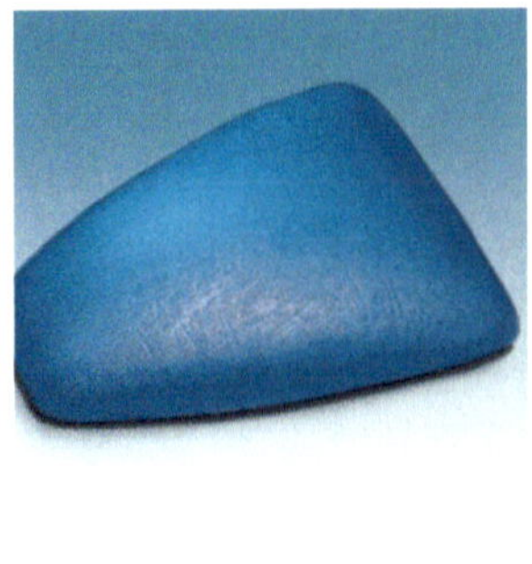

[9] Speziell geformte Kissen, z. B. zur Hohllagerung von Fersen

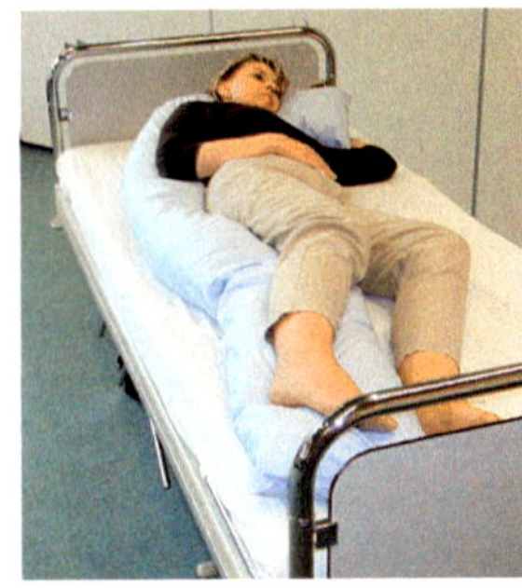

[10] Lagerungsschlangen und -kissen mit Polysterolkugelfüllung

Lagerung von Pflegebedürftigen

Lagerungswechsel oder Korrektur der Lagerung können mit der Körperpflege und dem Wäschewechsel verbunden werden. Generell gilt: die Pflegebedürftige so weit wie möglich aktivieren und möglichst aus dem Bett mobilisieren, nur bei strikter Bettruhe, bei Menschen mit schweren Verbänden/Extensionen oder sehr schlechtem Allgemeinzustand ist es notwendig, dass der Lagerungswechsel entsprechend einem Lagerungsplan von den Pflegenden gezielt durchgeführt wird. Bei vollständiger Immobilität sollten alle Gelenke möglichst in physiologischer Mittelstellung gelagert werden.

Körperpflege | 40
Extensionen | 2
physiologische Mittelstellung | 145

Lagerungsplan
dient der Erfassung jeder Form der Lagerung und/oder Mobilisation (Planung und Durchführung)

Pflegerische Prinzipien zum Lagerungswechsel

- Alle Materialien in Reichweite und griffbereit halten
- Pflegebedürftige informieren und ggf. den Ablauf absprechen; Informationen aus der Dokumentation (z. B. Bewegungseinschränkungen) berücksichtigen
- Bett auf Arbeitshöhe bringen (bei zwei Pflegenden ist die Körpergröße der kleineren Person entscheidend)
- Lagerungswechsel aktivierend durchführen.
- Im Anschluss das Bett wieder auf die niedrigste Höhe stellen; dadurch wird die Sturzhöhe minimiert.
- Pflegebedürftige fragen, ob die Lage bequem ist; ggf. Änderungen vornehmen
- abschließende Händedesinfektion
- Dokumentation der Art und Weise des erfolgreichen Transfers oder der Lagerung, damit ein einheitliches Arbeiten ermöglicht wird und den Pflegebedürftigen das Gefühl von Sicherheit vermittelt wird

Art der Lagerung	Zeit der Lagerung							
	Uhr	Uhr	Uhr	Uhr	Uhr	Uhr	Uhr	Uhr
30 ° links								
30 ° rechts								
schiefe Ebene links								
schiefe Ebene rechts								
V-Lagerung								
A-Lagerung								
T-Lagerung								
135 ° links								
135 ° rechts								
3-Kissen-Lagerung								

[Tab. 1] Lagerungsplan

Lagerungsart	Beschreibung	Anwendungsbereich	Abbildung
Rückenlage	Pflegebedürftige liegt flach auf dem Rücken oder mit leicht erhöhtem Oberkörper	im Wechsel mit anderen Lagerungen, mit erhöhtem Oberkörper zur Kommunikation mit anderen, zum Fernsehen oder zu anderen Beschäftigungen, dabei aber große Belastung der dekubitusgefährdeten Stellen von Gesäß und Rücken	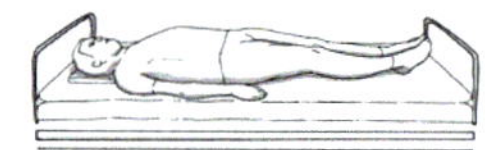
30°-Seitenlage	Pflegebedürftige wird durch Lagerungskissen um ca. 30° angehoben, Kopf leicht erhöht	im Wechsel mit anderen Lagerungen, zur Dekubitusprophylaxe	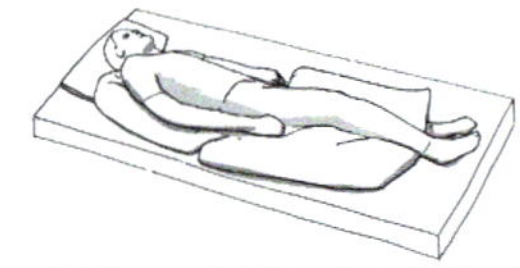
Bauchlage	sofern die Pflegebedürftige dies toleriert, Bauchlage mit Kissen unter dem Kopf, Arme nach oben, unter dem Kopf verschränkt oder seitlich gelagert	im Wechsel mit anderen Lagerungen, beste Entlastung des Rückens und Steißbeins, ältere Menschen lehnen diese Lage oft ab, da sie sie nicht kennen bzw. als unbequem empfinden	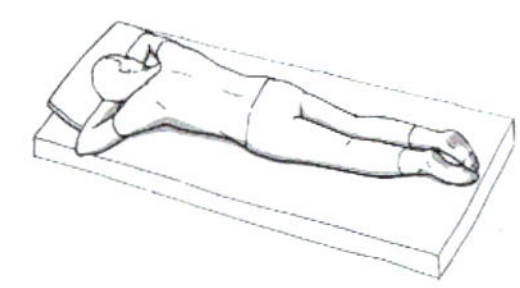
135°-Seitenlage	Die Pflegebedürftige liegt fast auf dem Bauch. Große Kissen unter das angewinkelte Knie, unter den Bauch, Brustkorb und Kopf legen.	im Wechsel mit anderen Lagerungen, zur Dekubitusprophylaxe, stabiler als 30°-Lagerung, nicht ganz so unbequem wie Bauchlage	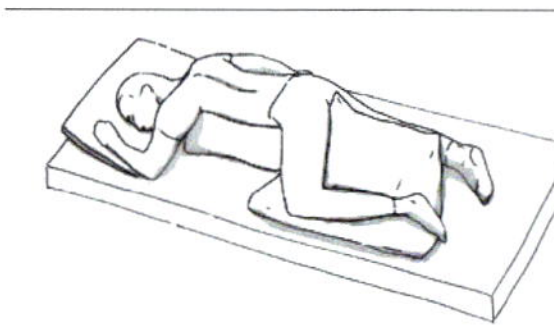

[Tab. 1] Lagerungsarten

Atmungssystem | 389
Herz-Kreislauf-System | 2
orthopädische Erkrankungen | 2

Therapeutische Lagerungen werden bei speziellen Erkrankungen (Atmungssystem, Herz-Kreislauf-System, orthopädische Erkrankungen) eingesetzt.

Probleme der Weichlagerung

sensorische Deprivation
Entzug von Sinneseindrücken

Propriozeption | 191
Dekubitusrisikoskala | 148

Die Weichlagerung wird z. B. bei Personen mit Dekubitusrisiko oder bereits bestehendem Dekubitus eingesetzt. Ein mögliches Problem von zu weichen Matratzen ist der zunehmende Verlust des Körperschemas und des Gefühls für die Körpergrenzen durch eine sensorische Deprivation. Zum einen wird der Tastsinn, der dem Menschen das Spüren seiner Grenzflächen ermöglicht, wegen der weichen Unterlage kaum stimuliert. Zum anderen erschweren die weichen Matratzen den Betroffenen die selbstständigen Eigenbewegungen. Dadurch kann es zu einer Störung der Propriozeption sowie zum Fehlen wechselnder Reize auf den Tastsinn kommen. Der Verlust des Körperschemas geht häufig mit Verhaltensauffälligkeiten, zeitlicher und örtlicher Desorientierung, falscher Deutung von Umweltreizen sowie verminderter intellektueller Leistungsfähigkeit und Störungen der Emotionen einher. Daher sollten weiche Matratzen (z. B. Superweichmatratzen, Würfelmatratzen, Wechseldruckmatratzen) nicht unreflektiert sondern nur nach Indikationsstellung durch eine Dekubitusrisikoskala eingesetzt werden.

Liegt eine solche Indikation vor, müssen die Patientinnen auf Anzeichen des Verlusts ihres Körperschemas beobachtet werden. Dazu gehören das Nesteln an der Bettdecke, das Ziehen von Kathetern oder Infusionsschläuchen sowie Halluzinationen (Sehen von Spinnen, weißen Mäusen) oder Angstzustände.

Basale Stimulation | 2
Kinästhetik | 158
Mikrobewegungen | 150

Zur Vermeidung einer sensorischen Deprivation empfiehlt sich ein Arbeiten nach den Grundsätzen der Basalen Stimulation sowie der Kinästhetik. Mikrobewegungen und wechselnde Lagerungen stimulieren den Tastsinn und die Propriorezeptoren. Bei Matratzen mit einer Funktion zum „Feststellen" kann diese vorübergehend beim Durchführen verschiedener Pflegehandlungen (z. B. beim Waschen) aktiviert werden.

Sturzprophylaxe

4.1.4

In Deutschland kommt es jährlich zu 4–5 Millionen Sturzereignissen. Daraus resultieren in ungefähr 10% der Fälle behandlungspflichtige Verletzungen. Stürze erzeugen neben diesen körperlichen Verletzungen ganz häufig auch ein psychisches Trauma. Die Angst vor erneuten Stürzen *post fall syndrom* führt zunehmend zu Bewegungsunfähigkeit, diese wiederum zu Immobilitätsphasen, die verschiedene Komplikationen nach sich ziehen bis hin zu einem möglichen frühzeitigen Tod. Bis zu 50% der Patientinnen versterben nach einer Hüftfraktur innerhalb des ersten Jahres. Das heißt, Stürze können zu einer körperlichen, geistigen und psychischen Abwärtsspirale und damit zu einer Verminderung der Lebensqualität führen. Ungefähr die Hälfte der Patientinnen mit Hüftfraktur erlangt ihre ursprüngliche Mobilität nicht mehr zurück und ca. 20% der Patientinnen werden dauerhaft pflegebedürftig.

Seit Februar 2005 existiert der Expertenstandard Sturzprophylaxe in der Pflege. Laut Expertenstandard wird ein Sturz definiert als „... jedes Ereignis, in dessen Folge eine Person unbeabsichtigt auf dem Boden oder einer tieferen Ebene zu liegen kommt".

Die Ursachen für einen Sturz sind komplex und *multifaktoriell*.

post fall syndrom
engl. = Syndrom nach dem Sturz

online

www.dnqp.de
▸Expertenstandards

multifakoriell
aus vielen Faktoren bestehend
multi, lat. = viel

Rikokofaktoren

Tabelle der häufigsten Sturzrisikofaktoren (Expertenarbeitsgruppe Sturzprophylaxe 2004)
Deutsches Netzwerk für Qualitätsentwicklung in der Pflege (DNQP)

Unterteilung	Risikofaktoren
Intrinsische Risikofaktoren	1. **Funktionseinbußen und Funktionsbeeinträchtigungen** Probleme mit der Körperbalance/dem Gleichgewicht .Gangveränderungen/eingeschränkte Bewegungsfähigkeit. Erkrankungen, die mit veränderter Mobilität, Motorik und Sensibilität einhergehen: Multiple Sklerose; Parkinson'sche Erkrankung; Apoplexie/apoplektischer Insult; Polyneuropathie; Osteoarthritis; Krebserkrankungen; andere chronische Erkrankungen/schlechter klinischer Allgemeinzustand 2. **Sehbeeinträchtigungen** reduzierte Kontrastwahrnehmung; reduzierte Sehschärfe; ungeeignete Brillen 3. **Beeinträchtigung der Kognition und Stimmung** Demenz; Depression; Delir 4. **Erkrankungen, die zu kurzzeitiger Ohnmacht führen** Hypoglykämie; haltungsbedingte Hypotension; Herzrhythmusstörungen; TIA (Transitorische ischämische Attacke); Epilepsie 5. **Ausscheidungsverhalten** Dranginkontinenz; Nykturie; Probleme beim Toilettengang 6. **Angst vor Stürzen** 7. **Sturzvorgeschichte**
Extrinsische Risikofaktoren	8. **Verwendung von Hilfsmitteln** 9. **Schuhe (Kleidung)** 10. **Medikamente** Psychopharmaka; Sedativa/Hypnotika; Antiarrhythmika 11. **Gefahren in der Umgebung** Innerhalb von Räumen und Gebäuden: schlechte Beleuchtung; steile Treppen; mangelnde Haltemöglichkeiten glatte Böden; Stolpergefahren (z. B. Teppichkanten, herumliegende Gegenstände, Haustiere) Außerhalb von Räumen und Gebäuden: unebene Gehwege und Straßen; mangelnde Sicherheitsausstattung (z. B. Haltemöglichkeiten, Beleuchtung); Wetterverhältnisse (Glatteis, Schnee ...)

Assessmentinstrumente | 588

intrinsisch
von innen heraus
extrinisch
von außen angeregt

Risikoeinschätzung

Nach dem jetzigen Stand der Forschung ist es nicht möglich, Aussagen dazu zu machen, wie groß der Einfluss der einzelnen Risikofaktoren ist. Deswegen kommen die Autorinnen des Expertenstandards zu dem Schluss, dass keines der bisher auf dem Markt verfügbaren Assessmentinstrumente uneingeschränkt zur Risikoeinschätzung geeignet ist. Vielmehr wird empfohlen, anhand der von der Expertengruppe zusammengestellten Liste bei allen Patientinnen/Bewohnerinnen die *intrinsischen* und *extrinsischen* Risikofaktoren zu identifizieren und als Grundlage zur Maßnahmenplanung zu nehmen.

therapeutisches Team
alle an einer Therapie beteiligten Personen bzw. Berufsgruppen

Einen Ausschnitt aus dem Expertenstandard zur Sturzprophylaxe finden Sie auf | 626.

Maßnahmen zur Sturzprophylaxe

Sind intrinsiche oder extrinische Risikofaktoren identifiziert, können Pflegebedürftige und Pflegende gemeinsam Lösungswege finden. Die hierfür notwendigen Maßnahmen (Interventionen) werden in einer Interventionsplanung festgehalten. Dabei ist es wichtig, mit allen Berufsgruppen im therapeutischen Team (z. B. Arzt, Ergo- und Physiotherapie, Sozialarbeiter, Reinigungskräfte, Küche) eng zusammenzuarbeiten und die Durchführung der Interventionen miteinander abzustimmen.

Wichtige Maßnahmen zur Sturzprävention:

- Kraft- und Balancetraining durchführen (z. B. Tai Chi).
- umgebungsbedingte Sturzgefahren beseitigen bzw. kennzeichnen
- für geeignete Beleuchtungsverhältnisse sorgen (Blendeffekte vermeiden, Lichtschalter gut erreichbar anbringen, Nachtbeleuchtung einsetzen)
- Hindernisse und Stolperfallen beseitigen (z. B. Teppiche, Netzkabel, Möbel, Türschwellen, Warnschilder beim Wischen benutzen, auf glänzende Böden verzichten)
- Haltegriffe in Bad, Toilette und Flur anbringen
- Stühle, (Pflege-)Betten, Rollstühle der Körpergröße anpassen
- geeignete Hilfsmittel bereitstellen
- nur individuell eingestellte und regelmäßig gewartete Gehhilfen (z. B. Gehstock, Rollator, Vierpunktgehstock) verwenden
- Hüftprotektoren [Abb. 1] anbieten, ggf. Dusch- und Badewannenstühle, (Treppen-)Lifter als Transferhilfe und individuell angepasste Toilettenerhöhungen benutzen

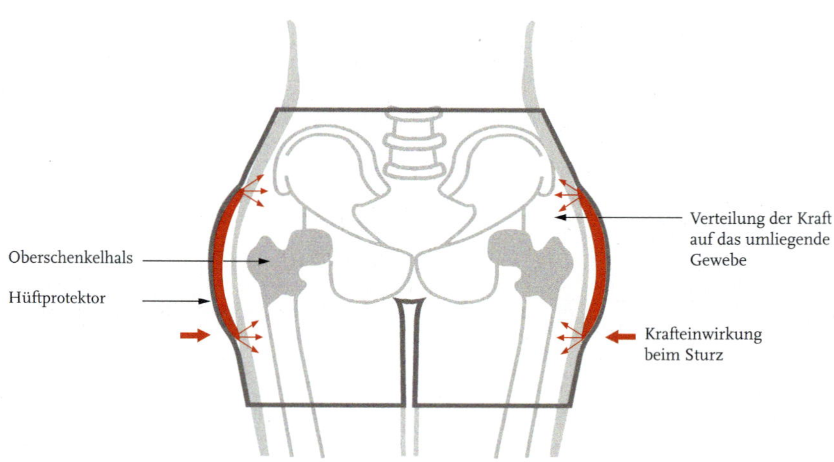

[1] Wirkungsweisen von Hüftprotektoren

- auf funktionstüchtige und angepasste Hör- und Sehhilfen achten
- auf festes Schuhwerk ohne zu hohen Absatz achten; wenn keine Schuhe getragen werden, Stoppersocken verwenden
- auf freiheitseinschränkende Maßnahmen sowie Bettgitter als Sturzpräventionsmaßnahme verzichten
- Bestimmte Medikamente (z. B. Antidepressiva, Neuroleptika, Sedativa/ Hypnotika und Benzodiazepine) erhöhen das Sturzrisiko.
- Vitamin D in Kombination mit Kalzium hat positiven Einfluss auf das Sturzrisiko.
- sturzgefärdete Personen sorgfältig auf möglicherweise medikamentennebenwirkungsbedingte Sturzrisiken beobachten und Informationen an den Arzt zur evtl. Medikamentenanpassung weitergeben

> **„Gericht stärkt Würde und Selbstständigkeit in Altenheimen;**
> BGH lehnt Maßnahmen wie Fixierung oder Fesselung kranker Senioren zur Vermeidung von Unfällen ab
>
> KARLSRUHE, 28. April. Pflegeheime müssen ihre Bewohner vor Unfällen schützen, dabei aber die Würde und Selbstständigkeit der Menschen wahren. Das hat der Bundesgerichtshof (BGH) in einem am Donnerstag verkündeten Urteil entschieden. Danach hat der Betreiber zwar „Obhutspflichten", um Verletzungen der Insassen zu vermeiden. Allerdings müssten die Sicherheitsmaßnahmen den Pflegebedürftigen zumutbar sein. Und sie dürften keine Rundumbeobachtung bedeuten. Nach den Worten des Karlsruher Gerichts sind die Schutzpflichten ‚begrenzt auf die in Pflegeheimen üblichen Maßnahmen, die mit einem vernünftigen finanziellen und personellen Aufwand realisierbar sind'. Als Richtschnur gelte auch das für Heimbewohner und Pflegepersonal Zumutbare. Der Streit gilt als Musterverfahren für bundesweit mehrere Tausend Fälle. (...)"
>
> —
>
> DPA, AFP, EPD: „Gericht stärkt Würde und Selbstständigkeit im Altenheim" in *Berliner Zeitung*, 29.04.2005, S. 5

Sturzprotokoll

Die Erfassung und Analyse von Ursachen und Bedingungen eines Sturzes in einem Sturzprotokoll oder Sturzereignisbogen stellt eine wichtige Möglichkeit zur Vermeidung erneuter Stürze und zum Qualitätsmanagement dar. Mit Hilfe eines Sturzereignisprotokolls [Abb. 1] wird der Sturz dokumentiert und ausgewertet. Daraus können dann Strategien zur Reduzierung erneuter Stürze und zur Minimierung von Sturzfolgen sowohl für die individuell Betroffenen als auch für die gesamte Einrichtung abgeleitet werden. So genannte Poststurzkonferenzen (Besprechungen im Anschluss an ein Sturzgeschehen) sollen helfen, gemeinsam mit dem Team institutionelle Defizite, Risikofaktoren und Muster zu identifizieren. Darüber hinaus ist das Sturzereignisprotokoll ein wichtiges Instrument, um für straf- und versicherungsrechtliche Belange eine vollständige Dokumentation der Sturzsituation und der Sturzfolgen nachweisen zu können | Dokumentation/Haftungsrecht.

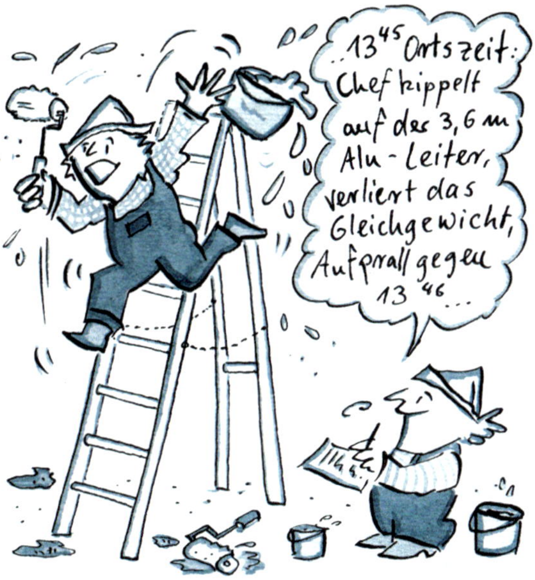
..13⁴⁵ Ortszeit:
Chef kippelt
auf der 3,6 m
Alu-Leiter,
verliert das
Gleichgewicht,
Aufprall gegen
13⁴⁶...

Dokumentation/
Haftungsrecht | 3

Patientenangaben (Druckprogramm Nr 4)

Sturzprotokoll

Sturzdatum | **Sturzzeit** | **Station / Zimmer:**

Sturzort ❑ Patientenzimmer ❑ WC ❑ Korridor ❑ anderer Ort________________

Fragen an den / die Patient/in nach dem Sturz
Was haben Sie gerade getan, bevor Sie stürzten? (Nach Angaben der/des Patienten/in und/oder der Zeugen/Pflegenden):

Weitere Angaben (z.B. Benachrichtigung eines Arztes, Information von Angehörigen, Versicherungsmeldung etc.)

Sturzart ❑ beim Stehen/Gehen ❑ beim Aufstehen/Absitzen ❑ aus dem Sitzen/Liegen (z. B. vom Stuhl/Bett gefallen)

Sturzfolgen
❑ **Keine Verletzung** ❑ **Leichtere Verletzung** ❑ **Schwerere Verletzung**
Art der Verletzung(en) / Fraktur(en):________________

Maßnahmen zu den Sturzfolgen
❑ keine ❑ beobachten ❑ körperliche Untersuchung ❑ Röntgen
❑ Kompressen ❑ Schmerzmittel ❑ Wundversorgung ❑ Operation ❑ andere:________

Vorbestehende Risikofaktoren (Jede Frage beantworten!)

Mobilitätsstörung?	❑ nein	❑ ja	Früherer Sturz?	❑ nein	❑ ja
Veränderte Kognition?	❑ nein	❑ ja	Veränderte Ausscheidung?	❑ nein	❑ ja
Sehstörungen?	❑ nein	❑ ja	Psychopharmaka?	❑ nein	❑ ja
Schlafmittel?	❑ nein	❑ ja	Unsicheres Schuhwerk?	❑ nein	❑ ja

❑ Andere?: ________________

Bettgitter ❑ keine ❑ langes Modell ❑ kurzes Modell ❑ einseitig ❑ beidseitig

Hüftprotektor ❑ keine ❑ ja, getragen ❑ ja, nicht getragen

Datum:________________ **Ausgefüllt durch:**________________

Situationsbeurteilung[1] **und Besprechung des weiteren Vorgehens**[2] **durch zuständige Pflegende und Arzt**
1) Warum stürzte der/die Patient/in? 2) Wie wird das Sturz- und Verletzungsrisiko in Zukunft vermindert?

Datum:__________ **Visum Pflege:**__________ **Visum Arzt:**__________

Präventive Maßnahmen (s. a. Legende auf der Rückseite)

Ist das Sturzprotokoll vollständig ausgefüllt?

[1] Sturzprotokoll, entwickelt von René Schwendimann im Rahmen des interdisziplinären Sturzpräventionsprogramms im Stadtspital Waid Zürich, Schweiz.

Um das Sturzprotokoll in der Praxis anzuwenden, muss die dazugehörige Legende vorliegen.

Pflegediagnose

Sturzgefahr

Erhöhte Anfälligkeit für Stürze, die zu körperlichen Schäden führen kann.

Doenges et al.: S. 725

Kontrakturprophylaxe

4.1.5

Kontrakturen sind Funktions- und Bewegungseinschränkungen eines oder mehrerer Gelenke, die durch Verkürzung von gelenknahen Muskeln, Schrumpfungen der Gelenkkapsel oder Verwachsungen innerhalb eines Gelenkes entstehen.

Ursachen für Kontrakturen sind:

- Immobilität/Ruhigstellung (z. B. durch einen Gipsverband)
- Entzündungen oder Verletzungen von Knochen und Muskeln in der Nähe eines Gelenkes
- großflächige Narbenbildung, z. B. nach Verbrennungen über Gelenke hinweg
- Lähmungen (fehlende aktive Bewegungsmöglichkeit, häufig hohe |Spastizität)
- Schonhaltungen (z. B. durch Schmerzen)
- In seltenen Fällen sind Kontrakturen angeboren (z. B. angeborener |Spitzfuß).

Spastizität | 143

Spitzfuß
(Pes equinus = Pferdefuß)
Pferde und andere Tiere haben physiologisch diese Fußstellung und treten lediglich mit dem Ballen auf.

Plantarflexion
Beugung des Fußes in Richtung der Fußsohle

Eine besondere Form der Kontraktur ist der Spitzfuß. Er zeichnet sich durch eine Verkürzung der Sehnen und Muskeln im Wadenbereich aus und führt zu einer ausgeprägten, meistens irreversiblen |Plantarflexion [Abb. 1]. Neben verschiedenen Erkrankungen, die mit spastischen Lähmungen einhergehen, kann der Spitzfuß auch bei bettlägerigen Menschen auftreten, deren Füße nicht sachgerecht gelagert wurden. Hier spielt insbesondere der hohe Druck auf die Fußspitze eine Rolle, der durch die Bettdecke entsteht.

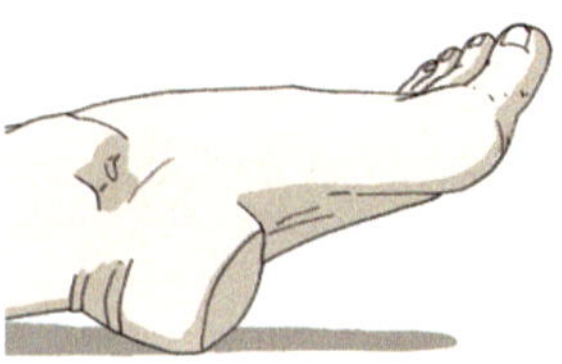

[1] Spitzfuß

Einteilung

Kontrakturen werden entsprechend der Fehlstellung benannt, in der ein Gelenk fixiert ist. Demnach werden folgende Kontrakturen unterschieden:

- Beugekontraktur (Flexionskontraktur)
- Streckkontraktur (Extensionskontraktur)
- Abduktionskontraktur
- Adduktionskontraktur

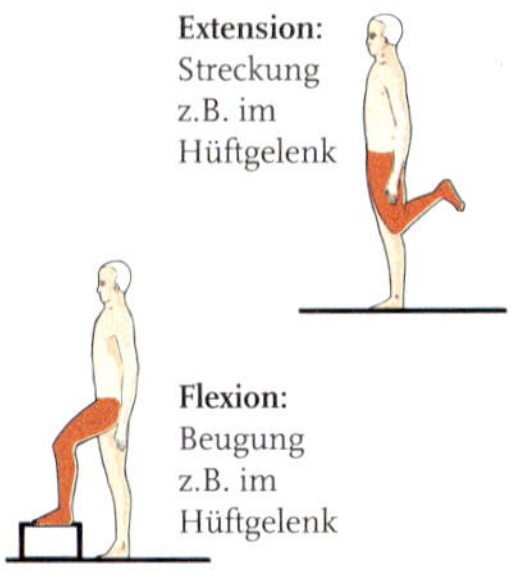

[2] Extension und Flexion

Um eine Kontraktur genau beschreiben zu können, wird zusätzlich das exakte Gelenk genannt und der maximale Grad der Beweglichkeit (Feststellung durch ärztliches Assessment/Physiotherapie).

Risikofaktoren

Das Kontrakturrisiko wird durch folgende Faktoren begünstigt:

- unsachgemäße Lagerung und Bewegung
- eingeschränkte Bewegung
- Kompression von Gefäßen (z. B. bei |Ödemen, |Hämatomen, Gipsverbänden)
- Schädigung von Nerven (z. B. durch Operationen)
- hohes Fieber
- |spastische Lähmungen (z. B. nach einem Apoplex, beim Apallischen Syndrom) und andere neurologische Erkrankungen (z. B. Multiple Sklerose)
- demenzielle Erkrankungen

Ödeme | 35
Hämatome | 755
spastische Lähmung | 143

Vor allem Menschen, die an Erkrankungen des Bewegungsapparats leiden (z. B. Gicht, rheumatische Erkrankungen, Gelenkentzündungen), besitzen ein erhöhtes Kontrakturrisiko. Dies liegt zum einen an der Funktionseinschränkung der Gelenke, zum anderen aber auch an den häufig hiermit in Verbindung stehenden Schmerzen.

Menschen mit Erkrankungen des zentralen Nervensystems pflegen | 2
Menschen mit Erkrankungen des Bewegungssystems pflegen | 2

Risikoeinschätzung

Zur Erfassung des Kontrakturrisikos gibt es keine evaluierten Risikoassessments. Insbesondere bei Pflegebedürftigen, die einen oder mehrere Risikofaktoren besitzen, müssen Pflegende ein besonderes Augenmerk auf die freie Beweglichkeit der Gelenke legen. Das vorliegende Pflegeassessment zur Einschätzung des Kontrakturrisikos kann als Grundlage zur Beobachtung von Risikogruppen genutzt werden, sollte aber vor Ort einer genauen klinischen Überprüfung und Spezifizierung unterzogen werden.

Compliance | 504

Pflegeassessment

Zur Einschätzung des Kontrakturrisikos kann folgende LG®-Skala herangezogen werden.
Die **Kontrakturprophylaxe** ist bei **180 Punkten und weniger** erforderlich.

	Compliance	Körperlicher Zustand	Geistiger Zustand	Mobilität	Motorik	Disposition durch Erkrankungen	
	nicht eingeschränkt **40**	gut **40**	klar **40**	geht ohne Hilfe **40**	nicht eingeschränkt **40**	keine **40**	
	etwas eingeschränkt **30**	mäßig **30**	benommen, verwirrt **30**	geht mit Hilfe **30**	etwas eingeschränkt **30**	je nach Ausprägung und Anzahl der Erkrankungen	
	sehr eingeschränkt **20**	schlecht **20**	somnolent, delirant **20**	rollstuhlbedürftig **20**	sehr eingeschränkt **20**	**30–10** ▪ Verbrennung ▪ neurologische Erkrankungen	
	keine **10**	sehr schlecht **10**	stuporös, soporös, komatös **10**	bettlägerig **10**	total eingeschränkt **10**	▪ Lähmungen ▪ OP-Wunden ▪ usw.	
Datum/ Hdz.							Gesamtpunktzahl

—
Gültekin, J. E., Liebchen, A.: *Pflegerische Begutachtung.* Kohlhammer, Stuttgart 2003, S. 137

Maßnahmen zur Kontrakturprophylaxe

Die Kontrakturprophylaxe umfasst alle Maßnahmen, die die Ursachen und Risikofaktoren verhindern oder einschränken. Konkret gehören dazu:

Bewegungsübungen | 130
Schmerztherapie | 2
Lagerungen | 135

- Bewegung und Bewegungsübungen
- ausreichende Schmerztherapie
- Beratung von Betroffenen und Angehörigen
- fachgerechte Lagerungen

Nach einer Risikoeinschätzung müssen Betroffene und deren Angehörige bezüglich des Kontrakturrisikos aufgeklärt und beraten werden. Dies trifft insbesondere zu, wenn Angehörige zu Hause bei der Pflege mitwirken.

Die beste Kontrakturprophylaxe ist eine schnellstmögliche Mobilisation mit einer physiologischen Bewegung der Gelenke. Hierzu gehört im unteren Extremitätenbereich das Laufen auch von kurzen Wegstrecken. Gelenke im oberen Extremitätenbereich können durch eigenständige Aktivitäten, z. B. beim Anziehen, Essen oder Waschen, mobilisiert werden. Vor jeder Mobilisation sollten ein kurzes Schmerzassessment und ggf. eine Anpassung der Schmerztherapie vorgenommen werden. Schmerzen schränken die Bewegungsfähigkeit ein und führen zu Schonhaltungen.

Schmerzassessment | 2

Können Pflegebedürftige auf Grund von Bewusstseinsstörungen (z. B. Koma) oder Lähmungserscheinungen (z. B. nach einem Apoplex) sich nicht mehr aktiv bewegen, müssen passive Bewegungsübungen durch Pflegende oder Physiotherapeutinnen durchgeführt werden.

Damit es bei dieser Menschengruppe nicht zu Kontrakturen durch unsachgemäße Lagerungen kommt, sollten die Gelenke der gelähmten /eingeschränkten Extremitäten in physiologischer Mittelstellung gelagert werden (z. B. nach dem Bobath-Konzept). Zur Spitzfußprophylaxe gehört zusätzlich die Entlastung der Fußspitze vom Bettdeckendruck. Dies geschieht z. B. durch einen Bettbogen [Abb. 1].

Weiterhin werden die Füße mindestens einmal täglich im Bett angestellt und die Fußsohle wird deutlich auf die Matratze gedrückt. Dieser Fußsohlendruck aktiviert die Propriorezeptoren der Füße und vermittelt dadurch einen Eindruck der Körperstellung und der Körpergrenzen.

Sitzen Pflegebedürftige am Tisch oder im Rollstuhl, sollten ihre Fußsohlen immer guten Kontakt zum Boden haben. Das heißt, sie sollen großflächig aufgestellt sein, um eine 90°-Stellung im Fußgelenk zu ermöglichen und ausreichend Informationen der Propriorezeptoren zu ermöglichen. Dies kann z. B. durch Fußbänkchen oder entsprechende Fußstützen erfolgen [Abb. 2].

Apoplex | 2
Bobath-Konzept | 2
Propriorezeptoren | 191

Physiologische Mittelstellung
Stellung eines Gelenkes in lockerer, physiologischer Haltung zwischen Beugung und Streckung, wird z. B. angewendet zur Lagerung und zur Ruhigstellung im Gipsverband

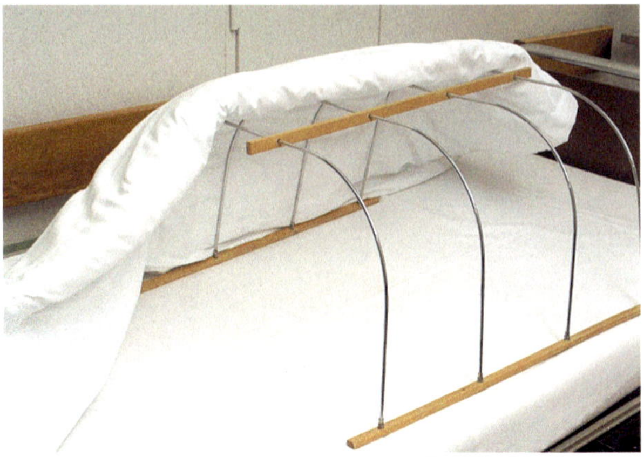

[1] Bettbogen („Bettbahnhof")

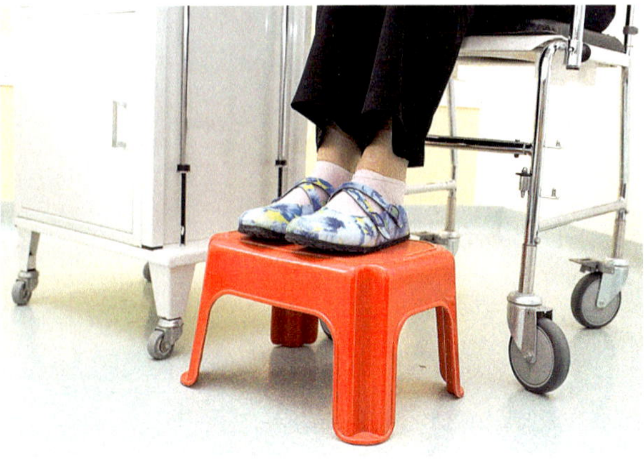

[2] Einsatz eines Fußbänkchens

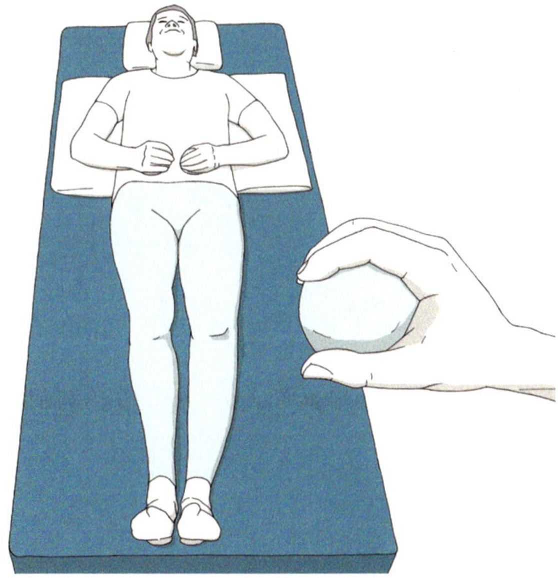

[3] Lagerung in physiologische Mittelstellung

Die stundenweise Verwendung von knöchelhohen Schuhen (z. B. Tennisschuhen) im Bett wird kontrovers diskutiert. Auf der einen Seite bieten sie einen guten Halt im Fußgelenk, auf der anderen Seite erhöhen sie aber durch ihr festes Material das Dekubitusrisiko im Fersenbereich.

Pflegediagnose
Gefahr einer peripheren neurovaskulären Störung
„Gefahr einer Unterbrechung der Zirkulation, Sensibilität oder Bewegungsfähigkeit einer Extremität"
—
Doenges et al.: S. 534

Sepsis: Blutvergiftung

4.1.6 Dekubitusprophylaxe

Dekubitus
Druckgeschwür
decumbere, decubitum, lat. = sich niederlegen
Die Mehrzahl von Dekubitus sind Dekubitalulzera oder Druckgeschwüre.

Ein Dekubitus ist ein Druckgeschwür der Haut mit Verletzung einer oder mehrerer Gewebsschichten. Der Dekubitus entsteht durch Ischämie. Dabei handelt es sich um eine Mangelversorgung von Gewebepartien mit Sauerstoff und Nährstoffen sowie die Ansammlung von Stoffwechselendprodukten im Gewebe (z. B. Kohlendioxid).

Die Faustregel für die Entstehung eines Dekubitus heißt „Druck mal Zeit"; das bedeutet, je länger ein Hautareal durch Druckeinwirkung minderdurchblutet ist, desto größer ist die Gefahr einer Hautschädigung.

Einteilung

Die Schwere eines Dekubitus wird in Grade eingeteilt [Abb.2]:

Grad 1 umschriebene, nicht wegdrückbare Hautrötung, die Haut ist intakt, der Fingertest ergibt Minderdurchblutung (*Ischämie*)
Grad 2 Hautdefekt der Epidermis und evt. der Cutis, ist als Blase, Geschwür oder Abschürfung zu sehen
Grad 3 tiefer Hautdefekt; Verletzung aller Hautschichten, Nekrosen sind möglich
Grad 4 tiefer Hautdefekt aller Schichten, Schädigung von Muskeln, Sehnen, Bändern und Knochen

Fingertest
Eine gerötete Stelle wird mit dem Finger komprimiert (eingedrückt). Ist die Haut noch ausreichend durchblutet und das Gewebe elastisch, entsteht ein weißer Fleck, der sich nach Ende der Kompression schnell wieder rötet, also wieder durchblutet wird. Bei Minderdurchblutung bzw. Hautschädigung ergeben sich keine Farbveränderungen der Haut.

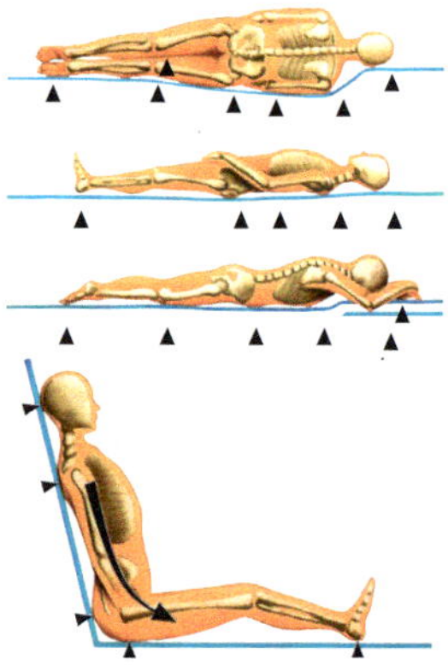

[1] Gefährdungsstellen

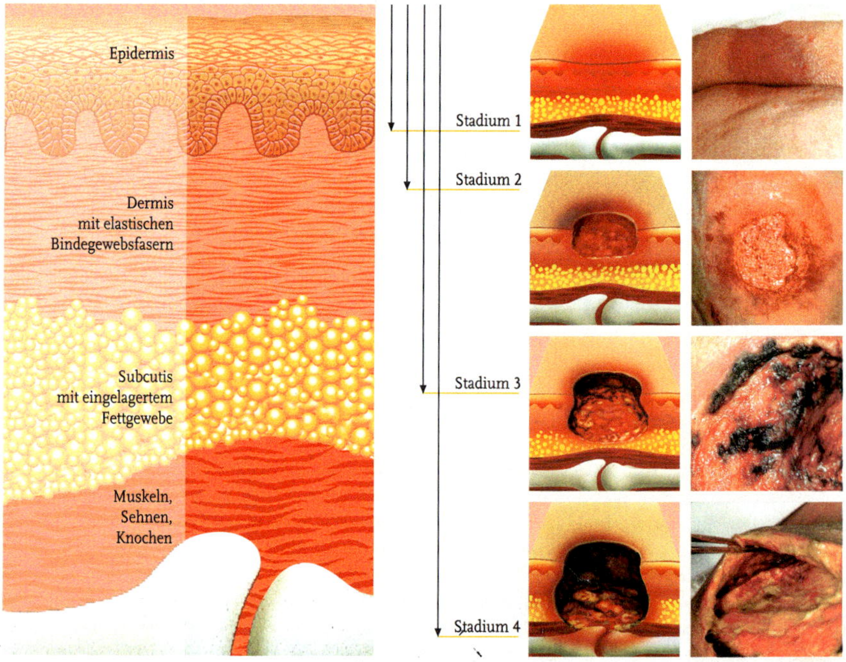

[2] Dekubitusgrade

Risikofaktoren

Nicht alle Menschen ist gleich stark gefährdet, einen Dekubitus zu entwickeln. Besonders gefährdet sind

- ältere Menschen,
- Menschen mit einem schlechten Ernährungszustand,
- in ihrer Mobilität stark eingeschränkte Menschen,
- Menschen mit Inkontinenz (Urin und /oder Stuhl),
- Menschen mit einem beeinträchtigten Bewusstsein.

Auch entstehen nicht an allen Stellen des Körpers entstehen gleich oft Dekubitalulzera. Besonders gefährdete Stellen sind Areale mit geringem Unterhautfettgewebe und hervorstehenden Knochenendigungen [Abb. 1]. Andere gefährdete Regionen sind Druckstellen auf Grund von Fremdkörpern, z. B.

- schlecht sitzende Prothesen,
- Katheter oder Sonden, die lange Zeit an der gleichen Stelle liegen,
- Gipsverbände, die nicht ausreichend abgepolstert sind.

Dekubitusprävalenz

Über die Häufigkeit von Druckgeschwüren liegen wenige gesicherte Zahlen für Deutschland vor. Schätzungen zufolge beträgt die Prävalenz in deutschen Krankenhäusern ca. 10 %, in geriatrischen Kliniken und Altenheimen ca. 30 %.

Prävalenz
Mit der Prävalenz wird die Krankheitshäufigkeit in Prozent angegeben. Sie benennt, wie viele Menschen aus einer Bevölkerungsgruppe insgesamt erkrankt sind.

Aus der Forschung

Bräutigam et al. haben 2001 in elf Gesundheitseinrichtungen die Dekubitusprävalenz gemessen. Sie betrug innerhalb der Risikogruppe 28,3%. Weiterhin untersuchten die Autorinnen die zur Dekubitusprophylaxe angewendeten Hilfsmittel. Sie fanden u. a. heraus, dass die häufig eingesetzten Felle (als Unterlage oder Fersen-/Ellenbogenschoner) das Dekubitusrisiko nicht signifikant reduzieren.

—

BRÄUTIGAM, KATRIN; FLEMMING, ANKE; HALFENS, RUUD; DASSEN, THEO: *„Dekubitusprävention: Theorie und Praxis"* in Pflege, 2003 (16), S. 75 – 82

Risikoeinschätzung

Auf Grund ihrer hohen Reliabilität (Zuverlässigkeit) wird die Braden-Skala zur Einschätzung des Dekubitusrisikos bei Erwachsenen allgemein empfohlen. Sobald eine pflegebedürftige Person 18 oder weniger Punkte erreicht, müssen dekubitusprophylaktische Maßnahmen eingeleitet werden. Nach Erfassen aller Risikobereiche werden die entsprechenden Punkte zusammengezählt und wie folgt ausgewertet:

geringes Risiko	18 – 15 Punkte
mittleres Risiko	14 – 13 Punkte
hohes Risiko	12 – 10 Punkte
sehr hohes Risiko	9 – 6 Punkte

Ebenfalls kann man beim Bearbeiten der Braden-Skala wichtige Risikobereiche (mit besonders niedriger Punktzahl) erkennen und gesondert berücksichtigen.

Bei Säuglingen und Kindern bis zur Vollendung des 5. Lebensjahres wird die Anwendung der Braden-Q-Skala empfohlen. Diese wird wie folgt ausgewertet:

kein Risiko	25 – 28 Punkte
allgemeines Risiko	22 – 24 Punkte
mittleres Risiko	14 – 23 Punkte
hohes Risiko	7 – 13 Punkte

Liegen weitere bedeutende Risikofaktoren vor, die durch die Skalen nicht erfasst werden, müssen die Pflegebedürftigen in eine nächsthöhere Risikogruppe eingestuft werden.

oder: in MHH Norton-Skala

Braden-Skala

Risikobereiche	1 Punkt	2 Punkte	3 Punkte	4 Punkte
Sensorisches Empfindungsvermögen Fähigkeit, adäquat auf druckbedingte Beschwerden zu reagieren	**fehlt** ■ keine Reaktion auf schmerzhafte Stimuli; mögliche Gründe: Bewusstlosigkeit, Sedierung oder ■ Störung der Schmerzempfindung durch Lähmung, die den größten Teil des Körpers betreffen (z. B. hoher Querschnitt)	**stark eingeschränkt** ■ eine Reaktion erfolgt nur auf starke Schmerzreize ■ Beschwerden können kaum geäußert werden (z. B. nur durch Stöhnen oder Unruhe) oder ■ Störung der Schmerzempfindung durch Lähmung, wovon die Hälfte des Körpers betroffen ist	**leicht eingeschränkt** ■ Reaktion auf Ansprache oder Kommandos • Beschwerden können aber nicht immer ausgedrückt werden (z. B. dass die Position geändert werden soll) oder ■ Störung der Schmerzempfindung durch Lähmung, wovon eine oder zwei Extremitäten betroffen sind	**vorhanden** ■ Reaktion auf Ansprache, Beschwerden können geäußert werden oder ■ keine Störung der Schmerzempfindung
Feuchtigkeit Ausmaß, in dem die Haut Feuchtigkeit ausgesetzt ist	**ständig feucht** ■ die Haut ist ständig feucht durch Urin, Schweiß oder Kot ■ immer, wenn der Patient gedreht wird, liegt er im Nassen	**oft feucht** ■ die Haut ist oft feucht, aber nicht immer ■ Bettzeug oder Wäsche muss mindestens einmal pro Schicht gewechselt werden	**manchmal feucht** ■ die Haut ist manchmal feucht, und etwa einmal pro Tag wird neue Wäsche benötigt	**selten feucht** ■ die Haut ist meist trocken ■ neue Wäsche wird selten benötigt
Aktivitäten Ausmaß der physischen Aktivität	**bettlägerig** ■ ans Bett gebunden	**sitzt auf** ■ kann mit Hilfe etwas laufen ■ kann das eigene Gewicht nicht allein tragen ■ braucht Hilfe, um aufzusitzen (Bett, Stuhl, Rollstuhl)	**geht wenig** ■ geht am Tag allein, aber selten und nur kurze Distanzen ■ braucht für längere Strecken Hilfe ■ verbringt die meiste Zeit im Bett oder im Stuhl	**geht regelmäßig** ■ geht regelmäßig 2- bis 3-mal pro Schicht ■ bewegt sich regelmäßig
Mobilität Fähigkeit, die Position zu wechseln und zu halten	**komplett immobil** ■ kann auch keinen geringfügigen Positionswechsel ohne Hilfe ausführen	**Mobilität stark eingeschränkt** ■ bewegt sich manchmal geringfügig (Körper oder Extremitäten) ■ kann sich aber nicht regelmäßig allein ausreichend umlagern	**Mobilität gering eingeschränkt** ■ macht regelmäßig kleine Positionswechsel des Körpers und der Extremitäten	**mobil** ■ kann allein seine Position umfassend verändern
Ernährung Ernährungsgewohnheiten	**sehr schlechte Ernährung** ■ isst kleine Portionen nie auf, sondern etwa nur zwei Drittel ■ isst nur 2 oder weniger Eiweißportionen (Milchprodukte, Fisch, Fleisch) ■ trinkt zu wenig ■ nimmt keine Ergänzungskost zu sich oder ■ darf oral keine Kost zu sich nehmen oder ■ nur klare Flüssigkeiten oder ■ erhält Infusionen länger als 5 Tage	**mäßige Ernährung** ■ isst selten eine normale Essensportion auf, isst aber im Allgemeinen etwa die Hälfte der angebotenen Nahrung ■ isst etwa 3 Eiweißportionen ■ nimmt unregelmäßig Ergänzungskost zu sich oder ■ erhält zu wenig Nährstoffe über Sondenkost oder Infusionen	**adäquate Ernährung** ■ isst mehr als die Hälfte der normalen Essensportionen ■ nimmt 4 Eiweißportionen zu sich ■ verweigert gelegentlich eine Mahlzeit, nimmt aber Ergänzungskost zu sich oder ■ kann über Sonde oder Infusion die meisten Nährstoffe zu sich nehmen	**gute Ernährung** ■ isst immer die gebotenen Essensportionen auf ■ nimmt 4 oder mehr Eiweißportionen zu sich ■ isst auch manchmal zwischen den Mahlzeiten ■ braucht keine Ergänzungskost
Reibung und Scherkräfte	**Problem** ■ braucht viel bis massive Unterstützung bei Lagewechsel ■ Anheben ist ohne Schleifen über die Laken nicht möglich ■ rutscht ständig im Bett oder im (Roll-)Stuhl herunter, muss immer wieder hochgezogen werden ■ hat spastische Kontrakturen oder ■ ist sehr unruhig (scheuert auf dem Laken)	**potenzielles Problem** ■ bewegt sich etwas allein oder braucht wenig Hilfe ■ beim Hochziehen schleift die Haut nur wenig über die Laken (kann sich etwas anheben) ■ kann sich über längere Zeit in einer Lage halten (Stuhl, Rollstuhl) ■ rutscht nur selten herunter	**kein Problem zurzeit** ■ bewegt sich in Bett und Stuhl allein ■ hat genügend Kraft, sich anzuheben ■ kann eine Position über lange Zeit halten, ohne herunterzurutschen	

5. Braden-Q-Skala zur Bewertung des Dekubitusrisikos

Risikobereiche	1 Punkt	2 Punkte	3 Punkte	4 Punkte
Sensorische Wahrnehmung Fähigkeit, Reize durch Berührung, passive Lageveränderung, z. B. einer Gliedmaße, Vibrationen, Temperatur, Schmerz wahrzunehmen und zu verarbeiten	**1. vollständig ausgefallen** Unfähigkeit, auf Schmerzreize zu reagieren (auch nicht durch Stöhnen, Zurückzucken, Greifen). Ursache: herabgesetzte Wahrnehmungsfähigkeit (bis zur Bewusstlosigkeit) oder Sedierung oder Fähigkeit des Schmerzempfindens über den größten Anteil der Körperoberfläche herabgesetzt.	**2. stark eingeschränkt** reagiert nur auf schmerzhafte Reize. Kann Unbehagen weder durch Stöhnen noch durch Unruhe mitteilen oder über mehr als die Hälfte des Körpers liegen Störungen der sensorischen Wahrnehmung vor, die die Fähigkeit, Schmerz oder Unbehagen zu empfinden, herabsetzen.	**3. wenig eingeschränkt** reagiert auf verbale Aufforderungen, kann aber nicht immer Unbehagen oder die Notwendigkeit des Positionswechsels mitteilen oder es liegen wenige Störungen der sensorischen Wahrnehmung vor, die die Fähigkeit, Schmerz oder Unbehagen zu empfinden, in ein oder zwei Gliedmaßen herabsetzen.	**4. nicht eingeschränkt** reagiert auf verbale Aufforderungen. Hat keine sensorischen Defizite, die die Fähigkeit, Schmerz oder Unbehagen zu empfinden und mitzuteilen, herabsetzen.
Feuchtigkeit Ausmaß, in dem die Haut Feuchtigkeit (Schweiß, Urin) ausgesetzt ist	**1. ständig feucht** Die Haut ist ständig feucht durch Schweiß, Urin und Drainageflüssigkeit. Feuchte wird jedes Mal festgestellt, wenn der Patient bewegt oder gedreht wird.	**2. sehr feucht** Die Haut ist oft, aber nicht ständig feucht. Bettlaken müssen mindestens alle 8 Stunden gewechselt werden.	**3. gelegentlich feucht** Die Haut ist gelegentlich feucht, Wäschewechsel ist etwa alle 12 Stunden erforderlich.	**4. selten feucht** Die Haut ist meistens trocken. Windelwechsel routinemäßig, Lakenwechsel nur alle 24 Stunden erforderlich.
Aktivitäten Ausmaß der körperlichen Aktivität	**1. Bettlägerigkeit** kann/darf das Bett nicht verlassen	**2. an Lehnstuhl/Sessel/ Rollstuhl gebunden** Fähigkeit, ein wenig zu gehen, ist eingeschränkt oder nicht vorhanden. Kann das Eigengewicht nicht tragen und/ oder braucht Hilfe, um sich in den Lehnstuhl, Sessel oder Rollstuhl zu setzen.	**3. geht gelegentlich** geht tagsüber gelegentlich, aber nur kurze Strecken, mit oder ohne Hilfe. Verbringt die meiste Zeit im Bett oder im Stuhl.	**4. geht oft** tagsüber wenigstens zweimal außerhalb des Zimmers und wenigstens einmal alle zwei Stunden innerhalb des Zimmers oder Patient ist zu jung, um laufen zu können
Mobilität Fähigkeit, die Position des Körpers insgesamt oder der Gliedmaßen zu verändern	**1. Vollständige Immobilität** führt nicht die geringste Positionsänderung des Körpers oder einzelner Gliedmaßen ohne Hilfe aus.	**2. Stark eingeschränkt** führt gelegentlich geringfügige Positionsänderungen des Körpers oder einzelner Gliedmaßen aus, ist aber unfähig, den Körper selbstständig zu drehen.	**3. Leicht eingeschränkt** führt oft, jedoch geringfügige Positionsänderungen des Körpers oder einzelner Gliedmaßen aus.	**4. Nicht eingeschränkt** führt oft große Positionsveränderungen ohne Unterstützung aus.
Gewebedurchblutung und Sauerstoffversorgung	**1. Extrem gefährdet** Hypotonie, MAP = Mittlerer Arterieller Blutdruck < 50 mmHg, < 40 mmHg beim Neugeborenen) oder der Patient toleriert keinen Positionswechsel	**2. Gefährdet** Normotonie, Sauerstoffsättigung < 95 %, Hämoglobin bei < 10 m g/ dl, kapilläre Wiederauffüllzeit bei > 2 Sekunden, Serum pH < 7,40	**3. Ausreichend** Normotonie, Sauerstoffsättigung < 95 %, Hämoglobin bei < 10 mg/dl, kapilläre Wiederauffüllzeit etwa 2 Sekunden, Serum-pH normal	**4. Sehr gut** Normotonie, Sauerstoffsättigung > 95 %, Hämoglobin normal, kapilläre Wiederauffüllzeit < 2 Sekunden
Ernährung Allgemeines Ernährungsverhalten	**1. sehr schlecht** keine orale Ernährung und/ oder nur klare Flüssigkeitszufuhr, oder intravenöse Flüssigzufuhr über mehr als 5 Tage oder Eiweißzufuhr < 2,5 mg/dl oder isst nie eine vollständige Mahlzeit. Isst selten mehr als die Hälfte der angebotenen Mahlzeit. Eiweißzufuhr beträgt nur 2 fleischhaltige Portionen oder Milchprodukte täglich, trinkt wenig Flüssigkeit. Erhält keine Ernährungsergänzungskost.	**2. nicht ausreichend** erhält flüssige Nahrung oder Sondenkost / intravenöse Ernährung, die eine für das Alter nicht ausreichende Menge an Kalorien und Mineralien enthält oder Eiweißzufuhr < 3 mg/dl oder isst selten eine vollständige Mahlzeit und allgemein nur die Hälfte der jeweils angebotenen Portion. Eiweißzufuhr umfasst nur 3 fleischhaltige Portionen oder Milchprodukte täglich. Gelegentlich wird Nahrungsergänzungskost zu sich genommen.	**3. ausreichend** erhält flüssige Nahrung oder Sondenkost, die eine für das Alter ausreichende Menge an Eiweiß und Mineralien enthält oder isst mehr als die Hälfte jeder Mahlzeit. Isst insgesamt 4 oder mehr fleischhaltige und eiweißhaltige Portionen täglich. Lehnt gelegentlich eine Mahlzeit ab, nimmt aber Ergänzungskost zu sich, sofern sie angeboten wird.	**4. sehr gut** nimmt eine normale Ernährung ein, die genügend Kalorien für das Alter enthält. Isst beispielsweise fast jede Mahlzeit vollständig auf. Lehnt nie eine Mahlzeit ab. Isst im Allgemeinen 4 und mehr Portionen täglich, die Fleisch oder Milchprodukte enthalten. Isst gelegentlich zwischen den Mahlzeiten. Braucht keine Nahrungsergänzungskost.
Reibung und Scherkräfte Reibung entsteht, wenn die Haut über das Bettlaken schleift, Scherkräfte entstehen, wenn sich Haut und angrenzende Oberflächen der Knochen gegeneinander verschieben	**1. erhebliches Problem** Spastik, Kontraktur, Juckreiz oder Unruhe verursachen fast ständiges Herumwerfen, Um-sich-schlagen und Reiben	**2. bestehendes Problem** Braucht mittlere bis maximale Unterstützung beim Positionswechsel. Vollständiges Anheben, ohne über die Laken zu rutschen, ist nicht möglich. Rutscht im Bett oder Stuhl oft nach unten und braucht oft maximale Hilfe, um in die Ausgangsposition zu gelangen.	**3. mögliches Problem** bewegt sich schwach oder benötigt geringe Hilfe. Während des Positionswechsels schleift die Haut etwas über Laken, Stuhl, Kopfstützen oder anderes Zubehör. Behält die meiste Zeit relativ gut die Position in Stuhl oder Bett, rutscht aber gelegentlich herab.	**4. kein auftretendes Problem** Ist fähig, sich während des Positionswechsels vollständig anzuheben, bewegt sich in Bett und Stuhl unabhängig und hat ausreichend Muskelkraft, um sich während des Positionswechsels zu heben. Erhält in Stuhl oder Bett jederzeit eine gute Position aufrecht.

online

www.patientenleitlinien.de/Dekubitus/Patientenleitlinie-Dekubitus.pdf
Hier finden Sie eine Patientenleitlinie zur Dekubitusprophylaxe.

www. dnqp.de
▸Expertenstandard

Mikrobewegungen
kleine Körperbewegungen, die die lokale Durchblutung fördern und damit das Dekubitusrisiko verringern, z. B. Bewegung des Schulterblatts

Florence Nightingale | 3

Dekubitusprophylaxe – Maßnahmen und Hilfsmittel

Auch zur Dekubitusprophylaxe wurde ein Expertenstandard formuliert. Im Expertenstandard werden die folgenden Schritte zur Dekubitusprophylaxe empfohlen:

1. Auf Grund eines geeigneten Assessmentinstruments werden Pflegebedürftige von Pflegenden innerhalb von 48 h nach Aufnahme hinsichtlich ihres Dekubitusrisikos eingeschätzt.
   Als geeignete Skalen gelten:
   - Bradenskala für alle Altersgruppen,
   - Braden-Q-Skala als Weiterentwicklung der Bradenskala für Kinder bis einschließlich 5 Jahren,
   - Nortonskala für ältere Menschen.

   Abhängig von den besonderen Gegebenheiten eines Pflegebereichs können Risikoerhebungen zu unterschiedlichen Zeitpunkten und mit Hilfe modifizierter Assessmentinstrumente durchgeführt werden.
2. Bei bestehendem Dekubitusrisiko werden mit Hilfe eines individuell erstellten Bewegungsplans druckentlastende Maßnahmen geplant, durchgeführt und evaluiert. Druckentlastende Maßnahmen können vielfältig gestaltet werden. Zu den wichtigsten Aspekten gehören die Mobilisation, die Anregung der Betroffenen zu Mikrobewegungen, die Förderung der eigenen Beweglichkeit sowie Lagerungswechsel nach einem Zeitplan mit Hilfe reibungs- und scherkräftearmen Transfers. Das Prinzip des Lagerungswechsels besteht darin, dass besonders gefährdete Körperareale regelmäßig um- oder freigelagert werden. So kann z. B. der Steißbereich durch Seitenlagerung entlastet werden, der Fersenbereich durch eine Fersenfreilagerung.
   Die in vielen Kliniken praktizierte Durchführung des Lagerungswechsels in Intervallen von zwei Stunden ist historisch entstanden: Florence Nightingale benötigte mit ihren Mitarbeiterinnen gerade zwei Stunden, um alle Patienten (Soldaten im Krimkrieg) ihrer Station umzulagern, danach begannen sie mit der Lagerung von vorne. Sie beobachtete bei dieser Vorgehensweise eine deutliche Verminderung von Druckgeschwüren.
   Dieses zweistündige Lagerungsintervall hat sich in der Praxis bewährt. Dennoch sollten Lagerungsintervalle immer individuell geplant und die Durchführung in einem Lagerungsplan festgehalten werden.
3. Die Anwendung von druckreduzierenden Hilfsmitteln muss sofort nach Feststellung eines bestehenden Dekubitusrisikos ermöglicht werden. Zu den druckreduzierenden Hilfsmitteln zählen Schaumstoffmatratzen [Abb. 2] und großzellige Wechseldruckmatratzen [Abb. 3] sowie insbesondere im OP-Bereich Gelkissen oder -matten [Abb. 1]. Zu beachten ist, dass die Weichlagerung der Pflegebedürftigen nicht den Lagerungswechsel erspart und eine zu weiche Lagerung zum Verlust der Körpergrenzen und dadurch zu Störungen des Körperschemas führen kann.

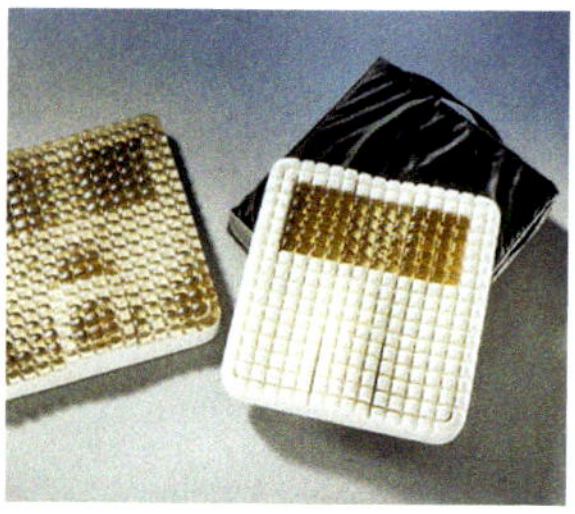

[1] Gelkissen

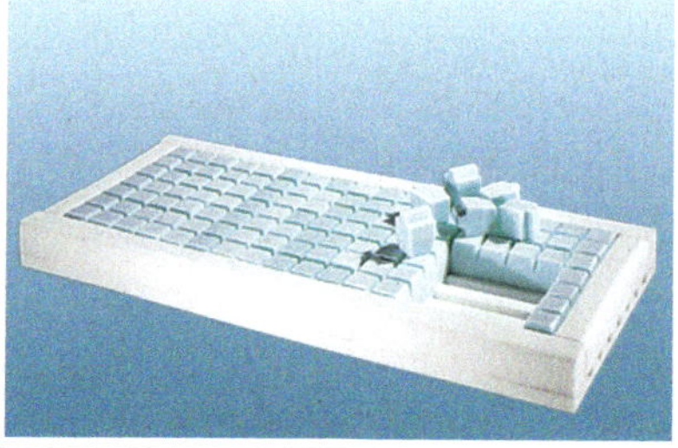

[2] Schaumstoffmatraze

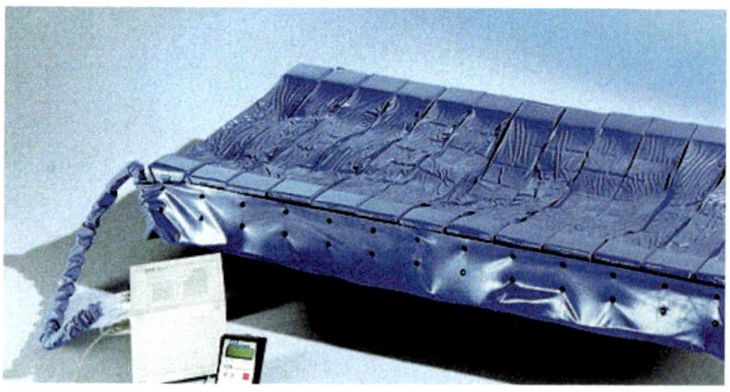

[3] Wechseldruckmatratze

4. Weitere identifizierte Risikofaktoren müssen so weit wie möglich eingeschränkt oder beseitigt werden. Zu diesen Risikofaktoren gehört eine mangelnde Gewebetoleranz, die durch Hautpflege und Ernährung beeinflusst werden kann. Zur Hautpflege gehört z. B. das Trockenhalten der gefährdeten Stellen, da Nässe durch Inkontinenz oder Schwitzen zur |Mazeration der Haut führt. Ziel aller hautpflegerischen Maßnahmen ist die Erhaltung eines physiologischen Hautmilieus.
   Der Einfluss der Ernährung ist nicht ausreichend untersucht, wird aber von Expertinnen als bedeutsam erachtet und sollte nicht nur im Rahmen der Wundheilung Beachtung finden. Insbesondere stark |kachektische oder |adipöse Menschen, aber auch Menschen mit Eiweißmangelernährung haben ein erhöhtes Dekubitusrisiko.
5. Ein wichtiger Punkt in der Dekubitusprophylaxe ist die Einbeziehung der Betroffenen und ihrer Angehörigen. Daher gehören Beratung und Anleitung genauso zur pflegerischen Tätigkeit wie die gemeinsame individuelle Planung der Pflegeziele und der hierfür notwendigen Pflegemaßnahmen.
6. Alle an der Versorgung von dekubitusgefährdeten Beteiligten werden über das Risiko und die Maßnahmen informiert. Das betrifft z. B. alle Abteilungen in einem Krankenhaus und alle im Anschluss beteiligten ambulanten Pflegebereiche sowie Transportdienste.
7. Entsprechend dem |Pflegeprozess werden der Hautzustand und das Dekubitusrisiko regelmäßig neu eingeschätzt und die geplanten Maßnahmen auf ihre Wirksamkeit hin überprüft.

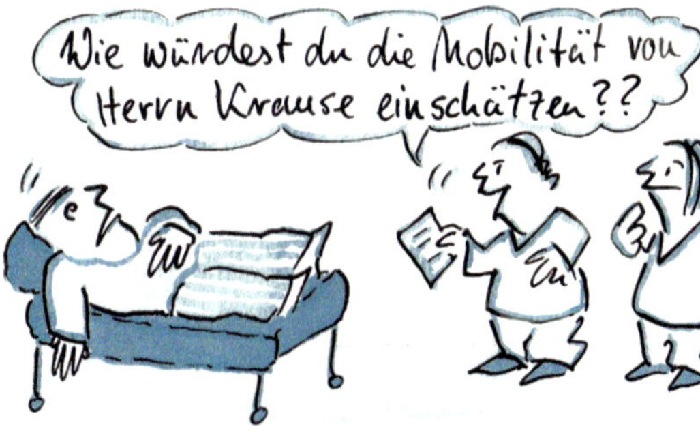
Wie würdest du die Mobilität von Herrn Krause einschätzen??

Mazeration | 757
Kachexie | 235
Adipositas | 234

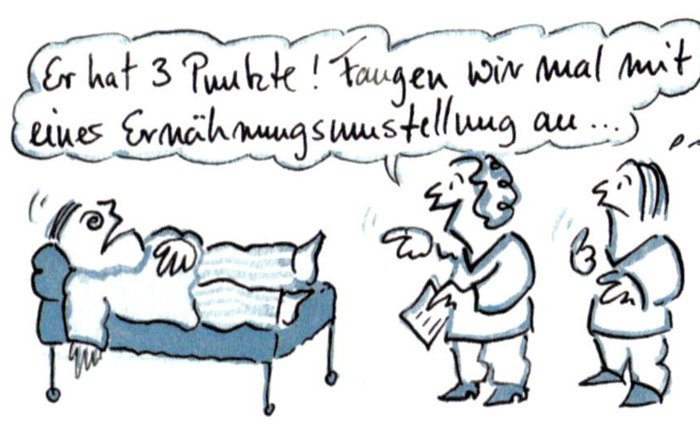
Er hat 3 Punkte! Fangen wir mal mit einer Ernährungsumstellung an ...

Pflegeprozess | 576

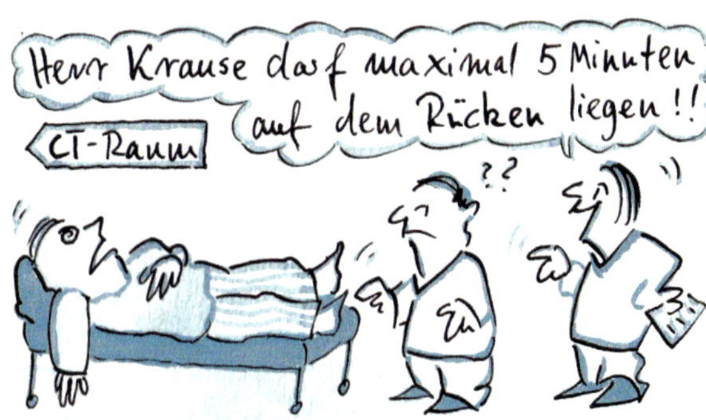
Herr Krause darf maximal 5 Minuten auf dem Rücken liegen!!
CT-Raum
??

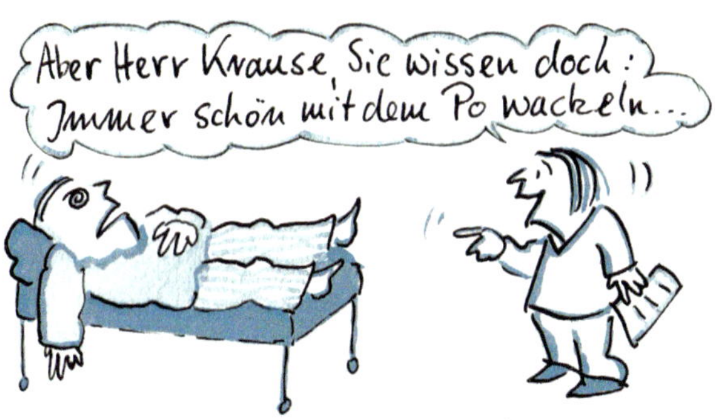
Aber Herr Krause, Sie wissen doch: Immer schön mit dem Po wackeln ...

Pflegediagnose

Gefahr einer Hautschädigung

„Gefahr einer negativen Veränderung der Haut" Doenges et al.: S. 405

4.1.7 Thromboseprophylaxe

Die Thrombose ist eine lokale Blutgerinnselbildung innerhalb eines arteriellen oder venösen Gefäßes beim lebenden Menschen, die zum teilweisen oder vollständigen Verschluss dieses Gefäßes führen kann. Auch wenn Thrombosen in allen Gefäßen auftreten können, sind die tiefen Venenthrombosen, auch Phlebothrombose genannt, am häufigsten.

Löst sich das Blutgerinnsel (*Thrombus*) und wird in das Blutsystem eingeschwemmt, spricht man von einem Embolus [Abb.1], welcher wiederum in den feinen Blutgefäßen des Gehirns, des Herzens oder der Lunge zu einer Embolie führen kann. Eine Embolie ist ein teilweiser oder vollständiger Verschluss eines arteriellen oder venösen Gefäßes durch ein mit dem Blut eingeschwemmtes Material (*Embolus*). Häufig ist die Embolie eine (tödliche) Komplikation der Thrombose.

Die Symptome einer Phlebothrombose sind von Schwere- und Spannungsgefühl in der betroffenen Extremität (häufig das Bein), von ziehenden Schmerzen, einer Blau-Rot-Färbung sowie von Druckempfindlichkeit gekennzeichnet. Da jedoch in 50 % aller Fälle keine Symptome auftreten, unterteilt man die Thrombose in symptomatische und asymptomatische Thrombosen.

Risokofaktoren

Die Ursachen bzw. Risikofaktoren einer Thrombose werden in der so genannten Virchow'schen Trias zusammengefasst [Abb.2]:

- Kreislauffaktor – Verlangsamung des Blutstromes (*Hypozirkulation*)
- Blutfaktor – Veränderung der Blutzusammensetzung, mit erhöhter Gerinnungsneigung des Blutes (*Hyperkoagulation*)
- Wandfaktor – Gefäßwandveränderungen, die zur Aktivierung des Gerinnungssystems führen (*Endothelläsion*)

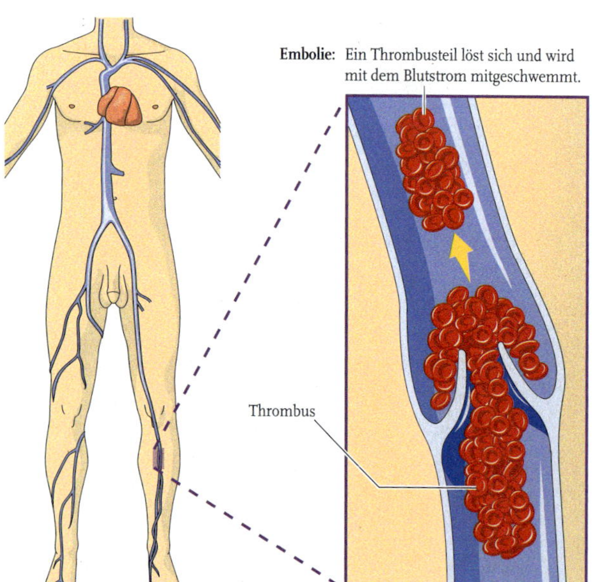

[1] Embolus wird mit dem Blutstrom mitgeschwemmt

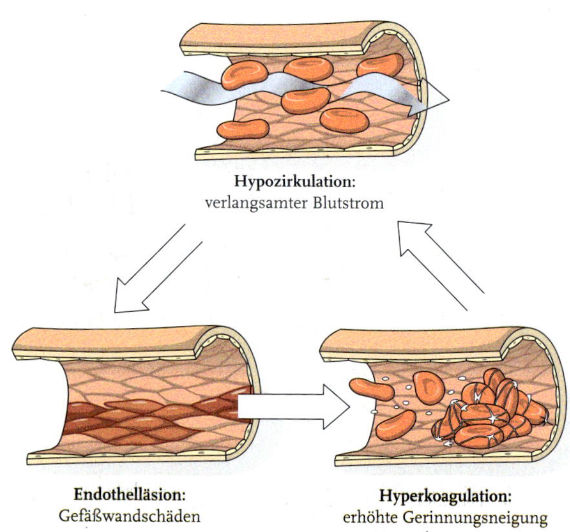

[2] Virchow´sche Trias

Insbesondere immobile Menschen sind auf Grund der Hypozirkulation thrombosegefährdet. Das Risiko erhöht sich mit zunehmendem Lebensalter und weiteren gefäßwandverändernden Erkrankungen (z. B. Arteriosklerose).

Weitere Risikofaktoren sind:

- chirurgische Eingriffe
- Herz-Kreislauf-Erkrankungen
- Rauchen
- Einnahme von Ovulationshemmern (die „Pille")
- Adipositas
- Verletzungen im Bereich der unteren Extremitäten (z. B. Oberschenkelhalsfraktur)
- langes Abknicken/Kompression der Knievene (*V. poplitea*), z. B. durch langes Sitzen im Bus oder Flugzeug (Fleugzeugthrombose)
- genetische Disposition

Das Thromboserisiko bei Kindern ist äußerst gering. Daher werden selten thromboseprophylaktische Maßnahmen ergriffen.

Thromboseinzidenz

In Deutschland erkranken jährlich 1000 von 1 Million Menschen an einer Phlebothrombose. Das heißt, dass die Thromboseinzidenz der Gesamtbevölkerung bei 0,1 % liegt. Die Inzidenz bei Risikogruppen, z. B. im Krankenhaus, liegt sehr viel höher [Tab. 1]. Zirka. 100.000 Menschen erkranken jährlich an einer Lungenembolie. Die Lungenembolie ist mit 25.000–30.000 Todesopfern jährlich die dritthäufigste Todesursache in Deutschland.

Inzidenz
Hiermit wird die Häufigkeit aller Neuerkrankgungen in einer Bevölkerungsgruppe benannt. Die Inzidenz wird in Prozent angegeben.

	Inzidenz
internistische Erkrankungen	10–26 %
Schlaganfall	11–75 %
Myokardinfarkt	16–34 %
Herzinsuffizienz	15–40 %
schwere internistische Erkrankungen mit intensivmedizinischer Behandlung	29–32 %

[Tab. 1] Thromboseinzidenz bei verschiedenen Krankheiten ohne prophylaktische Maßnahmen (Haas et al. 2005)

Risikoeinschätzung

Das Thromboserisiko kann z. B. mit Hilfe der Frohwein-Skala eingeschätzt werden. Auch dieses Assessmentinstrument baut auf der Virchow'schen Trias auf.

Assessmentinstrument | 588

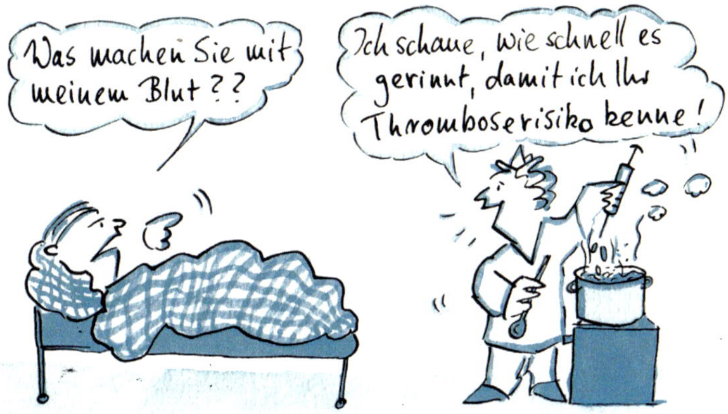
Was machen Sie mit meinem Blut??
Ich schaue, wie schnell es gerinnt, damit ich Ihr Thromboserisiko kenne!

Mess-Skala zur Einschätzung des Thromboserisikos (nach Frowein, 1997)

Risikofaktoren	Kategorie	P	Kategorie	P	Kategorie	P
Gefäßwandschädigung						
Varikosis	nein	0	leicht	1	stark	4
frühere Thrombose/Lungenembolie	nein	0	ja	4		
AVK	nein	0	Stadium I – II	2	Stadium III – IV	4
Alter	40	1	> 60	2	> 70	3
Hämodynamik						
Mobilität	mobil	0	teilmobil (bis ca. 12 Std./Tag)	2	immobil (länger als 72 Std. ununterbrochen)	4
Lähmungen	nein	0	Querschnittslähmung, Halbseitenlähmung	3		
Frakturen	nein	0	Unterschenkel	2	Oberschenkel	7
Stützverband	nein	0	Gehgips	3	Liegegips	7
Herzinsuffizienz	nein	0	Stadium I – III	3	Stadium IV	6
Myokardinfarkt	nein	0	ja	4		
Schwangerschaft	nein	0	ja	1		
postpartal (nach der Geburt)	nein	0	ja	2		
Übergewicht	nein	0	> 15 % (nach Broca)	2	> 20 % (nach Broca)	
Blutzusammensetzung						
schwere Entzündung	nein	0	ja	7		
Sepsis	nein	0	ja	7		
maligner Tumor	nein	0	ja	7		
Operation	kl. Eingriffe < 30 Minuten	1	allgemeinchirurg. OP > 30 Minuten	3	Malignom-OP, große urol., gyn. und orthopäd. Eingriffe	7
schwere Verletzungen	nein	0	ja	7		
orale Kontrazeption	nein	0	ja	2		
Rauchen	nein	0	ja	2		
Spaltensumme						

Punkte	**Thromboserisiko**
0	kein
1 – 3	gering
4 – 6	mittel
7 – maximal	hoch

Gesamtsumme: ____________ Thromboserisiko: ____________________

Frowein, M.: „Einschätzung der Thrombosegefährdung – ein Score kann bei der Pflegeanamnese eingesetzt werden“ in: *Pflegezeitschrift*, 11/1997

Maßnahmen zur Thromboseprophylaxe

Wird bei einer Person ein erhöhtes Thromboserisiko festgestellt, müssen unmittelbar prophylaktische Maßnahmen eingeleitet werden. Deren Ziel ist es, ein physiologisches Blutströmungsverhältnis zu erhalten oder zu fördern. Maßnahmen der Thromboseprophylaxe orientieren sich an der Virchow´schen Trias. Sie können in pflegerisch-physikalische und medizinisch-medikamentöse Maßnahmen unterschieden werden.

- Mobilisation und Bewegungsübungen (aktiv und passiv)
- Ausstreichen der Beine
- Antikoagulation
- Kompressionstherapie

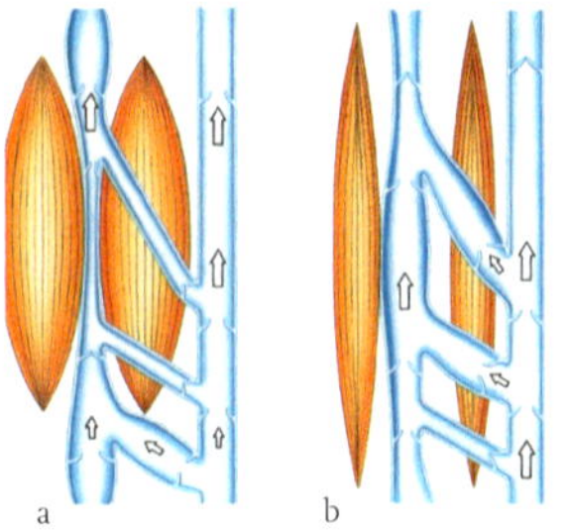

[1] Funktion der Muskelpumpe
a) Bei jeder Anspannung der Beinmuskulatur werden die Venen komprimiert. Dadurch wird das Blut nach oben gedrückt.
b) Bei jeder Entspannung der Beinmuskulatur wird erneut Blut von peripher angesaugt.

Mobilisation und Bewegungsübungen

Im Rahmen der Thromboseprophylaxe können alle Maßnahmen zur Mobilisation der unteren Extremitäten angewendet werden. Hierzu gehört das Gehen von angemessenen Wegstrecken sowie |Bewegungsübungen im Bett. Dadurch wird die Muskelpumpe angeregt, die unterstützend auf den venösen Rückfluss des Blutes einwirkt [Abb. 1].

Bewegungsübungen | 130

Ausstreichen der Beine

Das Ausstreichen der Beine kann z.B. während der Körperpflege, beim Waschen oder Eincremen, durchgeführt werden. Hierbei wird ca. 5 – bis 10 mal mit beiden Händen vom Fuß an hüftwärts mit sanftem Druck am Bein entlanggestrichen. Das Ausstreichen der Beine bietet eine kurzzeitige Entstauung der Beinvenen.

Bei Pflegebedürftigen mit Herzinsuffizienz oder Beinödemen ist diese Maßnahme kontraindiziert. Dies gilt auch für Pflegebedürftige mit Verdacht auf eine Thrombose. Werden während der Maßnahme Schmerzen geäußert, die auf eine Thrombose hinweisen, muss das Ausstreichen sofort beendet werden und eine Ärztin informiert werden, da sich sonst ein Thrombus lösen und eine Embolie auslösen kann.

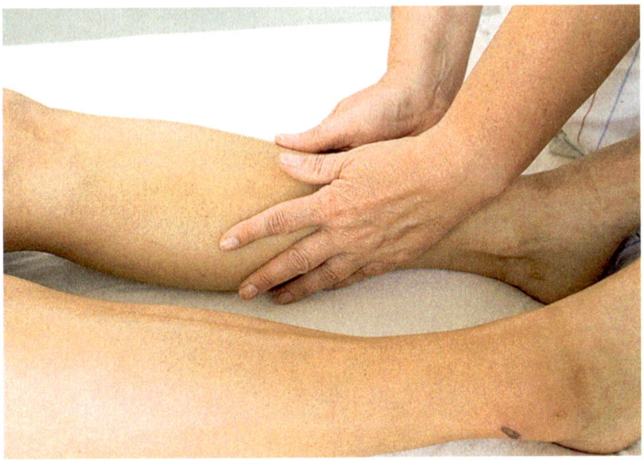

[2] Ausstreichen der Beine

Antikoagulation

Bei der Antikoagulation wird auf verschiedene Art und Weise in das |Blutgerinnungssystem des Körpers eingegriffen. Ziel ist, dass die Hyperkoagulation des Blutes eingedämmt wird. Medikamente, die das Blutgerinnungssystem hemmen, werden Antikoagulanzien genannt.

Aufgabe von Pflegenden ist in diesem Rahmen, die ärztlichen Verordnungen in Form von Medikamentengaben durchzuführen.

Folgende Medikamentengruppen werden zur Thromboseprophylaxe eingesetzt:

Blutgerinnungssystem | 796

- Heparin
- Vitamin-K-Antagonisten
- Thrombozytenaggregationshemmer
- Thrombininhibitoren

Die erwünschte gerinnungshemmende Wirkung der Antikoagulanzien kann als unerwünschte Nebenwirkung auch eine erhöhte Blutungsneigung zur Folge haben. Aus diesem Grund muss eine Antikoagulationstherapie durch engmaschige Laborkontrolle der Gerinnungsfaktoren beobachtet werden.

Kompressionstherapie

Die Kompressionstherapie unterstützt den venösen Rückstrom. Zur Kompressionstherapie stehen prinzipiell zwei Möglichkeiten zur Verfügung: das Anlegen von Medizinischen Thrombose-Prophylaxe-Strümpfen (MTS, [Abb. 1]) oder das Wickeln der Beine mit elastischen Binden. Das Wickeln der Beine ist bei solchen Pflegebedürftigen angezeigt, denen die angebotenen MTS nicht passen oder die auf Grund anderer Erkrankungen einen individuellen Verband benötigen. So wird z. B. beim venösen Ulcus cruris über den Wundverband ein elastischer Verband zur Verbesserung des venösen Rückstromes angelegt.

Wickeln der Beine | 2
venöser Ulcus cruris | 2

Die Kompressionstherapie muss immer dann angewendet werden, wenn der venöse Rückstrom zu gering ist, z. B. im Liegen, beim Schlafen oder beim Sitzen. Die Handhabung der Kompressionstherapie variiert. So ist es in vielen Einrichtungen üblich, die Strümpfe / Wickel 24 h tragen zu lassen. MTS werden durch den Arzt angeordnet.

Bei arteriellen Durchblutungsstörungen ist die Kompressionstherapie kontraindiziert.
Eine Kompressionstherapie mit MTS erfordert folgendes Vorgehen:

1. Ausmessen der Beine
2. Wahl der passenden Strümpfe
3. Anziehen der Strümpfe
4. Kontrolle des Sitzes

Das Ausmessen der Beine erfolgt im Liegen. Die Ergebnisse werden mit den herstellereigenen Tabellen [Abb. 2] verglichen und entsprechende Strümpfe ausgewählt. Jeder Hersteller hat zu den jeweiligen Maßen Größen festgelegt, die meist mit einer farblichen Markierung am Saum des Strumpfes einhergehen. Die Strümpfe müssen passend sein, da zu kleine Strümpfe zu Abschnürungen führen und zu große Strümpfe keinen komprimierenden Effekt haben.

Zum Ausmessen werden die Beine der Patientinnen in der Länge (vom Trochanter major bis zum Fußknöchel) und im Umfang des Oberschenkels und des Unterschenkels (jeweils größter Umfang) ausgemessen.

Trochanter major | 177

Beispiel:

Oberschenkelumfang	= 68 cm
Unterschenkelumfang	= 36 cm
Beinlänge	= 80 cm
Richtige Größe der MTS	**= B2**

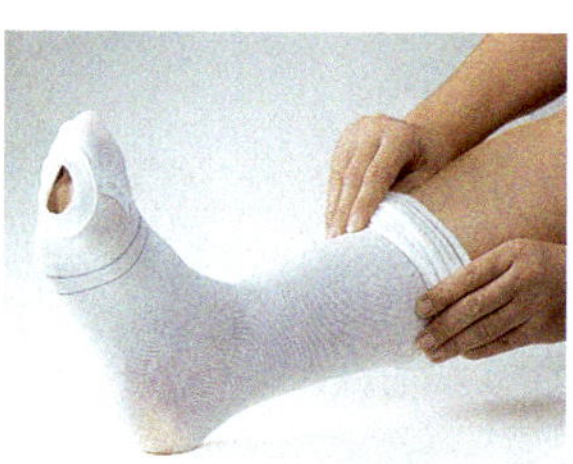

[1] Medizinische Thrombose-Prophylaxe-Strümpfe (MTS)

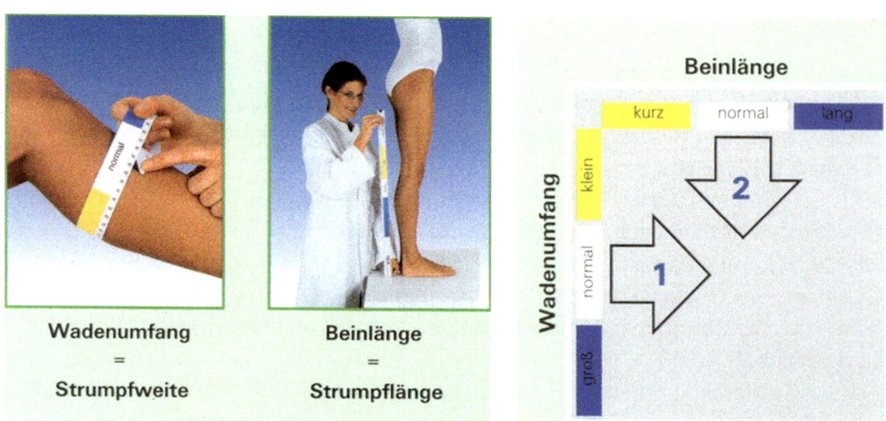

[2] Herstellerübersicht zu den verschiedenen Maßen von MTS

Das Anziehen der Strümpfe ist häufig recht beschwerlich. Aus diesem Grund benötigen die meisten Patientinnen hierfür die Unterstützung von Pflegenden. Das Anziehen der Strümpfe kann folgenderweise durchgeführt werden:

- Patientin liegt mindestens 10 Minuten im Bett mit erhöhten Beinen (entstauende Lagerung) [Abb. 3].
- Strumpf über die eigene Hand und den eigenen Arm ziehen („auf links ziehen")
- Strumpf über den Vorfuß ziehen, dabei Fuß mit der Hand greifen, Sichtfenster richtig plazieren
- Strumpf bis zur Ferse ziehen, vorsichtig in aufgerolltem Zustand über die Ferse ziehen
- Patientin bitten, sich gegen den Bettgiebel zu stemmen, dann den Strumpf vorsichtig, aber konsequent bis zum Oberschenkel ziehen [Abb. 7]. Die Kniefelder sollen in der Kniebeuge sitzen

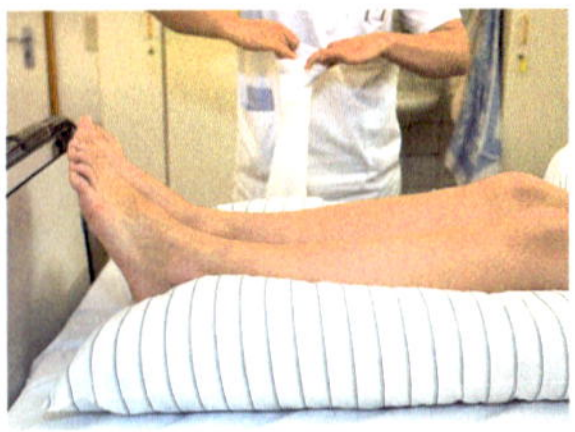

[3] Entstauende Lagerung

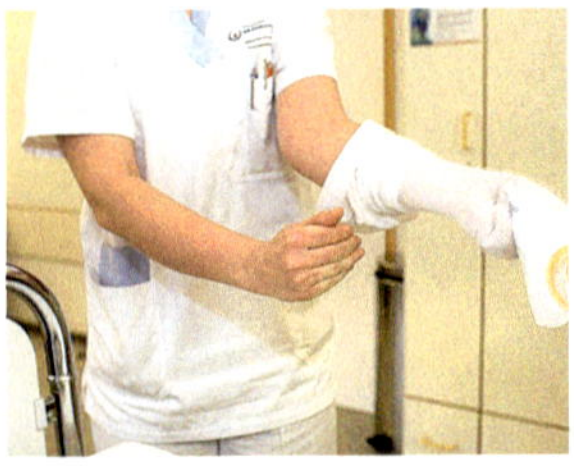

[4] Strumpf „auf links ziehen"

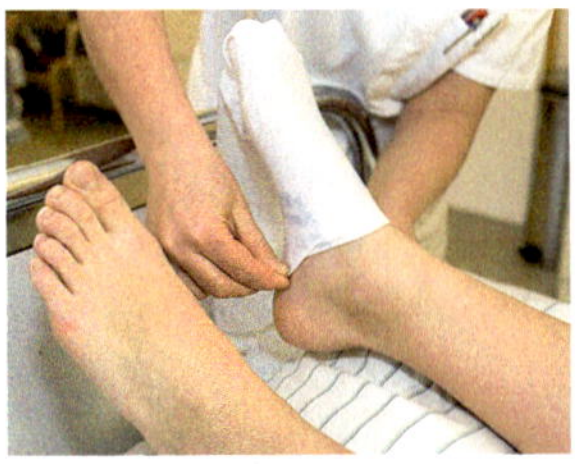

[5] Strumpf über den Vorfuß ziehen

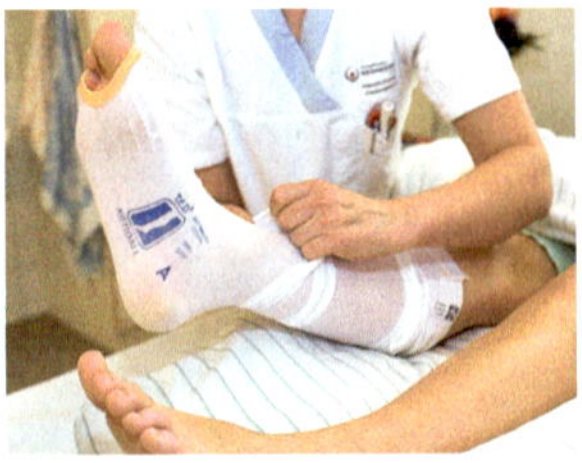

[6] Strumpf über die Ferse ziehen

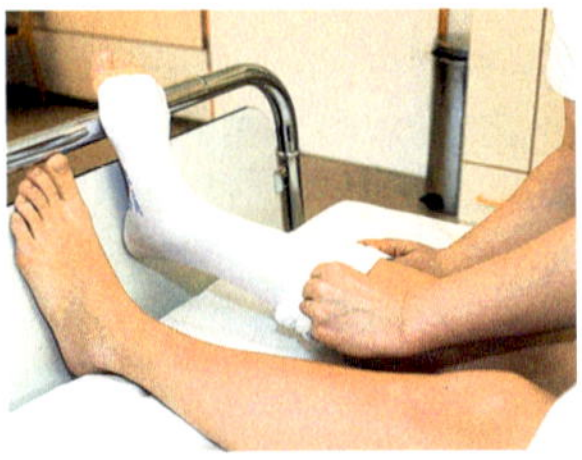

[7] Strumpf bis zum Oberschenkel ziehen

Damit MTS thromboprophylaktisch wirken können, müssen sie „richtig sitzen". Folgende Kontrollen müssen nach dem Anlegen der MTS und im Laufe des Tages durchgeführt werden:

- Richtige Größe? Die Strümpfe sollen eng anliegen, aber nicht einschnüren.
- Sichtfenster über dem großen Zeh? Um Minderdurchblutungen schnell zu erkennen, müssen die Zehen durch das Sichtfenster einsehbar sein. Eine bläuliche Verfärbung unter dem Zehennagel (*Zyanose*) weist auf eine arterielle Minderdurchblutung hin.
- Keine Falten? Falten schnüren die Blutgefäße ab und fördern damit eher die Entstehung einer Thrombose.
- Hat die Patientin Schmerzen oder klagt nach einiger Zeit über Brennen, muss der Strumpf ausgezogen werden und das Bein auf mögliche Druckstellen hin kontrolliert werden.

MTS werden entsprechend den Herstellerhinweisen und hauseigenen Standards regelmäßig gewechselt (z. B. alle zwei Tage). Sie sind waschbar und genügen den hygienischen Ansprüchen von Pflegeeinrichtungen / Krankenhäusern.
Die Beendigung der MTS-Therapie wird von ärztlicher Seite festgelegt.

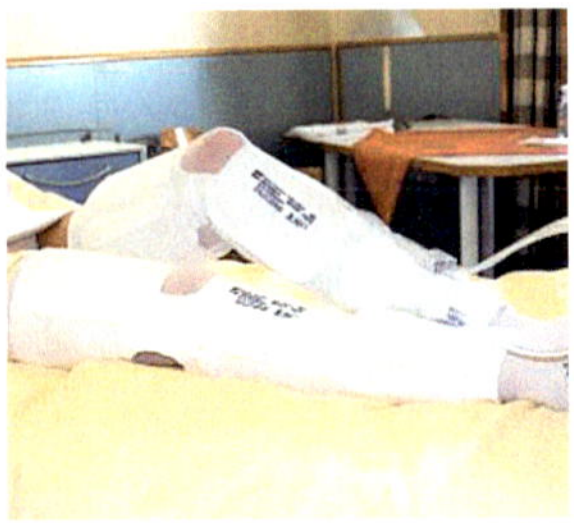

[8] IPC

Aus der Forschung

In der Schweiz wurden von Rohrer & Eicher die Wirksamkeit von intermittierend komprimierenden, pneumatischen Strümpfen (IPC, [Abb. 8]) bei der Thromboseprophylaxe untersucht. Die Autorinnen nahmen hierfür eine Literaturanalyse von bestehenden Studien vor. Im Ergebnis zeigte sich, dass diese relative neue Thromboseprophylaxe wirksam ist. IPC bestehen aus Manschetten, die um das Bein fixiert werden. In regelmäßigen Abständen wird durch diese Manschetten ein intermittierender Druck ausgeübt.

intermittierend
mit Unterbrechungen erfolgend intermittere, lat. = dazwischenstellen

—

Rohrer, Ottilia; Eicher, Manuela: „*Thromboseprophylaktischer Effekt intermittierend komprimierender pneumatischer Strümpfe* (ICP): *Eine systematische Literaturanalyse*" in: Pflege, 2006 (19), S. 175 – 187

4.1.8 Kinaesthetics in der Pflege®

Die Geschichte der Kinaesthetics

Frank Hatch und Lenny Maietta – die Begründer der Kinaesthetics – haben Anfang der 70er-Jahre Erkenntnisse aus der Kybernetik (Wissenschaft der lebenden Systeme) konsequent auf die menschliche Bewegung angewendet. Daraus wurde für ihre Arbeiten der Begriff Kinaesthetics (früher Kinästhetik) kreiert.

Das heutige Kinaesthetics-Wissen ist in einem über 30 Jahre laufenden „Lernprozess“ entstanden. Dieses Know-how und die Methodik / Didaktik werden seit 1999 vom IHD (European Institute for Human Development), einer Forschungs- und Entwicklungseinrichtung, ständig weiterentwickelt. Wissenschaftlich wird es von Frank Hatch und Lenny Maietta geleitet.

Kinaesthetics heute

- Kinaesthetics wurde bisher von mehreren tausend Fachkräften und Organisationen in Europa systematisch genutzt: für die Arbeit mit pflegebedürftigen oder alten Menschen, Menschen mit Behinderungen, Frühgeborenen oder für die Entwicklungsförderung bei Kleinkindern.
- Rund 1000 „Kinaesthetics-Trainer“ im Gesundheits- und Sozialbereich führen in enger Zusammenarbeit mit den Kinaesthetics-Instituten die Bildungs- und Qualifizierungsarbeit durch.
- Ein professionelles Qualitäts- und Zertifizierungssystem stellt sicher, dass Menschen und Organisationen, die Kinaesthetics-Wissen aufbauen und nutzen wollen, nach den neuesten Erkenntnissen qualifiziert werden.

Ziele der Kinaesthetics in der Pflege

Auf der Basis der von Hatch / Maietta entwickelten Kinaesthetics-Konzepte werden Fachkräfte im Gesundheits- und Sozialbereich befähigt, ihre alltäglichen Bewegungen im Berufsalltag bewusster wahrzunehmen und zu gestalten (Bewegungskompetenz).

- Sie sind dadurch in der Lage, die eigene Gesundheit selbst effektiver zu regulieren, und reduzieren dabei die eigene körperliche Belastung.
- Sie lernen, Klientinnen / Patientinnen und Bewohnerinnen so zu unterstützen, dass diese mehr Selbstständigkeit in den Lebensaktivitäten erreichen.
- Sie verbessern ihre Lern- und Kommunikationsfähigkeiten.

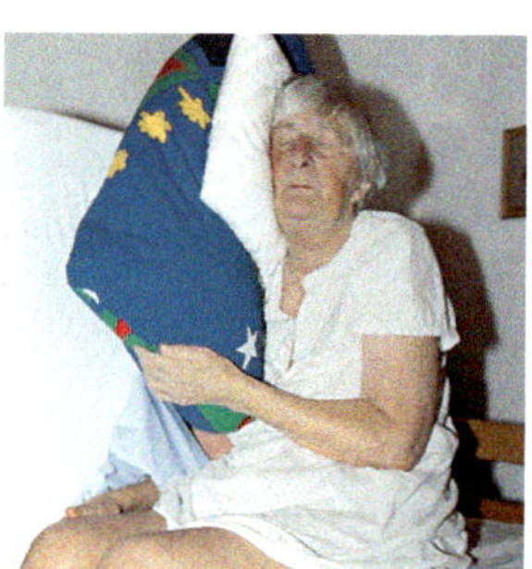

[1] Menschen suchen sich eine Position aus, die ihrem individuellen Bedürfnis entspricht und ihnen Sicherheit vermittelt. Die Aufgabe der Pflegefachkräfte besteht darin, sie dabei zu unterstützen.

Bandscheibenvorfall | 2

Kinaesthetics in der Pflege®

Um ältere, oft multimorbide oder schwer kranke Menschen in der Mobilität zu unterstützen, bedarf es häufig einer großen Kraftanstrengung. Hilfsmittel für die Mobilisation sind in vielen Einrichtungen nicht oder in nicht ausreichender Anzahl vorhanden. Im häuslichen Bereich muss immer wieder auf die menschlichen Ressourcen zurückgegriffen werden.

Bewegung ist jedoch die Grundvoraussetzung für die Teilnahme am täglichen Leben. Menschen, die sich selber nicht bewegen können, verlieren mit der Zeit die Orientierung zum eigenen Körper und somit auch zur Zeit und zum Ort. Vitale Funktionen wie zum Beispiel Atmung und Verdauung werden durch Bewegungseinschränkungen reduziert.

Transfers (z. B. Bett – Stuhl, Stuhl – Stuhl), die in den alltäglichen Pflegesituationen durchzuführen sind, werden durch Wahrnehmungseinschränkungen der Pflegebedürftigen erschwert. Kommunikationsschwierigkeiten bilden oft ein weiteres Hindernis. Zunehmende Kraftlosigkeit und Bewegungseinschränkung der Pflegebedürftigen können somit auch zu körperlichen Schäden der Pflegenden führen (z. B. Bandscheibenvorfall). Die räumlichen Bedingungen, unter denen Pflegende arbeiten müssen, sind oft sehr eingeengt. Gerade im häuslichen Bereich oder im Nachtdienst sind Pflegende auf sich alleine gestellt, eine Kollegin ist nur selten verfügbar.

An dieser Stelle greift das Konzept der Kinaesthetics in der Pflege®. Es stützt sich auf sechs Konzepte:

Kinaesthetics

Interaktion

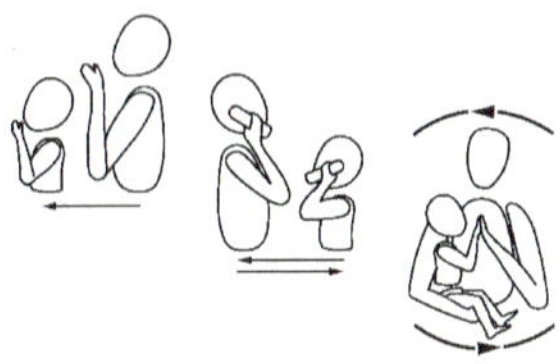

Kinaesthetics Anatomie

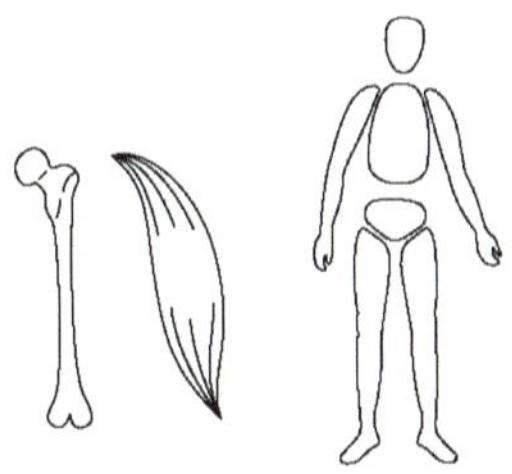

Menschliche Bewegung

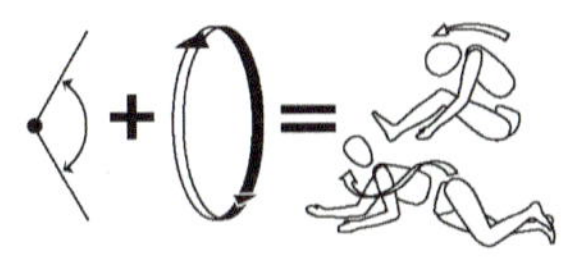

Anstrengung

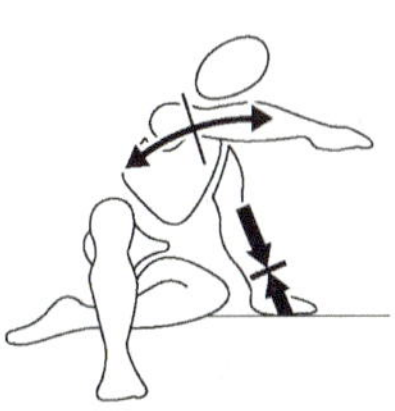

Menschliche Funktionen

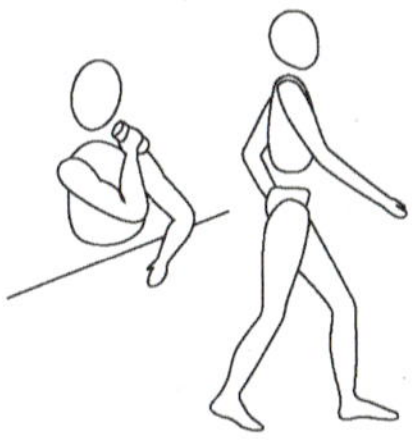

Umgebungsgestaltung

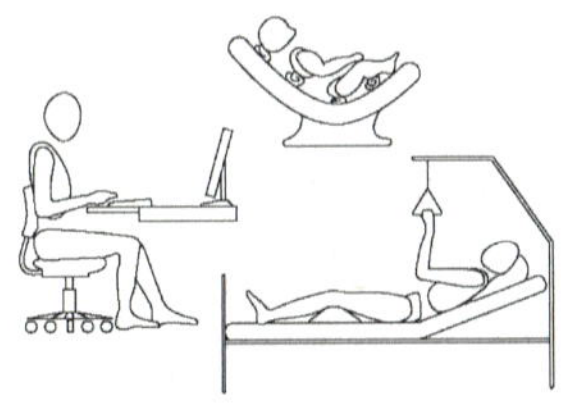

Interaktion

Pflegende sind täglich in Interaktion mit anderen Menschen. Aktion und Reaktion bauen ein Spannungsnetz von unterschiedlicher Qualität auf. Die notwendige Anleitung muss sich an den Fähigkeiten der Pflegebedürftigen orientieren.

Hierzu stehen uns drei grundlegende Interaktionsmöglichkeiten zur Verfügung.

A Sinne

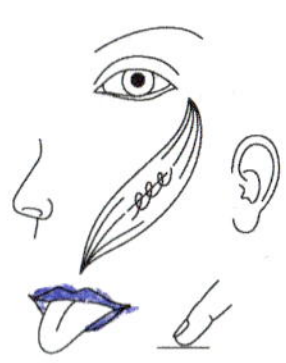

Durch unsere **Sinne** nehmen wir Kontakt mit unserer Umgebung auf. Jeder Sinn hat eine spezielle Bedeutung in der Interaktion. Informationen über Bewegung können über das sensorisch-motorische System am besten vermittelt werden, wenn Menschen sich berühren. Kinästhetische Empfindungen entstehen durch Körperbewegungen und Muskelkontraktionen. Hervorgerufen werden sie durch mechanische Kräfte, die sich auf die Rezeptoren in den Muskeln, Sehnen und Knochen auswirken.

B Zeit, Raum und Kraft

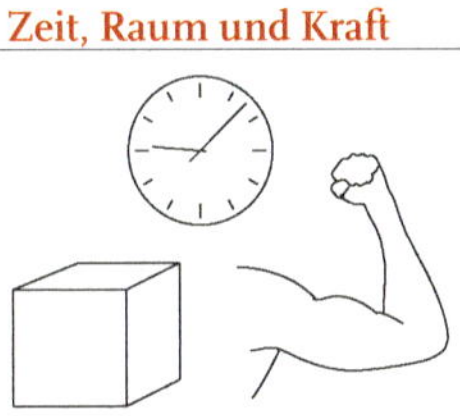

Die Elemente **Zeit, Raum und Kraft** stehen immer in Wechselbeziehung. Verändert sich einer der Faktoren, hat das eine Auswirkung auf die anderen.

C Interaktionsformen

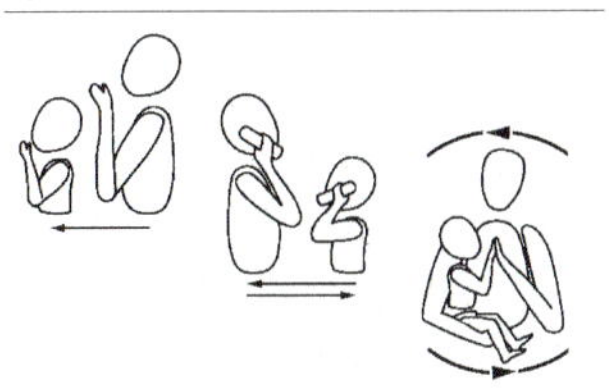

Interaktionsformen können einseitig schrittweise oder gleichzeitig gemeinsam durchgeführt werden. Die Form der Interaktion muss dem Gesundheitszustand der Pflegebedürftigen angepasst sein.

Beispiel Frau Meyer lebt in einer Pflegeeinrichtung und kann ihre Bewegungsabläufe nur noch einschränkt steuern. Sie sitzt auf der Bettkante und soll sich in den Rollstuhl begeben, der neben dem Bett steht. Den verbalen Anweisungen kann sie kaum folgen, ihre Stehfähigkeit ist eingeschränkt .

A **Sinne** (| [Abb. 1–2])
Die Pflegende setzt sich neben die Bewohnerin und gibt ihr über Körperkontakt (kinästhetischer Sinn) Informationen, in welche Richtung sie sich bewegen soll. Beide können dadurch ihr Gewicht in der Schwerkraft erfahren und kontrollieren.

B **Zeit, Raum und Kraft** (| [Abb. 3–4])
Frau Meyer bewegt sich sitzend in kleinen Schritten in Richtung Rollstuhl. Zwischendurch macht sie kurze Pausen, um sich zu orientieren und auszuruhen.

C **Interaktionsform**
Die Pflegekraft hält Körperkontakt (Interaktionsform: gleichzeitig gemeinsam), um im Bewegungsfluss mit der Bewohnerin zu bleiben

Transfer vom Bett in den Rollstuhl

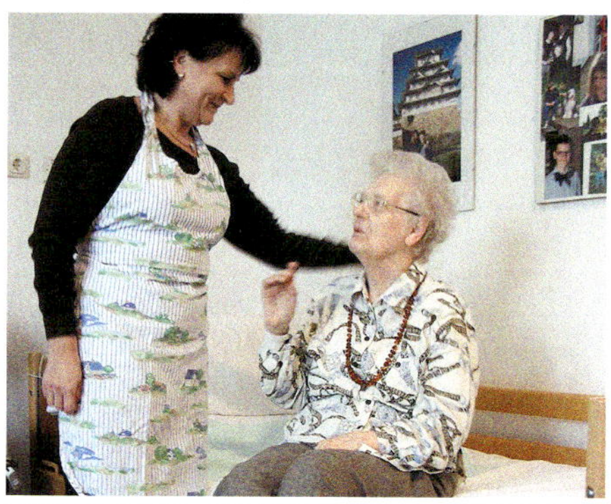

[1] Aufnahme des Körperkontakts

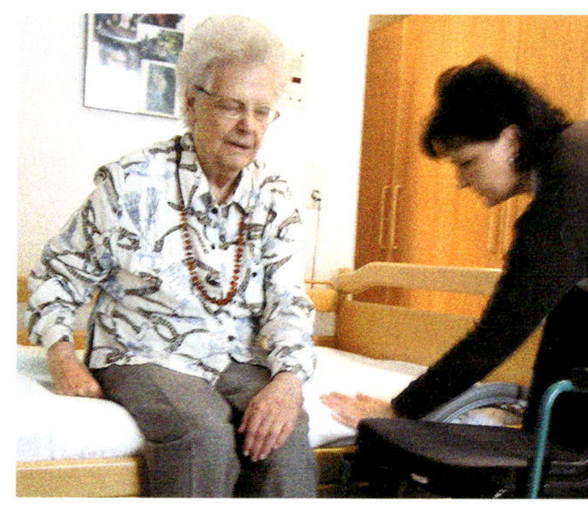

[2] Erläuterung der Bewegungsrichtung

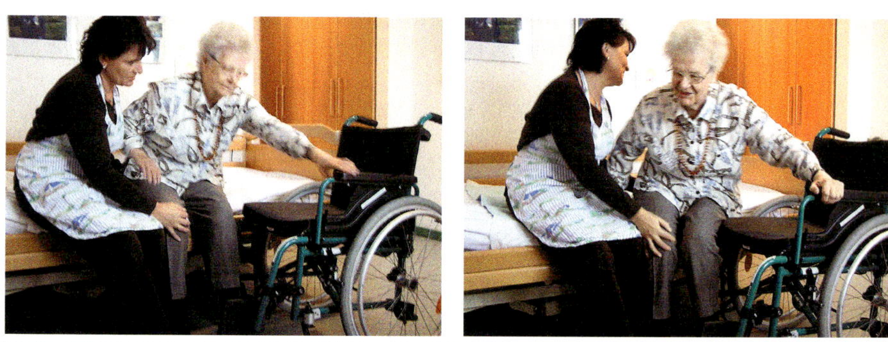

[3] Kleine, schrittweise Bewegungen in Richtung Rollstuhl

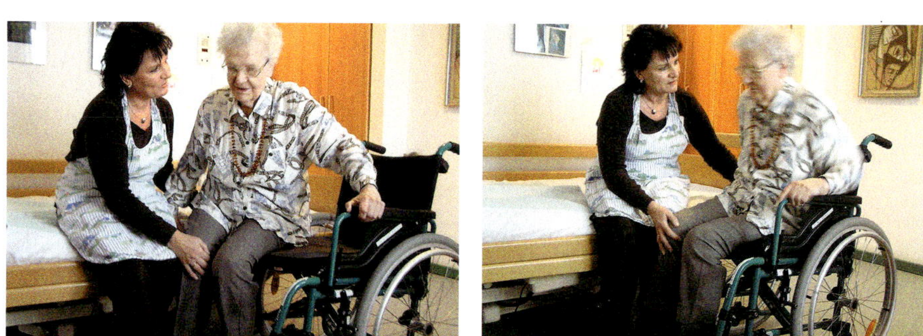

[4] Transfer in den Rollstuhl bei gleichzeitigem Körperkontakt zur Pflegekraft

Kinaesthetics Anatomie

Häufig müssen Pflegebedürftige von einer Bettseite zur anderen bewegt werden. Dabei wird oftmals das ganze Gewicht von Pflegenden übernommen.

Durch das Wissen über Massen und Zwischenräume können Pflegende diesen Transfer alleine übernehmen, indem sie jeden Körperteil einzeln bewegt.

A Massen und Zwischenräume

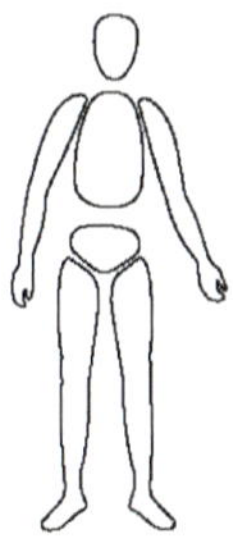

Die 7 Massen
(Kopf, Thorax, Becken, 2 Beine und 2 Arme)
werden durch 6 Zwischenräume miteinander verbunden.
Jede Masse kann einzeln bewegt werden.
Massen und Zwischenräume sind eine anatomische Vereinfachung des menschlichen Körpers.

B Knochen und Muskeln

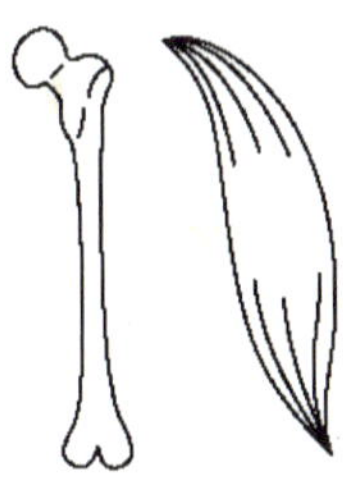

Knochen und Muskeln helfen uns, Gewicht zu tragen oder zu organisieren.

C Orientierung

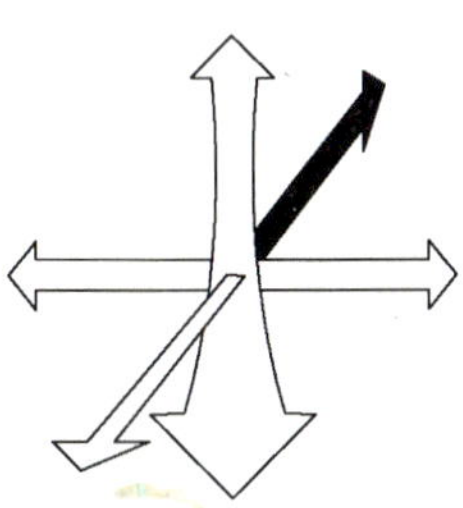

Die Differenzierung zwischen der **Orientierung** im Raum und der Orientierung am menschlichen Körper mit seinen speziellen Eigenschaften hilft uns bei Bewegungsaktivitäten.

Als ein Grundsatz in der kinästhetischen Bewegung kann man sagen: Massen fassen, Zwischenräume fließen lassen.

Beispiel Durch eine fortgeschrittene Krankheit ist Frau Hansen nicht mehr in der Lage zu stehen. Ihr Körpertonus reicht nicht aus, den Oberkörper in einer aufrechten Position zu halten. Gefühlsbefindlichkeiten können nur nonverbal (Mimik) und durch die gespürte Körperspannung von Pflegenden erfasst werden.

Dennoch kann Frau Hansen über das **Konzept der Kinaesthetics Anatomie** vom Bett in den Pflegesessel bewegt werden. Unter der Nutzung der „Zwischenräume" können die „Massen" einzeln transferiert werden.

Frau Hansen erhält darüber eine **Orientierung im Körper.** Die Pflegefachkraft braucht nicht mehr zu heben, da das Gewicht die ganze Zeit auf der „Unterstützungsfläche" Bett belassen wird (| 162 [Abb. 1–6]).

Transfer vom Bett in den Pflegesessel

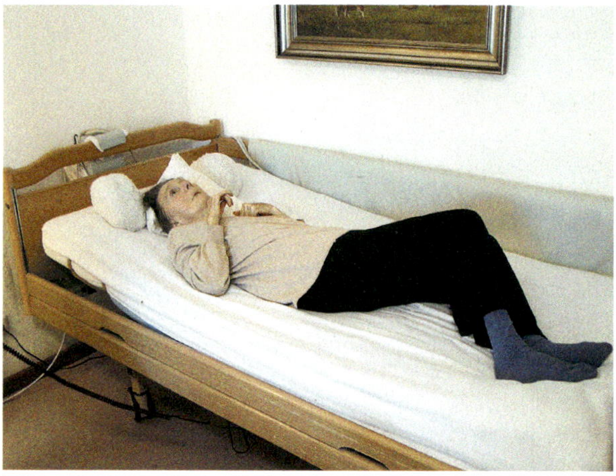

[1] Ausgangsposition im Bett

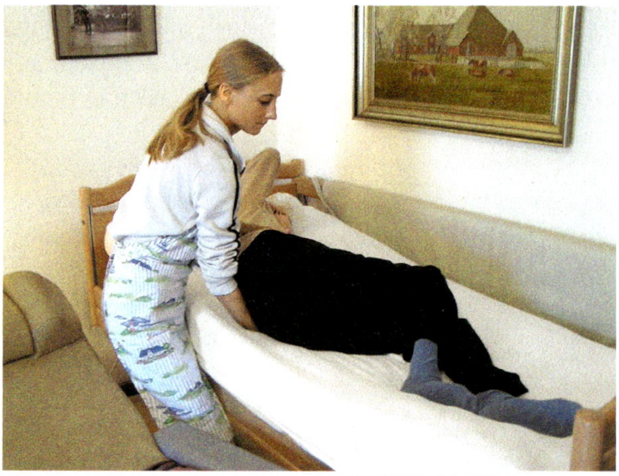

[2] Bewegung der Hüfte zur Bettkante

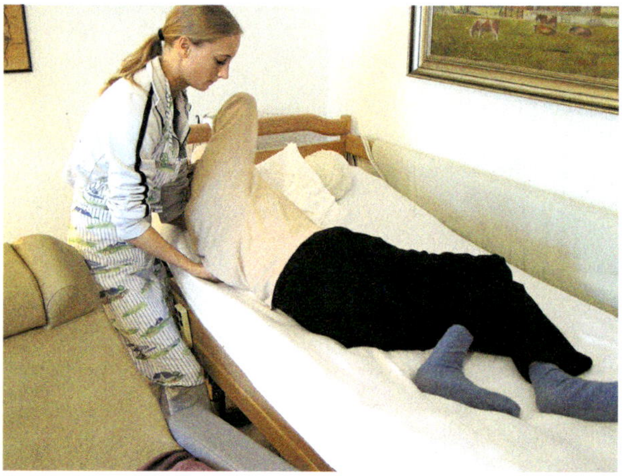

[3] Bewegung des Schultergürtels zur Bettkante

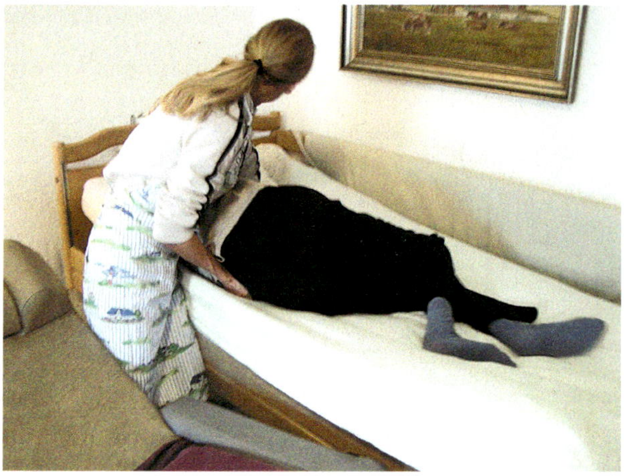

[4] Herausdrehen der Hüfte

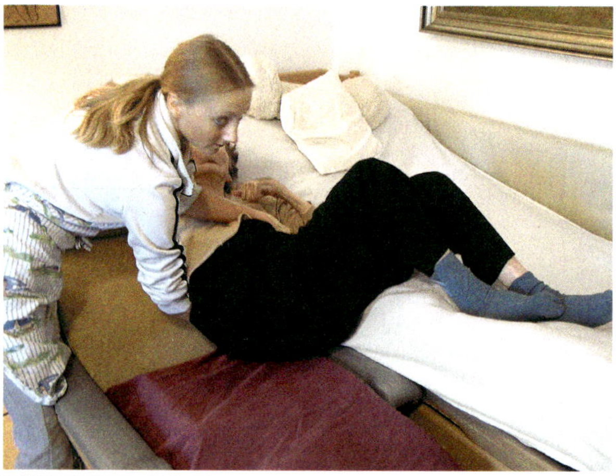

[5] Transfer in den Pflegesessel

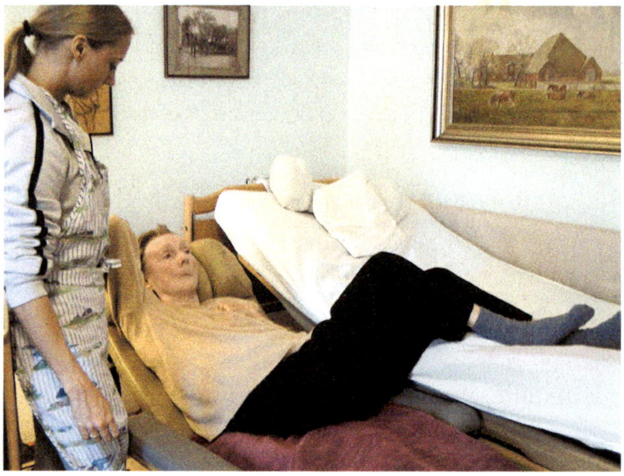

[6] Halbliegende Position im Pflegesessel

Menschliche Bewegung

Innerhalb des menschlichen Körpers gibt es parallele und spiralige Bewegungsmuster. Hilfsbedürftige Menschen setzen sich oftmals mit viel Kraftanstrengung im Bett zum Sitzen aufrecht.

Nutzen Pflegebedürftige ihre Ressourcen, indem sie sich über eine Körperseite aufrichten, ersparen sie sich Kraft.

Das Kennenlernen des Zusammenspiels zwischen stabilen (z. B. Knochen) und instabilen (z. B. Gelenken) Bewegungsebenen in unserem Körper lässt uns Bewegungsfähigkeiten erkennen.

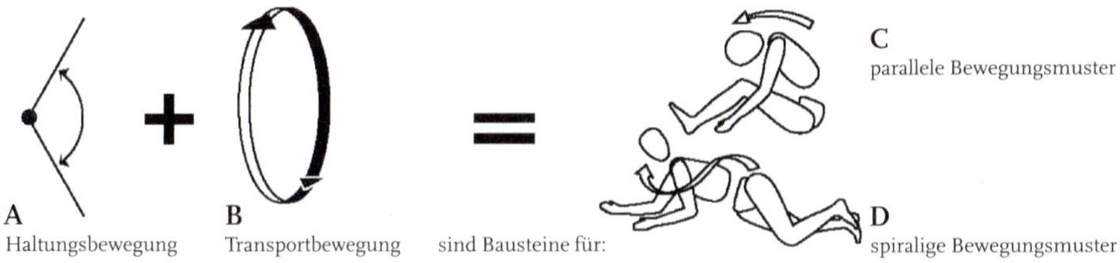

[7] Parallele und spiralförmige Bewegungsmuster

Beispiel Die folgenden Beispiele (Versuche) sollen verdeutlichen, dass wir unseren Körper in eine Ausgangsposition bringen müssen, um diese gezielt zu verändern.

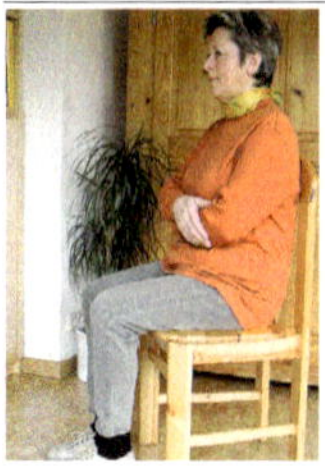

1. Versuch

Setzen Sie sich auf einen Stuhl mit dem Rücken an die Rückenlehne angelegt. Pressen Sie die Beine zusammen und legen Sie die Arme an den Oberkörper.

Versuchen Sie, aus dieser Position aufzustehen, lassen Sie den Oberkörper in senkrechter Haltung. Wahrscheinlich ist es Ihnen kaum möglich, aus dieser Körperhaltung heraus zum Stehen zu kommen.

Bei Menschen, die ihren Körper aus verschiedenen Gründen nicht mehr selber „organisieren" können, wird oft der Versuch unternommen, sie wie im ersten Versuch beschrieben zum Aufstehen zu bewegen.

Dieses ist für Pflegefachkräfte nur durch Tragen und unter großer Kraftanstrengung möglich. Orientieren wir uns aber an der Funktion des Körpers, fördern wir die vorhandenen Fähigkeiten und verhindern gesundheitliche Schäden für Pflegefachkräfte und Pflegebedürftige.

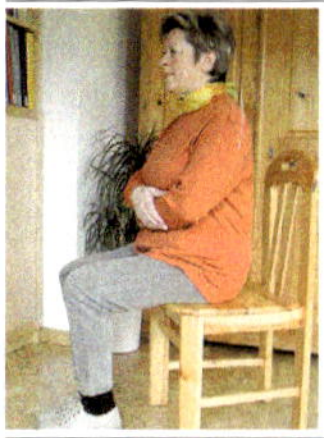

2. Versuch

Setzen Sie sich jetzt in die Stuhlmitte, sodass Sie keinen Kontakt mehr mit der Rückenlehne haben. Arme und Beine bleiben in der vorherigen Haltung. Stehen Sie aus dieser Position heraus auf. Es wird Ihnen gelingen (je nachdem, wie hoch der Stuhl ist), aber noch mit einer ungewöhnlichen Anstrengung, die Sie sonst nicht spüren, wenn Sie vom Sitzen zum Stehen kommen.

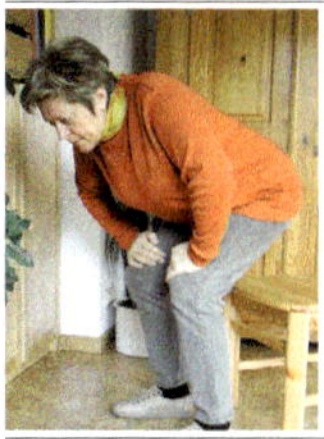

3. Versuch

Ihre Position ist weiter die Stuhlmitte, aber Sie stellen die Beine nebeneinander, pressen die Arme nicht mehr an den Körper und beugen sich mit dem Oberkörper beim Aufstehen nach vorne (paralleles Bewegungsmuster).

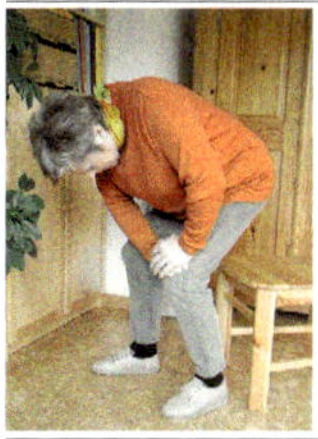

4. Versuch

Alternativ versetzen Sie einen Fuß leicht in Richtung Stuhlbein. Beim Aufstehen stützen Sie sich auf dieser Beinseite am Oberschenkel ab. Es entsteht ein leicht spiraliges Bewegungsmuster und Sie empfinden das Aufstehen vielleicht noch leichter.

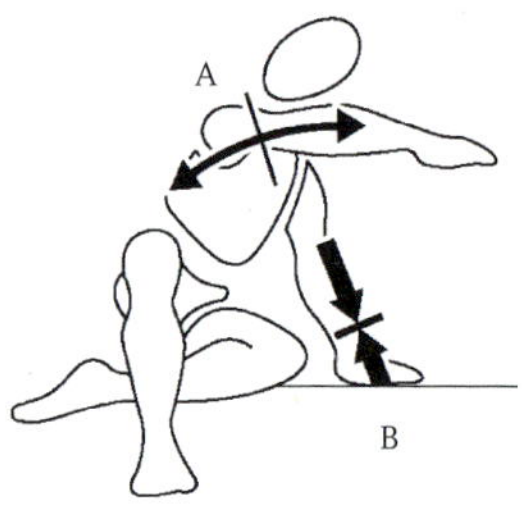

[1] Zielgerichtete Anstrengung durch Ziehen (A) und Drücken (B)

Anstrengung

Um uns fortzubewegen, müssen wir uns anstrengen.

Anstrengung geschieht durch **Ziehen** und **Drücken** [Abb. 1]. Pflegende gebrauchen dieses Wissen in der Interaktion mit den Pflegebedürftigen.

Wenn durch Ziehen und Drücken an verschiedenen Körpermassen Anstrengung zielgerichtet angewandt wird, dient es der Orientierung im eigenen Körper.

Beispiel Herr Knuth hatte durch einen Unfall beide Unterschenkel verloren. Der Transfer vom Bett in den Rollstuhl wurde früher so gestaltet, dass er von Pflegenden getragen wurde.
Mit Hilfe eines Gleitbrettes und Anpassung der Umgebung hatte Herr Knuth einen Weg gefunden, sich mit dem vordergründigen Konzept Anstrengung durch Ziehen und Drücken fast selbstständig in den Rollstuhl zu bewegen [Abb. 2 und 3].

Herr Knuth hat beim Transfer vom Bett in den Rollstuhl viel Selbstkontrolle. Er bestimmt durch seine Fähigkeiten und die angebotenen Hilfsmittel die Geschwindigkeit der Situation.

Die Pflegende vermittelt durch Anwesenheit und leichte Anleitung in der Bewegungsrichtung entsprechende Sicherheit.

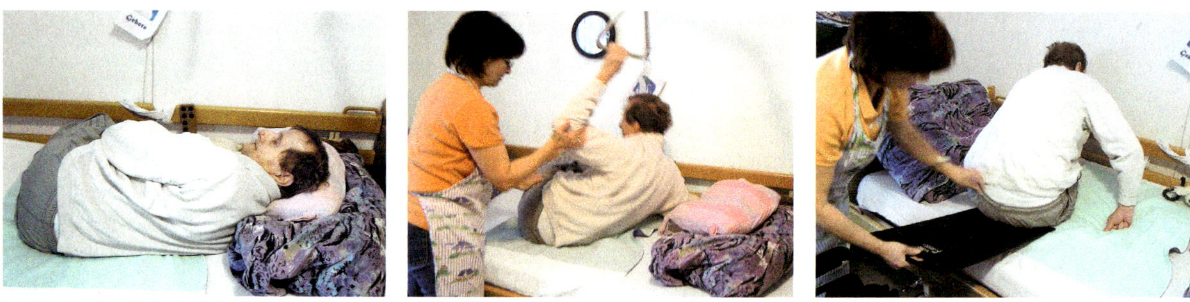

[2] Bewegungsunterstützung beim Aufrichten im Bett

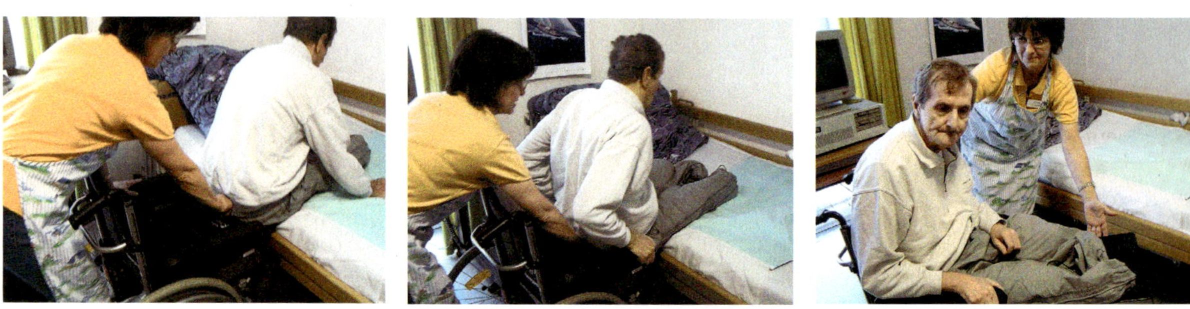

[3] Transfer von der Bettkante in den Rollstuhl mit Hilfe einer Gleitmatte

Menschliche Funktionen

Grundpositionen

Das Wissen über die verschiedenen Grundpositionen unterstützt Pflegende darin, Menschen in eine Position zu bringen, die dazu geeignet ist,

- Bewegung am Ort durchzuführen:
  z. B. Nahrung zu sich zu nehmen, auszuscheiden, sich zu pflegen und zu kleiden oder sich sozial zu integrieren und die persönlichen Kulturansprüche zu befriedigen;
- sich fortzubewegen:
  dabei das Körpergewicht so zu organisieren, dass körperlicher Schaden verhindert und das Selbstwertgefühl gefördert wird.

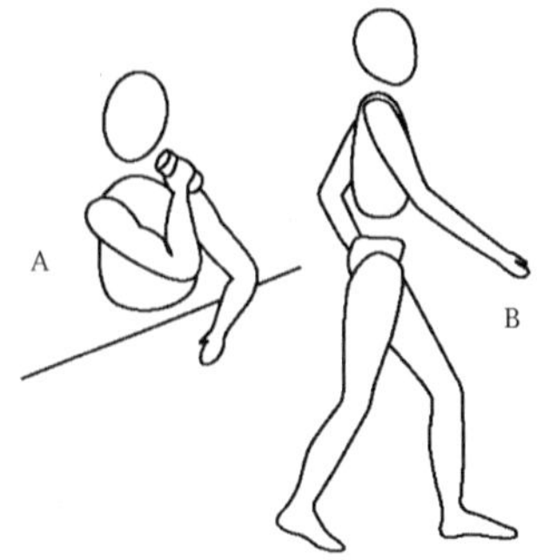

[4] Bewegung am Ort (A) und Fortbewegung /(B)

Es gibt 7 Grundpositionen, die uns zielgerichtet dazu verhelfen können, uns von einem Ort zum anderen fortzubewegen oder uns in unseren Alltagshandlungen zu unterstützen.

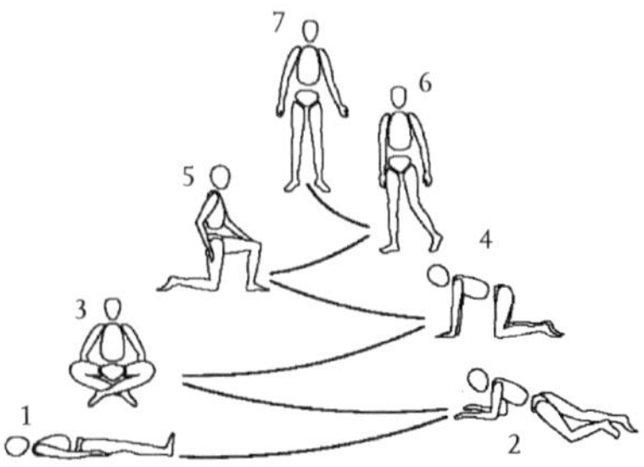

[5] Positionen/Grundpositionen

Grundpositionen:

1. Rückenlage
2. Bauchlage mit Ellenbogenstütze
3. Sitzen
4. Hand-Knie-Stand
5. Einbein-Knie-Stand
6. Einbein-Stand
7. Zweibein-Stand

Innerhalb der Grundpositionen gibt es ebenso Zwischenpositionen. Somit gehen die Grundpositionen teilweise fließend ineinander über ([Abb. 6] | 52).

Beispiel Herr Laudt wird nach einem Schlaganfall in einer Rehabilitationseinrichtung betreut. Herr Laudt ist in seiner Kommunikationsfähigkeit eingeschränkt. Die Denkprozesse sind verändert. Es kommt zu Abwehrverhalten beim Anreichen von Essen, Ankleiden und bei der Körperpflege, vor allen Dingen aber auch während der Mobilisationsphase.

Bei Berührungen und einleitenden Bewegungsabläufen verstärkt sich das Abwehrverhalten. Besonders wenn sich der Kontakt zur Unterstützungsfläche verändert, zum Beispiel bei einem Transfer vom Bett liegend über das Sitzen zum Stehen, zeigt Herr Laudt deutlich seine Ablehnung. Angstzustände sind mit einschießenden, kaum kontrollierbaren Körperbewegungen verbunden. In diesen Situationen sind zwei Pflegende nötig, um Gefahren von den Pflegenden und von Herrn Laudt abzuwenden.
In einer Kinaesthetics®-Arbeitsgruppe wurde ein Transfer entwickelt, der die Angstzustände wesentlich reduzierte und Herrn Laudt die Möglichkeit gab, noch vorhandene Fähigkeiten zu nutzen. Hierbei stand das **Konzept der Grundpositionen** (vom Liegen in die Bauchlage zum Stehen) im Vordergrund. Durch den ständigen Kontakt zum Bett erfährt Herr Laudt kaum Umgebungswechsel. Er hat nun ein Optimum an Selbstkontrolle und kann sein Körpergewicht auf eine Unterstützungsfläche abgeben. Die Decke schützt ihn und verstärkt das Sicherheitsgefühl. Die Pflegenden brauchen sein Gewicht nicht zu heben, sondern nur zu leiten. Die Verletzungsgefahr reduziert sich so auf beiden Seiten.

Herr Laudt wird durch die Grundpositionen **Rückenlage** [Abb. 1], **Seitenlage** [Abb. 2], **Bauchlage mit Ellenbogenstütze** [Abb. 3] und **Einbein-Stand** [Abb. 4] zum Sitzen [Abb. 5] geleitet.

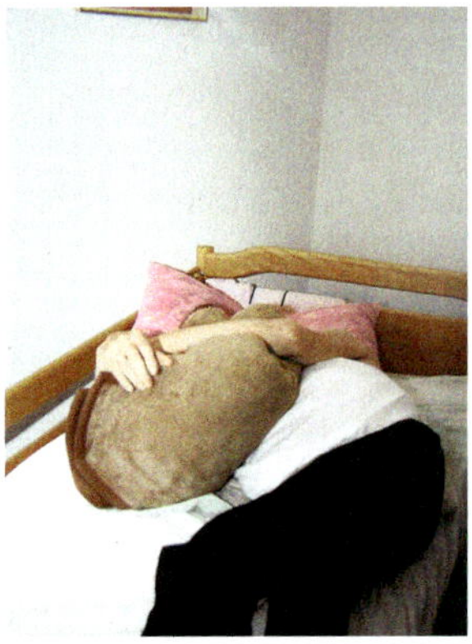

[1] Rückenlage

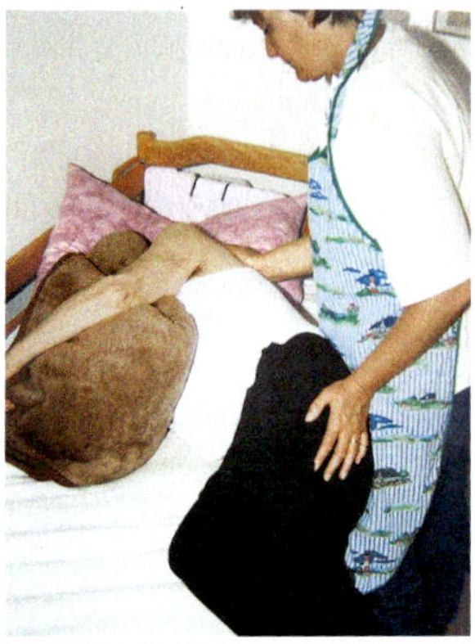

[2] Seitenlage

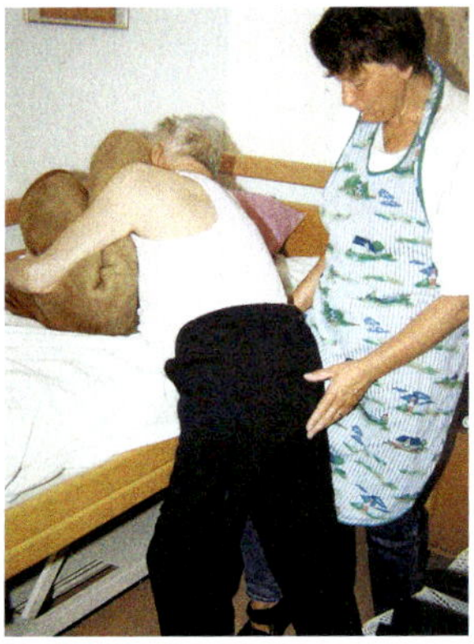

[3] Bauchlage mit Ellenbogenstütze

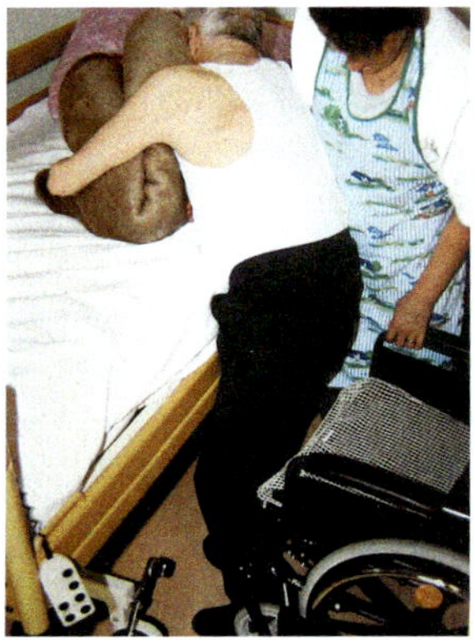

[4] Einbein-Stand

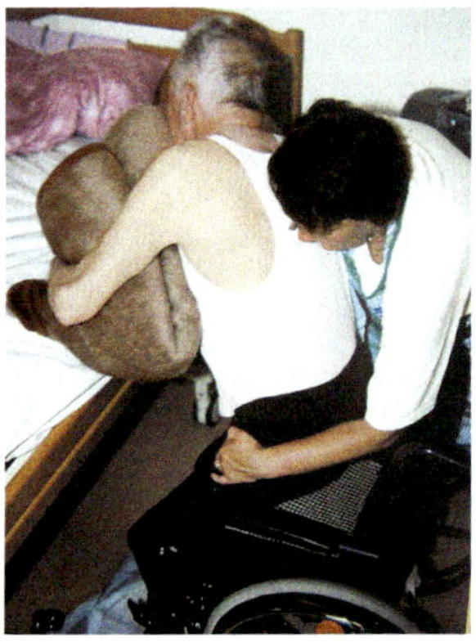

[5] Sitzen

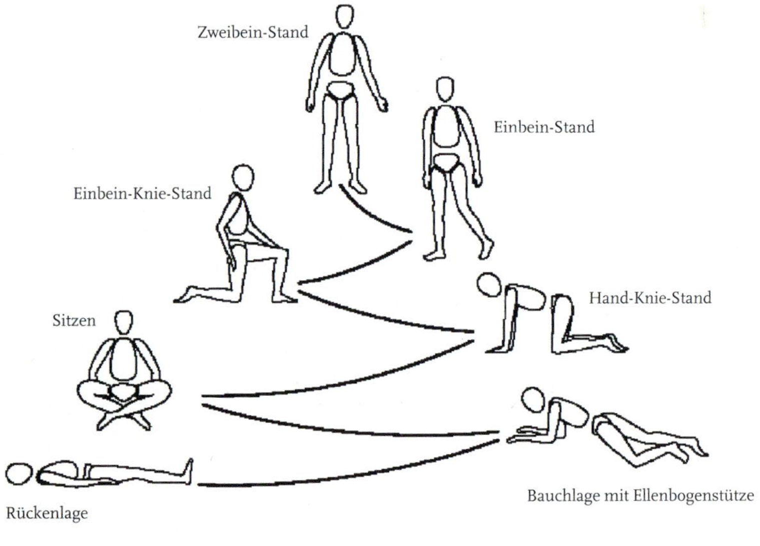

[6] Die 6 Grundpositionen

Umgebungsgestaltung

Die Gestaltung des Umfelds kann Auswirkungen auf die Gesundheit haben. Sie hat einen wesentlichen Einfluss auf die Fortbewegung und die Bewegung am Ort. Je nach Ziel kann die Umgebung mobilisierend oder stabilisierend gestaltet werden.

Hilfsmittel dienen dazu, noch vorhandene Fähigkeiten individuell zu kompensieren.

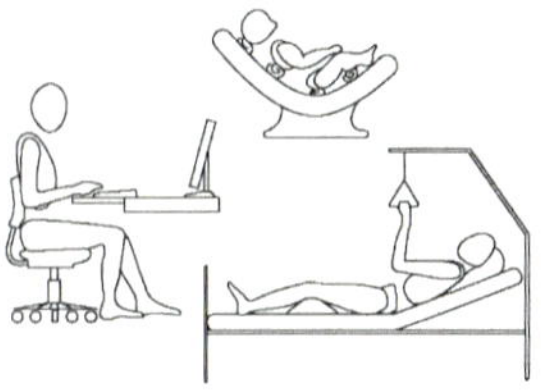

[7] Möglichkeiten der Umgebungsgestaltung

Beispiel Frau Mosebach ist auf Grund ihrer physischen und psychischen Befindlichkeit kaum in der Lage, ihre Bewegungsabläufe zu steuern. Nur mit Hilfe von Pflegefachkräften ist es ihr möglich, zu stehen oder zu gehen.

Sitzt sie im Stuhl, hat sie den Drang aufzustehen. Hierdurch ist sie schon mehrfach gestürzt. Eine lückenlose Beaufsichtigung ist nicht möglich. Der intensive Bewegungsdrang versetzt Frau Mosebach in Erregungszustände, die bisher nur medikamentös zu beeinflussen sind. So leidet sie auch unter den Nebenwirkungen der Medikamente wie Verschlechterung der Motorik und Verstärkung der schon vorhandenen Bewusstseinsstörungen.

Ein Gehstuhl kann ihr Wohlbefinden dahingehend verbessern, dass Frau Mosebach weniger im Stuhl fixiert werden muss. Sie hat dadurch die Möglichkeit, von sich aus Kontakt zu anderen Menschen aufzunehmen.

Sobald Frau Mosebach das Gehen zu anstrengend wird, kann sie ihr Gewicht auf den Sitz des Gehwagens abgeben. Dadurch ist Frau Mosebach in der Lage, ihr Gewicht selbst so zu organisieren, dass sie sich weitgehend selbstbestimmt bewegen kann. Durch das selbstständige Gehtraining kann die Bewohnerin zusehends an Kraft und Selbstkontrolle gewinnen und sich häufiger in Begleitung einer Pflegefachkraft auch ohne Gehwagen fortbewegen.

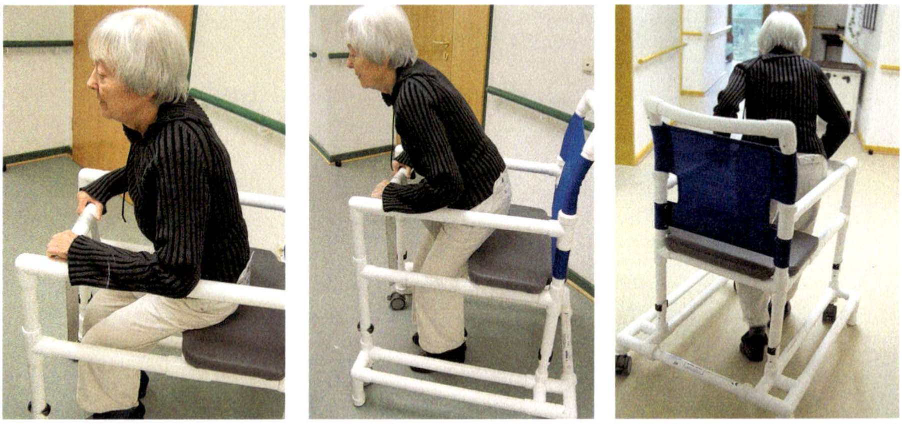

[8] Bewegungsmöglichkeiten im Gehstuhl
„So viel Hilfsmittel wie nötig, so wenig wie möglich."
Der Einsatz sollte immer wieder hinterfragt werden und sich an die Bedürfnisse der zu Pflegenden anpassen.

Kinaesthetics-Infant-Handling

Bei Neugeborenen ist das kinästhetische System am weitesten entwickelt. Die Kontaktaufnahme, die Kommunikation allgemein und das Lernen erfolgen in erster Linie über Berührungen. Säuglinge und Kleinkinder lernen ihre Bewegungsmuster durch die Bewegungen ihrer Bezugspersonen. Über die Berührung findet gleichzeitig ein Informationsaustausch statt und es entsteht eine wechselseitige Beziehung, die Führen und Folgen in der Bewegung ermöglicht. Dies wird als „gleichzeitig gemeinsame Interaktion" bezeichnet und setzt voraus, dass sich die Bezugsperson der Geschwindigkeit des Neugeborenen oder Kleinkindes anpasst sowie seine Kraft und seinen Bewegungsspielraum am Kind orientiert. Im Einzelnen heißt das

- aufmerksam sein,
- das Kind nicht mit zuviel Kraft bewegen,
- das Tempo den Bedürfnissen des Kindes anzupassen,
- den Bewegungsspielraum des Kindes berücksichtigen,
- die Eigenbewegungen des Kindes nutzen und
- die Interaktion gleichzeitig und gemeinsam mit dem Kind zu gestalten.

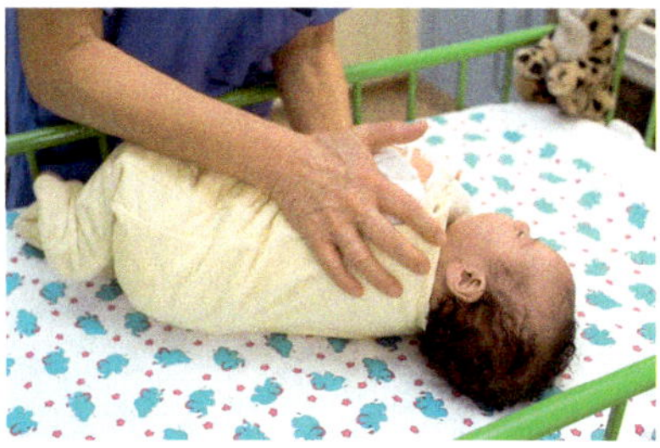

[1] Das Kind wird über die Schulter in Seitenlage gedreht und dann aufgenommen.

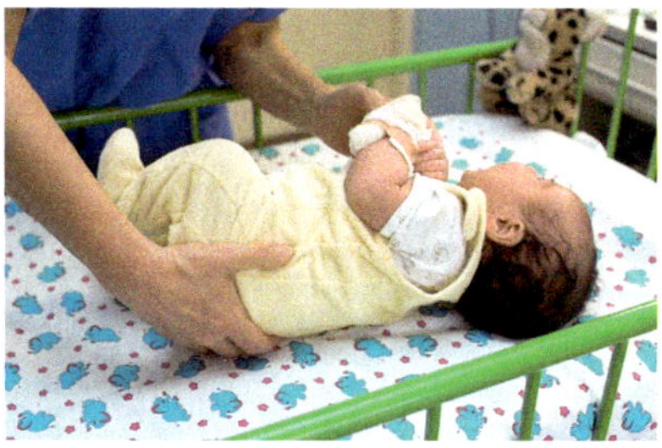

[2] Das Kind wird in seiner Eigenbeweglichkeit unterstützt, indem es beim Drehen von der Rücken- in die Bauchlage in der Hüfte unterstützt wird.

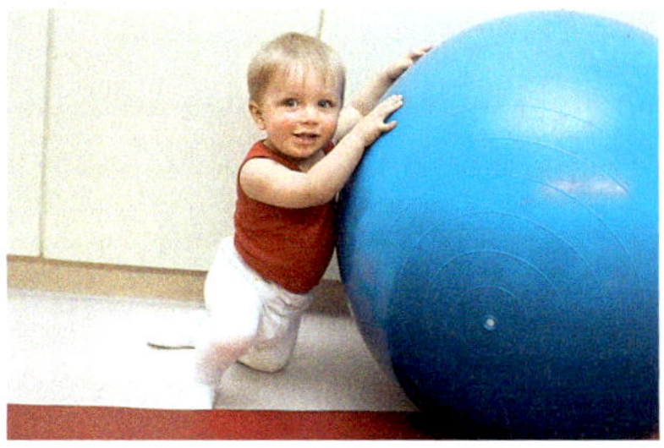

[3] Zum Aufrichten kommen Krabbelkinder über den Vierfüßlerstand und den Einbein-Knie-Stand.

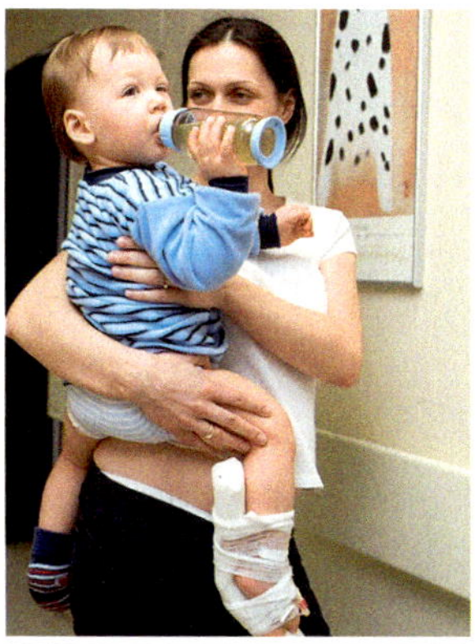

[4] Hüftsitz

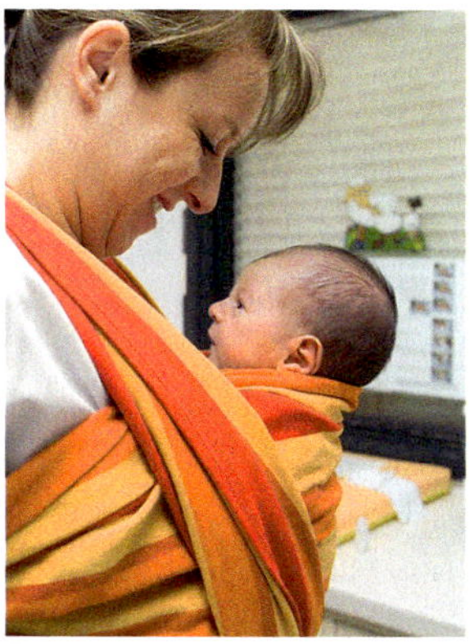

[5] Tragen im Tragetuch

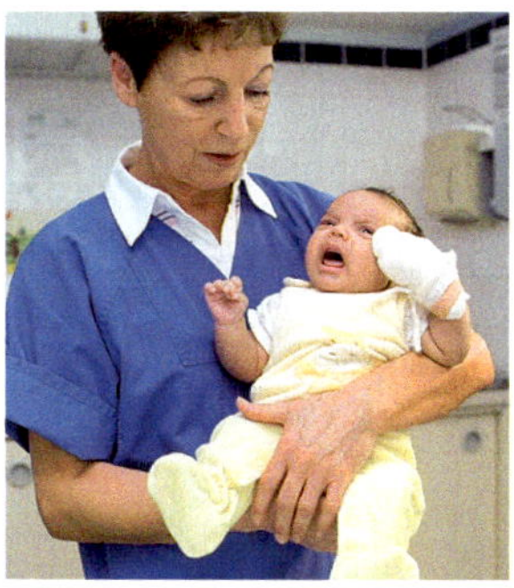

[6] Tragen vor dem Bauch

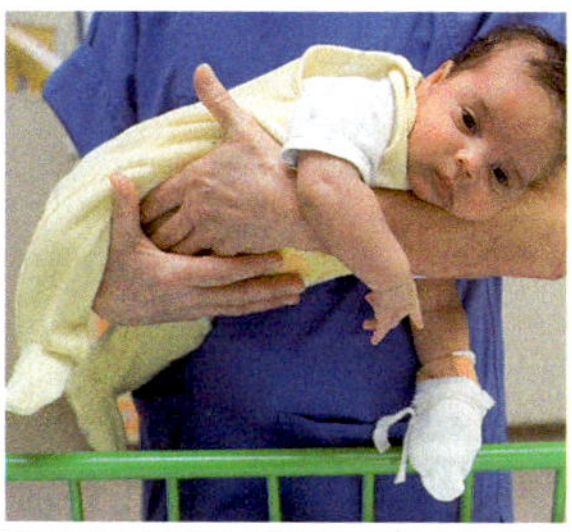

[7] Flugzeugposition

Ziel eines Kinaesthetics-Infant-Handling-Programmes ist es, dass Erwachsene lernen sich den Fähigkeiten eines Kindes anzupassen und es in seiner Selbstkontrolle zu unterstützen. Durch Infant-Handling wird das Kind in seiner Entwicklung zur Selbstständigkeit gefördert. Auch hier gelten die oben beschriebenen Grundlagen der Bewegung.

Zum Aufnehmen eines Säuglings sind die spiraligen und die parallelen Bewegungsmuster geeignet:

Zum Tragen stehen verschiedene Haltungen zur Wahl. Allen gemeinsam ist, dass ein getragenes Kind mit seiner Bezugsperson in Interaktion treten kann und bei richtiger Haltung die physiologische Entwicklung des Bewegungsapparates durch das Tragen positiv beeinflusst wird. Beim Tragen auf der Hüfte [Abb. 4] oder im Tragetuch [Abb. 5] sind die Oberschenkel in einem Winkel von 45° abgespreizt und damit in der optimalen Haltung zur Vorbeugung einer Hüftdysplasie. Andere Formen sind Tragen vor dem Bauch [Abb. 6] und das Tragen in der Flugzeugposition (Kind liegt auf dem Unterarm und wird über Symphyse und Gesäß gefasst und blickt über den Ellenboden der Bezugsperson in die Umgebung [Abb. 7]).

Beratung und Anleitung von Menschen mit Bewegungseinschränkungen

4.1.9

Aufgaben und Ziele

Eine wichtige Aufgabe von Pflegenden in Bezug auf Bewegungseinschränkungen ist es, Pflegebedürftige und ihre Angehörigen anzuleiten und zu beraten. Gerade bei chronischen Krankheiten, die mit Bewegungseinschränkungen einhergehen, ist es ein wichtiges Ziel der Pflege, Pflegebedürftige und Angehörige darin zu unterstützen, sich an die veränderten Lebensumstände anzupassen.

Beraten und anleiten | 496

chronische Krankheit | 2

Dabei müssen die Pflegenden herausfinden, welche Bereiche des täglichen Lebens von der Bewegungseinschränkung berührt sind, und zusammen mit den Betroffenen nach Kompensations- und Lösungsmöglichkeiten suchen.

Einen ersten Schritt im Beratungs- und Anleitungsprozess stellt die Information dar. Beispielsweise benötigen Pflegebedürftige Informationen darüber, welche Hilfsangebote es in der jeweiligen Situation gibt. Darunter fällt auch, dass Pflegebedürftige darüber aufgeklärt werden, ob und welche Pflegeleistungen aus der Pflegeversicherung oder von anderen Leistungsträgern erbracht werden, welche Hilfsmittel in der jeweiligen Situation sinnvoll und wie sie zu finanzieren sind, wie der Wohnraum an die neue Situation angepasst werden und welche Stelle dabei beraten kann. Des Weiteren sind Informationen darüber wichtig, welche gesundheitsförderlichen Maßnahmen zur Vorbeugung einer Verschlechterung der Bewegungsfähigkeit zu ergreifen sind, aber auch, dass und wie der Umgang z. B. mit Schmerzen erlernbar ist. Häufig ist es bei chronischen Erkrankungen hilfreich, den Besuch von Selbsthilfegruppen anzuregen. Dort kommen Betroffene zusammen. Sie können untereinander Informationen und Tipps austauschen und sich gegenseitig emotional unterstützen.

Für die betroffenen Menschen ist es wichtig, teilweise neue Bewegungsmuster zu erlernen und ein verändertes Bewegungsvermögen in den Alltag zu integrieren. Dazu ist eine professionelle Anleitung notwendig. Hierzu gehört die Unterstützung, um den korrekten Umgang mit den unterschiedlichsten Hilfsmitteln zu erlernen oder Bewegungsübungen sowie evtl. Entspannungsübungen durchzuführen. Auch für Angehörige ist es hilfreich, verschiedene Pflegetechniken, wie beispielsweise Lagerung des Pflegebedürftigen oder den Transfer vom Bett in den Rollstuhl, zu erlernen.

Da Krankheiten, besonders chronische Erkrankungen, häufig als kritisches Lebensereignis empfunden werden, benötigen Pflegebedürftige und ihre Angehörigen Unterstützung bei der Krisenbewältigung in Form von Beratung. Dabei kann es um die Frage gehen, wie alle Betroffenen mit der veränderten Lebenssituation umgehen und diese sinnvoll in ihre Biografie einbetten können. Ebenso muss der Umgang mit negativen Gefühlen, z. B. wie Angst, Wut und Trauer, sowie das Zulassen dieser Emotionen erlernt werden.

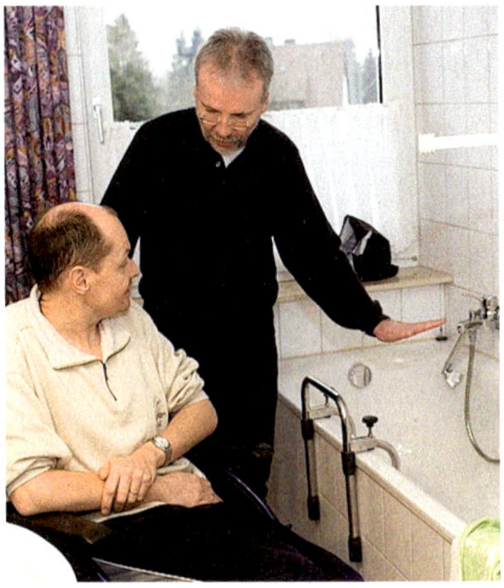

[8] Beratung zur Wohnraumanpassung, hier im Badezimmer

Um diesen vielfältigen Aufgaben gerecht zu werden, ist ein gut funktionierendes therapeutisches Team unabdingbar. Pflegende müssen hierzu eng mit den Ärztinnen der verschiedenen Fachdisziplinen, der Physio- und Ergotherapie, der Sozialarbeit, aber auch mit Wohnraumberatungsstellen und Sanitätshäusern zusammenarbeiten. Besonders wichtig ist es, dass die Entlassung aus dem Krankenhaus oder einer anderen Einrichtung im Voraus geplant wird, damit eine Rehospitalisierung vermieden wird (Entlassungsmanagement, | 640).

Rehospitalisierung
Wiedereinweisung ins Krankenhaus oder eine andere Einrichtung des Gesundheitswesens
re, lat. = wieder, zurück

Mögliche Hilfsmittel und die Besonderheit der gesetzlichen Unfallversicherung

Pflege- oder Krankenkasse | 3
Zuzahlungsregelung | 551
Unfallversicherung | 3
Berufsgenossenschaften | 3

Zur Erhaltung der Selbstständigkeit oder zur Kompensierung von Behinderungen haben Patientinnen Anspruch auf Hilfsmittel. Die Kosten der Hilfsmittel werden von der gesetzlichen Pflege- oder Krankenkasse unter Berücksichtigung der Zuzahlungsregelung getragen. Für privat Versicherte gelten die entsprechenden Vertragsbedingungen.

Anders gestaltet sich die Situation, wenn eine Patientin einen Arbeits- oder Wegeunfall hatte. Für die Kosten, die in diesem Bereich entstehen, ist die gesetzliche Unfallversicherung (GUV) zuständig. Träger der GUV sind die Berufsgenossenschaften (BG). Sie leisten einen umfassenden Versicherungsschutz, der über die Leistungen der Pflege- und Krankenkassen hinausgeht. So sind alle Leistungen zuzahlungsfrei.

Berufsgenossenschaften sind staatliche Einrichtungen, die die Haftung für einen Arbeitgeber im Falle des Unfalls eines Arbeitnehmers übernehmen. Hierfür zahlt allein der Arbeitgeber einen jährlichen Beitrag.

Wenn ein Arbeitnehmer bei der Ausübung seiner Arbeit einen Unfall erleidet, spricht man von einem **Arbeitsunfall**. Passiert der Unfall auf dem direkten Weg zu und von der Arbeitsstätte, handelt es sich um einen **Wegeunfall**. Unter bestimmten Voraussetzungen sind auch Umwege mitversichert, die z. B. nötig sind, um Kinder während der Arbeitszeit unterzubringen, durch Fahrgemeinschaften und bei Umleitungen oder weil der Arbeitsplatz über einen längeren Weg schneller erreicht werden kann. Auch die Teilnahme am Betriebssport oder an Betriebsausflügen und -feiern und Berufskrankheiten sind versichert.

Schüler von allgemeinbildenden und berufsbildenden Schulen sind während des Schulbesuches ebenfalls unfallversichert. Der Versicherungsschutz deckt auch hier die Wegeunfälle mit ab.

Als versicherte Tätigkeit des Schülers gilt die Teilnahme an schulischen Veranstaltungen, z. B. Wandertage und Schulfeste, Arbeitsgemeinschaften und natürlich der Unterricht. Ort der Tätigkeit ist in der Regel die Schule.

Die folgende Tabelle gibt einen Überblick über Hilfsmittel, die Bewegungseinschränkungen kompensieren können.

Mögliche Hilfsmittel bei Bewegungseinschränkungen

Bewegungseinschränkungen, die die **Fortbewegung** beeinflussen	**Gehhilfen** ▪ individuell angepasster Gehstock ▪ individuell angepasste Unterarmgehstützen oder Vierpunktstock ▪ individuell angepasster Rollator oder Rollstuhl (evtl. mit Motor) **Sitzmöbel** ▪ in der Höhe angepasste standsichere Stühle ▪ Armlehnen ▪ runde Handläufe anbringen ▪ Entfernen von Türschwellen/Einbau von Türschwellenrampen/-brücken ▪ Treppenlifter	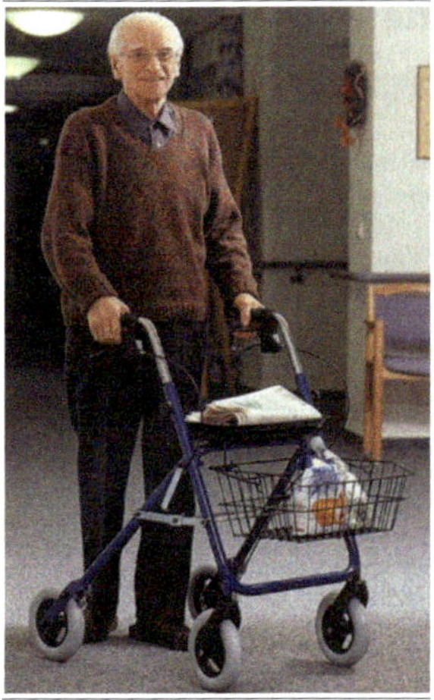

Bewegungsein- schränkungen, die die **Körperpflege** beeinflussen	**Baden** ▪ Badewannensitz oder -brett ▪ Lifter ▪ rutschfeste Matte und Haltegriffe **Duschen** ▪ Duschhocker oder -stuhl ▪ Haltegriffe ▪ evtl. ebenerdige Duschwanne einbauen lassen **Waschbecken (höhenangepasst)** ▪ Einhebelarmaturen ▪ Kippspiegel **Pflegeutensilien** ▪ angepasste Nagelbürsten, -feilen oder -scheren ▪ elektrische Zahnbürste und (Akku-)Rasierer ▪ Seifenspender für Flüssigseife	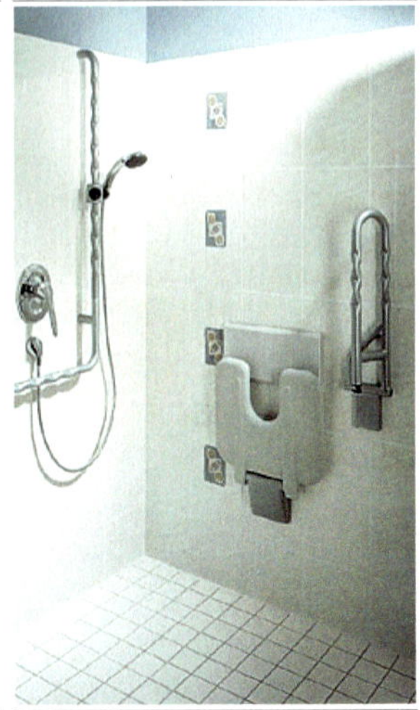
Bewegungsein- schränkungen, die das **Essen und Trinken** beeinflussen	**Geschirr** ▪ Tellerranderhöhungen ▪ Spezialbesteck mit Griffband/breiten Griffen ▪ Schnabelbecher/Trinkbecher mit Halterung/Strohhalm ▪ Fixierschneidebrett **Kochutensilien** ▪ spezielle Dosenöffner/Küchenscheren und Saugnäpfe ▪ rutschfeste Kunststoffmatten **Küchenmöbel** ▪ höhenangepasste Arbeitsplatte ▪ höhenangepasste Elektrogeräte	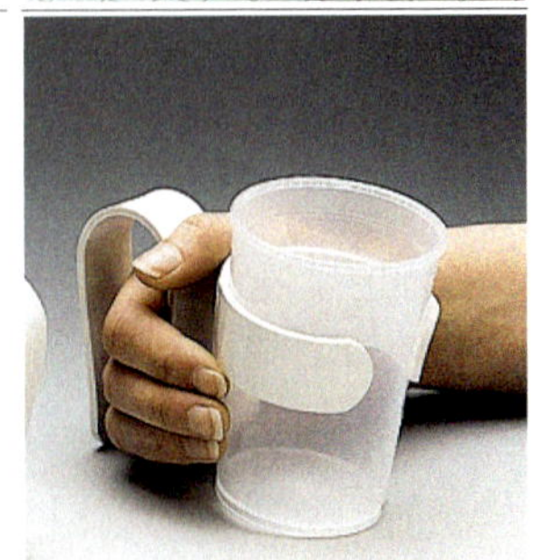
Bewegungsein- schränkungen, die die **Ausschei-dung** beeinflussen	▪ Sitzerhöhungen für die Toilette mit oder ohne Deckel ▪ Anbringen von Haltegriffen zum Sitzen und evtl. zum Stehen ▪ Toilettenstuhl ▪ Urinflasche/Steckbecken	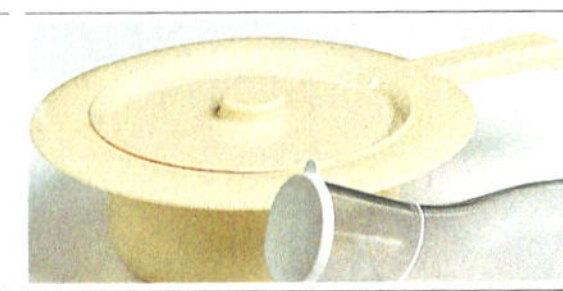
Sonstige **Hilfsmittel** bei Bewegungsein- schränkungen	▪ Pflegebetten mit verstellbaren Lattenrosten ▪ Lagerungshilfsmittel ▪ Betttische ▪ Notrufsystem ▪ Telefon mit großen Tasten ▪ verbreiterte Schlüsselgriffe und Türgriffe ▪ Lesepult für Tisch oder Bett	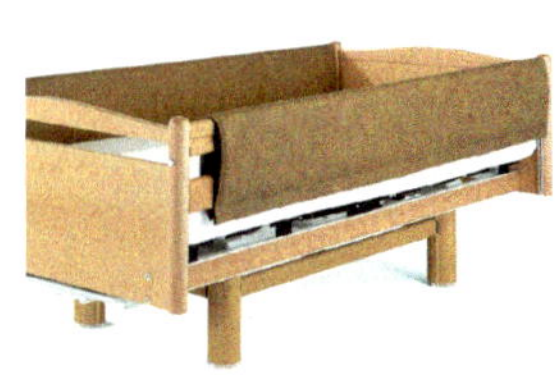

In manchen Bereichen muss vor der Hilfsmittelbeantragung überprüft werden, ob es nicht auch alternative Unterstützungsmöglichkeiten gibt.

Bewegungsein- schränkungen, die das **An- und Aus-ziehen** beeinflussen	**Kleidung** ▪ weit genug, dass sie bequem an- und ausgezogen werden kann ▪ eher Jacken als Pullover ▪ eher Reißverschluss/Klettverschluss als Knöpfe ▪ Röcke und Hosen mit Gummizug ▪ dehnbare Stoffe **Schuhe** ▪ eher Klettverschluss als Schuhbänder ▪ evtl. orthopädische Schuhe ▪ Anziehhilfen wie z. B. Sockenanzieher, Greifzangen	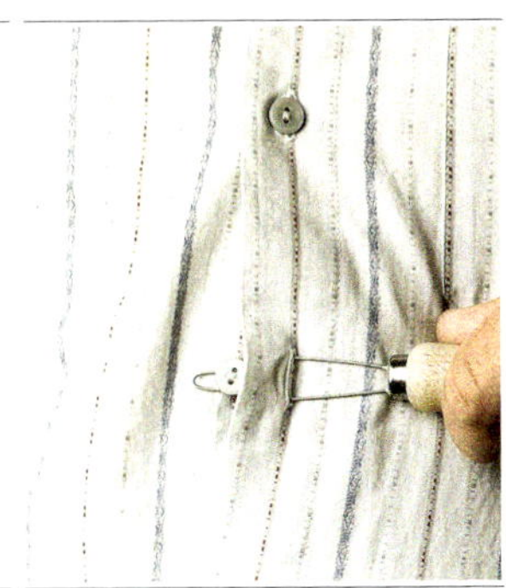

4.2 Naturwissenschaftlich-medizinischer Bezug

4.2.1 Bewegen aus physikalischer Sicht

Stellen Sie sich vor, Sie haben seit einiger Zeit Rückenschmerzen und ausgerechnet heute sollen Sie Frau Meier pflegen. Frau Meier ist 1,65 m groß und wiegt 95 kg. Sie verbringt die größte Zeit des Tages im Bett und kann sich seit längerer Zeit kaum noch selbst bewegen. Sie machen sich Sorgen, wenn Sie daran denken, dass Frau Meier sich am Waschbecken waschen möchte. Wie können Sie sich die Arbeit erleichtern und Ihren Rücken schonen?

Um diese Frage zu beantworten, betrachten wir den Vorgang „Frau Meier wird aus ihrem Bett in einen Rollstuhl gesetzt" aus physikalischer Sicht. Zuerst zerlegen wir den Ablauf in drei Teile:

1. Frau Meier wird von der Bettmitte zur Bettkante bewegt,
2. Frau Meier wird an der Bettkante aufgesetzt und
3. Frau Meier wird vom Bett in den Rollstuhl gesetzt.

Wenn Sie Pflegebedürftige bewegen möchten, müssen Sie Kraft aufwenden und andere Kräfte überwinden. Dabei verrichten Sie mechanische Arbeit.

Transfer von der Bettmitte zur Bettkante

Sie müssen in unserem Fall im ersten Schritt die Gewichtskraft und die Haftreibungskraft überwinden.

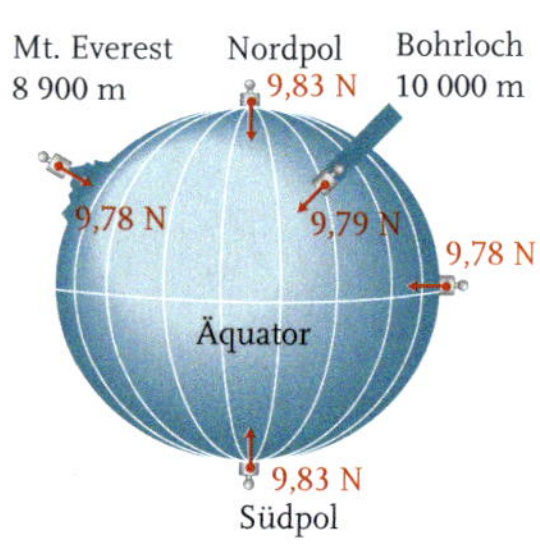

[1] Ortsfaktor (Fallbeschleunigung) auf der Erde

Die **Gewichtskraft** (F_G) wird in der Einheit Newton (N) angegeben.

Die **Masse** ist eine Grundgröße in der Physik und wird in Kilogramm (kg) angegeben. Die Masse ist ein Maß dafür, wie leicht oder wie schwer und wie träge ein Körper ist. Die Masse ist unabhängig vom Ort, sie beträgt für Frau Meier 95 kg – auf der Erde wie auf dem Mond.

Der **Ortsfaktor** ist eine zusammengesetzte physikalische Größe und wird auch als Fallbeschleunigung bezeichnet. Dieser Faktor gibt an, welcher Beschleunigung ein beliebiger Körper (z. B. ein Stein) im freien Fall unterliegt, und wird in der Einheit $m \cdot s^{-2}$ (Meter pro Quadratsekunde) angegeben. Er ist auf der Erde abhängig vom Abstand des Messortes (z. B. Erdoberfläche) zum Erdmittelpunkt. Da die Erde keine runde Kugel, sondern an den Polen (Nord- und Südpol) abgeflacht ist, unterscheiden sich die Ortsfaktoren zwischen dem Äquator und den Polen [Abb. 1]. Die mittlere Fallbeschleunigung auf der Erde wird mit $9{,}81\,m \cdot s^{-2}$ angegeben. Näherungsweise kann man mit dem Wert $10\,m \cdot s^{-2}$ rechnen. Auf dem Mond beträgt der Ortsfaktor lediglich $1{,}62\,m \cdot s^{-2}$, also nur ein Sechstel der Erdschwerebeschleunigung [Abb. 2].

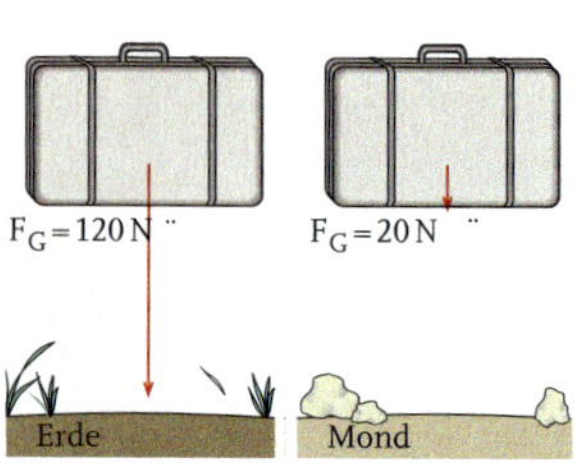

[2] Gewichtskraft auf dem Mond und auf der Erde

Die Gewichtskraft ergibt sich aus dem Produkt aus der Masse (m) eines Körpers und dem Ortsfaktor (g). Deshalb ist auch sie ortsabhängig.

Gleichung für die Gewichtskraft: $F_G = m \cdot g$

Im Fall von Frau Meier ergibt sich folgende Rechnung:

$$F_G = 95\,kg \cdot 10\,m \cdot s^{-2} = 950\,N.$$

Um Frau Meier bewegen zu können, müssen Sie die **Reibungskraft** (F_R) überwinden. Diese wirkt zwischen Frau Meiers Nachthemd und dem Bettlaken. Sie wird einerseits von der Reibungsfähigkeit von Materialien, die aufeinander gleiten sollen (z. B. Haut und Matratze oder Nachthemd und Gleitmatte), bestimmt und andererseits durch die Normalkraft (F_N) beeinflusst. Die Normalkraft ist dabei die Kraft, mit der ein Körper senkrecht auf seine Unterlage gepresst wird. Liegt ein Körper auf einer waagerechten Fläche, entspricht die Normalkraft der Gewichtskraft. Liegt ein Körper auf einer schiefen Ebene, muss der Neigungswinkel dieser Ebene berücksichtigt werden [Abb. 3.]

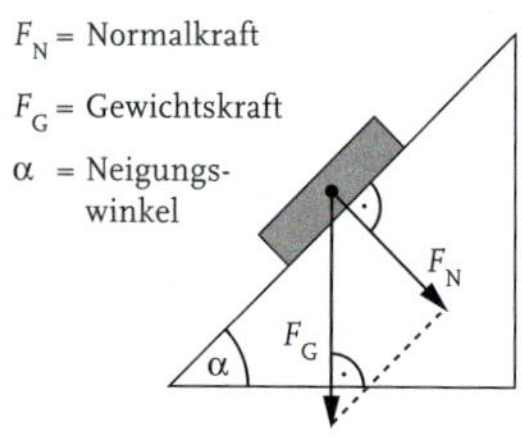

[3] Gewichtskraft und Normalkraft

Die Reibungsfähigkeit von Materialien wird mit der **Reibungszahl** |μ angegeben. Je rauer eine Oberfläche ist, desto größer ist die Reibungszahl. Um nun die Reibungskraft zu berechnen, wird die Normalkraft mit der Reibungszahl malgenommen:

$$F_R = F_N \cdot \mu.$$

μ ist ein Buchstabe im griechischen Alphabet und wird „Mü" ausgesprochen.

Sie können also die Reibungskraft positiv beeinflussen, indem Sie entweder die Gewichtskraft bzw. Normalkraft oder die Reibungszahl reduzieren. Im Fall von Frau Meier haben Sie also einmal die Möglichkeit, sie auf besser gleitenden Materialien mit niedrigerer Reibungszahl (z. B. einer Gleitmatte) zu lagern und die Matte dann auf dem Bettlaken gleiten zu lassen (Reduzierung der Reibungszahl).

Sie können aber auch die von Ihnen zu überwindende Gewichtskraft verändern. Betrachten Sie dazu Frau Meier nicht als Ganzes, sondern aus drei Massekomplexen bestehend (Kopf, Schultergürtel und Thorax, Arme, Beckengürtel und Beine). Nun können Sie dieses Wissen in Bewegung umsetzen: Bewegen Sie die Massenkomplexe einzeln, müssen Sie jeweils nur noch ca. 1/3 der Kraft aufwenden und schonen dadurch Ihre Ressourcen und Ihren Rücken [Abb. 4–5]. Dabei spielt die Reihenfolge der Bewegungen keine Rolle [Abb. 6–8]. Dieses Prinzip wird u. a. beim |kinästhetischen Arbeiten berücksichtigt.

kinästhetisches Arbeiten | 158

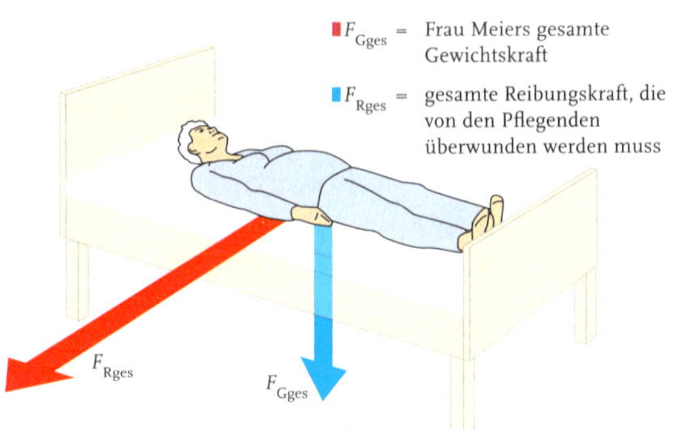

[4] Frau Meier wird in einem Massenkomplex bewegt.

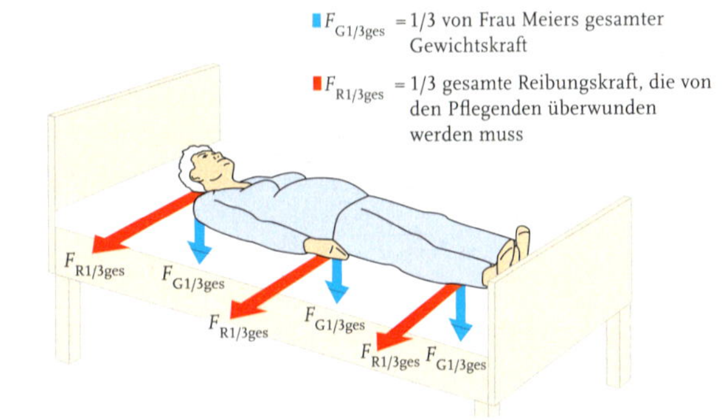

[5] Frau Meier wird in einzelnen Massenkomplexen bewegt.

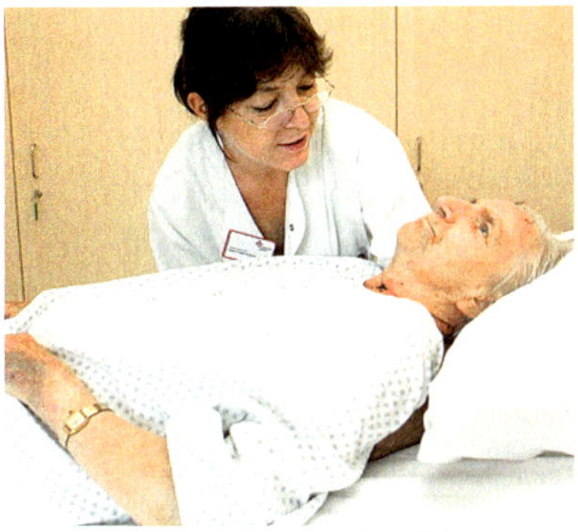

[6] Zuerst werden Kopf, Schultergürtel und Thorax bewegt.

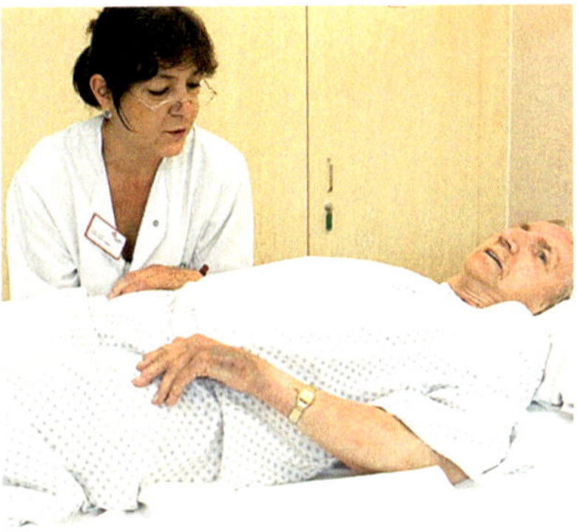

[7] In einem zweiten Schritt werden Becken und Rumpf bewegt.

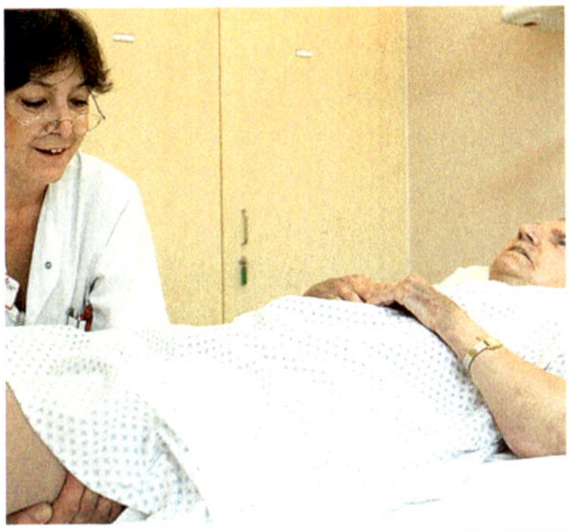

[8] Zum Schluss die Beine.

Beachten müssen Sie bei dieser Bewegung des Ziehens auf einer Unterlage, dass Scherkräfte zwischen der Lederhaut und der Unterhaut (Aufbau der Haut |132) von Frau Meier entstehen können und es zum Abriss der Lederhaut und damit zur Verletzung von Frau Meier kommen kann. Sie dürfen also Frau Meier nicht direkt auf der Unterlage bewegen, sondern müssen sie immer auf Ihren Armen bzw. auf einer Gleitmatte bewegen. Dadurch verlagern Sie gleichzeitig die Reibung auf die Fläche zwischen Ihren Armen und dem Bettlaken bzw. zwischen Gleitmatte und Bettlaken.

Aufsetzen an der Bettkante

Nun zum zweiten Schritt, Frau Meier soll an der Bettkante aufgesetzt werden. Um Kräfte zu sparen, teilen wir Frau Meier gedanklich in zwei Massekomplexe: die Beine und den Oberköper. Nun wenden wir das **Hebelgesetz** an, das in [Abb. 2] verdeutlicht wird.

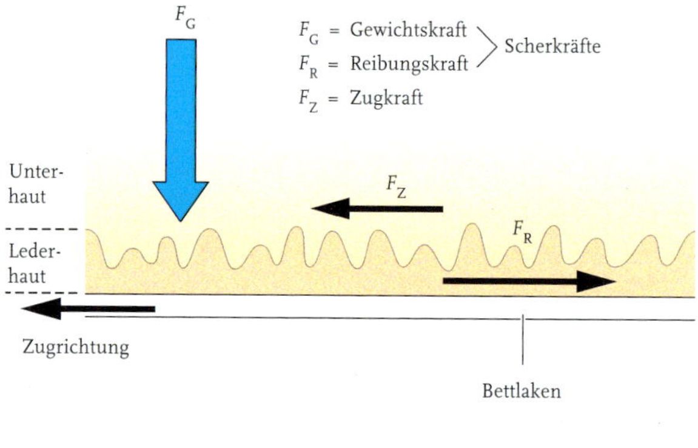

[1] Scherkräfte

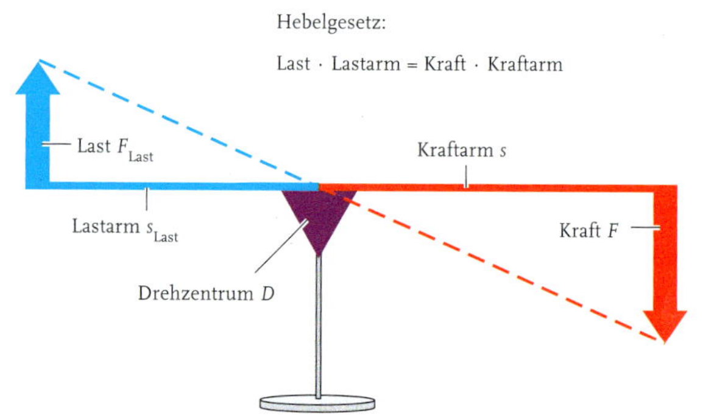

[2] Hebelgesetz

Der Oberkörper stellt den Lastarm dar und die Beine denken wir uns als Kraftarm, den Angriffspunkt des Hebels stellt das Gesäß von Frau Meier dar. Da Beine und Oberkörper ungefähr gleich lang sind und auch die beiden „Massen" Oberkörper und Beine etwa gleich groß sind, erfolgt die Bewegung des Aufsetzens durch einen geringen Anstoß, ähnlich dem einer Wippe.

Beim Anheben des Oberkörpers wird **Hubarbeit** verrichtet: $W_{Hub} = F_G \cdot h$. Hubarbeit entsteht immer dann, wenn ein Körper angehoben werden soll, hierbei entspricht dann der Weg der anzugebenden Höhe (h). Da aber im Fall von Frau Meier die Beine sich aus dem Bett nach unten bewegen sollen, können Sie die potenzielle Energie, die in den Beinen steckt, nutzen, wenn Sie diese Bewegung gleichzeitig mit dem Anheben des Oberkörpers ablaufen lassen. Da Beine und Oberkörper etwa gleich schwer sind, benötigen Sie fast keine Kraft, um Frau Meier aufzusetzen.

potenzielle Energie (E_{pot})
Lageenergie
$E_{pot} = (F_G) \cdot (h)$
Entsprechend dem Energieerhaltungssatz geht Energie nie verloren, sondern wird immer nur umgewandelt.

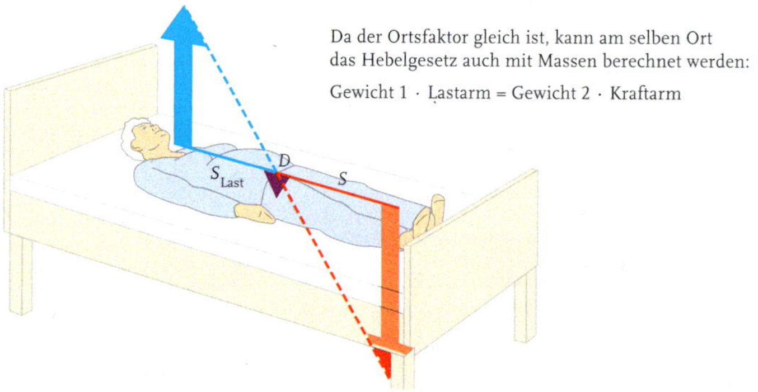

[3] Angewandtes Hebelgesetz

Gehen wir davon aus, dass Oberkörper und Beine eine vergleichbare Masse haben, so beträgt die Masse des Oberkörpers etwa die Hälfte der Gesamtmasse.

Also in unserem Beispiel 95 kg / 2 = 47,5 kg.

Damit beträgt die Gewichtskraft $F_G = 47{,}5\,kg \cdot 10\,m \cdot s^{-2} = 475\,N$. Würde nur der Oberkörper von Frau Meier um ungefähr einen Meter angehoben werden, müsste eine Hubarbeit von $W = 475\,N \cdot 1\,m = 475\,N \cdot m$ verrichtet werden. Wenn wir annehmen, dass die Beine in etwa das Gewicht des Oberkörpers ausgleichen und wenn diese um ca. einen Meter abwärtsbewegt werden, so steckt ebendiese Energie als potenzielle Energie in den Beinen:

$E_{pot} = 475\,N \cdot 1\,m = 475\,N \cdot m$. Dem **Energieerhaltungssatz** entsprechend geht diese Energie nicht verloren, sondern wird in andere Energie umgewandelt. Wenn die hier angenommenen Gewichtsverteilungen auch sehr idealisiert sind, wird doch deutlich, dass die potenzielle Energie der Beine zum Aufrichten des Oberkörpers gut ausgenutzt werden kann. Sie müssen natürlich diese Bewegung steuern und dürfen kaum Schwung anwenden, sonst würde Frau Meier aus dem Bett rutschen. Außerdem müssen Sie auf die Scherkräfte im Bereich des Gesäßes achten – keinesfalls darf die Haut direkt auf dem Laken gedreht werden.

Auch das Problem des „Schwunges" kann aus physikalischer Sicht betrachtet werden. Hierbei wird die potenzielle Energie in den Beinen in kinetische Energie (Bewegungsenergie) umgewandelt. Wie die Gleichung für die Energieberechnung verdeutlicht, spielt die Geschwindigkeit dabei eine große Rolle. Je höher die Geschwindigkeit des bewegten Körpers, desto größer auch seine Energie. Also muss die Bewegung langsam erfolgen, damit Frau Meier nur bis zum Sitzen an der Bettkante kommt.

Kinetische Energie
ist die Energie, die in der Masse eines bewegten Körpers enthalten ist.
$E_{kin} = \frac{1}{2} m \cdot v^2$
(kinetische Energie $[E_{kin}]$ $= \frac{1}{2}$ Masse [m] mal Geschwindigkeit [v] im Quadrat)
Die physikalische Größe Energie wird grundsätzlich in Joule (J) angegeben. Dies ist eine zusammengesetzte Einheit, die aus $kg \cdot \frac{m^2}{s^2}$ oder N · m (Newtonmeter) besteht.

Transfer vom Bett in den Rollstuhl

Nun zum dritten Schritt: Frau Meier soll vom Bett in den Rollstuhl bewegt werden. Nehmen wir an, dass Sie sich beide auf einer Höhe befinden, so müssen Sie Frau Meier diesmal zwar in einem Schritt bewegen, dafür aber nur einige Zentimeter anheben. Also verrichten Sie Hubarbeit: $W = F_G \cdot h = 950\,N \cdot 0{,}1\,m = 95{,}0\,N \cdot m$. Um hierbei weniger Muskelkraft aufwenden zu müssen, setzen Sie Ihre eigene Körperlänge als Hebel ein [Abb. 4], an dem Ihre eigene Gewichtskraft unterstützend wirken kann. Sie halten sich dadurch mit Frau Meier in einem Kräftegleichgewicht. Danach drehen Sie Frau Meier um ca. 90° und setzen sie langsam in den Rollstuhl. Nehmen wir an, dass Sie selbst 55 kg schwer sind, dann beträgt Ihre Gewichtskraft

$F_G = 55\,kg \cdot 10\,m \cdot s^{-2} = 550\,N.$

Sie müssen also nur noch die Differenz zwischen der Gewichtskraft von Frau Meier und Ihrer Gewichtskraft in der Arbeitsrechnung berücksichtigen

(950 N – 550 N = 400 N) und damit

$W = 400\,N \cdot 0{,}1\,m = 40\,N \cdot m$ an Hubarbeit verrichten.

Zusammenfassend kann man sagen, dass Sie durch die schrittweise Bewegung deutlich weniger Kraft aufwenden mussten als im Gegensatz zum Herausheben von Frau Meier in den Stuhl in einem Schritt.

An allen Stellen eines Transfers, an denen Sie Haltearbeit verrichten, wird der Weg (s), der für die Verrichtung von Arbeit ($W = F \cdot s$) notwendig ist, in den einzelnen Muskeln zurückgelegt. Dabei bewegen sich die Muskelfilamente gegeneinander. Sie haben sich das Hebelgesetz, das Kräftegleichgewicht und den Energieerhaltungssatz zu Nutze gemacht – die Nutzung physikalischer Erkenntnisse hat Ihren Arbeitsalltag erleichtert.

Das Hebelgesetz wird an vielen Stellen im Pflegealltag verwendet, ein wichtiges Prinzip wurde daraus abgeleitet: dass Lasten immer so nah wie möglich am Körper getragen werden sollen, damit der Lastarm geringer wird und somit die aufzuwendende Kraft sinkt [Abb. 5]. Hebel wirken insbesondere auch bei allen Bewegungen am Skelettsystem, in [Abb. 6–8] finden Sie einige Beispiele.

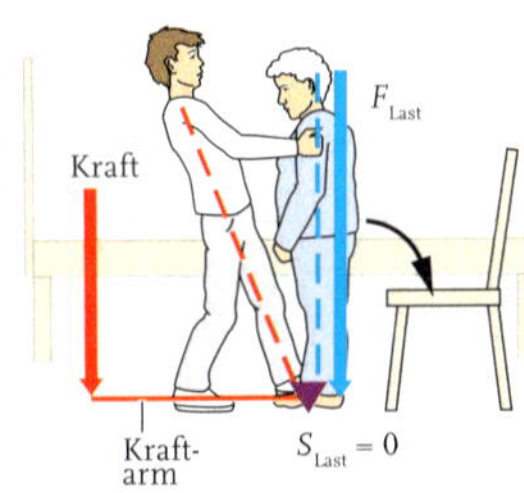

[4] Die Körperlänge wird als Hebel eingesetzt.

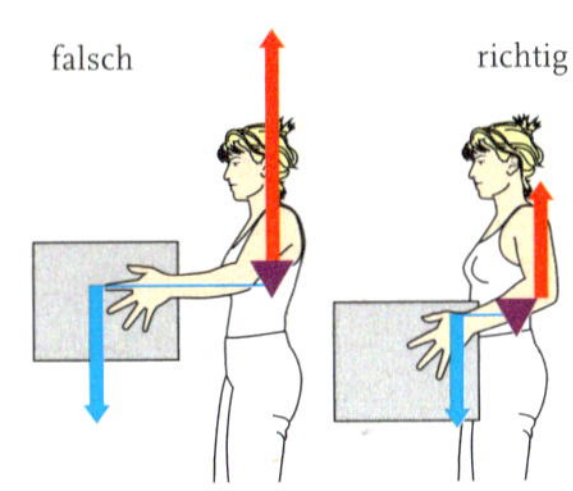

[5] Körpernahes Tragen entlastet den Rücken.

Muskelfilamente | 186

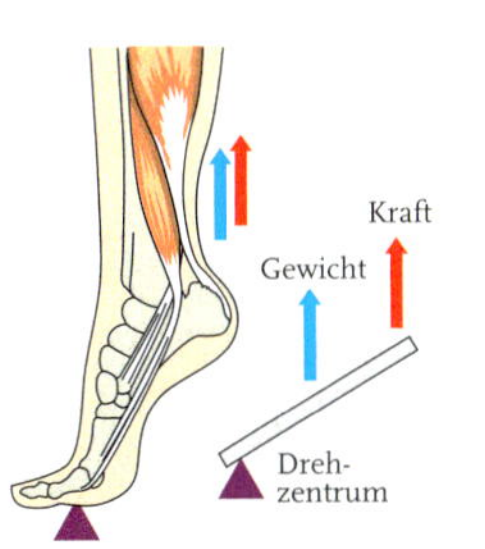

[6] Am Fuß bildet der Fußballen das Drehmoment.

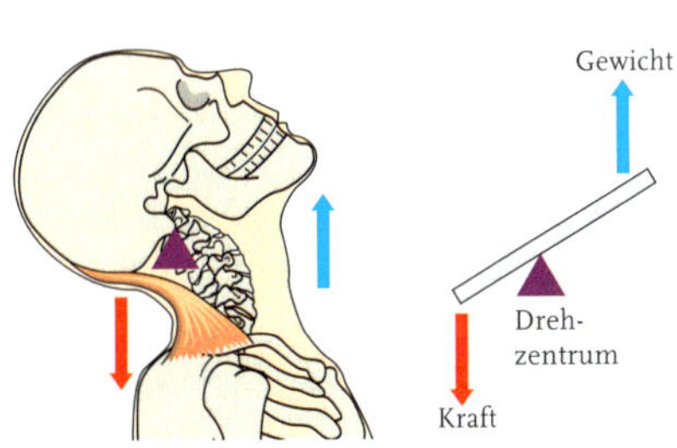

[7] Am Kopf wirkt der Atlas als Drehmoment.

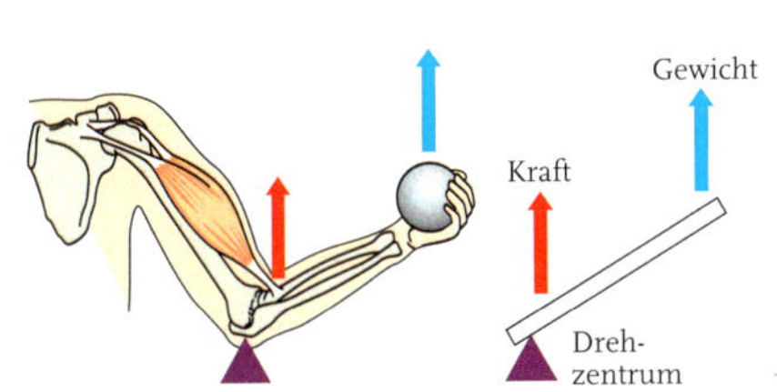

[8] Am Arm bildet das Ellenbogengelenk das Drehmoment.

4.2.2 Das passive Bewegungssystem

Der Bewegung sapparat des Menschen wird in das passive und in das aktive Bewegungssystem eingeteilt. Zum passiven Bewegungssystem gehören Knochen und Knochengewebe [Abb. 1a], Knorpelgewebe [Abb. 1b]. Gelenke, Sehnen und Bänder. Das aktive Bewegungssystem wird durch die quergestreifte Muskulatur gebildet [Abb.2].

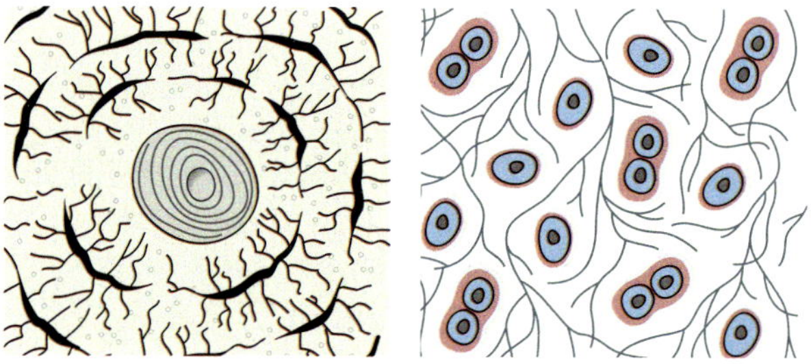

[1a und b] Gewebearten des passiven Bewegungsapparates

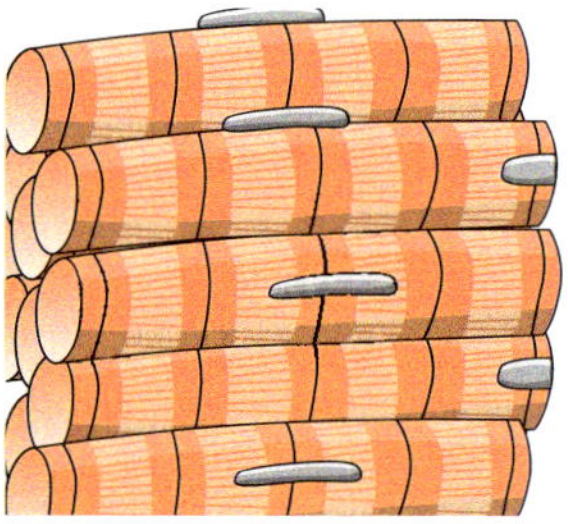

[2] Gewebeart des aktiven Bewegungsapparates

Knochengewebe

Osteozyt
Knochenzelle
Os, lat. = Knochen
Zytos, griech. = Zelle

Knochengewebe gehört zum **Binde- und Stützgewebe.** Es besteht aus **Osteozyten** (inaktiven Knochenzellen), **Osteoblasten** (Knochen aufbauenden Zellen) und **Osteoklasten** (Knochen abbauenden Zellen). Zwischen den Osteozyten befindet sich die **Interzellularsubstanz**, die beim Knochengewebe zu 65 % aus anorganischen Bestandteilen (Mineralien, z. B. Kalziumsulfat, Kalziumkarbonat und Magnesiumphosphat) besteht. Osteoklasten bauen Knochengewebe enzymatisch ab, d. h., das Gewebe wird durch Enzyme aufgelöst. Osteoblasten bauen Knochengewebe auf; sie bilden Kollagenfasern, die sich schichtweise um die Zelle herum anlagern.

Mit dieser Eselsbrücke lassen sich die Zellfunktionen des Knochens gut einprägen: Osteoblasten bauen Knochen auf, Osteoklasten klauen Knochen.

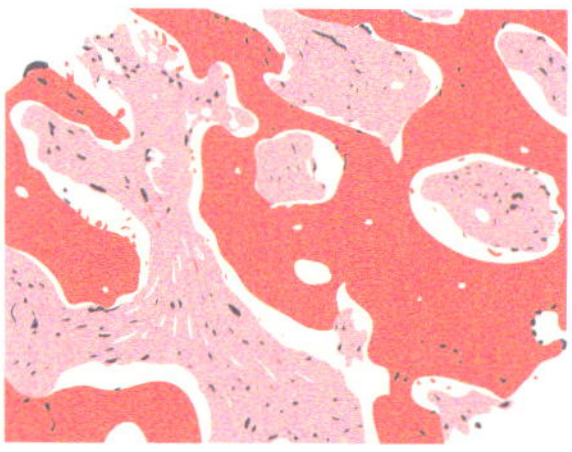

[3] Geflechtknochen

Knochengewebe ist sehr gut mit Druck (durch die eingelagerten Mineralien) und Zug (durch die eingelagerten Kollagenfasern) belastbar. Knochengewebe ist kaum elastisch und nur wenig biegbar. Deshalb brechen Knochen bei falscher Belastung, Knochen werden mit dem Alter immer spröder und brechen dann schneller. Das Skelettsystem des Erwachsenen besteht fast ausschließlich aus Lamellenknochen, der Geflechtknochen [Abb. 3] des Embryos wird bis zum 5. Lebensjahr fast vollständig in Lamellenknochen umgewandelt. Eine Ausnahme bilden folgende Knochen, die auch beim Erwachsenen noch als Geflechtknochen bestehen: Felsenbein am Schädel, Schädelnähte.

Spongiosa
Schwammartiges Gewebe
Spongia, lat. = Schwamm

Der **Lamellenknochen** besteht aus aufeinandergelagerten Schichten von Knochengewebe, den Lamellen [Abb. 4]. Außen sind die Lamellen sehr dicht gepackt und geben somit eine große Stabilität, dieser Bereich heißt **Kompakta**, im Inneren des Knochens sind die Lamellen in Form von kleinen Balken, den Trabekeln, netzartig angeordnet; dieser Bereich heißt **Spongiosa**. Die **Trabekel** verstärken sich an den Stellen, an denen der Knochen belastet wird, und werden an nicht belasteten Stellen abgebaut. Wäre das gesamte Skelett aus kompakten und stabilen Knochen, könnte sich kein Mensch mehr bewegen, da die Knochenmasse zu groß wäre. Das Prinzip, dass an belasteten Stellen Knochen aufgebaut und an weniger belasteten Stellen Knochen abgebaut wird, nennt man Leichtbauprinzip. Dieses Prinzip wird in der Technik, z. B. dem Flugzeugbau, ebenfalls angewendet. Nur die tragenden Teile sind kompakt, an den anderen Stellen sind Hohlräume eingebaut [Abb. 5].

Der gesamte Knochen wird von der Knochenhaut, dem **Periost**, umgeben. Im Periost befinden sich Blutgefäße und Nervenfasern, die Blutgefäße führen in den Knochen hinein, die Nervenfasern enden im Periost. Wenn ein Mensch sich am Schienbein stößt, schmerzt also nicht der gesamte Knochen, sondern „nur" das Periost. Innerhalb der großen **Röhrenknochen** [Abb. 6] befindet sich die Markhöhle mit dem Knochenmark (Ort der Blutbildung). Der Röhrenknochen wird in drei Abschnitte eingeteilt: **Epiphyse** (Endstück), **Diaphyse** (Zwischenstück) und **Epiphysenfuge** (Bereich des Längenwachstums bei Frauen bis 18. J, bei Männern bis 21. J.), die Epiphysenfuge wird auch Metaphyse genannt.

Blutbildung | 792

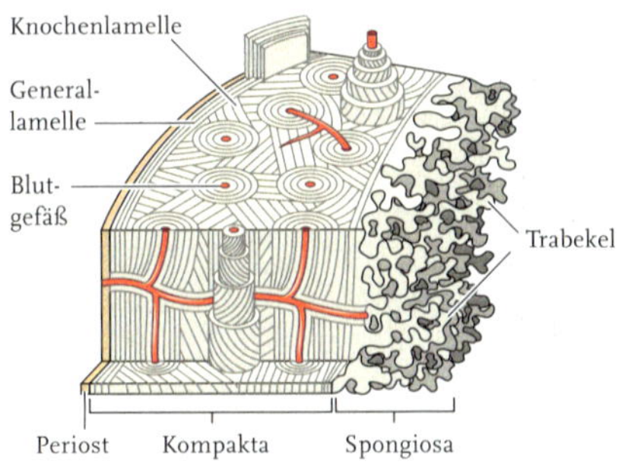

[4] Lamellenknochen

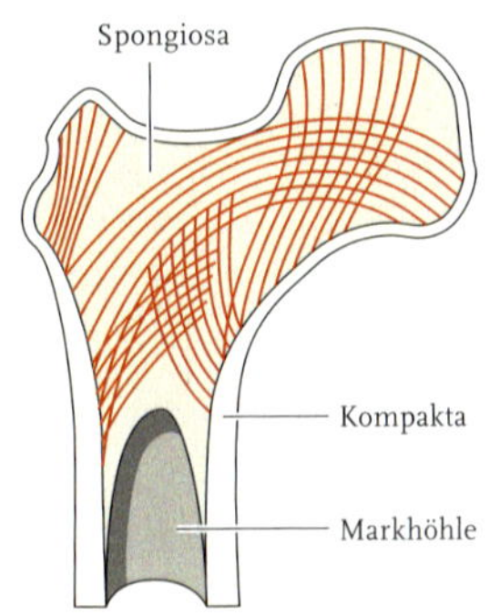

[5] Leichtbauweise des Knochens

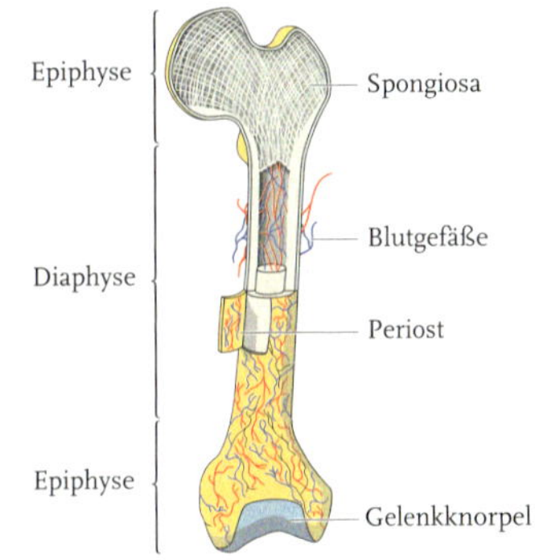

[6] Aufbau eines Röhrenknochens

Nach ihrer **Form** können Knochen in lange und kurze Knochen, platte Knochen, unregelmäßige Knochen und pneumatische (lufthaltige) Knochen eingeteilt werden [Tabelle 1]. Die langen Knochen sind Röhrenknochen, da sie eine Markhöhle mit Knochenmark enthalten, sie sind also eine Röhre.

[1] **Knochenformen**

Platte Knochen

z. B. Scheitelbein (Os parietale)

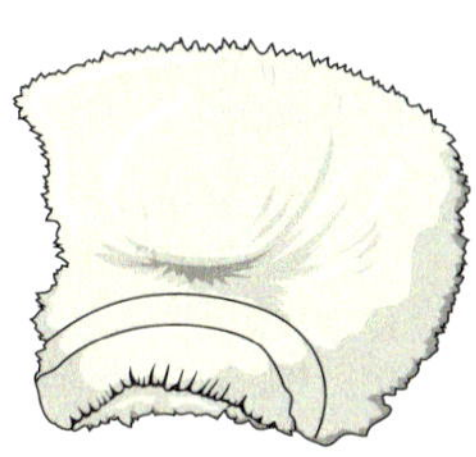

Pneumatische Knochen

z. B. Stirnbein (Os frontale)

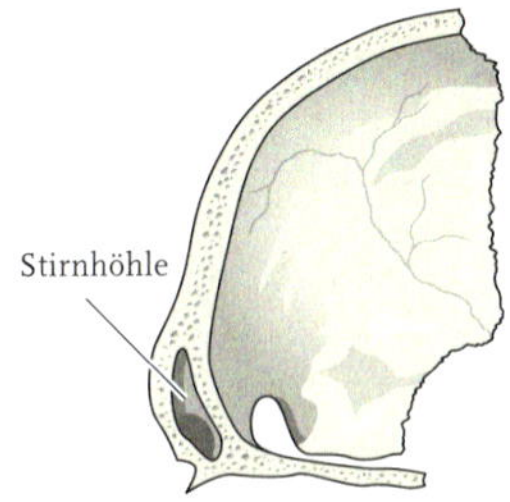

Unregelmäßige Knochen

z. B. Keilbein (Os sphenoidale)

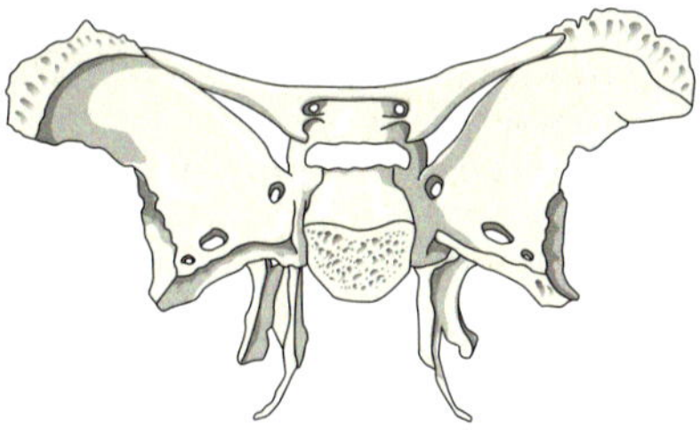

Lange Knochen/ Röhrenknochen

z. B. Oberschenkelknochen (Femur)

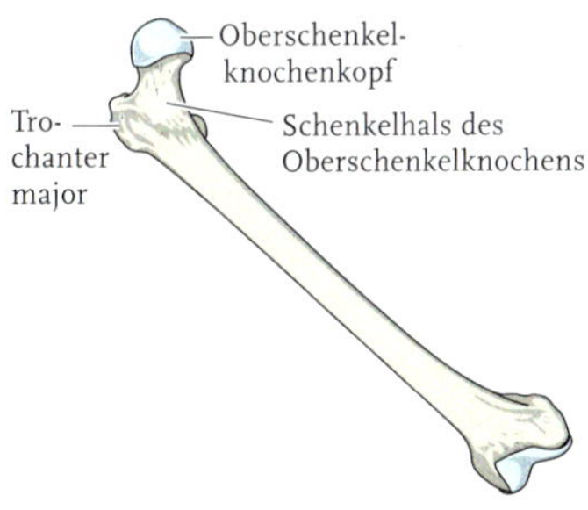

Kurze Knochen

z. B. Sprungbein (Talus)

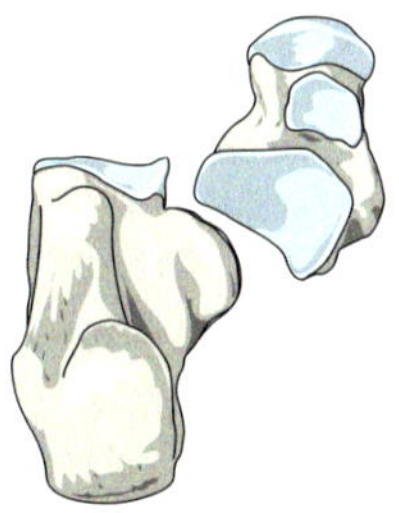

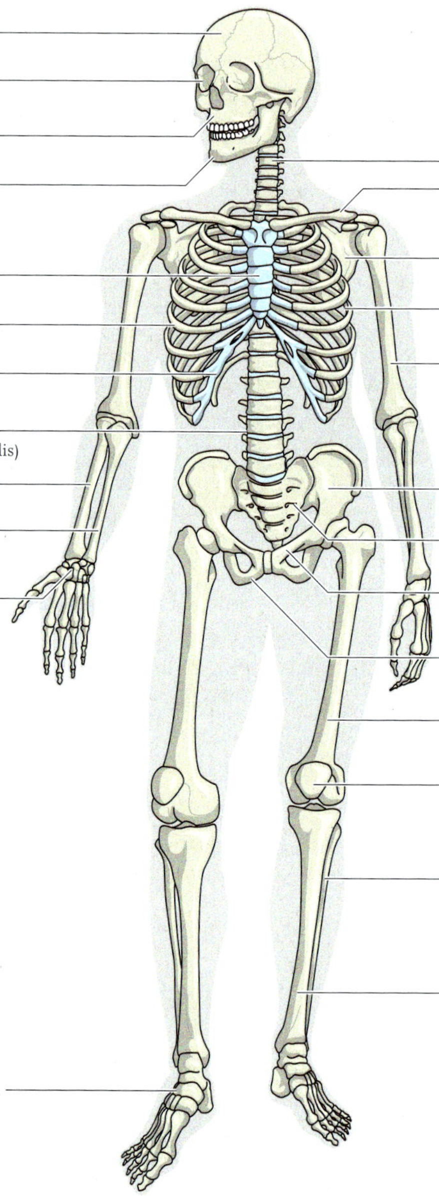

[1] Wichtige Knochen für den Bereich der Pflege

Diffusion
Physikalisches Transportprinzip, das auf dem Konzentrationsgefälle von Stoffen beruht. Stoffe breiten sich allmählich und ohne Energiezufuhr aus.

Gelenkschmiere | 180

Knorpelgewebe

Knorpelgewebe ist ein gefäß- und nervenfreies Gewebe mit einer hohen Elastizität. Es gehört ebenfalls zum Binde- und Stützgewebe. Die Knorpelzellen heißen **Chondrozyten**. Der Knorpel wird von der **Knorpelhaut** (*Perichondrium*) umgeben, diese Haut enthält Nerven und Blutgefäße, der Knorpel selbst wird durch Diffusion ernährt und kann vom Perichondrium neu gebildet werden. Eine Ausnahme stellt der Gelenkknorpel dar, er besitzt keine Knorpelhaut und kann deshalb auch nicht neu gebildet werden. Ernährt wird der Gelenkknorpel ebenfalls durch Diffusion aus seiner Umgebung durch die Synovia (|Gelenkschmiere).

Es gibt drei verschiedene **Knorpelarten:**

Knorpelart	Eigenschaften	Vorkommen
Hyaliner Knorpel 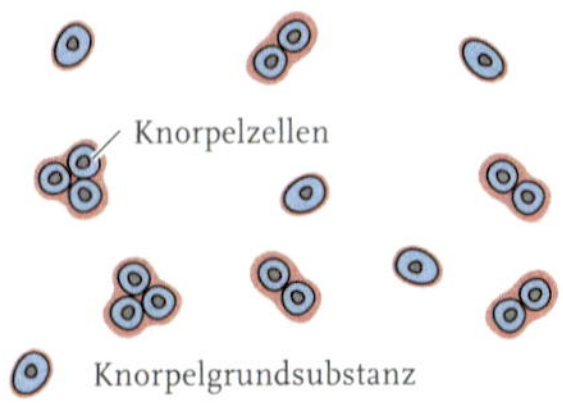	hohe Druckfestigkeit, geringere Zugfestigkeit, im Alter nimmt die Druckfestigkeit ab, da weniger Wasser im Knorpel eingelagert wird	Nase, Schildknorpel am Kehlkopf, Spangen der Luftröhre und die Hauptbronchien, Rippenansatz, Gelenkoberflächen
Elastischer Knorpel 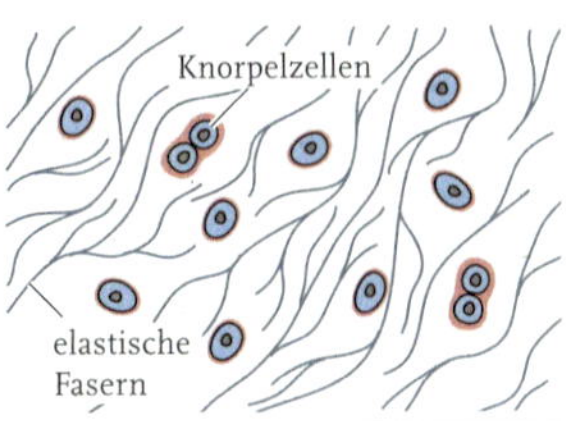	besonders elastisch, große Biegefähigkeit, geringere Druckfestigkeit und geringe Zugstabilität	äußerer Gehörgang, Ohrtrompete, Ohrmuschel, Kehldeckel
Faserknorpel 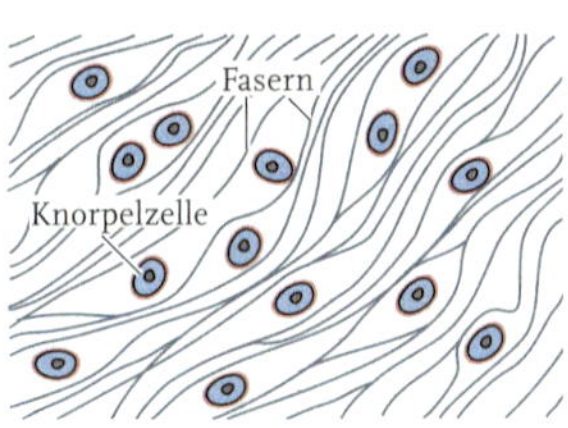	große Zugfestigkeit, geringe Druck- und Biegefestigkeit	Bandscheiben der Wirbelsäule, Symphyse (Schambeinfuge), in den Bändern der Knie- und Kiefergelenke

Hilfsapparat des passiven Bewegungssystems

Zum Hilfsapparat des passiven Bewegungssystems gehören Sehnen und Bänder.

Sehnen

Sehnen (*Tendo*) sind Verbindungen zwischen Knochen und Muskeln, sie übertragen die Kraft des Muskels auf den Knochen. Sehnen bestehen aus parallel liegenden kollagenen Fasern. Eine besondere Form der Sehnen stellen die Aponeurosen dar. Sie sind flächenhafte Sehnen, z. B. auf den Bauchmuskeln.

Bänder

Bänder (*Ligamenta*) verbinden Knochen miteinander, befestigen Organe oder haben als Reste aus der Embryonalzeit keine Funktion mehr. Sie bestehen ebenfalls aus parallelen kollagenen Fasern. So wird z. B. das Kniegelenk durch die Kreuzbänder gestützt, die Gebärmutter ist durch das Mutterband im Unterbauch befestigt und das so genannte runde Leberband ist aus der Nabelvene während des Embryonalstadiums des Menschen entstanden.

Knochenverbindungen

Die verschiedenen Knochen sind durch Gelenke (*Articulatio*) miteinander verbunden. Es gibt echte und unechte Gelenke. **Echte Gelenke** sind bewegliche Knochenverbindungen, unechte Gelenke können nicht bzw. kaum bewegt werden. Beispiel für **unechte Gelenke** sind z. B. die Verbindungen zwischen Kreuzbein und Becken, sie sind durch viele straffe Bänder sehr stabil und müssen nur während der |Entbindung gelockert werden, damit sich das Becken der Frau dehnen kann.

Entbindung | 2

Knochen können auch durch so genannte Nähte verbunden sein, das findet man vor allem am Schädel. Diese Nähte bestehen beim Kind aus kollagenen Fasern und verknöchern im Lauf des Lebens.

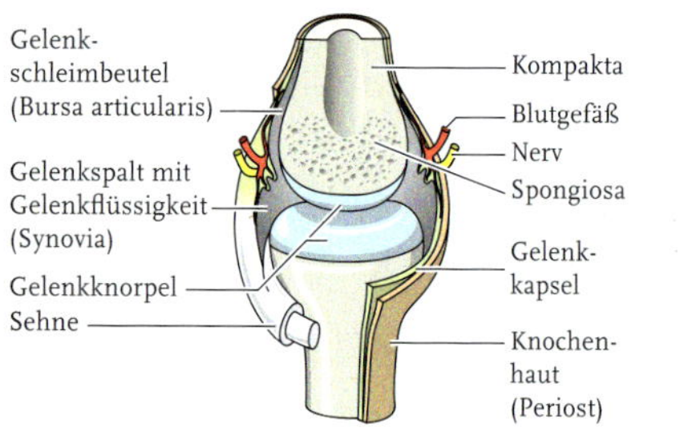

[1] Aufbau eines Gelenks

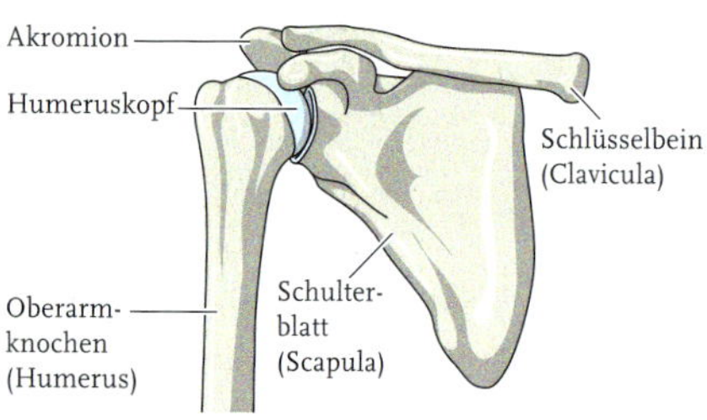

[2] Schultergelenk

Ein Gelenk [Abb. 1] besteht prinzipiell aus Gelenkkopf und Gelenkpfanne, beide sind von hyalinem Knorpel überzogen. Der Gelenkspalt befindet sich zwischen Kopf und Pfanne, dieser enthält die Synovia (Gelenkschmiere). Das gesamte Gelenk wird von der Gelenkkapsel umgeben.

Bei zusammengesetzten Gelenken kann es mehrere Gelenkköpfe geben oder die Gelenkpfanne wird von mehreren Knochen gebildet. Des Weiteren können in Gelenken Bänder, Schleimbeutel, Sesambeine und Knorpelscheiben vorhanden sein. Diese dienen der Stabilität des Gelenkes, der besseren Kraftverteilung und dämpfen Stöße ab. Gelenke werden nach ihren beweglichen Achsen und ihrer Form eingeteilt [Abb. 6].

Schultergelenk

Das Schultergelenk ist ein Kugelgelenk und in drei Achsen beweglich. Es wird aus dem Humeruskopf und dem Schulterblatt gebildet. Der Arm kann rotieren – Rotationsbewegung genannt. Dieses Gelenk hat den größten Bewegungsspielraum, er wird durch eine lockere Gelenkkapsel ermöglicht, die lockere Gelenkkapsel und der relativ geringe Halt durch die Gelenkpfanne führen zu einer großen Luxationsgefahr (Auskugeln des Gelenkes).

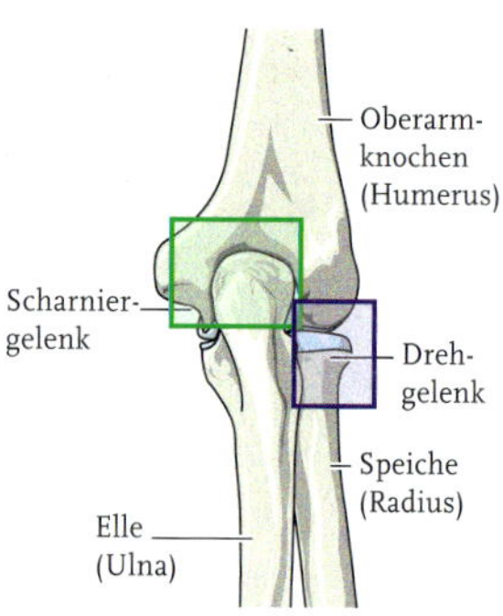

[3] Ellenbogengelenk

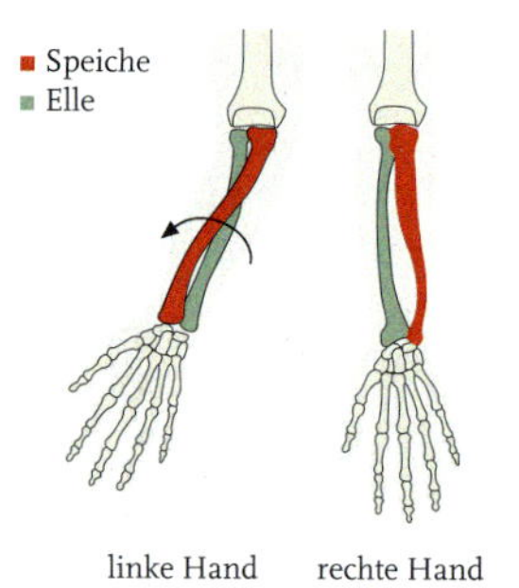

[4] Supination [5] Pronation

Ellenbogengelenk

Das Ellenbogengelenk ist ein zusammengesetztes Gelenk, es besteht aus einem Scharniergelenk zwischen Humerus und Ulna und einem Drehgelenk zwischen Radius und Ulna. Beweglichkeit besteht in zwei Achsen, es können Beugung (*Flexion*) und Streckung (*Extension*) und Pronation und Supination [Abb. 4 und 5] durchgeführt werden.

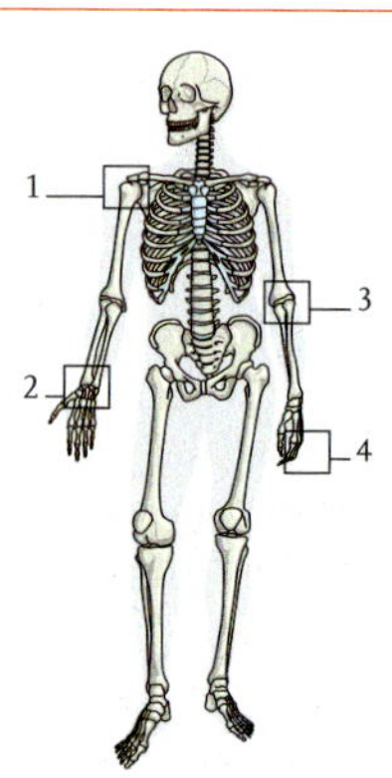

1 Kugelgelenk	2 Eigelenk	3 Drehgelenk	4 Scharniergelenk
Schultergelenk	proximales Handgelenk	oberes Radioulnargelenk	Fingergelenk
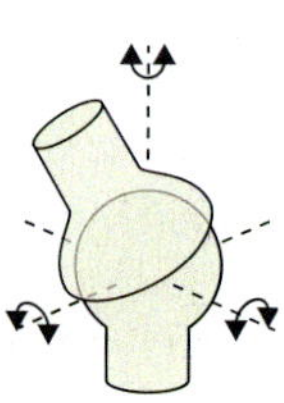	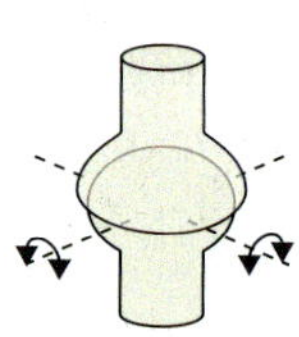	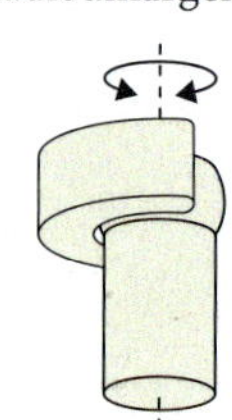	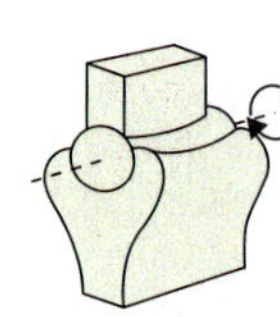
dreiachsig	**zweiachsig**	**einachsig**	**einachsig**

[6] Einteilung der Gelenke nach Formen und Achsen

Hüftgelenk

Das Hüftgelenk (*Articulatio coxae*) ist eine Sonderform des Kugelgelenkes – ein Nussgelenk, bei dem die Pfanne den Kopf zu mehr als 50 % umschließt. Es wird aus dem Femurkopf und dem Hüftbein gebildet [Abb. 6], ist eigentlich ein dreiachsiges Gelenk, allerdings wird die Beweglichkeit durch die ausgeprägte Gelenkpfanne und den Bandapparat behindert. Eine häufige Abnutzungserscheinung im Alter stellt die Koxarthrose dar, wenn der Gelenkknorpel sich abgenutzt hat, reiben die Knochenflächen direkt aufeinander. Dies verursacht starke Schmerzen und das Gelenk verliert dadurch seine Funktion. Bewegungsmöglichkeiten im Hüftgelenk sind Flexion und Extension, Abduktion und Adduktion sowie die Rotation.

Koxarthrose | 2

Abduktion
Wegführen, Wegbewegen oder Abspreizen vonKörperteilen
ab lat. = weg
ducere, lat. = führen
Adduktion
Heranziehen von Körperteilen
ad, lat. = zu, heran

Handgelenk

Das Handgelenk [Abb. 8] besteht aus einem

- proximalen Handgelenk und einem
- distalen Handgelenk.

Das proximale Handgelenk ist ein Eigelenk, in ihm sind Bewegungen um zwei Achsen möglich.

Das proximale Handgelenk wird von Ulna und Radius (Gelenkpfanne) und den proximalen Handwurzelknochen (Gelenkkopf) gebildet.

Das distale Handgelenk wird von den distalen und den proximalen Handwurzelknochen gebildet. In ihm sind Bewegungen um eine Achse möglich, es handelt sich um ein Scharniergelenk.

Die Kombination der beiden Handgelenke ermöglicht folgende Bewegungen: Ulnar-Abduktion (Bewegung in Richtung Elle) und Radial-Abduktion (Bewegung in Richtung Speiche) und Palmar-Flexion (Beugung in Richtung Hohlhand) und Dorsal-Flexion (Beugung in Richtung Handrücken).

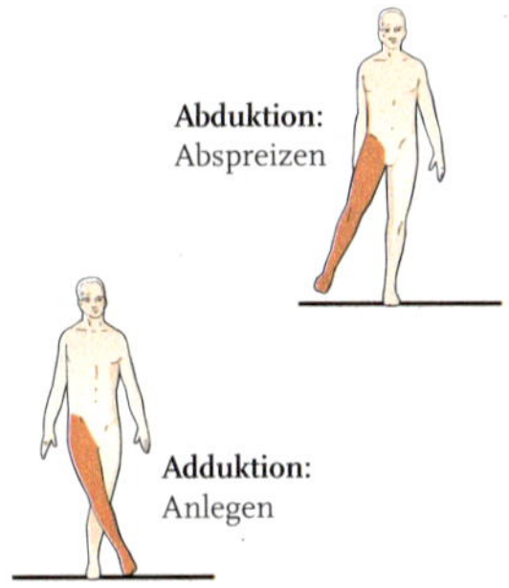

[5] Abduktion und Adduktion

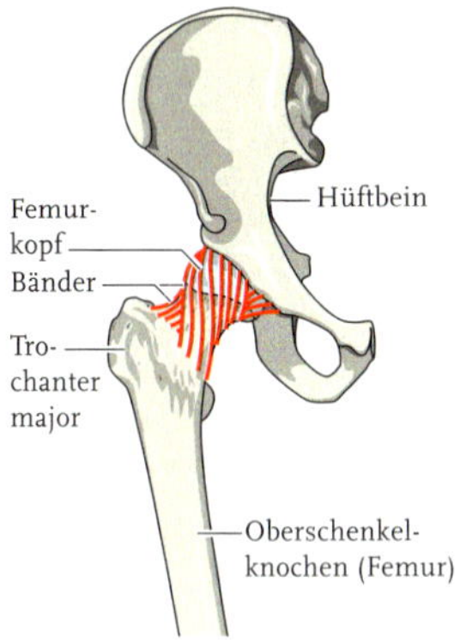

[6] Das Hüftgelenk

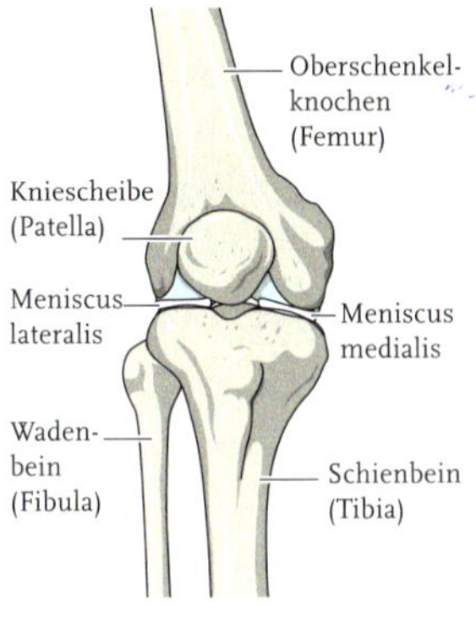

[7] Das Kniegelenk

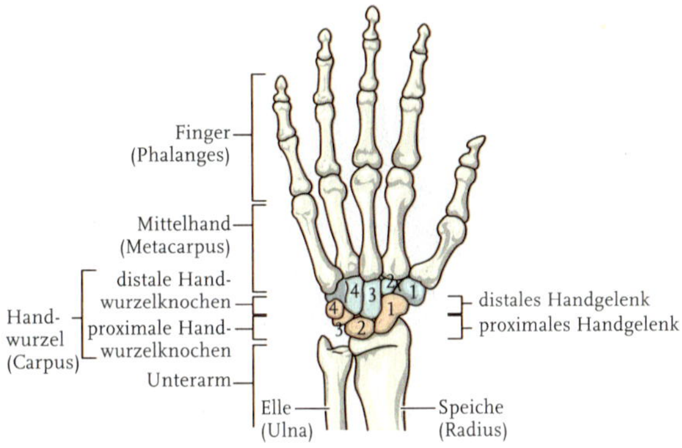

[8] Die Knochen der Hand

Kniegelenk

Das Kniegelenk [Abb. 7] ist ein Dreh- und Scharniergelenk, es wird gebildet aus dem Gelenk zwischen Oberschenkelknochen (*Femur*) und Kniescheibe (*Patella*) und dem Gelenk zwischen Femur und Schienbein (*Tibia*). Im Kniegelenk ist eine Flexion und Extension möglich sowie bei gebeugtem Knie eine eingeschränkte Rotation. Um das Kniegelenk zu stabilisieren, aber auch um die Kräfte gleichmäßig zu verteilen, befinden sich im Kniegelenk je zwei Menisci: der Meniscus medialis und der Meniscus lateralis. Bei Verletzungen ist meist der Meniscus medialis geschädigt. Die Kniescheibe (Patella) ist das größte Sesambein des Menschen, sie dient der Kraftübertragung und das Gelenk wird durch innere Bänder (Kreuzbänder) und äußere Bänder stabilisiert.

Meniscus
halbmondförmiger Schaltknorpel im Kniegelenk
Sesambeine
kleine Knochen, die die Reibung im Gelenk vermindern und Hebelwirkung verbessern

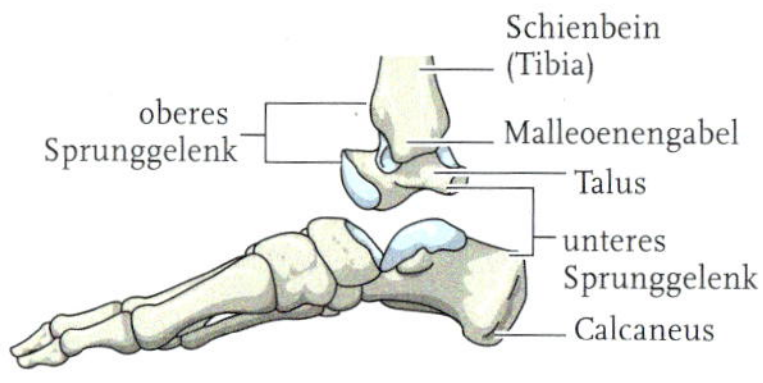

[1] Sprunggelenk

Sprunggelenk

Das Sprunggelenk wird eingeteilt in ein oberes und ein unteres Sprunggelenk. Das obere Sprunggelenk wird von der Malleolengabel (aus Schienbein und Wadenbein) und der Sprungbeinrolle (*Talus*) gebildet. Es ist ein Scharniergelenk, Extension und Flexion sind möglich. Das untere Sprunggelenk wird vom Talus und vom Fersenbein (*Calcaneus*) gebildet; es ist ebenfalls ein Scharniergelenk, in ihm sind Pronation und Supination möglich.

Gelenk	Gelenkform	Beteiligte Knochen	Bewegungen
Schultergelenk	Kugelgelenk	Oberarmknochenkopf (*Humeruskopf*) Schulterblatt (*Skapula*)	Rotationsbewegung
Ellenbogengelenk zusammengesetztes Gelenk	Scharniergelenk	Oberarmknochen (*Humerus*) Elle (*Ulna*)	Flexion Extension
	Drehgelenk	Speiche (*Radius*) Elle (*Ulna*)	Pronation Supination
Handgelenk	proximales Handgelenk Eigelenk	Ulna, Radius, proximale Handwurzelknochen	Ulnar- und Radial-Abduktion, Dorsal- und Palmar-Flexion
	distales Handgelenk Scharniergelenk	distale und proximale Handwurzelknochen	
Hüftgelenk	Nussgelenk	Kopf des Oberschenkelknochens (*Femurkopf*) Hüftbein (*Os coxae*)	Rotation (eingeschränkt)
Kniegelenk	Dreh- und Scharniergelenk	Femur Kniescheibe (*Patella*) Schienbein (*Tibia*)	Flexion Extension bei gebeugtem Knie eine eingeschränkte Rotation
Sprunggelenk	oberes Sprunggelenk Scharniergelenk	Malleolengabel Sprungbeinrolle	Extension Flexion
	unteres Sprunggelenk Scharniergelenk	Sprungbein (*Talus*) Fersenbein (*Calcaneus*)	Pronation Supination

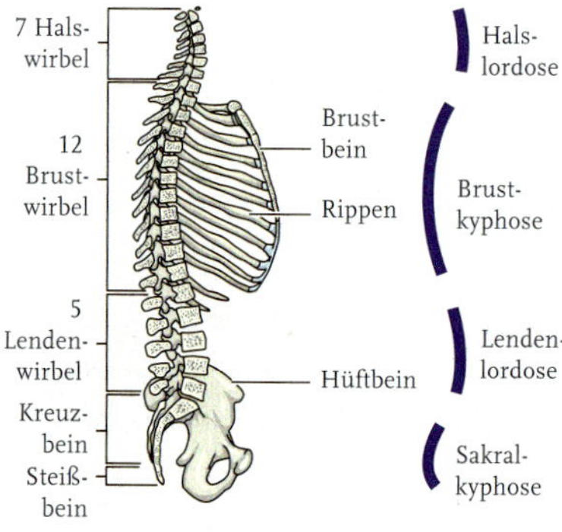

[2] Wirbelsäule mit Abschnitten und Krümmungen

Komplexe Knochenverbindungen / Zusammensetzungen von Knochen

Wirbelsäule

Die Wirbelsäule (*Columna vertebralis*) besteht aus 33 Wirbeln (*Vertebrae*). Zwischen den einzelnen Wirbeln befinden sich 23 Zwischenwirbelscheiben/Bandscheiben (*Disci intervertebralis*). Sie dient der Verbindung zwischen Schulter und Beckengürtel und beherbergt im Wirbelkanal das Rückenmark. Dieses gehört zum Zentralen Nervensystem (ZNS) und besteht aus Nervenfasern und Rückenmarkshäuten. Die Wirbelsäule wird in die Abschnitte Halswirbelsäule (7 Wirbel), Brustwirbelsäule (12 Wirbel), Lendenwirbelsäule (5 Wirbel), Kreuzbein (5 Wirbel) und Steißbein (4 Wirbel) eingeteilt. Kreuzbein (*Os sacrum*)und Steißbein (*Os coccygeae*) bestehen nicht aus echten Wirbeln, da diese bis spätestens zum 20. Lebensjahr miteinander verwachsen sind. Die Wirbelsäule hat auf Grund des aufrechten Ganges vier physiologische Krümmungen [Abb. 2]. Die Krümmung nach ventral (konvexe Krümmung) nennt man Lordose und die Krümmung nach dorsal (konkave Krümmung) Kyphose.

Die einzelnen Wirbel haben einen ähnlichen Aufbau [Abb. 3], wobei sich erster und zweiter Halswirbel (*Atlas* und *Axis*) deutlich von den anderen Wirbeln unterscheiden. Wirbel bestehen aus Wirbelkörper, Wirbelloch mit Wirbelkanal (darin befindet sich das Rückenmark), Wirbelbogen, Dornfortsatz, zwei Querfortsätzen, vier Gelenkfortsätzen und zwei Zwischenwirbellöchern, aus denen zwischen zwei Wirbeln die Nervenfasern und Gefäße austreten.

Atlas (Träger) und Axis (Dreher) tragen den knöchernen Schädel und ermöglichen die Drehung des Kopfes. Zwischen ihnen befindet sich ein Drehgelenk [Abb. 4].

Die Zwischenwirbelscheiben [Abb. 5] bestehen aus einem Faserknorpelring (*Anulus fibrosus*) und einem gallertartigen Kern (*Nucleus pulposus*).

Sie dienen der Abdämpfung von Stößen, die durch die aufrechte Haltung, Springen und Laufen entstehen. Im Laufe eines Tages werden die Zwischenwirbelscheiben so gestaucht, dass ein Mensch durchaus abends einige Zentimeter kürzer sein kann als morgens [Abb. 6]. Bei nicht schonendem Umgang mit der Wirbelsäule kommt es zu Verschleißerscheinungen und es kann zum so genannten Bandscheibenvorfall (*Diskusprolaps*) kommen, in diesem Fall drückt der Nucleus pulposus auf den Wirbelkanal und führt damit zur Druckschädigung der Nerven [Abb. 7].

Bandscheibenvorfall | 2

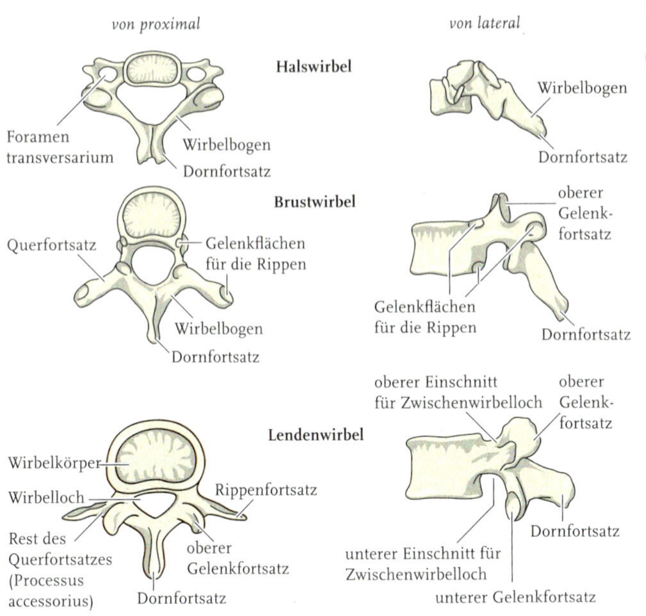

[3] Aufbau der Hals-, Brust- und Lendenwirbel

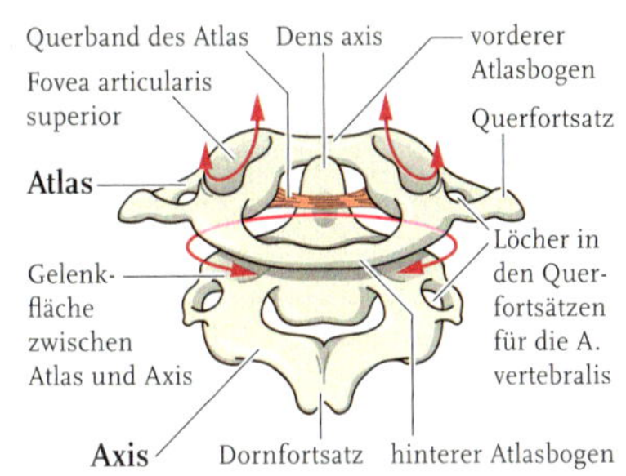

[4] Atlas und Axis, die zusammen mit dem Hinterhauptbein die Kopfgelenke bilden

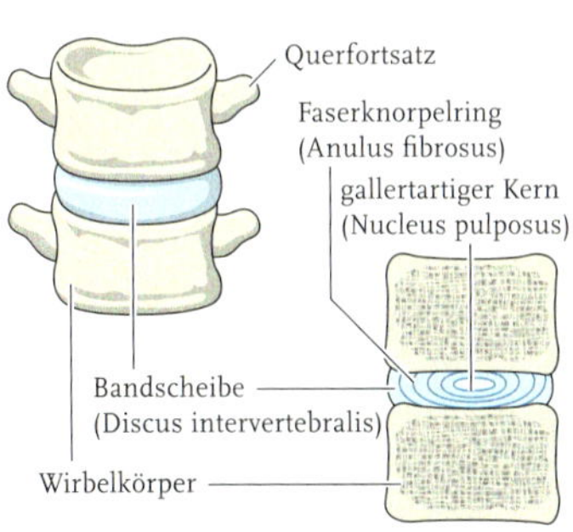

[5] Zwischenwirbelscheiben

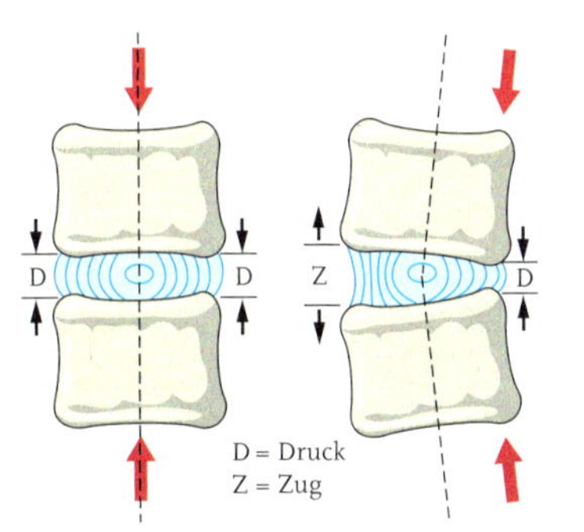

[6] Funktion der Bandscheibe

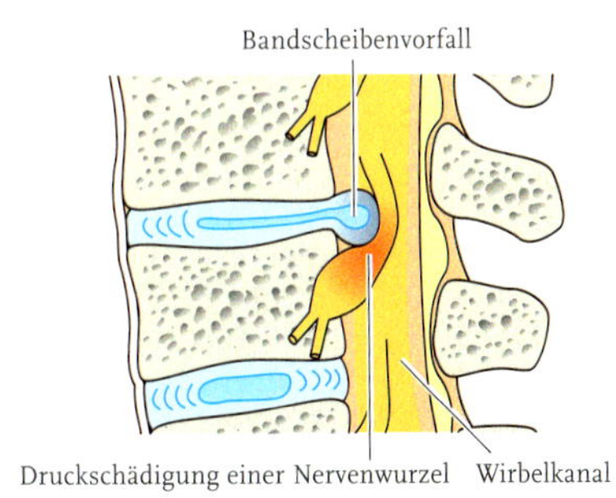

[7] Bandscheibenvorfall (Diskusprolaps)

Schultergürtel und Beckengürtel

Der Schultergürtel wird von den Schulterblättern und den Schlüsselbeinen gebildet [Abb. 1]. Im vorderen Bereich ist der Schultergürtel durch das Brustbein geschlossen, auf der rückwärtigen Seite bleibt er offen. Der Schultergürtel dient der Kraftübertragung von den Armen auf den Oberkörper und umgekehrt sowie von einem Arm auf den anderen.

Analog dazu gibt es den Beckengürtel [Abb. 2]. Er wird durch das Kreuzbein und das Becken gebildet, der Beckengürtel ist geschlossen. Der Beckengürtel fixiert die unteren Extremitäten am Rumpf und ermöglicht dadurch das Laufen. Das Becken trägt die inneren Organe wie eine Schale.

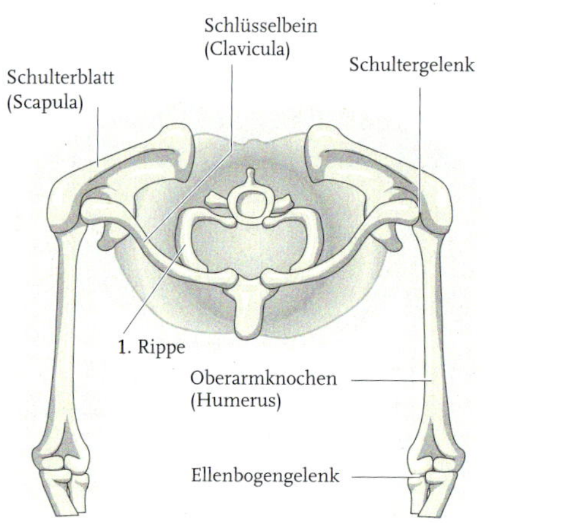

[1] Schultergürtel

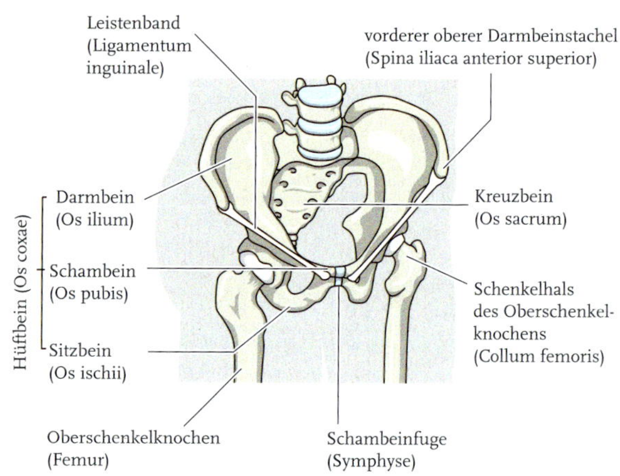

[2] Beckengürtel

Der Schädel

Der Schädel bildet die knöcherne Hülle für das Gehirn und den knöchernen Teil des Gesichts, er wird in einen

- Gesichtsschädel (*Viscerocranium*) und einen
- Gehirnschädel (*Neurocranium*) eingeteilt.

Der Gehirnschädel wird weiterhin in

- Schädeldach und
- Schädelbasis eingeteilt.

Insgesamt wird der Schädel aus 21 durch Nähte fest miteinander verbundenen Knochen gebildet. Außerdem gehört der Unterkiefer, der als einziger Knochen durch Gelenke mit den anderen Knochen verbunden ist, zum Gesichtsschädel.

Die einzelnen Geflechtknochen sind durch bindegewebige Nähte verbunden, sobald sie verknöchern, bildet sich Faserknochen. Die Stoßstellen zwischen je drei platten Schädelknochen heißen Fontanellen. Wichtig sind die große Fontanelle zwischen Scheitelbeinen und Stirnbein sowie die kleine Fontanelle zwischen Scheitelbeinen und Hinterhauptsbein. Sie sind für die Verformung und Anpassung des kindlichen Schädels unter der Geburt notwendig. Die kleine Fontanelle verknöchert bis zum 3. Lebensmonat und die große Fontanelle verknöchert bis zum 36. Lebensmonat.

Folgende Knochen bilden den Schädel, von denen einige paarig angelegt sind:

Gesichtsschädel	
Siebbein (*Os ethmoidale*)	
Tränenbein (*Os lacrimale*)	paarig
Nasenbein (*Os nasale*)	paarig
Pflugscharbein (*Vomer*)	
Untere Nasenmuscheln (*Conchae nasales inferiores*)	paarig
Gaumenbein (*Os palatinum*)	paarig
Jochbein (*Os zygomaticum*)	paarig
Oberkieferknochen (*Maxilla*)	paarig
Unterkieferknochen (*Mandibula*)	

Gehirnschädel	
Stirnbein (*Os frontale*)	
Scheitelbein (*Os parietale*)	paarig
Hinterhauptsbein (*Os occipitale*)	
Schläfenbein (*Os temporale*)	paarig
Keilbein (*Os sphenoidale*)	

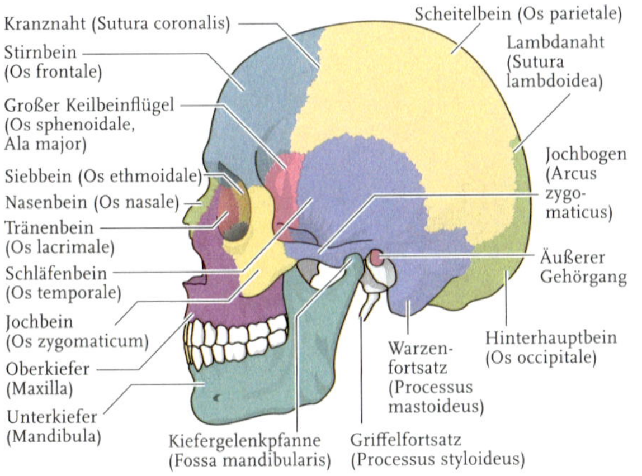

[3] Schädelknochen in der Seitenansicht

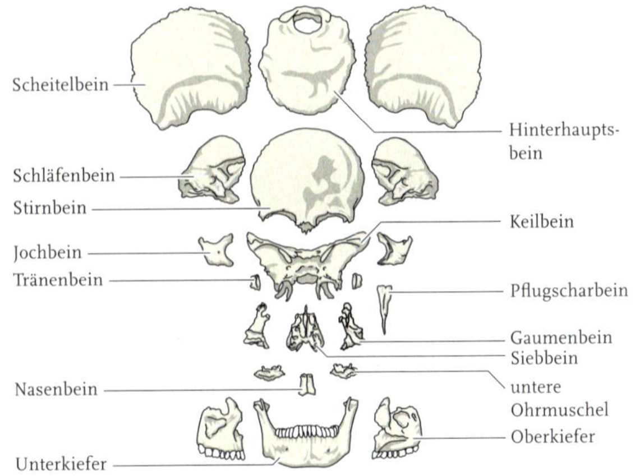

[4] Schädelknochen in der Einzelansicht

Einige Knochen des Schädels sind pneumatische (luftgefüllte) Knochen, andere Knochen bilden eigenständige Höhlen.
Pneumatische Knochen bilden die Nasennebenhöhlen [Abb. 5]:

- Stirnhöhlen
- Kieferhöhlen
- Siebbeinzellen
- Keilbeinhöhle

Diese Höhlen sind fast abgeschlossene Räume, sie haben nur kleine Verbindungen zur Nasenhöhle.
Weitere, geöffnete Höhlen sind:

- Nasenhöhle
- Mundhöhle
- Augenhöhlen

Diese haben großflächige Verbindung nach außen.

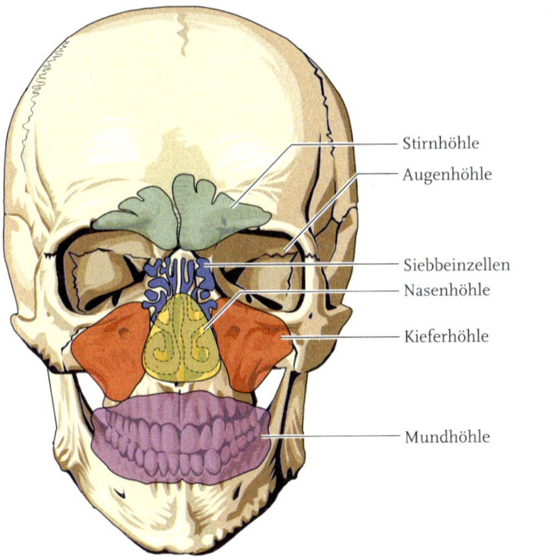

[5] Nasennebenhöhlen und geöffnete Höhlen am Schädel

4.2.3 Das aktive Bewegungssystem

Skelettmuskulatur

Das aktive Bewegungssystem wird von der quergestreiften Muskulatur, auch Skelettmuskulatur genannt, gebildet. Diese ist willkürlich beeinflussbar, d. h. der Mensch kann bewusst einen Muskel kontrahieren und somit einen Arm heben.

glatte Muskulatur | 70
Herzmuskulatur | 70, 747

Die quergestreifte Muskulatur wird so genannt, da sie im Gegensatz zur | glatten Muskulatur und zur | Herzmuskulatur unter dem Mikroskop gestreift erscheint. Ein Skelettmuskel ist aus mehreren Muskelfaserbündeln und diese sind wiederum aus Muskelfasern mit randständigen Zellkernen aufgebaut, wobei eine Muskelfaser mehrere Zellkerne enthält und aus einzelnen Myofibrillen aufgebaut ist [Abb. 1]. Eine Myofibrille besteht aus verschiedenen Eiweißen, die sich bei der Muskelkontraktion gegeneinander verschieben. Die Eiweiße werden auch Filamente genannt, sie heißen Aktin und Myosin. Das Aktin ist an der Z-Scheibe in der Fibrille befestigt, zwischen zwei Aktinfilamenten befindet sich ein Myosinfilament. Der Bereich zwischen zwei Z-Scheiben heißt Sarkomer. Myosinfilamente haben so genannte Myosinköpfchen, die rings um das Myosin angelagert sind.

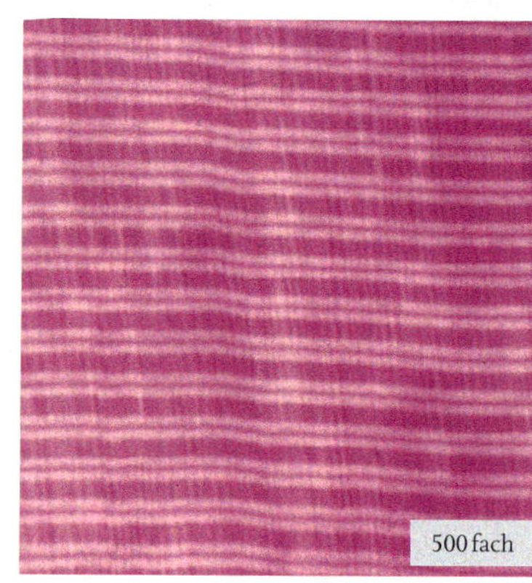

Mikrofoto der Skelettmuskulatur in 500-facher Vergrößerung

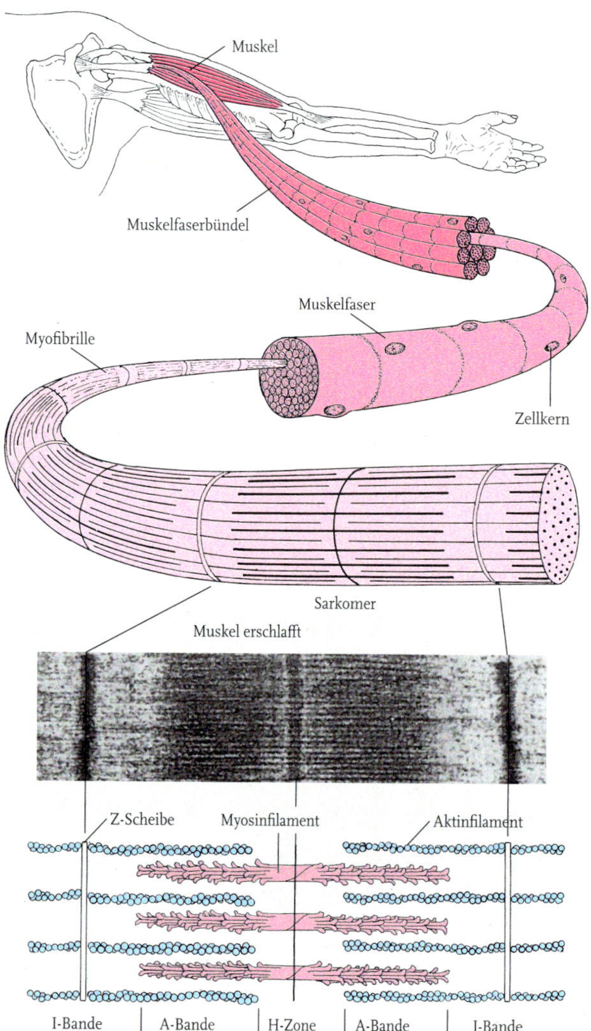

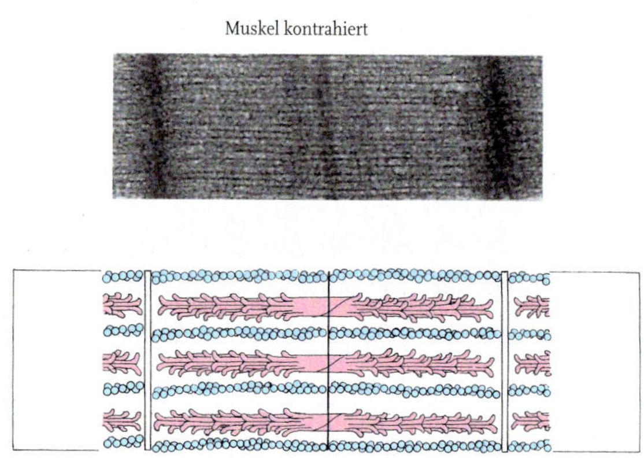

[1] Aufbau der Skelettmuskulatur

Muskeln des Menschen

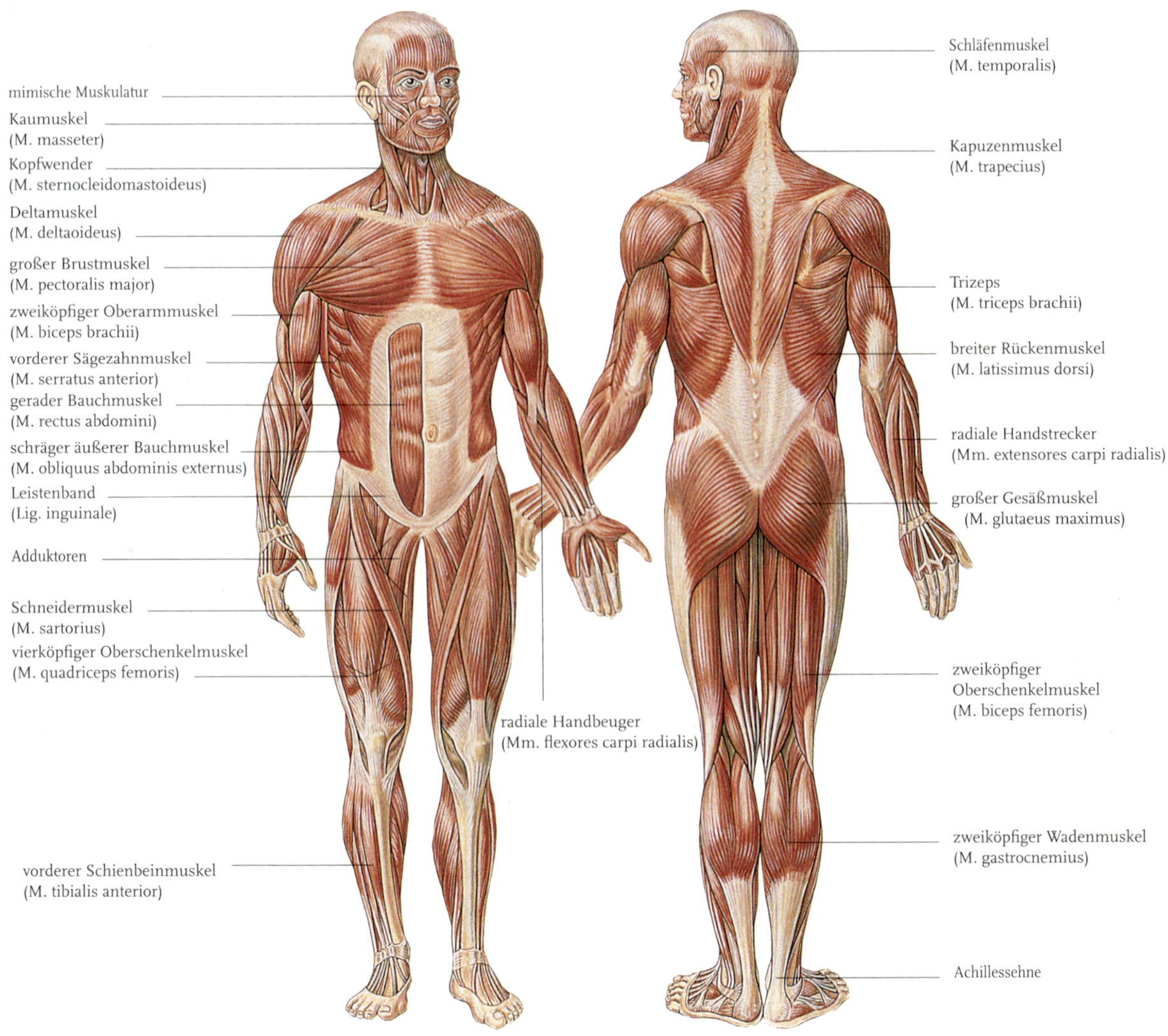

[2] Die Muskeln des Menschen

Zusammenarbeit von Muskeln

Muskeln, die in einer Muskelgruppe zusammengefasst werden können und eine gemeinsame Bewegung ausführen, heißen Synergisten. Muskeln, die entgegengesetzte Bewegungen ermöglichen, heißen Antagonisten.

Muskeln haben mindestens zwei Fixpunkte an verschiedenen Knochen, damit diese Knochen gegeneinanderbewegt werden können. Je nach Funktion werden ihre Befestigungen am Knochen als Ansatz und als Ursprung bezeichnet.

Ursprung: weniger beweglicher Teil des Muskels
Ansatz: der Teil des Muskels, an dem die Bewegung letztendlich erfolgt

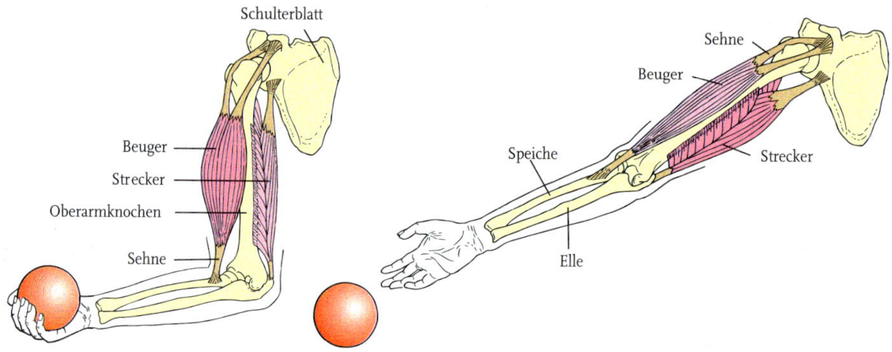

[1] Antagonisten und Synergisten

Beispiel Der Ursprung des M. biceps brachii ist am Schulterblatt (*Scapula*) – das ist der relativ unbewegliche Teil – und der Ansatz an der Speiche (*Radius*) – das ist der bewegliche Teil. Beim Heben des Unterarmes bleibt der Ursprung an der Scapula fest an seinem Ort und der Ansatz am Radius führt dazu, dass der Unterarm gebeugt wird [Abb. 1].

Ansatz und Ursprung können ausgetauscht werden, um ungewöhnliche Bewegungen zu ermöglichen. Der Ursprung des M. biceps brachii am Schulterblatt und der Ansatz an der Speiche werden vertauscht, wenn ein Mensch Klimmzüge macht: In diesem Fall ist der Ursprung die Speiche, der Ansatz das Schulterblatt, denn der Arm bleibt relativ fest und der Oberkörper mit dem Schulterblatt wird bewegt [Abb. 2]. Dieser Vorgang findet ebenfalls statt, wenn ein Mensch aus Atemnot die Hände aufstützt und dadurch seinen Brustkorb (*Thorax*) weiter dehnen kann und dadurch sein Atemzugvolumen vergrößert (|Atmung).

Atmung | 366

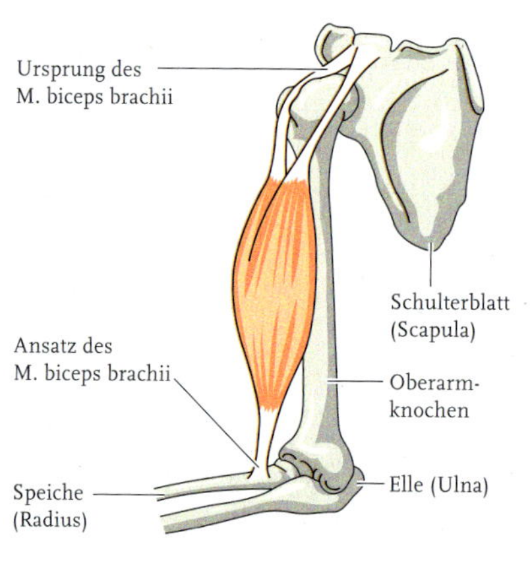

[2] M. biceps brachii mit Ansatz und Ursprung

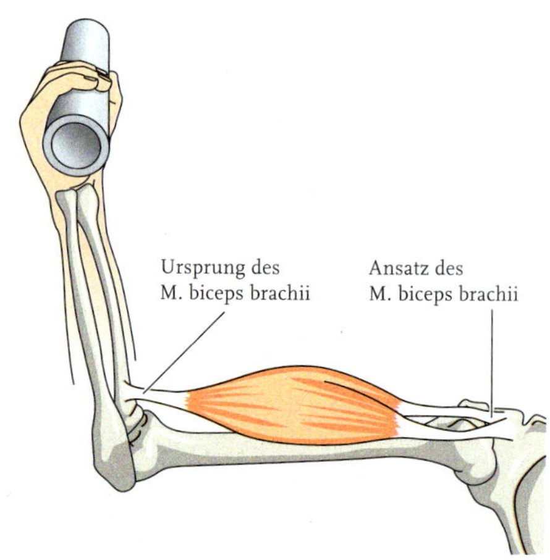

[3] Ansatz und Ursprung bei der Durchführung von Klimmzügen

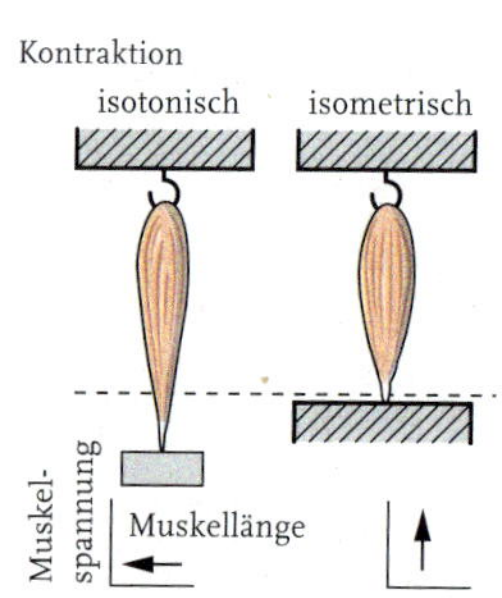

[4] Isotonische und isometrische Muskelkontraktion

Kontraktionsarten

Muskeln können sich isoton und isometrisch kontrahieren. Bei der isotonen Kontraktion bleibt die Spannung des Muskels erhalten, aber er verkürzt sich; bei der isometrischen Kontraktion bleibt die Länge des Muskels erhalten, aber seine Spannung vergrößert sich. Isotone Kontraktion findet bei allen Bewegungen statt, isometrische immer dann, wenn ein Gewicht gehalten wird, z. B: Das Tragen einer Tasche führt im Arm zu isometrischer Kontraktion.

Innervation des Bewegungsapparats

4.2.4

Peripheres Nervensystem

Das periphere Nervensystem verbindet den Körper mit dem zentralen Nervensystem (ZNS). Es besteht aus den 12 Hirnnerven [Abb. 1] und 31 Rückenmarksnerven.

Hirnnerven

Als Hirnnerven werden die 12 paarigen großen Nerven bezeichnet, die am Hirnstamm ein- bzw. austreten und die Sinneseindrücke aus Auge, Nase, Ohr, Zunge, Gleichgewichtsorgan und Gesichtshaut vermitteln. Darüber hinausgehend leiten sie den Bewegungsimpuls für die Augäpfel, Gesichtsmuskulatur sowie Schulter-/Nackenmuskulatur. Der 10. Hirnnerv (*N. vagus*) verlässt als einziger Hirnnerv den Kopf-/Halsbereich und übernimmt bei den Brust- und Baucheingeweiden wichtige Funktionen des autonomen Nervensystems.

autonomes Nervensystem | 440

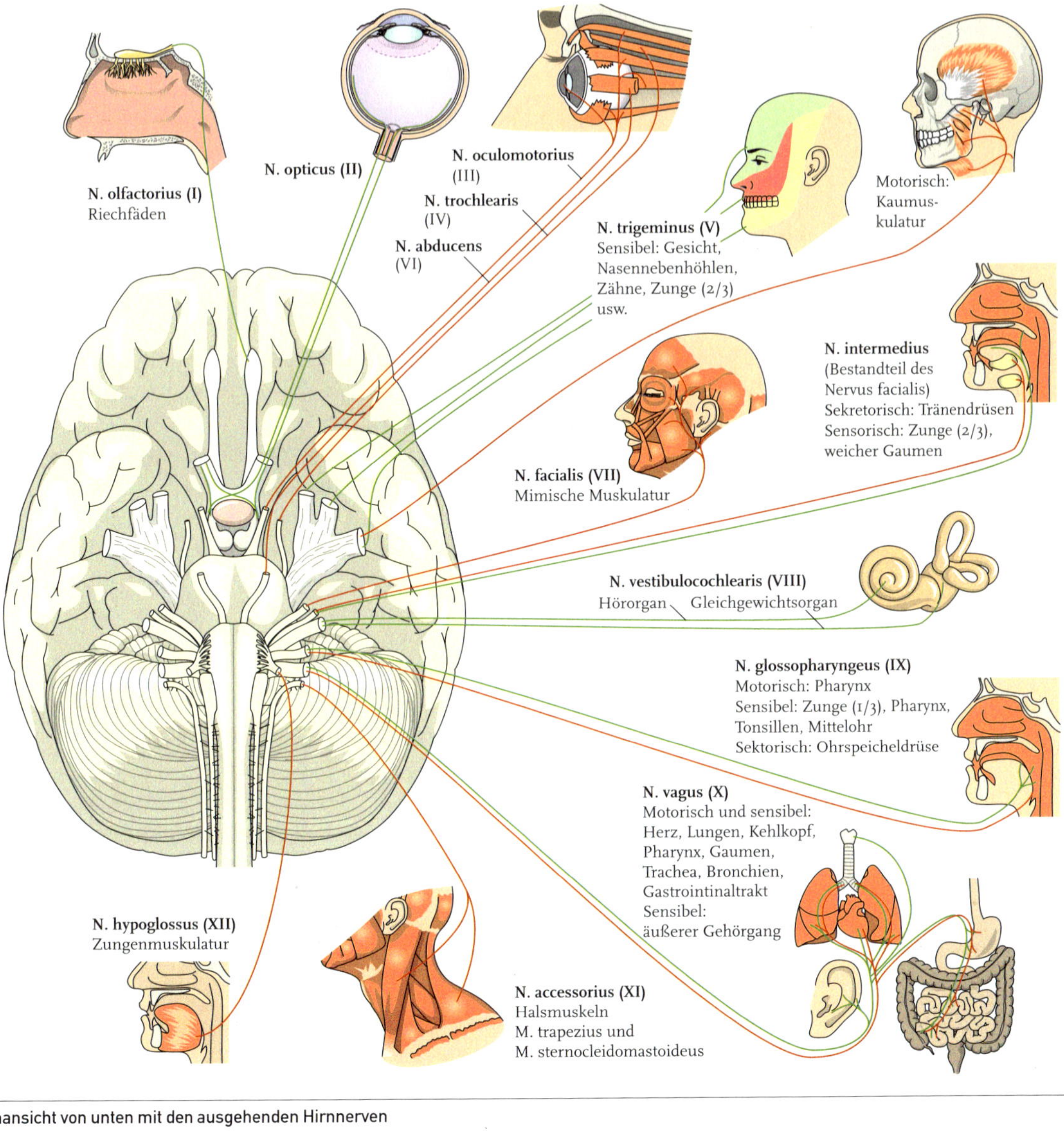

[4] Hirnansicht von unten mit den ausgehenden Hirnnerven

Rückenmarksnerven

Rückenmark | 2

Die Nervenwurzeln treten auf jeder Höhe der Wirbelsäule zwischen zwei Wirbelkörpern paarig aus dem Rückenmark aus, d. h. jeweils rechts und links eine motorische und eine sensible Wurzel [Abb. 1]. Die Wurzeln vereinen sich zu den Spinalnerven, die motorische und sensible Anteile haben.

Viele Rückenmarksnerven in Höhe der Schultern und des Beckens bilden neben der Wirbelsäule **Nervengeflechte**. In einem Geflecht (*Plexus*) werden einzelne Nerventeile neu geordnet und zu Arm- bzw. Beinnerven zusammengefügt [Abb. 2].

Die peripheren Nerven ziehen weiter in die zugehörigen Körperteile.

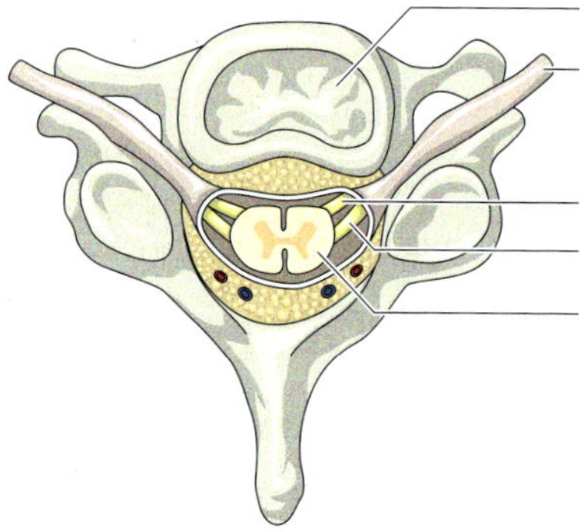

[1] Wirbelkörper mit austretenden Rückennerven

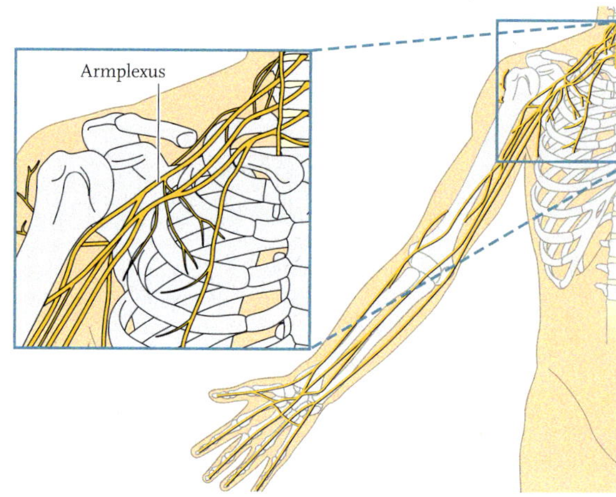

[2] Nervenplexus im Hals-/Brustbereich

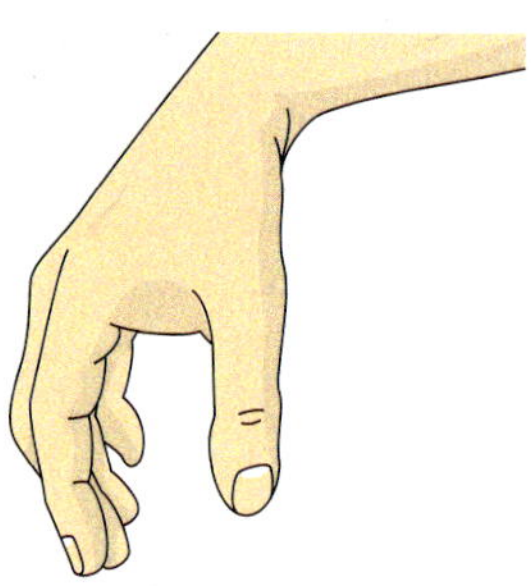

[3] Fallhand infolge einer Schädigung des N. radialis

Wichtige periphere Nerven sind am Arm:

- **Mittelnerv (N. medianus):**
  motorisch: beugt den Daumen, Zeige- und Mittelfinger, spreizt den Daumen ab sensibel: daumenseitige Hand
- **Speichennerv (N. radialis):**
  motorisch: streckt den Arm im Ellenbogengelenk und das Handgelenk
  sensibel: hinterer Ober- und Unterarm, daumenseitiger Handrücken
  Bei einer Schädigung des *N. radialis*, z. B. durch Verletzung oder Überanstrengung, lässt sich das Handgelenk nicht mehr strecken. Diese Lähmung zeigt sich in einer so genannten Fallhand [Abb. 3].
- **Ellennerv (N. ulnaris):**
  motorisch: beugt Hand und die Finger im Grundgelenk
  sensibel: kleinfingerseitige Hand

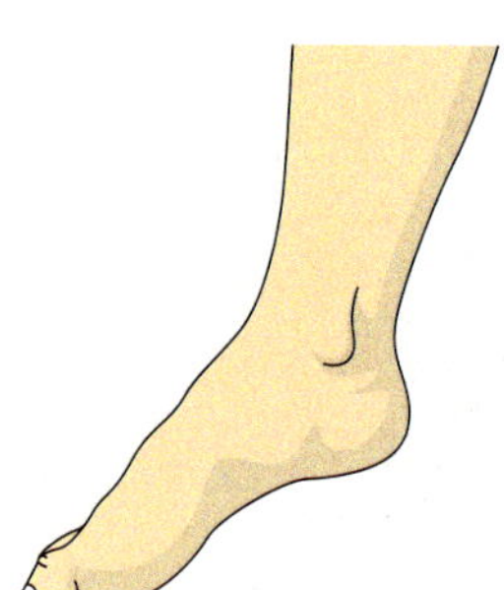

[4] Fußheberlähmung nach einer Schädigung des N. peronaeus

Am Bein sind folgende Nerven von besonderer Bedeutung:

- **Ischiasnerv (N. ischiadicus):**
  motorisch: versorgt sämtliche Muskeln des Unterschenkels
  sensibel: versorgt mit seinen Seitenästen die Rückseite des Beines
- **Peronaeusnerv (N. peronaeus):** Teilast des Ischiasnerven
  motorisch: hebt den Fuß und die Zehen
  sensibel: kleinzehenseitiger Unterschenkel und Fuß
  Der *N. peronaeus* wird häufig durch äußeren Druck am Kniegelenk verletzt, z. B. durch einen falsch angelegten Gipsverband [Abb. 4].
- **Femoralisnerv (N. femoralis):**
  motorisch: beugt im Hüftgelenk und streckt im Knie
  sensibel: Vorder- und Innenseite des Beines

Schnittstelle zwischen Nerven- und Bewegungssystem

Nervenfasern | 432
zentrales Nervensystem | 431

Die Skelettmuskulatur wird durch motorische Nervenfasern des peripheren Nervensystems (PNS) erregt. Dies löst die eigentliche Muskelkontraktion und damit die Bewegung (*Motorik*) aus. Das zentrale Nervensystem (ZNS) erhält Informationen über die Muskulatur durch sensorische Nervenfasern. Die sensorischen Nervenfasern leiten Informationen über den Spannungszustand und damit über die Lage und die Stellung der einzelnen Muskeln an das ZNS. Diese Informationen stammen von Rezeptoren in den Muskeln selbst, die so genannten Propriorezeptoren. Sie geben Informationen über die Tiefensensibilität. Unter Tiefensensibilität wird die Eigenwahrnehmung des Menschen verstanden. Sie wird auch kinästhetischer oder Lagesinn bzw. Propriozeption genannt.

Gleichgewichtsorgan | 195
Synapse | 70, 433
Transmitter | 433

Weitere Informationen über die Stellung des gesamten Körpers in Bezug zum Schwerkraftfeld der Erde werden mit Hilfe des Gleichgewichtsorgans im Innenohr ermittelt.

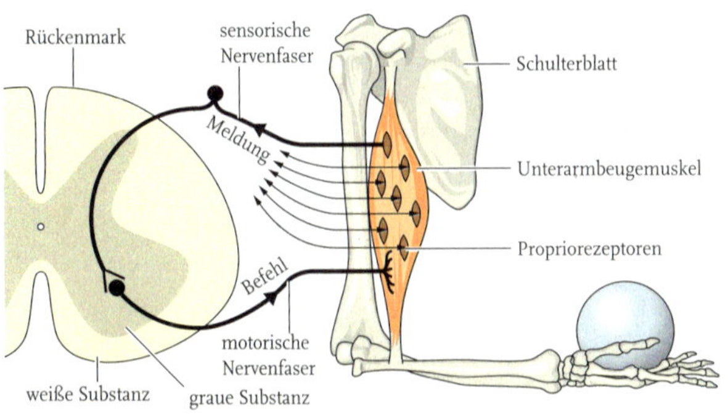

[4] Innervation der Muskeln des Bewegungsapparates

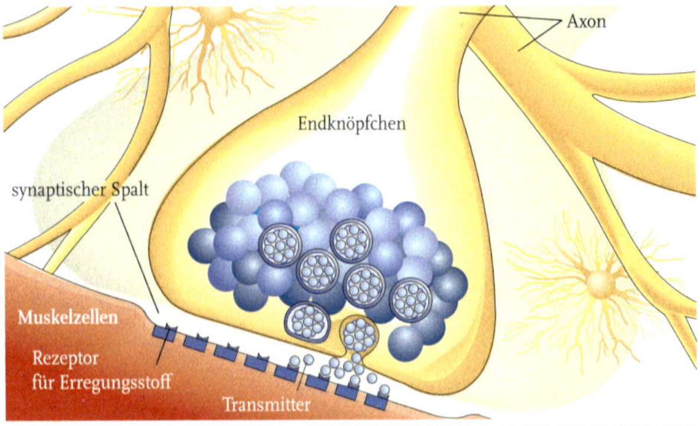

[5] Erregung der Skelettmuskulatur an der motorischen Endplatte

Die neuromuskuläre Übertragung (Übertragung von Erregungen von der Nervenzelle auf einen Muskel) erfolgt an der motorischen Endplatte. Sie ist eine Sonderform der Synapse. Soll ein Muskel erregt werden, wird an der motorischen Endplatte der Transmitter Azetylcholin ausgeschüttet. Daraufhin wird innerhalb der Myofibrille Kalzium ausgeschüttet. Dieses ermöglicht die Bindung zwischen Myosin (| 192 [Abb. 1]) und Aktin (| 192 [Abb. 2]).

Die Myosinköpfchen am Myosin verbinden sich bei einer Muskelkontraktion mit den Aktinfilamenten und bewegen dann die Aktinfilamente aufeinander zu. Nach der Kontraktion löst sich das Myosin wieder und die Filamente gleiten ein minimales Stück weiter für den nächsten „Schlag". Die Lösung der Verbindung benötigt Energie, die in Form von ATP (*Adenosintriphosphat*) dem Muskel zur Verfügung steht. ATP wirkt also als „Weichmacher" an der Muskulatur.

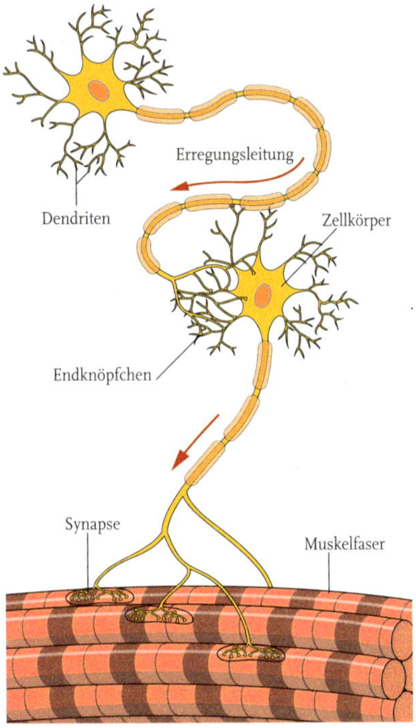

[6] Erregungsübertragung am Muskel

Es laufen folgende Arbeitstakte ab [Abb. 3]:

1. Voraussetzung zur Kontraktion ist die Spaltung von ATP im Myosinköpfchen zu ADP und P. Die frei werdende Energie wird im Myosinköpfchen gespeichert, vergleichbar mit der Spannung einer Spiralfeder.
2. Bei der Auslösung einer Kontraktion strömt Kalzium in das Sarkomer, das Myosinköpfchen bindet mit einer Querbrücke am Aktin.
3. Danach erfolgt die Bewegung des Myosinköpfchens. Die Energie aus der „Spiralfeder" wird verbraucht. Myosin und Aktin bewegen sich aufeinander zu.
4. Zur Lösung der Querbrücke muss ATP im Myosinköpfchen zur Verfügung stehen und eine Strukturveränderung bewirken. Nach der Lösung der Querbrücke gleiten Aktin und Myosin wieder an ihren Ausgangsort zurück.
5. Danach wird die Spiralfeder wieder gespannt, indem ATP zu ADP und P gespalten wird. Das Myosinköpfchen liegt wieder energiereich vor und kann erneut eine Bewegung auslösen.

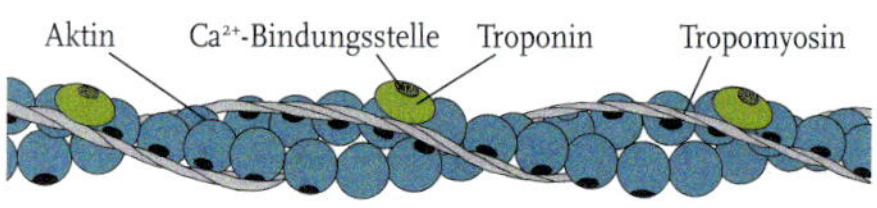

[1] Aktin

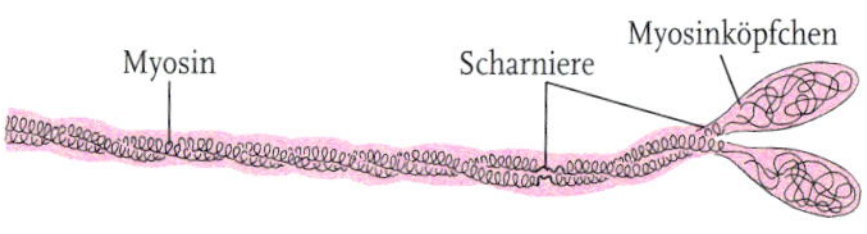

[2] Myosin

Ist die Bewegung beendet, gleiten Aktin und Myosin an ihren Ausgangsort zurück. Um die Effektivität zu steigern, liegen die Aktin- und Myosinfilamente genau nebeneinander und geben dem Skelettmuskel seine Querstreifung. Damit eine wirksame und sichtbare Kontraktion möglich ist, kontrahieren sich viele Myofibrillen gleichzeitig und schnell hintereinander, sie ermöglichen so Kontraktionen von mehreren Zentimetern. Diese Bewegung im Kleinen ist vergleichbar mit der menschlichen Bewegung in der U-Bahn: Wenn auf einer vollbesetzten Bank jemand nur fünf Zentimeter zu seinem Nachbarn rutscht, ist das ein geringer Effekt, rutschen aber nacheinander alle Menschen – vielleicht 10 oder 15 – fünf Zentimeter nach rechts, dann ist ein weiterer Platz frei geworden!

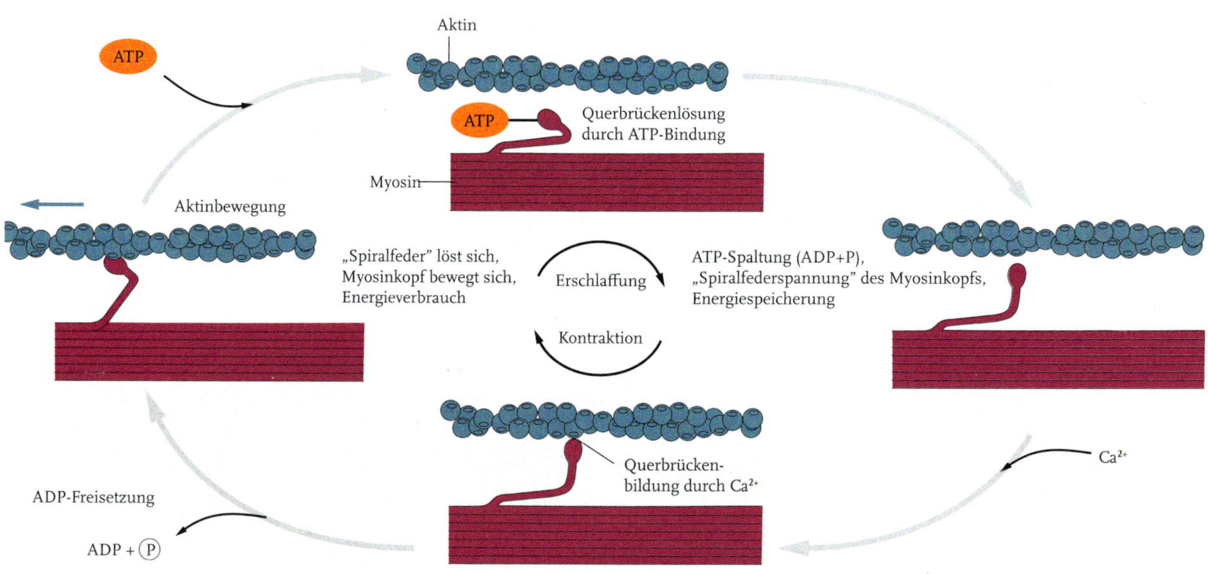

[3] Arbeitstakte des „chemischen Motors" der Skelettmuskeln

Reflexbogen

Reflexe sind unwillkürliche, sehr schnelle motorische Reaktionen auf äußere Reize, die eine umgehende Reaktion zur Gefahrenabwehr brauchen. Dies kann z. B. bei Schmerzreizen der Fall sein, die zu einem sofortigen Zurückziehen der Hand führen, bevor der Schmerz bewusst vom Gehirn wahrgenommen wird. Über reflexartige Zellverbände regelt das Rückenmark die Anspannung der Muskulatur und übernimmt so wichtige Halte- und Stellfunktionen.

Rückenmark | 2

Ein Reflexbogen [Abb. 4] besteht aus dem

- Wahrnehmungsorgan (*Rezeptor*), das den Reiz aufnimmt (z. B. Schmerz),
- sensiblen Nerv, der den Reiz zum Rückenmark leitet,
- Reflexzentrum im Rückenmark, das den sensiblen Reiz auf eine motorische Zelle umschaltet, die ihrerseits erregt wird,
- motorischen Nerv, der den neuen Bewegungsimpuls zum Muskel leitet,
- Erfolgsorgan (in der Regel ein Muskel).

Man unterscheidet Eigen- und Fremdreflexe. Beim Auslösen eines Eigenreflexes sind Wahrnehmungs- und Erfolgsorgan identisch. Beispielsweise führt eine plötzliche Dehnung der Patellarsehne, wie sie z. B. der Neurologe mit einem Hammer bewirkt, zu einer reflektorischen Kontraktion der Muskelsehne des Oberschenkelmuskels (*M. quadriceps*), wodurch das Knie gestreckt wird [Abb. 5]. Dieser Reflex dient der schnellen Gefahrenabwehr, z. B. beim Stolpern.

Beim Fremdreflex unterscheiden sich Wahrnehmungs- und Erfolgsorgan. Ein typischer Fremdreflex entsteht, wenn die Bauchhaut von außen nach innen bestrichen wird und sich reflektorisch die Bauchwandmuskulatur zusammenzieht.

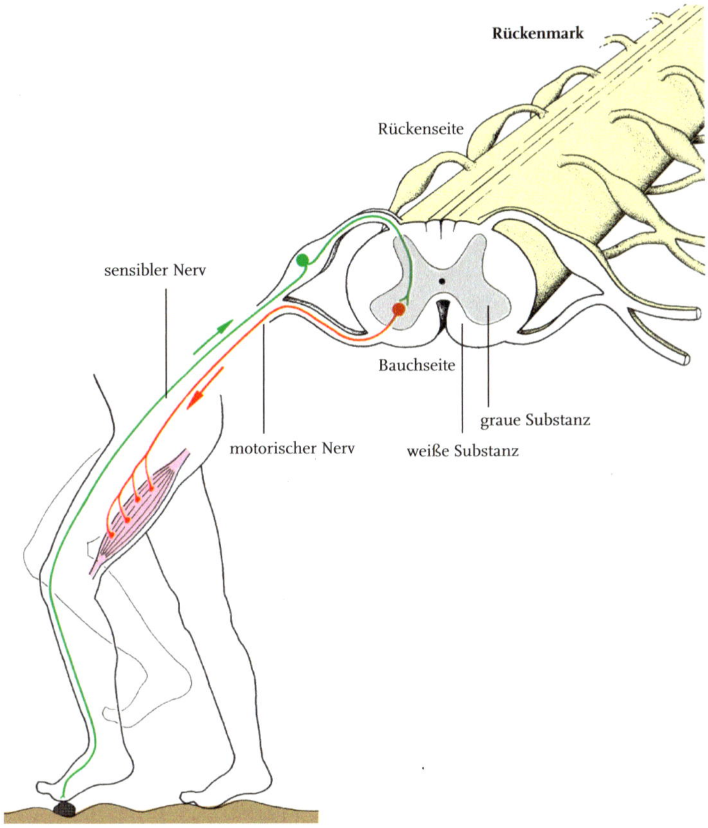

[4] Reflexbogen

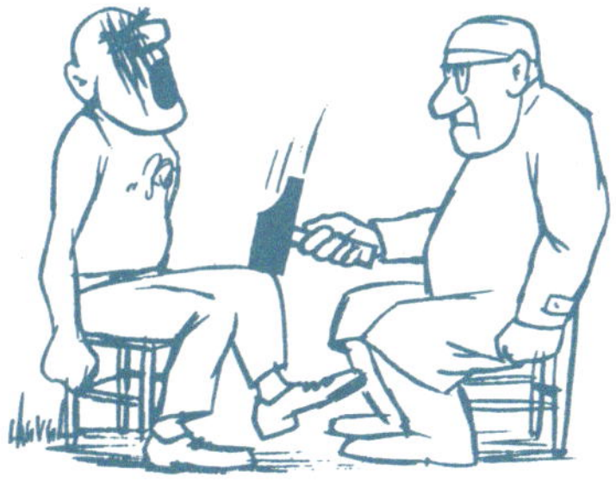

[5] Streckreflex

4.2.4 Schlaffe und spastische Lähmungen

Unser Bewegungsapparat kann in vieler Hinsicht eingeschränkt sein. Ich kann mir ein Bein brechen, auf Grund von Durchblutungsstörungen kann es notwendig sein einen Fuß zu amputieren, bei Kindern können Fehlstellungen angeboren sein oder im Alter treten durch Abnutzungserscheinungen Gelenkschmerzen auf. An dieser Stelle werden die schlaffen und die spastischen Lähmungen besprochen.

Lähmungen treten auf, wenn die neuromotorische Bildung und Weiterleitung oder die neuromuskuläre Übertragung der Erregungen gestört ist. Man unterteilt die Lähmungen nach dem Ort der Schädigung in periphere, spinale und zentrale Lähmungen. Die peripheren Lähmungen haben eine Schädigung der Muskulatur oder der peripheren Nerven zur Ursache. Die spinalen Lähmungen werden durch Schädigungen des Rückenmarks und die zentralen durch Schädigungen des Gehirns verursacht.

Die folgende Tabelle gibt einen Überblick über mögliche Ursachen.

Intoxikation | 819

Spinale Lähmung	Zentrale Lähmung	Periphere Lähmung
Unterbrechung der Nervenbahnen durch einen Unfall/ein Trauma (Querschnittlähmung); hier treten symmetrische Lähmungen unterhalb der Verletzung auf: Paraplegie.	Zerstörung der zentralen Nerven durch Entzündungen (z. B. Multiple Sklerose, Meningitis, Enzephalitis, Poliomyelitis, Borreliose) Zerstörung zentraler Hirnregionen durch Mangeldurchblutungen (*Apoplex*) oder Drucksteigerung bei Hirnblutungen, Hirnödemen, Tumoren; dabei treten halbseitige Lähmungen auf: Hemiplegie, Hemiparese.	Zerstörung zentraler und peripherer Nerven durch Intoxikation. Nervengifte können z. B. sein: E 605 (ein Pflanzenschutzmittel), Nervengase (Sarin, Tabun), bakterielle Gifte bei Tetanus; Zerstörung peripherer Nerven durch ein Trauma; muskuläre Erkrankungen: z. B. Myasthenie

[Tab. 1] Mögliche Ursachen von Lähmungen

Parese
unvollständige Lähmung, Schwäche
Plegie
vollständige Lähmung

Durch die Störung der Erregungsübertragung kommt es zuerst zu einer schlaffen Lähmung. Dabei hat die Muskulatur in der betroffenen Körperregion keine Spannung (*Tonus*) mehr. Die Betroffene verfügt in dieser Region über keine sensiblen Empfindungen und es sind keine Reflexe vorhanden. Wenn die betroffene Körperregion nicht mehr bewegt werden kann, liegt eine schlaffe Lähmung vor. Diese **schlaffe Lähmung** kann sich in eine **spastische Lähmung** wandeln, wenn nach längerer Zeit die neuromuskuläre Erregung durch das Rückenmark und den dazugehörenden Reflexbogen wieder einsetzt. Diese Lähmung wird als spastische Lähmung bezeichnet, da sich die Muskulatur in dauerhaft angespanntem Zustand befindet und die Patientin sich trotz der vorhandenen Muskelspannung nicht bewegen kann. Spastische Lähmungen führen zu Kontraktionen. Die Sensibilität ist weiterhin ausgefallen, aber die Patientin kann mit Abwehrreaktionen auf Schmerzen reagieren – sie empfindet also Schmerzen. Die Muskeleigenreflexe sind vorhanden.

Plastizität
Hierunter versteht man die Fähigkeit des Gehirns, dass nicht genutzte Gebiete der Hirnrinde die Funktionen zerstörter Hirnareale übernehmen können.

Neben Einschränkungen der Bewegung sind häufig die Ausscheidungsorgane und ebenfalls die Sexualfunktion betroffen.

Die Lähmungen sind meist irreversibel und werden physiotherapeutisch durch passive Bewegungsübungen behandelt. Ziel der Behandlung ist es, Folgeerkrankungen wie Kontrakturen zu vermeiden. Eine Ausnahme bilden die Lähmungen nach einem Apoplex: auf Grund der Plastizität des Gehirns ist es möglich, Bewegungsmuster neu zu erlernen und so die Lähmung zu überwinden.

Kontrakturen | 143
Apoplex | 2

Gleichgewicht und Schwindel

4.2.4

Gleichgewichtssinn

Kippt man Wackelpudding aus einer Schüssel auf einen Teller, verformt er sich sehr leicht in die Richtung, in die der Teller gekippt wird. Diesen Effekt kann man noch verstärken, indem man Kieselsteine auf den Wackelpudding legt. Nach dem gleichen Prinzip ist auch das Gleichgewichtsorgan aufgebaut. Es besteht aus zwei flüssigkeitsgefüllten Kammern, den Vorhofsäckchen. Die durch Kristalle beschwerte Statolithenmembran schert leicht in die eine oder andere Richtung aus, wenn der Kopf geneigt wird. Somit wird der Gleichgewichtssinn durch die Zusammenarbeit des Gleichgewichtsorgans und der Informationen aus dem Bewegungssystem zur Lage des Körpers ermöglicht.

Das Gleichgewichtsorgan befindet sich in den Bogengängen und den Vorhofsäckchen im Labyrinth des Ohrs. Die **Bogengänge** sind drei halbkreisförmige Gänge, die im 90-Grad-Winkel zueinander stehen. Jeder Gang ist dabei für eine Bewegungsrichtung im Raum zuständig: nach oben, zur Seite und nach vorn oder hinten. Die Vorhofsäckchen befinden sich zwischen der Schnecke und den Bogengängen. Die Bogengänge und die Vorhofsäckchen enthalten Sinneszellen, die so genannten Haarzellen [Abb. 1]
Die Haarzellen der **Vorhofsäckchen** enden in einer Gallertmembran. Auf der Gallertmembran befinden sich Kalziumkarbonatkristalle, die Statolithen genannt werden. Diese Kristalle reagieren auf das Schwerkraftfeld der Erde (oder jedes anderen Planeten) und bewegen durch die Erdanziehungskraft die Gallertmembran und damit auch die Sinneszellen. Je nachdem, wie der Kopf geneigt ist, werden die Sinneszellen in den Vorhofsäckchen unterschiedlich bewegt [Abb. 3]. Die Vorhofsäckchen sind also für die Wahrnehmung von Lageveränderungen zuständig.

Labyrinth des Ohrs | 223

Schnecke | 224

Bogengang | 224

Gallertmembran heißt auch Statolithenmembran

An den Enden der Bogengänge befinden sich die **Ampullen** (kleine Erweiterungen). In diesen befinden sich ebenfalls Sinneszellen mit einer Gallertkappe. Diese Sinneszellen besitzen keine Statolithen und nehmen Drehbewegungen wahr. Die Drehbewegung wird durch die Bewegung der Perilymphe in den Bogengängen übertragen. Die Perilymphe bewegt sich auf Grund ihrer Trägheit entsprechend bei Bewegungen. Diese Bewegungsübertragung ähnelt der Bewegung von Flüssigkeit in einem Glas, wenn dieses verschoben wird.

Die Informationen aus dem Gleichgewichtsorgan werden über den Gleichgewichtsanteil des N. vestibulocochlearis an das ZNS weitergeleitet. Dort lösen sie zum Erhalten des Gleichgewichtes Reaktionen der Muskulatur aus. Diese Fähigkeit muss erlernt werden. Kinder können erst mit ca. sechs Jahren sicher rückwärtsgehen oder auf einem Bein stehen und balancieren. Zu diesen Bewegungen wird ein geübtes Zusammenspiel von Gleichgewichtsorgan und Bewegungssystem benötigt.

ZNS | 432

Im Alter lässt die Empfindlichkeit der Haarzellen des Gleichgewichtsorganes nach und schnelle Lageveränderungen führen zum Schwindel.

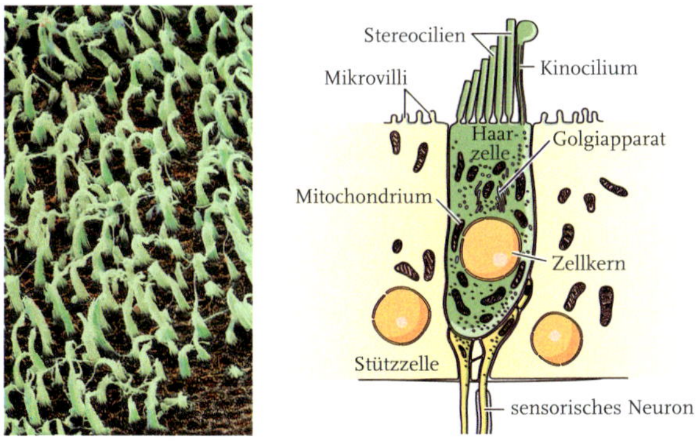

[1] Haarzelle – REM-Bild der Cilien (links); schematische Darstellung (rechts)

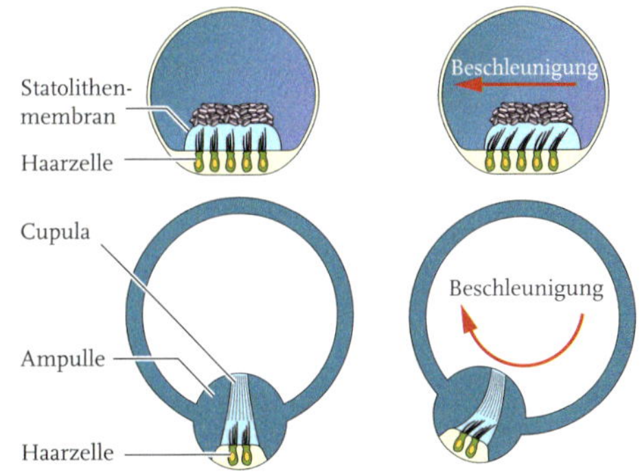

[3] Funktionsprinzip von Utriculus und Sacculus (oben) und den Bogengängen (unten

Gutartiger Lagerungsschwindel

Von dieser gutartigen Erkrankung sind ca. 30 Prozent der 35- bis 70-Jährigen betroffen. Frauen erkranken zweimal häufiger als Männer. Am häufigsten tritt die Erkrankung im 6. und 7. Lebensjahrzehnt auf. Die Erkrankung wirkt beim ersten Auftreten auf die Betroffenen äußerst bedrohlich, da plötzlich beim Aufstehen oder beim Wechsel der Lage ein Drehschwindel auftritt, der 10–40 Sekunden anhält (maximal 1 Minute). Die Betroffenen werden stark verunsichert, da sie keine Warnsymptome wahrnehmen konnten und sich fühlen, als ob sie auf einer weichen Unterlage laufen.

Ursache sind Ohrsteinchen (*Otolithen*). Bei ihnen handelt es sich hier um gelöste Kristalle der Statolithenmembran der Vorhofsäckchen, die sich frei in den Bogengängen bewegen und das Gleichgewichtsorgan irritieren. Bei 50–70 % der Patienten mit plötzlichen Schwindelattacken *(Vertigo)* kann man keine weitere Ursache feststellen, man spricht vom idiopathischen oder gutartigen Lagerungsschwindel. Bei den anderen Patientinnen sind verschiedene Krankheiten für den Schwindel verantwortlich: Schädelhirntraumen, Infektionen des Labyrinthes, Morbus Menière, Migräne, Operationen am Innenohr.

Morbus Menière | 228

Die Therapie für den idiopathischen Schwindel besteht in einer physiotherapeutischen Behandlung und Lösung der Kristalle im Labyrinth mit dem Ziel, dass diese sich wieder im Vorhofsäckchen ansammeln. Grundregel ist, sich möglichst viel zu bewegen und nicht auf Schonung oder Medikamente auszuweichen, da der Organismus sonst keine Chance hat, sich an die neue Informationssituation im Labyrinth zu gewöhnen. Die Spontanheilungsrate liegt bei 50 %.

Aus der Forschung

Laut einer Studie der Charité Berlin konnte in 64 % der Fälle mit den folgenden Übungen (in [Abb 1] am Beispiel des Schwindels im rechten Ohr) der gutartige Lagerungsschwindel innerhalb einer Woche behoben werden.

—

Radtke A., Neuhauser H., von Brevern M., Lempert T.:
A modified Epley's procedure for self-treatment of benign paroxysmal positional vertigo
Neurologische Klinik, Charité Berlin, Germany Neurology 1999; 53:1358-1360

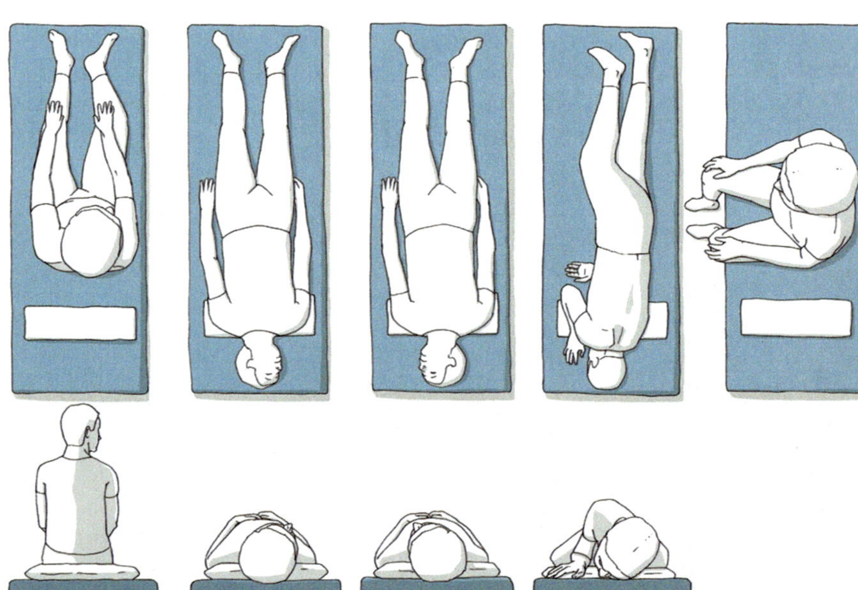

[1] Lagerungsübungen zur Bekämpfung des gutartigen Lagerungsschwindels

5

Sehen und Hören

5.1.1 Pflegerischer Schwerpunkt

5.1 Pflegerische Unterstützung sehbehinderter und blinder Menschen 200

Leitsätze zum Umgang mit Menschen mit stark eingeschränktem Sehen 201

Der Umgang mit Sehhilfen 202

Pflege von Brillen 203

Pflege von Kontaktlinsen 203

Verabreichung von Augentropfen und Augensalben 204

- Leitsätze zur Verabreichung von Augentropfen und Augensalben 204

5.1.2 Pflegerische Unterstützung schwerhöriger und gehörloser Menschen 205

Umgang mit schwerhörigen und gehörlosen Menschen 205

Umgang mit Hörgeräten 205

Verabreichen von Ohrentropfen und -salben 206

5.2 Naturwissenschaftlich-medizinischer Bezug

5.2.1 Sehen aus physikalischer Sicht 207

5.2.2 Aufbau des Sehapparates und der Prozess des Sehens 209

Augapfel 209

5.2.3 Ausgewählte Beeinträchtigungen des Sehens 213

Verletzungen, Verätzungen und Verbrennungen 213

Strabismus und Fehlsichtigkeit 213

- Strabismus 213
- Myopie 214
- Hyperopie 215

Glaukom – Grüner Star 216

Katarakt – Grauer Star 217

Konjunktivitis 218

Netzhauterkrankungen (Retinopathien) 218

- Retinoblastom 218
- Altersbedingte Makuladegeneration 219
- Diabetische Retinopathie 219
- Netzhautveränderungen durch Hypertonie und Arteriosklerose 220

Erkrankungen des Sehnervs 220

- Stauungspapille 220

5.2.4 Hören aus physikalischer Sicht 221

5.2.5 Aufbau des Hörapparates und der Prozess des Hörens 224

5.2.6 Ausgewählte Beeinträchtigungen des Hörens 226

Erkrankungen des äußeren Ohres 226

Erkrankungen des Mittelohres 226

Erkrankungen des Innenohres 227

- Schwerhörigkeit 227
- Ohrgeräusche 228

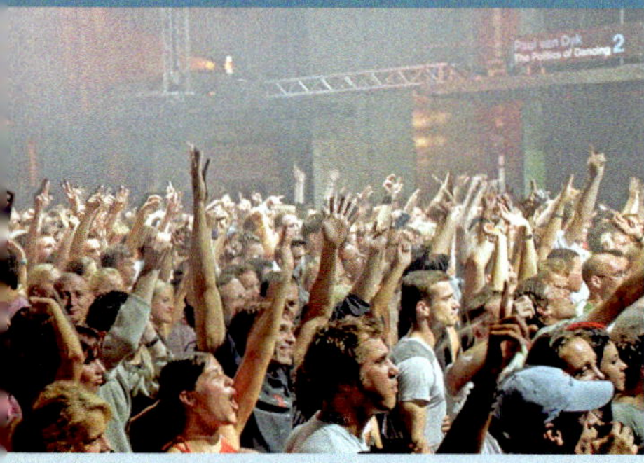

Sehen und Hören

Sehen und Hören sind zwei unserer wichtigsten Sinne. Die Wahrnehmung optischer Reize ist bereits Pflanzen und einfachen Tieren, wie dem einzelligen Augentierchen Euglena, möglich. Dieses besitzt an den Enden seiner Geißeln Photorezeptoren und reagiert auf Lichtreize.

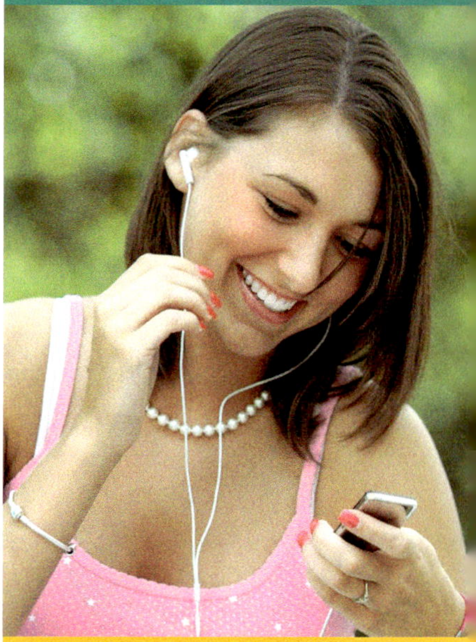

Pflanzen orientieren sich in ihrer Wuchsrichtung nach dem Licht, da sie dieses für ihre Photosynthese benötigen. Deshalb sollte man seine Zimmerpflanzen regelmäßig drehen, um ein möglichst gerades Wachstum zu erreichen. Ansonsten würden sie schräg zum Licht hinwachsen und nach einiger Zeit mit ihrem Topf umkippen.

Ein Kind nimmt bereits als Ungeborenes im Mutterleib Lichtreize wahr und hört den Herzschlag der Mutter sehr nah. Deshalb ist es nach der Geburt am besten auf dem Arm der Mutter zu beruhigen: Es kann den wohlvertrauten Herzschlag wieder hören. Ebenso hört es im Mutterleib die Musik mit, die die Eltern hören und entwickelt sozusagen einen ersten Musikgeschmack. Musik, die die Mutter beruhigt, wird später das Kind ebenfalls beruhigen.

Die beiden Sinne Sehen und Hören ermöglichen uns grundlegende Dinge unseres Daseins: Die Orientierung im Raum ist ein Zusammenspiel von optischen und akustischen Eindrücken; zum miteinander Reden sehen wir uns an – möglichst sogar am Bildtelefon. Zum Essen ist das Sehen ebenfalls wichtig, nur was lecker aussieht, wird gern gegessen, und blaues Ketchup oder blaue Kartoffeln werden eher mit Ekel abgewiesen, auch wenn sie genauso wie normale Lebensmittel schmecken. An blaues Eis haben wir bzw. die Kinder sich hingegen bereits gewöhnt.

An der Stimme eines Menschen können wir seine Stimmung abschätzen, und seine Körperhaltung und sein Gesichtsausdruck helfen uns, die Informationen einzuordnen – also auch wieder optische und akustische Eindrücke, die unter Umständen lebensnotwendige Informationen liefern. Brüllt ein Mensch vor Wut, ist es klug, sich zu wappnen oder davonzulaufen.

Durch die Entwicklung künstlichen Lichtes haben sich unsere Lebensgewohnheiten sehr stark verändert, und unser Tagesablauf orientiert sich kaum noch an den Hell-Dunkel-Zeiten der Natur, sondern an den Erfordernissen von Industrie, Technik und an den Freizeitbedürfnissen der Menschen. Es wäre für uns Menschen schlimm, wenn wir heute immer noch mit Einbruch der Dunkelheit schlafen gehen müssten und nicht durch künstliches Licht den Tag verlängern könnten.

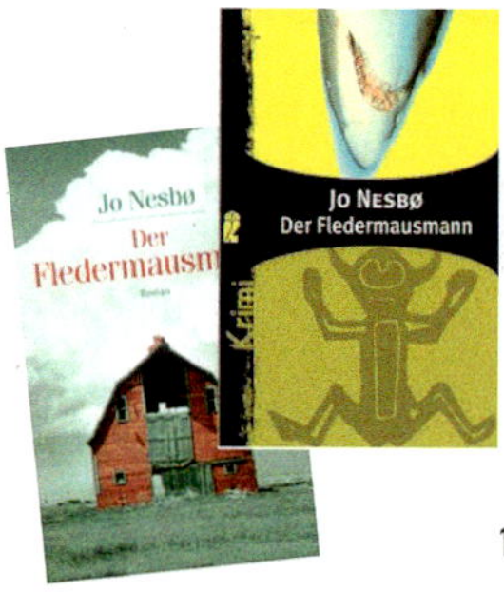

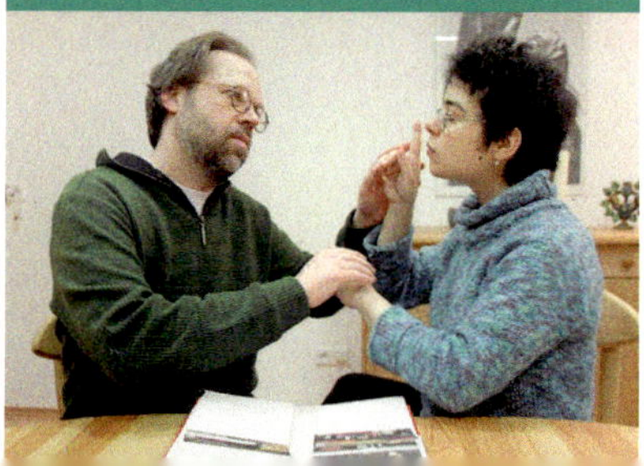

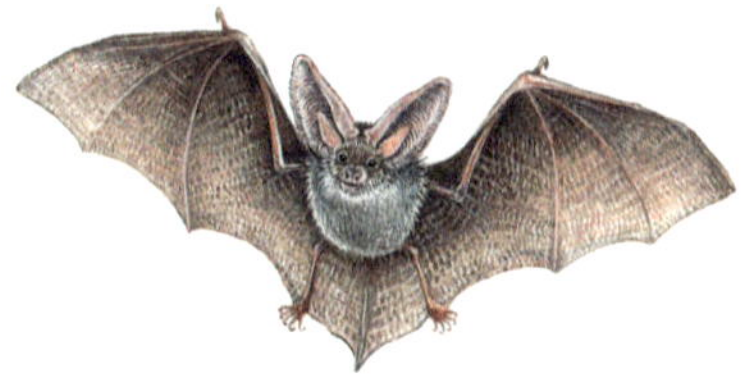

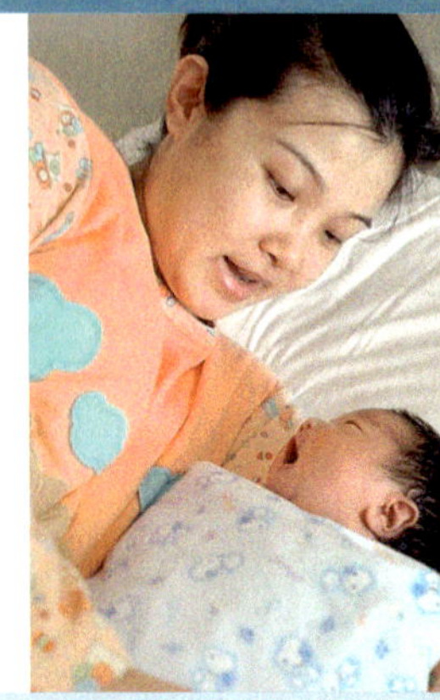

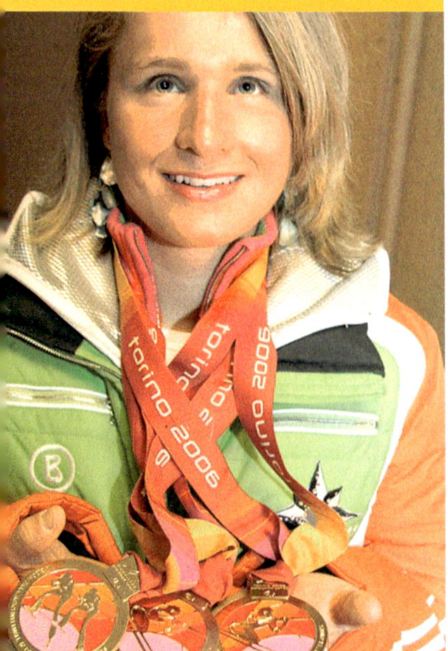

Dass man aber auch mit Einschränkungen der Sinne Sehen und Hören Besonderes leisten kann, zeigen die Teilnehmer, die bei den Paralympics 2006 in Turin gewonnen haben. Unter den Siegern waren unter anderem drei sehbehinderte bzw. blinde Sportler aus Deutschland, die Medaillen in den Disziplinen Skilanglauf, Biathlon und Abfahrtslauf gewonnen haben. Sportarten, die viele Menschen trotz all ihrer Sinne – nicht beherrschen und sich nicht zutrauen würden. Sind dies die „berühmten Ausnahmen" oder müssen wir Behinderung, insbesondere eine Sehbehinderung, aus einem anderen Blickwickel betrachten. Nicht als Fehlen von Fähigkeiten und Möglichkeiten, sondern als andere Verteilung und anderes Training von Fähigkeiten? Kann man das Sehen ersetzen? Ein anderes Beispiel ist der „Fledermausmann", der sich in der Art der Fledermäuse akustisch in seiner Umwelt orientiert und so als Blinder wandern geht, Mountainbike fährt und sich sicher in unbekanntem Gelände bewegt und diese Fähigkeit auch anderen vermitteln kann. In diesem Fall werden die notwendigsten Informationen, die nicht über das Sehen gewonnen werden können, über das Gehör aufgenommen. Sehen und Hören ergänzen sich also und können einander teilweise ersetzen: Menschen mit Höreinschränkungen lesen die Worte häufig von den Lippen ihres Gegenüber ab oder nutzen die Gebärdensprache, bei der die Begriffe z. B. mit den Händen dargestellt werden. Einschränkungen des Gehörs sind auch oft mit einer Erkrankung verbunden, der Altersschwerhörigkeit. Sie wird in 20 Jahren deutlich zunehmen, da sich die Musikgewohnheiten in der Jugend auf die Funktionsfähigkeit des Gehörs im Alter auswirken. Lautes Musikhören schädigt das Gehör nachhaltig und die fördert bekannte Altersschwerhörigkeit. Besonders ungünstig ist in diesem Zusammenhang das Hören mit Kopfhörern im Straßenverkehr, insbesondere mit kleinen, im Gehörgang steckenden Kopfhörern. Durch die Umgebungsgeräusche, die mit den Schädelknochen aufgenommen und als Sinneseindruck ans Innenohr weitergeleitet werden, muss die Lautstärke hochgeregelt werden, um die Musik noch zu hören – hält der Bus an, stellt man fest, wie laut die Musik ist. Oder der Nachbar wundert sich, weil derjenige mit Kopfhörern so laut spricht – er hat halt sehr laut Musik an.

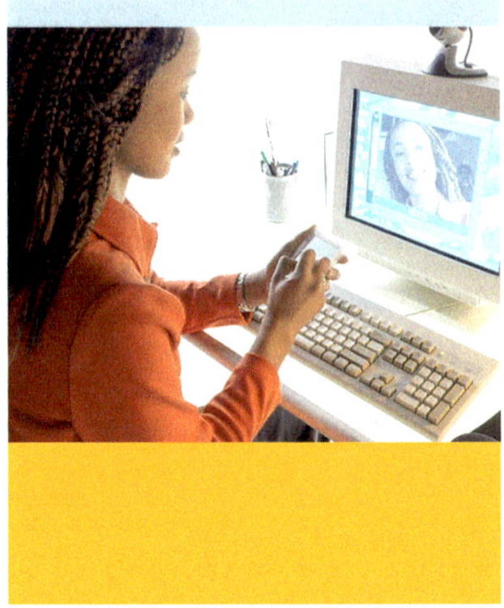

Im pflegerischen Alltag haben wir häufiger mit Menschen zu tun, deren Hör- und Sehsinn eingeschränkt ist. Dies trifft besonders auf ältere Menschen zu. Pflegende benötigen dafür besondere Kenntnisse, um diese Menschen bedürfnisgerecht betreuen zu können. Teilweise kompensieren diese Menschen ihre Einschränkungen mit Hilfsmitteln. Dabei ist die Brille das bekannteste und geläufigste Hilfsmittel. Andere Hilfsmittel benötigen eine besondere Pflege bzw. Handhabung.

Das folgende Kapitel soll einen Überblick über diese Themen geben.

5.1 Pflegerischer Schwerpunkt

5.1.1 Pflegerische Unterstützung sehbehinderter und blinder Menschen

Hasso Böttner: „Mein weißer Stock – was kann der schon?"

Vor Jahren, als die Welt für mich in Dunkelheit versank, war ich froh, dass ich mit dem einfachen Gefährten meinen Weg wieder fand. Schritt für Schritt lernte ich, immer besser mit ihm umzugehen, er dagegen ist bis heute der Alte geblieben. Oft bummeln, ins Geschwätz vertieft, Fußgänger vor mir her, wie leicht käme ich an ihnen vorbei, wenn mein Stecken eine Klingel hätte.

Häufig erschrecke ich, wenn ich mit dem Kopf gegen herabhängende Zweige stoße, ganz zu schweigen davon, wenn's geregnet hat. Jedes Mal frag ich mich, warum mein weißer Kamerad kein Haumesser hat, mit dem man seinen Weg durch die Vorstadt freischlagen könnte.

Primitiv ist er schon, mein Kumpel im Zeitalter der Elektronik. Vielerorts muss ich die Schritte zählen, um unauffällige Anlaufpunkte zu finden. Schnell wird man dabei abgelenkt. Dann heißt es von vorn beginnen oder man verfehlt sein Ziel. Wäre es nicht das Mindeste, was man verlangen könnte, dass der Pendelstock für diese Zwecke einen einstellbaren Schrittzähler hätte?

Wenn ich vor Kreuzungen oder Haltestellen einmal unsicher bin, muss ich um mich fragen, bis mich jemand erhört. Viel erfolgversprechender wäre es, wenn das mein weißer Knecht übernehmen könnte. Sobald man ihn hochhält, müsste eine Rundumleuchte blinken und der Ruf erschallen: „Bitte helfen Sie mir." Und solange der Wegführer noch so unvollkommen ist, dass man außer ihm noch viele Helfer braucht, warum sollte er dann nicht auf einen Knopfdruck hin ihnen Danke schön sagen. Also ergibt sich für den alten Stecken, dass er sich qualifizieren muss. Selbstverständlich müsste er Speicher und Sprachausgabe haben, meine neu erarbeiteten Wege brauchte ich ihm nur einzugeben, dann zeigt er mir alle Wegbiegungen, Straßenübergänge und Gefahrenstellen an. Dazu gehörte natürlich auch, dass er die Fahrpläne intus hätte. Weg und Zeit könnte er bemessen und mir Auskunft geben, ob ich zur Bahn oder zum Bus langsam oder schneller laufen muss. Im Trubel der Stadt weiß ich nie, wann und wo ich fürchten muss, dass mir Übereilige über den Stock stolpern oder Radfahrer oder gar Kraftfahrer mein Achtungszeichen übersehen. An diesen Typen müsste sich mein Warnstab wie ein Zitteraal entladen, schlagartig würde es ihnen vergehen, meinen weißen Freund zu missachten.

Letztendlich frag ich mich, warum sind die paar Kleinigkeiten nicht längst schon Wirklichkeit? Hoffnungsvoll träume ich, dass mein weißer Stock weise war. Mich ganz in Bequemlichkeit wiegend, merk ich kaum, wie er mir den Stolz entzieht. Doch wenn ich fühle, wie er über mich triumphiert, schrecke ich zurück. Der Stock muss der Alte bleiben, sonst liefe ich ihm ja nur noch wie ein Blinder hinterher.

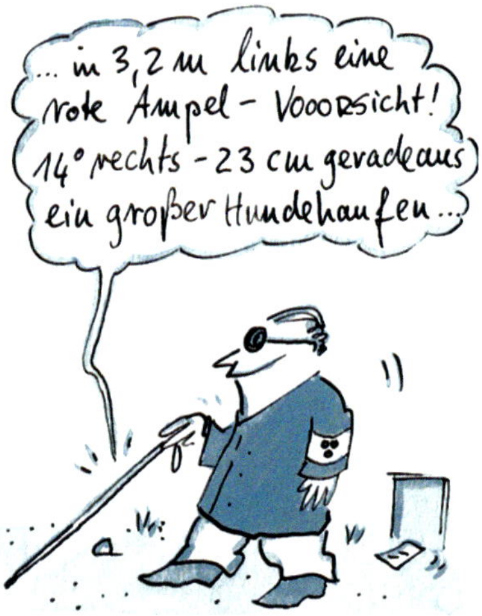
... in 3,2 m links eine
rote Ampel - Vooorsicht!
14° rechts - 23 cm geradeaus
ein großer Hundehaufen ...

—

Kurzgeschichte von Hasso Böttner in: *Nehmt mich beim Wort* – Literaturwettbewerb zum Europäischen Jahr der Menschen mit Behinderung, S. 53, Bertelsmann, 2003

In diesem Text beschreibt Hasso Böttner den Zwiespalt, in dem sowohl Betroffene als auch Menschen, die helfen wollen, stecken. Einerseits sollte es immer mehr Verbesserungen oder Hilfen geben, andererseits wird dadurch die Selbstständigkeit der Betroffenen immer weiter eingeschränkt. Mit den folgenden Maßnahmen helfen Sie sehbeeinträchtigten und blinden Menschen aller Altersgruppen, sich im Krankenhaus und anderen Pflegesituationen zurechtzufinden.

Leitsätze zum Umgang mit Menschen mit stark eingeschränktem Sehen

- Fragen Sie, ob Hilfe benötigt wird, bevor Sie zufassen und helfen wollen.
- Gehen Sie gemeinsam wichtige Wege auf der Station (z. B. zur Toilette, zum Stationszimmer) und im Zimmer ab und weisen Sie auf markante Stellen oder Gefahrenquellen hin: „Hier geht es zur Treppe“, „Diese Tür führt zum Balkon“, „Die Treppe hat 20 Stufen und einen Handlauf auf beiden Seiten.“
- Fragen Sie bei der Einrichtung von Nachttisch und Bett, wo die betroffene Person ihre persönlichen Dinge haben möchte – sprechen Sie ab, ob und wobei sie Hilfe benötigt (z. B. beim Laufen, Hinsetzen oder Treppensteigen).
- Verändern Sie im Zimmer die Anordnung von Nachttisch, Tisch und Stühlen möglichst nicht. Wurde doch etwas verändert, teilen Sie der sehbeeinträchtigten Person genau mit, was Sie wie verändert haben.
- Stellen Sie sich bei jedem Betreten des Zimmers sofort deutlich vor und sagen Sie, warum Sie das Zimmer betreten. Sprechen Sie die betroffene Person immer mit Namen an, wenn Sie mit ihr in Kontakt treten oder ihr begegnen.
- Achten Sie bei der Vorstellung der Mitpatientinnen und anderer Personen darauf, dass diese selbst etwas sagen, damit die sehbeeinträchtigte Person einen akustischen Eindruck von den anderen Menschen bekommt und sie so auch wiedererkennen kann.
- Kündigen Sie jeden Schritt einer Pflegehandlung zuerst konkret an – die sehbeeinträchtigte Patientin sieht nicht, dass Sie auf sie zukommen oder dass Sie ihr etwas geben wollen. Sie können jede Pfleghandlung mit einer |Initialberührung beginnen (z. B. an der Schulter berühren). Kündigen Sie diese Berührung ebenfalls an.
- Beschreiben Sie genau, wo Sie etwas hingestellt haben, und führen Sie möglichst die Hand der sehbeeinträchtigten Person an die betreffende Stelle. „ Direkt vor Ihnen steht der Teller, die Tasse befindet sich rechts oben – bei zwei Uhr – und die Gabel liegt links vom Teller, das Messer rechts. Auf Ihrem Teller befinden sich die Kartoffeln auf zehn Uhr, der Blumenkohl auf drei Uhr und das Schnitzel auf sieben Uhr.“ Zur Tasse und zum Besteck führen Sie die Hand des Patienten.

Initialberührung | 2

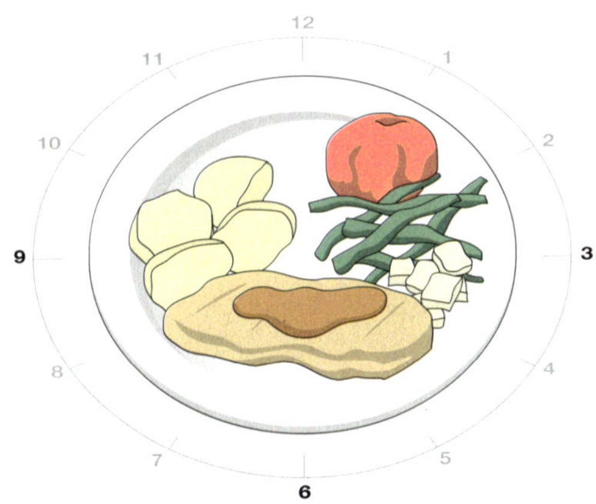

[1] Essen nach Ziffernblatt

Sie können die Lage von Gegenständen exakt beschreiben, indem Sie das Ziffernblatt einer Uhr als Orientierungshilfe nutzen [Abb. 1]. Dabei steht dieses Ziffernblatt in der Vorstellung so, dass die 6 direkt vor der Person liegt, die 12 entsprechend entfernt,dass sich die 9 links und die 3 rechts vor der Person befindet. Sie sprechen dann davon, dass „das Schnitzel auf sieben Uhr liegt“.

Die meisten dieser Grundsätze gelten natürlich auch in der ambulanten Betreuung. Hier ist es umso wichtiger, nichts an der Einrichtung und Ordnung der Wohnung zu verändern. Dies würde zur absoluten Hilflosigkeit der Betroffenen führen, sobald sie wieder allein in der Wohnung sind und z. B. das Telefon nicht mehr finden.

Da die Einschränkung des Sehens zur Folge hat, dass man meist kaum noch oder nicht mehr lesen kann, gibt es unterschiedliche Hilfsmittel bzw. Medien für stark Seheingeschränkte und Blinde:

- Bücher mit extra großer Schrift
- Brailleschrift (Tastschrift): Bücher, Beschriftung von Geräten und Aufzügen, Braillelesegerät für den Computer und Brailledrucker bzw. Schreibhilfen
- Hörbücher, Radio, Hörspiele

online

www.braillepost.de/
Mit Hilfe dieser Seite ist es möglich, an blinde oder sehbehinderte Menschen in Brailleschrift übertragene Nachrichten zu senden.

www.topwebhamster.de/blind_ins_internet/
Auf dieser Internetseite gibt es Empfehlungen zum Programmieren von Internetseiten, damit sie auch für sehbehinderte Menschen zugänglich sind.

Der Umgang mit Sehhilfen

Die nachlassende Sehkraft oder Störungen bzw. Erkrankungen des Auges können meistens mit Sehhilfen korrigiert werden. Dadurch ist den Betroffenen oft ein normales Sehen möglich. Allerdings sind sie unter Umständen ohne ihre Sehhilfe hilflos. Aus diesem Grund ist es notwendig, Sehhilfen sorgfältig zu behandeln, zu pflegen und sie immer in der Reichweite der Betroffenen zu belassen.
Häufige Sehhilfen sind

- Brillen,
- Kontaktlinsen.

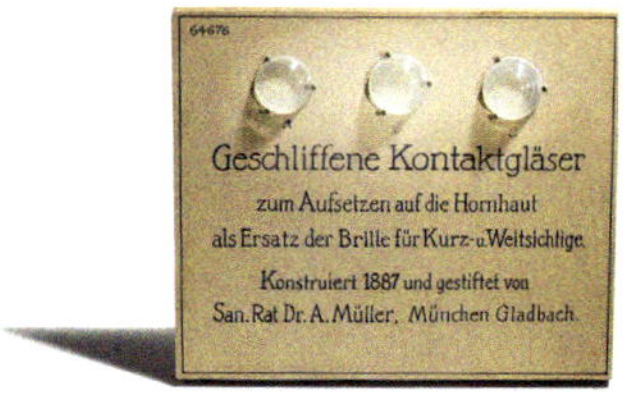
Geschliffene Kontaktgläser
zum Aufsetzen auf die Hornhaut
als Ersatz der Brille für Kurz- u. Weitsichtige.
Konstruiert 1887 und gestiftet von
San.Rat Dr. A. Müller, München Gladbach.

[1] Erste Entwicklung non Kontaktlinsen

Brillen sind seit dem 13. Jahrhundert bekannt und nicht mehr wegzudenken aus unserem Leben. Sie bestehen aus zwei üblicherweise optischen Gläsern und einer Fassung mit zwei Bügeln zum Befestigen hinter den Ohren. Sie werden zur Korrektur der Sehkraft und zur Therapie des Schielens eingesetzt. Meist werden sie vom Augenarzt nach eingehender Untersuchung und Sehschärfeprüfung verschrieben. Man kann Brillen auch direkt beim Optiker bestellen, der ebenfalls die Sehschärfe bestimmt, aber keine weiteren augenärztlichen Untersuchungen vornehmen kann. Ebenso sind „Lesebrillen“ heute auch im Supermarkt oder an Tankstellen erwerbbar. Dies ist jedoch allenfalls eine Notlösung, da eine falsche Stärke der Brillengläser zu Schäden der Augen oder zu Kopfschmerzen führen kann.

Brillen werden ebenso zum Schutz der Augen vor Sonnenlicht (Sonnenbrillen), beim Sport (z. B. Skibrillen), als Arbeitsschutz (Schutzbrillen) oder auch zum Schmuck (Schmuckbrillen, ohne optische Gläser) eingesetzt. Sie werden auch als Augengläser bezeichnet.

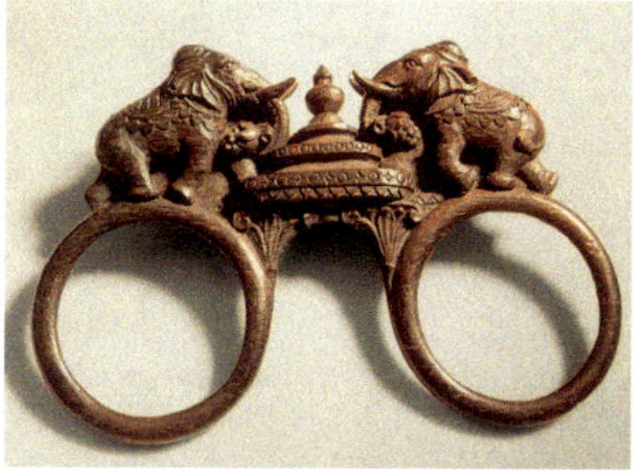

[2] Alte Brille aus dem südostasiatischen Raum

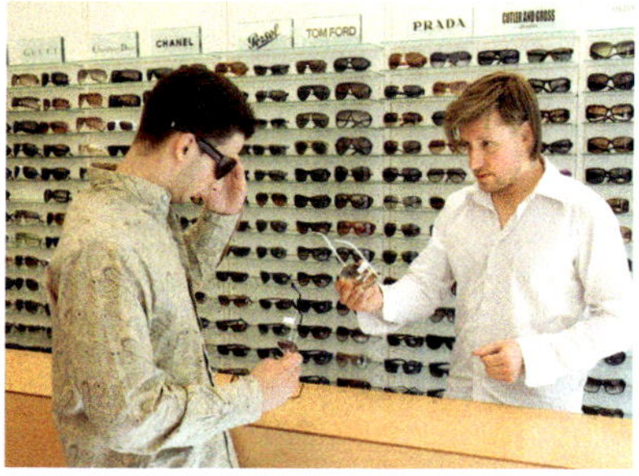
CHANEL
TOM FORD
PRADA

[3] Sonnenbrillenauswahl

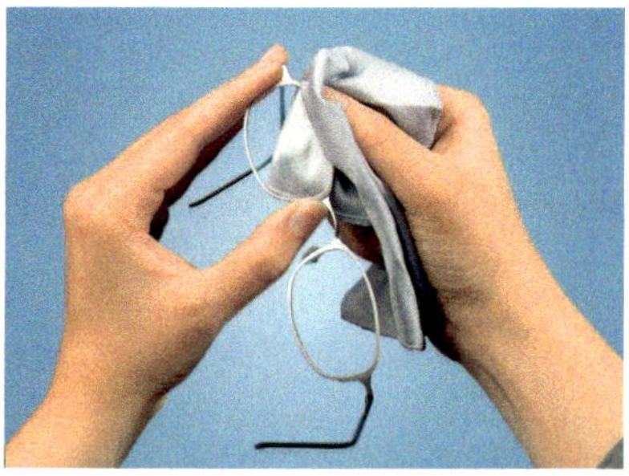

[4] Reinigung von Brillengläsern

Die Kosten für eine Brille müssen gesetzlich Krankenversicherte selbst tragen.
Ausnahmen sind:

- Kinder und Jugendliche bis zur Vollendung des 18. Lebensjahres erhalten einen Zuschuss zu einer Sehhilfe. Dies betrifft die Grundversorgung. Kunststoffgläser werden üblicherweise bis zum 14. Lebensjahr verordnet und von der Krankenkasse gezahlt.
- Zuschüsse werden gezahlt, wenn die Brille zu therapeutischen Zwecken verordnet wird, also eine Besserung oder Heilung zu erwarten ist.
- Ebenso können Menschen mit sehr starker Sehbehinderung einen Zuschuss zu ihrer Sehhilfe erhalten, dann muss eine ärztliche Verordnung vorliegen und der Antrag und der Kostenvoranschlag des Optikers werden von der Krankenkasse individuell geprüft und ggf. genehmigt. Eine sehr starke Sehbehinderung liegt vor, wenn die Sehleistung mit Brille 30 % der normalen Sehleistung beträgt.

Kontaktlinsen werden von den Krankenkassen nur finanziert, wenn sie aus medizinischer Sicht notwendig sind. Dies ist z. B. bei starken Hornhautverkrümmungen der Fall. Private Krankenversicherungen bieten unterschiedliche Finanzierungsmodelle an.

Pflege von Brillen

- Brillen müssen sich immer in erreichbarer Nähe oder auf der Nase der Eigentümerin befinden.
- Brillen müssen in der Patientenakte dokumentiert werden.
- Sie müssen gut durchsichtig, also geputzt sein. Dazu werden sie unter klarem fließendem warmem Wasser gereinigt. Stellen Sie dabei eine Kunststoffschale ins Waschbecken, damit die Brille beim Runterfallen nicht zerbrechen kann. Trocknen Sie die Brille mit einem nicht fusselnden Tuch ab. Alternativ können spezielle Brillenputztücher angewendet werden.
- Brillen mit besonders behandelten Gläsern (Verspiegelungen, bedampfte Gläser) werden nur nach Absprache mit der Patientin gereinigt.
- Auf den Gläsern von Kinderbrillen können sich Okklusionsfolien befinden, diese sind manchmal nur schwer zu erkennen, sie erscheinen dann als leicht undurchsichtige Gläser. Diese Folien müssen auf den Gläsern verbleiben. Sollten sie sich dennoch lösen, sind sie mit etwas Wasser wieder blasenfrei auf dem Glas anzudrücken (sie saugen sich dann am Glas fest).
- Sollten Sie im Umgang mit einer Brille unsicher sein, fragen Sie die Patientin oder ihre Angehörigen. Eine weitere Möglichkeit zur Information sind Optiker, die Sie, nach Absprache mit der Patientin, aufsuchen können. Optiker können ebenfalls Brillen in einem Ultraschallbad gründlich reinigen.

Informationen zur Pflege von Augenprothesen oder Epithesen des Gesichtes sind individuell zu erfragen bzw. von den jeweiligen Herstellern zu erhalten.

Pflege von Kontaktlinsen

Kontaktlinsen sind dünne Kunststofflinsen, die auf der Tränenflüssigkeit schwimmen und direkt auf der Hornhaut getragen werden. Sie haben die gleichen optischen Eigenschaften wie Brillengläser. Es gibt harte/formstabile und weiche Kontaktlinsen, sie unterscheiden sich durch unterschiedliches Material und in ihrer Anwendung. Kontaktlinsen werden von vielen Menschen aus ästhetischen Gründen einer Brille vorgezogen. Sie können auch nur aus schmückenden Gründen (z. B. Veränderung der Augenfarbe) getragen werden, dann haben sie keine korrigierenden Eigenschaften und sind das Pendant zu einer Brille mit Fensterglas (Schmuckbrille).

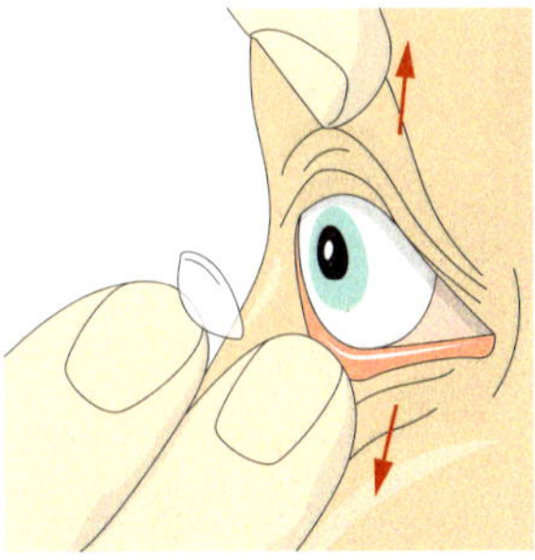
[1] Einsetzen einer Kontaktlinse

Da Kontaktlinsen direkt auf der Hornhaut aufliegen, können sie zu Reizungen des Auges führen, und es sollte immer die Möglichkeit bestehen, sie im Wechsel mit einer Brille zu tragen. Damit die Reizung des Auges so gering wie möglich gehalten wird, sind Kontaktlinsen täglich in einem speziellen Reinigungsbad zu säubern und über Nacht in einer isotonen Lösung in einem speziellen Behälter aufzubewahren. Die Reinigungs- und Aufbewahrungslösung muss zur Linse passen, d. h., die Herstellerangaben müssen sie für diese Linsenart als geeignet ausweisen: „für weiche Kontaktlinsen", „für harte Kontaktlinsen geeignet". Weitere Hinweise auf den Pflegemitteln müssen beachtet werden. Am besten, die Patientin hat ihre eigenen Reinigungsutensilien dabei.

isoton
gleiche Ionenkonzentration zu einer Vergleichslösung, hier zur Flüssigkeit in der Linse

Weiche Kontaktlinsen dürfen nicht austrocknen, da sie dadurch zerstört werden.

	Einsetzen von Kontaktlinsen	Herausnehmen von Kontaktlinsen
1.	Hände gründlich mit Seife reinigen	Hände gründlich mit Seife reinigen
2.	Linse auf dem Zeigefinger platzieren	Oberlid nach oben und Unterlid nach unten ziehen
3.	Oberlid nach oben und Unterlid nach unten ziehen	Linse vorsichtig zw. Daumen und Zeigefinger greifen
4.	Linse auf Augapfel / Hornhaut aufsetzen	Sanft abziehen
5.	Patientin zum Blinzeln auffordern	In richtiges Fach des Linsenbehälters legen
6.	Fragen, ob sie richtig sitzt	reinigen

Verabreichung von Augentropfen und Augensalben

Bei Erkrankungen der Augen werden sehr häufig Medikamente in Form von Augentropfen und Augensalben verabreicht. Der Wirkstoffbereich dieser Medikamente ist sehr breit. Häufige Medikamentengruppen und ihr Einsatzbereich:

Antibiotika	bei Entzündungen
Antihistaminika	bei Allergien
Glukokortikoide	bei Allergien, abakteriellen Entzündungen
künstliche Tränen	zur Befeuchtung der Augen, z. B. bei Kontaktlinsen, fehlendem Lidschluss
Medikamente zur Senkung des Augeninnendruckes	bei Weitwinkelglaukom
Mydraitika	zur Pupillenweitung zur Untersuchung des Augenhintergrundes bzw. vor OP
Miotika	zur Verengung der Pupillen, bei Engwinkelglaukom
Virustatika	bei Virusinfektionen – meist Herpes simplex

Leitsätze zur Verabreichung von Augentropfen und Augensalben

- Patientin informieren.
- Händedesinfektion vor der Pflegehandlung.
- Jede Patientin hat ihre persönlichen Augentropfen und Augensalben.
- Sind sowohl Augentropfen als auch Augensalbe angeordnet, werden die Augentropfen einige Minuten vor der Augensalbe gegeben, da sie eine kürzere Resorptionszeit als Augensalben haben.
- Aufbewahrung der Medikamente nach Herstellerangabe, ggf. im Kühlschrank
- Medikamente immer zimmerwarm verabreichen, d. h. einige Minuten vorher, z. B. in der Hand, vorwärmen.
- Patientin bitten nach oben zu sehen und den Kopf nach hinten zu neigen; dabei muss die Patientin sicher sitzen oder liegen.
- Unterlid herunterziehen.
- Je einen Augentropfen in den Bindehautsack einträufeln – auf Grund der empfindlichen Oberflächenstruktur sollen diese nicht direkt auf die Hornhaut geträufelt werden. Bei Augensalben einen ca. 0,5 cm langen Salbenstreifen in den Bindehautsack einbringen.
- Die Medikamentenbehälter (Tropfenflasche oder Salbentube) dürfen keinen Kontakt mit dem Auge oder dem Augenlid haben, um eine Keimübertragung (*Kontamination*) zu vermeiden.
- Unterlid loslassen und die Patientin blinzeln lassen, damit Tropfen oder Salbe sich möglichst gleichmäßig verteilen können.
- Überschüssiges Medikament mit einem sterilisierten Tupfer abtupfen.
- Patientin möglichst bald zur selbständigen Applikation anleiten, da dies als angenehmer von ihr empfunden wird.
- Kontaktlinsen vertragen sich meist nicht mit Augentropfen, hierzu immer die Herstellerhinweise der Medikamente und Linsen beachten.

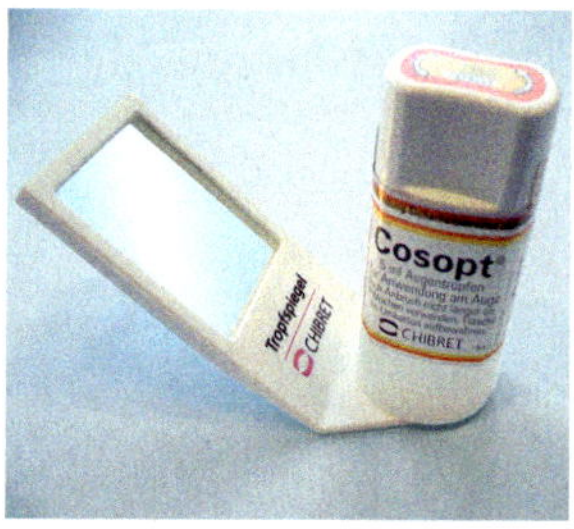

[1] Tropfspiegel

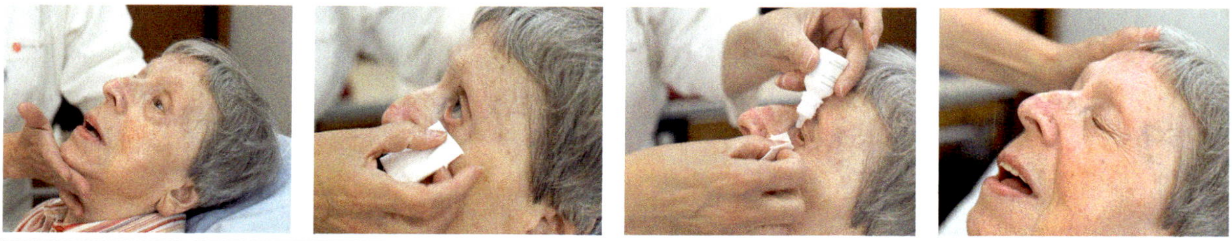

[2] Verabreichung von Augentropfen

Pflegerische Unterstützung schwerhöriger und gehörloser Menschen

5.1.2

Umgang mit schwerhörigen und gehörlosen Menschen

Viele schwerhörige oder gehörlose Menschen haben gelernt, mit ihrer Behinderung umzugehen. Jedoch leiden Menschen mit Einschränkungen ihres Hörsinnes unter Einsamkeit, wenn sie in ihrer Kommunikation stark eingeschränkt sind. Zu unterscheiden sind hier Menschen, die von Geburt an nicht hören können und dadurch nie eine Hörerfahrung machen konnten bzw. ganz eigene Hörerfahrungen haben, von Menschen, die im Laufe ihres Lebens das Gehör verloren haben.

Die Welt der von Geburt an Gehörlosen ist eine eigene Welt und sie haben sich darin eingerichtet. Irritationen können in dieser Welt entstehen, wenn die Kinder gehörloser Eltern hören können bzw. durch Operationen den Kindern das Hören ermöglicht wird. Diese Eltern haben zum Teil Schwierigkeiten, die „neue" Welt ihrer Kinder zu verstehen, und sorgen sich, ihnen nicht genug Unterstützung geben zu können. Diese Irritationen treten bei Menschen mit späterem Verlust des Gehörs nicht auf. Der wichtigste Grundsatz beim Umgang mit höreingeschränkten Menschen besteht darin, sie in die Gemeinschaft und die Kommunikation einzubeziehen.

Der allmähliche Verlust des Hörens gehört zu den Alterserscheinungen. Die Altersschwerhörigkeit heißt Presbyakusis. Zu Beginn können die hohen Frequenzen nicht mehr gehört werden, bis später das Hörvermögen fast ganz erlischt. Viele ältere Menschen üben sich frühzeitig im Lippenlesen, um so bei der Kommunikation den Höreindruck mit dem optischen Eindruck zu ergänzen. Wenn man diese Informationen zusammenfasst, ergeben sich einige einfache Leitsätze für die Kommunikation:

- Sorgen Sie für funktionierende Hörgeräte.
- Nehmen Sie zuerst Blickkontakt auf, bevor Sie sprechen.
- Sprechen Sie langsam und deutlich, sodass Ihre Lippen sich sichtbar bewegen.
- Sprechen Sie nicht unbedingt lauter, da man beim lauten Sprechen eine höhere Tonlage wählt und diese eher schwer verstanden wird.
- Vergewissern Sie sich, dass Sie verstanden wurden.

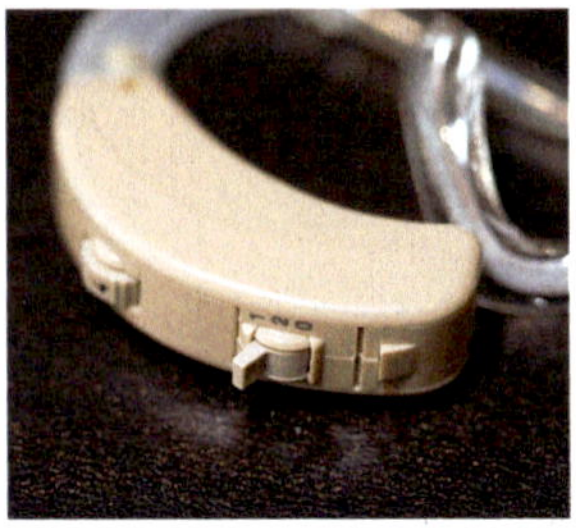

[3] eingeschaltetes Hörgerät

Umgang mit Hörgeräten

Aus der Vielzahl von möglichen Hörgeräten soll hier die Pflege des häufigsten Typs der Hörgeräte von älteren Menschen besprochen werden. Dabei handelt es sich meist um „Hinter dem Ohr"(HdO)–Geräte mit analoger Technik. Diese bestehen entweder aus einem einfachen Programm für alle möglichen „Hörsituationen" oder aus manuell zu wählenden Programmen für die verschiedenen akustischen Situationen wie Telefonieren, im Raum, auf der Straße, im Auto und unter vielen Menschen. Die Grundversorgung mit einem analogen Hinter-dem-Ohr-Gerät und einem Standardohrpassstück wird von den gesetzlichen Krankenkassen finanziert. Bei analogen HdO-Geräten ist Folgendes zu beachten:

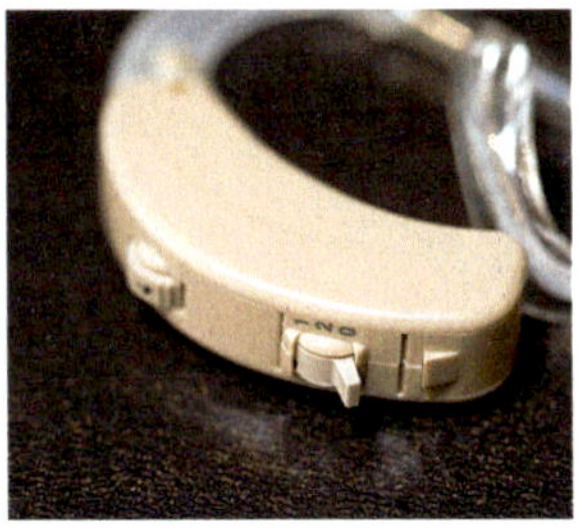

[4] ausgeschaltetes Hörgerät

- Reinigen Sie regelmäßig die Ohrpassstücke und das Hörgerät mit einem weichen Tuch, verwenden Sie dazu niemals Alkohol, da dieser die Oberfläche beschädigt. Das Ohrpassstück mit speziellem Reinigungsmittel über Nacht reinigen. Cerumen mit warmem Wasser und einem weichen Tuch oder einer Bürste entfernen.
- Wenn das Gerät längere Zeit nicht benötigt wird, öffnen Sie das Batteriefach und entnehmen Sie die Batterie.
- Schalten Sie nach Absprache mit der Betroffenen nachts das Gerät aus, um Batterien zu sparen.

Cerumen | 223

- Das funktionierende Gerät gibt ein leises Pfeifsignal (durch Rückkopplung der bereits verstärkten Töne) von sich, wenn es in der hohlen Hand gehalten wird. Aus diesem Grund sollten Sie das Gerät erst einschalten, sobald es sich an der Patientin befindet.
- Lagern Sie die Geräte trocken und bei Zimmertemperatur – extreme Temperaturen schaden dem Gerät.
- Das Gerät darf nicht feucht werden, da es sonst zu Funktionsschäden der Elektronik kommt. Das heißt, es darf nicht beim Duschen, Baden und Schwimmen getragen werden. Das Gerät soll regelmäßig entfeuchtet werden [Abb. 1]. Je komplexer ein Gerät aufgebaut und gestaltet ist, desto sorgfältiger muss es entfeuchtet werden. Im Sommer ist dies zum Beispiel jede Nacht notwendig.
- Beim Föhnen oder der Anwendung von Haarpflegemitteln soll das Hörgerät nicht getragen werden, um es vor zu starker Hitze oder chemischen Reaktionen durch Wirkstoffe zu schützen.
- Gerät regelmäßig überprüfen bzw. das Ohrpassstück austauschen lassen.

Entfeuchtung geschieht chemisch oder elektrisch in speziellen Behältern.

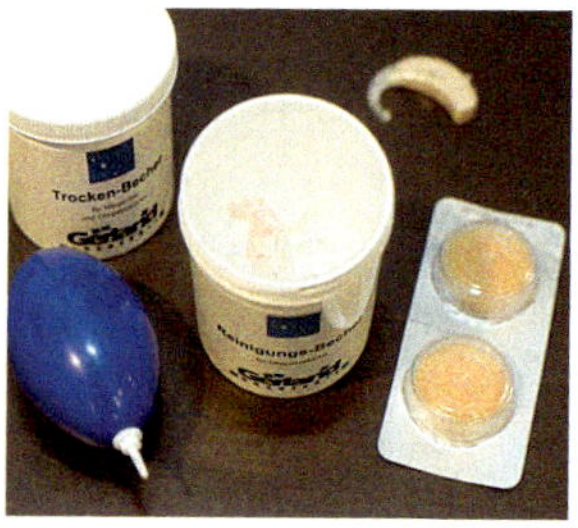

[1] Entfeuchtungsset für Hörgeräte

Andere Geräte erkennen automatisch die Geräuschsituation und wechseln ins entsprechende Programm, ermöglichen sehr feines Hören durch Richtmikrofone und durch digitale Verarbeitung ein nahezu natürliches Klangerlebnis. Zu den Besonderheiten und Vorteilen dieser Geräte können sich Betroffene von Hörgeräteakustikern beraten lassen. Die Finanzierung aller Leistungen über die Standardmöglichkeit hinaus tragen gesetzlich Krankenversicherte selbst, bei privaten Krankenkassen variieren die Leistungen. Hilfsmittel für den Alltag sind:

- Verstärkungen des Telefons und der Klingel,
- Wecker mit Lichtsignalen oder Vibration,
- Lichtsignale für die Klingel.

Für die Pflege und Reinigung unbekannter Geräte müssen die Trägerinnen oder bei Kindern auch die Eltern/Bezugspersonen gefragt werden.

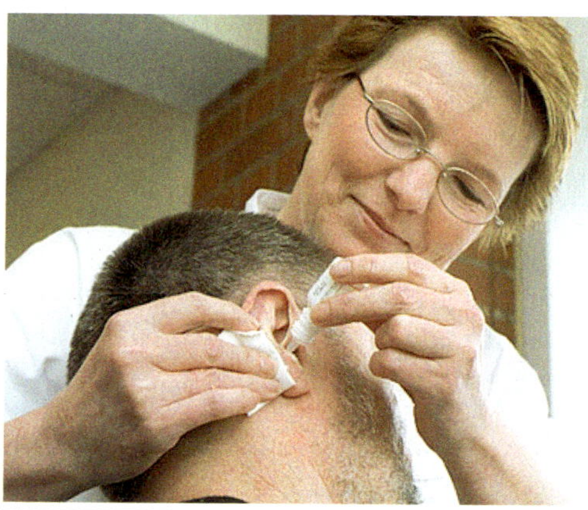

[2] Verabreichen von Ohrentropfen

Verabreichen von Ohrentropfen und -salben

Ohrentropfen und Ohrensalben werden entweder in den äußeren Gehörgang eingebracht oder bei Erkrankungen der Ohrmuschel auf diese aufgetragen. Dieses geschieht wie folgt [Abb. 2]:

- Die Patientin neigt den Kopf auf die gegenüberliegende Seite. Bei Menschen mit Gleichgewichtsstörungen ist es günstig, eine liegende Position einzunehmen.
- Tropfen müssen Zimmertemperatur, besser Körpertemperatur haben (in der Hand anwärmen), um Gleichgewichtsirritationen zu vermeiden.
- Verordnete Anzahl an Tropfen zur besseren Resorption langsam in den äußeren Gehörgang tropfen, nicht direkt auf das Trommelfell. Bei der Verabreichung von Ohrensalben einen ca. 1cm langen Salbenstrang auf einen Tupfer auftragen, in den äußeren Gehörgang einbringen, bzw. auf der Ohrmuschel mit Tupfer verteilen.
- Bei Tropfen den Kopf ca. 10 – 15 Minuten geneigt lassen.
- Tupfer zum Abwischen überflüssiger Tropfen bereithalten, nicht in den Gehörgang einbringen, er würde die Tropfen wieder aufsaugen.
- Tropfflasche oder Salbentube nicht mit der Patientin in Kontakt bringen, um eine Keimübertragung (*Kontamination*) zu vermeiden.

Naturwissenschaftlich-medizinischer Bezug 5.2

Sehen aus physikalischer Sicht 5.2.1

Die Lehre von den sichtbaren Dingen heißt Optik, sie ist ein Teilgebiet der Physik und beschäftigt sich mit den sichtbaren Dingen, dem Licht und seinen Wechselwirkungen mit Materie. Wir können Dinge nur sehen, wenn sie Licht reflektieren oder – umgangssprachlich gesagt – wenn sie beleuchtet sind. Mit Licht bezeichnet man zunächst die Strahlung, die vom menschlichen Auge wahrgenommen wird. Die Farben, die wir dabei sehen, ergeben sich dabei aus der Wellenlänge des reflektierten Lichtes [Abb. 3].

Um uns die Entstehung von Farben vorzustellen, betrachten wir das elektromagnetische Spektrum des Lichtes und den Farbkreis.

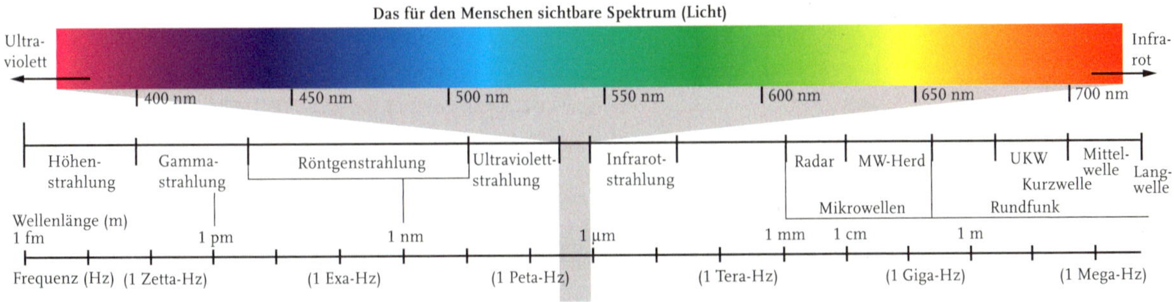

[3] Elektromagnetisches Spektrum des Lichts

Das **elektromagnetische Spektrum** [Abb. 3] umschreibt die verschiedenen Wellenlängen von Strahlen. Licht ist dabei der sichtbare Bereich des elektromagnetischen Spektrums. Dieser entsteht bei der Zerlegung von weißem Licht in seine Bestandteile. Jeder Wellenlänge im sichtbaren Bereich wird eine Farbe zugeordnet. Wellen außerhalb dieses Bereichs können wir Menschen nicht wahrnehmen. Dazu gehören das kurzwellige Ultraviolett, das in der Natur von der Ozonschicht abgefangen wird, und das langwellige Infrarot, das in unserer Umwelt von Wasserdampf in der Atmosphäre gefiltert wird. Ist kein Licht vorhanden, sehen wir „schwarz". Also gibt es streng genommen im Lichtspektrum die Farbe Schwarz nicht.

Der **Farbkreis** erläutert, warum einige Farben gemeinsam Weiß ergeben und welche Farben komplementär zueinander sind. Isaac Newton entdeckte die Zerlegung weißen Lichtes in die Spektralfarben (nicht mehr teilbare Farben). Diese Spektralfarben legte er in einem Farbenkreis an, sodass nun immer die genau gegenüberliegenden Farben bei **additiver Farbmischung** gemeinsam Weiß ergeben [Abb. 4]. Diese Farben werden Komplementärfarben genannt. Alle Farben des Farbenkreises lassen sich durch Mischung von rotem, grünem und blauem Licht erzeugen. Von **subtraktiver Farbmischung** wird gesprochen, wenn ein Teil des Lichtes durch Filter absorbiert wird [Abb. 5]. Dies geschieht bei der Wahrnehmung von Farben eines Körpers (z. B. einer schwarzen Tasche) durch unsere Augen. Der betrachtete Körper absorbiert bei der Reflexion des Lichts bestimmte Farben (Wellengang des Lichtes), wodurch in unseren Augen die spezifische Farbwahrnehmung entsteht.

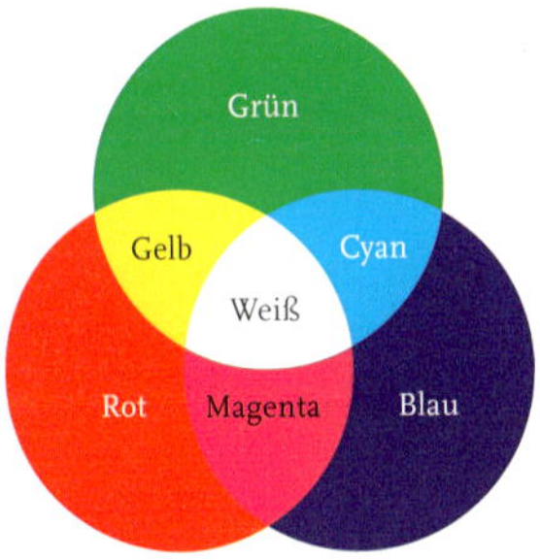

[4] Additive Farbmischung

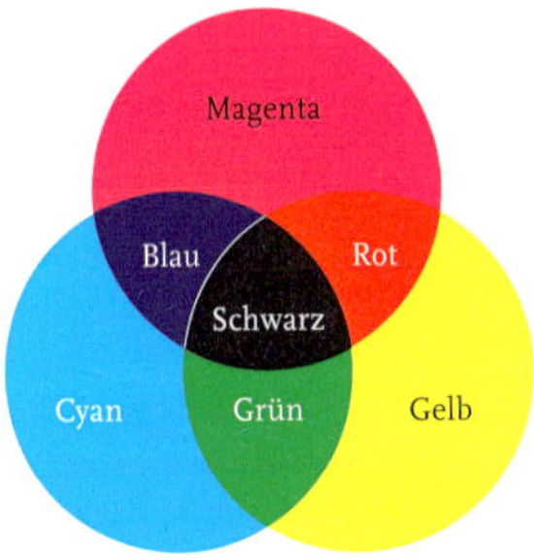

[5] Subtraktive Farbmischung

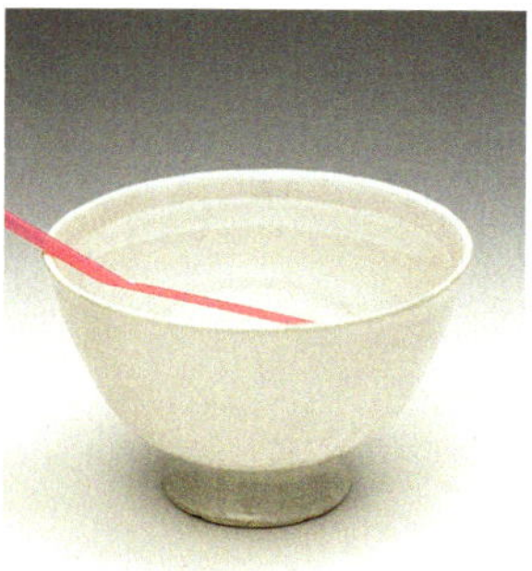

[1] Trinkhalm „mit Knick“

Licht breitet sich geradlinig aus. Dabei kann es zur **Reflexion und Brechung** des Lichts kommen. An glatten Oberflächen wird Licht reflektiert (zurückgeworfen). Beim Übergang von einem Medium (z. B. Luft) in ein anderes Medium (z. B. Wasser oder Glas) wird Licht gebrochen.

Beispiel Stellen Sie in eine mit Wasser gefüllte Schale einen Trinkhalm. Wenn Sie den Trinkhalm aus einem bestimmten Winkel betrachten, sieht es aus, als ob der Trinkhalm einen Knick macht [Abb. 1]. Die Lichtstrahlen werden gebrochen. Schauen Sie aus einem anderen Winkel, können Sie den ins Wasser eingetauchten Teil des Trinkhalms gar nicht mehr sehen. Dies geschieht, wenn das einfallende Licht reflektiert wird und die Wasseroberfläche als Spiegel wirkt. Man spricht dann von einer Totalreflexion.

Endoskopie
Untersuchungsmethoden, bei denen Körperhöhlen und Hohlorgane ausgeleuchtet und betrachtet werden
endo-, griech. = innen
skopein, griech. = betrachten

Die Reflexion von Licht wird insbesondere bei endoskopischen Geräten genutzt. Dabei wird Licht in lichtleitenden Kabeln so oft total reflektiert, bis es am anderen Ende des Leiters wieder austritt. Lichtleiter sind Kabel mit einem Bündel von Glasfasern. Wird Glas zu hauchdünnen Fasern gezogen, ist es so biegsam wie z. B. Wolle. Diese Fasern wiederum bestehen aus einer Umhüllung, die aus einem dichteren Medium besteht als das Faserinnere. Fällt Licht in eine Glasfaser, wird es daher in ihr ständig total reflektiert und dadurch weitergeleitet. Das Licht bleibt also im Inneren der Faser und folgt jeder Biegung. Dies macht die Untersuchung von Körperhöhlen durch flexible und bewegliche Instrumente möglich. Der „Blick um die Ecke“ wird so auch ohne Spiegel ermöglicht.

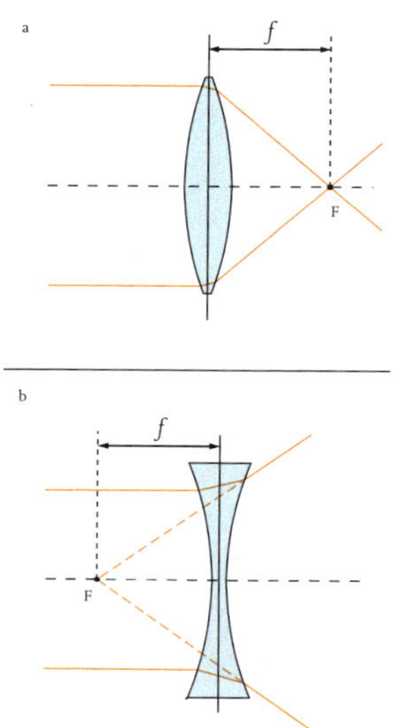

[2] Strahlengänge bei konvexer (a) und konkerver (b) Linse

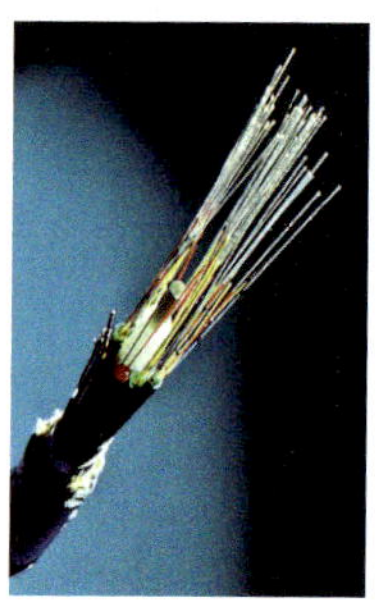

[3] Glasfaserbündel

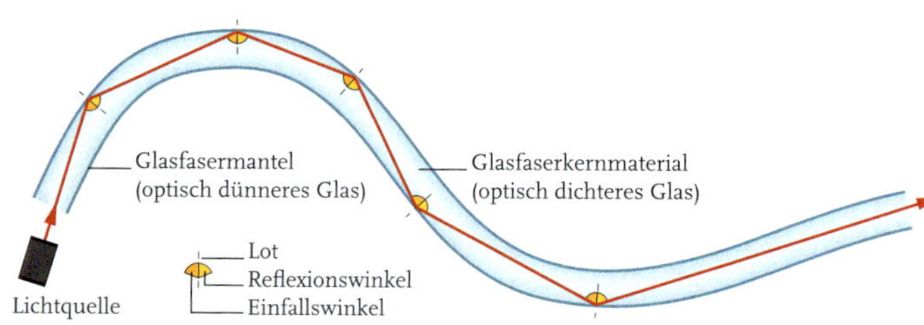

[4] Lichtbrechung im Endoskop

Linsen können Licht sammeln (Sammellinsen) oder Licht zerstreuen (Zerstreuungslinsen). Nach ihrer Form werden sie in konkave, konvexe, bikonkave, bikonvexe und konvex-konkave Linsen unterschieden. In der Abbildung sehen Sie die jeweiligen Strahlengänge und Lichtbrechung in diesen Linsen. Diese sind abhängig von den Brennpunkten F und der Brennweite f.

Der Begriff Lichtstrahlen oder Strahlengang ist lediglich ein Modell zur Beschreibung der Lichtwege, mit dessen Hilfe z. B. die Linsenstärke berechnet werden kann. Licht besteht in der Wirklichkeit aus Wellen und Teilchen gleichzeitig.

Dioptrien (dpt)
Maß für die optische Brechkraft, Kehrwert der Brennweite, $\frac{1}{m}$

Zerstreuungs- oder Sammellinsen werden zur Korrektur der Sehschärfe verwendet (ausgewählte Beeinträchtigungen des Sehens, | 213). Die Stärke der optischen Eigenschaft einer Linse, Licht zu brechen und dadurch Gegenstände näher oder ferner erscheinen zu lassen, wird in Dioptrien angegeben. Je größer der Dioptriewert ist, desto stärker wird ein Objekt „herangeholt“. Sammellinsen haben einen positiven Dioptriewert, Zerstreuungslinsen einen negativen. Daher kommt die Bezeichnung „Plus-“ und „Minusgläser“.

Aufbau des Sehapparates und der Prozess des Sehens 5.2.2

Zum menschlichen Auge gehören die folgenden Anteile:
- der Augapfel in der knöchernen Augenhöhle,
- die Schutzeinrichtungen: Augenlider, Augenwimpern und Tränendrüsen.

Im Auge werden Lichtstrahlen aufgefangen, gebrochen und gebündelt und danach in einen Nervenreiz (elektrischen Reiz) umgewandelt, der zur Sehrinde im Gehirn weitergeleitet wird. Dort entsteht dann die Wahrnehmung des gesehenen Objektes.

Augapfel

Der Augapfel *(Bulbus oculi)* besteht von innen nach außen gesehen aus dem Glaskörper *(Corpus vitreum)*, der Netzhaut *(Retina)*, der Aderhaut *(Choroidea)*, die im vorderen Augenbereich zur Regenbogenhaut *(Iris)* wird und der Lederhaut *(Sclera)*, die im vorderen Augenbereich in die Hornhaut *(Cornea)* übergeht. Zwischen Glaskörper und Iris befindet sich die Linse *(Lens)*. Zwischen dem Glaskörper und der Außenwelt liegen die Augenkammern, es gibt die hintere Augenkammer zwischen Iris und Linse und die vordere Augenkammer zwischen Hornhaut und Regenbogenhaut.

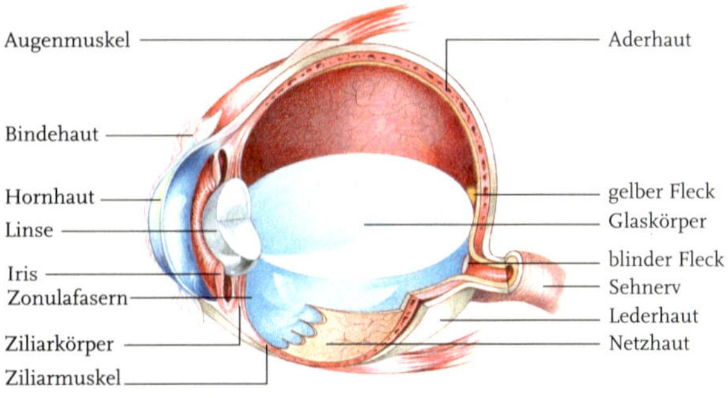

[5] Augapfel

Der **Glaskörper** *(Corpus vitreum)* selbst befindet sich ebenfalls in einem Hohlraum. Er ist fast kugelig, klar und gallertartig, er ist zellfrei und elastisch. Er stellt den größten Teil des Volumens des Augapfels dar und hat nur einen geringen Anteil an der Lichtbrechung im Auge.

Die **Linse** ist ebenfalls durchsichtig und elastisch, sie ist mit den Zonulafasern am Ziliarkörper aufgehängt. Diese Aufhängung ermöglicht unterschiedliche Wölbungen der Linse, die zum Scharfstellen (*Akkomodation*) beim Sehen notwendig sind. Sie hat nach der Hornhaut den zweitgrößten Anteil an der Lichtbrechung. Die Linse im menschlichen Auge ist eine Sammellinse mit bikonvexer Form.

Soll ein Objekt *in der Nähe* scharf gestellt (fokussiert) werden, so kontrahiert der Ziliarmuskel *(M. ciliaris)*. Dadurch wird die Linse kugelig und die Brennweite verkürzt sich. In der Folge steigt der Dioptriewert. Dieser Vorgang heißt Nahakkomodation. Soll ein Objekt *in der Ferne* fokussiert werden, entspannt sich der Ziliarmuskel und die Linse wird flacher, die Brennweite größer und der Dioptriewert sinkt – dieser Vorgang heißt Fernakkomodation. Im Alter nimmt die Fähigkeit der Linse zur **Akkomodation** ab und es treten in der Linse Trübungen auf, die bis zum Grauen Star führen können.

Grauer Star | 217

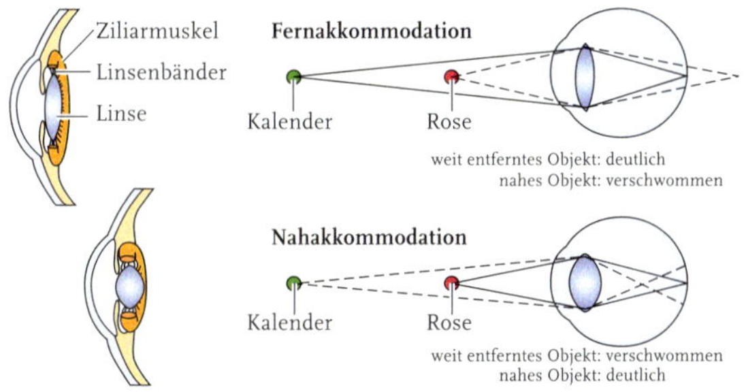

[6] Nahakkomodation

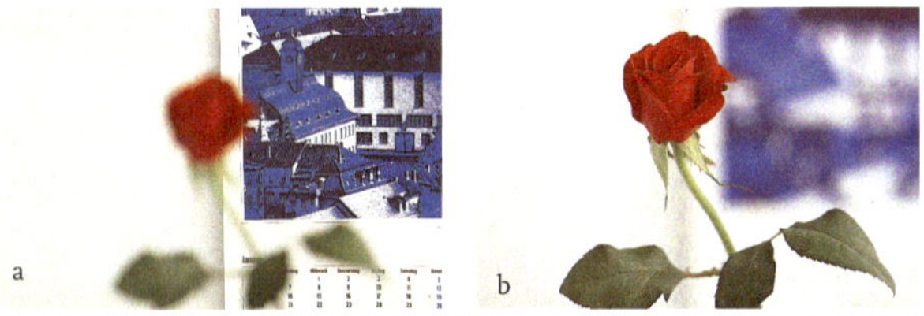

[7] Die Akkomodation wird durch das Zusammenwirken von Linsenbändern, elastischer Linse und Ringmuskel erreicht.

Die **Netzhaut** ist die eigentliche reizempfangende Schicht des Auges. Sie ist nur im hinteren Bereich des Auges ca. ab dem „Augenäquator" lichtempfindlich. In diesem Bereich besteht sie aus einer Pigmentschicht und einer reizleitenden Schicht mit den Sehrezeptoren, den Stäbchen und den Zapfen. **Stäbchen** registrieren Hell und Dunkel und dienen bei wenig Licht der Unterscheidung von Grautönen. **Zapfen** gibt es für Licht der Wellenlängen der Farben: Rot, Blau und Grün. Sie reagieren nur bei ausreichend starkem Licht, d. h. am Tag. Das Farbsehen wird mit der additiven Farbmischung erklärt.

additive Farbmischung | 207

Im Alter nimmt die Anzahl der Sehrezeptoren ab, das Sehen wird unscharf.
Die Netzhaut ist von vielen Blutgefäßen durchzogen, deshalb erscheint sie bei der Untersuchung des Augenhintergrundes rot. Auf dem Augenhintergrund sind ebenfalls die Sehnervenpapille *(Papilla nervi optici)* und der gelbe Fleck mit der Sehgrube *(Fovea centralis)* zu erkennen. Die Sehnervenpapille wird auch Blinder Fleck genannt, da an dieser Stelle der Sehnerv austritt und keine Rezeptoren vorhanden sind. Der Gelbe Fleck ist die Stelle des schärfsten Sehens, hier befinden sich nur Zapfen und die Reizübertragung erfolgt 1:1. Das bedeutet, dass der Reiz *einer* Zapfenzelle über *eine* Ganglionzelle weitergeleitet wird. An den anderen Stellen der Netzhaut werden immer mehrere Rezeptorzellen gebündelt und dann erst zur Ganglionzelle weitergeleitet. Dadurch ist das Sehen an diesen Stellen unschärfer. Der Gelbe Fleck befindet sich direkt in der Sehachse.

Untersuchung des Augenhintergrundes
Betrachtung der Retina durch die Pupille, wichtige Untersuchung, um Veränderungen, z. B. durch Diabetes mellitus oder Bluthochdruck, zu erkennen

Ganglion
Schaltzelle, Nervenknoten

II. Hirnnerv
= N. opticus = Sehnerv
III. Hirnnerv
= N. oculomotorius
= Augenmuskelnerv
IV. Hirnnerv
= N. trochlearis
= Augenrollnerv
VI. Hirnnerv
= N. abducens
= Augenmuskelnerv

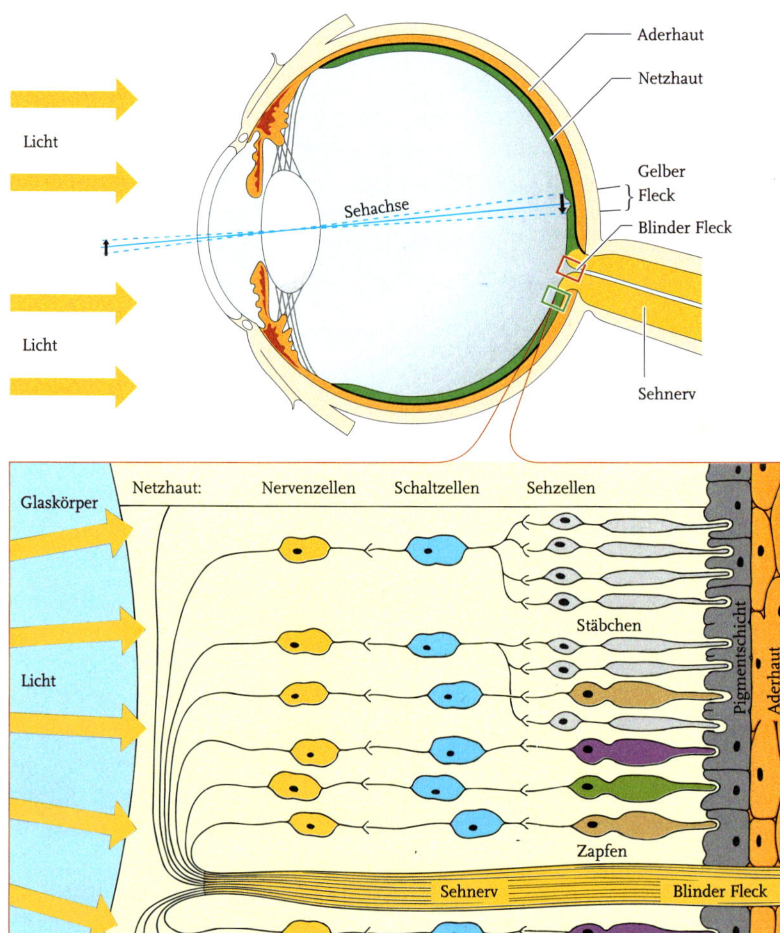

[1] Lichteinfall und Aufbau der Netzhaut. Stäbchen und Zapfen empfangen die Lichtreize. Schaltzellen fassen die Meldungen ans Gehirn zusammen.

Auf der Netzhaut entsteht ein verkleinertes, auf dem Kopf stehendes Abbild des gesehenen Objekts. Dieser optische Reiz wird über beide **Sehnerven** mit Umschaltungen zur **Sehrinde**, einem Bereich der Hirnrinde im Hinterhauptslappen, weitergeleitet. Der Sehnerv ist der II. Hirnnerv. Die inneren (*medialen*) Anteile des rechten und des linken Sehnervs kreuzen an der **Sehnervenkreuzung** *(Chiasma opticum)* im Bereich des Türkensattels *(Sella turcica)* im Schädelinneren. Hier befindet sich die Hirnanhangsdrüse *(Hypophyse)*.

Die lateralen Anteile der Sehnerven bleiben seitengleich. Dadurch erhält jede Hirnhälfte zu gleichen Teilen Informationen vom rechten und vom linken Auge und kann dadurch ein räumliches Bild erkennen. In der Sehrinde entsteht nun die Wahrnehmung des Objektes. Dieses steht nicht mehr auf dem Kopf.

Die Fähigkeit der Reizverarbeitung lernt ein Kind schon bald nach der Geburt. Bereits der Fetus reagiert auf starke Lichtreize von außen. In den ersten beiden Lebensmonaten dreht ein Kind seinen Kopf zum Licht und kann Objekte innerhalb seines Gesichtsfeldes kurz fixieren. Ab dem 4. Lebensmonat werden Gesichter und vorgehaltene Gegenstände genau betrachtet und die Augen arbeiten zuverlässig zusammen, d. h., das so genannte Babyschielen tritt nicht mehr auf.

Die **Aderhaut** versorgt die Netzhaut mit Gefäßen und wird im vorderen sichtbaren Bereich zur Iris. Die **Regenbogenhaut** ist individuell durch Pigmente (Melanin) gefärbt und hat ein typisches netzartiges Muster. Sie ist von vielen sensiblen Nervenfasern durchzogen und aus diesem Grund sehr schmerzempfindlich. In ihrer Mitte befindet sich das Sehloch, die Pupille.

Die **Pupille** reguliert durch ihre Weite den Lichteinfall auf die Netzhaut. Wenn es sehr hell ist, verengt sich die Pupille, um die Netzhaut zu schützen. Dieser Zustand wird Miosis genannt [Abb. 3a]. Ist es dunkel, weitet sich die Pupille, um möglichst viel Licht auf die Netzhaut treffen zu lassen, damit man noch etwas sehen kann. Dieser Zustand heißt Mydriasis [Abb. 3b]. Die Einstellung der Pupille auf die Lichtintensität wird Adaptation genannt. Bei Stress oder Angst ist die Pupille ebenfalls geweitet. Dies sollte insbesondere den Menschen in der Vorzeit (z. B. Steinzeit) ermöglichen, dass zur Rettung und Flucht notwendige Reize aufgenommen werden konnten. Im Alter sinkt die Fähigkeit zur Adaptation.

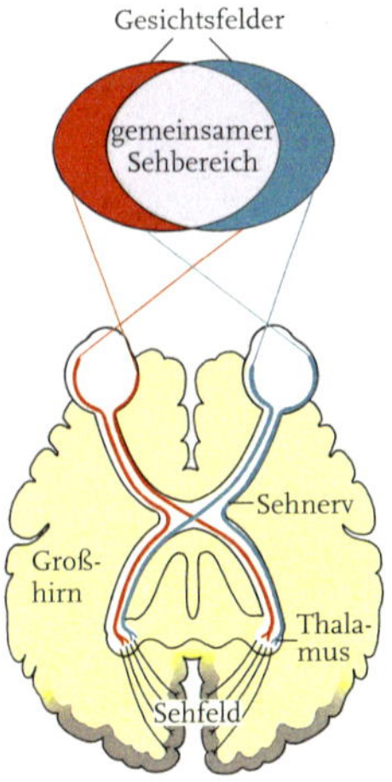

[2] Reizweiterleitung im Gehirn

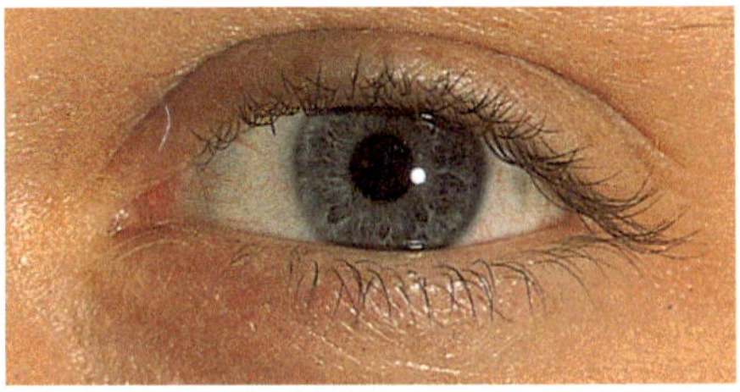

[3a] Miosis

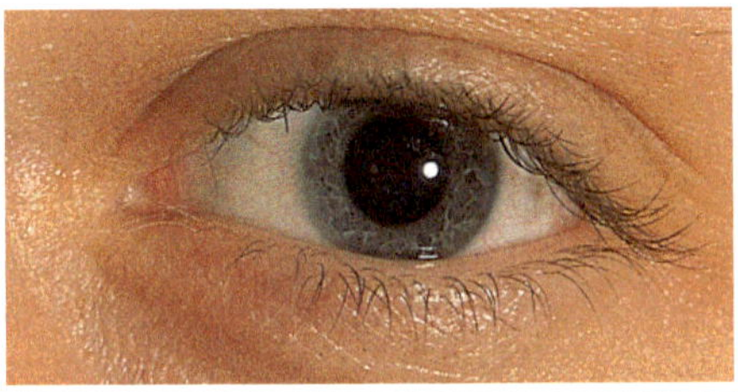

[3b] Mydriasis

Die **Lederhaut** bildet eine schützende Schicht um den Augapfel herum. Sie erscheint weiß (Augenweiß) und ist gefäßlos. Bei verschiedenen Erkrankungen verändert sich das Augenweiß und gibt damit wichtige diagnostische Hinweise bei medizinischen Untersuchungen (z. B. beim |Ikterus). An der Grenze zwischen Hornhaut und Lederhaut befindet sich der ringförmige Schlemm'sche Kanal im so genannten Kammerwinkel. Dieser dient dem Abfluss von Kammerwasser. Ist er verengt oder verlegt, kommt es zur Steigerung des Augeninnendrucks.

Ikterus | 34

Die **Hornhaut** ist ebenfalls gefäßlos, aber durchsichtig. Sie hat die wichtigste Funktion bei der Lichtbrechung, dabei liegt die Lichtbrechungskraft bei ca. 43 dpt. Die Hornhaut stellt eine stark gekrümmte Schicht dar, die sich von der Lederhaut abhebt. Sie wird von außen durch den Lidschlag ständig mit Tränenflüssigkeit feucht gehalten. Dadurch ist sie vor Infektionen geschützt. Der Schutz vor Verletzungen der Hornhaut erfolgt über den Kornealreflex. Dieser setzt ein, sobald ein Fremdkörper auf die Hornhaut auftrifft, indem sich die Augenlider reflektorisch schließen. Ist der Reiz zu stark (z.B. brennende Augentropfen), wird ein Lidkrampf ausgelöst und das Auge kann nicht mehr geöffnet werden. Gleichzeitig setzt ebenfalls reflektorisch ein starker Tränenfluss ein, der den eingedrungenen Fremdkörper herausspült.

Die **Augenkammern** enthalten das im **Ziliarkörper** *(Corpus ciliare)* produzierte Kammerwasser. Dieses wird über die Pupille in die vordere Augenkammer geleitet und fließt über den Schlemm'schen Kanal ab. Durch das Gleichgewicht von Produktion und Abfluss wird der Augeninnendruck konstant bei ca. 15–22 mmHg gehalten.

Täglich werden ca. 300–400 ml Tränenflüssigkeit produziert. In dieser sind folgende Stoffe enthalten: Wasser, Elektrolyte (Salze), Glukose, Antikörper IgA und Lysozyme (immunologische und antibakterielle Wirkung). Der pH-Wert der Tränenflüssigkeit liegt bei 7,35.

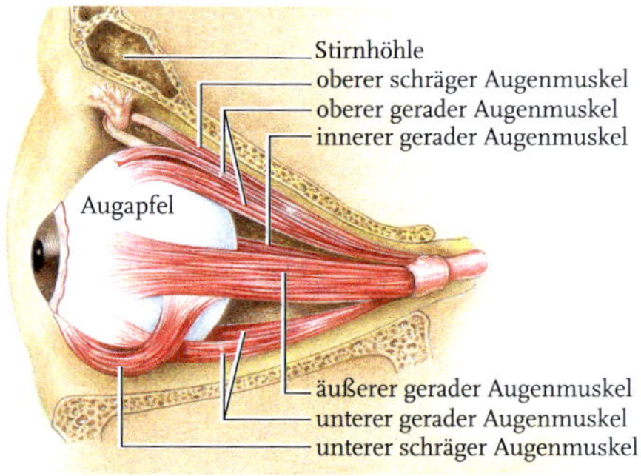

[1] Augenmuskeln

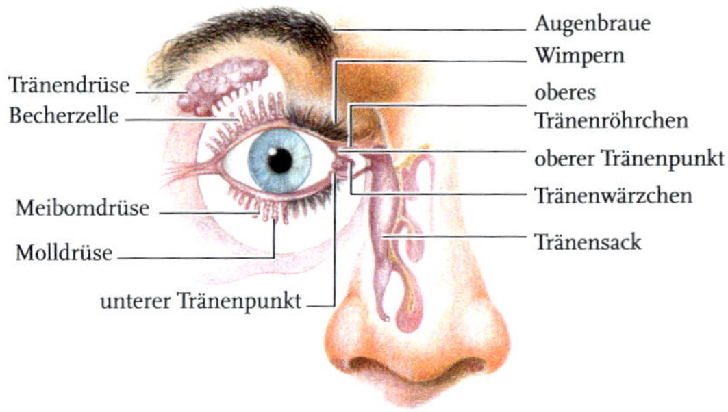

[2] Augenlid mit Wimpern

quer gestreifte Muskulatur | 86

Die Bewegungen der Augen werden durch die **Augenmuskeln** ermöglicht. Jedes Auge hat je sechs Muskeln, diese gehören zur quer gestreiften Muskulatur und werden vom III., IV. und VI. Hirnnerv motorisch innerviert. Die Augenlider werden vom VII. Hirnnerv innerviert. Er sorgt für das Öffnen und Schließen der Augenlider.

Das Auge als wichtiges Sinnesorgan des Menschen wird umfangreich geschützt. Seine Lage in der knöchernen Augenhöhle sichert bereits bestmöglichen Schutz vor Stoßverletzungen. Der Schutz vor den Einflüssen von der Seite des Auges, die dem Licht zugewandt ist, ist durch die **Augenlider mit den Wimpern** gegeben. Sie schließen sich reflektorisch, sobald Gefahr durch Fremdkörper droht. Der Schutz vor Austrocknung und Infektionen wird durch die Tränenflüssigkeit aus den Tränendrüsen gewährleistet. Diese wird durch den Lidschlag regelmäßig und meist unbewusst auf der Hornhaut verteilt. An den Lidrändern befinden sich die Wimpern, die ebenfalls vor Fremdkörpern schützen. Die Lider sind an der Innenseite mit **Bindehaut** ausgekleidet. Sie bedeckt zum Teil die Lederhaut und bildet den Bindehautsack. An der Außenseite der Lider befinden sich die **Molldrüsen** und an der Innenseite die **Meibomdrüsen**, beides sind Talgdrüsen.

Die **Tränendrüsen** befinden sich an der oberen lateralen Seite des Auges. Sie produzieren die Tränenflüssigkeit. Diese wird über die Drüsenausführungsgänge in den Bindehautsack abgegeben, mit dem Lidschlag über der Hornhaut und der Lederhaut verteilt und fließt über die ableitenden Tränenwege in den Tränennasengang und die Nasenhöhle ab.

Das Auge wird durch die Augenarterie *(A. ophthalmica)* mit Blut versorgt. Diese entspringt der inneren Halsschlagader *(A. carotis interna)* und versorgt am Auge die Netzhaut, die Tränendrüse, die Aderhaut, Iris und Ziliarkörper, den Augenwinkel und die Augenlider. Das venöse Blut fließt über die Augenvene *(V. ophthalmica)* und Gesichtsvene *(V. facialis)* in die innere Drosselvene *(V. jugularis interna)*.

Ausgewählte Beeinträchtigungen des Sehens 5.2.3

Verletzungen, Verätzungen und Verbrennungen

Verletzungen, Verätzungen und Verbrennungen des Auges sind meist durch Unfälle bedingt. Die Ursachen für Verletzungen sind Fremdkörper, z.B. Metallspäne oder spitze Stifte, die die Hornhaut, die Iris und weitere Strukturen des Auges durchdringen. Eine andere Ursache können stumpfe Traumata des Augapfels sein. Verätzungen geschehen meist bei Arbeitsunfällen während des Umgangs mit ätzenden Stoffen (z. B. Löschkalk im Bauwesen oder Säuren und Laugen in medizinischen Labors). Verbrennungen können durch heißen Dampf ebenfalls im Rahmen von Arbeitsunfällen, aber auch im Haushalt entstehen. In allen Fällen ist die richtige Erste Hilfe entscheidend für den Erhalt des Auges.

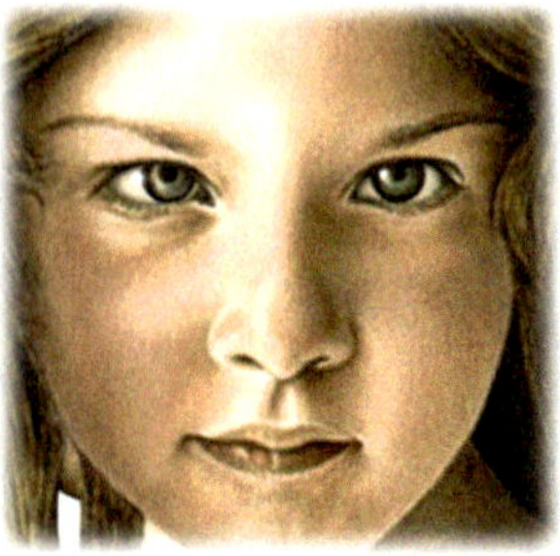

Erste-Hilfe-Maßnahmen vor Ort	
Verletzungen mit spitzen Gegenständen	beidseitigen, möglichst sterilen Augenverband anlegen, sterile Kompresse locker auflegen und leicht fixieren
stumpfe Verletzungen	Auge mit beidseitigem Augenverband ruhigstellen
Verätzungen	Augenlider auseinanderziehen, mit Wasser mindestens 5 Minuten spülen und Auge offen halten
Verbrennungen	Auge mit kalter wässriger Lösung spülen
Auf schnellstem Weg mit dem Rettungsdienst zum Arzt	

Strabismus und Fehlsichtigkeit

Strabismus

Strabismus wird umgangssprachlich als Schielen bezeichnet. Dabei handelt es sich um eine Fehlstellung der Augen, bei der die Augachsen / Blickachsen nicht parallel zueinander stehen [Abb. 1]. Es wird in Lähmungsschielen und Begleitschielen unterschieden.

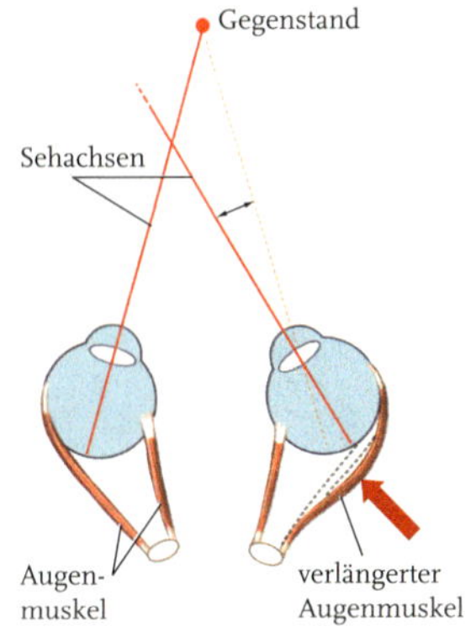

[1] einseitiges Einwärtsschielen

Ursachen können entweder Schwächen oder Lähmungen einzelner Augenmuskeln sein oder beim Begleitschielen eine einseitige Sehschwäche, sodass kein binokulares Sehen möglich ist. Häufigste Ursache für das Begleitschielen sind Refraktionsfehler und Vererbung. Beim Schielen wird in Einwärts-, Auswärts- und Höhenschielen unterschieden, indem der Schielwinkel bestimmt wird. Hierbei wird die Abweichung des schielenden Auges zur geraden Augachse gemessen. Die häufigste Form des Strabismus ist das Einwärtsschielen.

Meist fällt das Schielen im Kindesalter auf. Kinder sollen nach dem 4. Lebensmonat mit beiden Augen gleichzeitig Objekte fokussieren können, also nicht mehr schielen. Strabismus kann auch ein Symptom einer Fehlsichtigkeit sein. Fehlsichtigkeiten können insbesondere Kurzsichtigkeit *(Myopie)* und Weitsichtigkeit *(Hyperopie)* sein. Die Korrektur der Fehlsichtigkeit führt bei Strabismus zu einem deutlich verkleinerten Schielwinkel bzw. zu parallelen Augachsen und zur gleichmäßigen Entwicklung beider Augen.

binokulares Sehen
Beidäugiges Sehen, beide Augen blicken parallel und es werden die gleichen Objekte fokussiert. Die optischen Informationen werden zu einem dreidimensionalen Bild verarbeitet, dadurch wird das räumliche Sehen, das stereoskopische Sehen, möglich.

Refraktionsfehler
Brechungsfehler des Auges, Myopie und Hyperopie

online

www.tu-dresden.de/amblyopie
Computerunterstützte Sehschulung des Projekts „Spielen statt schielen".

Wird die Fehlsichtigkeit nicht bereits im Kindesalter korrigiert, manifestiert sich die unterschiedliche Sehkraft. Das schwächere Auge verliert immer weiter an Sehstärke und binokulares bzw. stereoskopisches Sehen wird unmöglich. Um das beidäugige Sehen in den ersten 6 Lebensjahren zu trainieren, kann das stärkere Auge durch eine Okklusionsbehandlung unterdrückt werden. Prinzip der Okklusionsbehandlung ist das Abdecken und damit Ruhigstellen eines oder beider Augen. Diese kann in unterschiedlichem Ausmaß erfolgen:

- vollständige Abdeckung des Auges mit einem Augenverband,
- Abkleben eines Brillenglases vollständig oder prozentual mit Folien oder
- zeitweise Okklusion eines Auges für einige Stunden pro Tag.

Wichtig sind hierbei die konsequente Durchführung der Behandlung und die Zusammenarbeit mit den Eltern, da die Kinder die Behandlung als unangenehm empfinden. Den Eltern muss der Zusammenhang zwischen der fortschreitenden Verschlechterung der Sehschärfe und der Unterdrückung des schwächeren Auges deutlich sein. Das Schielen wird durch die Okklusion nicht behoben, aber es wird verhindert, dass das schwächere Auge seine Sehkraft ganz einbüßt. Um den Schielwinkel zu verändern, stehen operative Methoden zur Verfügung. Diese halten aber nicht den Verlust der Sehkraft auf.

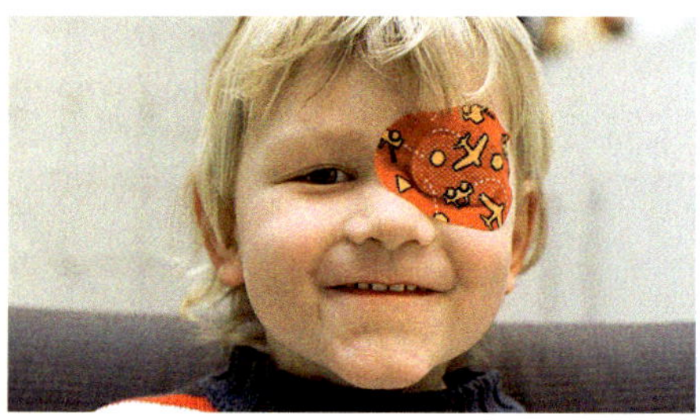

[1] Kind mit vollständiger Okklusionsbehandlung

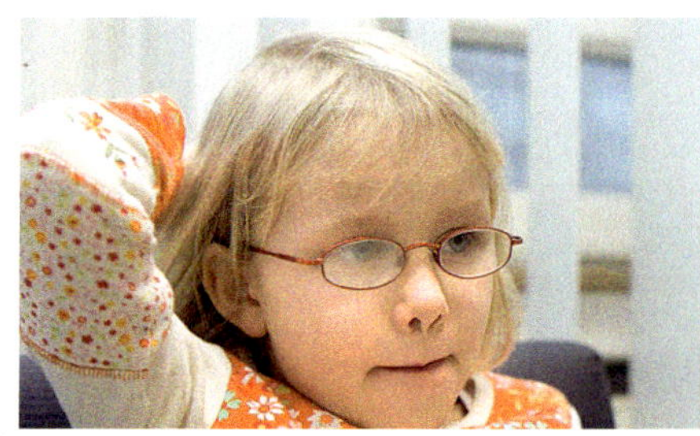

[2] Kind mit teilweiser Okklusionsbehandlung

Myopie

Myopie ist die Kurzsichtigkeit. Das heißt, dass die von dieser Krankheit betroffenen Menschen weiter entfernte Gegenstände schlecht sehen können. Das durch die Hornhaut, die Linse und den Glaskörper am Brennpunkt entstehende scharfe Bild entsteht bei dieser Erkrankung vor der Netzhaut, dadurch wird auf der Netzhaut ein unscharfes Bild wahrgenommen. Ursache ist entweder ein zu langer Augapfel oder eine zu starke Brechkraft der Linse. Korrigiert wird die Myopie durch Brillen oder Kontaktlinsen mit Zerstreuungslinsen (Minusgläser). Diese verschieben den Brennpunkt nach hinten auf die Netzhaut, sodass wieder ein scharfes Bild wahrgenommen werden kann.

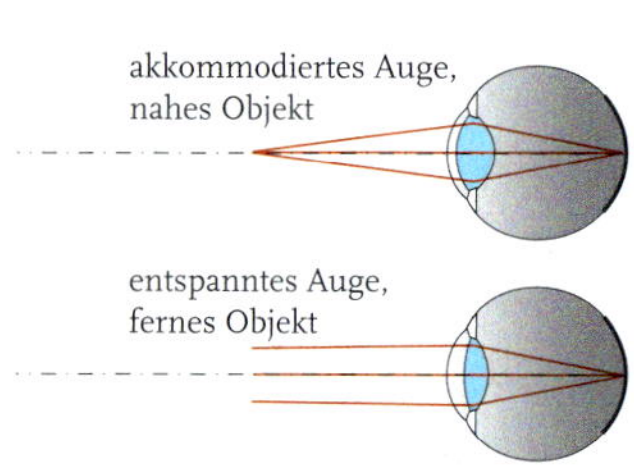

[3] normalsichtiges Auge

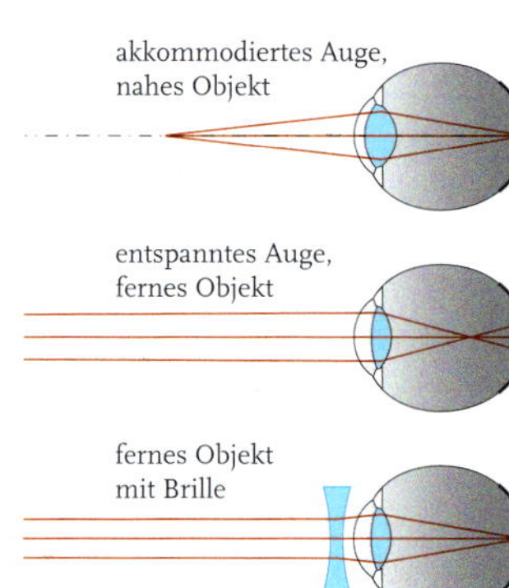

[4] kurzsichtiges Auge

Hyperopie

Hyperopie ist die Weitsichtigkeit. Das heißt, dass von dieser Krankheit betroffene Menschen in der Nähe schlecht sehen können. Das durch die Hornhaut, die Linse und den Glaskörper am Brennpunkt entstehende scharfe Bild entsteht hinter der Netzhaut, dadurch wird ebenfalls ein unscharfes Bild wahrgenommen. Ursache ist entweder ein zu kurzer Augapfel oder eine zu schwache Brechkraft der Linse. Im Alter lässt die Brechkraft der Linse durch Elastizitätsverlust nach, es kommt zur Altersweitsichtigkeit *(Presbyopie)*. Das erste Symptom der Presbyopie besteht darin, dass kleine Gegenstände weiter weg gehalten werden, um sie scharf zu sehen. Korrigiert wird die Hyperopie durch Sammellinsen (Plusgläser). Diese verschieben den Brennpunkt nach vorn auf die Netzhaut. Für die Behandlung mit Sammellinsen stehen auch wieder Brillen oder Kontaktlinsen zur Verfügung. Um sich einen lästigen Brillenwechsel zwischen Nah- und Fernsehen zu ersparen (z. B. beim Lesen), nutzen viele ältere Menschen Gleitsichtbrillen, auch Mehrstärkenbrillen genannt. Bei diesen werden Flächen für unterschiedliche Sehentfernungen (z. B. nah und fern) eingeschliffen.

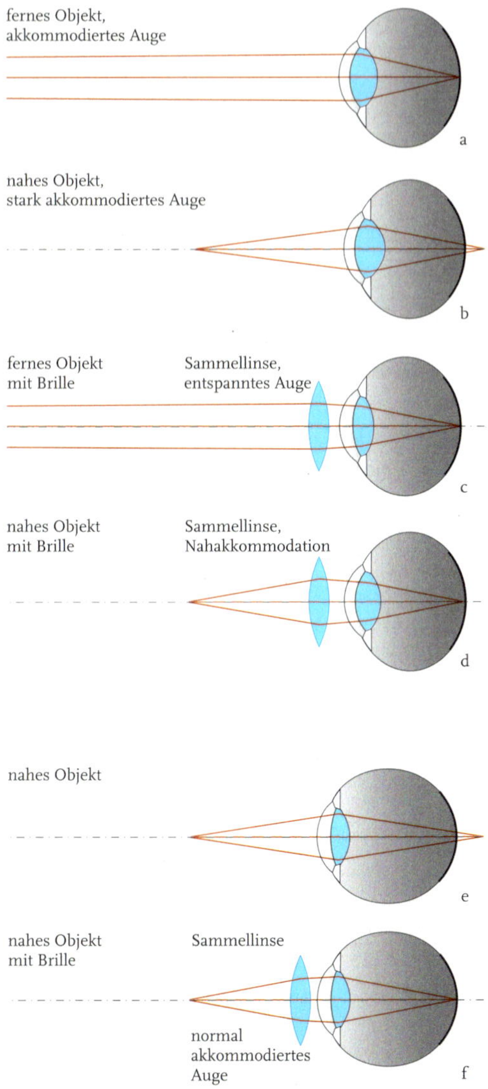

[4] a + b weitsichtiges Auge ohne Brille, c + d weitsichtiges Auge mit Brille, e + f kurzsichtiges Auge mit Brille

Augeninnendruck
Der Normalwert liegt bei 15 – 22 mmHg.

Grüner Star
Der Name Grüner Star kommt vom starren Blick der Patienten und der grünlichen, grau-blauen Verfärbung der Iris bei chronischen Entzündungen. Aristoteles prägte den Begriff glaucos, wobei glaucos grau-blau heißt und bei Aristoteles für meerfarben steht.
glaukos, griech. = grau-blau

Iridektomie
Ausschneiden eines Stückes der Iris
Iridotomie
In die Iris wird ein Loch per Laser gebrannt, das Kammerwasser kann wieder abfließen.
Atrophie
Gewebsschwund durch Größenabnahme der Zellen oder Abnahme der Zellzahl

Glaukom – Grüner Star

Unter Glaukom werden die Erkrankungen mit erhöhtem Augeninnendruck zusammengefasst, die im Volksmund auch Grüner Star genannt werden. Ein Glaukom kann akut auftreten oder fortschreitend entstehen. Durch den steigenden Druck wird die Sehnervenpapille geschädigt und es kommt zur Erblindung.

Das Glaukom kann **akut** durch eine Verlegung des Kammerwinkels entstehen. Dabei steigt der Augeninnendruck schnell bis auf 80 mmHg an, die Patientinnen klagen über starke Kopf- und Augenschmerzen, Übelkeit, Erbrechen, Sehen von Farbringen um Lichtquellen. Die Pupille ist weit, entrundet und lichtstarr (Abb. 2). Das akute Glaukom (Glauklomanfall) ist ein Notfall und muss sofort behandelt werden. Die Therapie besteht in der medikamentösen Senkung des Augeninnendruckes. Des Weiteren erfolgt eine Schmerztherapie (z. B. mit Dolantin ®) und eine Sedierung (z. B. mit Atosil ®) der Betroffenen. Nach abgeklungenem Anfall wird zur Vorbeugung weiterer Anfälle die Iris operativ erweitert. Diese Operationen heißen Iridektomie oder Iridotomie.

Das **chronische Glaukom** *(Glaucoma chronicum simplex)*, auch Weitwinkelglaukom genannt, entsteht langsam, der Augeninnendruck steigt mäßig bis auf 40 mm Hg an. Ursache ist eine altersbedingte Abflussbehinderung des Kammerwassers und eine ebenfalls altersbedingte geringere Durchblutung der Sehnervenpapille. Dadurch kommt es dauerhaft zur Durchblutungsstörung des Sehnervs und zu dessen Atrophie. Zu Beginn ist das chronische Glaukom über Jahre hinweg symptomlos. Durch die Schädigung des Sehnervs entstehen Gesichtsfeldausfälle, die anfangs unbemerkt bleiben. Der Kammerwinkel ist meist offen. 90 % der Glaukomfälle sind chronisch. Ca. 2 % der über 40-Jährigen in Deutschland leiden an dieser Glaukomform. Aus diesem Grund gehört die Kontrolle des Augeninnendruckes ab dem 40. Lebensjahr zur Vorsorgeuntersuchung. Dies wird meist mit der Brillenbestimmung gekoppelt. Die Therapie besteht in der medikamentösen Senkung des Augeninnendruckes. Sollte diese Therapie nicht ausreichen, stehen Lasertherapie und Mikrochirurgie zur Verfügung. Das Weitwinkelglaukom ist auch heute noch die häufigste Erblindungsursache in den Industrieländern. Ca. 20 % aller blinden Menschen sind infolge eines Weitwinkelglaukoms erblindet.

Folgende Medikamente werden zur Senkung des Augeninnendruckes eingesetzt. Man kann sie generell unterteilen in Medikamente, die den Kammerwasserabfluss verbessern, und Medikamente, die die Kammerwassersekretion senken. Weiterhin werden noch papillendurchblutungsfördernde Medikamente eingesetzt.

Verbesserung des Kammerwasserabflusses	Senkung der Kammerwassersekretion
Miotika	Betarezeptorenblocker
Prostaglandine	Adrenalin
Bimatoprost	Alpha-2-Agonisten
Osmotika	Karboanhydrasehemmer

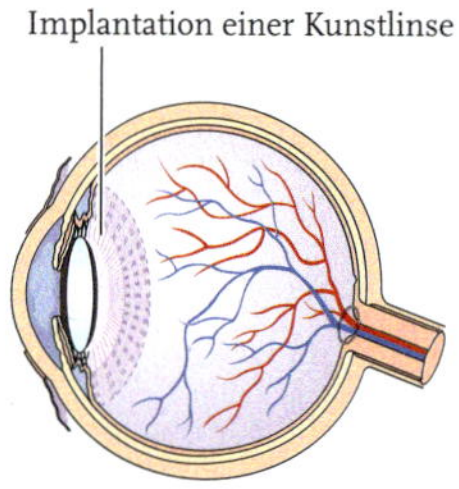

[1] Schematische Darstellung der Lage einer künstlichen Linse
Nach operativer Entfernung der getrübten Linse und Implantation einer Kunststofflinse kann die Sehkraft wiederhergestellt werden

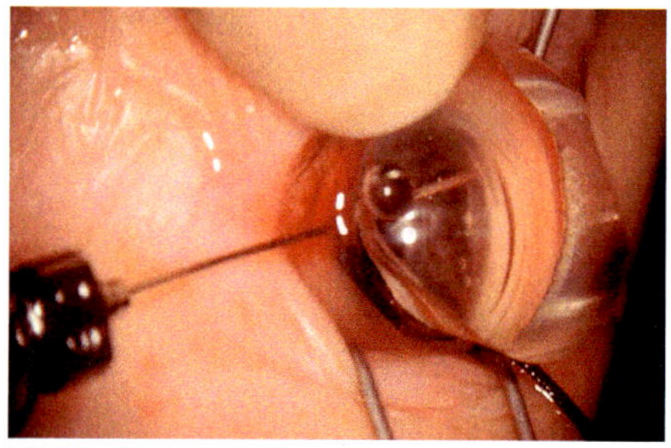

[2] Glaukom

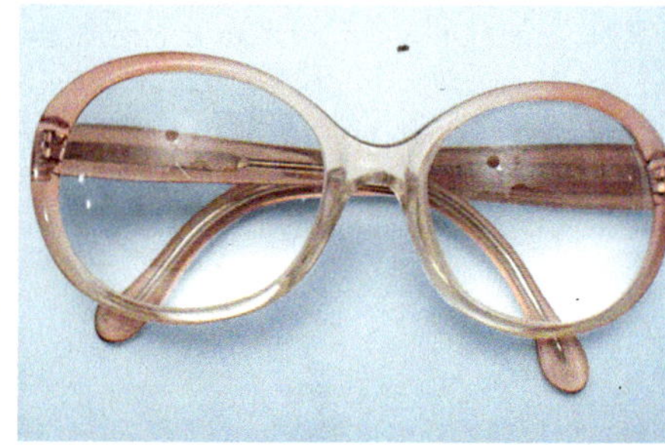

[3] Starbrille

Katarakt – Grauer Star

Die Katarakt, auch Grauer Star genannt, stellt eine Trübung der Linse dar und führt zu Störungen der Lichtbrechung.

Die häufigste Form ist der Altersstar *(Cataracta senilis)*. Die Ursachen des Altersstars sind noch nicht vollständig geklärt. Sicher ist, dass die Neigung dazu vererbbar ist. Als Risikofaktoren gelten: starke Sonneneinstrahlung, Stoffwechselstörungen wie Diabetes mellitus, Mangel an essenziellen Aminosäuren sowie Störungen des Wasser- und Elektrolythaushaltes *(z. B. Dehydratation)*. Eine Langzeittherapie mit Kortikosteroiden (lokal und systemisch) kann ebenfalls zu einer Katarakt führen. Der Altersstar ist weltweit die häufigste Ursache für Erblindung. In Regionen mit geringem medizinischem Standard sind die Folgen schwerwiegender, da die Erblindung nur durch eine Operation und die Versorgung mit Ersatzlinsen verhindert werden kann.

Die Symptome der Katarakt sind Blendung und verschwommene Bilder bei Licht, sowie der Eindruck, wie durch eine milchige Glasscheibe zu sehen.

Die Therapie einer Katarakt besteht ausschließlich in der operativen Entfernung der getrübten Linse, eine medikamentöse Therapie steht nicht zur Verfügung. Bei Stoffwechselerkrankungen oder Medikamenten als Ursache kann eine ursächliche Therapie zur Anwendung kommen (z.B. Absetzen der Medikamente, Behandlung der Stoffwechselerkrankung). Die Indikation zur Operation ergibt sich aus der bestehenden Sehbeeinträchtigung, der zu erwartenden Sehverbesserung und den individuellen Bedürfnissen des Patienten. Die Kataraktoperation kann ambulant durchgeführt werden. Bei der Operation wird die getrübte Linse ganz oder teilweise entfernt und durch eine neue, künstliche Linse ersetzt.

Katarakt
kataraktes, griech. = Wasserfall

Grauer Star
Der Begriff entstand durch den starren Blick der Patienten und die grau-weiße Farbe der Linse. Im Altertum glaubte man, dass die Trübung wie ein Wasserfall hinter der Linse herunter fließen würde.

Kortikosteroide | 2
essenziell | 119

Indikation
Der Grund, warum eine bestimmte Behandlung angezeigt (indiziert) ist.
indicare, lat. = anzeigen

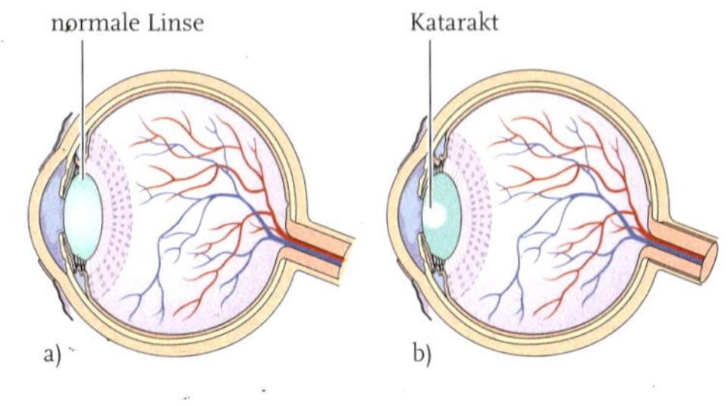

[4] a) Normale Linse; b) Katarakt

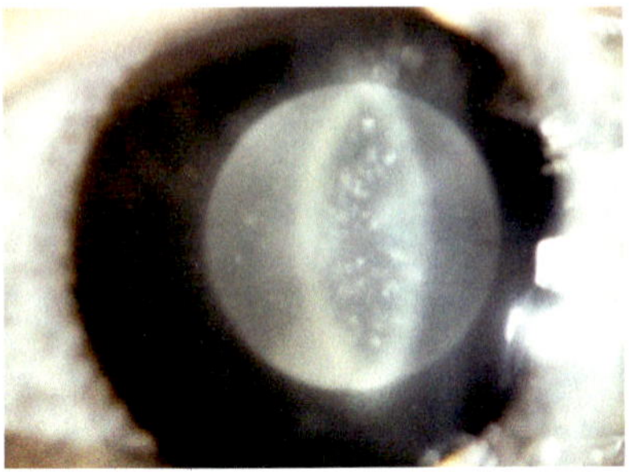

[5] Auge mit Katerakt

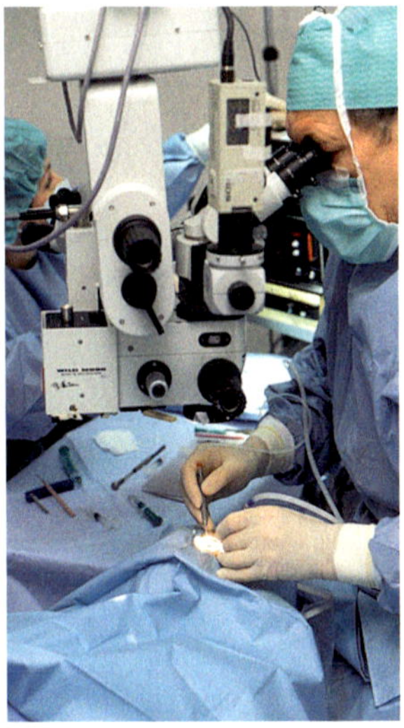

[6] Augenoperation

Die früher als „Starstechen" bekannte Operation ist eine der ältesten Operationen überhaupt und bereits seit dem Altertum bekannt. Sie wurde bereits im Codex Hamurapi, einem Dokument aus dem 18. Jh. v. Chr., erwähnt. Hierbei wurde die getrübte Linse durch einen Stich entfernt. Ein Ersatz der optischen Eigenschaften wurde in der Antike nicht vorgenommen. Die Betroffenen sahen im Anschluss an die Operation wieder schemenhaft ihre Umgebung und konnten sich grob orientieren. Seit die Möglichkeit des Einsatzes von Brillen, so genannten Starbrillen, bestand, konnte ein Ersatz der optischen Fähigkeiten geschaffen werden. Das Starstechen war bis zum 20. Jh. häufig mit lebensgefährlich verlaufenden Infektionen verbunden.

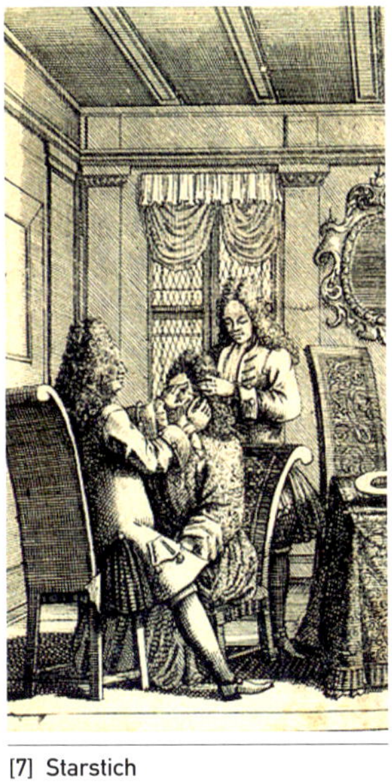

[7] Starstich

Trias
Hiermit bezeichnet man eine Besonderheit, die durch drei Merkmale gekennzeichnet ist.
tri-, lat. = drei (Vorsilbe)

Konjunktivitis

Die Konjunktivitis ist eine Bindehautentzündung des Auges, die einseitig oder beidseitig auftreten und verschiedene Ursachen haben kann. Typische Symptome sind gerötete Augen und Sekretbildung. Je nach Ursache treten Juckreiz oder Schmerzen auf. Leitsymptom ist das rote Auge, zur Abwehrreaktion des Auges gehören: Lidkrampf, Lichtscheu und Tränenfluss. Diese |Trias tritt bei der Konjunktivitis auf.

Ursache	Symptome	Therapie
allergische Reaktion	gerötete Augen, Juckreiz, Brennen, verstärkter Tränenfluss, Lidschwellung, beide Augen betroffen, meist kombiniert mit „Heuschnupfen"	|Antihistaminika, |Glukokortikoide als Augentropfen und systemisch als Tabletten
Reizung: z.B. Nikotinrauch, UV-Strahlen, Chlorgas, Kontaktlinsen, Fremdkörper	gerötete Augen, evt. Schmerzen und Brennen, meist beide Augen betroffen	Reizstoffe meiden, Sonnenbrille, Schutzbrillen zur Prophylaxe, Fremdkörper entfernen, Brille tragen statt Kontaktlinsen
falsche Gläserstärke einer Brille	gerötete Augen, ein oder beide Augen betroffen, verstärkter Tränenfluss	Brillengläserbestimmung, neue Stärke anpassen
Bakterien: Staphylokokken, Streptokokken, Pneumokokken: häufige eitrige Infektion in Industrieländern; Gonokokken – |Gonoblenorrhoe, Chlamydien – Trachom/Körnerkrankheit	gerötete Augen, gelbliches Sekret, verklebte Augenlider, ein oder beide Augen betroffen, zweites Auge häufig etwas später. Gonoblenorrhoe: Lidschwellung, hochrote Bindehaut, sehr viel eitriges Sekret, Übergriff auf Hornhaut. Trachom: Lymphschwellung der Bindehaut des Oberlides, Hornhautnarben	|Antibiotikum als Augentropfen oder Augensalben
Viren, meist Herpex simplex	gerötete Augen, ein oder beide Augen betroffen, klares Sekret	sehr langwierige Therapie (mehrere Wochen) mit |Virostatikum als Augentropfen und Augensalben

Antihistaminikum | 2
Glukokortikoid | 2
Antibiotikum | 2
Gonoblenorrhoe | 2
Virostatikum | 2

Retinopathie
Erkrankung der Netzhaut
retina, lat. = Netzhaut
pathein, griech. = Leiden

Kryokoagulation
Verödung von Gewebe durch Vereisung

Netzhauterkrankungen (|Retinopathien)

Retinoblastom

Das Retinoblastom ist ein bösartiger Tumor der Netzhaut. Er ist der häufigste bösartige Tumor im Auge bei Kindern. Fast immer tritt er vor dem 3. Lebensjahr auf und ein Drittel aller Erkrankungen befällt beide Augen. Jährlich gibt es ca. 50 Neuerkrankungen in Deutschland. Ursachen sind an erster Stelle Genmutationen; die Veranlagung zu dieser Erkrankung ist erblich bedingt. Die Therapie besteht bei großen Tumoren in der Entfernung des Auges, ist der Tumor kleiner und beide Augen befallen, werden die Tumore bestrahlt oder mittels Laser- oder |Kryokoagulation entfernt. Das Retinoblastom hat eine gute Prognose, die Überlebensrate beträgt 90 %.

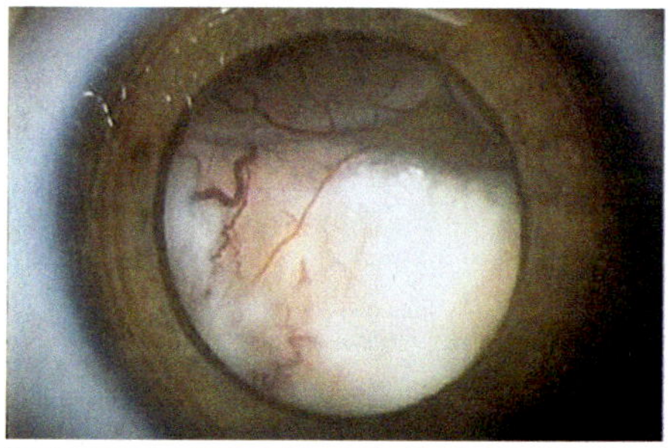

[1] Retinoblastom

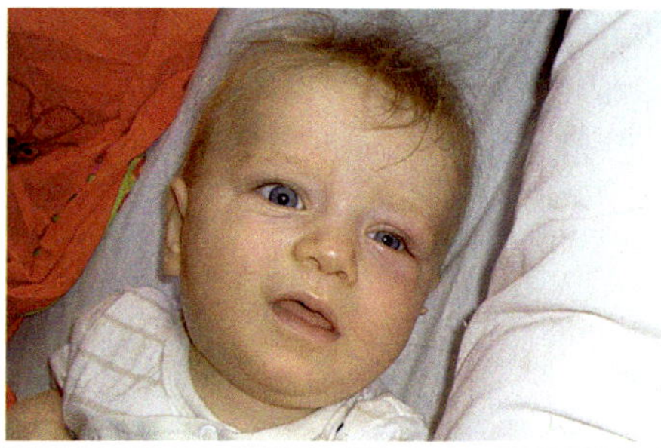

[2] Konjunktivitis bei einem Säugling

Altersbedingte Makuladegeneration

Die altersbedingte Makuladegeneration (Degeneration der Netzhaut im Bereich des Gelben Flecks) kann durch harte Einlagerungen (z. B. Lipofuszine) im Pigmentepithel der Netzhaut entstehen. Diese Form der Degeneration verläuft langsam fortschreitend, die Sehschärfe nimmt kontinuierlich ab. Sie wird als **trockene Makuladegeneration** bezeichnet.

Sind Flüssigkeitseinlagerungen (z. B. vermehrte Blutgefäßbildung, Gewebsflüssigkeit / Ödembildung, Blutungen) im Pigmentepithel die Ursache, so handelt es sich um die **feuchte Makuladegeneration**. Diese Form verläuft dramatischer, die Betroffenen sehen verzerrt und die Sehschärfe nimmt ab. Der Verlust der Sehschärfe kann irreversibel sein. Die Therapie besteht bei der trockenen Makuladegeneration in vergrößernden Sehhilfen. Die feuchte Makuladegeneration kann bei erstem Auftreten durch Laserkoagulation aufgehalten werden. Treten Rezidive auf, sind diese nicht mehr behandelbar. Bei der feuchten Makuladegeneration kann mittels fotodynamischer Therapie das Sehvermögen in geringem Maß erhalten werden.

Lipofuszine
Endprodukte des Fettstoffwechsels

Laserkoagulation
Verödung von Gewebe mit Laserstrahlen

Rezidiv
Wiederkehren einer Erkrankung nach einer erfolgreichen Behandlung

fotodynamische Therapie
Lichtwellentherapie

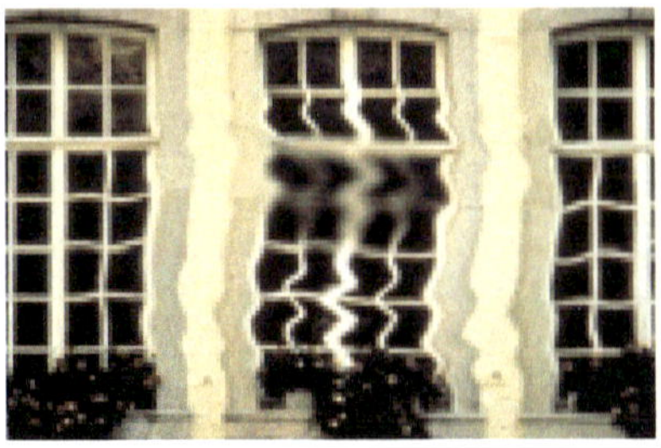
[3] Bildverzerrungen bei Makuladegeneration

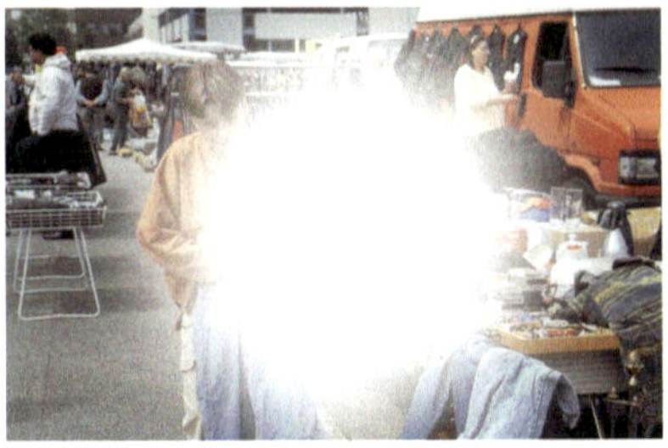
[4] Zentraler Sehverlust bei Makuladegeneration

Diabetische Retinopathie

Als Folgeerkrankung des Diabetes mellitus entsteht die diabetische Retinopathie. Hierbei handelt es sich um Veränderungen der Blutgefäße der Netzhaut, die durch die Mikroangiopathie (Veränderung der kleinen Blutgefäße) beim Diabetes mellitus entstehen. Sie führt bei 2 % aller an Diabetes mellitus erkrankten Menschen zur Erblindung. Um die Gefäßveränderungen rechtzeitig zu erkennen, gehört die Untersuchung des Augenhintergrundes ins Routineprogramm der Diabetessprechstunde. Netzhautblutungen werden therapeutisch durch Laserkoagulation behandelt. Um die diabetische Retinopathie zu vermeiden, ist eine genaue Blutzuckereinstellung die Voraussetzung.

Diabetes mellitus | 2

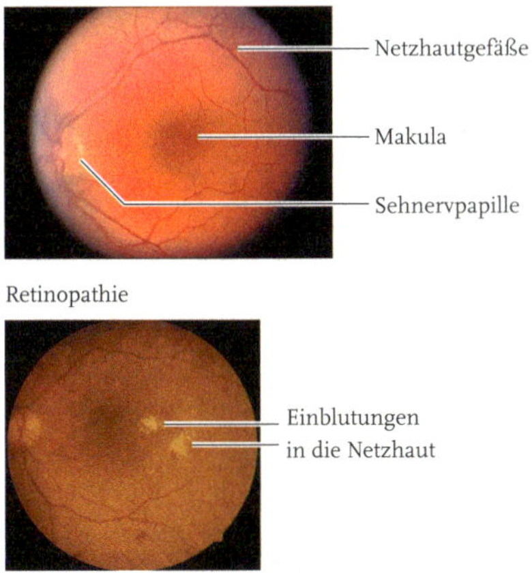

[5] Normaler Augenhintergrund (oben) und Diabetische Retinopathie mit Einblutungen und Gefäßaussackungen (Mikroaneurysmen)

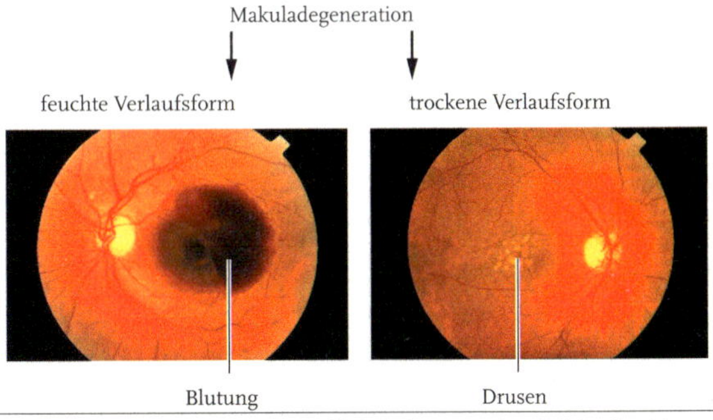

[6] Trockene und feuchte Form der Makuladegeneration: Bei der feuchten Verlaufsform wachsen Aderhautgefäße in die Makula ein und verursachen Blutungen unterhalb der Netzhautschicht. Bei der trockenen Form sieht der Augenarzt bei der Netzhautuntersuchung kleine weiße Stippchen, sog. „Drusen", als erste Anzeichen der Erkrankung.

Hypertonie | 2
Arteriosklerose | 2

Netzhautveränderungen durch Hypertonie und Arteriosklerose

Ähnliche Veränderungen wie bei der Diabetischen Retinopathie treten bei Hypertonie und Arteriosklerose auf. Auch hier kommt es durch den erhöhten Blutdruck oder durch die Gefäßwandveränderungen zur Gefäßverengung, zu Blutungen sowie zum Papillen- und Makulaödem [Abb.1]. Arteriosklerose führt zu so genannten Kupferdraht- und Silberdrahtarterien am Augenhintergrund. Die Folge sind Sehschärfeverschlechterung, Netzhautablösung und im schlimmsten Fall die Erblindung.

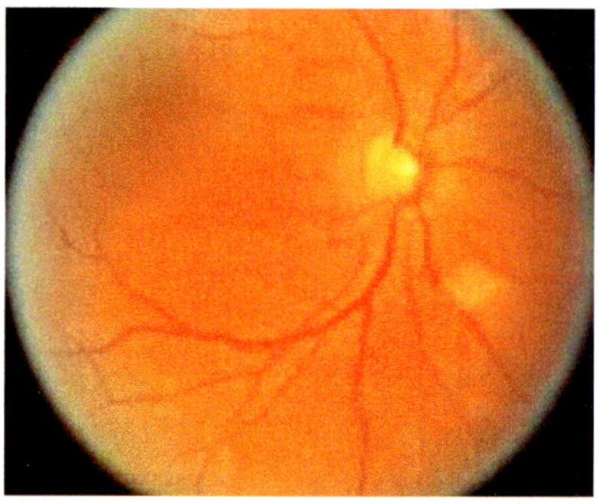
[1] Netzhaut bei Hypertonie

Kupferdrahtarterien
Arteriolen des Augenhintergrundes mit verstärktem Reflex bei der Untersuchung. Dieser entsteht durch Gefäßwandverdickung bei Arteriosklerose.
Silberdrahtarterien
Steigerung des Reflexes durch sehr starke Verdickung der Arteriolen

Erkrankungen des Sehnervs

Stauungspapille

Bei Erkrankungen mit einem gesteigerten Hirndruck kommt es durch die Übertragung der Drucksteigerung über den Subarachnoidalraum auf die Sehnervenpapille zur so genannten Stauungspapille. In ca. 50 % aller Fälle von Hirndrucksteigerung wirkt sich die Drucksteigerung auch auf das Auge aus [Abb.2].

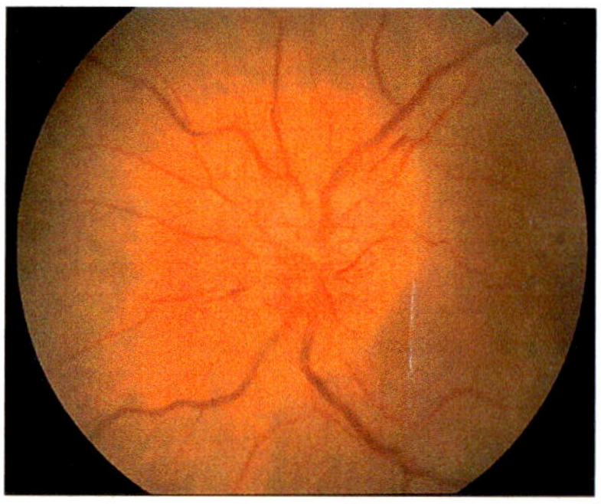
[2] Stauungspapille

Hirndruck | 2
Subarachnoidalraum | 2

Zu Beginn ist das Sehvermögen nicht beeinträchtigt. Erst bei lang anhaltender Stauung kommt es zur Atrophie des N. opticus und damit zu Gesichtsfeldausfällen. Die Therapie besteht in der Senkung des Hirndruckes (meist auf neurochirurgischem oder medikamentösem Weg). Die Schädigung des Sehnervs ist nur teilweise reversibel. Die Stauungspapille bildet sich über mehre Wochen zurück.

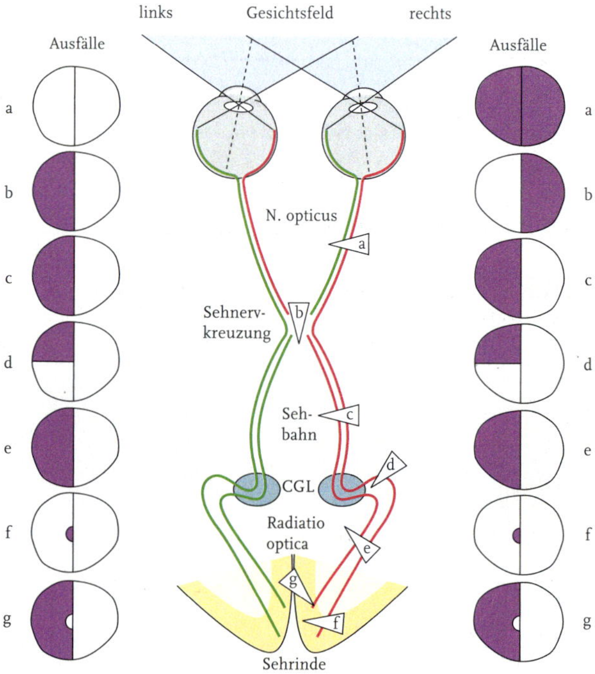

CGL = Corpus geniculatum laterale, ist ein Kerngebiet im Zwischenhirn, in dem 90% der Neurone des Sehnervs enden

[3] Gesichtsfeldausfälle bei Läsionen der Sehbahn

Hören aus physikalischer Sicht
5.2.4

Das Teilgebiet der Physik, das sich mit den Tönen beschäftigt, heißt Akustik. Die Fähigkeit zu hören beruht darauf, dass wir Schallwellen aufnehmen können, diese im Ohr verstärkt werden und als elektrische Reize ins Hörzentrum des Gehirns transportiert werden. Dort werden sie zu einer Hörempfindung verarbeitet.

Schall ist die allgemeine Bezeichnung für Geräusche, Klänge und Töne. Schall ist physikalisch eine sich in einem Medium (z. B. Luft, Gas, Wasser, Gelen und auch in festen Stoffen wie Holz oder Knochen) ausbreitende Welle. Er transportiert Energie durch die Bewegung der Teilchen des Transportmediums. Die Geschwindigkeit der Ausbreitung der Schallwelle wird als Schallgeschwindigkeit c bezeichnet. Sie wird in $\frac{m}{s}$ angegeben und ist abhängig vom leitenden Medium und dessen Temperatur. Die Schallwelle wird je nach Frequenz f mit unterschiedlichen Tönen wahrgenommen. Je höher die Frequenz ist, desto höher empfinden wir einen Ton. Die Frequenz wird in Hertz (Hz) angegeben. Dies ist die physikalische Einheit für die Anzahl der Schwingungen der Welle pro Sekunde.

Der Mensch hat ein **Hörspektrum** zwischen 16 Hz und 20 000 Hz. Die Bereiche darüber und darunter sind für das menschliche Ohr nicht hörbar. Tiere reagieren im Gegensatz dazu teilweise in ganz anderen Frequenzbereichen. Daher kommt auch die Redewendung: „Hören wie ein Luchs". Das menschliche Ohr ist dem Hörvermögen vieler Tiere deutlich unterlegen. So gibt es Tiere, wie z. B. die Fledermaus, die auch im Ultraschallbereich hören können. Dies ist ein Frequenzbereich, den der Mensch sich wiederum in der medizinischen Diagnostik zu Nutze macht (z. B. Ultraschalluntersuchungen in der Schwangerschaft).

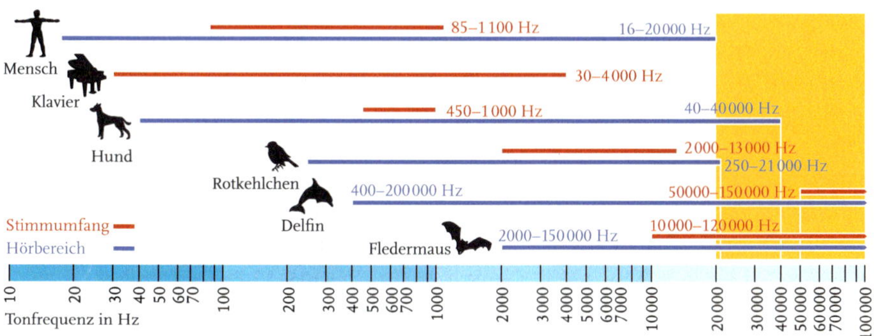

[4] Frequenzbereiche (Stimmungsumfang und Hörbereich) von Mensch, Klavier und verschiedenen Tieren

Die **Lautstärke** wird mit der Amplitude (Auslenkung) der Schallwelle beschrieben. Die Einheit der Lautstärke ist Dezibel (dB).

Dezibel (dB)
Die Einheit der Lautsstärke – bzw. korrekt des Schalldruckpegels
Bezeichnung nach Alexander Graham Bell.

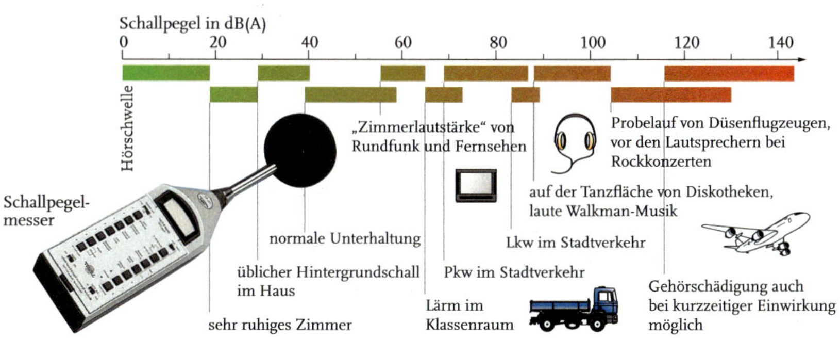

[4] Schallpegel verschiedener Geräusche

Als **Ton** wird ein einzelner Ton mit eindeutiger Frequenz bezeichnet. Wir nehmen ihn einzeln wahr, z.B. beim Anschlagen einer Stimmgabel [Abb. 1].

Ein **Klang** wird durch mehrere Töne gebildet, die miteinander harmonieren [Abb. 2]. Wir hören ihn als ein Zusammenspiel mehrerer Töne, z. B. beim Anschlag eines Gitarrenakkords. Unter **Geräusch** [Abb. 3] werden mehrere Töne verstanden, die nicht unbedingt miteinander harmonieren und nicht eindeutig zu beschreiben sind, z. B. Verkehrslärm oder Geräusche von Maschinen.

Stimmgabel

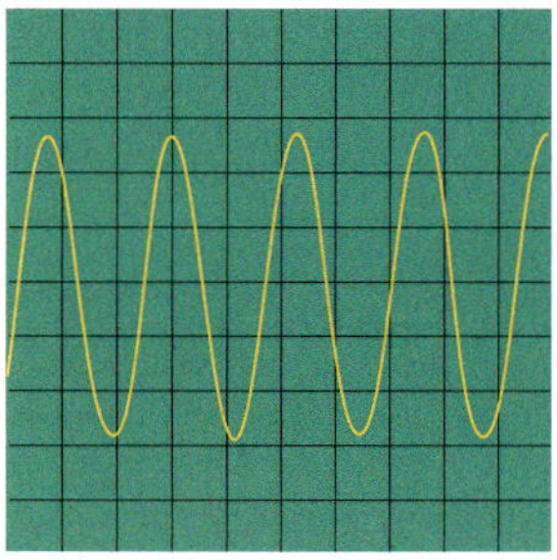

regelmäßige Schwingung

[1] Ton

Musikinstrument

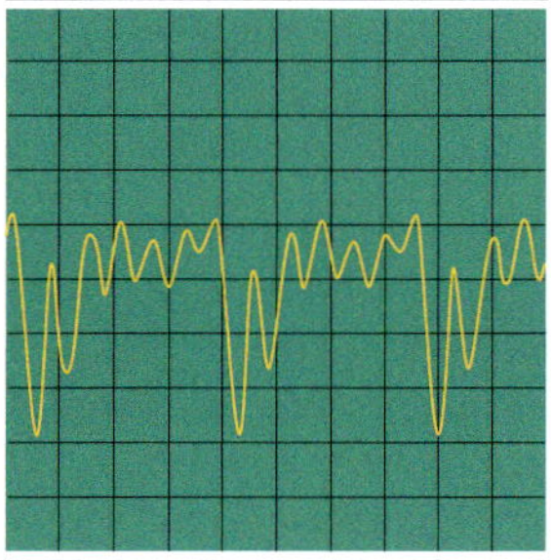

regelmäßige Schwingung mit Obertönen

[2] Klang

Fahrzeug und Maschine

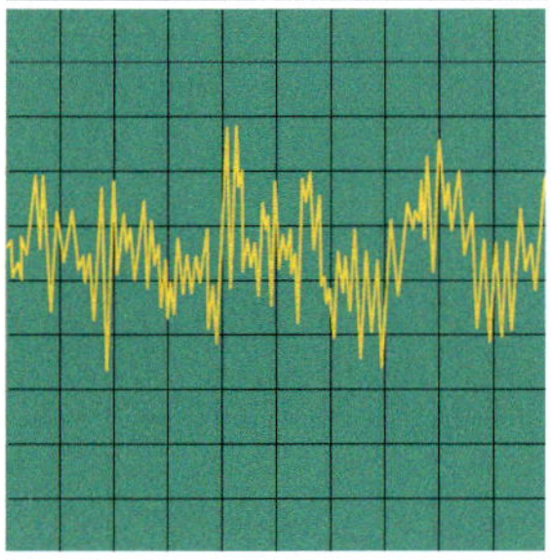

längere unregelmäßige Schwingung

[3] Geräusch

Explosion eines Feuerwerkskörpers

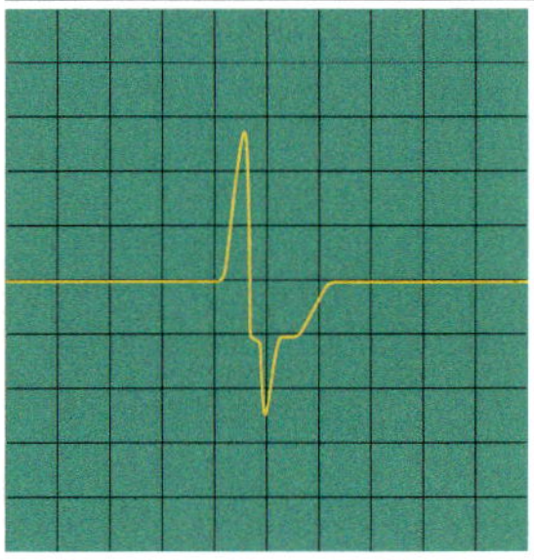

kurze unregelmäßige Schwingung

[4] Knall

Die Wahrnehmung und Einordnung von Klängen ist subjektiv und kann bei gleicher Lautstärke als zu laut oder als normal eingestuft werden. Wir empfinden Geräusche als Lärm, wenn sie uns belästigen. Dies ist abhängig von der Situation (ist sie erwünscht oder unerwünscht), von der Dauer, der Lautstärke und der Intensität und davon, ob das Geräusch ständig vorhanden ist oder in (un)regelmäßigen Abständen wiederkehrt.

So wird der Besucher einer Flugschau den Lärm der Düsenjets eher ignorieren und tolerieren als der genervte Anwohner des Fluggeländes, der gegen die Flugschau demonstriert hat. Für eine Mutter ist der Lärm ihrer spielenden Kinder meist keine Belästigung, da sie daraus Informationen über ihre Kinder erhält (sind sie in der Nähe, spielen sie oder streiten sie sich?), hingegen kann Kinderlärm für die Nachbarn belastend sein.

Stress | 3

So konnte inzwischen in vielen Studien nachgewiesen werden, dass Lärm |Stress auslöst und gesundheitsschädlich ist. Dies gilt insbesondere für Kinder, die dauerhaftem Lärm ausgesetzt sind. Ab einem gewissen Geräuschpegel wirkt sich Lärm direkt auf das Hörorgan aus. Daher gelten z. B. in Diskotheken oder auf Baustellen bestimmte Grenzwerte für den Geräuschpegel. Diese sind durch |Lärmschutzgesetze vorgeschrieben.

Lärmschutzgesetz
§117 des Ordnungswidrigkeitengesetzes

online
http://bundesrecht.juris.de/owig_1968/__117.html
Hier finden Sie das Lärmschutzgesetz

Bestimmte Körper können durch Schallwellen zu einer **Schwingung** angeregt werden (z. B. versetzt eine durch einen Klöppel angeschlagene Glocke die Umgebungsluft in Schwingung). Werden Schwingungen über mehrere Körper hinweg übertragen, spricht man von einem schwingungsfähigen System (z. B. der Glockenturm). Hierbei hat jeder Körper eine so genannte Eigenfrequenz, die abhängig von seiner Masse ist. Wird nun ein schwingungsfähiges System mit seiner Eigenfrequenz angeregt, so schwingt es mit besonders großer Amplitude mit. In der Sprache der Physik heißt dies: Das System schwingt in **Resonanz**.

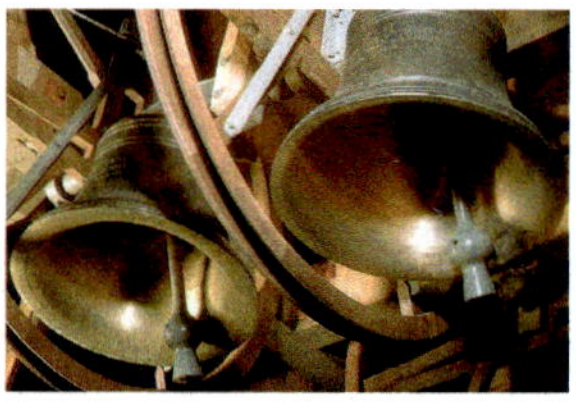

[1] Glocken in einem Glockenturm

In unserem Körper ist das schwingungsfähige System das Gehör. Das heißt, dass das Trommelfell und die Gehörknöchelchen durch den Schall der zu hörenden Töne in Schwingung versetzt werden und diese wiederum die Flüssigkeit im Innenohr in Schwingung versetzen. Wenn die Erregerfrequenz (das von außen herangeführte Geräusch) nahe an der Eigenfrequenz der Gehörknöchelchen ist, wird der Schall verstärkt und die Amplitude der Resonanz übersteigt die Erregeramplitude. Wir würden einen unangenehm lauten Ton hören.

Aufbau des Hörapparates und der Prozess des Hörens und der Gleichgewichtssinn

5.2.5

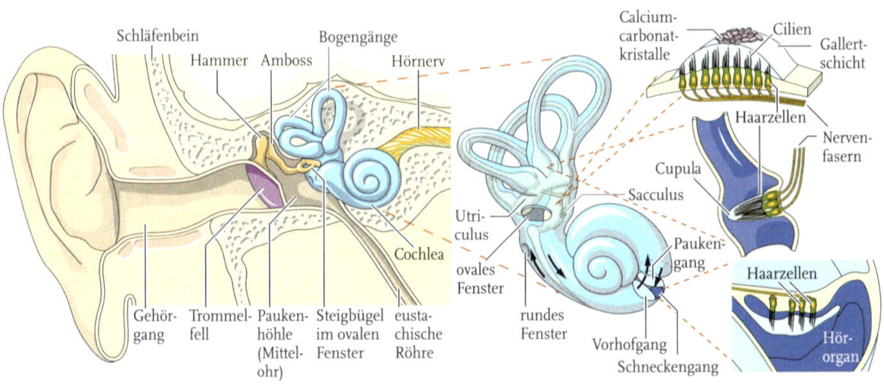

[2] Ohr und Innenohr mit seinen Bestandteilen

Das Ohr wird in drei Abschnitte eingeteilt: das äußere Ohr, das Mittelohr und das Innenohr. Das äußere Ohr umfasst die Ohrmuschel und den äußeren s-förmigen Gehörgang. Das Mittelohr reicht vom Trommelfell bis zum ovalen Fenster. In ihm befinden sich in der Paukenhöhle die Gehörknöchelchen. Das Innenohr wird als Labyrinth bezeichnet und besteht aus der Schnecke und den Bogengängen. Die Schnecke ist das eigentliche Hörorgan und die Bogengänge sind das |Gleichgewichtsorgan [Abb. 2].

Das **äußere Ohr** besteht aus der Ohrmuschel *(Auricula)* und dem äußeren Gehörgang *(Meatus acusticus externus)*. Die Ohrmuschel besteht aus elastischem Knorpel und ist von Haut überzogen. Der Gehörgang leitet die Schallwellen zum Trommelfell (*Membrana tympanica*) weiter. Im Gehörgang befinden sich Haare, Talgdrüsen und |Cerumendrüsen. Das Trommelfell ist dabei eine schallleitende bindegewebige, hauchdünne Platte.

Die besondere Funktion des äußeren Ohres liegt im Richtungshören. Hiermit wird die Fähigkeit bezeichnet, eine Schallquelle genau orten zu können. Ruft uns jemand auf offener Straße, können wir erkennen, von wo aus wir gerufen werden, und drehen uns instinktiv in diese Richtung. Damit das Richtungshören funktioniert, bündelt die Ohrmuschel die Schallwellen. Über die zeitliche Verzögerung der Schallwahrnehmung vom rechten und vom linken Ohr und über die unterschiedliche Lautstärke können wir nun erkennen, wo sich die Schallquelle befindet.

Im **Mittelohr** werden die Schallwellen vom Trommelfell aufgenommen und über die Gehörknöchelchen Hammer *(Malleus)*, Amboss *(Incus)*, Steigbügel *(Stapes)* übertragen. Dabei werden die Schallwellen verstärkt. Das Mittelohr hat über die **Ohrtrompete** *(Tuba auditiva*, auch *Eustachio-Röhre)* Verbindung zum Nasen-Rachen-Raum. Diese Verbindung dient dem Druckausgleich im Mittelohr bei äußeren Luftdruckschwankungen, z. B. beim Fahrstuhlfahren oder beim Fliegen.

Häufig ist bei Erkältungen das Hören eingeschränkt. Dies liegt daran, dass durch Schwellung der Rachenmandeln und der Ohrtrompete dieser Druckausgleich nicht mehr möglich ist. Durch Sekretproduktion der Schleimhaut kommt es zum Überdruck im Mittelohr und dadurch zur eingeschränkten Schwingungsfähigkeit des Trommelfells.

Gleichgewichtsorgan | 195

Cerumen
lat. = Ohrschmalz

Lymphe
Man unterscheidet Endo- und Perilymphe entsprechend ihrer Zusammensetzung.

Interferenz
Überlagerung von Wellen; bei Übertragungen vom Mikrofon auf Lautsprecher in einem Saal treten sie als lauter Pfeifton auf, wenn das Mikrofon Schallwellen aus dem Lautsprecher doppelt überträgt.

Gleichgewichtsnerv
VII. Hirnnerv, N. vestibulocochlearis

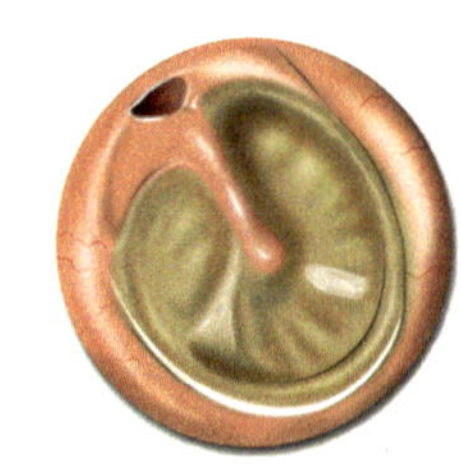

[3a] Aufsicht auf intaktes Trommelfell

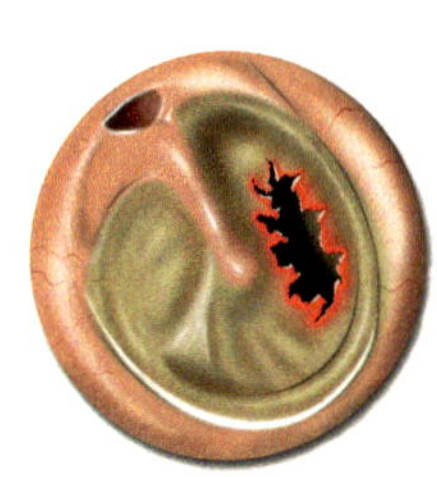

[3b] Gerissenes Trommelfell

Am **Ovalen Fenster** werden die Schwingungen des Steigbügels auf das Labyrinth übertragen. Das Labyrinth ist vollständig mit Flüssigkeit (der |Lymphe) ausgefüllt. Es enthält Sinneszellen, die die Bewegungen der Lymphe in Reize des Hörnervs im Corti-Organ oder des |Gleichgewichtsnervs in den Ampullen und Vorhofsäckchen *(Sacculus* und *utriculus)* der Bogengänge *(Ductus semicirculares)* übertragen. Das Runde Fenster dient dem Druckausgleich in der Schnecke *(Cochlea)*, es verhindert die Reflexion der Schwingungen und somit |Interferenzen

Die Sinneszellen des Corti-Organs sind die äußeren und die inneren Haarzellen. Sie befinden sich in der Schnecke im Schneckengang *(Ductus cochlearis)*. Dieser Gang ist ein nochmals abgetrennter Gang innerhalb der Schnecke und mit Endolymphe gefüllt. Die beiden anderen Gänge in der Schnecke sind der Vorhofgang und der Paukengang, beide sind mit Perilymphe gefüllt. Sie stehen in Verbindung miteinander und mit den Bogengängen.

Die vom Mittelohr über das ovale Fenster übertragenen Schwingungen werden vom Vorhofgang über die Reissnermembran auf die Endolymphe des Schneckenganges übertragen und dadurch werden die Haarzellen bewegt. Dieser Reiz wird an den Teil des N. vestibulocochlearis weitergeleitet, der sich in der Schnecke befindet. Durch permanente starke Reizung der Haarzellen (z. B. Baustellenlärm, laute Musik aus Kopfhörern, Lautsprechern oder durch Musikinstrumente) werden diese irreparabel geschädigt. Erfolgt eine Lärmbelastung mit ausreichenden Pausen, ist eine Erholung der Haarzellen generell möglich.

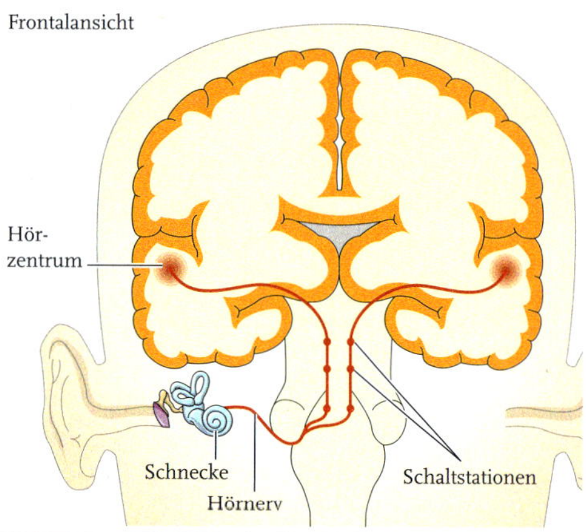

[1] Aufbau des häutigen Labyrinths im Innenohr

Auf Grund der veränderten Freizeitgewohnheiten werden in den nächsten 20 Jahren die Probleme der Schwerhörigkeit im Alter deutlich zunehmen.

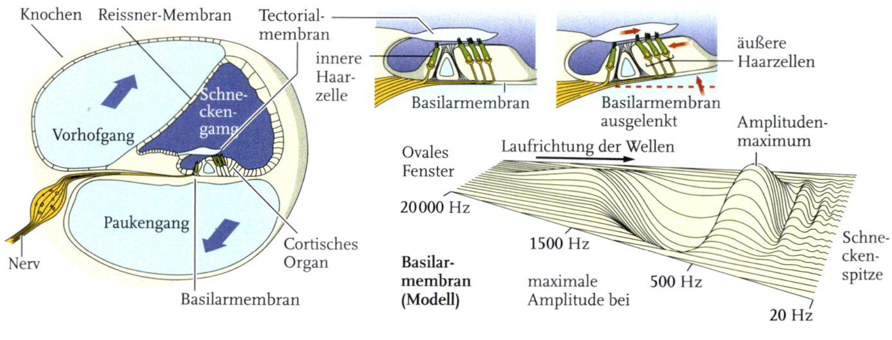

[2] Schnitt durch die Cochlea (links). Verformungen des cortischen Organs durch Schallwellen (Mitte) und dreidimensionales Modell einer Wanderwelle, die über die Basilarmembran läuft (rechts).

Ausgewählte Beeinträchtigungen des Hörens 5.2.6

Erkrankungen des äußeren Ohres

Am äußeren Ohr können prinzipiell alle Erkrankungen der Epidermis auftreten. Häufig kommen |Furunkel und |Ekzeme vor, insbesondere im äußeren Gehörgang. Hierzu gehört vor allem das Kontaktekzem, z. B. bei allergischen Reaktionen auf Schmuck.

Ekzem | 83
Furunkel | 83

Erkrankungen des Mittelohres

Eine der häufigsten Erkrankungen des Mittelohrs ist die **Mittelohrentzündung** (*Otitis media*). Sie geht meist mit einem Infekt der oberen Luftwege einher. Durch die Anschwellung der Schleimhaut im Nasen-Rachen-Raum schwillt auch die Ohrtrompete zu. Die Belüftung der Paukenhöhle ist dadurch nicht mehr möglich. Es entsteht ein Sekretstau und es kommt zu einer aufsteigenden Infektion des Mittelohres. Die Mittelohrentzündung geht mit starken, stechenden Ohrenschmerzen, Fieber, |Schallleitschwerhörigkeit und einem erst geröteten und dann nach vorn gewölbten Trommelfell einher. Bei der akuten Mittelohrentzündung kann es nach einigen Tagen zur spontanen Perforation des Trommelfells kommen. In diesem Fall lässt der Schmerz sofort nach und die Entzündung heilt komplikationslos aus. Bei Kindern bleibt die spontane Perforation häufig aus.

Die Therapie der Mittelohrentzündung besteht in erster Linie in abschwellenden Nasentropfen, um die physiologische Belüftung der Paukenhöhle und die körpereigene Abwehrreaktion wieder zu ermöglichen. Weiterhin werden Antibiotika zur Erregerbekämpfung der Entzündung verabreicht und es erfolgt eine Schmerzbehandlung.

Insbesondere bei Kindern ist die Anwendung von Zwiebelwickeln [Abb. 3–4] empfehlenswert. Bei starken Schmerzen und anhaltendem Fieber wird unter Narkose eine |Parazentese des Trommelfells durchgeführt. Komplikationen der Mittelohrentzündung können eine Chronifizierung, |Fazialisparese, |Mastoiditis, |Labyrinthitis, |Meningitis und Hirnabszess sein.

Die Mittelohrentzündung tritt häufig im Kindesalter bis zum sechsten Lebensjahr auf, da in diesem Lebensalter die Rachenmandeln, Gaumenmandeln und die Tonsillen der Tuba auditiva besonders groß sind und bei Infektionen schnell anschwellen.

Bei der chronischen Mittelohrentzündung besteht die Gefahr, dass durch dauerhafte Entzündungsprozesse im Mittelohr die Gehörknöchelchen zerstört werden. In diesem Fall muss der Entzündungsherd (hier die Gehörknöchelchen) entfernt werden und die Schallleitungskette durch eine |Tympanoplastik wiederhergestellt werden.

Schalleitschwerhörigkeit
Schwerhörigkeit, die darin begründet ist, dass die Schallwellen im Mittelohr nicht vollständig übertragen werden. Im Gegensatz zur Innenohrschwerhörigkeit, bei der die Schalwellen im Innenohr nicht registriert werden können.

Parazentese
Einschneidung

Mastoiditis
Entzündung des Warzenfortsatzes am Schädel

Labyrinthitis
Entzündung des Innenohres

Sepsis
Überschwemmung des Organismus mit Bakterien auf dem Blutweg
sepsis, griech. = Fäulnis

Tympanoplastik
Ersatz der Gehörknöchelchen

Fazialisparese | 2
Meningitis | 2

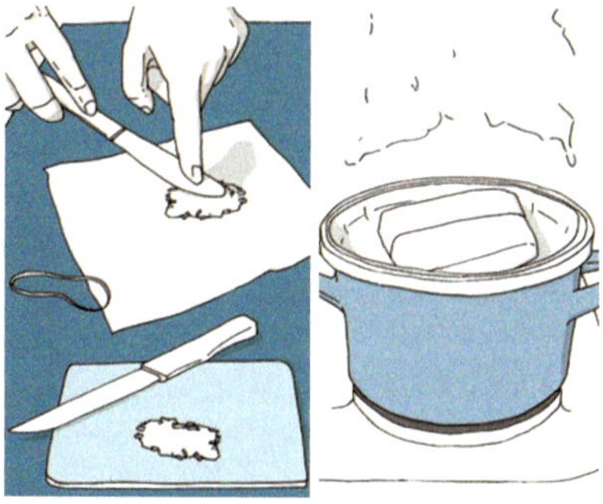

[3] Zwiebel zerkleinern und Zwiebelauflage erwärmen

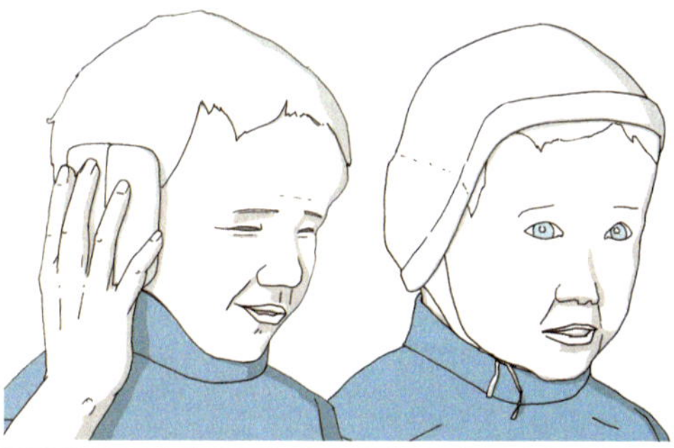

[4] Anlegen einer Zwiebelauflage und Warmhalten der Ohren nach der Auflage

Erkrankungen des Innenohres

Schwerhörigkeit

Man unterscheidet die Schwerhörigkeit nach Ort (Mittelohr oder Innenohr), Genese (angeboren oder erworben) und der Ursache. Im Gegensatz zur Mittelohrschwerhörigkeit, die eine Schallleitungsstörung zur Ursache hat, liegt bei der Innenohrschwerhörigkeit eine Schallempfindungsstörung vor. Als Ursache für die Innenohrschwerhörigkeit gelten Alter und häufige Lärmeinwirkungen. Im Fall von Lärmeinwirkungen spricht man von schalltraumatischen Gehörschäden. Die Altersschwerhörigkeit gilt als Folge der zivilisationsbedingten Lärmbelastung und des natürlichen (altersbedingten) Verschleißes der Haarzellen.

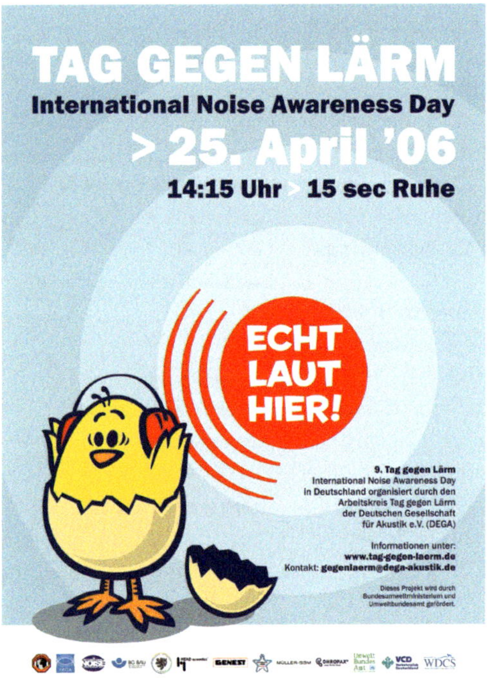
TAG GEGEN LÄRM
International Noise Awareness Day
> 25. April '06
14:15 Uhr > 15 sec Ruhe
ECHT LAUT HIER!
9. Tag gegen Lärm
International Noise Awareness Day
in Deutschland organisiert durch den
Arbeitskreis Tag gegen Lärm
der Deutschen Gesellschaft
für Akustik e.V. (DEGA)
Informationen unter:
www.tag-gegen-laerm.de
Kontakt: gegenlaerm@dega-akustik.de
Dieses Projekt wird durch
Bundesumweltministerium und
Umweltbundesamt gefördert.

[3] Aktionsplakat zum Tag gegen Lärm

Die schalltraumatischen Gehörschäden werden in Knalltrauma, akutes Lärmtrauma, Explosionstrauma, akustischer Unfall und chronisches Lärmtrauma unterschieden. Sie sind abhängig von der Lautstärke (in dB) und der Zeitdauer (t), mit der ein traumatisierendes Geräusch (z. B. ein Silvesterknaller) auf das Gehör einwirkt [Abb. 3].

Bei der Innenohrschwerhörigkeit kommt es zur Schädigung bzw. zum Verlust der Haarzellen in der Schnecke, dadurch können die Schallwellen nicht mehr als Reiz auf den N. vestibulocochlearis übertragen werden und die Hörempfindung ist gestört. Eine Heilung der Innenohrschwerhörigkeit ist nicht möglich, es kann lediglich eine Hörrehabilitation mit Hörgeräten und Hilfsmitteln zum Telefonieren etc. erreicht werden.

Die Therapie bei akuten Lärmtraumata besteht in medikamentöser Durchblutungssteigerung des Innenohres und häufig auch in stationärer Aufnahme, um Ruhe und einen Milieuwechsel zu ermöglichen. Die Wirksamkeit der Therapie ist nicht sehr gut, oft bleibt eine Schwerhörigkeit zurück und muss mit Hörgeräten ausgeglichen werden.

Aus diesem Grund gilt der Prophylaxe der Lärmschwerhörigkeit besondere Aufmerksamkeit. Lärmschutz weitet sich auf alle Arbeitsbereiche mit lauten Maschinen oder anderer Lärmemission aus. Zu diesem Tätigkeitsfeld gehört der Schutz von Musikern, die Einführung freiwilliger Lautstärkegrenzen bei Köpfhörern sowie Aufklärung über die Gefahren beim Musikhören. Für die Arbeit mit lauten Maschinen gelten die entsprechenden |Arbeitsschutzvorschriften.

Arbeitsschutzvorschriften | 3

online
www.tag-gegen-laerm.de

Am 25. April findet jedes Jahr der Tag gegen Lärm statt.

Ein Sonderfall der Schwerhörigkeit ist die prälinguale Schwerhörigkeit. Hierbei handelt es sich um Schwerhörigkeit vor Beginn der Sprachentwicklung. Die Versorgung mit Hörgeräten und die Rehabilitation zum Erlernen von Gehör und Sprache sind ausschlaggebend für die geistige und intellektuelle Entwicklung des Kindes, da die Entwicklung von kognitiven Fähigkeiten direkt verbunden ist, mit der Fähigkeit zu hören und zu sprechen. Das Sprechen wird über das Hören gelernt.

Ohrgeräusche

Als Tinnitus werden Ohrgeräusche bezeichnet, die vorübergehend oder dauerhaft auftreten und nicht von einer äußeren Schallquelle stammen. Der Tinnitus kann Begleitsymptom einer Erkrankung, ein objektives Geräusch oder eine subjektive Wahrnehmung sein.

Tinnitus
Tinnitus aurium, lat. = „das Klingeln der Ohren"

Ein **objektiver Tinnitus** kann von anderen Personen, z. B. bei der Untersuchung mit einem Ohrstethoskop, mitgehört werden. Er hat seine Ursache in Veränderungen des Gefäßsystems im Kopf-Hals-Bereich (Arterienstenosen) oder in krampfartigen Kontraktionen der Muskulatur im Mittelohr oder in den Tuben. Die Therapie des objektiven Tinnitus und des Tinnitus als Begleitsymptom erfolgt ursächlich.

Der **subjektive Tinnitus** kann nicht mitgehört werden, aber die Frequenz und die empfundene Lautstärke des Geräusches kann – ähnlich wie in der Audiometrie – festgestellt werden. Der Patient gibt an, wann der Ton des Audiometers dem des Tinnitus entspricht. Tritt der Tinnitus erstmalig und akut auf, haben eine medikamentöse Behandlung mit durchblutungsfördernden Medikamenten und Ruhe und Entspannung meist Erfolg und der Tinnitus wird nicht mehr gehört. Ein subjektiver Tinnitus, der über längere Zeit besteht, also chronisch ist, ist nicht heilbar, da seine Ursache in der Hörwahrnehmung liegt. Die Therapie dieses Tinnitus besteht darin, dass die Patientinnen dazu angeleitet werden, mit dem Geräusch zu leben und es als harmlos zu registrieren. Dies geschieht u. a. mit der Begründung, dass ein als bedrohlich eingestuftes Geräusch die Wahrnehmungsschranke des ZNS immer durchdringt, ein harmloses Geräusch aber nicht bis zur Wahrnehmung in der Hirnrinde gelangt. Die zweite Säule der Tinnitusrehabilitation ist die Dauerbeschallung. Dadurch wird die Empfindlichkeit für den Tinnitus gesenkt und er vermischt sich mit Hintergrundgeräuschen. Als Beschallung eignen sich leise Hintergrundmusik, Zimmerspringbrunnen, Luftbefeuchter oder Aquarienpumpen. Wichtig ist, dass alle Lebensbereiche der Betroffenen damit ausgestattet sind: Wohn-, Arbeits- und Schlafbereich.

online

www.tinnitus-liga.de/
Auf der Seite der Deutschen Tinnitus Liga finden Sie zahlreiche Informationen für Betroffene und Fachpersonal.

www.baua.de/
- ▸Publikationen
- ▸Broschüren
- ▸Gesundheitsschutz
- ▸Gehörschäden durch Musik

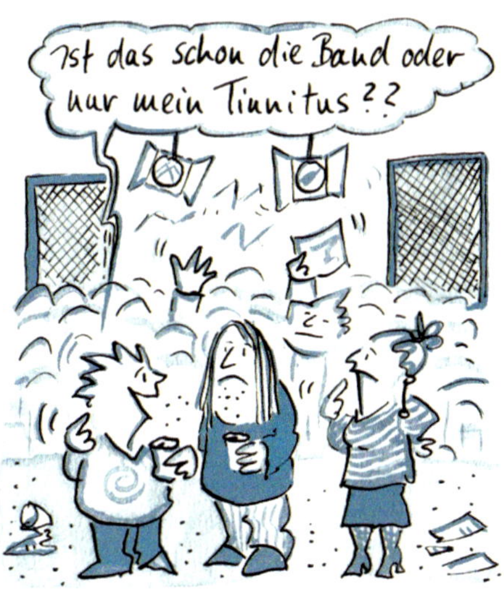

Ein nicht kompensierter Tinnitus kann den Leidensdruck der Betroffenen so weit steigern, dass sie sich mit Suizidgedanken tragen. Austausch und Unterstützung finden Betroffene auch in Selbsthilfegruppen.

Aus der Forschung

In vielen Studien wurde bereits aufgezeigt, dass das Gehör durch Freizeitaktivitäten von Jugendlichen gefährdet wird. In der unten aufgeführten Studie wurden 1213 Schüler zwischen 13 und 20 Jahren anhand eines standardisierten Fragebogens nach ihrer Meinung zur aktuellen Lautstärke in Diskotheken sowie nach Ihrer Akzeptanz einer moderaten Senkung der Lautstärke in Diskotheken befragt. Durch diese Fragestellung konnte gezeigt werden, dass die Lautstärkereduktion wahrscheinlich keinen Besucherrückgang der Diskotheken zur Folge haben würde.

Weichbold, V.; Zorowka, P. „Führt eine Schallpegelabsenkung in Diskotheken zu einem Rückgang der Besucher?" In: *HNO*, (53)2005, S. 845–851

Hörsturz

Beim Hörsturz handelt es sich um eine plötzliche, meist einseitige Innenohrschwerhörigkeit bis Taubheit. Sie tritt häufig in Begleitung eines Tinnitus auf. Weitere Symptome sind Schwindel und Druckgefühl im Ohr. Der Tinnitus hat einen rauschenden Charakter, das Hören wird wie durch Watte beschrieben. Der pathophysiologische Vorgang beim Hörsturz besteht in einer Mangeldurchblutung der Schnecke, die konkreten Ursachen sind nicht bekannt.

Aus diesem Grund gibt es eine Vielzahl von therapeutischen Varianten, deren Kern darin besteht, die Patientin aus ihrer häuslichen und beruflichen Umgebung herauszunehmen und medikamentös die Innenohrdurchblutung zu steigern. Häufig ist eine akute Überforderung bzw. Stress der Auslöser eines Hörsturzes. Die Prognose bei sofortiger Therapie ist gut. Teilweise ist eine vollständige Wiederherstellung des Hörvermögens möglich. Aus psychosomatischer Sicht wird von Hörsturzpersönlichkeiten gesprochen. Menschen mit folgenden Eigenschaften leiden unter einem erhöhten Risiko, an einem Hörsturz zu erkranken:

- Sie leben in einem ständigen emotionalen Spannungszustand.
- Sie nehmen im Leben viele ungelöste, nicht aber erfolgreich abgeschlossene Aufgaben wahr.
- Sie überfordern sich ständig und dadurch entstehen belastende Lebensereignisse.

Nach diesem Ansatz kommt es dann zum Hörsturz, wenn diese Menschen mit einem schicksalhaften Ereignis konfrontiert werden.

Morbus Menière

Die typischen Symptome des M. Menière sind anfallsweise auftretender Drehschwindel, Tinnitus und eine Hörminderung. Die Erkrankung entsteht durch eine Regulationsstörung der Endolymphe im Labyrinth und durch eine Mischung von Endo- und Perilymphe. Dadurch kommt es zur Fehlreizung und Schädigung der Haarzellen in der Schnecke und den Bogengängen, die dann zu den Symptomen führen. Hinzu können Übelkeit, Erbrechen und Druckgefühl im Ohr kommen.

Antiemetikum | 360
Kortikosteroid | 2

Die Therapie des akuten Anfalls besteht in Bettruhe, Antiemetika und Antivertiginosa (Medikamente gegen Schwindel). Eine Therapie mit Kortikosteroiden ist umstritten. Helfen medikamentöse Maßnahmen nicht mehr, können operative Methoden eingesetzt werden. Da diese gleichzeitig das Hörvermögen schädigen können und irreversibel sind, sind sie ebenso umstritten. Es bestehen folgende Möglichkeiten: Nervdurchtrennung, Gentamycintherapie und operative Entfernung des Labyrinthes.

Gentamycintherapie
dabei werden die Haarzellen in Bogengängen und Schnecke chemisch (durch Gentamycin, ein Antibiotikum) zerstört.

Auch beim M. Menière besteht wieder eine deutliche psychosomatische Komponente, diese sollte in der Therapie aufgegriffen werden. In zahlreichen Untersuchungen wurden folgende Persönlichkeitsmerkmale gefunden:

- „überdurchschnittlich intelligente Menschen mit ausgeprägter Tendenz zur Zurückgezogenheit“
- Perfektionismus in Arbeit und Hobby
- Ernsthaftigkeit
- Unfähigkeit zu einer lockeren Unterhaltung
- Starrheit im Lebensstil
- übertriebenes „Über-Ich“

Auch hier kann, genauso wie beim Hörsturz, eine belastende Lebenssituation Auslöser für einen Anfall sein.

6 Ernähren

6.1 Pflegerische Schwerpunkte Ernähren

6.1.1 Essen und Trinken – mehr als nur Nährstoffversorgung 232

6.1.2 Pflegerische Unterstützung beim Essen und Trinken 233

Beobachtung des Ernährungszustandes und Kontrolle des Körpergewichtes 233
- Übergewicht 234
- Untergewicht und Gewichtsabnahme 235
- Kontrolle des Körpergewichtes 235
- Einschätzung von Ernährungsrisiken 236

Gestaltung einer essförderlichen Atmosphäre 237

Hilfen bei therapeutisch veränderter Nahrungs- und Flüssigkeitszufuhr 238

Hilfen bei eingeschränkter Ess- und Trinkfähigkeit 239

Essenreichen und Nahrungsablehnung 240

Essenreichen bei Säuglingen und Kleinkindern 241
- Säuglinge 241
- Kleinkinder 242
- Frühkindliche Fütterungsstörungen 242

6.1.3 Die enterale Ernährung 243

Indikationen zur enteralen Ernährung 243

Legen einer Sonde 244

Pflege der liegenden Sonde 248

Allgemeines zur Sondenkost 249

Verabreichungsmethoden 250

Lagerung der Patientin 251

Verabreichungsgeschwindigkeit 251

Bilanzierung der Ein- und Ausfuhr 252

Verabreichung der Sondenkost 253

Der Nahrungsaufbau mit Sondenernährung 254

6.1.4 Beratung von Patientinnen und Angehörigen in Ernährungsfragen 255

6.2 Naturwissenschaftlich-medizinischer Bezug Ernähren

6.2.1 Verdauungsorgane und Verdauungsvorgänge 258

Rachen 258

Speiseröhre 259
- Lage und Aufbau 259
- Peristaltik 260
- Der Schluckakt 261

Magen 262
- Lage und Aufbau des Magens 262
- Motorische Weiterleitung des Speisebreis im Magen 263

Dünndarm 264
- Lage und Aufbau der Dünndarmabschnitte 264
- Aufbau der Dünndarmschleimhaut 265
- Funktionen der Dünndarmschleimhaut 266

Dickdarm 267
- Lage und makroskopischer Aufbau 267
- Aufbau des Dickdarmes 268
- Funktionen und physiologische Flora des Dickdarmes 269
- Stuhlentleerung 270

Bauchspeicheldrüse 271
- Lage und Aufbau 271
- Funktionen des exokrinen Pankreasanteils 272
- Funktionen des endokrinen Pankreasanteils 273

Leber und Gallenblase 274
- Lage und Aufbau 274
- Funktionen der Leber 276
- Der enterohepatische Kreislauf 276
- Zusammenfassung der Verdauungsvorgänge 277

6.2.2 Regulation der Verdauungsvorgänge 279

6.2.3 Bauchraum 280

6.2.4 Nährstoffe aus chemischer Sicht 281

Kohlenhydrate 281

Eiweiße 282
- Essenzielle Aminosäuren 283
- Eiweißbildung 283

Fette

6.3 Ernährungswissenschaftlicher Bezug

6.3.1 Bedarf an Energie liefernden Nährstoffen 285

Der Energiebedarf 286

Zusammensetzung einer ausgewogenen Ernährung 288

Bedarf an nicht Energie liefernden Nährstoffen 289
- Ballaststoffe 289
- Vitamine 290

Mineralstoffe 291
- Mengenelemente 291
- Spurenelemente 292

Sekundäre Pflanzenstoffe 292

Die Ernährung verändert sich mit dem Lebensalter 293

Veränderte Ernährungsgewohnheiten und ihre Folgen 295

Hunger 296

Kostformen 297

Grundsätze diätetischer Ernährung 298

6.4 Rechtlicher Bezug zum Thema Ernähren

6.4.1 Das Lebensmittelrecht 299

6.4.2 Diätverordnung 301

6.4.3 Verordnung über die Kennzeichnung von Lebensmitteln 302

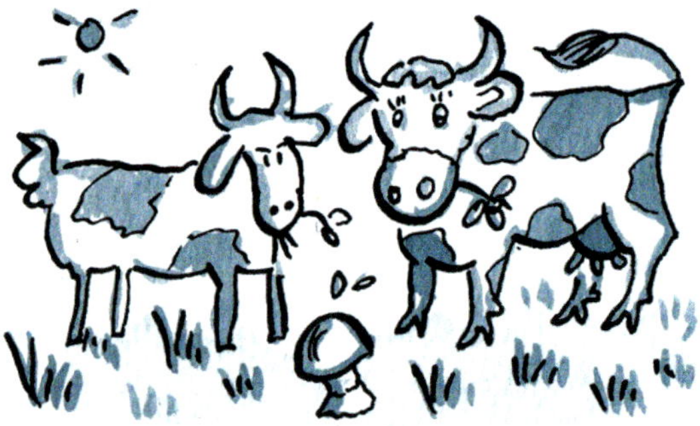

Ernähren

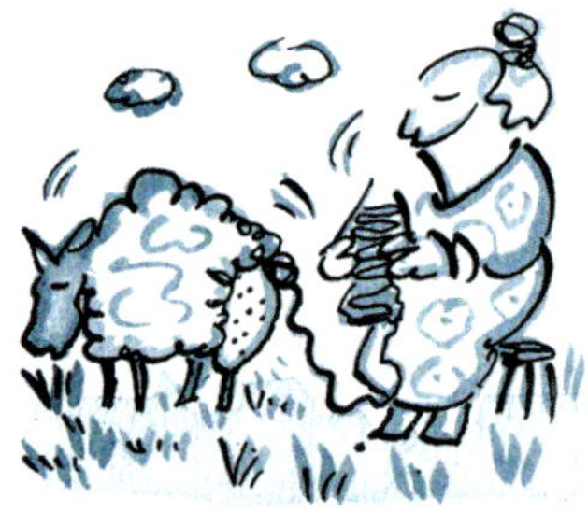

Von Ziegen und Kühen und davon, dass Pilze auch eigensinnig sein können.

Es war einmal eine Familie: Mutter, Vater, Tochter, Sohn und Großvater.

Die lebten in einer Großstadt und fuhren jeden Freitag zum großen Einkauf in den Supermarkt. Dort kauften sie Brot, Milch, Butter, Wurst und Käse und auch Obst und Gemüse. Eines Tages fragte der kleine Sohn, wo denn das Fleisch eigentlich herkäme. Das war der Anlass für den Großvater, von seiner Kindheit auf dem Land zu erzählen:

„Wir hatten damals eine kleine Landwirtschaft. Zehn Hühner, drei Schweine, eine Ziege, 25 Bienenvölker, drei Kühe und drei Schafe und einen großen Obstgarten, und im Kräutergarten hatte deine Urgroßmutter ihre Gewürze angebaut. Als Kind musste ich mit unserem Hausschwein durchs Dorf laufen, damit es genug Bewegung hatte. Das haben wir gemacht, damit das Fleisch schön würzig wurde und es nicht zu viel Fett ansetzte. Aber es war nicht so einfach. Meine Mutter hatte mir gesagt, dass ich langsam laufen sollte. Das Schwein würde nicht zunehmen, wenn ich es durchs Dorf jagen würde. Aber es hatte so seinen eigenen Willen, es wollte immer nur einen bestimmten Weg gehen und natürlich gar nicht in meinem Tempo, also hatte ich meine liebe Mühe mit dem Tier, mal war ich ihm zu schnell, mal lief es mir davon. Ich war jeden Tag froh, wenn das Schwein wieder im Stall war.

Zum Schlachtfest haben die Bauern dann die Würste untereinander getauscht, von jedem Schwein ist der Geschmack ja sehr eigen, und wenn man ein halbes Jahr nur von einem Tier isst, mag man den Geschmack dann nicht mehr. Heute fällt das gar nicht auf, denn das Fleisch der Tiere wird schon nach dem Schlachten verteilt.

Unsere Schafe haben wir gehalten, um Wolle zum Stricken zu bekommen, und auch Schafsmilch wurde getrunken, und von der Ziege bekamen wir Ziegenmilch. Aber die Ziege war sehr frech und hat meinem Vater so manche Diskussion mit den Nachbarn eingebracht. Eines Tages war sie wieder mal unterwegs, plötzlich kam der Nachbar wütend mit unserer Ziege auf den Hof gestürmt und meinte, dass sie jetzt geschlachtet werden müsse, denn nun reichte es ihm.

Unsere Ziege war in seine Wohnstube gegangen. Auf dem Tisch hatte Geld gelegen und das hatte unsere Ziege gefressen!

Letztlich wurde sie nicht geschlachtet, denn mein Vater sagte zum Nach-

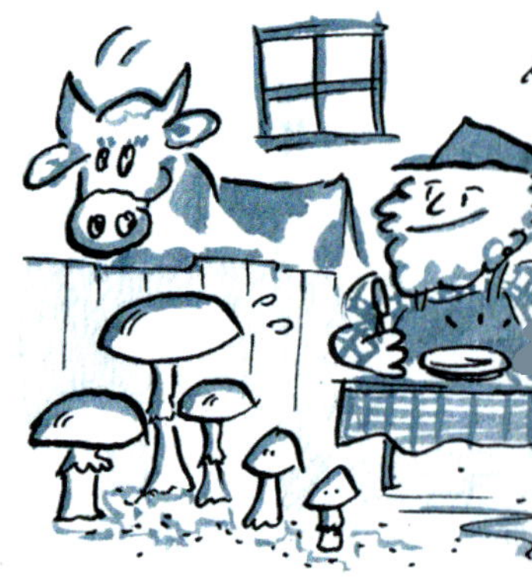

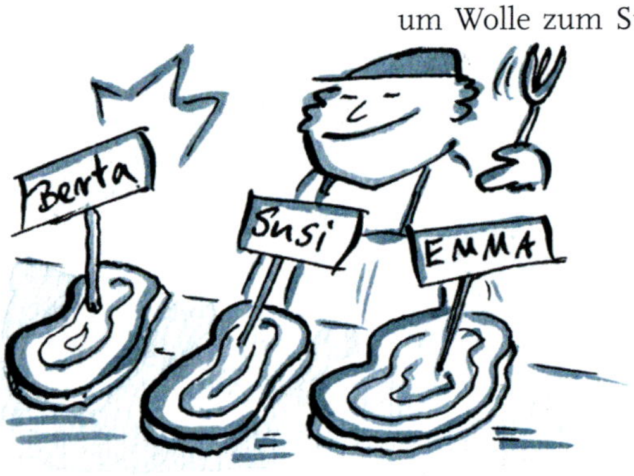

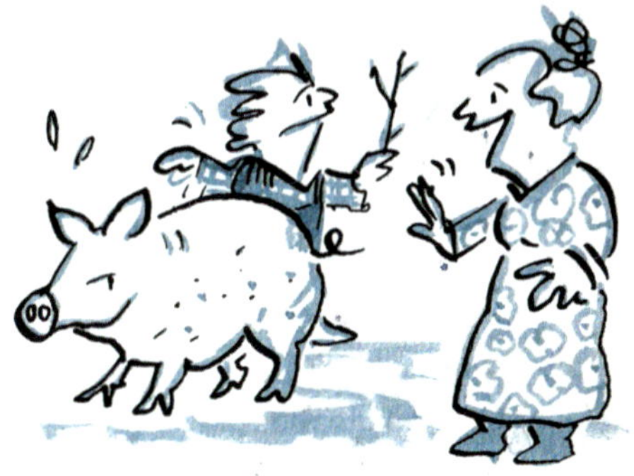

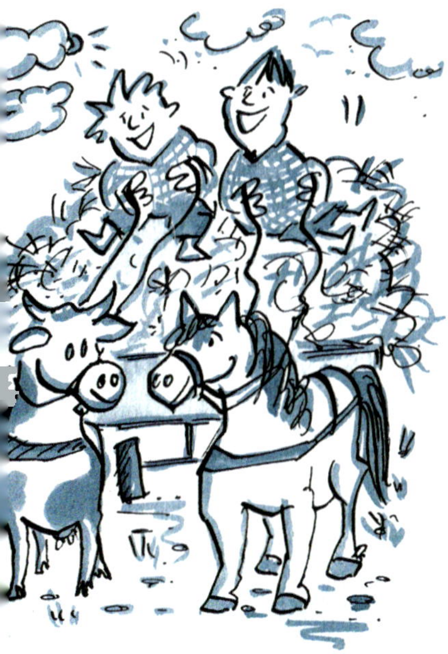

barn: „Wenn du so viel Geld hast, dass es schon auf dem Tisch liegen muss, dann hast du einfach zu viel!“

Unsere Kühe waren ja einerseits da, um Milch zu geben, und andererseits wurden sie als Zugtiere benötigt. Eines Tages im Spätsommer musste noch frisches Futter für die Tiere gemacht werden. Da das Grünfutter nicht nass werden durfte, musste also immer ein günstiger Zeitpunkt zum Mähen gefunden werden. So war es auch an diesem Samstagnachmittag, die Großmutter – also Deine Ururgroßmutter – sagte, dass wir das Futter bis zwei im Stall haben müssten, denn dann würde es Regen geben. Also fuhr ich mit zwei Kühen als Zugtiere vor meinem Karren zur Wiese und mähte das Gras. So langsam sah ich am Himmel Gewitterwolken aufziehen und beeilte mich sehr. Auf der Nachbarwiese war mein Freund der Hansi ebenfalls dabei, Futter zu mähen, auch er beeilte sich. So kam es, dass wir gemeinsam den Rückweg antraten, nur dass er ein Pferd vor seinem Karren hatte und ich zwei Kühe. Auf dem Heimweg trieben wir beide unsere Zugtiere zur Eile an – und zu meiner großen Freude ließen sich die Kühe von meinem Ehrgeiz anstecken und lieferten sich eine Wettfahrt mit Nachbars Pferd, sodass wir alle noch vor dem Gewitter auf dem Hof waren und das Futter trocken in den Stall bringen konnten.

Einige Jahre später hatte mein Vater Champignons anbauen wollen. Er investierte sehr viel Geld, um alles für die Zucht einzurichten und hatte im Stall eine Ecke nur für die Pilze angelegt. Im Dorf haben sich die Nachbarn schon sehr über ihn gewundert und sein Vorhaben argwöhnisch betrachtet. Die ersten Wochen war mein Vater noch guten Mutes und ging täglich nach den Pilzen sehen. Als aber vier Wochen vergangen waren und nach den Worten des Händlers die Pilze gewachsen sein müssten und mein Vater hätte ernten können, war die Ecke im Stall immer noch ohne einen Pilz. Mein Vater war sehr enttäuscht und musste sich die Sprüche seiner Nachbarn anhören, dass er wohl zu viel Geld hätte!

Er tat die Pilze ab und ging zwei Wochen gar nicht in diese Stallecke. Als er aber zufällig eines Tages wieder dahin kam, waren die Champignons gewachsen und gaben eine überreiche Ernte ab. In den nächsten Monaten bis zum Winter hatte er so viele Pilze geerntet, dass das Hotel im Nachbarort regelmäßig nachfragte, wie lange sie noch ihr Champignongericht auf der Karte haben könnte, denn dafür kamen die Gäste extra aus der nächsten Stadt zu ihnen zum Essen.

Du siehst, damals war es anders. Wir haben sehr viele unserer Nahrungsmittel selbst auf dem Hof produziert und nur Weniges gekauft. Und wenn Pilze wuchsen, gab es welche auf den Tisch und sonst eben nicht sofort.“

Der Enkelsohn wäre nun am liebsten in den Supermarkt gegangen, um zu fragen, von welchem Rind denn das Fleisch für den nächsten Sonntag wäre, aber der Fleischer könnte ihm höchstens sagen, aus welchem Stall das Tier kam und wo es geboren wurde. Wie es gelebt hatte und ob das Rind vielleicht eigensinnig oder ganz trantütig gewesen war, konnte ihm leider keiner mehr erzählen.

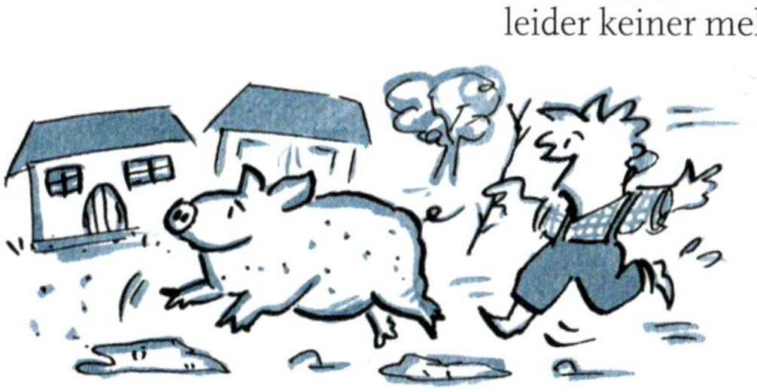

6.1 Pflegerische Schwerpunkte

6.1.1 Essen und Trinken – mehr als nur Nährstoffversorgung

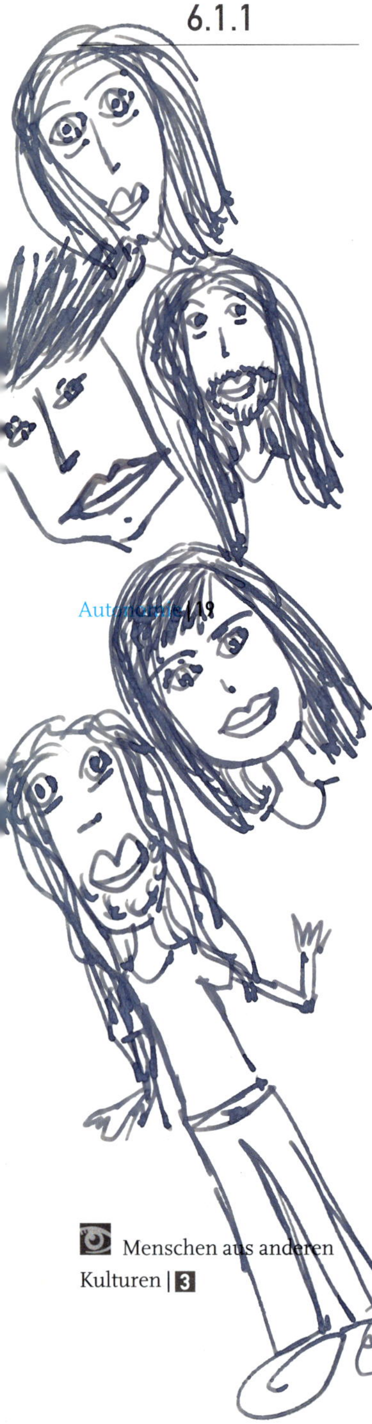

„Essen und Trinken hält Leib und Seele zusammen." Schon dieses Sprichwort sagt, dass wir über Essen und Trinken unsere psychische Verfassung beeinflussen können. Umgekehrt kann sich unsere Verfassung auf das Ess- und Trinkverhalten auswirken. Auf der einen Seite kann Essen Wohlbefinden hervorrufen, sodass Gefühle von Unlust oder Unwohlsein überdeckt werden. Auf der anderen Seite kann Essen auch starke Unlustgefühle auslösen. Dies trifft beispielsweise auf Kinder zu, die bestimmte nicht geliebte Speisen essen müssen oder die gezwungen werden, „den Teller aufzuessen", obwohl sie schon satt sind.

Die Lust zu essen kann durch Gefühle von Einsamkeit, Heimweh, Angst und Ärger oder durch Überforderung beeinträchtigt werden: Kurz vor der Prüfung „vergeht einem der Appetit", oder „vor lauter Ärger schnürt sich der Magen zu". Fühlen sich Menschen ohnmächtig, kann in der Ablehnung des Essens eine ihrer letzten Möglichkeiten liegen, Macht über andere Menschen auszuüben (z. B. Hungerstreik im Gefängnis, Ablehnung der Nahrung im Krankenhaus). Die Ablehnung des Essens kann auch auf Suchtverhalten (Magersucht) oder den Wunsch zu sterben zurückzuführen sein. Sie wirft für Pflegende ethische Fragen auf: Dürfen wir Patienten zum Essen oder Trinken nötigen, weil es so angeordnet ist? Oder wiegt die Autonomie schwerer als unser Wunsch zu helfen?

Autonomie | 18

Im Bereich sozialer Beziehungen kommt dem Essen und Trinken ebenfalls eine wichtige Bedeutung zu. Durch gemeinsames Essen und Trinken werden Sozialbeziehungen hergestellt und gefestigt. Dies spielt sowohl im privaten Bereich (Aufbau und Erhalt familialer und freundschaftlicher Beziehungen) als auch im öffentlichen Bereich eine Rolle (Aufbau und Erhalt sozialer Beziehungen im Blick auf z. B. politische oder wirtschaftliche Verhandlungen). Das gemeinsame Essen und Trinken kommt dem menschlichen Bedürfnis nach Kontakt und gegenseitigem Austausch entgegen: Es wird gemeinsam gegessen, um dabei über Alltägliches zu sprechen, um sich miteinander über eine Geburt zu freuen oder nach der Beerdigung eines nahestehenden Menschen nicht allein zu sein. Je nach Kulturkreis und Zeitalter wird bzw. wurde das gemeinsame Mahl unterschiedlich gestaltet und erhält unterschiedliche rituelle Bedeutungen.

Des Weiteren können wir über die Art und Weise, in der wir Essen und Trinken für andere Menschen zubereiten und ihnen präsentieren, Freundschaft, Zuwendung und Fürsorge, aber auch Abneigung und Lieblosigkeit ausdrücken. Auch die Einladung zum Essen sowie deren Ablehnung bzw. Annahme kann Ausdruck unserer Beziehung zum anderen sein. Die Hilfeleistung beim Essen sagt etwas über die Pflegebeziehung aus: Sie sollte behutsam und geduldig sein; andererseits kann sie mit Aggressionen oder Gewalt belastet sein, vor allem, wenn ein Hilfsbedürftiger nicht kooperativ ist und sich gegen das „Füttern" wehrt.

Menschen aus anderen Kulturen | 3

Die Bedeutung, die dem Essen und Trinken zugemessen wird, ist abhängig von materiellen bzw. sozialstrukturellen Bedingungen. Sind Nahrungsmittel knapp und / oder die Menschen zu arm, sich ausreichend Nahrung zu verschaffen, setzt sich ihre Nahrung aus hochkalorischen Lebensmitteln zusammen, um möglichst viele Kalorien für das wenige Geld zu erhalten. Je reicher eine Gesellschaft bzw. ein Haushalt ist, umso mehr Wert wird auf Genussmittel gelegt und umso mehr Geld wird dafür ausgegeben. Die Art der Nahrungsmittel orientiert sich dann eher am Geschmack als an ihrer Kalorienzahl.

Der Zusammenhang von Essen und Trinken mit religiös-kulturellen Normen und Werten ist wechselseitig: Zum einen werden über diese Werte und Normen Essgewohnheiten und bestimmte Formen der Nahrungszubereitung geregelt, zum anderen werden über das Einhalten von Essensriten oder Fastenbräuchen religiös-kulturelle Werte in Erinnerung gerufen und weitervermittelt.

Pflegerische Unterstützung beim Essen und Trinken 6.1.2

Beobachtung des Ernährungszustandes und Kontrolle des Körpergewichtes

Ein wichtiges Kriterium, nach dem der Ernährungszustand beurteilt wird, ist das Körpergewicht. Die zentrale Frage ist hierbei, welches Gewicht als „normal" und welches als von der Norm abweichend zu betrachten ist. Die Frage ist nicht einfach zu beantworten. Vergegenwärtigt man sich die verschiedenen Vorstellungen zur Schlankheitsnorm und von Schönheitsidealen, so wird deutlich, dass die Vorstellung vom „Normalen" nicht auf allgemeingültigen, unumstößlichen Gesetzmäßigkeiten, sondern auf veränderlichen kulturell-gesellschaftlichen Setzungen beruht.

Neben dem individuellen Wohlfühlgewicht wird zwischen Unter-, Normal- und Übergewicht unterschieden. Hierzu wird derzeit der Body-Mass-Index (BMI) genutzt. Beim BMI wird das Verhältnis von Körpergewicht zur Körpergröße berechnet.

BMI = Gewicht (in kg) / Größe^2 (in m^2)

Bei der Interpretation des BMI ist das Alter einer Person zu berücksichtigen [Tab. 1].

online

www.uni-hohenheim.de/wwwin140/info/interaktives/bmi.htm

Hier können Sie Ihren BMI berechnen und einschätzen.

Beispiel Eine 60 kg schwere, 1,70 m große, 30-jährige Frau hat einen BMI von 20,8. ($60 : 1{,}70^2 = 20{,}8$). Mit diesem Wert ist die Frau laut Richtwerttabelle normalgewichtig.

Alter (Jahre)	BMI-Normalwert (kg/m²)
19–24	19–24
25–34	20–25
35–44	21–26
45–54	22–27
55–64	23–28
> 64	24–29

[Tab. 1] BMI-Normalwerte

Der BMI von Säuglingen und Kindern wird mit Hilfe eines Somatogramms ins Verhältnis gebracht. Die hierin verzeichneten Perzentilenkurven geben die statistische Normalverteilung an. Sucht man den Messwert eines bestimmten Kindes in dem Somatogramm auf, kann man ablesen, wie viel Prozent der Kinder einen höheren oder niedrigeren BMI haben.

Beispiel Lina ist 8 Jahre alt, 1,30 m groß und wiegt 34 kg. Ihr BMI beträgt 20. Damit haben ca. 95 % der Kinder in ihrem Alter einen gleich großen oder niedrigeren BMI als sie.

Der BMI als Berechnungsgröße wird jedoch auch kritisiert. So zeigt der BMI nicht an, wie die Körpermasse verteilt oder wie die generelle Körperstatur ist. Eine große Muskelmasse kann z. B. auch zu einem erhöhten BMI führen, ohne dass hier ein behandlungspflichtiges Übergewicht vorliegt.

Eine exakte Aussage über die Verteilung des Körperfetts ist durch eine bioelektronische Impedanzmessung mit Hilfe einer so genannten Körperfettwaage möglich. Auch anthropometrische Untersuchungen z. B. durch die Messung von Hautfaltendicken werden zur Analyse der Körperfettmasse eingesetzt.

anthropometrisch durch Vermessen des Körpers

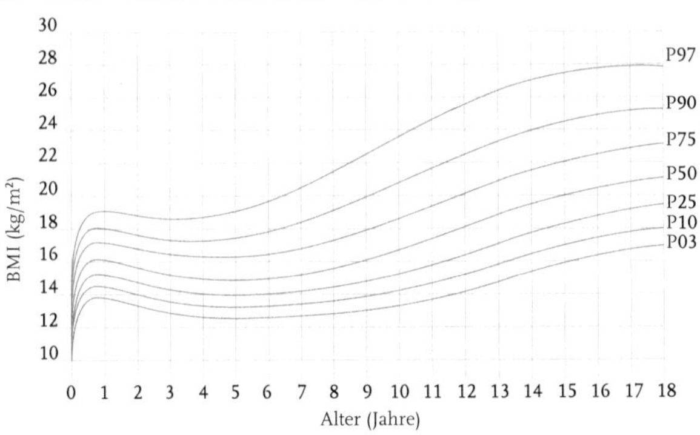

[1] Perzentilkurven für den Body-Mass-Index (Mädchen 0–18 Jahre) P steht für die Häufigkeit in Prozent der Kinder, die diesem BMI entsprechen oder darunter liegen

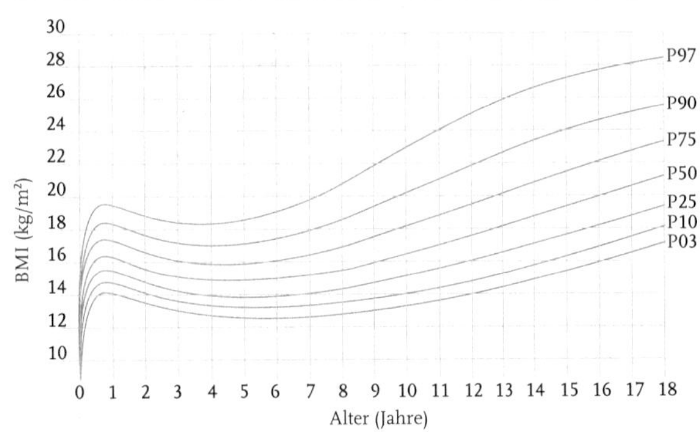

[2] Perzentilkurven für den Body-Mass-Index (Jungen 0–18 Jahre) P steht für die Häufigkeit in Prozent der Kinder, die diesem BMI entsprechen oder darunter liegen

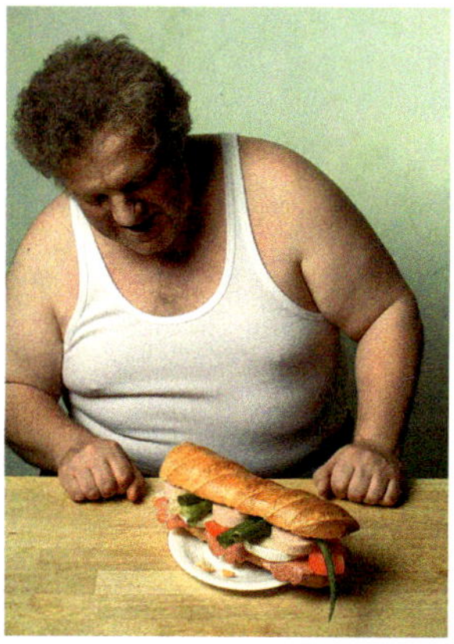

[1] Übergewicht und Bewegungsmangel als Vorläufer vieler Stoffwechselerkrankungen

Prävalenz | 147

Übergewicht

Personen, die überhalb der BMI-Normwerte liegen werden als **übergewichtig** eingestuft. Personen mit einem BMI > 30 gelten als adipös |233 [Tab. 1]. **Adipositas** (Fettleibigkeit) wird inzwischen als Volkskrankheit bezeichnet, alleine in Deutschland wird die Adipositasprävalenz auf ca. 13 % geschätzt.

Bezogen auf die Körpergewebsstrukturen weisen Übergewichtige und adipöse Menschen eine übergroße Menge an Fettgewebe auf, das im Körper gleichmäßig verteilt ist oder sich an bestimmten Stellen konzentriert (Bauch, Hüfte, Po, Oberschenkel). Adipositas gilt als Risikofaktor für die Entstehung bestimmter Erkrankungen. Jedoch spielt hier die Verteilung des Körperfetts eine mindestens genauso große Rolle. Der Bauch- bzw. Taillenumfang wird hier als Kenngröße genutzt. Er bezeichnet den in der Mitte von unterstem Rippenbogen und Oberkante des Hüftbeins gemessenen Körperumfang.

Mit erhöhtem Bauchumfang (bei Frauen > 88 cm, bei Männern > 102 cm) steigt das Risiko für die folgenden Erkrankungen:

- Diabetes mellitus
- Herzinfarkt
- Bluthochdruck
- Hypercholesterinämie
- Schlaganfall
- Gicht
- Gelenkleiden
- Wirbelsäulenschäden

online

www.adipositasspektrum.de
Nachrichten der Deutschen Adipositas-Gesellschaft

www.a-g-a.de
Deutsche Adipositas-Gesellschaft

BMI	Kategorie
18,5 – 24,9	Normalgewicht
25 – 29,9	Übergewicht
30 – 34,9	Adipositas I
35 – 39,9	Adipositas II
> 40	Adipositas III

[Tab. 1] Altersunabhängige Einteilung der Adipositas

Diabetes mellitus | 2

Durch die Folgeerkrankungen kann es zu einem „Teufelskreis" kommen: Je weniger man sich bewegt bzw. leistet, desto weniger wird die zugeführte Energie verbraucht – mit der Folge einer weiteren Gewichtszunahme.

Die Adipositas jedoch lässt sich nicht nur auf ein Zuviel an Energie zurückführen. Als ursächlich für starkes Übergewicht sind insbesondere zwei Faktoren anzusehen:

- *genetische Dispositionen:* Für eine Gruppe stark übergewichtiger Personen konnte nachgewiesen werden, dass deren Kalorienzufuhr kaum über der normalgewichtiger Personen liegt, was zu der Annahme einer genetisch bedingten Adipositas führte.
- *psychogene Faktoren (Suchtverhalten):* Von der eben genannten Gruppe sind solche Personen zu unterscheiden, die als esssüchtig eingestuft werden. Sie nehmen in starkem Maß Nahrung zu sich, ohne Hunger zu verspüren, die natürliche Regulation von Hunger und Nahrungsaufnahme ist gestört.

Zu unterscheiden von den bisherigen Ausführungen ist die Gewichtszunahme, die auf eine vermehrte Wasseransammlung im Gewebe zurückzuführen ist (*Ödeme*).

Übergewicht im Kindesalter hat eine besondere Bedeutung, da die schädigende Wirkung auf den Organismus bereits früh einsetzt und die Folgeerkrankungen früher eintreten. Besonders auffällig ist dies beim Diabetes Typ 2, der bereits im Kinder- und Jugendalter auf Grund der Insulintoleranz der Zellen auftreten kann.

Pflegediagnose: **Überernährung**

„Eine Nahrungsaufnahme, die den Körperbedarf übersteigt" Doenges et al.: S. 775

Pflegediagnose: **Risiko einer Überernährung**

„Das Risiko einer Nahrungsaufnahme, die den Körperbedarf übersteigt."
Doenges et al.: S. 781

Untergewicht und Gewichtsabnahme

Frauen mit einem BMI < 18,5 und Männer mit einem BMI < 20 gelten als untergewichtig. **Untergewicht**, ungenügend ausgeprägte subkutane Fettpolster, verstärkt sichtbare Knochenvorsprünge, Müdigkeit, Mattigkeit und herabgesetzte Leistungsfähigkeit sind Anzeichen eines reduzierten Ernährungszustandes.

Sind Menschen hochgradig abgemagert und wird neben Speicherfett auch Baufett und Muskulatur abgebaut, spricht man von **Kachexie**. Kachektische Menschen sind kaum noch in der Lage, Leistung zu erbringen. Sie sind in hohem Maß infektanfällig, können Ödeme (so genannte Hungerödeme) haben, und bei Frauen kann die Menstruation ausbleiben.

Zu unterscheiden vom Untergewicht ist die **Gewichtsabnahme**. Diese kann, muss aber nicht zu Untergewicht führen. Es gibt eine Vielzahl von Erkrankungen, die mit einer Gewichtsabnahme einhergehen: Infektionskrankheiten, Tumorerkrankungen, endokrine Funktionsstörungen, wie z. B. die Schilddrüsenüberfunktion. Auch eine länger andauernde Schluckstörung kann zum Gewichtsverlust führen. Weiterhin kann Untergewicht ein Symptom der Anorexia nervosa sein. Werden bei der Nahrungsaufnahme Schmerzen empfunden, kann dies ebenfalls eine Gewichtsabnahme bewirken. Hierbei ist an solche Schmerzen zu denken, die durch Tumore, Entzündungen und/oder Verletzungen der Mundhöhle, Speiseröhre, des Magens und der Zähne hervorgerufen werden.

Die Ursachen für Gewichtsverlust und Untergewicht müssen bei weitem nicht nur krankhafter Art sein: Viele Menschen hungern auf Grund ihrer materiellen Lebenssituation und sind daher untergewichtig oder fehl- bzw. mangelernährt.

Menstruation | 2
Schilddrüsenüberfunktion | 2
Schluckstörung | 2
Anorexia nervosa | 2

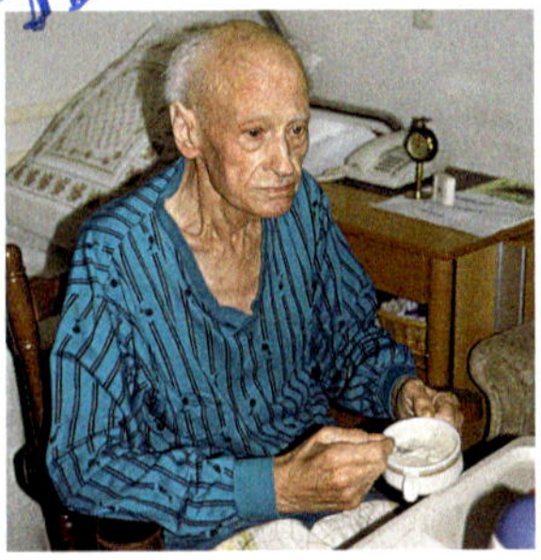

[2] Kachexie

Verschiedene Medikamente können Appetit, Hungergefühl und Stoffwechsel sowie den Zustand der Mundschleimhaut verändern. Daraus resultierend können sich Ernährungsgewohnheiten und Körpergewicht verändern.
Gerade bei älteren Menschen spielen auch weitere Risikofaktoren, wie z. B. zunehmende Immobilität, schlechter Zahn- und Mundstatus sowie Erkrankungen wie Demenz oder Depression eine Rolle. Ebenso führen Veränderungen des Hungergefühls und der Geschmacksempfindung zu geringer Nahrungsaufnahme.

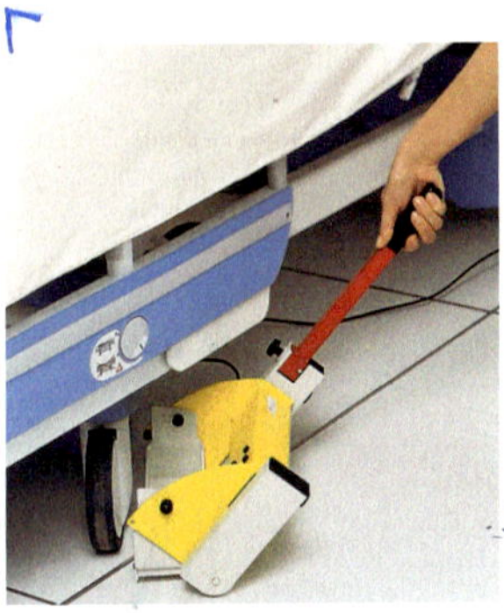

[3] Einführen einer Bettwaage

Kontrolle des Körpergewichtes

Zu den pflegerischen Aufgaben zählt nicht nur die reine Beobachtung, sondern auch die Kontrolle des Körpergewichtes. Bei Krankenhauspatientinnen ist diese meist nur ein- oder zweimal erforderlich: beim Eintritt in das Krankenhaus und/oder vor einer Operation (zur Berechnung der Narkosemedikation). Manchmal gibt es jedoch Gründe, die die Gewichtskontrolle bei Kranken bzw. Pflegebedürftigen in regelmäßigen Abständen erforderlich machen, und zwar:

- Einschätzung des Ernährungszustands bei therapeutisch erforderlicher Gewichtszunahme (z. B. bei Anorexia nervosa), Gewichtsabnahme (z. B. bei Adipositas) oder zur Ermittlung der richtigen Medikamentendosis
- Einschätzung des Flüssigkeitshaushalts bei vorhandenen oder entstehenden Wassereinlagerungen (z. B. bei Herzinsuffizienz)

Pflegediagnose
Mangelernährung
Nahrungsstoffzufuhr, die den Stoffwechsel nicht deckt.

DOENGES et al.: S. 510

Herzinsuffizienz | 2

Die Gewichtskontrolle erfolgt mit einer geeichten Waage. Pflegebedürftige, die nicht aufstehen können oder dürfen, können mit einer Bettwaage gewogen werden, und für solche, die nicht stehen können, gibt es Sitzwaagen mit einem integrierten Stuhl.

Ist das Gewicht regelmäßig zu kontrollieren, müssen sich die betroffenen Personen immer zur gleichen Tageszeit, z. B. vor dem Frühstück, auf der gleichen Waage und mit der gleichen Kleidung wiegen bzw. wiegen lassen. Die Häufigkeit des Wiegens hängt von der Indikation ab: Zur Kontrolle des Flüssigkeitshaushaltes bei Herz- oder Niereninsuffizienz ist tägliches Wiegen erforderlich, während zur Kontrolle von Gewichtsab- bzw. -zunahme wöchentliches Wiegen ausreicht.

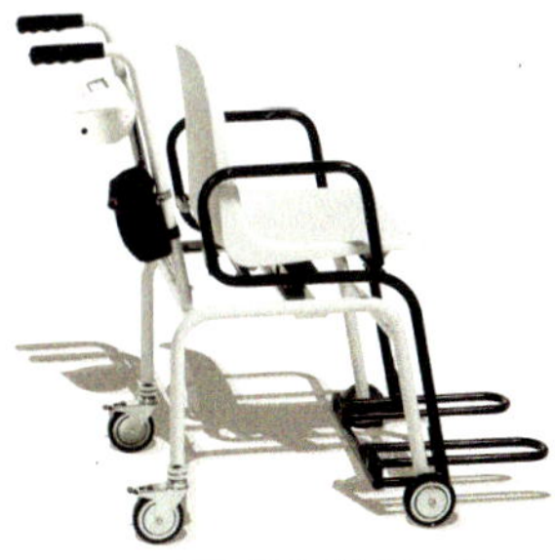

[4] Sitzwaage

online

www.mna-elderly.com/practice/forms/MNA_german.pdf
Hier finden Sie den MNA zum Downloaden.

http://www.dgem.de/fragen/bogen.pdf
http://www.dgem.de/fragen/anleitung.pdf
Hier finden Sie den SGA und die Anleitung zum SGA.

Einschätzung von Ernährungsrisiken

Zur Einschätzung von Ernährungsrisiken gehört die Erfassung des Ernährungszustands. Dieser kann in Form von Ernährungsprotokollen (Was wurde wann in welcher Menge gegessen?) oder durch Assessment-Instrumente erhoben werden. Es gibt verschiedene Instrumente, die bei einem Verdacht auf Mangelernährung eingesetzt werden können. Im Folgenden werden zwei Instrumente genannt, die wissenschaftlich überprüft sowie in der Praxis gut einsetzbar sind.

- Minimal Nutrition Assessment (MNA): Wird zur Einschätzung des Ernährungszustands älterer Menschen eingesetzt.
- Subjective Global Assessment (SGA) [Abb.1]

Das SGA ist eine Checkliste, mit Hilfe derer eine subjektive Einschätzung erfolgt, ob die erfasste Person gut ernährt (A), mäßig mangelernährt bzw. mit Verdacht auf Mangelernährung (B) oder schwer mangelernährt (C) ist. Die Zuordnung ergibt sich allein auf Grundlage der subjektiven Bewertung durch die untersuchende Person. Es gibt kein Punkteschema. Es ist notwendig, die detaillierte Anleitung zum Einsatz dieses Instruments zu kennen.

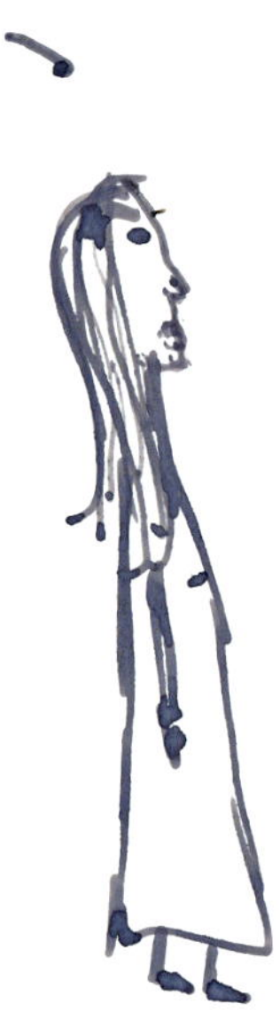

Subjective Global Assessment (SGA) – Einschätzung des Ernährungszustandes
nach Detsky et al., JPEN 1987; 11: 8–13

Name, Vorname: ____________ Untersuchungsdatum: ________
Geburtsdatum: ____________ Station: ________

A. Anamnese

1. Gewichtsveränderung
   - in den vergangenen **6 Monaten**: _____ kg (_____ % Körpergewicht)
     - Abnahme < 5% Körpergewicht ☐
     - Abnahme 5–10% Körpergewicht ☐
     - Abnahme >10% Körpergewicht ☐
   - in den vergangenen **zwei Wochen**:
     - Zunahme ☐
     - keine Veränderung ☐
     - Abnahme ☐
2. Nahrungszufuhr
   - Veränderungen im Vergleich zur üblichen Zufuhr: nein ☐ / ja → Dauer: ________ ☐
     - ○ suboptimale feste Kost
     - ○ ausschließlich Flüssigkost
     - ○ hypokalorische Flüssigkeiten
     - ○ keine Nahrungsaufnahme
3. Gastrointestinale Symptome (> 2 Wochen): nein ☐ / ja: ☐
   - ○ Übelkeit ○ Erbrechen
   - ○ Durchfall ○ Appetitlosigkeit
4. Beeinträchtigung der Leistungsfähigkeit:
   - in den vergangenen **6 Monaten**:
     - keine ☐
     - mäßig/eingeschränkt arbeitsfähig ☐
     - stark/bettlägerig ☐
   - in den vergangenen **zwei Wochen**:
     - Verbesserung ☐
     - Verschlechterung ☐
5. Auswirkung der Erkrankung auf den Nährstoffbedarf:
   - Hauptdiagnose: ____________
   - metabolischer Bedarf
     - kein/niedriger Stress ☐
     - mäßiger Stress ☐
     - hoher Stress ☐

B. Körperliche Untersuchung

	normal	leicht	mäßig	stark
Verlust von subkutanem Fettgewebe				
Muskelschwund (Quadrizeps, Deltoideus)				
Knöchelödem				
präsakrale Ödeme (Anasarka)				
Aszites				

C. Subjektive Einschätzung des Ernährungszustandes
A = gut ernährt ☐
B = mäßig mangelernährt bzw. mit Verdacht auf Mangelernährung ☐
C = schwer mangelernährt ☐

Übersetzt und bearbeitet von Dr. Tatjana Schütz und Prof. Dr. Mathias Plauth. Kontakt: elke-tatjana.schuetz @charite.de, Tel. 030-450 514 059

[1] Subjective Global Assessment

Gestaltung einer essförderlichen Atmosphäre

Das Essen ist für Patientinnen im Krankenhaus oft eine willkommene Abwechslung. Werden Patientinnen gefragt, wie es ihnen im Krankenhaus gefallen hat, spielt bei ihren Antworten nahezu immer die Qualität des Essens eine Rolle. Dies trifft auch in besonderem Maße auf Menschen in Langzeitpflegeeinrichtungen sowie auf Menschen im häuslichen Bereich zu, die von externen Essensanbietern (z. B. „Essen auf Rädern") versorgt werden. Die Qualität des Essens wird von zwei prinzipiellen Faktoren beeinflusst:
- den strukturellen Gegebenheiten in einer Pflegeeinrichtung und
- den Möglichkeiten der beteiligten Personen (Pflegebedürftige, Pflegende).

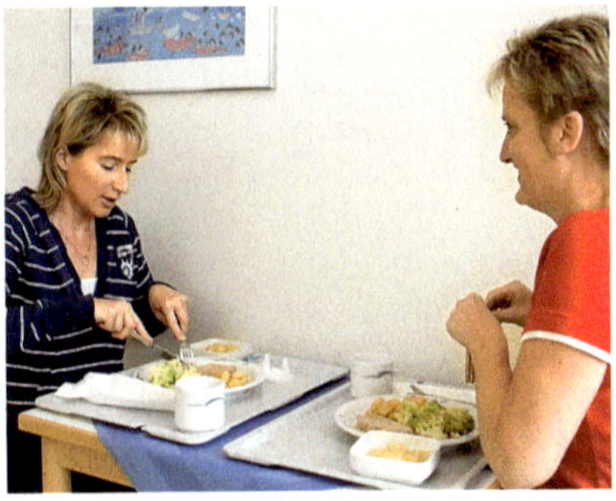
[2] Essenssituation im Krankenhaus

Die strukturellen Gegebenheiten stecken den Rahmen ab, in dem sich das Pflegepersonal bewegen kann, dazu gehören: Essensanbieter, Essenszeiten, Möglichkeiten der Tischdekoration, Entscheidung z. B. für ein Tablettsystem.

Pflegende können dem hohen Stellenwert des Essens gerecht werden, indem sie
- die individuellen Ess- und Trinkbedürfnisse der Patientinnen so weit wie möglich berücksichtigen;
- eine Atmosphäre herstellen, die ein genussvolles Essen und Trinken ermöglicht.

Voraussetzung für die Berücksichtigung individueller Ess- und Trinkbedürfnisse ist, dass diese den Pflegenden bekannt sind. Hier kommt der Pflegeanamnese eine wichtige Bedeutung zu. Haben Pflegende ermittelt, ob sich die Patientin „normal", vollwertig oder rein pflanzlich ernährt, ob sie religiöse Essensvorschriften berücksichtigt, wann, wie häufig und wie viel sie isst und welche individuelle Vorlieben sie hat, stellt sich die Frage: Wie ist diesen individuellen Ess- und Trinkgewohnheiten unter Krankenhausbedingungen gerecht zu werden? Möglichkeiten hierfür sind:

Pflegeanamnese | 587
Kostformen | 297

- Das Menüangebot des Krankenhauses, das verschiedene Kostformen enthält, wird den Patientinnen zur Auswahl vorgestellt.
- Besonders schwerkranken Patientinnen wird „Wunschkost" angeboten.
- Es stehen Warmhalteschränke oder Mikrowellengeräte zur Verfügung, um flexibel auf besondere Situationen bzw. Patientinnenbedürfnisse eingehen zu können.
- Patientinnen mit – beispielsweise kulturell oder religiös bedingten – besonderen Essgewohnheiten und -wünschen können durch Angehörige unterstützt werden.
- Kinder werden nach Möglichkeit von ihren Eltern / Bezugspersonen beim Essen unterstützt. Ist dies nicht möglich, werden altersgerechte Fütter- und Unterstützungstechniken genutzt.

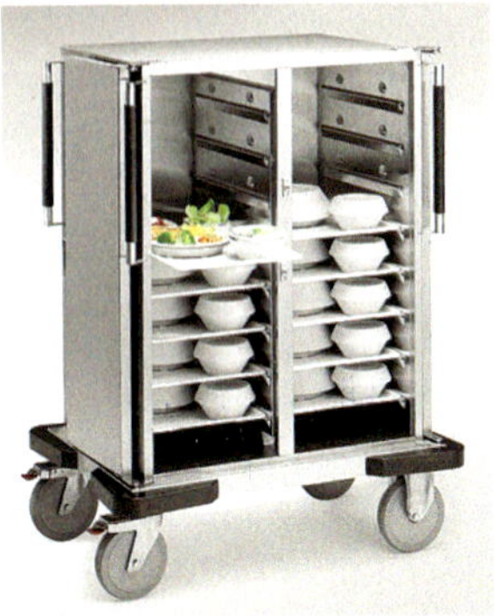
[3] Tablettwagen

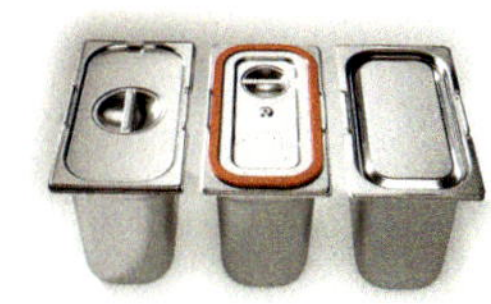
[4] Menagen zur Warmhaltung von Speisen

Im häuslichen Bereich kann eine appetitfördernde Atmosphäre geschaffen werden: Dazu können ein schön gedeckter Tisch, ein geschmackvolles Geschirr sowie nach Möglichkeit Gesellschaft beim Essen beitragen. In allen pflegerischen Settings kann mit wenigen Handgriffen eine angenehme Esssituation gestaltet werden:
- Das Essen am Tisch oder in aufrecht sitzender Haltung ermöglichen
- Das Zimmer vor dem Essen lüften, die Umgebung aufräumen sowie vorhandene Blumen zur Tischdekoration verwenden
- Papierservietten zur Verfügung stellen oder als Tischschmuck einsetzen
- Hilfsmittel nur dann benutzen, wenn sie benötigt werden – nicht jeder alte Mensch benötigt eine Schnabeltasse, nicht jedes Kleinkind einen Nuckelaufsatz

Hilfen bei therapeutisch veränderter Nahrungs- und Flüssigkeitszufuhr

Pflegende können Menschen, die Gewicht reduzieren müssen oder wollen, folgendermaßen beim Einhalten der **Reduktionsdiät** unterstützen: Nach den Regeln des Pflegeprozesses wird gemeinsam ein Richtziel vereinbart. Dieses Ziel muss für die betroffene Person erreichbar und sinnvoll sein. Das Richtziel wird anschließend in Teilziele zerlegt. Nehmen wir an, das Richtziel lautet „25 kg Gewichtsabnahme". Dieses Ziel liegt in weiter Ferne – der Zeitraum, in dem es zu erreichen ist, ist kaum überschaubar. Das wirkt demotivierend. Wird das Richtziel in 3-kg-Ziele aufgeteilt, dann werden die Betroffenen relativ schnell Teilerfolge verbuchen können, die sie motivieren, das nächste Teilziel anzusteuern. In der gleichen Art und Weise lassen sich Menschen unterstützen, die an Gewicht zunehmen sollen oder wollen.

Bei einigen Erkrankungen, wie der Herz- und Niereninsuffizienz, ist eine **Einschränkung der Trinkmenge** erforderlich. Für die hiervon betroffenen Menschen ist es oft sehr schwierig, mit dieser Beschränkung klarzukommen. Plötzlich müssen sie mit einer Menge von zum Beispiel einem Liter pro Tag auskommen. Nicht selten passiert es, dass sie abends noch Durst haben, jedoch ihre Tagesration bereits ausgetrunken haben. Um solche Situationen zu vermeiden, können Pflegende mit den Betroffenen gemeinsam eine Einteilung der Tagesration erarbeiten. Hierbei ist es hilfreich, dass die Betroffenen angehalten werden, keine oder nur sehr wenig süße Getränke zu sich zu nehmen, da diese zusätzlichen Durst verursachen. Gut geeignet sind Mineralwasser oder ungesüßter Tee.

Eine notwendige **Erhöhung der Trinkmenge** kann für Betroffene ebenfalls zum Problem werden. Menschen mit mangelndem Durstgefühl oder mit Erkrankungen der Harnwege, die sehr viel Flüssigkeit zu sich nehmen müssen, benötigen entsprechende Unterstützung. Auch in diesem Fall ist es sinnvoll, einen Trinkplan zu erstellen, an dem der tägliche Erfolg ablesbar ist. Vielen Menschen hilft es auch, wenn ihnen immer wieder etwas zu trinken angeboten wird, möglichst die „Lieblingsgetränke".

Beispiel Herr Möxdorf darf maximal 1 000 ml täglich trinken. Er ist es gewohnt, zu jeder seiner drei täglichen Mahlzeiten etwas zu trinken, hier können drei Trinkportionen à 150 ml berechnet werden. Herr Möxdorf trinkt immer vor dem Schlafengehen noch ein Glas Selter, das mit weiteren 150 ml verbucht wird. So verbleiben für den Rest des Tages noch 400 ml, die nach Absprache mit Herrn Möxdorf als zwei Becher Tee (200 ml) geplant werden.
Nach dem Planungsgespräch hält Herr Möxdorf auf einem Plan seine Trinkmengen fest.

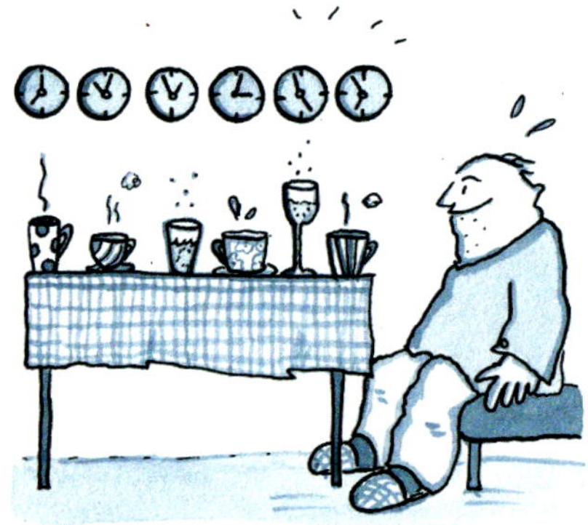

Frühstück	1 Becher Kaffee	150 ml
Vormittags	1 Becher Tee	200 ml
Mittagessen	1 Glas Wasser	150 ml
Nachmittags	1 Becher Tee	200 ml
Abendessen	1 Glas Wasser	150 ml
Abends	1 Glas Wasser	150 ml
gesamt		1 000 ml

Pflegediagnose

Flüssigkeitsüberschuss

Eine erhöhte isotonische Flüssigkeitsretention. DOENGES et al.: S. 335

Hilfen bei eingeschränkter Ess- und Trinkfähigkeit

Bei eingeschränkter Fähigkeit zur Nahrungs- oder Flüssigkeitsaufnahme kann mit Hilfsmitteln die Selbstständigkeit beim Essen und Trinken gefördert werden.

Es gibt Hilfsmittel, durch die die Selbstständigkeit beim Essen und Trinken wiedererlangt bzw. gefördert werden kann. Diese Ess- und Trinkhilfen sind besonders für Patientinnen bedeutsam, die durch ein Gebrechen der Hand oder des Armes (Zittern, Störungen der Feinmotorik, eingeschränkte Greif- oder Armfunktion) oder auf Grund von Blindheit oder Schwäche in ihrer Ess- und Trinkfähigkeit eingeschränkt sind. Die Hilfsmittel sind ergonomisch geformt, stabil, griffig, leicht und können mit geringem Kraftaufwand genutzt werden [Abb. 1–6].

Je nachdem, in welchem Ausmaß die Patientinnen in ihrer Ess- und Trinkfähigkeit eingeschränkt sind, sind sie von den Pflegenden durch weitere Maßnahmen zu unterstützen:

- Bettlägerige Pflegebedürftige sind in eine Sitzposition zu bringen, die ein bequemes Essen ermöglicht – es sei denn, sie müssen aus medizinischen Gründen flach liegen. Das Kopfteil des Bettes wird bis zu 90° hochgestellt. Dadurch wird der gesamte Rücken unterstützt, die Pflegebedürftige kann in dieser Haltung relativ gut schlucken und das Essen überblicken. Des Weiteren ist darauf zu achten, dass bettlägerige Pflegebedürftige an alle Dinge, die sie zum oder nach dem Essen benötigen, problemlos herankommen. Dazu gehören Zahnprothesen, Waschlappen zum Reinigen von Händen und Mund sowie die Utensilien zur Mundpflege. Nach dem Essen sind bettlägerige Pflegebedürftige wieder in die von ihnen gewünschte bzw. pflegerisch-therapeutisch sinnvolle Körperlage zu bringen.
- Je nachdem, welche Einzelhandlungen Pflegebedürftige nicht mehr ausführen können, sind diese von den Pflegenden vorzunehmen: Das kann das Öffnen von Marmeladenpackungen, das Belegen von Brot oder Schneiden von Fleisch sein. Es kann auch bedeuten, der betroffenen Person beim Essen die Hand zu führen.

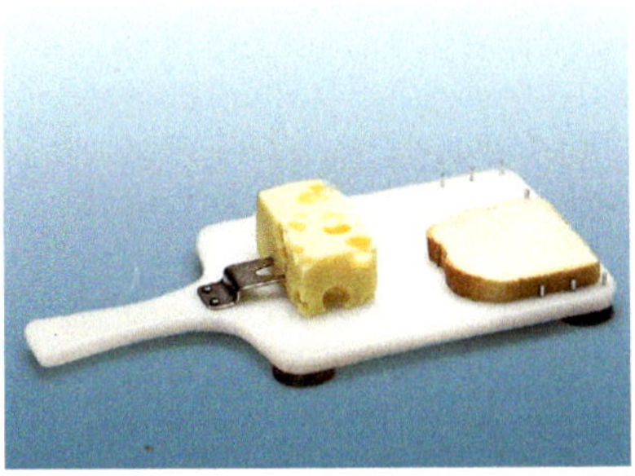

[1] Fixierschneidebrett zur Förderung der selbstständigen Nahrungszubereitung

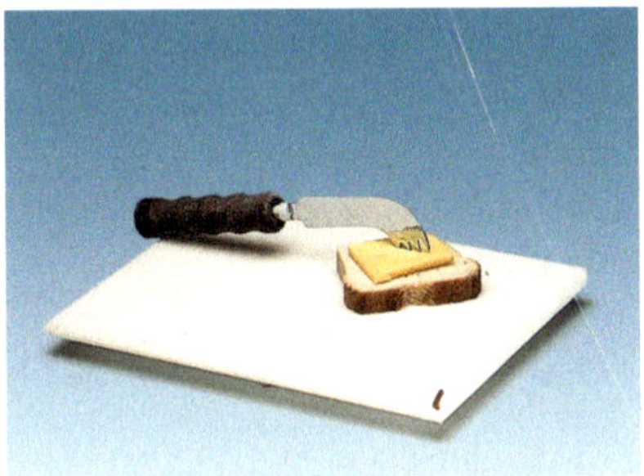

[2] Die gebogene Messerklinge kann durch ihre Zinken gleichzeitig als Gabel verwendet werden.

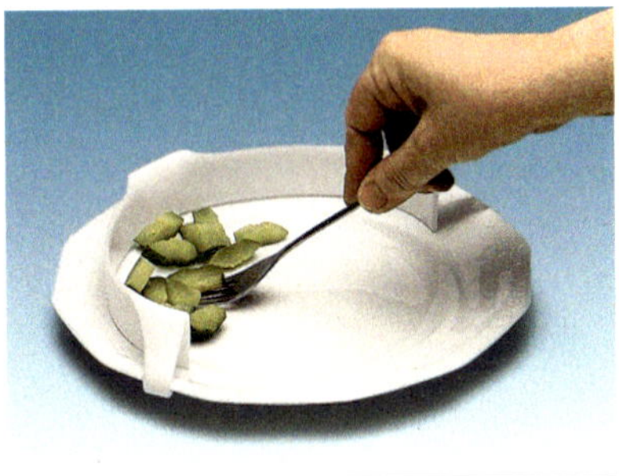

[3] Tellerranderhöhung

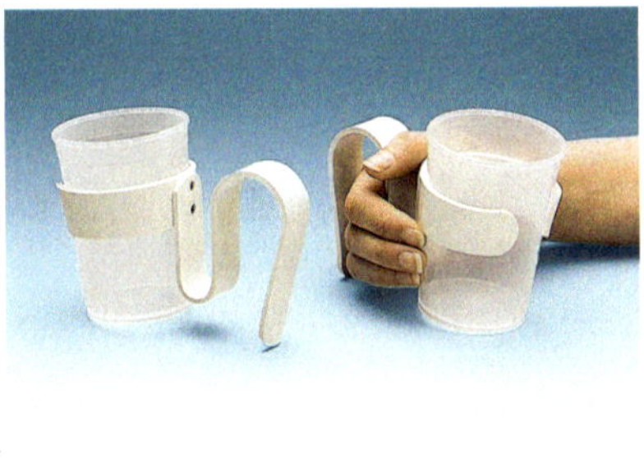

[4] Trinkbecher mit Halterung für Pflegebedürftige mit gestörter, aber noch erhaltener Restgreiffunktion

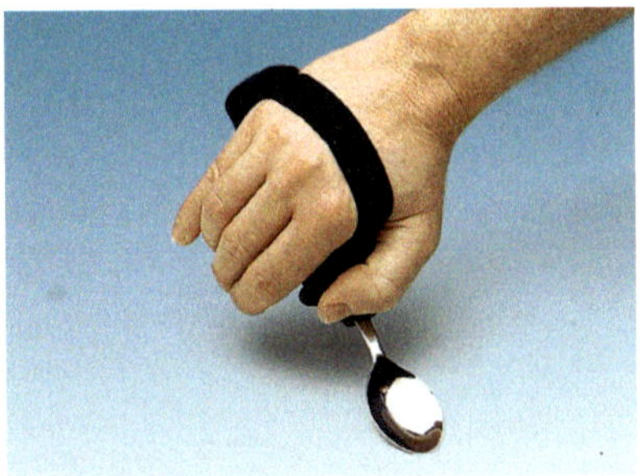

[5] Das Griffband bietet einen sicheren Halt für das Spezialbesteck.

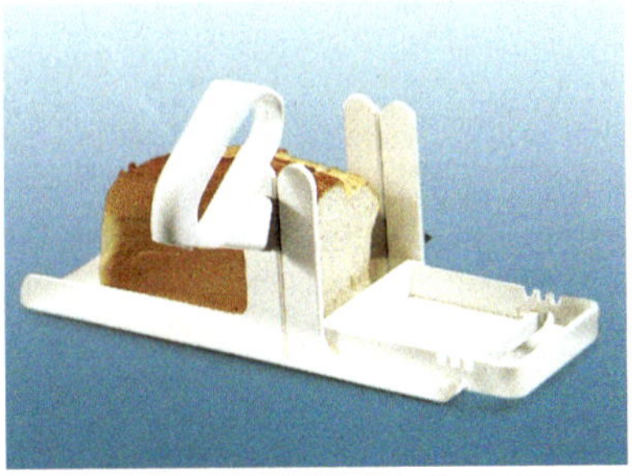

[6] Die senkrechten Ständer leiten das Messer, um Personen mit bestehender Greifschwäche oder mit zitternden Händen die relativ schwierige Tätigkeit des Scheibenschneidens zu ermöglichen.

Essenreichen und Nahrungsablehnung

Das Essenreichen nimmt in bestimmten Bereichen der Pflege (z. B. Geriatrie, Intensivpflege) einen großen Platz ein. Menschen, die nicht mehr in der Lage sind, selbstständig zu essen, benötigen hierbei die Hilfe von Pflegepersonal.

Bevor Essen gereicht wird, ist die Frage zu beantworten, ob die pflegebedürftige Person essen will oder nicht und ob sie kann oder nicht – und aus welchen Gründen dies so ist. Über diese Frage können möglicherweise Ursachen des Nicht-Essens ermittelt werden, durch deren Beseitigung sich das Essenreichen erübrigt. Zu denken ist an eine nicht mehr passende Zahnprothese, beschädigte oder kranke Zähne, Bläschen auf der Zunge, eine nicht intakte Mundschleimhaut, Abneigung gegen bestimmte Kostformen, nicht bekannte Essgewohnheiten, Schmerzen oder Übermüdung. Allerdings ist die Frage manchmal sehr schwierig zu beantworten. Dies trifft insbesondere bei demenziell erkrankten Menschen zu, die nicht deutlich signalisieren, ob sie nicht essen wollen oder können.

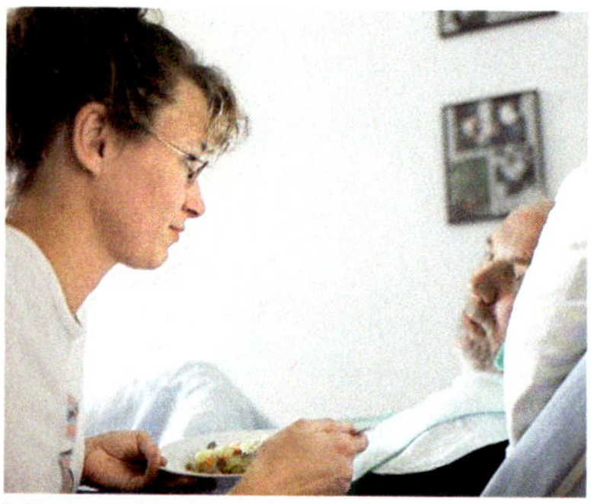

[1] Einem bettlägerigen Bewohner wird das Essen angereicht.

Wenn eine Person Essen und Trinken wiederholt ablehnt, sollte mit ihr über die Gründe gesprochen werden. Die Anwendung von Zwang oder psychischem Druck ist juristisch und ethisch nicht zu rechtfertigen. Kann die betroffene Person sich nicht mehr selbst äußern, sollte mit den Angehörigen gesprochen werden und das Team sollte sich auf ein einheitliches, situationsangemessenes Vorgehen verständigen und dieses dokumentieren. Dazu gehört auch die Anregung zur Veränderung pauschaler ärztlicher Anordnungen wie „Trinkmenge mindestens 1 Liter täglich".

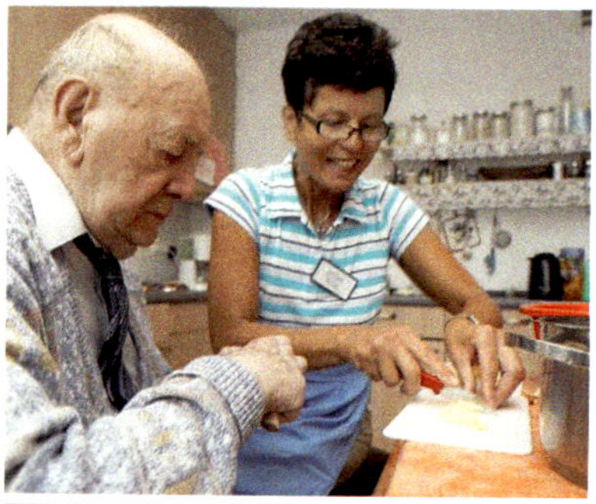

[2] Gemeinsame Zubereitung der Speisen

Bei Menschen, die Essen und Trinken mehrfach abgelehnt oder sich gewehrt haben, sollten trotzdem regelmäßig Versuche gemacht werden, Essen und Trinken anzubieten (z. B. Fruchtjoghurt, Nachspeisen, Suppen, besondere Getränke wie Kakao). Dabei erfährt die Person Fürsorge und Zuwendung. Diese Versuche werden im Anschluss dokumentiert.

Die verbreitete Bezeichnung „Nahrungsverweigerung" enthält bereits eine Wertung, so als verweigere die Patientin etwas, zu dem sie eigentlich verpflichtet sei. Aus Respekt vor der Autonomie und den Eigenheiten der Patientinnen sollte der neutralere Ausdruck „Ablehnung" oder „Zurückweisung" verwendet werden.

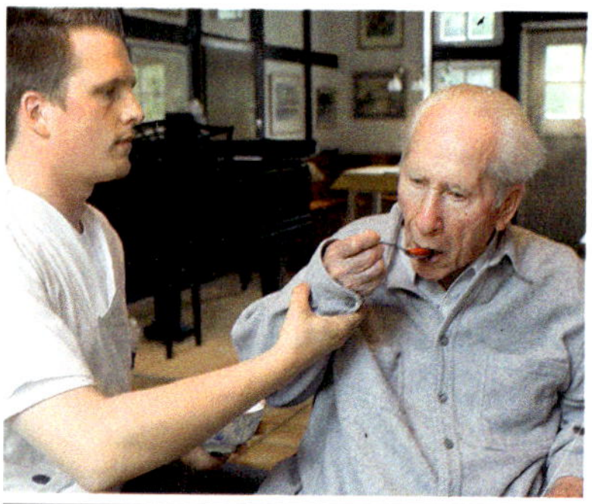

[3] Unterstützung der Armführung beim Essen

Die Technik des Essenreichens ist nicht als solche erlernbar. Essenreichen ist kein technischer Vorgang. Es bedarf viel Einfühlungsvermögen und Fingerspitzengefühl, um einem Menschen das Essen anzureichen. Folgende Hinweise können hierbei hilfreich sein:

- Beim Essenreichen sollte die Pflegende sitzen – und zwar möglichst auf gleicher Höhe mit der pflegebedürftigen Person. Sitzen signalisiert im Unterschied zum Stehen Ruhe. Beim Stehen schaut man auf die pflegebedürftige Person hinab, was ein „Oben und Unten" und damit ein Machtverhältnis ausdrückt.
- Pflegebedürftige, die aus medizinischen Gründen flach liegen müssen, haben besondere Probleme mit dem Schlucken. Ihnen sind kleine Portionen zu reichen, und es ist abzuwarten, bis sie geschluckt haben.
- Insbesondere bei Langzeitpatientinnen, die oft zu wenig Essen erhalten, sollten die verabreichten Nahrungs- und Flüssigkeitsmengen *dokumentiert* werden, sodass Ernährungsdefizite sofort erkannt werden können.

Pflegediagnose
Selbstversorgungsdefizit bezüglich Ernährung
„Eine Beeinträchtigung der Fähigkeit zu Essen"
—
Doenges et al.: S. 661

Essenreichen bei Säuglingen und Kleinkindern

Das Anreichen von Nahrung bei Säuglingen und Kleinkindern erfolgt möglichst von den Eltern oder Bezugspersonen. Können diese die Aufgabe nicht übernehmen, reichen Pflegende die Nahrung an.

Säuglinge

Säuglinge sind nicht in der Lage, Nahrung selbst zu sich zu nehmen. Sie bedürfen grundsätzlich der Unterstützung durch eine andere Person. Die vornehmliche Nahrung für Säuglinge ist die (Mutter-)Milch, ab ca. 4 Monaten eventuell auch eine breiige Kost. Die Nahrungsabreichung geschieht wie folgt:

- Das Kind wird leicht geneigt gehalten, Haltungsmöglichkeiten in [Abb 5].
- Zum Kind besteht Blickkontakt. Die Zeit des Fütterns ist eine Zeit intensiver Kontaktaufnahme zum Kind.
- Mit dem Kind wird eine Kommunikation aufgebaut, dadurch kann die Pflegende erkennen, wann es satt ist oder wann der nächste Bissen erwartet wird.
- Das Kind gibt das Esstempo an, es öffnet den Mund, wenn es den nächsten Bissen erwartet und es dreht den Kopf weg, schluckt die Nahrung nicht oder spuckt den Sauger aus, sobald es fertig ist.
- Beim Füttern mit einer Flasche sollte diese ca. im Winkel von 45 ° gehalten werden und die Nahrung darf nicht einfach einfließen, sondern das Kind muss sie aus der Flasche saugen. Dies wird durch die Lochgröße des Saugers reguliert. Je nach Konsistenz der Nahrung variiert die Lochgröße.
- Der Sauger muss immer vollständig mit Milch gefüllt sein. Sonst besteht die Gefahr, dass sich das Kind verschluckt.
- Säuglinge, die in der Stillzeit nur kurze Zeit nicht gestillt werden können, werden mit einem kleinen Löffel gefüttert, um eine Saugverwirrung zu vermeiden.
- Bei der Fütterung mit der Flasche soll immer ein physiologischer Sauger verwendet werden, um die Entwicklung von Gaumen und Gebiss nicht zu stören [Abb. 4].
- Nach Beendigung der Mahlzeit das Kind aufstoßen lassen, um mitgeschluckte Luft aus dem Magen entweichen zu lassen.
- Spuckkinder werden vor der Nahrungsaufnahme gewickelt und danach in Seitenlage gelagert. Eventuell können diese Kinder auch auf einer schiefen Ebene gelagert werden, um eine Aspiration zu vermeiden.

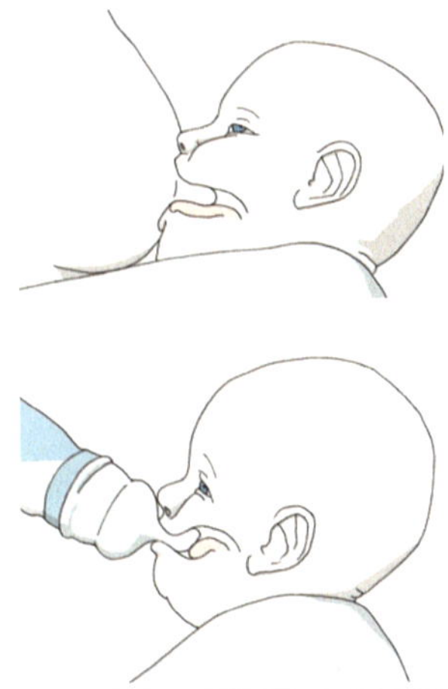

[4] Kieferstellung beim Stillen und bei der Nutzung eines physiologischen Saugers

Saugverwirrung
eine mögliche Irritation des jungen Säuglings, der gleichzeitig gestillt wird und Flaschennahrung erhält, da Sauger und Brustwarze sehr unterschiedliche Saugtechniken vom Kind erfordern.

Bei der Vorbereitung der Nahrung ist zu beachten, dass die Flaschennahrung nach den Anweisungen des Herstellers zuzubereiten ist. Abgepumpte Muttermilch oder Ersatzmilch wird im Flaschenwärmer auf 36 – 37 °C erwärmt. Vor der Flaschengabe wird nochmals die Temperatur der Milch überprüft. Dazu werden einige Tropfen aus dem Sauger auf die Innenseite des Unterarms der Pflegeperson getropft. Es sollte kein Temperaturunterschied gefühlt werden.

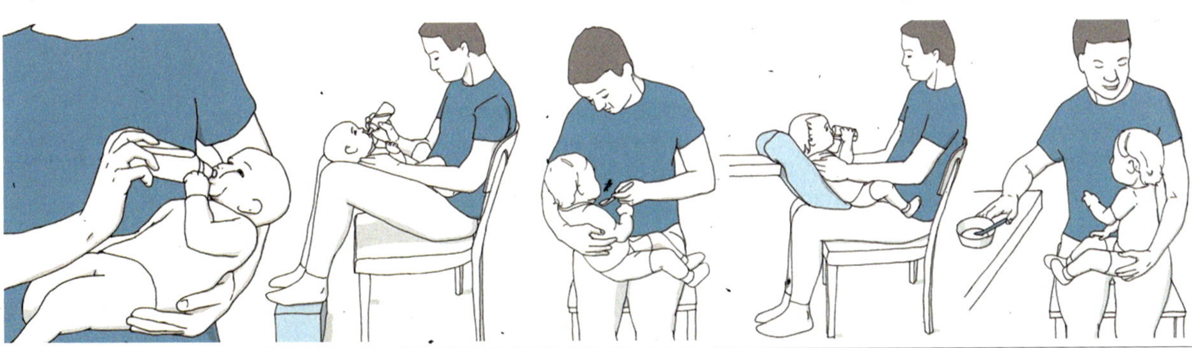

[5] Positionen zum Füttern von Säuglingen und Kleinkindern

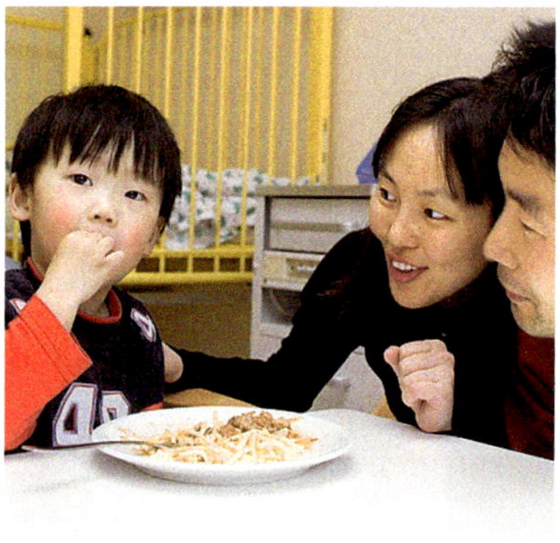

[1] Kinder im Krankenhaus essen nach Möglichkeit gemeinsam mit ihren Eltern/Bezugspersonen.

Kleinkinder

Für Kleinkinder ist Essen ein Erlebnis, das sie gerne mit allen Sinnen erfassen. So ist das „Spielen mit dem Essen" eine Möglichkeit, das Essen zu „begreifen". Dennoch können sie bereits Essensregeln und familieneigene Rituale erlernen oder erlernt haben.

- Kleinkinder sitzen im Bett aufrecht oder am Tisch und die Füße haben Kontakt mit dem Boden. Sie essen möglichst mit anderen zusammen und können ihren Teller sowie die fütternde Person gut sehen. Der Essplatz ist getrennt vom Schlafplatz. Kinder, die im Bett bleiben müssen, werden durch Pflegende beim Essen begleitet. Das Kind soll aber nicht durch permanentes Reden, Musik oder andere Reize vom Essen abgelenkt werden.
- Beim Füttern von Breikost wird der Mund nicht nach jedem Löffel abgewischt, da dies zu einer Überreizung der Mundpartie führt.
- Kleinkinder werden so früh wie möglich an das Trinken aus der Tasse gewöhnt. Durch zu langes und unbeaufsichtigtes Saugen aus Säuglingsflaschen können Zahnfehlstellungen oder Karies entstehen.
- Rituale des Kindes oder der Familie rund um das Essen sollten soweit wie möglich eingehalten werden. Rituale können im Händewaschen vorm Essen bestehen oder auch im Tischgebet.

Karies | 114

Breikost und feste Nahrung werden kindgerecht dekoriert und serviert. Es werden kindgerechtes Besteck, Geschirr oder andere Hilfsmittel verwendet.

Physische Ursache für eine Fütterungsstörung
Unfähigkeit des Säuglings, das Schlucken und Atmen zu koordinieren. Dies ist häufig bei Frühchen der Fall, die vor der 34. Schwangerschaftswoche geboren wurden.

Frühkindliche Fütterungsstörungen

Frühkindliche Fütterungsstörungen können bei Säuglingen und besonders Frühgeborenen auftreten, die über längere Zeit über Sonde ernährt werden mussten bzw. die häufig abgesaugt wurden oder andere unangenehme Sinneserfahrungen im Bereich des Mundes erleben mussten. Diese Kinder haben gelernt, dass Fremdkörper im Mund kalt sind und Schmerzen verursachen, die positiven Erlebnisse des Stillens oder des Kennenlernens von Spielzeug mit dem Mund fehlen ihnen. Sie lehnen orale Nahrung und jede andere orale Manipulation auf Grund der erlebten traumatischen Erfahrungen ab. Liegen keine physischen Ursachen für die Fütterungsstörung vor, ist die orale Nahrungsaufnahme das Ziel der Therapie.

Da die Eltern / Bezugspersonen dieser Kinder bereits sehr früh in Angst um ihr Kind waren, entsteht ein Teufelskreis [Abb. 2]. Die Fixierung der Eltern / Bezugspersonen auf die Gewichtszunahme ihres Kindes verhindert jedes positive und angenehme Erlebnis um das Essen herum. Es entsteht eine angstbesetzte Atmosphäre und die Angst hemmt den Appetit des Kindes. Eine solche Situation kann in der Regel nur mit einem Therapeutenteam gelöst werden und sollte möglichst stationär erfolgen. Das langsame Erlernen der Familie, dass das Kind selbst Zeitpunkt und Menge der Mahlzeit bestimmt, und die Erkenntnis, welche Signale des Kindes „Hunger" und „Satt" bedeuten, dauern bis zu 3 Monate. In dieser Zeit lernt der Säugling, dass er sich melden muss, wenn er Hunger hat und dass er nicht mehr essen muss, wenn er satt ist. Er macht positive Erfahrungen mit dem Essen und um das Essen herum.

Da zu Beginn der Therapie immer ein Gewichtsverlust entsteht, ist die ausführliche Aufklärung und Betreuung der Familie auch durch pflegerisches und ärztliches Personal notwendig. Die Begleitung der Familie und das Erlernen neuer Kommuniaktionsstrukturen mit dem Säugling erfolgt durch Psychologinnen bzw. Psychotherapeutinnen.

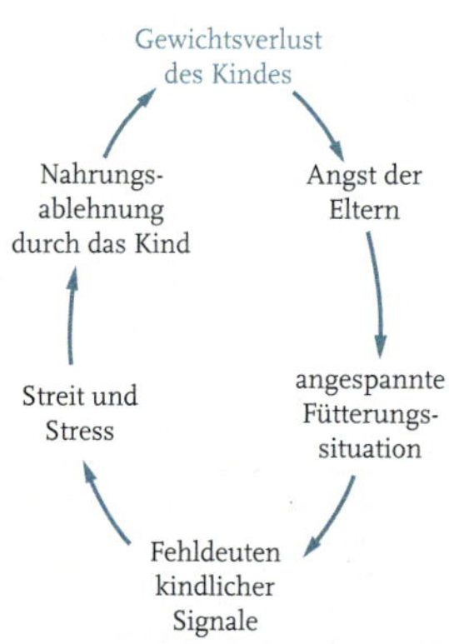
Gewichtsverlust des Kindes
Angst der Eltern
angespannte Fütterungs-situation
Fehldeuten kindlicher Signale
Streit und Stress
Nahrungs-ablehnung durch das Kind

[2] Teufelskreis

Pflegediagnose

Beeinträchtigte Nahrungsaufnahme des Säuglings
„Ein beeintächtigtes Saugvermögen oder eine mangelnde Koordination des Saug-Schluckreflexes bei einem Säugling"

—

DOENGES et al.: S. 606

Die enterale Ernährung

6.1.3

Indikationen zur enteralen Ernährung

Sind die Verdauungsfunktionen nicht oder nur zu einem kleinen Teil eingeschränkt, wird die enterale Ernährungsform bevorzugt. Sie ist der normalen Ernährung ähnlicher als die parenterale Ernährung. Außerdem bietet die enterale Ernährung gegenüber der parenteralen folgende Vorteile:

- Sie ist risikoärmer, z. B. in Bezug auf die Infektionsgefahr.
- Sie schränkt weniger in der Bewegung ein.
- Es findet keine Verletzung der Körperoberfläche statt (außer bei der perkutanen endoskopisch kontrollierten Gastrostomie).

Ziel einer enteralen Ernährung ist die Steigerung der Energie- und Nährstoffzufuhr sowie die Erhaltung oder Verbesserung des Ernährungszustands. Dies kann z. B. bei Kau- und Schluckstörungen, nach bestimmten Operationen im gastrointestinalen Bereich sowie bei Bewusstseinsstörungen der Fall sein.
Indikationen zur enteralen Ernährungstherapie sind:

- Steigerung der Energie- und Nährungsstoffzufuhr (quantitativ oder qualitativ)
- Erhaltung oder Verbesserung des Ernährungszustands
- Erhaltung oder Verbesserung des der Funktionalität und Aktivität / Rehabilitationsfähigkeit
- Erhaltung oder Verbesserung der Lebensqualität
- Reduktion der Morbidität (Erkrankungsrate) und Mortalität (Sterberate)

Die Indikationsstellung kann hierbei in den unterschiedlichen medizinischen Fachbereichen variieren (z. B. Onkologie, Intensivmedizin). Ebenfalls unterscheiden sich die Therapieziele bei älteren Menschen dahingehend, dass eine enterale Ernährung schneller eingeleitet wird als bei jüngeren. Dies wird damit begründet, dass ältere Menschen eine geringere Adaptions- und Regenerationsfähigkeit haben.

Kontraindikationen einer nasalen Ernährungssonde sind Schädelbasisfrakturen und Ösophagusrupturen. Perkutane Ernährungssonden sind bei schweren Gerinnungsstörungen, Peritonitis, ausgeprägten Bauchkrebserkrankungen sowie bei massiver Aszitis kontraindiziert.

Die Ernährung gegen den Willen eines Menschen birgt grundsätzlich ethische Probleme in sich. Pflegende sollten daran nur nach ausführlicher Klärung mit allen Beteiligten und auch nur dann mitwirken, wenn sie das vor ihrem eigenen Gewissen verantworten können. Maßgeblich ist letztlich der Wille des Menschen; es gibt kein Recht, jemanden gegen seinen Willen zu behandeln. Die Ablehnung der Nahrung kann unter Umständen die letztmögliche Äußerung des freien Willens darstellen und muss dann akzeptiert werden. Bei verwirrten Menschen ist oft nicht genau zu erkennen, welches ihr freier Wille ist, aus diesem Grund ist die künstliche Ernährung dieser Menschen besonders sorgfältig zu prüfen. Dabei sind Angehörige und nahestehende Personen einzubeziehen und vorhandene schriftliche und mündliche Willensäußerungen der Betroffenen zu beachten (z. B. eine Patientenverfügung). Die Entscheidung, ob eine Indikation zur künstlichen Ernährung (gleich welcher Art) vorliegt, sollte grundsätzlich von ärztlichem und pflegerischem Personal gemeinsam getroffen werden.

Viele ethische Probleme im Zusammenhang mit Ernährung entstehen deshalb, weil Sonden „automatisch" aus rein medizinischen Gesichtspunkten angeordnet werden, ohne dass die Frage erwogen wird, ob sie für diese Person indiziert ist. Von der moralischen Intuition her ist es schwieriger, eine einmal begonnene Maßnahme abzubrechen, also die Sondenernährung zu beenden, als sie gar nicht erst zu beginnen.

enteral
über den Verdauungstrakt, z. B. Sondenernährung und physiologische Resorption der Nährstoffe
parenteral
unter Umgehung des Verdauungstraktes, z. B. Zufuhr der Nährstoffe über eine Infusion / Vene

perkutan | 244

transnasal | 244

Adaption
Anpassung, Anpassungsvermögen, auch Adaptation
Regeneration
Wiedererzeugung, Wiedergewinnung

Die „schnellere Versorgung" von Pflegebedürftigen mit Essen ist **KEINE** Indikation zur Sondenlegung.

Intuition
Eingebung, Erleuchtung

Legen einer Sonde

Es gibt zwei verschiedene Zugangswege, über die heute die meisten der Ernährungssonden gelegt werden:

- transnasal / oral: Der transnasale Weg (Zugangsweg über die Nase) wird dem oralen (Zugang über den Mund) vorgezogen. Er ist für die Patientin sehr viel angenehmer, weil die Sonde z. B. nicht beim Sprechen stört und selbstständiges Schlucken noch möglich ist.
- perkutan: Bei der perkutanen endoskopisch kontrollierten Gastrostomie (PEG) wird die Sonde über die Haut direkt in den Magen bzw. bei der perkutanen endoskopisch kontrollierten Jejunostomie (PEJ) in das Jejunum gelegt. Die PEG / PEJ wird bei länger dauernder enteraler Ernährung angewandt. Für die Patientinnen hat die PEG insbesondere folgende Vorteile: Die Sonde stört nicht im Gesichts- sowie Nasen- und Rachenbereich, sie kann verdeckt getragen und von den Patientinnen zu Hause selbst versorgt werden.

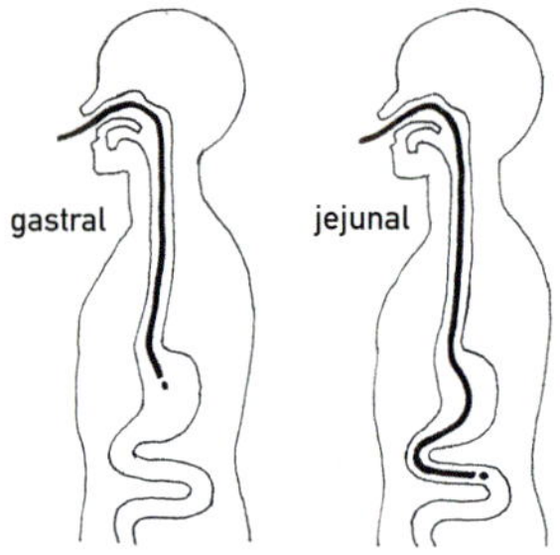

[1] Transnasale Sonden

Jejunum | 264

Das Legen einer Ernährungssonde gehört zu den ärztlichen Tätigkeiten, das Legen der transnasalen und der oralen Sonde kann jedoch an 3-jährig examiniertes Pflegepersonal delegiert werden. Das Legen einer PEG/PEJ-Sonde wird nicht delegiert.
Zum Legen einer transnasalen Sonde gehören vier Schritte:

- Vorbereiten der Patientinnen
- Auswahl der Sonde und Vorbereiten weiterer Materialien
- Einführen der Sonde
- Kontrolle der Sondenlage

Je besser die Zusammenarbeit mit der Patientin ist, desto einfacher und komplikationsloser lässt sich die Sonde legen. Deshalb ist es wichtig, sie so genau wie möglich über die Maßnahme zu informieren. Das heißt, der Patientin sollte mitgeteilt werden,

- was das Ziel der Maßnahme ist und in welchen Schritten sie durchgeführt wird;
- dass sie sich während des Vorganges über Schmerzen und Unwohlsein äußern kann bzw. soll;
- dass sie auf Aufforderung hin schlucken muss, wenn die Sonde am Kehlkopf angekommen ist, und dass sie hierzu das ihr hingestellte Wasser nutzen kann;
- dass das Schlucken wichtig ist, weil sich hierbei der Kehldeckel schließt, sodass die Sonde in die Speiseröhre vorgeschoben werden kann. Ohne Schlucken besteht die Gefahr, dass sich die Sonde aufrollt und wieder zurückgezogen werden müsste.

Einige Stunden vor dem Legen der Sonde sollte der Patientin empfohlen werden, wenig bzw. gar nichts zu essen, um die Gefahr des Erbrechens zu verringern. Direkt vor dem Legen der Sonde wird die Patientin aufgefordert, sich die Nase zu reinigen. Kann sie dies nicht, muss es von der Pflegeperson übernommen werden (Nasenpflege | 54).

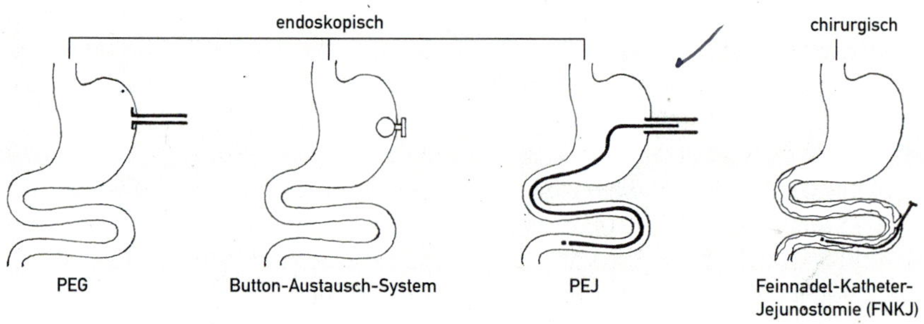

[2] Perkutane Sonden

Von ärztlicher Seite wird individuell entschieden, welche Sonde gewählt wird. Dies entspricht der Anordnungsverantwortung. Pflegerische Aufgabe ist die Durchführung der Anordnung und die gezielte Beobachtung der Patientin, wobei das Ergebnis der Beobachtung die ärztliche Entscheidung bestärken oder in Frage stellen kann. Die Pflegekraft hat die Durchführungsverantwortung.

Anordnungsverantwortung | 3
Durchführungsverantwortung | 3

Die Auswahl der Ernährungssonde bezieht sich auf folgende Eigenschaften, durch die sich Sonden voneinander unterscheiden:

- Länge, z. B. 40 cm bei Säuglingen und 100 cm bei Erwachsenen
- Material, z. B. Polyurethan oder Silikonkautschuk
- Durchmesser

Durchmesser der Sonde
Der Durchmesser der Sonde wird in Charrière angegeben. 1 Charrière entspricht 0,33 mm.

Die Entscheidung für eine bestimmte Sonde hängt von verschiedenen Faktoren ab, wie Erkrankung, Alter, Kooperationsfähigkeit der Patientin, Dauer der Sondenernährung, Art der Sondennahrung.
Der zu wählende Durchmesser ist abhängig von:

- der Konsistenz der gewählten Sondennahrung: Je flüssiger die Sondennahrung ist, desto kleiner kann der Durchmesser der Sonde sein.
- der Verabreichung der Sondennahrung: Wird die Nahrung mittels einer Ernährungspumpe verabreicht, das heißt mit einem gewissen Druck und damit höherer Fließgeschwindigkeit, kommt eine kleinere Charrieré-Zahl in Betracht. Wird die Nahrung über ein Durchlaufsystem mit Hilfe der Schwerkraft zugeführt, ist eine größere Charrière-Zahl notwendig.
- der Empfindlichkeit der Patientin: Patientinnen, die sensibel auf Fremdkörper reagieren, sollten – wenn möglich – eine Sonde mit einer kleineren Charrière-Zahl erhalten.

Nachdem die richtige Sonde ausgewählt wurde, sind folgende weitere Materialien zum Einführen der Sonde und zur Kontrolle der Sondenlage vorzubereiten:

- Händedesinfektionsmittel
- Schleimhautanästhetikum (Spray oder Gel + Watteträger)
- Markierstift
- ein Glas Wasser
- Nierenschale und Zellstoff bzw. Taschentücher
- Gleitmittel
- Schutz für Kleidung und Bett (z. B. Moltexunterlage oder Stecktuch)
- Handschuhe
- Pflaster zum Fixieren der Sonde
- Stethoskop
- Spritze
- Lackmuspapier
- Notfallwagen in erreichbarer Nähe

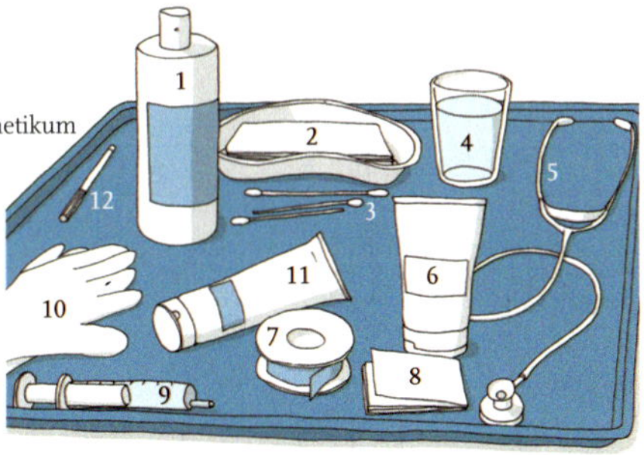

[3] Materialien zum Sondenlegen

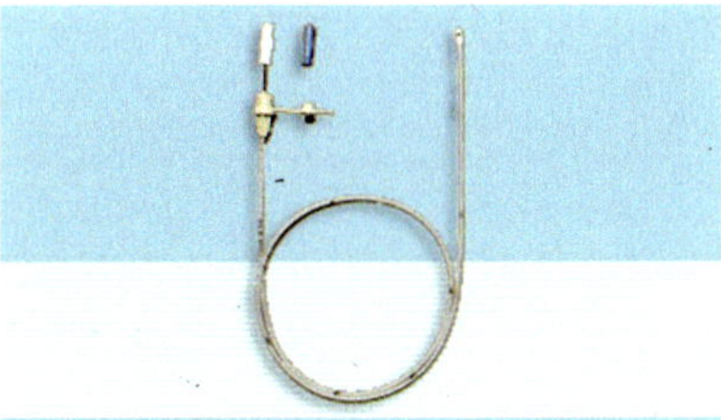

[4] Sonde, Ch8, 80 cm

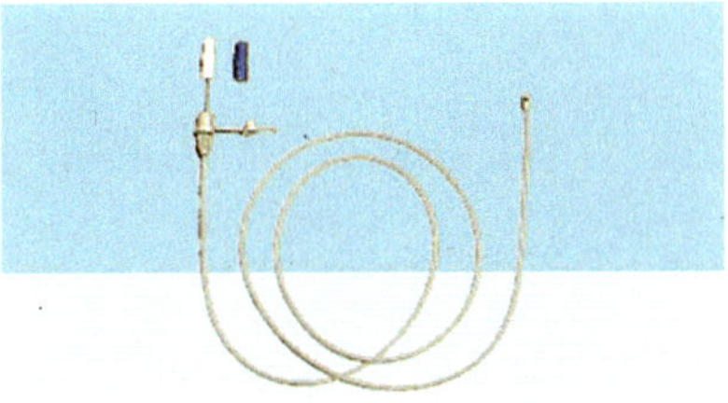

[5] Sonde, Ch8, 100 cm

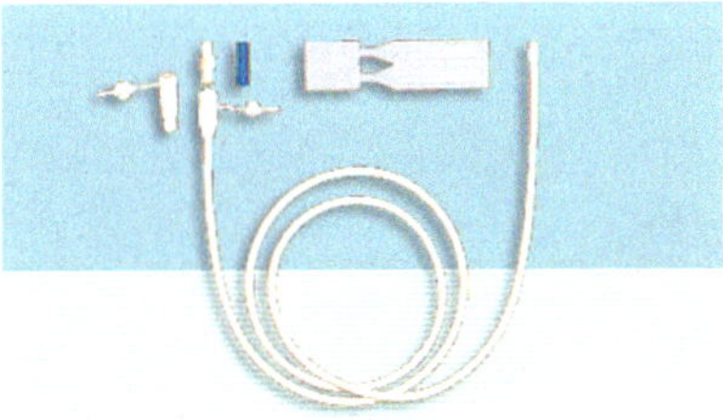

[6] Sonde, CH 13, 120 cm

Das transnasale Einführen der Sonde verläuft in folgenden Schritten:

- Die Patientin wird möglichst in eine sitzende oder leicht aufgerichtete (30 – 45 °) Position gebracht.
- Die Nase der Patientin wird von ihr selbst oder von der Pflegeperson gereinigt.
- Die Pflegende wählt bei kurzer Sondenverweildauer die Nasenöffnung zum Legen der Sonde aus, durch die die Patientin besser atmen kann (leichterer Zugangsweg). Bei längerer Sondenverweildauer (> 4 Tage) wird das schlechter belüftete Nasenloch gewählt, um die Atmung der Patientin zu erleichtern.
- Der gewählte Nasengang wird entweder mit Spray oder mit Gel betäubt (*anästhetisiert*) und gleitfähig gemacht.
- In der Zeit, in der das Schleimhautanästhetikum einwirkt, wird die Sonde vorbereitet. Dazu gehören die korrekte Bestimmung der Sondenlänge und deren Markierung auf der Sonde [Abb.1]. Dazu wird die Strecke vom Ohrläppchen über die Nasenspitze zur unteren Spitze des Brustbeins abgemessen. Weiterhin wird die Sondenspitze mit Gel benetzt, um eine zusätzliche anästhetische Wirkung zu erreichen.
- Nun wird die Sonde eingeführt. Die Patientin soll den Kopf möglichst weit nach hinten beugen, damit die Sondenspitze den Nasen-Rachenraum gut passieren kann [Abb.2]. Die Sonde wird zuerst waagerecht am Boden des Nasenganges entlang geführt, bis man durch einen leichten Widerstand die Biegung in den Rachenraum verspürt. Bereits hier sollte die Patientin zum Schlucken und zur Mundatmung aufgefordert werden (Reduzierung des Würgreflexes). Ist der erste Widerstand überwunden, kann die Sonde bis zum Kehlkopf vorgeschoben werden, der den zweiten leichten Widerstand bildet.
- Zur Passage des Kehlkopfes neigt die Patientin den Kopf möglichst weit nach vorne, damit die Sonde in die Speise- und nicht in die Luftröhre gelangt [Abb.3]. Durch wiederholtes Schlucken verschließt der Kehldeckel die Luftröhre. Dies wird durch das Trinken von kleinen Portionen Wasser unterstützt. Tritt der Schluckreflex ein, wird die Sonde weiter vorgeschoben. Das Tempo des Vorwärtsschiebens sollte die Patientin bestimmen.
- Die Sonde sollte richtig liegen, wenn die zuvor markierte Stelle die Nasenöffnung erreicht hat. Um sicher zu gehen, dass dies tatsächlich der Fall ist, ist eine der auf Seite 247 aufgeführten Kontrollmaßnahmen durchzuführen.
- Zum Schluss wird die korrekt liegende Sonde am Nasenausgang mit einem Pflaster fixiert [Abb.4].

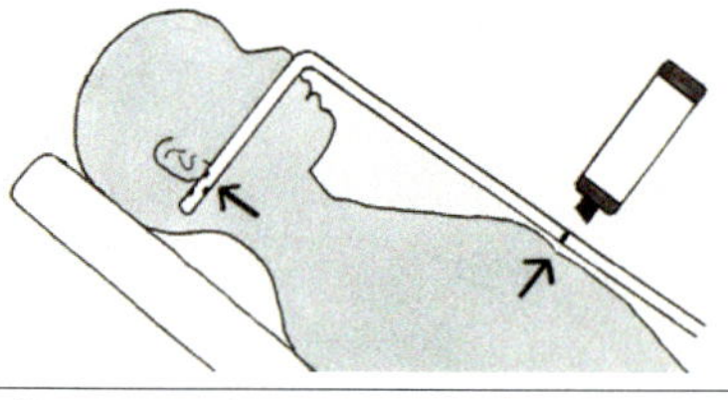

[1] Abmessen und markieren der Sondenläge

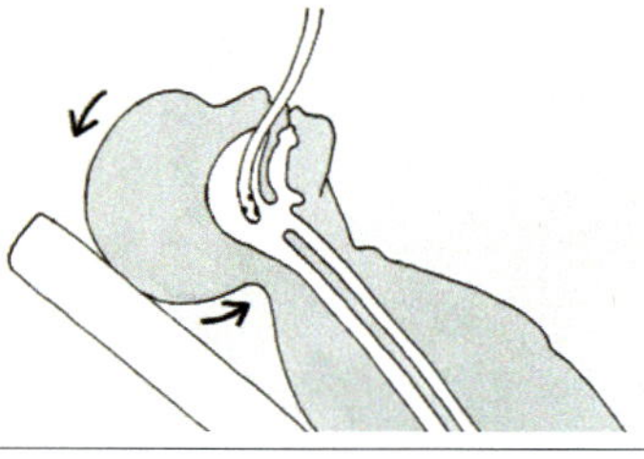

[2] Sonde bei liegender Patientin einführen

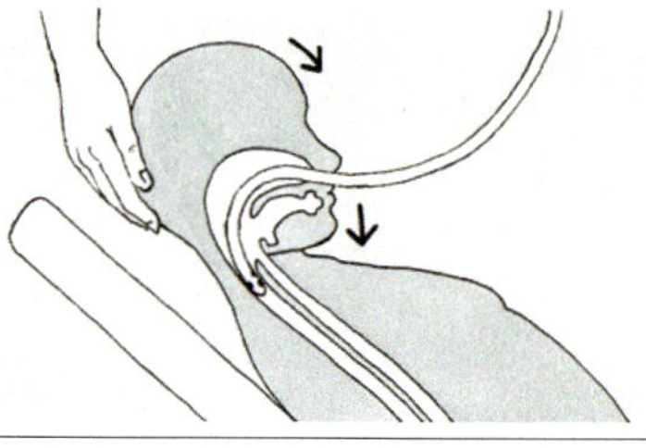

[3] Vorbeugen des Kopfes

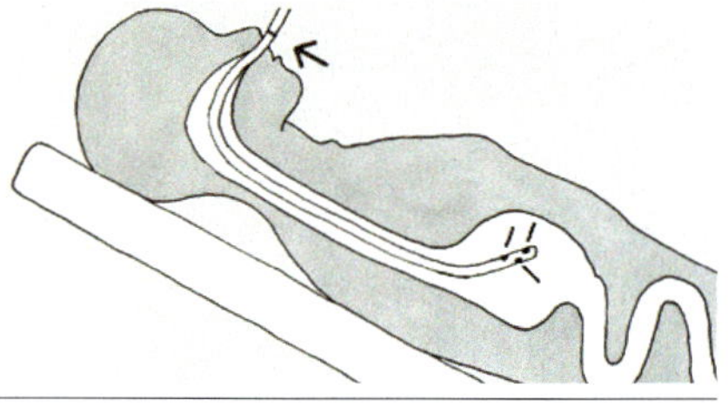

[4] Fixieren der Sonde

Abschließend sei noch auf Komplikationen hingewiesen, die beim Einführen der Sonde auftreten können:

- Während des gesamten Vorganges kann es zu Verletzungen der Schleimhaut kommen, die Schmerzen für die Patientin zur Folge haben. In diesem Fall wird die Sonde zurückgezogen und ärztliches Personal informiert.
- Sehr selten kann es passieren, dass die Sonde in die Luftröhre eingelegt wird. Im Normalfall äußert sich das sofort durch einen starken Hustenreiz der Patientin. Dieser kann je nach Bewusstseinslage jedoch auch ausbleiben. Es kommt dann zur respiratorischen Insuffizienz und folglich zur |Zyanose. Die Sonde muss in diesem Fall sofort zurückgezogen werden.
- Durch eine |Vagus-Reizung kann ein möglicher Atem- bzw. Herzstillstand ausgelöst werden. Diese Komplikation tritt ausgesprochen selten auf, muss aber bedacht werden. Daher ist es notwendig, den Notfallwagen in erreichbarer Nähe zu haben, um entsprechende Sofortmaßnahmen einleiten zu können.

Zyanose | 34
N. Vagus | 261

Die Lage der naso-gastralen Sonde wird sowohl direkt nach ihrem Einführen als auch vor jedem nachfolgenden Gebrauch kontrolliert. Jeweils eine der folgenden Maßnahmen ist dafür geeignet:

1. **Auskultation:** Mit Hilfe einer Spritze werden ca. 10–20 ml Luft in den Magen über die Sonde eingebracht. Liegt die Sonde im Magen, ist mittels des auf dem Magenbereich liegenden Stethoskops ein blubberndes Geräusch zu hören [Abb.7].
2. **Aspiration:** Mit einer Spritze wird Sekret aspiriert, welches anschließend auf Lackmuspapier [Abb.8] aufgebracht wird. Zeigt das Lackmuspapier eine saure Reaktion, liegt die Sonde im Magen (saures Milieu), zeigt es eine alkalische Reaktion, liegt die Sonde im Dünndarm (alkalisches Milieu).
3. **Röntgenologische Überprüfung:** Die meisten Ernährungssonden bieten durch eingearbeitete Metallstreifen die Möglichkeit zur röntgenologischen Überprüfung ihrer korrekten Lage [Abb.7]. Diese wird nach ärztlicher Anordnung durchgeführt.

Fällt die Kontrolle der korrekten Sondenlage negativ aus, wird die Sonde entfernt und neu gelegt.

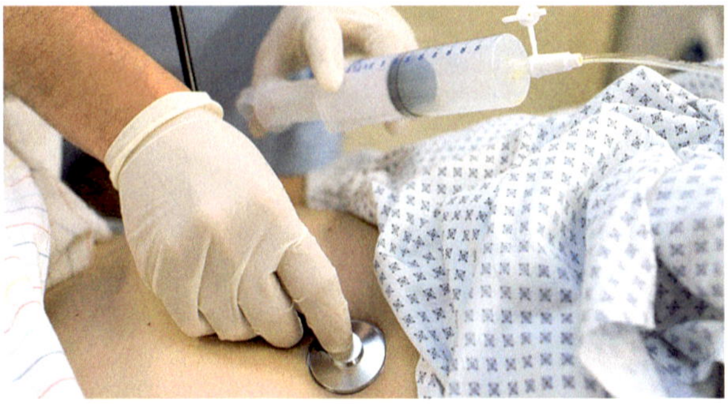

[5] Lageüberprüfung mittels Auskultation

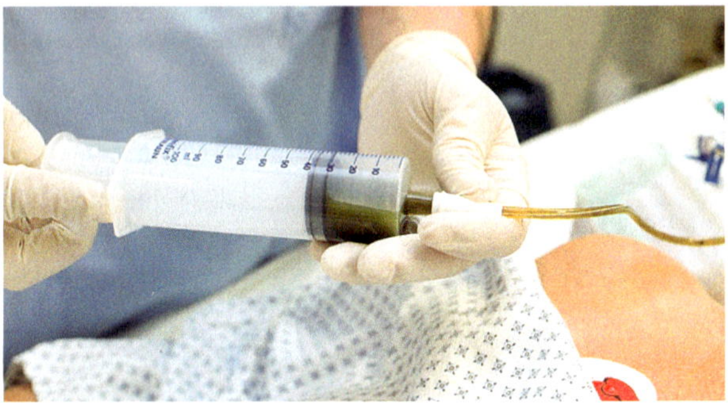

[6] Lageüberprüfung mittels Aspiration

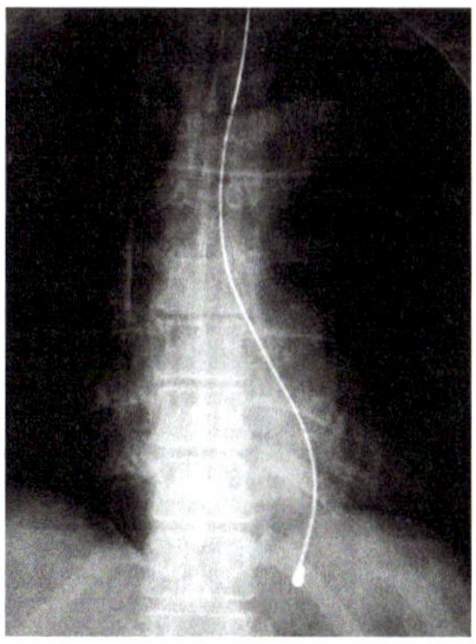

[7] Röntgenologische Lageüberprüfung

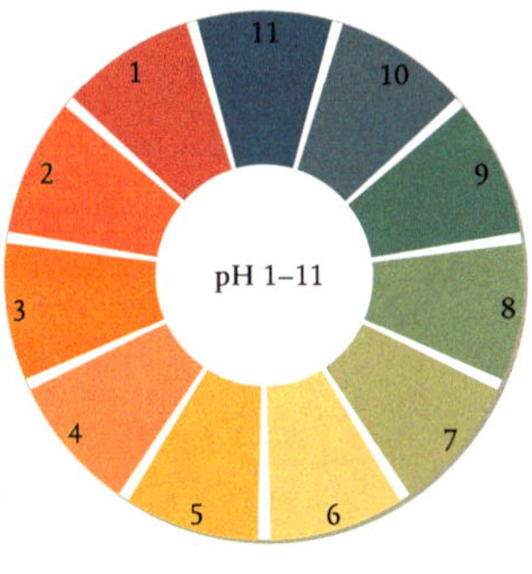

[8] Lackmuspapier (Indikatorpapier)mit unterschiedlichen Farben /pH -Werten

Pflege der liegenden Sonde

Im Folgenden wird zunächst auf die Pflege der transnasalen Sonde, anschließend auf die der perkutanen Sonde eingegangen.

Dekubitus | 146

Die **transnasal liegende Sonde** kann an Haut und Schleimhaut der Nase einen |Dekubitus verursachen. Um das Risiko einer Dekubitusentstehung durch eine Nasensonde zu verringern, sind folgende pflegerische Maßnahmen erforderlich:

- Die Fixierung der Sonde wird mindestens einmal täglich verändert, das heißt, die Pflasterstreifen werden versetzt.
- Die Nasenschleimhaut wird täglich mit Wasser und einem Watteträger gesäubert und eingecremt.
- Haut und Schleimhaut werden beobachtet, um Dekubitalulzera frühzeitig zu erkennen. Liegen Druckgeschwüre vor, wird die Sonde entweder neu durch das andere Nasenloch gelegt, oder wenn abzusehen ist, dass noch über längeren Zeitraum eine enterale Ernährung notwendig ist, eine PEG-Sonde gelegt.
- Ist ein Wechsel der Sonde notwendig, wird abwechselnd die linke und die rechte Nasenöffnung genutzt.

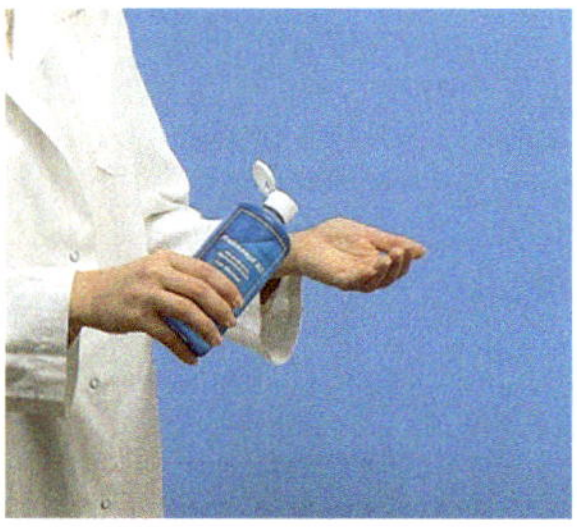

[1] Händedesinfektion, bei frischer PEG mit sterilen Handschuhen arbeiten

Im Unterschied zur transnasalen muss bei einer **perkutanen Sonde** regelmäßig der Verband gewechselt und die Wunde kontrolliert werden. In der ersten Woche sollte der Verband täglich, ab der zweiten Woche ein- bis zweimal wöchentlich gewechselt werden (Verbandswechsel |759). Sollte sich die Wunde entzündlich verändert haben (Entzündungszeichen|81), muss der Verbandwechsel auch in dieser Zeit häufiger erfolgen.

Die Entfernung der perkutanen Sonde erfolgt endoskopisch und ist wie ihr Wechsel ärztliche Aufgabe.

Um eine Verstopfung zu verhindern, muss sowohl die transnasale als auch die perkutane Sonde regelmäßig gespült werden. Dies erfolgt nach jeder Nahrungs- oder Arzneimittelgabe mit ca. 30–50 ml Flüssigkeit (z. B. Kamillentee oder abgekochtes Wasser).

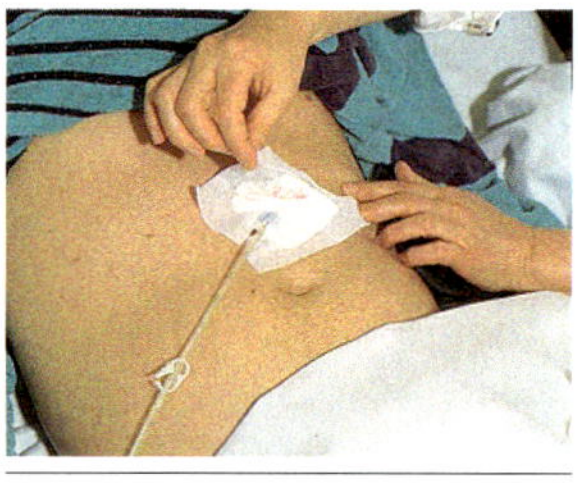

[2] Entfernung des alten Verbandes

Eine leicht verlegte Sonde kann mit Cola gespült werden, die Kohlensäure und die Säure im Getränk (Phosphorsäure) lösen leichte Verklebungen auf. Voraussetzung ist, dass die Patientin das Getränk verträgt. Sonden sollten auf Grund des hohen Säuregehalts nicht mit Früchtetee bestückt werden. In vielen Einrichtungen wird auch auf den Gebrauch von Schwarztee verzichtet, da die Sonden hierdurch schwarz-bräunlich einfärben.

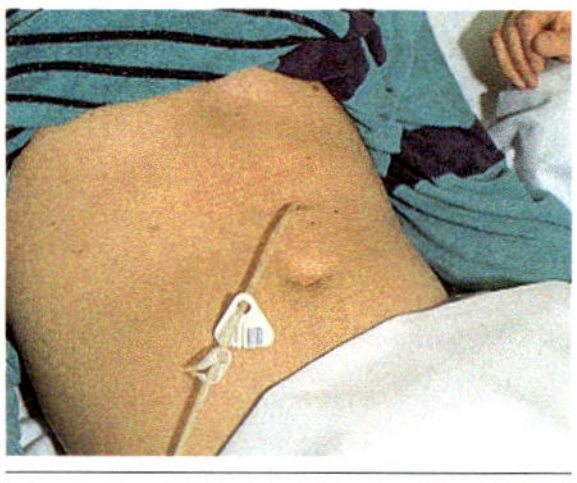

[3] Fixierung an der Halteplatte öffnen

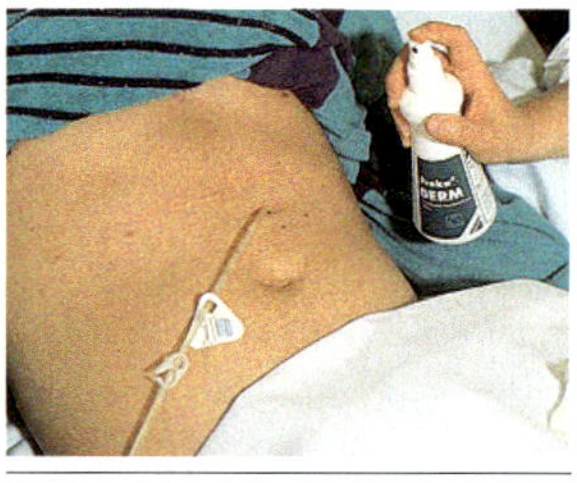

[4] Einstichstelle, Sonde und Halteplatte desinfizieren

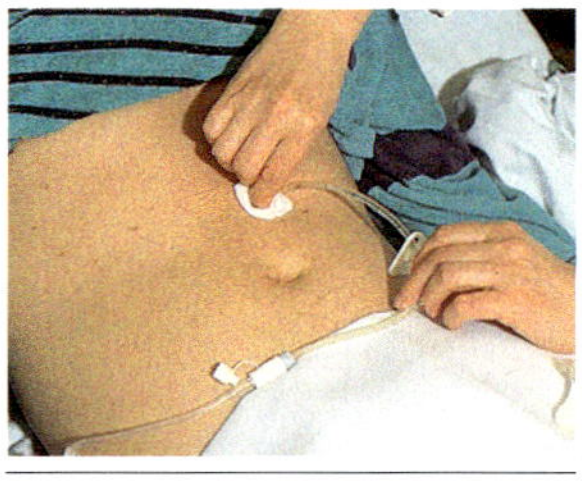

[5] Einstichstelle von innen nach außen mit steriler Mullkompresse reinigen

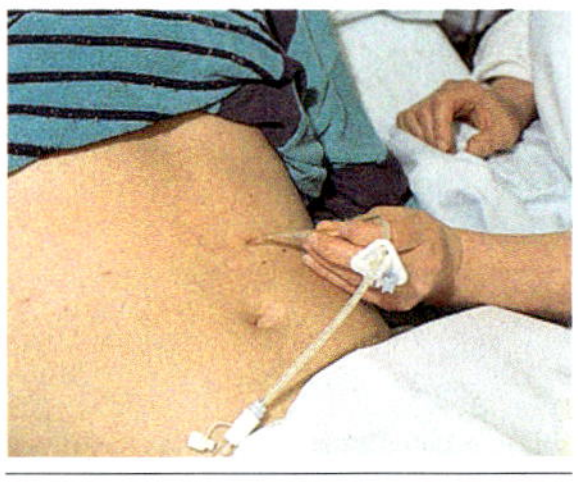

6] Beweglichkeit der Sonde überprüfen

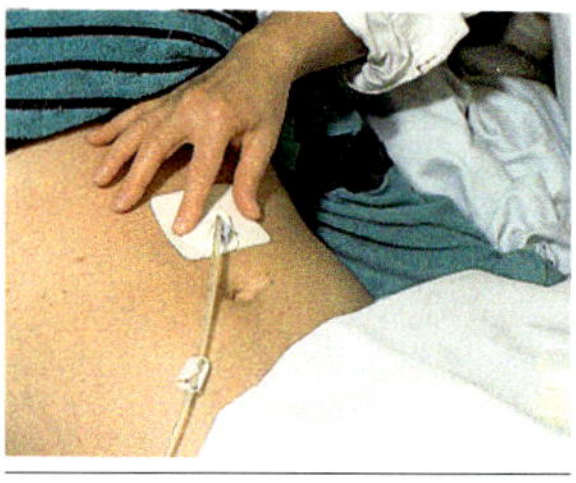

[7] Schlitzkompresse anlegen

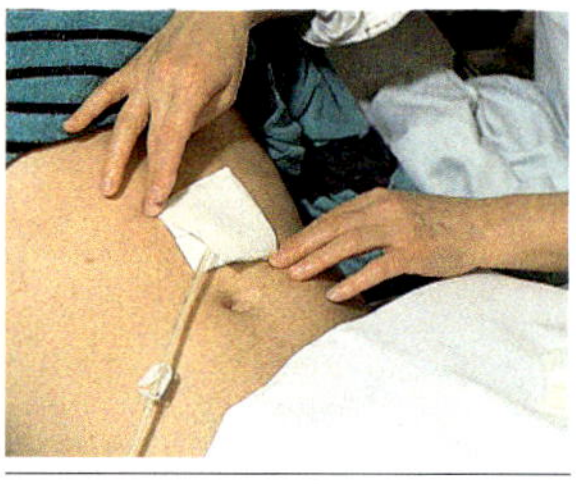

[8] Halteplatte mit einer Kompresse abdecken

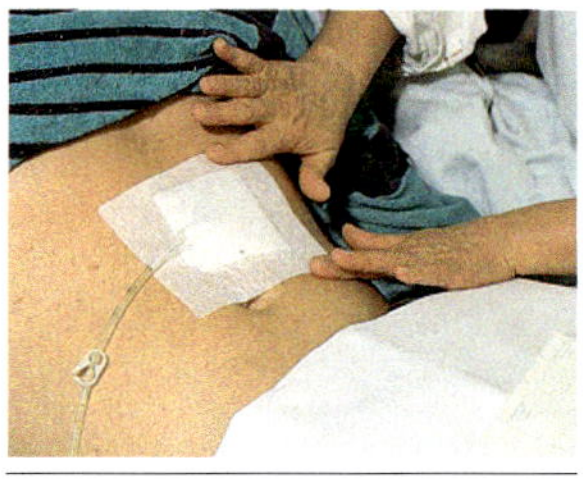

[9] Fixieren mit Stretchpflaster

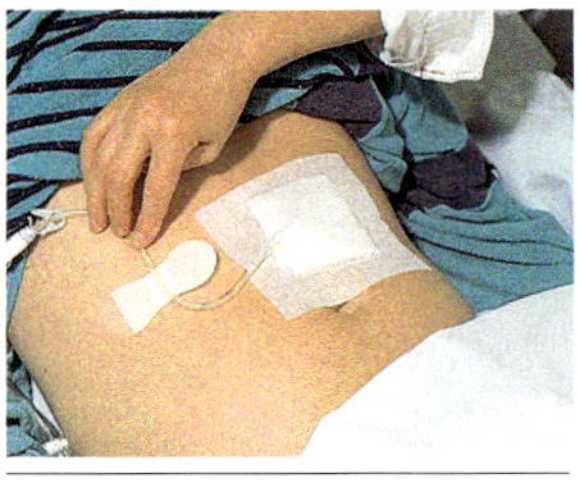

[10] Sonde fixieren

Allgemeines zur Sondenkost

Sondenkost unterscheidet sich durch ihre Nährstoffzusammensetzung sowie durch ihren Geschmack. Bei der Auswahl der Nährstoffzusammensetzung müssen die unterschiedlichen Anforderungen an die Nahrung bezüglich der Grunderkrankung berücksichtigt werden.

Beispiel Herr Wahlberg leidet an einem Ösophaguskarzinom. Er erhält seit vier Wochen dreimal wöchentlich eine Strahlentherapie und wird zu Hause von einer ambulanten Pflegestation betreut. Da Herr Wahlberg bereits 20 % seines Körpergewichts verloren hat, wird ihm zusätzlich zu seiner normalen Ernährung über eine PEG-Sonde eine hochkalorische Nahrung verabreicht.

Die Wahl der Sondenkost trifft das ärztliche Personal. Sondenkost ist in medizinisch notwendigen Fällen laut SGB V verordnungsfähig.

Sondenkost wird entweder als Ergänzungskost oder als vollwertige Ernährung angeboten. Sie wird immer pur verabreicht und nicht mit anderen Flüssigkeiten verdünnt. Der komplette Flüssigkeitsbedarf wird über Sondenkost nicht abgedeckt, dazu wird zusätzlich Wasser oder Tee verabreicht.

Von der Sondenkost muss die Trinknahrung unterschieden werden, die zur Nahrungsergänzung dient. Sie wird in unterschiedlichen Geschmacksrichtungen angeboten. Durch Geruch und die Vorstellung verschiedener Geschmacksrichtungen können die Sinne der Patientinnen stimuliert werden (Basale Stimulation | 2).

Sondenkost ist ein Lebensmittel, das bestimmte Voraussetzungen zur Lagerung benötigt. Geschlossene Flaschen oder vorgefüllte Nahrungsbeutel sollten nicht über Zimmertemperatur gelagert werden. Bezüglich der Haltbarkeit von geschlossenen oder geöffneten Flaschen sind die Herstellerhinweise zu berücksichtigen.

Wird die Sondenkost verabreicht, darf sie auf keinen Fall kühlschrankkalt sein. Das kann | Diarrhö oder auch | Erbrechen verursachen. Die Sondenkost kann im Wasserbad auf lauwarme Temperatur gebracht werden. Dabei darf sie nicht über 50 °C erhitzt werden, da sonst das enthaltene Eiweiß gerinnt.

Diarrhö | 359
Erbrechen | 358

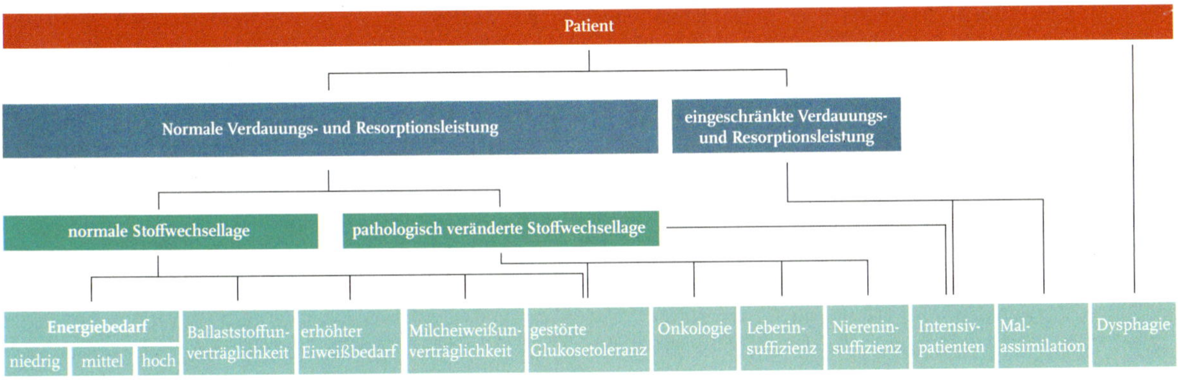

[11] Auswahl der optimalen Trink- oder Sondernahrung

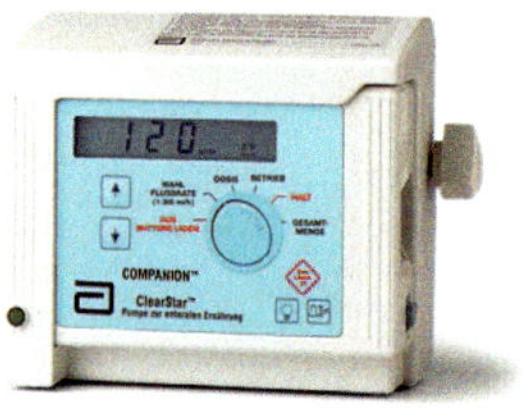

[1] Ernährungspumpe

Verabreichungsmethoden

Die Art und Weise der Verabreichung von Sondenkost wird unterschieden in

- *intermittierende Gabe über* – Schwerkraft
  – eine Spritze
  – eine Ernährungspumpe
- *kontinuierliche Gabe über* – Schwerkraft
  – eine Ernährungspumpe

Bei der Verabreichung mittels Schwerkraft wird die Sondennahrung an ein Durchlaufsystem angeschlossen und direkt dem Körper zugeführt. Beim Durchlaufsystem kann mit einem Stellrädchen die Geschwindigkeit der einlaufenden Flüssigkeit reguliert werden.

Mit einer Spritze werden einzelne Portionen Sondennahrung oder Flüssigkeit wie Tee oder Wasser aufgezogen und durch die Sonde verabreicht.

obligat
erforderlich

Die Ernährung über eine Pumpe kann sowohl intermittierend als auch kontinuierlich erfolgen. Sie ist bei PEJ obligat. Ist die Menge der zu verabreichenden Nahrung (in ml), die Zuflussgeschwindigkeit (ml/min.) und die Dauer der Nahrungszufuhr festgelegt (in min.), können diese Werte am Gerät eingestellt werden. Somit ist gewährleistet, dass die Flüssigkeit entweder exakt gleichmäßig über den Tag verteilt oder zu bestimmten Zeitpunkten (z. B. alle 6 Stunden) verabreicht wird. Für Patientinnen, die ein Pumpensystem zu Hause verwenden, gibt es speziell gefertigte Tragetaschen.

Bei Säuglingen und Kleinkindern wird im Allgemeinen eine intermittierende Gabe über eine Spritze (nicht größer als 20 ml) empfohlen. Die intermittierende Gabe soll dem Kind eine Mahlzeitenstruktur vermitteln und dient weiterhin der individuellen Zuwendung. Mit größeren Spritzen ist eine gefühlvolle Dosierung der Nahrung nur schlecht möglich. Ernährungspumpen werden hauptsächlich bei PEJ eingesetzt.

Die Vor- und Nachteile der verschiedenen Applikationsarten sind in folgender Tabelle gegenübergestellt:

Applikationsart	Vorteile	Nachteile	Risiken für die Patientin
Blasenspritze	▪ geringer Materialaufwand, d. h. kostengünstig ▪ portionierte Nahrungszufuhr	▪ ungenaue Dosierung, somit unsichere Energie- und Flüssigkeitszufuhr ▪ nur für die gastrale Ernährung geeignet ▪ personal- und zeitintensiv ▪ zeitaufwändige Hygienemaßnahmen	▪ Blutzuckerschwankungen ▪ gastrointestinale Unverträglichkeit möglich ▪ Aspirationsgefahr ▪ erhöhtes Infektionsrisiko
Schwerkraft	▪ kostengünstig (geringer Mehraufwand)	▪ nur für die gastrale Ernährung geeignet ▪ Tropfgeschwindigkeit kann nicht exakt eingestellt werden ▪ unkontrolliertes Einlaufen möglich ▪ abnehmende Fließgeschwindigkeit bis zum Stillstand, Gefahr der Sondenverstopfung ▪ nicht bei bewusstseinsveränderten Menschen anwenden, da diese die Rollklemme verstellen könnten	▪ Gefahr der Blutzuckerentgleisung ▪ Übelkeit, Erbrechen, Diarrhö ▪ Aspirationsgefahr
Ernährungspumpe	▪ präzise, konstante, sichere Nährstoff- und Flüssigkeitszufuhr ▪ wahlweise intermittierende und kontinuierliche Ernährung möglich ▪ umfassende Alarmfunktion	▪ Wartungs- und Reparaturaufwand ▪ spezielles Zubehör notwendig, z. B. Pumpenüberleitsysteme	▪ Bei mangelnder Einweisung in den Gerätetyp ist die Sicherheit der Patientin trotz zahlreicher Alarmfunktionen nicht gewährleistet.

Lagerung der Patientin

Werden enteral ernährte Patientinnen bei der Nahrungsverabreichung mit dem Oberkörper zu flach gelagert, kann es zur Regurgitation kommen. Damit wird das Zurückströmen von Speisen in die Speiseröhre und den Mund bezeichnet. Eine mögliche fatale Folge der Regurgitation ist die Aspiration. Eine Ursache der Regurgitation kann die fehlende oder zu langsame Weiterbeförderung des Mageninhalts sein.

Um dieses zu verhindern, sollte der Oberkörper der Patientin bei kontinuierlicher Nahrungsverabreichung mindestens 30 ° und bei portionierter Verabreichung während des Vorganges und einige Zeit danach hoch gelagert sein [Abb. 2].

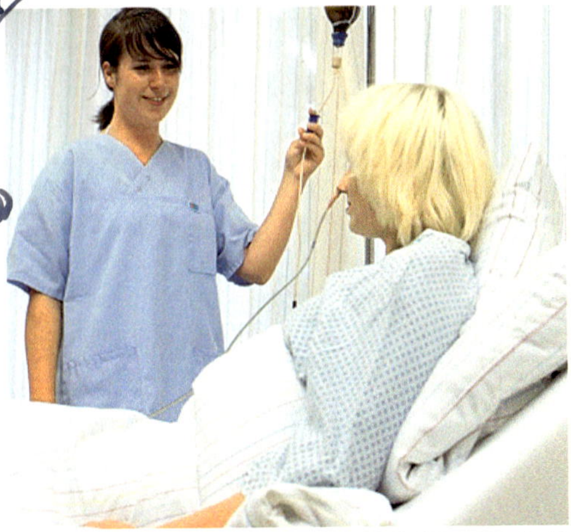

[2] Die Oberkörperhochlagerung dient der Aspirationsprophylaxe.

Verabreichungsgeschwindigkeit

Zum Essen benötigt man Zeit. Dieser Grundsatz ist auch bei der Verabreichung von Sondennahrung zu befolgen. Hierzu gilt für Erwachsene folgende „Faustregel“:

- Bei der portionierten Zufuhr sind pro 200 ml 10 bis 15 Minuten zu veranschlagen.
- Bei der kontinuierlichen Verabreichung sollten 50 ml in ca. einer Stunde einlaufen.

Pflegediagnose
Aspirationsgefahr
Gefahr des Eindringens von Sekreten, Flüssigkeiten oder festen Stoffen aus Magen, Rachen und Mund in den tracheobronchialen Raum [aufgrund von gestörten oder fehlenden normalen Schutzmechanismen].
—
Doenges et al.: S. 162

Bei Kindern wird folgende Vorgehensweise empfohlen:

- Eine Sondenmahlzeit dauert ca. 15 – 30 Minuten.
- Bei Frühgeborenen und Säuglingen werden ca. 0,5 – 1 ml /min verabreicht.
- Bei älteren Kindern werden ca. 1 ml/min verabreicht.

Eine zu schnelle Nahrungsgabe schränkt nicht nur das Wohlbefinden ein, sondern kann ernsthafte Komplikationen verursachen: Neben Erbrechen und Diarrhö ist hier insbesondere auf das Dumping-Syndrom hinzuweisen. Dabei wird zwischen Früh- und Spätdumping unterschieden.

Dumping
Sturzentleerung flüssiger und fester Nahrung vom Magen in den Dünndarm
to dump, engl. = fallen lassen

Das Frühdumping tritt kurz nach der Nahrungsaufnahme auf. Die Nahrung „stürzt“ direkt in den Zwölffingerdarm, der sich enorm dehnt. Es folgt eine osmotische Reaktion. Der Speisebrei entzieht dem Blut Flüssigkeit, daraus folgt eine Hypovolämie. Infolge der Hypovolämie kommt es zu einem Blutdruckabfall. Außerdem klagen die Patientnnen über Übelkeit, Völlegefühl und Schwindel.

Hypovolämie | 347

Die Symptome des Spätdumpings treten erst zwei bis drei Stunden nach der Nahrungsaufnahme auf. Die zu rasche Zufuhr schnellresorbierbarer Kohlenhydrate verursacht eine überhöhte Insulinausschüttung. In der Folge sinkt die Blutzuckerkonzentration, es entsteht eine Hypoglykämie. Die Patientinnen schwitzen, sind müde und leiden unter Konzentrationsmangel. Der Bewusstseinszustand kann sich bis zur Somnolenz verändern.

Hypoglykämie | 2
Somnolenz | 430

Das Dumping-Symptom ist zu vermeiden, indem die Sondenkost langsam verabreicht wird.

Bilanzierung der Ein- und Ausfuhr

Flüssigkeitsbilanz | 320

Zur Kontrolle ihres Flüssigkeit- und Elektrolythaushaltes wird die Flüssigkeitszufuhr und Ausscheidung von enteral ernährten Patientinnen bilanziert. Dabei wird abhängig von der verabreichten Sondennahrung ein bestimmter Wasseranteil pro 100 ml Nahrung berechnet.

Anastomose | 2
Magenresektion | 2

Beispiel Frau Abdallah lag nach einer Magenresektion mehrere Wochen auf der Intensivstation. Da die Anastomose noch nicht vollständig geheilt ist, muss sie enteral über eine PEJ ernährt werden. Sie hat im Krankenhaus am Steißbein und an der Ferse einen Dekubitus 3. Grades entwickelt. Zur Unterstützung der Wundheilung soll sie 1000 ml einer eiweißreichen Nahrung erhalten. Zusätzlich erhält sie 1500 ml Tee. Fresubin HP energy® entählt 150 kcal und 79 ml Wasser pro 100 ml Sondenkost.

Rechnung: Faktor $\frac{1000\,\text{ml}}{100\,\text{ml}} = 10$

Kalorienberechnung pro Tag	$150\,\text{kcal} \cdot 10 = 1\,500\ \text{kcal}$
Flüssigkeitszufuhr über Sondenkost	$79\,\text{ml} \cdot 10 = 790\ \text{ml}$
Gesamtflüssigkeitszufuhr	$790\,\text{ml} + 1500\,\text{ml} = 2\,290\ \text{ml}$

Produkt	Produkteigenschaften	Produktdaten
Niedriger Energiebedarf		Angaben pro 100 ml
Fresubin® 1200 complete	▶ bedarfsdeckend an allen essenziellen Nährstoffen in 1.200 kcal ▶ präbiotische Ballaststoffe ▶ eiweiß***reich*** OMEGA 3 INSIDE	Energie 120 kcal Eiweiß 20% 6,0 g Fett 30% 4,1 g Kohlenhydrate 50% 15,0 g Ballaststoffe 2,0 g Wasser 80 ml
Mittlerer Energiebedarf		Angaben pro 100 ml
Fresubin® 1500 complete	▶ bedarfsdeckend an allen essenziellen Nährstoffen in 1.500 kcal ▶ präbiotische Ballaststoffe OMEGA 3 INSIDE	Energie 100 kcal Eiweiß 15% 3,8 g Fett 30% 3,4 g Kohlenhydrate 55% 13,8 g Ballaststoffe 2,0 g Wasser 84 ml
Fresubin® 1800 complete	▶ bedarfsdeckend an allen essenziellen Nährstoffen in 1.800 kcal ▶ präbiotische Ballaststoffe ▶ eiweiß***reich*** OMEGA 3 INSIDE	Energie 120 kcal Eiweiß 20% 6,0 g Fett 30% 4,1 g Kohlenhydrate 50% 15,0 g Ballaststoffe 2,0 g Wasser 80 ml
Fresubin® original fibre	▶ normokalorisch ▶ ballaststoff***reich*** OMEGA 3 INSIDE	Energie 100 kcal Eiweiß 15% 3,8 g Fett 30% 3,4 g Kohlenhydrate 55% 13,8 g Ballaststoffe 2,0 g Wasser 84 ml
Hoher Energiebedarf		Angaben pro 100 ml
Fresubin® energy fibre	▶ hochkalorisch ▶ ballaststoff***reich*** OMEGA 3 INSIDE	Energie 150 kcal Eiweiß 15% 5,6 g Fett 35% 5,8 g Kohlenhydrate 50% 18,8 g Ballaststoffe 2,0 g Wasser 78 ml
Ballaststoffunverträglichkeit		Angaben pro 100 ml
Fresubin® original	▶ normokalorisch ▶ ballaststoff***frei*** OMEGA 3 INSIDE	Energie 100 kcal Eiweiß 15% 3,8 g Fett 30% 3,4 g Kohlenhydrate 55% 13,8 g Ballaststoffe – Wasser 84 ml
Fresubin® energy	▶ ballaststoff***frei*** ▶ hochkalorisch OMEGA 3 INSIDE	Energie 150 kcal Eiweiß 15% 5,6 g Fett 35% 5,8 g Kohlenhydrate 50% 18,8 g Ballaststoffe – Wasser 78 ml
Altersangepasst (1–12 Jahre)		Angaben pro 100 ml
Frebini original fibre	▶ ballaststoff***reich*** ▶ normokalorisch ▶ Carnitin und Taurin ▶ kindgerechtes Nährstoffprofil OMEGA 3 INSIDE	Energie 100 kcal Eiweiß 10% 2,5 g Fett 40% 4,4 g Kohlenhydrate 50% 12,5 g Ballaststoffe 0,75 g Wasser 84 ml
Frebini energy fibre	▶ ballaststoff***reich*** ▶ hochkalorisch ▶ Carnitin und Taurin ▶ kindgerechtes Nährstoffprofil OMEGA 3 INSIDE	Energie 150 kcal Eiweiß 10% 3,75 g Fett 40% 6,7 g Kohlenhydrate 50% 18,75 g Ballaststoffe 1,13 g Wasser 80 ml
Frebini original	▶ ballaststoff***frei*** ▶ normokalorisch ▶ Carnitin und Taurin ▶ kindgerechtes Nährstoffprofil OMEGA 3 INSIDE	Energie 100 kcal Eiweiß 10% 2,5 g Fett 40% 4,4 g Kohlenhydrate 50% 12,5 g Ballaststoffe – Wasser 84 ml
Frebini energy	▶ ballaststoff***frei*** ▶ hochkalorisch ▶ Carnitin und Taurin ▶ kindgerechtes Nährstoffprofil OMEGA 3 INSIDE	Energie 150 kcal Eiweiß 10% 3,75 g Fett 40% 6,7 g Kohlenhydrate 50% 18,75 g Ballaststoffe – Wasser 80 ml
Erhöhter Eiweißbedarf		Angaben pro 100 ml
Fresubin® HP energy	▶ eiweiß***reich*** ▶ hochkalorisch ▶ ballaststoff***frei*** OMEGA 3 INSIDE	Energie 150 kcal Eiweiß 20% 7,5 g Fett 35% 5,8 g Kohlenhydrate 45% 17,0 g Ballaststoffe – Wasser 79 ml
Milcheiweißunverträglichkeit		Angaben pro 100 ml
Fresubin® soya fibre	▶ milcheiweiß***frei*** ▶ ballaststoff***reich*** ▶ normokalorisch OMEGA 3 INSIDE	Energie 100 kcal Eiweiß 15% 3,8 g Fett 32% 3,6 g Kohlenhydrate 53% 13,3 g Ballaststoffe 2,0 g Wasser 83 ml
Gestörte Glukosetoleranz		Angaben pro 100 ml
Diben®	▶ fett- und kohlenhydratmodifiziert ▶ normokalorisch ▶ ballaststoff***reich*** OMEGA 3 INSIDE	Energie 100 kcal Eiweiß 18% 4,5 g Fett 45% 5,0 g Kohlenhydrate 37% 9,25 g Ballaststoffe 3,0 g Wasser 83 ml
Malassimilation		Angaben pro 100 ml
Survimed® OPD	▶ vollresorbierbare Oligopeptiddiät ▶ eiweiß***reich*** ▶ MCT-***reich*** ▶ ballaststoff***frei*** OMEGA 3 INSIDE	Energie 100 kcal Eiweiß 18% 4,5 g Fett 22% 2,6 g Kohlenhydrate 60% 15,0 g Ballaststoffe – Wasser 84 ml
Onkologie		Angaben pro 100 ml
Supportan®	▶ reich an Fischöl ▶ fett***reich*** ▶ reich an Antioxidanzien ▶ eiweiß***reich*** ▶ hochkalorisch ▶ ballaststoff***reich*** OMEGA 3 INSIDE	Energie 130 kcal Eiweiß 18% 5,9 g Fett 50% 7,2 g Kohlenhydrate 32% 10,4 g Ballaststoffe 1,33 g Wasser 80 ml
Leberinsuffizienz		Angaben pro 100 ml
Fresubin® hepa	▶ angereichert mit verzweigtkettigen Aminosäuren ▶ hochkalorisch ▶ ballaststoff***reich***	Energie 130 kcal Eiweiß 12% 4,0 g Fett 33% 4,9 g Kohlenhydrate 55% 17,9 g Ballaststoffe 1,0 g Wasser 78 ml
Niereninsuffizienz		Angaben pro 100 ml
Survimed® renal	▶ eiweiß***arm*** ▶ elektrolyt***arm*** ▶ flüssigkeitsreduziert ▶ ballaststoff***frei***	Energie 130 kcal Eiweiß 6% 2,0 g Fett 10% 1,5 g Kohlenhydrate 84% 27,2 g Ballaststoffe – Wasserzugabe 200 ml/Bt.
Intensivpatienten		Angaben pro 100 ml
Reconvan	▶ reich an Glutamin ▶ reich an ω-3-Fettsäuren ▶ eiweiß***reich*** ▶ angereichert mit Arginin ▶ reich an Selen OMEGA 3 INSIDE	Energie 100 kcal Eiweiß 22% 5,5 g Fett 30% 3,4 g Kohlenhydrate 48% 12,0 g Ballaststoffe – Wasser 84 ml

[1] Verschiedene Sondenprodukte mit ihren Eigenschaften

Verabreichung der Sondenkost

Zur Verabreichung der Sondenkost gelten die einrichtungsinternen hygienischen Prinzipien. Die Pflegenden versichern sich vorher der Kostanordnung, informieren die Patientin und dokumentieren ihre Maßnahme.

Kommt es zu Komplikationen (z. B. Regurgitation, Aspiration, Durchfälle, Erbrechen, Verdauungsstörungen) muss sofort ärztliches Personal informiert werden.

Vorgehen bei Ernährungspumpe

- Evtl. erwärmen der Sondenkost auf Zimmertemperatur
- Oberkörper der Patientin hochlagern.
- Flasche öffnen, entweder an Pumpensystem direkt anschließen [Abb. 2–7] oder in entsprechenden Beutel füllen. [Abb. 8–13]
- System entlüften, Klemme schließen, in die Pumpe einlegen.
- Flussgeschwindigkeit eingeben.
- Sonde öffnen, Mageninhalt mit Spritze aspirieren. Bei großen Mengen Magenrest verwerfen, bei kleineren Mengen resondieren.
- System an die Sonde anschließen
- Klemme öffnen, Pumpe starten.

Vorgehen bei Bolusgabe per Hand

- Evtl. erwärmen der Sondenkost auf Zimmertemperatur
- Oberkörper der Patientin hochlagern.
- Sonde öffnen, Mageninhalt mit Spritze aspirieren. Bei großen Mengen Magenrest verwerfen, bei kleineren Mengen resondieren.
- Mit frischer Spritze Sondenkost aufziehen, Sonde öffnen und Sondenkost langsam applizieren.

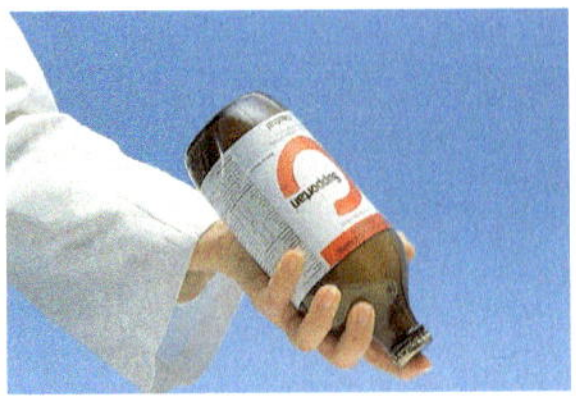

[2] Flasche schütteln

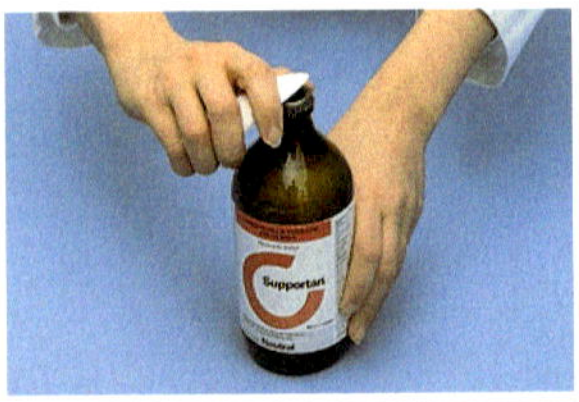

[3] Flasche öffnen

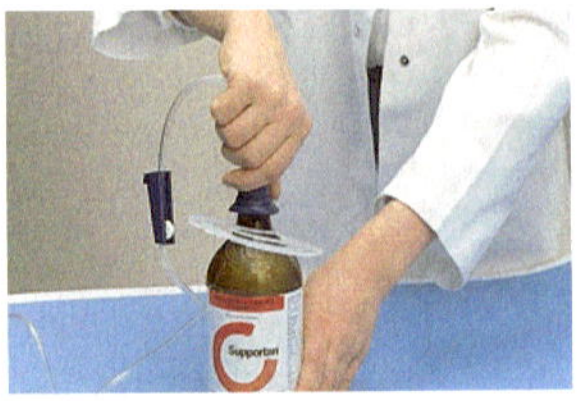

[4] Überleitungssystem mit der Flasche verbinden. Rollklemme schließen

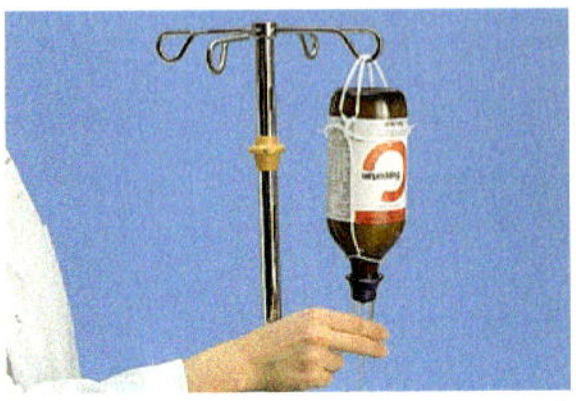

[5] Flasche aufhängen. Tropfenkammer zur Hälfte füllen

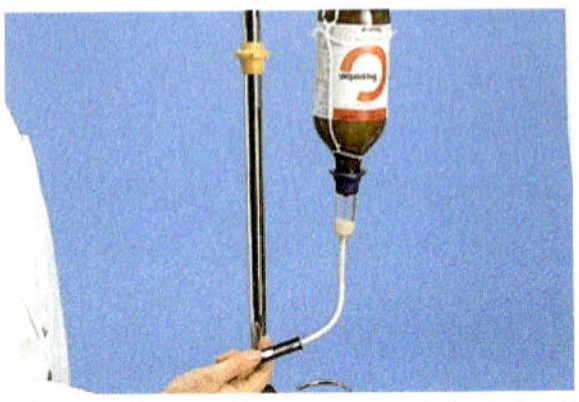

[6] Rollklemme öffnen. Überleitsystem füllen; Rollklemme schließen

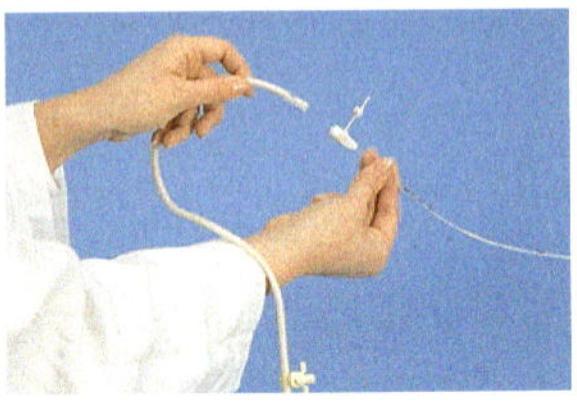

[7] Sonde mit Überleitsystem verbinden

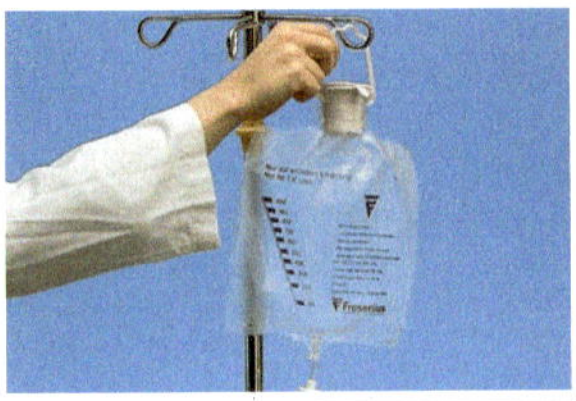

[8] Beutel aufhängen

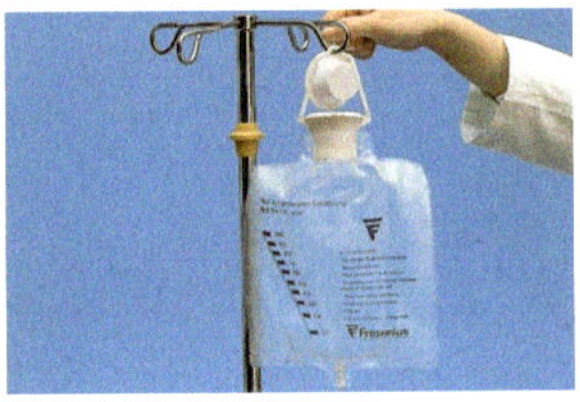

[9] Rollklemme schließen und Einfüllstutzen am Beutel öffnen

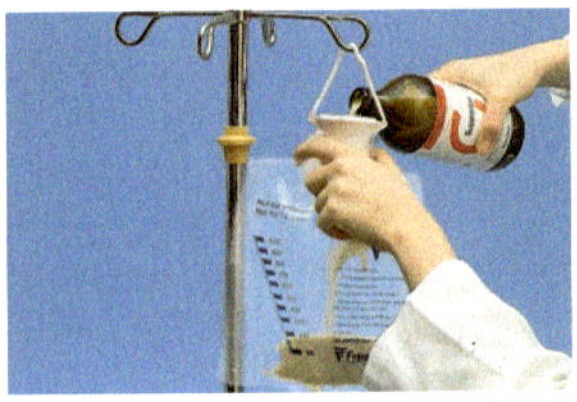

[10] Nahrung für bis zu 8 Stunden einfüllen

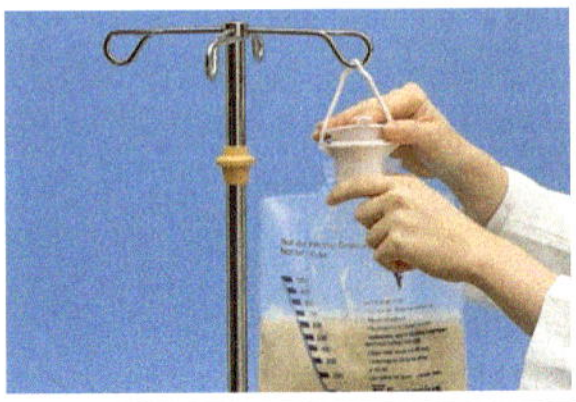

[11] Einfüllstutzen schließen

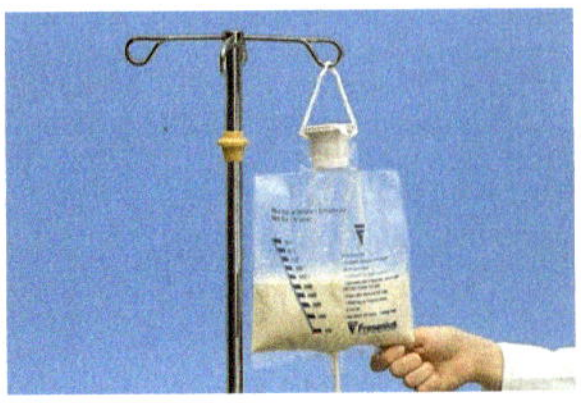

[12] Rollklemme öffnen und das Überleitsystem mit Nahrung füllen; Rollklemme schließen

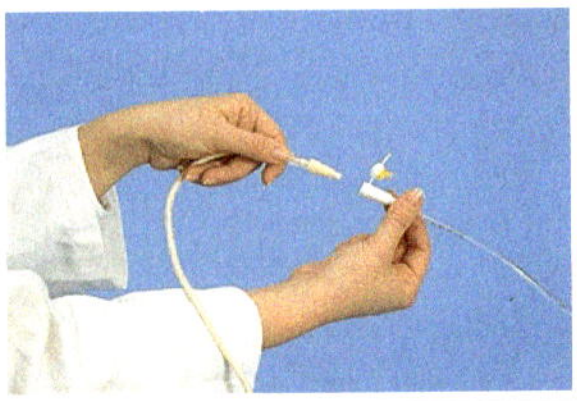

[13] Sonde mit dem Überleitsystem verbinden

Der Nahrungsaufbau mit Sondenernährung

Damit die Patientin die Sondenernährung von Anfang an gut und ohne Komplikationen verträgt, ist es sinnvoll, den Nahrungsaufbau vorsichtig und langsam zu gestalten. Man fängt mit kleinen Mengen an und steigert diese. Dabei gilt, dass eine Steigerung nur dann erfolgen darf, wenn 24 Stunden keine Unverträglichkeit aufgetreten ist. Sollte das doch der Fall sein, muss die Zufuhrrate bzw. die tägliche Nahrungsmenge sofort zurückgestuft werden.

Wichtig ist, dass enteral ernährte Patientinnen ausreichend Flüssigkeit erhalten. Die Deutsche Gesellschaft für Ernährung empfiehlt eine tägliche Gesamtflüssigkeitszufuhr zwischen 25–40 ml pro Kilogramm Körpergewicht. Der Bedarf von Patientinnen wird auf Grund erhöhter Flüssigkeitsverluste (durch Fieber, Blutungen etc.) und fehlender Durstempfindungen an der oberen Grenze von 40 ml/kg Körpergewicht veranschlagt. Von dem ermittelten täglichen Flüssigkeitsbedarf (40 ml · kg Körpergewicht) wird der Flüssigkeitsgehalt der Sondennahrung abgezogen. Die fehlende Flüssigkeit wird durch Tee oder Mineralwasser ergänzt. Ein mögliches Schema des Kostaufbaus für einen 75 kg schweren Menschen ist in nachstehender Tabelle aufgeführt:

Gesamtflüssigkeitsbedarf bei 75 kg: 3 000 ml pro Tag

Stufe	Sondennahrung	Flüssigkeitsergänzung	Gesamtflüssigkeitszufuhr	Gesamtenergiezufuhr
1	5 · 100 ml	12 · 210 ml	420 + 2520 = 2 940 ml	500 kcal
2	10 · 100 ml	11 · 200 ml	840 + 2200 = 3 040 ml	1 000 kcal
3	10 · 150 ml	10 · 170 ml	1 260 + 1700 = 2 960 ml	1 500 kcal
4	8 · 200 ml	10 · 170 ml	1 344 + 1700 = 3 044 ml	1 600 kcal
5	6 · 300 ml	6 · 250 ml	1 512 + 1500 = 3 012 ml	1 800 kcal
6	5 · 500 ml	6 · 150 ml	2 100 + 900 = 3 000 ml	2 500 kcal

[Tab. 1] Sondenaufbaukostschema für Erwachsene

Die Kostaufbauphase bei Kindern richtet sich sowohl nach dem Alter, dem Körpergewicht als auch der Grunderkrankung. Die folgenden Aufbauschemata sollen lediglich exemplarisch eine mögliche Einschleichphase für den Sondenkostaufbau darstellen und basieren auf Empfehlungen der Firma Pfrimmer Nutricia.

Während der Kostaufbauphase müssen der fehlende Kalorien- und Flüssigkeitsbedarf parenteral zugeführt werden.

Tag	1	2	3	4	5	6	7
Einstellung der Pumpe in ml/h	5	10	20	30	40	50	60
Menge (ml/Tag)	60	120	240	360	480	600	720
Laufzeit der Pumpe in h	12	12	12	12	12	12	12
Kalorienmenge/Tag	60	120	240	360	480	600	720
Flüssigkeitsmenge im Substrt in ml	52	103	206	310	413	516	619

[Tab. 2] Enteraler Kostaufbau bei Säuglingen von 0–12 Monaten bei kontinuierlicher Gabe mit Infatrini (1 kcal/ml)

Tag	1	2	3	4	5	6	7	8	9
Einstellung der Pumpe in ml/h	10	20	40	70	100	120	140	160	180
Menge (ml/Tag)	100	200	400	630	900	1080	1260	1280	1440
Bolusgabe	10×	10×	10×	9×	9×	9×	9×	8×	8×
Kalorienmenge/Tag	100	200	400	630	900	1080	1260	1280	1440
Flüssigkeitsmenge im Substrt in ml	85	170	340	536	765	918	1071	1088	1224

[Tab. 3] Enteraler Kostaufbau bei Kindern mit einem Gewicht von 8–20 kg bei Bolusgabe mit Nutrini MultiFibre (1 kcal/ml)

Beratung von Patientinnen und Angehörigen in Ernährungsfragen

6.1.4

Beraten und Anleiten | 385

Die Ernährungsberatung ist das Aufgabenfeld speziell geschulter Fachkräfte: der Ernährungsberaterinnen. Pflegende kommen aber häufig in die Situation, Patientinnen oder Angehörige bezüglich der konkreten Umsetzung von Ernährungsgrundsätzen zu beraten. Hier handelt es sich meist um situierte Beratungen. Zum Beispiel ist die Pflegende direkte Ansprechpartnerin beim Verteilen bzw. Auswählen von Speisen auf der Station, oder wenn Angehörige Lebensmittel mitbringen möchten. Pflegende müssen daher die Ernährungsgrundsätze kennen und diese anwenden können. So reicht es zum Beispiel nicht, zu wissen, dass eine Patientin mit Reduktionskost nur 1 000 kcal pro Tag zu sich nehmen darf. Die Pflegende muss mit der Patientin gemeinsam einen Plan erstellen können, auf dem diese 1 000 kcal auf den Tag verteilt werden und Tipps geben können, wie Hungerattacken überwunden werden können, welche Nahrungsmittel kalorienarm sind, aber sättigend wirken.

Die Wissensgrundlagen für eine solche Beratung wurden in den vorangegangenen Kapiteln ausführlich besprochen. Die Beratung in diesem Bereich erfolgt weniger in geplanten Gesprächen, sondern viel häufiger spontan und auf spezielle Patientinnenfragen hin. Eine große Gruppe der zu Beratenden stellen Familien mit adipösen Kindern dar.

Diese Beratung sollte in ein umfassendes Schulungskonzept für die Kinder und deren Familien eingebettet sein. Adipositas im Kindes- und Jugendalter kann nur gemeinsam mit dem Umfeld – der Familie – therapiert werden. An der Schulung sind in erster Linie Ärztinnen, Psychologinnen, Pädagoginnen, Sport- und Gymnastiklehrerinnen und Ernährungsfachleute beteiligt.

Die Schulung der Kinder und Jugendlichen beschäftigt sich mit den Aspekten:

- **Medizin** – Informationsvermittlung zum Thema Adipositas
- **Psychosoziales** – Schulung der Selbstkompetenz, bestehend aus Selbstwahrnehmung, Selbstakzeptanz, Lebensgestaltung, Umgang mit Rückfällen und Zielplanung
- **Ernährung** – Vermittlung von Informationen zur Ernährung, zur Schulung des Essverhaltens, zum Kochen und Einkaufen
- **Körperliche Aktivität** – dieser Bereich hat einen hohen Stellenwert, es soll dabei zur Bewegung motiviert werden, Bewegung soll im Alltag einen festen Platz einnehmen und die Grenzen der Belastung sollen wahrgenommen werden

Selbstbeobachtungs-Tagebuch: Bitte immer Datum eintragen.

Ich beobachte meinen Alltag

Bewegung	Anzahl pro Tag	Mo.	Di.	Mi.	Do.	Fr.	Sa.	So.	Ergebnis	Ziel	☺😐☹
Aktiver Alltag (1 Aktivität = 1 Strich)											
Sport (30 min = 1 Strich)											
Faulenzen, TV (30 min = 1 Strich)											
Essen											
Süßigkeiten	1									7	
Fett, Öl	2									14	
Fleisch, Fisch, Wurst	1									7	
Milch, Käse	3									21	
Obst, Gemüse	4									28	
Getreide	5									35	
Getränke	6									42	
So oft habe ich gegessen											
Sonderaufgabe zum Essen ______											
Wie habe ich mich gefühlt ☺😐☹											

[1] Selbstbeobachtungstagebuch zur Schulung der Selbstwahrnehmung

Die Bezugspersonen werden ebenfalls in den oben genannten Bereichen geschult und reflektieren ihren eigenen Lebensstil. Auch hierfür können Materialien wie in [Abb. 1] oder auf S. 257 eingesetzt werden.

Beispiel Bei den Schulungen ergänzen sich die Elemente Wissensvermittlung, Persönlichkeitsschulung und das Erlernen und Üben neuer Verhaltensmuster.

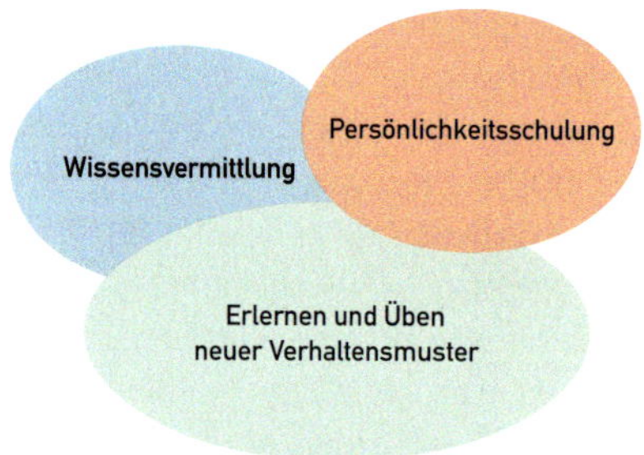

Merksätze für Eltern

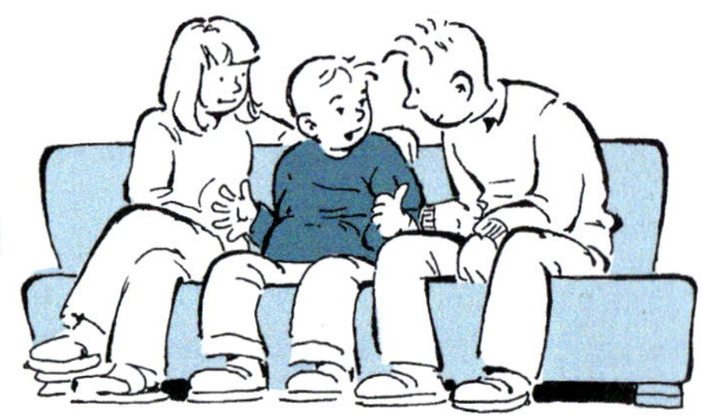

- Seien Sie Vorbild für die Kinder!
- Unterstützen Sie Ihre Kinder bei der Umstellung zu gesundem Ess- und Bewegungsverhalten.
- Berücksichtigen Sie die Sorgen und Nöte Ihrer Kinder.
- Seien Sie selbst auch zu Verhaltensänderungen bereit.
- Beziehen Sie auch die weitere Familie (z. B. die Großeltern) mit ein.
- Ernähren Sie sich selbst bewusst:
  - essen sie langsam,
  - essen sie möglichst gemeinsam,
  - essen sie nicht „nebenbei" (z. B. beim Zeitunglesen, Fernsehen),
  - trinken sie Wasser zum Essen.

  Seien Sie dabei soweit wie möglich gut gelaunt, mäkeln sie nicht am kalorienarmen Essen!
- Reduzieren Sie ihr eigenes „Naschverhalten"!
- Essen darf nicht als Belohnung oder als Strafe eingesetzt werden. Zeit für die Kinder zu haben (z. B. für gemeinsame Spiele, Ausflüge, Vorlesen, altersgerechte Arbeiten im Garten, Haushalt, in der Werkstatt erledigen) ist eine bessere Belohnung als Essen (Süßes, Fastfood).
- Fördern Sie die Selbstständigkeit ihrer Kinder, damit fördern sie ihr Selbstwertgefühl!
- Kinder brauchen Grenzen. Eltern sollten darauf achten, Grenzen sachlich und für die Kinder nachvollziehbar zu begründen.
- Ziehen Sie als Eltern in ihren Erziehungszielen und -strategien an einem Strang!
- Sie als Eltern können Kinder in ihrem Lernerfolg unterstützen, indem Sie nicht nur den Erfolg, sondern insbesondere das Bemühen loben.
- Konflikte zwischen Eltern und Kindern sollten auf demokratische Weise, liebevoll, aber klar gelöst werden, z. B. durch Kompromisse, die die Bedürfnisse aller Beteiligten berücksichtigen. Kindern ist dabei unbedingt auch eine eigene Meinung und ein eigenes Empfinden einzugestehen.
- Zeigen Sie Ihren Kindern, dass Sie sie lieben und achten!

[1] Informationsmaterial für Eltern/ Bezugspersonen von adipösen Kindern

Essregeln

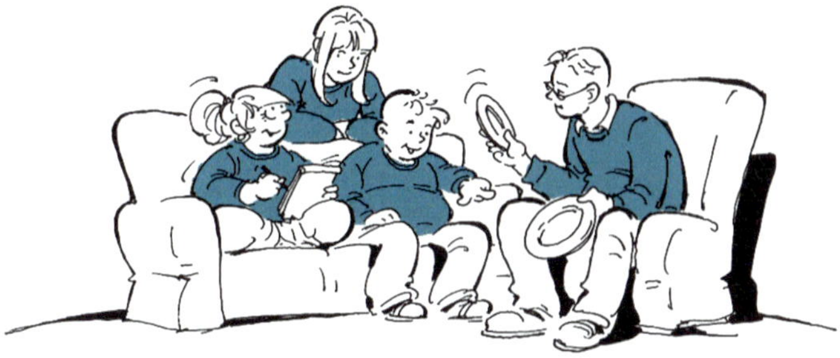

	Wer ist zuständig?	
	Eltern	Kind
1. Ich verteile meine tägliche Nahrungsmenge auf 5 Mahlzeiten. Eltern: entsprechende Planung in der Familie.	●●●	●●
2. Ich esse zu den festgelegten Mahlzeiten. Eltern: Rahmenbedingungen hierzu schaffen.	●●●	●●
3. Ich überlege mir vor jeder Mahlzeit genau, was und wie viel ich essen will. Dabei achte ich darauf, ob ich Hunger oder Appetit habe. Eltern: können vor der Mahlzeit gelegentlich diese Überlegung nachfragen.	●	●●●
4. Dabei orientiere ich mich an der Kinderpyramide und der 6-5-4-3-2-1-Regel. Eltern: Lebensmittelauswahl regelmäßig mit dem Kind besprechen.	●●●	●●
5. Ich konzentriere mich auf meine Mahlzeit und vermeide Ablenkungen wie z. B. Radiohören, Fernsehen, Lesen oder Computerspielen. Eltern: mit gutem Beispiel vorangehen.	●●	●●●
6. Ich trinke vor der Mahlzeit 1 Glas Wasser. Eltern: mit gutem Beispiel vorangehen.	●	●●●
7. Ich esse vor der Mahlzeit etwas Rohkost (Gemüse, Salat). Eltern: mit gutem Beispiel vorangehen.	●	●●●
8. Ich benutze einen kleinen Teller. Eltern: ermöglichen bzw. umsetzen.	●●●	●●●
9. Ich esse langsam und mit Genuss (z. B. mit Messer und Gabel). Eltern: mit gutem Beispiel vorangehen.	●	●●●
10. Ich muss nicht bei jeder Mahlzeiten alles perfekt machen, sondern sorge mit meinem Selbstbeobachtungs-Tagebuch dafür, dass im Laufe einer Woche alles ausgeglichen ist. Eltern: Führen des Selbstbeobachtungs-Tagebuchs, fördern und verstärken.	●	●●●
11. Ich bitte meine Familie und Freunde um Unterstützung. Eltern: müssen Unterstützung dann auch gewähren.	●	●●●
12. Ich erstelle eine Einkaufsliste und kaufe, was ich geplant habe. Eltern: diese Liste auch mit dem Kind gemeinsam erstellen.	●●●	●
13. Ich kaufe möglichst nie hungrig ein. Eltern: darauf achten, dass Kinder (und Eltern) diese Regel einhalten.	●●●	●●●
14. Wenn ich in Restaurants oder bei Einladungen eine zu große Portion erhalten habe, kann ich einen Rest auf dem Teller lassen. Eltern: Vermeidung der Aufforderung „alles aufessen“.	●	●●●
15. Ich kaue gründlich und nehme den nächsten Bissen erst dann auf mein Besteck, wenn ich den vorherigen hinuntergeschluckt habe. Eltern: Vermeidung der Aufforderung „Iss schneller!“	●	●●●
16. Ich entspanne mich vor dem Essen. Eltern: Ruhezeit gewähren.	●	●●●
17. Ich versuche, in Ruhe zu essen. Eltern: Schaffung einer ruhigen Atmosphäre.	●●	●●●
18. Ich richte alle Speisen appetitlich auf möglichst kleinen Tellern an, so dass es nach mehr aussieht. Eltern: Möglichkeit dazu schaffen.	●●●	●●●
19. Ich räume nach dem Essen Reste und Geschirr sofort weg. Das ist eine Familienaufgabe.	●●●	●●●
20. Ich löse mein Süßigkeitendepot auf. Eltern: auf entsprechende Vorratshaltung achten.	●●	●●●
21. Ich suche mir für jeden Lebensbereich einen festen Essplatz. Eltern: gemeinsam mit der Familie besprechen.	●●●	●●●

●●● = viel Verantwortung, ●● = mittlere, ● = Teilverantwortung bzw. entsprechende Unterstützung

6.2 Naturwissenschaftlich-medizinischer Bezug

6.2.1 Verdauungsorgane und Verdauungsvorgänge

Mund | 104
Kauen | 107

resorbierbar
passend für die Aufnahme durch Haut oder Schleimhaut strukturiert oder umgewandelt

Der Verdauungsvorgang beginnt mit der Aufnahme der Speisen in den Mund sowie deren Zerkleinerung beim Kauen. Die eigentlichen Verdauungsorgane verändern die aufgenommene Nahrung in resorbierbare Bestandteile und nehmen sie in das Körperinnere (Zellen) auf.

Rachen

Der Rachen (*Pharynx*) dient:

- als Luftweg beim Atmen
- als Speiseweg beim Schlucken
- der Abwehr (*lymphatischer Rachenring*)

Lage und Aufbau

Der Rachen ist der Bereich zwischen dem unteren Nasenraum und dem Kehlkopf. Er ist mit der Schädelbasis fest verbunden. Nach seinem Verlauf werden drei Abschnitte unterschieden [Abb. 2]:

- Epipharynx (*Nasopharynx*) als oberer Abschnitt
- Mesopharynx (*Oropharynx*) als mittlerer Abschnitt
- Hypopharyxnx (*Laryngopharynx*) als unterer Abschnitt

Die Wand des Rachens zeigt folgenden Schichtaufbau (von innen nach außen):

- Schleimhautepithel: Flimmerepithel im oberen Rachenabschnitt (*Nasopharynx*); mehrschichtiges, unverhorntes Plattenepithel im mittleren und unteren Abschnitt (*Meso- und Hypopharynx*)
- Muskelschicht: quer gestreifte, willkürliche Muskulatur im Bereich des Rachens
- Bindegewebsschicht

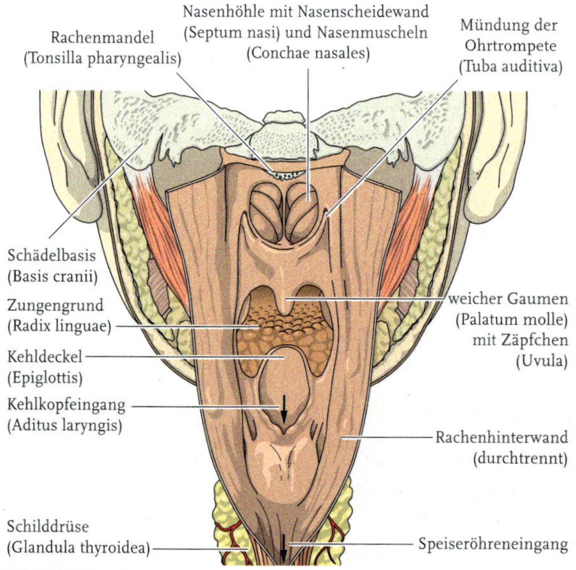

[1] Ansicht des Rachens nach Eröffnung der Rachenhinterwand

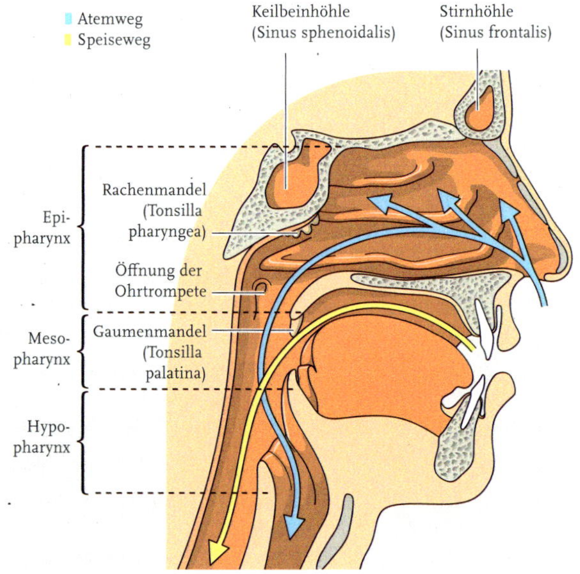

[2] Luft- und Speisewege im Rachen

Speiseröhre

Als Verbindungsstück von Rachen und Magen befördert die Speiseröhre die in der Mundhöhle angedaute Speise durch regelmäßige Bewegungen portionsweise in den Magen. Die Bewegungen werden durch abschnittsweise Kontraktionen der Muskulatur (*Peristaltik*) verursacht.

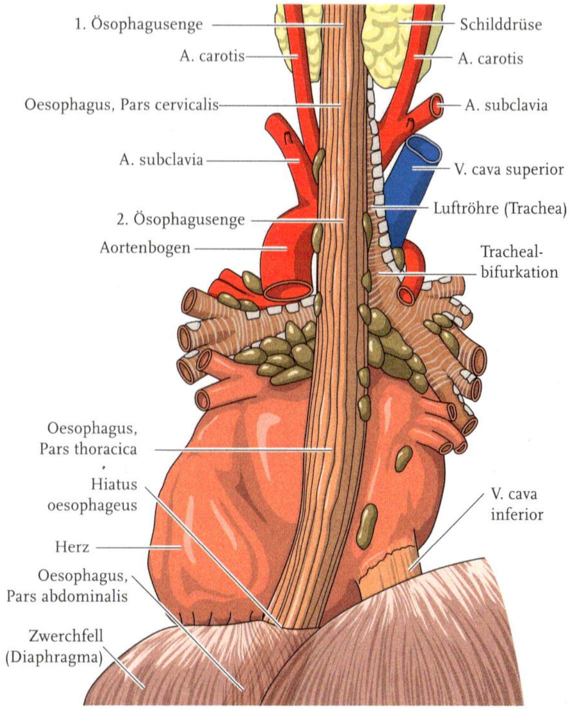

[3] Speiseröhre und anliegende Organstrukturen: Ansicht von dorsal

Lage und Aufbau

Die Speiseröhre (*Ösophagus*) stellt als elastischer, muskulöser Schlauch von 20–25 cm Länge die Verbindung zwischen Rachen und Magen dar [Abb. 3]. Sie liegt:

- zwischen dem Ringknorpel des Kehlkopfes in Höhe des 6.–7. Halswirbels und dem Mageneingang in Höhe des 9.–11. Brustwirbels
- im Raum zwischen den beiden Lungenhälften (*Mediastinum*), dorsal der Aorta und der Luftröhre (*Trachea*), ventral der Wirbelsäule

Die Speiseröhre tritt durch eine Öffnung (*Hiatus oesophagus*) im Zwerchfell vom Brustraum in den Bauchraum ein. Sie zeigt in ihrem Verlauf drei ungleich lange Abschnitte:

- Halsteil (*Ösophagus, Pars cervicalis*)
- Brustteil (*Ösophagus, Pars thoracica*)
- Bauchteil (*Ösophagus, Pars abdominalis*)

Die Speiseröhre ist an 3 Stellen eingeengt:

- **1. Enge:** Ösophagusmund, in Kehlkopfhöhe.
  Dies ist die engste Stelle mit einem Durchmesser von nur 1,4 cm.
  Die Enge entsteht durch den Ringknorpel des Kehlkopfes.
- **2. Enge:** im Brustbereich, im Gebiet der Trachealbifurkation. Sie wird durch den Aortenbogen verursacht, der sich hier an die linke Ösophagusseite anlagert.
- **3. Enge:** entsteht beim Durchtritt durch das Zwerchfell (*Hiatus oesophagus*).

Trachealbifurkation | 390
Aortenbogen | 744

Die Speiseröhrenengen sind von Bedeutung, da an diesen Stellen größere Nahrungsstücke „hängen bleiben" und Verletzungen verursachen können. Verätzungen der Speiseröhre wirken sich an diesen Stellen besonders gravierend aus.

Mikroskopisch verfügt die Speiseröhre über den für den Verdauungstrakt typischen Wandaufbau (von innen nach außen). Dieser Aufbau trifft prinzipiell auf alle Abschnitte des Verdauungssystems zu. In den folgenden Abschnitten werden daher nur noch Besonderheiten im Wandaufbau erwähnt.

- **Schleimhaut** (*Mucosa*): mehrschichtiges, unverhorntes Plattenepithel; zum Mageneingang hin können vereinzelt Inseln von Magenschleimhaut eingelagert sein;
- **Verschiebeschicht** (*Submucosa*): dünne Bindegewebsschicht mit einigen mukösen Spüldrüsen; in dieser Schicht liegt ein spezielles Nervengeflecht zur Regulation der Schleimhautdrüsen: der Meissnersche Plexus
- **Muskelschicht** (*Muscularis*): innen Ring- und außen Längsmuskulatur, im oberen Anteil quer gestreifte (willkürliche), im unteren Anteil glatte (unwillkürliche) Muskelzellen; zwischen Längs- und Ringmuskelschicht liegt ein spezielles Nervengeflecht zur Regelung der Peristaltik. Dieses wird Auerbachscher Plexus oder Plexus myentericus genannt;
- **äußere Bindegewebsschicht** (*Adventitia*): stellt die Verbindung zur Umgebung her.

Peristaltik | 259

Peristaltik

Unter Peristaltik werden die Transportmöglichkeiten in Hohlorganen verstanden, die aus glatter Muskulatur bestehen. Sie findet im Harnleiter, im Eileiter, im Uterus und in den Verdauungsorganen statt. Im Verdauungstrakt ist die Peristaltik der wellenförmige Transport des Speisebreis (*Chymus*). Diese Bewegung wird durch die unterschiedlichen Muskelschichten der Verdauungsorgane ermöglicht. Die innen liegende ringförmige Muskulatur bildet durch Kontraktion Segmente / Abschnitte, der darin befindliche Speisebrei wird dadurch fixiert. Danach kontrahiert sich die außen liegende Längsmuskelschicht und schiebt sich über die Segmente der Ringmuskulatur. Der fixierte Speisebrei wird so weiterbefördert. Die Peristaltik wird einerseits von Nervenfasern der Hohlorgane selbst gesteuert und andererseits durch den Sympathikus und den Parasympathikus beeinflusst. Es gibt verschiedene Formen der Peristaltik:

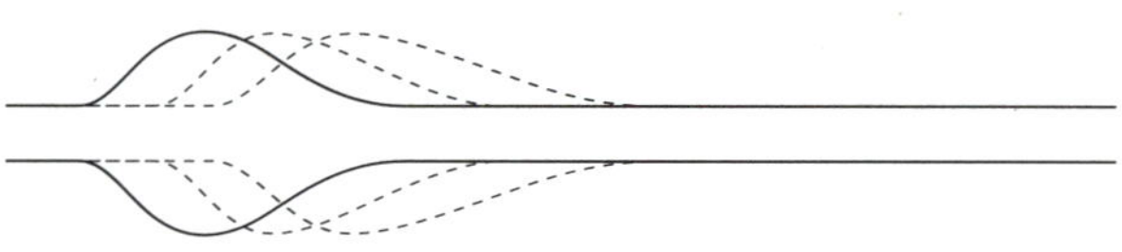

[1] Propulsive Peristaltik

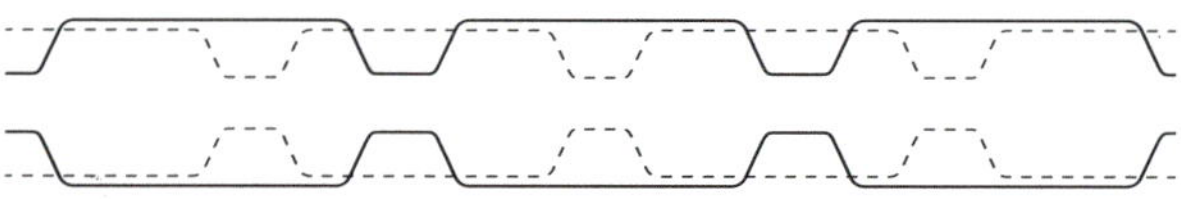

[2] Nichtpropulsive Peristaltik

gastro-colischer Reflex | 270

Propulsive Peristaltik: vorwärtsgerichtete Peristaltik in der Speiseröhre, im Magen und im Darm, die Ringmuskulatur kontrahiert sich proximal des Bolus. Bewegung ist nur in eine Richtung, nach distal möglich.

Nichtpropulsive Peristaltik: im gesamten Darm zur Durchmischung, Bewegung ist in beide Richtungen (proximal und distal) möglich.

Antiperistaltik: im Kolon zur Speicherung und besseren Resorption von Wasser. Bewegung ist nur nach proximal möglich.
Zusätzlich finden im Colon pro Tag ca. 1–3 distale Massenbewegungen statt, die den Stuhl zum Rektum bewegen und zum Stuhldrang führen. Diese Massenbewegungen werden durch den gastro-colischen Reflex ausgelöst.

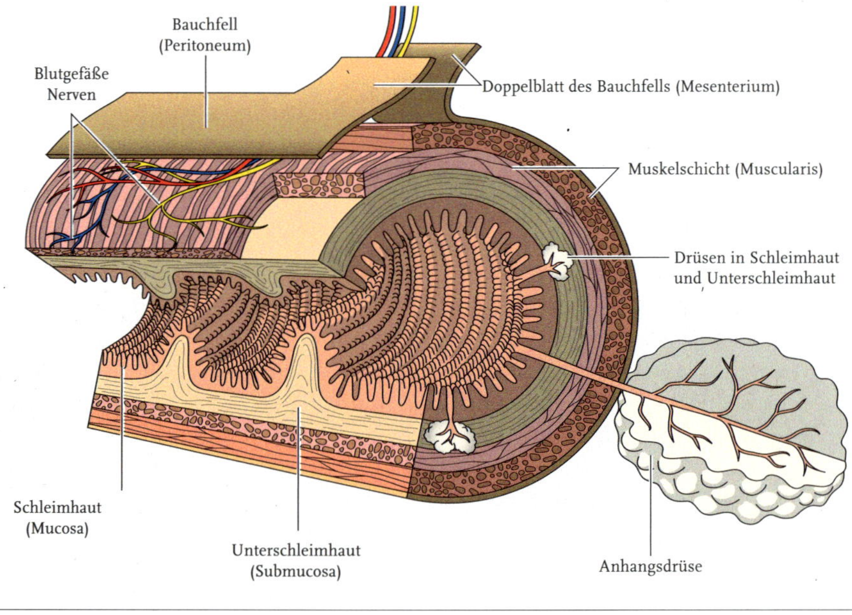

[3] Allgemeiner Aufbau und Schichtung der Verdauungsorganwände

Schluckakt

Der Schluckakt beschreibt den Vorgang, über den die Nahrung vom Mund in den Magen zurücklegt. Er verläuft in vier Phasen:

1. orale Vorbereitungsphase
2. orale Phase
3. pharyngeale Phase
4. ösophageale Phase

Während der **oralen Vorbereitungsphase** wird die Nahrung im Mund zerkaut und mit Speichel vermischt. Die somit schluckfertige Nahrung wird auf das vordere bis mittlere Zungendrittel gebracht. Während der oralen Vorbereitungsphase ist der Luftweg offen, Rachen und Kehlkopf befinden sich in Ruhestellung.

In der **oralen Phase** wird der Speisebrei über das hintere Zungendrittel in den Rachen befördert, und es wird der Schluckreflex ausgelöst. Die Speise wird zum weichen Gaumen transportiert. Das angehobene Gaumensegel liegt jetzt an der hinteren Rachenwand an, sodass der Durchgang vom Mund zu den Nasenräumen verschlossen ist. Berührt die Nahrung die vorderen Gaumenbögen, wird der Schluckreflex ausgelöst. Bis zu diesem Zeitpunkt ist der Schluckakt willkürlich.

In der **pharyngealen Phase** wird der Speisebrei durch den Rachen hindurch in die Speiseröhre transportiert. Der Kehldeckel verschließt die Luftröhre. Der Schluckreflex, der diesem Vorgang zu Grunde liegt, ist ein unwillkürlicher Automatismus (*Reflex*), das heißt nicht willentlich beeinflussbar.

Der Speisebrei wird sehr schnell durch den Rachen transportiert. Dies wird durch eine ruckartige Bewegung der Zunge eingeleitet und endet mit der Öffnung des oberen Ösophagussphinkters.

In der **ösophagealen Phase** gelangt der Speisebrei durch die Speiseröhre hindurch in den Magen. Zwei Vorgänge sind hier wichtig:

- Die Speiseröhre bewegt sich in peristaltischen Wellen.
- Der untere Ösophagussphinkter öffnet sich.

Nach Öffnung des oberen Ösophagussphinkters (Schließmuskel) tritt der Speisebrei in die Speiseröhre ein und wird durch deren peristaltische Bewegungen in Richtung Magen befördert. Öffnet sich der untere Ösophagussphinkter, kann der Speisebrei in den Magen passieren. Der Schluckakt ist nun abgeschlossen.

Folgende Hirnnerven steuern die am Schluckakt beteiligte Muskulatur:

- N. glossopharyngeus
- N. vagus
- N. hypoglossus

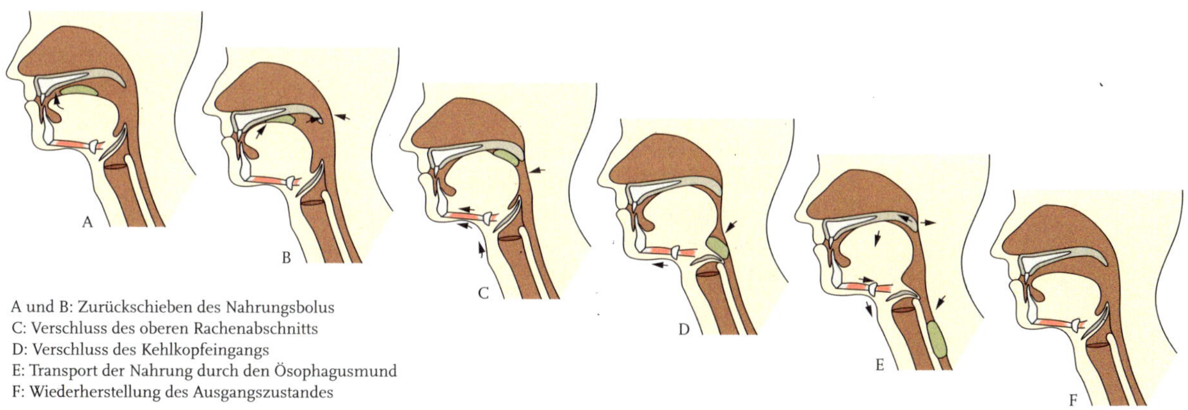

[4] Der Schluckakt

Magen

Der Magen (*Ventriculus* oder *Gaster*) ist ein Teil des Kanalsystems zwischen Mundhöhle und Darm. Er ist Reservoir für die angedaute Nahrung und hat Durchmischungs- und Weitertransportfunktionen. Als Magensaft- bzw. Enzymproduzent hat er auch Verdauungsfunktion.

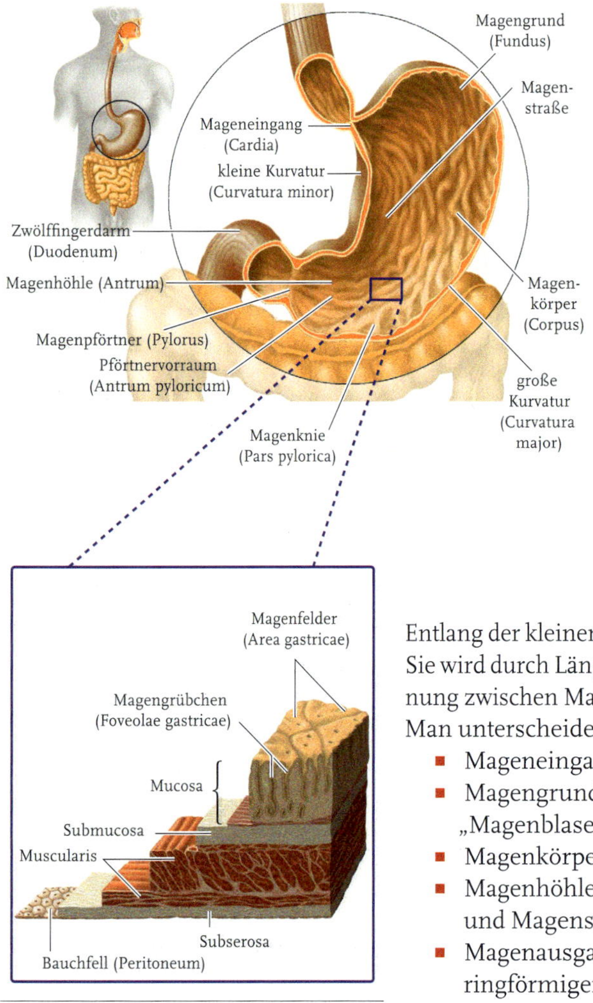

[1] Magen- und Magenwandaufbau

Lage und Aufbau des Magens

Der Magen, der in Form und Größe sehr variabel ist (je nach Füllung, Körperlage sowie Alter und Gewicht des Menschen), liegt:

- im linken Oberbauch unter der linken Zwerchfellkuppel
- in Höhe des 9.–11. Brustwirbels bis hin zum 1.–3. Lendenwirbel
- medial (zur Körpermitte hin) unter der Leber

Der Magen [Abb. 1] hat eine Form wie ein Füllhorn oder ein Angelhaken und hat zwei Krümmungen:

- **außen:** die große Kurvatur (*Curvatura major*) mit Ursprung des großen Netzes, das die Darmschlingen bedeckt;
- **innen:** die kleine Kurvatur (*Curvatura minor*) mit Ursprung des kleinen Netzes, das sich zwischen Magen und Leberpforte ausspannt.

Entlang der kleinen Kurvatur verläuft im Inneren des Magens die Magenstraße. Sie wird durch Längsfalten der Schleimhaut gebildet und ist die kürzeste Entfernung zwischen Mageneingang und -ausgang.
Man unterscheidet folgende Magenanteile:

- Mageneingang (*Cardia*)
- Magengrund (*Fundus*), dieser ist im Röntgenbild durch die „Magenblase“ (verschluckte Luft im Magengrund) sichtbar
- Magenkörper (*Corpus*) mit Knick und Knie (*Pars pylorica*)
- Magenhöhle (*Antrum*) mit Vorraum des Pförtners (*Antrum pyloricum*) und Magenstraße
- Magenausgang (*Pylorus*), auch Magenpförtner mit einem ringförmigen Schließmuskel (*M. sphincter pylori*)

Im Unterschied zu allen anderen Verdauungsorganen enthält die Muskelschicht des Magens nicht nur Ring- und Längs-, sondern auch Schrägmuskeln. Diese bilden ein spiralig verlaufendes System und regulieren so die Entfaltung des Magens. Die Schichten der Magenwand zeigen den für den Verdauungstrakt typischen Aufbau. Jedoch verfügt die Magenschleimhaut mit einer Dicke von 0,9 mm über einen besonderen Aufbau:

- Magenfalten bilden an der kleinen Kurvatur durch Längsverlauf die so genannte Magenstraße und sind im übrigen Magenbereich unregelmäßig, netzartig angeordnet.
- Millimetergroße Magenfelder (*Areae gastricae*) sind durch tiefe Furchen unterteilt und „beetartig“ angelegt. Je nach Entfaltung der Schleimhaut treten sie unterschiedlich deutlich hervor.
- Magengrübchen (*Foveolae gastricae*) gehen in die Tiefe und enden in den Furchen der Magenfelder. Sie dienen der Oberflächenvergrößerung der Schleimhaut. In ihnen münden die Drüsen der Magenschleimhaut.

Magensaft- und Enzymproduktion

Die gesamte Magenschleimhaut enthält rund 1 Million Drüsen. Diese produzieren ca. 1 – 2 Liter Magensaft. Aufbau, Sekretion und Funktion der Drüsen sind in den einzelnen Magenabschnitten unterschiedlich.

Exokrine Drüsen im Fundus- und Corpus-Bereich ziehen von den Magengrübchen wie Schläuche in die Tiefe und erreichen dort die Muskulatur des Magens und bilden den Magensaft. Sie enthalten 3 verschiedene Zellarten:

- Die Hauptzellen bilden das Pepsinogen, eine inaktive Enzymvorstufe zur Proteinspaltung. Bei einem pH-Wert von 1,5 – 2 wird es durch Salzsäure in seine aktive Form, das Pepsin, überführt.
- Die Belegzellen bilden Salzsäure (HCl) und den „Intrinsic factor". Freie Salzsäure entsteht erst auf der Schleimhautoberfläche. Sie aktiviert Pepsinogen zu Pepsin, ist für die Denaturierung (= Ausfällung) von Eiweiß erforderlich und wirkt bakterizid. Der Intrinsic factor bildet mit dem Vitamin B_{12} aus der Nahrung einen Komplex und ermöglicht damit die Resorbierbarkeit von B_{12}.
- Die Nebenzellen bilden einen schwach sauren Schleim, der die Schleimhautoberfläche vor der Selbstandauung durch die Salzsäure schützt.

Vitamin B_{12} gelangt zur Leber und wird an das Knochenmark weitergeleitet. Dort wird es zum Aufbau von Erythrozyten benötigt.

Der von den Drüsen abgesonderte Magensaft ist sehr sauer; der pH-Wert liegt nüchtern bei 1 – 1,4; ist der Magen gefüllt, liegt er bei 3 – 5. Neben Wasser und Schleim sind die wichtigsten Bestandteile des Magensaftes:

- Enzyme: Pepsinogen bzw. Pepsin
- Salzsäure
- Intrinsic factor
- Elektrolyte: Na^+, K^+, Cl^-, Ca^{++}, Mg^+

Im Pylorusbereich sind weitere exokrine Drüsen netzartig verzweigt. Sie bilden ein neutrales bis alkalisches mukoides (schleimhaltiges) Sekret. Die endokrinen Drüsen im Pylorusbereich produzieren das Hormon Gastrin. Es erreicht auf dem Blutweg die Fundusdrüsen und regt dort die Salzsäuresekretion an. Im Dünndarm wirkt Gastrin hemmend auf die Wasserresorption.

Die Gastrinsekretion wird durch Magendehnung angeregt sowie durch einen pH-Wert $< 2{,}5$ im Antrum des Magens gehemmt.

In die Magenschleimhaut sind weitere endokrine Drüsen eingestreut. Einige von ihnen produzieren das Hormon Serotonin, welches die glatte Muskulatur erregt. Andere sondern Glukagon ab. Im Wesentlichen sind Glukagonzellen jedoch in der Bauchspeicheldrüse zu finden.

Glukagon | 273

Peristaltik | 260

Motorische Weiterleitung des Speisebreis im Magen

Wird Nahrung in den Magen aufgenommen, so dehnen sich die Magenwände, und es erhöht sich der Tonus. Bei leerem Magen ist der Tonus gering, und die Magenwände liegen dicht aneinander.

Die Weiterleitung des Speisebreis erfolgt durch Peristaltik, die durch das vegetative Nervensystem gefördert wird. Im gefüllten Magen sind die Einschnürungen jedoch tiefer und die peristaltischen Wellen schneller.

Flüssigkeiten fließen entlang der Magenstraße zum Magenausgang. Feste Speisen werden schichtweise übereinandergestapelt [Abb. 2], gelangen zur großen Kurvatur, werden im Corpus durch Salzsäure angedaut und im Pylorus durch Kontraktion und Peristaltik durchmischt; dies dauert je nach Speise 2 – 4 Stunden.

Die Entleerung des Mageninhaltes in den Dünndarm wird durch den Druckunterschied zwischen dem Antrum pyloricum und dem Zwölffingerdarm (*Duodenum*) sowie durch einen Chemoreflex gesteuert: bei alkalischem pH-Wert im Duodenum öffnet sich der Pylorus und eine weitere Portion Speisebrei verlässt den Magen.

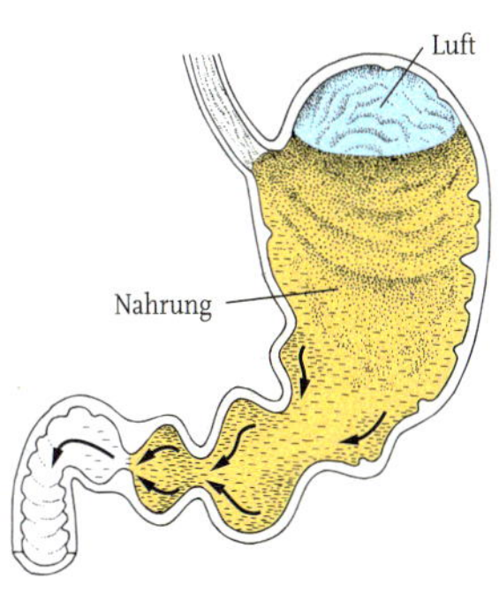

[2] Einschichtung der Nahrung

Dünndarm

Lage und Aufbau der Dünndarmabschnitte

Im Anschluss an den Magenausgang geht der Verdauungskanal in den Dünndarm (*Intestinum tenue*) über. Dieser ist 3 – 5 Meter lang und hat einen Durchmesser von 2,5 und 3 cm. Er liegt in vielen Schlingen, die sich dicht nebeneinander befinden, und füllt große Teile der Bauchhöhle aus. Im Dünndarm vollzieht sich die eigentliche Verdauung und Aufnahme der Nahrungsbestandteile. Weiterhin werden im Dünndarm eine Vielzahl von Hormonen und Enzymen gebildet sowie Schadstoffe immunologisch abgewehrt. Der Dünndarm gliedert sich in drei Abschnitte [Abb. 1]:

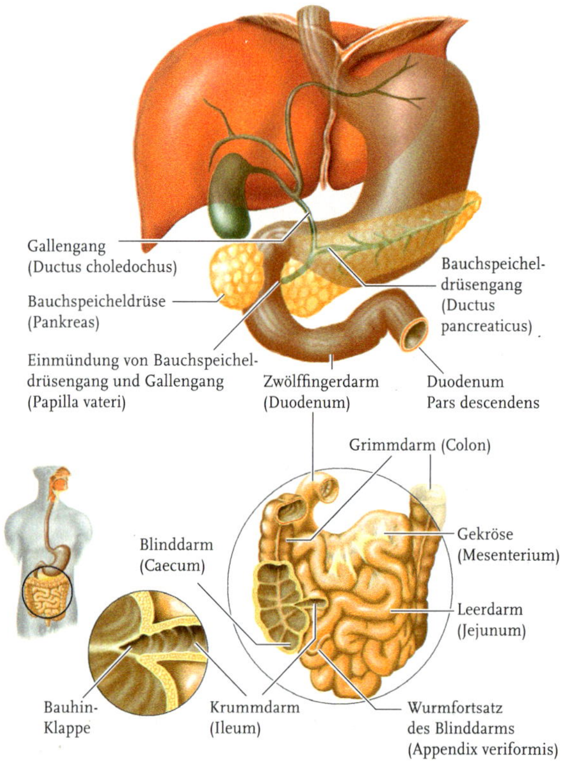

[1] Dünndarmabschnitte

- Zwölffingerdarm (*Duodenum*)
- Leerdarm (*Jejunum*)
- Krummdarm (*Ileum*)

Die Weiterleitung des Speisebreis (*Chymus*) erfolgt auch im Dünndarm durch Peristaltik.

Der **Zwölffingerdarm** (*Duodenum*) ist 20 – 25 cm lang und hat ungefähr die Breite von 12 Fingern – daher sein Name. Er schließt unmittelbar an den Magenausgang an und hat die Form einer C-förmigen Schlinge. Er ist an der hinteren Leibeswand befestigt und liegt:

- in Höhe des 1. – 4. Lendenwirbels
- unter der Leber
- im rechten Bauchraum

Der Zwölffingerdarm umgibt den Kopf der Bauchspeicheldrüse. Auf seinem absteigenden Teil (*Pars descendens*) münden der Bauchspeicheldrüsengang (*Ductus pancreaticus*) und der Hauptgallengang (*Ductus choledochus*). Diese Mündungsstelle wird als Vatersche Papille (*Papilla vateri* oder auch *Papilla duodeni major*) bezeichnet.

Der **Leerdarm** (*Jejunum*) ist ca. 1,5 – 2 Meter lang, ca. ein Drittel der Gesamtlänge von Jejunum und Ileum. Er schließt an den Zwölffingerdarm an und verläuft in vielen Schlingen. Durch das Gekröse (*Mesenterium*) ist er an der hinteren Bauchwand befestigt. Die Jejunum-Schlingen liegen:

- in Höhe des 2. Lendenwirbels
- im linken oberen Bauchraum, unter dem quer verlaufenden Ast des Dickdarmes

Ohne scharfe Grenze geht das Jejunum in den **Krummdarm** (*Ileum*) über. Das Ileum ist zwischen 2 und 3 Metern lang (ca. zwei Drittel der Gesamtlänge von Jejunum und Ileum). Seine Schlingen bilden den letzten Teil des Dünndarmes und münden an der Ileo-Zäkal-Klappe in den Dickdarm ein. Wie das Jejunum ist auch das Ileum durch das Mesenterium an der hinteren Bauchwand befestigt. Die Ileum-Schlingen liegen:

- in Höhe des 3. – 4. Lendenwirbels
- im rechten unteren Bauchraum, teilweise den auf- und absteigenden Ast des Dickdarmes überlagernd

Aufbau der Dünndarmschleimhaut

Zur optimalen Aufnahme von Nährstoffen hat die Dünndarmschleimhaut einige Strukturen ausgebildet, die der Vergrößerung der resorbierfähigen Oberfläche dienen: Falten, Zotten und Krypten. Des Weiteren weist die Dünndarmschleimhaut noch eine Besonderheit auf: den lymphatischen Apparat [Abb. 2].

Die so genannten **Kerckring-Falten** (*Plicae circulares*) ragen bis zu 8 mm weit in das Darmlumen hinein. Im Duodenum sind sie besonders dick und hoch. Am Anfang und am Ende des Jejunums finden sich keine Kerckring-Falten, während sie in seiner Mitte besonders dicht gelagert sind. Ab der Mitte des Ileums sind sie nur noch vereinzelt zu finden.

Die **Dünndarmzotten** (*Villi intestinales*) sind in das Darmlumen gerichtete, fingerförmige Ausstülpungen der Schleimhaut von etwa 1 mm Höhe, die zum Dünndarmende hin niedriger werden. Das einschichtige Zottenepithel besteht aus schleimbildenden Becherzellen und Saumzellen. Letztere weisen an ihrer Membran Plasmafortsätze auf, die so genannten Mikrovilli. Diese liegen rasenartig auf der Zottenoberfläche, vergrößern die Gesamtschleimhautoberfläche erheblich und haben eine starke Resorptionskraft.

Jede Zotte enthält ein zentrales Lymphgefäß, das die aus der Nahrung aufgenommenen Fette über die großen Lymphgefäße in das venöse Blutsystem weitertransportiert. Zwischen den Dünndarmzotten liegen kleine Poren: Dies sind die Ausführungsgänge der Lieberkühn-Krypten.

Die **Lieberkühn-Krypten** (*Glandulae intestinales*) sind Drüsenschläuche, die von der Schleimhautoberfläche in deren Tiefe bis hin zur Muscularis mucosa ziehen. In ihre Epithelauskleidung sind spezielle Zellen eingelagert:

- Becherzellen, produzieren Schleim
- Paneth-Körnerzellen, produzieren Enzyme zur Eiweißspaltung (*Proteasen*)
- Gelbe Zellen, produzieren Serotonin

Brunnersche Drüsen (*Glandulae duodenalis*) finden sich nur im Duodenum. Sie liegen in der duodenalen Submucosa, am Grunde der Krypten. Sie bilden Schleim und Proteasen zur Eiweißspaltung. Außerdem setzen sie Enteropeptidase frei. Dieses Enzym aktiviert die Umwandlung von Trypsinogen zu Trypsin.

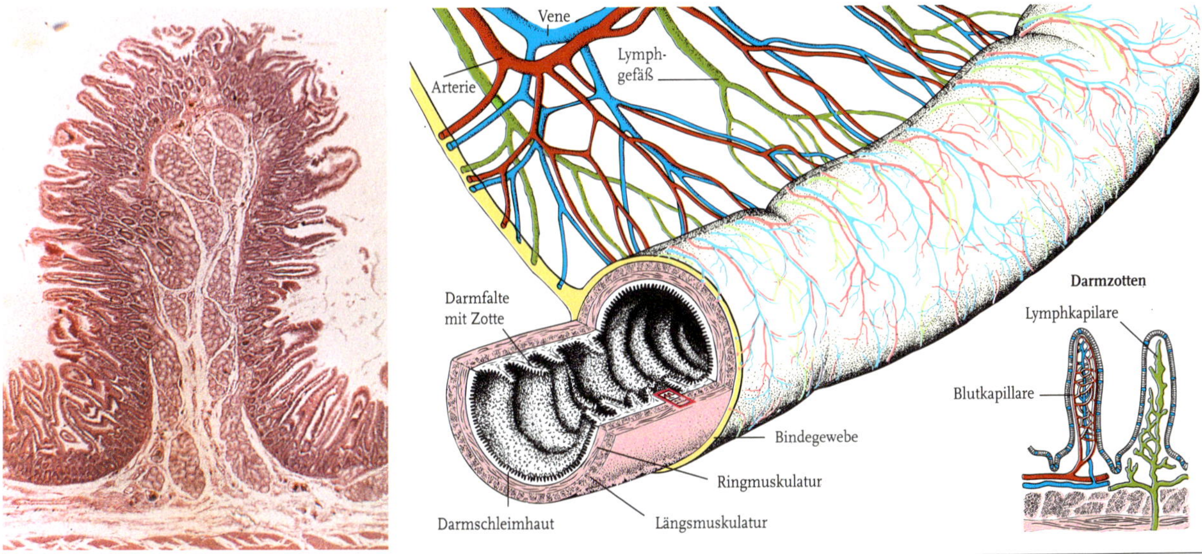

[2] Aufbau des Dünndarms und der Dünndarmzotten.
Jede Zotte enthält Blutgefäße, Lymphgefäße, Muskelfasern und Nervenendigungen. Durch Falten der Zotten wird die Oberfläche des Darms stark vergrößert.

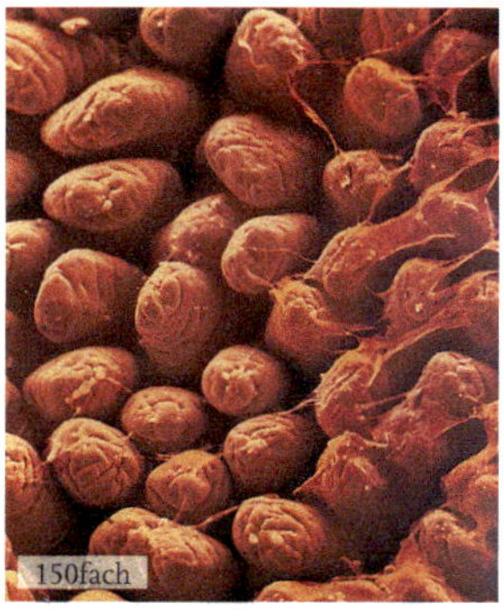

[1] Rasterelektronenmikroskopische Aufnahme der Dünndarmschleimhaut mit Zotten

Zwischen den Epithelzellen der Darmschleimhaut findet man Ansammlungen von Lymphozyten. Sie werden lymphatischer Apparat genannt und kommen je nach Darmabschnitt in unterschiedlicher Dichte vor.

Der lymphatische Apparat der Dünndarmschleimhaut dient der Abwehr von Bakterien im Darm. Er ist bei Kindern besonders ausgeprägt, bei älteren Menschen hingegen reduziert. Er kann auch durch die Ernährung beeinflusst werden: kohlenhydrat- und fettreiche Nahrung vergrößern ihn, während Hungern, Fasten sowie ein Vitamin-B6-Mangel zu seiner Verkleinerung bzw. Rückbildung führen. Bei Erkrankungen wie Typhus und Ruhr zerfällt der lymphatische Apparat.

Funktionen der Dünndarmschleimhaut

Noch sehr viel ausgeprägter als beim Magen erfüllt die Schleimhaut des Dünndarmes die drei Funktionen der Verdauung, der Resorption und der Abwehr von Erregern.

Wie beim Magen spielen sowohl die äußere als auch die innere Sekretion der Dünndarmschleimhaut eine Rolle:

- Äußere (*exokrine*) Sekretion: Die Dünndarmschleimhaut produziert täglich zwischen 5 – 15 Liter Darmsaft. Er enthält die von den Drüsenzellen produzierten Eiweiß spaltenden Proteasen und Kohlenhydrat spaltende Amylasen. Des Weiteren besteht er aus Wasser und Schleim, welche als Gleit- und Mischmittel ebenfalls verdauungsphysiologisch wirksam sind.
- Innere (*endokrine*) Sekretion: Die inkretorischen Zellen der Darmschleimhaut geben folgende Hormone direkt an das Blut ab und beeinflussen damit die Verdauung.
  - Serotonin (stimuliert die glatte Muskulatur)
  - Cholezystokinin, auch Pankreozymin genannt (fördert die Enzymproduktion der Bauchspeicheldrüse und die Kontraktion der Gallenblase)
  - Villikinin (stimuliert die Bewegung der Darmzotten)
  - Gastrin (stimuliert die Magen- und Bauchspeicheldrüsenaktivität)
  - Enterogastron (hemmt die Magensaftproduktion)
  - Sekretin (fördert die Produktion von Bauchspeichel und Galle, hemmt die Magensaftproduktion)

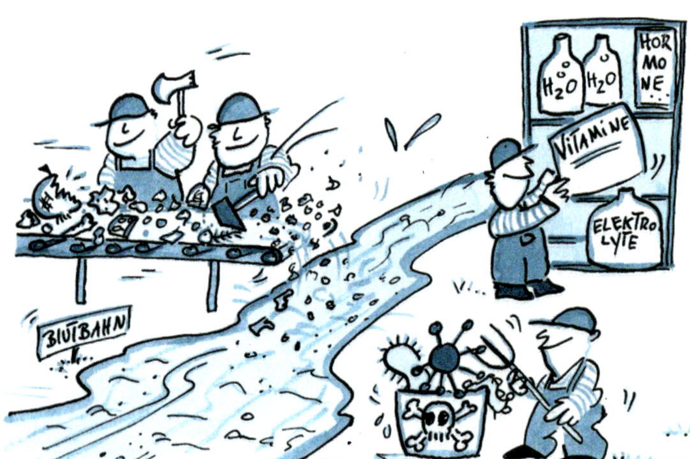

Die Verdauungsfunktion der Dünndarmschleimhaut wird maßgeblich unterstützt durch die Verdauungsenzyme aus der Bauchspeicheldrüse und die Gallensäuren. Sie spalten die Nährstoffe aus der Nahrung auf. Die Nährstoffspaltprodukte werden von der Dünndarmschleimhaut resorbiert und über den Blutkreislauf an ihre Zielorte transportiert.

Über die Aufnahme von Kohlenhydrat-, Eiweiß- und Fettspaltprodukten hinaus resorbiert die Dünndarmschleimhaut Wasser, Vitamine, Hormone und Elektrolyte. Ebenfalls nimmt sie die Gallensäuren wieder auf, die dann über den Blutweg zur Leber, von dort zurück in die Gallenblase und auf bekanntem Wege wieder in den Dünndarm gelangen (enterohepatischer Kreislauf).

Bakterielle Krankheitserreger werden durch den lymphatischen Apparat der Dünndarmschleimhaut bekämpft.

enterohepatischer Kreislauf | 276

Dickdarm

Der Dickdarm (*Intestinum crassum*) ist der letzte Anteil des Verdauungskanals. Seine Länge von etwa 1,2 – 1,4 Metern unterliegt individuellen Schwankungen. Hauptsächlich resorbiert der Dickdarm das Wasser aus dem Darminhalt und dickt diesen dadurch ein. Auf Grund seiner physiologischen Flora findet im Dickdarm eine Restverdauung (Gärung und Fäulnis) statt.

Lage und makroskopischer Aufbau

Die drei Schlingen des Dickdarmes liegen im Unterbauch. Er umrahmt von drei Seiten die Dünndarmschlingen. Der Dickdarm gliedert sich in die drei Abschnitte Blinddarm, Grimmdarm und Mastdarm [Abb. 2].

Unter Ausbildung von zwei Falten mündet der Dünndarm in Höhe der Dickdarmklappe (*Bauhin-Klappe* oder *Ileo-Zäkal-Klappe*) in den Blinddarm (*Caecum*) ein. Die Falten erfüllen eine Ventilfunktion und schließen die beiden Darmanteile gegeneinander ab. Der rund 7 cm lange Blinddarm liegt im rechten Unterbauch.

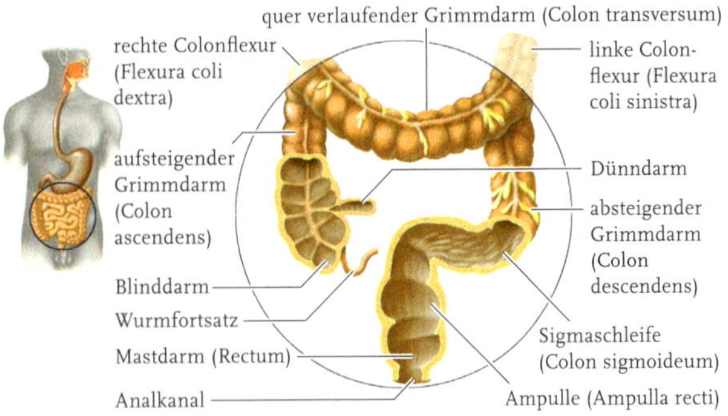

[2] Dickdarmabschnitte

Der Wurmfortsatz (*Appendix vermiformis*) ist eine Ausbuchtung (*Divertikel*) der Blinddarmwand. Sie kann unterschiedlich lang sein, von 5 – 10 cm bis zu 20 – 30 cm (selten). Sie ist oft angefüllt mit Speiseresten. Daraus resultiert die Entzündungsgefahr, die uns durch die Appendizitis (umgangssprachlich fälschlicherweise Blinddarmentzündung genannt) bekannt ist.

Der **Grimmdarm** (*Colon*) ist mit einer Länge von rund 1 Meter der längste Teil des Dickdarmes. Er lässt sich in vier Einzelabschnitte unterscheiden:

- aufsteigender Ast (*Colon ascendens*)
- quer verlaufender Ast (*Colon transversum*)
- absteigender Ast (*Colon descendens*)
- Sigmaschleife (*Colon sigmoideum*)

Der aufsteigende Ast (*Colon ascendens*) zieht vom Blinddarm kranial in Richtung Leber. Ventral ist er größtenteils von Dünndarmschlingen bedeckt, dorsal grenzt er an den rechten Nierenpol und den Zwölffingerdarm und ist an der hinteren Bauchwand befestigt. Er knickt nach links ab – die Biegung heißt rechte Colonflexur (*Flexura coli dextra*) – und geht über in den quer verlaufenden Ast (*Colon transversum*). Dieser zieht auf der Höhe des 12. Brustwirbels waagerecht über die Dünndarmschlingen hinweg nach links zur Milz und linken Niere. Bevor er in den absteigenden Ast übergeht, knickt er scharf um und bildet die linke Colonflexur (*Flexura coli sinistra*).

Nierenpol | 340

Der absteigende Ast (*Colon descendens*) zieht nun durch den Bauchraum in Richtung kleines Becken. Er ist dort mit der hinteren Bauchwand verbunden, knickt dann ab und geht über in die Sigmaschleife (*Colon sigmoideum*). Sie verläuft zunächst waagerecht, knickt dann um und zieht in einer S-förmigen Schlinge in das kleine Becken oder in die linke Bauchhöhle. In Höhe des 2. Kreuzbeinwirbels geht die Sigmaschleife in den Mastdarm (*Rectum*) über.

kleines Becken | 2
2. Kreuzbeinwirbel | 182

Der etwa 20 cm lange Mastdarm beginnt am oberen Kreuzbeinwirbel und zieht entlang der Steißbeinkrümmung nach hinten, unten in das kleine Becken. Er enthält die so genannte Ampulle (*Ampulla recti*), die den Stuhl speichert. An diese schließt sich der Analkanal (*Canalis analis*) an. Er ist etwa 3 cm lang, durchbricht die Beckenbodenmuskulatur und ist von der Schließmuskulatur (*Mm. sphincter ani internus* und *externus*) umgeben. Der Analkanal geht über in den Darmausgang: den After (*Anus*). Dieser ist ebenfalls von Schließmuskulatur umgeben und geht in die Hautzone über.

Charakteristisch für den Dickdarm sind drei makroskopisch sichtbare Besonderheiten:

- Längsmuskelstreifen (*Taeniae coli*)
- Falten (*Plicae semilunares*)
- Aussackungen (*Haustrae coli*)

Die drei Längsmuskelstreifen (*Taeniae coli*) – auch Taenien genannt – entstehen durch dichte Zusammenlagerung der Längsmuskelschicht (Faserbündel). In [Abb. 1] sichtbar ist die vordere Taenie, die beiden anderen verlaufen auf der Darmrückseite, der hinteren Bauchwand zugekehrt. Mit den drei Muskelbändern sind Teile des Colon transversum und des großen Netzes verbunden. Je nach individueller Konstitution befinden sich an den Taenien kleinere oder größere Fettansammlungen. Dies dient dem Körper als Depotfett.

Durch Kontraktion der Ringmuskulatur bilden sich in regelmäßigen Abständen zum Darmlumen hin Falten (*Plicae semilunares*). Zwischen diesen Falten entstehen die nach außen sichtbaren Aussackungen (*Haustrae coli*) als halbkugelige Vorwölbungen der Darmwand. Im Rektum und After befinden sich keine Falten und Aussackungen, und die Muskulatur verteilt sich wieder gleichmäßig über die Darmwand, die in den typischen Schichten aufgebaut ist. Lediglich beim Appendix fehlt die Muskelschicht. Da der Dickdarm im Wesentlichen der Wasserresorption und weniger der Aufspaltung und Aufnahme von Nährstoffen dient, weist seine Schleimhaut im Vergleich zur Dünndarmschleimhaut folgende Charakteristika auf:

- Es fehlen Zotten; die Oberfläche wird ausschließlich durch tiefe Einsenkungen, die Lieberkühn-Krypten, vergrößert.
- Viele tiefe, eng gestellte Lieberkühn-Krypten bilden eine große Sekretionsfläche. Sie enthalten viele Becherzellen, die Schleim als Gleitmittel produzieren. Des Weiteren befinden sich viele Becherzellen im übrigen Schleimhautepithel.
- Ein hoher Bürstensaum auf dem Zylinderepithel dient ebenfalls der Wasserresorption.
- Zahlreiche endokrine Zellen dienen der Bildung von Hormonen, die u. a. die Darmbewegung (*Motilität*) beeinflussen.
- Insbesondere im Appendix unterstützen zahlreiche Lymphfollikel die Immunabwehr.

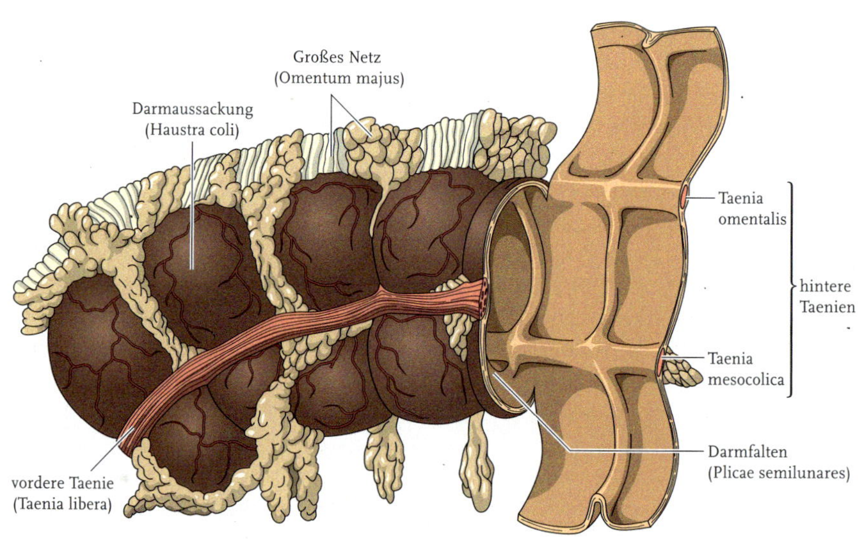

[1] Dickdarm mit Taenien und Haustren

Funktionen des Dickdarmes

- Restverdauungsfunktion: Durch massive Besiedlung der Dickdarmschleimhaut mit der physiologischen Bakterienflora (v. a. Escherichia coli) werden Reste der Nahrung weiter abgebaut: Durch Gärung werden Kohlenhydrate zu Säuren (Milch-Butter-Essigsäure) abgebaut; außerdem entstehen Alkohol, Wasser und Kohlendioxid. Durch Fäulnis werden Eiweiße weiter gespalten; es entstehen Ammoniak (alkalisch, giftig und übelriechend), Indol, Histamin, Tyramin, Schwefel, Methan, Wasserstoff sowie Gase. Von letzteren werden 90% resorbiert, 10% als Winde ausgeschieden. Zwischen Gärung und Fäulnis besteht normalerweise ein Gleichgewicht; bei saurem pH-Wert wird die Fäulnis gehemmt.
- Resorptionsfunktion: Es werden 70–80% des Wassers aus dem Darmlumen resorbiert, sodass von durchschnittlich 500 ml Darminhalt noch 100–200 ml zur Ausscheidung gelangen. Durch diesen Wasserentzug wird der Darminhalt eingedickt. Elektrolyte (Na^+, K^+, Ca^{++}, Mg^+) werden zusammen mit dem Wasser resorbiert. Gase, die infolge von Fäulnisprozessen entstanden sind, werden großteils resorbiert.

Physiologische Flora des Dickdarms

Zur physiologischen Flora des Dickdarmes gehören 99% Anaerobier (z. B. Bifidobakterien), also Mikroorganismen, die ohne Sauerstoff überleben können und 1% fakultative Aerobier (z. B. Escherichia coli), die trotz Sauerstoff überleben können.

Die Anzahl der Bakterien beträgt ca. 1011–1012 pro Gramm Darminhalt.
Die Darmflora ist beim ungeborenen Kind noch nicht vorhanden. Sie entsteht durch Besiedlung in drei Phasen. Die Erstbesiedlung des sterilen Fötus geschieht unter der Geburt. Dies erfolgt durch den Kontakt mit der Flora der Vagina und des Perianalbereiches der Mutter. Die zweite Phase der Besiedlung tritt in den folgenden zwei Wochen ein, wenn sich im Darm des Kindes eine physiologische Flora etabliert. Das Wachstum und die Entwicklung der Flora sind bei Brust- und Flaschennahrung unterschiedlich. Im Kleinkindalter hat das Kind durch weitere Nahrung Kontakt mit anderen Erregern, diese Phase wird als die dritte Phase bezeichnet. Zum Ende des zweiten Lebensjahres ist die Darmbesiedlung abgeschlossen.

Die typische Besiedlung des Darmes hat eine Abwehrfunktion, da durch die physiologischen Bakterien sich pathogene Erreger schlechter vermehren können. Ebenfalls dient eine gesunde Darmflora der Krebsvorsorge.

Im Alter kann sich die Darmflora durch unausgewogene Ernährung verändern, besonders ist hier der Ballaststoffmangel und eine zu hohe Zufuhr an Fetten zu nennen. Weitere Veränderungen sind schlecht gekaute Nahrung durch Gebissschäden und verlangsamte Darmpassage durch gesenkten Tonus der Darmmuskulatur. Dadurch kommt die Darmflora aus dem Gleichgewicht und es kommt zu Blähungen und Darmkrämpfen.

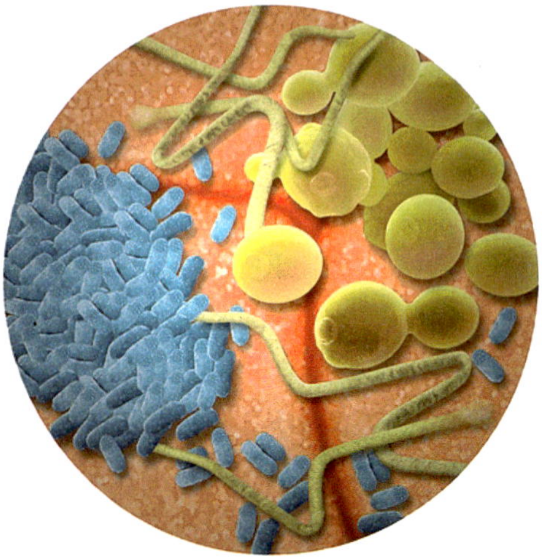

[2] Mikroskopische, eingefärbte Aufnahme der Darmflora

propulsive Peristaltik | 260
Antiperistaltik | 260

Stuhlentleerung (*Defäkation*)

Die **Häufigkeit des Stuhlgangs** kann individuell stark variieren: Sie kann von einmal pro Tag bis einmal pro Woche schwanken. Wie oft es zur Defäkation kommt, ist von vielen Faktoren abhängig (z. B. Nahrungsmenge, Verzehr von Genussmitteln, psychische Verfassung). Physiologisch betrachtet spielt das Verhältnis der Peristaltik zur Antiperistaltik hierbei eine große Rolle.

Das Verhältnis der propulsiven Peristaltik zur Antiperistaltik bestimmt die Häufigkeit der Darmentleerung: Überwiegt die Antiperistaltik, werden die Stuhlentleerungen seltener (bis hin zur Obstipation); überwiegt die propulsive Peristaltik, werden die Stuhlentleerungen häufiger (bis hin zur Diarrhö).

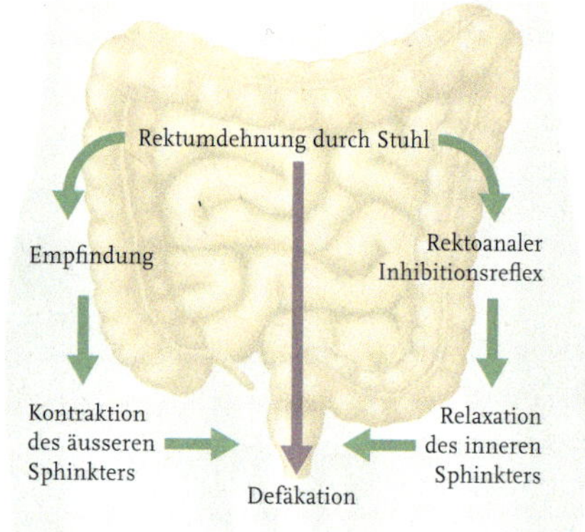

[1] Physiologie der Defäkation

Alle 2–4 Stunden und nach Nahrungsaufnahme (häufig noch während der Mahlzeit) wird durch den so genannten gastro-colischen Reflex eine „Massenbewegung" im Darm ausgelöst. Sie beginnt im Ileum und bewirkt, dass der Darminhalt zum Colon transportiert wird. Durch die Colonbewegungen wird der Stuhl weiter in das Rektum bzw. dort in die Ampulla recti transportiert. Der bedingt reflektorische Vorgang der Stuhlentleerung verläuft dann im Einzelnen wie folgt [Abb. 1]:

Die Wand der Ampulle dehnt sich. Die Dehnung erregt die Dehnungsrezeptoren in der Darmwand. Von diesen werden Impulse über Neurone zum Defäkationszentrum im Rückenmark (*Centrum anospinale*) geleitet. Von dort ziehen dann wiederum parasympathische Nervenfasern zum Schließmuskel. Gleichzeitig gehen Informationen zur Hirnrinde, das heißt, das Bewusstsein wird eingeschaltet und die Empfindung „Stuhldrang" wird wahrgenommen. Das Zusammenspiel von Rückenmark und Hirnrinde führt dazu, dass der Vorgang der Stuhlentleerung bedingt reflektorisch ist.

Reflektorisch erschlafft der M. sphincter ani internus, der normalerweise kontrahiert ist (*Rektoanaler Inhibitionsreflex*). Über das Bewusstsein, also willkürlich, wird eine Kontraktion des M. sphincter ani externus erzielt, der normalerweise erschlafft ist. Der Anus erweitert sich durch Kontraktion der äußeren Längsmuskulatur des Rektums. Dadurch wird der Stuhl nach außen getrieben (*Defäkation*). Ein Teil der Beckenbodenmuskulatur erschlafft gleichzeitig.

Der Ausscheidungsvorgang wird durch die Bauchpresse unterstützt (Kontraktion von Bauchmuskeln und Atemanhalten). Der Stuhl wird ausgeschieden.

Stuhlkontinenz
Fähigkeit den Darminhalt zu behalten

Der dichte Verschluss des Anus und damit die Stuhlkontinenz werden doppelt gesichert durch die:

- Schleimhaut des Analkanals
- Schließmuskulatur (*Mm. sphincter ani internus* und *externus*)

Die Schleimhaut des Analkanals besitzt die:

- Schwellkörper (*Zona hämorrhoidales*) mit arteriellen Gefäßen.
- Sensible Zone (*Zona intermedius*), die die Konsistenz des Stuhles registriert.
- Übergangszone (*Zona cutanea*) mit Talg- und Schweißdrüsen sowie Haarwurzeln und Schließmuskulatur.

Die Stuhlkontinenz ist in hohem Maß abhängig von dem Zusammenwirken der Schließmuskeln und der Unversehrtheit der Analschleimhaut.

Bauchspeicheldrüse

Die Bauchspeicheldrüse (*Pankreas*) ist die wichtigste Verdauungsdrüse. Mit ihrem exokrinen und ihrem endokrinen Anteil produziert sie verschiedene verdauungsphysiologisch wirksame Enzyme und Hormone. Das Pankreas ist ca. 13 – 15 cm lang und ca. 70 – 80 g schwer.

Lage und Aufbau

Die Bauchspeicheldrüse hat die Form eines quer gestellten Keils und liegt

- an der Hinterwand des Oberbauches,
- in Höhe des 1. – 2. Lendenwirbels,
- quer zwischen der Duodenalschlinge und dem Milzhilus hinter dem Magen.

Man unterscheidet folgende Anteile:

- Pankreaskopf (*Caput pancreatis*), der von der C-förmigen Schlinge des Zwölffingerdarmes umfasst wird;
- Pankreaskörper (*Corpus pancreatis*), der sich über die Wirbelsäule hinweg auf die linke Bauchseite wölbt;
- Pankreasschwanz (*Cauda pancreatis*), der am Milzhilus endet.

Im Mikroskop erkennt man:

- den läppchenartigen Aufbau einer exokrinen, serösen Speicheldrüse mit Drüsenendstücken und einem Ausführungsgangsystem. Die Drüsenzellen setzen eine eiweißhaltige Flüssigkeit frei: den Bauchspeichel (Pankreassaft). Dieser wird über das Gangsystem in den Pankreasgang (*Ductus pancreaticus*) abgegeben. Der Pankreasgang, der den gesamten Drüsenkörper zentral durchzieht, mündet zusammen mit dem Hauptgallengang (*Ductus choledochus*) auf der Vaterschen Papille im Zwölffingerdarm;
- zahlreiche Zellhaufen, die verstreut im exokrinen Drüsengewebe, besonders im Körper- und Schwanzbereich liegen. Es sind endokrine Drüsenzellen, die Langerhans-Inseln, von denen es 0,5 – 1,5 Millionen gibt. In ihnen finden sich drei Zelltypen, die A-, die B- und die D-Zellen. Die A-Zellen produzieren Glukagon, die B-Zellen Insulin und die D-Zellen Somatostatin. Insulin und Glukagon beeinflussen den Blutzuckerspiegel und spielen somit eine wichtige Rolle beim Kohlenhydratstoffwechsel, Somatostatin hemmt Insulin und Glukagon und wirkt sich hemmend auf das | Wachstumshormon STH aus.

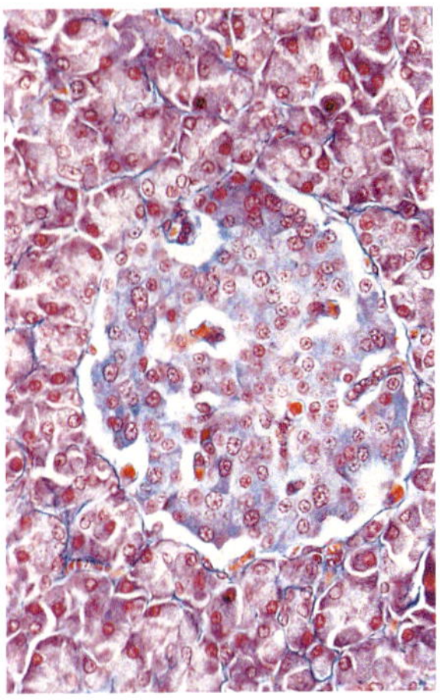

[2] Die inselartig eingestreuten Hormondrüsen produzieren Insulin und Glukagon.

Wachstumshormon STH | 2

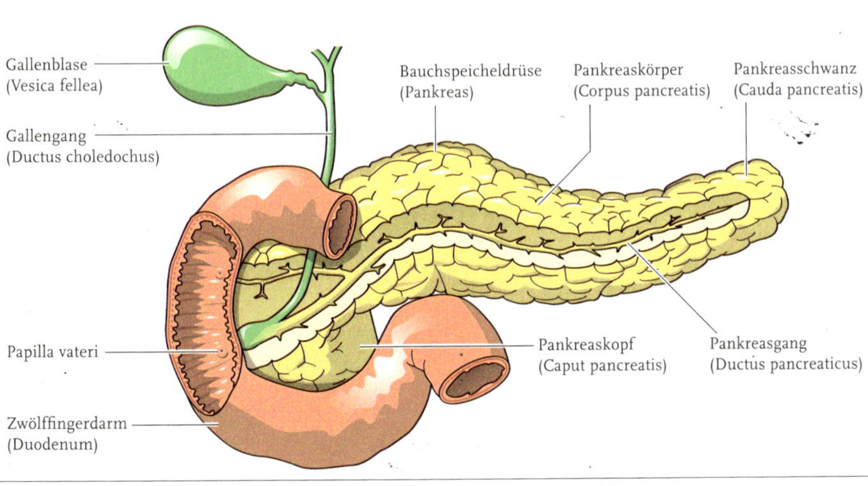

[3] Die Bauchspeicheldrüse liegt im hinteren Teil des Bauchraums unterhalb des Magens.

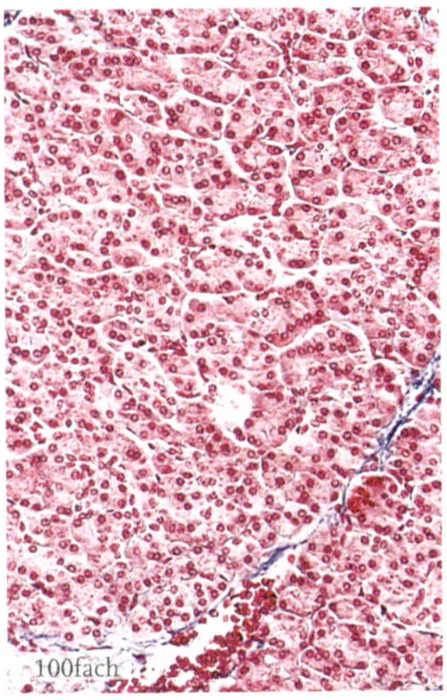

[4] Die große Zahl der Drüsenzellen liefern den Verdauungssaft.

Funktionen des exokrinen Pankreasanteils

Täglich werden vom exokrinen Pankreasanteil ca. 2 Liter Bauchspeichel (Pankreassaft) gebildet. Dieser gelangt durch den Pankreasgang in den Zwöffingerdarm. Der Bauchspeichel setzt sich aus Wasser, Bikarbonat (HCO_3^--Ionen), Elektrolyten und Enzymen für den Abbau der Nährstoffe zusammen. Durch den hohen Bikarbonatgehalt wirkt der Bauchspeichel alkalisch (pH-Wert ca. 8) und neutralisiert den sauren Speisebrei des Magens.

Der Bauchspeichel enthält folgende wichtige Enzyme zur Kohlenhydrat-, Fett- und Eiweißverdauung:

- **Kohlenhydrat spaltende Enzyme:** Amylase (Pankreasamylase) zur Spaltung von Kohlenhydraten (Stärke), Maltase zur Spaltung von Maltose und Sacharase zur Spaltung von Sacharose;
- **Fett spaltende Enzyme:** Lipasen und Phosphatasen;
- **Eiweiß spaltende Enzyme:** vor allem Trypsinogen und Chymotrypsinogen, aber auch Amino- und Carboxypeptidasen, Elastase. Trypsinogen und Chymotrypsinogen sind die inaktiven Vorstufen von Trypsin und Chymotrypsin. Ihre Aktivierung erfolgt erst im Dünndarm. Geschieht diese Aktivierung schon innerhalb der Pankreas, führt das zu seiner Selbstandauung (akute Pankreasnekrose).

Pankreasnekrose | 2
Nukleinsäure | 63

Des Weiteren enthält der Bauchspeichel Nukleinsäure spaltende Enzyme: die Ribo- und Desoxyribonukleasen.

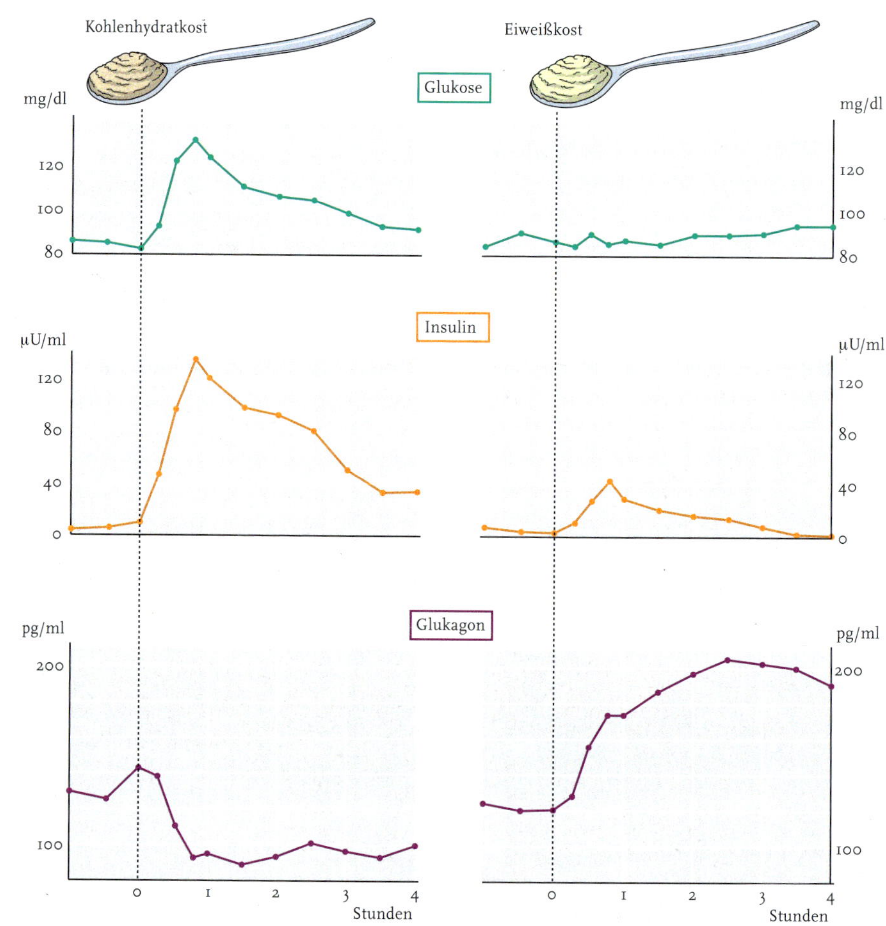

[1] Insulin- und Glukagonsekretion nach der Nahrungsaufnahme

Funktionen des endokrinen Pankreasanteils

Die Langerhans-Inseln produzieren mit ihren endokrinen Drüsenzellen die Hormone Insulin und Glukagon. Beide Hormone sind Antagonisten, ihre Wirkung ist entgegengesetzt. Durch ihr Zusammenspiel ermöglichen sie das Gleichgewicht des Blutzuckerspiegels [Abb. 1 und 2].

Insulin steigert die Aufnahme von Glukose aus dem Blut in die Zellen und fördert dort deren Abbau (*Glykolyse*). Damit senkt es den Blutzuckerspiegel. In der Leber bewirkt Insulin, dass Glukose in Form von Glykogen und Fett gespeichert wird (*Glykogenese* und *Lipogenese*). Es dient also der Energiespeicherung. Die Insulinausschüttung ist abhängig von der Höhe der Blutzuckerspiegels. Die Normalwerte der Glukosekonzentration im Blut liegen zwischen 60 – 120 mg Glukose/100 ml Blut bzw. 3,5 – 5,5 mmol/l. Steigen sie darüber (*Hyperglykämie*), wird vermehrt Insulin freigesetzt. Liegen sie darunter (*Hypoglykämie*), wird die Insulinausschüttung gehemmt. Das Hormon Adrenalin hemmt die Insulinausschüttung ebenfalls.

Glukagon baut das in der Leber gespeicherte Glykogen zu Glukose ab (*Glykogenolyse*). Dadurch wird Glukose in das Blut abgegeben, das heißt, Glukagon erhöht den Blutzuckerspiegel und dient dem Energieverbrauch. Dies kann es zusätzlich bewirken, indem es Glukose aus Nicht-Zuckern, hauptsächlich Aminosäuren, bildet (*Glukoneogenese*). Die Ausschüttung von Glukagon entspricht der von Insulin, nur im entgegengesetzen Sinne: Bei Hyperglykämie wird die Glukagonausschüttung gehemmt, bei Hypoglykämie wird sie erhöht. Auch bei einem Aminosäurenüberschuss, beim Fasten und der Erregung des Sympathikus, wobei Adrenalin ausgeschüttet wird, wird Glukagon freigesetzt.

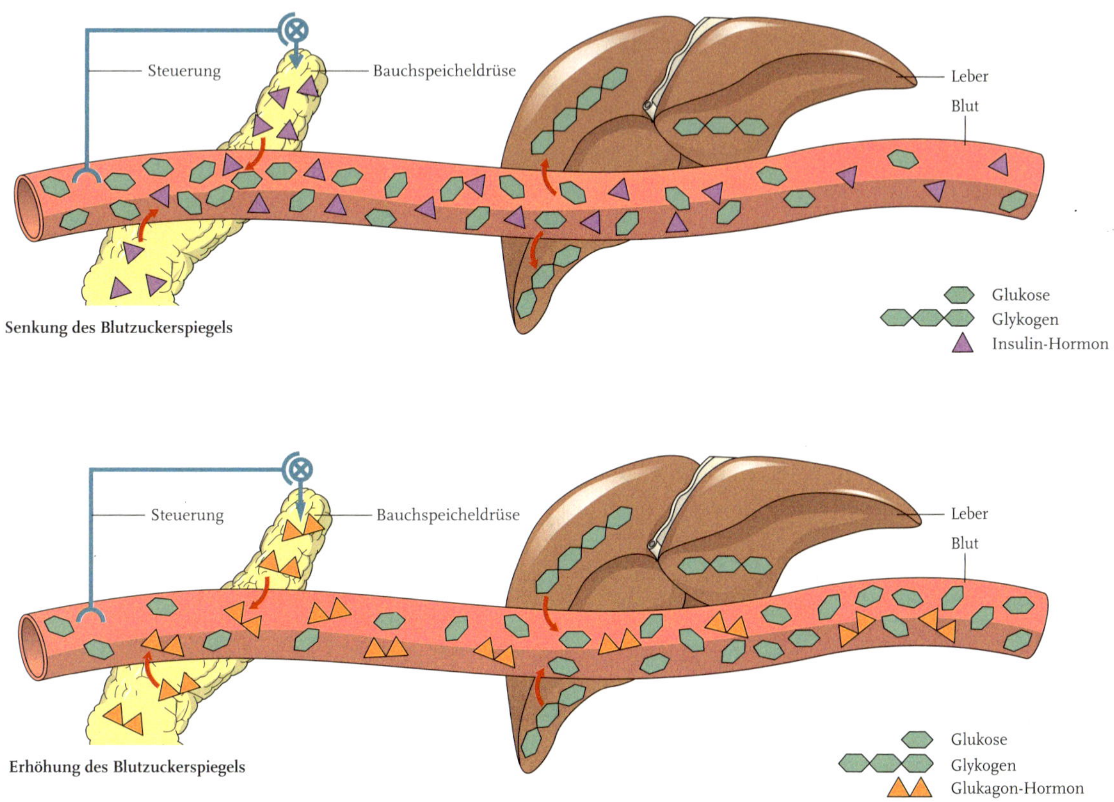

[2] Vereinfachtes Schema zur Regelung des Blutzuckerspiegels

Leber und Gallenblase

Die Leber (*Hepar*) hat ein Gewicht von ca. 1500 g und ist die größte Drüse des Körpers. Sie ist im Hinblick auf die Galleproduktion eine exokrine Drüse. Die Leber erfüllt wichtige Aufgaben innerhalb des Kohlenhydrat-, Fett- und Eiweißstoffwechsels und bei der Entgiftung des Körpers.

Lage und Aufbau

Die **Leber** ist von Serosa überzogen, sieht deshalb glatt und glänzend aus und liegt

- im rechten Oberbauch unterhalb der rechten Zwerchfellkuppel, geschützt unter den rechten unteren Rippen und dem Rippenbogen
- zwischen der 5. Rippe (kranial) und 10. Rippe (rechts) bzw. 7. Rippe (links).

Die dem Zwerchfell zugewandte obere Seite der Leber ist in zwei große Lappen unterteilt: in den größeren rechten Lappen (*Lobus dextra*) und den kleineren linken Lappen (*Lobus sinistra*). Zwischen beiden verlaufen Leberbänder, Doppelfalten des Bauchfells. Auf der viszeralen, den Baucheingeweiden anliegenden Seite der Leber, erkennen wir vier Lappen: den rechten und den linken Leberlappen, den viereckigen Leberlappen (*Lobus quadratus*) und den geschwänzten Leberlappen (*Lobus caudatus*). In eine Furche eingebettet liegt neben dem Lobus quadratus die **Gallenblase** (*Vesica fellea*). Diese sieht wie ein birnenförmiger Sack aus und kann rund 30 – 50 ml Galle enthalten.

Hinter dem Lobus quadratus liegt die Ein- und Austrittstelle verschiedener Gefäße, die als Leberpforte (*Leberhilus* oder *Porta hepatis*) bezeichnet wird. Hier treten die Pfortader (*Vena portae*), die Leberarterie (*Arteria hepatica propria*) und Nerven in die Leber ein. Aus der Leber heraus treten hier ebenfalls Nerven und Lymphgefäße sowie der Hauptgallengang (*Ductus choledochus*). Dies ist ein galleableitender Kanal, der aus der Vereinigung des Leberganges (*Ductus hepaticus*) mit dem Gallenblasengang (*Ductus cysticus*) entstanden ist. Der Hauptgallengang mündet gemeinsam mit dem Bauchspeicheldrüsengang (*Ductus pancreaticus*) auf der Vaterschen Papille in den Zwölffingerdarm.

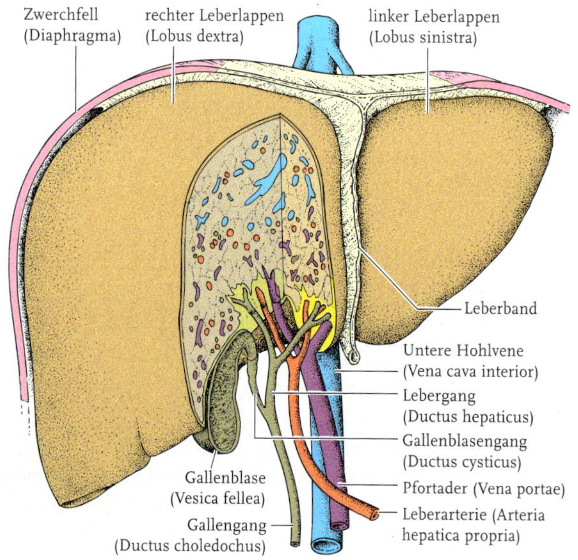

[1] Leber und Galle

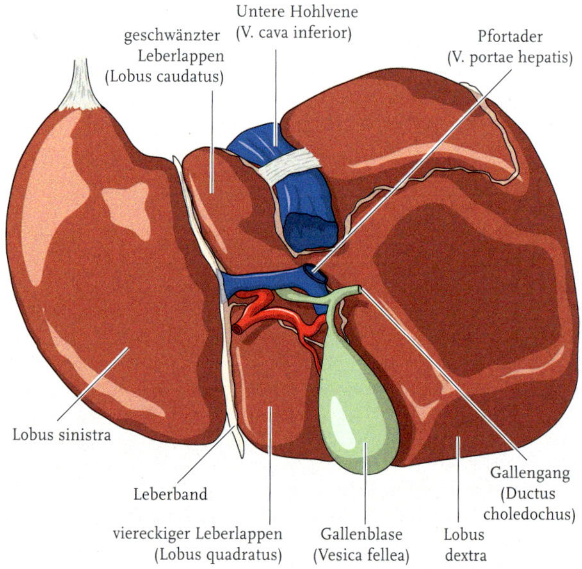

[2] Ansicht der Leber von kaudal

Das Lebergewebe besteht aus Millionen kleinster Leberläppchen (*Lobuli*), die im Querschnitt sechseckig erscheinen und einen Durchmesser von 1 – 2 mm haben. Die Leberzellen liegen hier strangartig von der Läppchenperipherie zum Zentrum hin angeordnet. Es entsteht die so genannte Bälkchenstruktur. Im Zentrum eines jeden Läppchens liegt die Zentralvene (*Vena centralis*).

Zwischen benachbarten Leberläppchen sind unter dem Mikroskop dreieckige Bindegewebsfelder zu erkennen, die als Periportalfelder oder auch **Glisson-Dreiecke** bezeichnet werden. In ihnen verlaufen jeweils drei Gefäße:

- ein kleiner Gallengang
- ein Ast der Leberarterie (*Arteria hepatica propria*)
- ein Ast der Pfortader (*Vena portae*)

Der Blutfluss erfolgt in den Leberläppchen von der Peripherie zum Zentrum hin: Aus den Ästen der Leberarterie und der Pfortader im Glisson-Dreieck fließt das Blut gemeinsam in weiten Kapillaren, den Sinusoiden, in Richtung Zentralvene. In den Wandungen der Sinusoide befinden sich die Kupferschen Sternzellen. Sie haben die Fähigkeit, im Blutstrom vorhandene Fremdkörper (alte Erythrozyten, Bakterien, Zelltrümmer, Farbstoffe usw.) zu phagozytieren und dienen somit der körpereigenen Abwehr. Die Zentralvene leitet das Blut dann zur Lebervene (*Vena hepatica*) ab. Diese führt über die untere Hohlvene (*Vena cava superior*) zum rechten Herzen.

Phagozytose
phagein, gr. = fressen, Aufnahme körperfremder Stoffe und kleinerer Zellen in eine kernhaltige (*eukaryonte*) Zelle

Der so genannte **Pfortarderkreislauf** ist eine Besonderheit der Leber: Mit der Pfortader und der Leberarterie besitzt die Leber zwei zuführende Kreislaufsysteme. Die Pfortader führt das aus Magen, Darm, Milz und Bauchspeicheldrüse kommende venöse Blut zur Leber. Es enthält die resorbierten Nährstoffe und Stoffwechselzwischenprodukte aus Magen und Darm, sowie Abbaustoffe der Milz und Hormone der Bauchspeicheldrüse. Die Leberarterie führt der Leber über den Truncus coeliacus sauerstoffreiches Blut aus der Aorta zu. In den Sinusoiden werden die Kapillarkreisläufe der Pfortader und der Leberarterie miteinander verbunden. Durch Verengung der abführenden Lebervene kann die Leber eine große Blutmenge (bis zu 20 % des Blutvolumens) speichern.

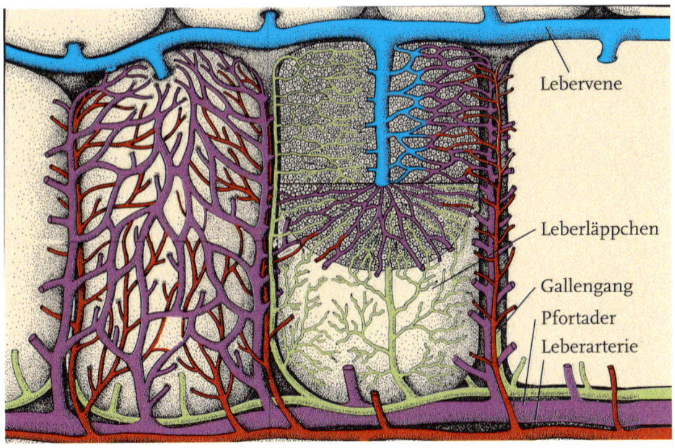

[3] Aufbau der Leber

Der Fluss der Galle erfolgt in entgegengesetzter Richtung zum Blutfluss: vom Zentrum zur Peripherie des Leberläppchens. Von ihrem Produktionsort, den Leberzellen, fließt die Galle in kleinsten Gallenkanälchen (*Ductuli biliferi*) in Richtung Glisson-Dreieck. Dort münden die Ductuli biliferi im kleinen Gallengang. Die kleinen Gallengänge vereinigen sich zu immer größeren Gallengängen, die schließlich im Lebergallengang (*Ductus hepaticus*) münden. Über den Lebergallengang wird die Galle zur Gallenblase transportiert. Hier wird sie konzentriert und gespeichert. Bei Bedarf wird sie über den Gallenblasengang (*Ductus cysticus*), der nach seiner Vereinigung mit dem Lebergang als Hauptgallengang (*Ductus choledochus*) bezeichnet wird, ins Duodenum abgegeben.
Der Ringmuskel des großen Gallenganges (*M. sphincter ductus choledochi*) reguliert, dass Galle nicht permanent in den Zwölffingerdarm abfließt, sondern in die Gallenblase zurückgestaut wird. Dieser Ringmuskel befindet sich kurz vor der Vaterschen Papille und ist normalerweise kontrahiert. Nur kurz nach der Nahrungsaufnahme erschlafft er, sodass sich die Gallengangsmündung öffnet und Galle in das Duodenum abfließen kann.

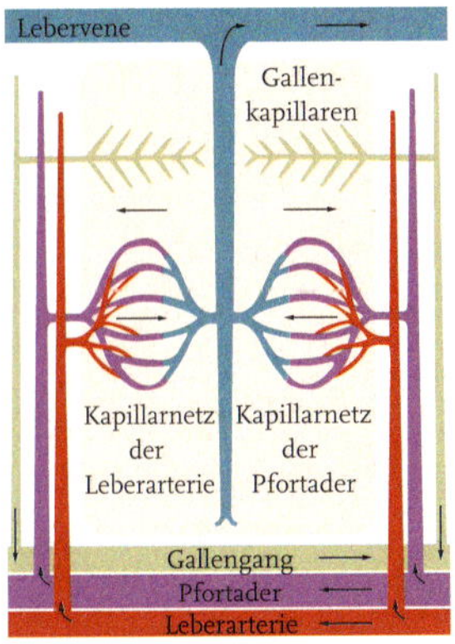

[4] Das Kanalsystem Pfortader-Leberarterie-Gallengänge lässt sich selbst in den Leberläppchen noch erkennen. Rechts ist stark vereinfacht ein Leberläppchen als Funktionseinheit dargestellt.

Funktionen der Leber

Die vielfältigen Funktionen der Leber werden nachfolgend auf einen Blick verdeutlicht:

Farbstoffe
in der Leber wird das Abbauprodukt (*Bilirubin*)des roten Blutfarbstoffes (*Hämoglobin*) weiter abgebaut und über den Darm ausgeschieden. Es färbt so den Stuhl in seiner typischen Farbe, ein Teil wird wieder resorbiert und über die Nieren ausgeschieden.

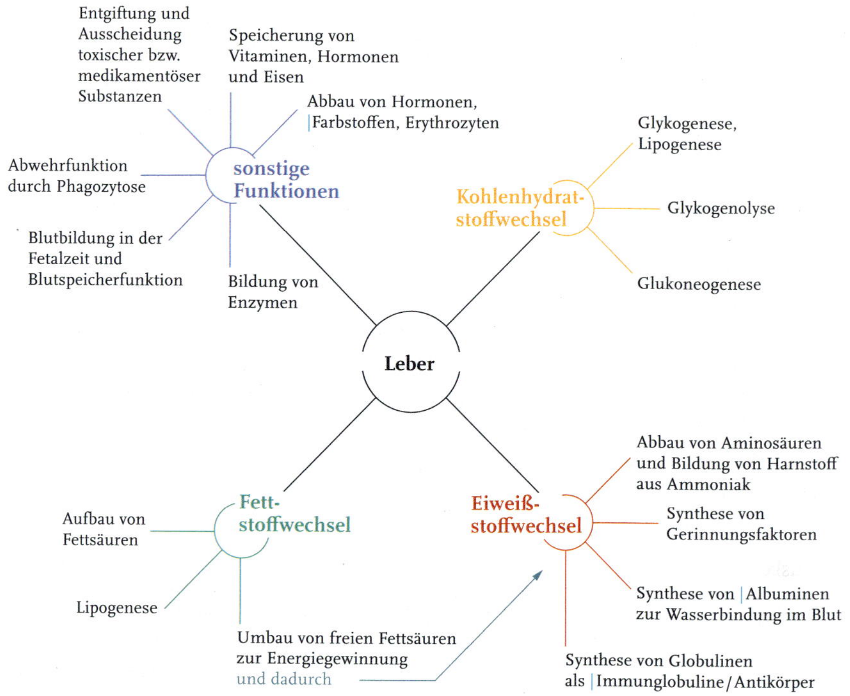

[1] Übersicht über die Leberfunktionen

Enterohepatischer Kreislauf

Unter dem enterohepatischen Kreislauf versteht man die Abgabe von Gallensäuren ins Duodenum und die Rückgewinnung von 90 % der Gallensäuren im terminalen Ileum. Die restlichen 10 % der Gallensäuren werden mit dem Stuhl ausgeschieden.

Durch diesen Kreislauf werden die Gallensäuren mehrfach genutzt und die Leber wird entlastet. Der Weg der Gallensäuren ist folgender:

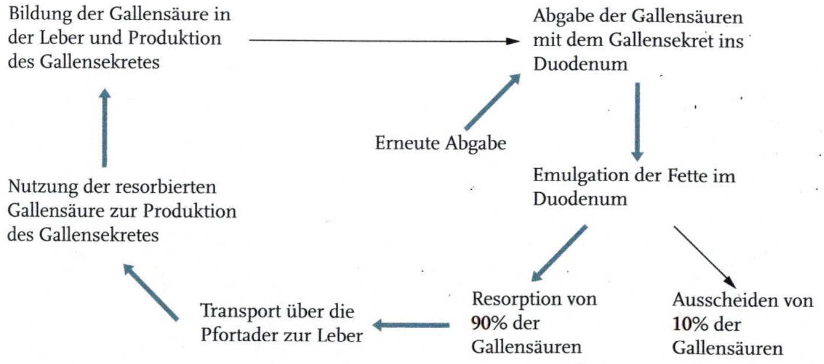

[2] Enterohepatischer Kreislauf

Verdauungsvorgänge im Überblick

anatomische Strukturen und Innervation, Muskulatur in den Hohlorganen	makroskopische Verdauungsvorgänge, Resorptionsvorgänge	mikroskopische und biochemische Verdauungsvorgänge	beteiligte Enzyme, Hormone, Mikroorganismen und pH-Werte
Mund, Zähne, Lippen, Zunge willkürliche Innervation durch ZNS quer gestreifte Muskulatur ab der 2. Phase des Schluckaktes: unwillkürlich innerviert durch VNS	1. abbeißen, zerkleinern, kauen der Nahrung, Speichelsekretion, schlucken: 2. Der Bissen wird durch die Zunge an den weichen Gaumen gepresst. 3. Die Mundbodenmuskulatur kontrahiert sich, der Kehlkopf wird angehoben. Der Kehldeckel verschließt die Luftröhre. 4. Der Bissen wird durch peristaltische Bewegungen in die Speiseröhre transportiert.	Beginn der Kohlenhydratverdauung: α-Amylase spaltet Polysacharide zu Disachariden, bei sehr langer Einwirkzeit auch zu Monosachariden Speichel hat einen Spül- und Reinigungseffekt	α-Amylase (= Ptyalin) aus den Speicheldrüsen; weitere Bestandteile des Speichels: anorganische Salze Muzine Proteine (inkl. α-Amylase) Glukose Cholesterol Aminosäuren pH-Wert Speichel: 6,5 – 7,4
Ösophagus unwillkürlich innerviert durch VNS glatte Muskulatur	Transport des Bissens durch propulsive Peristaltik in den Magen.	Ø	Ø
Magen unwillkürlich innerviert durch VNS glatte Muskulatur	Durchmischung des Speisebreies mit dem Magensekret. (Pylorusmühle)	Denaturierung von Eiweißen, Desinfektion / Abtöten der meisten Bakterien, Umwandlung von Pepsinogen zu Pepsin (aktive Form), Beginn der Eiweißverdauung.	Salzsäure, Pepsinogen Gastrinsekretion wird durch die Dehnung der Magenwand ausgelöst. Gastrin aktiviert die Salzsäure- und Pepsinogenausschüttung Cholecystokinin und Sekretin werden ausgeschüttet pH-Wert Magensekret: 1,77
Duodenum, Pankreas, Leber (Vaterscher Papille) unwillkürlich innerviert durch VNS glatte Muskulatur	Durchmischung von Speisebrei mit Galle und Pankreassekreten.	Aufspaltung der Nahrung: Polysacharide → Disachariden Fette → Triglyzeriden Proteine → Polypeptiden und Oligopeptiden Bildung von Mizellen	Trypsin Chymotrypsin α-Amylase Lipase Gallensekret Cholecystokinin und Sekretin steuern die Verdauungssekrete pH-Wert Duodenalsekret: 8,0 Galle: 7,4 – 7,77

Fortsetzung der Tabelle auf S. 278

anatomische Strukturen und Innervation, Muskulatur in den Hohlorganen	makroskopische Verdauungsvorgänge, Resorptionsvorgänge	mikroskopische und biochemische Verdauungsvorgänge	beteiligte Enzyme, Hormone, Mikroorganismen und pH-Werte
Wand des Jejunum: Zotten und Saumzellen unwillkürlich innerviert durch VNS glatte Muskulatur	Resorption von: Kohlenhydraten, Fetten und Aminosäuren Fettlösliche Vitamine A,D,E, K Vitamin B(12) gebunden an den Intrinsic-Faktor	endgültige Aufspaltung folgender Nährstoffe in den Saumzellen: Disacharide → Monosachariden → Triglyzeride → Glyzerin und Fettsäuren Polypeptide und Oligopeptide Aminosäuren	Keine neuen Sekrete, die zugemischten Sekrete wirken weiter, da sich der pH-Wert nicht verändert
Ileum unwillkürlich innerviert durch VNS glatte Muskulatur	Resorption von: Kohlenhydraten, Fetten und Aminosäuren Fettlösliche Vitamine A,D,E, K Vitamin B(12) gebunden an den Intrinsic-Faktor	Ø	siehe oben
unteres Ileum unwillkürlich innerviert durch VNS; glatte Muskulatur	Resorption von Wasser, wasserlöslichen Vitaminen C, B-Komplex und Ionen	Ø	Ø
Kolon unwillkürlich innerviert durch VNS; glatte Muskulatur	Pendelperistaltik Resorption von Wasser und dadurch Entstehen der festen Konsistenz des Stuhles	Physiologische Darmflora mit den Funktionen: Spaltung von Zellulose, Produktion von Vitamin K und Schutz vor fremden Mikroorganismen	Darmbakterien
Rektum unwillkürlich innerviert durch VNS; glatte Muskulatur	Speicherung des Stuhles und auslösen des Defäkationsreizes bei ausreichender Füllung des Rektums	Ø	Ø
Anus, innerer Sphinkter, unwillkürlich innerviert durch VNS; glatte Muskulatur äußerer Sphinkter willkürlich innerviert durch ZNS; quer gestreifte Muskulatur des Beckenbodens	Defäkation: Die Dehnungsrezeptoren im Beckenboden lösen bei entsprechendem Füllungsstand den Reflex im Sakralmark aus, wenn die Kontrolle über die Stuhlausscheidung erlernt wurde, bleibt der äußere Schließmuskel verschlossen, bis die Ausscheidung willentlich erfolgt.	Ø	Ø pH-Wert des Stuhls: 6,2 – 6,8

Regulation der Verdauungsvorgänge 6.2.8

Die Verdauungsvorgänge werden einerseits nervös und andererseits hormonell gesteuert.

Nervöse Steuerung	**Parasympathikus**	aktiviert die Motorik (Peristaltik) im Verdauungstrakt
		regt die Sekretion der Pankreasenzyme und der Mundspeicheldrüsen an
		steigert die Durchblutung der Verdauungsorgane
	Sympathikus	hemmt die Motorik (Peristaltik) der Verdauungsorgane
		senkt die Durchblutung der Verdauungsorgane
		hemmt die Sekretion der Verdauungsdrüsen (auch Mundspeicheldrüsen)
	Auerbach-Plexus (*Plexus myentericus*)	liegt zwischen Ring- und Längsmuskelschicht, reguliert Darmmotorik
	Meissner-Plexus (*Plexus submucosus*)	in der Mukosa des Dünndarmes, reguliert Sekretion der Schleimhautsekrete
Humorale Steuerung	**Gastrin**	regt Magenmotorik an (wirkt autonom/ unabhängig)
		regt HCl-Produktion an
		regt Pepsinogenbildung an
		regt Abgabe von Pankreasenzymen an
	Cholecystokinin	Kontraktion der Gallenblase
		Öffnung des Sphinkters an der Vaterschen Papille
		regt Enzymproduktion in Pankreas an
	Sekretin	hemmt HCl-Produktion
		regt Pankreasenzymproduktion an
		regt Galleproduktion in der Leber an

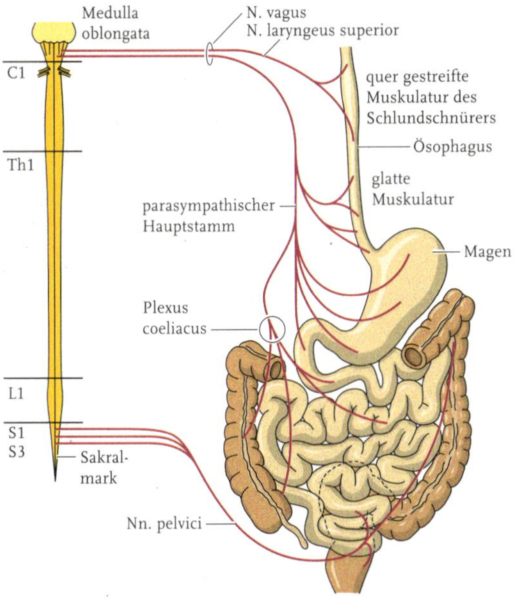

[1] Parasympathische Innervation des Magen-Darm-Trakts

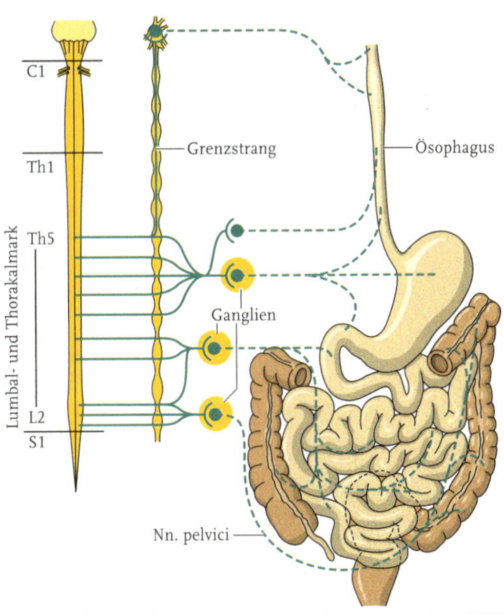

[2] Sympathische Innervation des Magen-Darm-Trakts

Bauchraum

Als Bauchraum bezeichnet man den gesamten Raum zwischen Zwerchfell und Beckeneingang, begrenzt von der Bauch- und Rückenmuskulatur. Zum Bauchraum gehören Bauchhöhle, Bauchfell, Netz und Gekröse.

Als **Bauchhöhle** wird der Teil des Bauchraumes bezeichnet, der vom Bauchfell ausgekleidet ist und die Organe enthält, die ganz vom Bauchfell überzogen sind.

Das **Netz** (*Omentum*) ist eine Doppelfalte des Bauchfells, die durch Faltenbildung des Bauchfells entsteht. Zwei schürzenförmige Bauchfellfalten bilden das große und kleine Netz:

- Das große Netz (*Omentum majus*) überdeckt die gesamten Darmschlingen. In ihm verlaufen Nerven, Blut- und Lymphgefäße. Eingelagert sind Lymphknoten und Fettgewebe.
- Das kleine Netz (*Omentum minus*) wird nach Anheben des großen Netzes sichtbar. Es liegt zwischen Leber und kleiner Kurvatur des Magens. Hier verlaufen ebenfalls Nerven, Blut- und Lymphgefäße. Außerdem finden sich hier Fetteinlagerungen.

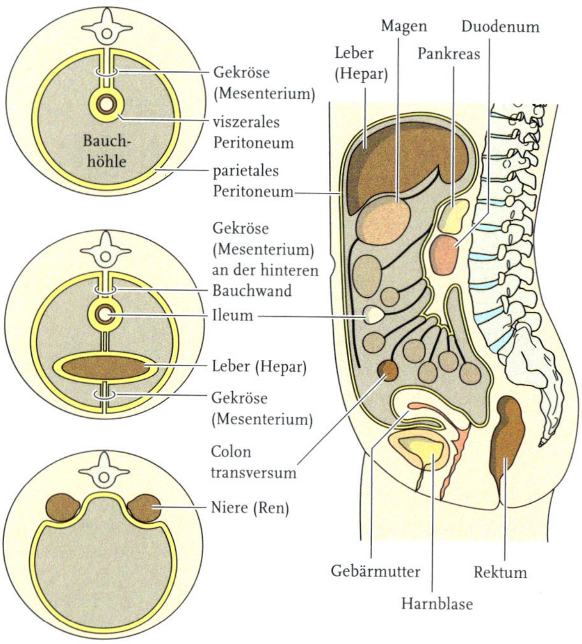

[1] Peritonealverhältnisse in Querschnitten (links) und im Längsschnitt (rechts)

Das **Bauchfell** (*Peritoneum*) sieht feucht und glänzend aus. Es besteht aus zwei Schichten (Blättern), dem parietalen und dem viszeralen Blatt. Das parietale Blatt kleidet die gesamte Bauchhöhle aus. Das viszerale Blatt überzieht Leber, Milz, Magen, Eierstöcke und Teile des Dünn- und Dickdarmes. Deshalb bezeichnet man diese Organe auch als intraperitoneale Organe.

Das Bauchfell ist eine dünne, seröse Epithelschicht von ca. 2 qm Größe. Als seröse Haut (*Serosa*) bildet es eine Flüssigkeit (rund 80 ml), die das Gleiten und Verschieben der einzelnen Organe untereinander und gegen die Rumpfwand ermöglicht. Außerdem erfüllt die seröse Flüssigkeit Reparatur- und Schutzfunktionen, denn sie kann:

- kleine Verletzungen verkleben;
- eine seröse Naht bilden (nach chirurgischen Eingriffen);
- zur Abkapselung von entzündlichen Prozessen beitragen und dadurch deren Ausbreitung verhindern;
- durch eingelagerte zelluläre Elemente Bakterien und andere Fremdstoffe vernichten.

Das **Gekröse** (*Mesenterium*) entsteht durch Verwachsung der zwei Peritonealblätter. Man findet es zwischen Magen und Leber, Magen und Milz und zwischen den Dünn- und Dickdarmschlingen. Zwischen den Darmschlingen liegt es fächerförmig ausgebreitet. Das Mesenterium dient als Aufhängeband für Teile des Darmes (Jejunum, Ileum, Colon transversum und Colon sigmoideum). Es befestigt diese Darmanteile an der hinteren Bauchwand. Als Bandapparat ist das Mesenterium verdickt, bindegewebig verändert und auch von Serosa überzogen. Es verlaufen in ihm Nerven, Blut- und Lymphgefäße.

Nährstoffe aus chemischer Sicht

6.2.2

Kohlenhydrate

Kohlenhydrate sind wesentliche Bestandteile der Pflanzen. Wir nehmen sie mit den pflanzlichen Lebensmitteln auf. Sie sind die wichtigste Energiequelle für Mensch und Tier. Kohlenhydrate kommen in unterschiedlicher Form und mit unterschiedlichen Eigenschaften in den Lebensmitteln vor. So schmecken sie beispielsweise als Zucker im Obst süß. Die Stärke aus den Kartoffeln ist auch ein Kohlenhydrat, aber geschmacklos. Zellulose gibt den Pflanzen Halt und Stabilität. Sie versorgt den Menschen zwar nicht mit Energie, weil sie für ihn unverdaulich ist, aber sie bewirkt einen guten Stuhlgang.

Obwohl sich Zucker, Stärke und Zellulose in ihren Eigenschaften unterscheiden, bilden sie chemisch gesehen eine einheitliche Gruppe: Sie sind aus gleichen Bausteinen und gleichen chemischen Elementen aufgebaut. Nach der Anzahl der Grundbausteine werden die Kohlenhydrate in drei große Gruppen eingeteilt:

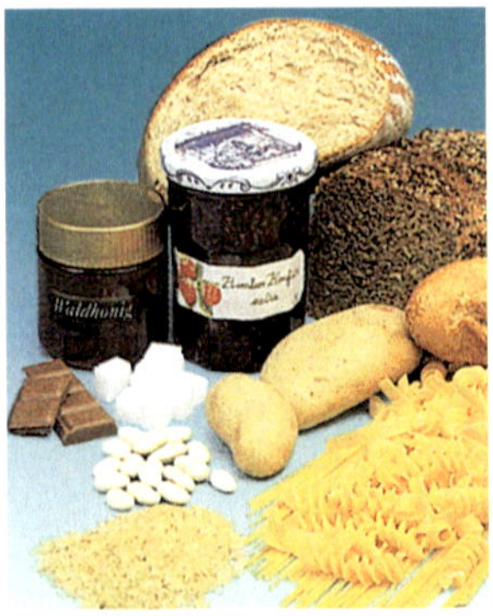

[2] Kohlenhydratreiche Lebensmittel sind vor allem pflanzlicher Herkunft.

Monosacharide (Einfachzucker)	Disacharide (Doppelzucker)	Polysacharide (Vielfachzucker)
Glukose (Traubenzucker) Fruktose (Fruchtzucker) Galaktose (Schleimzucker) Ribose	Maltose (Malzzucker) Sacharose (Haushaltszucker) Laktose (Milchzucker)	Amylum (Stärke) Zellulose Glykogen
ein Grundbaustein	zwei Grundbausteine	viele Grundbausteine

Grundbaustein aller Kohlenhydrate ist der Einfachzucker, auch Monosacharid genannt. Der wichtigste Vertreter der Monosacharide ist die Glukose, die man z. B. in Weintrauben, aber auch im Blut als Blutzucker findet. Sie besteht aus einem Gerüst von sechs Kohlenstoffatomen, an das zwölf Wasserstoffatome und sechs Sauerstoffatome angelagert sind:

Verbinden sich zwei Einfachzuckermoleküle, entsteht ein Doppelzuckermolekül, auch Disacharid genannt. Bei diesem Vorgang wird ein Molekül Wasser abgespalten. Bei unserem Hauhaltszucker, der aus Zuckerrüben oder Zuckerrohr gewonnen wird, handelt es sich um ein Disacharid.

Verbinden sich viele Monosacharide, entsteht unter Abspaltung von Wasser Vielfachzucker, auch Polysacharid genannt. Stärke, Zellulose aber auch das Glykogen, eine Speicherform des Zuckers in der Leber, sind wichtige Vertreter der Polysacharide. Stärke wird beispielsweise aus 100 – 6 000 Glukoseeinheiten gebildet.

Charakteristisch für die Kohlenhydrate ist, dass sie Kohlenstoff, Wasserstoff und Sauerstoff im Verhältnis 1 : 2 : 1 enthalten. Die allgemeine Formel für Kohlenhydrate lautet somit: $(CH_2O)n$, wobei n ein beliebiges Vielfaches (z B. 2, 3 oder 4) ist.

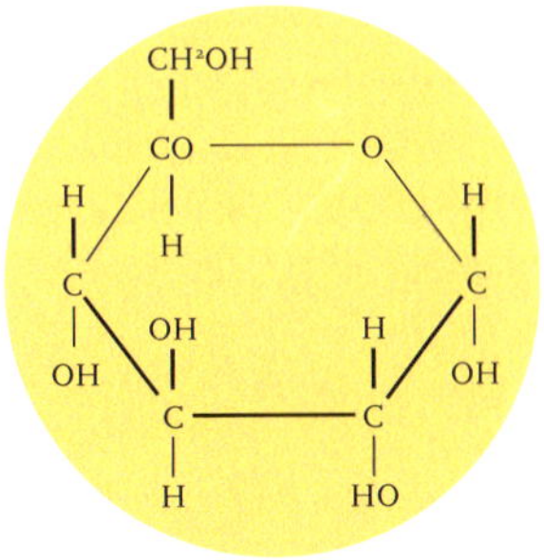

[3] Strukturformel des Traubenzuckers

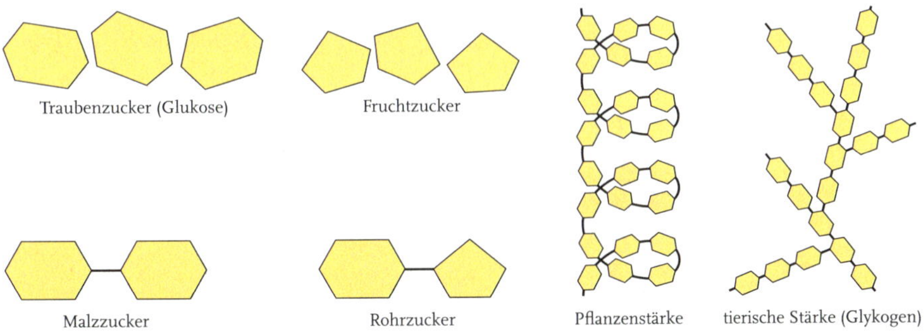

[4] In unterschiedlichen Kombinationen bauen Einfachzucker sowohl Doppelzucker als auch Vielfachzucker auf.

Protein
leitet sich ab von prothos, griech. = der Erste, der Wichtigste

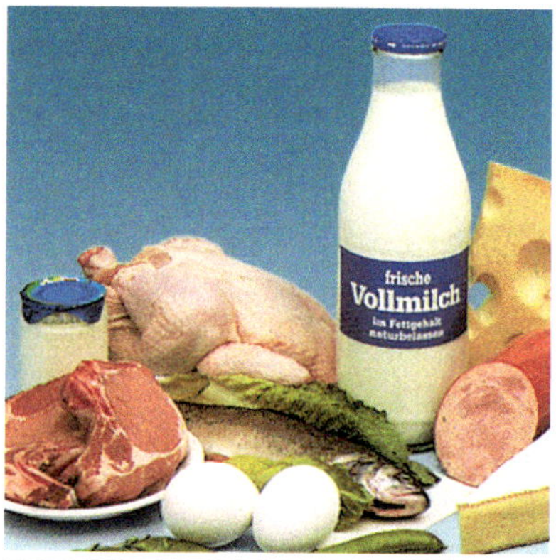

[1] Lebensmittel, die viel Eiweiß enthalten, liefern Baustoffe.

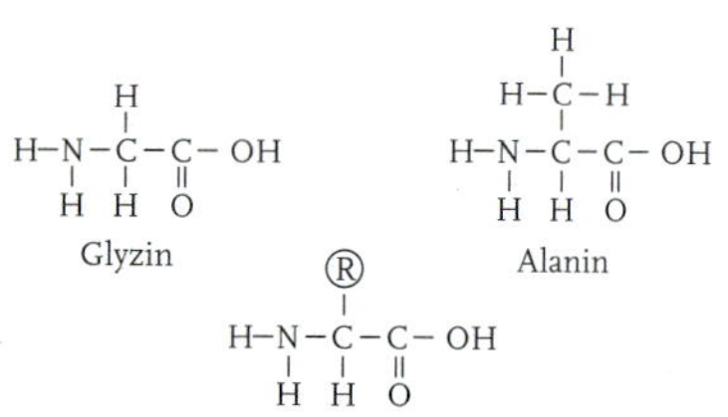

[2] Strukturformeln der Aminosäuren Alanin und Glyzin

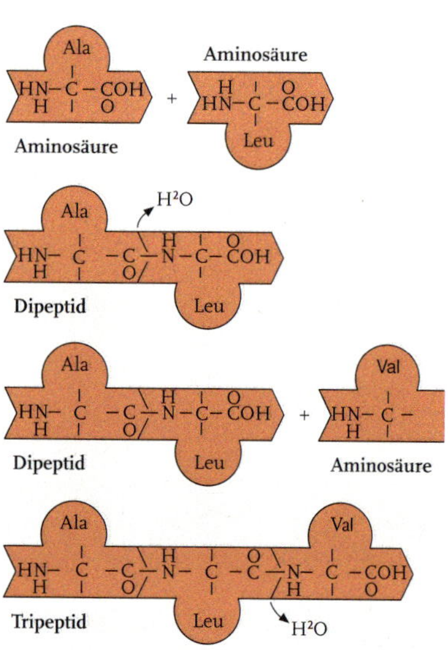

[3] Durch Aneinanderlagerung von Aminosäuren (vereinfacht dargestellt) bilden sich unter Wasserabspaltung Dipeptide, Tripeptide, Polypeptide sowie Makropeptide (Proteine).

Eiweiße

Schon die Bezeichnung Proteine für die Eiweißstoffe verdeutlicht, dass es sich um ganz besondere Stoffe handelt. Wie Kohlenhydrate und Fette vermögen Proteine auch Energie zu liefern; ihre Hauptaufgaben sind jedoch sehr viel spezifischer. Sie dienen dem gesamten Organismus als Bau- und Betriebsstoff.

Als **Baustoff** liefern Proteine Aufbau- sowie Ersatzmaterial für den gesamten Köper. Die Fähigkeit von Proteinen, langkettige Moleküle zu bilden, die sowohl Querverbindungen eingehen als auch sich netzartig miteinander verknüpfen können, macht sie zu geeignetem Baumaterial für die vielfältigsten Formen. Zu unterscheiden sind die faserartigen, in Wasser unlöslichen fibrillären Proteine (Gerüsteiweiße) von den meist wasserlöslichen globulären Proteinen. Zu den fibrillären Proteinen gehört das Kollagen, die Grundsubstanz der Sehnen, Bänder, Knorpel und Knochen. Haut, Horn, Haare und Schuppen bestehen ebenfalls aus fibrillären Proteinen. Zu den globulären Proteinen gehören u. a. die Albumine und Globuline, die an der Bildung des Blutserums beteiligt sind. Aus Globulinen bauen sich auch die Antikörper auf, die der Organismus gegen Antigene (artfremde Proteine, Fremdzellen, Bakterien, Viren) bildet. Eine weitere Gruppe globulärer Proteine, die Histone, kommt im Zellkern vor.

Als **Betriebsstoff** regulieren Proteine in Form kleiner kugeliger Moleküle den gesamten Stoffwechsel in unserem Körper. Als Enzyme oder Hormone, als Strukturproteine (z. B. Aktin und Myosin bei der Muskelkontraktion) oder als Transportproteine (z. B. Hämoglobin zum Gastransport im Blut), als Faktoren bei der Blutgerinnung oder als Blutgruppenantigene setzen sie alle biochemischen Reaktionen in Gang oder beschleunigen sie.

Der menschliche Organismus besitzt schätzungsweise 50 000, eine einzelne Zelle ca. 4 000 verschiedene Proteine, die alle verschiedene Aufgaben erfüllen. Wie ist diese große Variationsbreite zu erklären, wenn doch alle Proteine ein gemeinsames Strukturprinzip besitzen? Im Unterschied zu Fett und Kohlenhydraten enthalten Proteine außer den Elementen Kohlenstoff (C), Sauerstoff (O) und Wasserstoff (H) auch noch Stickstoff (N). Dieses zusätzliche Element bewirkt ihre große Variationsbreite. Manche Proteine enthalten über die vier Elemente hinaus noch Schwefel (S) und Phosphor (P). Ein organisches Molekül wird Aminosäure genannt, wenn es mindestens eine Carboxylgruppe (–COOH) und mindestens eine Aminogruppe ($-NH_2$) besitzt (organische Säuregruppe).

Proteine sind, wie Stärke, Zellulose und Glykogen, polymere Stoffe. Das heißt, sie sind aus vielen kleinen Bausteinen aufgebaut, den Aminosäuren. Während jedoch die Polysacharide (Stärke, Zellulose, Glykogen) aus einer einzigen Baustoffart (Glukose) bestehen, sind die Bausteine der Eiweiße in ihrem Aufbau verschieden. Es gibt 20 verschiedene Arten von Aminosäuren. Je nachdem, wie viele und welche Aminosäuren sich miteinander zu einem Eiweiß verbinden, erhält man unterschiedliche Eiweißarten.

Essenzielle Aminosäuren

Von den 20 natürlich vorkommenden Aminosäurearten kann unser Körper 12 selbst herstellen, indem er sie unter Wirkung von Enzymen aus ihren chemischen Vorstufen aufbaut. 8 Aminosäurearten hingegen kann er nicht selbst synthetisieren, weil ihm die entsprechenden Enzyme fehlen. Diese 8 Aminosäuren sind essenziell (unentbehrlich), das heißt, sie müssen mit der Nahrung regelmäßig zugeführt werden, da sie für die Synthese körpereigener Proteine notwendig sind.

Eiweißbildung

Am Aufbau von Proteinen sind 20 verschiedene Aminosäurearten beteiligt. Sie befinden sich in gelöster Form in der Zelle (Pflanze, Tier, Mensch). Die aus dem Nahrungsprotein gewonnenen Aminosäuren werden nach einer für jeden lebenden Organismus ganz individuellen Reihenfolge miteinander verknüpft – körpereigenes Eiweiß entsteht. Die Bedeutung dieser individuellen Reihenfolge lässt sich am Beispiel der Organverpflanzungen verdeutlichen: Der Grund, weshalb der Körper das Spenderorgan oft abstößt, ist der, dass die Aminosäuremuster von Spender und Empfänger nicht zusammenpassen.

Bei der Bildung von Proteinen verknüpfen sich zunächst zwei Aminosäuren unter Abgabe von Wasser, indem die Carboxylgruppe (COOH-Gruppe) der einen Aminosäure mit der Aminogruppe (NH_2-Gruppe) der anderen Aminosäure reagiert. Die entstandene Verbindung wird als Dipeptid, die Bindungsform als Peptidbindung bezeichnet. Umgekehrt lassen sich Peptide unter Aufnahme von Wasser wieder in Aminosäuren zerlegen. Dieser Vorgang wird Hydrolyse genannt.

Dipeptide besitzen wiederum je eine funktionelle Gruppe (Amino- bzw. Carboxylgruppe), die mit weiteren Aminosäuren reagieren kann. Je nachdem, wie viele Aminosäuren sich unter Abgabe von Wasser miteinander verbunden haben, unterscheidet man:

- Dipeptid, Verbindung von 2 Aminosäuren
- Tripeptid, Verbindung von 3 Aminosäuren
- Tetrapeptid, Verbindung von 4 Aminosäuren
- Oligopeptid, Verbindung von bis zu 10 Aminosäuren
- Polypeptid, Verbindung von mehr als 10 Aminosäuren
- Protein, Verbindung von mehr als 100 Aminosäuren

Manche Proteine enthalten neben Aminosäuren noch artfremde Bestandteile, z. B. Kohlenhydrate oder ein Eisenion. Sie werden als zusammengesetzte Proteine bezeichnet (veraltet *Proteide*). Man kennzeichnet diese Proteine, indem man den Fremdanteil in den Namen einbezieht:

- Ein Glykoprotein (Protein mit Kohlenhydratanteil) ist beispielsweise die Amylase (kohlenhydratabbauendes Enzym).
- Ein Chromoprotein (Protein mit einem Farbstoff / Metall) ist beispielsweise das Hämoglobin.

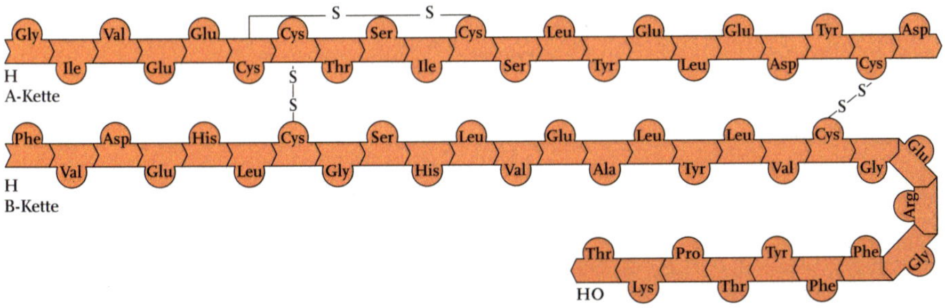

[4] Beim Insulin, einem Hormon der Bauchspeicheldrüse, sind zwei Polypeptidketten über Schwefelbrücken miteinander verbunden.

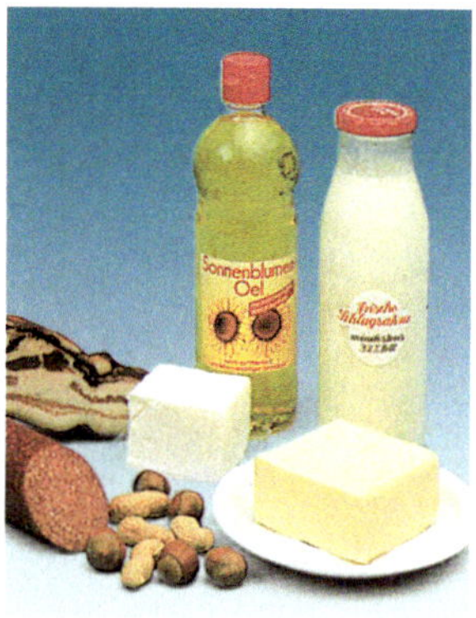

[1] Hoher Fettgehalt ist nicht immer leicht zu erkennen.

Fette

Die Stoffgruppe der Fette und fettähnlichen Substanzen wird unter dem Begriff Lipide zusammengefasst. Die Energieversorgung ist eine der Hauptaufgaben des Nährstoffes Fett. Die Energie liefernden Fette, die rund 90 % der mit der Nahrung aufgenommenen Fette ausmachen, werden wegen ihrer chemisch neutralen Funktion Neutralfette genannt. Aber auch die Bezeichnung Triglyzeride ist üblich, da diese Fette immer einen dreiwertigen Alkohol, das Glyzerin, enthalten. Die ebenfalls mit der Nahrung aufgenommenen fettähnlichen Substanzen (Cholesterin, Cholesterinester, Phosphatide) werden Lipoide genannt.

Fette werden von Pflanzen, aber auch vom Tier und vom Menschen selbst gebildet. Mensch und Tier können die überschüssigen Kohlenhydrate der Nahrung, die der Körper nicht zur momentanen Energieversorgung benötigt, in Fette umbauen und in den Fettzellen speichern (Energiespeicher).

Fette bestehen aus den gleichen chemischen Elementen wie Kohlenhydrate, nämlich aus Kohlenstoff (C), Sauerstoff (O) und Wasserstoff (H). Diese Elemente sind jedoch bei den Fetten anders miteinander verknüpft. Deshalb haben Fette völlig andere Eigenschaften als Kohlenhydrate, beispielsweise sind sie in Wasser unlöslich, während Mono- und Disacharide wasserlöslich sind.

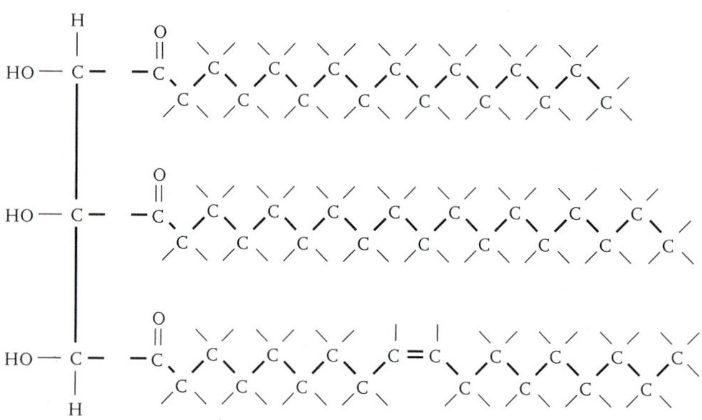

[2] Strukturformel eines Fettmoleküls

Aus den Elementen Kohlenstoff, Wasserstoff und Sauerstoff werden zunächst die eigentlichen Bausteine der Fette gebildet, Glyzerin und Fettsäuren. Die Fettsäuren bestimmen die Eigenschaften der Fette und ihre Bedeutung für die Ernährung. So haben Fette mit kurzen Fettsäuren, wie beispielsweise Butter, einen niedrigen Schmelzpunkt und sind relativ gut verdaulich.

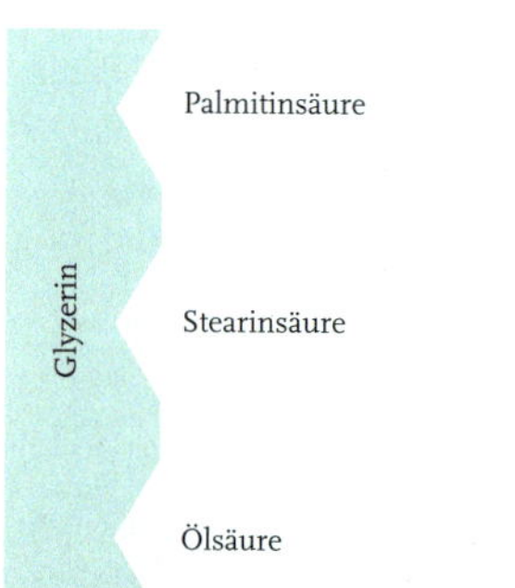

[3] Fettmoleküle sind aus einem Glyzerinmolekül und meist drei Fettsäuremolekülen aufgebaut.

Zum einen unterscheidet man die Fettsäuren nach ihrer Kettenlänge, das heißt nach der Anzahl ihrer Kohlenstoffatome, in langkettige Fettsäuren, z. B. Stearinsäure (18 C-Atome), und kurzkettige Fettsäuren, z. B. Buttersäure (4 C-Atome).

Zum anderen unterscheidet man sie nach der Anzahl ihrer Doppelbindungen in:

- **Gesättigte Fettsäuren**: Hier sind alle C-Atome der Kohlenstoffkette einfach miteinander verbunden (ohen Doppelbindungen). Die gesättigten Fettsäuren verändern sich kaum bei Hitze- und Sauerstoffeinwirkung. Für die Ernährung sind sie nur als Energielieferanten von Bedeutung.
- **Ungesättigte Fettsäuren**: Hier sind die C-Atome auch durch Doppelbindungen miteinander verbunden. Fettsäuren mit einer Doppelbindung nennt man einfach ungesättigte Fettsäuren (z. B. Ölsäure); Fettsäuren mit mehreren Doppelbindungen mehrfach ungesättigte Fettsäuren (z. B. Linolsäure). An die Doppelbindungen können leicht andere Stoffe angelagert werden, deshalb verändern sich ungesättigte Fettsäuren rasch beim Einwirken von Hitze und Sauerstoff.

Unter den ungesättigten Fettsäuren nehmen die Linol-, Linolen- und Archidonsäure eine Sonderstellung ein. Sie werden als **essenzielle Fettsäuren** bezeichnet, da sie der Mensch nicht selbst aufbauen kann und sie deshalb mit der Nahrung aufgenommen werden müssen. Ist genügend Linolsäure vorhanden, kann der Organismus Archidonsäure und Linolensäure daraus bilden. Durch einen Mangel an essenziellen Fettsäuren werden hormonelle und Stoffwechselvorgänge gestört.

6.3 Ernährungswissenschaftlicher Bezug

6.3.1 Bedarf an Energie liefernden Nährstoffen

Jeder Organismus ist auf eine ständige Zufuhr von Energie angewiesen. Der Mensch benötigt sie für seinen Bau- und Energiestoffwechsel und die damit verbundenen Lebensfunktionen wie z. B. die Aufrechterhaltung der Körpertemperatur, die Atmung, die Herz-, Verdauungs- und Muskeltätigkeit.

Die Energie wird dem Körper von den in der Nahrung enthaltenen Kohlenhydraten, Fetten und Eiweißen geliefert, die man deshalb auch – im Unterschied zu Mineralien und Vitaminen – als Energie liefernde Nährstoffe bezeichnet. Diese Nährstoffe werden im Körper „verbrannt", das heißt, mit Hilfe von Sauerstoff zu Kohlendioxid und Wasser (bei Eiweißen zusätzlich noch zu Harnstoff) abgebaut. Die dabei gewonnene Energie wird vom Körper genutzt als:

- Wärmeenergie zur Aufrechterhaltung der Körpertemperatur;
- chemische Energie zur Leistung von mechanischer Arbeit (z. B. Arbeit der Herz- oder Atemmuskulatur), chemischer Arbeit (Aufrechterhaltung der Konzentrationsdifferenz zwischen Intra- und Extrazellularraum) oder Stoffwechselarbeit (z. B. Synthese körpereigener Stoffe). Chemische Energie wird in Form von ATP gespeichert.

Wärmeenergie | 412
Körpertemperatur | 731
ATP | 191

Da bei allen Stoffwechselvorgängen ein Teil der Energie verloren geht, z. B. durch Wärmeabgabe an die Umgebung, durch mechanische, chemische oder Stoffwechselarbeit oder durch Ausscheidung von im Körper gebildeten Stoffen, besteht ein permanenter Bedarf an neu zugeführter Energie.

Um die Frage zu klären, wie hoch dieser Energiebedarf beim Menschen ist, müssen zunächst die hierfür relevanten Maßeinheiten definiert werden: Joule und Kalorie.

Die physikalische Einheit für Energie ist das Joule (J). 1 J ist dabei die Energie, die benötigt wird, um einen Körper mit einem Gewicht von 102 g um einen Meter zu heben. Die veraltete Maßeinheit für die Energie ist Kalorie (1 cal = 4,19 J). Dieses Maß bezeichnet die Wärmemenge, die eingesetzt werden muss, um 1 Liter Wasser um 1° zu erwärmen.

Die im Organismus „verbrannten" Nährstoffe haben folgenden Energiegehalt, der physiologischer Brennwert genannt wird:

- 1 g Kohlenhydrate: 17 kJ / ≈ 4 kcal
- 1 g Fett: 39 kJ / ≈ 9 kcal
- 1 g Eiweiß: 17 kJ / ≈ 4 kcal
- 1 g Alkohol: 30 kJ / ≈ 7 kcal

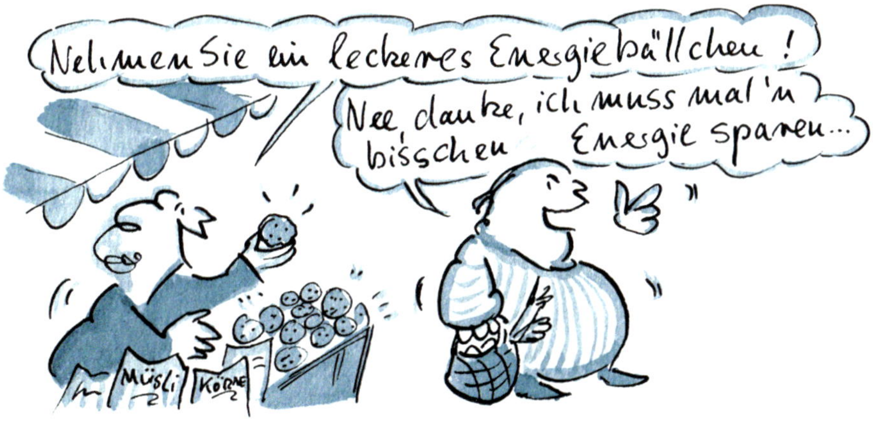
Nehmen Sie ein leckeres Energiebällchen!
Nee, danke, ich muss mal 'n bisschen Energie sparen...
MÜSLI

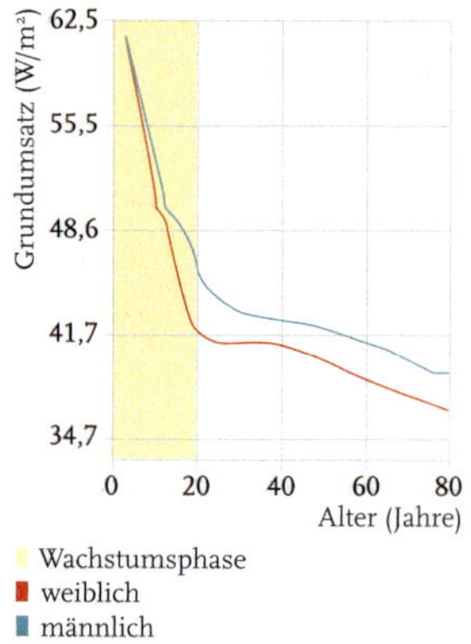

[1] Altersabhängigkeit des Grundumsatzes

Die Berechnung des persönlichen Bedarfs wird auf vielen Internetseiten angeboten, spezielle Programme beziehen die einzelnen Faktoren korrekt ein und in der Auswertung werden Hinweise zur Ernährung und zur Risikoeinschätzung gegeben.

Der Energiebedarf

Der tägliche Energiebedarf des Menschen ist von Alter, Geschlecht, Körpergewicht und -größe sowie der körperlichen Aktivität abhängig. Er setzt sich aus Grundumsatz und Leistungsumsatz zusammen.

Alter, Geschlecht, Körpergröße und Körpergewicht ergeben den **Grundumsatz** (Basisenergiebedarf), der über die Harris-Benedict-Formel berechnet wird:

Für Männer: $\text{Grundumsatz}\left[\frac{\text{kcal}}{24\,\text{h}}\right] =$

$$66{,}47 + 13{,}7 \cdot \text{Körpergewicht}\,[\text{kg}] + 5 \cdot \text{Körpergröße}\,[\text{cm}] - 6{,}8 \cdot \text{Alter}\,[\text{Jahre}]$$

Für Frauen: $\text{Grundumsatz}\left[\frac{\text{kcal}}{24\,\text{h}}\right] =$

$$655{,}1 + 9{,}6 \cdot \text{Körpergewicht}\,[\text{kg}] + 1{,}8 \cdot \text{Körpergröße}\,[\text{cm}] - 4{,}7 \cdot \text{Alter}\,[\text{Jahre}]$$

In der Praxis werden Übersichtstabellen als Referenzwerte für den Grundumsatz genutzt:

Alter in Jahren	Körpergewicht in kg		Grundumsatz in kcal pro Tag	
	m	w	m	w
15 – 19	67	58	1 820	1 460
19 – 25	74	60	1 820	1 390
25 – 51	74	59	1 740	1 340
51 – 65	72	57	1 580	1 270
> 65	68	55	1 410	1 170

[Tab. 1] Grundumsatz – Übersicht

Der **Leistungsumsatz** wird über die durchschnittliche körperliche Aktivität berechnet. Die körperliche Aktivität setzt sich aus der beruflichen Tätigkeit und dem Freizeitverhalten zusammen.

Eine Möglichkeit zur Berechnung des Gesamtenergiebedarfs besteht darin, den Basisenergiebedarf mit dem PAL-Wert (*physical activity level*) zu multiplizieren. Damit wird die körperliche Aktivität mit einberechnet. Das heißt, der persönliche Energiebedarf stellt ein Vielfaches des Grundumsatzes dar. Die PAL-Werte liegen für berufstätige Erwachsene mit überwiegend sitzender Tätigkeit durchschnittlich bei 1,55 – 1,65. Für sportliche Aktivitäten oder anstrengende Freizeitaktivitäten über 30 – 60 Minuten an 4 – 5 Tagen pro Woche können 0,3 PAL zusätzlich angerechnet werden.

Beschreibung der Lebensweise	PAL-Wert
Ausschließlich sitzende bzw. liegende Tätigkeit: alte Menschen, gebrechliche Menschen	1,2
Sitzende Tätigkeit, wenig oder keine anstrengende Freizeitaktivität: Büroangestellte, Feinmechaniker	1,4 – 1,5
Sitzende Tätigkeit mit zusätzlichem Energieaufwand für stehende und gehende Arbeiten: Studierende, Labortätigkeiten	1,6 – 1,7
Überwiegend gehende und stehende Tätigkeit: Hausfrauen, Pflegepersonal, Tätige im Einzelhandel, Handwerksberufe	1,8 – 1,9
Körperlich anstrengende berufliche Tätigkeit: Landwirte, Bauarbeiter, Leistungssportler	2,0 – 2,4

[Tab. 2] PAL-Werte nach der DGE (Deutsche Gesellschaft für Ernährung)

Um den eigenen Gesamtbedarf zu errechnen, werden die einzelnen Tätigkeiten nach ihrem Verbrauch und nach ihrem Anteil an der täglichen Arbeits- bzw. Freizeit gewichtet und addiert.

Beispiel Frau Johnson ist 27 Jahre alt, wiegt 59 kg, ist Gesundheits- und Krankenpflegerin und geht jeden Tag $\frac{1}{2}$ Stunde joggen.
Ihr Grundumsatz beträgt laut Tabelle 1 340 kcal. Ihr PAL-Wert liegt bei $1{,}8 + 0{,}3 = 2{,}1$.
Damit ergibt sich ein täglicher Energiebedarf von $1\,340\,\text{kcal} \cdot 2{,}1 = 2\,814\,\text{kcal}$.

Der Energiebedarf hängt sehr eng mit der täglichen Bewegung zusammen. Bei allen Maßnahmen zur Gewichtsreduktion steht daher die Steigerung der täglichen Bewegungszeit an erster Stelle.

Zur Deckung des täglichen Energiebedarfs sollte die Nährstoffaufnahme idealerweise so verteilt werden, dass dem Körper zur richtigen Zeit Energie zur Verfügung gestellt und damit Tiefpunkten entgegengewirkt wird. Über den Tag verteilt ist es daher sinnvoll, fünf Mahlzeiten einzunehmen. Untersuchungen haben gezeigt, dass bei lediglich drei Mahlzeiten der Blutzuckerspiegel erheblich schwankt, während er bei fünf Mahlzeiten relativ konstant gehalten werden kann.

Blutzuckerspiegel | 2

Mit dem 1. und 2. Frühstück sollte etwa ein Drittel des Energiebedarfs gedeckt werden. Insbesondere das 1. Frühstück ist wichtig, da der Körper nachts Energie verbraucht hat (z. B. durch Kreislauf- und Atemarbeit, Konstanthaltung der Temperatur), die ihm nun wieder zugeführt werden muss. Das 2. Frühstück, in der Regel zu Zeiten unseres physiologischen Leistungshöhepunktes eingenommen, sollte vitamin- und mineralstoffreich sein (z. B. Obst, Joghurt, Milch, Müsli). Wenn durch das 1. und 2. Frühstück zusammen ein gutes Drittel des täglichen Energiebedarfs gedeckt wird, genügt für das Mittagessen ein knappes Drittel der täglich notwendigen Energie. So wird der Magen nicht überladen, Verdauung und Wohlbefinden werden gefördert. Die Zwischenmahlzeit am Nachmittag sollte wie das 2. Frühstück vitamin- und mineralstoffreich sein. Das Abendessen sollte lediglich ein Viertel der täglichen Energiezufuhr ausmachen. Es sollte leicht verdaulich bzw. fettarm sein, sodass die Belastung von Magen, Leber und Bauchspeicheldrüse gering gehalten wird. Mindestens 2 Stunden vor dem Schlafen eingenommen, fördert es eine von Verdauungsvorgängen unbeschwerte Nachtruhe.

Ernährungs-Faustregel: 5 Mahlzeiten
- **1. Frühstück** ca. 25 % der Gesamtenergiezufuhr
- **2. Frühstück** ca. 10 % der Gesamtenergiezufuhr
- **Mittagessen** ca. 30 % der Gesamtenergiezufuhr
- **Nachmittags** ca. 10 % der Gesamtenergiezufuhr
- **Abendessen** ca. 25 % der Gesamtenergiezufuhr

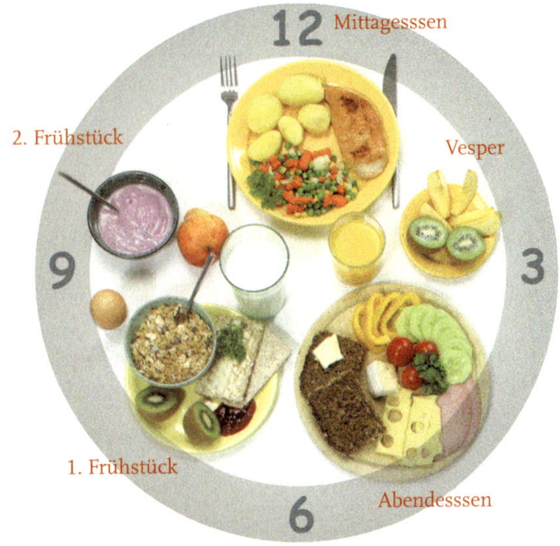

[2] 5 Mahlzeiten dienen als Ernährungs-Faustregel

Zusammensetzung einer ausgewogenen Ernährung

Die tägliche Nahrung sollte sich aus den sieben Lebensmittelgruppen zusammensetzen:

1. Getreideprodukte / vorzugsweise Vollkornprodukte 30 % der Nahrungsmenge
2. Gemüse / regional und saisonal passend 26 %
3. Obst / regional und saisonal passend 17 %
4. Fettarme Milchprodukte 18 %
5. Fleisch und Fisch 7 %
6. Pflanzliche Fette und Öle 2 %
7. Ausreichende Flüssigkeitszufuhr

Im DGE-Ernährungskreis sind diese Lebensmittelgruppen im Mengenverhältnis dargestellt. Genussmittel wie Süßwaren, Kaffee, Alkohol sind nicht im Ernährungskreis enthalten, da sie nicht zur täglichen Ernährung zählen und keinen Nährwert bzw. eine sehr geringe Nährstoffdichte besitzen. Insgesamt kann durch eine so orientierte Ernährung die bedarfsgerechte Zufuhr an Nährstoffen, Ballaststoffen und sekundären Pflanzenstoffen sichergestellt werden. Der Anteil an Kohlehydraten an der Energiezufuhr liegt bei 52 – 53 %, für Fette bei 28 – 31 % und für Eiweiß bei 16 – 17 %. Man spricht in diesem Zusammenhang auch von Energieprozent. Die Zubereitung der Mahlzeiten sollte schonend sein. Beispielsweise ist dünsten besser als garen, schmoren ist besser als braten und die Verwendung eines Schnellkochtopfes verkürzt die Garzeiten und schont dadurch die Lebensmittel.

Vollwertig essen – und gesund bleiben

Nach den 10 Regeln der Deutschen Gesellschaft für Ernährung (DGE)

1. Vielseitig essen
2. Reichlich Getreideprodukte und Kartoffeln
3. Gemüse und Obst: Nimm „5“ am Tag!
4. Täglich Milch und Milchprodukte; ein- bis zweimal Fisch pro Woche; Fleisch, Wurst und Eier in Maßen
5. Wenig Fett und fettreiche Lebensmittel
6. Zucker und Salz in Maßen
7. Reichlich Flüssigkeit: rund 1,5 Liter Wasser oder kalorienarme Getränke täglich
8. Essen schmackhaft und schonend zubereiten
9. Sich Zeit nehmen, das Essen genießen
10. Aufs Gewicht achten, in Bewegung bleiben

Empfohlene Zusammensetzung des Speiseplans*

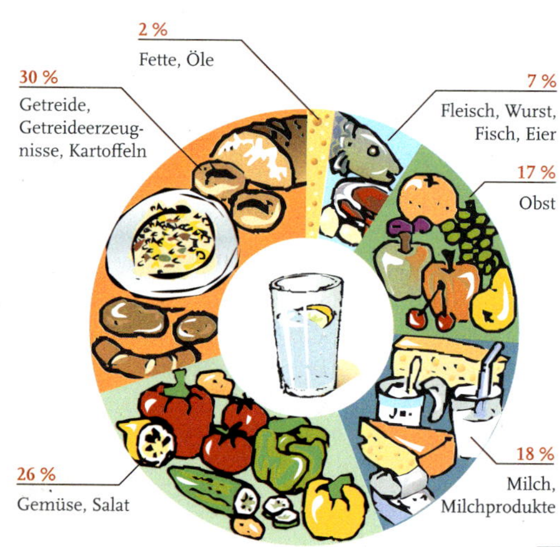
2 %
Fette, Öle
30 %
Getreide, Getreideerzeugnisse, Kartoffeln
7 %
Fleisch, Wurst, Fisch, Eier
17 %
Obst
18 %
Milch, Milchprodukte
26 %
Gemüse, Salat

*Mengenverhältnis

© Globus 9705

Bedarf an nicht Energie liefernden Nährstoffen

Ballaststoffe

Ballaststoffe zählen zu den Kohlenhydraten. Sie sind jedoch im Gegensatz zu Zucker und Stärke für den Menschen unverdaulich, da sie von seinen Verdauungssekreten nicht aufgespaltetn werden können. Ballaststoffe sind ausschließlich in pflanzlichen Lebensmitteln enthalten, insbesondere im ungeschälten Getreidekorn und seinen Produkten (Vollkornbrot und Müsli) sowie in den Hülsenfrüchten. Auch Gemüse und Obst sind ballaststoffreich. Der Verzehr von Ballaststoffen wirkt sich auf den Verdauungsvorgang in mehrfacher Hinsicht positiv aus:

- **Sekretion von Verdauungssäften**: Ballaststoffreiche Nahrung, z. B. Vollkornbrot, muss gut gekaut werden. Langes Kauen fördert die Speichelabsonderung. Der Speichel vermischt sich mit der aufgenommenen Nahrung, die Speisebreimenge wird vergrößert. Dadurch kommt es schneller zur Magenfüllung. Ein „voller Magen" erzeugt ein Sättigungsgefühl. Man braucht also nicht so viel zu essen, um sich satt zu fühlen.
- **Insulinproduktion**: Bei ballaststoffreicher Nahrung gehen bezogen auf die Masse des Speisebreis verhältnismäßig geringe Mengen an Nährstoffen in die Blutbahn über. Somit steigt der Blutzuckerspiegel nach den Mahlzeiten nicht sprunghaft, sondern langsam an. Die Insulinproduktion wird weniger belastet. Ein stark schwankender Blutzuckerspiegel macht müde und schlapp. Besonders für Diabetiker ist ein sprunghafter Anstieg des Blutzuckerspiegels gefährlich.
- **Bindung von Giftstoffen**: Durch die Fähigkeit von Ballaststoffen, bestimmte Substanzen an sich zu binden, werden z. B. Umweltgifte, Krebs erregende Stoffe und Cholesterin ausgeschieden und damit deren Aufnahme in die Blutbahn verringert.
- **Stuhltransport**: Die große Speisebreimenge mit den darin enthaltenen Pflanzenfasern massiert die Darmwand, die mit verstärkter Bewegung reagiert. Der Stuhltransport wird dadurch beschleunigt.

Hämorriden | 2

Eine ballaststoffarme Ernährung reduziert nicht nur die oben genannten positiven verdauungsphysiologischen Effekte, sie kann auch krankhafte Veränderungen des Darmes wie beispielsweise Hämorriden begünstigen. Infolge ballaststoffarmer Ernährung wird der Stuhl hart und fest und kann nur mit erhöhtem abdominellen Druck (Darminnendruck) ausgeschieden werden.

Nachdem den Ballaststoffen über lange Zeit keine gesundheitliche Bedeutung zugemessen wurde, empfiehlt die Deutsche Gesellschaft für Ernährung Erwachsenen, täglich 30 g Ballaststoffe aufzunehmen.

Ballaststoffe verhindern Verstopfung

Ballaststoffe sind Bestandteile pflanzlicher Nahrung, die vom menschlichen Verdauungssystem nicht abgebaut werden. Sie bringen den Darm in Schwung und verlängern das Gefühl, satt zu sein.

Ballaststoffreiche Nahrungsmittel

- ✔ Weizenkleie
- ✔ Vollkornmehl (Brot, Teigwaren)
- ✔ Weiße Bohnen
- ✔ Getrocknete Aprikosen, Pflaumen, Feigen
- ✔ Passionsfrüchte
- ✔ Knäckebrot, Pumpernickel, Leinsamenbrot
- ✔ Sesamsamen
- ✔ frisches Gemüse, vor allem Erbsen, Spinat
- ✔ frisches Obst, insbes. Himbeeren, Johannisbeeren, Brombeeren, Äpfel

Ballaststoffarme Nahrungsmittel

- ✔ Weißmehlprodukte (Brot, Nudeln, Gebäck)
- ✔ Süßspeisen wie Pudding, Eis

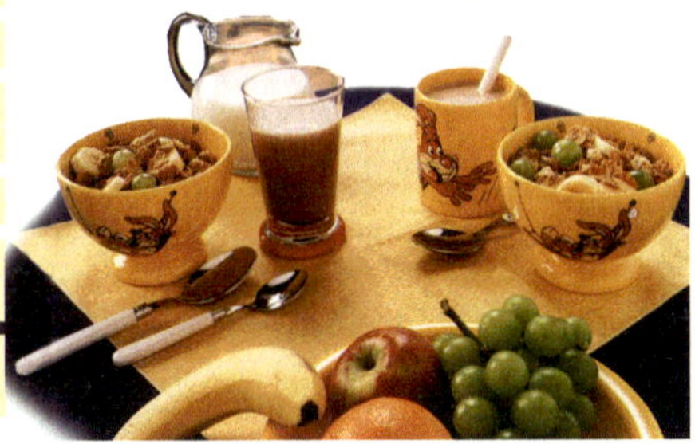

S0181

Vitamine

Vitamine müssen dem Körper über die Nahrung zugeführt werden.
Um sie so weit wie möglich zu erhalten, sollte man Obst, Gemüse und Kräuter
- möglichst frisch verwenden; kühl und dunkel lagern
- kurz waschen; nie im Wasser liegen lassen
- so kurz wie möglich garen; besser dünsten oder dämpfen statt kochen

	für	z.B. enthalten in
Vitamin A (fettlöslich)	Haut, Schleimhaut, Augen, Immunsystem	Broccoli, Milch, Spinat, Karotten, Tunfisch
Vitamin B1, B2 (wasserlöslich)	Stoffwechsel, Nervensystem	Vollkornbrot, Kartoffeln, Schweinefleisch, Milch
Vitamin B6 (wasserlöslich)	Eiweißstoffwechsel, Nervensystem, Blut	Bananen, Fleisch, Fisch, Linsen
Vitamin B12 (wasserlöslich)	Blut	Kalbsleber, Milch, Sardinen
Vitamin C (wasserlöslich)	Immunsystem, Eisenaufnahme, Bindegewebe, Knochen	Paprika, Grünkohl, Zitrusfrüchte, Erd- u. Schwarze Johannisbeeren
Vitamin D (fettlöslich)	Zähne, Knochen	Fisch, Milch, Käse
Vitamin E (fettlöslich)	Zellschutz	Grünkohl, Erbsen, Fisch, Sonnenblumen- u. Weizenkeimöl
Vitamin K (fettlöslich)	Blutgerinnung	Tomaten, Salat, Blumenkohl
Folsäure (wasserlöslich)	Zellteilung und -neubildung, Blut	Leber, Milch, Tomaten
Niacin (wasserlöslich)	Energiehaushalt der Zellen, Herz, Nervensystem	Fisch, Muskelfleisch, Erbsen
Biotin (wasserlöslich)	Bildung von Fettsäuren, Energiehaushalt	Milch, Leber, Sojabohnen
Pantothensäure (wasserlöslich)	Stoffwechsel, Bildung von Fettsäuren u. Hormonen	Steinpilze, Erbsen, Mais, Milch

S0066 Quelle: TK

Vitamine

Vitamine sind organische Stoffe unterschiedlichen chemischen Aufbaus, die bis auf wenige Ausnahmen nicht vom menschlichen oder tierischen Organismus synthetisiert werden können. Sie sind somit essenzielle Nahrungsbestandteile, die dem Körper regelmäßig über die Nahrung zugeführt werden müssen. Einige Vitamine werden in ihren Vorstufen (*Provitamine*) vom Organismus aufgenommen und von ihm in ihre Endstufe umgewandelt. So wird beispielsweise aus dem Provitamin Carotin das Vitamin A gebildet.

Vitamine übernehmen wichtige Funktionen bei der Regulation des Stoffwechsels. Dabei hat jedes Vitamin spezielle Aufgaben. So wird beispielsweise Vitamin B1 beim Abbau von Kohlenhydraten benötigt, während die Folsäure für den Eiweißstoffwechsel und das Vitamin E für den Fetttransport notwendig ist. Vitamine spielen auch eine wichtige Rolle bei der Arbeit von Muskeln, Nerven, Gehirn und allen Organen (z. B. Vitamin A, B1 und D), und sie übernehmen Schutzfunktionen in Bezug auf Krankheiten (z. B. Vitamin C).

Allgemein werden Vitamine auf Grund ihrer Löslichkeit in zwei große Gruppen eingeteilt:
- fettlösliche (*lipophile*) Vitamine, die z. B. in Nüssen, Samen oder Milch vorkommen (Vitamine A, D, E und K);
- wasserlösliche (*hydrophile*) Vitamine, die z. B. in Obst, Gemüse oder Vollkornprodukten enthalten sind (Vitamine der B-Gruppe, Vitamin C).

Vitamine können durch Hitze, Sauerstoff, Säuren und Licht zerstört werden. Deshalb ist eine sachgerechte Lagerung und Zubereitung von vitaminreichen Lebensmitteln sehr wichtig.

Der tägliche Bedarf an den jeweiligen Vitaminen liegt bei ca. 1 mg, mit Ausnahme des Vitamins C, bei dem er ca. 75 mg beträgt. Der gesamte Vitaminbedarf kann durch eine abwechslungsreiche Kost, in der frisches Obst, Gemüse und Vollkornprodukte einen hohen Stellenwert einnehmen, gedeckt werden. Vitaminmangelerscheinungen werden **Hypovitaminosen** genannt und kommen in Europa nur noch selten vor. Bestimmten Bevölkerungsgruppen, z. B. Schwangeren, Sport treibenden oder rauchenden Menschen wird teilweise empfohlen, ihren erhöhten Vitaminbedarf durch zusätzlich zugeführte Vitamine zu decken.

Das vollständige Fehlen von einem oder mehreren Vitaminen wird **Avitaminose** genannt und kann bei bestimmten Erkrankungen (z. B. Magenerkrankungen) auftreten.

Hypovitaminosen und Avitaminosen können folgende Ursachen haben:
- Unterernährung
- einseitige Ernährung
- Konservenkost, Kantinenverpflegung
- Stoffwechselstörungen
- chronischer Durchfall, krankhafte Veränderungen der Darmschleimhaut
- Abführmittel, Antibiotika, Antibabypille
- Rauchen und Alkohol

Mineralstoffe

Mineralstoffe sind im Gegensatz zu den anderen Nährstoffen anorganische Substanzen. Sie werden über die Wurzeln von Pflanzen aufgenommen, und der Mensch bzw. das Tier nimmt sie mit diesen Pflanzen auf. Mineralstoffe sind in unterschiedlichen Mengen in allen Lebensmitteln enthalten. Im Organismus haben Mineralstoffe verschiedene Aufgaben:

- Sie sind Bausteine von Zähnen und Knochen.
- Sie sind wichtige Bausteine biologischer Verbindungen, z. B. ist Eisen Bestandteil von Hämoglobin und Jod Bestandteil von Schilddrüsenhormonen.
- Sie beeinflussen in gelöster Form (Elektrolyte, z. B. Na^+, Cl^-) den osmotischen Druck, erhalten die Elektronenneutralität und bilden Puffersysteme.

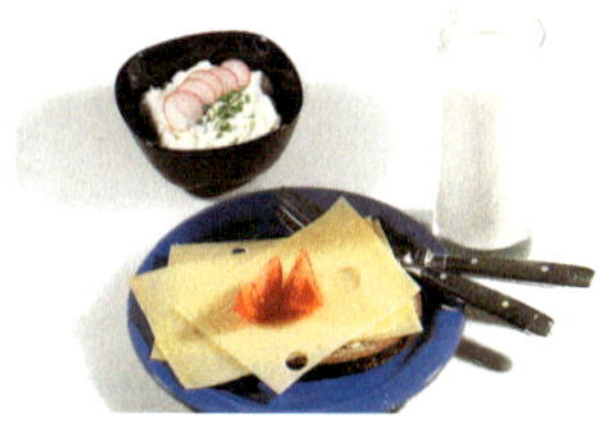

[1] Käse und andere Milchprodukte sind ein guter Kalziumlieferant.

Unser Körper besteht zu 4 Prozent aus Mineralien. Unter normalen Bedingungen scheidet der Mensch 15 bis 20 g Mineralstoffe täglich aus, bei großen Wasserverlusten (Schwitzen, Durchfall, Erbrechen) steigt auch der Verlust an Mineralstoffen. Solche Verluste können normalerweise über die Nahrung ausgeglichen werden; in extremen Situationen, z. B. bei lang andauerndem Durchfall, müssen sie über die Einnahme von Medikamenten kompensiert werden. Natrium wird auf Grund des hohen Salzkonsums und Phosphor auf Grund des hohen Fleischkonsums oft in viel zu hohen Mengen aufgenommen.

Je nach Konzentration in den Körperflüssigkeiten unterscheidet man Mengen- und Spurenelemente.

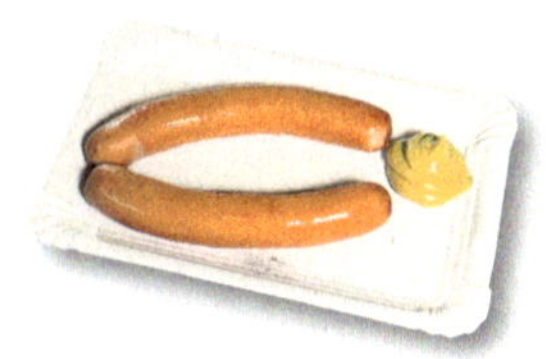

[2] Wurst hat einen großen Anteil Phosphor.

Mengenelemente

Zu den Mengenelementen zählen Natrium, Kalium, Chlorid, Kalzium, Phosphor und Magnesium.

Natrium-, Kalium- und Chlorid-Ionen haben die Aufgabe, den osmotischen Druck der Zellen aufrechtzuerhalten und für die Regulierung des Wasserhaushaltes zu sorgen.

Kalzium, Phosphor und Magnesium bilden gemeinsam das Baumaterial für Knochen und Zähne. Kalzium und Phosphor sind aber auch Gegenspieler: Ein hoher Phosphorgehalt in der Nahrung lässt den Blutkalziumspiegel sinken. Viel Phosphor wird dann aufgenommen, wenn viel Wurst, die durch Phosphat schnittfest gemacht wird, gegessen wird. Es wird vermutet, dass die Entstehung der Osteoporose mit einem hohen Phosphatverzehr zusammenhängt. Empfohlen wird, die gleiche Menge an Kalzium (Milchprodukte) und Phosphor (Fleischwaren und Milchprodukte) aufzunehmen: jeweils 0,8 g pro Tag. Kinder, Schwangere, Stillende und ältere Frauen haben einen höheren Bedarf an Kalzium (1,2 g pro Tag). Neben dem Phosphatüberschuss kann auch ein Vitamin-D-Mangel die Kalziumversorgung beeinträchtigen (| *Rachitis*). Vitamin D ist Kalkträger. Neben der Baustofffunktion haben sowohl Kalzium als auch Phosphor noch viele andere Aufgaben. So ist Kalzium u. a. an der Blutgerinnung beteiligt, Phosphor an der Energiegewinnung in der Zelle.

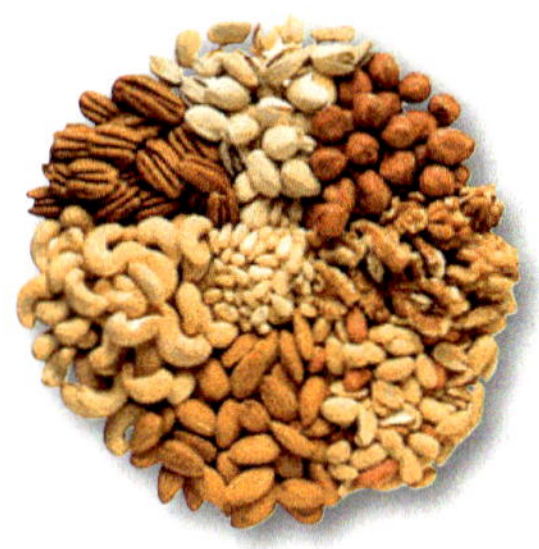

[3] Nüsse und Hülsenfrüchte haben einen besonders hohen Magnesiumgehalt.

Rachitis | 2

Magnesium hat ebenfalls nicht nur Bau-, sondern auch Stoffwechselfunktionen, indem es zahlreiche Enzyme aktiviert. Ein Magnesiummangel führt zu Krämpfen und Nervosität.

Der tägliche Bedarf an Magnesium liegt bei 300 mg. Davon wird ca. die Hälfte resorbiert. Einen erhöhten Bedarf haben Schwangere, Stillende, Leistungssportlerinnen und Stressgeplagte. Normalerweise ist die Magnesiumversorgung gesichert, da die tägliche Bedarfsmenge schon durch den Verzehr von drei Scheiben Vollkornbrot und 200 g Spinat oder Fenchel erreicht wird.

Die wichtigsten Magnesiumlieferanten sind die pflanzlichen Lebensmittel, einen besonders hohen Magnesiumgehalt haben Nüsse und Hülsenfrüchte. Hoher Alkoholkonsum und der Gebrauch von Abführ- und Entwässerungsmitteln können zu Magnesiummangel führen.

Spurenelemente

Zu den Spurenelementen zählen Eisen, Kupfer, Zink, Nickel, Silizium, Jod, Fluorid, Kobalt, Selen, Zinn, Mangan, Molybdän, Chrom und Vanadium. Sie liegen in ganz geringen Konzentrationen im menschlichen Organismus vor.

Hämoglobin | 276

Eisen wird zur Blutbildung benötigt. Es ist Bestandteil von Hämoglobin. Der Bedarf ist bei Frauen auf Grund der Menstruationsblutung höher (15 mg pro Tag) als bei Männern (10 mg pro Tag). Geeignete Lebensmittel zur Deckung des Eisenbedarfs sind Vollkornprodukte, Fleisch, Hülsenfrüchte, Gemüse und Obst. Der tägliche Eisenbedarf einer Frau kann über zwei Scheiben Vollkornbrot und eine Portion Bohnen (200 g) gedeckt werden.

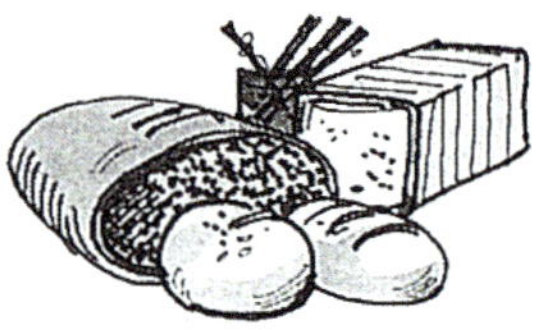

[1] Brot und Backwaren

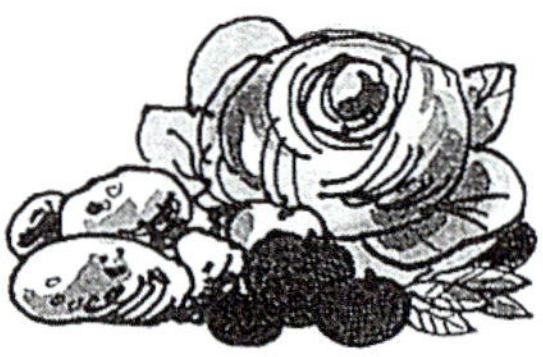

[2] Gemüse, Kartoffeln

Kupfer ermöglicht die Hämoglobinsynthese und ist an der Pigmentierung von Haut und Haaren beteiligt. Der Tagesbedarf von 3 mg wird durch regelmäßigen Verzehr von Vollkornprodukten, Hülsenfrüchten und Nüssen gedeckt.

Zink aktiviert das Immunsystem und wirkt bei der Insulinspeicherung mit. Der Tagesbedarf von ca. 15 mg kann relativ leicht durch den Verzehr von Vollkornprodukten, Gemüse, Fleisch und Fisch gedeckt werden.

Die Schilddrüsenhormone können nur gebildet werden, wenn genügend **Jod** in der Nahrung enthalten ist. Vom Meer abgelegene Gebiete sind in der Regel Jodmangelgebiete, da die ursprüngliche Jodquelle das Meer ist. Daher haben Meeresfische den höchsten Gehalt an Jod. Um den täglichen Bedarf an Jod zu sichern (Soll-Wert: 200 µg; Ist-Wert: 30 – 80 µg), wird zunehmend jodiertes Speisesalz verwendet, auch in der Lebensmittelherstellung (z. B. beim Brot) und in der Gemeinschaftsverpflegung.

Zahnpasta | 93

Fluor festigt den Zahnschmelz und verhindert die bakterielle Enzymtätigkeit. Um diese Funktion zu erfüllen, muss Fluor lokal (am Zahn direkt) wirksam werden. Daher ist der Gebrauch z. B. fluoridhaltiger Zahnpasta sinnvoller als eine forcierte Einnahme z. B. über angereicherte Nahrungsmittel. In der Natur kommt Fluor in Fischen und Krustentieren vor.

Die ernährungsphysiologische Bedeutung von **Chrom** – wie auch die von Selen – wurde erst 1973/74 erkannt. Chrom steigert die Glukosetoleranz. Ein Mangel ist durch den übermäßigen Verzehr von Zucker zu verzeichnen. Vollkornprodukte enthalten Chrom.

Kobalt ist Bestandteil von Vitamin B_{12} und aktiviert Enzyme. Die Kobalt-Bedarfsdeckung erfolgt über das Vitamin B_{12}, also über tierische Lebensmittel.

Weitere Spurenelemente wie Mangan, Selen, Nickel sind für den Enzymaufbau wichtig. Der Bedarf ist relativ leicht zu decken, vorausgesetzt man verzehrt Vollkornprodukte, Hülsenfrüchte und Gemüse.

Sekundäre Pflanzenstoffe

Als sekundäre Pflanzenstoffe werden mehr als 30 000 verschiedene Substanzen bezeichnet, die ausschließlich von Pflanzen als Schutz- und Abwehrstoffe gebildet werden. Für den menschlichen Organismus haben diese Stoffe, die vor allem in Obst, Gemüse, Nüssen, Getreideprodukten und Hülsenfrüchten enthalten sind, eine schützende Funktion. Weil es so viele verschiedene Substanzen gibt, raten Experten, die ganze Bandbreite dieser Nahrungsmittel zu nutzen. Es ist bekannt, dass sekundäre Pflanzenstoffe die Krebsentstehung auf fast jeder Stufe hemmen können. Die folgenden sekundären Pflanzenstoffe bieten eine kleine Auswahl.

- **Polyphenole** (Gerbsäuren) in Farb- und Geschmacksstoffen, wie z. B. Rote Beete, Karotten, wirken entzündungshemmend und positiv auf den Blutzucker- und Cholesterinspiegel.
- **Sulfide** (Aromastoffe) in Knoblauch, Zwiebeln, Lauch oder Brokkoli wirken entzündungshemmend, blutdrucksenkend, positiv auf die Blutgerinnung und antimikrobiell.
- **Phytohormone** in Vollkornprodukten und Hülsenfrüchten wirken blutdrucksenkend und antioxikativ.

Die Ernährung verändert sich mit dem Lebensalter

Die Ernährung ist nicht nur abhängig von kultureller und religiöser Prägung, den vorhandenen Möglichkeiten und Nahrungsmitteln, sondern sie ist auch stark abhängig vom Lebensalter.

Neugeborene werden möglichst mit Muttermilch ernährt – also gestillt [Abb. 3]. Sollte das nicht möglich sein, stehen verschiedene Flaschennahrungen zur Verfügung. Diese decken den speziellen Nährstoff- und Mineralstoffbedarf des Kindes ab und berücksichtigen die Besonderheiten des kindlichen Verdauungstraktes. Allerdings fehlen der künstlichen Nahrung die mütterlichen Immunglobuline, die dem gestillten Neugeborenen einen ähnlichen Immunschutz gewähren wie der Mutter (Schwangere, Wöchnerinnen und Neugeborene pflegen | 2).

Immunglobulin | 2

Im Laufe der Entwicklung eines Kindes steigt sein Energiebedarf und die Zusammensetzung der Nahrung ändert sich entsprechend der Entwicklung seiner Selbstständigkeit.

In den ersten vier bis sechs Lebensmonaten wird empfohlen, das Kind zu stillen. Ist dies nicht möglich, kann auf eine adaptierte Flaschennahrung zurückgegriffen werden. Ab dem 4.–6. Lebensmonat wird eine Beikost stufenweise eingeführt. Hier werden anfangs breiige Nahrungsmittel, später auch stückige Kost dem Kind zum Essen angeboten. Der Aufbau der Beikost wird wie in [Abb. 4] empfohlen.

adaptierte Flaschennahrung | 2

Ab dem ersten Lebensjahr ist der Kiefer des Kindes hart genug, um feste Nahrung zu zerdrücken, mit den ersten Zähnen kann das Kind auch beißen und kauen [Abb. 5]. Die Nahrung des Kleinkindes und Kindes sollte sich nach den Regeln der gesunden Ernährung, nach den Ernährungsgewohnheiten der Eltern / Bezugspersonen, aber vor allem nach dem Geschmack des Kindes richten. Kindern schmeckt nicht alles, und das sollte man akzeptieren. Bestimmte Nahrungsmittel schmecken kindgerecht zubereitet besser: So kann aus Milch ein Pudding, aus Gemüse eine Nudelsoße oder Pizza entstehen. Kinder lieben weiche und leicht kaubare Speisen, bei deren Zubereitung sie entweder zugeschaut oder vielleicht sogar mitgeholfen haben.

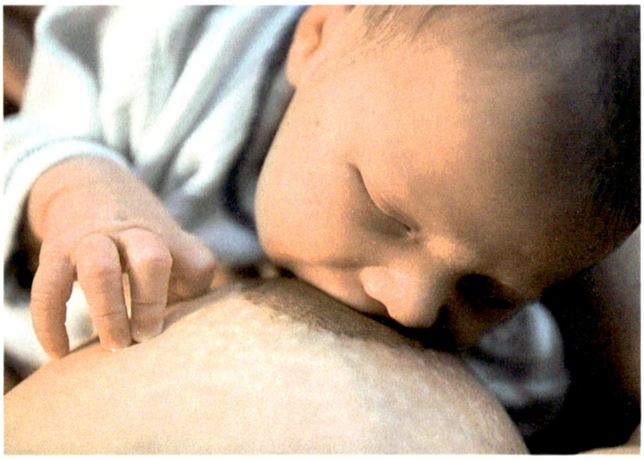

[3] Säuglinge erhalten beim Stillen alle notwendigen Nährstoffe.

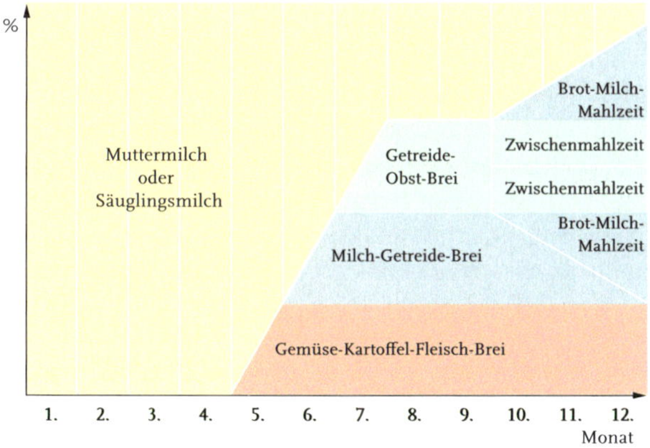

[4] Der Ernährungsplan für das 1. Lebensjahr

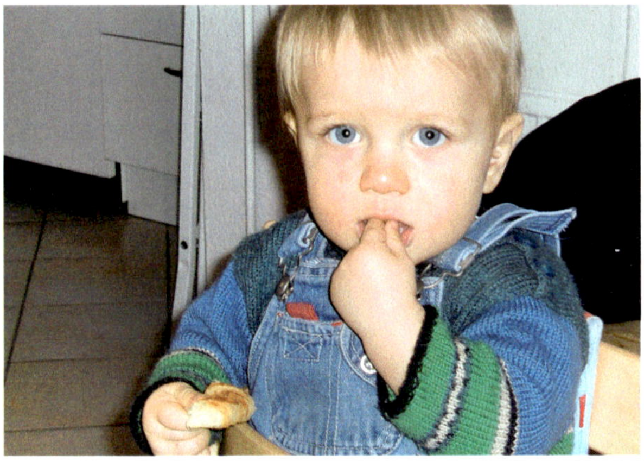

[5] Kleinkind nimmt erste feste Nahrung zu sich.

In der Pubertät tendieren Jugendliche dazu, sich auch durch ihr Essverhalten von den Eltern oder Bezugspersonen abzugrenzen. Es spricht auch nichts dagegen, in gemäßigter Form so genanntes Junk-Food oder Süßigkeiten zu sich zu nehmen, solange die wichtigen Nährstoffe über vollwertige Nahrung zu einer anderen Mahlzeit wieder zugeführt werden.

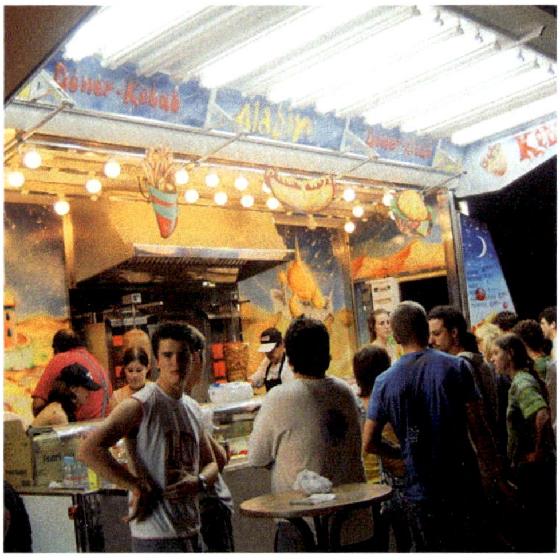

[1] Jugendliche an der Döner-Bude

Nahrungsmittel in g / Tag	Kinder 4 – 6 Jahre	Jugendliche 13 – 14 Jahre
Brot, Getreideflocken	170	280
Kartoffeln, Reis, Nudeln, Getreide	120	200
Gemüse	180	250
Obst	180	250
Getränke	800	1 000
Milch, Milchprodukte	350	450
Fleisch, Wurst	60	90
Fisch	100	200
Eier	2 Stück pro Woche	2 – 3
Butter, Öl, Margarine	20	30
Kuchen, Süßigkeiten	50	80
Marmelade, Zucker	10	20

[Tab. 1] Richtwerte für altersgemäße Verzehrmengen

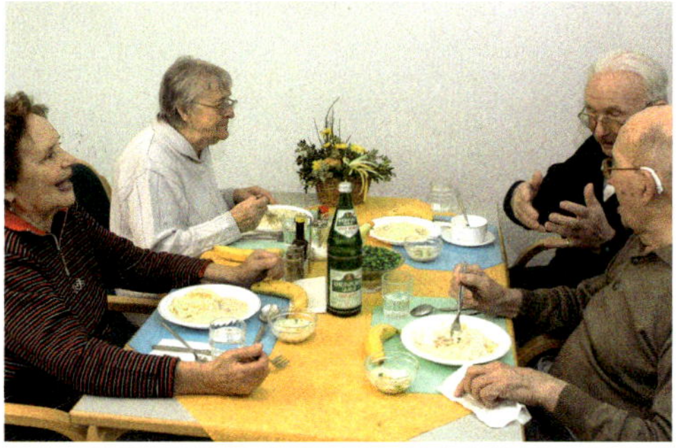
[2] Alte Menschen bei einer gemeinsamen Mahlzeit im Altenheim

Die Ernährung alter Menschen bedarf ebenso besonderer Beachtung, wie die im Kindesalter. Im Alter verändert sich die Geschmackswahrnehmung, nichts schmeckt mehr so wie früher und das Durstgefühl nimmt ab. Achtet man im Alter nicht bewusst auf die Ernährung, kommt es zu Mangelernährung, Unterernährung und Exsikkose. In Deutschland sind überproportional viele ältere Menschen mangelernährt und leiden an Austrocknung. Im Alter sollte man auf die folgenden Punkte besonders achten:

- Die tägliche Trinkmenge sollte 1,5 – 2 l betragen, am besten stellt man sich gut sichtbar einen Krug mit Tee oder verdünntem Fruchtsaft auf, der bis zu einem bestimmten Zeitpunkt ausgetrunken sein muss.
- Frisches Obst und Gemüse sollte besonders viel gegessen werden, um den Vitaminbedarf zu decken und einer Obstipation vorzubeugen.
- Viel Getreide soll auf dem Speiseplan stehen, insbesondere Vollkornprodukte, diese enthalten Mineralien und Ballaststoffe.
- Magere Fisch- und Fleischprodukte, sowie magere Milchprodukte sollen gegessen werden, sie dienen der Mineralstoffzufuhr.

Insgesamt ist zu beachten, dass der Energiebedarf im Alter sinkt, aber dennoch ausreichend Nährstoffe und mehr Vitamine und Mineralien aufgenommen werden müssen. An Mineralien sind besonders wichtig Kalzium in Milchprodukten, um bei Frauen der Osteoporose vorzubeugen und Chrom in Vollkornprodukten, um einem Diabetes Typ II vorzubeugen.

Veränderte Ernährungsgewohnheiten und ihre Folgen

In den letzten 200 Jahren, einem entwicklungsgeschichtlich äußerst kurzen Zeitraum, hat sich der Lebensmittelverzehr in Art und Umfang geändert wie wohl kaum zuvor. Zwei gesundheitlich besonders bedeutsame Probleme lassen sich gegenwärtig unterscheiden.

Erstens: An die Stelle einer vorwiegend pflanzlichen, kohlenhydrat- und ballaststoffreichen Kost ist eine Kost mit einem hohen Anteil an tierischen Nahrungsmitteln getreten. Durch die derzeitigen Ernährungsgewohnheiten werden mehr Eiweiße und Fette verzehrt. Innerhalb der letzten 200 Jahre sank der Verzehranteil an Getreideprodukten bei uns auf ein Drittel ab. Und: Statt der vitamin- und ballaststoffreichen Vollkornprodukte werden heute zunehmend Weißmehlprodukte und Zuckerwaren gegessen. Über diese decken die Bundesbürgerinnen rund 25 – 50 % ihrer Energiezufuhr ab, über Alkohol rund 10 % .

Zweitens: Unsere Nahrung ist heute kaum noch naturbelassen, sondern weitgehend industriell verarbeitet. Naturbelassene Lebensmittel zeichnen sich u. a. dadurch aus, dass sie die Nährstoffe, die der Mensch braucht, in einem richtigen Verhältnis zueinander enthalten. Hierin bzw. in dem Zusammenwirken der Nährstoffe liegt die Voraussetzung für gut funktionierende Stoffwechselvorgänge. Eine derart bedarfsgerechte Nährstoffaufnahme ist mit künstlich zusammengestellten, industriell verarbeiteten Präparaten kaum zu erzielen. Dieses hat im Wesentlichen folgende Gründe:

- Nimmt man einen Nährstoff in seinem natürlichen Verbund auf, ist dessen Wirkung anders als in seiner chemisch isolierten Form. Zucker als natürlicher Bestandteil eines Apfels hat völlig andere Auswirkungen auf den Körper als Zucker in isolierter Form.
- Die Empfehlungen für die künstliche Lebensmittelherstellung sind Ausdruck des jeweiligen ernährungswissenschaftlichen Kenntnisstandes. Dieser ist vom vorherrschenden Zeitgeist sowie gesellschaftlich-kulturellen Bedingungen geprägt. So zeigt ein internationaler Vergleich, dass ernährungsphysiologische Empfehlungen von Land zu Land verschieden sind.

Der Einfluss der Ernährung auf die Entstehung so genannter Zivilisationskrankheiten ist heute unbestritten. Die Entstehung folgender Krankheiten stehen im Zusammenhang mit unserer Ernährung:

- Herz- und Kreislauferkrankungen
- Stoffwechselerkrankungen
- Erkrankungen der Verdauungsorgane
- Erkrankungen des Immunsystems

Dabei ist zu beachten, dass gesundheitsbeeinträchtigende Ernährungs- und Lebensgewohnheiten erst nach einer ganzen Reihe von Jahren zu sichtbaren Erkrankungen führen. Die in dieser Zeit verursachten Schäden sind in der Regel auch durch konsequente Ernährungs- und Lebensumstellung nicht zu heilen.

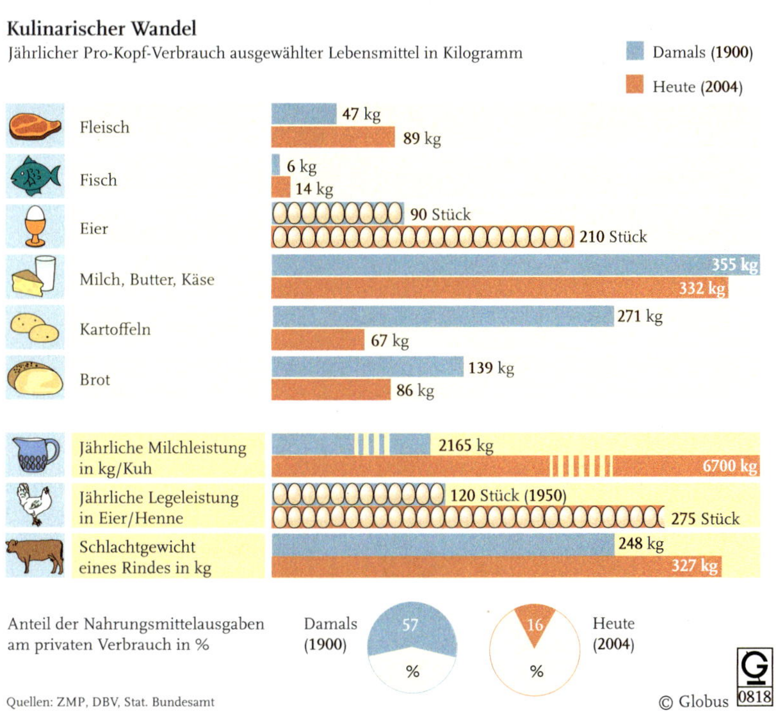

Hunger

Weltweit hungern über 815 Millionen Menschen, davon 400 Millionen Kinder, jeder Siebente leidet an Unterernährung und 167 Millionen Kinder unter fünf Jahren sind auf Grund von Hunger unterernährt. 10 Millionen Menschen sterben jährlich an Hunger und Unterernährung.

Zu hungern heißt, für Wochen oder Monate deutlich weniger als 2 100 kcal pro Tag zur Ernährung zur Verfügung zu haben. Es fehlt aber häufig nicht nur an Nahrung, sondern ebenso an sauberem Trinkwasser. Die Folge sind in erster Linie mangelnde Aufmerksamkeit, verlangsamte Beweglichkeit und das geringe Interesse an der Umwelt. Für Kinder heißt das, dass sie keinen Wunsch mehr verspüren zu spielen oder zu lernen. Weiterhin wird das Immunsystem geschwächt und der Mensch wird anfälliger für Infektionserkrankungen, insbesondere Durchfallerkrankungen. Hinzu kommen Mangelerscheinungen und Erkrankungen durch Vitaminmangel und Mineralstoffmangel. In Risikogebieten ist die Gefahr, durch Hunger und Unterernährung zu erkranken oder zu sterben, größer als die zusammengenommene Gefahr an AIDS, Malaria und Tuberkulose zu erkranken.

Die Ursachen für Hunger sind vielfältig und die auf der Erde vorkommenden Nahrungsmittel wären ausreichend für alle Menschen der Erde. Da sie aber sehr ungleich verteilt sind, gibt es Hunger auf der einen Seite und Verschwendung und Überfluss auf der anderen Seite.

online

http://www.food-force.com
Computerspiel zum Thema vom WFP: Foodforce

Ursachen für Mangel an Nahrung sind

- **Naturkatastrophen:** Dürreperioden z. B. in Äthiopien, Eritrea, Somalia, Uganda, Kenia zerstören die Saat, und die Ernten fallen nur spärlich aus.
- **Kriege:** In Kriegen werden Felder und Viehherden zerstört, Vorräte geplündert und es fehlen Menschen, um die Felder zu bestellen bzw. zur Ernährung der Familien beizutragen. Besondere Krisenherde befinden sich zurzeit in Zentralafrika. Nahrung wird auch als Waffe eingesetzt. Wer keine Nahrung mehr hat, verlässt das Land.
- **Armut:** Die Bauern sind zu arm, um Sämereien zu kaufen, Handwerkern fehlt das Geld für neue Werkzeuge, und sie können dadurch nicht für ihre wirtschaftliche Grundlage bzw. die Ernährung der Familie sorgen.

Dem Kampf gegen den Hunger widmen sich die humanitären Organisationen, aber ohne die Hilfe der reichen Länder und der einzelnen Menschen in diesen Ländern, ist es ein aussichtsloser Kampf.

Hunger in der Welt
So viel Prozent der Bevölkerung sind unterernährt

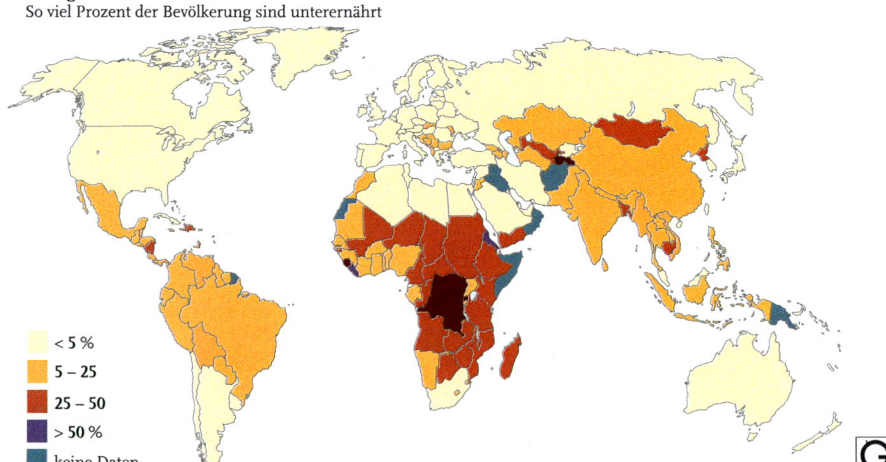

Quelle: FAO 2006; Stand 2002–2004 © Globus 1269

Kostformen

Kaum etwas wird so stark diskutiert wie die „richtige“ Ernährung. In industriellen Ländern genießen die meisten Menschen den Luxus, sich ihr Nahrungsangebot selbst zusammenstellen zu können. Auch in der Ernährungswissenschaft werden unterschiedliche Ansichten vertreten, welche Kostform die gesündeste sei.

Im Allgemeinen ist die Ernährung im mitteleuropäischen Bereich auf eine Mischkost ausgerichtet, d. h., dass sie sowohl Anteile pflanzlicher als auch tierischer Nahrungsmittel beinhaltet. Viele Menschen weichen jedoch von dieser Mischkost ab und bevorzugen aus gesundheitlichen, ethischen oder religiösen Gründen andere Kostformen. Eine weitere Rolle kann die Herkunft der Nahrungsmittel spielen. Man unterscheidet hierbei konventionell erzeugte Lebensmittel von Lebensmitteln aus ökologischem Landbau. Die Bandbreite an biologisch / ökologisch erzeugten Lebensmitteln ist sehr groß. Durch verschiedene Zertifikate werden unterschiedliche Erzeugungsformen gekennzeichnet [Abb. 1].

Im Folgenden soll eine Auswahl von gängigen Kostformen vorgestellt werden. Wichtig ist, dass unabhängig von der Kostform die Aufnahme der essenziellen Nährstoffe gewährleistet ist, damit es nicht zu Mangelernährung kommt. Fast alle Einrichtungen des Gesundheitswesens bieten heutzutage die Möglichkeit an, die Kostform auswählen zu können.

[1] Biosiegel

Die Kostform gibt in der Regel keinen Aufschluss darüber, ob die Person bestimmte Nahrungsmittel nicht mag, nicht verträgt oder aus gesundheitlichen Gründen nicht zu sich nehmen darf. Diese Informationen müssen immer zusätzlich erfragt werden. Ebenso gibt es eine große Bandbreite an Variationen dieser Kostformen.

Schonkost	Mischkost, die besonders bekömmlich, salz- und gewürzarm zubereitet ist. Wird vor allem Menschen mit Erkrankungen des Magen-Darm-Trakts empfohlen.
Vollwerternährung	Ganzheitliches Ernährungskonzept, das überwiegend auf ursprüngliche, unbehandelte Lebensmittel zurückgreift.
Schweinefleischfreie Ernährung	Wird meist aus religiösen Gründen praktiziert. Viele Religionen lehnen Schweinefleisch als unreines Fleisch ab (z. B. Islam, Judentum). Vorsicht: Gelatine wird häufig aus Schweineknochen gewonnen.
Koschere Ernährung	Ernährungsform von praktizierenden Juden. Bestimmte Vorschriften prägen hier die Zubereitung der Nahrungsmittel. Dies gilt auch für den Nahrungsmittel verarbeitenden Personenkreis (z. B. Köchin).
Anthroposophische Ernährung	Komplexes Ernährungskonzept, das auf die Lehren der Anthroposophie zurückgeht.
Rein vegetarische (vegane) Ernährung	Ernährungsform, die jeglichen Verzehr von tierischen Produkten (z. B. Milch, Käse, Eier, Fisch, Fleisch) ablehnt.
Lakto-vegetarische Ernährung	Wie rein vegetarische Ernährung, wird durch Milchprodukte ergänzt.
Ovo-Lakto-vegetarische Ernährung	Wie rein vegetarische Ernährung, wird durch Milch- und Eiprodukte ergänzt.
Makrobiotische Ernährung	Ernährungskonzept, das auf einer philosophisch orientierten Lebensweise beruht. Spezielle Vorschriften zur Nahrungszubereitung sowie eine ökologische Nahrungsmittelerzeugung fördern nach dieser Ansicht ein ausgeglichenes Leben.
Trennkost	Ernährungskonzept, das einer Übersäuerung des Körpers vorbeugen soll. Lebensmittel werden eingeteilt in: kohlenhydratkonzentriert (Vollkornprodukte und Obst), neutral (Fett und Gemüse) und eiweißkonzentriert (Fleisch, Fisch, Milch und Eier) und in bestimmter Form miteinander kombiniert.

[Tab. 1] Kostformen

Grundsätze diätetischer Ernährung

Ernährungsgrundsätze
Statt den Begriff Diät zu verwenden, ist es besser, von Ernährungsgrundsätzen zu sprechen, da Diät meist assoziiert, dass etwas Bestimmtes verboten ist.

Der Begriff Diät ist in aller Munde und wird von allen anders verwendet. Diäten werden am häufigsten durchgeführt, um das Wunschgewicht zu erreichen. Diäten im Sinne der Gesundheitswissenschaften bezeichnen allerdings bestimmte Ernährungsgrundsätze und Regeln, um Therapien bei bestimmten Erkrankungen zu unterstützen, bzw. gesundheitliche Störungen zu vermeiden. Insbesondere Stoffwechselerkrankungen können durch bestimmte Ernährungsgrundsätze positiv beeinflusst werden. Erkrankungen, die durch eine spezielle Diät behandelt bzw. vorgebeugt werden können, sind z. B.:

- Diabetes mellitus
- Gicht
- Herz-Kreislauf-Erkrankungen
- Zöliakie

Stoffwechselerkrankungen | 2
Diabetes mellitus | 2
Gicht | 2
Herz-Kreislauf-Erkrankungen | 2
Zöliakie | 2

Grundsätzlich muss die Ernährung auch bei der Durchführung von Diäten immer ausgewogen sein und den täglichen Bedarf an Nährstoffen, Vitaminen, Mineralien und Flüssigkeit decken.

Auch Menschen, die unter Nahrungsmittelunverträglichkeiten oder -allergien leiden, müssen bestimmte Diäten halten, um keinen Kontakt zum Allergen zu haben und damit eine allergische Reaktion zu vermeiden. Häufige Nahrungsmittelunverträglichkeiten liegen vor gegen:

- Nüsse
- Zitrusfrüchte
- Laktose

Laktose
Milchzucker der Kuhmilch

Adipositas | 234

Die Reduktionskost ist eine der Ernährungsformen, die zur Unterstützung von Therapien dient. Sie wird eingesetzt bei Menschen mit Adipositas. Diese müssen häufig ihr Gewicht erst reduzieren, bevor z. B. orthopädische Operationen vorgenommen werden können. Die Reduktionskost wird ebenfalls angewendet bei übergewichtigen Patientinnen mit Diabetes Typ II. Hier wird sie mit den Grundsätzen der diabetesgerechten Ernährung kombiniert. Zur Reduktionskost gehört, dass die tägliche Zufuhr an Energie nur ca. 1 500 kcal beträgt, wobei Energieträger bevorzugt werden sollen, die langsam resorbiert werden. Es eignen sich dafür ballaststoffreiche Gemüse und Getreideprodukte und fettarme tierische Produkte. Vollkornprodukte sind besser als Weißmehlprodukte. Die Gewichtsabnahme sollte langsam erfolgen, da so am ehesten ein dauerhafter Erfolg zu erwarten ist. Die Ernährung sollte nach Wunsch und Geschmack der betroffenen Person zusammengestellt werden und die Berechnung individuell, z.B. mit Hilfe eines PC-Programms erfolgen. Die größte Fehlerquelle besteht in der falschen Abschätzung von Mengen, aus diesem Grund sollten die Nahrungsmittel mit Hilfe einer elektronischen Küchenwaage abgewogen werden. Realistisch ist eine Gewichtsreduktion um 3 – 4 Kg pro Monat.

Die Aufgabe von Pflegenden besteht darin, in Zusammenarbeit mit Ernährungsberaterinnen die Patientinnen zu beraten und in der Diät zu unterstützen. Dazu gehören:

- Erläuterung ernährungswissenschaftlicher Grundprinzipien
- Gemeinsame Aufstellung eines Speise- bzw. Diätplans
- Bestellung bzw. Bereitstellung der Speisen
- Evtl. Hilfe bei der Zubereitung von Speisen

Rechtlicher Bezug 6.4

Das Lebensmittelrecht 6.4.1

Das Ziel des deutschen **Lebensmittelrechtes** ist es, die Produktion von Lebensmitteln vom „Acker bis zum Teller“ zu regeln und die Überwachung sicherzustellen. Damit soll der Verbraucherin die Sicherheit gegeben werden, unbedenkliche Nahrungsmittel erwerben zu können. Das Lebensmittelrecht regelt die Produktion, die Behandlung und den Vertrieb von Lebensmitteln. Es beinhaltet folgende Aspekte:

- Verbraucherschutz
- Gefahrenabwehr und
- Gewerberecht

online

www. lebensmittelrecht.com
Hier finden Sie alle nationalen und EU-weiten lebensmittelrechtlich relevanten Rechtsvorschriften

Im Lebensmittelrecht wird zum Beispiel geregelt, welche Zusatzstoffe in Lebensmitteln zulässig sind und welche Inhaltsstoffe auf der Verpackung anzugeben sind, wer unter welchen Bedingungen mit Lebensmitteln umgehen darf und wie Lebensmittel zu lagern sind. Regelungen zum Lebensmittelrecht finden sich in den verschiedensten Gesetzen und Verordnungen:

- Fleischhygienegesetz: regelt den Umgang und die Verarbeitung von Fleisch
- Hackfleischverordnung: regelt die Herstellung und den Umgang mit Hackfleisch, welches besonders schnell verdirbt
- Lebens- und Futtermittelgesetzbuch: regelt die Zulassung von Futtermitteln, dass z. B. Tiermehl nicht mehr verfüttert werden darf, seitdem es begründet im Verdacht steht, den Erreger für BSE zu enthalten
- EG-Verordnungen zur Lebensmittelhygiene, so genanntes EU-Hygienepaket: enthält EU-weite Regelungen zur Lebensmittelhygiene
- Lebensmittelkennzeichnungsverordnung: regelt die Angabe der Inhaltsstoffe auf der Verpackung
- Lebensmittelkontrolleurverordnung: regelt die Kontrolle der Gesetze und des Lebensmittelrechtes

Die Einhaltung der lebensmittelrechtlichen Vorschriften erfolgt über Kontrolleurinnen der einzelnen Bundesländer.

In der EU-Basisverordnung zum Lebensmittelrecht wird EU-einheitlich geregelt, was ein **Lebensmittel** ist:

„Lebensmittel sind alle Stoffe oder Erzeugnisse, die dazu bestimmt sind oder von denen nach vernünftigem Ermessen erwartet werden kann, dass sie in verarbeitetem, teilweise verarbeitetem oder unverarbeitetem Zustand von Menschen aufgenommen werden“ (Artikel 2).

Zu Lebensmitteln zählen auch Getränke, Kaugummi sowie alle Stoffe, einschließlich Wasser, die dem Lebensmittel bei seiner Herstellung sowie Ver- oder Bearbeitung absichtlich zugesetzt werden.

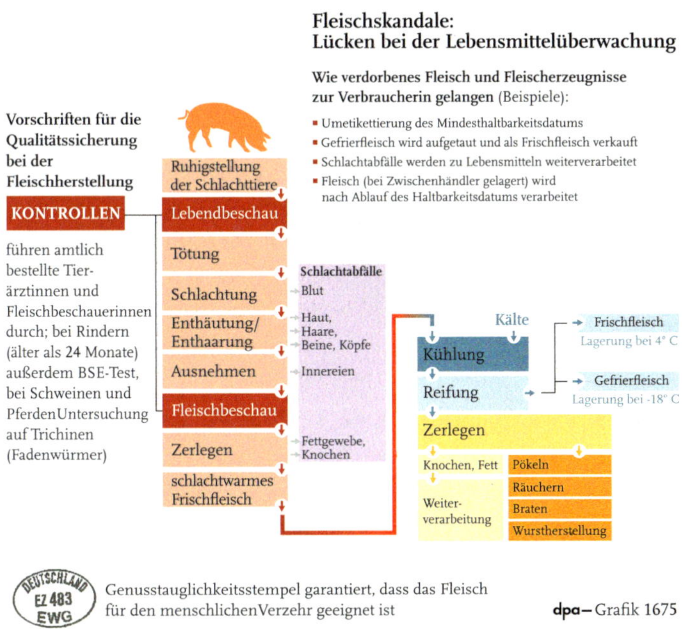

Was ein **Lebensmittelzusatzstoff** ist, regelt Artikel 2 der Richtlinie des Rates vom 21.12.1988 zur Angleichung der Rechtsvorschriften der Mitgliedsstaaten über Zusatzstoffe, die in Lebensmitteln verwendet werden dürfen (89/107/EWG):

Ein Lebensmittelzusatzstoff ist ein Stoff mit oder ohne Nährwert, der in der Regel weder selbst als Lebensmittel verzehrt noch als charakteristische Lebensmittelzutat verwendet und einem Lebensmittel aus technologischen Gründen bei der Herstellung, Verarbeitung, Zubereitung, Behandlung, Verpackung, Beförderung oder Lagerung zugesetzt wird, wodurch er selbst oder seine Nebenprodukte (mittelbar oder unmittelbar) zu einem Bestandteil des Lebensmittels werden oder werden können.

In der Richtlinie befindet sich ein Anhang, der alle zugelassenen Zusatzstoffe aufführt, ein Stoff der dort nicht aufgeführt wird, ist nicht zugelassen! Die Zusatzstoffe werden in drei Kategorien eingeteilt:

- Süßstoffe
- Farbstoffe
- Konservierungsstoffe und
- weitere Hilfsmittel wie Backtriebmittel, Festigungsmittel, Geschmacksverstärker u. a.

Essen mit Zusatz

So viel Prozent der Verbraucherinnen geben an, regelmäßig diese Lebensmittel zu kaufen

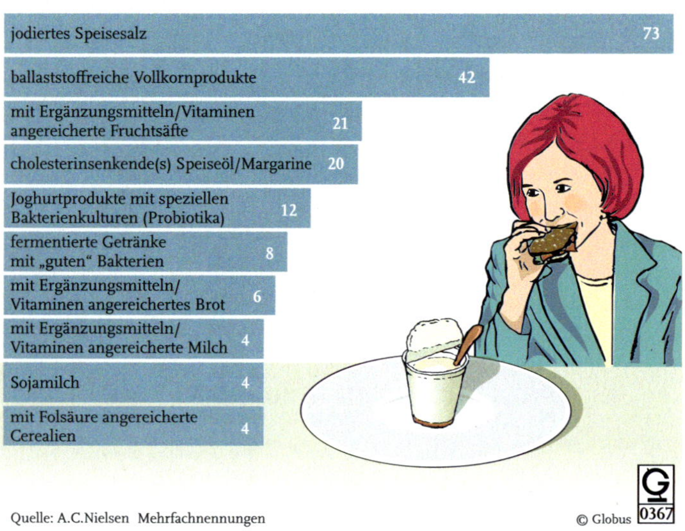
jodiertes Speisesalz 73
ballaststoffreiche Vollkornprodukte 42
mit Ergänzungsmitteln/Vitaminen angereicherte Fruchtsäfte 21
cholesterinsenkende(s) Speiseöl/Margarine 20
Joghurtprodukte mit speziellen Bakterienkulturen (Probiotika) 12
fermentierte Getränke mit „guten" Bakterien 8
mit Ergänzungsmitteln/Vitaminen angereichertes Brot 6
mit Ergänzungsmitteln/Vitaminen angereicherte Milch 4
Sojamilch 4
mit Folsäure angereicherte Cerealien 4
Quelle: A.C.Nielsen Mehrfachnennungen
© Globus
0367

Seit 2005 gilt die Änderung der Richtlinie zur Kennzeichnung von Lebensmitteln hinsichtlich allergener Zutaten (EU-Richtlinien 2003/89/EG und 2005/26/EG). Seitdem sind so genannte Hauptallergene auf der Verpackung anzugeben. Darunter fallen:

- Gluten haltige Stoffe
- Krebstiere
- Eier
- Fisch
- Erdnüsse und andere Nussarten
- Soja
- Milch
- Sellerie
- Senf und Senfsamen
- Schwefeldioxid

Ausgenommen sind Lebensmittelzutaten, deren allergenes Potenzial nicht mehr nachweisbar ist.

Beispiel Häufig findet man auf Vollkornprodukten den Zusatz: kann Spuren von Erdnüssen enthalten. In diesem Fall hat das Produkt im Laufe der Herstellung Kontakt zu Produktionsstrecken, die auch Erdnüsse verarbeiten und der Hersteller kann nicht zweifelsfrei angeben, dass keine Spuren der Erdnüsse enthalten sein werden. Für Menschen mit Erdnussallergie ist dieser Zusatz entscheidend, da unter Umständen eine lebensgefährliche allergische Reaktion auf die Erdnussspuren ausgelöst werden könnte.

Diätverordnung

6.4.2

Die Verordnung über diätetische Lebensmittel regelt die Bezeichnung und die möglichen Inhalte diätetischer Lebensmittel, das sind Lebensmittel für

- Menschen mit Stoffwechselerkrankungen,
- Menschen, die sich unter physiologischen Bedingungen besonders ernähren, um einen besonderen Nutzen aus dieser Ernährung zu ziehen (z. B. Schwangere und Adipöse), und
- gesunde Säuglinge und Kleinkinder.

Diese Lebensmittel müssen sich deutlich von der allgemeinen Kost unterscheiden.

Unter diese Verordnung fallen auch Lebensmittel, die der Gewichtsreduktion dienen und den teilweisen oder vollständigen Ersatz für Tagesrationen der Kalorienzufuhr ermöglichen. In der Werbung dürfen nur Lebensmittel, die unter dieses Gesetz fallen, als diätetisch beworben werden.

In § 12 werden die Anforderungen an Lebensmittel für Diabetikerinnen geregelt:

- Der Gehalt an Fett oder Alkohol darf nicht höher sein als in alltagsüblichen Lebensmitteln.
- d-Glucose, Invertzucker, Disacharide, Maltodextrine, Glukosesirup dürfen nicht enthalten sein, stattdessen sind nur Fruktose oder Zuckerersatzstoffe laut der Zusatzstoff-Zulassungsverordnung erlaubt. Abweichungen davon sind unter Umständen erlaubt, z. B. wenn die Süßkraft in einer Mischung deutlich stärker ist, als die normalen Zuckers.
- Brot für Diabetikerinnen darf höchstens 840 kJ bzw. 200 kcal / 100 g enthalten.
- Bier für Diabetikerinnen darf nicht mehr als 0,75 g der erlaubten Kohlenhydrate in 100 ml enthalten.

Fertiggerichte für Diabeteskranke müssen in einer Packung zusammengestellt sein, die zugesetzten Zusatzstoffe müssen ernährungsphysiologisch und diätetisch sinnvoll sein und die enthaltenen Zusatzstoffe müssen auf der Verpackung angegeben werden.

§ 14 regelt die Anforderungen an diätetische Lebensmittel für Säuglinge und Kleinkinder, einige Auszüge daraus werden im Folgenden genannt:

- Pflanzenschutz-, Schädlingsbekämpfungs- oder Vorratsschutzmittel dürfen höchstens in einer Konzentration von 0,1 mg / Kg enthalten sein, für bestimmte Schädlingsbekämpfungsmittel gelten noch geringere Rückstandsmengen (s. Anlage 22 der Verordnung).
- Es dürfen keine Rückstände von Schleif- und Poliermitteln oder grobe Spelzen enthalten sein.
- Sie dürfen keine Kolibakterien oder koliforme Bakterien enthalten.
- 1 ml gebrauchsfertiger Nahrung darf nicht mehr als 10.000 Keime enthalten, 1 g Trockennahrung darf nicht mehr als 50.000 Keime enthalten.
- Für die Zusammensetzung von Säuglingsanfangsnahrung gelten festgesetzte Verhältnisse der Aminosäuren und Muttermilchproteine.
- Für Folgenahrung ist das Verhältnis von Muttermilchproteinen und Kuhmilchproteinen festgelegt.
- Für beide Nahrungen gilt, dass zur Fertigstellung durch den Verbraucher höchstens noch Wasser zugesetzt werden darf.
- Die konkrete Zusammensetzung ist in Anlage 10, 11, 12, 13, 14 der Verordnung geregelt.

6.4.3 Verordnung über die Kennzeichnung von Lebensmitteln

Die Kenntlichmachung der Lebensmittelinhaltsstoffe wird durch die „Verordnung über die Kennzeichnung von Lebensmitteln“ (Lebensmittel-Kennzeichnungsverordnung – LMKV), die derzeit in der Fassung vom 9.10.2006 vorliegt, konkretisiert. Sie schreibt u. a. vor, dass alle verpackten Lebensmittel, die direkt an den Verbraucher abgegeben werden, eine einheitliche Grundkennzeichnung tragen.

Die Angaben, die laut Verordnung zur Kennzeichnung des verpackten Lebensmittels vorzunehmen sind, lassen sich wie folgt erläutern:

- **Verkehrsbezeichnung:** Phantasienamen dürfen nur zusätzlich angegeben werden. Das heißt, eine Bezeichnung wie z. B. „Suhrbiers Bester“ reicht nicht aus, das Produkt muss beim Namen genannt werden (Fruchtjoghurt mild – Banane).
- **Mengenangabe:** Diese bezieht sich auf das Gewicht bzw. auf das Volumen, die Füllmenge oder die Stückzahl des verpackten Lebensmittels. Sie bezieht sich nicht auf die im Produkt enthaltenen Zutaten.
- **Mindesthaltbarkeitsdatum:** Diese Angabe muss unverschlüsselt sein. Das Herstellungsdatum muss nicht angegeben werden.
- **Name und Wohnsitz des Herstellers:** Diese Angabe soll Beanstandungen ermöglichen.
- **Verzeichnis der Zutaten:** Die Zutaten müssen in der Reihenfolge genannt werden, die ihrem Gewichtsanteil am Produkt entspricht. Um den Herstellungsfirmen eine gewisse Beweglichkeit in der Rezeptur zu ermöglichen, wurde eine Reihe von ähnlichen Zutaten zu Klassen zusammengefasst und diese mit Sammelnamen versehen. So ist es beispielsweise zulässig, verschiedene Fischarten als Zutat „Fisch“ anzugeben. Allerdings darf auf der Packung dann auch nicht auf eine bestimmte Fischart hingewiesen werden.

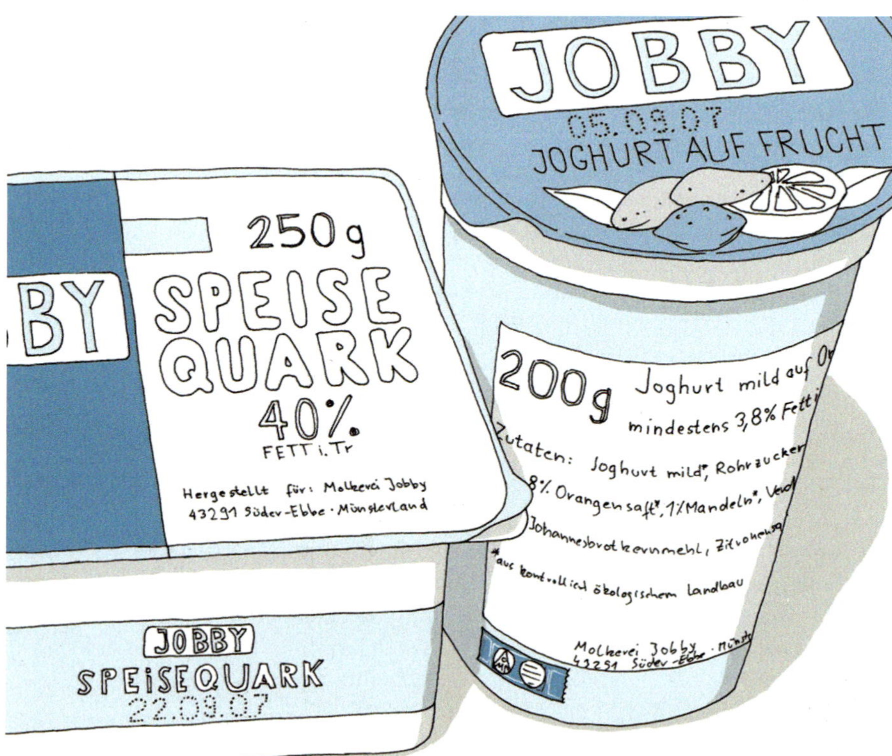

[1] Kennzeichnung von Lebensmitteln

7 Ausscheiden

7.1 Pflegerische Schwerpunkte

7.1.1 Sauberkeitserziehung – im gesellschaftlich-kulturellen Kontext 306

7.1.2 Hygienische Prinzipien im Umgang mit Ausscheidungen 308

7.1.3 Pflegerische Unterstützung beim Ausscheiden 309

Unterstützung bei Diarrhö 311
Unterstützung beim Erbrechen 312
Unterstützung bei Stuhlinkontinenz 312
Unterstützung bei Urininkontinenz 313
Blasen- und Toilettentraining 314
Beckenbodentraining 315
Unterstützen bei Obstipation 316

7.1.4 Beobachten von Urin, Stuhl und Erbrochenem 317

Beobachten der Urinausscheidung 317
Beobachten des Urins 318
Urinmessungen 319
Stundenurin 319
Sammelurin 319
Flüssigkeitsbilanz 320
Gewinnung von Urinproben 321
Beobachten der Stuhlausscheidung 322
Beobachten des Stuhls 323
Stuhlproben für Laboruntersuchungen gewinnen 324
Beobachten von Erbrochenem und der betroffenen Person 325

7.1.5 Prophylaxe von Störungen der Ausscheidungsfunktionen 326

Zystitisprophylaxe 326
Risikofaktoren 326
Prophylaktische Maßnahmen 326
Urininkontinenzprophylaxe 327
Einteilung 327
Risikofaktoren 327
Risikoeinschätzung 328
Maßnahmen zur Urininkontinenzprophylaxe (Kontinenzförderung) 328
Expertenstandard Förderung der Harnkontinenz in der Pflege 328
Obstipationsprophylaxe 329
Risikofaktoren 329
Prophylaxe 329

7.1.6 Katheterisieren der Harnblase 330

Indikationen 330
Katheterarten 330
Ableitungssysteme für Blasenverweilkatheter 331
Leitsätze zur Blasenkatheterisierung 331
Materialien zur Blasenkatheterisierung 331
Ablauf der Blasenkatheterisierung 332
Komplikationen 334
Assistenz bei Kindern 334
Assistenz bei der suprapubischen Blasenpunktion 335
Pflege von Menschen mit künstlicher Harnableitung 336

7.1.7 Spülen, Reinigen und Stimulieren des Darms 337

Kontraindikationen für Einläufe und Darmspülungen 337
Reinigungseinlauf 338
Verabreichen von Klistieren 339
Darmspülung 339

7.2 Naturwissenschaftlich-medizinischer Bezug

7.2.1 Harnbildung und Harnableitung 340

Lage und Aufbau der Nieren 340
Urinproduktion 345
Ausscheidung des Urins 345

7.2.2 Wasser- und Elektrolythaushalt des Menschen 346

Der Wasserhaushalt 346
Der Elektrolythaushalt 346
Störungen des Wasser- und Elektrolythaushalts 347

7.2.3 Säure-Basen-Haushalt des Menschen 348

Definition von Säuren und Basen 348
Der pH-Wert 348
Puffersysteme im Blut 349
Störungen des Säure-Basen-Haushaltes 350

7.2.4 Pflegerisch relevante Störungen und Erkrankungen 351

Infektionen der ableitenden Harnwege 351
Chronische Harnwegsinfekte 352
Harnsteine und Nierensteine 353
Harnverhalt 354
Benigne Prostatahyperplasie 355
Urininkontinenz 356
Übelkeit und Erbrechen 358
Akute und chronische Durchfälle (Malabsorptionssyndrom) 359
Stuhlinkontinenz 359
Auswirkung gastrointestinaler und renaler Funtkionsstörungen 362

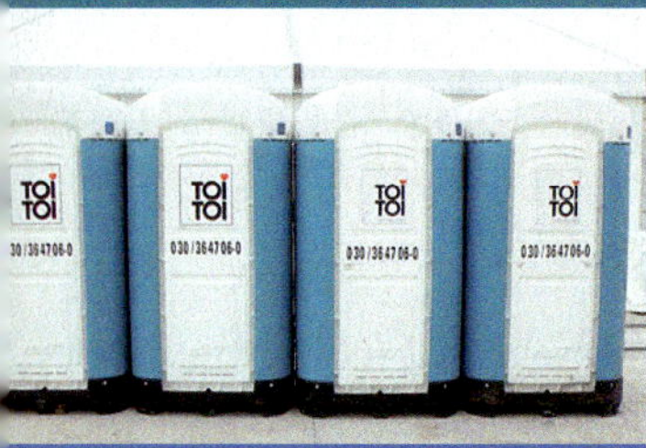

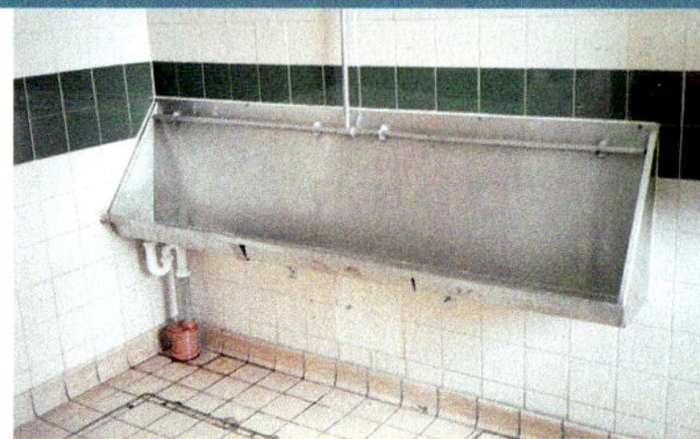

Ausscheiden

Um die Ausscheidungen ranken sich viele Bezeichnungen, keine nennt die Dinge so richtig beim Namen. Das zeigt, dass es sich um Dinge handelt, die sehr persönlich und intim sind. Der heute übliche Begriff Toilette wurde ursprünglich für „das Ankleiden, Frisieren, insbesondere für einen festlichen Anlass" gebraucht. Im 19. Jahrhundert ersetzte das Wort Toilette im Deutschen die Begriffe „Abort" und „Klosett". Dieser Begriffswechsel sollte die peinlichen Assoziationen der ursprünglichen Worte verhüllen.

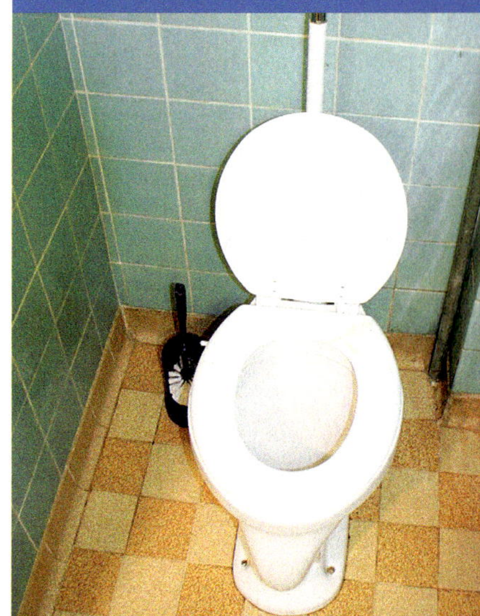

Der Umgang mit den Ausscheidungen und die Sprache darüber sind stark kulturell geprägt. Eltern sprechen mit ihren kleinen Kindern ganz anders darüber als mit großen Kindern. Jugendliche untereinander sprechen gar nicht darüber oder in stark übertriebener und überzeichneter Sprache – bei manchem ist jedes zweite Wort ein so genanntes „Fäkalwort".

Im pflegerischen Kontext ist es hingegen selbstverständlich, über die Ausscheidungen zu sprechen, zum Teil auch zur Verwirrung anderer. Wir sprechen ganz offen über Harnkontinenz und darüber, wer wie gut seine Blase und seinen Darm kontrollieren kann, manchmal auch in öffentlichen Räumen. Dann wundern sich andere und wenden sich erstaunt und vielleicht auch angeekelt ab.

Ekel spielt eine besonders große Rolle im Umgang mit Ausscheidungen. Dieser Ekel beruht auf der Tatsache, dass Ausscheidungen unangenehm riechen und somit einen natürlichen Reflex in uns auslösen. Dieser soll dazu dienen, uns von den Ausscheidungen abzuwenden, da diese mit vielen, teilweise schädlichen Mikroorganismen versehen sind.

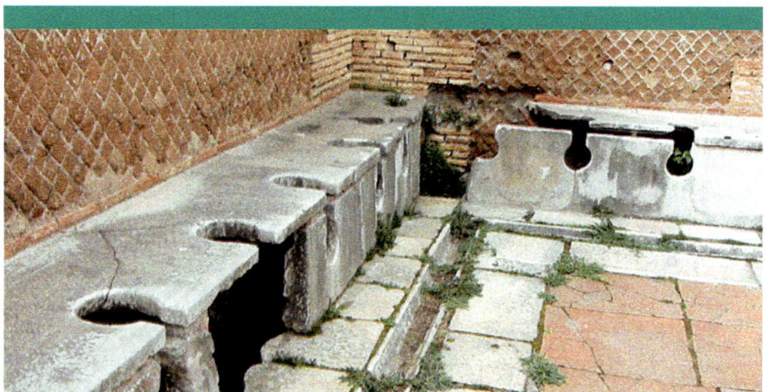

Dieser Ekel wurde und wird genutzt, um Menschen teilweise systematisch zu erniedrigen: Im Dreißigjährigen Krieg wurde auf sehr grausame Weise der Ekel vor Fäkalien und deren tödliche Wirkung zur Folter verwandt, das Gleiche passiert teilweise in heutigen Kriegsgebieten. Für Menschen, die ihre Ausscheidungen nicht kontrollieren können, ist es ebenfalls eine Form der Erniedrigung, in den eigenen Fäkalien verbleiben zu müssen.

In der Menschheitsgeschichte kann man erkennen, dass, abhängig vom „Zivilisationsgrad" einer Epoche, der Ort, an dem Ausscheidungen verrichtet wurden, möglichst weit weg vom Wohnort zu sein hatte und häufig über architektonische Eigenheiten verfügte.

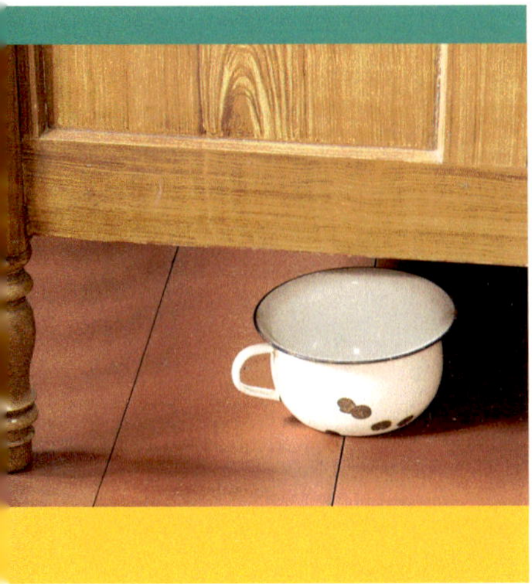

Bereits in der Antike waren besondere bauliche Einrichtungen bekannt, die unseren heutigen Toiletten ähneln. Die älteste Kanalisation befand sich in Rom, die Cloaca Maxima. Im Allgemeinen gab es sowohl Vertiefungen und Löcher im Stein, wie auch nebeneinander aufgereihte Sitzplätze mit Löchern, die in der „Kloake" (Abflusskanal) mündeten. Diese Plätze konnten durch halbhohe Wände voneinander getrennt sein. Zu dieser Zeit war es üblich, auf der Toilette Geschäfte abzuschließen – zu handeln, daher kommt die Redewendung „Ein Geschäft machen" als Synonym für „Zur Toilette gehen".

Im Mittelalter hatten Burgen einen „Abtritt". Dieser befand sich im Burgfried und führte in luftiger Höhe direkt nach draußen; was durch das Loch im Balken fiel, fiel tief in die freie Landschaft.

Später entwickelten sich in Mitteleuropa „Plumpsklos", und im 18. Jahrhundert wurden in England Wasserklosetts eingeführt. Später wurden im 19. Jahrhundert in Deutschland Kanalisationen gebaut, um den Seuchen in den großen Städten entgegenzuwirken. In Berlin hat sich in diesem Zusammenhang Rudolf Virchow verdient gemacht.

Selbst in Zeiten der Globalisierung finden sich auch innerhalb Europas deutliche Unterschiede in der Bauweise von Toiletten, obwohl sich die bauliche Gestaltung von Toiletten in Mittel- und Westeuropa inzwischen sehr verändert hat. Hier ist es im Allgemeinen üblich, ein Toilettenbecken zu haben und sich entspannt hinsetzen zu können. In Südosteuropa hingegen findet man noch heute eine eher ursprüngliche Form: ein Loch im Boden mit zwei leicht erhöhten Trittstellen für die Füße. Man muss sich also hinhocken. Wasserspülung gibt es natürlich auch hier. Wenn man an so manche öffentliche Toilette denkt, ist diese Variante wesentlich leichter zu reinigen und hygienischer – wenn es auch erst einmal gewöhnungsbedürftig ist.

Ebensolche Toiletten sind in Japan und anderen asiatischen und islamischen Ländern üblich. In Japan gibt es zusätzlich separate Toilettenschuhe.

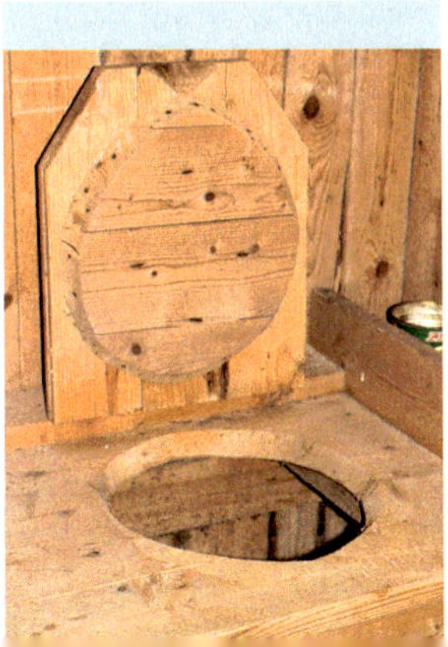

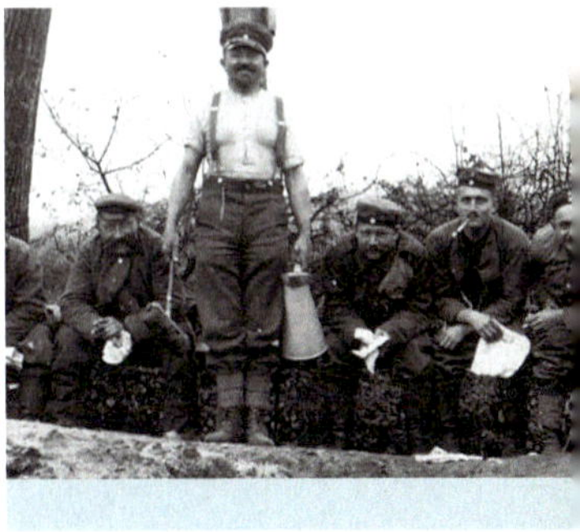

An den Wänden öffentlicher Toiletten finden sich auf der ganzen Welt so genannte Klosprüche, die Tabuthemen ansprechen. Sie werden an die Toilettenwand geschrieben, da die Toilette, wie auch die Ausscheidungen selbst Tabuthemen sind. Meist handelt es sich um derbe Sprüche und Bilder.

Im pflegerischen Alltag müssen Menschen bei der Ausscheidung unterstützt werden. Diese Aufgabe ist sowohl für die Pflegenden als auch die Pflegebedürftigen sehr unangenehm und greift stark in die Intimsphäre der Betroffenen ein. Nicht selten ist der Verlust der Fähigkeit, die eigenen Ausscheidungen zu kontrollieren, mit Siechtum verbunden. Die meisten jungen und gesunden Menschen verbinden mit dem Alter und Altenheimen den Geruch von Fäkalien. Dies ist jedoch nicht die Regel. Pflegende unterstützen hilfsbedürftige Menschen dahingehend, dass sie ihre fehlende Fähigkeit zur Kontrolle der Ausscheidungen kompensieren können. Hierzu stehen eine große Auswahl an Hilfsmitteln und Techniken zur Verfügung.

Gerade im Krankenhaus dienen Form und Häufigkeit von Ausscheidungen der medizinischen Diagnostik. Pflegende verfügen daher über umfangreiches Wissen zur Einschätzung und Beurteilung der Ausscheidungsfunktionen.

7.1 Pflegerische Schwerpunkte

7.1.1 „Sauberkeitserziehung" – im gesellschaftlich-kulturellen Kontext

Wohl kaum ein anderes Thema in der Kindererziehung wird so kontrovers diskutiert wie die Sauberkeitserziehung – also wann geht das Kind auf den Topf und braucht keine Windeln mehr. Wenn 1965 noch empfohlen wurde, dass das Kind vom Beginn des zweiten Lebensjahres an sauber sein soll und die Eltern/Bezugspersonen es mit Konsequenz dazu erzogen, so war man 1990 schon der Meinung, dass jedes Kind bis spätestens zum dritten Lebensjahr von allein sauber wäre, aber sicher nicht vor eineinhalb Jahren. Heute werden junge Eltern dahingehend informiert, dass das Kind erst mit 26 Monaten seine Blasen- und Darmfunktion bewusst kontrollieren kann und jede vorherige Sauberkeitserziehung nur Dressur ist. Ein wichtiger Faktor bei dieser Zeitpunktverschiebung ist sicher die Veränderung der Windeln. Mussten 1960 die Windeln als Stoffwindeln noch gewaschen werden (oft ohne Waschmaschine), so gibt es heute bequeme Wegwerfwindeln.

Wegwerfwindeln
Die ersten Einwegwindeln wurden 1961 von der Firma *Pampers* in den USA auf den Markt gebracht.

Die Sauberkeitserziehung bedeutet aber nicht nur das Erlernen der Kontrolle der willkürlichen Schließfunktion von After und Harnblase, sondern stellt einen entscheidenden Schritt in der Persönlichkeitsentwicklung dar. Selbstständigkeit in der Urin- und Stuhlausscheidung ist im Kontext der Gesamtentwicklung ein Schritt von vielen, den ein Kind innerhalb der ersten 3–4 Lebensjahre erlernt. Ganzheitlich betrachtet müssen kleine Kinder folgende Einzelschritte für den großen Entwicklungsschritt erlernen:

1. Wahrnehmen eines Druckgefühls in der Blase bzw. dem Anus
2. Erkennen von Zusammenhängen zwischen der Wahrnehmung und der Entleerung
3. Signalisieren des Bedürfnisses und Deutung der regelhaften Reaktion einer Bezugsperson
4. Willkürliche Kontrolle über die Schließmuskel
5. In der Lage sein, Handlungen auf später zu verschieben
6. Motivation, in der jeweiligen Situation die Toilette bzw. das Töpfchen aufzusuchen
7. Selbstständiger Problemlösungsprozess von der Wahrnehmung bis zur Ausscheidung

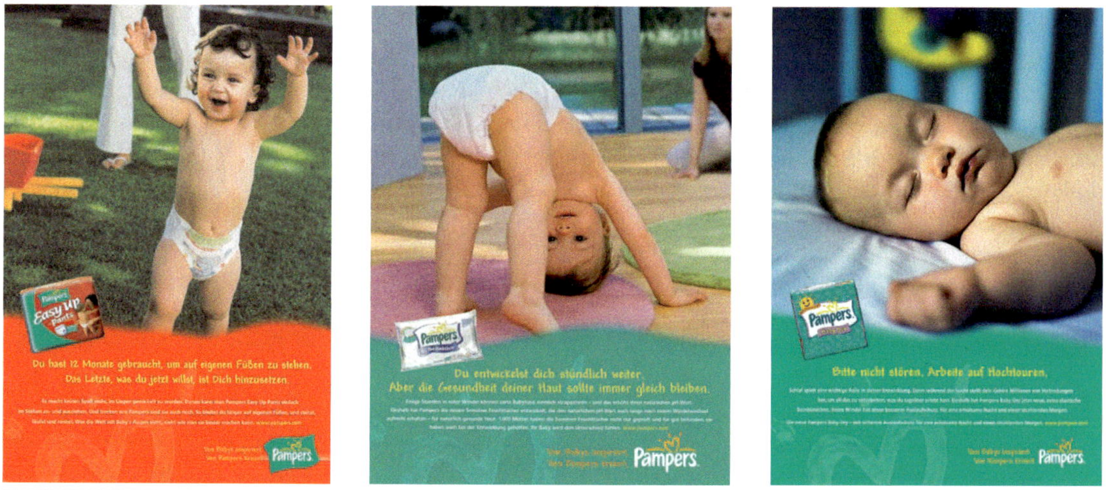

[1] Wegwerfwindeln erleichtern die Entscheidung, Kindern beim „Sauber werden" Zeit zu lassen.

Bei der Sauberkeitserziehung gibt es kulturelle und geschlechtsspezifische Aspekte. In indigenen Völkern wird z. B. der Umgang mit den Ausscheidungen von anderen abgeschaut und so selbstverständlich wie das Laufen gelernt. In unseren Breiten werden Mädchen im Kleinkindalter früher zum „Trockensein“ angeleitet als Jungen. Auch später gilt es für Frauen als „unschicklich“, öffentlich zu urinieren, während es für Männer – zumindest in bestimmten Bereichen – normal ist. Frauen hingegen „verkneifen“ sich häufig den Harndrang, bis sie eine für sie angemessene, in der Regel nichtöffentliche Umgebung antreffen.

indigene Völker
von anderen Kulturen weitgehend isoliert lebende Ureinwohner

Eine weitere Folge einer zu frühen und zu strengen Sauberkeitserziehung ist die so genannte „schüchterne“ Blase oder Mädchenblase. Die betroffenen Menschen – vorwiegend Frauen – leiden unter Harnverhalt und können nur unter ganz bestimmten ruhigen und diskreten Bedingungen Urin lassen.

Harnverhalt | 354

Durch das „Verkneifen“ des Harndrangs entstehen unbewusste Anspannungsreflexe, die zu ständigen Beckenbodenverspannungen führen können. Dieser Zusammenhang wird auch bei der Entstehung von Inkontinenz diskutiert.

Inkontinenz | 356

Das Kind lernt beim Umgang mit Ausscheidungen, dass diese etwas Besonderes sind und dass sie mit dem Gefühl des Ekels verbunden werden. Der sich natürlich entwickelnde Ekel vor Ausscheidungen beruht auf der Tatsache, dass Stuhl viele Bakterien (physiologische Darmflora) enthält und häufig Erkrankungen über den Kontakt mit Stuhl übertragen werden (z. B. Salmonellen-Gastroenteritis, Hepatitis A). Den Ekel vor Erbrochenem begründet ebenfalls eine Schutzfunktion: Hat in einer Umgebung ein Mensch etwas Verdorbenes gegessen und muss sich erbrechen, so besteht der Schutz für die anderen darin, einerseits das Erbrochene zu meiden und andererseits sich ebenfalls zu erbrechen, falls man selbst auch Verdorbenes gegessen hat. Übertriebene Abneigung gegen Ausscheidungen und übertriebene Hygiene im Haushalt führen allerdings zu negativen Folgen. Die so erzogenen Kinder trauen sich nur noch zu Hause auf die Toilette und verkneifen sich auf fremden Toiletten Harn- und Stuhldrang, dies kann zu Inkontinenz und Obstipation führen. Die übertriebe Hygiene mit Desinfektionsmitteln führt zur Resistenzbildung bei Erregern und damit zur Unwirksamkeit der Desinfektionsmittel in notwendigen Fällen, z. B. bei Abwehrschwäche oder Infektionen.

physiologische Darmflora | 269

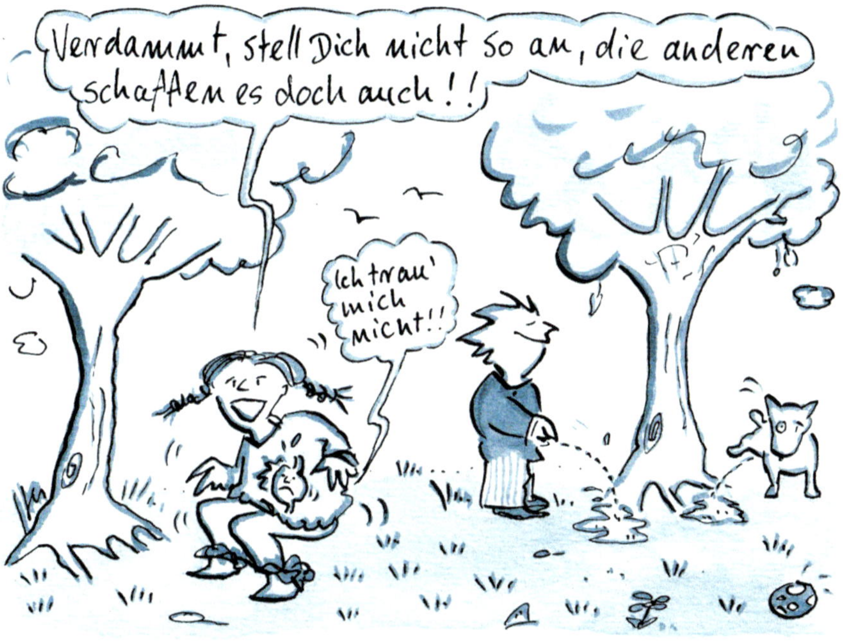
Verdammt, stell Dich nicht so an, die anderen schaffen es doch auch!!
Ich trau' mich nicht!!

7.1.2 Hygienische Prinzipien im Umgang mit Ausscheidungen

Harnweginfektion | 351
Wundinfektion | 772

Ausscheidungen werden generell als infektiös angesehen. Sie sind immer mit physiologisch auf und in Menschen vorkommenden Mikroorganismen versehen. Bei Infektionskrankheiten sind sie zusätzlich mit den Erregern der Erkrankung kontaminiert, diese werden häufig über Fäkalien übertragen (fäkal-oraler Infektionsweg | 2)

Auch physiologisch vorkommende Mikroorganismen können für andere Menschen schädliche Wirkungen haben. Sie wirken pathogen, sobald sie sich an anderen Stellen als ihrem Ursprungsort befinden. Zum Beispiel gehört Escherichia coli zur physiologischen Darmflora des Menschen. Gelangt dieser Erreger aber in die Harnröhre, so verursacht er dort eine Harnweginfektion. Er ist auch der häufigste Verursacher von Wundinfektionen.

Um derartige Infektionen zu vermeiden, sind beim Umgang mit Ausscheidungen die folgenden hygienischen Prinzipien zu beachten:

- Immer Handschuhe tragen.
- Nach Kontakt mit Ausscheidungen immer die Hände desinfizieren.
- Ausscheidungen über die Fäkalienspüle entsorgen, dort findet eine Desinfektion statt. In der ambulanten Pflege genügt eine Entsorgung über die Toilette.
- Steckbecken, Urinflaschen und Toiletteneimer immer nach dem Gebrauch desinfizieren.
- Steckbecken, Urinflaschen und Toiletteneimer immer geschlossen transportieren.
- Windeln und Inkontinenzeinlagen immer in geschlossenen Abfallsystemen entsorgen.
- Patiententoiletten in stationären und ambulanten Einrichtungen des Gesundheitswesens täglich desinfizieren.
- Fäkalienspülen gelten als „unreine" Arbeitsräume – sie sind immer mit pathogenen Erregern kontaminiert. Nach Tätigkeiten in diesen Räumen muss immer eine Händedesinfektion durchgeführt werden.
- Im Falle schwerer Infektionserkrankungen mit sehr ansteckenden Erregern sind die Ausscheidungen entsprechend dem Hygieneplan gesondert zu desinfizieren und zu entsorgen.

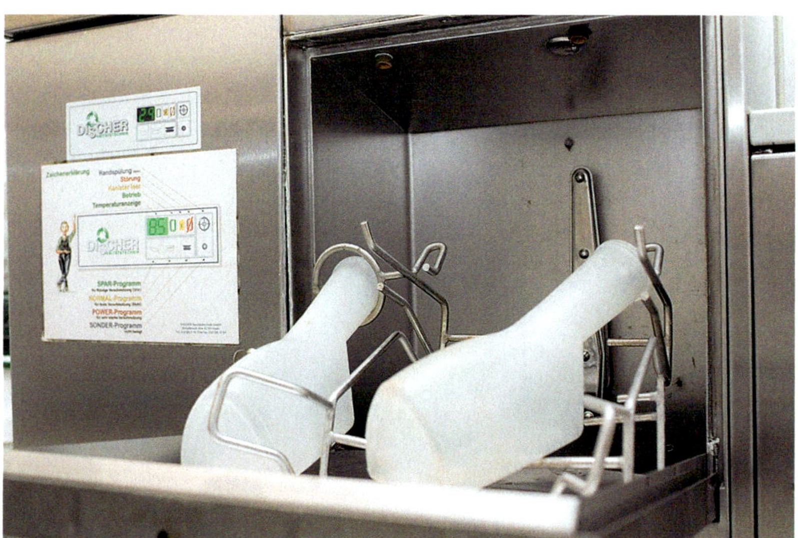

[1] Fäkalienspüle

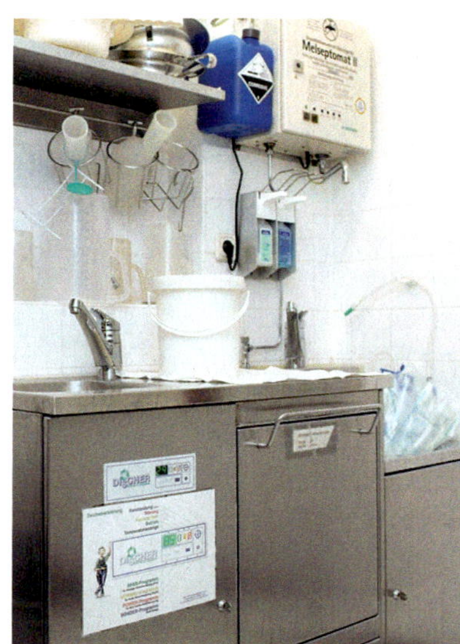

[2] unreiner Spülraum

Pflegerische Unterstützung beim Ausscheiden

7.1.3

Pflegebedürftige Menschen im stationären oder im häuslichen Bereich bedürfen teilweise der pflegerischen Unterstützung bei den Ausscheidungen. Dies kann in verschiedenen Situationen der Fall sein:

- bettlägerige Menschen bzw. Patientinnen mit Bettruhe
- Patientinnen nach schweren Operationen
- in ihren motorischen Fähigkeiten eingeschränkte Menschen
- in ihrer kognitiven Fähigkeit eingeschränkte Menschen
- Menschen mit Störungen der Ausscheidungsfunktion
- Menschen mit Erkrankungen des Urogenitaltrakts bzw. des zentralen Nervensystems

Sofern die betroffene Person das Bett verlassen kann, sollte sie beim Toilettengang lediglich unterstützt werden, z. B. mit einem Toilettenstuhl zur Toilette gefahren werden. Erst wenn es ihr nicht möglich ist, das Bett zu verlassen, sollte ein Steckbecken oder eine Urinflasche verwendet werden. Um Verschmutzungen des Bettes zu vermeiden, wird dabei eine Unterlage (z. B. Moltex oder Stecklaken) verwendet.

Steckbecken und Urinflasche sollten immer Zimmertemperatur haben, um das unangenehme Gefühl dieses Fremdkörpers auf der Haut zu mindern. Aus diesem Grund ist es sinnvoll, Steckbecken oder Urinflaschen z. B. bei kaltem Wetter nicht am offenen Fenster zu lagern.

Das Steckbecken wird bei Kindern, Frauen und Männern zur Unterstützung der Urin- und Stuhlausscheidung eingesetzt. Hierbei wird es von der Seite unter das Gesäß geschoben. Mobile Patientinnen können dies durch Anheben des Beckens unterstützen [Abb. 4]. Immobile Patientinnen werden hierzu in Seitenlage gebracht und beim Zurückdrehen vorsichtig auf das Steckbecken transferiert [Abb. 5].

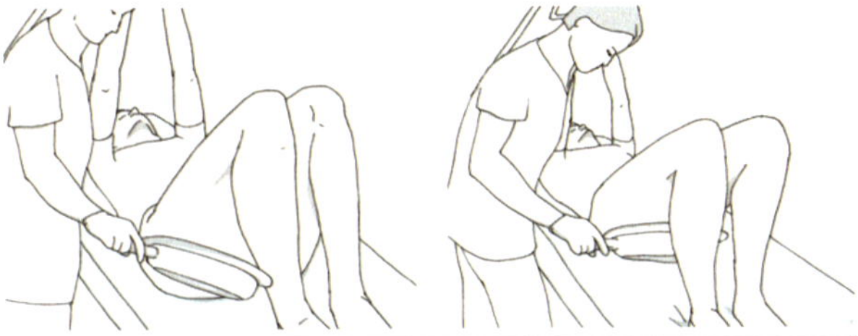

[4] Unterschieben des Steckbeckens (1. Möglichkeit)

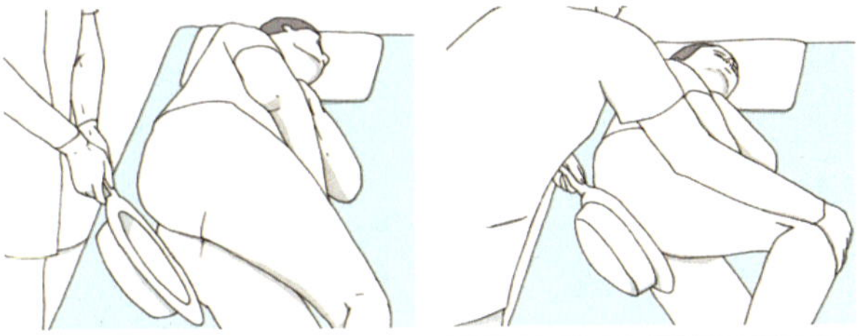

[5] Unterschieben des Steckbeckens (2. Möglichkeit)

Gerade bei adipösen Frauen empfiehlt sich das Vorziehen des Steckbeckens nach kaudal, um ein Herausfließen des Urins zu vermeiden.

Bei Männern empfiehlt sich zur Unterstützung der Urinausscheidung die Anwendung einer Urinflasche. Es gibt auch spezielle Urinflaschen für Frauen, die jedoch nur noch selten eingesetzt werden. Die Urinflasche kann vom Mann selbst angelegt werden. Bei Bedarf unterstützt die Pflegeperson den Patienten [Abb. 6].

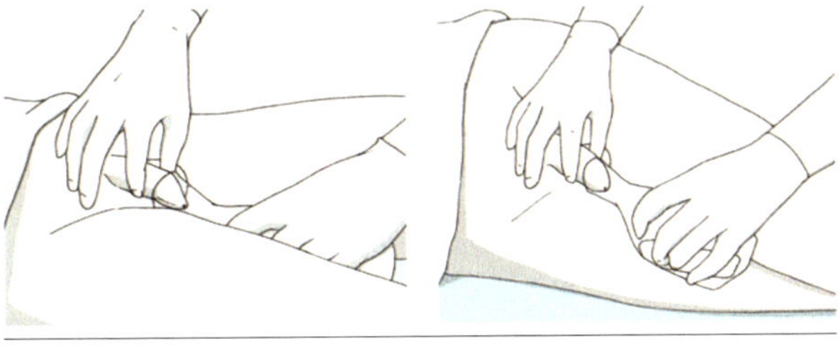

[6] Anlegen der Urinflasche auf dem Rücken liegend — seitlich

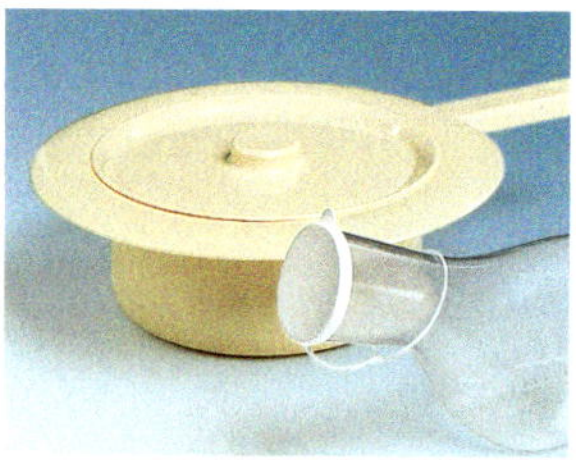

[1] Steckbecken

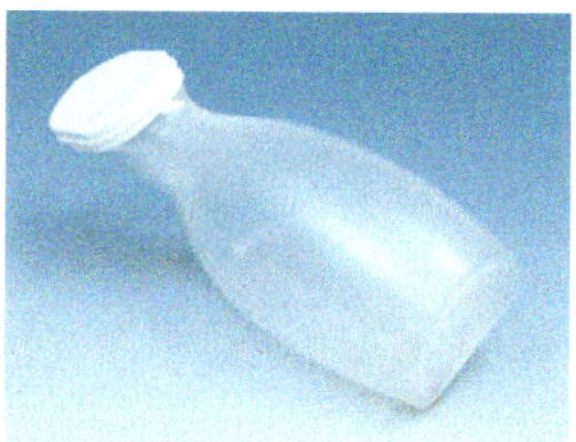

[2] Urinflasche für Männer

Urinflaschen und Steckbecken können in speziellen Halterungvorrichtungen bettnah aufbewahrt werden.

Kindern und Menschen ohne Krankenhauserfahrung sind Begriffe wie Steckbecken und Urinflasche, aber auch einrichtungsintern benutzte „Spitznamen“ wie Ente, Egon oder Pfanne nicht geläufig. Es empfiehlt sich, den Zweck dieser Hilfsmittel kurz zu benennen und bei Bedarf Unterstützung anzubieten.

Nach dem Toilettengang wird der betroffenen Person die Möglichkeit gegeben, sich den Intimbereich zu reinigen und die Hände zu waschen. Bei Bedarf wird diese Tätigkeit von Pflegenden übernommen.

Die meisten Kleinkinder erlernen den Toilettengang zunächst auf einem „Töpfchen“. Dieses hat eine entsprechende Größe: Die Sitzhöhe entspricht der Körpergröße des Kindes. Eine normale Toilette ist für das Kind zu groß und vermittelt Unsicherheit. Kleinkinder fürchten hineinzufallen. Für größere Kinder gibt es Toilettenaufsätze und Treppchen zum Hinaufsteigen. In Kindereinrichtungen werden für die Kinder in ihrer Körpergröße passende Toiletten eingebaut.

Kinder werden nach Bedarf bzw. vor dem Schlafengehen und nach dem Schlafen auf das Töpfchen gesetzt.

Sprühdesinfektion | 680

Die Ausscheidungen werden im stationären Bereich in speziellen Spülmaschinen entsorgt, dabei werden das Steckbecken, die Urinflasche, der Toiletteneimer bzw. das Töpfchen desinfiziert. In der ambulanten Pflege erfolgt die Entsorgung der Ausscheidungen über die Toilette und die Hilfsmittel werden danach ausgespült und durch Sprühdesinfektion desinfiziert.

In der folgenden Tabelle sind Hilfsmittel und ihr Anwendungsbereich dargestellt, die Hilfsmittel sind alle desinfizierbar und meist aus Kunststoff, selten aus Emaille oder Glas.

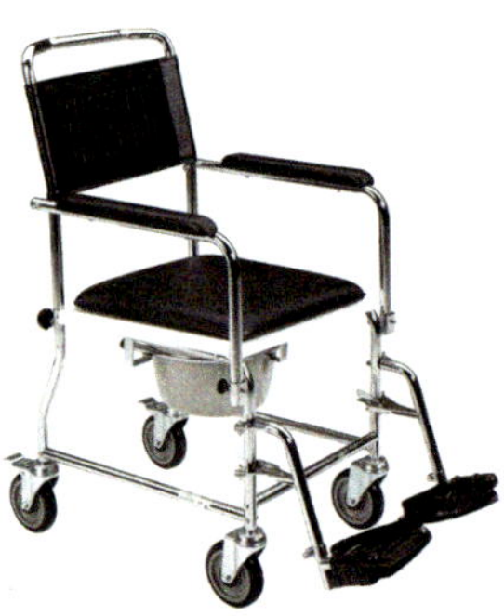

[3] Toilettenstuhl

Hilfsmittel	Anwendungsbereich
Toilettensitzerhöhung bzw. erhöhte Toilette	Nach operativem Einsetzen einer Totalendoprothese des Hüftgelenkes (Hüft-TEP), wenn Beugung im Hüftgelenk nur geringer als 90° möglich ist.
Urinflasche für Männer und Frauen mit Graduierung zur Bestimmung der Urinmenge	Zur (selbstständigen) Entleerung der Harnblase bei Bettlägerigkeit; im Rollstuhl, wenn keine Hilfsperson zur Verfügung steht; zur Bestimmung der Urinmenge.
Haltevorrichtung für das WC	In allen Bädern und Toiletten in Pflegeeinrichtungen vorhanden.
Toilettenstuhl [Abb. 3]	Als mobile Toilette nachts oder im Einzelzimmer mit entsprechendem Auffangeimer; für den Transfer zum Toilettenbecken: auf Grund der Öffnung kann der Toilettenstuhl direkt „über“ die Toilette geschoben werden.
Steckbecken [Abb. 1]	Zur Unterstützung der Urin- und Stuhlausscheidung im Bett; zur Bestimmung der Urinmenge kann ein Steckbecken auf der Toilette zum Auffangen des Urins benutzt werden.
Toilettenaufsatz für Kinder	Sofern Kleinkinder Toiletten für Erwachsene benutzen müssen.

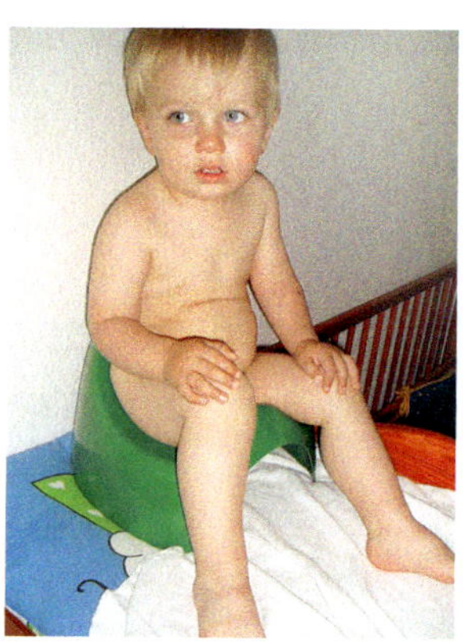

[4] Kind auf dem Töfpchen

Unterstützung bei Diarrhö

Insbesondere Kinder, geschwächte und alte Menschen benötigen bei Durchfallerkrankungen (|Diarrhö) teilweise Unterstützung bei der Benutzung der Toilette, des Toilettenstuhls bzw. des Steckbeckens. Durchfall schwächt die Patientinnen, und sie sind sturzgefährdet. Aus diesem Grund sollten sie möglichst beim Gang auf die Toilette begleitet werden oder einen Toilettenstuhl im Zimmer benutzen.

Diarrhö | 359

Die gleiche Personengruppe hat dabei auch ein besonders hohes Risiko für eine Entgleisung des |Elektrolythaushaltes. Daher bedürfen sie einer genauen Beobachtung. Beobachtungsschwerpunkte sind:

- Allgemeinzustand
- |Hautturgor
- |Vitalzeichen
- |Flüssigkeitsbilanz
- Stuhl

Elektrolythaushalt | 346
Hautturgor | 35
Vitalzeichen | 724
Flüssigkeitsbilanz | 320

Kinder verlieren bei Diarrhö im Verhältnis zum Körpergewicht mehr Wasser (ca. 10 %) als Erwachsene. Um einer kritischen Entgleisung des Wasserhaushalts entgegenwirken zu können, wird zusätzlich eine regelmäßige |Gewichtskontrolle durchgeführt.

Gewichtskontrolle | 235

Dünnflüssiger Stuhl ist auf Grund der schnellen Darmpassage leicht basisch, enthält noch reichlich Verdauungsenzyme und wirkt sich daher schädigend auf die Haut im Intimbereich aus. Aus diesem Grund ist nach jedem Stuhlgang eine Intimpflege mit klarem Wasser durchzuführen. Im Anschluss wird die Haut mit Wasser abweisenden Cremes gepflegt.

Dem Flüssigkeitsdefizit kann durch schwarzen oder Pfefferminztee entgegengewirkt werden. Diese wirken durch die enthaltenen Gerbstoffe dem Durchfall entgegen. Koffeinempfindliche Personen und Kinder reagieren eventuell auf schwarzen Tee, daher sollte in diesem Fall Pfefferminztee vorgezogen werden.

Die pflegerischen Maßnahmen umfassen im Einzelnen:

- diskrete Unterstützung beim Toilettengang;
- |Sturzprävention bei alten Menschen bzw. bei schwerer Diarrhö;
- Intimpflege nach jedem Toilettengang;
- Flüssigkeitsbilanz erstellen, die Stuhlausscheidungen zählen in diesem Fall mit zur ausgeschiedenen Flüssigkeitsmenge;
- für eine ausreichende Flüssigkeitszufuhr sorgen;
- für eine ausreichende Elektrolytzufuhr sorgen, z. B. mit Salzstangen, Elektrolytpräparaten, gesalzenen Tees;
- langsamen Kostaufbau mit geeigneten Nahrungsmittel einleiten: Zwieback, gekochte Möhren ohne Fett, Banane, Reisschleim mit Wasser zubereitet. Zu meiden sind: Milch und Milchprodukte, Fette und Fleisch, da diese Nahrungsmittel einerseits zur Abgabe von |Pankreasenzymen führen und damit die gereizte und irritierte Darmschleimhaut schädigen, andererseits noch nicht wieder resorbiert werden können und dadurch Wasser bindend und abführend wirken. Milchsäurebakterien stören das bereits labile Bakterienmilieu im Dickdarm und verhindern dadurch die Wasserresorption;
- medikamentöse und Infusionstherapie nach ärztlicher Anordnung.

Sturzprävention | 140
Pankreasenzymen | 272

Jeder dünnflüssige Stuhl wird in der Pflegedokumentation als senkrecht geschlängelte Linie oder dem Hausstandard entsprechend festgehalten.

Pflegediagnose
Diarrhö
Ausscheiden von dünnem, wässrigem, ungeformtem Stuhl.
—
Doenges et al.: S. 226

Unterstützung beim Erbrechen

Übelkeit und Brechreiz | 358
Aspiration | 251

Menschen mit Übelkeit und Brechreiz fühlen sich häufig sehr schwach und elend. Die Hilfestellung beim Erbrechen besteht in erster Linie darin, die Patientin zu stützen und mit einer Auffangschale zu versorgen sowie Ruhe zu vermitteln.
Die Maßnahmen zur Unterstützung im Einzelnen sind:

- Patientin aufsetzen oder in Seitenlage bringen, um Aspiration zu verhindern;
- beengende Kleidung entfernen, Zahnprothesen entfernen und sichern;
- Nierenschale, Zellstoff reichen, Schutz der Kleidung und des Bettes;
- Fenster öffnen, ruhig atmen lassen, beruhigend einwirken;
- Patientin in aufrechter Stellung stützen, Kopf halten, ggf. Gegendruck auf Operationswunde im Bauchbereich ausüben;
- Erbrochenes begutachten, ggf. der behandelnden Ärztin zeigen;
- Mundpflege anbieten, bei stark geschwächten Patientinnen nur spülen lassen;
- das Wasser zur Mundpflege kann Mundwasser als Zusatz enthalten oder durch Tee ersetzt werden, sofern die Patientin dies möchte bzw. verträgt;
- Gesicht und Hände waschen (lassen);
- bei Bedarf Wäsche und/oder Kleidung erneuern;
- Patientin bis zu weiteren ärztlichen Anordnungen nüchtern lassen, Achtung bei Patientinnen mit Diabetes mellitus: Blutzucker-Kontrolle!

Vorsicht

Die direkte Frage „Ist ihnen (schon) schlecht?“ kann Übelkeit auslösen!

Pflegediagnose
Übelkeit
Unangenehme, wellenartige Empfindung im Rachen, Epigastrium oder gesamten Abdomen, die zu erbrechen führen kann.
—
Doenges et al.: S. 771

Die Pflegende entsorgt das Erbrochene in der Fäkalienspüle und dokumentiert die Menge, den Zeitpunkt sowie die Zusammensetzung des Erbrochenen und die Art und Weise des Erbrechens.

Unterstützung bei Stuhlinkontinenz

Stuhlinkontinenz | 359

Stuhlinkontinenz ist für die betroffenen Personen sehr belastend. Sie bedürfen einer eingehenden Beratung und nach Möglichkeit der Einleitung einer kausalen Therapie. Zusätzlich werden Hilfsmittel zum Auffangen des Stuhls verwendet. Dazu gehören:

- Inkontinenzeinlagen
- Analtampon
- Fäkalkollektor

Inkontinenzeinlagen werden wie bei der Harninkontinenz angelegt. Können die Betroffenen den Wechsel der Einlagen nicht selbst vornehmen, werden sie dabei durch Pflegende unterstützt.

Ein **Analtampon** ist ein weicher Kunststofftampon, der kurz in Wasser eingeweicht und dann ins Rektum eingeführt wird. Er wird nach spätestens 12 Stunden gewechselt. Nach dem Entfernen sollte die Möglichkeit zur Stuhlausscheidung gegeben werden. Analtampons halten lediglich festen Stuhlgang zurück.

Der **Fäkalkollektor** ist ein Auffangbeutel. Er wird im Analbereich mit speziellen Platten befestigt. Fäkalkollektoren sollten nur bei bettlägerigen Menschen eingesetzt werden, da sie den Bewegungsspielraum der Betroffenen enorm einschränken. Sie werden nach Bedarf gewechselt und können bei sehr dünnflüssigem Stuhl mit einem Ablaufsystem versehen werden.

Zur **Kontinenztherapie** gehören Beckenbodentraining, sowie die gezielte Darmentleerung nach Darm- oder Analmassage.

Pflegediagnose
Stuhlinkontinenz
Eine Veränderung der normalen Stuhlgewohnheiten, die durch ungewollte Stuhlentleerung gekennzeichnet ist.
—
Doenges et al.: S. 721

Die Stuhlbeobachtung und Dokumentation im Stuhlprotokoll dienen der Einschätzung

- der Inkontinenzschwere,
- der Stuhldrangauslöser und
- der Stuhlbeobachtung.

Unterstützung bei Urininkontinenz

Die Unterstützung der von Urininkontinenz Betroffenen besteht in erster Linie darin, ihnen eine möglichst normale Teilnahme am gesellschaftlichen Leben zu ermöglichen, also die Urinausscheidung so normal wie möglich zu gestalten. Bei der Urininkontinenz bedeutet dies, die Patientinnen mit diskreten und der Situation angepassten Inkontinenzmaterialien zu versorgen und die Therapie der Inkontinenz zu unterstützen. Bei der Auswahl der Inkontinenzmaterialien sollten folgende Fragen leitend sein:

- Welche Urinmenge muss die Inkontinenzunterlage fassen?
- Wann tritt die Inkontinenz auf, nur in der Nacht oder auch am Tag?
- Wie ist die Mobilität der Betroffenen?
- Ist die Betroffene kognitiv und motorisch in der Lage, die Inkontinenzversorgung selbstständig vorzunehmen?
- Wie ist die Hautbeschaffenheit der Betroffenen?
- Ist ein Mann oder eine Frau betroffen?

Urininkontinenz | 356

Inkontinzhilfsmittel werden von der gesetzlichen Krankenversicherung erstattet, wenn sie medizinisch indiziert sind, im Einzelfall erforderlich sind und den Versicherten in die Lage versetzen, Grundbedürfnisse des täglichen Lebens zu befriedigen. Sie belasten wie alle anderen Hilfsmittel nicht das Verordnungsbudget des Arztes.

Abhängig von dieser Einschätzung stehen Inkontinenzmaterialien in Form von aufsaugenden, ableitenden oder mechanischen Systemen zur Verfügung.

Aufsaugende Systeme werden in körpernahe und körperferne Vorlagen unterschieden. Körpernahe Vorlagen gibt es in verschiedenen Größen, Stärken und Formen als Vorlagen, die mit Hilfe von speziellen Netzhosen oder als Inkontinenzslips fixiert werden. Körperferne Vorlagen dienen primär dem Schutz von Bett oder Sitzgelegenheiten und sollten nur als Ergänzung genutzt werden (z. B. Moltexunterlagen).

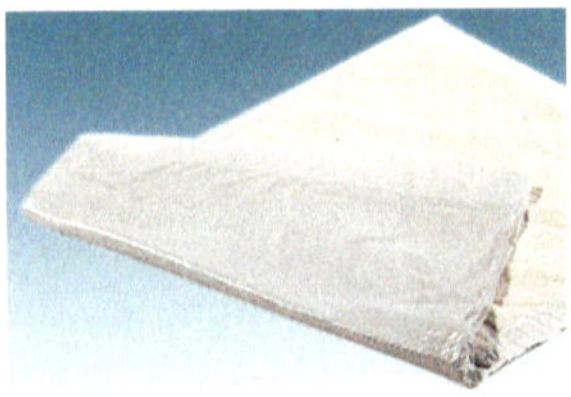

[1] Inkontinenzunterlage (so genannte „Geri")

Ableitende Systeme liegen anatomisch bedingt nur für Männer vor. Man unterscheidet Kondomurinale und Penistaschen.

Mechanische Systeme sind Hilfsmittel, die vorübergehend den Blasenverschluss herstellen (z. B. Pessar, Penisklemme, Penisband). Sie werden primär bei Überlaufinkontinenz und neurogener Blasenschwäche eingesetzt.

Blasenverweilkatheter sind zwar Urin ableitende Systeme, jedoch nicht als primäre Maßnahme bei Harninkontinenz geeignet, da die Komplikationen schwerwiegender als der Nutzen sind (z. B. Infektionen, Immobilität).

Im Klinikalltag werden i. d. R. aufsaugende Systeme eingesetzt. Dabei sind die heutigen Materialien sehr saugfähig und binden Gerüche. Abhängig von der Mobilität und den kognitiven Fähigkeiten werden Pflegebedürftige beim Anlegen der Vorlagen unterstützt.

Dabei kann die Patientin abhängig vom Allgemeinzustand stehen oder sich in Seitenlage befinden. Benötigt die Patientin Unterstützung, so stellt sich die Pflegende hinter sie. Der Ablauf ist wie folgt:

1. Netzhose bis auf Kniehöhe herunterziehen.
2. Benutzte Inkontinenzeinlage oder den geöffneten Inkontinenzslip nach hinten (Richtung Anus) herausziehen; Intimpflege anbieten.
3. Neue Einlage oder Slip so falten, dass sie ein „Schiffchen" bilden.
4. Diese von vorn nach hinten (von der Symphyse zum Anus) einziehen.
5. Am Bauch und über dem Gesäß auseinanderfalten.
7. Bei der stehenden Patientin die Vorlage über dem Gesäß mit dem eigenen Körper fixieren.
8. Fixieren des Inkontinenzslips mit Netzhose oder Klebestreifen, indem Sie die Netzhose nach oben ziehen bzw. Klebeverschlüsse schließen.
9. Den Sitz kontrollieren: Die Oberschenkel dürfen nicht eingeschnürt werden.

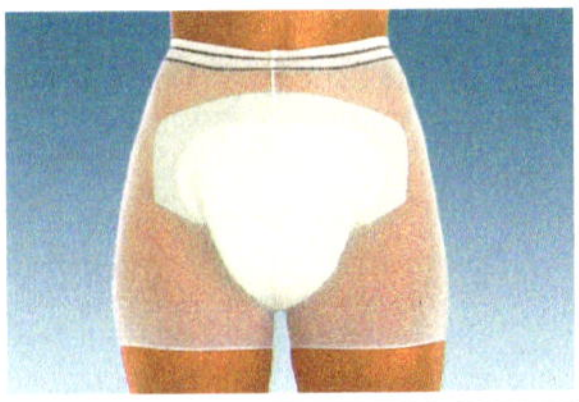

[2] Inkontinenzeinlage mit Netzhose

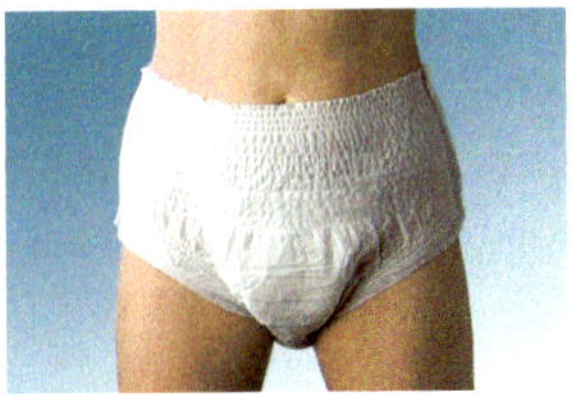

[3] Inkontinenzslip

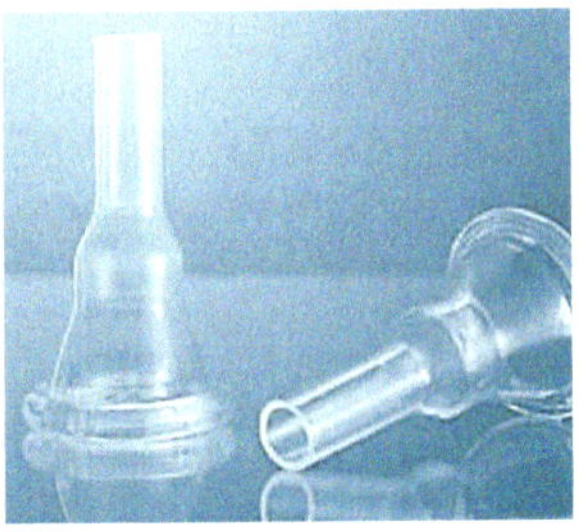

[4] Kondomurinal

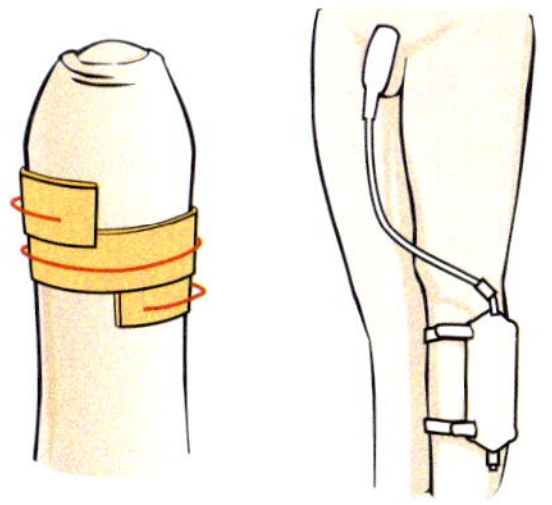

[5] Anlegen des Kondomurinals

Blasen- und Toilettentraining

Das **Blasentraining** besteht in der geplanten regelmäßigen und dokumentierten Blasenentleerung. Es dient der Kontinenzförderung. Die Blase wird dadurch auf feste Entleerungszeiten trainiert, die Entleerung erfolgt nicht mehr unwillkürlich. Zuvor wird das vorliegende Miktionsverhalten im Miktionsprotokoll erfasst.
Der Ablauf des Blasentrainings kann wie folgt stattfinden:

- Planung der Toilettengänge im Miktionsprotokoll
- Toilettengänge zu Beginn alle 2 Stunden planen, eventuell zusätzliche Gänge z. B. eine $^{1}/_{2}$ Stunde nach den Mahlzeiten einplanen.
- nicht mehr als 10 Toilettengänge pro Tag planen
- möglichst nicht zwischen den geplanten Zeiten Urin lassen und die Zeiten exakt einhalten
- Dokumentation der erfolgreichen Toilettengänge im Miktionskalender
- Wenn die geplanten Zeiten erfolgreich eingehalten werden, können die Zeiträume allmählich ausgedehnt werden, um eine möglichst normale Miktionsrate zu erreichen.

Pflegediagnose
Funktionelle Urininkontinenz
Unfähigkeit einer gewöhnlich kontinenten Person, die Toilette so rechtzeitig zu erreichen, dass ein unwillkürlicher Urinabgang vermieden wird.
—
Doenges et al.: S. 796

Bei akutem Harndrang kann eine „Notfallhaltung" helfen. Hierbei beugt sich die betroffene Person nach vorn, wie um etwas aufzuheben, um den Harnröhrenschließmuskel zu entlasten.

Besonders wichtig ist, dass auch Menschen mit eingeschränkter Mobilität die Möglichkeit erhalten, regelmäßig die Blase auf der Toilette zu entleeren. Meldet eine Patientin im Krankenhaus den Bedarf zur Unterstützung beim Toilettengang an, so sollte diese umgehend erfolgen und nicht noch eine „wichtige" andere Pflegehandlung zuerst absolviert werden.

Im Gegensatz zum Blasentraining, das sich an Menschen ohne kognitive Einschränkungen richtet, ist das **Toilettentraining** auch für Menschen mit kognitiven Einschränkungen geeignet. Im Rahmen des Toilettentrainings sollen Menschen durch den angebotenen Toilettengang zur regelmäßigen Ausscheidung motiviert werden.

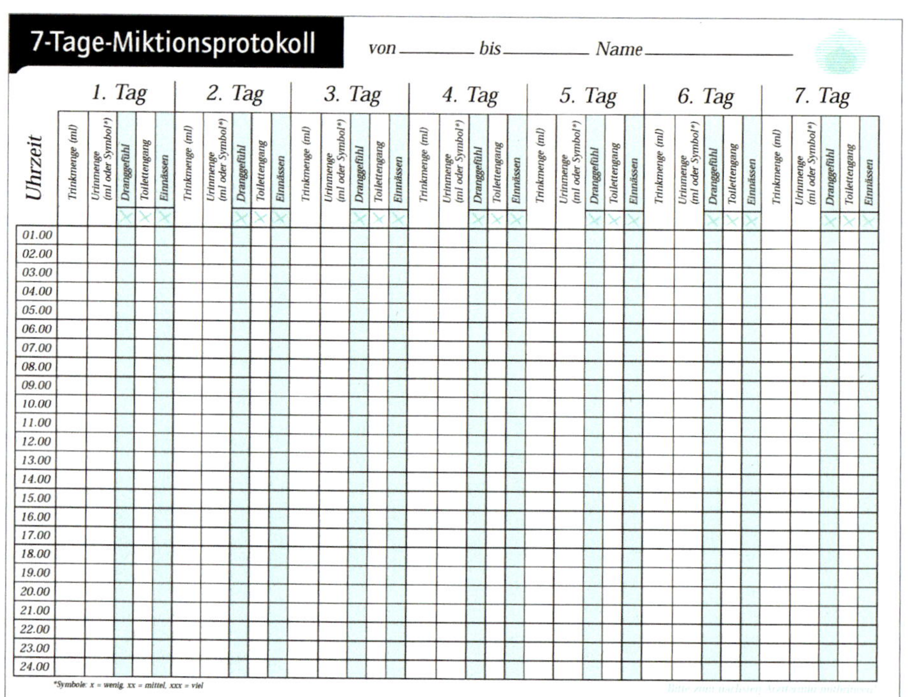

7-Tage-Miktionsprotokoll von ______ bis ______ Name ______

Uhrzeit	1. Tag					2. Tag					3. Tag					4. Tag					5. Tag					6. Tag					7. Tag				
	Trinkmenge (ml)	Urinmenge (ml oder Symbol*)	Dranggefühl	Toilettengang	Einnässen	Trinkmenge (ml)	Urinmenge (ml oder Symbol*)	Dranggefühl	Toilettengang	Einnässen	Trinkmenge (ml)	Urinmenge (ml oder Symbol*)	Dranggefühl	Toilettengang	Einnässen	Trinkmenge (ml)	Urinmenge (ml oder Symbol*)	Dranggefühl	Toilettengang	Einnässen	Trinkmenge (ml)	Urinmenge (ml oder Symbol*)	Dranggefühl	Toilettengang	Einnässen	Trinkmenge (ml)	Urinmenge (ml oder Symbol*)	Dranggefühl	Toilettengang	Einnässen	Trinkmenge (ml)	Urinmenge (ml oder Symbol*)	Dranggefühl	Toilettengang	Einnässen
			X	X	X			X	X	X			X	X	X			X	X	X			X	X	X			X	X	X			X	X	X
01.00																																			
02.00																																			
03.00																																			
04.00																																			
05.00																																			
06.00																																			
07.00																																			
08.00																																			
09.00																																			
10.00																																			
11.00																																			
12.00																																			
13.00																																			
14.00																																			
15.00																																			
16.00																																			
17.00																																			
18.00																																			
19.00																																			
20.00																																			
21.00																																			
22.00																																			
23.00																																			
24.00																																			

*Symbole: x = wenig, xx = mittel, xxx = viel

[1] Miktionsprotokoll

Beckenbodentraining

Das Beckenbodentraining besteht aus physiotherapeutischen Übungen zur Stärkung der Muskulatur des Beckenbodens [Abb.2]. Durch die aufrecht stehende Haltung des Menschen wirkt die Gewichtskraft der inneren Organe auf den Beckenboden und die Schließmuskeln von Anus und Harnröhre werden belastet und gedehnt. Die Folge einer zu großen Belastung des Beckenbodens kann Inkontinenz und bei Frauen eine Senkung des Uterus sein. Große Belastungssituationen entstehen

Uterus | 2

- beim Tragen schwerer Lasten,
- bei fast ausschließlich stehenden Tätigkeiten,
- beim starken Pressen zum Stuhlgang (*Obstipation*),
- bei Adipositas sowie
- nach mehreren Schwangerschaften.

Die Muskulatur verliert über Jahre hinweg an Kontraktionskraft und die Muskelschwäche entsteht schleichend.

Die Muskulatur des Beckenbodens kann wie jede andere Skelettmuskulatur trainiert werden, im Folgenden sind verschiedene Übungen dargestellt. Wichtig ist, dass bei der Durchführung die Beckenbodenmuskulatur angespannt wird.

Beckenbodengymnastik

Übung 1

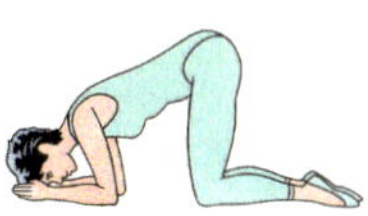

Beugen Sie im Knien den Oberkörper nach vorn, stützen Sie sich mit den Unterarmen ab, lassen Sie den Kopf auf den Händen ruhen.

Übung 2

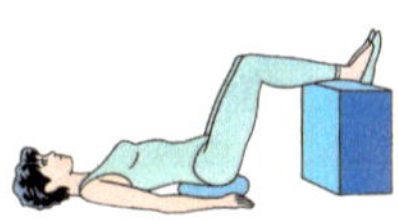

Legen Sie die Unterschenkel auf einen Hocker oder Stuhl. Erhöhen Sie die Lage Ihres Beckens, indem Sie ein Kissen unterschieben.

Übung 3

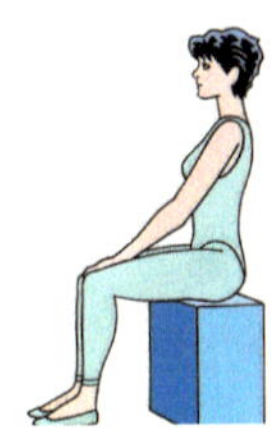

Wenn Sie im Hohlkreuz sitzen, können Sie die Muskulatur um Harnröhre und/oder Scheide besser zusammenziehen. Konzentrieren Sie sich nun wieder auf den Beckenboden und kneifen Sie beim Ausatmen die Muskeln zusammen.

Übung 4

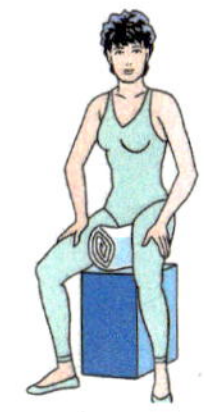

Wenn Sie sich für die Übung 3 im Reitersitz auf einen festen Widerstand, z. B. eine Handtuchrolle setzen, wird die Anspannung durch den gezielten Widerstand erleichtert und gut spürbar.

Übung 5

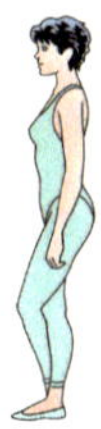

Kreuzen Sie im Stehen, Sitzen oder Liegen die Beine und drücken Sie beim Ausatmen die Fußaußenkanten gegeneinander.

Übung 6

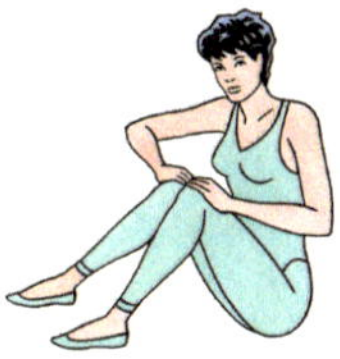

Setzen Sie sich auf den Boden und winkeln Sie die Beine an. Die Unterschenkel sind gegrätscht und mit den Händen drücken Sie die Knie zusammen. Versuchen Sie nun, die Oberschenkel gegen den Widerstand der Hände zu öffnen. Atmen Sie dabei aus.

Übung 7

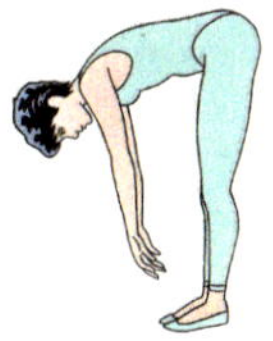

Beugen Sie einfach den Oberkörper nach unten und tun Sie so, als ob Sie Ihre Schuhe zubinden wollten. Der Druck im Bauchraum wird dabei in die entgegengesetzte Richtung gelenkt und der Harndrang lässt nach.

[Tab. 1] Übungen für den Beckenboden

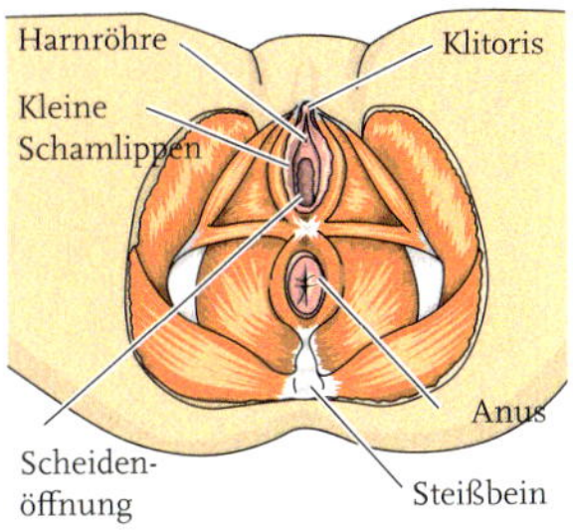

[2] Die Beckenbodenmuskulatur soll durch die nebenstehenden Übungen bei korrekter Anwendung trainiert werden.

Unterstützen bei Obstipation

Obstipation kann Menschen sehr belasten. Eine Obstipation im eigentlichen Sinne liegt erst vor, wenn weniger als drei Stuhlgänge pro Woche zu verzeichnen sind. Jedoch denken viele Menschen, dass sie unter Obstipation leiden, wenn sie nicht täglich abführen. Man spricht von einer subjektiven Obstipation. Die Betroffenen greifen zu Laxanzien, ein Teufelskreis kommt in Gang [Abb. 1].

Laxanzien | 361
obstipationsprophylaktische Maßnahmen | 329
Einläufe | 337
Klistiere | 337

Bei Obstipation werden Pflegende vorrangig beratend tätig. Hierzu gehören alle obstipationsprophylaktischen Maßnahmen. Um eine bestehende Obstipation zu beheben, können Einläufe oder Klistiere verabreicht werden. Die Durchführung von Einläufen und Klistieren erfolgt in Einrichtungen des Gesundheitssystems nur nach ärztlicher Anordnung.

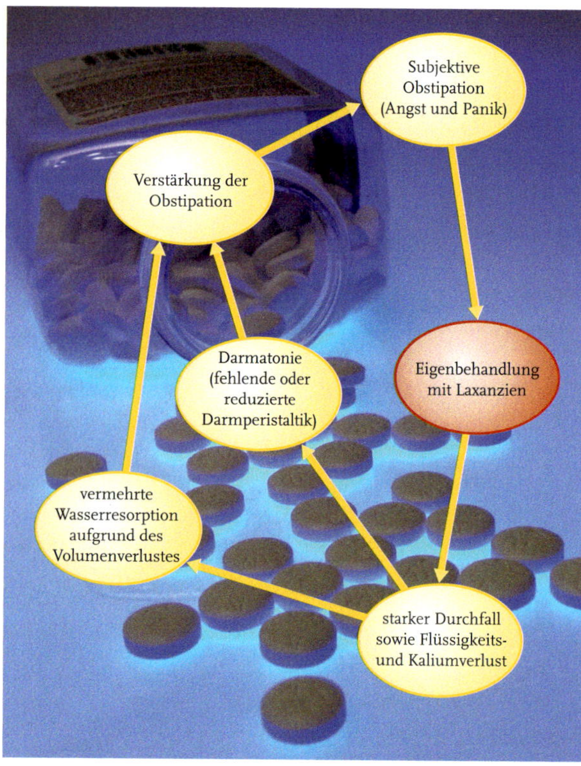

[1] Teufelskreis bei subjektiver Obstipation und Eigenbehandlung mit Laxanzien

Liegen Kotsteine im Rektum vor, können diese digital (mit den Fingern) ausgeräumt werden. Diese Maßnahme ist für die Patientin wie auch für Pflegende sehr unangenehm und sollte nur als letzte Lösungsmöglichkeit eingesetzt werden. Wenn möglich sollte die Patientin die Maßnahme selbst durchführen.
Kontraindikationen für die digitale Ausräumung sind:

- Darmtumore
- unklare Bauchbeschwerden
- rektale Blutungen

Die digitale Ausräumung geschieht wie folgt:

- Patientin mit dem Bett in einen separaten Raum bringen oder anderweitig für Diskretion sorgen (z. B. Sichtschutz).
- Vaseline oder anderes Gleitgel, unsterile Handschuhe und Fingerlinge sowie Abfallbehälter zurechtlegen.
- Patientin auf die linke Seite lagern.
- Patientin bitten, die Beine anzuziehen und eine möglichst entspannte Lage einnehmen.
- Bettschutz unterlegen.
- Mit den mit Handschuh, zusätzlichem Fingerling und Gleitgel versehenen Fingern die Kotsteine unter vorsichtigen drehenden Bewegungen aus dem Rektum entfernen, dabei möglichst im verbalen Kontakt mit der Patientin bleiben.
- Abschließend Stuhl entsorgen sowie Gesäß und Analregion waschen.

Pflegediagnose

Obstipation

Verminderung der normalen Defäkationsfrequenz, begleitet von einer erschwerten oder unvollständigen Stuhlpassage und / oder der Ausscheidung von sehr hartem, trockenem Stuhl.

DOENGES et al.: S. 540

Pflegediagnose

Subjektive Obstipation

Selbstdiagnose einer Obstipation und Gebrauch von Laxanzien, Einläufen / Klysmen und Suppositorien, um eine tägliche Darmentleerung sicherzustellen.

DOENGES et al.: S. 551

Beobachten von Urin, Stuhl und Erbrochenem

7.1.4

Die Beobachtung der Ausscheidungen ist ein wichtiger Teil der Pflege, da darüber Rückschlüsse auf die Funktion oder Störung der Niere, der Leber, des Darms oder der Harnblase gezogen werden können. Die Beobachtung des Erbrechens und des Erbrochenen gibt Informationen über Art und Ausmaß der zu Grunde liegenden Erkrankung. Von Pflegenden wird diese Aufgabe häufig als unangenehm empfunden, da sie |Ekel auslösen kann.

Ekel | 3

Alle Beobachtungen müssen in den dafür vorgesehenen Protokollen dokumentiert und bei pathologischen Veränderungen ärztliches Personal informiert werden.

Beobachten der Urinausscheidung

Die portionsweise Ausscheidung von Urin wird **Miktion** genannt. Sie variiert in Häufigkeit (Frequenz), Zeitpunkt und Menge.

Für Erwachsene sind 4–6 Miktionen über den Tag verteilt mit nächtlicher Pause normal. Neugeborene haben pro 24 Stunden 8–10 Miktionen, Säuglinge und Kleinkinder 12–16 Miktionen. Bei willkürlicher Kontrolle der Blasenfunktion verteilen sich die Miktionen in der Regel über den Tag, nächtliche Toilettengänge sind auf 1 bis 2 begrenzt.

Abweichungen von Zeitpunkt und Frequenz der normalen Miktion sind:

	Symptom	Beispiel für mögliche Ursachen
Nykturie	häufiges nächtliches Wasserlassen	Herzinsuffizienz
Pollakisurie	häufiges Wasserlassen in kleinen Mengen, die 24-h-Menge kann dabei normal sein	Schwangerschaft oder |Zystitis
Dysurie	schmerzhaftes und erschwertes Wasserlassen	Harnröhren- oder Blasenhalsverengung
Analgurie	schmerzhaftes Wasserlassen	|Harnwegsinfekte

Die **Urinmenge** ist abhängig von der Trinkmenge, der Nierenfunktion, dem Blutdruck sowie Umfang der Flüssigkeitsverluste über Haut und Lunge. Um die Urinmenge zu bestimmen, muss der Urin in einem graduierten Gefäß aufgefangen oder in ein solches umgefüllt werden. Eine weitere Möglichkeit ist die Bestimmung des Vorlagengewichts. Dazu werden benutzte Vorlagen gewogen und das Gewicht einer frischen Vorlage abgezogen. Die Differenz wird in Gramm angegeben und gibt auf Grund des spezifischen Uringewichts von ca. 1 g / ml Aufschluss über die ausgeschiedene Urinmenge.

Zystitis | 351
Harnwegsinfekte | 351
Schock | 823
Diabetes mellitus | 2
Nierenbeckenentzündung | 352
Blasensteine | 353
Prostatahyperplasie | 355
Flüssigkeitsbilanz | 320

Die normale Urinmenge beträgt je Miktion 300–400 ml, ca. 1,5–2 l am Tag bzw. ca. 80 ml pro Stunde. Die ausgeschiedene Urinmenge wird wie in nebenstehender Tabelle eingeteilt.

Man unterteilt die Ursachen von Abweichungen der Urinmenge in
- prärenale Ursachen (vor den Nieren liegend), z. B. |Schock, Vergiftung, |Diabetes mellitus, Diabetes insipidus,
- renale Ursachen (von den Nieren ausgehend), z. B. |Nierenbeckenentzündung und
- postrenale Ursachen (hinter den Nieren liegend), z. B. |Blasensteine, |Prostatahyperplasie.

	Menge	Beispiele für mögliche Ursachen
Anurie	< 100 ml/d	Schock, Vergiftung, Niereninsuffizienz
Oligourie	100–400 ml/d	Exsikkose, Herzinsuffizienz, Niereninsuffizienz
Polyurie	10–20 l/d	Diabetes mellitus, Diabetes insipidus

Eine weitere medizinische Diagnostik wird an dieser Stelle notwendig. Die Beobachtung der Urinmenge dient auch der |Flüssigkeitsbilanz und damit der Verlaufskontrolle.

Urinbeschaffenheit

Indikatorpapier | 247
pH-Wert | 348

Normaler Urin ist klar und fast geruchlos. Pflegende beobachten Geruch, Farbe und Lichtdurchlässigkeit des Urins. Mit Hilfe spezieller Hilfsmittel (Indikatorpapier) kann der pH-Wert des Urins ermittelt werden. Um den Urin hingehend der genannten Kriterien beobachten zu können, sollte er in einem sauberen durchsichtigen Gefäß oder Behälter aufgefangen oder entsprechend umgefüllt werden (z. B. Messglas).

Der **Geruch** von frischem Urin ist unauffällig. Nach längerem Stehen entwickelt sich ein typischer unangenehmer, stechender Geruch durch die Zersetzung der Stickstoffverbindungen an der Luft (Reaktion mit Luftsauerstoff). Harmlose Geruchsveränderungen können durch Nahrungsmittel hervorgerufen werden (z. B. durch Spargel).

Azidose | 350

Riecht der Urin nach Azeton (Nagellackentferner) bzw. nach frischen Früchten, so deutet dies auf eine Ketonurie hin. Diese liegt bei einer Stoffwechselentgleisung (Azidose) z. B. bei Diabetes mellitus vor. Andere Ursachen für eine Ketonurie können Hunger oder Fasten sein. Hierbei reagiert der Körper mit dem Abbau von körpereigenen Fetten und Eiweißen. Das Abbauprodukt sind dabei die Ketonkörper.

Nach Alkohol riecht der Urin bei einer Blutalkoholkonzentration > 2 ‰. Bei Harnwegsinfekten oder malignen Prozessen (Krebserkrankungen) riecht der Urin nach Ammoniak oder Schwefelwasserstoff („Geruch nach fauligen Eiern“).

Bilirubin | 267

Die **Farbe** des Urins wird durch seine Bestandteile bestimmt. Die typisch bernsteingelbe Farbe entsteht durch die Abbauprodukte des Bilirubins. Der Farbton ist umso dunkler, je konzentrierter der Urin ist. Bei großen Ausscheidungsmengen ist der Urin fast farblos. Farbveränderungen können durch bestimmte Nahrungsmittel entstehen (physiologische Veränderungen), auf bestimmte Erkrankungen hinweisen (pathologische Veränderungen) oder eine Nebenwirkung bestimmter Medikamente sein. Folgende Tabellen bieten eine Übersicht über mögliche Farbveränderungen.

dunkelbraun / bierbraun	bei Erkrankungen der Leber bzw. der Gallenwege
rot	durch Blutbeimengungen (Makrohämaturie), Rote Beete
gelbbraun – rotviolett	Rhabarber
dunkelgelb	zu geringe Trinkmenge, konzentrierter Urin

[1] Physiologische und pathologische Farbveränderungen des Urins

rot	Abführmittel, z. B. Salofalk®, X-Prep®, Obstinol®/Phenolphthalein Rifampicin® (Antibiotikum, Tuberkulostatikum)
grün	Chlorochin®, Resochin® (medikamentöse Malariaprophylaxe)
dunkelgelb	Clont®/ Metronidazol (Antibiotikum) L-Dopa® – nach längerem Stehen (Parkinsonmedikament)
braun	Nifurantin® (Antibiotikum)

[2] Farbveränderungen durch Medikamente

Urin ist normalerweise klar. Beimengungen wie Schleim und Zellen sind in geringem Maß tolerabel. Es muss vom Labor abgeklärt werden, ob die Beimengungen die Grenzwerte nicht überschreiten. Ursachen für Beimengungen sind meist Entzündungen der Harn ableitenden Wege.

Der pH-Wert des Urins liegt zwischen 5 – 6. Er ist abhängig von der Ernährung. Bei überwiegender Ernährung mit tierischem Eiweiß sinkt der pH-Wert bis 4,8. Bei vorwiegend pflanzlicher Ernährung steigt sich der pH-Wert bis 7,2. Die Bestimmung des pH-Wertes ist notwendig, um ihn bei einer Neigung zu Harnsteinen optimal einzustellen. Zur pH-Wert-Bestimmung wird Indikatorpapier mit Mittelstrahlurin benetzt, der Wert abgelesen und dokumentiert.

Urinmessungen

Urinmessungen werden für bestimmte Laboruntersuchungen oder zur genauen Flüssigkeitsbilanzierung notwendig. Wichtig ist, dass die Patientin über Sinn und Vorgehen dieser Untersuchung vorab informiert wird. Da sich Urinmessungen über einen längeren Zeitraum erstrecken, wird das Team darüber informiert.

Stundenurin

Der Stundenurin ermöglicht eine Aussage über die Urinproduktion und den Urinabfluss innerhalb einer Stunde. Bei Patientinnen nach schweren Operationen, Patientinnen mit Kreislaufversagen oder Nierenversagen bzw. Entgleisungen des Hormonhaushaltes und des Stoffwechsels ist diese Information über die Nierenfunktion notwendig. Der Stundenurin wird mittels eines Blasenverweilkatheters mit speziellem Auffangsystem (Urimeter) aufgefangen. Stündlich wird die produzierte Menge abgelesen, dokumentiert und danach in den Sammelbeutel abgelassen.

Sammelurin

Der Sammelurin wird gemessen, um die Urinmenge über 24 Stunden zu bestimmen. Weiterhin werden die Konzentrationen an Harnstoff, Eiweiß, Hormonen und Kreatinin quantitativ bestimmt. Hierzu sollten folgende Materialien bereitgestellt werden:

- 2-l-Gefäß zum Sammeln
- Steckbecken oder Urinflasche zum Auffangen des Urins
- 20-ml-Spritze zur Probenentnahme
- Röhrchen für das Labor mit Patientinnenaufkleber
- Spatel zum Umrühren

Der Urin wird über 24 Stunden aufgefangen und in einem ausreichend großen Glas (2-l-Volumen) mit Deckel gesammelt. Die Patientin entleert vor Sammelbeginn die Blase, notiert sich die Uhrzeit und beginnt mit der Sammelphase. Danach wird über 24 Stunden bei jedem Toilettengang der Urin aufgefangen. Vor Ablauf der Zeit soll die Patientin letztmalig für die Sammlung die Blase entleeren.

Mobile Patientinnen erhalten ein eigenes Sammelgefäß in der Toilette und werden entsprechend informiert. Bei bettlägerigen Patientinnen wird im unreinen Arbeitsraum der Urin durch das Pflegepersonal gesammelt.

Nur eine geringe Menge (5–20 ml) des gesammelten Urins wird als Laborprobe benötigt. Vor Entnahme dieser Probe muss der gesamte Urin umgerührt werden, damit die Konzentration der enthaltenen Stoffe an allen Stellen des Gefäßes gleich ist und die entnommene Probe eine repräsentative Auswahl darstellt. Die Gesamturinmenge wird auf dem Laborschein vermerkt.

Eine besondere Urindiagnostik ist die Untersuchung auf Vanillinmandelsäure, einem Abbauprodukt von Katecholaminen (Adrenalin, Dopamin) zur Diagnostik von Hypertonien. Der Urin muss dabei sofort mit Salzsäure oder Eisessig gemischt werden. Entsprechende Gefäße liefert das Labor. Vorsicht ist beim Umgang mit Säure geboten. Die Patientin darf drei Tage vor und während der Sammlung für eine Bestimmung der Vanillinmandelsäure keinen Kaffee, Tee, Käse und keine Bananen zu sich nehmen.

Katecholaminen | 2

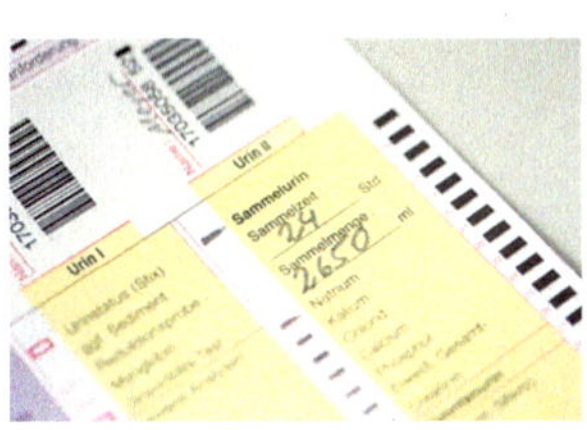

[1] Laborschein für Sammelurin

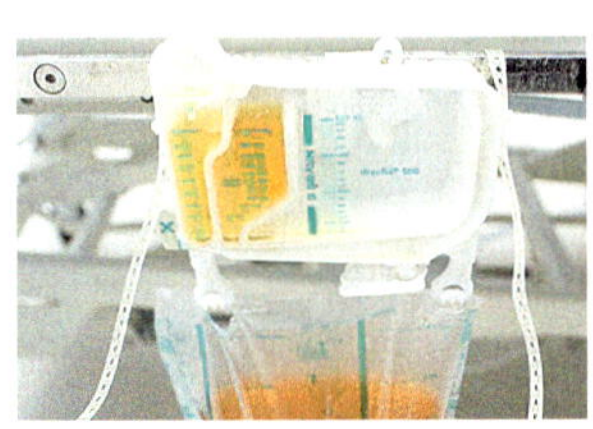

[2] Stundenurinmessung

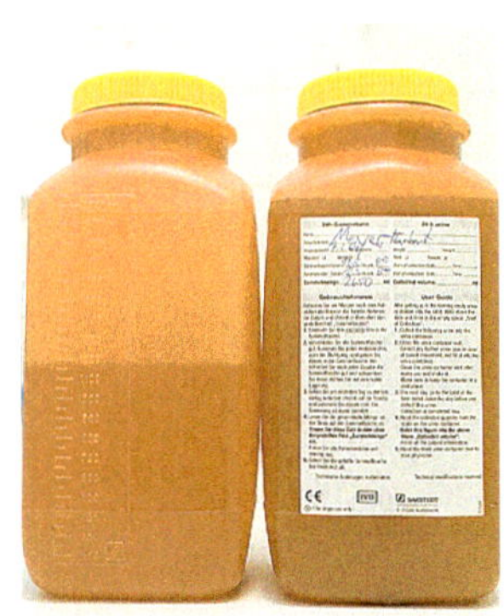

[3] Behälter für Sammelurin

Flüssigkeitsbilanz

Pflegediagnose

Gefahr eines unausgeglichenen Flüssigkeitshaushalts

Gefahr der Zunahme, Abnahme oder raschen Verschiebung von intravasaler, interstitieller und / oder intrazellulärer Flüssigkeit. Dies bezieht sich auf den Verlust, Überschuss oder Mangel intravaskulärer, interstitieller und / oder intrazellulärer Flüssigkeit. Dies bezieht sich auf den Verlust und / oder Überschuss von Körperflüssigkeiten oder Volumenersatzstoffen.

—

Doenges et al.: S. 331

Eine Flüssigkeitsbilanz wird bei Patientinnen mit Herzinsuffizienz, Nierenerkrankungen sowie bei schwer kranken Patientinnen meistens auf ärztliche Anordnung durchgeführt. Bei alten Menschen mit einer Verringerung des Durstgefühls empfiehlt sich die Durchführung einer Flüssigkeitsbilanzierung als ein Teil der Exsikkoseprophylaxe.

Die Flüssigkeitsbilanz ergibt sich aus der Differenz des aufgenommenen bzw. gebildeten Wassers und des wieder ausgeschiedenen Wassers innerhalb von 24 Stunden: Einfuhr – Ausfuhr = Flüssigkeitsbilanz. Dabei werden alle aufgenommenen sowie alle abgegebenen Flüssigkeitsmengen separat voneinander dokumentiert und summiert, um nach 24 Stunden die Differenz zu bilden.

Man unterscheidet zwischen einer **effektiven Flüssigkeitsbilanz**, die sämtliche Flüssigkeitsmengen berechnet, und einer registrierbaren Bilanz, die die messbaren Flüssigkeitsmengen mit einberechnet. Die effektive Flüssigkeitsbilanz wird hauptsächlich bei schwer kranken Patientinnen auf besondere Anordnung durchgeführt. Hierbei werden die nicht messbaren Flüssigkeitsmengen geschätzt.

Die **registrierbare Flüssigkeitsbilanz** geht davon aus, dass sich Oxidationswasser, Wasser aus festen Nahrungsmitteln auf der einen Seite sowie über Stuhl, Haut und Atmung abgegebenes Wasser auf der anderen Seite im Laufe von 24 Stunden ausgleichen.

Effektive Flüssigkeitsbilanzierung

Name

Datum/ Zeit	Einfuhr (enteral / parenteral)	ml	Ges.	Ausfuhr (Urin / Sonde)	ml	Ges.	Bilanz

Einfuhr
- Trinkmenge
- Flüssigkeit in festen Speisen**
- Sondenkost
- Infusionen
- Oxidationswasser***

Ausfuhr
- Urin
- Erbrochenes
- Magensekret
- Blut, Wundsekret
- Stuhl*
- merklicher Flüssigkeitsverlust über Schwitzen (ca. 0,5 l/Tag)
- unmerklicher Flüssigkeitsverlust über Haut und Atmung (ca. 0,5 l/Tag)

Registrierbare Flüssigkeitsbilanzierung

Name

Datum/ Zeit	Einfuhr (enteral / parenteral)	ml	Ges.	Ausfuhr (Urin / Sonde)	ml	Ges.	Bilanz

Einfuhr
- Trinkmenge
- Sondenkost
- Infusionen

Ausfuhr
- Urin

* Flüssigkeitsgehalt des Stuhls: abhängig von Stuhlmenge und Konsistenz ca. 100 ml

** Flüssigkeitsgehalt von Obst, Gemüse und Joghurt: ca. 80 % des Gewichtes; dünne Suppen werden wie eine Flüssigkeit berechnet

*** Oxid

Ödeme | 35
Exsikkose | 35

Abweichungen sind eine:

- **Positive Flüssigkeitsbilanz**: Es wird mehr zugeführt als ausgeschieden, die Patientin lagert wahrscheinlich Wasser ein, es können Ödeme entstehen.
- **Negative Flüssigkeitsbilanz**: Die Patientin scheidet mehr Urin aus, als sie Flüssigkeit zu sich nimmt. Dies kann bei einer forcierten Diurese therapeutisch gewollt sein (Therapie von Ödemen). Über einen längeren Zeitraum führt es zur Exsikkose.

Zur Einschätzung von Flüssigkeitsmengen sind geeichte und nicht geeichte Messgefäße geeignet.

Geeichte Messgefäße (mit Graduierung)	Nicht geeichte Messgefäße
▪ Messzylinder, ▪ Medikamentenbecher ▪ Urinsammelgefäß ▪ spezielle Tassen, Becher und Gläser mit Eichung	▪ Teelöffel (ca. 5 ml) ▪ Kinderlöffel (ca. 10 ml) ▪ Esslöffel (ca. 15 ml) ▪ Wasserglas (ca. 150 – 200 ml) ▪ Tasse (ca. 150 ml) ▪ Nierenschale (ca. 300 – 500 ml) ▪ Eimer (ca. 10 l)

Die Berechnung erfolgt im Allgemeinen über 24 Stunden, also von 7:00 Uhr bis 6:59 Uhr des Folgetages. Bei schwer kranken Patientinnen werden zum Schichtwechsel Zwischenbilanzen erstellt.

Gewinnung von Urinproben

Urinproben für Laboruntersuchungen werden auf Bakterien, Parasiten, pathologische und ortsfremde Zellen sowie den pH-Wert getestet. Sie werden unter aseptischen Bedingungen gewonnen. Die pflegerische Tätigkeit umfasst

aseptisch | 673

- das Ausfüllen des Laborscheins,
- die Bereitstellung des Probengefäßes und die Anleitung der Patientin im Umgang damit,
- das Entnehmen der Urinprobe sowie
- evtl. die Unterstützung der Patientin bei der Miktion.

Die Probenentnahme erfolgt direkt aus dem aufgefangenen Urin. Hierzu wird eine sterile Spritze oder ein entsprechendes Urinröhrchen mit Patientinnenenaufkleber versehen, mit Urin gefüllt und mit dem entsprechenden Laborschein ins Labor gesendet. Auf dem Laborschein wird die Untersuchungsart (z. B. Urinstatus) vermerkt.

Bei einer bakteriologischen Untersuchung mit Hilfe von Urikult, wird der Nährboden im Teströhrchen mit Urin benetzt. Das Teströhrchen muss dann entweder auf schnellstem Wege ins Labor transportiert werden oder wird in speziellen Brutschränken bei 36 °C „bebrütet". Ziel ist, dass auf dem Nährboden eine Bakterienkultur wächst, die dann bestimmt wird. Häufig werden die Bakterien im Labor auch noch auf ihre Resistenz gegen bestimmte Antibiotika getestet (Erreger-Resistenz-Untersuchung).

Urinstatus
Folgende Parameter werden hierbei getestet:
- Glukose
- Blut
- Eiweiß
- Urobilinogen
- Nitrit
- pH-Wert
- Ketone
- Leukozyten

Mit Hilfe bestimmter Teststreifen können verschiedene Untersuchungen (z. B. Testung auf Glukose) auch vor Ort vorgenommen werden. Hierzu wird der Teststreifen (z. B. Uristix) mit Urin benetzt, laut Herstellerangaben das Ergebnis abgelesen und dokumentiert. Bei pathologischen Veränderungen muss sofort ärztliches Personal informiert werden.

Man unterscheidet nicht invasive und invasive Probengewinnung:

Nicht invasive Urinprobengewinnung	Invasive Probengewinnung
▪ Spontanurin ▪ Mittelstrahlurin ▪ Morgenurin ▪ Sammelurin	▪ Katheterurin ▪ Blasenpunktionsurin

Der unter normalen Umständen ausgeschiedene Urin wird **Spontanurin** genannt. Er kann zu jeder Tageszeit aufgefangen und für eine Untersuchung vorbereitet werden.

Bei der Untersuchung des **Mittelstrahlurins** wird bei spontaner Urinausscheidung der erste Teil des Urinstrahls verworfen, da er eine große Menge von abgestorbenen Hautzellen und Bakterien ausspült, die sich außerhalb der Blase befinden.

Der Mittelstrahlurin enthält dann nur noch die Bestandteile des reinen Urins. Es werden folgende Materialien vorbereitet:

- Becher
- Schleimhautdesinfektionsmittel
- Materialien zur Intimpflege

Im Anschluss wird die Patientin zu folgenden Handlungsschritten angeleitet:

- Intimbereich gründlich waschen (lassen)
- ersten Teil des Urinstrahles ablaufen lassen
- benötigte Urinmenge auffangen
- Rest ablaufen lassen
- Intimpflege ermöglichen
- Probe in Urinröhrchen abfüllen

Bei geplanter bakteriologischer Untersuchung wird der Intimbereich vor der Probennahme desinfiziert und ein steriles Auffanggefäß benutzt.

Der **Morgenurin** ist der erste Urin nach der Nacht. Er wird genauso wie der Mittelstrahlurin gewonnen. Er wird für Hormonkonzentrationsbestimmungen benötigt (z. B. Schwangerschaftstest). Durch die relative Durstphase über Nacht entsteht ein konzentrierter Urin, in dem Hormone und andere Bestandteile des Urins gut nachzuweisen sind.

Beobachten der Stuhlausscheidung

Die Stuhlausscheidung (*Defäkation*) wird Stuhlgang genannt. Die Häufigkeit der Stuhlausscheidung ist sehr unterschiedlich. Dreimal täglich bis dreimal pro Woche bzw. alle drei Tage Stuhlgang ist physiologisch. Dabei sind die Regelmäßigkeit in Frequenz und Zeitpunkt entscheidend. Der Stuhldrang wird bei vielen Menschen durch bestimmte Tagesabläufe (z. B. nach dem Frühstück) oder durch bestimmte Reize (z. B. nach dem Trinken von Kaffee) ausgelöst. Veränderungen der Frequenz und des Zeitpunkts der Stuhlausscheidung treten bei ungewohnten Lebensumständen (z. B. Krankenhausaufenthalt, Urlaub und Reisen) auf oder sind Hinweis auf eine Erkrankung im Verdauungssystem. Die Frequenz der Stuhlausscheidung wird durch Befragen der Patientinnen ermittelt und dokumentiert.

Mehr als drei Stuhlentleerungen pro 24 Stunde mit einem übermäßig hohen Wasseranteil werden Durchfall (*Diarrhö*) genannt. Weniger als drei wöchentliche Stuhlentleerungen werden als Verstopfung (*Obstipation*) bezeichnet. Wird kein Stuhl mehr ausgeschieden, kann ein Darmverschluss (*Ileus*) vorliegen. Ursachen können sowohl mechanische als auch funktionelle Störungen des Darms sein. Ein Ileus geht häufig mit Koterbrechen (*Miserere*) einher.

Darmverschluss | 2

Die Menge des Stuhles beträgt normalerweise 100–500 g täglich. Sie ist geringer beim Fasten oder bei ballaststoffarmer Ernährung. Eine geringe Stuhlmenge kann immer auch ein Hinweis auf Obstipation sein. Mehr Stuhl (bis zu 1000 g täglich) wird bei ballaststoffreicher Ernährung ausgeschieden. Auch bei bestimmten Verdauungsstörungen (z. B. Maldigestion oder Malabsorption) kann die Stuhlmenge erhöht sein. Im Normalfall wird die Menge des Stuhlgangs nicht ermittelt. Besteht hierzu eine Notwendigkeit, wird der Stuhl in einem Steckbecken aufgefangen. Vorher muss das Gewicht des Steckbeckens ermittelt werden. Das Steckbecken wird mit Stuhlmenge gewogen und dann das Stuhlgewicht berechnet:

Maldigestion | 359
Malabsorption | 359

Gesamtgewicht Steckbecken und Stuhlmenge – Gewicht Steckbecken = Gewicht der Stuhlmenge

Stuhlbeschaffenheit

Seit Einführung der „Tiefspühltoilettenbecken" ist eine Stuhlbeobachtung unter normalen Umständen nur noch selten möglich. Stuhl kann durch Pflegende nur beobachtet werden, wenn er in ein Steckbecken oder ein Auffangbehältnis im Toilettenbecken ausgeschieden oder durch |Inkontinenzmaterial aufgefangen wird.

Inkontinenzmaterial | 313

Ist dies nötig oder möglich, wird der Stuhl hinsichtlich Farbe, Beschaffenheit (*Konsistenz*), Beimengungen und pH-Wert beobachtet und die Ergebnisse dokumentiert.

Die physiologische **Farbe** des Stuhls ist hell- bis dunkelbraun und wird durch Abbauprodukte des Bilirubins sowie von Nahrungsmitteln beeinflusst. Eine Ausnahme bildet der erste Stuhl eines Neugeborenen (Kindspech, *Mekonium*) mit seiner typisch grünlich-schwärzlichen Farbe. Nahrungsmittel können folgende Farbveränderungen hervorrufen:

- **Braunschwarz**: Blaubeeren, Rotwein, Fleisch, bluthaltige Produkte
- **Grünbraun**: Spinat, Salat, grünes Gemüse
- **Rotbraun**: Rote Beete
- **Gelbbraun**: Eier, Milch oder Stärke in großen Mengen

Auch bestimmte Medikamente können Farbveränderungen hervorrufen:

- **Schwarzbraun**: Eisenpräparate, medizinische Kohle
- **Weiß**: Barium (Kontrastmittel bei Röntgenuntersuchungen)

Bestimmte Farbveränderungen weisen jedoch auch auf Erkrankungen hin:

- **grau-lehmfarben**: fehlendes Bilirubin: Gallensteine, Hepatitis, Pankreastumore
- **Hellbraun-gelb**: Durchfall
- **Teerstuhl**: Blutungen im Ösophagus, Magen, Duodenum
- **grün-flüssig**: Salmonellose
- **frische Blutbeimengungen**: Blutungen im Colon
- **frische Blutauflagerungen**: Blutungen im Rektum, Hämorrhoiden

Die **Konsistenz** des Stuhls ist in der Regel homogen und abhängig von der Art der verspeisten Nahrungsmittel und deren Ballaststoffgehalt. Je höher der Ballaststoffgehalt der Nahrung, desto weicher ist die Konsistenz des Stuhls. Man unterscheidet die Konsistenz in fest, weich oder breiig.

Menschen mit Erkrankungen des Verdauungssystems pflegen | 2

Bei Diarrhö liegt ein stark dünnflüssiger, bei Obstipation ein extrem harter und trockener Stuhl vor. Andere Konsistenzveränderungen deuten häufig auf eine Erkrankung hin:

- erbsbreiartig: bei Thyphus abdominalis
- reiswasserartig: bei Cholera
- himbeergeleeartig: bei Amöbenruhr
- blutig-schleimig: bei Colitis ulcerosa, Morbus Crohn
- Fettstühle: bei Pankreaserkrankungen
- bleistiftförmig: bei Stenosen im Enddarm
- schafkotartig: bei Obstipation, Reizdarmsyndrom, Stenosen

In vielen Einrichtungen wird die Stuhlkonsistenz mit Hilfe von Symbolen dokumentiert.

Auch bei gesunden Menschen finden sich häufig **Beimengungen** im Stuhl. Diese bestehen aus unverdauten Nahrungsresten. Andere sichtbare Beimengungen können auf Erkrankungen hinweisen:

- Blutige Schleimauflagen oder -beimengungen: Blutungen im Dickdarm und Enddarm
- Blutig-eitriger Schleim: Geschwüre der Dickdarmschleimhaut
- Blutspritzer: Hämorrhoiden, Analfissuren
- Schleimauflagen: entzündliche Erkrankungen der Dickdarmschleimhaut
- Eingeweidewürmer: Madenwürmer, Spulwürmer, Bandwürmer

Dyspepsie | 2

Die pH-Wert-Bestimmung muss immer mit frischen Stuhlproben erfolgen, da die physiologisch vorhandenen Darmbakterien nach der Ausscheidung weiterleben und Ballaststoffe im Stuhl abbauen. Die Abbauprodukte verändern den pH-Wert in die Richtung des Sauren, erniedrigen ihn also.

Der **pH-Wert** des Stuhles liegt zwischen 6,2 – 6,8 und wird mit Hilfe von Indikatorstreifen ermittelt. Der normale pH-Wert im Stuhl ist ein Zeichen für einen ausgeglichenen Stoffwechsel und ein gesundes mikrobielles Milieu im Darm. Ein erniedrigter pH-Wert liegt bei einer überwiegend pflanzlichen Ernährung vor, ein erhöhter pH-Wert bei überwiegend tierischer Ernährung. Weiterhin kann ein veränderter pH-Wert auf Verdauungsstörungen (| *Dyspepsien*) hinweisen.

Gewinnung von Stuhlproben

Stuhlproben werden im Labor mikroskopisch auf Erreger und deren Medikamentenresistenz, auf verborgenes (*okkultes*) Blut sowie auf Parasiten untersucht. Die Probengewinnung erfolgt mit Hilfe eines in ein Probenröhrchen integrierten Spatels. Dabei wird eine etwa kirschgroße Menge Stuhl mit dem Spatel in das Probenröhrchen gegeben und mit Patientinnenaufkleber versehen ins Labor geschickt.

Beim Haemoccult-Test® können Stuhlproben relativ schnell und sicher auch im ambulanten Bereich auf okkultes Blut getestet werden. Er wird mittels spezieller Testbriefchen durchgeführt, die aus Testfeldern und dazugehöriger Indikatorlösung (Wasserstoffperoxyd) bestehen.

Zur Durchführung des Tests wird aus drei aufeinanderfolgenden Stuhlportionen jeweils dreimal eine erbsengroße Menge von verschiedenen Stellen des Stuhls auf die Testfelder des Briefchens aufgetragen. Nachdem die Proben getrocknet sind, wird von der Rückseite des Testbriefchens die Indikatorlösung aufgebracht und nach 30 Sekunden bis spätestens 5 Minuten das Ergebnis abgelesen. Violette Verfärbung zeigt das Vorhandensein von Hämoglobin und damit von Blut an.

Der Test wird verfälscht, wenn die Patientin im Zeitraum von drei Tagen vor der Probennahme rohes Fleisch, Blutwurst, eisenhaltige Gemüse (Brokkoli, Radieschen) oder Obst (Bananen, Kirschen), Eisenpräparate oder Ähnliches zu sich genommen hat, er fällt dann „falsch positiv" aus. Ein „falsch negatives" Testergebnis wird durch die Einnahme von Vitamin-C-Präparaten verursacht. Dies bedeutet, dass vorhandenes okkultes Blut nicht angezeigt wird.

Wird von ärztlicher Seite ein Haemoccult-Test® angeordnet, leiten Pflegende die Patientinnen zur Durchführung an. Nach abgeschlossener Probengewinnung wird das Testergebnis abgelesen und dokumentiert.

Koloskopie | 860

Bei einem positiven Haemoccult-Test® muss immer durch weitere Untersuchungen (z. B. | Koloskopie) abgeklärt werden, ob und wo Blutungsquellen im Darm vorhanden sind. Der Test sollte nicht während der Menstruation oder bei Durchfall durchgeführt werden.

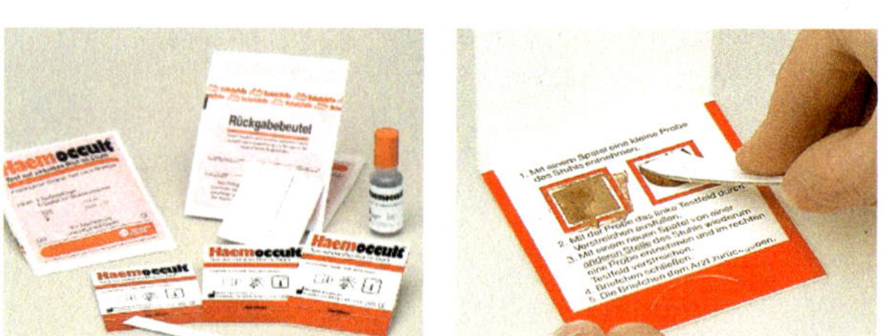

[1] Stuhlbriefchen mit Durchführung

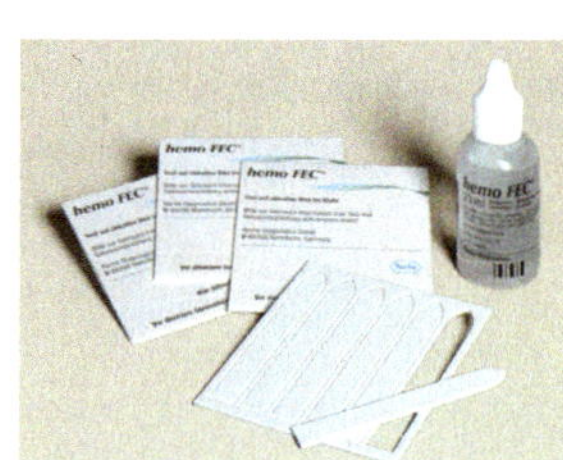

[2] Indikatorstreifen

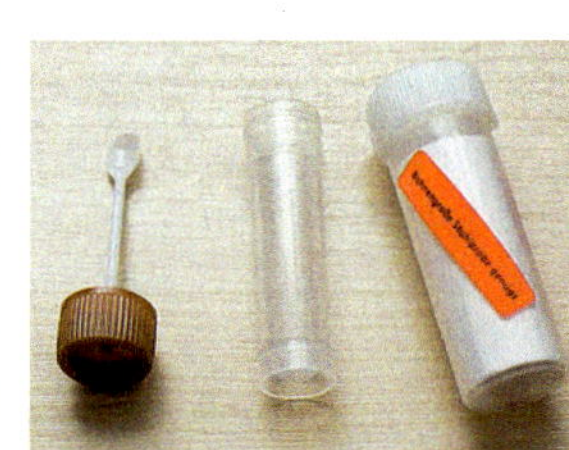

[3] Stuhlprobenröhrchen

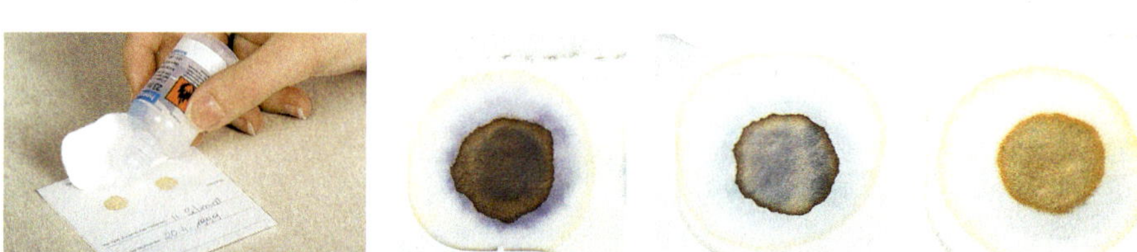

[4] Auswertung des Stuhltests auf Okkultes Blut; von links nach rechts: positiv, positiv, negativ

Beobachten von Erbrochenem und der betroffenen Person

Erbrechen (*Emesis, Vomitus*) ist das schwallartige Entleeren des Magen- und Speiseröhreninhalts entgegen der natürlichen Richtung durch die Speiseröhre und den Mund. Erbrechen ist immer ein Schutzreflex vor verdorbenen Nahrungsmitteln oder ein Symptom einer weiteren Erkrankung. Die Erkrankungen können den Magen-Darm-Trakt betreffen oder zentrale Ursachen haben, die sich auf das Brechzentrum in der Medulla oblongata auswirken (z. B. Vergiftungen, traumatische Schäden).

Medulla oblongata | 438

Beim Erbrechen stehen die Beobachtung der betroffenen Person und deren Unterstützung sowie die Beobachtung des Erbrochenen im Vordergrund.

Erbrechen kündigt sich meistens durch Übelkeit an. Folgende Symptome können ein Zeichen für Übelkeit sein:

- Betroffene ist still oder sagt, dass ihr übel ist.
- blasse Hautfarbe im Gesicht
- beschleunigte Atmung (*Tachypnoe*)
- beschleunigter Puls (*Tachykardie*)
- motorische Unruhe
- weite Pupillen
- Schweißausbruch

Bei der Beobachtung des Erbrechens sind die drei folgenden Kriterien (wann, wie, was) zu beurteilen. In der Tabelle werden einige Varianten und deren eventuelle Ursachen aufgeführt.

Zeitpunkt	Art	Zusammensetzung
▪ **nüchtern:** häufig im ersten Drittel der Schwangerschaft ▪ **nach jeder Nahrungsaufnahme:** z.B. bei akuter Gastritis ▪ **nach Medikamenten oder bestimmten Nahrungsmitteln:** deutet auf Unverträglichkeit hin ▪ **nach Strahlentherapie oder Zytostatikagabe:** eine der Nebenwirkungen ▪ **bei starken kolikartigen Schmerzen:** Hinweis auf Gallenkolik oder Nierenkolik	▪ **im Schwall:** zentrales Erbrechen, bei Schädigung des ZNS (Schädelhirntrauma, Vergiftungen, Medikamentennebenwirkung) ▪ **reflektorisches Erbrechen:** nach vorangegangener Übelkeit (Störungen im Magen-Darm-Trakt)	▪ **unverdaute Nahrungsreste:** Verengungen oder Aussackungen (Divertikel) oberhalb des Mageneinganges ▪ **angedaute Nahrungsreste, die säuerlich riechen:** Stenose des Ausganges (Pylorusstenose) ▪ **Schleimbeimengungen:** Gastritis ▪ **grün-gallig:** Gallenabflussstörungen, nach langer nüchterner Zeit ▪ **frischblutig:** Blutung proximal des Magens (Ösophagusvarizenblutung) ▪ **enthält schwarzes Blut:** Blutung im Magen (Magenulcus, Magentumor) ▪ **Koterbrechen:** bei Ileus (Miserere)

Langanhaltendes Erbrechen führt zu Dehydratation und Elektrolytverschiebungen sowie Störungen des Säure-Basen-Haushaltes. Bei alten Menschen können dadurch Herzrhythmusstörungen auftreten.

Dehydratation | 347
Herzrhythmusstörungen | 2

7.1.5 Prophylaxe von Störungen der Ausscheidungsfunktionen

Zystitis | 351
Escherichia coli | 773

Zystitisprophylaxe

Zystitis ist die Entzündung der Harnblase. Es handelt sich meist um eine aufsteigende Infektion über die Harnröhre bzw. über einen transurethralen (TU) Dauerkatheter.

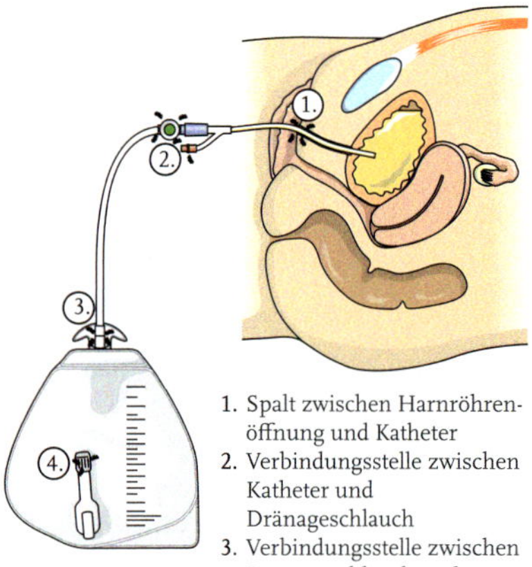

1. Spalt zwischen Harnröhrenöffnung und Katheter
2. Verbindungsstelle zwischen Katheter und Dränageschlauch
3. Verbindungsstelle zwischen Dränageschlauch und Dränagebeutel
4. Harnablassvorrichtung

[1] Eintrittspforten für Mikroorganismen beim liegenden transurethralen Harnblasenkatheter

Frauen tragen auf Grund der kürzeren und geraden Harnröhre ein höheres Risiko für Harnwegsinfektionen als Männer.

Risikofaktoren

Risikofaktoren sind Blasenverweilkatheter, Hygienefehler und / oder eine geschwächte Abwehrlage. Die häufigste Ursache stellen Bakterien, in erster Linie Escherichia coli, dar. Die Infektion erfolgt meist als aufsteigende Infektion über die Harnröhre. Neben den allgemeinen Risikofaktoren (Zystitis | 351) haben in Einrichtungen des Gesundheitswesens vor allem Menschen mit einem transurethralen Blasenverweilkatheter ein erhöhtes Risiko, an einer Zystitis zu erkranken. Grund sind die nicht physiologischen Eintrittspforten des Blasenverweilkatheters

Prophylaktische Maßnahmen

Bei allen Menschen, die ein erhöhtes Risiko für eine Zystits haben, werden prophylaktische Maßnahmen eingeleitet. Die Maßnahmen bestehen in der Vermeidung einer Keimverschleppung und der ausreichenden Entleerung bzw. Spülung der Harnblase sowie der Beratung der Patientinnen hinsichtlich der prophylaktischen Möglichkeiten.

Dazu gehören:

Symphyse | 184
Anus | 267

- Waschrichtung bei der Intimpflege von der Symphyse zum Anus
- besonders sorgfältige Intimpflege bei Menschen mit einer Immunschwäche oder Diabetes mellitus
- Vermeiden eines feuchten Milieus im Intimbereich (regelmäßiger Wechsel von Inkontinenzmaterialien)
- Vermeiden einer Unterkühlung: nicht auf kalte Steine oder Stühle setzen, Sitzkissen unterlegen
- ausreichende Trinkmenge sowie regelmäßige Möglichkeiten zur Entleerung der Harnblase schaffen
- aseptisches Vorgehen beim Legen eines transurethralen Harnblasenkatheters
- Katheterpflege sowie Katheterwechsel nach Herstellerangaben
- Vermeiden von Diskonnektion der Harnableitungssystemene, Durchführung der Diskonnektion unter Wahrung aseptischer Bedingungen

Cranberries sind nahe Verwandte der Preiselbeeren. Sie enthalten natürliche Stoffe, die einer Zystitis entgegenwirken können. Untersuchungen haben ergeben, dass der tägliche Konsum von ca. 200 ml reinen Cranberrysafts das Zystitisrisiko mindern kann.

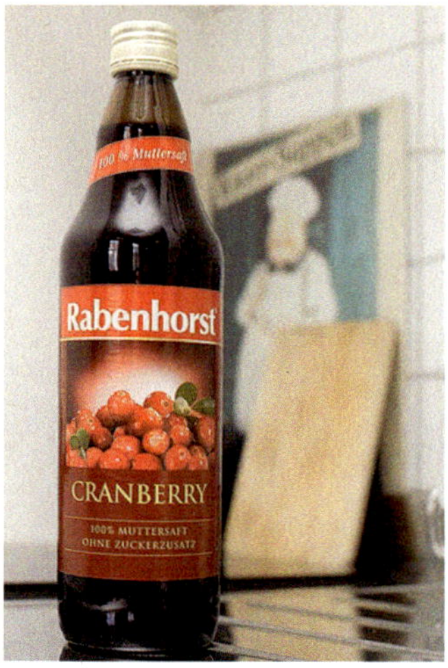

[2] Cranberrysaftflasche

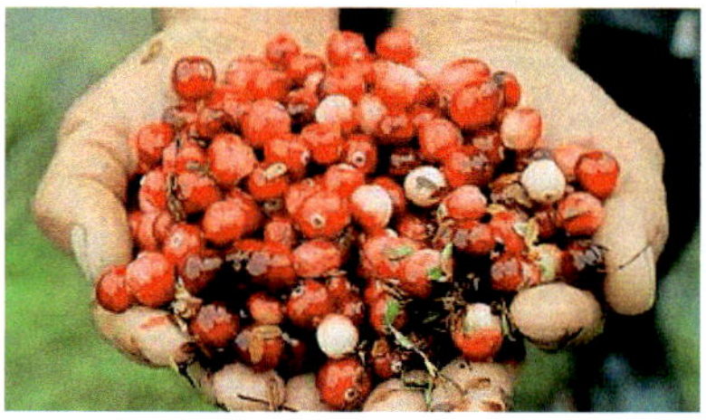

[3] Cranberries

Urininkontinenzprophylaxe

Urininkontinenz (Harninkontinenz) ist das Unvermögen, die Urinausscheidung zu kontrollieren. Sie kann durch ein ständig feuchtes Milieu zur Reizung, Infektion und Schädigung der Haut im Intimbereich führen (Dekubitus |146). Weiterhin schämen sich die Betroffenen häufig ihrer Erkrankung und beginnen, öffentliche Räume zu meiden. Dies kann langfristig zu sozialer Isolation führen.

Die Urininkontinenz betrifft alle Altersklassen und ist in allen Ländern der Erde anzutreffen. Am häufigsten sind Frauen sowie Menschen im höheren Lebensalter betroffen. 41 % der Frauen über 18 Jahre, aber nur ca. 2 % der Männer bis zum 50. Lebensjahr sind in Deutschland von einer Harninkontinenz betroffen.

Einteilung

Die Urininkontinenz kann passiv und aktiv sein. Die passive Inkontinenz ist gekennzeichnet durch die Schwäche der Beckenbodenmuskulatur und ist die häufigste Form der Urininkontinenz. Die aktive Urininkontinenz besteht in einer gesteigerten, nicht unterdrückbaren Aktivität und Spastik der Harnblasenmuskulatur und tritt als Nebenerkrankung z. B. bei Querschnittlähmung und multipler Sklerose auf. Es werden verschiedene Formen der Urininkontinenz unterschieden:

Beckenbodenmuskulatur | 315

- Dranginkontinenz
- Stressinkontinenz
- Überlaufinkontinenz
- Reflexinkontinenz
- extraurethrale Inkontinenz

Der Grad der Urininkontinenz wird mit Hilfe von Kontinenzprofilen eingeschätzt:

- Kontinenz: kein unwillkürlicher Harnverlust, keine personelle Hilfe, keine Hilfsmittel
- Unabhängig erreichte Kontinenz: kein unwillkürlicher Harnverlust, keine personelle Unterstützung, selbstständige Durchführung von Maßnahmen (intermittierender Selbstkatheterismus, Medikamente, Training)
- Abhängig erreichte Kontinenz: kein unwillkürlicher Harnverlust, personelle Unterstützung bei der Durchführung von Maßnahmen
- Unabhängig kompensierte Inkontinenz: unwillkürlicher Harnverlust, keine personelle Unterstützung bei der Inkontinenzversorgung notwendig
- Abhängig kompensierte Inkontinenz: unwillkürlicher Harnverlust, personelle Unterstützung bei der Inkontinenzversorgung notwendig
- Nicht kompensierte Inkontinenz: unwillkürlicher Harnverlust, keine Inanspruchnahme personeller Unterstützung und Versorgungsmaßnahmen

Pflegediagnose

Beeinträchtigte Urinausscheidung

Eine Störung der Urinausscheidung. Muss genauer spezifiziert werden, z. B. Harnverhalt, Stress-, Reflex-, Drang-, Funktionelle/Totale Inkontinenz.

—

Doenges et al.: S. 790

Risikofaktoren

Neben den allgemeinen Risikofaktoren (Urininkontinenz |356) spricht man bei der Urininkontinenz auch von umgebungsbezogenen Risikofaktoren. Diese beschreiben den erschwerten Zugang zu Toiletten (z. B. verschmutzte, schlecht beleuchtete oder beschilderte Toiletten, weite Wege) sowie fehlende Toilettenhilfsmittel und unpraktische Kleidung.

So erhöht sich das Risiko der Harninkontinenz im Alter bei einem Umzug in eine stationäre Pflegeeinrichtung. In Pflegeeinrichtungen sind 50–70 % der Bewohnerinnen und Bewohner inkontinent. In stationären Pflegeeinrichtungen werden die Betroffenen häufig mit Inkontinenzmaterial überversorgt, statt zum Kontinenztraining angeleitet zu werden. Ursachen dafür dürften in der Struktur des Pflegealltags und in den personellen Möglichkeiten von Pflegeeinrichtungen liegen.

Risikoeinschätzung

Liegen ein oder mehrere Risikofaktoren vor, sollten prophylaktische Maßnahmen in Erwägung gezogen werden. Neben den organischen Risikofaktoren sollten folgende Punkte eingeschätzt werden:

- physische Fähigkeiten (z. B. Fingerfertigkeit, Transfermöglichkeiten, Sehen)
- mentale Fähigkeiten (z. B. Wahrnehmung von Körpersignalen)
- Umgebungsfaktoren
- psychosoziale Faktoren (z. B. Scham)

Maßnahmen zur Urininkontinenzprophylaxe (Kontinenzförderung)

Man unterscheidet zwischen allgemeinen und speziellen Maßnahmen. Die allgemeinen Maßnahmen umfassen:

- ausreichende Flüssigkeitszufuhr, da konzentrierter Urin die Drangsymptomatik verstärkt
- Gewichtsreduktion, da Adipositas Risikofaktor für Belastungsinkontinenz ist
- Obstipationsprophylaxe, da Obstipation eine Urininkontinenz begünstigen kann
- Autonomie fördern: Umgebung, z. B. Toiletten anpassen

online
www.dnqp.de
▶ Expertenstandards

Spezielle Maßnahmen zur Urininkontinenzprophylaxe umfassen:

- Blasentraining
- Toilettentraining
- Beckenbodentraining mit oder ohne Hilfsmitteln

Blasentraining | 314
Toilettentraining | 314
Beckenbodentraining | 315

Expertenstandard Förderung der Harnkontinenz in der Pflege

Der Expertenstandard zur Förderung der Harninkontinenz in der Pflege geht davon aus, dass bei jeder Patientenin/ Bewohnerin die Harnkontinenz erhalten oder gefördert wird. Eine identifizierte Harninkontinenz wird beseitigt, weitestgehend reduziert bzw. kompensiert. Folgendes Vorgehen wird hierzu empfohlen:

> „1. Die Pflegefachkraft identifiziert im Rahmen der pflegerischen Anamnese Risikofaktoren und Anzeichen für eine Harninkontinenz. Sie wiederholt die Einschätzung bei Veränderung der Pflegesituation und in individuell festzulegenden Zeitabständen.
>
> 2. Die Pflegefachkraft führt bei Vorliegen von Kontinenzproblemen eine differenzierte Einschätzung (z. B. auf der Grundlage eines zielgruppenspezifischen Miktionsprotokolls) durch bzw. koordiniert in Absprache mit dem behandelnden Arzt erforderliche diagnostische Maßnahmen.
>
> 3. Die Pflegefachkraft informiert den Patienten / Bewohner und ggf. seine Angehörigen über das Ergebnis der pflegerischen Einschätzung und bietet in Absprache mit den beteiligten Berufsgruppen eine ausführliche Beratung zur Kontinenzerhaltung oder -förderung und ggf. zur Kompensation einer Inkontinenz an. Darüber hinaus werden dem Patienten / Bewohner weitere interne und externe Ansprechpartner genannt.
>
> 4. Die Pflegefachkraft plant unter Einbeziehung der beteiligten Berufsgruppen mit dem Patienten / Bewohner und ggf. mit seinen Angehörigen individuelle Ziele und Maßnahmen zur Förderung der Harninkontinenz und zur Vermeidung von Beeinträchtigungen.
>
> 5. Die Pflegefachkraft koordiniert die multidisziplinäre Behandlung und sorgt für eine kontinuierliche Umsetzung des Maßnahmenplans. Auf die Bitte um Hilfe bei der Ausscheidung wird unverzüglich reagiert.
>
> 6. Die Pflegefachkraft überprüft in individuell festzulegenden Abständen den Erfolg der Maßnahmen und entscheidet gemeinsam mit dem Patienten / Bewohner, seinen Angehörigen und den beteiligten Berufsgruppen über deren Fortführung bzw. Modifikation."
>
> —
>
> DNQP: *Expertenstandard Förderung der Harninkontinenz in der Pflege*, 2006, S. 13

Obstipationsprophylaxe

Obstipation ist der Fachausdruck für Stuhlverstopfung. Dabei ist die Stuhlfrequenz geringer als dreimal in der Woche.

In Deutschland sind ca. 30 % der Bevölkerung von Obstipation betroffen. Frauen leiden häufiger an Obstipation als Männer. Im Krankenhaus und in Pflegeeinrichtungen sind Patientinnen auf Grund der fehlenden Mobilität sowie der Kostveränderungen häufiger von Obstipation betroffen.

Pflegediagnose
Obstipationsgefahr
Gefahr der Verminderung der normalen Defäkationsfrequenz, begleitet von einer erschwerten oder unvollständigen Stuhlpassage und / oder der Ausscheidung von sehr hartem, trockenem Stuhl.
—
Doenges et al.: S. 543

Risikofaktoren

Die häufigste Ursache für Obstipation ist die zu geringe Trinkmenge und ballaststoffarme Ernährung. Im Krankenhaus kommen noch weitere Ursachen hinzu:
- Kostumstellung
- ungewohnte Essenszeiten
- Mangel an Bewegung
- Ekel oder Scham, bei der Ausscheidung auf Hilfe angewiesen zu sein.

Folgende Erkrankungen gehen häufig mit Obstipation einher:
- Hypothyreose
- Querschnittlähmung
- Apoplex
- Dickdarmerkrankungen (Divertikel, Stenosen)
- Hypokaliämie

Auch Adipositas und abdominelle Schmerzen führen zu Obstipation, da die Bauchpresse zur Defäkation nicht mehr wirksam werden kann. Der Missbrauch von Laxanzien führt über einen Teufelskreis ebenfalls zur Obstipation.

Im Rahmen der medizinischen Diagnostik ist bei Obstipation abzuklären, ob ein Darmverschluss vorliegt.

Defäkation | 270
Laxanzien | 361
Darmverschluss | 2

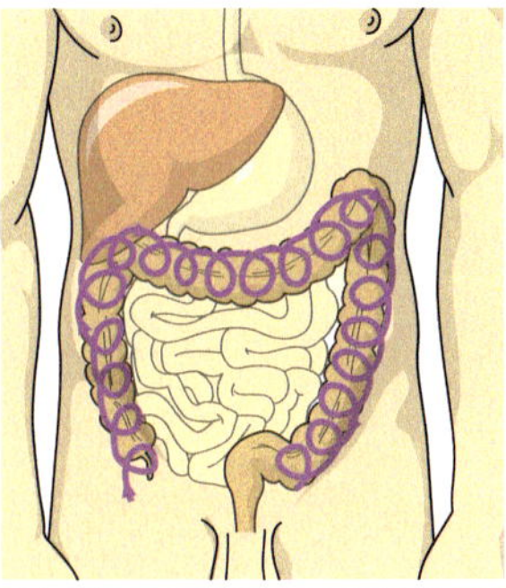
[1] Colonmassage

Maßnahmen zur Obstipationsprophylaxe

Zur Obstipationsprophylaxe gehören alle Maßnahmen, die eine Stuhlverstopfung verhindern. Sie unterstützen die natürliche Darmfunktion und regen sie an.

Der primäre Fokus der Obstipationsprophylaxe liegt in der Beratung der Patientinnen und / oder ihrer Angehörigen hinsichtlich folgender Punkte:
- Trinkmenge auf 1,5 – 2 l / Tag erhöhen, sofern keine Trinkmengenbegrenzung vorliegt
- Frühmobilisation, ausreichend Bewegung und Sport, z. B. Radfahren, Tanzen, Schwimmen, Spazierengehen.
- Beratung hinsichtlich ballaststoffreicher Kost
- Beratung hinsichtlich der Meidung stopfender Nahrungsmittel (z. B. Bananen, Schokolade, Weißbrot)
- Nahrungsmittel wie Joghurt, Leinsamen, Buttermilch sind verdauungsfördernd, hierbei die individuelle Wirksamkeit beachten, „Jeder Darm reagiert anders."
- Tagesrhythmus so weit wie möglich beibehalten, Darm passt sich diesem Rhythmus an, ca. eine $^1/_2$ Stunde nach dem Frühstück ist die günstigste Zeit für die Darmentleerung

Die Kolonmassage gehört zum Aufgabengebiet der Physiotherapie, dabei wird das Kolon segmentweise mobilisiert. Pflegende können den Darm mittels einer Streichmassage im Uhrzeigersinn stimulieren [Abb. 1] oder die Analregion kreisförmig massieren und so den Defäkationsreiz stimulieren.

Weitere pflegerische Maßnahmen können sein:
- Darmmassage zur Anregung der propulsiven Peristaltik
- Analmassage zur Anregung der Defäkation

propulsive Peristaltik | 260

7.1.6 Katheterisieren der Harnblase

Zur Ableitung des Urins direkt aus der Harnblase ist es möglich, den Urin einmalig durch einen Katheter abzulassen (Einmalkatheterisieren) oder einen Blasenverweilkatheter zu verwenden. Hierbei besteht die Wahl zwischen einem transurethralen Blasenverweilkatheter oder einem suprapubischen Blasenverweilkatheter. Transurethrale Blasenverweilkatheter werden durch die Harnröhre (*Urethra*) gelegt, suprapubische durch die Bauchdecke.

Transurethrale Blasenverweilkatheter dürfen, außer bei Kindern, grundsätzlich von Pflegefachkräften gelegt werden. Bei Kindern und beim Legen von suprapubischen Blasenverweilkathetern übernimmt diese Aufgabe ärztliches Personal. Gerade bei längerer Verweildauer (länger als fünf Tage) empfiehlt sich auf Grund der geringeren Infektionsgefahr ein suprapubischer Katheter.

Indikationen

Die Indikationen zum Einmalkatheterisieren sind:

- Uringewinnung zur bakteriologischen Diagnostik
- Harnverhalt z. B. nach Entbindungen, bei Reflexinkontinenz intermittierende Selbstkatheterisierung
- Diagnostik: Urethrogramm, Urodynamik, Zystogramm

Urethrogramm | 357
Urodynamik | 357
Zystogramm | 357

Blasenverweilkatheter werden nach folgender Indikationsstellung gelegt:

- zur Flüssigkeitsbilanzierung z. B. postoperativ und bei Nierenversagen
- Prostatahypertrophie
- Wundheilung im Urogenitalbereich

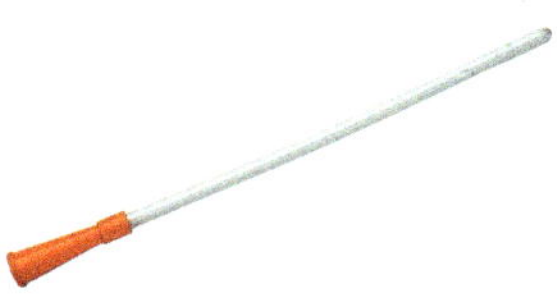

[1] Einlumige Katheter für die Einmalkatheterisierung

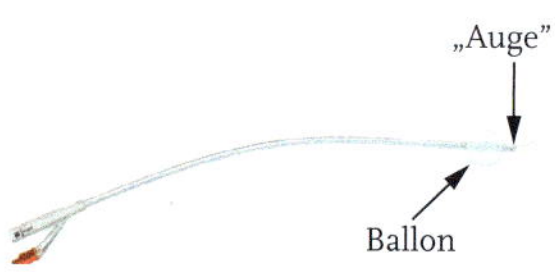

[2] Zweilumiger Dauerkatheter mit geblocktem Ballon

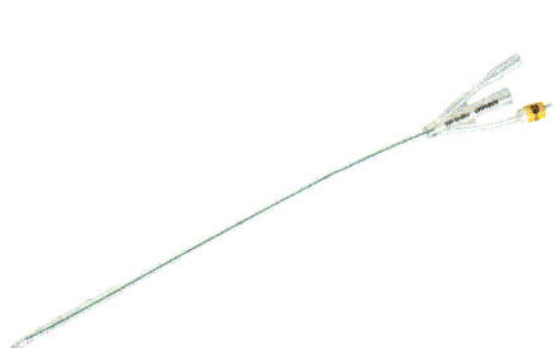

[3] Spülkatheter

Katheterarten

Blasenkatheter bestehen aus weichem, biegsamem Material. Abhängig von der Liegedauer muss er unterschiedlich haltbar gegen Harnsäure sowie Verkrustungen durch Harnkristalle sein und darf die Harnröhre nicht reizen. Folgende Materialien werden eingesetzt:

- PVC (Einmalkatheter)
- Latex (Verweildauer maximal sieben Tage)
- Silikon (Verweildauer bis vier Wochen)

Je nach Indikation können verschieden geformte Katheter verwendet werden. Sie unterscheiden sich in der Form der Katheterspitze, in der Länge und im Durchmesser.

Für **Frauen** eignen sich Nélaton-Katheter mit einem Lumen von 12 – 14 Ch und einer Länge von 15 cm für die Einmalkatheterisierung sowie einer Länge von 20 cm für den Blasenverweilkatheter

Für **Männer** eignen sich Katheter von 14 – 18 Ch mit einer Länge von 40 cm. Für die Einmalkatheterisierung eignen sich Mercier-Katheter, für den Blasenverweilkatheter werden Nélaton- und Tieman-Katheter bevorzugt.

Für **Kinder** sind Nélaton-Katheter der Größe 8 Ch geeignet. Für Frühgeborene sind auch diese Kathetergrößen zu groß, sodass hier improvisiert werden muss und die kleinstmöglichen Magensonden Verwendung finden.

Magensonden | 244

Einmalkatheter sind einlumig. Blasenverweilkatheter verfügen über ein zweites Lumen zum Blocken des Ballons. Spülkatheter besitzen ein drittes Lumen, durch welches die Spülflüssigkeit installiert wird.

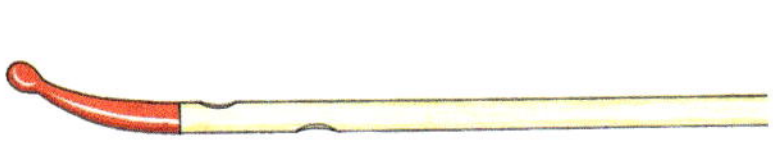

[4] Tiemann-Katheter

[5] Nélaton-Katheter

[6] Mercier-Katheter

Ableitungssysteme für Blasenverweilkatheter

Urinableitungssysteme sind immer geschlossen, damit keine Keime in die Blase eintreten können. Der Urin fließt über den Katheter zur Tropfkammer und tropft von dort frei in den Auffangbeutel. Dadurch wird das Aufsteigen von Keimen zurück in den Schlauch eingeschränkt. Die Tropfkammer muss senkrecht und ausreichend belüftet sein.

Der Auffangbeutel befindet sich immer unter Blasenniveau, damit der Urin der Schwerkraft folgend abtropfen kann und es nicht zum Rückstau in Richtung Harnblase kommt. Der Urin wird durch ein am Boden des Auffanggefäßes befindliches Ventil ausgelassen, dazu werden Einmalhandschuhe getragen. Die Entleerung erfolgt mehrmals täglich und die Menge, Farbe, Lichtdurchlässigkeit werden dokumentiert.

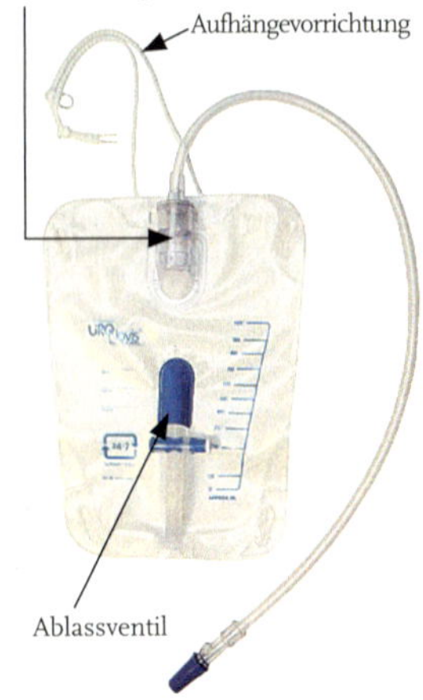

[7] Urinauffangbeutel

Leitsätze zur Blasenkatheterisierung

Das Legen eines transurethralen Katheters ist ein Eingriff in die Intimsphäre. Daher sind die folgenden Leitsätze möglichst einzuhalten:

- Die Maßnahme erfolgt in einem separaten Raum und mit größtmöglicher Diskretion.
- Patientinnen und Patienten werden vorab über den Zweck sowie alle Handlungsschritte informiert.
- Insbesondere bei verwirrten und / oder traumatisierten Menschen kann es zu Abwehrhandlungen kommen. Eine Möglichkeit der Vorbeugung ist die Durchführung durch gleichgeschlechtliche Pflegefachkräfte.
- Die Patientinnen und Patienten liegen in entspannter Haltung, das Bett oder der Behandlungstisch befindet sich in rückengerechter Arbeitshöhe.
- Insbesondere für Berufsanfängerinnen empfiehlt sich die Unterstützung durch eine zweite Pflegefachkraft.
- Die Blasenkatheterisierung wird durch eine gefüllte Blase erleichtert. Daher wird die Patientin vorher – wenn möglich – zum Trinken aufgefordert.

traumatisierte Menschen
Unter einem Trauma versteht man eine Verletzung des Körpers. Diese kann sowohl physisch als auch psychisch erfolgt sein.
Viele Frauen, die eine Vergewaltigung erlitten haben, fühlen sich bei der Blasenkatheterisierung an diese Gewalterfahrung erinnert.

Materialien zur Blasenkatheterisierung

Die Blasenkatheterisierung wird unter aseptischen Bedingungen laut Hausstandard durchgeführt. In einigen Einrichtungen gibt es spezielle Blasenkathetersets. Generell müssen folgende Materialien vorbereitet werden:

- steriles Tuch als Arbeitsunterlage
- steriles Schlitztuch
- sechs sterile Tupfer
- zwei sterile Pinzetten
- Urinauffanggefäß oder -beutel
- Abwurfgefäß
- geeigneter Katheter
- unsterile Handschuhe
- sterile Handschuhe
- Schleimhautdesifektionsmittel
- Gleitmittel
- Blockerspritze bei Verweilkatheter
- evtl. Schürze, Haube, Mundschutz
- Auffangsystem für Verweilkatheter

1 unsterile Handschuhe
2 Blockerspritze
3 Gleitmittel
4 Abwurfschale
5 steriles Tuch und Schlitztuch
6 Desinfektionsmittel
7 sterile Tupfer
8 Pinzette
9Blasenkatheter
10 Urinauffangbeutel
11 sterile Handschuhe

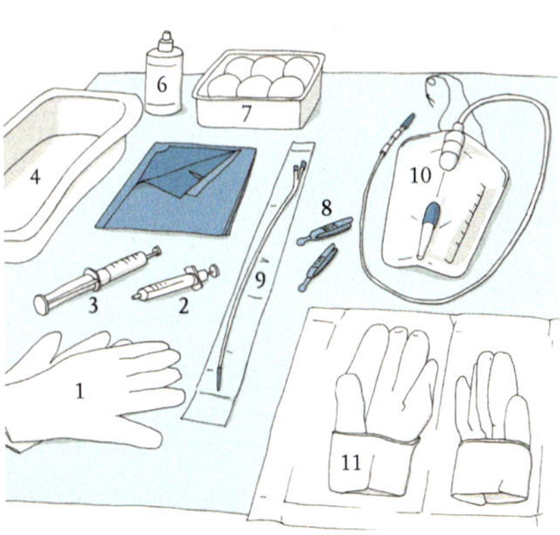

[8] Materialien zur Blasenkatheterisierung

Ablauf der Blasenkatheterisierung

Vorbereitung

1. Materialien zusammentragen
2. Intimtoilette durchführen (lassen), Patientin auf fester Unterlage mit gestreckten Beinen lagern, bei ängstlichen, unruhigen oder verwirrten Patientinnen Hilfskraft hinzuziehen
3. Hände waschen

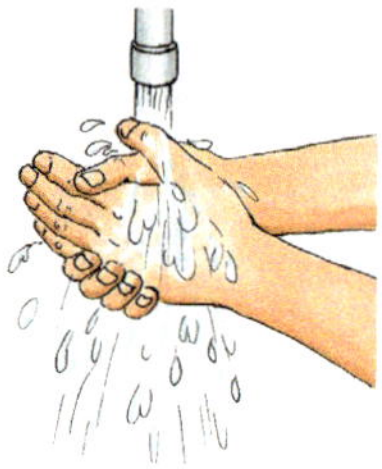

4. Entfalten des Kathetersets

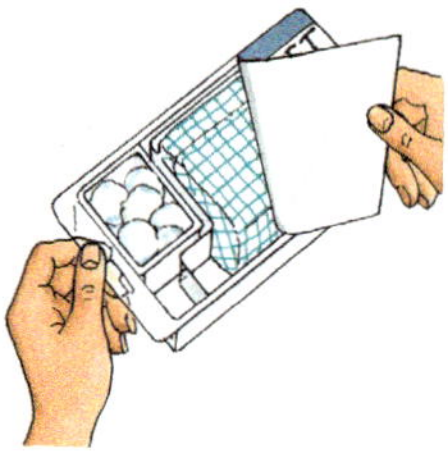

5. Sterile Arbeitsfläche schaffen

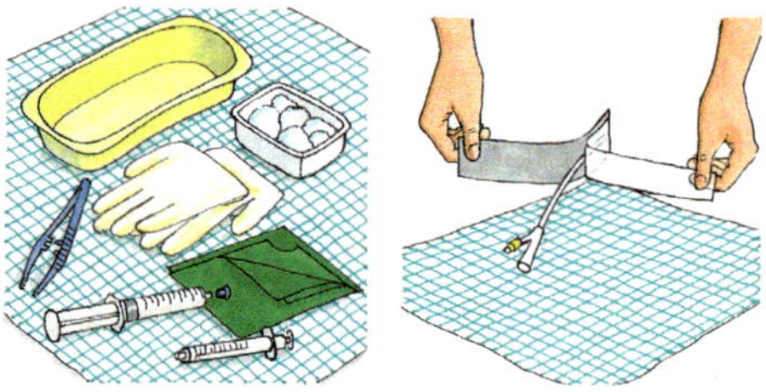

6. Tupfer mit Schleimhautdesinfektionsmittel tränken

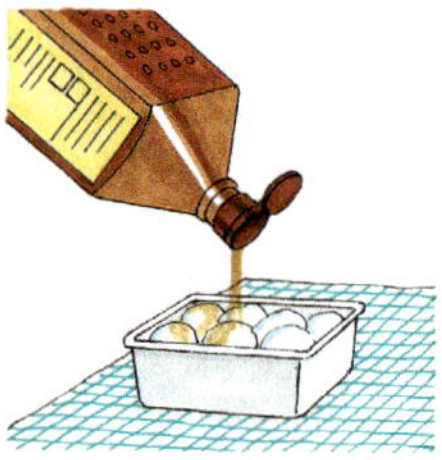

7. Desinfektion der Hände
8. Sterile Handschuhe anziehen

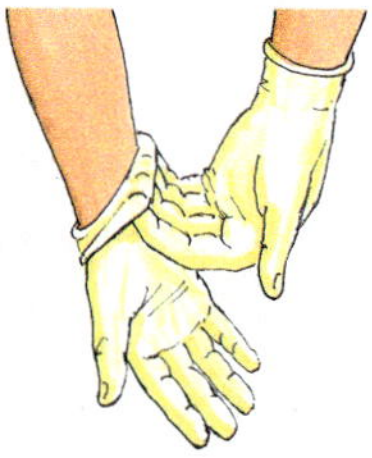

9. Schlitztuch auf dem Genitalbereich ausbreiten
10. Urinauffanggefäß bereitstellen
11. Tupfer durchtränken

Bei Frauen	Bei Männern
▪ Steriles Tuch unter das Becken legen. 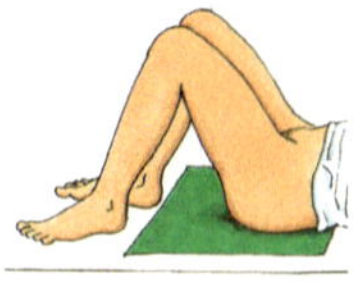 ▪ Rechtshänder spreizen mit der linken Hand die Schamlippen, die Hand bleibt liegen, bis der Katheter vollständig eingeführt ist, Linkshänder umgekehrt. 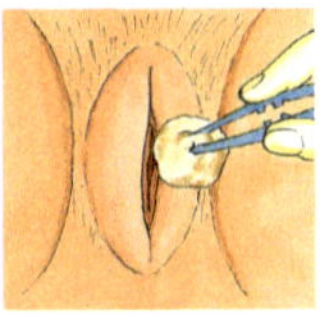 ▪ Mit Pinzette und vier Tupfern erst die äußeren und dann die inneren Labien von der Symphyse zum Anus desinfizieren und abwerfen. Der vierte Tupfer bleibt danach auf dem Eingang zur Vagina liegen. 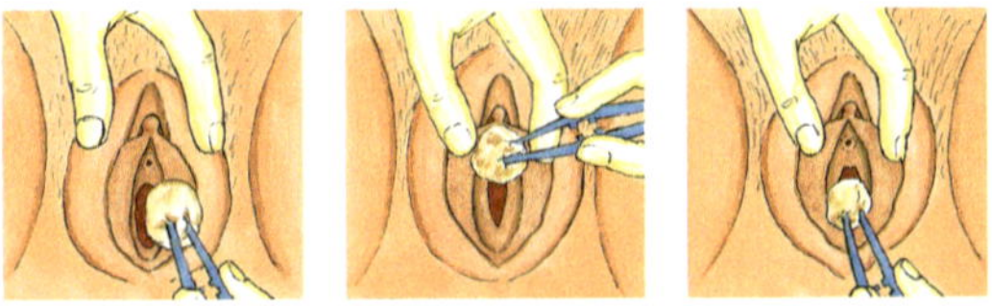 ▪ Mit zweiter Pinzette den Katheter vorsichtig in die Harnröhre einführen, bei zwei Pflegepersonen Auffangbeutel zuvor anschließen. 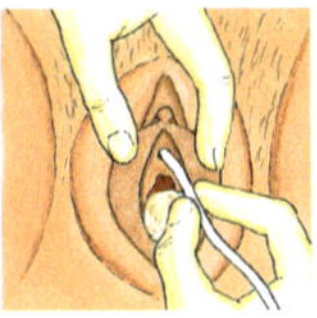	▪ Schlitztuch steril um den Penis platzieren. ▪ Rechtshänder nehmen mit der linken Hand den Penis mit einer aufgeklappten Kompresse auf, Linkshänder umgekehrt. 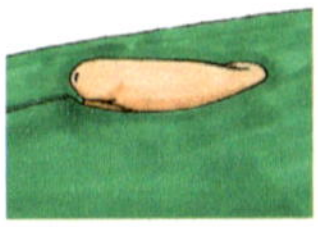 ▪ Vorhaut zurückstreifen, mit erster Pinzette und Tupfern kreisförmig Eichel und Harnröhrenöffnung desinfizieren, je Runde ein Tupfer. 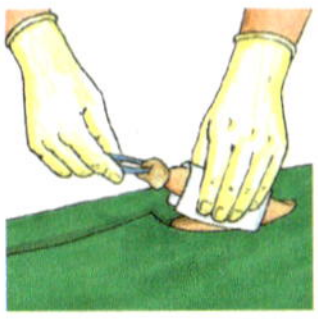 ▪ 8 – 10 ml Gleitmittel in die Harnröhre einbringen; dieses verbessert Gleitfähigkeit, wirkt lokalanästhetisch und desinfizierend. 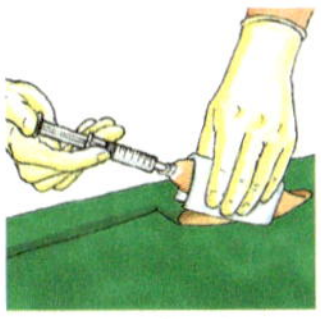 ▪ Eichel bis zum Wirkungsmaximum komprimieren, auf zweiter Kompresse ablegen. ▪ Mit zweiter Pinzette den Katheter vorsichtig in die Harnröhre einführen, bei zwei Pflegepersonen Auffangbeutel zuvor anschließen. 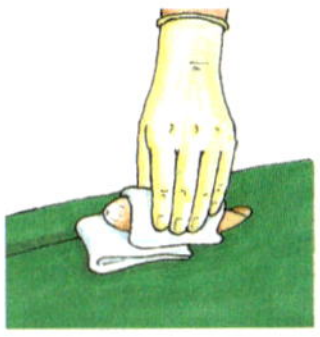 ▪ Um die zwei physiologischen Harnröhrenengen zu überwinden, muss der Penis erst senkrecht und dann waagerecht gestreckt werden. Diese Engen müssen ohne stärkeren Widerstand überwunden werden, da schnell Verletzungen der Harnröhre verursacht werden können. Die Lageveränderung des Penis wird beim Spüren eines sanften Widerstands vorgenommen, das Weiterschieben erfolgt ohne Widerstand, evtl. Katheter leicht drehen. Tiemann-Katheter werden nicht gedreht, sie lassen sich jedoch durch ihre gebogene Spitze leichter führen, da sie nicht in evtl. Schleimhautfalten stecken bleiben. 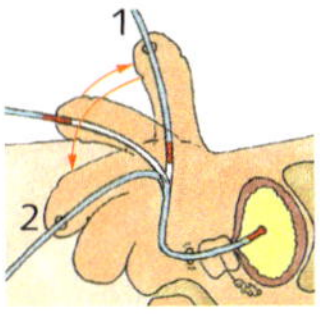

Urin in Auffanggefäß abfließen lassen, Katheter abklemmen und Auffangbeutel bei Verweilkatheter anschließen. Bei Männern die Vorhaut wieder vorschieben.

Verweilkatheter blocken mit 5 – 10 ml Aqua dest. bzw. Silikonkatheter mit einer speziellen Mischung aus Aqua dest. und Glycerin.

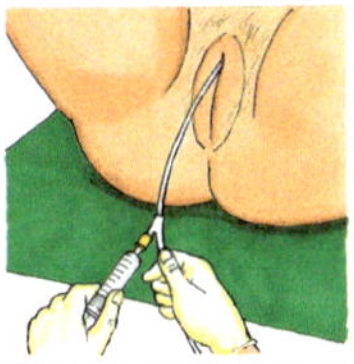

Bei Einmalkatheterisierung: nach Entleerung der Harnblase Katheter langsam entfernen.

Materialien entsorgen.

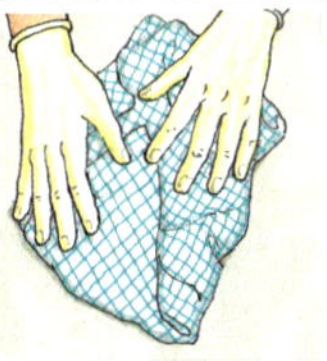

Patientin ankleiden (lassen), ins Zimmer zurückbringen und bequem lagern.

Auffangbeutel unter Blasenniveau aufhängen.

Dokumentation in der Patientenakte

Das Verbinden des Katheterbeutels mit dem Schlauch kann unterschiedlich erfolgen:

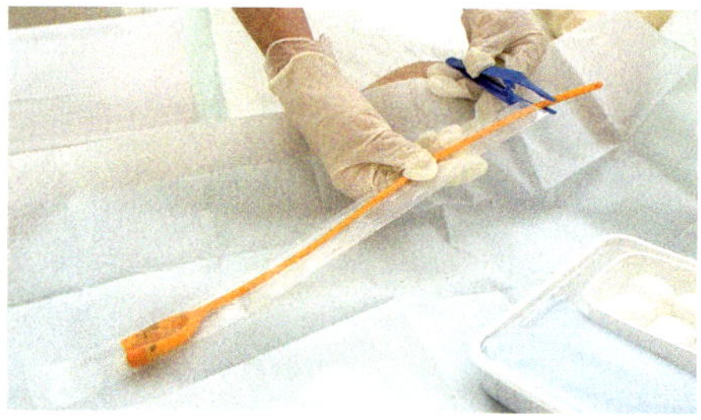

[1] Katheter verbleibt in der inneren Hülle der Verpackung

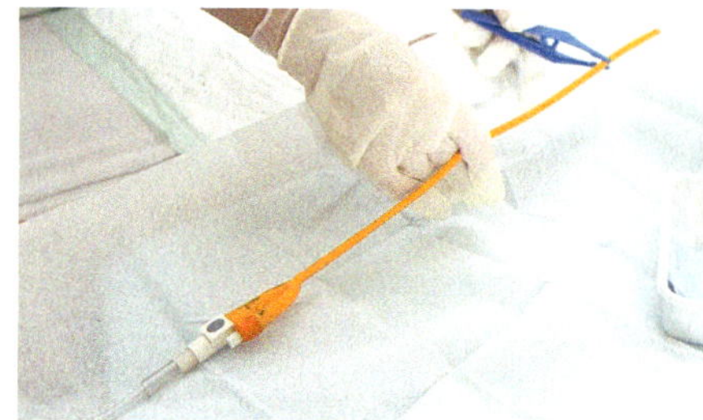

[2] Katheterschlauch und Beutel werden gleich miteinander verbunden

- Möglichkeit [Abb. 1]: Wird die innere Hülle der sterilen Verpackung zum Auffangen des Urins benutzt, wird im Anschluss an das Blocken des Katheters der Beutel mit dem Schlauch unter Wahrung der Sterilität verbunden.
- Möglichkeit [Abb. 2]: Vor dem Einführen des Katheters in die Harnröhre wird der Beutel unter Wahrung der Sterilität mit dem Schlauch verbunden. Sinnvoll ist es dann, dass der Zweithelfer darauf achtet, dass der Katheter nicht durch Berührung, z. B. des Unterschenkels, unsteril wird. Indem die Zweitkraft am Schlauch des Katheterbeutels anfasst, unterstützt sie die Erstkraft beim Einführen des Katheters.

Komplikationen

Komplikationen können bei Männern und Frauen auftreten.

- **Bei der Frau:** Harnröhre ist nicht zu lokalisieren, da entweder Schwellungen oder anatomische Besonderheiten vorliegen. In diesem Fall Unterstützung von erfahrener Pflegekraft holen.
- **Beim Mann:** Stärkere Widerstände in der Harnröhre. In diesem Fall Unterstützung durch Urologen holen.

Blutungen durch Verletzungen und Infektionen durch nicht aseptisches Vorgehen dürfen nicht auftreten. Der Katheterschlauch darf nie gegen Widerstände eingeführt werden.

Assistenz bei Kindern

Auf Grund der hohen Verletzungsgefahr und der vielen anatomischen Besonderheiten werden Kinder immer von ärztlichem Personal katheterisiert.

Die Aufgaben der Pflegenden umfassen dabei neben der Betreuung des Kindes:

- Vorbereitung der Materialien
- Lagerung und Beruhigung des Kindes
- Material anreichen während des Katheterisierens
- Anschließen des Ablaufsystems
- Entsorgung der Materialien
- Dokumentation

Assistenz bei der suprapubischen Blasenpunktion

Bei der suprapubischen Blasenpunktion handelt es sich um einen ärztlichen Eingriff. Dabei wird die gefüllte Harnblase oberhalb (*supra*) des Schambeines (*Os pupis*) mit einem Trokar punktiert und ein Katheter eingeführt. Dieser wird mit einer Kunststoffplatte und subkutaner Naht oder einem Ballonkatheter fixiert. Die Punktionsstelle wird aseptisch verbunden.

Trokar | 2

Die suprapubische Blasenpunktion wird unter Lokalanästhesie und aseptischen Bedingungen im Bereich der urologischen Funktionsdiagnostik bzw. im OP durchgeführt. Pflegerische Aufgaben beziehen sich auf

- die Vorbreitung der Patientinnen und des Materials,
- die sterile Assistenz bei der Anlage und die Nachbereitung der Patientinnen sowie des Materials.

Die Harnblase muss zur Punktion gut gefüllt sein, Patientinnen sollte zuvor 500 – 1000 ml trinken bzw. die entsprechende Flüssigkeitsmenge als Infusion erhalten.

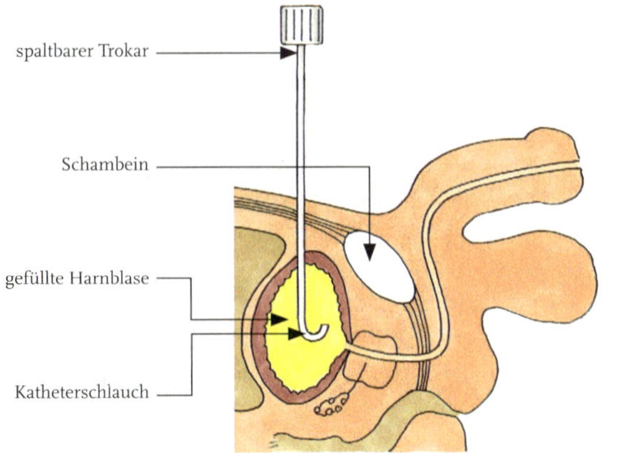

[3] Legen eines suprapubischen Blasenkatheters

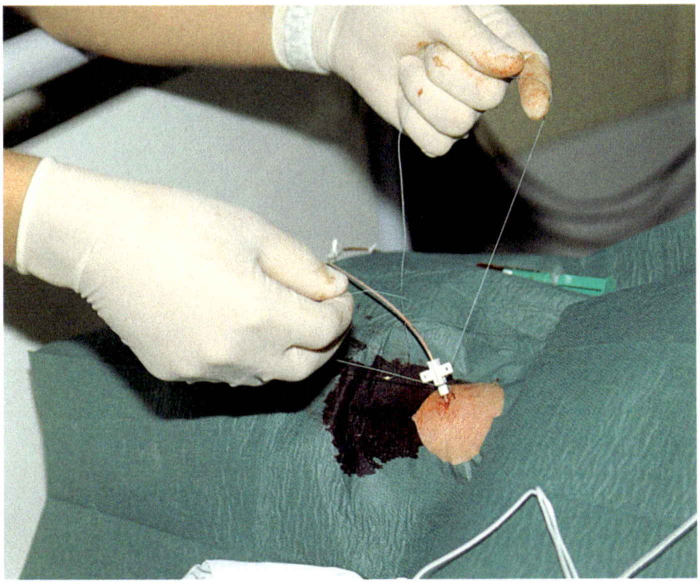

[4] Festnähen des suprapubischen Katheters

aszendierend
aufsteigend

Intimpflege | 46

Pflege von Menschen mit künstlicher Harnableitung

Das Ziel der Katheterpflege bei Menschen mit künstlicher Harnableitung ist die Vermeidung aszendierender Infektionen. Dies geschiet durch Desinfektion und Entfernung von Verkrustungen. Der Genitalbereich kann bei der Intimpflege mit Wasser gereinigt werden.

Bei einem transurethralen Blasenverweilkatheter erfolgt die Katheterpflege zweimal täglich bzw. nach Bedarf oder Hausstandard.
Dazu gehören:

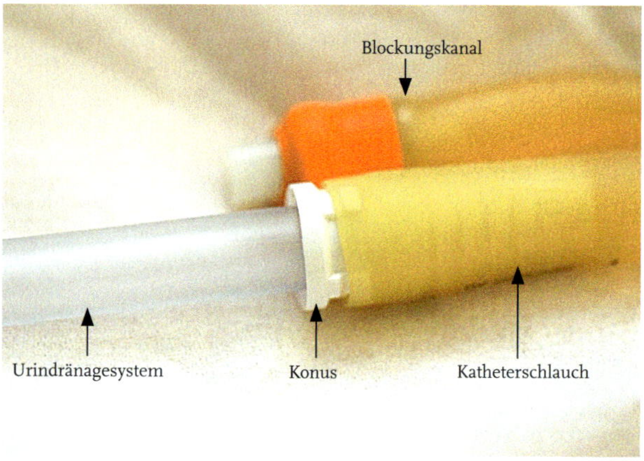

[1] Konnektionsstelle zwischen Urinbeutel und Katheterschlauch

- Desinfektion des Harnröhreneingangs mit (sterilen) Handschuhen, sterilen Tupfern und Schleimhautdesinfektionsmittel
- Inspektion des Ablaufsystems auf Verschmutzungen, Verkrustungen, Kristallbildung im Innern des Katheters (bei Kristallbildung sofort Katheterwechsel)
- Um die Kristallbildung zu vermeiden, kann der Harn angesäuert werden. In diesem Fall kommt die tägliche pH-Kontrolle des Urins dazu, um den pH-Wert im Bereich 5,2 – 5,6 zu halten.
- Ableitungssysteme können maximal zwei Wochen verbleiben. Der Wechsel erfolgt unter aseptischen Bedingungen:
  – Desinfektion der Diskonnektionsstelle,
  – Entfernen des alten Systems,
  – Sprühdesinfektion des Ansatzstückes am Katheter,
  – neues System unter aseptischen Bedingungen anschließen.

Damit keine Infektionen im Katheter aufsteigen können, muss der Auffangbeutel immer unter Blasenniveau hängen.

Zusätzlich führt eine Trinkmenge von 1,5 – 2 l täglich zu einem Spüleffekt, der aszendierende Infektionen verringert.

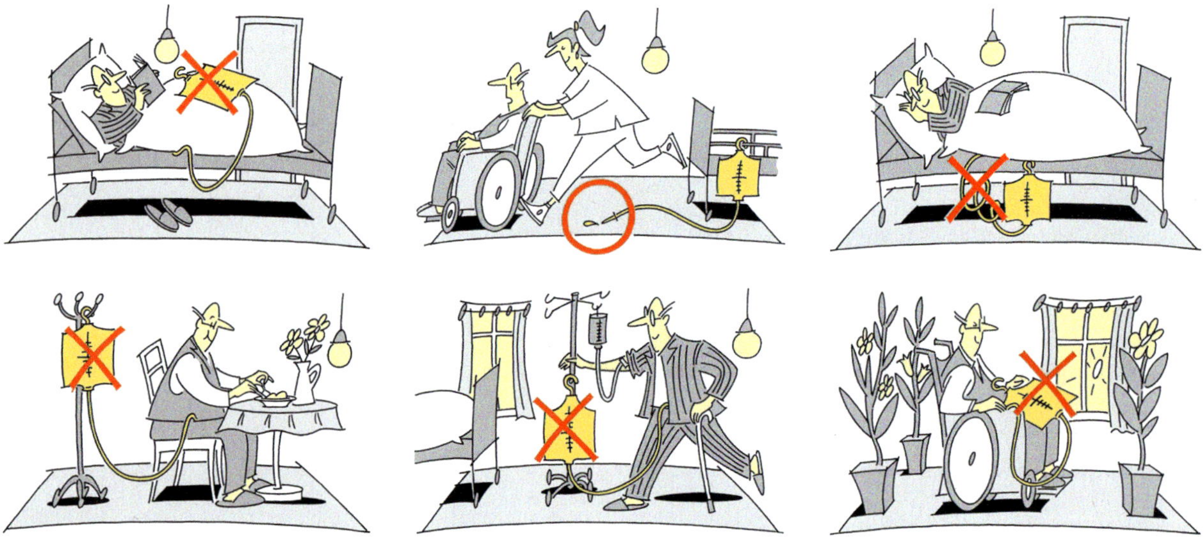

[2] Abflussbehinderungen

Spülen, Reinigen und Stimulieren des Darms

7.1.7

Indikationen zur Darmspülung, Darmreinigung und Darmstimulation sind:
- die Darmreinigung vor Operationen,
- die Anregung des Darmes bei Obstipation oder
- die Applikation von Kontrastmitteln zur Diagnostik.

Obstipation | 322
Kontrastmittel | 858

Zum Spülen, Reinigen und zur Stimulation des Darmes eignen sich retrograde (entgegen der physiologischen Richtung der Stuhlentleerung) Darmspülungen, Einläufe oder Klistiere. Orthograde Darmspülungen erfolgen in physiologischer Richtung vor Darmoperationen. Dabei nehmen die Patientinnen oral oder über eine Sonde (Magensonde, Dünndarmsonde) 4–6 l abführende Elektrolytlösung (Golitely®) zu sich.

Im Allgemeinen werden Einläufe oder Darmspülungen mit klarem lauwarmem Wasser verabreicht. Folgende Zusätze können auf ärztliche Anordnung hin genutzt werden:
- Glyzerin (in Klistieren)
- Sorbit (in Klistieren)
- NaCl (0,9-%-Lösung)
- Kamillentee (beruhigt die Darmschleimhaut)

Die Wirkungsweise der eingebrachten Flüssigkeit besteht in der Auslösung von physiologischen Reizen:
- Durch die Füllung des Rektums entsteht ein Dehnungsreiz und der physiologische Reiz zur Darmentleerung (Defäkation |322) wird ausgelöst.
- Lauwarmes Wasser von 32–35 °C unterstützt den Defäkationsreiz.
- Zusätze zum Wasser reizen die Darmschleimhaut und führen durch ihre Osmolarität zur vermehrten Wasserausscheidung; Wasser und ölige Zusätze wirken als Gleitmittel bei verhärtetem Stuhl.

Man unterscheidet Klistiere und Einläufe auf Grund der applizierten Flüssigkeitsmenge:

Klistier	Zwischen 5 ml und 300 ml fertige Spüllösungen; zur Anregung des Darmes bei Obstipation; die Wirkung ist auf Rektum und Sigmoideum beschränkt; enthält Glycerin, Sorbit und oder Salze (salinische Klistiere)
Einlauf	zur Reinigung des Rektums, Sigmoideums und des Colon descendens bei Erwachsenen mit 1000–2000 ml Wasser
	Bei Kindern bis 15 Jahre mit 300–500 ml
	Bei Kindern bis 5 Jahre mit 100–300 ml
	Bei Säuglingen bis ein Jahr mit 30–50 ml

Kontraindikationen für Einläufe und Darmspülungen

Folgende Symptome und Krankheiten stellen Kontraindikationen für Einläufe und Darmspülungen dar:
- mechanischer Ileus
- unklare Bauchbeschwerden (so genanntes unklares Abdomen)
- akute Peritonitis
- Fistel in Darm oder Vagina
- Darmperforation
- Frühschwangerschaft
- drohende Früh- oder Fehlgeburt
- postoperative Darmatonie

Ileus | 2
Peritonitis | 2
Darmatonie | 2

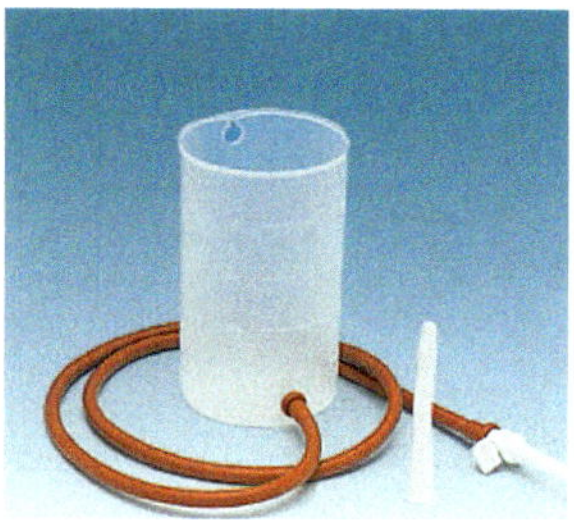

[1] Irrigator

Reinigungseinlauf

Folgende Materialien werden für einen Reinigungseinlauf benötigt:

- ein Irrigator mit einem Fassungsvermögen von 2 l
- Schlauch, ca. 1,5 m lang, 24 Ch
- Darmrohr
- Gleitmittel / Vaseline
- Bettschutz
- Nierenschale
- unsterile Handschuhe
- Zellstoff
- Abwurf
- Steckbecken, Toilettenstuhl

Ein Einlauf ist eine unangenehme Maßnahme und ein Eingriff in die Intimsphäre. Daher sollte er möglichst in einem separaten Raum oder Bad durchgeführt werden. Einläufe werden auf Grund der Kreislaufbelastung immer im Liegen durchgeführt. Die Durchführung des Reinigungseinlaufs geschieht wie folgt:

- Mitpatientinnen und Besucherinnen hinausbitten, Bitte-nicht-stören-Schild an der Tür anbringen, Sichtschutz aufstellen.
- Patientinnen ausführlich über den Ablauf und das Ziel des Einlaufes informieren, unsicheren Patientinnen und Kindern die Materialien zeigen.
- Patientinnen auf der linken Seite lagern, da sich das Colon descendens und das Sigmoideum auf der linken Bauchseite befinden und dadurch das Wasser des Einlaufes nach unten fließen kann.
- Bettschutz unterlegen, Patientinnen nur so weit wie möglich aufdecken: Rücken und Gesäß frei halten.
- Spitze des Darmrohres mit Vaseline einfetten, „Augen“ des Darmrohres dabei aussparen.
- Irrigator und Schlauch verbinden, Schlauch abklemmen, Spüllösung einfüllen – etwas wärmer als benötigt, damit sie nicht zu stark abgekühlt ist, Schlauch über der Nierenschale entlüften. Irrigator auf der Arbeitsfläche abstellen.
- Handschuhe anziehen.
- Vitalzeichenkontrolle, da der Einlauf den Kreislauf belastet; sorgfältige Beobachtung der Patientin während des Einlaufes
- Darmrohr abklemmen und unter leichtem Drehen ohne Druck 10 – 15 cm in den Anus bis ins Rektum einführen, Vorsicht bei Hämorrhoiden, diese nicht verletzen, Patientinnen während des Einführens leicht pressen lassen, dadurch erschlafft der Schließmuskel.
- Schlauch und Darmrohr verbinden, dabei den Irrigator auf Patientinnenhöhe halten, sodass noch keine Flüssigkeit fließt.
- Irrigator langsam über das Patientinnenniveau anheben – bis auf ca. 50 cm, mit Patientin reden und so feststellen, ob sie den Einlauf verträgt.

Bei starkem Widerstand, Schmerzen oder Kreislaufveränderungen wird die Maßnahme abgebrochen und ärztliches Personal informiert.

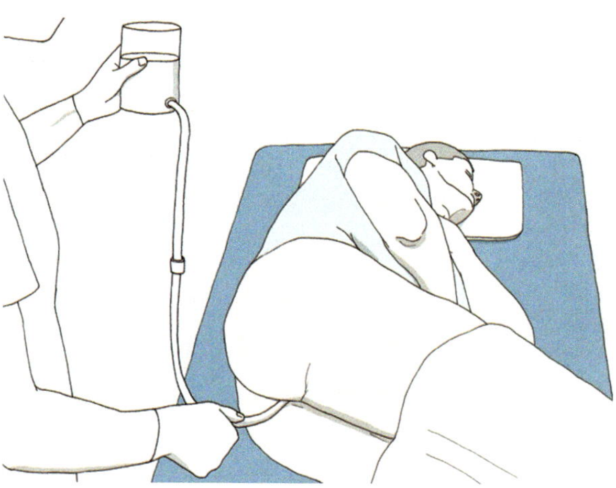

[2] Reinigungseinlauf

- Flüssigkeit langsam einlaufen lassen, wenn die Patientin eine kurze Pause möchte, Irrigator wieder niedriger halten, sodass keine Flüssigkeit fließt.
- Wenn die Spülflüssigkeit aufgebraucht ist oder die Patientin den abdominellen Druck nicht mehr aushält, Darmrohr und Schlauch abklemmen.
- Beide vorsichtig voneinander trennen und Irrigator abstellen.
- Patientin auffordern, ihr Gesäß zusammenzupressen, dann vorsichtig das Darmrohr entfernen und mit Zellstoff die Spitze fassen.
- Sollen höhere Darmabschnitte gereinigt werden, dreht sich die Patientin im Anschluss auf die rechte Seite, so kann die Spülflüssigkeit in den querverlaufenden und evtl. in den absteigenden Grimmdarm fließen.
- Die Patientin sollte den Einlauf möglichst 5 – 20 Minuten halten und danach zur Toilette gehen; mobile Patientinnen können dabei herumlaufen, so lässt sich das Spannungsgefühl im Abdomen besser aushalten.
- Geschwächte Patientinnen während dieser Zeit nicht allein lassen.
- Intimpflege nach erfolgter Ausscheidung durchführen (lassen).

Zur Nachbereitung wird das Irrigatorsystem entsorgt oder laut Desinfektionsplan gereinigt und aufbereitet. Alle weiteren Unterlagen werden entsorgt, die Arbeitsflächen desinfiziert und die Maßnahme dokumentiert.

Verabreichen von Klistieren

Klistiere sollten möglichst von der Patientin selbst appliziert werden. Die Handhabung ist relativ einfach und kann auf der Toilette erfolgen. Dabei wird das Klistier nach dem Einführen in das Rektum durch Zusammendrücken vollständig entleert. Werden Klistiere durch Pflegende verabreicht, gelten die gleichen Prinzipien wie beim Reinigungseinlauf, jedoch wird kein Darmrohr benötigt.

Klistiere liegen fertig anwendbar vor, z. B. als Mikroklist®.

Darmspülung

Die Darmspülung wird ebenfalls analog zum Reinigungseinlauf durchgeführt. Hierbei werden Spülmengen bis zu 5 l verwendet. Ziel ist die gründliche Reinigung des Dickdarmes. Um den Spüleffekt zu steigern und zu kontrollieren, wird mit einem Y-Stück gearbeitet. Damit stehen ein zuführender und ein ablaufender Schlauch zur Verfügung. Bei der Durchführung laufen jeweils 100 – 200 ml Spülflüssigkeit ein. Die Menge kann im Verlauf auf bis zu 400 ml pro Spülung gesteigert werden.

Während des Einlaufens ist der Ablauf abgeklemmt. Danach wird der Zulauf abgeklemmt und der Ablauf geöffnet, sodass die Spüllösung in einen Toilettenstuhl oder -eimer abfließt. Dieser Vorgang wird so lange wiederholt, bis die ablaufende Flüssigkeit klar ist.

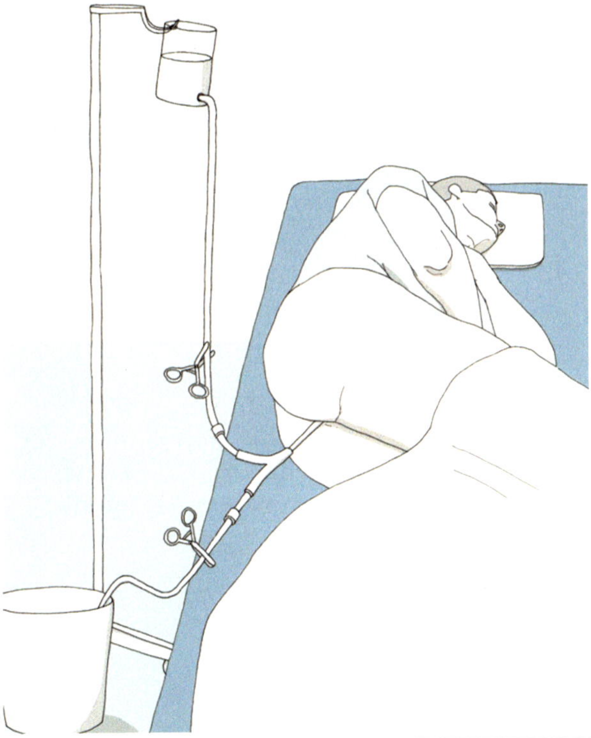

[3] Darmspülung

7.2 Naturwissenschaftlich-medizinischer Bezug

7.2.1 Harnbildung und Harnableitung

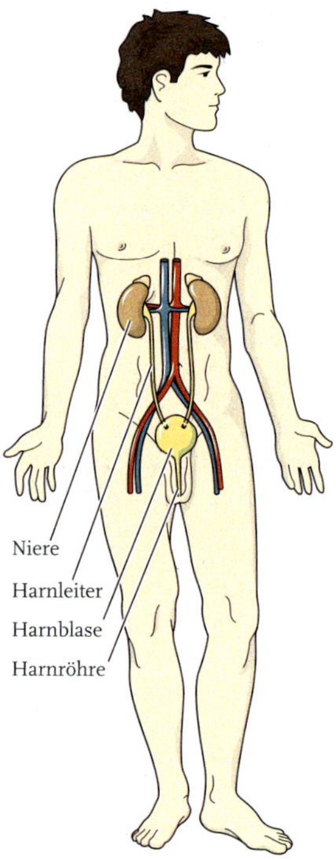

[1] Harn bildende und ableitende Organe

Die Organe zur Urinproduktion und Urinausscheidung werden eingeteilt in [Abb. 1]:

- die Harn bildende Niere (*Ren*)
- das Harn ableitende Nierenbecken (*Pelvis renales*)
- den Harnleiter (*Ureter*)
- die Harnblase (*Vesica urinaria*)
- die Harnröhre (*Urethra*)

Außer Harnblase und Harnröhre sind alle Organe paarig angelegt.

Lage und Aufbau der Nieren und des Harn ableitenden Systems

Die rechte Niere befindet sich zwischen der Höhe des 12. Brustwirbels und des 3. Lendenwirbels, die linke Niere zwischen der Höhe des 11. Brustwirbels und des 2. Lendenwirbels. Damit liegt die linke Niere höher als die rechte. Beide Nieren liegen im dorsalem Bauchraum an der Rückenmuskulatur. Daher wird der operative Zugang in der Regel von dorsal gewählt.

Ventral der rechten Niere befinden sich der absteigende Teil des Zwölffingerdarms (*Duodenum pars descendens*), der rechte Leberlappen und der quer verlaufende Grimmdarm (*Colon transversum*). Ventral der linken Niere befinden sich der Bauchspeicheldrüsenkopf (*Cauda pancreatis*), die Milzarterie und -vene (*Arteria* und *Vena lienalis*), der quer verlaufende Grimmdarm, die Milz (*Splen*) und der Magen (*Gaster*). Proximal der Nieren sitzen die Nebennieren (*Glandula adrenalis*), diese sind endokrine Organe.

endokrine Organe | 2

Die Nieren sind paarige Organe. Sie haben beim gesunden Menschen eine braunrote Farbe und sind bohnenförmig. Sie werden von der bindegewebigen Nierenkapsel umgeben. Am Nierenhilus, an der kaudalen Seite der Nieren, tritt die Nierenarterie ein und die Nierenvene sowie der Harnleiter treten aus [Abb. 2 und 3].

Das Nierengewebe (*Parenchym*) wird in die Nierenrinde und das Nierenmark unterschieden. In der Nierenrinde sind makroskopisch die Nierenkörperchen als winzige rote Pünktchen zu erkennen [Abb. 3]. Im Nierenmark sind die 12 – 18 Markpyramiden zu sehen, die die typische Streifung erzeugen. Die Markpyramiden werden durch die geraden Teile der Nierenkanälchen gebildet und münden in den Nierenkelchen.

makroskopisch
mit bloßem Auge sichtbar, im Gegensatz zu mikroskopisch

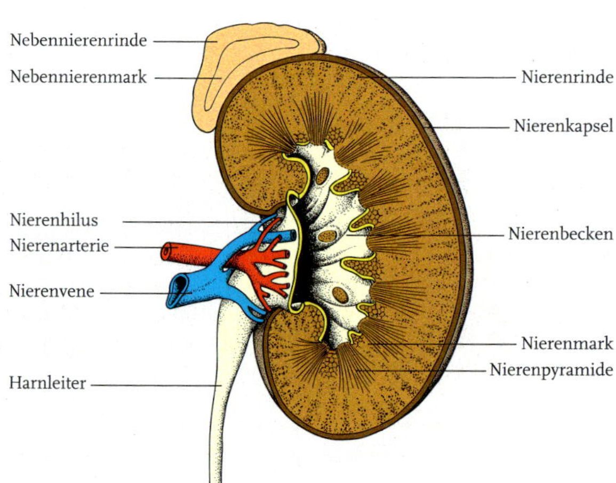

[2] Bau der Niere

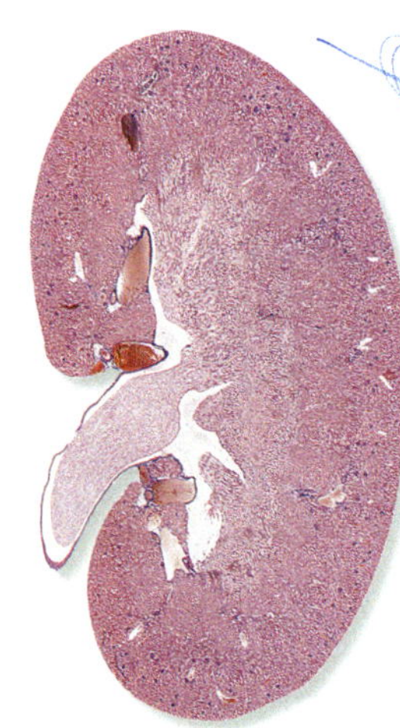

[3] Schnitt durch die Niere

Das **Nephron** ist die kleinste funktionelle Einheit der Nieren, es ist das eigentliche Filterorgan und Resorptionssystem der Niere. Jeder Mensch hat ca. 2 Millionen Nephrone. Diese sind parallel geschaltet und arbeiten gleichzeitig. Das Nephron wird in Nierenkörperchen und Tubulussystem aufgeteilt [Abb. 4].

Jedes **Nierenkörperchen** (*Malpighisches Körperchen*) ist ca. 200 μm groß und besteht aus

- der Bowman-Kapsel,
- dem Kapselraum und
- dem Glomerulus mit einem Gefäßpol sowie einem Harnpol.

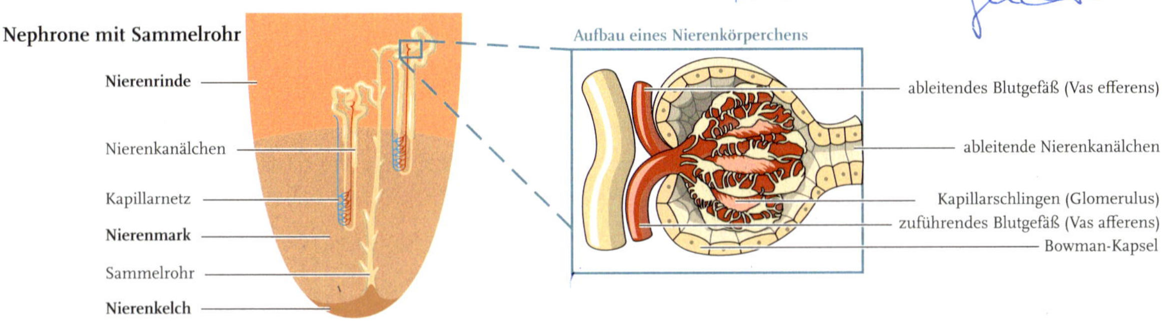

[4] Verlauf eines Nephrons in Nierenrinde und Nierenmark

Die **Bowman-Kapsel** ist die äußere Hülle des Nierenkörperchens. Sie ist aus einem inneren und einem äußeren Blatt aufgebaut. Das äußere Blatt ist eine gefensterte einschichtige Plattenendothelschicht mit Basalmembran und bildet die äußere Hülle der Kapsel. Das innere Blatt besteht aus der Podozytenschicht (Füßchenzellen) mit Schlitzmembran und liegt dem Glomerulus auf [Abb. 5]. Es ist durchlässig für Ionen, Moleküle bis 4–4,5 nm Durchmesser, aber nicht für Zellen und große Proteine > 70.000 g/mol. Das innere Blatt fungiert als Filter und wird als Blut-Harn-Schranke bezeichnet.

Zwischen den beiden Blättern liegt der **Kapselraum**, in welchem der Primärharn gesammelt wird, der in das Tubulussystem weitergeleitet wird.

Im **Glomerulus** befinden sich die Gefäßschlingen, die ein arterielles Netz aus 30–60 parallelen Kapillarschlingen bilden. Entgegen dem üblichen Blutkreislauf verzweigt sich an dieser Stelle ein arterielles Gefäß (*Vas afferens*) in Kapillargefäße und wird wieder zu einem arteriellen Blutgefäß (*Vas efferens*) zusammengeführt.

Blutkreislauf | 740

Das zuführende Gefäß hat einen größeren Durchmesser als das ableitende Gefäß. Dies führt zu einem Rückstau des Blutes und einem erhöhten Druck. Der erhöhte Druck wird zur Filterung des Harns benötigt.

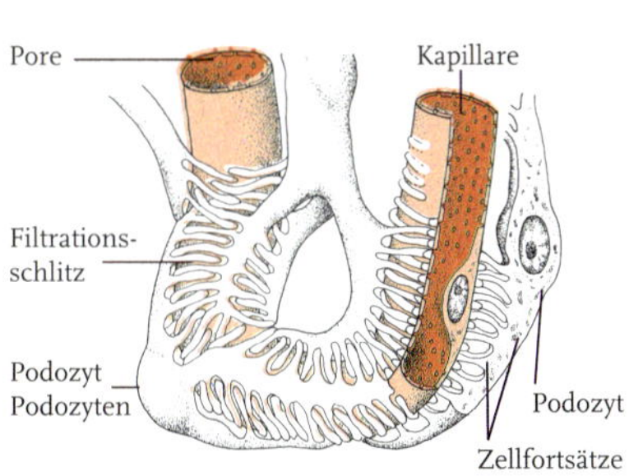

[5] Podozyten

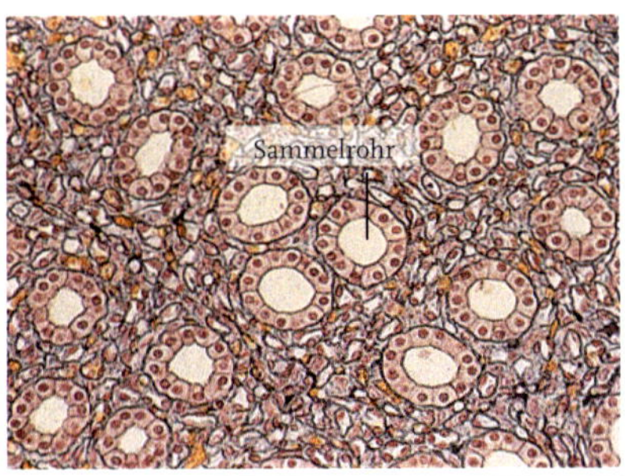

[6] Nierenmark, Querschnitt

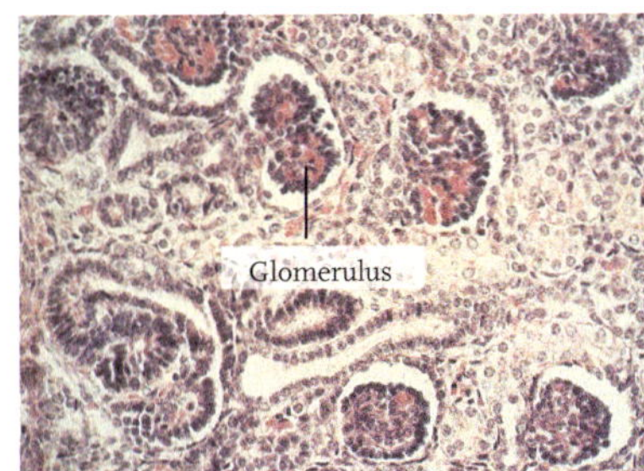

[7] Nierenrinde, Längsschnitt

Juxtaglomerulärer Apparat
Apparat neben den Nierenkörperchen (Glomeruli)
juxta lat. = neben

Am **Gefäßpol** gehen das innere und das äußere Blatt der Bowman-Kapsel ineinander über [Abb. 1]. Das zuführende sowie das ableitende Gefäß treten hier in die Kapsel ein. Ebenso befindet sich an dieser Stelle der **juxtaglomeruläre Apparat**. Er besteht aus besonderen Zellen in der Gefäßwand des Vas afferens,

- den Macula-Densa-Zellen des distalen Tubulus und
- den Mesangiumzellen.

Renin | 2

Die Macula-Densa-Zellen messen die Natriumkonzentration im Harn und regulieren darüber die glomeruläre Filtration. Die Mesangiumzellen bilden Renin, welches den Blutdruck reguliert. Damit hat der Juxtaglomeruläre Apparat eine bedeutende Funktion in der Regulation der Nieren.

Der **Harnpol** liegt dem Gefäßpol gegenüber und dient als Abfluss in die ableitenden Nierenkanälchen (*Tubulussystem*). Im Tubulussystem finden viele Transportvorgänge statt, in deren Folge aus dem Primärharn Sekundärharn entsteht. Aus diesem Grunde verfügen die Tubuluswände über einen speziellen Wandaufbau aus Zellen mit einem großen Mitochondrienanteil. Sie werden von einem Kapillarnetz umgeben.
Der **Nierentubulus** wird eingeteilt in

- den proximalen Tubulus,
- den intermediären Tubulus (Henle-Schleife),
- den distalen Tubulus,
- den Verbindungstubulus und
- das Sammelrohr.

Die Wand des proximalen Tubulus besteht aus einschichtigem Zylinderepithel mit Bürstensaum. Die Zellen enthalten viele Mitochondrien und sind gut wasserdurchlässig. Die Henle-Schleife wird in einen absteigenden Teil aus einschichtigem Plattenepithel, der gut wasserdurchlässig ist, und einen aufsteigenden Teil unterschieden, dessen Epithel flach sowie wasserundurchlässig ist und ebenfalls viele Mitochondrien enthält.

Der Wandaufbau des distalen Tubulus gleicht dem gewundenen Teil des proximalen Tubulus. Der Verbindungstubulus schließt sich dem distalen Tubulus an und mündet in das Sammelrohr. Das Sammelrohr ist aus einschichtigem Zylinderepithel aufgebaut, in dessen Zellen sich wiederum viele Mitochondrien befinden.

Die Sammelrohre einer Markpyramide münden in einen **Nierenkelch**.

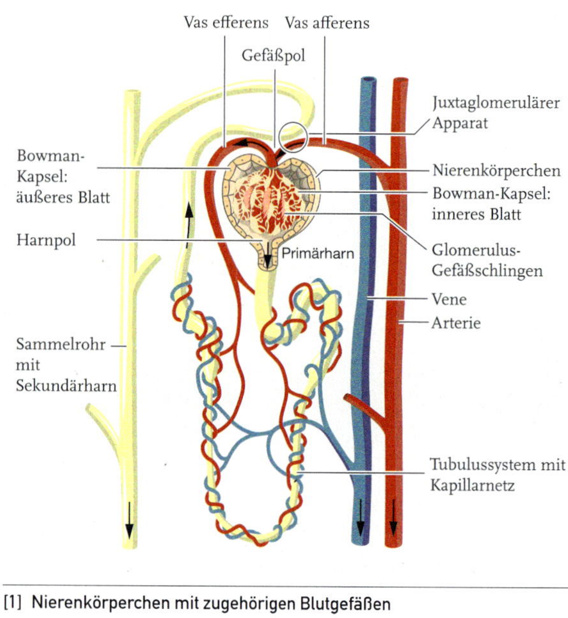

[1] Nierenkörperchen mit zugehörigen Blutgefäßen

Das **Nierenbecken** (*Pelvis renalis*) schließt sich an die Nierenkelche an. Es liegt in Höhe des 1.–2. Lendenwirbels hinter der Nierenarterie und Nierenvene. Es ist aus Übergangsepithel aufgebaut und befindet sich in der Nierenbucht (*Sinus renalis*). Diese ist mit Fett- und Bindegewebe ausgekleidet. Das Fettgewebe der Nierenbucht und die zu- und abführenden Gefäße halten die Nieren in ihrer Lage.

Das Nierenbecken gehört zum Hohlsystem der Niere selbst. Jedes Nierenbecken hat eine Kapazität von ca. 3–10 ml. Es ist mit sensiblen Nerven ausgestattet. Aus diesem Grund können Nierenbeckenentzündungen sehr schmerzhaft sein.

Die Funktion der Nierenbecken liegt im Auffangen des Sekundärharns aus den Nierenkelchen.

An das Nierenbecken schließt sich der **Harnleiter** (*Ureter*) an. Er liegt zwischen dem Nierenbecken und der Harnblase. Er wird in einen Bauchteil (*Pars abdominalis*) und einen Beckenteil (*Pars pelvina*) eingeteilt.

Jeder Harnleiter ist ca. 25–30 cm lang und hat einen Durchmesser von ca. 2–7 mm. Die Harnleiter treten schräg von dorsal in die Harnblase ein. Der untere Teil der Ureteren ist gut vom Peritoneum aus zugänglich und bei der Frau vom Scheidengewölbe aus tastbar. Die Harnleiterwand besteht aus vier Schichten:

- **Tunica mucosa:** Übergangsepithel,
- **Tunica propria:** Gefäßschicht (kapillare Gefäße)
- **Tunica muscularis:** aus glatter Muskulatur, innerer Längsmuskelschicht und äußerer spiralförmiger Ringmuskelschicht, im Pars pelvina sind zusätzliche äußere Längsfasern vorhanden
- **Tunica adventitia:** bindegewebige Verschiebungsschicht, enthält Blutgefäße und Nerven

Die Funktion der Harnleiter ist der Transport des Urins in die Blase, dieser kann durch spiralförmige Muskulatur aktiv unterstützt werden. Die Funktion der Harnblase ist das Sammeln des Urins und die Miktion.

Die **Harnblase** (*Vesica urinaria*) befindet sich im kleinen Becken. Ventral der Harnblase befinden sich die Symphyse und die Bauchwand. Beim Mann folgt kaudal die Vorsteherdrüse (*Prostata*), dorsolateral die Samenblase (*Vesica seminalis*) und die Ampulle des Samenleiters (*Ductus deferens*). Die männliche Harnblase und die Prostata sind rektal tastbar.

Bei der Frau befindet sich dorsal der Harnblase die Gebärmutter (*Uterus*), diese wird bei Füllung der Harnblase nach kranial gedrückt. Bei einer Schwangerschaft wird die Ausdehnung der Harnblase eingeschränkt. Deshalb verspüren Schwangere einen häufigeren Harndrang.

Die Harnblase ist ein muskulöses Hohlorgan mit einem Fassungsvermögen von 300–500 ml. Maximal kann sie 2000 ml Urin fassen, darüber hinaus erfolgt eine irreversible Überdehnung der Harnblase. Harndrang wird vom gesunden Menschen ab 300 ml Füllungsvolumen verspürt.

Die Harnblase wird in Blasenscheitel, Blasenkörper und Blasengrund eingeteilt. An der Innenseite des Blasengrundes befindet sich das Blasendreieck (*Trigonum vesicae*). Es wird gebildet aus den Eintrittsstellen der Ureteren und der Austrittsstelle der Harnröhre. Die Oberfläche des Blasendreickes besteht aus straff gespannter Schleimhaut und ist glatt. An der Ausmündungsstelle der Harnröhre befindet sich das Blasenzäpfchen (*Uvula vesicae*), welches die Harnröhre abdichtet. Das Blasenzäpfchen ist von einem venösen Blutgeflecht durchzogen. Zur Miktion wird das Blut daraus entleert und das Blasenzäpfchen schwillt ab. Damit liegt die Harnröhrenöffnung frei.

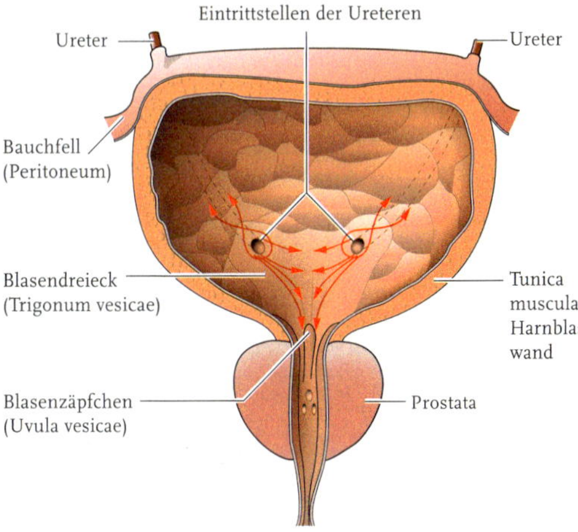

[2] Das Trigonum vesicae.
Rot eingezeichnet sind die Muskelschlingen für Öffnung (links) und Verschluss (rechts) der Uretereintrittsstellen.

Die Harnblasenwand besteht aus folgenden Schichten:

- **Tunica mucosa:** Übergangsepithel, das bei der leeren Blase in Falten liegt, im gefüllten Zustand ist die Blasenwand glatt
- **Tela submucosa:** Bindegewebe, außer im Bereich des Blasendreiecks
- **Tunica muscularis:** glatte Muskulatur, in drei Schichten, auch M. detrusor vesicae genannt:
  - innere Längsmuskulatur,
  - Ringmuskelschicht,
  - äußere Längsmuskelschicht; diese ist scherengitterartig angeordnet und ermöglicht dadurch die große Elastizität.

Die **Harnröhre** (*Urethra*) beginnt am inneren Harnröhrenmund (*Ostium urethrae internum*) mit dem inneren Harnblasenschließmuskel (*M. sphincter vesicae*) und endet mit dem äußeren Harnröhrenmund (*Ostium urethrae externum*) bei der Frau im Scheidenvorhof und beim Mann auf der Eichel (*Glans penis*). Der Wandaufbau der Urethra besteht aus drei Schichten:

- **Tunica mucosa:** Übergangsepithel zu Beginn, dann mehrreihiges Zylinderepithel, am Ende mehrschichtiges unverhorntes Plattenepithel
- **Tunica propria:** Bindegewebe, mit corpus spongiosum urethrae (dient dem Verschluss der Harnröhre)
- **Tunica muscularis:** glatte Muskulatur, innen Längs- außen Ringmuskelschicht

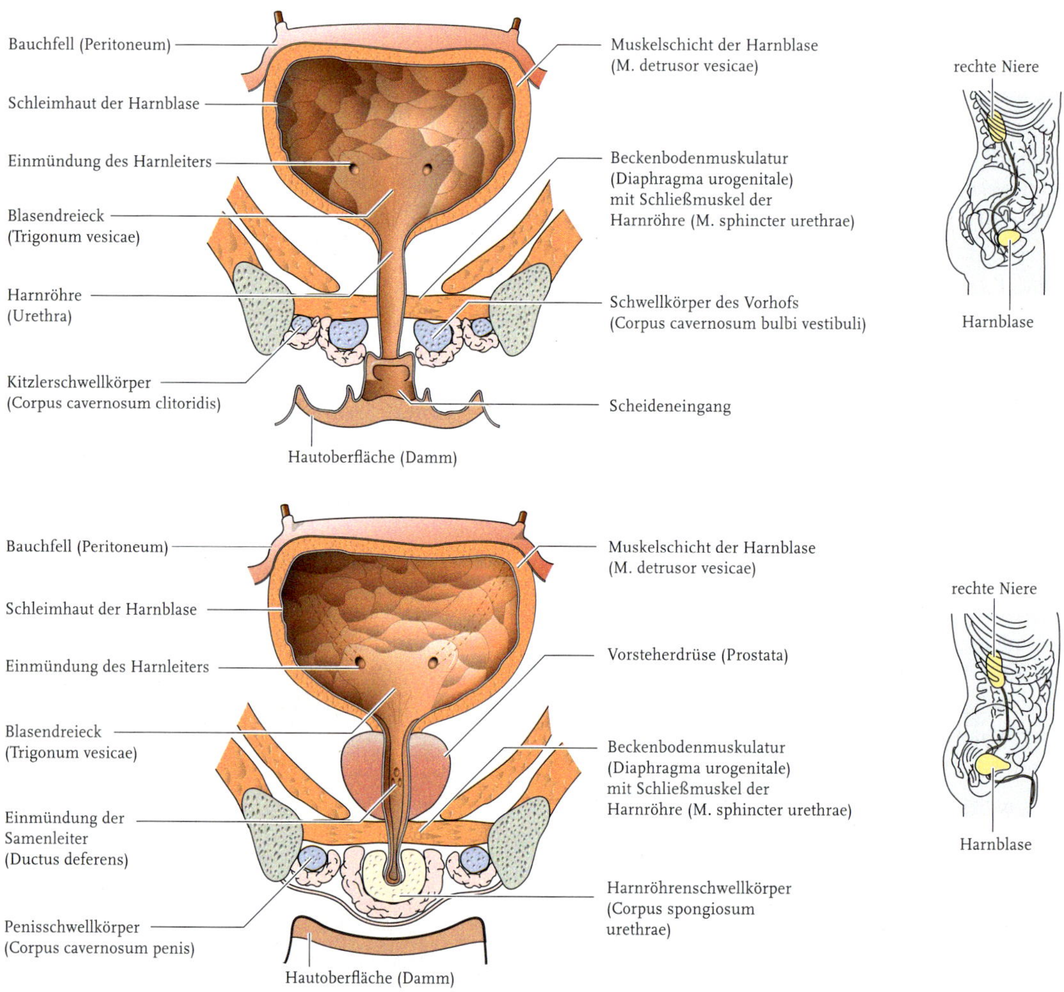

[1] Ableitende Harnwege bei Mann (unten) und Frau (oben). Auf der rechten Seite ist jeweils die Seitenansicht von Niere und Harnblase im Körperschnitt zu sehen.

Die Harnröhre der Frau ist 3 – 5 cm lang, sie beginnt in der Harnblasenwand und zieht zwischen der Symphyse und der vorderen Scheidenwand zum Scheidenvorhof. Die männliche Harnröhre ist 20 – 25 cm lang, beginnt ebenfalls in der Harnblasenwand, zieht durch die Prostata und ist ab da die gemeinsame Harn-Samen-Röhre. Danach zieht sie durch den Penis und mündet auf der Penisspitze.

Die männliche Harnröhre hat zwei Krümmungen, die erste zwischen Penis und Beckenboden und die zweite innerhalb der Prostata.

Urinproduktion

Im Nierenkörperchen wird das durch die Glomerulusschlingen fließende Blut wie durch einen Kaffeefilter filtriert und dabei der Primärharn gebildet. Er beträgt pro Mensch pro Tag ca. 150–180 l. Der Primärharn entsteht durch |Diffusion von Wasser, Elektrolyten, Aminosäuren, Glukose, Harnstoff und anderen harnpflichtigen Substanzen wie Abbauprodukten von Medikamenten durch die Podozytenmembran in den Kapselraum.

Diffusion | 64

Die Filtration ist abhängig von der Molekülgröße und dem Molekulargewicht. Nur Moleküle kleiner als 4 nm oder einem Molekulargewicht unter 50 kDa werden filtriert. Die Konzentration der verschiedenen Anteile im Primärharn entspricht ihre Konzentration im Blut – der Primärharn ist also |isoton zum Blut. Da eine Urinmenge mit dem Volumen einer Badewanne schlecht durch eine ebenso große Trinkmenge ausgeglichen werden kann, muss ein Großteil des Wassers und der Elektrolyte zurückgewonnen werden. Die Rückresorption und damit die Bildung des Sekundärharns erfolgt im Tubulussystem.

isoton | 203

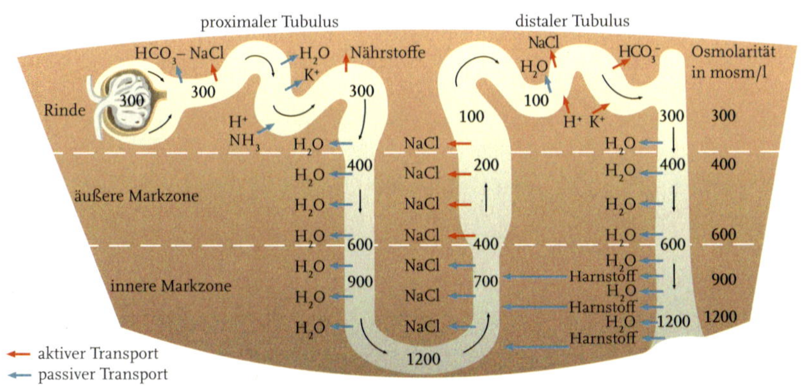

[2] Urinproduktion in der Niere

Stoff	im Blut	im Primärharn	im Endharn
Wasser	1000 l	150 l	1,5 l
Natrium	7500 g	1500 g	5,0 g
Harnstoff	250 g	50 g	30,0 g
Glukose	900 g	180 g	Spuren

[Tab. 1] Harnstoffmengen während eines Tages

Ausscheidung des Urins

Die Ausscheidung des Urins wird Miktion genannt. Dieser Vorgang wird reflektorisch gesteuert:

1. Die Dehnungsrezeptoren in der Muskulatur der Harnblase (*M. detrusor versicae*) werden durch die allmähliche Füllung aktiviert.
2. Diese Information wird über afferente Nervenbahnen an das Sakralmark und in das Miktionsreflexzentrum des Hirnstamms geleitet.
3. Vom Sakralmark und dem Miktionsreflexzentrum wird der Reiz über efferente Nervenbahnen an den Harnblasenschließmuskel geleitet und er wird geöffnet.
4. Bei bewusster Kontrolle der |Kontinenz wird über die Hirnrinde die Beckenbodenmuskulatur entspannt, der Harnröhrenschließmuskel entspannt sich, und die Miktion kann erfolgen.

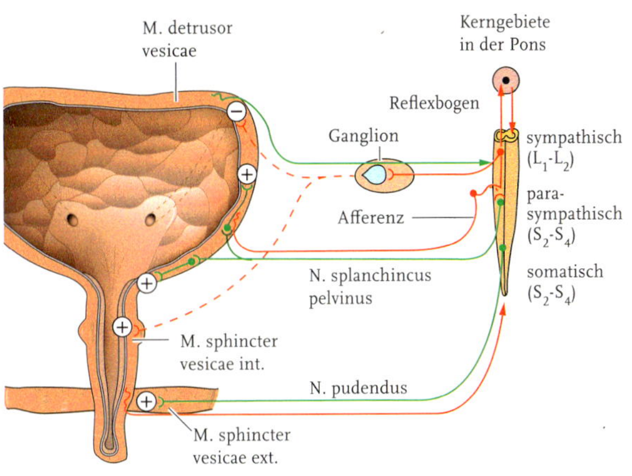

[3] Sympathische, parasympathische und somatomotorische Innervation der Harnblase und ihrer Sphinkteren

Kontinenz | 327

7.2.2 Wasser- und Elektrolythaushalt des Menschen

Der Wasser- und Elektrolythaushalt des Menschen gibt Auskunft über die Verteilung des Wassers in unserem Organismus und über die Verteilung und Funktion der verschiedenen Elektrolyte. Die Aufrechterhaltung des Wasser- und Elekrolythaushalts und damit des so genannten inneren Milieus wird Homöostase genannt. Wir führen unserem Körper Wasser und Elektrolyte über die Nahrung und Getränke zu. Die Ausscheidung erfolgt über die Niere, die Lunge und die Haut.

Der Wasserhaushalt

Der Gesamtgehalt an Wasser ist vom Lebensalter abhängig. Der Körper des Säuglings besteht zu 75 % aus Wasser, mit zunehmendem Lebensalter sinkt der Wassergehalt, wobei Frauen einen etwas geringeren Wasseranteil aufweisen als Männer. Im Schnitt beträgt der Wasseranteil insgesamt 50 – 70 % des Körpergewichtes (KG).
Das Wasser befindet sich im

- Intrazellularraum (innerhalb der Zellen): 30 – 40 % des KG
- Extrazellularraum (außerhalb der Zellen): 25 % des KG, dazu gehören:
  - Intravasalraum (innerhalb der Gefäße): 5 % des KG
  - Interstitium (zwischen den Zellen): 18 % des KG
  - Transzellulärraum (Pleuraspalt, Peritonealhöhle, Perikardraum, Liquorraum, Augenhöhlen, Höhlen in den Drüsen, im Urogenitaltrakt und im Gastrointestinaltrakt): 2 % des KG

Wasser hat in unserem Körper verschiedene Aufgaben:

- Wasser hat eine Transportfunktion.
- Wasser ist das Lösungsmittel im menschlichen Organismus.
- Wasser ermöglicht die Beweglichkeit unseres Körpers.
- Wasser dient zur Regulation des Wärmehaushaltes.

Wärmehaushalt | 413

	intrazellulär	extrazellulär
Na^+	15 mmol/l	141 mmol/l
K^+	140 mmol/l	4 mmol/l
Ca^{2+}	0,0001 mmol/l	2,5 mmol/l
Mg^{2+}	15 mmol/l	1 mmol/l
Cl^-	8 mmol/l	100 mmol/l

[Tab. 1] Elektrolytverteilung

Der Elektrolythaushalt

Elektrolyte sind gelöste Ionen, die als geladene Teilchen bei der Lösung von Salzen in Wasser entstehen. Im Körper ist ein Gleichgewicht des Elektrolythaushalts von besonderer Bedeutung für die Erregbarkeit aller Zellen sowie der Aufrechterhaltung des Wasserhaushalts und des Säure-Basen-Haushalts. Die Steuerung des Elektrolythaushalts erfolgt über ein komplexes Hormonsystem. Folgende Ionen haben für den menschlichen Organismus eine besonders wichtige Funktion:

- **Natrium** (Na^+): hält den osmotischen Druck im Extrazellularraum aufrecht. Es ist mitverantwortlich für das Auslösen von elektrischer Erregung in der Zelle und ist das bedeutendste Kation im Extrazellularraum (außerhalb der Zellen).
- **Kalium** (K^+): ist zur Proteinsynthese und zum Kohlenhydratabbau notwendig. Es ist der Gegenspieler zu Na^+ bei der elektrischen Erregung an der Zellmembran und das bedeutendste Kation im Intrazellularraum (innerhalb der Zellen).
- **Magnesium** (Mg^{2+}): fördert die Fibrinolyse und verzögert die neuromuskuläre Erregbarkeit. Es senkt den Tonus der glatten Muskulatur und liegt hauptsächlich im Intrazellulärraum vor.
- **Kalzium** (Ca^{2+}): ist wichtig für die Blutgerinnung und beeinflusst die Erregbarkeit von Nerven, Muskeln und Herz. Es ist zum größten Teil im Knochen gebunden und liegt in geringen Mengen im Extrazellulärraum vor.
- **Chlorid** (Cl^-): beeinflusst die Erregbarkeit der Zellmembranen und spielt eine Rolle im Säure-Base-Haushalt. Es ist das wichtigste Anion im Intravasalraum (innerhalb der Gefäße).

Hormonsystem | 2
Fibrinolyse | 2
Blutgerinnung | 769
Säure-Base-Haushalt | 348

Störungen des Wasser- und Elektrolythaushalts

Störungen des Wasser- und Elektrolythaushalts können die Körperfunktion teilweise lebensgefährlich beeinflussen. Die folgenden Störungen betreffen hauptsächlich Veränderungen des Natriumchloridhaushalts mit nach sich ziehenden Wasserverschiebungen.

Natriumchlorid wird umgangssprachlich Kochsalz genannt.

Störung	Name der Störung	Ursachen und Folgen
zu viel Wasser mit Elektrolytausgleich	isotone Hyperhydratation	**Ursache:** Überschuss an Wasser und Kochsalz sowie eingeschränkte Nierenfunktion **Folge:** Zunahme des Extrazellularvolumens, Ödembildung, Lungenödem
zu viel Wasser und zu wenige Ionen	hypotone Hyperhydratation	**Ursache:** Wasserüberschuss und zu geringe renale Ausscheidung **Folge:** Zunahme des Intrazellularvolumens, Zellschwellung, Hirnödem
zu viel Wasser und zu viele Ionen	hypertone Hyperhydratation	**Ursache:** Verlust von Intrazellularflüssigkeit, Überschuss an Kochsalz, Störungen der renalen Ausscheidung **Folge:** Störungen in Erregungsleitung, Abbau von Proteinen, Gefahr von Gefäßschädigungen im Gehirn, Blutungsgefahr
zu wenig Wasser und ebenso großer Verlust an Ionen	isotone Dehydratation	**Ursache:** Erbrechen und Durchfälle, starkes Schwitzen, Verbrennungen **Folge:** eingeschränkter Extrazellulärraum, hypovolämischer Schock
zu wenig Wasser und noch weniger Ionen	hypotone Dehydratation	**Ursache:** überwiegender Kochsalzverlust, Trinken hypotoner Flüssigkeit (z. B. destilliertes Wasser) **Folge:** Abnahme des Extrazellularvolumens und Zunahme des Intrazellularvolumens, in der Folge Hirnödem und Hypovolämie
zu wenig Wasser, aber Ionen gehen nicht verloren	hypertone Dehydratation	**Ursache:** Wasserverlust ohne gleichzeitigen Kochsalzverlust, mangelnde Zufuhr an Wasser, Durchfälle, vermehrtes Schwitzen, Fieber **Folge:** massive Einschränkung des Intrazellulärvolumens, Hirnblutungen durch Eiweißabbau und folgende Gefäßschädigung

hypovolämischer Schock | 823

Verschiebungen einzelner Ionenkonzentrationen werden wie folgt benannt:

- Störungen des Kaliumhaushalts (*Hypo- und Hyperkaliämien*): führen zu Störungen bei der Erregungsbildung und -leitung insbesondere am Herzen.
- Störungen des Kalziumhaushalts (*Hypo- und Hyperkalziämie*): verhindern eine normale Mineralisierung der Knochen, können sich auf die Blutgerinnung und die neuromuskuläre Erregbarkeit negativ auswirken.
- Störungen des Magnesiumhaushalts (*Hypo- und Hypermagnesiämie*): Ein Mangel an Magnesium führt zu einer gesteigerten neuromuskulären Erregbarkeit und Krämpfen.

Herz | 746

7.2.3 Säure-Basen-Haushalt des Menschen

Der Säure-Basen-Haushalt beschreibt die Beziehung zwischen Säuren und Basen in Flüssigkeiten unseres Organismus. Er wird ähnlich dem Wasser- und Elektrolythaushalt aufrechterhalten, um Stoffwechselvorgänge und Zellaktivitäten zu ermöglichen.

Definition von Säuren und Basen

Die Bezeichnung Säuren stammt aus der Erfahrung, dass bestimmte Stoffe (z. B. Essig) sauer schmecken. Im chemischen Sinne sind Säuren Stoffe, die Wasserstoff-Ionen abgeben können. Saure Lösungen entstehen, wenn Säuren in Wasser gelöst werden. Dabei bilden die Säuremoleküle in der Reaktion mit Wasser positiv geladene Wasserstoff-Ionen (H^+), die die saure Eigenschaft bewirken, sowie negativ geladene Säurerest-Ionen, so genannte korrespondierende Basen. Diese Reaktion wird Dissoziation genannt.

Basen, auch Laugen genannt, sind die Gegenspieler der Säuren, sie nehmen Wasserstoff-Ionen auf. Basen sind uns aus dem Alltag vor allem als Seifen bekannt, die die Oberflächenspannung von Wasser herabsetzen und somit eine reinigende Wirkung erzielen. Basische (*alkalische*) Lösungen entstehen, wenn Basen in Wasser gelöst werden. Dabei bilden sie in der Reaktion mit Wasser negativ geladene Hydroxid-Ionen (OH^-) und positiv geladene Ionen (meist Metall-Ionen).

Reagieren Säuren und Basen chemisch miteinander, neutralisieren sie sich, und es entsteht Wasser und Salz. Neutrale Lösungen sind weder sauer noch basisch. Sie enthalten gleich viele Hydroxid-Ionen (OH^-) und Wasserstoff-Ionen (H^+) H.

Der pH-Wert

pH-Wert
ist der negativ dekadische Logarithmus der H^+-Ionen-Konzentrationen
$pH = -\log[H^+]$

Der pH-Wert ist eine Zahlenangabe zwischen 0 und 14 zur genauen Kennzeichnung der sauren, basischen oder neutralen Eigenschaften einer Lösung. Er ist auf die Konzentration von Wasserstoff-Ionen in einer Lösung bezogen.

Die Abkürzung „pH" steht dabei für potentia hydrogenii (Stärke des Wasserstoffes) oder pondus hydrogenii (Gewicht des Wasserstoffes).

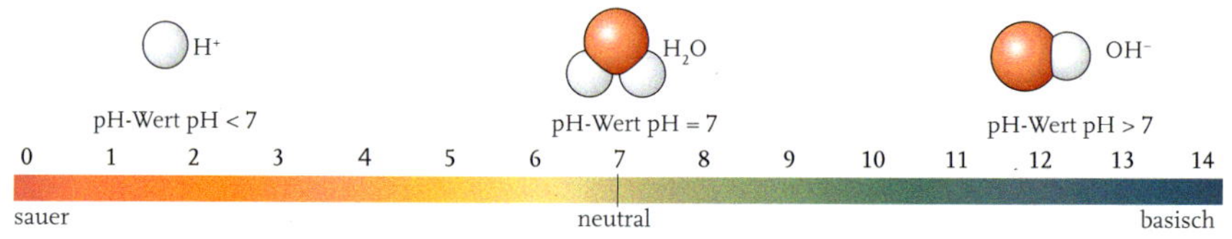

[1] Der pH-Wert einer Lösung von sauer bis basisch

Sekret	pH-Wert	Wirkung
Blut	7,35–7,45	Puffer und Hormone wirken nur in diesem Bereich
Doudenalsekrete	8,0	enzymatische Spaltung der Nährstoffe nur in diesem Bereich möglich
Magensaft	1,77	Bakterien abtötend
Speichel	6,9	Wirkung der Amylase nur in diesem Bereich möglich
Schweiß	5,5	Abwehr gegen Bakterien nur in diesem Bereich möglich
Vaginalsekret	5	Abwehr gegen Bakterien nur in diesem Bereich möglich
Sperma	7–7,8	Neutralisation des Vaginalsekretes

[Tab. 1] Im menschlichen Organismus sind Flüssigkeiten (Sekrete) mit unterschiedlichen pH-Werten vorhanden.

Katecholamine | 2

Ist der pH-Wert verändert, können bestimmte Hormone (z. B. Katecholamine) und Enzyme (z.B. Verdauungsenzyme) nicht oder nur eingeschränkt wirken.

Puffersysteme im Blut

Es gibt Lösungen, die Abweichungen des pH-Wertes ausgleichen können. Sie werden als **Pufferlösungen** bezeichnet. Die Stoffe dieser Lösungen können Wasserstoff-Ionen aufnehmen oder abgeben, ohne dass sich der pH-Wert der Lösung ändert. Diese Puffer haben einen bestimmten pH-Wert-Bereich, in dem sie optimal wirken. Dabei besteht ein Puffersystem immer aus einer schwachen Säure sowie den dissoziierten Bestandteilen dieser schwachen Säure, d. h. dem Wasserstoff-Ion und der korrespondierenden Base.

Im menschlichen Blut gibt es drei lebensnotwendige Puffersysteme:

- Bikarbonatpuffer
- Phosphatpuffer
- Proteinpuffer

Beim **Bikarbonatpuffersystem** fungiert Kohlensäure (H_2CO_3) als Puffer. Die Wasserstoff-Ionen (H^+) werden von den Bikarbonat-Ionen (HCO_3^-) abgefangen, d. h., sie binden sich mit den Puffer-Ionen zu Kohlensäure. Die Kohlensäure wiederum zerfällt in „neutrales" Wasser (H_2O) und Kohlenstoffdioxid (CO_2). Diese Reaktion funktioniert auch in die umgekehrte Richtung.

$$HCO_3^- + H^+ \leftrightarrow H_2CO_3 \leftrightarrow H_2O + CO_2$$

Ist eine Reaktion des Bikarbonatpuffersystems abgelaufen, wird CO_2 über die Lunge, H^+ bzw. HCO_3^- über die Niere ausgeschieden. H_2O steht dem Wasserhaushalt des Körpers zur Verfügung.

Das Bikarbonatsystem ist das wirksamste Puffersystem des Menschen und übernimmt ca. 75 % der Pufferleistung.

Die Phosphate im Blut bilden das **Phosphatpuffersystem**. Hierbei sind das primäre Phosphat ($H_2PO_4^-$) als Säure und das sekundäre Phosphat (HPO_4^{2-}) als korrespondierende Base wirksam. Obwohl die Pufferkapazität dieses Systems sehr gut ist, bleibt der Puffereffekt auf Grund der niedrigen Phosphatkonzentration im Blut relativ klein.

Das **Proteinpuffersystem** wird durch die Plasmaproteine, v. a. das Albumin, sowie das Hämoglobin getragen. Die Puffereigenschaften werden dabei durch die Seitengruppen der Aminosäuren bestimmt, die Wasserstoffionen aufnehmen können. Der Hämoglobinpuffer hat dabei durch die hohe Konzentration des Hämoglobins im Blut eine besonders große Bedeutung.

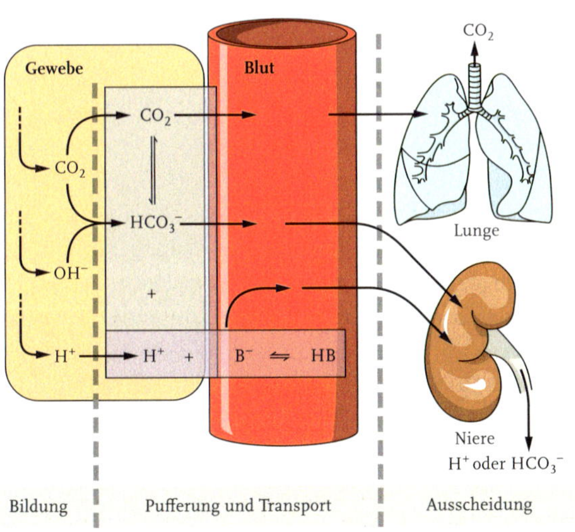

[2] Funktion des Bikarbonatpuffersystems

Störungen des Säure-Basen-Haushaltes

Im Körper werden ständig Säuren gebildet, die durch das Puffersystem abgefangen werden. Kommt es zu Störungen des Säure-Basen-Haushalts, werden diese abhängig vom Blut-pH-Wert als Azidose (pH-Wert $<7,37$) oder Alkalose (pH-Wert $>7,43$) bezeichnet. Die pH-Wert-Bereiche zwischen 7,35 und 7,37 und zwischen 7,43 und 7,45 werden als kompensierte Azidose bzw. Alkalose bezeichnet. Die Ursachen dieser „Entgleisungen" sind dabei für ihre Therapie wesentlich. Können die körpereigenen Puffersysteme die Störungen nicht mehr ausreichend kompensieren, müssen von außen Puffer (z. B. Natriumbikarbonat) in Form von intravenösen Lösungen zugeführt werden.

intravenöse Lösungen | 790

Unterteilte man die Störungen ihrer Ursache entsprechend früher in respiratorische und metabolische Störungen, spricht man heute von respiratorischen und nicht respiratorischen Störungen, da nicht nur Atem- und Stoffwechselfunktionsstörungen, sondern auch Funktionsstörungen der Nieren oder des Magen-Darm-Trakts zu Grunde liegen können. Daraus ergibt sich folgende Einteilung:

respiratorisch
die Atmung betreffend
metabolisch
den Stoffwechsel betreffend

- nicht respiratorische Azidose
- respiratorische Azidose
- nicht respiratorische Alkalose
- respiratorische Alkalose

Ursache einer **nicht respiratorischen Azidose** sind häufig Stoffwechselstörungen (z. B. diabetische Ketoazidose), Durchfälle, körperliche Arbeit oder Niereninsuffizienz.

Die häufigste Ursache ist die diabetische Ketoazidose. Hierbei ist der Glukosestoffwechsel gestört. Durch Insulinmangel erfolgt die Energiegewinnung in den Zellen nicht über Glukose, sondern es werden Fettsäuren zur Energiegewinnung verbrannt. Dabei entstehen Ketonkörper. Diese sind „sauer" und verschieben den pH-Wert des Blutes unter 7,37.

Bei Durchfällen werden zu viele alkalische Stoffe ausgeschieden. Bei der Niereninsuffizienz werden zu wenige Säuren über den Urin ausgeschieden.

Die Regulation dieser Störungen erfolgt über die vermehrte Abatmung von Kohlenstoffdioxid. Es kommt zur vertieften Atmung mit vermehrter Kohlenstoffdioxidabgabe, diese Atmung wird als Kussmaul-Atmung bezeichnet (Diabetes mellitus | 2).

Kussmaul-Atmung | 370

Die **respiratorische Azidose** entsteht bei Störungen der Atmung (z. B. unzureichende Belüftung der Lungen, Atemdepression durch Medikamente, eingeschränkte Gasaustauschfläche). Dabei ist die Abatmung von Kohlenstoffdioxid vermindert. Dadurch steigt die Konzentration von Kohlensäure im Organismus (Bikarbonatpuffersystem | 349). Die Regulation dieser Störung erfolgt primär durch die Ausscheidung von Säuren über die Nieren.

Bei der **nicht respiratorischen Alkalose** kommt es zu einem Verlust von „sauren" Blutbestandteilen auf Grund von Stoffwechselstörungen. Der pH-Wert steigt über 7,43. Ursache hierfür kann anhaltendes Erbrechen (Verlust von Salzsäure aus dem Magensaft) oder die Behandlung mit Diuretika (vermehrte Säureausscheidung über den Urin) sein. Die Regulation bei Erbrechen erfolgt über eine Einschränkung der Säureausscheidung über die Nieren, dadurch steht mehr Kohlensäure zur Verfügung. Bei der verstärkten Diurese (Behandlung mit Diuretika) erfolgt die Regulation über die Lunge, es wird weniger Kohlenstoffdioxid abgeatmet.

Diuretika | 2

Die **respiratorische Alkalose** tritt bei ineffektiver Atmung (z. B. bei Hyperventilation, emotionaler Belastung und bei Fieber) bzw. bei Störungen des Atemzentrums auf. Die Regulation erfolgt wiederum über die Nieren, die die Ausscheidung von Säuren reduzieren und die Ausscheidung von alkalischen Bikarbonat-Ionen verstärken.

Hyperventilation | 368
Fieber | 416

Ausgewählte Störungen und Erkrankungen der Urinausscheidung

7.2.4

Infektionen der ableitenden Harnwege

Bei Infektionen der ableitenden Harnwege finden sich Erreger im Harntrakt. Harnwegsinfekte (HWI) treten häufig bei Frauen auf, da ihre Harnröhre kürzer ist und damit eine bessere Eingangspforte für Erreger bietet. Im Säuglings- und Kleinkindalter treten HWI bei vesiko-ureteralem Reflux auf, bei Männern im hohen Alter auf Grund von Prostatahyperplasie. Menschen mit einem Blasenverweilkatheter haben ein erhöhtes Risiko an HWI zu erkranken, da die natürlichen Barrieren der Harnwege durch den Katheter geöffnet sind.

vesiko-ureteraler Reflux
Urin läuft aus der Blase in die / den Harnleiter zurück.

Prostatahyperplasie | 355

Die meisten HWI werden durch Kolibakterien ausgelöst.
Man unterscheidet die HWI auf Grund ihrer Lokalisation in

- Urethritis
- Zystitis
- Pyelonephritis

Urethritis

Die Urethritis ist eine Entzündung der Harnröhre. Sie entsteht durch Bakterien, die in der Harnröhre aufsteigen. Abhängig von der Anzahl der Bakterien, der Zeit, die die Bakterien wirken können (bis zum nächsten Ausspülen durch die Blasenentleerung) und der Anfälligkeit einer Person (z. B. bei Diabetes mellitus) steigt das Risiko, an einer Urethritis zu erkranken. Die Symptome bestehen in:

- Pollakisurie
- Analgurie
- ggf. Hämaturie

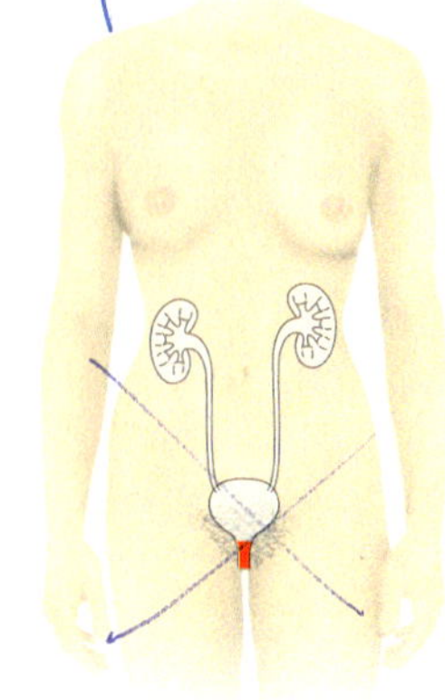

[1] Urethritis

Wird die Urethritis nicht behandelt, kann es zum Aufsteigen der Bakterien und damit zur Zystitis oder Pyelonephritis kommen.

Die Urethritis wird über einen Harnstatus, ggf. auch durch eine mikrobiologische Untersuchung des Urins (*Urikult*®) diagnostiziert. Dabei finden sich meistens Erythrozyten, Nitrit und Leukozyten im Urin.

Die Urethritis kann ursächlich mit einem Antibiotikum behandelt werden. Häufig hilft jedoch auch eine vermehrte Flüssigkeitszufuhr, um die Bakterien auszuspülen. Blasentees (beinhalten Birken- oder Bärentraubenblätter) unterstützen die Heilung durch ihre leicht antibakterielle, spasmolytische und diuretische Wirkung.

Gonorrhö | 2

Eine Urethritis beim Mann kann auf eine Gonorrhö hinweisen.

Zystitis

Die Zystitis ist eine Entzündung der Harnblasenschleimhaut und resultiert aus einer aufsteigenden Infektion. Die Symptome bestehen in:

- Pollakisurie
- Analgurie
- verstärktem Harndrang
- Unterbauchschmerzen und -krämpfen

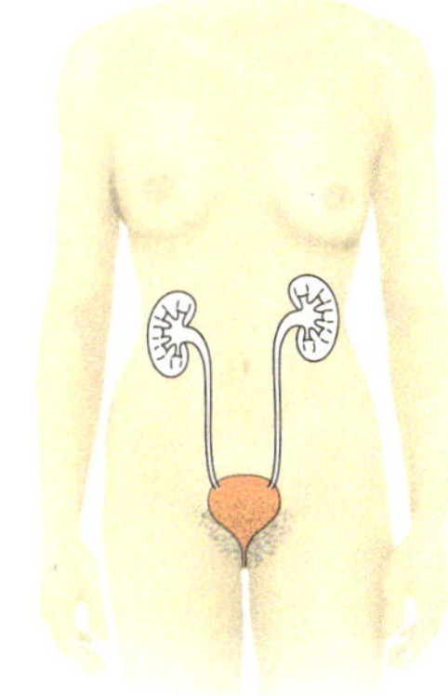

[2] Zystitis

Wird die Zystitis nicht behandelt, kommt es zum weiteren Aufsteigen der Bakterien und damit zur Pyelonephritis.

Die Zystitis wird genauso wie die Urethritis diagnostiziert und folgenderweise therapiert:

- Antibiotikumgabe
- |Spasmolytikumgabe
- Bettruhe
- vermehrte Flüssigkeitszufuhr (z. B. mit Blasentee)
- Wärme

Spasmolytikum | 709

Pyelonephritis

Die Pyelonephritis ist die Entzündung der Nierenbecken bzw. des Nierenparenchyms. Sie entsteht entweder durch aufsteigende Infektion oder hämatogene Streuung (über den Blutweg).

Schwangere Frauen, Menschen, die an Diabetes mellitus oder Gicht erkrankt sind, sowie Menschen mit hohem Schmerzmittelgebrauch haben ein erhöhtes Risiko, an einer Pyelonephritis zu erkranken. Die Pyelonephritis kann akut oder chronisch verlaufen und erscheint als Primär- oder Sekundärerkrankung.

Die Symptome der akuten Pyelonephritis sind

- Flankenschmerz,
- Fieber,
- Pollakisurie,
- Dysurie,
- schlechter Allgemeinzustand,
- Durstgefühl, Übelkeit,
- Erbrechen,
- Diarrhö.

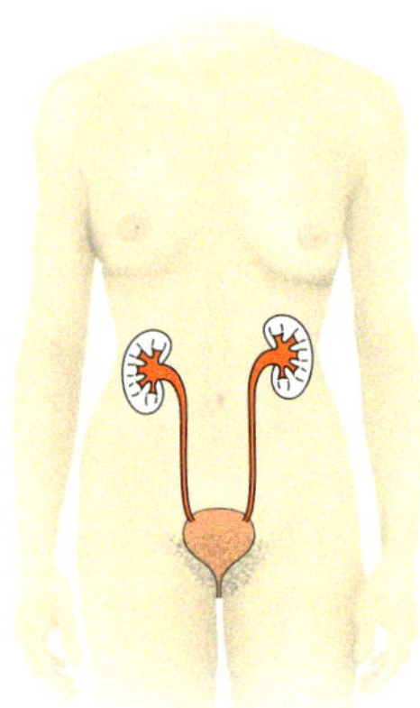

[1] Pyelonephritis

Bei der chronischen Pyelonephritis treten seltener und weniger ausgeprägte Symptome auf. Im Vordergrund stehen Abgeschlagenheit, Appetitlosigkeit, Kopfschmerzen, subfibrile Temperaturen, Durst und |Polyurie als Zeichen der eingeschränkten Resorptionsfunktion des |Tubulussystems.

Die Pyelonephritis kann bei fehlender Behandlung zur eingeschränkten Nierenfunktion, Schrumpfniere, Niereninsuffizienz und zur |Urosepsis führen.

Zur Diagnostik der Pyelonephritis gehört die bakterielle Untersuchung des Urins mit Erregernachweis und Resistenzprüfung, sonografische und röntgenologische Untersuchung der Nieren mit Nachweis der Entzündungsreaktion und typischer Veränderungen im Nierenbecken. Eine beschleunigte |BSG, eine |Leukozytose und ein erhöhtes |CRP weisen im Blut auf eine Entzündungsreaktion hin. Die Nierenfunktionsprüfung wird durchgeführt, um das Ausmaß der Schädigung des Nierenparenchyms festzustellen.

Polyurie | 317
Tubulussystem | 345
Urosepsis | 2
BSG | 857
Leukozytose | 857
CRP | 857

Die Therapie besteht in

- Antibiotikumgabe,
- vermehrte Flüssigkeitszufuhr (z. B. mit Blasentee),
- Bettruhe,
- evtl. Bekämpfung der Symptome (Schmerztherapie, fiebersenkende Maßnahmen).

Bei einer sekundären Pyelonephritis ist die Behandlung der auslösenden Faktoren notwendig.

Chronische Harnwegsinfekte

Harnwegsinfektionen können chronifizieren. Sie gelten als chronisch, wenn sie mindestens 3 Mal pro Jahr auftreten. Die Folgen können eine eingeschränkte Nierenfunktion und eine Vernarbung der Schleimhaut der Harnwege sein. Der Verlust der physiologischen Eigenschaften der Schleimhaut hat wiederum eine erhöhte Infektrate zur Folge.

Bei chronischen HWI wird häufig eine medikamentöse Langzeitprophylaxe eingeleitet.

online

www.patientenleitlinien.de/Blasenentzuendung/Patientenleitlinie-Harnwegsinfekt.pdf
Hier finden Sie eine Patientenleitlinie zum Thema HWI.

Harnsteine und Nierensteine

So genannte Steine (*Konkremente*) entstehen durch auskristallisierte mineralische Bestandteile des Urins. Ihre Größe und Form variiert zwischen Reiskorngröße und Nierenbecken-Ausgusssteinen [Abb. 4]. Sie bilden sich bei einem Überschuss an

- Kalziumsalzen (75–85 % aller Steine),
- Harnsäure (5–10 % aller Steine),
- Magnesium-Ammonium-Phosphat (10–15 % aller Steine) oder
- Zystin (1 % aller Steine).

Steine bilden sich in den Nierentubuli, den Nierenbecken und den ableitenden Harnwegen [Abb. 3]. Entsprechend ihres Entstehungsortes werden die daraus entstehenden Krankheitsbilder eingeteilt in **Harnsteinleiden** (*Urolithiasis*) und **Nierensteinleiden** (*Nephrolithiasis*).

Die Ursachen für die Bildung von Harnsteinen sind multifaktoriell. Ein Teil der Erkrankungen lässt sich auf andere Krankheitsbilder zurückführen (z. B. Stoffwechselerkrankungen). Jedoch auch häufige HWI, geringe Trinkmengen sowie eine an tierischen Eiweißen und Fetten reiche Ernährung wirken als begünstigende Faktoren.

Konkremente verursachen keine Symptome, solange sie den Urinfluss nicht behindern. Sobald sie die Harnwege verlegen (*Obstruktion*), führen sie zur **Nierenkolik** mit folgenden Symptomen:

- anfallsweise auftretende, krampfartige Schmerzen, die als stärkste bisher bekannte Schmerzen von den Patientinnen beschrieben werden: (|Schmerzskala: 10)
- Anfälle dauern Minuten bis Stunden
- je nach Lokalisation Ausstrahlen der Schmerzen in Rücken, Lendengegend, Symphyse, Oberschenkelinnenseite, Hoden oder Schamlippen [Abb. 2]
- Übelkeit und Erbrechen
- Bauchdeckenspannung
- reflektorischer |Ileus und |Anurie
- Harndrang mit verminderter Harnmenge
- |Hämaturie
- Schüttelfrost mit geringer Temperatursteigerung
- niedrige Pulsfrequenz
- Steinabgang, danach Besserung der Beschwerden

Schmerzskala | 2
Ileus | 2
Anurie | 317
Hämaturie | 318

Chronische Steinbildung führt selten zur Kolik, da die Konkremente sich in einer Position befinden, in der sie den Urinfluss nicht behindern, aber auch nicht abgehen können. Sie verursachen dumpfe Schmerzen bzw. Druck im Bereich der Nieren und der Ureteren und führen zu bakteriellen Infektionen. Daraus können weitere Erkrankungen folgen: Pyelonephritis, Urosepsis und Schrumpfniere.

Bei der Urindiagnostik fallen Steine häufig durch eine Mikrohämaturie, manchmal auch durch eine |Makrohämaturie auf. Die Steine können durch |bildgebende (Blutnachweis in der Laboruntersuchung) Verfahren (Röntgen, CT, Sonografie) nachgewiesen werden. Nicht alle Steine sind dabei gleich gut zu erkennen.

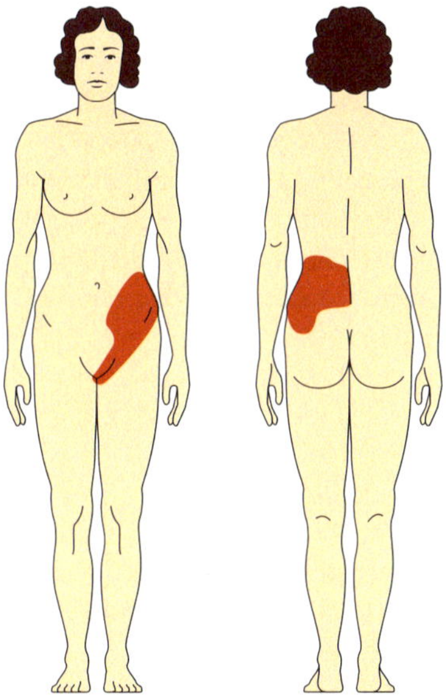

[2] Typische Schmerzlokalisationen bei Nierensteinen (rechts) und Uretersteinen (links)

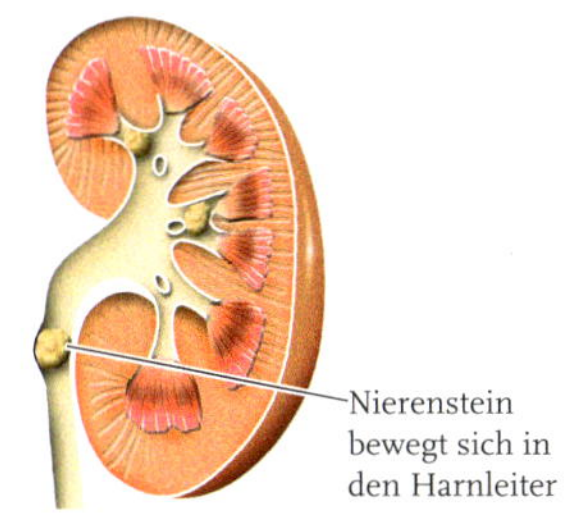

[3] Nierensteine im Kelchsystem und im Harnleiter

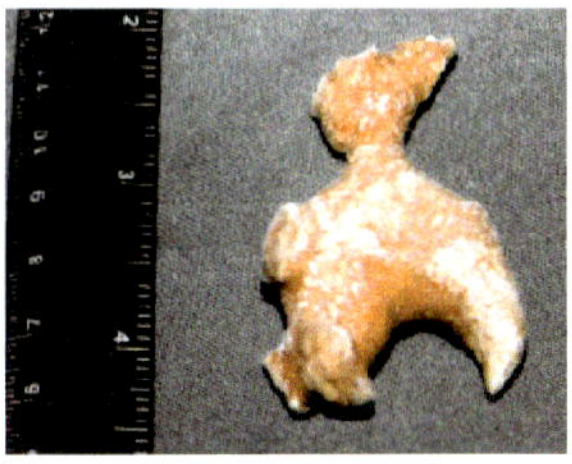

[4] Operativ entfernter Nierenbecken-Ausgussstein

Makrohämaturie | 318
bildgebende Verfahren | 858

Die Therapie besteht in der Entfernung oder Zerstörung der Steine:

- Entfernung: endoskopische Extraktion mit Schlinge [Abb. 1], operative Entfernung
- Zerstörung: ESWL (Extrakorporale Stoßwellen-Lithotrypsie) oder Urolitholyse mit auflösenden Medikamenten

online

www.ernaehrung.de/tipps/nephrolithiasis
Hier finden Sie Ernährungstipps für Patientinnen mit Steinleiden.

Der ESWL kommt heute die größte Bedeutung zu, da sie eine hohe Erfolgsrate hat und nicht invasiv erfolgt. Dabei werden Druckwellen mit großer Energie gezielt auf die Steine abgegeben und diese dadurch zertrümmert. Die dadurch entstehenden Steinbruchstücke können auf natürliche Weise die Harnwege verlassen. Dabei sollten die Patientinnen durch einen Filter urinieren, um die Steine aufzufangen. Aus den Steinen kann deren Zusammensetzung analysiert und eine **Steinprophylaxe** wie folgt eingeleitet werden:

- **Kalziumoxalatsteine**: natrium- und eiweißarme sowie kalziumreiche Ernährung
- **Harnsäuresteine**:
  Harnsäure hemmende Medikamente (*Urostatika*), purinarme Ernährung.
- **Phosphatsteine**: Aluminiumgabe
- **Zystinsteine**: Vitamin-C-Gabe
- **Magnesium-Ammonium-Pophatsteine**: Ansäuern des Urins

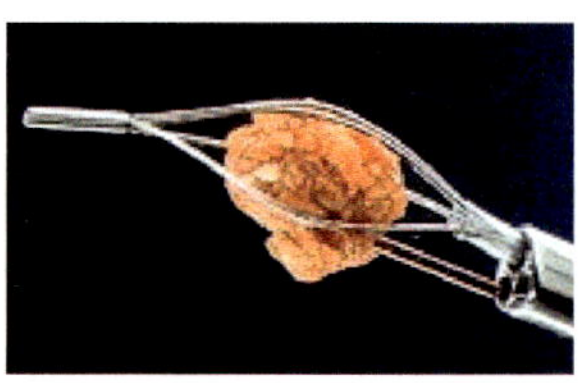

[1] Steinextraktion mit Schlinge

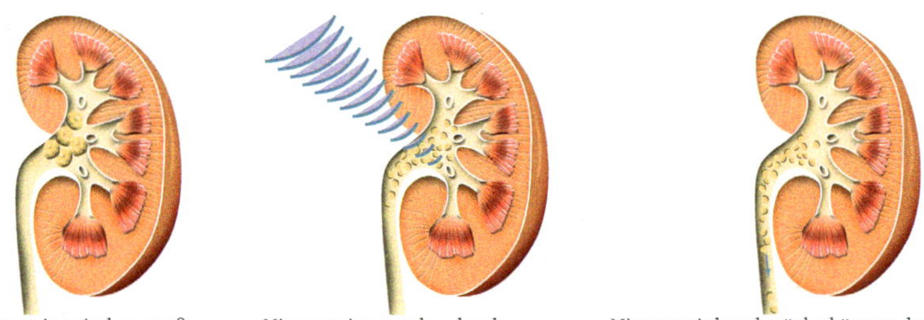

Nierensteine sind zu groß, um über den Harnleiter abzugehen.

Nierensteine werden durch Stoßwellen zertrümmert.

Nierensteinbruchstücke können den Harnleiter passieren und werden mit dem Urin ausgeschieden.

[2] Extrakorporale Stoßwellen – Lithotrypsie

Harnverhalt

Von Harnverhalt spricht man, wenn trotz gefüllter Harnblase und Harndrang kein Urin gelassen werden kann. Das heißt, eine Blasenentleerung kann weder willentlich noch reflektorisch ausgelöst werden. Der Harnverhalt kann akut oder chronisch sein. Ein chronischer Harnverhalt führt zur |Dranginkontinenz und |Überlaufblase.
Es gibt verschiedene Ursachen für den Harnverhalt:

- **neurogen**: |Bandscheibenvorfall, |Multiple Sklerose
- **mechanisch**: Verlegung der Harnröhre (Steine, Tumore, Prostatahypertrophie, Unfälle), Verletzungen, Spasmen der Beckenbodenmuskulatur nach Entbindungen oder Operationen im Beckenbodenbereich
- **postoperativ**: nach |Spinalanästhesie
- **psychogen**: „schüchterne Blase"
- **medikamentös**: z. B. bei Einnahme von |Anticholinergika, |Antidepressiva

Dranginkontinenz | 356
Überlaufblase | 356
Spinalanästhesie | 864
Anticholinergika | 2
Antidepressiva | 2
Bandscheibenvorfall | 2
Multiple Sklerose | 2

Die Symptome sind schmerzhafter Harndrang ohne die Möglichkeit, Urin zu lassen, Harnstau, Blasenhochstand (wenn die gefüllte Harnblase proximal der Symphyse zu tasten ist) und Anurie.

Die Therapie des akuten Harnverhalts liegt in der |Katheterisierung der Harnblase, in der Regel transurethral. Dabei wird bei postoperativen oder mechanischen Ursachen meistens die Einmalkatheterisierung vorgezogen, während bei neurogenen Ursachen mit daraus resultierendem chronischem Harnverhalt Blasenverweilkatheter gelegt werden oder eine intermittierende Katheterisierung erfolgen. Bei psychogenen Ursachen kann eine Verhaltenstherapie Erfolg bringen.

Leiden Kinder unter Harnverhalt, kann das Baden in warmem Wasser oder das Auflegen von einem warmen Waschlappen auf die Blasengegend helfen.

Benigne Prostatahyperplasie

Bei der benignen Prostatahyperplasie (BPH) handelt es sich um eine gutartige Gewebszunahme in der Vorsteherdrüse (*Prostata*) beim Mann. Fälschlicherweise wurde diese Erkrankung früher als Prostatahypertrophie bezeichnet. Neben der gutartigen (*benignen*) gibt es noch eine bösartige (*maligne*) Prostatahyperplasie, das Prostatakarzinom.

Prostatakarzinom | 2
Testosteronproduktion | 2
Östrogenproduktion | 2

Die Erkrankung nimmt mit dem Alter zu: ca. 40 % aller Männer im Alter von 50 – 59 Jahren leiden darunter. Die BPH ist die häufigste Ursache für Miktionsstörungen beim Mann. Die Ursachen der BPH sind ungeklärt. Man vermutet, dass Hormonveränderungen eine Rolle spielen: Mit zunehmendem Alter sinkt die Testosteronproduktion und die Östrogenproduktion steigt. Dadurch steigt das Zellwachstum in der Prostata. Die Miktionsstörungen äußern sich in folgenden Symptomen:

- verzögerte und verlängerte Miktion
- schwächerer Harnstrahl
- Restharnbildung
- tröpfelnder Harnstrahl
- nachtröpfeln nach der Miktion

online

www.prostata-info.de
Hier finden Sie Informationen zu Prostataleiden.

Durch den steigenden Gegendruck der Prostata verstärkt sich die Blasenmuskulatur und es kommt zur so genannten Balkenblase.
Weitere Symptome einer fortgeschrittenen Hypertrophie sind:

- häufiger Miktionsreiz und Reizblase durch die Restharnbildung
- schmerzhafte Miktion (*Dysurie*)
- Pollakisurie
- Nykturie
- Dranginkontinenz

Hypertrophie
Gewebszunahme durch Vergrößerung von Zellen

Hyperplasie
Gewebszunahme durch Vermehrung von Zellen

Durch die Reizung der Blasenschleimhaut sowie durch die Restharnmengen kommt es im Verlauf einer nicht behandelten BPH zu vermehrten Harnwegsinfekten bis zur Prostatitis (Entzündung der Prostata) sowie zu akutem Harnverhalt.

Phytopharmaka | 863
Inzision | 2

Die Therapie hängt von den Beschwerden und insbesondere von der Restharnmenge ab. Die Restharnmenge wird sonografisch ermittelt. Bei Restharnmengen unter 100 ml und geringen Beschwerden erfolgt lediglich die Beobachtung und Kontrolle des Patienten. Bei Restharnmengen über 100 ml, geringer Beeinflussung des Harnflusses und mäßigen Beschwerden erfolgt eine medikamentöse Therapie mit Phytopharmaka, Alpharezeptorenblockern und 5-Alphareduktasehemmern. Diese Medikamente verzögern die operative Therapie um bis zu 6 Jahre.

Die operative Therapie besteht in der Resektion von Prostatagewebe. Dabei ist die übliche Methode die transurethrale Resektion der Prostata (TURP). Über die Harnröhre wird endoskopisch mittels einer Elektroschlinge Prostatagewebe entfernt. Der Patient erhält nach der TURP einen transurethralen Blasenspülkatheter für 1 – 3 Tage und kann nach wenigen Tagen die Klinik verlassen. Die Wunde ist nach 3 – 6 Monaten vollständig verheilt. Weitere Verfahren sind:

- abdominelle Entfernung der Prostata bei Größen über 100 ml Volumen,
- Inzision des Blasenhalses bei starrem Blasenhals und geringer Vergrößerung der Prostata,
- Entfernung von Prostatagewebe durch Lasertherapie.

Alpha-Rezeptorenblocker
verringern die Grundspannung der Harnröhre und der Prostata.

5-Alphareduktasehemmer
hemmen die Aktivierung von Testosteron in der Prostata, verringern somit die Wachstumsrate, können die Vergrößerung aber nicht rückgängig machen.

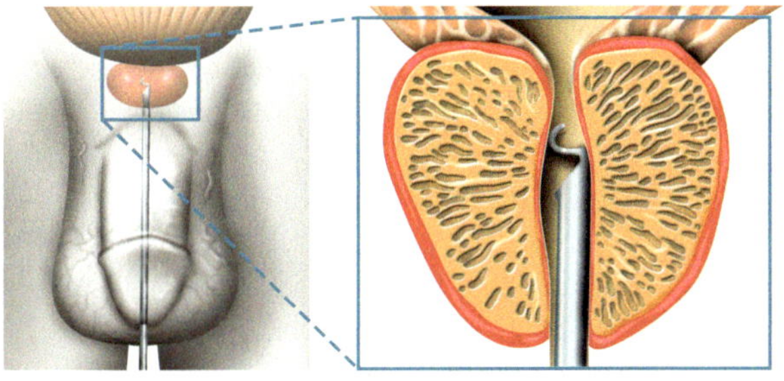

[3] Transurethrale Resektion der Prostata

Urininkontinenz

Die Urininkontinenz ist die Unfähigkeit, Harn in der Blase zu halten bzw. kontrolliert auszuscheiden. Dabei wird zwischen folgenden Formen unterschieden:

- **Dranginkontinenz**: Zu früher Harndrang, beginnend mit Zwang zum häufigen Wasserlassen, später nicht mehr haltbar und unwillkürlicher Urinabgang; Ursachen sind Entzündungen, mechanischer Natur (Blasensteine, Prostatavergrößerung) und neurologische Erkrankungen; die Dranginkontinenz tritt häufig bei Männern auf.
- **Stressinkontinenz**: Bei gesteigertem abdominellem Druck kann der Urin nicht gehalten werden und es kommt zum unwillkürlichen Abgang, z. B. beim Niesen, Lachen, Springen; Ursache ist eine geschwächte Beckenbodenmuskulatur; die Stressinkontinenz ist die häufigste Form der Urininkontinenz, es sind vorwiegend Frauen betroffen.
- **Überlaufinkontinenz**: Ständiger Verlust kleiner Urinmengen, die Blase kann nicht vollständig entleert werden; Ursache ist ein Harnverhalt durch mechanische Ursachen (Blasensteine, Prostatavergrößerung).
- **Reflexinkontinenz**: Reflexartige Entleerung der Harnblase mit größeren Restharnmengen, die Blase arbeitet autonom und kann nicht willentlich entleert werden; Ursachen sind neurologische Störungen (z. B. Querschnittslähmung, Multiple Sklerose).
- **Extra-urethrale Inkontinenz**: Ständiger Urinverlust durch nichtphysiologische Öffnungen der Harnblase (Fisteln); Ursachen sind Fehlbildungen, chronische entzündliche Darmerkrankungen, Tumore der Scheide, Unfälle, Vergewaltigungen, Operationen; seltene Form der Urininkontinenz

Prostatahyperplasie | 355
Obstipation | 322
Adipositas | 234
Asthma bronchiale | 2
Harnwegsinfektionen | 351
Harnverhalt | 354
Depression | 2
Demenz | 2
chronische Bronchitis | 398

Die Risikofaktoren der Urininkontinenz sind:

- Senkungen der Beckenorgane der Frau
- Prostatahyperplasie beim Mann
- Obstipation
- Adipositas
- Überlastung der Beckenbodenmuskulatur durch schweres Heben und Tragen sowie andere Ursachen für einen gesteigerten abdominellen Druck (z. B. Asthma bronchiale, chronische Bronchitis)
- Harnwegsinfektionen
- Harnverhalt
- Depression
- Atrophie der Schleimhaut in Blase und Harnwegen
- Demenz
- Nebenwirkungen von Medikamenten

Atrophie
Verkleinerung bis Schwund von Zellen, Geweben oder Organen

Kontinenzprofil | 327
Miktionsprotokoll | 314
24-Stunden-Vorlagengewichtstest | 317

Zur Diagnostik der Urininkontinenz werden folgende Methoden eingesetzt:

- Anamnese
- Erstellung eines Kontinenzprofils
- Miktionsprotokoll
- Restharnbestimmung
- 24-Stunden-Vorlagengewichtstest
- Uroflow-Metrie

Die **Restharnbestimmung** ist eine Untersuchung, die bestimmt, wie viel Harn in der Harnblase nach einer willkürlichen Miktion zurückbleibt. Normale Werte liegen bei Erwachsenen unter 50 ml. Werte zwischen 100 und 200 ml werden als pathologisch eingestuft. Die Untersuchung erfolgt in der Regel durch die behandelnde Urologin.

Mit tragbaren Ultraschallgeräten kann diese Untersuchung auch mobil durchgeführt werden. Im Rahmen des Expertenstandards wird empfohlen, dass diese Untersuchung von geschulten Pflegekräften durchgeführt wird.

Eine zweite Möglichkeit der Restharnbestimmung ist mittels eines Harnblasenkatheters. Dabei wird die Betroffene nach erfolgter Miktion einmalkatheterisiert. Auf Grund der möglichen Risiken beim Katheterisieren sollte die Ultraschallmethode vorgezogen werden.

Katheterisieren | 330

Die **Uroflow-Metrie** ist eine Harnstrahlanalyse. Sie untersucht die Beschaffenheit und den Druck des Harnstrahls und die Menge des Urins pro Miktionsabschnitt. Die Untersuchung ist vollkommen schmerzfrei und nicht invasiv. Die Patientin uriniert dabei in einen Trichter des Gerätes, in welchem die Harnstrahlanalyse erfolgt. Das Ergebnis wird grafisch als Kurve aufgezeichnet. Wichtig ist, dass die Patientin möglichst normal uriniert und die Harnblase zuvor gefüllt war, sodass eine Miktionsmenge von mindestens 150 ml abgegeben wird.

Neben den pflegerischen Maßnahmen zur Kompensation von Urinkontinenz werden physiotherapeutische Maßnahmen (z. B. Beckenbodentraining) eingeleitet.

pflegerische Maßnahmen | 313

Unterstützend dazu werden bei der Therapie der Harninkontinenz folgende Medikamentengruppen verwendet:

- Anticholinergika hemmen Synapsen des vegetativen Nervensystems. Dadurch wird die unwillkürliche Blasenkontraktion verringert. Sie werden bei Dranginkontinenz und hyperaktiver Blase eingesetzt.
- Östrogene bessern bei Frauen mit Belastungsinkontinenz in den Wechseljahren (*Menopause*) das subjektive Empfinden, haben aber keinen Einfluss auf die Miktion.
- Serotonin-Wiederaufnahme-Hemmer unterstützen die Funktion des äußeren Harnröhrenschließmuskels.
- Alpha-Rezeptoren-Blocker senken den Widerstand des inneren Harnröhrenschließmuskels und werden in Kombination mit der TURP bei der benignen Prostatahyperplasie eingesetzt, um die spontane Miktionsfähigkeit wiederzuerlangen.

vegetatives Nervensystem | 440
Wechseljahren | 2

Operativ können bei der Urininkontinenz Plastiken eingesetzt werden. Diese bilden einen künstlichen Schwellkörper um die Harnröhre. Sie müssen zu jeder Miktion entblockt und nach der Miktion wieder aktiviert werden. Dies erfordert einerseits manuelles Geschick der Betroffenen und birgt andererseits ein Infektionsrisiko durch den Fremdkörper sowie das Risiko der Unverträglichkeit (Fremdkörperreaktion). Aus diesen Gründen kommen diese Plastiken selten zur Anwendung.

Eine weitere Möglichkeit ist die Anhebung des Blasenhalses mittels eines eingelegten Bandes. Einsatz findet diese Methode bei Belastungsinkontinenz durch gelockertes Bindegewebe und dadurch verringerte Fixierung der Harnröhre. Die Harnröhrenfunktion kann außerdem durch eine Gel-Unterspritzung unterstützt werden. Die Komplikationen dieser beiden Methoden liegen wiederum in einer Fremdkörperreaktion. Ferner kann die Inkontinenz fortbestehen und weitere Komplikationen wie Blasenentleerungsstörungen können durch Überkorrektur oder Irritation auftreten.

7.2.5 Ausgewählte gastrointestinale Störungen und Erkrankungen

Übelkeit und Erbrechen

SHT | 2
Zytostatika | 2

Übelkeit (*Nausea*) ist das Gefühl des Unwohlseins im Magen. Sie kann mit Brechreiz und fehlendem Appetit verbunden sein und wird physiologisch über psychische Reize ausgelöst, die gedanklich mit unangenehmen und als eklig empfundenen Situationen oder Gerüchen verbunden sind. Übelkeit tritt außerdem pathologisch bei Erkrankungen des Magen-Darm-Traktes sowie bei einer Überreizung und Überlastung des vegetativen Nervensystems (z. B. bei SHT, Migräne) auf. Sie ist weiterhin eine Nebenwirkung verschiedener Medikamente (z. B. Zytostatika). Übelkeit ist häufig ein Vorbote des Erbrechens.

Erbrechen (*Emesis*) ist aus physiologischer Sicht ein Schutzmechanismus des Körpers, um Vergiftungen durch aufgenommene Nahrungsmittel zu vermeiden. Die erste Kontrolle der Nahrung erfolgt in der Mundhöhle: Da Gifte häufig bitter schmecken, löst eine starke Reizung der Geschmacksknospen mit bitteren Stoffen einen Würgereiz aus, und die Nahrung wird ausgespuckt. Dieser Reflex wird über das Brechzentrum im verlängerten Rückenmark gesteuert.

Magen | 262

Ist unverträgliche Nahrung in den Magen gelangt, reizt sie dort die Magenschleimhaut, und es kommt zum Erbrechen. Man spricht bei diesem Reflex von retrograder Peristaltik. Er findet in folgenden Schritten statt:

1. Muskulatur der Speiseröhre erschlafft
2. Mund öffnet sich
3. Kehldeckel verschließt die Luftröhre
4. Magenpförtner ist verschlossen
5. Bauchmuskulatur, Zwerchfell und Magen kontrahieren sich und pressen den Magen zusammen
6. Mageninhalt wird nach oben und draußen geschleudert.

Diese Schritte laufen teilweise parallel (1–4) und in sehr kurzer Zeit unwillkürlich ab. Pathologische Ursachen für Erbrechen können sein:

Toxin: Gift
Toxine von Bakterien sind giftige Stoffe aus deren Stoffwechselprozessen.

- Reizung der Magenschleimhaut durch Toxine von Bakterien
- Schädigung des zentralen Nervensystems durch Medikamente, Gifte (z. B. Alkohol), Entzündungen, Tumore oder ein Trauma
- hormonelle Umstellungen, z. B. Schwangerschaftserbrechen
- Schädigung der Magenschleimhaut durch Entzündungen, z. B. bei Gastritis
- Begleiterscheinung anderer gastro-intestinaler Erkrankungen
- Stenosen des Magen-Darm-Traktes, z.B. durch Tumore, Ileus
- psychische Faktoren, z. B. bei Bulimie
- Nebenwirkung vieler Medikamente, durch die Reizung der Magenschleimhaut

nichtrespiratorische Alkalose | 2
nicht-respiratorische Azidose | 2

Komplikationen bei lang anhaltendem Erbrechen sind Störungen des Elektrolythaushalts, des Wasserhaushalts und des Säure-Basen-Haushalts sowie Mangelernährungszustände. Erbrechen führt zum einen zum Verlust von Salzsäure und dadurch zur nicht respiratorischen Alkalose. Zum anderen kann es zur nicht respiratorischen Azidose kommen, wenn der Energiebedarf während der Erkrankung vorwiegend aus Fetten und Eiweißen gedeckt wird. Es entstehen vermehrt Ketonkörper (Ketoazidose).

parenterale Ernährung | 789

Übelkeit und Erbrechen werden dann behandlungsbedürftig, wenn sie nicht mehr als Schutz funktionieren, sondern den Betroffenen nur belasten bzw. Wasser- und Elektrolythaushalt gestört werden. Die Behandlung erfolgt mit Medikamenten und soweit möglich durch Beseitigung der Ursache. Gleichzeitig erfolgt insbesondere bei Kindern, alten und geschwächten Menschen ein Ausgleich des Wasser- und Elektrolythaushalts durch Infusionen sowie wenn nötig eine parenterale Ernährung.

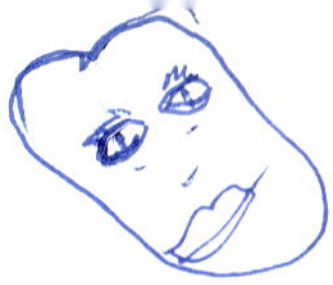

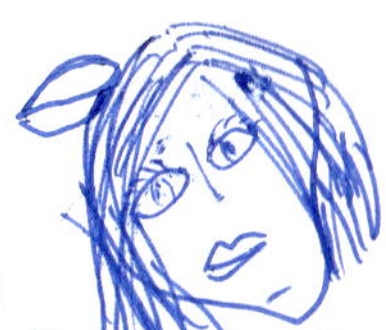

Akute und chronische Durchfälle (Malabsorptionssyndrom)

Malabsorbtion ist die Störung der Resorption von Nährstoffen aus dem Darm ins Blut und in die Lymphbahn (Verdauungsinsuffizienz). Daraus resultierend entstehen Durchfälle (*Diarrhö*), die nach ihren Ursachen wie folgt eingeteilt werden:

- **osmotische Diarrhö**: entsteht durch Nahrungsmittel, die verstärkt Wasser resorbieren (z. B. bei stark süßstoffhaltigen Nahrungsmitteln oder Getränken). Dabei ist die Dünndarmschleimhaut intakt. Dieses Prinzip liegt verschiedenen Abführmitteln (salinische Abführmittel) zu Grunde.
- **sekretorische Diarrhö**: Durch Hormonverschiebungen kommt es zur vermehrten Wassersekretion im Dünndarm. Diese wird z. B. durch Bakterien ausgelöst.
- **Motilitätsstörungen**: z. B. beim |Reizdarmsyndrom
- **Schädigungen der Darmschleimhaut**: z. B. bei |Morbus Crohn, |Sprue.
- **Tumore**

Reizdarmsyndrom | 2
Morbus Crohn | 2
Sprue | 2

Der Stuhlgang ist bei Malabsorbtionssyndromen sehr flüssig, riecht faulig und enthält die gespaltenen, nicht resorbierten Nährstoffe.
In der Folge der Durchfälle kommt es zu

- Gewichtsabnahme
- Verschiebungen des Wasser-, Elektrolyt- und Säure-Basen-Haushalts
- Muskelschwäche
- Veränderungen von Haut und Schleimhäuten
- Anämie

Bei der Behandlung der Durchfälle steht – wenn möglich – die Beseitigung der Ursachen im Vordergrund. Bei Kindern, alten und geschwächten Menschen sowie bei länger andauernden Durchfällen müssen Flüssigkeit, Elektrolyte und Nährstoffe parenteral zugeführt werden (Infusionstherapie |782).

Stuhlinkontinenz

Stuhlinkontinenz ist das Unvermögen, Stuhlgang willkürlich zu entleeren bzw. Stuhldrang zu unterdrücken und Stuhl zurückzuhalten. Sie wird wie folgt eingeteilt:

- **Teilinkontinenz 1. Grades**: unwillkürlicher Abgang von Darmgasen und dünnflüssigem Stuhl bei Belastung
- **Teilinkontinenz 2. Grades**: Abgang geringer Mengen festen Stuhls bei Belastung
- **Totalinkontinenz**: unwillkürlicher Abgang festen Stuhls

Die Ursachen der Stuhlinkontinenz können sein:

- |Querschnittslähmung
- |Apoplex
- Verletzung des M. ani externus, z. B. nach schweren Entbindungen mit |Dammriss III. und IV. Grades
- Demenz
- Kontrolle der Stuhlausscheidung konnte nie erlernt werden (primäre Stuhlinkontinenz)
- Nach Hämorridenoperation fehlender Stuhldrang und dadurch unerwarteter Stuhlabgang
- Beim Darmverschluss (Ileus) tritt eine paradoxe Inkontinenz auf, es kommt zum unwillkürlichen Abgang dünnflüssigen Stuhls.

Querschnittslähmung | 2
Apoplex | 2
Dammriss | 2

Bei der Therapie der Stuhlinkontinenz stehen Methoden des Kontinenztrainings und deren physiotherapeutische Unterstützung im Vordergrund.
Indikationen zur operativen Therapie sind:

- Verlust der Sensitivität der Analschleimhaut nach radikaler Hämorridenoperation,
- Verlust von Teilen der Beckenbodenmuskulatur nach Geburtstraumen oder Fisteloperationen,
- Rektumprolaps.

Rekonstruktion
Wiederherstellung

Die operativen Methoden richten sich dabei nach der Entstehungsgeschichte der Inkontinenz. So wird der Verlust der Sensitivität durch eine Transplantation sensitiven Gewebes in den Analkanal behoben. Muskuläre Schäden werden durch Rekonstruktionen behandelt, ein Rektumprolaps wird angehoben, neurogene Schädigungen können durch Plastiken oder Stimulation der geschädigten Nerven behandelt werden, allerdings ist hier die Erfolgschance eher gering. Des Weiteren kann ein künstlicher Schließmuskel zur Kontrolle der Stuhlausscheidung beitragen. Begleitend wird immer eine ballaststoffarme Kost empfohlen sowie die Einnahme Wasser bindender Medikamente. Dies sorgt für eine festere Stuhlkonsistenz, in deren Folge die Entleerungsfrequenz abnimmt. Dadurch sinkt auch die Frequenz der Inkontinenzerlebnisse.

Laxanzien | 710
künstlicher Darmausgang | 2

Medikamentös können Wirkstoffe zur Anwendung kommen, die die Darmbeweglichkeit senken. Laxanzien sind kontraindiziert. Zur Steigerung der Lebensqualität bei Stuhlinkontinenz Grad 3 kann operativ ein künstlicher Darmausganges (*Anus praeter*) angelegt werden.

Medikamente zur Behandlung gastrointestinaler Beschwerden

Die medikamentöse Behandlung gastrointestinaler Beschwerden richtet sich in erster Linie nach den Ursachen. In diesem Kapitel werden Medikamente zur Behandlung von Übelkeit und Brechreiz, Spasmen, Obstipation und Diarrhö besprochen.

Die medikamentöse Behandlung von **Übelkeit** und **Brechreiz** erfolgt mit Antiemetika. Sie gehören zu unterschiedlichen Medikamentengruppen. Je nach Ursache sind verschiedene Medikamente angezeigt:

Ursache	Medikamente	Wirkungsweise
zentrales Erbrechen	Dopaminrezeptorantagonisten, z. B. Psyquil®, Perphenazin®	hemmen die Dopaminrezeptoren im ZNS, dadurch Wirkung von Adrenalin gesenkt, geringere sympathische Reaktion, geringere Stressreaktion, Verdauungsorgane werden besser durchblutet
gastrointestinale Beschwerden	Dopaminrezeptorantagonisten, z. B. Paspertin®, MCP®, Gastrosil®	hemmen die Dopaminrezeptoren im ZNS, dadurch Wirkung von Adrenalin gesenkt, geringere sympathische Reaktion, geringere Stressreaktion, Verdauungsorgane werden besser durchblutet
Reisekrankheit	M-Cholinorezeptoranatagonisten, Histaminrezeptorantagonisten, z. B. Vomex®	senken den Tonus der glatten Muskulatur, indem sie die Rezeptoren des Parasympatikus hemmen
durch Medikamente induziertes Erbrechen, bei Zytostatikatherapie	Serotoninantagonisten: Zofran®	Serotonin regt die Darmperistaltik an; durch dessen Hemmung wird das Erbrechen verringert

[Tab. 1] Antiemetika

Die medikamentöse Behandlung der **Diarrhö** besteht im Ausgleich des Wasser- und Mineralhaushalts, in der Behandlung der Ursache bei Infektionskrankheiten des Darmes und in der Verringerung der Darmmotorik, um die Resorptionszeit für Wasser im Grimmdarm zu verlängern.

Ursache	Medikamente	Wirkungsweise
Infektion	antibiotische Therapie	verhindern/ verringern das Bakterienwachstum
	absorbierende Stoffe: Kohletabletten	Bindung von Bakterientoxinen, dadurch Verminderung der Darmschleimhautreaktion
	Gerbstoffe: Tannalbin	Gerbstoffe verhindern/ verringern das Bakterienwachstum
	Hefepilze	Verdrängung pathogener Erreger
Gestörte Darmflora nach Antibiotikatherapie	Laktobakterien	Neubesiedlung des Darmes
Symptomatische Diarrhö	Opioide, z. B. Tinctura opii®, Morphin®, Spasmolytika, z. B. Immodium®	Verringerung der Darmperistaltik
	Quellstoffe: Diarrhoesan®	Bindung von Wasser, dadurch Verfestigung der Stuhlkonsistenz

[Tab. 2] Medikamente gegen Diarrhö

Die medikamentöse Behandlung der **Obstipation** erfolgt mit Laxanzien. Dies sind Medikamente, die die Stuhlausscheidung unterstützen. Ihre Wirkungsweise kann man in vier Gruppen einteilen:

- osmotisch wirkende Stoffe
- Quellstoffe
- Laktulose
- Gleitmittel

Wirkstoffgruppe	Medikamente und Wirkungseintritt nach	Wirkungsweise und Nebenwirkungen
osmotisch wirkende Stoffe	Rizinusöl®: 2–6 Stunden Dulcolax®: 5–10 Stunden Laxoberal®: wenige Stunden X-Prep®: 8–10 Stunden	binden Wasser im Darm und reizen die Darmschleimhaut; dadurch kommt es zur Wasserabgabe aus dem Gewebe und zur vollständigen Darmentleerung; Nebenwirkungen: Beeinträchtigung der Zellfunktion, Krebs erregend bei Aufnahme in das Blut, Gewöhnung des Darmes bei Langzeitgabe, dadurch Obstipation; nur bei X-Prep: Diarrhö bei gestillten Säuglingen, Rotfärbung des Urins
Quellstoffe	Weizenkleie, Leinsamen: mehrerer Tage	Diese nicht vorbehandelten (gespaltenen) Stoffe werden nicht verdaut, sie binden Wasser an sich, quellen im Darm auf und lockern so den Stuhl
Laktulose	Bifiteral®, Lactuflor®: 8–10 Stunden	wird im Darm zu Essig und Milchsäure gespalten, verringern die Darmbakterienaktivität und dadurch wird mehr Wasser an den unveränderten Ballaststoffen gehalten, Nebenwirkungen: Übelkeit, Erbrechen, Blähungen
Gleitmittel	Glycilax®: 2 Stunden	weichen den Stuhl auf, machen Stuhl und Darmwand gleitfähiger

[Tab. 3] Laxanzien

Auswirkung von gastrointestinaler und renaler Funktionsstörungen

Medikamente, die oral verabreicht werden, passieren den Magen-Darm-Trakt. Ihre Resorption – und damit Voraussetzung für die Wirkung – wird durch Erkrankungen des Magens und des Dünndarms beeinflusst. Die Ausscheidung aller wasserlöslichen Medikamente bzw. deren Abbauprodukte erfolgt über die Niere. Störungen der Nierenfunktion und insbesondere der Sekretionsfunktion in den proximalen Tubuli führen zu einer Anreicherung (*Kumulation*) der Medikamente. Dadurch kann es zu Vergiftungen und verstärkten unerwünschten Wirkungen kommen.

Niere | 340

Der Weg oral aufgenommener Medikamente verläuft wie in [Abb. 5] (Pharmakokinetik | 711).

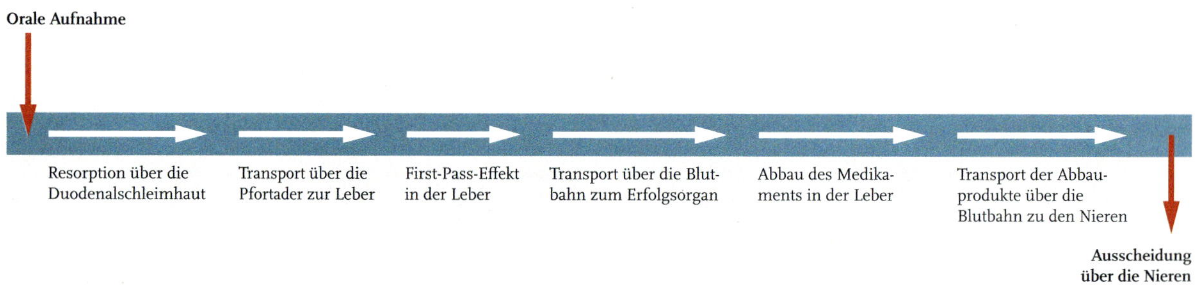

[1] Der Weg oral aufgenommener Medikamente

In der folgenden Tabelle sind typische Störungen und ihre Folgen aufgeführt:

Störung	Folgen	Alternativen
Diarrhö	Resorptionszeit zu kurz, es wird zu wenig Wirkstoff aufgenommen, rektale Suppositorien werden zu früh ausgeschieden, Wirkung vermindert	Parenterale oder sublinguale Applikation
Erbrechen	Medikament wird mit erbrochen, Wirkstoff kann nicht resorbiert werden, keine Wirkung	Parenterale Applikation
Malabsorbtionssyndrom	Resorption gestört, es wird zu wenig Wirkstoff aufgenommen, Wirkung vermindert	Parenterale oder sublinguale Applikation
Niereninsuffizienz	Wirkstoff wird zu langsam, bzw. in zu geringer Menge ausgeschieden, Kumulation	Medikament wählen, das über das Gallensekret ausgeschieden wird, sorgfältige Einstellung des Medikaments, evt. ist das Medikament kontraindiziert

[Tab. 1] Funktionsstörungen mit ihren Folgen für die Medikamentengabe

Erbrechen und Diarrhö beschleunigen den Weg der Medikamente durch den Magen-Darm-Trakt. Die Medikamendte können nicht oder kaum resorbiert werden. Dadurch ist die Wirkung herabgesetzt.

8 Atmen

8.1 Pflegerische Schwerpunkte Atmen

8.1.1 Beobachtung der Atmung, des Hustens und des Sputums 366

Die Atmung 366
- Atemtypen 367
- Veränderungen der Atmung 368

Beobachten von Husten 370

Beobachten von Sputum 371

8.1.3 Ventilationsfördernde Maßnahmen 372

Ventilationsfördernde Lagerungen 373

Atemgymnastische Übungen 374

Totraumvergrößerung 375

Atemstimulierende Einreibung 375

8.1.4 Sekretlösende Maßnahmen 377

Dränagelagerungen 377

Perkussion und Vibration 378

Wickel 378

Inhalationen 380

Abhusten und produktive Hustentechnik 382

Absaugen der oberen Atemwege 382

8.1.5 Pneumonieprophylaxe 384

- Risikogruppen 384
- Epidemiologie 384
- Maßnahmen zur Pneumonieprophylaxe 384
- Risikoassessment 384

8.1.6 Verabreichung von Sauerstoff 386

8.2. Naturwissenschaftlich-medizinischer Bezug Atmen 388

8.2.1 Lage, Aufbau und Funktion der Atmungsorgane 388

Obere Atemwege 388
- Nase und Nasennebenhöhlen 388
- Der Kehlkopf 389

Die unteren Atemwege 390
- Die Luftröhre 390
- Die Bronchien 390
- Die Lungen 391

8.2.2 Der Atemvorgang aus physiologischer und 0 physikalisch-chemischer Sicht 392

Atemmechanik 392

Steuerung der Atmung 394

Gasaustausch 395

8.2.3 Verabreichen atemwirksamer Medikamente 396

8.2.4 Pflegerisch relevante Symptome und Erkrankungen der Atemwege 397

Dyspnoe 397

Obstruktive und restriktive Lungenerkrankungen 397
- Chronische Bronchitis 398
- Lungenfibrose 399

Pneumonie 400

Boronchialkarzinom 401

Lungenembolie 402

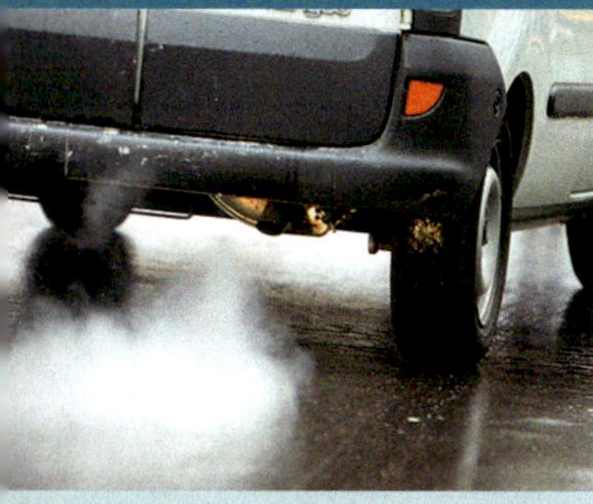

Atmen

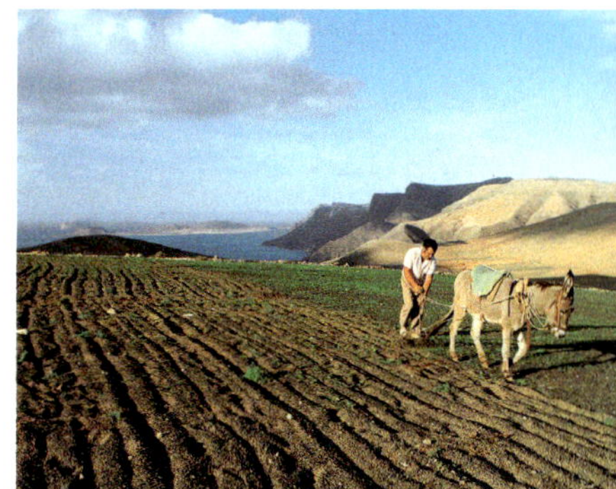

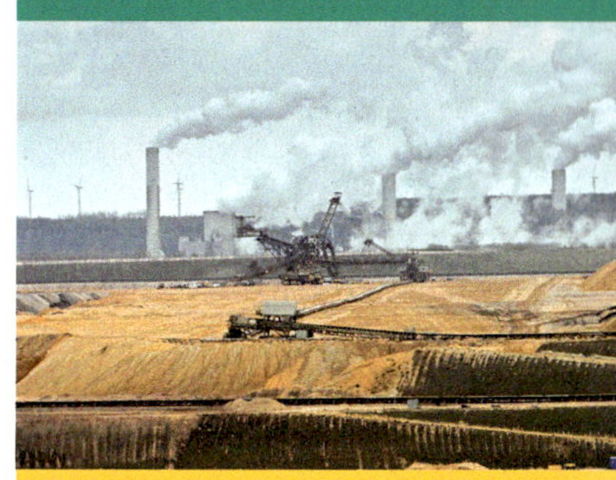

Der Atem ist seit alters her das Symbol für das Leben: in der Bibel wird Adam von Gott „Leben eingehaucht"; in diesem Zusammenhang wird auch vom Lebensodem gesprochen. Das deutsche Wort Atem leitet sich von dem altindischen Wort atma ab. Dieses steht für Hauch, Seele, Selbst.

Die wichtige Bedeutung des Atmens zeigt sich in vielen weiteren Wortspielen und Assoziationen.

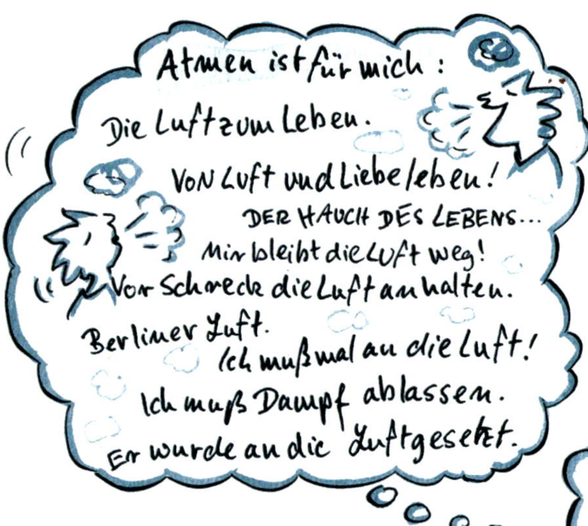
Atmen ist für mich:
Die Luft zum Leben.
Von Luft und Liebe leben!
DER HAUCH DES LEBENS...
Mir bleibt die Luft weg!
Vor Schreck die Luft anhalten.
Berliner Luft.
Ich muß mal an die Luft!
Ich muß Dampf ablassen.
Er wurde an die Luft gesetzt.

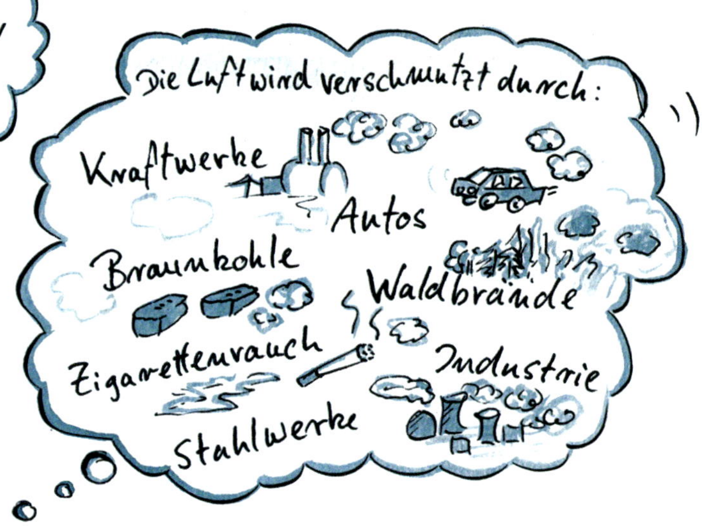
Die Luft wird verschmutzt durch:
Kraftwerke
Autos
Braunkohle
Waldbrände
Zigarettenrauch
Industrie
Stahlwerke

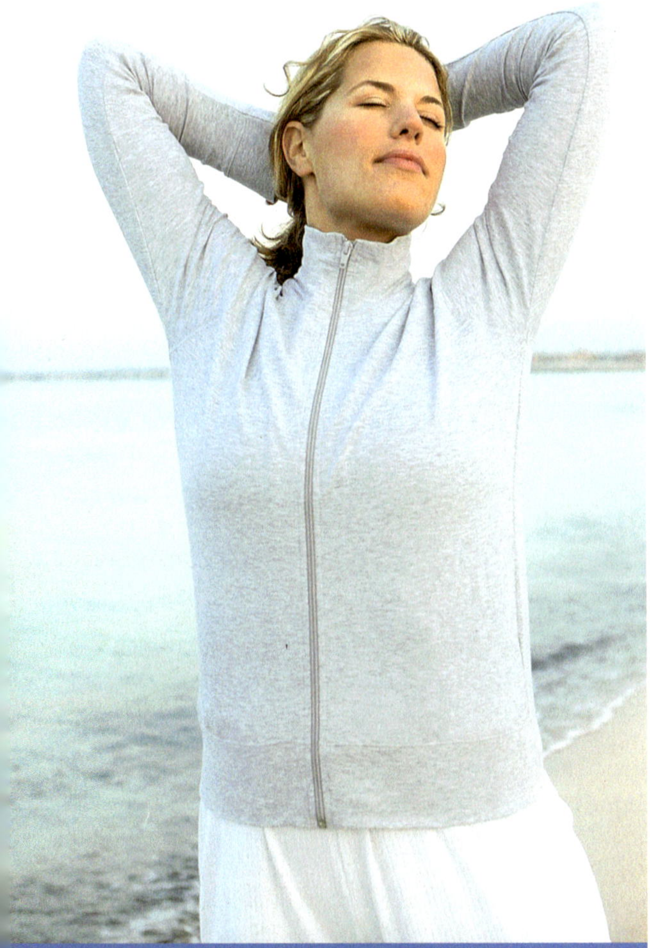

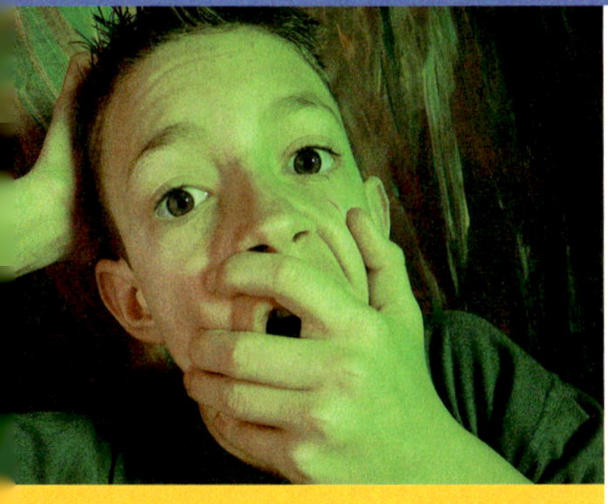

Das Atmen gilt subjektiv als die wichtigste Vitalfunktion des Menschen; empfinden Menschen Atemnot, ist dies ein Zustand höchster Lebensbedrohung, der Todesangst verursacht.

Atmen wird durch unsere Stimmung beeinflusst und gleichzeitig kann Atmen auch die Stimmung beeinflussen. Mit Sicherheit kennen Sie diese Situation: Eine plötzliche Gefahr droht und Sie holen instinktiv tief Luft und halten vielleicht sogar die Luft an. Ist die Gefahr vorüber, atmen Sie langsam und entspannt aus. Diesen Zusammenhang zwischen Entspannung und langsamen Atmen macht man sich bei Entspannungsübungen zu nutze. Durch langsames Atmen werden Spannungen gelöst. Dadurch können sogar Schmerzen gelindert werden, indem gezielte Entspannungsübungen den Teufelskreis zwischen Schmerzen, Anspannung und daraus resultierenden stärkeren Schmerzen unterbrechen.
Obwohl unsere Umgebunsluft so wichtig für unser Überleben ist, gehen wir Menschen nicht immer sorgsam damit um. Die Luftverschmutzung ist nach wie vor ein weltweit ungelöstes Problem unserer Zivilisation und Fortschritts. Gleichzeitig ist die Luftverschmutzung eine der bedeutendsten Ursachen chronischer Atemwegserkrankungen. So leiden in Industrieregionen und in Großstädten mehr Kinder unter häufig wiederkehrenden Atemwegserkrankungen als in ländlichen Gebieten.

Auch wenn wir gegen die Luftverschmutzung nur kleine Schritte selbst unternehmen können, können wir als Pflegende pflegebedürftige Menschen beim Atmen unterstützen. Das folgende Kapitel gibt einen Überblick über pflegerische Maßnahmen im Zusammenhang mit der Vitalfunktion Atmen.

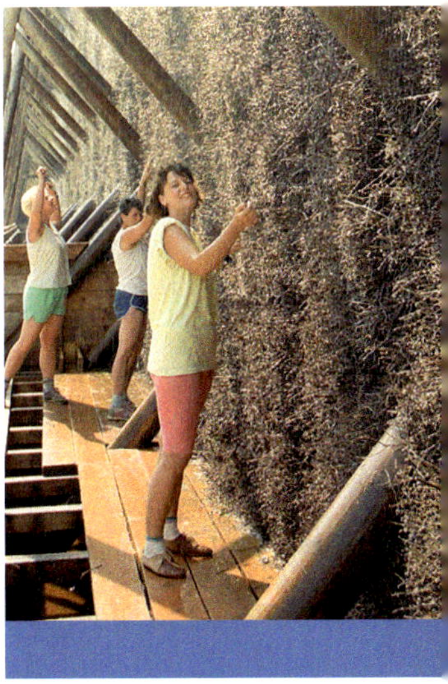

8.1 Pflegerische Schwerpunkte

8.1.1 Beobachtung der Atmung, des Hustens und des Sputums

Vitalzeichen | 224

Parameter
eine charakterisierende Eigenschaft oder Kenngröße

Atmung

Wie der Puls, der Blutdruck und die Körpertemperatur gehört auch die Atmung zu den Vitalzeichen eines Menschen. Die Vitalzeichen sind die messbaren Parameter, die Informationen über die lebenswichtigen Körperfunktionen geben.

Die Atmung wird deshalb bei folgenden Personengruppen beobachtet und dokumentiert:

- Patientinnen mit Erkrankungen der Atemwege
- Patientinnen mit Herzerkrankungen
- Patientinnen mit Schädelverletzungen
- schwer kranken Patientinnen
- frisch operierten Patientinnen
- bewusstlosen Patientinnen
- sedierten Patientinnen
- Neu- und Frühgeborenen

Ziel der Beobachtung der Atmung ist es, Veränderungen des Allgemeinzustandes schnell zu erkennen und Maßnahmen zur Stabilisierung einzuleiten.

Die Einatmung wird **Inspiration**, die Ausatmung **Exspiration** genannt. Die normale Atmung heißt **Eupnoe**. Sie setzt sich zusammen aus:

- der normalen Atemfrequenz,
- der normalen Atemtiefe,
- einem gleichmäßigen Atemrhythmus.

Die **Atemfrequenz** wird pro Minute ausgezählt, indem beim liegenden Menschen das Anheben des Brustkorbs beobachtet wird. Bei schwacher Atmung und bei Säuglingen ist die Bewegung des Thorax nicht immer eindeutig zu erkennen. Dann wird die Hand zur Bestimmung der Atemfrequenz unterhalb des Schwertfortsatzes leicht aufgelegt, ohne dabei die Atmung zu beeinflussen. Die zweite Hand kann dabei zur Unterstützung auf den unteren Rippenbogen gelegt werden [Abb. 1].

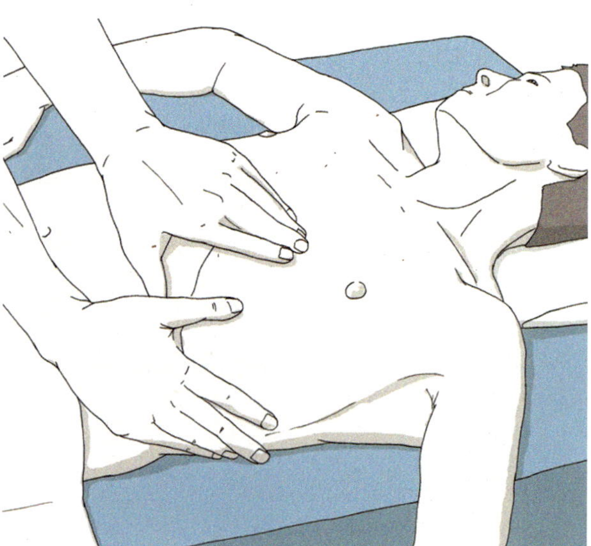

[1] Atemfrequenzermittlung

Da sich bei bewusster Atmung die Atemfrequenz schnell verschiebt, ist es sinnvoll, die Patientin während der Atemfrequenzmessung abzulenken. Eine Möglichkeit ist zu sagen, dass man den Puls zählen möchte und statt dessen die Brustkorbhebungen zählt.

Die normale Atemfrequenz beträgt:

- bei Neugeborenen: 50 Atemzüge / min
- bei Kleinkindern: 30 – 40 Atemzüge / min
- bei Kindern: 20 – 30 Atemzüge / min
- bei Erwachsenen: 12 – 16 Atemzüge / min

Das Verhältnis zwischen Pulsfrequenz und Atemfrequenz beträgt ab dem 3. Lebensjahr ca. 4:1. Das bedeutet auch, dass mit einer erhöhten Pulsfrequenz (z. B. nach körperlicher Anstrengung) gleichzeitig die Atemfrequenz ansteigt.

Die **Atemtiefe** beschreibt die bei der Inspiration eingeatmete bzw. bei der Exspiration ausgeatmete Luftmenge. Bei einer normalen Atemtiefe erfolgt die Atmung

- gleichmäßig und ruhig,
- mit geschlossenem Mund,
- ohne Geräusche und ohne Anstrengung,
- mit kurzen Pausen zwischen Ein- und Ausatmung.

Die normale Atmung ist rhythmisch. Der **Atemrhythmus** ist gleichmäßig und die Einatmung dauert etwa halb so lang wie die Ausatmung.

Atemtypen

Mit dem Atemtyp werden die Muskelpartien benannt, die hauptsächlich bei der Ein- und Ausatmung beteiligt sind:

- **Brustatmung** (*Kostalatmung*): Der Brustkorb hebt sich zur Einatmung, dadurch wird der Raum innerhalb des Brustkorbs (intrathorakaler Raum) größer und Luft kann in die Lunge strömen.
- **Bauchatmung**, auch Zwerchfellatmung (*Abdominalatmung*): Das Zwerchfell kontrahiert und senkt sich dadurch nach kaudal ab. Dadurch wird ebenfalls der intrathorakale Raum größer und wiederum strömt Luft in die Lunge.
- **Auxilliaratmung**: Einsatz der |Atemhilfsmuskulatur (*Auxiliarmuskeln*) zum Ein- und Ausatmen Atemhilfsmuskulatur | 393
- **Paradoxe Atmung:** Der Brustkorb senkt sich bei der Einatmung und hebt sich bei der Ausatmung.

Reine Bauchatmung kommt nur bei Neugeborenen und Säuglingen vor; reine Brustatmung nur bei Schwangeren im 3. Schwangerschaftsdrittel (*Trimenon*), ansonsten sind die Atemtypen immer Mischtypen. Frauen neigen dabei mehr zur Brustatmung und Männer mehr zur Bauchatmung.

Im Alter nimmt die Elastizität des Thorax ab, dann überwiegt die Bauchatmung. Paradoxe Atmung und Auxilliaratmung kommen nur im Krankheitsfall vor.

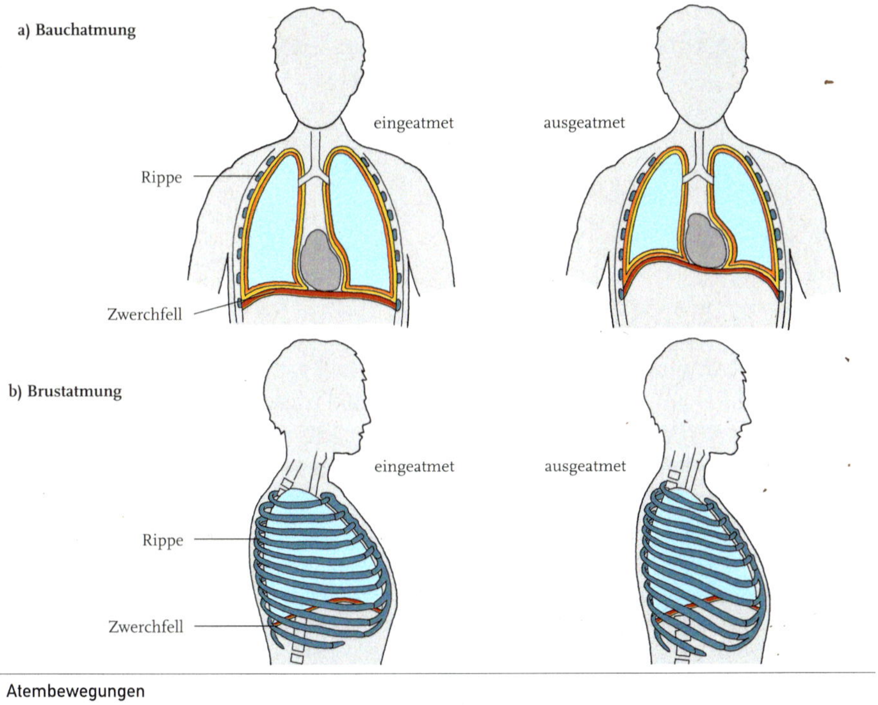

[2] Atembewegungen

Veränderungen der Atmung

physiologisch | 34
pathologisch | 34

Veränderungen der Atmung können |physiologisch oder |pathologisch sein. Physiologische Atemveränderungen betreffen die Atemfrequenz und die Atemtiefe. Beim Schlafen kommt es zu einer Verlangsamung der Atemfrequenz und einer geringeren Atemtiefe, bei körperlicher Anstrengung zu einer Beschleunigung der Atemfrequenz und einer größeren Atemtiefe.

Pathologische Veränderungen der Atemfrequenz werden eingeteilt in:

Sedativa | 2
Pneumonie | 384
Fieber | 416
Schock | 823
Aspiration | 251
Gehirnblutung | 2
Erste-Hilfe-Maßnahmen | 808

- **Bradypnoe:** Verlangsamung der Atemfrequenz; tritt auf bei Erkrankungen des ZNS (z. B. Gehirntumore, Vergiftungen) und als Nebenwirkung bestimmter Medikamente (z. B. |Sedativa).
- **Tachypnoe:** Beschleunigung der Atemfrequenz ohne sichtbare Anstrengung; tritt auf bei Verkleinerung der Gasaustauschfläche (z. B. |Pneumonie), Stoffwechselerhöhung (z. B. |Fieber), Kreislaufinsuffizienz (z. B. |Schock) oder Sauerstoffmangel.
- **Apnoe:** Atemstillstand, es findet keine Atembewegung mehr statt; tritt auf bei Verlegungen der Atemwege (z. B. |Aspiration), Schädigung des Atemzentrums (z. B. |Gehirnblutung), Lähmung der Muskulatur (z. B. durch relaxierende Medikamente während einer Narkose). Eine Apnoe ist ein lebensbedrohlicher Zustand, bei dem es abhängig von der Dauer zum Sauerstoffmangel und damit zu irreversiblen Schädigung von Gehirn und Herz kommen kann. Es müssen sofort |Erste-Hilfe-Maßnahmen eingeleitet werden.
- **Dyspnoe**: Atemnot, erschwerte Atmung; tritt bei Erkrankungen der Atemwege, des ZNS sowie des Herz-Kreislauf-Systems auf. Sie kann in unterschiedlichen Schweregraden auftreten [Tab. 1] und tritt entweder akut (z. B. bei einer allergischen Reaktion) oder chronisch auf.
  Eine Dyspnoe ist das subjektive Empfinden der Atemnot, die betroffenen Menschen empfinden häufig Todesangst. Sie wird häufig durch Symptome wie Tachykardie, Schwitzen, Zyanose, hörbare Atemgeräusche sowie eine typische Körperhaltung (Aufstützen der Arme bei gleichzeitigem Bewegen des Oberkörpers) begleitet.

ortho-
gr. Vorsilbe;
gerade, von aufrecht, recht

Arbeitsdyspnoe / Belastungsdyspnoe	Die Atemnot tritt bei Belastungen auf, die einen gesunden Menschen nicht in der Atmung beeinträchtigen würden. Z.B. nach einem Treppenabsatz muss die Patientin pausieren.
Ruhedyspnoe	Die Luftnot tritt bereits in Ruhe auf, im Bett liegend.
|Orthopnoe	Schwerste Form der Dyspnoe, die betroffene Person kann nur aufrecht sitzend atmen.

[Tab. 1] Grade der Dyspnoe

Pathologische Veränderungen der **Atemtiefe** werden eingeteilt in:

respiratorische Alkalose | 350

- **Hyperventilation:** Bei gleichzeitiger Eu- oder Tachypnoe kommt es zu einer geringen Atemtiefe bei kurzer Inspirations- und verlängerter Exspirationsphase; dadurch werden die Lungen unzureichend belüftet und es kommt zur vermehrten Abgabe von Kohlenstoffdioxid (CO_2) und damit zu einer lebensbedrohlichen Störung des Säure-Basen-Haushalts im Körper (|respiratorische Alkalose). Hyperventilation tritt bei Erkrankungen der Atemwege, des ZNS und auch bei Stress auf.

Eine häufig bei jungen Frauen durch Stress (z. B. bei Popkonzerten) ausgelöste Hyperventilation mit darauf folgendem Schwindel, Bewusstlosigkeit oder sogar Krampfneigung kann durch eine einfache „Therapie" behoben werden: Man hält der betroffenen Person für eine kurze Zeit eine Plastiktüte vor Mund und Nase, um ein Zurückatmen der kohlenstoffdioxidreichen Atemluft zu erreichen.

- **Hypoventilation:** bei gleichzeitiger Bradypnoe kommt es zu einer flachen Atmung; sie tritt bei Lungenfunktionsstörungen (z. B. |Asthma bronchiale), aber auch bei einer schmerzbedingten |Schonhaltung auf.

Asthma bronchiale | 2
Schonhaltung | 120

Bei normaler Atmung treten keine Atemgeräusche auf. Pathologische Veränderungen entstehen durch:
- Verlegung der Atemwege durch Schleim
- Verengung der Atemwege durch ein (krampfhaftes) Zusammenziehen der Bronchialmuskulatur (*Spasmus*)

Pflegediagnose

Beeinträchtigter Gasaustausch

Übermäßiger oder zu geringer Sauerstoff- und / oder Kohlendioxidaustausch in den Alveolarkapillaren.
DOENGES et al.: S. 347

Pathologische Veränderungen der Atemgeräusche werden Stridor genannt. Tritt das Atemgeräusch beim Einatmen auf, spricht man von einem inspiratorischen Stridor (z. B. bei |Krupp), beim Ausatmen von einem exspiratorischen Stridor (z. B. bei Asthma bronchiale). Man unterscheidet anhand der Lokalisation:
- Schniefen: Verlegung / Verengung der Nase (*Stridor nasalis*)
- Schnarchen: Verlegung / Verengung im Rachen (*Stridor pharyngealis*)
- Pfeifen: Verlegung / Verengung im Kehlkopf (*Stridor laryngealis*)
- Brummen: Verlegung / Verengung in der Luftröhre (*Stridor trachealis*)
- Giemen: Verlegung / Verengung in den Bronchiolen

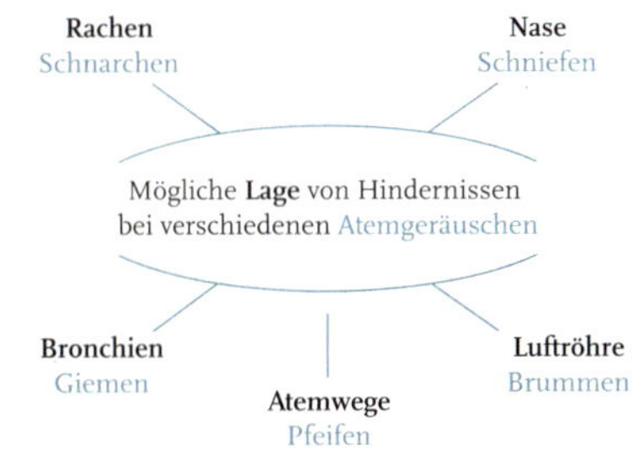

[1] Lage von Hindernissen bei Stridor

Der **Atemgeruch** gesunder Menschen ist unauffällig. Er kann durch verschiedene Nahrungs- und Genussmittel (z. B. Knoblauch, Alkohol) physiologisch verändert sein.

Da über die Atmung die gasförmigen Stoffwechselendprodukte ausgeschieden werden, gelangen auch typische Geruchsstoffe bei bestimmten Erkrankungen in die Ausatemluft. So führen |Erkrankungen der Mundhöhle zu pathologisch verändertem Mundgeruch. Andere Erkrankungen führen zu pathologischen Veränderungen des Atemgeruchs. [Tab. 2] gibt einen Überblick.

Krupp | 2
Erkrankungen der Mundhöhle | 112

Stoff	Geruchsqualität	Mögliche Erkrankung
Azeton	Nach frischem Obst, frischen Äpfeln, oder Nagellackentferner	|Entgleister Diabetes mellitus, Hyperglykämisches Koma (*Coma diabeticum*)
Zersetzungsstoffe, Zerfallsprodukte von Gewebe	Faulig, übel riechend	|Bronchialkarzinom
Zerfallsprodukte von Lebergewebe	Nach frischer Leber, süßlich	|Leberkoma (*Coma haepaticum*)
Eiter	Übel riechend, faulig, jauchig, stinkend	Entzündungen im Bereich des Mundes und der Zähne oder des Magens, Bronchiektasen, Lungengangrän

[Tab. 2] Pathologische Veränderung des Atemgeruchs

Entgleister Diabetes mellitus | 2
Bronchialkarzinom | 401
Leberkoma | 2

Die normale Atmung erzeugt ein **Atemmuster**, das in einer regelmäßigen Kurve dargestellt werden kann. Pathologische Veränderungen bestehen in längeren Atempausen, anschwellender und abschwellender Atemtiefe oder krankheitstypischen Veränderungen des Rhythmus:

Eupnoe: Normale Atmung	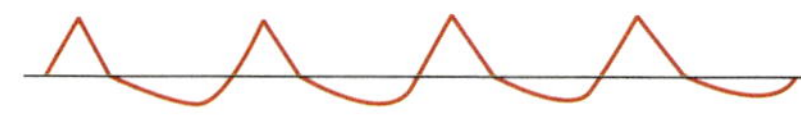
Biot'sche Atmung: Gleichmäßige Atemtiefe mit längeren Pausen, Störungen des Atemzentrums, Frühgeborene	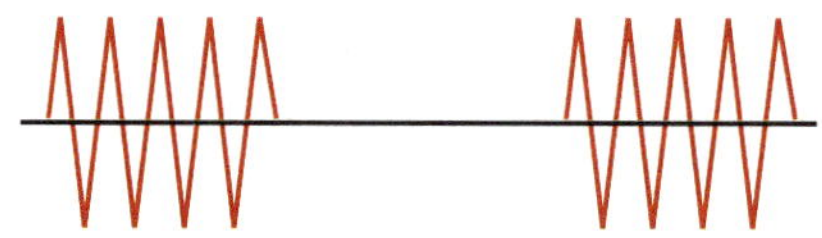
Cheyne-Stoke'sche Atmung: An- und abschwellende Atemtiefe mit regelmäßigen längeren Atempausen, schwere Schädigung des Atemzentrums, Frühgeborene	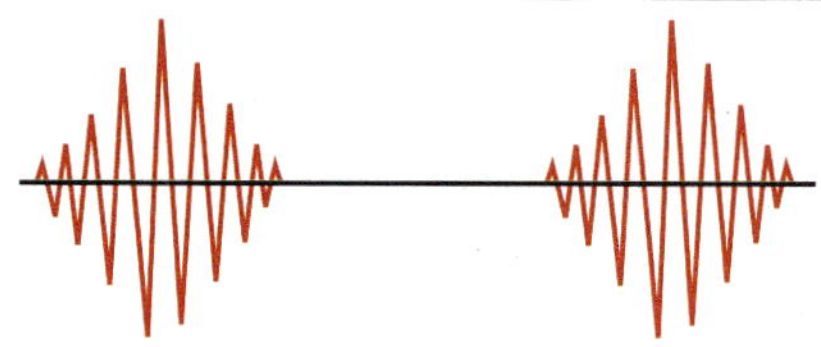
Kussmaul Atmung: Abnorm vertiefte Ein- und Ausatmung, bei schweren Stoffwechselstörungen zum Ausgleich des pH-Wertes	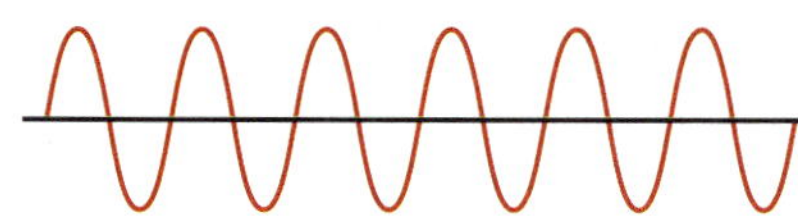
Schnappatmung: Einzelne, unregelmäßige Atemzüge, im Sterben, bei eintretendem Hirntod	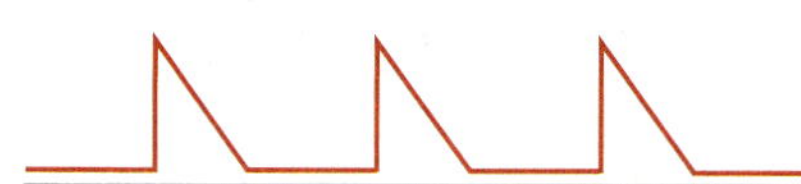
Apnoe: Atemstillstand (*Asphyxie*)	

[Tab. 1] Atmungstypen

Pflegediagnose

Unwirksamer Atemvorgang

Inspirations- und / oder Expirationsvorgang, der nicht zu einer adäquaten Belüftung der Lungen führt.

—

Doenges et al.: S. 167

Husten

Husten ist ein Symptom für Erkrankungen der Atemwege. Er kann bewusst oder reflektorisch ausgelöst werden. Durch das abrupte Ausstoßen von Luft sollen Fremdkörper oder Sekret aus den Atemwegen hinausbefördert werden (Selbstreinigungsmechanismus der Atemwege).

Der Husten wird als produktiv bezeichnet, wenn Sekret aus den Bronchien befördert wird. Dieses Sekret kann dann dabei auch abgehustet werden.

Unproduktiver oder trockener Husten entsteht bei einer Reizung der Bronchialschleimhaut oder des Kehlkopfes ohne Sekretproduktion. Er wird durch Reizstoffe verursacht und von den Betroffenen häufig als quälend empfunden. Bestimmte Erkrankungen verursachen typischen Husten.

Folgende Reize führen zum Husten:

- Stäube und Gase (z. B. Zigarettenrauch, Chlorgas)
- Austrocknung der Bronchialschleimhaut (z. B. bei sehr trockener Luft)
- Bronchialtumore
- beginnende Entzündung / Infektion der Atemwege (z. B. Bronchitis), zuerst ohne Sekretbildung
- Medikamente, deren Nebenwirkung das Atemzentrum beeinflussen (z. B. ACE-Hemmer)

Bestimmte Hustenformen deuten auf Erkrankungen oder den Verlauf von Erkrankungen hin. Daher muss die Beobachtung und Dokumentation von Husten sorgfältig geschehen. Es werden Zeitpunkt, Dauer und Auswirkung des Hustens auf die Patientin festgehalten.

Sputum

Als Sputum wird das Sekret bezeichnet, welches in den Bronchien produziert und abgehustet wird. Sputum-Auswurf gilt nur in geringen Mengen und bei gelegentlichem Auftreten als physiologisch. Das normale Aussehen ist glasig hell.

Das Sputum wird in so genannten Sputumbechern von den Patientinnen gesammelt. Dabei wird bei produktivem Husten das abgehustete Sekret in den Sputumbecher gespuckt. Die Patientinnen werden beim Husten nach Bedarf unterstützt und Zellstoff zur abschließenden Mundreinigung zur Verfügung gestellt.

In besonderen Situationen (z. B. bei beatmeten Patientinnen, zur speziellen Diagnostik) wird Sputum durch Absaugen gewonnen. Dabei wird zwischen den sterilen Absaugkatheter und den Absaugschlauch ein spezieller Sputumauffangbehälter „zwischengeschaltet". Es wird so viel Sekret wie benötigt gewonnen und im Anschluss der Absaugvorgang bei Bedarf fortgesetzt.

Absaugen | 382

Bei nicht beatmeten Patientinnen können Sputumproben über eine bronchioskopische Untersuchung durch ärztliches Personal gewonnen werden.

Das Sputum wird makroskopisch bezüglich folgender Kriterien eingeschätzt:

- Aussehen
- Konsistenz
- Menge
- Geruch
- Zeitpunkt des Abhustens

makroskopisch
mit bloßem Auge sichtbar
makro-, griech. = groß
skopein, griech. = sehen

Das Sputum ist pathologisch verändert, wenn:

- es zäh, Fäden ziehend, glasig ist: Hinweis auf Asthma bronchiale,
- morgens ein weißlicher Schleim abgehustet wird: Hinweis auf chronische Bronchitis („Raucherhusten"),
- es eitrig, grüngelb, leicht süßlich riechend ist: Hinweis auf bakterielle Infektion der oberen Atemwege (z. B. Bronchitis, Lungenentzündung, Lungenabszess),
- es übel oder faulig riecht: Hinweis auf Gewebszerfall bei Karzinomen,
- es rotbraune Verfärbungen enthält: Hinweis auf Blutbeimengungen bei Lungenentzündung, Karzinomen, Tuberkulose, Lungenembolie,
- es dünnflüssig, schaumig, evtl. leicht blutig ist: Hinweis auf ein akutes Lungenödem,
- es in großen Mengen auftritt: Hinweis auf Bronchiektasen.

Erkrankungen der Atemwege | 2

Die Beobachtung des Sputums kann durch labordiagnostische Untersuchungen (histologisch, zytologisch, bakteriologisch) ergänzt werden. Dafür wird der Sputumbecher verschlossen und mit Namensetikett versehen ins Labor geschickt. Für mikrobiologische Untersuchungen gibt es spezielle Sputumbecher mit Nährboden. Werden diese Becher genutzt, ist es wichtig, dass die Innenseite des Bechers nicht berührt wird.

Sputum ist wie alle anderen Körperausscheidungen auch potenziell infektiös. Daher sind alle hygienischen Maßnahmen zum Selbstschutz zu beachten.

8.1.2 Ventilationsfördernde Maßnahmen

Zur Atemsteuerung spielt die Luftqualität und die Atemqualität eine herausragende Rolle. Beide beeinflussen die Atemmechanik.

Die **Luftqualität** ist in geschlossenen Räumen im Allgemeinen und in Räumen von Einrichtungen des Gesundheitssystems im Speziellen teilweise sehr schlecht:

- Die Luftfeuchtigkeit ist zu gering.
- Die Lufttemperatur ist zu hoch.
- Die Luft ist „verbraucht", d. h. der Sauerstoffanteil ist zu niedrig und der Kohlenstoffdioxidanteil zu hoch.
- Die Luft riecht unangenehm.

Daher ist eine der grundlegenden ventilationsfördernden Maßnahmen das effektive Lüften von Räumen. Hierzu sollten kurzfristig die Fenster weit geöffnet werden (Stoßlüftung).

Dabei ist darauf zu achten, dass die Patientinnen sich nicht in der Zugluft aufhalten und genügend gegen Kälte geschützt sind.

Die Stoßlüftung ist in Einrichtungen mit Klimaanlage in der Regel nicht möglich. Hier soll die Klimaanlage zur Verbesserung der Luftqualität dienen.

Weitere Maßnahmen zur Verbesserung der Luftqualität sind:

- Befeuchtung der Raumluft mit speziellen Luftbefeuchtern und
- Verbesserung des Raumgeruchs, dies kann z. B. durch eine Schale mit frischem Obst erreicht werden.

Um die **Atemqualität** zu verbessern, stehen verschiedene pflegerische Maßnahmen zur Verfügung [Tab. 1].

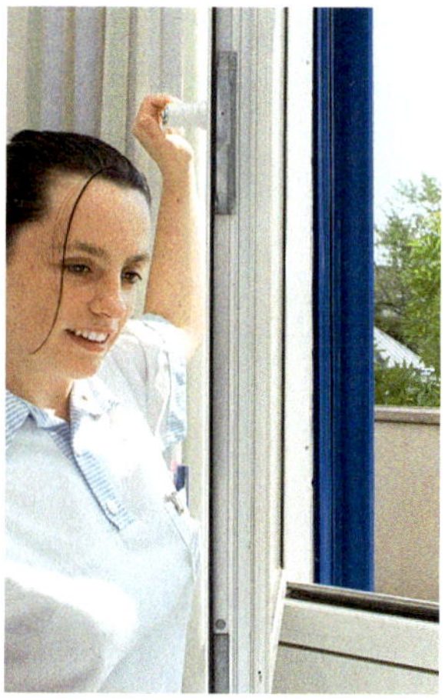

[1] Das regelmäßige Stoßlüften der Patientenzimmer sorgt für eine gute Luftqualität.

	Ziel	Zielgruppe
Lagerungen	▪ Belüftung aller Lungensegmente ▪ Dränage von Sekreten	▪ Patientinnen mit entzündlichen Lungenerkrankungen und starker Sekretbildung bzw. gestörtem Sekretabfluss
Atemgymnastik	▪ Pneumonieprophylaxe ▪ Vergrößerung der Vitalkapazität	▪ Patientinnen mit obstruktiven Lungenerkrankungen
Totraumvergrößerung	▪ Stimulierung des Atemreizes	▪ Patientinnen mit obstruktiven Lungenerkrankungen
Atemstimulierende Einreibung	▪ Belüftung aller Lungensegmente ▪ Beruhigung	▪ Patientin mit Pneumonierisiko ▪ Zur Beruhigung bzw. als Einschlafhilfe für alle Patientinnengruppen

[Tab. 1] Ventilationsfördernde Maßnahmen, deren Zielsetzung und Zielgruppen

Ventilationsfördernde Lagerungen

Es gibt verschiedene ventilationsfördernde Lagerungen und Sitzpositionen.

Die Lagerungshilfsmittel werden immer dem Alter und der Körpergröße der Patientinnen angepasst. Neugeborene und Säuglinge werden mit Tüchern, Waschlappen und Mullwindeln gelagert, Schulkinder und Erwachsene mit Lagerungskissen.

V-Lagerung

Wirkung
Dehnung im Bereich der Lungenbasis und der Flanken und dadurch bessere Belüftung

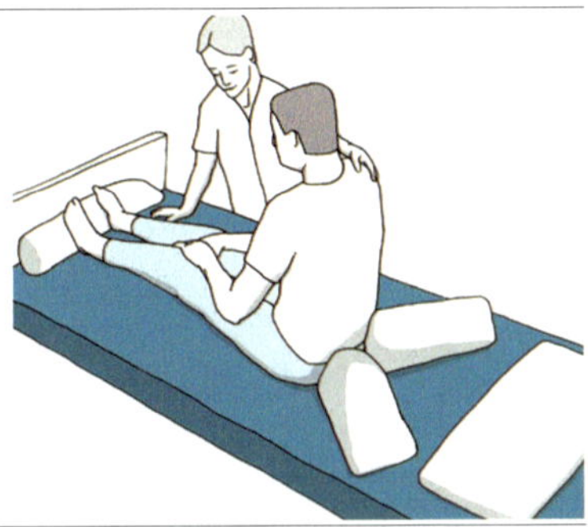

A-Lagerung

Wirkung
Dehnung im Bereich der Lungenspitzen und der Flanken und dadurch bessere Belüftung

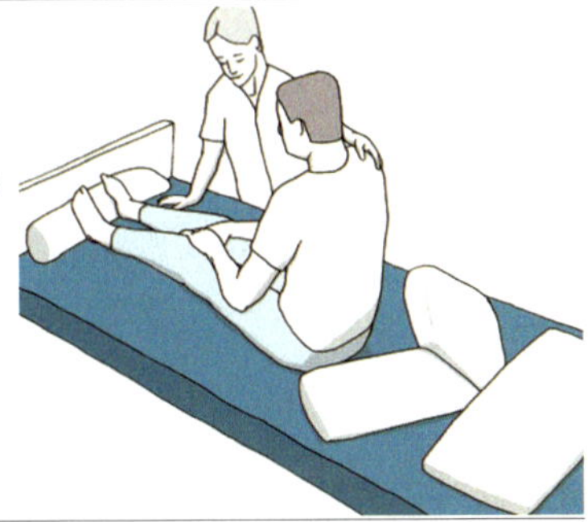

T-Lagerung

Wirkung
Dehnung im Bereich der Lungenspitzen und der medialen Lungensegmente und dadurch bessere Belüftung

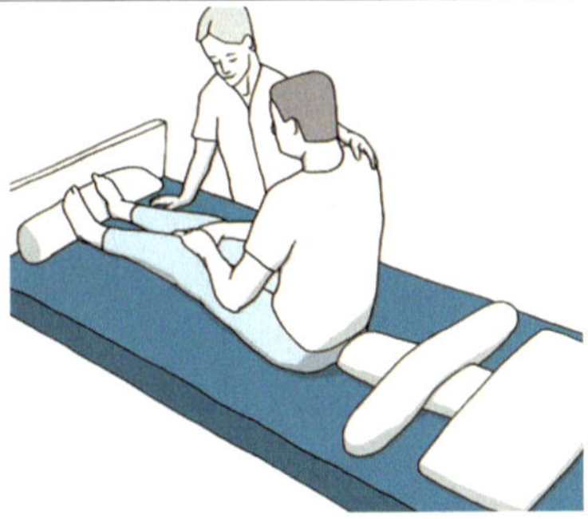

Sitzen oder Oberkörperhochlagerung

Wirkung
Thorax hat insgesamt mehr Freiheit und bessere Dehnungsmöglichkeiten; bessere Belüftung von Lungenbasis und Lungenspitzen

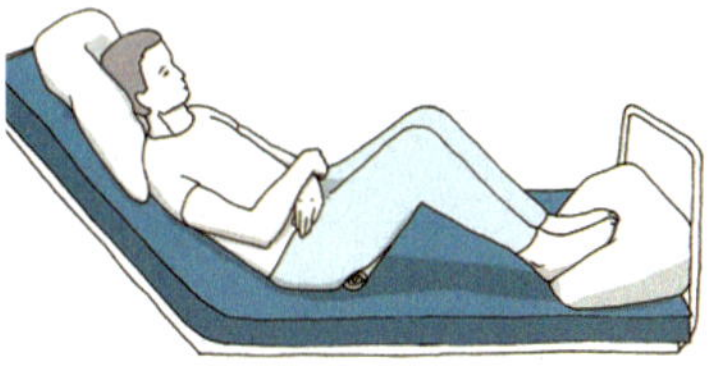

Dehnlagen
Halbmondlage

Wirkung
Einzelne Lungenabschnitte werden durch die Dehnung besser belüftet.

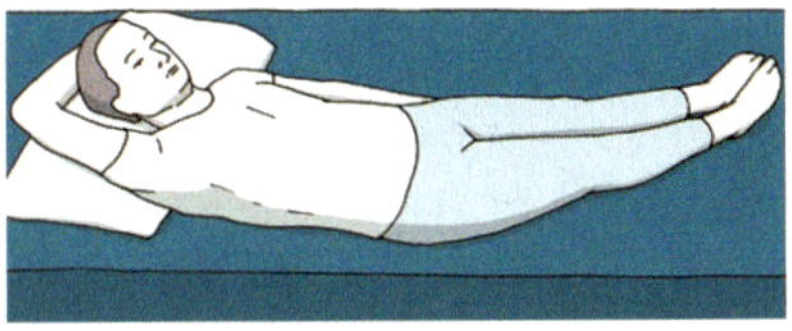

Schraube,
Rutschbahn,
Knoten

Wirkung
Die folgenden Lagerungen sind bei Kindern gut anzuwenden, wenn keine orthopädischen Erkrankungen vorliegen (Hüfterkrankungen, Wirbelsäulenerkrankungen).

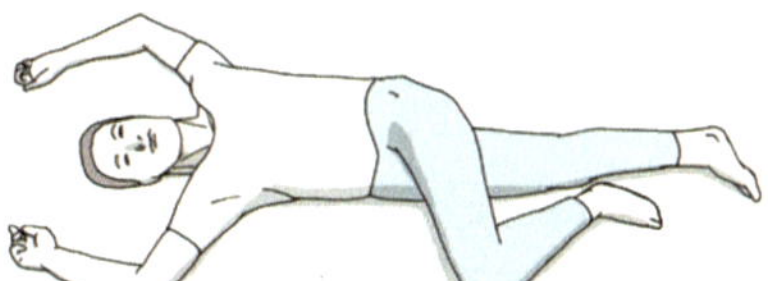

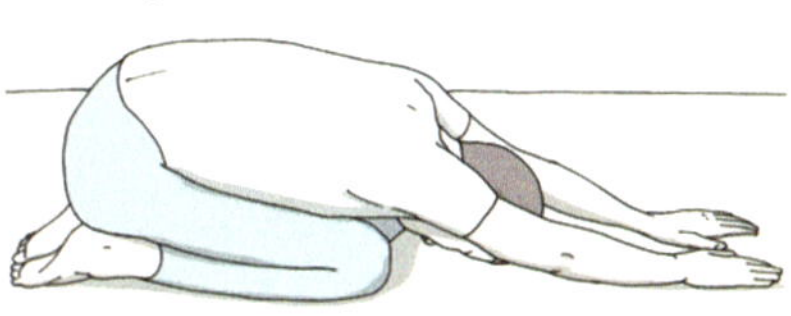

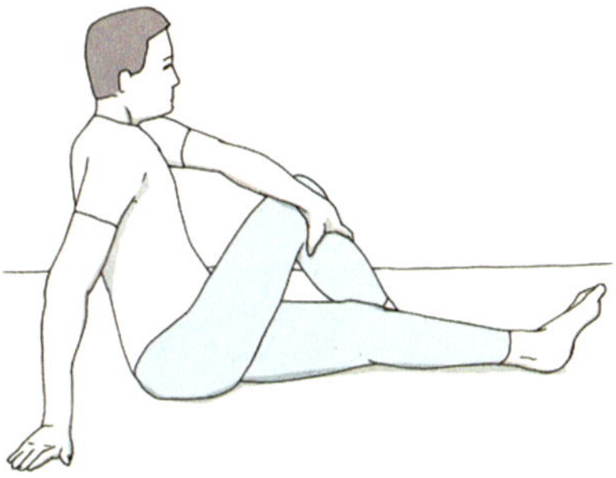

[Tab. 2] Ventilationsfördernde Maßnahmen

Atemgymnastische Übungen

Die verschiedenen Möglichkeiten der Atemgymnastik dienen dem Training der Atemmuskulatur, der Vergrößerung des Lungenvolumens und der vollständigen Belüftung der Lungen. Sie steigern dadurch auch das Wohlbefinden. Die wichtigste Voraussetzung ist, dass die umgebende Luft gern eingeatmet wird. Sie muss für die Patientin gut riechen! Es können ätherische Öle zur Anwendung kommen, wenn die Patientin dies möchte und keine Allergien dagegen sprechen. Die einfachste Übung heißt: tiefes Durchatmen. Um das zu erreichen, können verschiedene Hilfsmittel eingesetzt werden:

- Wattebäusche umherblasen [Abb. 1],
- Luftblasen mit einem Strohhalm im Wasserglas blubbern [Abb. 2],
- ein Mobile bewegen [Abb. 3].

Besonders für Kinder kann man diese Übungen bunt und abwechslungsreich gestalten und mit Wettspielen verbinden. Gemeinsames Singen regt ebenso zur tiefen Atmung an. Für Kinder gilt an dieser Stelle: Was Spaß macht, ist geeignet! Dabei soll das Kind aber nicht in eine zu schnelle Atmung verfallen. Sinnvoll ist es, die Atemzüge im kind- und altersgerechten Rhythmus mitzuzählen.

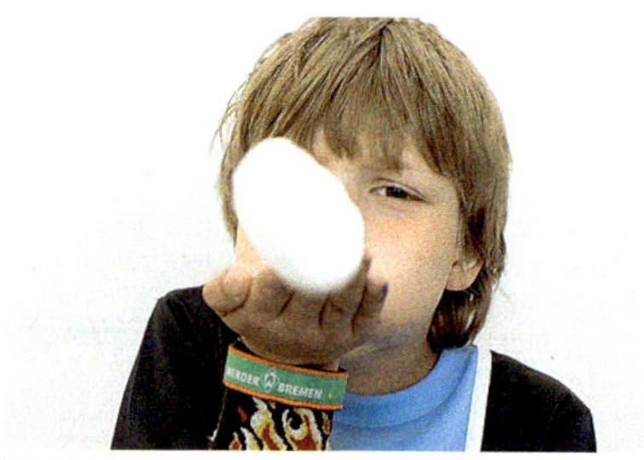

[1] Umherblasen von Wattebäuschen

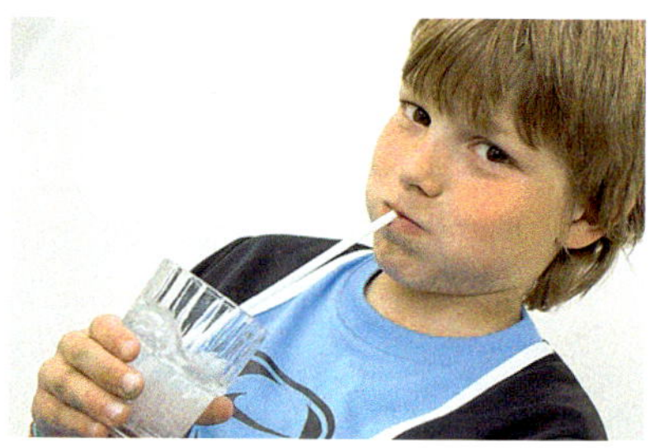

[2] Mit Strohhalm im Wasserglas blubbern

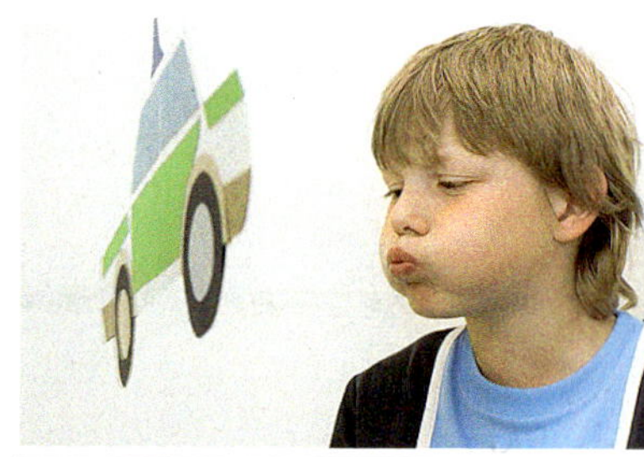

[3] Mobile wegpusten

Eine zweite Möglichkeit ist die **Kontaktatmung** [Abb. 4]. Die Pflegende bzw. Physiotherpeutin legt ihre Hände auf Höhe des Zwerchfells auf den Bauch oder seitlich auf den Thorax, die so genannten Flanken. Sie fordert die Patientin auf, die Hände wegzuatmen: Dies gelingt durch die Vorstellung, dass bei der Einatmung besonders viel Luft in diesen Bereich geleitet wird und die Hände der Pflegenden dadurch wegbewegt werden. Durch diese bewusste intensivierte Atmung werden einzelne Bereiche der Lunge verstärkt belüftet.

Eine dritte Methode, die Einatmung zu trainieren, sind **SMI-Trainer** [Abb. 5]. SMI-Trainer funktionieren nach dem Prinzip der anhaltenden maximalen Inspiration (*Sustained maximal inspiration*). Durch den Sog bei der Einatmung werden die Kugeln bewegt und die Patientin hat eine optische Information, ob sie auch tief genug eingeatmet hat.

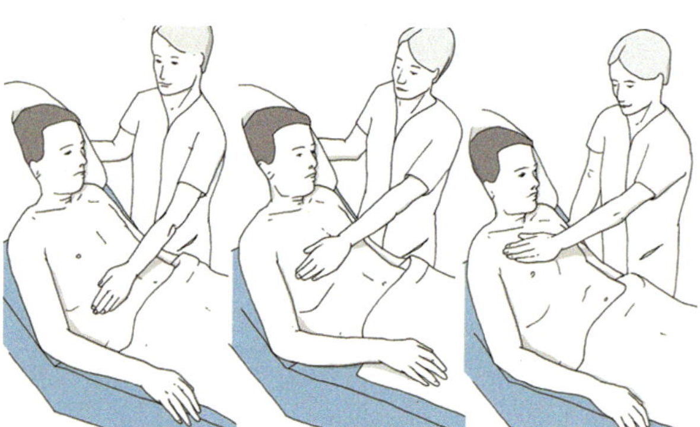

[4] Kontaktatmung

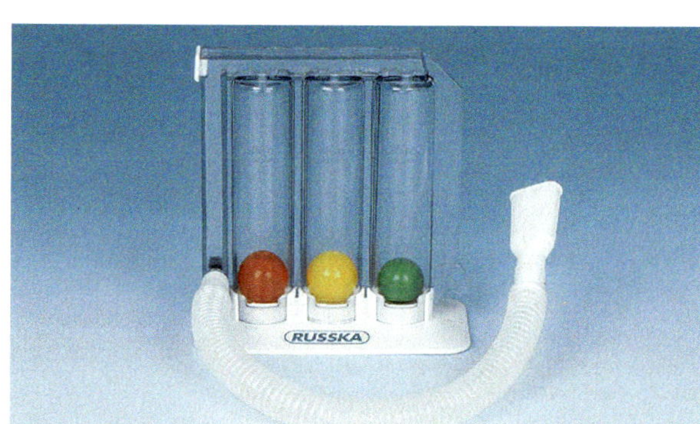

[5] Atemtrainer

Totraumvergrößerung

Die Totraumvergrößerung / Vergrößerung des Residualvolumens ist eine physikalische Maßnahme, um den Atemreiz zu stimulieren. Sie wird von Physiotherapeuten mit dem Giebelrohr durchgeführt. Als Totraum wird der Bereich der Atemwege bezeichnet, der nicht am Gasaustausch beteiligt ist, aber Luftvolumen enthält. Das sind der Nasen-Rachen-Raum, die Luftröhre und der Bronchialbaum.

Eine Totraumvergrößerung bedeutet, dass die Patientin verstärkt Kohlenstoffdioxid (CO_2) zurückatmet, da das Volumen der nicht am Gasaustausch beteiligten, aber bei jedem Atemzug zu bewegenden Luft größer ist. Dadurch wird das Atemzentrum stimuliert, tiefere Atemzüge zu veranlassen.

Die Patientin erhält eine Nasenklammer und atmet für 3 Minuten durch das Giebelrohr, welches aus 2 – 5 Teilrohrstücken besteht. Ein Rohrstück hat je 100 ml und das Mundstück 50 ml Volumen. Zuvor und danach wird die Atemfrequenz bestimmt. Die Übung wird stündlich wiederholt und kann auch von Patientinnen allein durchgeführt werden.

Erwachsene beginnen mit 250 ml Volumen und steigern sich bis zu 450/550 ml.
Die Anwendung der Totraumvergrößerung wird bei Kindern kritisch gesehen, da das kindliche Atemzentrum noch reift und es zu Komplikationen kommen kann.

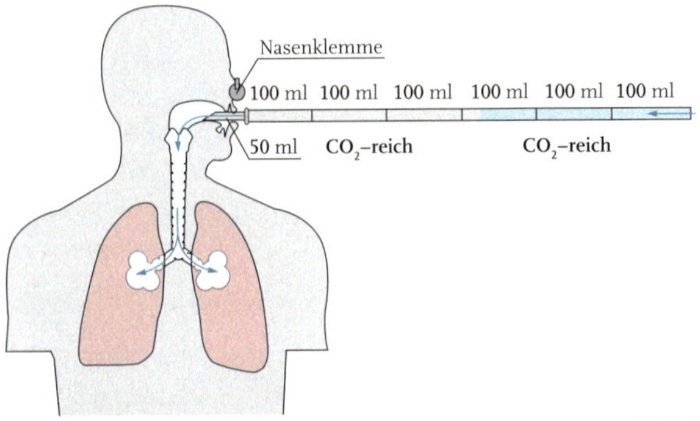

[6] Das Giebelrohr ist ein segmentiertes Kunststoffrohr zur Atemtherapie, entwickelt von Ortwin Giebel, Krankenpfleger und Professor für Anästhesie.

Die Totraumvergrößerung erfolgt nur auf ärztliche Anweisung.
Sie ist kontraindiziert bei:

- schwerem Asthma bronchiale,
- hochgradigem Lungenemphysem,
- Dyspnoe mit Hypoxie,
- dekompensierter Herzinsuffizienz.

Bei eintretender | Zyanose ist die Übung sofort abzubrechen.

Zyanose | 34

Atemstimulierende Einreibung

Die Atemstimulierende Einreibung ist eine pflegerische Handlung, die durch die Anwendung einer Streichmassage das Wohlbefinden und die Atmung positiv beeinflusst. Sie ist Teil des Konzeptes der Basalen Stimulation®.

Aus der Forschung

Die Wirksamkeit der Atemstimulierenden Einreibung wurde in mehreren Studien untersucht:
Die einschlaffördernde Wirkung wurde von Andrea Schiff in ihrer Dissertation belegt. Dass keine Verbesserung des Sauerstoffpartialdruckes erreicht werden kann, wurde in einer Untersuchung von Joachim Conrad festgestellt. Die schmerzlindernde Wirkung der ASE wird derzeit an der Charité in Berlin untersucht.

Schiff, Andrea: *Schlafförderung durch atemstimulierende Einreibung bei älteren Menschen. Eine pflegewissesnschaftliche Interventionsstudie*, Huber, Bern 2002
Conrad, Joachim: „Atemstimulierende Einreibung fördert Entspannung und Wohlempfinden“ in: die *Schwester/der Pfleger*, 02 / 2004

Zur Vorbereitung der ASE sollte:
- für Ruhe während der Anwendung gesorgt werden (z. B. Schild an der Tür),
- die Patientin bequem gelagert werden oder aufgefordert werden, sich an der Bettkante aufzusetzen,
- abgeklärt werden, ob und welche (ätherischen) Öle oder Pflegelotionen von der Patientin gewünscht werden.

Die ASE wird folgendermaßen durchgeführt:
1. Lotion bzw. Massageöl in den Händen anwärmen und auf dem gesamten Rücken verteilen, dabei vom Nacken in Richtung Steiß entsprechend der Haarwuchsrichtung streichen.
2. Auf beiden Seiten Hände auf die Schulterhöhe legen.
3. Mit kreisenden Bewegungen langsam abwärts massieren, dabei die Hände geschlossen lassen und die Dornfortsätze der Wirbelkörper auslassen.
   Abwärtskreis = Ausatmung
   Aufwärtskreis = Einatmung
   Dabei den Druck beim Abwärtskreisen auf die Handinnenkante legen und beim Aufwärtskreisen keinen Druck ausüben.
4. Mit der Patientin gemeinsam ein- und ausatmen und sie so zu einem physiologischen Atemrhythmus anleiten. Das Verhältnis Ein- zu Ausatmung soll 1 : 2 betragen.
5. Nachdem man mit 3 – 4 Kreisen auf Höhe der Lendenwirbelsäule angekommen ist, die Hände nacheinander an den Flanken nach oben streichen und von neuem beginnen. Die Massage wird ca. 5 – 8 Mal wiederholt.
6. Zum Abschluss mit beiden Händen gleichzeitig entlang der Wirbelsäule vom Nacken zum Steiß ausstreichen.

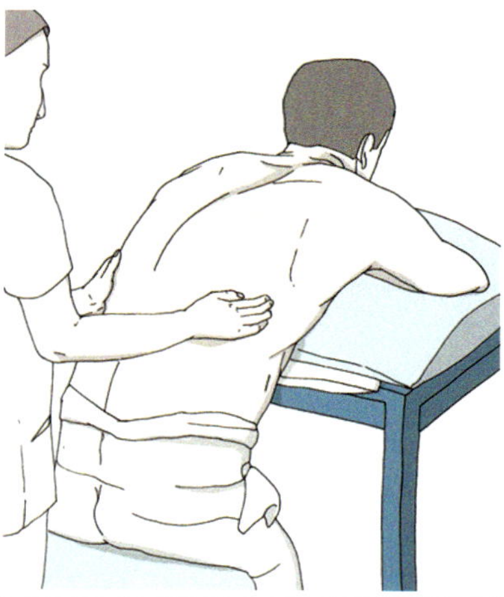

[1] Sitzende Position zur Atemstimulierenden Einreibung

Bei der ASE sollten folgende Prinzipien zur Anwendung kommen:
- Den Kontakt zwischen den Händen und der Patientin nicht unterbrechen.
- Nicht beide Hände gleichzeitig nach oben führen.
- Der Patientin danach ausreichend Ruhe ermöglichen.
- Start- und Abschlussritual nicht verändern, sodass die Patientin immer weiß: „Jetzt ist gleich Ende".

Da die Atemstimulierende Einreibung beruhigend wirkt, eignet sie sich als Abendritual bei Menschen mit Einschlafproblemen.

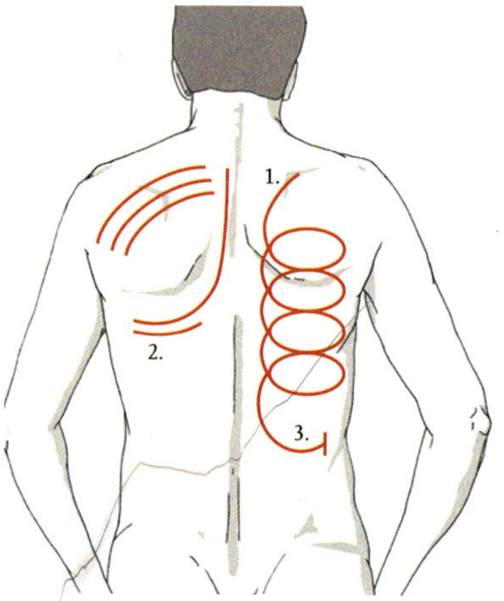

[2] Massageerichtung zur Atemstimulierenden Einreibung
1. Druck in Daumen und Zeigefinger parallel zur Wirbelsäule; Druck wandert innerhalb der Hand.
2. Druck in Kleinfingerkante
3. Gleichmäßiger, geringer Druck der gesamten Hand.

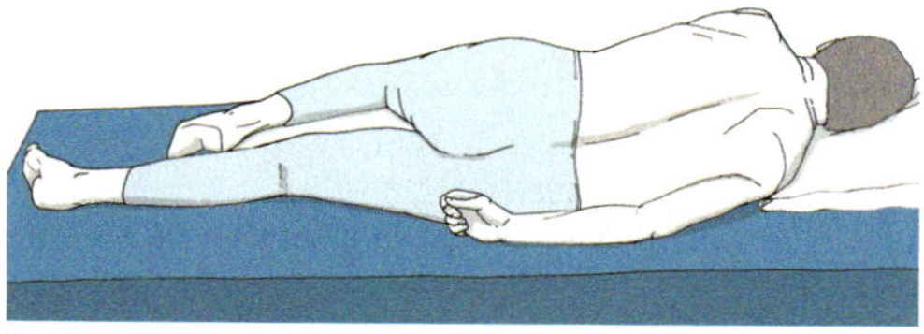

[3] Liegende Position in 135°-Lagerung zur Atemstimulierenden Einreibung

Sekretlösende Maßnahmen

8.1.3

Bei fast allen Erkrankungen der Atemwege wird durch die Bronchialschleimhaut vermehrt Sekret gebildet. Dieses hat eine unterschiedliche Konsistenz. Nur lockeres, flüssiges Sekret kann als Sputum abgehustet werden. Daher ist es wichtig, die Sekretlösung zu unterstützen und den Abfluss des Sekrets zu ermöglichen.

Sekretlösende Maßnahmen werden nur eingeleitet, wenn Sekret vorhanden ist.

Erkrankungen des Atemsystems | 2

Dränagelagerungen

Die Dränagelagerungen dienen dem besseren Abfluss von Sekret aus den einzelnen Abschnitten der Lunge und des Bronchialbaumes. Das Prinzip besteht darin, dass das Sekret der Schwerkraft folgend abfließt und Patientinnen so gelagert werden, dass der Abflussweg in Richtung der Schwerkraft folgt. Je nachdem, in welchem Lungen- bzw. Bronchialsegment sich Sekret befindet, werden die Patientinnen unterschiedlich gelagert.

Eine Indikation zu Dränagelagerung kann bei allen Atemwegserkrankungen bestehen, die mit reichlicher Sekretbildung einhergehen, z. B.:

- Chronische Bronchitis
- Bronchiektasen
- Pneumonie
- Mukoviszidose

Kontraindikationen bestehen bei folgenden Erkrankungen / Symptomen:

- Dyspnoe
- Hypertonie
- Lungenödem
- Herzinsuffizienz
- bei erhöhtem Hirndruck

Monitoring | 841
plötzlicher Kindstod | 2

Die Lagerung wird nach ärztlicher Anordnung und in Zusammenarbeit mit Physiotherapeuten 2 – 3 mal täglich, zu ausgewählten Zeiten (bei chronischen Erkrankungen zu dem Zeitpunkt, an dem die Patientin unter besonders viel Sekret leidet) und nicht direkt nach den Mahlzeiten durchgeführt.

Die Lagerungsdauer sollte ca. 30 Minuten betragen. Es werden maximal drei Lagerungen nacheinander durchgeführt, die das Sekret nach proximal befördern sollen. Säuglinge dürfen nur auf dem Bauch gelagert werden, wenn ihre Vitalfunktionen über |Monitoring überwacht werden. In der Bauchlage ist das Risiko für den |plötzlichen Kindstod erhöht, sodass bei der Lagerung immer eine Person im Raum mit anwesend sein muss.

Dränage des linken Lungenflügels

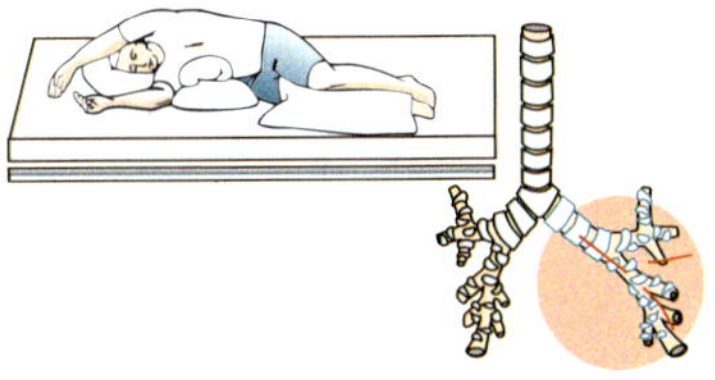

Dränage des rechten Lungenflügels
Dränage beider Lungenflügel
Dränage des rechten Mittellappens

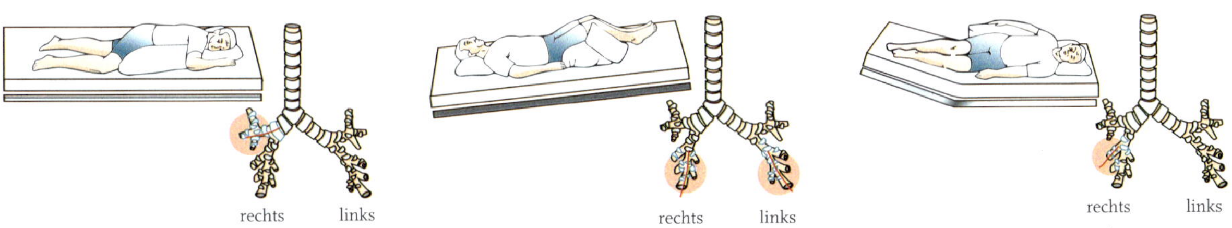

[4] Lagerungsschema zur Ableitung von Atemsekret

Perkussion und Vibration

Ebenfalls der Sekretlösung dienen Perkussion bzw. Vibration.
Die **Perkussion** ist das Abklopfen des Rückens mit der Hand. Die **Vibration** wird mittels Vibrationsgeräten durchgeführt und erzeugt mechanische Schwingungen des Thorax. Dadurch wird Sekret in den Bronchien gelöst, sodass es danach abgehustet werden kann.
Die Vibration ist im Gegensatz zur Perkussion gezielter und wirkungsvoller.
Indikationen für die Vibrationsmassage und Perkussion sind:

Chronisch obstruktive Lungenerkrankungen | 397

- Postoperative Pneumonieprophylaxe
- Chronisch obstruktive Lungenerkrankungen

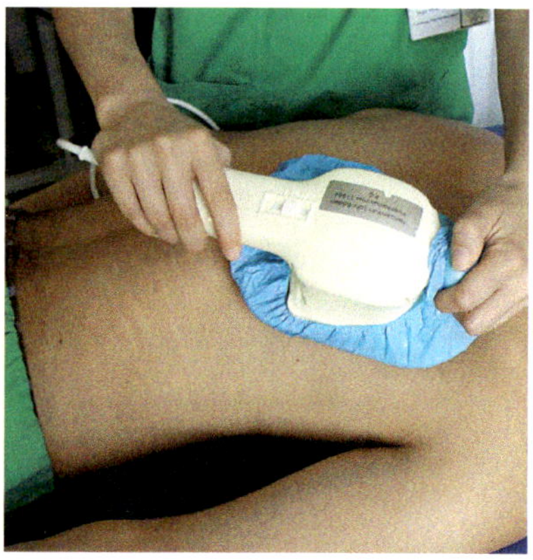

[1] Vibrationsmassagegerät

Eine Kontraindikation besteht bei folgenden Erkrankungen / Symptomen:

- Thrombose
- Lungenembolie
- Herzinfarkt
- Aneurysma
- Osteoporose
- Knochenmetastasen
- Frakturen im Thoraxbereich und
- Schädel-Hirn-Trauma

Auf Grund der Vielzahl anderer Maßnahmen und der zahlreichen Kontraindikationen haben die Vibration und die Perkussion eher eine geringe Bedeutung in der Pflegepraxis, sie werden gezielt und nur nach strenger Indikation, meistens durch Physiotherapeutinnen, eingesetzt.

Wickel

Wickel als sekretlösende Maßnahmen erweitern über die abgegebene Wärme die Blutgefäße und wirken damit durchblutungsfördernd auf den Bronchialbaum. Auf der anderen Seite haben die eingesetzten Wirkstoffe eine transdermale Wirkung und unterstützen so die Sekretlösung und den Heilungsprozess.

transdermal
durch die Haut
trans, lat. = durch
derma, lat. = Haut

Folgende Wickel kommen bei Atemwegserkrankungen in Frage:

- Warmer Brustwickel mit Quark
- Warmer Zwiebelwickel
- Heißer Brustwickel mit Kartoffeln oder Leinsamen
- Warmer Senfmehlwickel
- Heiße Brustauflage mit Heublumen
- Bei fiebriger Bronchitis: Brustwickel nach Kneipp (kalt)

Quark	schleimlösend, Hustenreiz lindernd, krampflösend
Zwiebel	Stoffwechsel anregend, rasch schleimlösend
Kartoffeln	schleimlösend, Hustenreiz lindernd
Leinsamen	Stoffwechsel steigernd
Senfmehl	Nur bei intakter Haut, stark Haut reizend, Durchblutung fördernd, ableitend, beruhigend
Heublumen	Durchblutung fördernd, Stoffwechsel steigernd
Kneippwickel	entzündungshemmend, fiebersenkend, Abwehr steigernd

[Tab. 1] Wirkungsweise der einzelnen Zusatzstoffe

Die Durchführung eines Brustwickels erfolgt in einer möglichst ruhigen Umgebung. Es sollte ausreichend Zeit zur Verfügung stehen, um den Wickel anzulegen. Die Patientin wird über die Maßnahme informiert. Werden Wirkstoffe eingesetzt, sollte vorher eine **Verträglichkeitsprüfung** stattfinden. Dazu wird eine Kompresse (10 × 10 cm) mit dem Wirkstoff getränkt / bestrichen und auf der Innenseite des Unterarmes aufgelegt sowie leicht fixiert. Nach 10 Minuten wird die Kompresse entfernt und die Hautpartie inspiziert. Liegen keine Hautrötung, Juckreiz oder ein allgemeines Unbehagen vor, kann der Wickel am Brustkorb angelegt werden.
Folgende Materialien werden benötigt:

- ein Innentuch aus Baumwolle
- ein Zwischentuch aus Baumwolle, das ca. 2 – 3 cm größer als das Innentuch ist
- ein Außentuch aus Wolle oder Frottee, das ca. 2 – 3 cm größer als das Zwischentuch ist
- eine Unterlage, die das Bett vor Durchfeuchtung schützt
- Wirkstoff

Der Wickel wird folgendermaßen angelegt:

- Die Tücher werden im oberen Teil (unterhalb des Kopfkissens, oberhalb des „Hüftknicks") des Bettes in folgender Reihenfolge eingelegt: zuunterst die Schutzunterlage, dann das Außentuch, das Zwischentuch und das Innentuch.

Bei bettlägerigen Patientinnen werden die Tücher nach dem Prinzip des Bettwäschewechsels von der Seite eingelegt und entfernt.

Bettwäschewechsel | 45

- Der Wirkstoff wird auf dem Innentuch verteilt.
- Die Patientin wird gebeten, sich mit dem Oberkörper auf die Tücher zu legen.
- Die Tücher werden wie in [Abb. 2] um die Patientin gelegt.
- Die Patientin wird zugedeckt und eine Klingel in Reichweite gelegt.
- Es wird eine Einwirkzeit mit der Patientin abgesprochen. Nach dieser Einwirkzeit wird der Wickel entfernt, bei Bedarf die Haut gereinigt und mit einer rückfettenden Lotion eingecremt.
- Die Patientin sollte im Anschluss für mindestens 30 min. ruhen.

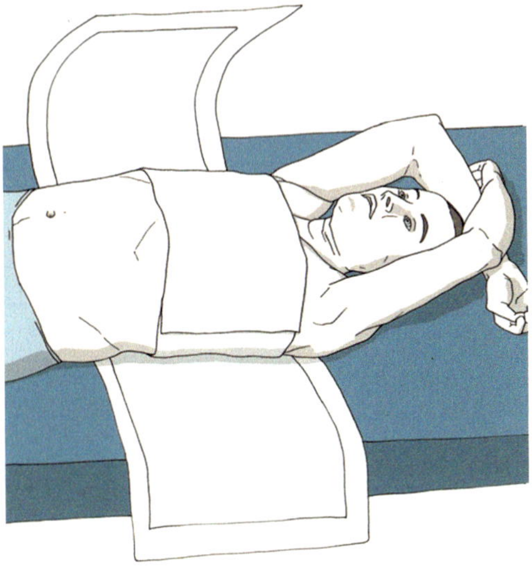

[2] Heißer Wickel

Alle eingesetzten Zusatzstoffe werden mit dem ärztlichen Personal abgesprochen. Kommt es während der Wickelanwendung zu akutem Unwohlsein der Patientin, muss der Wickel umgehend entfernt werden.

Die umfassende Anwendung von Wickeln kann in entsprechenden Fortbildungen erlernt werden.

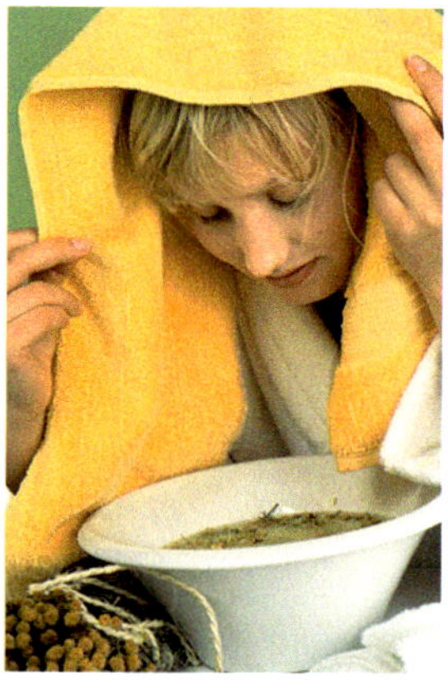

[1] Dampfinhalation

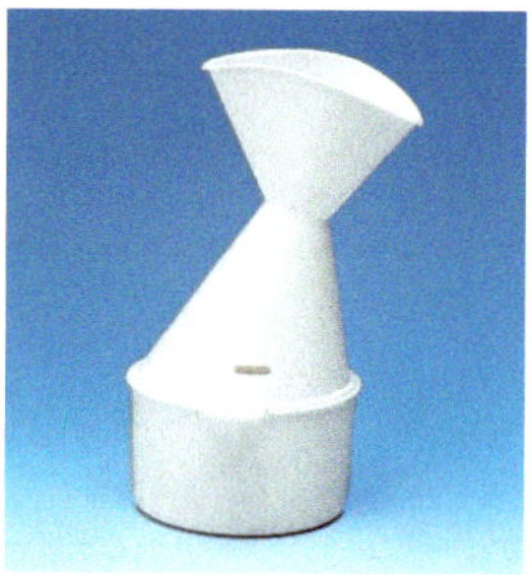

[2] Kleininhalator

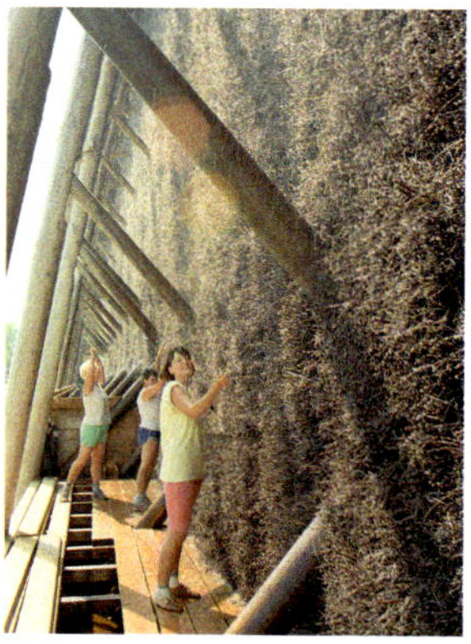

[3] Gradierwerk

Inhalationen

Inhalationen werden angewendet, um medikamentöse Wirkstoffe in die Atemwege zu bringen. Die Wirkstoffe werden mit Hilfe von kleinsten Wassertröpfchen in die Atemwege transportiert. Es stehen verschiedene Möglichkeiten zur Verfügung, die je nach Tröpfchengröße eine andere Eindringtiefe erreichen, also unterschiedlich weit ins Atemwegsystem vordringen:

- Freiluftinhalation bzw. Rauminhalation — > 30 µm Tropfengröße, gelangt in den Nasen-Rachen-Raum
- Dampfinhalation — > 30 µm Tropfengröße, gelangt bis in den Rachenraum
- Dosieraerosol — 10 – > 30 µm Tropfengröße, erreichen tiefere Abschnitte des Bronchialbaumes
- Ultraschallvernebler — 3 – 6 µm Tropfengröße, gelangen bis in die Bronchiolen
- Düsenvernebler — < 3 µm Tropfengröße (bei modernen Geräten), gelangen in die Alveolen

Damit keine Mikroorganismen (z. B. Bakterien, Pilze) in die Atemwege eindringen, müssen bei Verneblern mit größerer Eindringtiefe (Düsenvernebler, Ultraschallvernebler) sterile Flüssigkeiten verwendet und die Geräte und ihr Zubehör regelmäßig laut Herstellerangaben gereinigt werden.

Bei der Anwendung von Medikamenten müssen ärztliche Anordnung, Herstellerangaben und mögliche Nebenwirkungen berücksichtigt werden (Medikamente verabreichen | 692).

Bei **Freiluft- bzw. Rauminhalationen** wird der Wirkstoff in der gesamten Atemluft verteilt, sie werden bei chronischen Atemwegserkrankungen i. d. R. in Kureinrichtungen angewendet. Die Rauminhalation wird meistens als Soleinhalation eingesetzt. Dabei verdampft mineralstoffreiches Wasser im Raum (z. B. Soletherme oder Meerluft).

Die **Dampfinhalation** hat einen großen Anwendungsbereich in der Pflege von Menschen mit Atemwegsinfektionen. Die einfachste Form ist das Kopfdampfbad; weiterhin kann auch ein Dampfinhalator genutzt werden.

Zur Dampfinhalation müssen folgende Materialien bereitstehen:

- große Schüssel und großes Handtuch, alternativ ein Dampfinhalator
- heißes, dampfendes Wasser
- Wirkstoff (meistens Kochsalz oder andere Mineralsalze, z. B. Emser® Salz, evtl. sekretlösende Medikamente laut ärztlicher Anordnung)
- Taschentücher

Die Dampfinhalation wird folgendermaßen durchgeführt:

- Patientin informieren,
- heißes, dampfendes Wasser in eine Schüssel bzw. das Inhalationsgerät geben,
- Wirkstoff hinzufügen,
- Patientin ca. 10 Minuten sitzend inhalieren lassen, beim Kopfdampfbad mit einem Handtuch den Kopf abdecken,
- nach Abschluss der Inhalation Ruhe ermöglichen und Taschentücher, ein Handtuch zum Abtrocknen des Gesichts sowie einen Sputumbehälter bereitstellen.

Insbesondere Kleinkinder, Kinder und Menschen mit eingeschränkten kognitiven Fähigkeiten dürfen auf keinen Fall bei der Dampfinhalation allein gelassen werden, da durch das heiße Wasser Verbrühungsgefahr besteht.

Das |**Dosieraerosol** dient ausschließlich der Applikation von Medikamenten bei chronischen Atemwegserkrankungen.

Dosieraerosol | 396

Ultraschallvernebler bilden einen feinen Nebel, der die zugefügten Wirkstoffe bis in die Bronchiolen transportiert. Die Verneblung wird dadurch erreicht, dass das Wasser mit dem zugesetzten Wirkstoff in Schwingung versetzt wird und sich dadurch feinste Tröpfchen von der Wasseroberfläche lösen und einen Nebel aus Wasser und Medikament bilden.

Düsenvernebler arbeiten mit Druckluft. Sie können entweder in Einrichtungen eingesetzt werden, die über einen Wandanschluss für Druckluft verfügen oder im häuslichen Umfeld in Form von Geräten mit Kompressoren (z. B. PariBoy®). Bei Düsenverneblern wird Druckluft durch einen Behälter mit sterilem Wasser und einem Medikamentenzusatz geleitet. Durch die Druckluft entsteht ein Inhalat aus Wasser und Medikamentenwirkstoff.

Die Inhalation mit Ultraschall- oder Düsenverneblern wird wie folgt durchgeführt:

- Gerät auf Funktionsfähigkeit überprüfen, frische Maske anschließen;
- mit sterilem Wasser und Medikament befüllen (je nach Anweisung des Herstellers und ärztlicher Anordnung);
- beim Ultraschallvernebler Tropfengröße und Inhalationsdauer laut ärztlicher Anordnung einstellen;
- Gerät einschalten und testen;
- Patientin informieren;
- Patientin bequem aufsetzen und die Arme auf Armlehnen auflegen oder mit Kissen abpolstern, damit eine atemerleichternde Position entsteht. Säuglinge und Kleinkinder werden auf den Schoß gesetzt und spielerisch an das Gerät herangeführt. Wenn möglich und nach Anleitung übernehmen dies die Eltern / Bezugspersonen.
- Patientin inhalieren lassen, mind. 5 – 10 min oder nach ärztlicher Anordnung. Dabei soll die Patientin langsam und regelmäßig atmen. Nach dem Einatmen wird eine kurze Pause gemacht. Bei Erwachsenen umschließt die Maske die Nase dicht bzw. das Mundstück wird von den Lippen umschlossen. Bei Säuglingen und kleinen Kindern darf die Maske nicht auf das Gesicht gedrückt werden, sie wird nur lose aufgelegt.
- Nach Abschluss der Inhalation wird die Möglichkeit zur Gesichtsreinigung und -pflege gegeben;
- das Gerät wird laut Herstellerangaben gereinigt und die Maske desinfiziert.

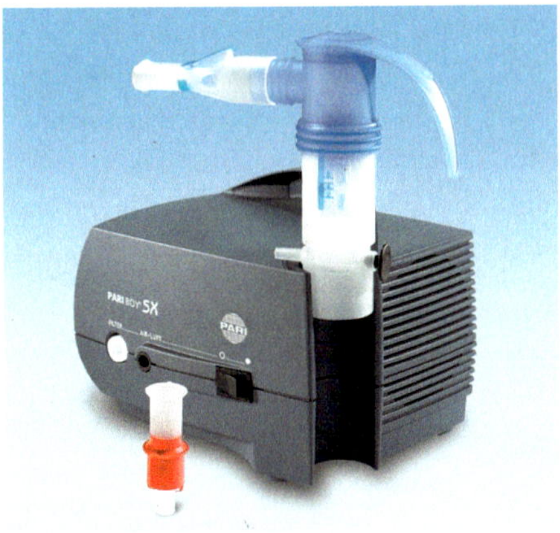

[4] Pariboy für Erwachsene

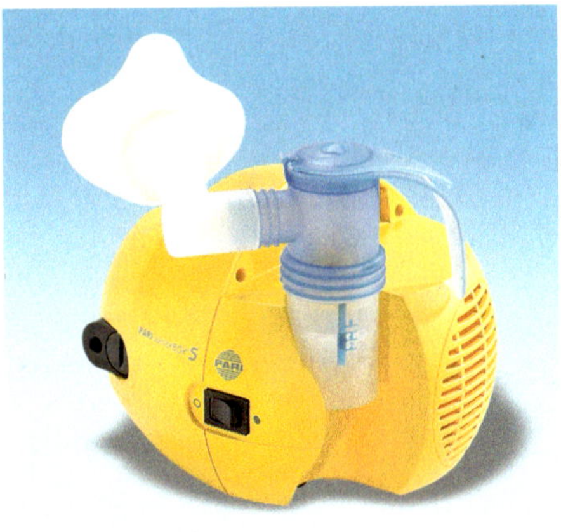

[5] Pariboy für Kinder

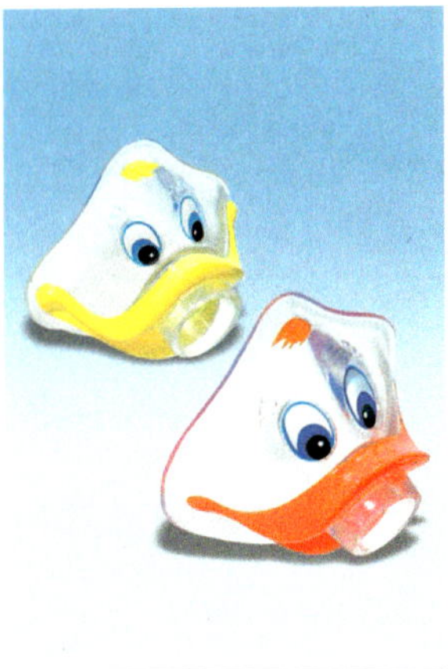

[6] Bunte Masken motivieren Kinder zum Inhallieren.

Abhusten und produktive Hustentechnik

Bei Erkrankungen der oberen Atemwege wird Sekret reflektorisch abgehustet. Alle sekretlösenden Maßnahmen lösen Hustenreize und das Abhusten aus. Dabei müssen Patientinnen und insbesondere Kinder unterstützt werden. Sie werden zum Abhusten von Sekret aufgefordert. Dazu werden ausreichend Papiertaschentücher und ein Abwurf bereitgestellt. Bei Wunden im Bereich des Thorax oder des Abdomens lindert ein leichter Gegendruck auf den Verband den Schmerz beim Abhusten.

Um produktiv zu husten, ist es wichtig, tief einzuatmen und die Atem- und Atemhilfsmuskeln anzuspannen. Dies fällt insbesondere schmerzbelasteten Patientinnen schwer. Daher kann eine produktive Hustentechnik nur mit einer effizienten Schmerztherapie einhergehen.

Nicht produktiver Husten ist quälend; es wird kein Sekret abgehustet. Dadurch werden die Bronchien zusätzlich gereizt, die Patientinnen klagen über „Reizhusten".

Die Technik des produktiven Hustens kann erlernt werden. Einige Einrichtungen bieten z. B. ein präoperatives Atemtraining durch Physiotherapeutinnen an. Folgende Maßnahmen gehören dazu:

- wenn möglich Aufrichten des Oberkörpers
- Reizhusten durch Speichelschlucken unterdrücken
- bewusste regelmäßige Atmung
- Räuspern, dabei möglichst Sekret nach oben befördern
- Luft anhalten zwischen Hustenattacken
- kurz gegen die geschlossenen Lippen husten

Kleine Kinder können das Abhusten spielerisch erlernen, indem sie aufgefordert werden, die Eisenbahn nachzuahmen „Sch-sch-sch-sch-schhhhhh" und im Anschluss wieder tief einzuatmen.

Absaugen der oberen Atemwege

Bei Patientinnen, die nicht mehr effektiv Sekret aus den oberen Atemwegen abhusten können, muss dieses abgesaugt werden. Hierbei werden alle hygienischen Prinzipien beachtet sowie die Maßnahme und ihr Ergebnis (Beobachtung des Sekrets) dokumentiert.

Zum Absaugen werden folgende Materialien benötigt:

- Absauggerät oder Druckluft-Wandanschluss
- Absaugkatheter, evtl. Luftkissenkatheter
- unsterile Handschuhe
- Abwurf
- Leitungswasser zum Durchspülen

Das Absaugen wird nach Bedarf bei Sekretansammlung in den oberen Atemwegen durchgeführt. Bei Sekretansammlung ist ein atemabhängiges Brodeln zu hören bzw. Sekret ist in der Mundhöhle zu sehen.

Pflegediagnose
Unwirksame Selbstreinigungsfunktion der (unteren) Atemwege
Die Unfähigkeit, Sekrete oder Hindernisse des Respirationstraktes zu entfernen, um die Atemwege frei zu halten.

Doenges et al.: S. 642

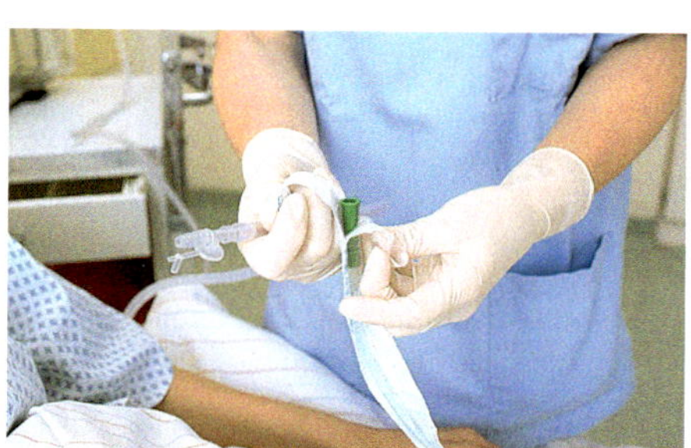

[1] Schutzhülle des Katheters steril öffnen

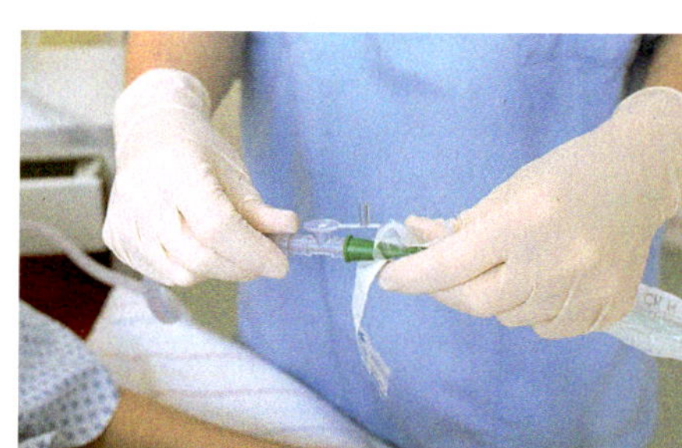

[2] Katheter anschließen

Die Durchführung des Absaugens der oberen Atemwege geschieht wie folgt:

- Gerät vorbereiten;
- Patientin informieren;
- Patientin in halbhohe Oberkörperhochlagerung bringen;
- Handschuhe anziehen;
- Katheterhülle am Ansatzstück aufreißen und anschließen, der Durchmesser (Lumen) des Absaugkatheters wird abhängig vom Alter der Patientinnen und der Beschaffenheit des Sekrets gewählt. Bei Kindern wird ein kleineres Lumen verwendet als bei Erwachsenen, bei zähem Sekret ein größeres Lumen als bei flüssigem Sekret;
- Sog einstellen und prüfen. Die Sogstärke richtet sich nach dem Alter der Patientin, Neugeborene und Kleinkinder werden mit geringerem Sog abgesaugt als Schulkinder und Erwachsene;
- Katheterhülle entfernen;

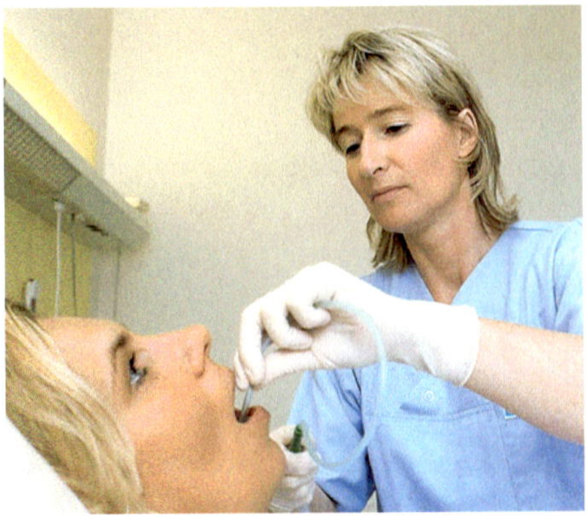

[3] Sekret aus der Mundhöle absaugen

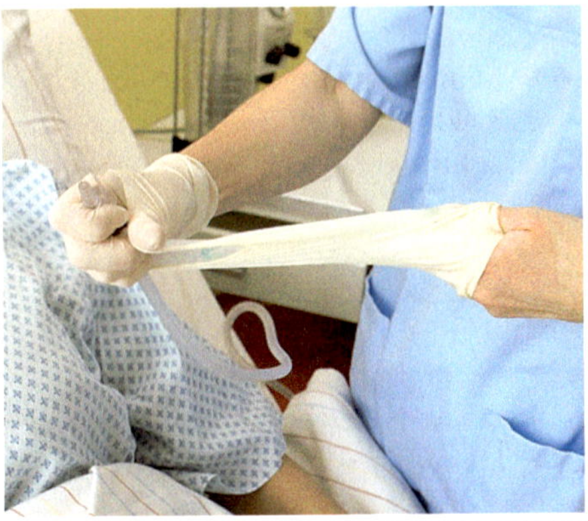

[4] Benutzten Katheter entsorgen

- Patientin bitten, den Mund zu öffnen, und aus der Mundhöhle, Wangentaschen und dem Rachenraum Sekret absaugen. Normale Katheter werden ohne Sog eingeführt und durch leichtes Drehen mit Sog herausgezogen. Luftkissenkatheter werden mit Sog einführt und herausgezogen;
- Patientin während des Absaugens bitten abzuhusten, sodass auch Sekret aus den tieferen Atemwegen abgegeben werden kann. Gaumen und Zäpfchen werden nicht mit dem Absaugkatheter berührt, da dadurch ein Würgereiz entsteht;
- Nur so lange absaugen, wie die Patientin es verträgt und so lange es notwendig ist;
- Immer zuerst den Mund- und Rachenraum und danach die Nasenhöhle absaugen, um eine Keimverschleppung in die tieferen Atemwege zu vermeiden.

Im Gegensatz zum endotrachealen Absaugen kann die Patientin beim Absaugen der oberen Atemwege weiterhin atmen, sodass die Absaugzeit nicht auf 10 Sekunden begrenzt ist.

endotracheales Absaugen | 2

- Sekret im Absaugschlauch inspizieren,
- Durchspülen von Katheter und Absaugschlauch mit Wasser,
- Katheter und Handschuhe im Abwurf entsorgen,
- Für jeden weiteren Absaugvorgang einen neuen Katheter verwenden,
- Patientin bequem und lt. Lagerungsplan lagern,
- Auffangbehälter des Absauggerätes entleeren und desinfizieren,
- Maßnahme und Ergebnis dokumentieren.

Um ein **Eindringen des Katheters** in die Luftröhre zu verhindern, wird die Strecke vom Ohrläppchen bis zur Nasenspitze als maximale Eindringtiefe des Katheters vor dem Absaugen abgemessen.

8.1.4 Pneumonieprophylaxe

Pneumonie | 400

Pneumonie ist eine akute oder chronische Entzündung des Lungengewebes / Lungenparenchyms. Meist liegt eine infektiöse, seltener eine allergische, physikalische oder chemische Ursache vor.

Die Pneumonie wird im Volksmund Lungenentzündung genannt.

Risikogruppen

Je schlechter die Belüftung des Lungengewebes und die Sekretlösung, umso größer ist die Wahrscheinlichkeit, dass sich Mikroorganismen im Sekret festsetzen und eine Pneumonie verursachen. Folgende Menschengruppen haben daher ein besonders hohes Risiko, an einer Pneumonie zu erkranken:

- Patientinnen mit Atemwegserkrankungen / Lungenerkrankungen
- Patientinnen nach Intubationsnarkose bzw. beatmete Patientinnen
- immobile Menschen
- Menschen mit Nikotinabusus
- bewusstseinsgestörte Personen
- Patientinnen mit Verletzungen im Thorax- und Bauchbereich
- Patientinnen mit schlechtem Allgemeinzustand und / oder geschwächtem Immunsystem
- Patientinnen mit einem besonderen beruflichen Risiko (Umgang mit Farben und Lacken, staubbelastete Berufe)
- Patientinnen, die atemdepressive Medikamente erhalten
- Patientinnen mit Schluckstörungen, (Aspirationsgefahr)
- Patientinnen mit veränderter Atemtiefe und veränderter Atemfrequenz

Epidemiologie

Nosokomialinfektionen | 676

Pneumonie ist die häufigste Todesursache unter den Infektionskrankheiten in den Industrieländern. In Krankenhäusern stellt die Pneumonie 15 – 20 % aller Nosokomialinfektionen dar. Gerade im Intensivbereich sind Pneumonien mit 50 % die häufigste Infektion. 19 % aller Todesfälle von Kindern unter 5 Jahren werden durch eine Pneumonie verursacht.

Maßnahmen zur Pneumonieprophylaxe

sekretlösende Maßnahmen | 377
ventilationsfördernde Maßnahmen | 372

Die Pneumonieprophylaxe richtet sich nur gegen infektiöse Pneumonien. Die Ziele der Pneumonieprophylaxe bestehen in der Vergrößerung des Lungenvolumens und der vollständigen Belüftung der Lunge; Sekretstau, sowie Infektionen sollen vermieden werden.

Vorhandene Risikofaktoren müssen – wenn möglich – eingedämmt werden. Dies kann durch eine Ursachenbeseitigung geschehen (z. B. Schmerzbekämpfung) oder durch sekretlösende und ventilationsfördernde Maßnahmen.

Die Pneumonieprophylaxe wird durchgeführt, wenn eine Patientin laut Assessment als gefährdet oder hoch gefährdet gilt.

Risikoassessment

Die Einschätzung des Pneumonierisikos erfolgt bei Erwachsenen mit der Atemskala nach Bienstein. Für Kinder gibt es kein geprüftes Assessmentinstrument zur Einschätzung des Pneumonierisikos. Hier müssen durch sorgfältige Anamnese und Beobachtung mögliche Risikofaktoren erkannt werden. Dazu gehören:

- unzureichende Atemtiefe
- gestörte Sekretentleerung
- Schluckstörungen
- geschwächtes Immunsystem
- Immobilität

	Punkte		Bewertung
Bereitschaft zur Mitarbeit	0	Kontinuierliche Mitarbeit	0–6 Punkte = Nicht gefährdet
	1	Mitarbeit nach Aufforderung	7–15 Punkte = Gefährdet
	2	Nur nach Aufforderung	16–45 Punkte = Hochgradig gefährdet, manifeste Atemstörung
	3	Keine	
Vorliegende Atemwegserkrankungen	0	Keine	
	1	Leichter Infekt im Nasen-/Rachenraum	
	2	Bronchialinfekt	
	3	Lungenerkrankung	
Frühere Lungenerkrankungen	0	Keine	
	1	Leichte, z. B. bronchopulmonale grippale Infekte	
	2	Schwere Verläufe	
	3	Schwere Lungenerkrankung mit bleibender Atemfunktionseinschränkung	
Immunschwäche	0	Keine	
	1	Leicht (z. B. lokale Infektion)	
	2	Erhöht	
	3	Völlig	
Raucher/Passivraucher	0	Nichtraucher, geringfügiges Passivrauchen	
	1	Pro Tag 6 Zigaretten mit niedrigem Teer-/Kondensatgehalt ≤ 10 mg oder regelmäßiges Passivrauchen	
	2	Pro Tag 6 Zigaretten mit 10–13 mg Teer-/Kondensatgehalt oder häufiges Passivrauchen (z. B. bei Rauchen des Partners)	
	3	Intensives Rauchen, mehr als 6 Zigaretten mit ≥ 15 mg Teer-/Kondensatgehalt oder ständiger passiver Rauchkonsum	
Schmerzen	0	Keine	
	1	Leichte Schmerzen, Dauerschmerzen	
	2	Mäßige atmungsbeeinflussende Schmerzen	
	3	Starke atmungsbeeinflussende Schmerzen	
Schluckstörungen	0	Keine	
	1	Bei flüssiger Nahrung	
	2	Bei breiiger Nahrung	
	3	Komplette Schluckstörungen, auch beim Schlucken von Speichel	
Manipulative oro-tracheale Maßnahmen	0	Keine	
	1	Pflegemaßnahmen, z. B. Nasen- und Mundpflege	
	2	Zusätzliche orale oder nasale Absaugung	
	3	Zusätzlich endotracheale Absaugung ohne oder mit liegendem Tubus	
Mobilitätseinschränkung	0	Keine	
	1	Eingeschränkte Mobilität, durch Gehhilfen kompensierbar	
	2	Hauptsächlich Bettruhe	
	3	Völlige Einschränkung	
Arbeit in lungengefährdendem Beruf	0	Keine	
	1	Für 1–2 Jahre	
	2	Für 2–10 Jahre	
	3	> 10 Jahre	
Intubationsnarkose, Beatmung	0	In den letzten drei Wochen keine	
	1	Kurze Intubationsnarkose (bis 2 Stunden)	
	2	Lang dauernde Intubationsnarkose (> 2 Stunden)	
	3	Mehrere Intubationsnarkosen oder > 12 Stunden Beatmung	
Bewusstseinslage	0	Keine Einschränkung	
	1	Leichte Einschränkung (reagiert auf Ansprache folgerichtig)	
	2	Reagiert auf Ansprache nicht folgerichtig	
	3	Keine Reaktion	
Atemanstrengung	0	Zwerchfell- und Thoraxatmung ohne Anstrengung	
	1	Zwerchfell- oder Thoraxatmung mit Anstrengung	
	2	Zwerchfell- oder Thoraxatmung mit großer Hilfestellung	
	3	Keine Zwerchfell- oder Thoraxatmung möglich	
Atemfrequenz	0	14–20 Atemzüge/Min.	
	1	Unregelmäßige Atmung	
	2	Regelmäßige bradypnoische oder tachypnoische Atmung	
	3	Regelmäßige, sehr tiefe oder auch oberflächliche Atemzüge oder zwischen tachypnoisch und bradypnoisch wechselnde Atmung	
Atemdepressive Arzneimittel	0	Keine	
	1	Unregelmäßige Einnahme, geringe Atemdepression	
	2	Regelmäßige Einnahme, mäßige Atemdepression	
	3	Regelmäßige Einnahme spezifisch atemdepressiver Arzneimittel (z. B. Opiate, Barbiturate)	
Summe			

[Tab. 1] Atemskala zur Erfassung des Pneumonierisikos (nach C. Bienstein)

Pflege heute, 2. Auflage, Urban&Fischer, München, S. 114, 1998

8.1.6 Verabreichung von Sauerstoff

Sauerstoffpartialdruck | 394
Pneumonie | 400
Anämien | 2
maschinelle Beatmungen | 2

Unsere Atemluft besteht zu ca. einem Fünftel aus Sauerstoff. Das reicht aus, um unseren Körper effektiv mit Sauerstoff zu versorgen. Allen Patientinnen, deren Sauerstoffpartialdruck (pO_2) im Blut zu gering ist, wird Sauerstoff (O_2) über eine Nasensonde oder andere Applikationsmöglichkeiten zugeführt, und damit die Einatemluft angereichert. Dazu gehören Menschen mit eingeschränkter Atemfunktion (z. B. bei einer Pneumonie) oder zu niedrigem Sauerstofftransport im Blut (z. B. bei Anämien). Weitere Indikationen sind z. B. Herzinfarkt oder maschinelle Beatmungen.

Stehen keine zentralen Sauerstoffversorgungsanlagen zur Verfügung, wird Sauerstoff aus speziellen Flaschen bezogen, in denen er in konzentrierter, flüssiger Form mit einem Überdruck von 150 bar vorliegt. Die klinküblichen Sauerstoffflaschen enthalten 10 l komprimierten Sauerstoff. Dies entspricht 1500 l Sauerstoff (10 l · 150 bar) unter normalen atmosphärischen Bedingungen.

Manometer | 734

Die Sauerstoffflaschen sind anhand ihres weißen Anstrichs erkennbar und verfügen über ein Manometer. Zwischen das Manometer der Flasche und die Patientin wird ein Druckminderer geschaltet, an welchem die zu verabreichende Sauerstoffmenge reguliert werden kann.

Soll die Dauer des Sauerstoffvorrats einer Sauerstoffflasche berechnet werden, wird der Sauerstoffvorrat (in l) durch den Sauerstoffverbrauch (in l/h) geteilt.

Beispiel Frau Hinterseher wurde eine Sauerstoffmenge von 4 l/min verordnet. Das entspricht einem Sauerstoffverbrauch von 240 l/h (4 l · 60). Die Sauerstoffflasche ist noch nicht angebrochen und beinhaltet 1500 l Sauerstoff unter atmosphärischen Bedingungen. Dadurch ergibt sich folgende Rechnung:

1500 l : 240 l/h = 6,25 h.

Die Flasche reicht für 6 Stunden und 15 min bei einem Verbrauch von 4 l/min.

Im ambulanten Bereich werden teilweise auch mobile Sauerstoffkonzentratoren eingesetzt, die den Luftsauerstoff konzentrieren und so den O_2-Gehalt der Luft im Gerät steigern.

Die Sauerstoffverabreichung bedarf der ärztlichen Anordnung. Hierbei werden folgende Kriterien festgelegt:

- Menge (in l/min)
- Dauer der Sauerstoffgabe (kontinuierlich oder in Intervallen)
- Verabreichungsform (Nasensonde, Maske, Sauerstoffzelt oder Anreicherung der Umgebungsluft, z. B. in Inkubatoren)

Inkubatoren | 135

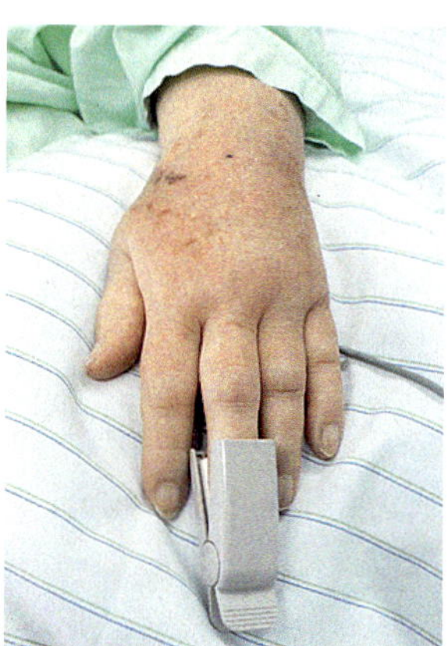

[1] Pulsoxymetrie

Der Effekt der Sauerstoffgabe wird über die **Pulsoxymetrie** kontrolliert. Dabei wird die Sauerstoffsättigung mittels eines Photosensors nicht invasiv durch die Haut (*transkutan*) bestimmt. Der Sensor wird am Finger oder Zeh, bei Säuglingen auch an den Händen oder Füßen bzw. bei Neugeborenen an den Beinen oder Armen angebracht. Durch die Durchleuchtung des Gewebes wird die Sauerstoffsättigung der Erythrozyten bestimmt und in Prozent angegeben. Die Sauerstoffsättigung bei gesunden Menschen beträgt i. d. R. 100 %.

Menschen mit chronischen Atemwegserkrankungen sind häufig an den geringeren Sauerstoffpartialdruck im Blut adaptiert und kommen mit bis zu 10 % niedrigerer Sauerstoffsättigung aus.

Da Sauerstoff ein explosives und sehr gut brennbares Gas ist, das unter hohem Druck in Flaschen oder Tanks gelagert wird, sind beim Umgang mit Sauerstoffflaschen und Wandanschlüssen bestimmte Sicherheitsbestimmungen einzuhalten.

- Die Flaschen müssen umfallsicher gelagert werden und mit einer Kette fixiert werden.
- Sie dürfen nur auf einer Karre transportiert werden, man darf sie nicht rollen oder werfen.
- Das Ventil darf nicht mit Gewalt geöffnet werden oder beschädigt sein.
- Niemals mit fettigen bzw. gecremten Händen an der Flasche oder dem Ventil hantieren oder das Ventil fetten, es besteht Explosionsgefahr.
- Kein offenes Feuer in die Nähe der Flasche / des Wandanschlusses bringen, nicht in der Nähe rauchen.
- Die Flaschen nicht in direkter Sonneneinstrahlung lagern.

Da die Sauerstoffflaschen früher einen blauen Anstrich hatten, werden neue Sauerstoffflaschen mit einem großen „N" für „neue Regelung, new, nouveau, nuevo" gekennzeichnet. Bei medizinischem Sauerstoff ist der Flaschenmantel durchgehend weiß, bei technischem Sauerstoff ist nur die Flaschenschulter weiß, der Flaschenkörper kann grau oder blau sein. Auf der Flaschenschulter befindet sich zusätzlich ein detaillierter Gefahrgutaufkleber, der alle wichtigen Informationen über den Flascheninhalt enthält.

Wird Sauerstoff verabreicht, muss er zur Anfeuchtung immer durch ein Gefäß mit sterilem destilliertem Wasser geleitet werden. Die Kugel zur Angabe der Durchflussmenge muss mit ihrem mittleren Durchmesser den verordneten Wert in l/min anzeigen. In der folgenden Reihenfolge werden die Ventile zur Sauerstoffgabe geöffnet und danach wieder verschlossen:

1. Kontrolle, ob Feinregler verschlossen ist
2. Flaschenanschluss bzw. Wandanschluss öffnen – Kontrolle am Manometer, ob ausreichend Druck vorhanden ist
3. Feinventil zur Durchflussregelung öffnen
4. testen, ob Gas ausströmt
5. Patientin an Sauerstoffgerät anschließen
6. Nach Beendigung der O_2-Gabe erst den Flaschenanschluss bzw. den Wandanschluss schließen, damit das System druckfrei gelagert werden kann.
7. zum Schluss den Feinregler schließen

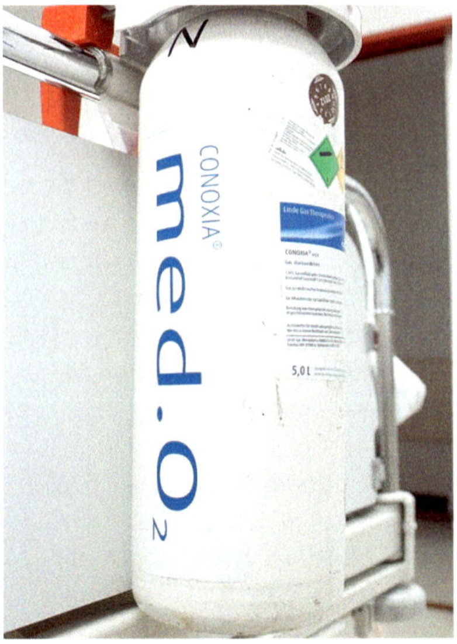

[2] Sauerstoffflasche

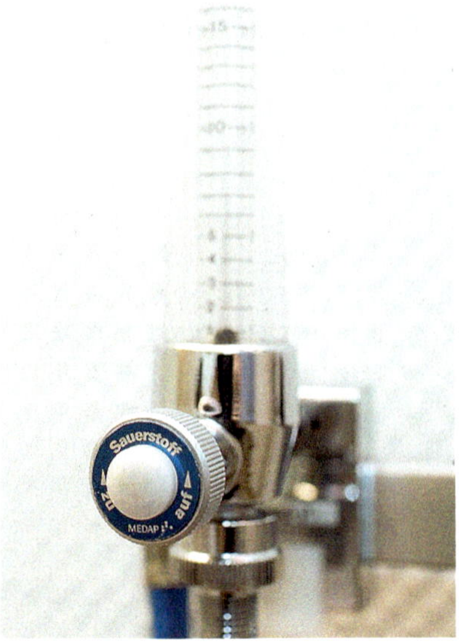

[3] Feinregler

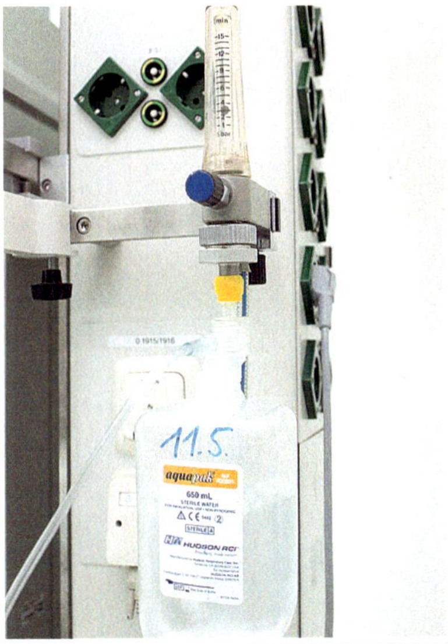

[4] Wandanschluss

8.2 Naturwissenschaftlich-medizinischer Bezug Atmen

8.2.1 Lage, Aufbau und Funktion der Atmungsorgane

Obere Atemwege

Als obere Atemwege werden die Nase mit ihren Nebenhöhlen, der Rachenraum und der Kehlkopf bezeichnet. Diese Bereiche sind mit mehrreihigem Flimmerepithel ausgekleidet und dienen dem Transport der Atemluft, deren Reinigung, Anfeuchtung und Erwärmung. Sie sind der Ort häufiger Entzündungen, der Atemwegsinfekte.

Atemwegsinfekte | 2

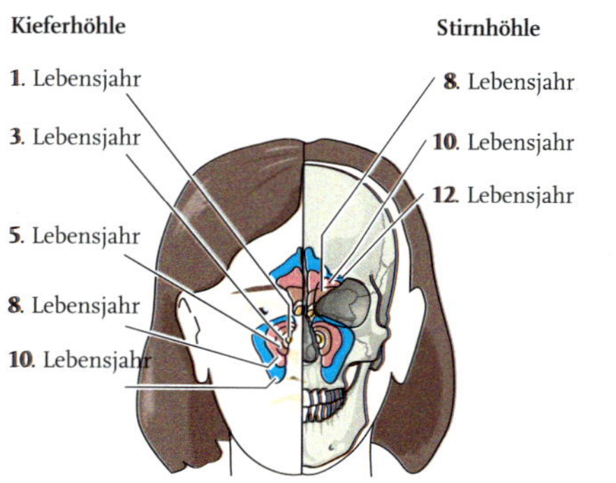

[1] Entwicklung der Nasennebenhölen

Nase und Nasennebenhöhlen

Die Nase mit ihren knöchernen und knorpeligen Anteilen bildet die Nasenhöhle (*Cavitas nasi*) und besteht aus Nasenspitze, Nasenrücken und Nasenwurzel. Sie besitzt zwei Öffnungen, die Nasenlöcher (*Aperturae piriformes*), durch die sie mit der Außenwelt verbunden ist. Über zwei inneren Öffnungen, die Choanen (*Choanae nasi*) ist die Nase mit dem Rachenraum verbunden. Normalerweise atmet der Mensch durch die Nase. Nur bei extremer Anstrengung, verstopfter Nase oder bei Atemnot dient der Mund als Ein- und Austrittspforte der Luft.

Mund | 104

Im Innern wird die Nase durch die Nasenscheidewand (*Septum nasi*) in eine rechte und linke Nasenhöhle geteilt und nach unten durch den Oberkieferknochen (*Maxilla*) und das Gaumenbein (*Os palatinum*) begrenzt.

Innerhalb der Nasenhöhlen befinden sich drei Nasengänge (*Meatus nasi*), die zu jeweils einer Nasenmuschel (*Concha nasi*) führen. Die Nasenmuscheln dienen der Vergrößerung der Nasenhöhlenoberfläche und beinhalten gleichzeitig die inneren Öffnungen zu den Nasennebenhöhlen (*Sinus paranasalis*). In der oberen Nasenmuschel (*Concha nasalis superior*) befindet sich das Nasendach, das vom Siebbein (*Os ethmoidale*) gebildet wird. Es bietet den Durchtritt für die Riechnerven (*Nn. olfactori*) mit ihren speziellen Riechrezeptoren, die Riechepithel oder Riechorgan genannt werden [Abb. 2]. Durch das Riechepithel werden Geruchsreize aufgenommen und über die Riechnerven an das Gehirn weitergeleitet. Die mittlere Nasenmuschel (*Concha nasalis media*) ist größer als die obere und grenzt ebenfalls an das Siebbein. Die untere Nasenmuschel (*Concha nasalis inferior*) ist die größte Nasenmuschel, in ihr mündet der Tränen-Nasen-Kanal.

Nasennebenhöhle | 185
pneumatische Knochen | 185
Resonanz | 222

Als Nasennebenhöhlen werden pneumatische Knochen des Schädels bezeichnet, die mit Schleimhaut ausgekleidet sind. Sie unterstützen die Resonanz der Stimme. Weiterhin dienen sie neben einer gewissen Gewichtsersparnis für den Gesichtsschädel vor allem der Vergrößerung der Nasenhöhlen. Dadurch kann mehr Atemluft angewärmt werden.

Es gibt sieben Nasennebenhöhlen:

- die paarig angelegte Stirnhöhle (*Sinus frontalis*),
- die paarig angelegte Kieferhöhle (*Sinus maxillaris*),
- die paarig angelegte Keilbeinhöhle (*Sinus sphenoidalis*)
- und die Siebbeinzellen (*Cellulae ethmoidales*).

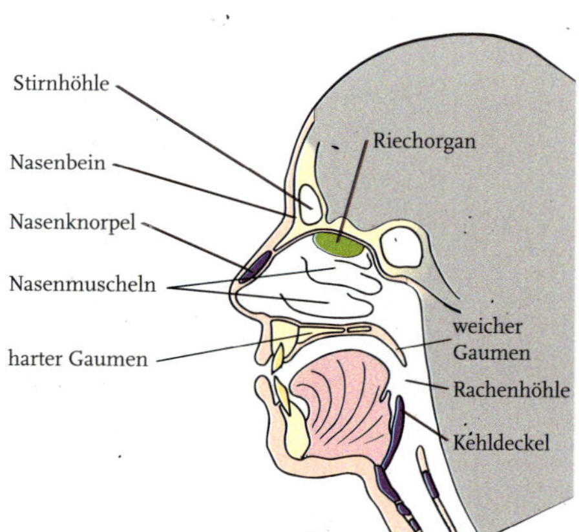

[2] Nur eine 2,5 cm^2 große Fläche in jeder Nasenhälfte ist mit Riechschleimhaut (grün) ausgekleidet.

Die Nasennebenhöhlen sind beim Neugeborenen zwar schon angelegt, bilden sich aber erst später aus [Abb. 1]:

- die Strirnhöhle zwischen dem 8. und 12. Lebensjahr
- und die Kieferhöhle zwischen dem 6. und 18. Lebensjahr.

Der Kehlkopf

Der Kehlkopf (*Larynx*) befindet sich am distalen Ende des Rachens und trennt den Luft- und Speiseweg in Luftröhre (*Trachea*) und Speiseröhre (*Oesophagus*). Er liegt unterhalb des Zungenbeins (*Os hyoideum*) und wird nach kaudal durch den Beginn der Luftröhre abgeschlossen. Er dient dem Verschluss der Luftröhre beim Schlucken und der Stimmbildung (*Phonation*).

Speiseröhre | 389

Die knorpeligen Anteile des Kehlkopfes sind:

- Kehldeckel (*Epiglottis*)
- Ringknorpel (*Cartilago cricoidea*)
- Stellknorpel (*Cartilago arytenoidea*)
- Schildknorpel (*Cartilago thyroidea*)

Die Stimmbildung wird durch die Stimmbänder (*Ligamenti vocale*) ermöglicht. Zwischen den beiden Stimmbändern liegt die Stimmritze (*Rima glottidis*). Die Stimmbänder sind von Schleimhaut überzogen, den Stimmfalten (*Plicae vocales*), die auch Stimmlippen genannt werden. Zahlreiche Muskeln bewegen die knorpeligen Kehlkopfanteile und verändern die Weite der Stimmritze sowie die Spannung der Stimmbänder.

Der knorpelige Kehlkopf wandert beim Schlucken auf und ab. Dabei verschließt der Kehldeckel die Luftröhre, damit keine Speisen oder Getränke in „den falschen Hals" kommen, man sich nicht verschluckt (*aspiriert*).

Die Bildung der Stimme bzw. die Bildung von Tönen erfolgt durch die Schwingung der Stimmlippen. Diese liegen aneinander und werden bei geöffnetem Kehldeckel durch die Atemluft in Schwingung versetzt. Die Höhe der Töne ist abhängig von der Spannung der Stimmlippen, diese wird durch die Stellknorpel verändert. Die Lautstärke eines Tones hängt vom Strömungsdruck des durchströmenden Luftvolumens ab und die Stimmlage eines Menschen ist abhängig von der Länge der Stimmlippen und damit von der Größe des Kehlkopfdurchmessers. Kinder haben meistens eine sehr hohe Stimmlage, Frauen eine höhere Stimmlage als Männer. Bei Männern tritt der Kehlkopf häufig als Adamsapfel hervor. Die Veränderung des Kehlkopfes und dadurch bedingt auch der Stimmlage erfolgt bei Jungen in der Pubertät, gesteuert durch das Sexualhormon Testosteron. Diese Phase des Umbruchs wird als Stimmbruch bezeichnet.

Die Bildung der Sprache erfolgt im Mund mit Hilfe der Zunge und der Lippen. Hierbei werden die Vokale vorwiegend durch Formung des offenen Mundes und die Konsonanten im Zusammenspiel von Zunge, Zähnen, Gaumen und Lippen gebildet. Stimmlose Konsonanten werden allein durch die Lippen, Zunge und Wangen gebildet. Nasenhöhle und Rachen dienen als Resonanzraum und verstärken dadurch die Töne.

Die Muskeln des Kehlkopfes werden alle über einen Ast des N. laryngeus recurrens motorisch innerviert. Wird dieser, z. B. bei einer Schilddrüsenoperation, verletzt kommt es zur Heiserkeit.

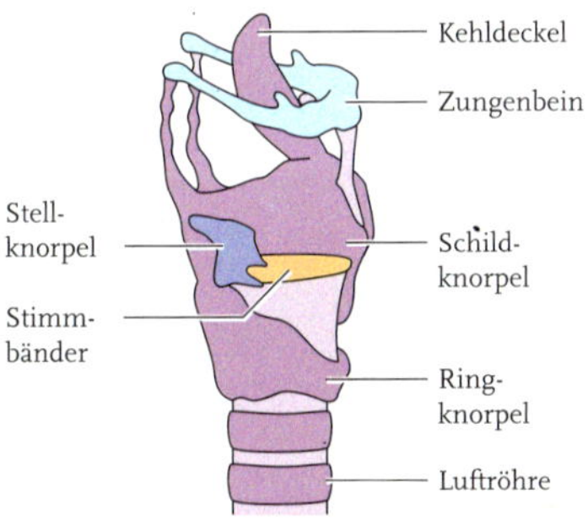

[3] Kehlkopf

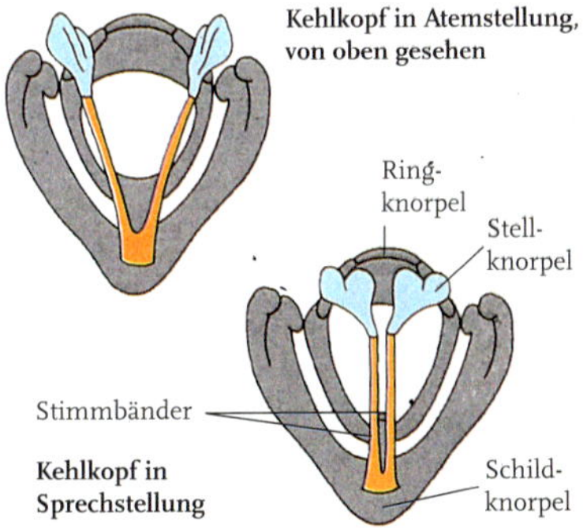

[4] Kehlkopf in Atem- und Sprechstellung

Die unteren Atemwege

Die Luftröhre

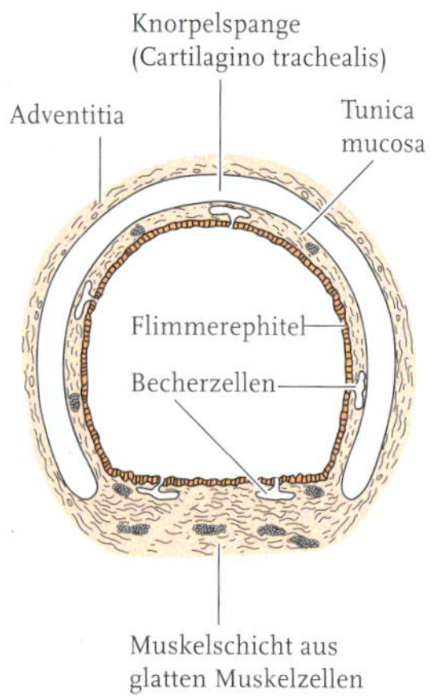

[1] Wandschichten der Luftröhre

Die Luftröhre (*Trachea*) ist die 10 – 12 cm lange Verbindung zwischen dem Kehlkopf und den Bronchien. Sie besteht aus 16 – 20 hufeisenförmigen Knorpelspangen (*Cartilagines trachealis*), die auf der dorsalen Seite muskulös verschlossen sind. Die Knorpelspangen sind durch Bänder miteinander verbunden. Die Luftröhre dient dem Lufttransport, durch ihr starres Knorpelskelett wird sie immer offen gehalten und kann durch den zur Einatmung notwendigen Unterdruck nicht zusammenfallen. Sie beginnt beim Erwachsenen auf der Höhe des 6. – 7. Halswirbels, beim Neugeborenen auf der Höhe des 4. Halswirbels.

Die Luftröhre ist aus folgenden Wandschichten aufgebaut [Abb. 1]:

- Tunica mucosa mit einschichtigem hochprismatischem Flimmerepithel
- Knorpelspangen aus hyalinem Knorpel, an der dorsalen Seite aus glatten Muskelzellen
- Adventitia aus Bindegewebe

Das Flimmerepithel besitzt Klärfunktion, es transportiert Sekret und Fremdstoffe in Richtung Kehlkopf. Im Flimmerepithel sind Becherzellen enthalten, die dünnflüssigen Schleim produzieren. Dieser feuchtet die Atemluft an, bindet Staubpartikel und wird mit einem Hustenstoß ausgeworfen.

Die Bronchien

Kapillaren | 740

Die Luftröhre spaltet sich in Höhe des 4. Brustwirbels an der Bifurkation (*Bifurcatio tracheae*) in den Bronchialbaum auf [Abb. 2]. Beim Neugeborenen befindet sich die Bifurkation auf Höhe des 2. Brustwirbels. Im Alter verschiebt sie sich immer weiter nach kaudal, sodass sie sich beim alten Menschen in Höhe des 7. Brustwirbels befindet.

Die Aufzweigung der Äste des Bronchialbaumes entspricht den Abschnitten der Lunge:

- rechter und linker Hauptbronchus (*Bronchus principalis*)
- rechts drei und links zwei Lappenbronchien (*Bronchi lobares*)
- rechts zehn, links neun Segmentbronchien (*Bronchi segmentalis*)
- Läppchenbronchien (*Bronchi lobularis*)
- Endbronchien (*Bronchioli terminales*)
- Bronchiolen (*Bronchioloi respiratorii*)
- Alveolargang (*Ductus alveolaris*)
- Alveolensäckchen (*Sacculi alveolares*)
- Lungenbläschen / Alveole (*Alveoli pulmones*), sind von einem Netz aus Kapillaren umgeben

Der rechte Hauptbronchus ist steiler, weiter und kürzer; dadurch gelangen aspirierte Fremdkörper meist in den rechten Hauptbronchus. Der flachere und engere Verlauf des linken Hauptbronchus ist durch die Lage des Herzens bedingt.

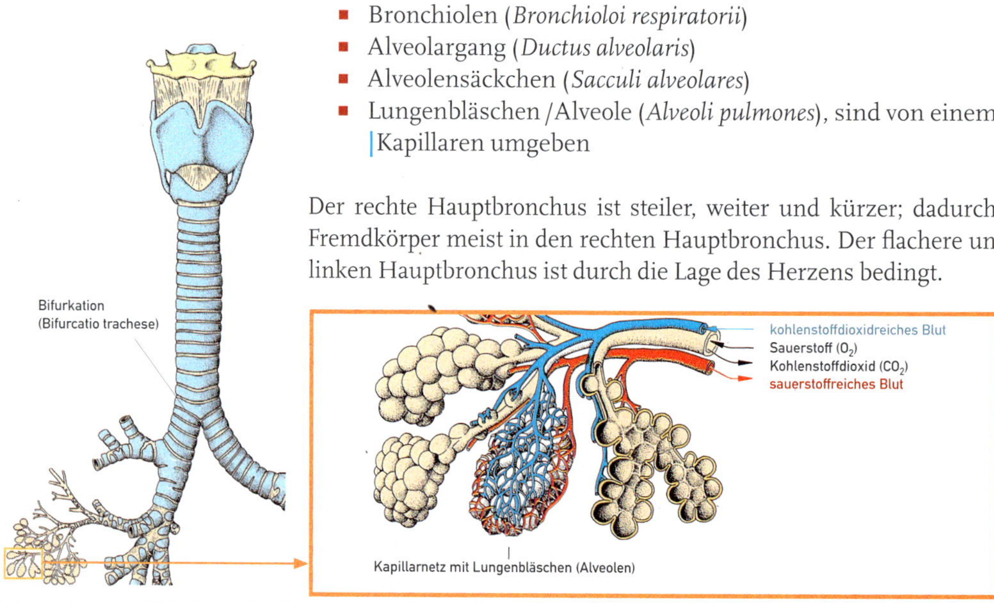

[2] Trachea mit Bronchialbaum und Lungenbläschen

Die Lungen

Die Lungen (*Pulmones*) sind das Organ für die äußere Atmung. Die **äußere Atmung** bezeichnet den Gasaustausch zwischen dem Blut und der Umgebungsluft. Dieser findet zwischen den Alveolen und den sie umfließenden Blutkapillaren statt.

Die **innere Atmung** bezeichnet den Sauerstoffverbrauch bei Verbrennungsvorgängen in den Zellen zur Energiegewinnung. Sie findet in den Mitochondrien statt.

Die Lungen bestehen aus einer rechten und einer linken Lunge (auch Lungenflügel genannt). Sie sind beim Erwachsenen ca. 400 g schwer und haben ein Volumen von ca. 2 l.

Die **Lungen** liegen im Brustkorb (*Thorax*). Sie überragen mit ihrer Lungenspitze (*Apex pulmonalis*) das Schlüsselbein um ca. 3 cm in der Höhe des 7. Halswirbels. Medial grenzen die beiden Lungen an das Mediastinum, das Herz, Brustteil von Luft- und Speiseröhre sowie die großen Gefäße, Nervenbahnen und den Thymus enthält. Kaudal ist die rechte Lungenbasis durch das Zwerchfell von der Leber, die linke Lungenbasis von der Milz und dem Magen getrennt. Alle angrenzenden Strukturen hinterlassen auf der Lungenoberfläche Eindrücke (*Impressiones*). Die maximale Ausdehnung der Lungen reicht von der 1. Rippe bis zur 8. Rippe.

Dem Bronchialbaum entsprechend besteht die rechte Lunge aus drei Lappen (*Lobi pulmonalis*), die linke aus 2 Lappen. Die Lappen unterteilen sich ihrerseits in Lungensegmente (*Segmenta bronchopulmonalia*) [Abb. 4], die sich wiederum in Lungenläppchen (*Lobuli pulmonalis*) und Azini verzweigen. Ein Azinus umfasst das Verzweigungsgebiet mehrerer Bronchiolen.

Der Bronchialbaum tritt am Lungenhilus gemeinsam mit Blutgefäßen und Lymphgefäßen in die Lungen ein, die von **Brustfell** (*Pleura*) umgeben sind. Das Brustfell ist eine seröse Haut, die die Lunge umschließt. Sie besteht aus zwei Blättern: dem Lungenfell (*Pleura visceralis*) und dem Rippenfell (*Pleura parietalis*). Das Rippenfell ist fest mit den Rippen verwachsen, das Lungenfell liegt den Alveolen auf. Am Lungenhilus sind die beiden Pleurablätter miteinander verbunden.

Zwischen den Pleurablättern befindet sich ca. 5 ml seröse Flüssigkeit. Sie haften durch Adhäsionskräfte gegeneinander verschieblich aufeinander und können nicht voneinander wegbewegt werden. Aus diesem Grund folgen die Lungenflügel den Thoraxbewegungen bei der Atmung: Bei der Einatmung dehnen sich die Lungen den Rippen folgend aus, bei der Ausatmung fallen sie zusammen. Die Lungen entfalten sich durch den Unterdruck zwischen den Pleurablättern. Sie besitzen deshalb keine Eigenform, sondern passen sich ihrer Umgebung an.

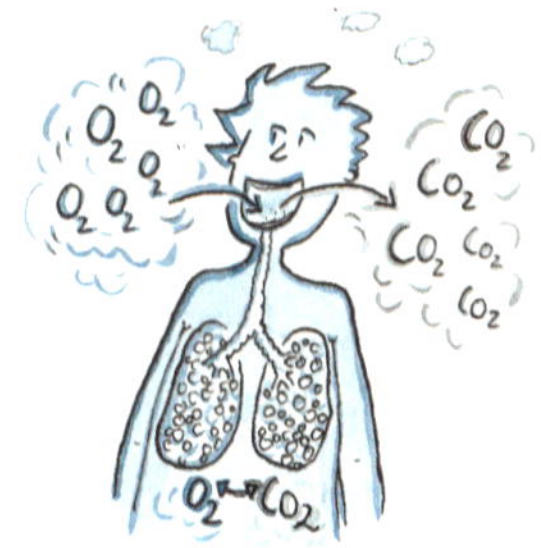

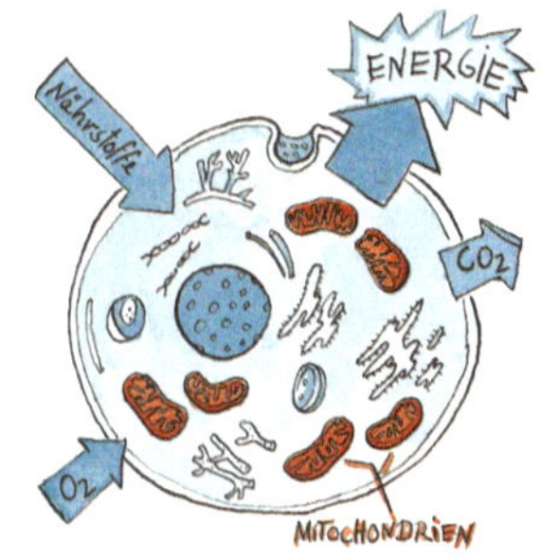

Mitochondrien | 63
Herz | 746
Thymus | 799

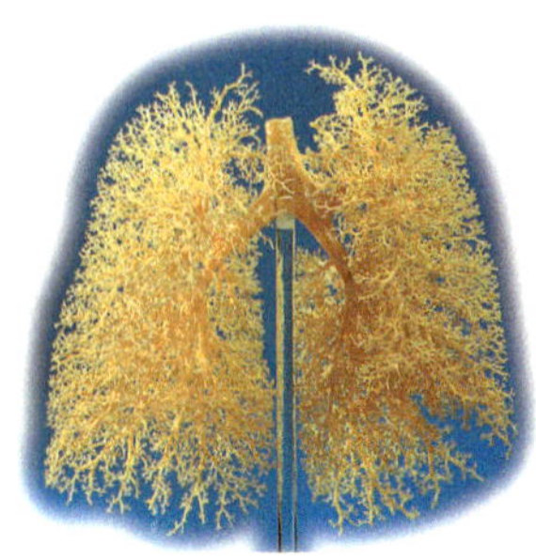

[3] Das Ausgusspräparat einer Lunge zeigt die feinen Verzweigungen der Lungenvenen und Lungenarterien.

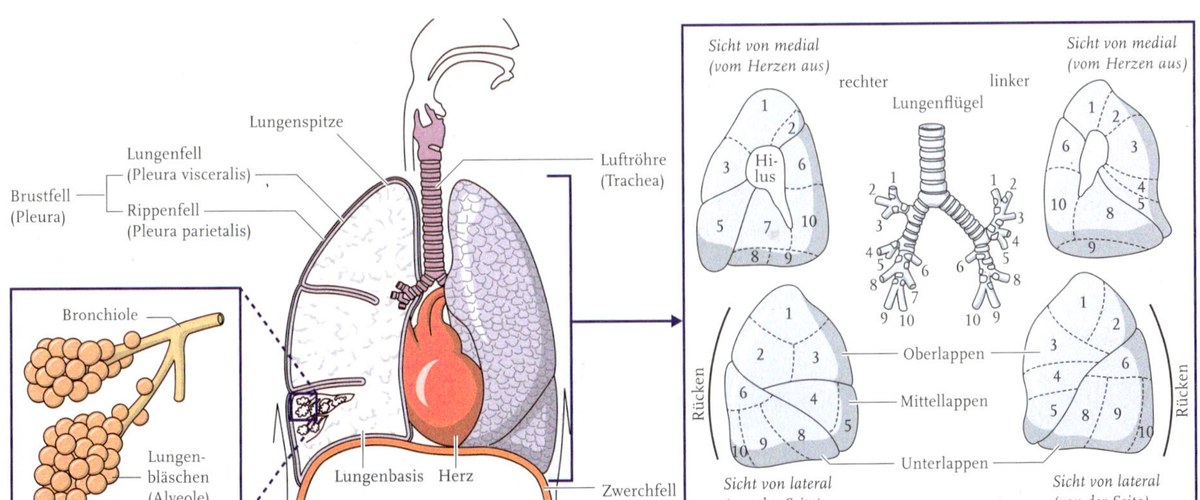

[4] Lager der Lungen- und Lungensegmente

8.2.2 Der Atemvorgang aus physiologischer und physikalisch-chemischer Sicht

Atemmechanik

Die Atemmechanik dient dem äußeren Gasaustausch und besteht aus aktiver Einatmung und größtenteils passiver Ausatmung. Es werden pro Atemzug ca. 0,5 l (7 ml/kg Körpergewicht) Atemluft ausgetauscht, bei Neugeborenen ca. 6 ml/kg Körpergewicht (Atemzugvolumen). Man unterteilt die Atemkapazität in:

- Totalkapazität: gesamtes Volumen der Atemwege, ca. 5,8 – 7 l
- Vitalkapazität: nach maximaler Einatmung maximal wieder auszuatmendes Luftvolumen, 4,1 – 5,3 l
- Inspirationskapazität: nach normaler Ausatmung maximal wieder einzuatmendes Luftvolumen, 2,6 – 3,5 l
- funktionelles Residualvolumen: nach normaler Ausatmung noch in den Atemwegen vorhandenes Volumen, 3,1 l – 3,4 l
- inspiratorisches Reservevolumen: nach normaler Einatmung noch zusätzlich einzuatmendes Luftvolumen, 2,1 – 3,0 l
- exspiratorisches Reservevolumen: nach normaler Ausatmung noch zusätzlich auszuatmendes Volumen, 1,5 – 1,8 l
- Atemzugvolumen: Luftvolumen, das in Ruhe pro Atemzug bewegt wird, 0,5 l
- Residualvolumen: Luftvolumen, das immer in der Lunge zurückbleibt, trotz maximaler Ausatmung, 1,2 l

Diese Werte gelten für einen 20 – 30-jährigen Mann. Die Vitalkapazität der 20 – 30-jährigen Frau beträgt ca. 4,4 l und des 50 – 60-jährigen Mannes ca. 4,4 l. Das Residualvolumen der 20 – 30-jährigen Frau ist nur ca. 1,4 l groß und das des 50 – 60-jährigen Mannes ca. 2,2 l.

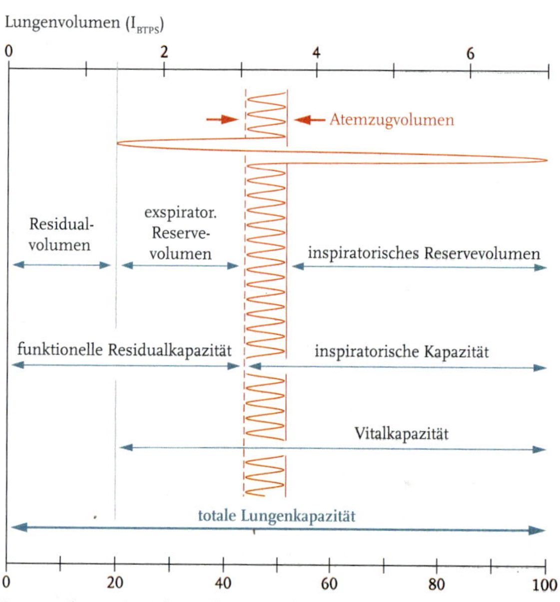

[1] Lungenvolumina

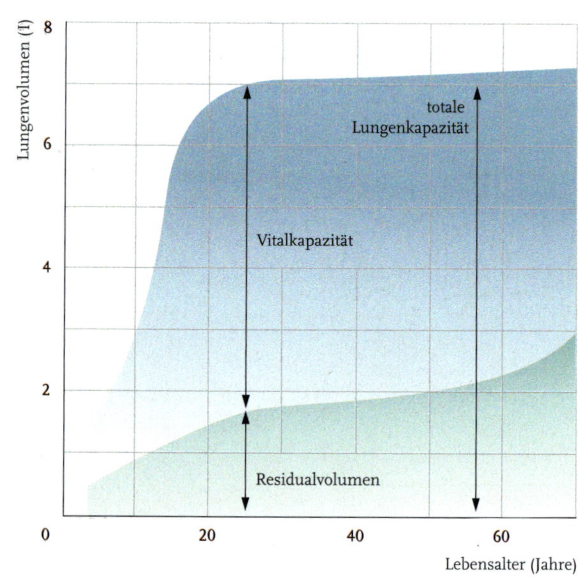

[2] Residualvolumen und Vitalkapazität ändern sich mit dem Lebensalter

Die Entfaltung der Lunge ist ein aktiver Vorgang, der durch die Atemmuskulatur ermöglicht wird. Erfolgt eine verstärkte Ein- oder Ausatmung, wird die Atemhilfsmuskulatur eingesetzt.
Die **Atemmuskeln** werden zur Atmung in Ruhe eingesetzt:

- Zwerchfell (*Diaphragma*) zur Ein- und Ausatmung
- äußere Zwischenrippenmuskeln (*Mm. intercostales externi*) zur Einatmung
- innere Zwischenrippenmuskeln (*Mm. intercostales interni*) zur Ausatmung

Bei der Nutzung der **Atemhilfsmuskeln** werden Ansatz und Ursprung vertauscht, dadurch wird der Thorax gedehnt und das mögliche Lungenvolumen vergrößert (Zusammenarbeit von Muskeln | 188).
Folgende Atemhilfsmuskeln kommen bei der Einatmung zum Einsatz:

- großer und kleiner Brustmuskel (*M. pectoralis major* und *M. pectoralis minor*),
- hinterer oberer und unterer Sägezahnmuskel (*M. serratus posterior superior* und *M. serratus posterior inferior*),
- Treppenmuskeln (*Mm. scaleni*),
- Kopfwendermuskel (*M. sternocleidomastoideus*),
- Kapuzenmuskel (*M. trapezius*)
- Wirbelsäulenaufrichter (*M. errector spinae*)

Die Ausatmung wird durch weitere Atemhilfsmuskeln unterstützt:

- Bauchmuskulatur / Bauchpresse (*M. transversus abdominis, M. obliqus externus abdominis, M. obliqus internus abdominis,* Zwerchfell und Beckenbodenmuskulatur),
- gerader Bauchmuskel (*M. rectus abdominis*),
- Teil der autochtonen Rückenmuskulatur (*M. iliocostalis lumborum*)

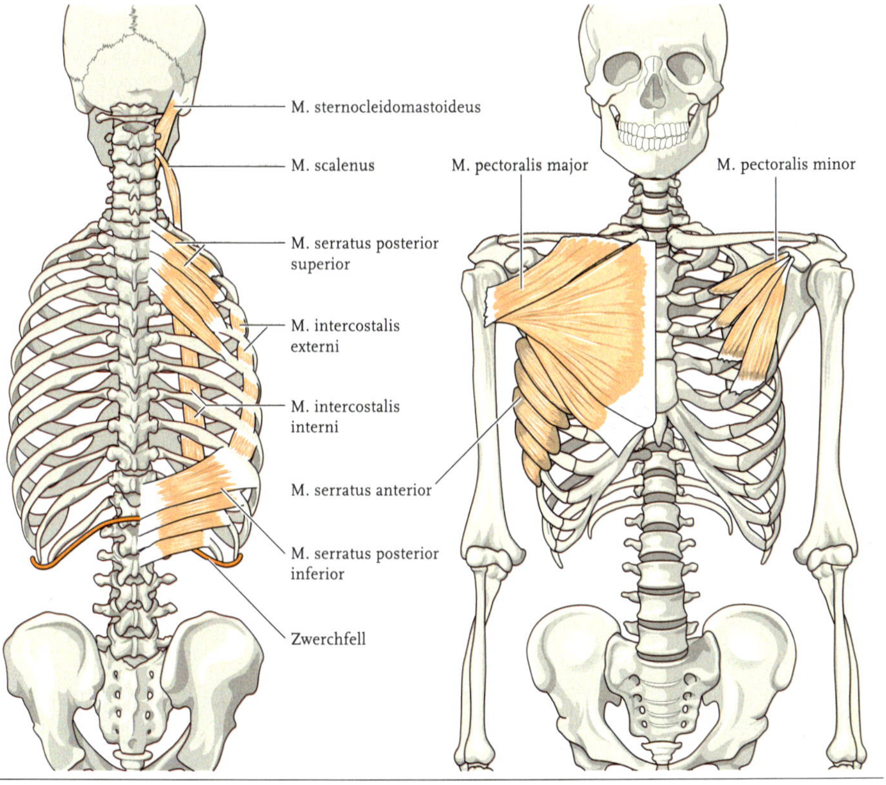

[3] Atem- und Atemhilfsmuskeln

ZNS | 431

Steuerung der Atmung

Die Atmung wird im Atemzentrum des |ZNS gesteuert, man spricht von Atemregulation. Das Atemzentrum liegt zum größten Teil im verlängerten Mark (*Medulla oblongata*); Anteile des Hirnstamms und der Großhirnrinde können ebenfalls Steuerungsaufgaben bezüglich der Atmung übernehmen.

Diese Zentren werden durch chemische und mechanische Faktoren gereizt:

Partialdruck
Derjenige Druck eines Gases in einem Gasgemisch, der beim Entfernen aller anderen Gasgemischbestandteile übrig bliebe. Die Summe aller Partialdrücke eines Gasgemischs ergeben den Gesamtdruck.

Chemische Faktoren	Mechanische Faktoren
Steigerung des |Kohlenstoffdioxid-Partialdruckes (pCO_2)	Dehnung des Lungengewebes
Abnahme des Sauerstoff-Partialdruckes (pO_2)	Dehnung der Atemmuskeln
Veränderungen des Blut-pH-Wertes	

Neben den chemischen und mechanischen Reizen gibt es auch noch weitere, unspezifische Atemantriebe:

- Fieber
- Schmerz
- Aufregung (Adrenalinausschüttung)
- Schwangerschaft (Progesteronausschüttung)
- Blutdruck

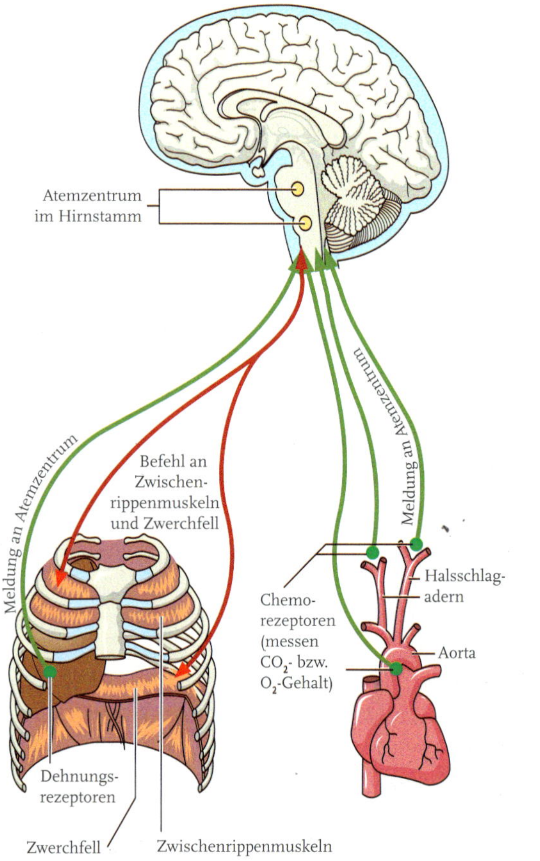

[1] Regulation der Atmung mit den wichtigsten daran beteiligten Komponenten

Dehnungsrezeptoren in der Wand der Luftröhre und der Bronchien sowie in den Muskelspindeln der Atemmuskeln leiten die Dehnungsreize an das Atemzentrum weiter. Chemische Reize werden durch Chemosensoren im Hirnstamm und in den Blutgefäßen weitergeleitet.

Die Steuerung der Atmung erfolgt reflektorisch und chemisch sowie willkürlich. Reflektorisch wird die Atmung über den N.vagus reguliert. Hier bestimmen Dehnungsreize in den Alveolen das Ende der Einatmung. Durch diesen Effekt wird die Überdehnung der Alveolen und damit der Lunge verhindert.

Die chemische Regulation der Atmung erfolgt hauptsächlich über die Kohlenstoffdioxid-Konzentration (pCO_2) im Blut. Steigt der pCO_2 an, wird die Atmung intensiver, damit vermehrt CO_2 an die Außenluft abgegeben werden kann. Auch die Erhöhung der H^+-Ionen-Konzentration (pH-Wert-Abfall), sowie ein Abfall der Sauerstoffkonzentration im Blut (pO_2) führen zu einer gesteigerten Atmung. Allerdings spielen diese Atemantriebe eine untergeordnete Rolle. Die Atmung kann weiterhin bis zu einem gewissen Grad willkürlich beeinflusst werden: „Ich will tief ein- und ausatmen“, „Ich will die Luft anhalten“.

Die Regulation der Atmung ist bei chronischen Lungen- oder Herzerkrankungen pathologisch verändert. Hierbei ist permanent ein erhöhter pCO_2 im Blut vorhanden. Die entsprechenden Rezeptoren werden „immun“ pO_2, wird führender Atemantrieb. Würde Menschen mit diesen Erkrankungen Sauerstoff künstlich zugeführt, käme es zum Atemstillstand (*Asphyxie*), da an den Chemorezeptoren eine ausreichender pO_2 gemessen und dadurch der Atemantrieb entfallen würde.

Gasaustausch

Unter Gasaustausch wird der Austausch von Sauerstoff und Kohlenstoffdioxid an der Blut-Luft-Schranke in den Alveolen verstanden. Die Blut-Luft-Schranke ist der Bereich der Alveolen, an dem Alveolarmembran und Kapillarmembran miteinander verschmolzen sind.

Die Entfaltung der Alveolen wird durch das Surfactant ermöglicht. Dieses setzt die Oberflächenspannung der Alveolen herab und erleichtert deren Entfaltung. Surfactant wird beim Fötus ab der 34. Schwangerschaftswoche gebildet, bei einer Geburt vor diesem Termin kann es deshalb zu Atemproblemen mit einer fehlenden oder unvollständigen Entfaltung der Lunge des Neugeborenen kommen, dies führt zum Atemnotsyndrom.

Surfactant ist ein englisches Kunstwort (surface active agent) und steht für oberflächenaktive Substanz. Es wirkt wie Seife an der Wasseroberfläche.

Bei der Atmung wird über die Einatmung sauerstoffreiche Umgebungsluft in die Atemwege geleitet, diese durchmischt sich mit der dort befindlichen Luft (Residualvolumen). In den Alveolen diffundieren die Sauerstoffmoleküle durch die Alveolarmembran und die Kapillarmembran in das vorbeiströmende Blut. Gleichzeitig diffundiert Kohlenstoffdioxid aus dem Blut in die Alveolen. Es werden ca. 4 Volumenprozent Sauerstoff und Kohlenstoffdioxid ausgetauscht. Die sauerstoffarme, aber kohlenstoffdioxidreiche Luft wird bei der Ausatmung an die Umgebung abgegeben.

Atemnotsyndrom | 2
diffundieren | 64

Bei der Atemspende kann die Ausatemluft verwendet werden, da sie immer noch ca. 16 % Sauerstoff beinhaltet. Dies reicht zur Überbrückung einer lebensbedrohlichen Situation aus.

Atemspende | 817

Sauerstoff wird zum größten Teil im Blut chemisch an Hämoglobin gebunden (HbO_2) und von den Erythrozyten durch das Gefäßsystem transportiert. Ein kleiner Teil (ca. 10 %) wird physikalisch im Blut gelöst; dies ist dabei die Voraussetzung für die chemische Bindung.

Kohlenstoffdioxid wird zu 10 % physikalisch im Blut gelöst, zu 10 % chemisch an Hämoglobin gebunden ($HbCo_2$) und zu 80 % chemisch umgesetzt:

Kohlenstoffdioxid reagiert mit Wasser zu Kohlensäure (H_2CO_3). In einem weiteren Schritt kommt es zum Zerfall der Kohlensäure in Bikarbonat ($H_2CO_3^-$) und ein Wasserstoffproton (H^+). Dieser Vorgang findet hauptsächlich in den Erythrozyten statt. Damit keine pH-Wert-Verschiebung des Blutes stattfindet, wird das Wasserstoffproton vom Hämoglobin abgepuffert (Puffersysteme | 349).

Der Verbrauch von Sauerstoff und die Produktion von Kohlenstoffdioxid in den Zellen erfolgt durch die Zellatmung (innere Atmung), dieser Vorgang findet in den Mitochondrien, die Diffusion der Gase an der Zellmembran statt.

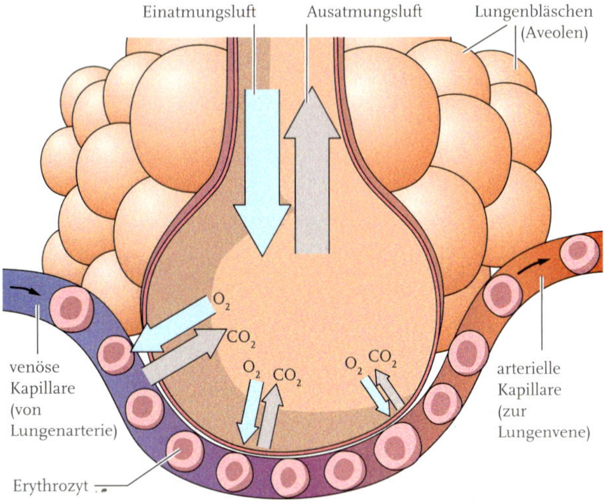

[2] Gasaustausch in der Lunge

Kohlenmonoxid, ein farb- und geruchsfreies Gas, das bei Verbrennungen entsteht, bindet sich an die gleichen Stellen des Hämoglobins wie Sauerstoff. Wird vermehrt Kohlenmonoxid eingeatmet, werden die Bindungsstellen besetzt und es kann kein Sauerstoff mehr transportiert werden. Es kommt zu einer lebensbedrohlichen Kohlenmonoxidvergiftung.

Mitochondrien | 63
Zellmembran | 62

8.2.3 Verabreichen atemwirksamer Medikamente

Inhalator | 380

Atemwirksame Medikamente werden oral, inhalativ oder parenteral verabreicht. Die orale und parenterale Gabe erfolgt wie bei allen anderen Medikamenten auch (Medikamente verabreichen | 708). Die inhalative Applikation erfolgt über Inhalatoren oder Dosieraerosole. Alle Medikamente werden nur nach ärztlicher Verordnung und in Kenntnis der Wirkungsweise und der Nebenwirkungen verabreicht.

Dosieraerosole enthalten das Medikament portionsweise als Pulver, Kapseln oder Tabletten. Durch das Gerät wird das Medikament pulverisiert und zerstäubt und kann von der Patientin inhaliert werden. Probleme mit Dosieraerosolen bestehen vor allem darin, dass Rückstände des Medikamentes auf der Mundschleimhaut zurückbleiben und dort unerwünschte Wirkungen auslösen. Besonders gilt das für Glukokortikoide, die auf diesem Weg Pilzinfektionen hervorrufen können. Daher ist es empfehlenswert, nach der Anwendung von Dosieraerosolen den Mund auszuspülen oder etwas zu trinken.

Für Kinder ist es schwierig, ausreichend tief einzuatmen, deshalb stehen für diesen Fall so genannte Spacer oder andere altersgerechte Inhalationshilfen zur Verfügung. Diese ermöglichen das Einatmen der Medikamentendosis in mehreren Atemzügen. Wichtig ist dabei, nicht in den Spacer hineinzuatmen – also durch die Nase ausatmen, aber durch den Mund einatmen.

Handhabung des Dosieraerosols

Das Mundstück wird mit dem Mund fest umschlossen. Nach einmaligem, ruhigem und tiefem Ein- und Ausatmen wird während des erneuten Einatmens auf den Medikamentenbehälter gedrückt, der eine exakt dosierte Menge des Medikaments abgibt. Die Luft wird dann über mehrere Sekunden angehalten und anschließend langsam ausgeatmet.

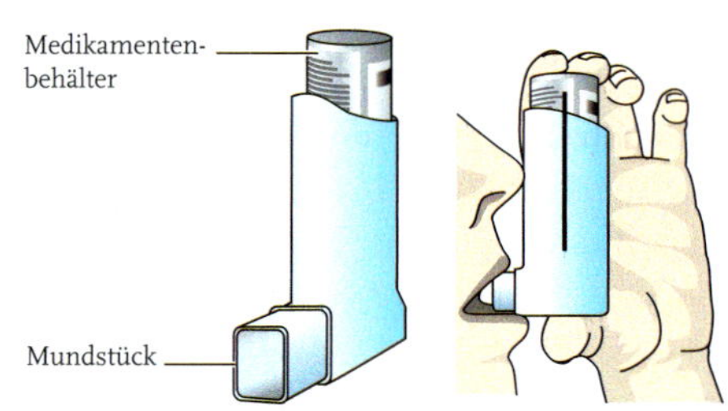

Anwendung eines Dosieraerosols mit Hilfe eines Spacers

Die Schutzkappe des Dosieraerosols abziehen. Dose zwischen Daumen und Zeigefinger halten und kurz schütteln.	Die Inhalationshilfe, so genannter Spacer, auf die Dosenöffnung stecken und mit der Schutzkappe verschließen.	Durch Druck mit dem Zeigefinger auf den Boden des Medikamentenbehälters wird ein Aerosolstoß in den Spacer ausgelöst.	Der Pflegebedürftige soll ausatmen und für ca. 5 Sekunden den Atem anhalten. Dann die Schutzkappe abnehmen, den Aerosolnebel sofort inhalieren und den Atem einige Sekunden anhalten.
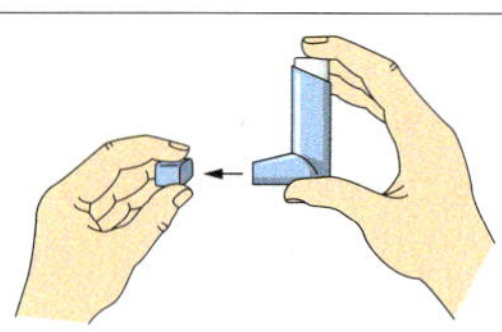	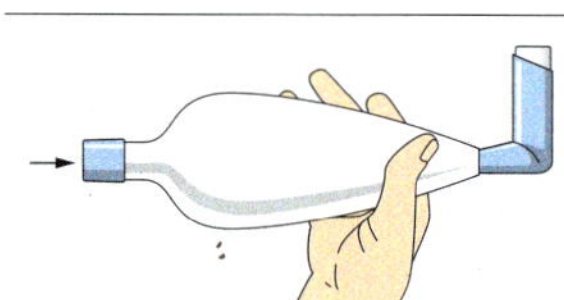	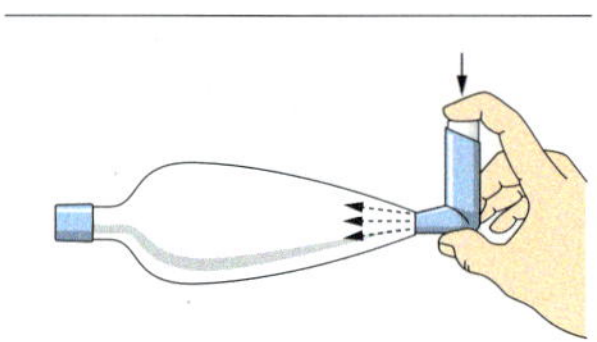	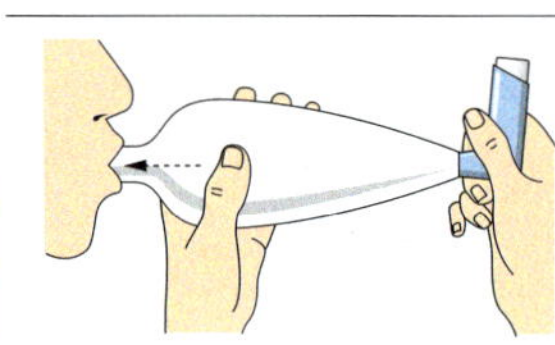

Pflegerisch relevante Symptome und Erkrankungen der Atemwege

8.2.4

Dyspnoe

Dyspnoe ist die Atemnot; sie ist das Leitsymptom für Atemwegserkranken. Sie tritt bei allen Erkrankungen auf, die mit einer Verringerung der Atemfläche, Verengung der Atemwege bzw. einem eingeschränkten Sauerstofftransport einhergehen. [Tab. 1] gibt dazu eine Übersicht.

Verringerung der Atemfläche	Verengung der Atemwege	eingeschränkter Sauerstofftransport
Pneumonie	obstruktive Lungenerkrankungen	Herzinsuffizienz
Lungenembolie		Herzinfarkt
Lungenfibrose		Anämie
Lungenemphysem		
Cor pulmonale		

[Tab. 1] Auftreten von Dyspnoe

Pneumonie | 400
Lungenembolie | 402
Lungenfibrose | 399
Lungenemphysem | 2
Cor pulmonale | 2
Herzinsuffizienz | 2
Herzinfarkt | 2
Anämie | 2

Dyspnoe verursacht bei den Betroffenen Angst und führt dadurch zur beschleunigten Atmung. Dabei findet kein ausreichender Gasaustausch in den Alveolen statt und die Sauerstoffversorgung verschlechtert sich weiter. Daraus entsteht ein Teufelskreis: Die Dyspnoe führt zur Angst und zur ineffektiven Atmung und diese verstärkt die Dyspnoe und damit wiederum die Angst.

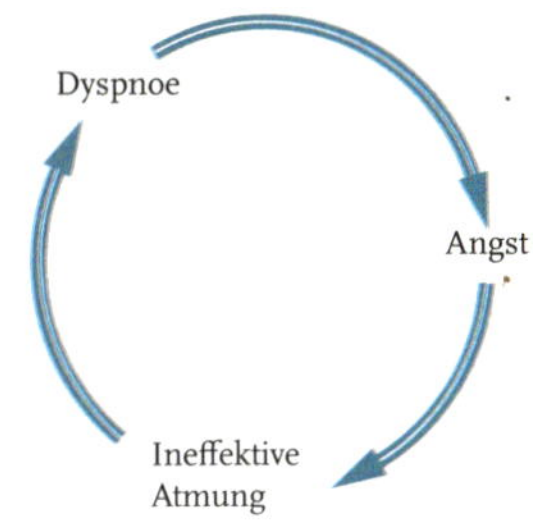

[2] Teufelskreis der Dyspnoe

Obstruktive und restriktive Lungenerkrankungen

Obstruktive Lungenerkrankungen sind alle Erkrankungen, die mit einer Behinderung des Lufteinstroms in die Lungen einhergehen. Zusammengefasst bezeichnet man diese Erkrankungen auch als COPD (*chronic obstructive pulmonary disease*) oder COLD (*chronic obstructive lung disease*); zu ihnen gehören:

- chronische Bronchitis
- Asthma bronchiale
- Lungenemphysem
- Bronchiektasen

Bei restriktiven Lungenerkrankungen kommt es zu einer diffusen Schädigung der Alveolen und damit zu einer Einschränkung der Atemfläche. Dazu gehören:

- Schocklunge
- Atemnotsyndrom des Neugeborenen
- Lungenfibrose

Asthma bronchiale | 2
Lungenemphysem | 2
Bronchiektasen | 2
Schocklunge | 2
Atemnotsyndrom des Neugeborenen | 2

Exemplarisch werden an dieser Stelle die chronische Bronchitis als obstruktive und die Lungenfibrose als restriktive Lungenerkrankung besprochen.

Chronische Bronchitis

Die Bronchitis ist eine Entzündung der Bronchialschleimhaut [Abb. 1]. Eine akute Bronchitis wird durch Mikroorganismen (Bakterien oder Viren) ausgelöst [Abb. 2]. Eine Bronchitis gilt dann als chronisch, wenn sie in zwei aufeinanderfolgenden Jahren jeweils länger als drei Monate mit Husten und Auswurf bestanden hat. Die Bronchialschleimhaut ist durch die Ursachen dauerhaft geschädigt und kann sich nicht mehr regenerieren. Kommt eine obstruktive Ventilationsstörung hinzu, spricht man von einer chronisch obstruktiven Bronchitis.

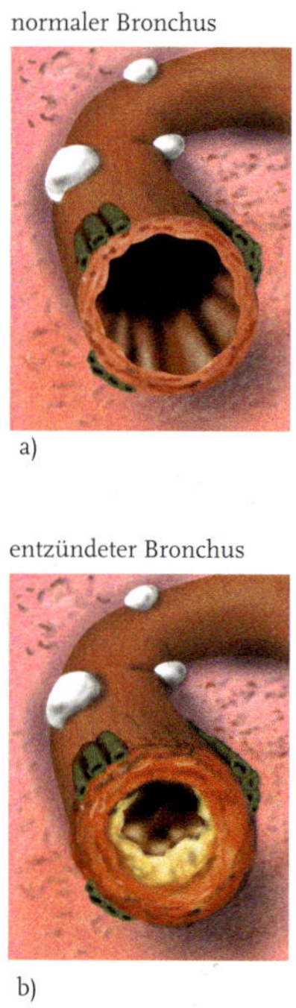

[1] a) normaler Bronchus
b) entzündeter Bronchus mit Wandverdickung und Bildung von Sekret im Lumen

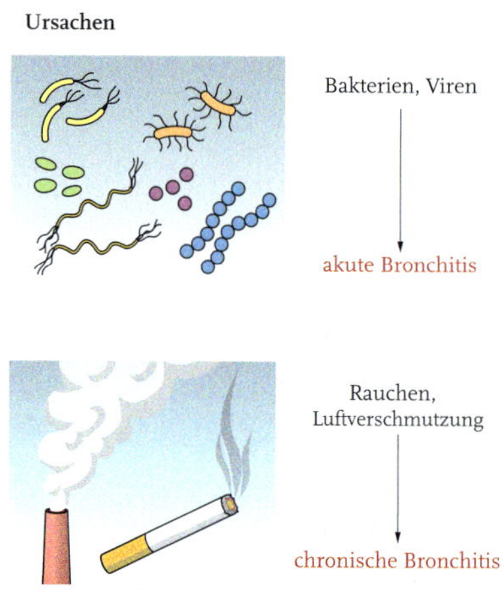

[2] Verschiedene Ursachen für die akute und chronische Bronchitis

In den Industrieländern sind ca. 10 % der Bevölkerung von einer chronischen obstruktiven Bronchitis betroffen. Die häufigsten **Ursachen** der chronischen Bronchitis sind:

- Rauchen (90 %),
- Luftverschmutzung, z. B. Kohlestaub, Industrieabgase, und
- sich wiederholende Infekte.

Die Symptome sind:

- Husten mit Auswurf: Dieser ist weiß, bei zusätzlicher Infektion gelb bis grün,
- Belastungsdyspnoe,
- wiederkehrende Infekte und
- eingeschränkte Leistungsfähigkeit.

Die Diagnostik erfolgt durch

- Anamnese (z. B. Raucherbiografie),
- |Auskultation (|Giemen und Brummen) und |Perkussion (normaler Befund),
- Lungenfunktionsprüfung,
- evtl. Röntgenaufnahme des Thorax zur Erkennung von Komplikationen (z. B. |Lungenemphysem, |Cor pulmonale) sowie zum Ausschluss von Pneumonie und Tumorerkrankungen,
- Sputumuntersuchung mit Erreger-Resistenz-Bestimmung bei akuten Infekten,
- evtl. Bestimmung der Sauerstoffsättigung.

Auskultation | 856
Giemen | 369
Perkussion | 856
Lungenemphysem | 2
Cor pulmonale | 2
Atemgymnastik | 374
Totraumvergrößerung | 375
sekretlösende Maßnahme | 377
Betasympathomimetika | 2
Theophyllin | 2
Glukokortikoide | 2

Die Therapie besteht in erster Linie darin, die Auslöser der Erkrankung zu vermeiden, also z. B. nicht mehr zu rauchen, weder aktiv noch passiv. Die Erkrankung ist chronisch und kann nicht geheilt werden. Es können lediglich die Folgen und Komplikationen hinausgezögert werden sowie die Symptome gemildert werden. Daher ist das zweite Standbein der Therapie die Atemtherapie mit |Atemgymnastik, |Totraumvergrößerung und |sekretlösenden Maßnahmen. Infekte müssen vermieden werden bzw. frühzeitig gezielt therapiert werden. Die Verabreichung von Sauerstoff erfolgt bei Dyspnoe. Jedoch darf die Sauerstoffgabe nicht kontinuierlich erfolgen, um den Atemantrieb nicht zu unterdrücken, der auf Grund der Erkrankung primär nur noch über Sauerstoffkonzentration ausgelöst wird (Steuerung der Atmung | 394).

Die medikamentöse Therapie erfolgt als |Stufentherapie.

- **Stufe 1:** Inhalation von |Betasympathomimetika
- **Stufe 2:** zusätzlich orale Gabe von |Theophyllin und Inhalation von |Glukokortikoiden
- **Stufe 3:** Zusätzlich orale Gabe von Glukokortikoiden

Stufentherapie
Behandlungskonzept, bei dem entsprechend des Ausmaßes der Symptome eine stufenweise Steigerung der medikamentösen Therapie erfolgt; wird insbesondere bei chronischen Erkrankungen eingesetzt

Lungenfibrose

Die Lungenfibrose ist eine chronische Erkrankung des Lungengewebes (*Lungenparenchym*). Sie ist eine Folge der Vernarbungen des Gewebes durch immer wiederkehrende (*chronische*) Entzündungen. Dadurch werden die Alveolen vermehrt von Bindegewebe umgeben, die Wanddicke der Alveolen wächst und die Diffusionsstrecke der Atemgase wird vergrößert. Der Gasaustausch ist behindert.

online

www.lungenfibrose.de
Hier finden Sie themenrelevante Informationen für Betroffene und deren Angehörigen

Gasaustausch | 395

50 % der Lungenfibrosen entstehen auf Grund einer individuellen Veranlagung (*idiopathisch*). Andere Ursachen sind

- Infektionen,
- systemische Erkrankungen (z. B. Kollagenosen),
- Atemluftbelastung durch Stäube (so genannte Staublunge, z. B. Silikose) oder
- Schocklunge.

Silikose
Eine anerkannte Berufskrankheit im Bergbau und in steinbearbeitenden Berufen. Sie ist bereits seit dem Altertum bekannt.

Die wichtigsten Symptome sind Dyspnoe und trockener Husten.
Zur Diagnostik gehören:

- Auskultation (Knistern bei der Einatmung)
- Perkussion (geringere Ausdehnung der Lunge)
- Lungenfunktionsprüfung
- Bestimmung der Sauerstoffsättigung
- evtl. Bronchoskopie zum Ausschluss eines Bronchialkarzinoms.

Die Therapie der Lungenfibrose erfolgt soweit möglich ursächlich. Allerdings kann eine Silikose trotz Beendigung des Berufes fortschreiten. Medikamentös wird die Lungenfibrose mit Kortikosteroiden und, wenn diese die Bindegewebsbildung nicht unterbinden, mit Immunsuppressiva behandelt. Die Betroffenen erhalten meist eine Sauerstofftherapie. Da die Erkrankung sehr schnell fortschreitet und meist innerhalb von 4–5 Jahren tödlich endet, ist eine Lungentransplantation zu erwägen.

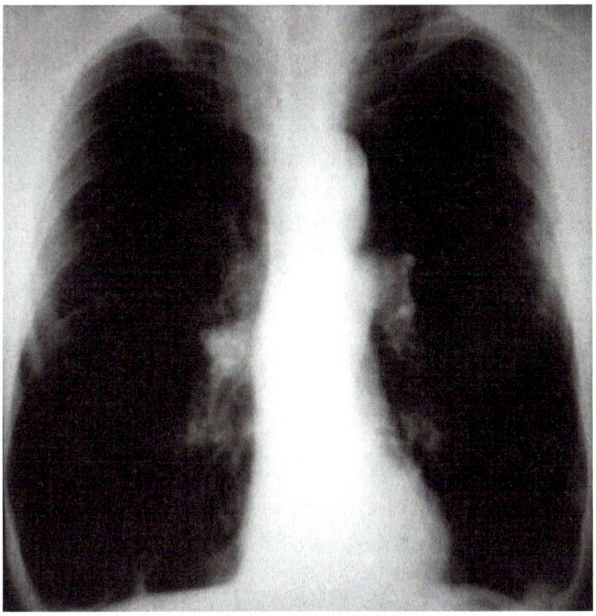

[4] Röntgen-Thorax bei Lungenfibrose

Alveolen | 390

Pneumonie

Die Pneumonie ist die akute oder chronische Entzündung der Alveolen und des Lungenparenchyms.

Die **Ursache** ist in erster Linie die Infektion mit pathogenen Mikroorganismen. Weitere Ursachen können chemische, allergische oder physikalische Reizungen sein.

nosokomiale Erreger | 678

Die auslösenden Mikroorganismen werden hinsichtlich ihres Vorkommens in ambulante und nosokomiale Erreger unterschieden.

nosokomial	ambulant
▪ gramnegative Bakterien: Pseudomonas, Klebsiellen, E. coli,	▪ Pneumokokken
	▪ Hämophilus influenzae
	▪ Chlamydien,
▪ Staphylokokkus aureus,	▪ Mykoplasmen,
▪ Anaerobier	▪ Legionellen,
▪ Legionellen	▪ Viren

[Tab. 1] Pneumonie verursachende Erreger

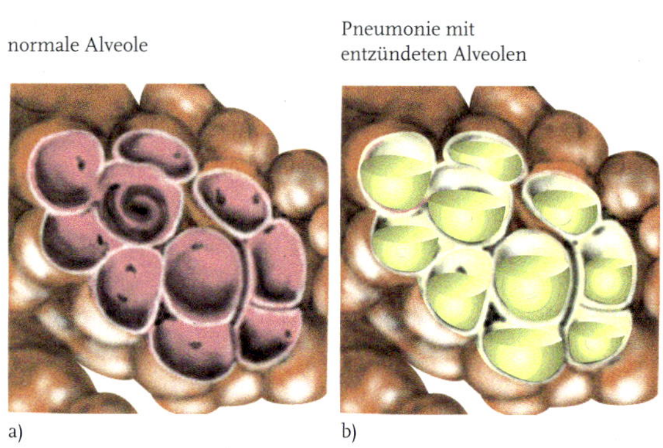

[1] a) normale Lungenbläschen (Alveolen)
b) Pneumonie mit Entzündung der Alveolen, in denen sich je nach Erreger ein klares oder eitriges Sekret bildet

Die Symptome der Pneumonie treten rasch auf, der Allgemeinzustand der Betroffenen verschlechtert sich innerhalb von Stunden. Die einzelnen Symptome sind:

- hohes Fieber mit Schüttelfrost,
- Husten evt. mit Auswurf,
- Abgeschlagenheit und Thoraxschmerz,
- Dyspnoe evtl. mit Nasenflügelatmung.

Die Diagnostik umfasst

- Anamnese,
- Auskultation (feuchte Rasselgeräusche),
- Röntgenbild des Thorax (Entzündungsherde erscheinen als scharf begrenzte Verschattungen),
- Bestimmung der Sauerstoffsättigung,
- Entzündungsparameter des Blutes,
- Sputumuntersuchung mit Erreger-Resistenz-Bestimmung.

Sekretolytika | 2

online

Das Robert-Koch-Institut hat eine Empfehlung zur Prävention der nosokomialen Pneumonie herausgegeben. Diese finden Sie unter
www.rki.de
▸ Infektionsschutz
▸ Krankenhaushygiene
▸ Empfehlungen der Kommission für Krankenhaushygiene

Die Therapie umfasst eine gezielte Antibiotikumgabe, Verabreichung von Sekretolytika, Sauerstoffgabe und Atemgymnastik. Die Prognose der Erkrankung ist abhängig vom Therapiebeginn. Je früher und je gezielter, umso besser ist die Prognose. Die Pneumonie ist in den Industrieländern die Infektionserkrankung mit der höchsten Letalitätsrate. Insbesondere bei (kleinen) Kindern und Menschen mit schlechtem Allgemeinzustand kann der Verlauf tödlich sein.

Pneumonien sind eine gefürchtete Komplikation nach Operationen. Nosokomiale Erreger nutzen hierbei den durch den Beatmungsschlauch erleichterten Zugang zur Lunge. Daher gilt bei allen beatmeten Patientinnen die strikte Einhaltung aller Hygieneprinzipien. Insbesondere das in den Beatmungsschläuchen entstehende Kondenswasser ist ein hervorragender Nährboden für Mikroorganismen.

Zur Prävention der gefürchteten Pneumokokkenpneumonie empfiehlt die Ständige Impfkommission (STIKO) seit 2006 die Impfung gegen Pneumokokken.

Boronchialkarzinom

Das Bronchialkarzinom ist der bösartige Tumor des Bronchialsystems. Unter allen Tumorerkrankungen ist es das mit der höchsten Mortalitätsrate. 25 % aller Tumore sind Bronchialkarzinome. Männer erkranken dreimal häufiger an dieser Tumorart als Frauen, eine Ausnahme bildet das Adenokarzinom. Der Altersgipfel für diese Tumorarten liegt bei 55 – 60 Jahren.

Man unterscheidet das Bronchialkarzinom abhängig vom befallenen Gewebe und der Lokalisation in

- kleinzelliges Bronchialkarzinom (25 % aller Fälle),
- Plattenepithelkarzinom (40 % aller Fälle),
- Adenokarzinom (25 % aller Fälle),
- großzelliges Bronchialkarzinom (10 % aller Fälle) und
- Alveolarzellkarzinom (1 % aller Fälle).

In 85 % der Erkrankungen ist Rauchen die Ursache der Erkrankung. Eine Ausnahme stellt wiederum das Adenokarzinom dar. Weitere Ursachen sind karzinogene Stoffe wie Quarzstaub, Asbest und Arsenverbindungen. Das Bronchialkarzinom bildet keine Frühsymptome. Hinweis auf die Erkrankung ist ein nicht zu therapierender Husten mit leicht blutigem Auswurf sowie Dyspnoe, rezidivierende Infekte und Gewichtsverlust.

Jeder Husten, der länger als vier Wochen anhält, ist auf ein Karzinom hin abzuklären!

Die Diagnostik umfasst die bildgebenden Verfahren (Röntgen, CT, PET), Bronchoskopie mit Histologie und Lungenfunktionsprüfung.

bildgebende Verfahren | 858

Die konservative Therapie erfolgt lediglich palliativ und besteht aus Chemotherapie und Bestrahlung. Eine kurative Behandlung kann nur durch eine Operation erreicht werden; dies ist jedoch nur bei einem Drittel der Patienten möglich. Die Prognose des Bronchialkarzinoms ist schlecht, die 5-Jahres-Überlebensrate liegt bei 5 %.

palliativ | 3
kurativ | 3

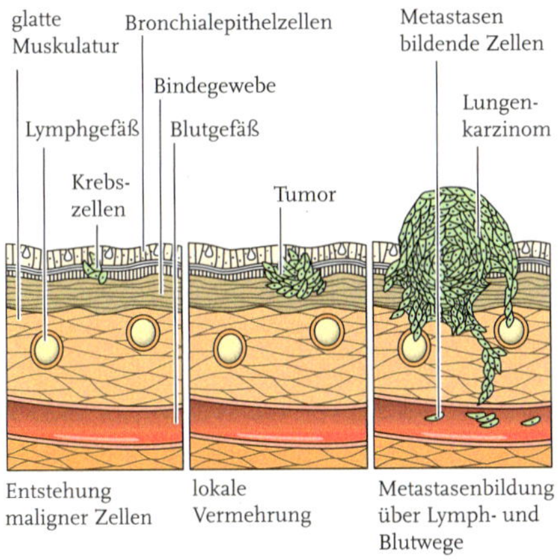

[3] Entwicklung des BK (schematisch)

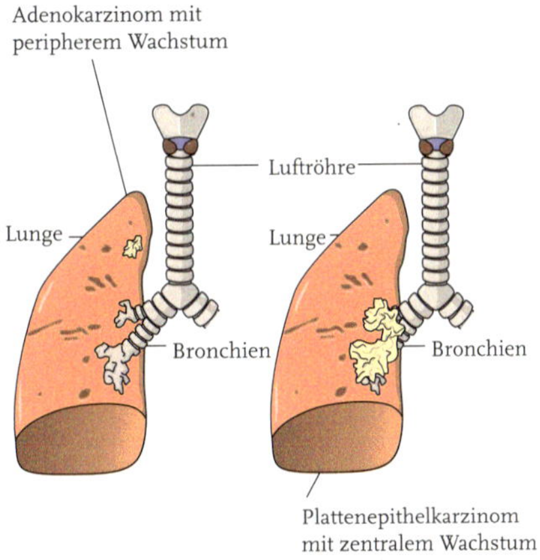

[4] Lungenkarzinome

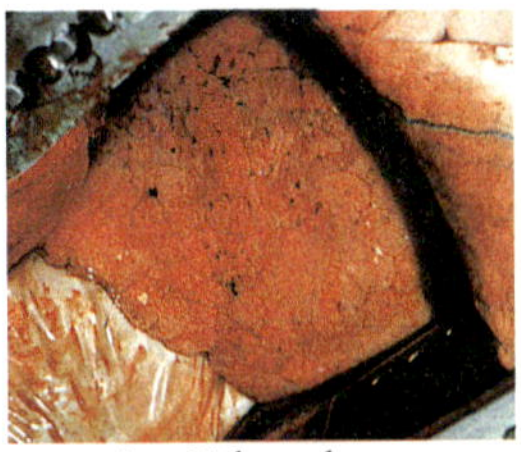

Lunge eines Nichtrauchers

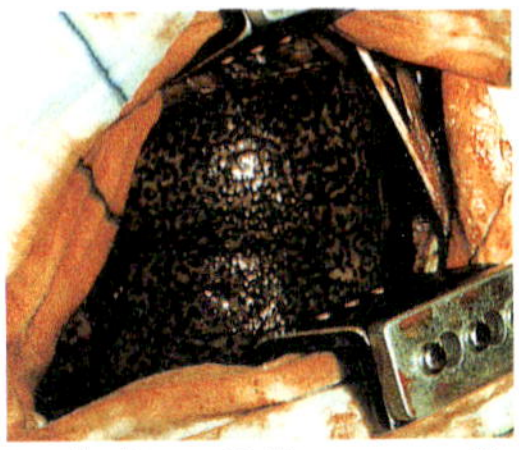

Raucherlunge: 30 Zigaretten am Tag, Krebstod mit 40 Jahren

[5] Ansicht eines Lungenflügels nach Eröffnung des Thorax

Lungenembolie

Die Lungenembolie ist der akute Verschluss einer Lungenarterie durch ein Blutgerinnsel aus dem venösen Körperkreislauf. Das nachfolgende Lungengebiet kann dadurch nicht mehr am Gasaustausch teilnehmen.

tiefe Beinvenenthrombose | 152

Die Lungenembolie ist eine gefürchtete Komplikation der tiefen Beinvenenthrombose und führt in etwa 10 % aller Fälle zum Tod. Trotz ihrer Häufigkeit wird die Lungenembolie nur in einem Drittel aller Fälle erkannt.

Die **Symptome** der Lungenembolie sind:

- Husten,
- Thoraxschmerz,
- Dyspnoe mit Zyanose,
- Tachykardie,
- Angst,
- Synkopen und
- Hypotonie.

Tachykardie | 725
Synkopen | 2
Hypotonie | 728

Die Diagnostik umfasst

- Anamnese (zur Erkennung der Risikofaktoren),
- EKG,
- Röntgenbild des Thorax (zeigt Veränderungen durch den unterbrochenen Blutstrom),
- Echokardiografie zum Thrombusnachweis,
- Laboruntersuchung des Blutes auf Blutgase und spezielle Spaltprodukte des Gerinnungssystems,
- Rechtsherzkatheteruntersuchung, ggf. kann gleichzeitig eine lokale Fibrinolyse erfolgen, und
- CT-Angiografie zum Thrombusnachweis.

Fibrinolyse | 2

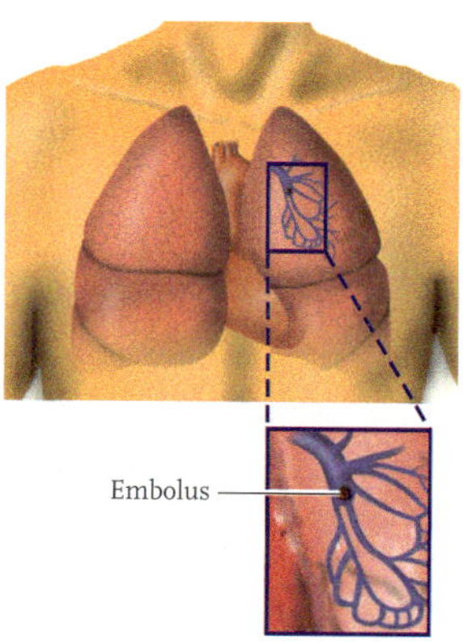

[1] Embolus in der linken Lungenarterie

Die Therapie besteht im Notfall in der Sauerstoffgabe, Sedierung und Schmerztherapie, um den Sauerstoffbedarf des Organismus zu decken. Gleichzeitig beginnt man mit einer Heparintherapie. Die weitere Therapie besteht in der High-Dose-Heparintherapie und Marcumarisierung, der lokalen Fibrinolyse sowie der verhältnismäßig riskanten operativen Entfernung des Thrombus (*Thrombektomie*), wenn die anderen Therapien versagen.

Die Prognose der Lungenembolie ist schlecht, die Letalität liegt bei 5 – 10 % und 30 % erleiden ein Rezidiv, sofern keine ausreichende Prophylaxe mit gerinnungshemmenden Medikamenten durchgeführt wird.

Die Prävention der Lungenembolie erfolgt im Krankenhaus durch die Thromboseprophylaxe.

9.1

Körpertemperatur regulieren

9.1 Pflegerische Schwerpunkte

9.1.1 Beobachtung und Pflege von Menschen mit Fieber 406

9.1.3 Physikalische Maßnahmen zur Fiebersenkung 409

9.1.4 Pflege von Menschen mit Schüttelfrost 411

9.2 Naturwissenschaftlich-medizinischer Bezug 412

9.2.1 Wärme aus physikalischer Sicht 412

9.2.2 Die Temperaturregulation beim Menschen 414

Temperaturregulation 414

Fieber 416

Fiebertypen 416

Fieberreaktion 417

Medikamentöse Fiebersenkung 418

Hyperthermie 418

Hypothermie 419

9.2.3 Hydro- und Thermotherapie 420

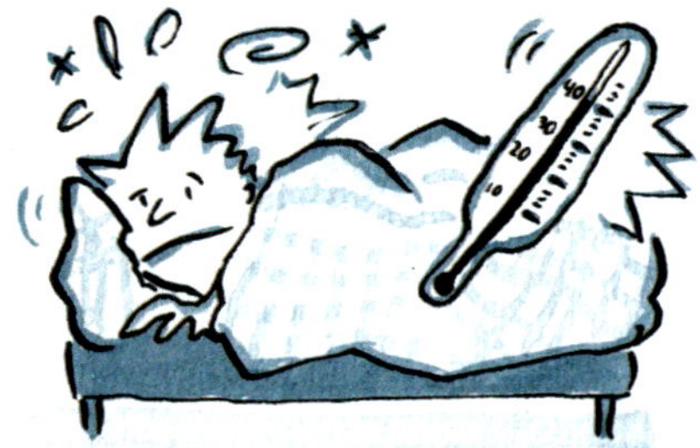

Körpertemperatur regulieren

Fieber und seine Begleiterscheinungen stellen für die meisten Menschen eine fundamentale Erfahrung dar, die sie früher oder später in ihrem Leben erdulden müssen. Selbst Menschen, die sich als „durchweg recht gesund“ bezeichnen, können sich erstaunlich gut und lange an veränderte Gemütszustände, verzerrte Wahrnehmungen oder Träume während einer fieberhaften Episode erinnern.

Wer kann sich nicht erinnern, etwas Ähnliches erlebt zu haben, wie es Wolfgang Borchert in „Die Kirschen“ beschreibt ...

Wolfgang Borchert: Die Kirschen

Nebenan klirrte ein Glas. Jetzt isst er die Kirschen auf, die für mich sind, dachte er. Dabei habe ich das Fieber. Sie hat die Kirschen extra vors Fenster gestellt, damit sie ganz kalt sind. Jetzt hat er das Glas hingeschmissen. Und ich hab das Fieber.

Der Kranke stand auf. Er schob sich die Wand entlang. Dann sah er durch die Tür, dass sein Vater auf der Erde saß. Er hatte die ganze Hand voll Kirschsaft.

Alles voll Kirschen, dachte der Kranke, alles voll Kirschen. Dabei sollte ich sie essen. Ich hab doch das Fieber. Er hat die ganze Hand voll Kirschsaft. Die waren sicher schön kalt. Sie hat sie doch extra vors Fenster gestellt für das Fieber. Und er isst mir die ganzen Kirschen auf. Jetzt sitzt er auf der Erde und hat die ganze Hand davon voll. Und ich hab das Fieber. Und er hat den kalten Kirschsaft auf der Hand. Den schönen kalten Kirschsaft. Er war bestimmt ganz kalt. Er stand doch extra vorm Fenster. Für das Fieber.

Er hielt sich am Türdrücker. Als der quietschte, sah der Vater auf.

Junge, du musst doch zu Bett. Mit dem Fieber, Junge. Du musst sofort zu Bett.

Alles voll Kirschen, flüsterte der Kranke. Er sah auf die Hand. Alles voll Kirschen.

Du musst sofort zu Bett, Junge. Der Vater versuchte aufzustehen und verzog das Gesicht. Es tropfte von seiner Hand.

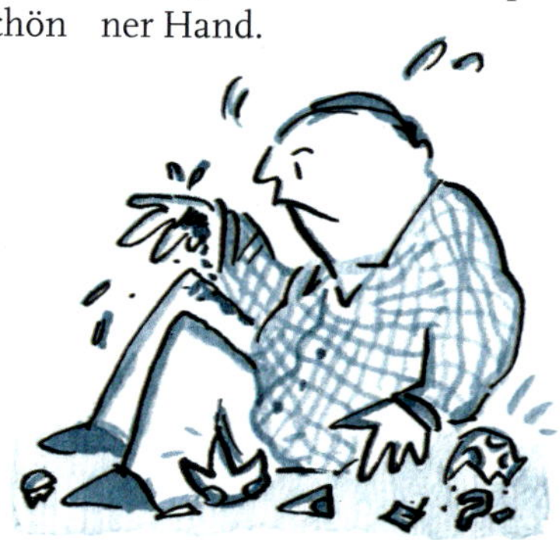

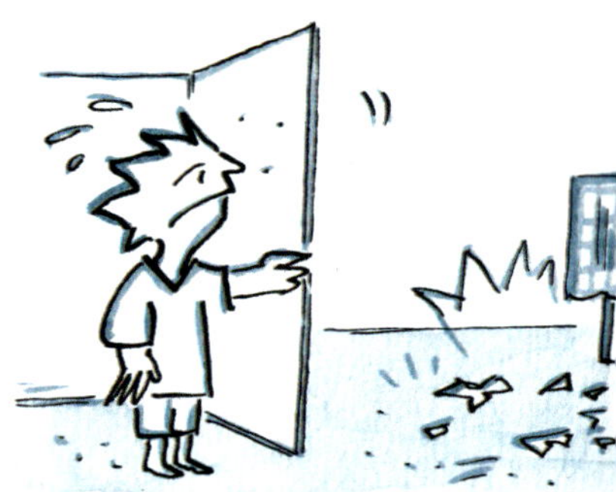

Alles Kirschen, flüsterte der Kranke. Alles meine Kirschen. Waren sie kalt? fragte er laut. Ja? Sie waren doch sicher schön kalt, wie? Sie hat sie doch extra vors Fenster gestellt, damit sie ganz kalt sind. Damit sie ganz kalt sind.

Der Vater sah ihn hilflos von unten an. Er lächelte etwas. Ich komme nicht wieder hoch, lächelte er und verzog das Gesicht. Das ist doch zu dumm, ich komme buchstäblich nicht wieder hoch.

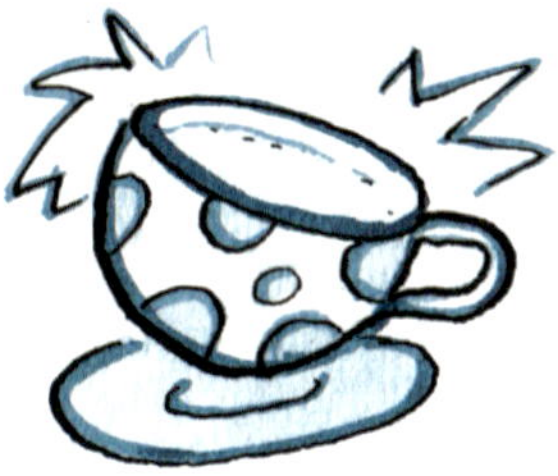

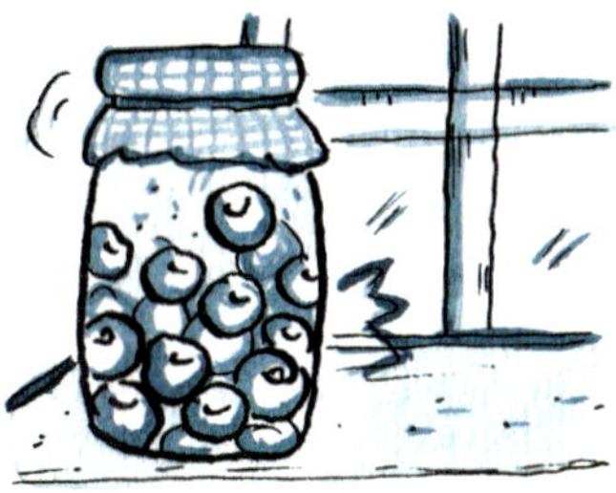

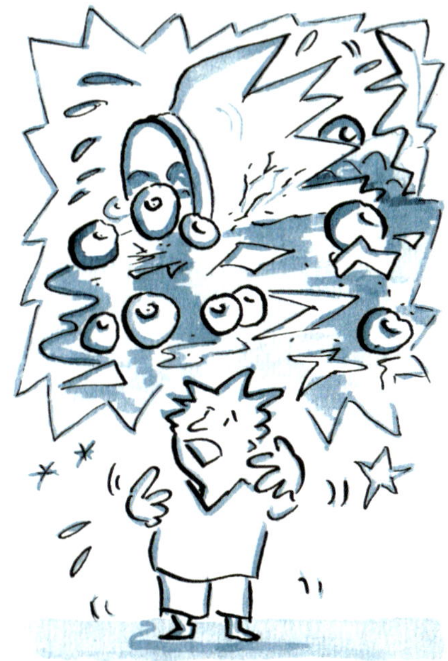

Der Kranke sah auf die Hand.

Ach, das ist nicht so schlimm. Das ist nur ein kleiner Schnitt. Das hört gleich auf. Das kommt von der Tasse, winkte der Vater ab. Er sah hoch und verzog das Gesicht. Hoffentlich schimpft sie nicht. Sie mochte gerade diese Tasse so gern. Jetzt hab ich sie kaputt gemacht. Ausgerechnet diese Tasse, die sie so gern mochte. Ich wollte sie ausspülen, da bin ich ausgerutscht. Ich wollte sie nur ein bisschen kalt ausspülen und deine Kirschen da hineintun. Aus dem Glas trinkt es sich so schlecht im Bett. Das weiß ich noch. Daraus trinkt es sich ganz schlecht im Bett.

Der Kranke sah auf die Hand. Die Kirschen, flüsterte er, meine Kirschen?
Der Vater versuchte noch einmal, hochzukommen. Die bring ich dir gleich, sagte er. Gleich, Junge. Geh schnell zu Bett mit deinem Fieber. Ich bring sie dir gleich. Sie stehen noch vorm Fenster, damit sie schön kalt sind. Ich bring sie dir sofort.

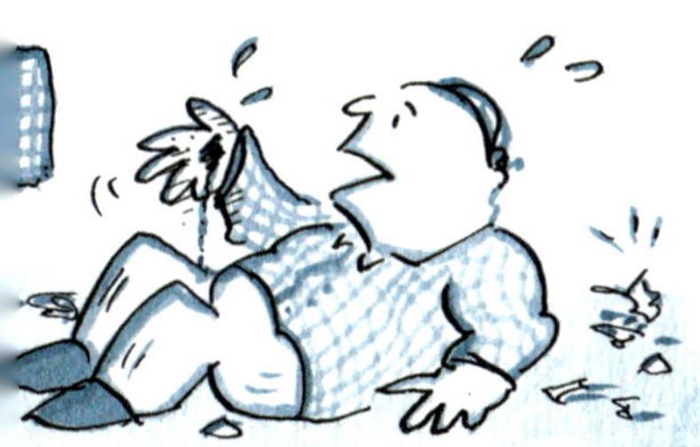

Der Kranke hielt sich an der Tür. Die bewegte sich leise hin und her von seinem Schwanken. Waren sie schön kalt? flüsterte er, ja?

Ich bin nämlich hingefallen, sagte der Vater. Aber es ist wohl nur der Schreck. Ich bin ganz lahm, lächelte er. Das kommt von dem Schreck. Es geht gleich wieder. Dann bring ich dich zu Bett. Du musst ganz schnell zu Bett.

Der Kranke schob sich an der Wand zurück zu seinem Bett. Als der Vater mit den Kirschen kam, hatte er den Kopf tief unter die Decke gesteckt.
—

Borchert, Wolfgang: *Die traurigen Geranien – und andere Geschichten aus dem Nachlass* Rowohlt, Reinbek bei Hamburg, 1994, S. 13 ff.

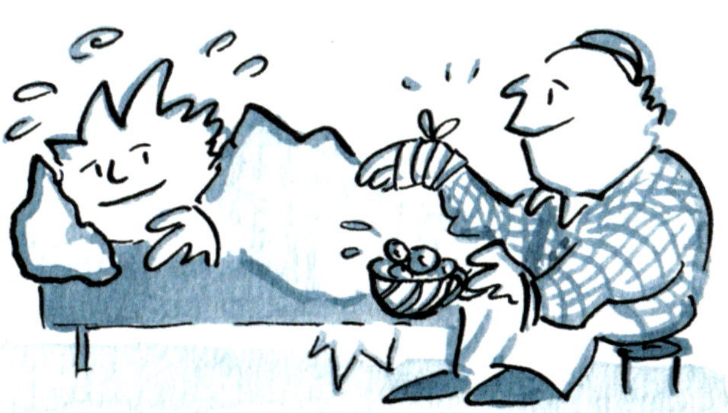

9.1 Pflegerische Schwerpunkte

9.1.1 Beobachtung und Pflege von Menschen mit Fieber

Fieber | 416

Fieber ist zumeist eine Reaktion des menschlichen Organismus auf Infektionen und durch erhöhte Körpertemperaturen gekennzeichnet. Die meisten Bakterien und Viren, die Erkrankungen verursachen, sind ab 38,5 °C nicht mehr lebensfähig, da durch das Fieber der Stoffwechsel und damit die Produktion von Abwehrstoffen (Immunantwort, 2) beschleunigt wird. Deshalb ist Fieber eine wichtige Reaktion der körpereigenen Abwehr. Gleichzeitig ist Fieber ein pathologisches Symptom, das besonderer Beobachtung bedarf und dessen Ursachen immer abgeklärt und behandelt werden müssen. Körpertemperaturen über 38 °C belasten den Kreislauf, ab 39,5 °C stark. Sie führen zu Störungen des Elektrolythaushalts. Temperaturen über 40 °C führen zur Inaktivierung von lebenswichtigen Enzymen und ab 42 °C kann Fieber tödlich sein.

Elektrolythaushalt | 346

Erhöhte Körpertemperaturen werden wie folgt eingeteilt:

- erhöhte (subfebrile) Temperatur: 37,5 – 38 °C
- leichtes Fieber 38,1 – 38,5 °C
- mäßiges Fieber 38,6 – 39 °C
- hohes Fieber 39,1 – 39,9 °C
- sehr hohes Fieber 40 – 42 °C

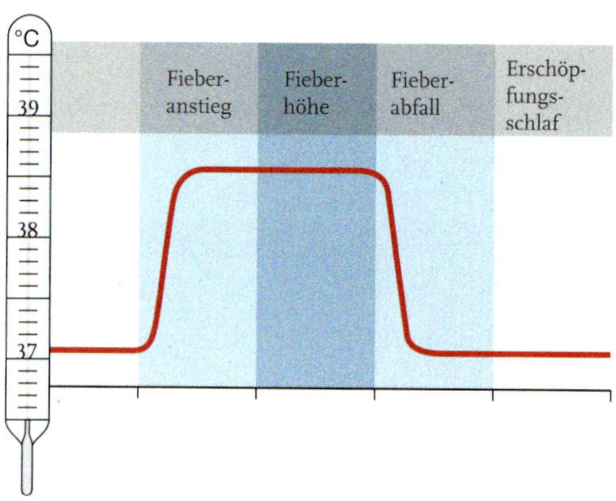

[1] Fieberphasen

Säuglinge und Kleinkinder reagieren schneller mit Fieber, daher werden bei ihnen teilweise erst Temperaturen ab 40 °C als hohes Fieber bezeichnet.

Fieber verläuft in 3 Phasen mit anschließendem Erschöpfungsschlaf [Abb. 1]:

Die Fieberphasen sind	gekennzeichnet durch:
Fieberanstieg	▪ Kältegefühl, „frieren" ▪ erhöhter Muskeltonus, Kältezittern („Schüttelfrost") und gesteigerter Stoffwechsel ▪ Unruhe ▪ Puls und Atmung beschleunigt
Fieberhöhe	▪ gesteigerter Stoffwechsel und erhöhter Muskeltonus, um die Temperatur zu halten ▪ Puls und Atmung beschleunigt ▪ Berührungsempfindlichkeit ▪ Ruhebedürfnis
Fieberabfall ▪ langsamer Fieberabfall: Lysis ▪ rascher Fieberabfall: Krisis	▪ Hitzegefühl und Schwitzen ▪ Bei Krisis schneller Blutdruckabfall und Pulsbeschleunigung, Kollapsgefahr! ▪ beschleunigte Atemfrequenz ▪ normale Stoffwechselaktivität
Erschöpfungsschlaf	▪ großes Ruhe- und Schlafbedürfnis nach Normalisierung der Körpertemperatur

[Tab. 1] Phasenverlauf des Fiebers

Folgende Maßnahmen stehen bei der Pflege von Menschen mit Fieber im Vordergrund:

- Beobachtung der Vitalzeichen, inkl. der Körpertemperatur (Temperaturkontrolle |731), in engen Abständen (stündlich oder kontinuierlich am Monitor)
- Beobachtung des Allgemeinzustands
- unterstützende oder kompensierende sowie prophylaktische pflegerische Maßnahmen (Bewegen, Haut- und Körperpflege, Essen und Trinken, Ausscheiden)
- Beobachtung und Bilanzierung des Wasser- und Elektrolythaushalts sowie der Ernährung

Wird bei einer Patientin Fieber festgestellt, erfolgt die weitere Temperaturkontrolle regelmäßig in engen Abständen, evtl. mit Hilfe einer Temperatursonde, und wird dokumentiert. Es wird eine Ärztin informiert, um die Fieberursache abzuklären. Bei hohem Fieber werden i. d. R. |Antipyretika verordnet, |physikalische Maßnahmen können ebenfalls Fieber senken.

Antipyretika
Medikamente, die die Körpertemperatur senken

Die Vitalzeichen können sich bei Fieber rasch verändern: Der Blutdruck sinkt, besonders im Fieberabfall kann es zu schnellen Blutdruckabfällen kommen. Die Herzfrequenz steigt reflektorisch mit dem Blutdruckabfall sowie durch die Beschleunigung des Stoffwechsels, dadurch besteht |Schockgefahr. Menschen mit Fieber sollte deshalb engmaschig überwacht werden. Zum Aufstehen nach einem Fieberschub müssen sie begleitet werden, um Stürze zu vermeiden.

physikalische Maßnahmen |409
Schock |823

Durch die Steigerung des Stoffwechsels beschleunigt sich die Atmung im Fieberanstieg. Die Atmung ist flacher und dadurch werden die Lungenflügel nicht ausreichend belüftet. In kurzen Fieberphasen reicht die Belüftung der Lunge aus, sollte jedoch das Fieber länger als einen Tag andauern, besteht Pneumoniegefahr, sodass eine |Pneumonieprophylaxe eingeleitet werden muss.

Pneumonieprophylaxe |384

Da Fieber den gesamten Organismus belastet, nehmen Patientinnen mit hohem Fieber kaum an ihrer Umwelt teil, sie sind apathisch und benötigen viel Ruhe. Die kontinuierliche Beobachtung ist dennoch äußerst wichtig, damit kein |Fieberdelir oder |Fieberkrampf übersehen wird.

Fieberdelir |411
Fieberkrampf |411

Regt sich das Interesse an Mitmenschen wieder, ist das ein gutes Zeichen für die überstandene Erkrankung. Nach überstandenem hohem und sehr hohem Fieber werden die Patientinnen unter Berücksichtigung der Kollapsgefahr langsam mobilisiert.

Prinzipiell wird die Pflege von Patientinnen mit Fieber an den Verlauf der Fieberphasen angepasst. Fiebersenkende Maßnahmen unterbrechen den Fieberanstieg und führen die Phase des Fieberabfalls künstlich herbei, bzw. unterstützen die Phase des Fieberabfalls.

Fieberphasen	Maßnahmen
Fieberanstieg	▪ Wärme zuführen, zusätzliche Decke ▪ Flüssigkeitsbedarf durch warme Getränke decken, z. B. Kamillentee, Lindenblütentee, andere milde Kräutertees
Fieberhöhe	▪ Dem Wärmebedürfnis entsprechen: nach Wunsch Decken belassen oder entfernen ▪ Flüssigkeitsbedarf durch warme Getränke decken, z. B. Kamillentee, Lindenblütentee, andere milde Kräutertees ▪ Flüssigkeitsbilanzierung
Fieberabfall	▪ Abkühlung ermöglichen, Decken durch leichtes Laken austauschen ▪ kühle Getränke anbieten, Fruchtsäfte (z. B. Kirschsaft) ▪ kühle Waschungen mit Pfefferminzzusatz oder Zitrone (Achtung: Bei Zitrone besteht ein hohes Allergierisiko!), Wassertemperatur max. 10° unter der Körpertemperatur! Patientin mit feuchtem Lappen waschen, nicht abtrocknen; Voraussetzung ist, dass die Patientin gut durchgewärmt ist und keine kalten Füße hat, evtl. Socken anziehen ▪ Wäschewechsel bei schwitzenden Personen, oft mehrmals notwendig ▪ Flüssigkeitsbilanzierung

[Tab. 2] Fieberphasen und pflegerische Maßnahmen

Zur Regulation der Körpertemperatur im Fieberabfall schwitzen die Betroffenen und haben dadurch einen höheren Flüssigkeitsbedarf. Dieser gesteigerte Bedarf muss innerhalb der Fieberphasen ausgeglichen werden. Gleichzeitig gehen durch das Schwitzen Elektrolyte verloren, diese müssen ersetzt werden. Die Flüssigkeitsbilanz sollte ausgeglichen sein, um eine Exsikkose zu verhindern. Nach ärztlicher Anordnung werden elektrolytreiche Getränke oder Infusionslösungen zur Ergänzung des Wasser- und Elektrolythaushalts verabreicht (Infusionen verabreichen | 780).

Flüssigkeitsbilanz | 320

Durch die gesteigerte Stoffwechselaktivität besteht auch ein erhöhter Energiebedarf. Da aber gleichzeitig der Organismus durch das Fieber stark belastet ist, haben die Betroffenen häufig keinen Appetit. Die Ernährung sollte daher auf Wunschkost umgestellt werden und energiereich aber, leicht verdaulich sein. Der Bedarf an Vitaminen ist vor der Erkrankung (zur Prophylaxe) und nach der Erkrankung (zur Rekonvaleszenz) gesteigert.

Der Haut- und Körperpflege kommt bei fiebernden Menschen eine besondere Rolle zu. Durch das Schwitzen im Fieberabfall entsteht ein feuchtes Hautmilieu, daher muss eine Dekubitus- und Intertrigoprophylaxe eingeleitet werden. Mit der Körperpflege können die Fieberphasen unterstützt werden. Kühle Waschungen senken die Körpertemperatur und erfrischen, je nach Waschrichtung beruhigen oder beleben Waschungen die Betroffenen.

Haut- und Körperpflege | 40
Dekubitusprophylaxe | 146
Intertrigoprophylaxe | 52

9.1.2 Pflege von Menschen mit Hyperthermie

Hyperthermie ist die Überforderung des Körpers, die Körpertemperatur zu kontrollieren. Sie entsteht durch eine vermehrte Wärmezufuhr, -produktion (z. B. bei heißem Wetter, bei Flüssigkeitsmangel) oder verminderte Wärmeabgabe (z. B. bei zu warmer Kleidung). Im Gegensatz zum Fieber liegt bei einer Hyperthermie ein Temperaturanstieg ohne eine Sollwerterhöhung im Hypothalamus vor. Auch bei der Hyperthermie kommt es zu einer gesteigerten Stoffwechselreaktion, weshalb sich die Vitalzeichen rasch verschlechtern können.

Sollwerterhöhung im Hypothalamus | 414

Pflegediagnose
Hyperthermie
Ein Zustand, bei dem die Körpertemperatur über dem normalen Wert liegt.
—
DOENGES et al.: S. 420

Bei den pflegerischen Maßnahmen steht neben der Beobachtung der Patientinnen (Vitalzeichen inkl. Temperatur, Allgemeinzustand, Flüssigkeitsbilanz), die Senkung der Körpertemperatur im Vordergrund. Dies erfolgt durch Kühlung der Körperoberfläche mit Hilfe von physikalischen Maßnahmen. Antipyretika sind bei Hyperthermie nicht wirksam.

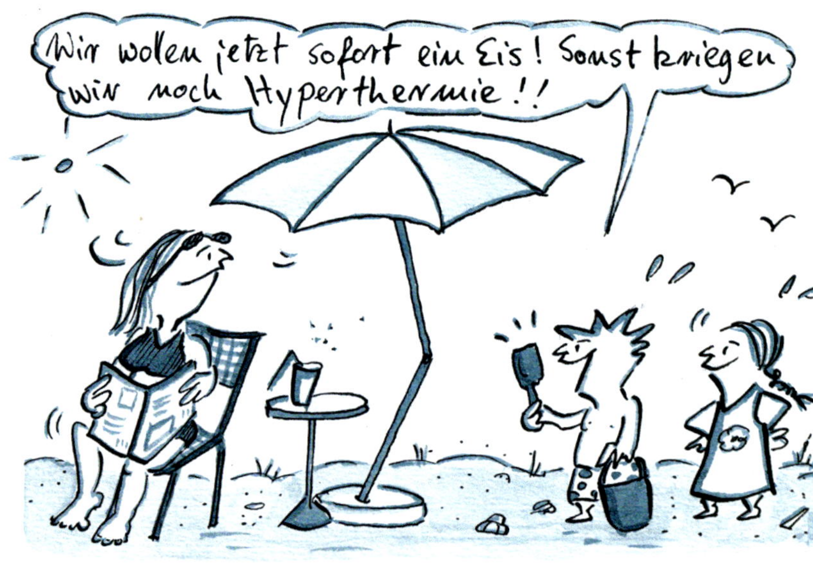
Wir wollen jetzt sofort ein Eis! Sonst kriegen wir noch Hyperthermie!!

Physikalische Maßnahmen zur Fiebersenkung

9.1.3

Fiebersenkende Maßnahmen sollten gut überlegt eingesetzt werden. Dabei ist zu überdenken, ob der Fieberschaden den Fiebernutzen übersteigt. Generell gilt, dass das Fieber zu senken ist bei:

- gestörtem Flüssigkeitshaushalt: negativer Flüssigkeitsbilanz,
- deutlicher Beeinträchtigung des Allgemeinzustandes, anhaltender Trinkverweigerung bei Kindern, starker Apathie,
- Fieber bei Kindern unter 3 Monaten,
- sehr alten Menschen,
- unklarem Fieber über 3 Tage,
- hohem und sehr hohem Fieber über 3 Tage,
- Fieberkrämpfen, Fieberdelir.

Pflegediagnose

Gefahr einer unausgeglichenen Körpertemperatur

Gefahr des Versagens der Wärmeregulation, die Körpertemperatur innerhalb normaler Grenzen zu halten. DOENGES et al.: S. 484

Eine Möglichkeit der Fiebersenkung sind kühlende Maßnahmen. Sie entziehen dem Körper Wärme und steigern den Muskeltonus. Kühlende Maßnahmen haben immer auch eine gefäßverengende Wirkung, daher sollten kleine Blutgefäße (z. B. Kapillargefäße) nicht direkt gekühlt werden. Der Kühleffekt muss kontinuierlich gegeben sein, da es sonst in der Folge der Kühlung zu einer Hyperthermiereaktion kommt. Diese hat eine körpertemperatursteigende Wirkung

Maßnahmen zur Fiebersenkung sollten im Fieberabfall eingesetzt werden, bei bedrohlichen Situationen auch im Fieberanstieg. Wichtig ist, dass die Patientin sich jederzeit warm anfühlen muss und begleitend zu den Maßnahmen eine Kreislaufkontrolle und Temperaturkontrolle erfolgt. Die Maßnahmen müssen abgebrochen werden, sobald die Patientin friert oder Schüttelfrost bekommt. Die Körpertemperatur darf maximal um 1 °C gesenkt werden, da die Maßnahmen sonst den Kreislauf zu stark belasten.

Neben den bekannten fiebersenkenden Wadenwickeln werden im Klinikalltag auch kühlende Waschungen eingesetzt.

Kühlende Waschungen werden folgenderweise durchgeführt:

- Wassertemperatur ca. 10 ° unter der Körpertemperatur, also bei 38 °C Körpertemperatur Wassertemperatur von 28 °C
- Zusätze: Pfefferminze oder Zitrone
- Patientin darf nicht frieren, Füße müssen warm sein, evtl. Socken
- Waschung mit feuchtem Lappen durchführen
- nicht abtrocknen

Trockene Kälte eignet sich nicht zur Senkung der Körpertemperatur bei Fieber, da sie nur lokal kühlt, die Gefäße eng stellt und keine effektive Wärmeabstrahlung und damit Fiebersenkung bewirkt. Kühlakkus können durch ihre lokale Wirkweise gefährlich unterkühlen.

Bei Säuglingen und Kleinkindern sollten keine kühlenden Maßnahmen eingeleitet werden, da sie bei erhöhter Körpertemperatur schnell zentralisieren (Zentralisiserung des Kreislaufs | 823**).**

Wadenwickel sind ein beliebtes Hausmittel und werden auch im Klinikalltag eingesetzt. Man benötigt dazu ca. 30 °C warmes Wasser, evtl. kühlende oder beruhigende Zusätze (z. B. Pfefferminze, Zitrone), eine wasserundurchlässige Bettunterlage sowie jeweils zwei Leinen- und Baumwollhandtücher sowie evtl. einen Bettbahnhof.

Bettbahnhof | 145

Wadenwickel werden wie folgt angelegt:

- Wasser in eine Schüssel füllen, evtl. Zusätze hinzufügen [Abb. 1];
- Patientin informieren und überprüfen, ob die Füße warm und gut durchblutet sind, evtl. Socken anziehen;
- ein Leinentuch anfeuchten [Abb. 2] und faltenfrei sowie nicht zu straff um die Waden legen [Abb. 3], evtl. ein trockenes Baumwolltuch darüberlegen, Bettdecke entweder über das Fußende legen, sodass sie nicht direkt auf den Unterschenkeln liegt, oder Bettbahnhof verwenden;
- Kniekehlen und Knöchel frei lassen, da an diesen Stellen die einzigen großen zuführenden Blutgefäße unter der Haut verlaufen. Eine Abkühlung dieser führt zur Gefäßverengung und damit zu Durchblutungsstörungen;
- zweifachen Bettschutz aus wasserundurchlässigem und saugfähigem Material verwenden; das wasserundurchlässige Material nicht um die Beine legen, damit kein Wärmestau entsteht;
- ca. 10 min liegen lassen, danach Wadenwickel erneuern;
- nach dreimaliger Anwendung Temperaturkontrolle durchführen, bei Kindern bereits nach der ersten Anwendung;
- Die Behandlung abbrechen, wenn die Füße kalt werden. Dies deutet auf Durchblutungsstörungen hin!

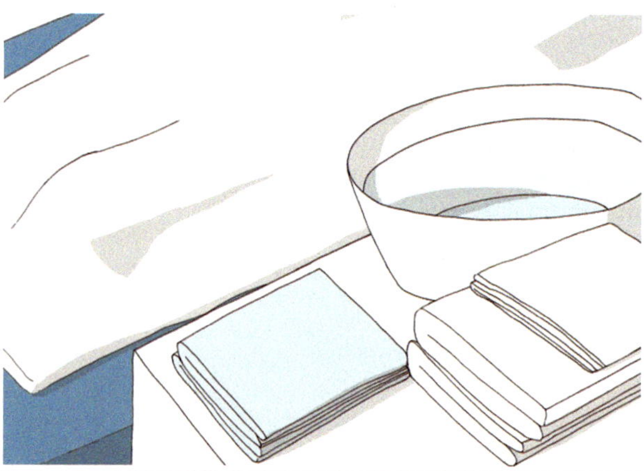

[1] Vorbereiten der Materialien

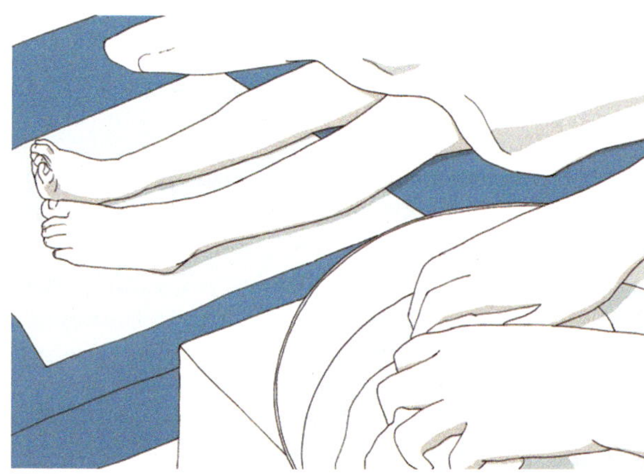

[2] Leinentuch anfeuchten

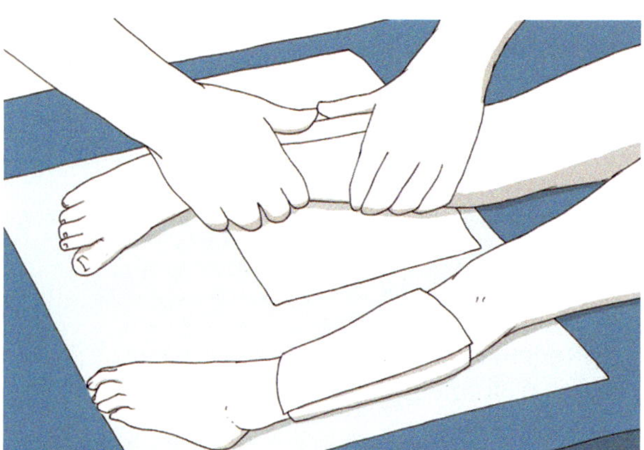

[3] Anlegen des Wickels

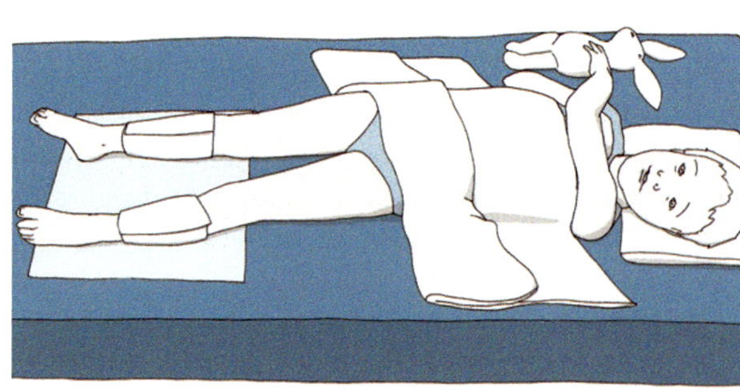

[4] Kindern sollte ihr Kuscheltier oder ein Spielzeug gegeben werden, um ihnen die Zeit zu verkürzen

Pflege von Menschen mit Schüttelfrost

9.1.4

Im Fieberanstieg wird mit der Muskelarbeit auch der Stoffwechsel gesteigert, um mehr Wärme zu produzieren. Bei manchen Erkrankungen ist diese Steigerung vor allem in den großen Muskeln (Oberschenkel und Rücken) so stark, dass es zum starken unwillkürlichen Zittern/Kältezittern und Zähneklappern kommt; die Betroffenen leiden unter Schüttelfrost. Sie verspüren in der Regel keine Schmerzen und fallen nach Abklingen des Schüttelfrosts in einen tiefen Schlaf. Schüttelfrost ist jedoch vor allem für geschwächte und ältere Menschen sowie für Kleinkinder sehr kreislaufbelastend.

Für die Pflege eines Menschen mit Schüttelfrost gelten die gleichen Grundsätze wie für den Fieberanstieg allgemein. Das Kältezittern kann durch wärmendes Einhüllen der Arme und Beine durch Decken o. Ä. gelindert werden. Weiterhin werden die Betroffenen vor Verletzungen geschützt und nicht allein gelassen. Sofern sie nicht sowieso schon im Bett liegen, werden sie ins Bett geführt. Hierbei sollte wenn möglich eine zweite Person anwesend sein und den Transfer unterstützen.

Blutdruckkontrolle und Temperaturkontrolle sollten erst nach Abklingen des Zitterns wieder durchgeführt werden, um Verletzungen zu vermeiden.

Da Schüttelfrost in der Regel auf eine bakterielle Infektion hindeutet (Sepsis | 2), ist die Abnahme von | Blutkulturen zur näheren Bestimmung der Krankheitserreger vor einer Antibiotikumgabe wichtig. Die Abnahme von Blutkulturen während des Schüttelfrosts wird kontrovers diskutiert. Die frühere Annahme, dass bestimmte Bakterien nur unter Schüttelfrost im Blut nachgewiesen werden können, wird teilweise widerlegt.

Blutkulturen | 837

Pflege von Menschen mit Fieberkrampf oder Fieberdelirium

9.1.5

Fieberkrämpfe und Fieberdelirien treten vor allem im Kindesalter auf, da bei Kindern die Wärmeregulation noch nicht stabil ist und im ZNS Fehlregulationen entstehen können. Sie treten in der Regel bei hohen Temperaturen während der Fieberhöhe auf. Bei Menschen, die bereits Fieberkrämpfe oder Fieberdelirien erlitten haben, ist die Wahrscheinlichkeit des Wiederauftretens höher. Sie sind für die Betroffenen belastend und beängstigend. Zusätzlich besteht bei Krämpfen Verletzungsgefahr.

Fieberkrämpfe ähneln | epileptischen Anfällen, sie werden als einfache Fieberkrämpfe bezeichnet, sofern nicht zusätzliche Risikofaktoren oder Komplikationen vorliegen. Im **Fieberdelirium** treten Halluzinationen auf, die Betroffenen sind motorisch unruhig und ängstlich erregt. Halluzinationen können leiblich, akustisch oder optisch auftreten. Bei leiblichen Halluzinationen hat die Patientin das Gefühl, ein Teil ihres Körpers oder ihrer Umgebung verändere plötzlich seine Größe – meist wird er unnatürlich groß. Bei akustischen Halluzinationen klingen Töne unnatürlich schrill und laut. Bei optischen Halluzinationen erscheinen eigentlich feste Gegenstände beweglich, z. B. bewegen sich große Schränke o. Ä. auf die Betroffenen zu.

epileptische Anfälle | 2

Da Fieberkrämpfe und Fieberdelirien nur bei hohem Fieber auftreten, steht im Vordergrund aller Maßnahmen die Fiebersenkung (medikamentös und / oder mit physikalischen Maßnahmen). Ist das Fieber gesunken, lassen Krämpfe und Halluzinationen nach. Bei starken Krämpfen besteht Verletzungsgefahr, die Patientinnen können aus dem Bett fallen. Daher müssen sie kontinuierlich überwacht werden und evtl. ein Beißschutz eingesetzt werden. Halten Krämpfe länger als 15 min. an, müssen sie medikamentös (z. B. mit | Diazepam) behandelt werden.

Diazepam | 2

9.2 Naturwissenschaftlich-medizinischer Bezug

9.2.1 Wärme aus physikalischer Sicht

Sie haben den Auftrag bekommen, bei Frau Kirschner Wadenwickel zur Fiebersenkung anzulegen. Im vorherigen Kapitel haben Sie gelesen, dass Sie 30° C warmes Wasser verwenden sollen. Da Sie gerade kein Thermometer zur Hand haben, tauchen Sie Ihre Hand ins Wasser und mischen nach Gefühl kühles Wasser zu. Als Sie auf dem Weg zu Frau Kirschner sind, hält Sie Schwester Annegret an und kontrolliert die Wassertemperatur, sie meint, dass das Wasser zu warm sei. Notgedrungen machen Sie beide sich auf die Suche nach einem geeigneten Thermometer und stellen fest, dass das Wasser eine Temperatur von 25 °C hat. Wie konnte das geschehen?

Das Wärmeempfinden ist eine subjektive Größe, die stark schwankt und von der eigenen Körpertemperatur abhängt: Schwester Annegret hatte sehr kalte Hände (unter 25 °C) und Ihre Hände waren wärmer (ca. 28 °C), sodass Sie beide die Wassertemperatur unterschiedlich empfunden haben. Machen Sie doch einen Eigenversuch und bereiten mehrere Gefäße mit unterschiedlich warmem Wasser vor. Schätzen Sie die Wassertemperatur mit der Hand und kontrollieren Sie anschließend die Temperatur mit einem Thermometer. Wie groß sind die Unterschiede zwischen Schätzung und Messung? Welche Temperatur konnten Sie am ehesten schätzen?

Theoretische Betrachtungen zur Wärme gehören zur Thermodynamik, einem Teilgebiet der Physik.

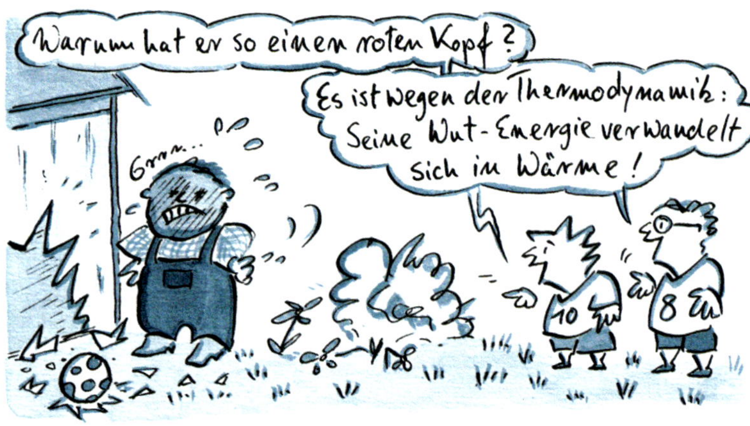
Warum hat er so einen roten Kopf?
Es ist wegen der Thermodynamik: Seine Wut-Energie verwandelt sich in Wärme!
Grrr...
10
8

In der Thermodynamik werden folgende Begriffe beschrieben:

- Energie
- Erscheinungsformen von Energie
- Fähigkeit durch Energie Arbeit zu verrichten

Mit Hilfe dieser Begriffe wird Wärme bzw. die Temperatur eines Stoffes erklärt: **Wärme** ist die Änderung der Temperatur; ein Körper wird erwärmt, indem ihm Energie zugeführt wird, dadurch erhöht sich seine Temperatur. Die **Wärmemenge** ist ein anders Wort für Wärme, deren Einheit Joule (J), veraltet Kalorie (cal) ist. Die **Temperatur** eines Stoffes ist dabei eine Zustandsgröße, also eine Angabe über Veränderungen in einem Stoff.

Wird einem Körper Energie in Form von Wärme oder Arbeit zugeführt, so nimmt die Teilchenbewegung in dem Körper zu – die innere Energie nimmt zu und seine Temperatur steigt. **Wärmekapazität** ist dabei die Fähigkeit eines Körpers, Energie in Form von Wärme zu speichern.

Wenn wir noch einmal zu den Wadenwickeln zurückkehren, so können wir physikalisch beschreiben, wie sie funktionieren. Frau Kirschner hat 39 °C Körpertemperatur, also hat sie Fieber. Die Wadenwickel sollen ihre Körpertemperatur um 1 °C senken. Dazu werden feuchte Tücher mit einer Temperatur von 30 °C um ihre Waden gelegt und ausgewechselt, sobald sie sich erwärmt haben. Was passiert?

Da ein wärmerer Körper seine Energie in Form von Wärme immer an einen kühleren Körper abgibt, gibt Frau Kirschner über ihre Haut Wärme ab und über den Blutstrom wird diese Wärmeabgabe auf den gesamten Körper verteilt. Die Wärmeabgabe ist umso effektiver, je größer die Temperaturdifferenz zwischen den Körpern ist. Allerdings würde eine Differenz von mehr als 10° zur Verengung der Blutgefäße führen und die Verteilung der Wärmeabgabe auf den gesamten Körper wäre nicht mehr möglich, Frau Kirschner würde lediglich kalte Füße bekommen und frieren. Ein zweiter Effekt bei Wadenwickeln ist die Verdunstung des Wassers aus den Wadenwickeln, die ebenfalls zur Temperatursenkung führt. Also wird einmal Wärme durch Wärmeleitung von Frau Kirschner auf die Wadenwickel übertragen und zum Zweiten wird Wärme von den Wadenwickeln als Verdunstungswärme abgegeben.

Folgende Möglichkeiten der Wärmeabgabe gibt es aus physikalischer Sicht:

	Erklärung	Beispiel
Verdunstung (*Evaporation*)	Wärmeabgabe durch Verdunstung von Wasser auf der Haut	Schwitzen (*Perspiration sensibilis*), Flüssigkeitsverlust über die Atmung (*Perspiratio insensibilis*)
Wärmestrahlung	Abstrahlen von Wärme in Flüssigkeiten, Gasen, Vakuum, Feststoffen, Wärmestrahlen sind elektromagnetische Strahlen im Infrarotbereich	Wärmebildkamera
Wärmeleitung (*Konduktion*)	Wärmeaustausch zwischen zwei aneinanderliegenden Körpern	Wadenwickel, Heizkissen, Wärmflasche, Hände an den Ofen legen
Wärmeströmung (*Konvektion*)	Wärmeleitung in Flüssigkeiten und Gasen	Wärmeverlust durch Luftbewegung und bei Wind (*Chillfaktor*), leichte Bekleidung im Fieberabfall, Wärmetransport mit dem Blutstrom, Wärmeverlust beim Schwimmen oder Baden im kalten See
Wärmereflexion	Reflexion von abgestrahlter Wärme	Isolationsfolien in der Ersten Hilfe und im OP

[Tab 1] Möglichkeiten der physikalischen Wärmeabgabe

Um die Wärmeausbreitung zu verhindern, gibt es verschiedene Möglichkeiten. Allen ist das Prinzip der Isolation gemein, also den Körper mit Stoffen zu umgeben, die schlechte Wärmeleiter sind, bzw. kaum Wärmeabgabe zulassen. Die Möglichkeiten im Einzelnen sind:

- mehrere Kleidungsschichten übereinandertragen: In den Luftschichten dazwischen ist keine Wärmeleitung, sondern nur noch die geringere Wärmestrahlung und Konvektion möglich.
- wärmeisolierende Kleidung tragen: Stoffe mit Hohlräumen: Isolationsfasern sind innen hohl, gestrickte Pullover haben ebenfalls Luftpolster, Polysterol leitet sehr schlecht Wärme durch winzige Hohlräume im Material, es wird bei Isobechern und Isogeschirr genutzt.
- Vakuum um den Körper bringen: Dies wird bei Thermoskannen genutzt, denn im Vakuum ist nur noch Wärmestrahlung möglich.

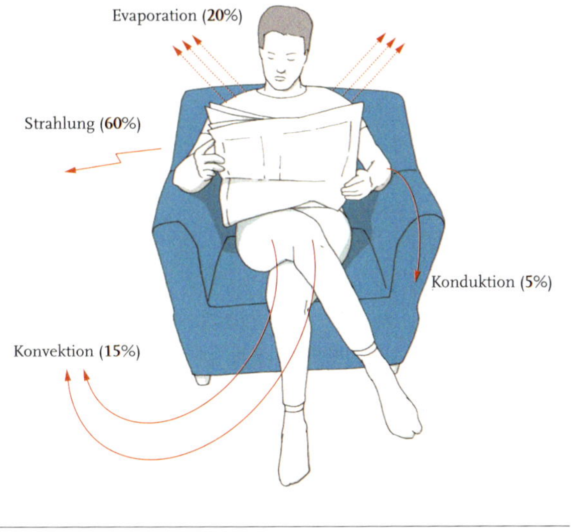

[1] Mechanismen der Wärmeabgabe

9.2.2 Die Temperaturregulation beim Menschen

Hypothalmus | 438

Thermorezeptoren für warm und kalt befinden sich in der Haut, dorsalen Bauchinnenwand, Muskulatur, im Rückenmark, Hirnstamm und Hypothalamus

Temperaturregulation

Um die Stoffwechselvorgänge im menschlichen Körper optimal zu ermöglichen, ist eine Körperkerntemperatur von 36,5 – 37 °C notwendig. Die Regulation und Aufrechterhaltung der Körpertemperatur im Organismus erfolgt über einen Regelkreis [Abb. 2]. Dabei befindet sich das Regelzentrum im Hypothalmus, einem Bereich im Zwischenhirn [Abb. 1]. Das heißt, im Hypothalamus wird die Soll-Temperatur gemessen. In der Haut und im Körperkern wird über die Thermorezeptoren die Ist-Temperatur gemessen. Über die Muskelarbeit und dadurch über den Stoffwechsel wird bei zu niedriger Ist-Temperatur Wärme produziert [Abb. 3]. Über die Weitstellung der Kapillargefäße und über die Schweißproduktion wird Wärme abgegeben, wenn die Ist-Temperatur zu hoch ist. Die Abgabe erfolgt über Wärmestrahlung durch die gesteigerte Hautdurchblutung und über Verdunstung des Schweißes.

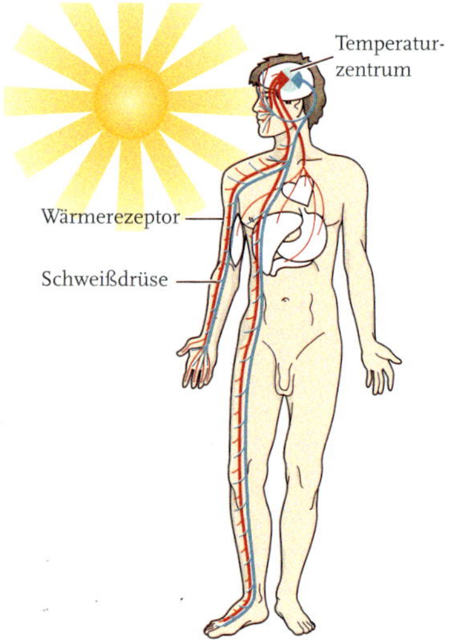

[1] Regelung der Körpertemperatur über Temperaturzentrum (Regelzentrum), Wärmerezeptoren (Messfühler) und Schweißdrüse (Stellgrößen)

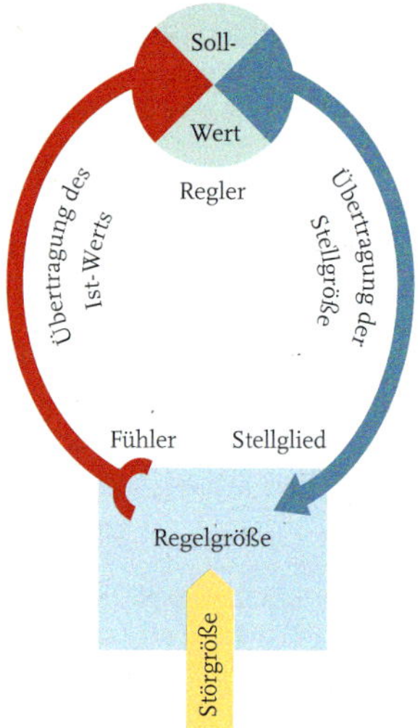

[2] Regelkreis allgemein

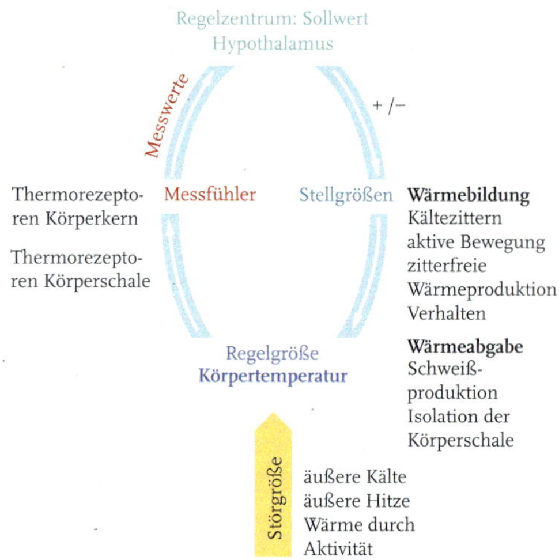

[3] Regelkreis der Temperaturregulation

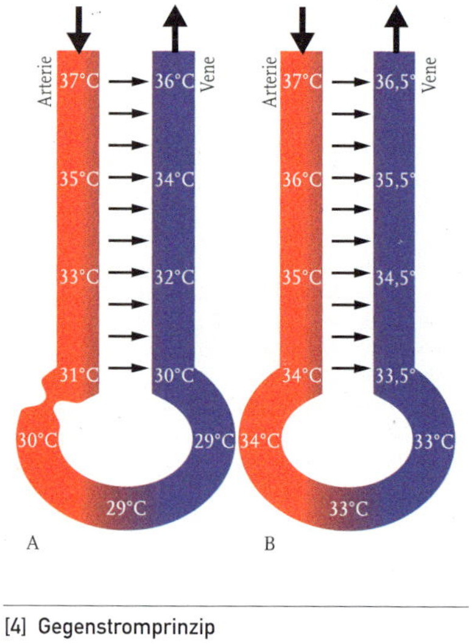

[4] Gegenstromprinzip

Zusätzlich unterstützt werden die Vorgänge der Wärmeregulation durch das Gegenstromprinzip zwischen Arterien und Venen. Das arterielle Blut wird auf seinem Weg in die Peripherie langsam abgekühlt und das venöse langsam aufgewärmt, dadurch entstehen keine zu großen Temperaturunterschiede im Kern und in der Peripherie [Abb. 4].

Eine weitere Regulationsmöglichkeit stellt das menschliche Verhalten dar, z. B.:

- Kleidung an- oder ausziehen,
- sich bewegen,
- sich im Wasser abkühlen oder eine Wärmequelle aufsuchen,
- kühle oder warme Getränke trinken.

Die normale Körpertemperatur beträgt 36,5 – 37,4 °C. Dies ist die Körperkerntemperatur, also die Temperatur im Schädel, im Thorax- und Abdomenbereich. Alle anderen Körperbereiche haben niedrigere Temperaturen, da durch Wärmeabgabe bereits Wärme verloren geht. Diese Temperatur wird Körperschalentemperatur genannt und wird stark durch die Umgebungstemperatur beeinflusst.

Das subkutane Fettgewebe wirkt isolierend und schützt den Körper vor Auskühlung. Die Kerntemperatur unterliegt Tagesschwankungen [Abb. 6] und bei Frauen mit normalem Menstruationszyklus einer periodischen Schwankung entsprechend des Hormonspiegels. Die Tagesschwankung zeigt in den frühen Morgenstunden die niedrigste Temperatur (ca. 36,7 °C) und am Abend die höchsten Temperaturen (ca. 37 °C). In der Lutealphase nach dem Eisprung (*Ovulation*) ist die Basaltemperatur der Frau ca. 0,5° höher, die Tagesschwankungen bleiben bestehen.

Lutealphase | 2

Der Bereich, in dem die Wärmeproduktion und der Wärmeverlust in einem ausgeglichenen Verhältnis stehen, d. h. in dem die Wärmerezeptoren und die Kälterezeptoren sich ausgleichende Informationen liefern, wird Thermoneutralzone genannt.

Für nicht oder leicht bekleidete Erwachsene beträgt diese Thermoneutralzone oder Wohlfühltemperatur 25 – 30 °C (bei mittlerer relativer Luftfeuchtigkeit). Individuelle Unterschiede ergeben sich durch unterschiedlich stark ausgeprägtes subkutanes Fettgewebe sowie Muskelmasse.

Für Neugeborene liegt die Thermoneutralzone bei 32 – 34 °C, da bei ihnen das Verhältnis Körperoberfläche/Volumen ungünstiger ist und sie dadurch einen größeren Wärmeverlust haben. Zusätzlich ist bei Neugeborenen das subkutane Fettgewebe geringer ausgeprägt. Neugeborene verfügen stattdessen über einen besonderen Mechanismus zur Kälteabwehr. Sie können nicht kältezittern, sondern besitzen braunes Fettgewebe, aus dem durch Steuerung des Sympathikus Fette vollständig in Wärme umgewandelt werden.

Sympathikus | 440

Das Wärmeempfinden im Alter ist herabgesetzt, alte Menschen schwitzen nicht mehr so leicht, sie tragen gern auch im Sommer eine Strickjacke, um nicht zu frieren. Ebenfalls ist die Kälteabwehr herabgesetzt, bei älteren Menschen kann die Kerntemperatur auf 35 °C sinken.

Bei Menschen mit einer Querschnittslähmung ist die Thermoregulation ebenfalls verändert: Unterhalb der Läsion werden keine Reize von Thermorezeptoren registriert, ebenso ist keine Regulation über Kältezittern, Schweißbildung oder Gefäßmotorik in der Haut möglich. Querschnittsgelähmte sind dadurch Temperaturschwankungen gegenüber wesentlich empfindlicher und können ihre Kerntemperatur weniger gut konstant halten.

Querschnittslähmung | 2

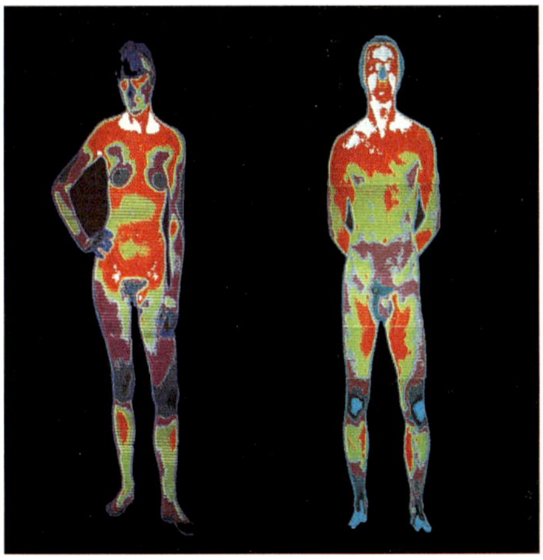

[5] Temperaturbild (Thermogramm) von Frau und Mann: rot: Bereiche höchster Körpertemperatur

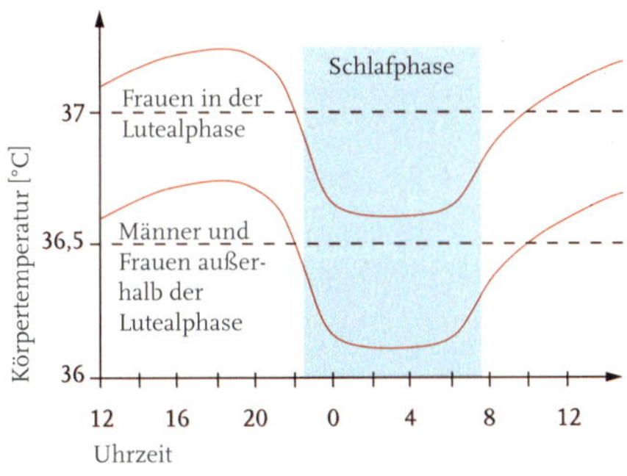

[6] Körpertemperatur im Tagesverlauf. In der Lutealphase wird der Sollwert der Körpertemperatur durch das Hormon Progesteron erhöht.

Fieber

Fieber ist im Sinne der Temperaturregulation eine Verstellung der vom Körper anzustrebenden Soll-Temperatur im Temperaturzentrum auf einen höheren Wert. Ursachen für die pathologische Erhöhung der Soll-Temperatur können sein:

- Endotoxine von Erregern – **infektiöses Fieber** (z. B. Bakterien, Viren; Temperaturen bis 40 °C und Zeichen einer Infektionskrankheit). Endotoxine lösen die Freisetzung von körpereigenen Pyrogenen aus, diese wiederum steigern die Prostaglandinsynthese und dadurch wird die Soll-Temperatur erhöht.

Pyrogene
fieberauslösende Stoffe

Prostaglandinsynthese | 2

- Schädigung des ZNS – **zentrales Fieber:** z. B. bei Schädel-Hirn-Trauma
- Fieber bei erhöhter Stoffwechsellage, z. B. bei Wundheilungsprozessen – **Resorptionsfieber:** Die Temperaturerhöhung tritt 2 – 3 Tage nach der Operation oder Verletzung auf und überschreitet nicht 38,5 °C.
- Fieber bei bösartigen Erkrankungen – **Tumorfieber:** Anstieg von Interleukinen, die als endogene Pyrogene wirken.
- Flüssigkeitsmangel führt besonders bei Säuglingen zum **Durstfieber**.
- Allergische Reaktionen lösen **allergisches Fieber** aus.

Die erhöhte Körpertemperatur wird durch folgende Mechanismen erreicht:

- Muskelarbeit (Zittern) und dadurch gesteigerter Stoffwechsel zur Wärmeproduktion
- Engstellen der peripheren Blutgefäße, um die Wärmeabgabe zu verringern (*Zentralisierung*)

Fiebertypen

Je nach Ursache und Ausprägung gibt es unterschiedliche Fiebertypen. Sie werden anhand der Fieberkurve (regelmäßig in ein Diagramm eingetragene Körpertemperaturwerte) beschrieben.

Intermittierendes Fieber	Remittierendes Fieber	Kontinuierliches Fieber	Undulierendes (wellenförmiges) Fieber	Biphasisches Fieber
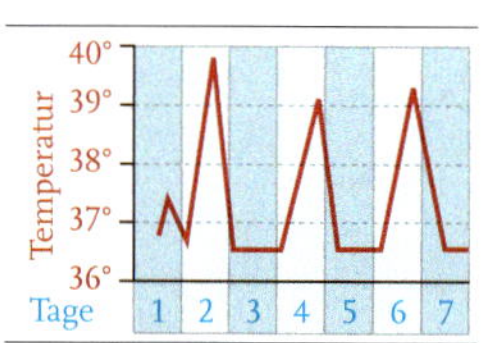	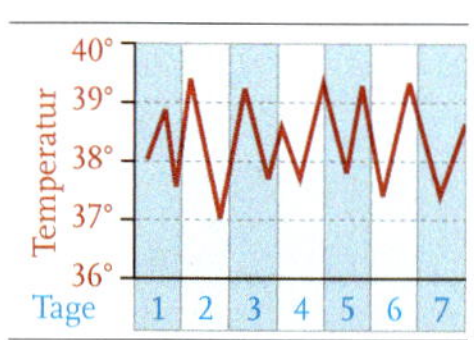	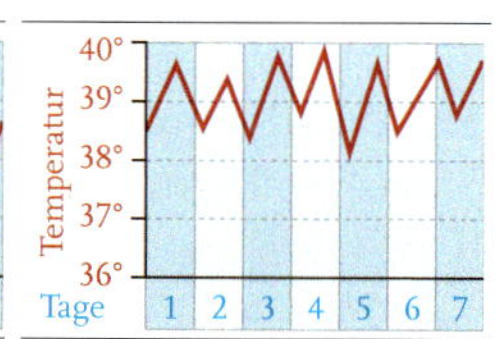	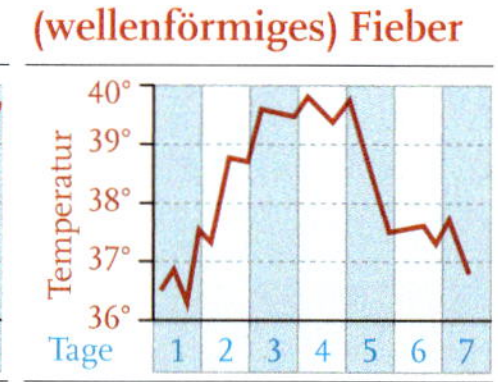	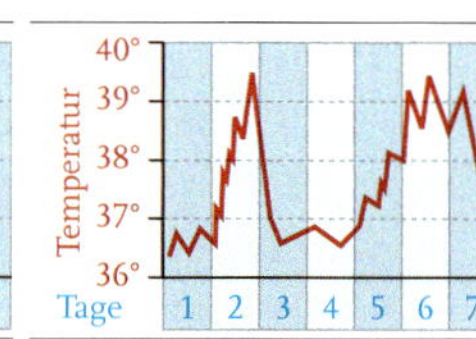
Temperaturschwankungen von hohen Temperaturen bis zu fieberfreien Intervallen (Tagesschwankungen über 1 °C), beispielsweise morgens eine fieberfreie Phase und abends hohes Fieber **Vorkommen**: Sepsis Das septische Fieber geht in der Regel beim Fieberanstieg mit Schüttelfrost einher. Ursache ist meist eine bakterielle Infektion.	Temperaturschwankungen (Tagesschwankungen über 1 °C), aber keine fieberfreien Intervalle **Vorkommen** Bei lokalen Infektionen, wie z. B. Harnwegs- und Niereninfektionen	Gleichmäßige Temperatur (Temperaturdifferenz unter 1 °C); das Fieber mit Temperaturen über 39 °C dauert länger als 4 Tage. **Vorkommen** Dieser Fiebertyp wird seit Einführung der Antibiotika bei bakteriellen Infektionen nur noch selten als typischer Verlauf beobachtet.	Langsamer Temperaturanstieg, mehrere Tage hohes Fieber, danach langsamer Temperaturabfall. Nach einem fieberfreien Intervall Wiederholung der Fieberperiode usw. **Vorkommen** Bei bösartigen Erkrankungen des Immunsystems wie beim Morbus Hodgkin	Temperaturerhöhung in zwei Phasen (zweigipfelige „Dromedar"-Kurve) **Vorkommen** Bei Masern, Viruspneumonie und Meningokokkensepsis

[Tab 1] Fiebertypen und ihre Kennzeichen

Fieberreaktion

Eine Fieberreaktion läuft in 3 Phasen und dem nachfolgenden Erholungs-/ Erschöpfungsschlaf ab. Ziel der Fieberreaktion ist es, durch die erhöhte Temperatur Erreger an ihrer Vermehrung zu hindern, Heilungsprozesse durch beschleunigten Stoffwechsel zu unterstützen oder aber es ist eine Fehlregulation (z. B. bei Schädigung des ZNS) ohne physiologisches Ziel. Sobald das Ziel erreicht ist (z. B. Vernichtung der Bakterien), normalisiert sich die Soll-Temperatur wieder und die Körpertemperatur wird gesenkt. Die |Fieberphasen sind: der Fieberanstieg, die Fieberhöhe und der Fieberabfall. Der **Fieberanstieg** ist gekennzeichnet durch:

- Kältegefühl
- Muskelzittern (Schüttelfrost)
- Wärmebedürfnis
- kalte Extremitäten, evtl. heißer Kopf
- Blässe
- Gliederschmerzen (durch das Muskelzittern)
- Abgeschlagenheit und Ruhebedürfnis oder Unruhe
- |Tachypnoe
- |Tachykardie

Fieberphasen | 406
Tachypnoe | 368
Tachykardie | 725

Diese Begleitsymptome des Fieberanstiegs sind unspezifisch und erst die Kontrolle der Körpertemperatur gibt Auskunft darüber, ob von Fieber gesprochen werden kann oder nicht.

Die **Fieberhöhe** ist die Phase der Fieberreaktion, in der der Organismus die pathologische Soll-Temperatur erreicht hat und erhält. Sie ist gekennzeichnet durch:

- Temperaturerhöhung
- Tachypnoe
- Tachykardie
- Müdigkeit, Krankheitsgefühl
- gerötetes Gesicht
- warme bis heiße Extremitäten
- trockene, belegte Zunge
- glänzende Augen
- Berührungsempfindlichkeit
- evtl. Halluzinationen/Fieberdelirium
- evtl. Fieberkrämpfe

Der **Fieberabfall** erfolgt zur Normalisierung der Körpertemperatur. Der Soll-Wert hat wieder seine normale Größe erreicht und der Organismus leitet alle Maßnahmen zur Temperatursenkung ein. Diese Phase ist zu erkennen an:

- Schwitzen
- warme Haut
- gerötetes Gesicht bis normale Gesichtsfarbe
- Durst
- kann schnell ablaufen: innerhalb von Stunden, dann wird er als Krisis bezeichnet und ist sehr kreislaufbelastend: Blutdruckabfall
- kann langsam über Tage ablaufen, als Lysis bezeichnet: gut zu vertragen

Besonderheiten bei alten Menschen

- Fieberreaktion eher selten und wenn langsam,
- Gefahr der Entgleisung des Flüssigkeitshaushaltes größer
- Exsikkose und Eintrübung in der Fieberhöhe möglich
- Obstipationsgefahr und Thrombosegefahr sind erhöht
- Oligurie tritt auf. Ein schneller Fieberabfall wird schlecht vertragen, sinkt der Blutdruck zu schnell, kommt es zum Kreislaufkollaps.

Offenbar besitzt der menschliche Organismus eine endogene Fieberbegrenzung, das heißt, dass die Solltemperatur nur so weit erhöht wird, wie es mit dem Leben vereinbar ist.

Kinder reagieren heftiger und schneller mit Fieber als Erwachsene. Sie sind im Fieberanstieg unleidlich und suchen Ruhe und Wärme, häufig ist die Phase des Anstiegs sehr kurz. In der Fieberhöhe treten häufig Halluzinationen und Krämpfe auf. Es besteht besonders bei Säuglingen die Gefahr der Entgleisung des |Wasserhaushalts. Der Fieberabfall ist oft rasch und wird gut vertragen, Kreislaufkomplikationen sind selten.

Wasserhaushalt | 346

Medikamentöse Fiebersenkung

Fiebersenkende Medikamente bekämpfen nicht die Ursache des Fiebers. Daher erfolgt nach einer ärztlichen Diagnose eine kausale Therapie. Vermutet man eine infektiöse Ursache, so wird vor der Fiebersenkung Blut für Blutkulturen abgenommen und so eine Erregerbestimmung ermöglicht. Im Anschluss kann eine gezielte Antibiotikumtherapie beginnen.

Medikamente zur Fiebersenkung werden Antipyretika genannt und haben in der Regel auch noch andere Wirkungsweisen (z. B. antiphlogistisch, analgetisch). Sie hemmen die Prostaglandinsynthese und damit den Stoff, der für die Steigerung der Soll-Temperatur verantwortlich ist. Gleichzeitig sind Prostaglandine notwendig, um periphere Schmerzempfindungen weiterzuleiten, deshalb wirken diese Medikamente gleichzeitig analgetisch.

antiphlogistisch | 2
analgetisch | 2

Wirkstoff	Wirkungsspektrum / Wirkungsweise
Azetylsalicylsäure, z. B. Aspirin®	antipyretisch, antiphlogistisch, analgetisch
Metamizol, z. B. Novalminsulfon®	antipyretisch, analgetisch
Anilid, z. B. Paracetamol®	antipyretisch, analgetisch

[Tab. 1] Antipyretika

Diese Medikamente können oral, rektal (Paracetamol) und intravenös verabreicht werden.

Auch wenn Antipyretika rezeptfrei in der Apotheke zu erhalten sind, bedürfen sie in allen Einrichtungen des Gesundheitswesens einer ärztlichen Anordnung.

Hyperthermie

Die Hyperthermie ist ein Symptom unterschiedlicher Krankheiten. Ihnen gemein ist, dass die thermoregulatorischen Mechanismen außer Kraft gesetzt werden und es zu einer Erhöhung der Körperkerntemperatur kommt. Eine fortdauernde Hyperthermie führt durch Sauerstoffmangel und Gewebezerstörung zum Tod.
Folgende Ursachen können einer Hyperthermie zu Grunde liegen:

- hohe Außentemperaturen
- Flüssigkeitsmangel
- Störungen der Schweißsekretion
- erhöhter Stoffwechsel
- Nebenwirkung von Narkosemitteln
- zu warme Kleidung

Man unterscheidet folgende Formen der Hyperthermie:

- Hitzschlag
- Hitzekollaps
- Hitzekrampf
- Sonnenstich
- maligne Hyperthermie

Abhängig von der Ursache der Hyperthermie werden die Patientinnen in einem kühlen Raum in Schocklagerung gebracht und es wird ihnen oral oder intravenös Flüssigkeit (evtl. in Form von Elektrolytlösungen) zugeführt. Physikalische Kühlungsmaßnahmen werden eingeleitet.

Die **maligne Hyperthermie** ist eine relativ seltene Nebenwirkung von Narkosemitteln bei Menschen, die eine genetische Disposition dafür haben. Sie stellt eine lebensgefährliche Narkosekomplikation dar und muss sofort einen Wechsel des Narkosemedikaments und des kompletten Systems nach sich ziehen. Die Patientinnen müssen anschließend intensivmedizinisch überwacht werden.

Der Hitzschlag ist die schwerste Form der Hyperthermie und ein lebensbedrohlicher Zustand. Patientinnen müssen sofort intensivmedizinisch überwacht und behandelt werden.

Hypothermie

Hypothermie (Unterkühlung) ist die Unterschreitung der Körperkerntemperatur unter 36,3 °C. Temperaturen unter 28 – 26 °C sind tödlich; es kommt zu Herzrhythmusstörungen.

Herzrhythmusstörungen | 2

Eine Unterkühlung kann folgende Ursachen haben:

- zu kalte Umgebungstemperatur über zu langen Zeitraum, z. B. bei Wintersport-/ Bergsport-/ Wassersportunfällen
- Schock
- Hypothyreose
- Kachexie
- Neugeborene und Frühgeborene: unreife Wärmeregulation
- kontrollierte Hypothermie: bei Operationen, z. B. am Herz oder Schädel sowie in der Transplantationsmedizin (Kühlung der zu transportierenden Organe), dient der Verlangsamung der Stoffwechselvorgänge mit daraus resultierender Ischämietoleranz der Organe.

Schock | 823
Hypothyreose | 2
Kachexie | 235
Ischämie | 146

Die Folgen einer Hypothermie unterscheiden sich zwischen langsamer oder schneller Abkühlung, beide Formen sind nicht behandelt jedoch tödlich. Bei schneller Abkühlung (z. B. beim Einbrechen ins Eis) kommt es zu (lebensbedrohlichen) Herzrhythmusstörungen, Herabsetzung der Reaktionsfähigkeit und Fähigkeit zu logischen lebensrettenden Handlungen. Bei langsamer Abkühlung (z. B. bei Lawinenunfällen) treten erst Müdigkeit und dann Bewusstlosigkeit ein.

Die Therapie bei Hypothermie besteht in der vorsichtigen Erwärmung des Menschen durch warme Getränke und Wärmezufuhr von außen:

- warme, gezuckerte Getränke verabreichen
- aktive Muskelarbeit (Bewegung) der Fremderwärmung (z. B. durch Heizstrahler) vorziehen
- Körperteile an der eigenen Körperwärme oder der eines anderen Menschen erwärmen: Hände/ Füße in die Achselhöhle legen
- orale Schmerzmittelgabe

Unbedingt zu vermeiden sind:

- Einreiben mit Schnee (führt zu Gewebsschäden)
- Anhauchen: durch Verdunstung wird Wärme wieder entzogen
- Erwärmen an heißen Wärmequellen (Feuer, Heizkörper etc.), da die unterkühlten Körperregionen gefühllos sind und es zu Verbrennungen kommen kann
- Rauchen: Verengung der Blutgefäße und dadurch verstärkte Ischämie
- heiße Bäder: durch die Erweiterung der peripheren Blutgefäße gelangt kaltes Blut in die Kernregionen und führt zum Wiedererwärmungsschock

Die ärztliche Behandlung (z. B. in der Klinik) umfasst folgende Maßnahmen:

- Diagnostik: Temperaturkontrolle, Bewusstseinskontrolle, EKG, Blutgasanalyse, um das Ausmaß der Unterkühlung festzustellen
- intravenöser Zugang, Schmerzmedikation
- Thromboseprophylaxe mit Antikoagulanzien
- Dialyse: Erwärmung des Körperkerns, Elektrolyt- und Stoffwechselstörungen können ausgeglichen werden
- Ggf. chirurgische Versorgung der erfrorenen Körperteile, Wundversorgung

Thromboseprophylaxe | 152

9.2.3 Hydro- und Thermotherapie

Wärme darf nie in akuten Entzündungsreaktionen angewendet werden.

Die **Hydrotherapie** umfasst alle Therapieformen mit Wasser in seinen drei Aggregatszuständen: Eis, Wasser, Dampf. In der Kombination mit der Thermotherapie wirkt sie durchblutungsregulierend. Die **Thermotherapie** ist die Behandlung mit Wärme und Kälte. Sie kann feucht oder trocken angewendet werden. Thermo- und Hydrotherapie werden miteinander kombiniert angewendet, da das Wasser als Energieträger genutzt wird und dadurch die Thermowirkung unterstützt.

Die Wirkungsweise dieser Therapien beruht darauf, dass bei **Wärmezufuhr** die lokalen Blutgefäße weit gestellt werden und dadurch die Durchblutung verbessert wird. Nährstoffe, Sauerstoff und Stoffwechselprodukte werden besser transportiert und Schmerzen werden gelindert. Gleichzeitig wird der Lymphabfluss unterstützt. Die Entspannung wirkt sich ebenfalls auf die Muskulatur aus, so dass Verspannungen gelöst werden können. Im Bewegungsbad wird zusätzlich der Auftrieb im Wasser genutzt, so dass nach Erkrankungen des Bewegungssystems die Rehabilitation erleichtert wird. In der Thermotherapie wird feuchte und trockene Wärme zur Tonussenkung der Muskulatur, zum Ödemabbau, zur Durchblutungssteigerung, und dadurch zur Schmerzlinderung angewendet.

Bei **Anwendung von Kälte** wird die lokale Durchblutung herabgesetzt, Stoffwechsel- und Entzündungsreaktionen laufen langsamer ab und der Organismus gibt Wärme ab. Durch die Anwendung feuchter Kälte wird dem Organismus Wärme durch Verdunstung und Wärmeleitung entzogen, dies senkt die Körpertemperatur bei Fieber.

Therapieform und Wirkungsweise	Indikation	Kontraindikation
Feuchte Wärme wirkt durchblutungsfördernd, krampflösend, sekretlösend, schmerzlindernd, hat einen schnellen Wirkungseintritt	▪ Schmerzen und Krämpfe des Magen-Darm-Traktes, ▪ Muskelschmerzen, Erkrankung der oberen Atemwege	Verstärkung der Beschwerden, unklare Bauchbeschwerden, Entzündung des Wurmfortsatzes (Appendizitis), pAVK, Sensibilitätsstörungen, Varizen, frisches Trauma mit Ödembildung und /oder Hämatom
Trockene Wärme wirkt durchblutungsfördernd, krampflösend, schmerzlindernd, resorptionsfördernd bei chronischen Entzündungen und hat eine lokal begrenzte Wirkung,	▪ Schmerzen und Krämpfe des Magen-Darm-Traktes, Menstruationsbeschwerden, ▪ Muskelschmerzen, Gelenkbeschwerden, chronische Entzündungen,	Verstärkung der Beschwerden, unklare Bauchbeschwerden, Entzündung des Wurmfortsatzes (Appendizitis), pAVK, Sensibilitätsstörungen, Varizen
Feuchte Kälte wirkt durchblutungsmindernd, abschwellend, entzündungshemmend, schmerzlindernd, temperatursenkend, nach der Anwendung der Kälte kommt es zur reaktiven Steigerung der Durchblutung, die Anwendung kalter Güsse wirkt kreislaufanregend	▪ Fieber, Insektenstiche, Kopfschmerzen, Hypoptonie, orthostatische Kreislaufbeschwerden	Verstärkung der Beschwerden, Unterkühlung, Erfrierungen, pAVK, Sensibilitätsstörungen, akute Blasen – oder Nierenentzündungen
Trockene Kälte wirkt durchblutungsmindernd, abschwellend, entzündungshemmend, schmerzlindernd, nach der Anwendung der Kälte kommt es zur reaktiven Steigerung der Durchblutung	▪ Apppendizitis, Entzündung und Schwellung von Operationsnähten, Insektenstiche,	Verstärkung der Beschwerden, Erfrierungen, Unterkühlung, pAVK, Sensibilitätsstörungen

10

Wachsein und Schlafen

10.1 Pflegerische Schwerpunkte

10.1.1 Bedeutung des Schlafes 424

10.1.2 Beobachtung des Schlafes 425

Schlafmuster 425

Schlafbedarf 426

10.1.3 Schlaf unterstützende Pflegemaßnahmen 427

Entspannende Maßnahmen 427

Tagesstrukturierende Maßnahmen 428

Führen eines Schlafprotokolls 428

428

10.1.4 Beobachtung des Bewusstseins 429

10.2 Naturwissenschaftlich-medizinischer Bezug 431

10.2.1 Zusammenspiel zwischen zentralem und peripherem Nervensystem 431

10.2.2 Nervengewebe 432

Nervenzellen und Nervenfasern 432

Reizweiterleitung an Nervenfasern 433

Synapsen 433

10.2.3 Entwicklung und Anteile des zentralen Nervensystems 434

Großhirn 435

Zwischenhirn 438

Hirnstamm 438

Kleinhirn 439

Blutversorgung des Gehirns 439

Unwillkürliches (vegetatives oder autonomes) Nervensystem 440

10.2.4 Bewusstsein und Schlaf aus physiologischer Sicht 441

Bewusstsein und Schlaf 441

Bewusstseinsstörungen 442

Schlafstörungen 442

10.2.5 Schlafmedikamente 444

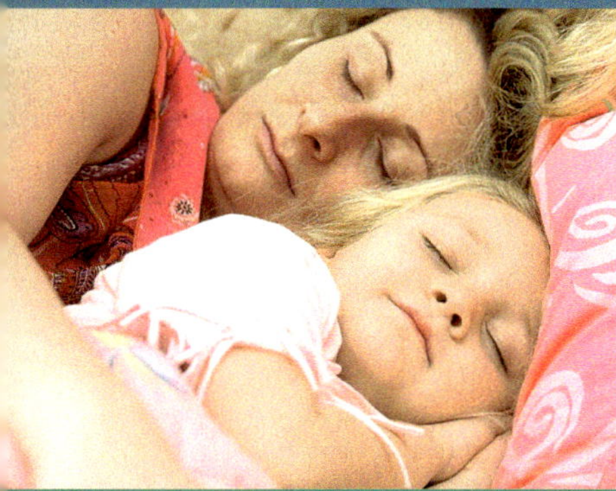

Wachsein und Schlafen

Der Schlaf ist so ziemlich der einzige Zustand, dem sich kein Mensch entziehen kann.

Der Weltrekord im Wachbleiben liegt bei 11 Tagen. Jeglicher länger andauernder Schlafentzug führt zum Tod. Bereits nach zwei bis drei Tagen ohne Schlaf verlieren Menschen Ihre Konzentration und Denkfähigkeit, es folgen Halluzinationen und Wahnvorstellungen. Um den Willen von Menschen zu brechen, wird Schlafentzug auch als Folterinstrument angewendet. Wie Alexander Solschenyzin in seinem Buch „Archipel Gulag“ eindrücklich beschreibt, war besonders in der ehemaligen Sowjetunion diese Methode sehr weit verbreitet.

Ausreichender Schlaf gehört zu einer gesunden Lebensführung. Menschen, die nicht ausgeschlafen sind, fühlen sich unwohl und nicht leistungsfähig. Arbeitsbedingungen, die zu fehlender Freizeit und damit zu einem Schlafdefizit führen, belasten den Körper. Aus diesem Grund schreibt das Arbeitszeitgesetz regelmäßige Erholungszeiten vor.

Dies war nicht immer so. Gerade zu Beginn der Industrialisierung mussten die Arbeiter in den ersten Großbetrieben teilweise bis zu 14 Stunden am Stück, 6 Tage die Woche arbeiten. Erst mit zunehmendem Einfluss der Gewerkschaften wurde nach und nach ein 8-Stunden-Tag eingeführt und in den 1970er Jahren kam die 5-Tage-Woche hinzu. Kurt Tucholsky forderte noch in den 1920er Jahren: „Gebt den Leuten mehr Schlaf – und sie werden wacher sein, wenn sie wach sind.“

In dem berühmten Roman „Schlafes Bruder“ von Robert Schneider beschließt die Hauptperson Elias, sich mittels Schlafentzug umzubringen. Er ist inspiriert von dem Text der Kantate „Ich will den Kreuzstab gerne tragen“ von Johann Sebastian Bach. Dort heißt es in einem Choral „Kömm, o Tod, du Schlafes Bruder“.

Der Tod wird häufig mit dem ewigen Schlaf gleichgesetzt. Nicht selten hört man von Menschen, die zu mehr Schlaf aufgefordert werden, den flapsigen Ausspruch „Schlafen kann ich noch genug, wenn ich tot bin“. Stirbt ein Mensch eines natürlichen und

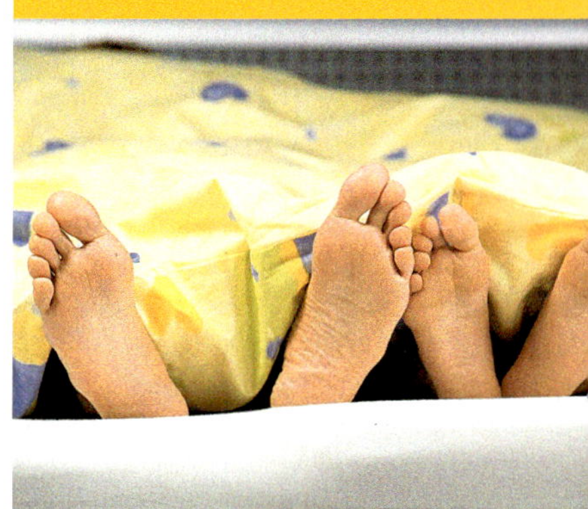

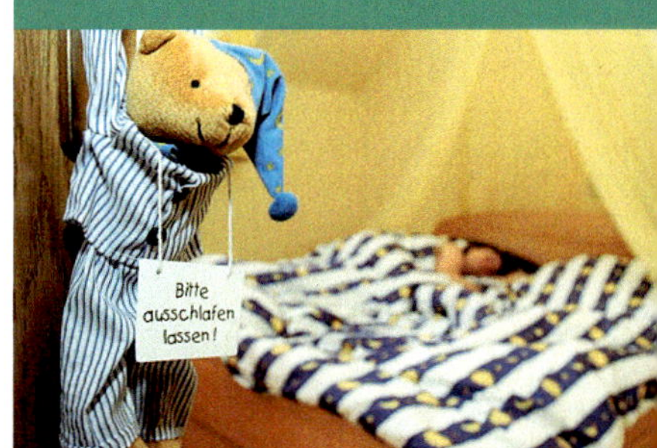

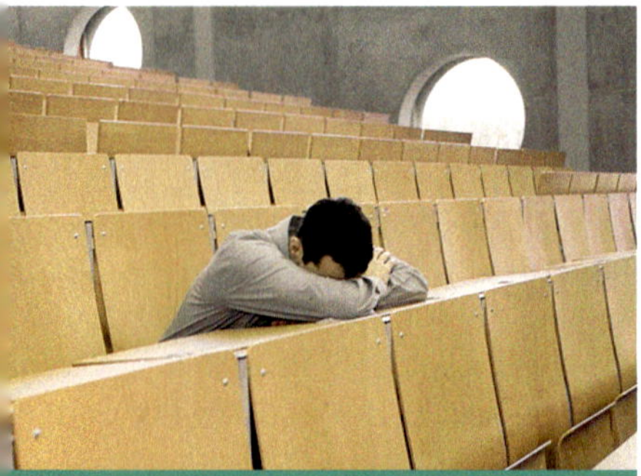

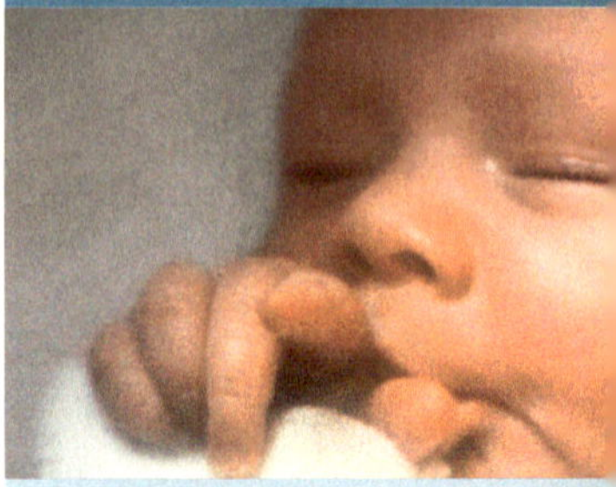

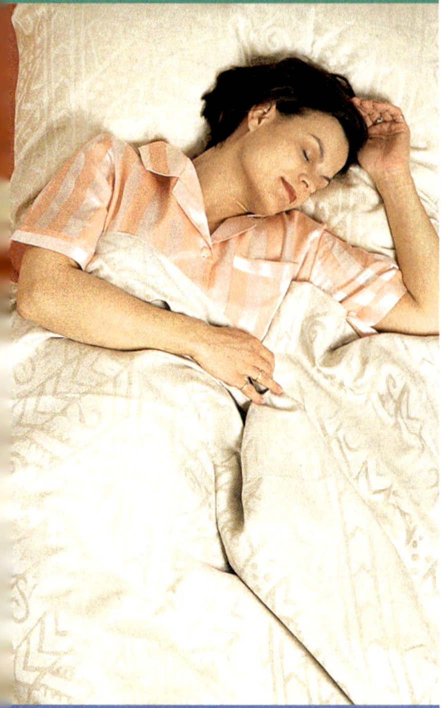

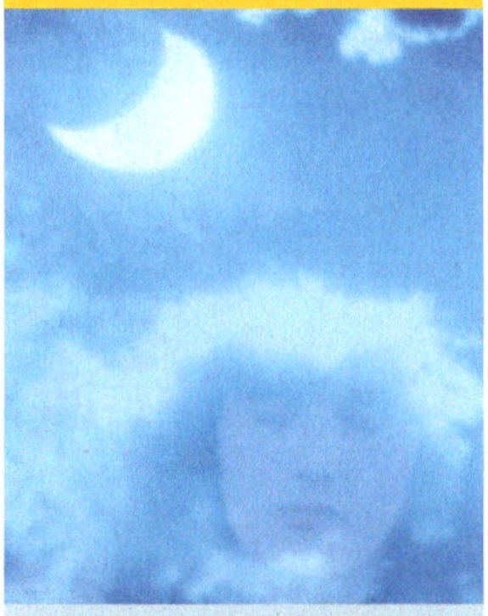

nicht qualvollen Todes, beschreibt man dies als „friedlich eingeschlafen".
In „Momo" von Michael Ende rechnen „Die grauen Herren" den Menschen vor, wie viel Zeit sie mit unnützem Schlafen verbringen, um sie davon zu überzeugen, diese Zeit einzusparen und der Zeitsparkasse zu überlassen. Die Rechnung wirkt eindrucksvoll, insbesondere in der gleichnamigen Verfilmung, in der mit einem Stift die Zahlen und Ergebnisse in Windeseile an den Spiegel des Friseursalons von Herrn Fusi geschrieben werden.

Auch in anderen Beispielen wird deutlich, wie sehr Schlaf unsere Vorstellungswelt prägt. Dornröschen ist nach ihrem hundertjährigen Schlaf der Inbegriff der Unschuld. Generell gelten Menschen, die schlafen, als unschuldig. Sie können ja schließlich nichts anstellen, denn „Wer schläft, der sündigt nicht". Dieser Gedanke geht auf die Lehre der streng christlichen Kirchen zurück, die davon ausgehen, dass die Menschen per se Sünder seien. Aber auch unabhängig von diesen Lehren empfinden die meisten Menschen ein Gefühl von Frieden und Geborgenheit, wenn sie ein schlafendes Kind betrachten.
Im Schlaf verarbeiten wir am Tag Geschehenes in unseren Träumen. Träume gelten als etwas Mystisches – seit jeher sind sie von Geheimnissen umwoben. Seher konnten durch ihre Träume die Zukunft voraussagen. Noch heute gehen abergläubische Menschen davon aus, dass Träume, die man für sich behält, in Erfüllung gehen. Menschen, die dahingehend auch während des Tages und des Wachseins ihren Träumen hinterherhängen, werden als Tagträumer und damit als Faulenzer oder Taugenichtse verunglimpft. Das Wachsein wird als harte Realität dargestellt, der man sich nicht einfach durch Träume entziehen darf. Ein Traum ist all das, aus dem man erwachen kann, und, damit verbunden, die Freiheit unser Unterbewusstsein zu leben.

Die Schlafforschung kommt insbesondere seit einigen Jahren regelmäßig mit bahnbrechenden Ergebnissen in die Medien: „Langschläfer sind schlanker" oder „Frühaufsteher sind intelligenter". Durch den Einfluss der Neurowissenschaften konnte der Schlaf immer besser erforscht werden. Das folgende Kapitel soll Ihnen einen Überblick nicht nur über die physiologischen Grundlagen des Wachseins und Schlafens vermitteln, sondern auch Möglichkeiten der Unterstützung von Patientinnen bei der Förderung eines gesunden Schlafes.

10.1 Pflegerische Schwerpunkte

10.1.1 Bedeutung des Schlafes

Erholsamer Schlaf ist unerlässlich für das Wohlbefinden und die Gesundheit. Ist ein Mensch ausgeschlafen und ausgeruht, kann er leistungsfähiger und aktiver die Anforderungen seines Alltags bewältigen. Weiterhin sind ausgeruhte Menschen aufmerksamer, verfügen über eine bessere Konzentrationsfähigkeit und weniger Stimmungs- und Gemütsschwankungen als unausgeschlafene Menschen.

Während des Schlafens erfolgt die körperliche und geistige Regeneration unseres Körpers. Er ist für den Menschen lebensnotwendig, ein menschliches Grundbedürfnis. Beim Schlafen wird das menschliche Bewusstsein ausgeschaltet, die dennoch weiter stattfindenden emotionalen und kognitiven Aspekte finden in Träumen statt. Aus physiologischer Sicht ist der Schlaf eine spezielle dynamische Aktivität des Gehirns. Bedeutsam ist das Verarbeiten der tagsüber gesammelten Eindrücke.

Dennoch variieren die Schlaf- und Ruhebedürfnisse der Menschen untereinander. Man kennt die Langschläfer und die Bettflüchtigen, die S-Bahn-Schläfer, die durch nichts zu stören sind, und die empfindlichen Schläfer, die ohne Schlafbrille und Ohrenstöpsel alle fünf Minuten erwachen. Die Schlafqualität wird teilweise stark von Einschlafgewohnheiten beeinflusst.

Eltern/Bezugspersonen wird empfohlen, möglichst früh ihre Kinder an bestimmte Einschlafgewohnheiten zu gewöhnen. Manche Ratgeberliteratur empfiehlt sogar, dass bereits das ungeborene Kind an die Schlafspieluhr zu immer derselben Zeit gewöhnt werden soll. Dies scheint nötig, da kleine Kinder nicht genug von der Welt sehen können und sich häufig gegen den von Eltern/Bezugspersonen ausgerufenen Zapfenstreich wehren. Gleichzeitig stehen sie dann noch vor dem Weckerklingeln im oder vor dem Bett der Eltern/Bezugspersonen und beenden die Träume der Erwachsenen.

Jugendliche wiederum werden in der Pubertät zwar zu ausgesprochenen Nachteulen, aber auch zu ebensolchen Langschläfern, sie benötigen ebenso wie Kinder viel Schlaf.

Zusätzlich zu diesen individuellen Schlafbedürfnissen benötigen Menschen im Krankheitsfall, nach überstandener Krankheit (Rekonvaleszenz), auch vermehrten Schlaf.

Andere Menschen leiden sehr darunter, dass sie keinen Schlaf finden, auch sie benötigen pflegerische Unterstützung.

Auch wenn viele Menschen in jungen Jahren durchaus mal „eine Nacht durchmachen" können, fühlen sie sich am nächsten Tag ausgelaugt und schlecht. Schlafentzug hat individuelle, teils dramatische Auswirkungen. Es treten Nervosität, erhöhte Reizbarkeit, emotionale Störungen, Kopfschmerzen oder eine verminderte Denkleistung auf.

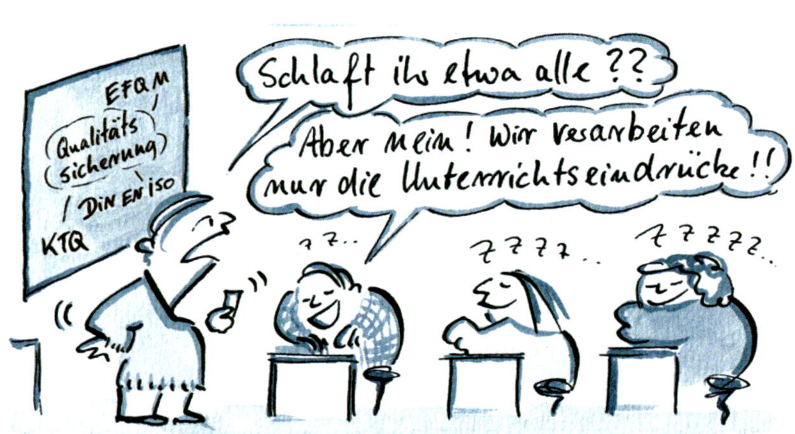
Schlaft ihr etwa alle ??
Aber nein! Wir verarbeiten nur die Unterrichtseindrücke!!
EFQM
Qualitäts sicherung
DIN EN ISO
KTQ
zz..
zzzz..
zzzzz..

Beobachtung des Schlafes

10.1.2

Schlaf wird im Krankenhaus und in stationären Pflegeeinrichtungen in der Regel während des Nachtdienstes beobachtet. Dabei dienen mehrere Rundgänge der Überprüfung des Nachtschlafs der Patientinnen. In Bereichen mit Monitorüberwachung (z. B. Intensivstation) können Pflegende anhand der veränderten Vitalwerte (langsamerer Puls, niedrigerer Blutdruck) das Schlafverhalten registrieren. Im ambulanten Pflegebereich werden viele Menschen nachts nicht pflegerisch betreut, daher ist hier eine direkte Beobachtung nicht möglich.

Die meisten Menschen finden im Krankenhaus andere Schlafbedingungen als Zuhause vor. Zusätzlich verändert sich ihr Schlafbedürfnis z. B. durch ihre Erkrankung. Veränderungen der Schlafgewohnheiten können Aufschluss über organische und / oder seelisch-geistige Störungen geben. Gleichzeitig können gestörte Schlafgewohnheiten auch zu weiteren Symptomen (z. B. Gereiztheit, Nervosität) führen.

Der Schlafbeobachtung kommt im häuslichen Umfeld oder in Langzeitpflegeeinrichtungen eine andere Bedeutung als im Krankenhaus zu, wo Veränderungen der Schlafgewohnheiten häufig institutionell bedingt und nur von kurzer Dauer sind. Im häuslichen und Langzeitpflegebereich dient die Schlafbeobachtung unter anderem der Diagnostik von |Schlafstörungen.

Schlafstörungen | 442

Pflegende beobachten den Schlaf hinsichtlich:

- Schlafmuster und Schlaftyp
- Schlafbedarf
- Veränderungen des Schlafes (Schlafstörungen)

Neben der klassischen Beobachtung werden auch Aussagen der Patientinnen oder (bei Kindern und im häuslichen Bereich) ihrer Angehörigen hinsichtlich der genanten Kriterien erfasst, z. B. „Frau Mühlenstein äußerte, dass sie in der Nacht nicht geschlafen hat".

Schlafmuster

Der Mensch folgt in seinem Inneren einem ca. 25-stündigen Rhythmus. Dieser wird vom 24-stündigen Tag-Nacht-Rhythmus synchronisiert.

Im Laufe unseres Lebens verändert sich hierbei das Schlafmuster. Es werden verschiedene Schlaftypen (*Chronotypen*) unterschieden:

- **monophasischer Schlaftyp (Lerchetyp)**: wird früh am Abend müde und entsprechend früh wieder wach; Lerchetypen finden den Tiefschlaf meist in der ersten Nachthälfte; höchste Aktivität am Morgen
- **biphasischer Schlaftyp (Euletyp)**: weist verzögerte Schlafphasen auf, der Tiefschlaf setzt meist in der zweiten Nachthälfte ein; Euletypen schlafen gerne lang und sind morgens etwas schwerer zu wecken; höchste Aktivität am Abend
- **polyphasischer Schlaftyp**: ist vor allem bei Neugeborenen zu beobachten; Schlafepisoden treten mehrmals täglich auf, der Schlaf ist auf den Tag und die Nacht verteilt.

Säuglinge verfügen über kein eigenes Schlafmuster. Sie müssen das Ein- und Durchschlafen erst lernen. Dies erfolgt i.d.R. durch die Übernahme des Rhythmus von Eltern / Bezugspersonen.

Die Schlafmuster können unter normalen Umständen nicht genau analysiert werden. Hierzu dient die Schlafpolygrafie, eine Untersuchung im Schlaflabor oder in einem schlafmedizinischen Zentrum, in welchen das Schlafmuster beurteilt wird. Es werden unter anderem die Einschlafdauer, die Schlafkontinuität, das nächtliche Erwachen, die Tiefschlafphasen sowie die Schlafdauer insgesamt untersucht. Weiterhin werden die von den Patientinnen angefertigten |Schlafprotokolle ausgewertet.

Schlafprotokolle | 428

Schlafbedarf

Die optimale Dauer für einen erholsamen Schlaf weist individuelle Unterschiede auf. Es gibt also kein einheitliches Schlafmaß. Mit zunehmendem Alter verändert sich die Schlafdauer und auch die Schlafenszeiten (z. B. Mittagsschlaf). Die meisten Menschen haben ca. ab dem 18. Lebensjahr ihre individuell optimale Schlafdauer herausgefunden.

Die folgenden Schlafzeiten sind lediglich Anhaltswerte:

Neugeborene	ca. 20 Stunden pro Tag
2.–4. Lebensjahr	ca. 16 Stunden pro Tag
4.–7. Lebensjahr	ca. 12–14 Stunden pro Tag
8.–10. Lebensjahr	ca. 10–12 Stunden pro Tag
11.–14. Lebensjahr	ca. 9–11 Stunden pro Tag
15.–18. Lebensjahr	ca. 8–10 Stunden pro Tag
Erwachsene	ca. 6–8 Stunden pro Tag
Alte Menschen	ca. 5–6 Stunden pro Tag

[Tab. 1] Schlafbedarf nach Lebensalter

Menschen verspüren ein gesteigertes Schlafbedürfnis:

- in der Rekonvaleszenz (z. B. nach einer fiebrigen Infektion),
- nach ungewohnten körperlichen oder geistigen Anstrengungen,
- nach seelischer Belastung,
- bei seelischer Erschöpfung,
- während schwerer Krankheiten (z. B. Tumorerkrankungen),
- als Symptom bestimmter Erkrankungen (z. B. bei |Fibromyalgie, |Depression).

Fibromyalgie | 2
Depression | 2
Manie | 2

Ein verminderter Schlafbedarf kann vorliegen bei:

- vorübergehender geringer körperlicher und geistiger Belastung (z. B. im Urlaub),
- als Symptom bestimmter Erkrankungen (z. B. bei |Manie),
- Entzugserscheinungen.

Dem Schlafbedarf von Patientinnen im Krankenhaus sollte nach Möglichkeit entsprochen werden. Auf Grund von institutionellen Bedingungen, aber auch durch bestimmte pflegerisch oder medizinisch notwendige Maßnahmen kann der Schlaf unterbrochen werden. Generell sollten jegliche Störungen des Schlafes von Patientinnen vermieden werden. Ausnahmen hiervon sind u. a.:

Schädel-Hirn-Trauma | 2
Dekubitusrisiko | 146

- Bewusstseinskontrolle (z. B. bei |Schädel-Hirn-Trauma),
- Lagerungswechsel (z. B. bei |Dekubitusrisiko),
- verschlechterter Allgemeinzustand.

Sind Störungen während der Schlafenszeit notwendig (z. B. Lagerungswechsel, Temperaturmessung, Medikamentengabe), so sollten die Maßnahmen gebündelt durchgeführt werden.

Pflegediagnose

Schlafstörung

Eine zeitlich begrenzte Unterbrechung / Störung des Schlafs (natürliche, periodische Aufhebung des Bewusstseins), der Schlafquantität und -qualität. Doenges et al.: S. 615

Schlaf unterstützende Pflegemaßnahmen

10.1.3

Trotz der ungewohnten Umgebung können bestimmte Pflegemaßnahmen das Ein- und Durchschlafen fördern. Zu den allgemeinen Maßnahmen gehört dabei, dass während der Nachtstunden ein möglichst ruhiges Umfeld gewährleistet wird. Dazu gehört:

- Abschließen aller notwendigen Pflegemaßnahmen;
- zu Beginn des Nachtdienstes sich bei den Patientinnen vorstellen und nach evtl. Wünschen oder Bedürfnissen fragen sowie den Nachtdienstablauf besprechen (z. B. darauf hinweisen, dass um 23 Uhr noch ein Medikament verabreicht werden muss);
- notwendige Utensilien (z. B. Urinflasche, Getränke, Klingel) in Reichweite der Patientin stellen;
- Mitpatientinnen, die länger wach sind, anbieten, den Gemeinschaftsraum aufzusuchen;
- Besucher auffordern, das Zimmer zu verlassen;
- grelles Licht bei nächtlichen Maßnahmen oder Rundgängen vermeiden, Nachtlicht, Taschenlampen, o. ä. verwenden.

online
www.schmerzakademie.de
▸Patienten/Angehörige
▸Services
Unter der Adresse können Sie eine MP3-Datei herunterladen, die eine Anleitung zur **Progressiven Muskelentspannung** bietet.

Spezielle Pflegemaßnahmen können dann eingeleitet werden, wenn in der Anamnese oder während des Krankenhausaufenthalts Schlafstörungen angegeben werden. Die Maßnahmen sollten sich nach der Ursache der Schlafstörungen richten:

Schlafstörungen | 442

seelische oder körperliche Anspannung	▪ entspannende Maßnahmen ▪ Gespräche führen / zuhören ▪ Schlaf fördernde Medikamente lt. ärztlicher Anordnung verabreichen
fehlende Müdigkeit	▪ tagesstrukturierende Maßnahmen, Wachsein während des Tages fördern ▪ Einschlafrituale beachten
Schmerzen	▪ Schmerzmittelgabe rechtzeitig vor Schlafbeginn lt. ärztlicher Anordnung
unbekannte Ursache	▪ Führen eines Schlafprotokolls ▪ evtl. Untersuchung im Schlaflabor

[Tab. 2] Maßnahmen gegen Schlafstörungen

Gespräche führen | 445

Schlaf fördernde Medikamente | 444

Schmerzmittelgabe | 2

Entspannende Maßnahmen

Alle Maßnahmen, die Patientinnen selbst als entspannend empfinden, sind zur Schlafförderung geeignet. Dazu können gewisse Einschlafrituale gehören, wie z. B.:

- Lesen eines Buches, bei Kindern das Vorlesen oder Erzählen von Geschichten
- Trinken einer Tasse warmen Kräutertees oder warmer Milch
- Hören von entspannender Musik

Andere Maßnahmen können durch Pflegende durchgeführt werden oder die Patientinnen oder ihre Angehörigen dazu angeregt werden:

- Hydrotherapie
- Massagen
- Atemstimulierende Einreibungen
- Entspannungstechniken, z. B. Autogenes Training, Progressive Muskelentspannung

Viele Menschen schauen vor dem Schlafengehen fern. Einige Schlafforscher vertreten die Ansicht, dass das Fernsehen zwar oberflächlich betrachtet ermüdend wirken kann, auf der anderen Seite unser Nervensystem jedoch so reizt, dass die Schlafqualität gemindert wird. Insbesondere Kinder sollten vor dem Schlafen nicht fernsehen.

Hydrotherapie | 420
Atemstimulierende Einreibung | 375

Tagesstrukturierende Maßnahmen

Ein Sprichwort besagt: „Der Mensch ist ein Gewohnheitstier“. Dazu gehört, dass Menschen i.d.R. einen gewissen Tagesrhythmus einhalten, der sie so ermüdet, dass sie einschlafen können. Das bezieht sowohl geistige oder körperliche Arbeit als auch das Freizeitverhalten mit ein.

Im Krankenhaus ist der Tagesablauf häufig von zusätzlichen Ruhe- oder Schlafphasen begleitet, die vom abendlichen Einschlafen abhalten, da die Patientinnen einfach nicht müde sind. Ist dies der Fall, sollten Patientinnen dahingehend beraten werden, dass sie während des Tages – sofern ihr Zustand dies zulässt – an die frische Luft gehen, sich bewegen und ihren Körper damit eine gewohnte Beschäftigungsfülle geben.

In stationären Pflegeeinrichtungen sollten den Bewohnerinnen möglichst viele Angebote zur körperlichen Bewegung unterbreitet werden. Auch teilweise immobile Menschen können durch einen Aufenthalt an der frischen Luft bewegt und somit gefordert werden.

Die Mahlzeiten sollten nicht zu spät vor dem Schlafengehen liegen, da die Verdauungsvorgänge des Magens den Körper vom Schlafen abhalten können.

Kinder müssen spüren, wann Schlafenszeit ist. Sie sind besonders auf Einschlafrituale angewiesen, aber auch auf ein Ausklingen des Tages durch gedämpftes Licht und weniger Aktivitäten.

Führen eines Schlafprotokolls

Schlafstörungen | 442

Um zwischen echten und unechten Schlafstörungen unterscheiden zu können, ist es sinnvoll, Patientinnen ein Schlafprotokoll führen zu lassen. Dies dient einerseits dazu, Schlaf hemmende Faktoren herauszufinden und zu vermeiden, andererseits die Art der Schlafstörung anhand der Wach- und Schlafphasen zu diagnostizieren.

Da Wachphasen in der Nacht häufig als viel länger empfunden werden, als sie tatsächlich sind, unterschätzen viele Patientinnen die Zeitspanne ihres Schlafs.

Bei einem Schlafprotokoll sollten alle Schlafens- und Ruhezeiten, die zu von den Patientinnen zu sich genommenen Speisen und Getränke sowie Medikamente und Pflegemaßnahmen festgehalten werden.

Name, Vorname

Tag / Datum

	Montag	Dienstag	Mittwoch
abends ausfüllen			
Genussmittel			
• Alkohol	1 Glas Sekt	1 Glas Bier	...
• Kaffee, Tee, Cola	2 Tassen Tee	2 Tassen Tee	...
• Nikotin			
Medikamente			
• Schlafmittel	1 Schlaftablette	keine	
• Sonstige			
Liegezeit tagsüber	1,5 Stunden	30 min	
Zu Bett gegangen um	23 Uhr	23 Uhr	
morgens ausfüllen			
Aufgestanden um	6:30 Uhr	7 Uhr	
Nachts erwacht um	2 Uhr und um 4 Uhr	–	
Schlafbeurteilung			
• gut	von 23 – 2 Uhr gut	gut ein- und	
• befriedigend	dann schlecht	durchgeschlafen	
• schlecht	geschlafen		
• sehr schlecht			

[1] Schlafprotokoll

Beobachtung des Bewusstseins 10.1.4

Das Bewusstsein bezieht sich immer auf einen momentanen Zustand eines Menschen. Es wird definiert als die Gesamtheit und der Ausdruck aller uns gegenwärtigen und damit empfundenen psychischen Zustände. Das Bewusstsein gibt dem Menschen die Fähigkeit:
- sich an die Umwelt anzupassen,
- sich selbst zu kontrollieren,
- sich selbst zu schützen.

Beim gesunden Menschen lassen sich die beiden Bewusstseinszustände Wachsein und Schlaf unterscheiden. Während des Schlafs ist der Mensch „physiologisch bewusstlos", aber erweckbar. Ist der Mensch wach, verfügt er über ein volles, klares Bewusstsein. Störungen des klaren Bewusstseins gehen häufig mit folgenden Symptomen einher:
- nachlassende Reaktionsfähigkeit,
- verlangsamtes oder fehlendes Denken,
- verlangsamtes oder fehlendes Handeln,
- verlangsamte oder fehlende Bewegungen,
- verringerte Sensibilität,
- verringerte Schutzreflexe (z. B. Hustreflex).

Bewusstseinsstörungen können Patientinnen gefährden. Gleichzeitig können sie Aufschluss geben über:
- bestimmte Erkrankungen (z. B. des ZNS),
- Veränderungen des ZNS durch Stoffwechselentgleisungen und / oder Intoxikationen
- und die Wirkungsweise bestimmter Medikamente (z. B. Narkotika, Hypnotika).

ZNS | 431
Narkotika | 864
Hypnotika | 444

Das Beobachten des Bewusstseins ist für Pflegende wichtig, da sie dabei Anhaltspunkte für die Fähigkeit der Selbstkontrolle von Patientinnen bekommen. Pflegende schätzen die Bewusstseinslage von Patientinnen mit Hilfe gezielter Tests ein. Dazu gehören das Ansprechen von Patientinnen, das Stellen gezielter Fragen sowie die Beobachtung der Reaktionen auf die Ansprache und das Einschätzen der Antworten.

Test	Mögliche Ergebnisse	
Reaktion der Patientin auf Ansprache	Patientin reagiert spontan, angemessen, folgerichtig.	Patientin reagiert nicht auf Ansprache.
Wecken	Patientin ist wach und ansprechbar; Patientin schläft, ist erweckbar.	Patientin ist nicht erweckbar; dieser Zustand kann ein Notfall sein!
Sprache	Patientin antwortet verständlich.	Patientin antwortet unverständlich, verwaschen, o.A.
Orientierung zur Person: „Wie heißen Sie?"	Patientin ist zur Person orientiert.	Patientin ist zur Person nicht orientiert.
zeitliche Orientierung: „Welchen Wochentag / Datum / Tageszeit haben wir?"	Patientin ist zeitlich orientiert.	Patientin ist zeitlich nicht orientiert.
räumliche Orientierung: „Wo befinden Sie sich?"	Patientin ist räumlich orientiert.	Patientin ist räumlich nicht orientiert.
Orientierung zur Situation: „Wissen Sie, wer ich bin?"	Patientin ist zur Situation orientiert.	Patientin ist zur Situation nicht orientiert.
Augen- und Blickkontakt	Patientin öffnet die Augen und nimmt Blickkontakt auf.	Patientin öffnet die Augen nicht, nimmt keinen Blickkontakt auf.
Durchführen von Bewegungen nach Aufforderung: Patientin auffordern, die Hand zu drücken.	Patientin führt Bewegungen nach Aufforderung durch.	Patientin führt auf Aufforderung keine Bewegungen durch.

[Tab. 1] Tests zur Überprüfung der Bewustseinslage

Pflegediagnose
Gestörte Denkprozesse
Eine Störung kognitiver Abläufe und Vorgänge.
—
DOENGES et al.: S. 220

Pflegediagnose
Wahrnehmungsstörung
Eine Veränderung der Anzahl oder Muster eingehender, afferenter Reize, begleitet von einer verminderten, übermäßigen, verzerrten oder beeinträchtigten Reaktion auf diese Reize.
—
DOENGES et al.: S. 869

Pflegediagnose
Orientierungsstörung
Anhaltend fehlende Orientierung bezüglich Person, Ort, Zeit, Situation während mehr als 3–6 Monaten, was eine beschützende Umgebung erforderlich macht.
—
DOENGES et al.: S. 554

Die Bewusstseinslage wird wie folgt unterschieden:

- **klares Bewusstsein**: Die Patientin ist wach und ansprechbar sowie zur Person, zeitlich, räumlich und zur Situation orientiert.
- **Benommenheit**: Die Patientin ist erweckbar, Orientierungs- und Reaktionsfähigkeit sind verlangsamt.
- **Schläfrigkeit** (*Somnolenz*): Die Patientin ist durch das Setzen äußerer Reize (z. B. Kneifen) erweckbar.
- **tiefer Schlaf** (*Sopor*): Die Patientin ist nur durch das Setzen stärkster, äußerer Reize erweckbar.
- **tiefer, fester Schlaf** (*Koma*): Die Patientin ist auch durch das Setzen stärkster, äußerer Reize nicht erweckbar. Die Tiefe eines Komas wird mit Hilfe der Glasgow-Koma-Skala eingeteilt. Dabei werden die Antwortpunkte addiert. Sie geben damit Aufschluss über den Verlauf, bzw. die Verbesserung oder Verschlechterung des Bewusstseinszustands.

Augenöffnen	Motorische Reaktionen	Verbale Reaktionen
1 = keine Reaktion selbst auf Schmerzreize	1 = keine Reaktion selbst auf Schmerzreize	1 = keine
2 = Augenöffnen auf Schmerzreize	2 = Streckstellung der Extremitäten	2 = unverständliche Lautäußerungen
3 = Augenöffnen auf Ansprache	3 = abnorme Beugestellung der Arme	3 = inadäquate Wortäußerungen
4 = Augenöffnen spontan	4 = grobe Abwehrbewegungen auf Schmerzreize	4 = nicht adäquate Satzäußerungen
	5 = gezielte Abwehrreaktionen	5 = orientiert
	6 = befolgt einfache Aufforderungen (z. B.: Heben Sie den Arm!)	

[Tab. 1] Glasgow-Koma-Scale

Locked-In-Syndrom | 2

Die Glasgow-Koma-Skala wird aus ethischer Sicht kritisch gesehen, da die Prüfung des Bewusstseins durch Schmerzreize vorgenommen wird. Aus Berichten von Patientinnen mit Bewusstseinsstörungen, z. B. mit dem Locked-In-Syndrom, weiß man, dass sie diese Schmerzen sehr wohl empfinden, aber nicht in der Lage sind, zu reagieren. Die Anwendung sollte also auf den Bereich der Notfall- und Intensivmedizin beschränkt bleiben.

- **Erstarrung** (*Stupor*): Die Patientin ist geistig-körperlich erstarrt. Sie zeigt keine Willens- oder Denkleistung.
- **Verwirrtheit** (*Desorientierung*): Die Patientin ist nicht orientiert. Sie ist unruhig und handelt sinnlos.
- **Teilnahmslosigkeit** (*Apathie*): Die Patientin ist zwar wach und ansprechbar, zeigt jedoch keinen eigenen Antrieb und reagiert nur verlangsamt auf Aufforderungen.
- **Delirium**: Die Patientin zeigt wahnhafte Vorstellungen, schwitzt, zittert und ist äußerst unruhig.
- **Sinnestäuschungen** (*Halluzinationen*): Die Patientin nimmt nichtvorhandenes wahr, sie leidet teilweise unter Wahn- und Angstvorstellungen. Man unterscheidet akustische, optische, haptische, taktile und kinästhetische Halluzinationen entsprechend des getäuschten Sinnes.

Sinn | 566

Naturwissenschaftlich-medizinischer Bezug 10.2

Zusammenspiel zwischen zentralem und peripherem Nervensystem 10.2.1

Als eine übergeordnete Zentrale der Gesamtheit der vielen Milliarden Nervenzellen steuert unser Nervensystem die Lebensvorgänge. Der kontinuierliche Informationsaustausch ist die Voraussetzung für unser Denken, Kommunizieren, Fühlen und Handeln. Es regelt in Zusammenarbeit mit dem hormonellen System die Organfunktionen sowie die stete Anpassung an die Außenwelt. Es ermöglicht Aktion und Reaktion des Menschen und ist der Ort des Denkens und Bewusstseins.

hormonelles System | 2

Die Aufgaben des Nervensystems bestehen in der Aufnahme und Verarbeitung von Umweltreizen sowie der Planung und Veranlassung der Reaktion auf diese Reize.

Aus funktioneller Sicht wird das Nervensystem in das willkürliche (somatische) Nervensystem und das unwillkürliche (vegetative oder autonome) Nervensystem eingeteilt [Abb. 1]. Das **willkürliche Nervensystem** setzt sich wiederum aus dem zentralen Nervensystem (ZNS) und dem peripheren Nervensystem (PNS) zusammen. Das ZNS liegt im Gehirn und im Rückenmark. Das PNS verbindet den Körper mit dem ZNS. Es nimmt im ZNS produzierte Reize auf und leitet diese an die Erfolgsorgane (i.d.R. Muskeln) weiter. Gleichzeitig nimmt es Sinnesreize auf und leitet es an das ZNS.

unwillkürliches Nervensystem | 440

Das **unwillkürliche Nervensystem** unterliegt nicht dem bewussten Willen. Es steuert alle lebenswichtigen Funktionen des Körpers (z.B. Herzschlag, Verdauung), die durch den Willen nicht beeinflusst werden können und sollen. Es wird in ein sympathisches, ein parasympathisches und ein Darmnervensystem unterteilt.

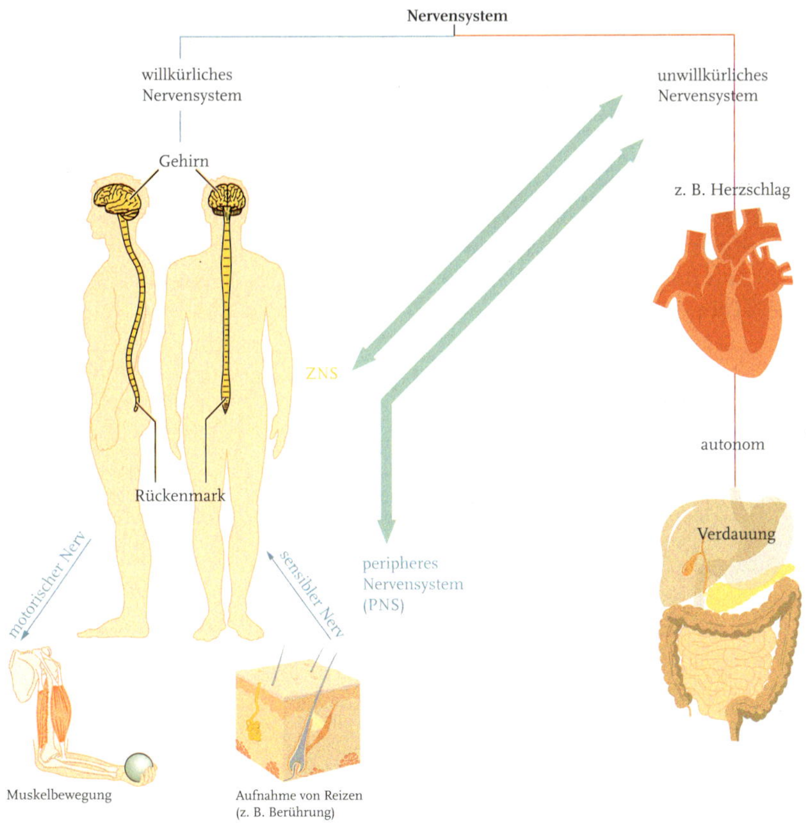

[1] Willkürliches und unwillkürliches Nervensystem

10.2.2 Nervengewebe

Nervenzellen und Nervenfasern

Nervenzelle | 70

Eine einzelne Nervenzelle wird als Neuron bezeichnet. Sie bildet die kleinste funktionelle Einheit des Nervensystems. Die Aufgabe des Neurons besteht in der Übernahme, Weitergabe und Verarbeitung von Reizen.

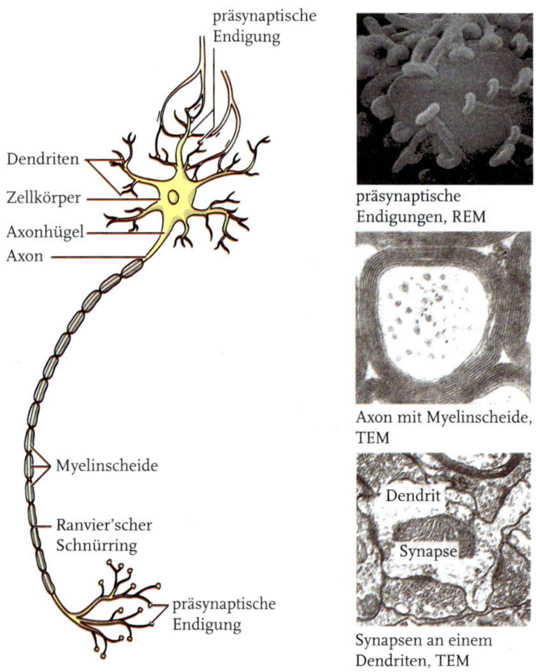

[1] Schema eines typischen Neurons mit elektronenmikroskopischen Bildausschnitten

Neurone lassen sich anhand der Anzahl ihrer Fortsätze einteilen. Die meisten Nervenzellen haben ein Axon und mehrere Dendriten. Diese Form wird multipolar genannt.

Nervenzellen besitzen keine Stützfunktion sowie auch keine eigene Abwehrfunktion und können sich nicht alleine „ernähren“. Diese Aufgabe übernehmen so genannte Stützzellen (*Gliazellen*). Gliazellen isolieren die Nervenzellen auch elektrisch voneinander, was für die Reizweiterleitung von enormer Bedeutung ist.

Nervenfasern bestehen aus dem Axon und den sie umhüllenden Stützzellen (Nervenscheide). Wird ein Axon mehrfach umhüllt, wird die Nervenscheide Markscheide (*Myelinscheide*) genannt. Besitzt die Nervenscheide nur eine Schicht Gliazellen, wird sie Gliascheide (*Axonscheide*) genannt. Dementsprechend unterscheidet man Nervenzellen in markscheidehaltig und markscheidenfrei.

Weiterhin werden Nervenfasern hinsichtlich ihrer Länge, Dicke, Funktion und Leitungsgeschwindigkeit [Tab. 1] eingeteilt.

peripheres Nervensystem | 189

Die Länge von Nervenfasern variiert zwischen wenigen Millimetern (im zentralen Nervensystem) und einem Meter (z. B. vom Rückenmark zum Fuß im peripheren Nervensystem). Die Reizleitungsgeschwindigkeit der einzelnen Nervenfasern ist sehr unterschiedlich und hängt von Nervenfunktion und Markscheidendicke ab. Nervenfasern, die Informationen zum ZNS transportieren, heißen afferent und Nervenfasern, die Informationen vom ZNS weg transportieren, heißen efferent.

Name	Durchmesser der Nervenfaser	Vorkommen (Beispiele)	Leitungs-geschwindigkeit
Aα	10–20 μm	Motoneurone, die die Skelettmuskulatur innervieren	60–120 m/s
Aβ	7–15 μm	afferente Fasern von Hautrezeptoren für Berührung und Druck	40–90 m/s
Aδ	2–6 μm	afferente Fasern von Rezeptoren für Temperatur, Schmerz und Druck	15–25 m/s
B	1–3 μm	efferente Fasern sympathisch präganglionär	3–15 m/s
C	0,5–2 μm, markscheidefrei	afferente Fasern von Rezeptoren für Eingeweideschmerz, grobe Berührungen	0,5–2 m/s

[Tab. 1] Einteilung der Nervenfasern

Reizweiterleitung an Nervenfasern

Die Weiterleitung des Reizes entlang der Nervenfasern erfolgt auf elektrischem Weg (Erregungsleitung | 738) und ist vergleichbar mit der Stromleitung in einem Kabel. Der elektrische Strom wird durch den Aufbau elektrischer Spannung an der Nervenscheide erzeugt. Dies geschieht, indem sich Ionenkanäle öffnen oder schließen und es dadurch zum Ionenaustausch und zur elektrischen Ladungsveränderung (positiv oder negativ) kommt.

elektrischer Strom fließt immer dann, wenn Spannung vorhanden ist.

Ionenkanäle | 62
Aktionspotenzial | 738

An Nervenfasern werden zwei Formen der Reizweiterleitung unterschieden. Die kontinuierliche Reizweiterleitung kommt nur an markscheidefreien Nervenzellen vor und besteht darin, dass nacheinander einzelne Abschnitte der Nervenfaser elektrisch erregt werden. Dadurch wird der Impuls (Aktionspotenzial) an den nächsten Abschnitt weitergegeben.

Die saltatorische Erregungsleitung kommt nur an markscheidehaltigen Nervenfasern vor und ist zehnmal schneller als die kontinuierliche. Die Markscheide weist regelmäßige Einschnürungen auf (Ranvier'sche Schnürringe), an denen die Nervenfaser nicht umhüllt ist. Nur hier wird elektrische Spannung aufgebaut und dadurch der elektrische Impuls weitergeleitet. Die Markscheide wirkt wie ein Isolator, an ihr fließt kein Strom. Die Erregung (Aktionspotenzial)springt damit von Schnürring zu Schnürring.

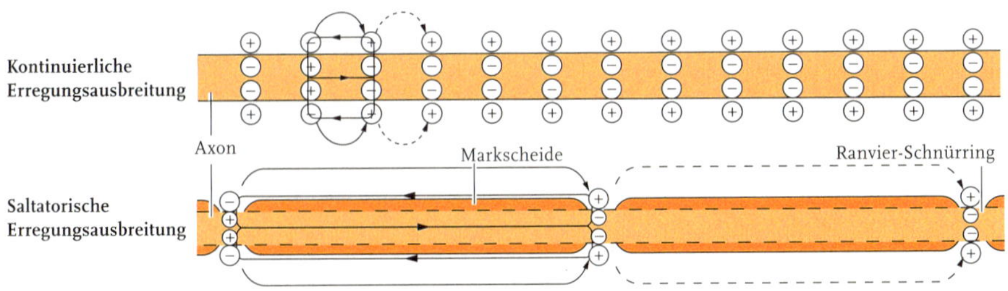

[2] Kontinuierliche und saltatorische Erregungsausbreitung

Mitochondrien | 63

Synapsen

Synapsen sind die Kontaktstellen zwischen zwei Nervenzellen. Sie sind die Schaltstellen des neuronalen Netzwerks. Eine Synapse besteht aus:

- **Synapsenknöpfchen**: Verdickung am Ende des Axons; enthält besonders viele Mitochondrien zur Energiebereitstellung sowie Bläschen (*Vesikel*) mit Überträgerstoffen (*Transmitter*)
- **präsynaptische Endigung**: Endmembran des Axons
- **synaptischer Spalt**: 10 – 30 nm breiter Spalt zwischen präsynaptischer Endigung, die Reizübertragung erfolgt chemisch über den Transmitter
- **postsynaptische Membran** der nächsten Nervenzelle oder des Erfolgsorgans (Drüsenzelle, Muskelzelle) mit Rezeptoren für die Transmitter

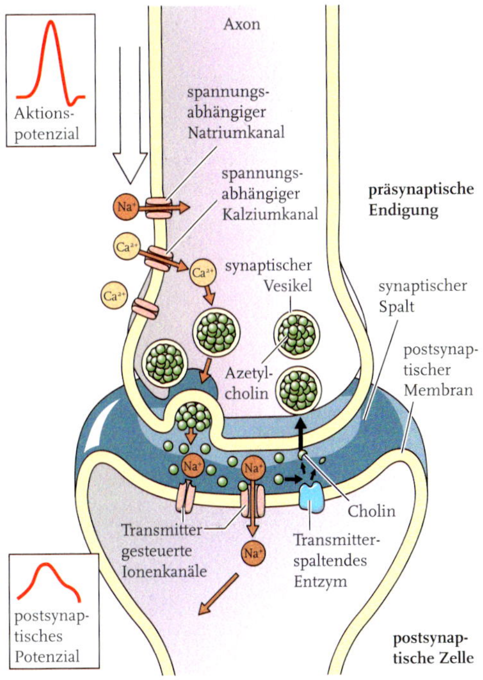

[3] Signalübertragung an einer chemischen Synapse. Als Beispiel für einen Transmitter wurde Acetylcholin gewählt

An Synapsen werden die bis dahin elektrisch weitergeleiteten Erregungen in chemische Informationen umgewandelt und auf die Erfolgszelle (postsynaptische Zelle), übertragen. Die postsynaptische Zelle leitet die Information entweder wieder als elektrischen Reiz weiter (bei Nervenzellen) oder es erfolgt innerhalb der postsynaptischen Zelle eine entsprechende Reaktion (z. B. wird in Drüsenzellen Sekret freigesetzt, in Muskelzellen Kontraktion ausgelöst).

Unterbinden Synapsen die Weiterleitung einer Information, werden sie hemmende Synapsen genannt.

10.2.3 Entwicklung und Anteile des zentralen Nervensystems

Rückenmark | 2
Synapsen | 70

Das zentrale Nervensystem setzt sich zusammen aus Gehirn und Rückenmark.

Die Ausbildung des menschlichen Gehirns beginnt ca. in der 3. Schwangerschaftswoche (SSW), es entsteht das so genannte Neuralrohr an der Rückenseite des Embryos. Nach vier Wochen bilden sich im vorderen Teil des Neuralrohrs drei Bläschen, aus denen Vorderhirn, Mittelhirn und Hinterhirn entstehen [Abb. 1a]. Die sich anschließende Röhre wird zum Rückenmark [Abb. 1b und c]. Bereits ab der 12. SSW ist die Struktur des Gehirns mit Großhirn, Zwischenhirn, Mittelhirn und Kleinhirn erkennbar, es kommt zur ersten Ausbildung von Synapsen. Unser Gehirn besteht aus ca. 100 Milliarden Neuronen. Diese Neurone verbinden sich erst im Laufe der ersten Lebensjahre [Abb. 1b und c]. Bei einem Embryo sind die neuronalen Anordnungen äußerst sensibel und sehr anfällig gegenüber Einflüssen von außen.

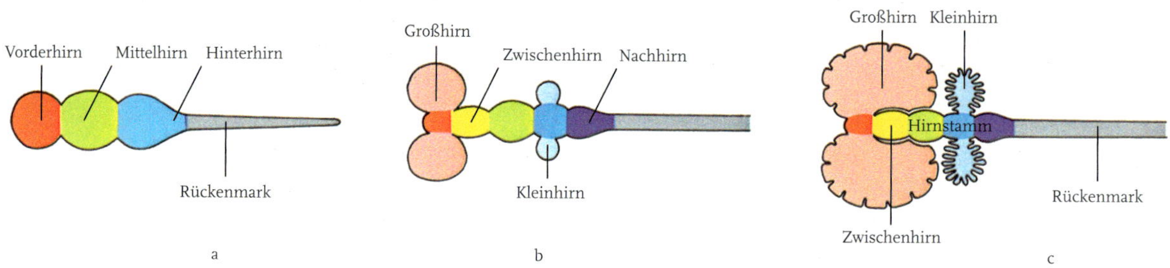

[1] Embryonale Entwicklung des ZNS

Das Gehirn liegt in dem knöchernen Schädel, der es von allen Seiten umgibt und schützt. Nach kaudal hin setzt es sich in den Hirnstamm fort, der in das verlängerte Rückenmark übergeht. Dieses tritt durch das Foramen magnum an der Unterseite des Schädels aus und geht in das Rückenmark über.

Das menschliche Gehirn ist ein hoch differenziertes und spezialisiertes Organ, das sich bis in das hohe Alter hinein eine große Flexibilität und Erholungsfähigkeit bewahrt. Entgegen früheren Vorstellungen, dass Gehirnfunktionen bei Zerstörung einzelner Areale irreversibel verloren gehen, weiß man heute, dass auch das alte Gehirn noch vielfältige Erholungspotenziale hat, und dass Lernen bis in das hohe Alter hinein möglich ist.

Im Gehirn werden Wahrnehmungen der Außenwelt dem Bewusstsein zugänglich gemacht und in differenzierte Reaktionen verarbeitet. Das menschliche Gehirn ist Sitz spezialisierter neuropsychologischer Funktionen, wie z. B. der Sprache, und bildet die organische Grundlage für unsere Persönlichkeit.

Seit Jahrhunderten beschäftigen sich Menschen mit der Erforschung des Gehirns. Insbesondere die Erkenntnis, dass Körperfunktionen und Persönlichkeitsmerkmale an die Existenz spezialisierter Gehirnzentren gebunden sind, war vor Jahrhunderten ebenso wie heute Gegenstand der Forschung.

Das Gehirn wird in unterschiedliche Abschnitte unterteilt, die entwicklungsgeschichtlich eine jeweils eigene Bedeutung haben. Je nach Festlegung der anatomischen und funktionellen Kategorien existieren unterschiedliche Klassifikationen. Am gebräuchlichsten ist folgende Einteilung:

- Großhirn
- Zwischenhirn
- Hirnstamm (Mittelhirn, Brücke und verlängertes Mark)
- Kleinhirn.

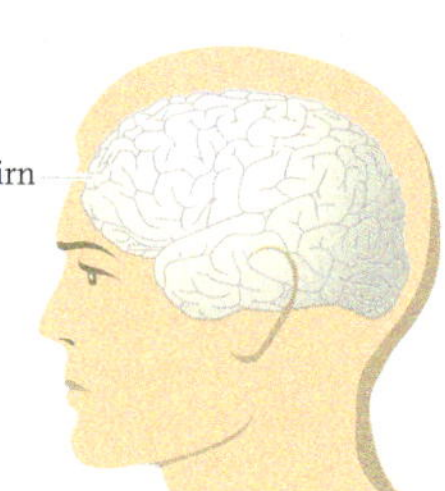

[2] Gehirn

Großhirn

Das Großhirn (Endhirn) nimmt mit ca. 80% den größten Gewichtsanteil am Gesamtgehirn ein. Entwicklungsgeschichtlich ist es der jüngste Teil unseres Gehirns. Es ist Sitz höherer geistiger Funktionen, wie Bewusstsein, Sprache, logisches Denken und Abstraktionsvermögen. Die Zahl der im Großhirn gelegenen Nervenzellen macht ca. ein Drittel des gesamten Nervensystems aus. Im Großhirn existiert eine hohe Vernetzung der Nervenzellen untereinander mit einer enormen Dichte an Synapsen, über die nahezu jede Nervenzelle mit sämtlichen anderen Zellen verbunden ist. Vor allem diese intensive Vernetzung erklärt die Leistungsfähigkeit und Flexibilität unseres Gehirns.

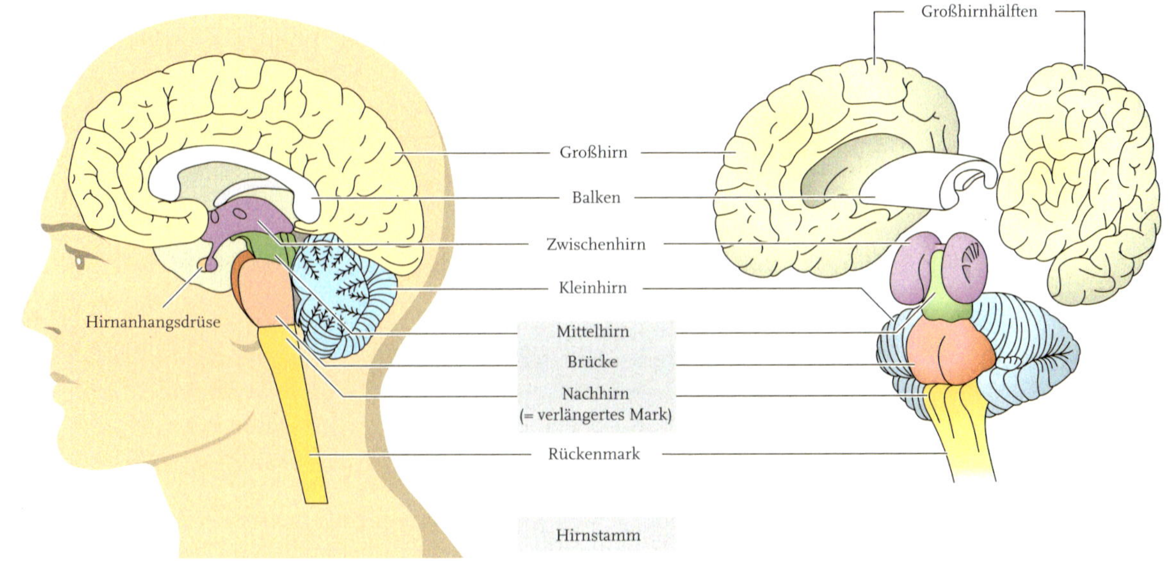

[3] Aufbau des Gehirns

Das Großhirn wird durch eine Längsfurche in zwei Hälften (*Hemisphären*) geteilt, die sich spiegelbildlich gleichen. Eine feste „Nervenstraße“ aus Millionen von Axonen, **Balken** genannt, verbindet die beiden Großhirnhälften miteinander. Jede Großhirnhälfte besteht von außen sichtbar aus vier verschiedenen Lappen.

Jeder Lappen (*Lobus*) hat spezifische Funktionen, über die die moderne Hirnforschung zunehmend Erkenntnisse gewinnt:

- Stirnlappen (*Lobus frontalis*)
- Scheitellappen (*Lobus parietalis*)
- Hinterhauptslappen (*Lobus occipitalis*)
- Schläfenlappen (*Lobus temporalis*)

Die Insel (*Insula*) ist ein weiterer Lappen des Großhirns, der durch die übrigen Lappen verdeckt in der Tiefe liegt.

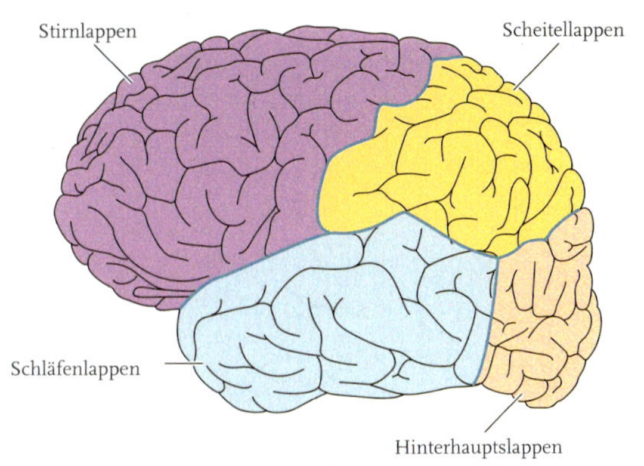

[4] Gehirnlappen

Axone | 70

Die von außen sichtbare Oberfläche des Gehirns wird als **Hirnrinde** bezeichnet. Ihre Dicke beträgt ca. 2–5 mm. Die Großhirnrinde ist stark gefurcht und jede Furche ist mehrfach gewunden. Hierdurch hat sich im Laufe der Menschheitsentwicklung die Oberfläche des Gehirns stark vergrößert. In der Rinde liegen die Zellkörper der Nervenzellen. Da sie der Rinde eine graue Färbung geben, wird die Rinde auch als **graue Substanz** bezeichnet. Die Axone dieser Zellkörper bilden die **weiße Substanz** unterhalb der Großhirnrinde. Zellverbände der Hirnrinde mit ähnlichen Funktionen bilden spezialisierte Rindenfelder [Abb. 1].

Das **motorische Sprachzentrum** (Broca-Areal) liegt im unteren Stirnhirn und dient der Sprachproduktion. Bei den meisten Menschen liegt dieses Areal in der linken Gehirnhälfte. Dies ist meist gekoppelt mit einer stärkeren Kraft und Geschicklichkeit der durch die linke Hemisphäre gesteuerten rechten Körperhälfte („Rechtshänder"). Die linke Hemisphäre wird somit als die dominante Hemisphäre bezeichnet. Nur bei einem Teil der linkshändigen Menschen liegen die Sprachareale in der rechten Gehirnhälfte. Bei einer Störung des Broca-Areals leidet der Erkrankte an einer |motorischen Aphasie (Broca-Aphasie).

motorische Aphasie | 2
sensorische Aphasie | 2

Das **sensorische Sprachzentrum** (Wernicke-Areal) liegt im oberen Schläfenlappen und steuert das Sprachverständnis. Es ist meist in der linken Gehirnhälfte lokalisiert. Bei einer Störung dieses Areals kann eine |sensorische Aphasie entstehen.

In der **Sehrinde** werden die Sehinformationen aus den Sehnerven gesammelt und verarbeitet.

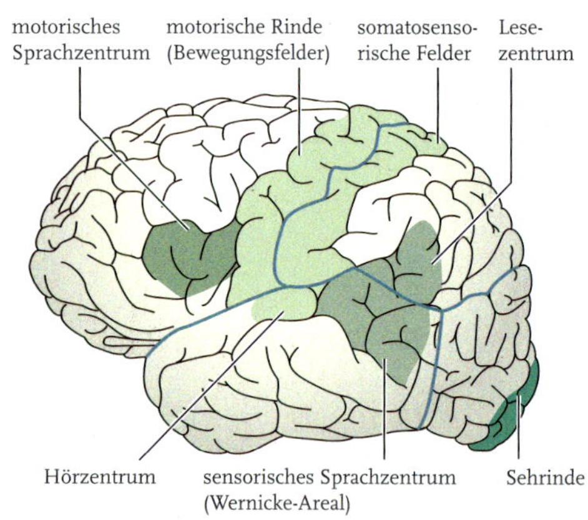

[1] Großhirnfelder

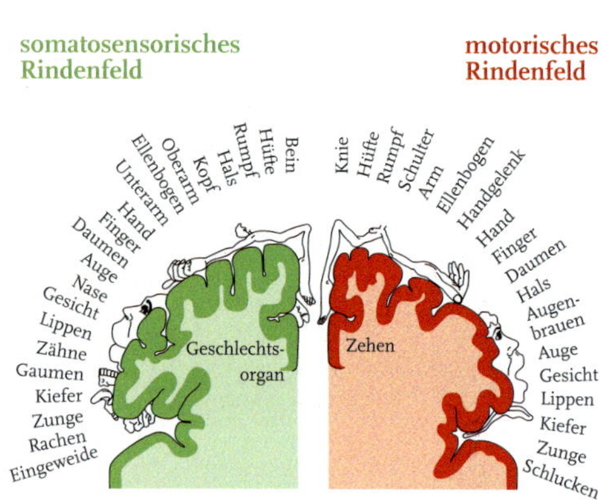

[2] Homunkulus: Körperfühlsphäre (links) und primäres motorisches Rindenfeld (rechts) mit den dort repräsentierten Körperteilen

Die **Bewegungsfelder** (motorische Rinde) steuern die Bewegungen der Muskulatur und sind Ausgangspunkt der Pyramidenbahn. Jeder Körperteil ist einem eigenen Abschnitt des motorischen Rindenfeldes zugeordnet [Abb. 2]. Die Axone dieser Nervenzellen ziehen in der weißen Substanz mit der Pyramidenbahn zum Körper. In Höhe des Hirnstamms kreuzen die meisten Fasern auf die Gegenseite und ziehen dann mit dem Rückenmark bis zur entsprechenden Höhe. Hier wird der Impuls meist auf eine andere Nervenzelle, die ihren Sitz im Rückenmark hat, umgeschaltet und zieht dann mit dem peripheren Nervensystem in den betreffenden Muskel. So kommt es, dass die linke Gehirnhälfte die rechte Körperhälfte steuert und umgekehrt. Ein Schlaganfall der rechten Großhirnhälfte kann also zu einer Lähmung der linken Körperhälfte führen.

Die **Wahrnehmungsfelder** (somatosensorische Felder) empfangen die Wahrnehmungen aus der Körperperipherie. Auch hier ist jedem Körperteil ein eigenes Areal im Wahrnehmungsfeld zugeordnet [Abb. 2]. Die Nervenfasern aus den sensiblen Nerven kreuzen in Höhe des Rückenmarks auf die Gegenseite. Daher ist bei der Wahrnehmung sowohl von Hautreizen als auch von Sinneseindrücken aus dem Auge die andere Gehirnhälfte für die Reizverarbeitung zuständig.

In den **Assoziationsfeldern** werden Sinneseindrücke verarbeitet und zu komplexen Informationen zusammengefügt. Handlungsmuster werden entworfen und mit Erinnerungen abgeglichen. Diese Verarbeitung ist Grundlage unseres Bewusstseins und des logischen Denkens.

In der Tiefe des Großhirns liegen zusätzlich kleinere Kerngebiete mit grauer Substanz. Gemeinsam mit anderen Kerngebieten aus dem Zwischenhirn werden sie als **Basalganglien** bezeichnet. Die Basalganglien sind Bestandteil des extrapyramidalen Systems. Hierin werden die Bewegungsmuster der Großhirnrinde unbewusst den Bedingungen der Außenwelt angeglichen und an wichtige Faktoren, wie z.B. die Stellung des Körpers im Raum, angepasst. Darunter liegt das Gehirnmark mit den Nervenfasern, die die Verbindung mit anderen Nervenzellen und dem Körper herstellen. Sie geben dieser Schicht eine weißliche Färbung, weswegen diese Schicht auch als weiße Substanz bezeichnet wird.

In der weißen Substanz liegt die **innere Kapsel** (*Capsula interna*) mit der **Pyramidenbahn** [Abb. 3]. In der Pyramidenbahn verlaufen die Axone der Nervenzellen aus den Bewegungsfeldern nach unten. Sie vermittelt somit die bewussten Bewegungen, die willentlich gesteuert werden können. Ein Großteil der Nervenfasern aus den Bewegungsfeldern des Gehirns kreuzt in Höhe des Hirnstamms auf die Gegenseite. Die Nervenfasern ziehen in der weißen Substanz des Rückenmarks weiter nach unten. Auf der entsprechenden Höhe im Rückenmark wird der Impuls auf eine andere Nervenzelle umgeschaltet, deren Nervenfaser dann als motorische Wurzel das Rückenmark verlässt. Bei einer Schädigung der Pyramidenbahn oberhalb der Pyramidenbahnkreuzung tritt eine spastische Lähmung der gegenseitigen Körperhälfte auf.

spastische Lähmung | 143

Die Fasern des extrapyramidalen Systems verlaufen ebenfalls in der weißen Substanz. Das extrapyramidale System unterstützt das Pyramidenbahnsystem bei der Steuerung von Bewegungen und durch die unbewusste Aufrechterhaltung von Muskelspannung und Muskelbeweglichkeit. Das extrapyramidale System spielt eine wichtige Rolle bei verschiedenen neurologischen Erkrankungen, z. B. dem M. Parkinson.

M. Parkinson | 2

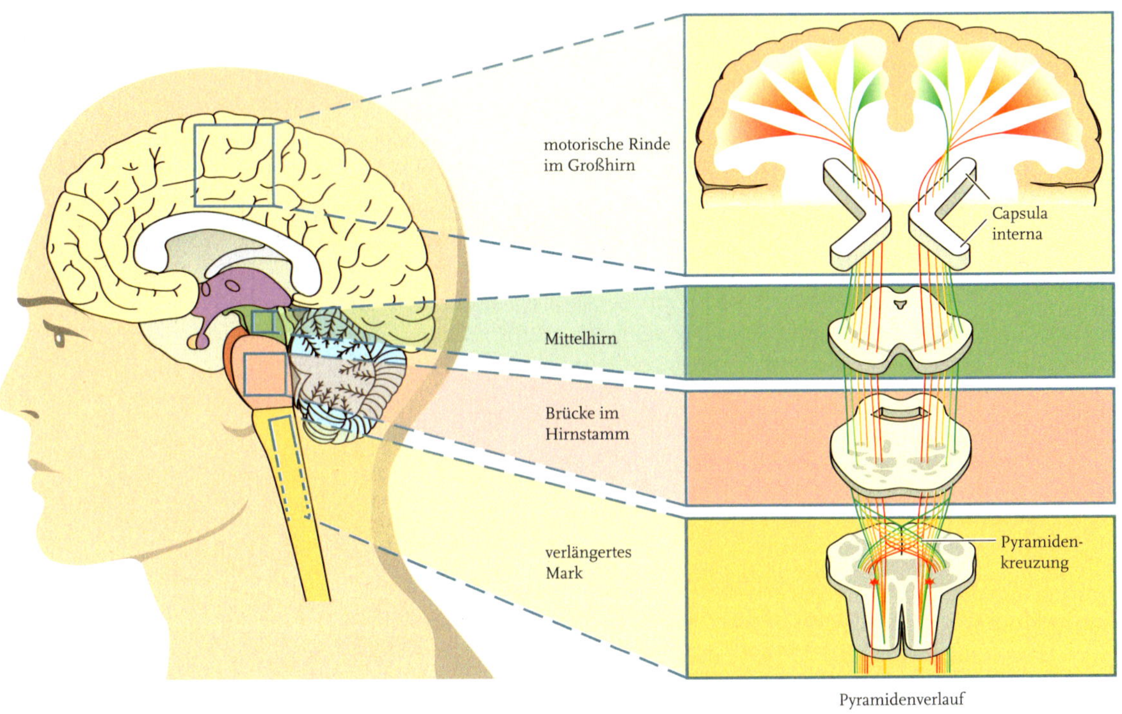

[3] Pyramidenbahn

Zwischenhirn

Das Zwischenhirn liegt zwischen den Großhirnhälften [Abb. 1]. Es ist eine unbewusste Schaltstelle zwischen Großhirn und Hirnstamm, in der alle ein- und ausgehenden Impulse gefiltert und mit Erinnerungsmustern abgeglichen werden. Hier ist auch der Sitz wichtiger Kreislauffunktionen und der Emotionen.

Neuere Ergebnisse der Hirnforschung weisen darauf hin, dass das Zwischenhirn gemeinsam mit bestimmten Strukturen aus dem Mittelhirn einen unbewussten, aber wichtigen Einfluss auf das Großhirn ausübt und viele, nur scheinbar logisch und willentlich getroffene Entscheidungen aus dem Großhirn vorwegnimmt.
Das Zwischenhirn besteht aus:

- **Thalamus**: Hier werden alle Informationen (außer Geruchsempfindungen) aus dem Körper gesammelt, verarbeitet und mit Erinnerungen verglichen, bevor sie über spezielle Zellverbände an das Großhirn weitergeleitet werden.
- **Hypothalamus**: Der Hypothalamus ist das Steuerzentrum für die Aufrechterhaltung wichtiger Steuerfunktionen, z. B. der Temperatur, Wasserhaushalt und Blutdruck. Der Hypothalamus produziert wichtige Hormone, über die Körperfunktionen gesteuert werden. Außerdem ist er an der Entstehung von Emotionen beteiligt.
- **Hirnanhangsdrüse** (*Hypophyse*): Im hinteren Teil der Hypophyse werden Hormone gespeichert, die dem Hypothalamus entstammen und der Regulation des Wasserhaushaltes dienen (ADH | 2). Im vorderen und auch größeren Vorderteil, der mit dem Hypothalamus nicht in Verbindung steht, werden Hormone produziert, die andere Organsysteme steuern. Hier entstammen die Steuerhormone für Schilddrüse (TSH | 2), Geschlechtsorgane (FSH, LH | 2), Nebennierenrinden (ACTH | 2) sowie das Wachstum (STH | 2).

Hirnstamm

Der Hirnstamm beinhaltet das verlängerte Mark (*Medulla oblongata*), die Brücke (*Pons*) und das Mittelhirn (*Mesencephalon*). Verlängertes Mark und Brücke werden auch als Rautenhirn zusammengefasst.

Das verlängerte Mark und das Mittelhirn werden von einem lockeren, netzartigen Zellverband, der Formatio reticularis, durchzogen, das den Schlafrhythmus und die Bewusstseinslage steuert. Menschen mit einer schweren Schädigung der Formatio reticularis verlieren das Bewusstsein und werden komatös.

komatös | 430

Hier befinden sich auch wichtige Steuerzentralen für den Kreislauf, die Herzfunktion und die Atmung. Eine völlige Zerstörung des Hirnstamms ist mit dem Leben daher nicht vereinbar.

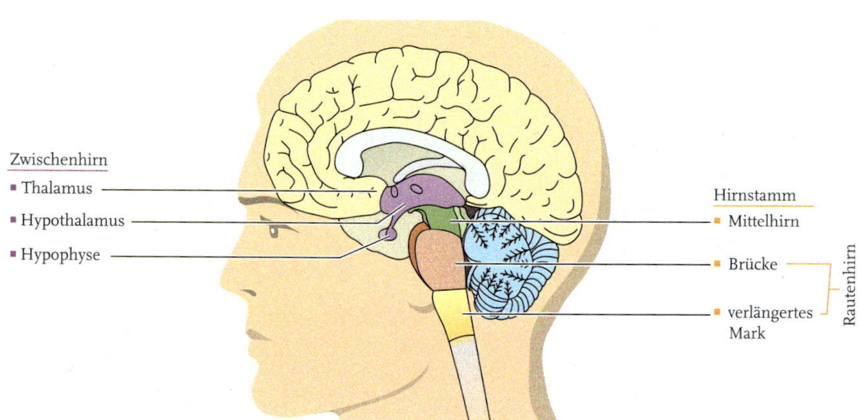

[1] Zwischenhirn und Hirnstamm

Im Mittelhirn liegt das Kerngebiet der schwarzen Substanz (*Substantia nigra*). Die schwarze Färbung entsteht durch den hohen Melanin- und Eisengehalt. Die Substantia nigra wird zu den Basalganglien gerechnet und gehört zumextrapyramidalen System. Ihre Zellen stehen mit dem Rückenmark in Verbindung und regulieren hier die Muskelspannung. Eine Schädigung der Substantia nigra ist Bestandteil desM. Parkinson.

Sämtliche Nervenverbindungen mit dem Körper durchlaufen den Hirnstamm. Im verlängerten Mark kreuzen die Fasern der Pyramidenbahn auf die Gegenseite in die andere Körperhälfte. Die Zellverbände des 3. bis 12. |Hirnnerven entspringen dem Hirnstamm und ziehen von hier in die entsprechenden Organe. Vom Hirnstamm gehen die Verbindungen zum Kleinhirn ab.

Hirnnerven | 189
Gleichgewicht | 195

Kleinhirn

Das Kleinhirn liegt in der hinteren Schädelgrube. Das Kleinhirn hat eine wesentliche Funktion in der Aufrechterhaltung des |Körpergleichgewichts, der Bewegungskoordination und der Einbeziehung von äußeren Körperreizen in die Gleichgewichtsfunktionen [Abb. 2].

Das Kleinhirn ist besonders empfindlich gegen Alkohol. Die Gleichgewichtsstörungen eines alkoholisierten Menschen kommen zum Großteil durch die Kleinhirnschädigung zustande (unsicherer, breitbeiniger Gang mit Sturzneigung; Unsicherheit beim Greifen und Zeigen).

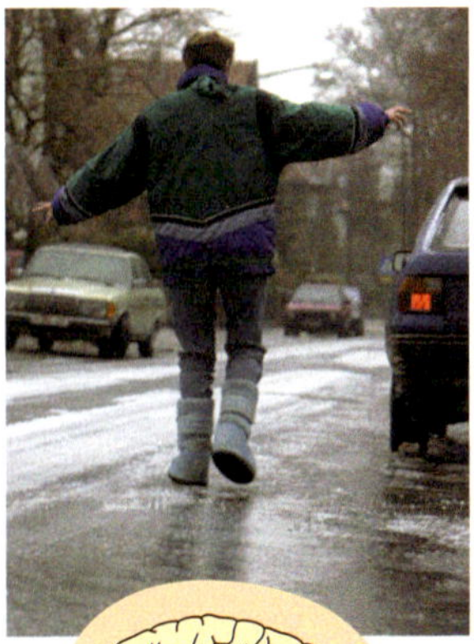

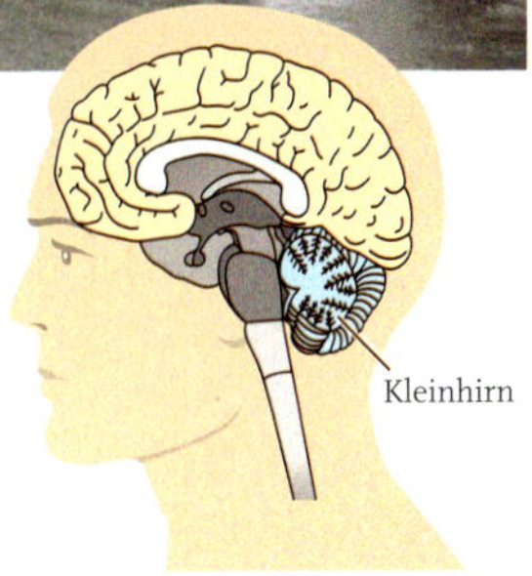

[2] Das Kleinhirn ermöglicht die Gleichgewichtskontrolle bei allen Körperbewegungen.

Blutversorgung des Gehirns

Das Gehirn hat eine seiner Bedeutung entsprechende Blutversorgung durch zwei unterschiedliche Systeme, die miteinander in Verbindung stehen und dadurch bei Ausfall eines Systems einen Teil der unterbrochenen Blutversorgung übernehmen können.

Diese Systeme sind:

- der vordere Kreislauf: Die Halsschlagadern (*A. carotis*) gehen aus der Aorta hervor und verzweigen sich weiter. Sie versorgen schwerpunktmäßig den Scheitel-, Schläfen- und Stirnlappen.
- der hintere Kreislauf: Die Vertebralarterien ziehen entlang der Halswirbelsäule in den Schädel und versorgen dort weite Teile des Hirnstamms, des Klein- und Zwischenhirns sowie des Hinterhauptslappens.

Vorderer und hinterer Kreislauf sind in einer ringförmigen Struktur, dem so genannten Circulus Willisi, an der Hirnbasis miteinander verbunden [Abb. 3].

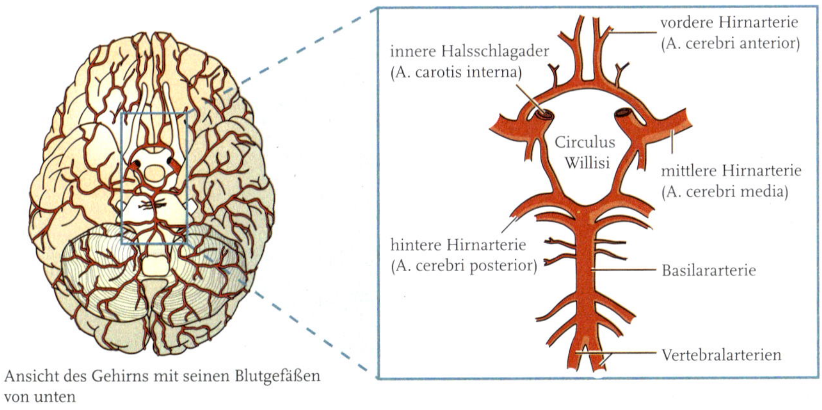

[3] Verbindung der Blutzufuhr des Gehirns über die Halsschlagadern und die Vertebralarterien im Circulus Willisi

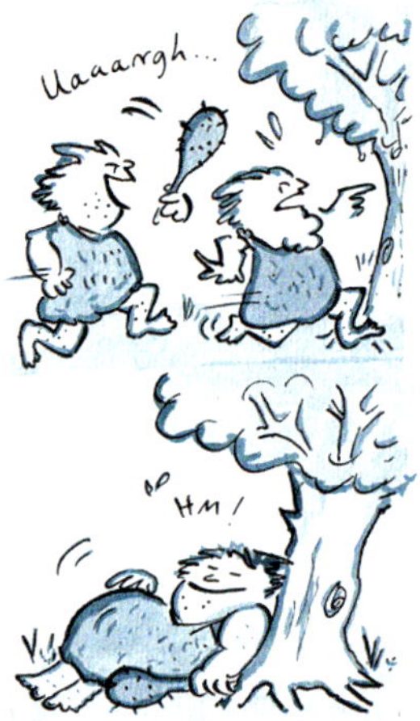

Unwillkürliches (vegetatives oder autonomes) Nervensystem

Das vegetative Nervensystem arbeitet gänzlich unbewusst. Es steuert die Funktionen aller lebenswichtigen Organe. Bestandteile des vegetativen Nervensystems finden sich sowohl im zentralen als auch im peripheren Nervensystem.

Das vegetative Nervensystem besteht aus zwei Komponenten, die eine gegensätzliche Wirkung aufweisen. Fast alle inneren Organe werden von beiden Komponenten innerviert. Zwischen diesen beiden Nervensystemen herrscht im Körper ein stetig veränderliches Gleichgewicht, das auf die jeweilige Situation des Körpers und der Umwelt angepasst ist. Der eine Teil ist eher bei den Aktivitäten erregt, die nach außen gerichtet sind (z. B. Reaktion auf Stress), der andere Teil dominiert die nach innen gerichteten Aktivitäten (z. B. Verdauung, Ausscheidung).

Der **Sympathikus** ist ein über den gesamten Körper verteiltes Nervensystem, das bei allen Körperfunktionen, die Wachheit und Leistungsbereitschaft erfordern, aktiviert wird („*fight and flight*"). Der Sympathikus beschleunigt den Herzschlag, hemmt die Darmbewegungen und steigert den Energieumsatz. Die Blutgefäße ziehen sich unter Sympathikus-Einfluss zusammen. Dadurch wird die Blutmenge zentralisiert und der Blutdruck steigt. Die Pupille erweitert sich („schreckensweite Augen"). Der Sympathikus wird auch als „Alarmsystem des Körpers" bezeichnet, weil er bei Schrecksituationen oder hoher körperlicher Belastung aktiv wird. Zu dem Sympathikus-System gehört der Grenzstrang, ein paariges Nervengeflecht, das sich neben der Wirbelsäule erstreckt, aus Ganglien besteht (Grenzstrangganglien) und in mehreren Höhen Nervenimpulse an die inneren Organe weiterleitet.

Ganglion
Nervenknoten, der aus mehreren Nervenkörpern besteht und von einer bindegewebigen Hülle umgeben ist; die Mehrzahl heißt Ganglien

Der **Parasympathikus** ist der Gegenspieler des Sympathikus. Er verlangsamt den Herzschlag, senkt den Blutdruck und stellt die Blutgefäße weit. Die Darmbewegungen werden gefördert, der Energieumsatz sinkt („*rest and digest*").

Der Parasympathikus besteht aus einem Kopfteil, der die Informationen über den 3., 7., 9. und 10. Hirnnerven weiterleitet, und einem Beckenteil, der über parasympathische Ganglien die Genitalorgane, die Harnblase und den Darm versorgt.

Häufig wird das **Darmnervengeflecht** als dritter Teil des unwillkürlichen Nervensystems beschrieben. Es versorgt den Verdauungstrakt und besteht aus dem Plexus myentericus und dem Plexus submucosus. Beide zusammen bestehen aus einer Ansammlung von Ganglien und Neuronen, welche die Darmwand in ihrer gesamten Länge durchziehen. Dieser Teil des unwillkürlichen Nervensystems wird teilweise auch dem Paraympathikus zugerechnet.

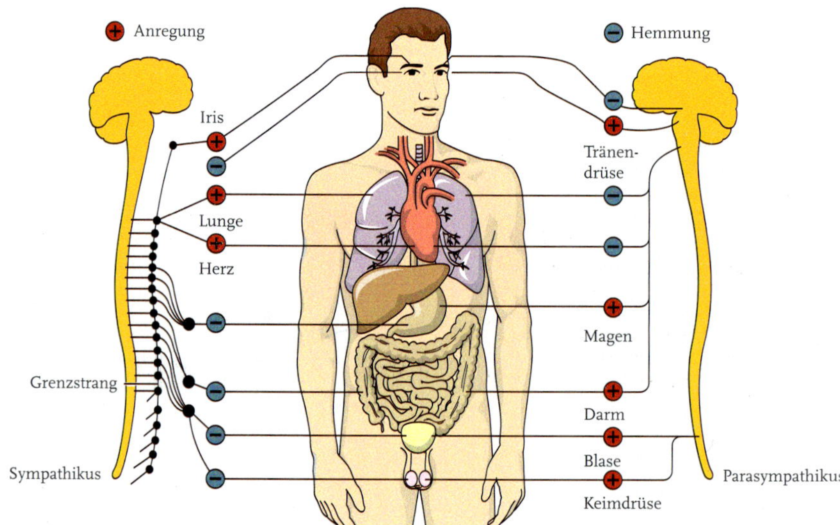

[1] Wirkungen von Sympathikus und Parasympathikus auf die einzelnen Organe / Zielgewebe

Bewusstsein und Schlaf aus physiologischer Sicht

10.2.4

Bewusstsein und Schlaf

Bewusstsein ist aus physiologischer Sicht bis heute nicht eindeutig definiert. Man geht jedoch davon aus, dass es durch folgende Aspekte gekennzeichnet ist:

- gerichtete Aufmerksamkeit
- Abstrahierungsfähigkeit
- die Fähigkeit, Vorgänge zu verbalisieren
- die Fähigkeit, aus Erfahrungswerten Pläne zu erstellen und neue Zusammenhänge zu sehen
- Selbsterkenntnis
- Wertvorstellung

Damit Bewusstsein entstehen kann, müssen Gehirnrinde und tiefere Gehirnstrukturen zusammenarbeiten. Eine weitere Voraussetzung ist ein mittleres Aktivierungsniveau der Nerven: Eine zu niedrige Nervenaktivität führt zu Schlaf oder Bewusstseinsverlust, eine zu hohe Nervenaktivität zu Krämpfen. Das Bewusstsein wird durch unseren Biorhythmus beeinflusst. So wechselt es zwischen aktiven Momenten, meditativem Abschalten und dem Schlaf. Weiterhin kann es durch Medikamente, aber auch durch Toxine (z.B. Alkohol und andere Drogen) verändert werden.

Schlaf stellt den physiologischen Ausgleich zum Wachzustand dar. Innerhalb des Biorhythmus wechselt sich der Nachtschlaf als Erholungs- und Regenerationsphase regelmäßig mit dem Wachsein ab. Hierbei stellt sich der normale Schlaf innerhalb von 20 – 30 Minuten nach dem Zubett gehen ein

Noch bis in das letzte Jahrhundert wurde der Schlaf häufig als ein passiver Zustand charakterisiert. Durch die modernen Möglichkeiten der digitalen Elektronik und Elektrophysiologie konnten gesicherte Erkenntnisse zu der Schlafphysiologie gewonnen werden. Demnach bedeutet Schlaf ein aktives Bewusstsein, in dem unterschiedliche Reize verarbeitet werden.

Bei gesunden Menschen läuft der Schlaf in mehreren Schlafphasen ab. Im Schlaflabor lassen sich die unterschiedlichen Schlafphasen durch die Ausprägung der Hirnströme voneinander abgrenzen:

NON REM	**I. Phase**	Einschlafphase	ca. 30 min*, leicht erweckbar
	II. Phase	Entspannungsphase	ca. 3 min*, sehr kurz, die Atmung wird tiefer, der Blutdruck senkt sich
	III. Phase	Leichtschlafphase	ca. 3 min*, gemäßigte Reize (z. B. fahrendes Auto oder die WC-Spülung) werden kaum wahrgenommen, weniger leicht erweckbar, Blutdruck sinkt weiter
	IV. Phase	Tiefschlafphase	ca. 30 bis 60 min*, auch von lauten Geräuschen kaum erweckbar; entspannter traumloser Schlaf
REM	**V. Phase**	Traumphase	ca. 15 min*, kaum entspannend, ähnelt dem Wachzustand, schnelle Augapfelbewegungen

[Tab. 1] Schlafphasen

* Durchschnittswerte, die sich während eines Schlafes verändern.

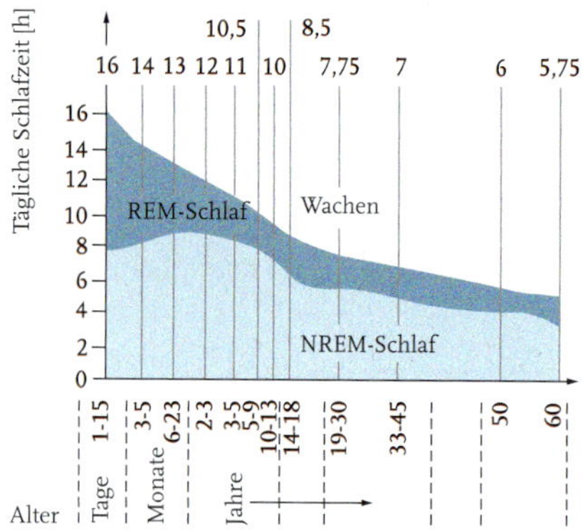

[1] Durchschnittliche tägliche Schlafenszeit mit zunehmendem Alter

Besonders bedeutsam sind die etwa alle 90 Minuten phasenhaft auftretenden Traumphasen, bei der es zu schnellen wiederkehrenden Augenbewegungen kommt (REM – **r**apid **e**ye **m**ovement). REM-Phasen dauern ca. 20 Minuten, die Dauer nimmt zum Morgen hin zu. Der Anteil des REM-Schlafs wird im Laufe des Lebens kleiner. Die 5 Schlafstadien laufen in einer charakteristischen Abfolge innerhalb eines ca. 90-minütigen Zyklus ab. Während des Nachtschlafes werden ca. 4–6 derartiger Schlafzyklen durchlaufen.

Bewusstseinsstörungen

Störungen des Bewusstseins zeigen sich in krankhaften Abweichungen der psychischen Vorgänge. Sie stellen eine mitunter bedrohliche Gefährdung für den Menschen dar, sie können auf erhebliche Gesundheitsstörungen hinweisen.
Bewusstseinsstörungen werden in qualitative und quantitative Störungen eingeteilt.

Hypnotika | 444
Fieber | 416
Stoffwechselerkrankungen | 2
Apoplex | 2
Schädel-Hirn-Trauma | 2
Herzerkrankungen | 2
Alkoholintoxikation | 2
Psychose | 2
Drogeneinnahme | 2
Schizophrenie | 2

Quantitative Bewusstseinsstörungen betreffen Störungen der Wachheit (*Vigilanz*) und haben meist eine organische Ursache:

- Benommenheit (z. B. nach der Einnahme von Hypnotika)
- Somnolenz (z. B. bei hohem Fieber)
- Sopor (z. B. als Vorstufe des Koma (*Präkoma*), bei Stoffwechselerkrankungen)
- Koma (z. B. durch Apoplex, Schädel-Hirn-Trauma, Herzerkrankungen, Alkoholintoxikation)

Qualitative Bewusstseinsstörungen betreffen Veränderungen der Bewusstseinsinhalte und sind Symptome für bestimmte psychische Erkrankungen:

1. Bewusstseinstrübung (z. B. bei akuten Psychosen)
2. Bewusstseinseinengung (z. B. bei akuter Psychose)
3. Bewusstseinsverschiebung (z. B. nach Drogeneinnahme, bei Schizophrenie)

online

www.rki.de
▸Gesundheitsberichterstattung
▸Themenheft
▸Heft 27
Hier finden Sie das Themen „Schlafstörungen" des RKI

Bewusstseinsstörungen erfordern in der Regel ein Notfallmanagement. Insbesondere bei Sopor und Koma müssen Erste-Hilfe-Maßnahmen wie Freilegen der Atemwege erfolgen. Es muss sofort ärztliches Personal eingeschaltet werden, das eine eingehende Diagnostik und Therapie einleitet.

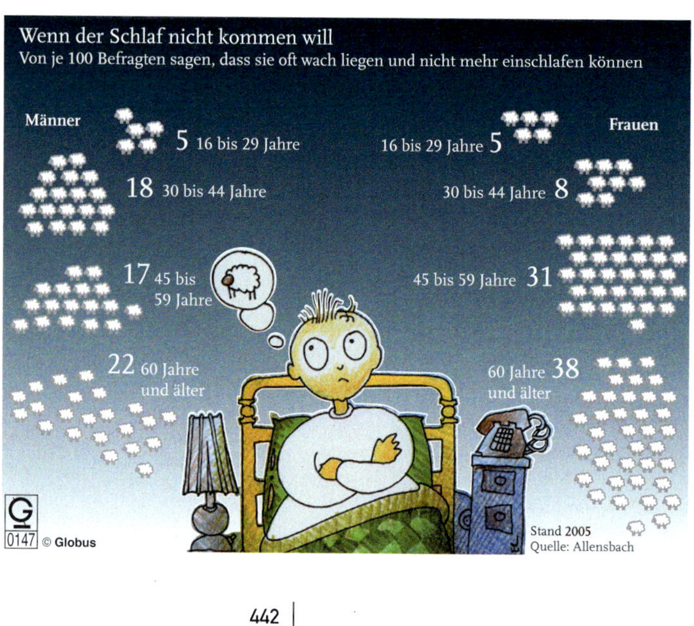

Schlafstörungen

Jeder Mensch durchlebt Phasen, zum Beispiel in stressreicher Zeit oder bei der Bewältigung von Konflikten, in denen der Nachtschlaf beeinträchtigt ist. Diese schlaflosen Phasen und Störungen verschwinden häufig wieder. Bei vielen Menschen wird die Schlafstörung zu einem Dauerzustand und somit zu einem erheblichen gesundheitlichen Problem. Damit gehören die mit ca. 25 % angegebenen Schlafstörungen zu den häufigsten Gesundheitsstörungen in der Bevölkerung. Durch den Schlafentzug resultiert ein Abfall der physischen und psychischen Leistungsfähigkeit. Es kommt zu sozialen und beruflichen Beeinträchtigungen, weiterhin zu Erschöpfung, erhöhter Reizbarkeit, Konzentrationsstörungen und Müdigkeit.

Schlafstörungen können sich rasch verselbstständigen. Je mehr der Betroffene über das Problem „Schlaf" grübelt, umso weniger tritt er ein, es entsteht ein Teufelskreis. Daher sollte grundsätzlich versucht werden, die Ursache für den gestörten Schlaf zu ermitteln, um das Problem kausal anzugehen.

Schlafstörungen lassen sich nach ihrer Form bzw. Symptomatik sowie nach ihrer Ursache unterscheiden. Schlafexperten differenzieren ca. 80 verschiedene Schlafstörungen. Eine grobe Unterteilung liefert die folgende Tabelle

Schlaf fördernde Maßnahmen | 422

Bezeichnung	Beschreibung	Ursache	Therapie
Einschlafstörungen (*Insomnien*)	Patientin klagt über langes Wachliegen vor dem Einschlafen	▪ Primäre Schlafstörung (ohne erkennbare Ursache) ▪ Symptom von bestimmten Erkrankungen (z. B. Schilddrüsenerkrankungen) ▪ Nebenwirkung von Medikamenten ▪ Konsum von anregenden Substanzen (z. B. Alkohol, Koffein, Nikotin) ▪ optische oder akustische Reize im Schlafzimmer ▪ Schmerzen ▪ zu frühes Schlafengehen ▪ ausgeprägte psychische Probleme (z. B. Ängste, Sorgen, Reizüberflutung)	Bei primären Schlafstörungen | Schlaf fördernde Maßnahmen sowie Einleitung einer medikamentösen Therapie, Ursachenbekämpfung
Durchschlafstörungen	Patientin klagt über häufiges Aufwachen während des Schlafs und / oder zu frühes Erwachen am Morgen	▪ Symptom bestimmter Erkrankungen (z. B. Nykturie bei Herz-Kreislauf-Erkrankungen, nächtliches Husten bei Atemwegserkrankungen) ▪ optische oder akustische Reize im Schlafzimmer	Ursachenbekämpfung, Schlaf fördernde Maßnahmen evtl. medikamentöse Therapie
Tagesschläfrigkeit (*Hypersomnien*)	Belastende Müdigkeit und häufiges „Einnicken" am Tag	▪ Symptom bestimmter Erkrankungen (z. B. Narkolepsie, Fibromyalgie) ▪ Schlafapnoe	evtl. medikamentöse Therapie
Schlaf-Wach-Rhythmus-Störungen	Veränderungen des „normalen" Tag-Nacht-Rhythmus	▪ langjährige Schichtarbeit ▪ extreme Zeitumstellungen, z. B. nach Fernreisen („*Jetlag*")	evtl. medikamentöse Therapie
Während des Schlafs auftretende Auffälligkeiten / Störungen (*Parasomnien*)	Zähneknirschen, Schlafwandeln, Sprechen im Schlaf, Schnarchen	▪ unklare Ursachen, treten gehäuft bei Kindern auf ▪ Beim Schnarchen liegen i. d. R. obstruktive Störungen der Atemwege vor	Beißschiene beim Zähneknirschen, um die Zähne zu schützen; Beim Schnarchen evtl. operative Maßnahmen, bei diagnostizierter Schlafapnoe mit niedrigen Sauerstoffblutwerten in der Nacht nicht invasive maschinelle Beatmung

[Tab. 1] Formen der Schlafstörung

10.2.5 Schlafmedikamente

Der Sammelbegriff für die Gruppe der natürlichen und synthetischen Schlafmedikamente ist Hypnotika. Hypnotika sollten ohne ärztliche Behandlung nicht über einen längeren Zeitraum eingenommen werden.

Schlaf fördernde Medikamente zählen in Deutschland zu den meistgebrauchten Arzneimitteln. Ein unkritischer Gebrauch kann gefährliche Nebenwirkungen (z. B. Gewöhnung bis hin zur Sucht, Verlust kognitiver und motorischer Fähigkeiten) nach sich ziehen.

In Einrichtungen des Gesundheitswesens erfordern alle Hypnotika einer ärztlichen Anordnung.

Um die richtigen Medikamente einzusetzen, müssen Indikation und Halbwertzeit des Wirkstoffs bekannt sein. Die Halbwertzeit gibt dabei die Zeit an, nach der die Hälfte des Medikaments verstoffwechselt ist. Medikamente mit kurzer Halbwertszeit sollten bei Einschlafstörungen, Medikamente mit langer Halbwertzeit nur bei Durchschlafstörungen eingesetzt werden. Ebenso ist bei langen Halbwertzeiten das Risiko des „Hang-Over-Effekts" zu berücksichtigen: Patientinnen fühlen sich auch noch lange nach dem Aufwachen müde und schlapp. Insbesondere bei älteren Menschen muss bei lang wirkenden Hypnotika die Sturzgefährdung berücksichtigt werden.

Die folgende Tabelle gibt eine Übersicht über die gängigen Medikamentengruppen.

Medikamentengruppe	Wirkstoff	Indikation	Halbwertzeit	Nebenwirkungen
pflanzliche Sedativa	Hopfen Baldrian	Ein- und Durchschlafstörungen	nicht bekannt	nicht bekannt
homöopathische Hypnotika	Kalium carbonicum Passiflora	Ein- und Durchschlafstörungen	nicht bekannt	nicht bekannt
Benzodiazepine	Flurazepam	Einschlafstörungen	1 – 2 Std.	▪ paradoxe Erregung ▪ Abhängigkeit ▪ verminderte Reaktionsfähigkeit ▪ bei hoher Dosierung Atemlähmung
	Triazoloam	Einschlafstörungen	2 – 4 Std.	
	Brotizilam	Einschlafstörungen	4 – 7 Std.	
	Temazepam	Durchschlafstörungen	7 – 15 Std.	
	Lormatazepam	Durchschlafstörungen	10 – 14 Std.	
	Flunitrazepam	Durchschlafstörungen	10 – 20 Std.	
	Nitrazepam	Durchschlafstörungen	20 – 30 Std.	
	Oxazepam	Durchschlafstörungen	6 – 15 Std.	
Benzodiazepin-Analoga	Zaleplon	Einschlafstörungen	Einschlafstörungen	
	Zolpidem	Einschlafstörungen	Einschlafstörungen	
	Zopiclon	Einschlafstörungen	Einschlafstörungen	

[Tab. 1] Schlaf fördernde Medikamente

1 Gespräche führen

1.1 Grundlagen der Kommunikation 448

Was ist Kommunikation? 448
- Verbale Kommunikation 449
- Nonverbale Kommunikation 451

Paraverbale Kommunikation 453

Sprachentwicklung und Spracherwerb bei Kindern 454

Modelle und Theorien zur Kommunikation 455
- Grundbegriffe und Prinzipien 455
- Die fünf Axiome der Kommunikation nach Paul Watzlawick 458
- Personenzentrierte Kommunikation nach Carl Rogers 462
- Ebenen der Kommunikation – 463
- Kommunikationsmodell von Friedemann Schulz von Thun 463
- Transaktionsanalyse (TA) nach Eric Berne 465

1.2 Soziale Machtverhältnisse in der Interaktion 468

Was ist Interaktion? 468

Symmetrische und asymmetrische Interaktion 468

Kontrolle des Sprechkanals 469

Grundstruktur des Machtbegriffs 470

Frauensprache – Männersprache 471

Verwendung von Fachsprache 472

1.3 Gesprächsführung 473

Das Gespräch als soziale Situation 473

Formen des Gesprächs 473

Einleitung, Hauptteil und Abschluss professioneller Gespräche 474

Rahmenbedingungen professioneller Gespräche 474

Direktive und nondirektive Gesprächsführung 475

Zuhören, verstehen, fragen 475

Metakommunikation 476

Gesprächstechniken 476
- Kommunikationsförderer und -hemmer 476
- Ich-Botschaften 477
- Aktives Zuhören 477
- Spiegeln 478
- Verbalisieren 478
- Konfrontieren 478

Fragetechniken 479
- Funktion und Wirkung von Fragen – „Wer fragt, der führt." 479
- W-Fragen und geschlossene und offene Fragen 479
- Sonstige Fragen 480

Feedback geben 481
- Was ist Feedback? 481
- Wichtige Aspekte des Feedbacks 481
- Geben und Empfangen von Feedback 482

1.4 Gesprächsführung im Pflegealltag 483

1.4.1 Nähe und Distanz in der pflegerischen Kommunikation 483

1.4.2 Patientinnenorientierte Gesprächsführung 485

1.4.3 Gespräche mit Menschen in unterschiedlichen Lebensaltern führen 486
- Mit Neugeborenen und Säuglingen kommunizieren 486
- Gespräche mit Kleinkindern und Schulkindern führen 487
- Gespräche mit Jugendlichen führen 488
- Praktische Anregungen zum Führen von Gesprächen mit Kindern und Jugendlichen 489
- Gespräche mit alten Menschen führen 489

1.4.4 Gespräche mit Kolleginnen und Vorgesetzten führen 490

Gesprächsformen 490

Kritik und Kritikgespräche 491

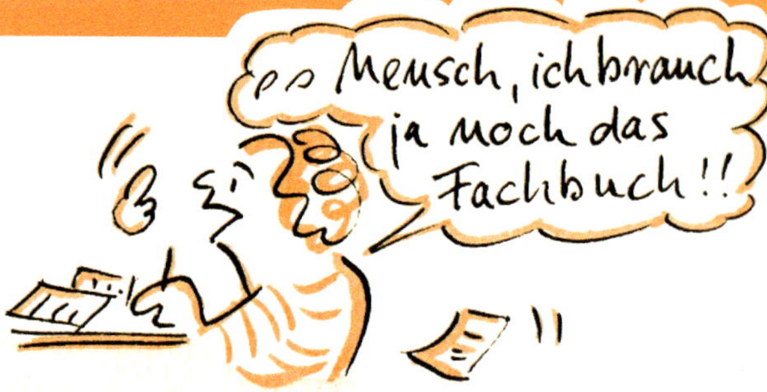
Mensch, ich brauch ja noch das Fachbuch!!

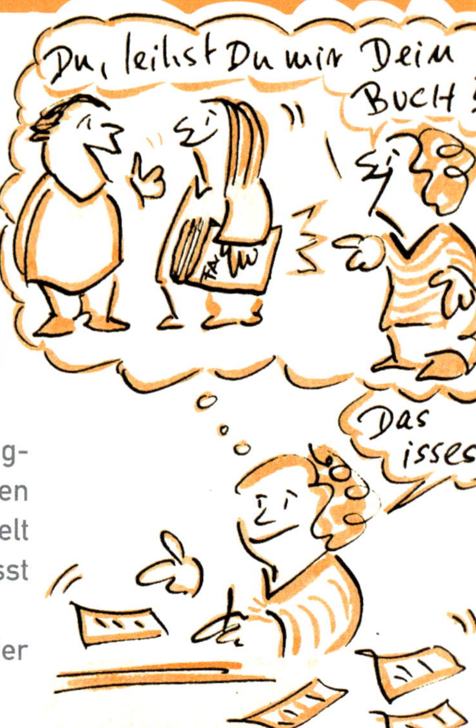
Du, leihst Du mir Dein Buch?
Das isses

Gespräche führen

Menschen erbauen sich ihre Wirklichkeit. Nicht nur in Tagträumen, sondern in jedem Augenblick unseres Lebens nehmen wir aktiv Einfluss darauf, wie wir uns und unsere Lebenswelt erleben und was davon nach außen sichtbar wird. Sei es bewusst oder unbewusst, gesteuert oder ungeplant.
Dieses Verhalten prägt den Umgang der Menschen miteinander sowie die Art und Weise, wie sie miteinander sprechen.

Die Geschichte mit dem Buch

Eine Schülerin will für das nahende Examen lernen. Sie hat schon alles vorbereitet, es fehlt ihr nur ein Buch. Die Sitznachbarin aus der Schule hat das Buch.

Also beschließt sie, in der Schule zu ihr zu gehen und das Buch auszuborgen. Sie packt ihre Sachen und macht sich auf den Weg in die Schule. Doch da kommen ihr Zweifel: Was, wenn die Mitschülerin ihr das Buch nicht leihen will? Gestern schon hat sie kaum mit ihr gesprochen. Vielleicht war sie in Gedanken. Aber vielleicht war das Nachdenken auch nur vorgeschützt, und sie hat was gegen mich. Und was? Ich habe ihr nichts angetan; die bildet sich da was ein. Wenn jemand von mir ein Buch borgen wollte, *ich* gäbe es ihm sofort. Und warum sie nicht? Wie kann man einem Mitmenschen einen so einfachen Gefallen abschlagen? Leute wie diese vergiften einem das Leben. Und dann bildet sie sich noch ein, ich sei auf sie angewiesen. Bloß weil sie das Buch hat. Jetzt reicht es mir wirklich. – Kaum in der Schule angekommen, stürmt sie durchs Klassenzimmer und baut sich vor dem Tisch der Mitschülerin auf. Die Mitschülerin blickt zu ihr auf, doch bevor sie „Guten Morgen" sagen kann, schreit unsere Schülerin sie an: „Behalt doch dein Buch, du Egoistin."

(inspiriert durch Paul Watzlawicks *„Die Geschichte mit dem Hammer"* aus Anleitung zum Unglücklichsein 1983, 37/38)

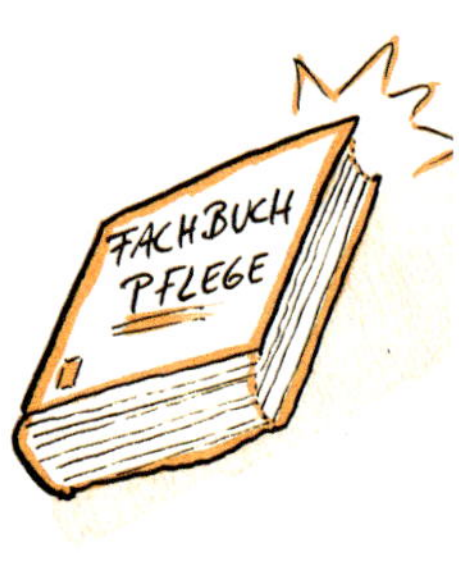
FACHBUCH PFLEGE

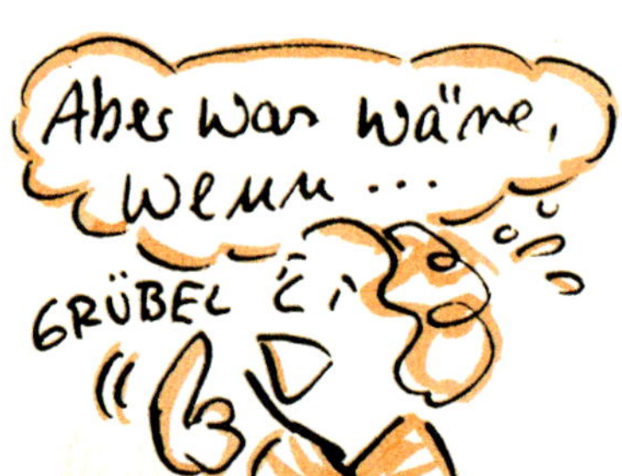
Aber was wäre, wenn …
GRÜBEL

Die Erzählung führt anschaulich vor Augen, wie das Bild, das wir uns von der Wirklichkeit machen, unser Handeln bestimmt – auch dann, wenn dieses Bild lediglich durch Überlegungen und Schlüsse, die sich im Kopf abspielen, entstanden ist. Die Schülerin – nennen wir sie Sandra – bezieht sich in der Geschichte zwar auf eine Beobachtung („Gestern schon hat sie kaum mit mir gesprochen"), gibt ihr im Verlauf ihres Gedankenganges aber eine eigene Bedeutung, sie interpretiert. Das Ergebnis der Interpretation deckt sich nicht mehr mit der Beobachtung. Sie vollzieht zunächst, was alle Menschen tun: Sie versucht das, was ihr begegnet, was sie fühlt und erlebt, in ein für sie stimmiges Ganzes einzufügen. Dieses stimmige Ganze kann als ihre Sicht der Welt bezeichnet werden. In dieser Sicht spielen viele Dinge eine Rolle, die sie beobachtet und interpretiert hat; bereits erfolgte Interpretationen oder Beobachtungen stellt sie dabei nicht mehr in Frage. Das Gedankenspiel wird zur Gewissheit.

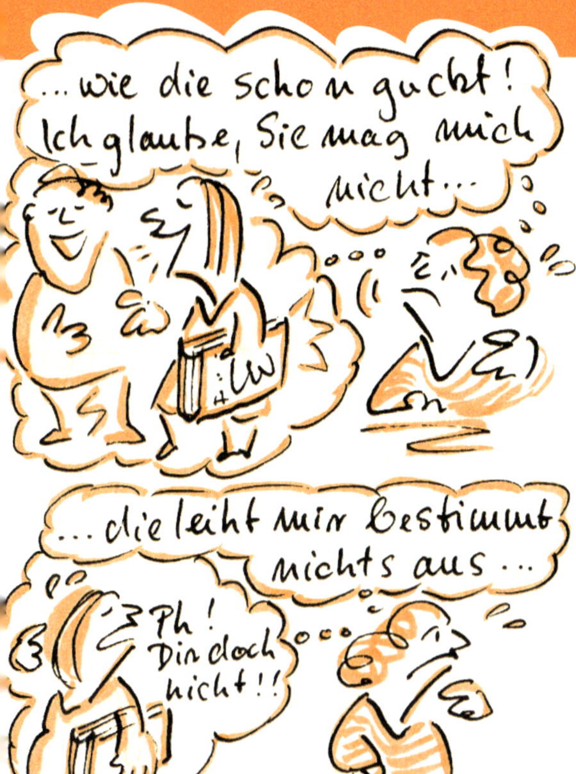
...wie die schon guckt! Ich glaube, Sie mag mich nicht...
...die leiht mir bestimmt nichts aus...
Ph! Dir doch nicht!!

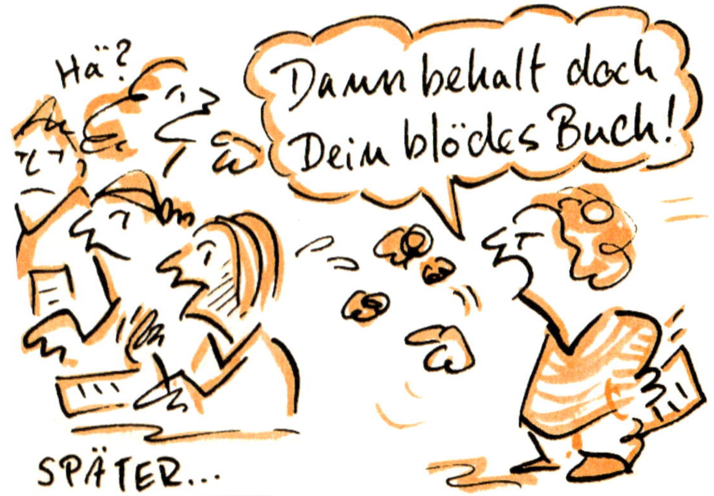
Hä?
Dann behalt doch Dein blödes Buch!
SPÄTER...

Sandra empört sich über den vermeintlichen Egoismus ihrer Mitschülerin – nennen wir sie Evi – und gibt ihrer Entrüstung zornig Ausdruck. Evi hat in diesem Moment keine Chance, die fehlgeleitete Interpretation bzw. Konstruktion Sandras zu korrigieren. Dies wäre nur dann möglich, wenn sich Sandra auf ein offenes Gespräch mit Evi einlassen bzw. wenn sie sie einfach nach dem gewünschten Buch fragen würde. Der Dialog, die offene Kommunikation, erweist sich hier als Mittel zur Vermeidung unzutreffender Wirklichkeitskonstruktionen.

Watzlawick war der Überzeugung, dass wir uns – sprachlich – unsere Welt selbst konstruieren.

In der Erzählung wird deutlich, dass durch Kommunikationsverweigerung ein Wirklichkeitskonstrukt erzeugt wird, das den wirklichen Gegebenheiten zwar nicht entspricht, aber trotzdem die Wirklichkeit mitgestaltet. Darin liegt auch oft der Grund für das Scheitern von Gesprächen. Wir haben eine gewisse Meinung von unserem Gesprächspartner oder dessen Absichten und lassen uns davon nicht abbringen. Oft hilft in solchen Situationen die Besinnung auf eine Einstellung, wie sie der Philosoph Hans Georg Gadamer einmal auf den Punkt gebracht hat: „Der andere könnte Recht haben."

Im pflegerischen Alltag steht das Führen von Gesprächen im Vordergrund unseres Handelns. Wir sprechen mit Patientinnen, Angehörigen sowie Menschen anderer oder der eigenen Berufsgruppe. Diese Gespräche können konstruktiv und für beide Seiten befriedigend ablaufen. Nicht selten stellen sich jedoch Kommunikationsstörungen ein, die ein effektives Gesprächsergebnis verhindern. Die Konsequenz sind negative Emotionen sowie daraus folgende weitere Probleme.

Effektiv zu kommunizieren, ist erlernbar. Firmen in der freien Wirtschaft geben heutzutage viel Geld aus, um ihre Mitarbeiter von Kommunikationstrainern schulen zu lassen.

Diese Lerneinheit soll Ihnen ein Grundverständnis der wichtigsten Kommunikationstheorien sowie praktische Anregungen für den Pflegealltag vorstellen.

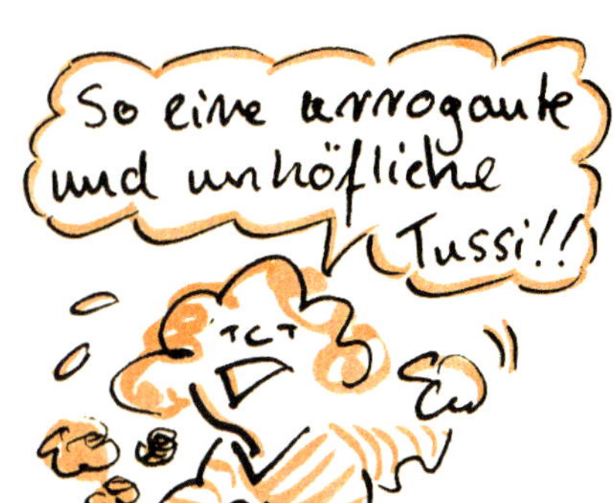
So eine arrogante und unhöfliche Tussi!!

1.1 Grundlagen der Kommunikation

Kommunikation
communicare, lat. = teilen, mitteilen, teilnehmen lassen, verbinden; communicatio: Mitteilung, Verständigung

Was ist Kommunikation?

Kommunikation wird als wechselseitiger Austausch von Informationen oder Nachrichten definiert. Sie ist Grundlage der menschlichen Gemeinschaft und damit lebensnotwendig. Sie bestimmt die Aufnahme von zwischenmenschlichen Beziehungen, deren Form und Aufrechterhaltung.

Kommunikation ist Kontaktaufnahme. Sie ist ein menschliches Grundbedürfnis und geschieht in allen Lebenslagen: Beim Einkaufen, im Bus, in der Familie oder im Wartezimmer. In pflegerischen Berufen ist die Kommunikation Grundlage des alltäglichen und zielgerichteten Pflegehandelns. Im interdisziplinären Team erfolgen Absprachen, in Notfallsituationen muss man sich fast wortlos verstehen, Patientinnen und Angehörige werden auf Kommunikation basierend begleitet und äußern ihre Bedürfnisse.

Kommunikation beinhaltet nicht nur den Austausch von Informationen, sondern auch Prozesse der Wahrnehmung, des Denkens, der Motivation. Sie ist stark durch Emotionen bestimmt.

Eine gelungene Kommunikation ermöglicht, dass verständliche Informationen fließen. Nur so können Bedürfnisse erkannt und aufeinander abgestimmt werden. Veränderungen werden möglich. Kommen Mittler in der Kommunikation zum Einsatz, werden diese Kommunikationsmedien oder -kanäle genannt.
Medien der verbalen Kommunikation sind.:

- das direkte Gespräch, auch „Face-to-Face“-Gespräch genannt
- Telefonat
- Fax, E-Mail, Brief, SMS

Medien, die der Information dienen, werden Informationsmedien genannt. Sie vermitteln in der Regel eine einseitig gerichtete Nachricht, das heißt, hier wird eine Information weitergegeben. Hierzu gehören:

- Fernsehen
- Radio
- Internet
- Presse

Nachrichten enthalten explizite und implizite Anteile, d. h., ein Teil wird ganz klar ausgedrückt (explizit) und andere Dinge schwingen lediglich mit (implizit). Je nach verwendetem Medium variieren diese Anteile.

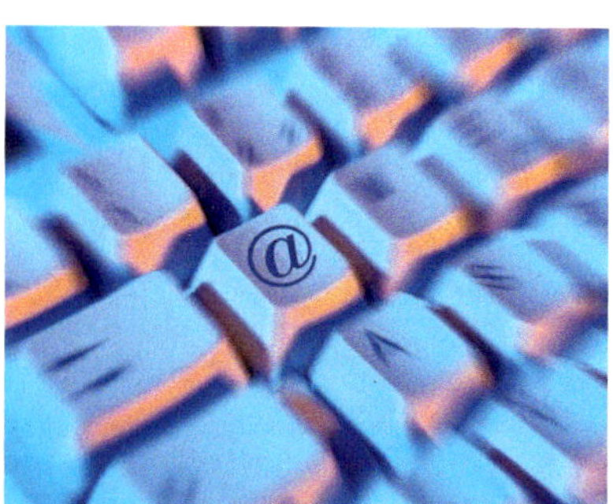

[1] Elektronische Medien

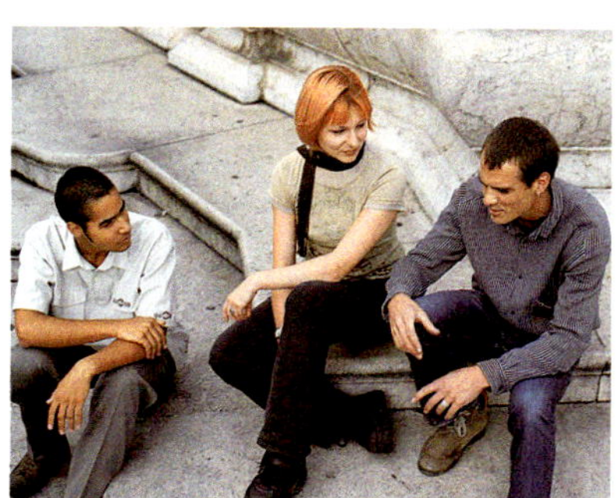

[2] Persönliche Gespräche

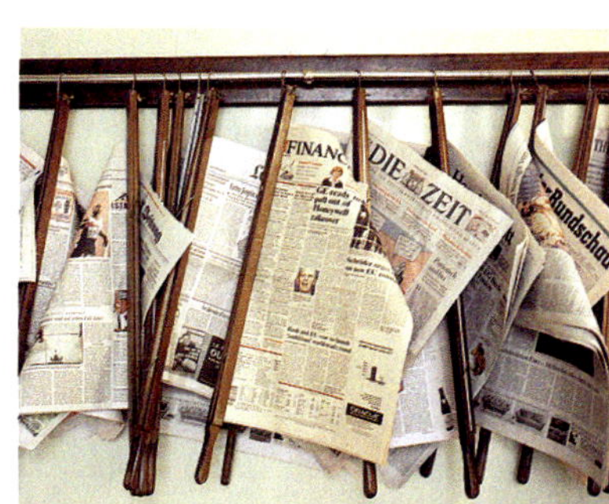

[3] Presseerzeugnisse

Verbale Kommunikation

Verbale Kommunikation ist sprachgebundene Kommunikation. Sie:

- geschieht mit Hilfe von gesprochenen oder geschriebenen Worten;
- beschreibt den Anteil, der bewusst als Kommunikation und Informationsaustausch wahrgenommen wird;
- variiert je nach Zusammenhang, Gesprächspartner und Ausdrucksweise;
- strebt ein Sich-verständlich-Machen an, will beeinflussen oder Aktionen auslösen.

Für Pflegende ist die verbale Kommunikation ein wesentliches Instrument ihrer alltäglichen Arbeit. Soweit möglich, wird beinahe jede pflegerische Handlung verbal eingeführt oder erläutert. Das beginnt bereits mit der ersten Kontaktaufnahme und setzt sich fort beim Erstellen einer |Anamnese, notwendigen Absprachen etc. Auch die Pflegedokumentation, Absprachen im Team oder Anordnungen sind sprachbasiert.

Anamnese | 587

Ist die verbale Kommunikation erschwert, weil die Gesprächspartner nicht die gleichen sprachlichen Voraussetzungen mitbringen oder nicht dieselbe Sprache sprechen, werden weitere Hilfsmittel einbezogen oder bei unterschiedlichen Sprachen Übersetzerdienste in Anspruch genommen. In der Kommunikation mit Kindern richtet sich die Kommunikation nach dem Alter und Entwicklungsstand des Kindes. So kann ein Säugling sein Unwohlsein nur durch Schreien zum Ausdruck bringen und ist deshalb vollkommen auf die Wahrnehmung und die Kenntnisse der Menschen in seinem Umfeld angewiesen.

Durch Sprache bekommen wir vermittelt, was wir wissen. Mit ihrer Hilfe können wir Dinge benennen, Zusammenhänge darstellen und unsere Gedanken und Gefühle ausdrücken. Über die Sprache lernt der Mensch Neues kennen und von Bekanntem zu unterscheiden. Wir können mit unseren Sinnen viele Dinge in der Welt unterscheiden – doch konkret werden sie erst, wenn wir sie auch benennen können.

Der Philosoph Ludwig Wittgenstein brachte diese Zusammenhänge auf den Punkt, indem er sagte: „Die Grenze deiner Sprache ist die Grenze deiner Welt." Wenn Patientinnen den Ort ihres Schmerzes nicht benennen können – weil sie z. B. nicht zwischen Bauch und Magen zu unterscheiden wissen – müssen Pflegende neuen Wegen suchen, um zu ermitteln, wo der Ursprung des Schmerzes genau zu finden ist.

Den kompetenten Gebrauch einer Sprache erlernen wir durch lebenslange Kommunikation und |Interaktion. Indem wir uns mit anderen austauschen, erweitert sich unser Horizont und der unserer Kommunikationspartner. Wir teilen unsere Sicht der Welt, eines Problems oder einer beruflichen Situation verbal anderen mit und versuchen so, unsere Sicht als die richtige zu erweisen. Wir argumentieren, wenn es um logische Zusammenhänge geht, und wir machen etwas vor, wenn es um praktische Tätigkeiten geht.

Interaktion | 468

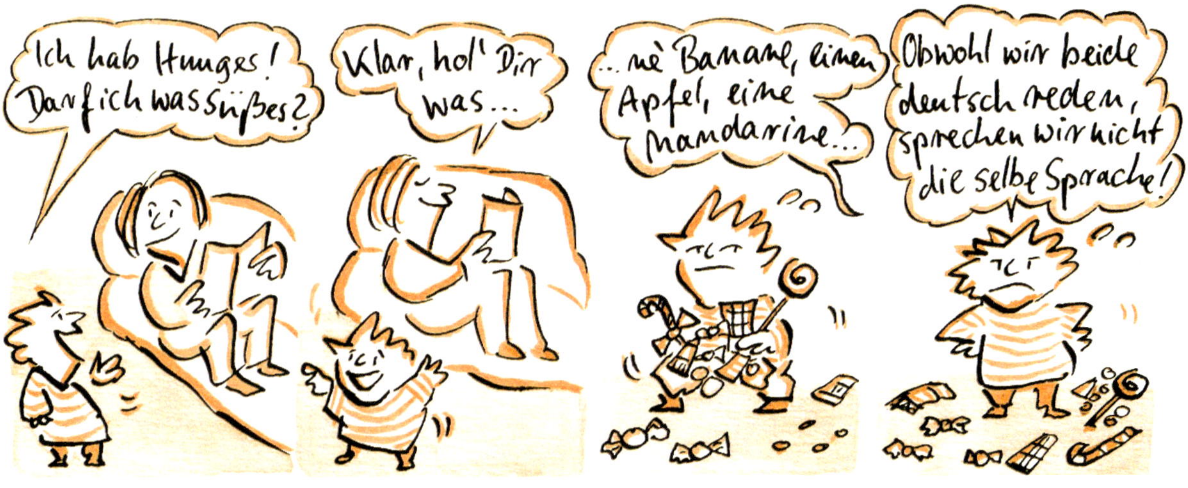
Ich hab Hunger! Darf ich was Süßes?
Klar, hol' Dir was...
...ne Banane, einen Apfel, eine Mandarine...
Obwohl wir beide deutsch reden, sprechen wir nicht die selbe Sprache!

Durch bestimmte Krankheitsbilder oder Entwicklungsstörungen kann das verbale Sprachvermögen oder Sprachverständnis gestört sein.

Apoplex | 2

Broca-Aphasie | 2

Sprachentwicklungsstörungen | 2

Sprachversagen (*Aphasie*)	Sprachversagen ist durch eine Hirnschädigung (z. B. nach einem Apoplex) bedingt. Betroffene können bei intaktem Hör- und Sprachapparat oft weder sprechen noch schreiben, da die Informationen nicht verstanden und /oder nicht formuliert werden können. ▪ Sprachstörung (früher sensorische Aphasie): Weder Worte noch Schrift können verstanden werden, Bilder, Symbole und Piktogramme hingegen schon. ▪ Sprechstörung (früher motorische Aphasie): Betroffene können lesen und schreiben und somit Sprache verstehen, aber nicht sprechen. Als Hilfsmittel bieten sich neben Papier und Stift Magnetbuchstaben oder Schreibtafeln an. ▪ Zusätzlich kann die Lesefähigkeit teilweise beeinträchtigt sein oder vollständig fehlen (*Dyslexie* oder *Alexie*) sowie die Schreibfähigkeit teilweise eingeschränkt sein oder vollständig fehlen (*Dysgraphie* oder *Agraphie*).
Wortfindungsstörungen	Bei starker Übermüdung, Anspannung oder Konzentrationsschwächen gelingt es den Betroffenen nicht, das treffende Wort auszusprechen oder in diesem Moment zu erinnern, als dauerhafte Sprachstörung nach Apoplex (Broca-Aphasie).
Artikulationsstörung (*Dysarthrie*)	Eine klare Aussprache ist nicht möglich; nonverbale Kommunikation, lesen und schreiben hingegen schon. Bei leichten Formen haben die Betroffenen nur Schwierigkeiten, sich auszudrücken (z. B. Stottern), oder Phasen des „normalen" Sprechens wechseln sich mit Phasen des erschwerten Sprechens ab.
Gehörlosigkeit	Angeborene oder erworbenen Gehörverluste (Erkrankungen des Hörapparats | 225) können zu einer verzögerten oder ausbleibenden Sprachentwicklung führen.
Psychische Störungen	Betroffenen gelingt es nicht, klare Gedanken zu fassen. Das drückt sich in unvollständigen Worten und Sätzen aus, die für das Gegenüber kaum interpretierbar sind.
Sprachstörungen bei Kindern	▪ Sprachentwicklungsstörungen ▪ Sprechstörungen

[Tab. 1] Störungen des verbalen Ausdrucks oder Verstehens

Pflegediagnose

Beeinträchtigte verbale Kommunikation

Verminderte, verzögerte oder fehlende Fähigkeit, ein System von Zeichen und Symbolen zu empfangen /verstehen, zu verarbeiten, weiterzugeben und zu nutzen.

—

Doenges et al.: S. 459

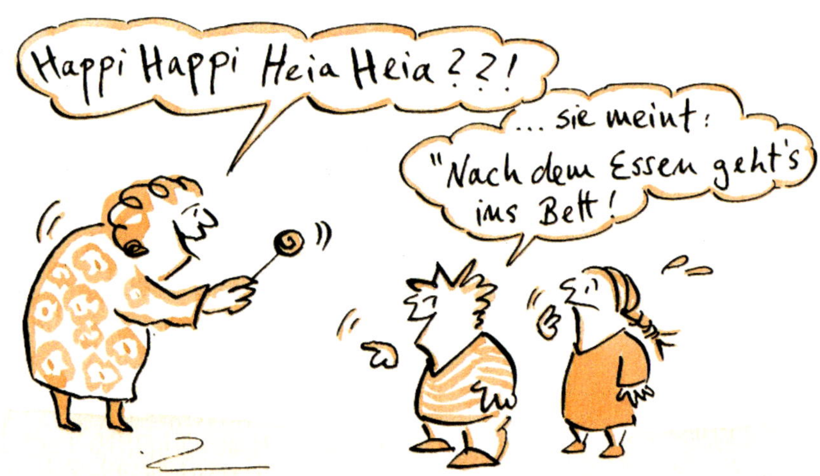
Happi Happi Heia Heia ??!
... sie meint:
"Nach dem Essen geht's ins Bett!

Nonverbale Kommunikation

Kommunikation wäre zu eng gefasst, wenn sie auf Sprache eingeschränkt bliebe. So ist auch der wortlose, d. h. nicht an eine Sprache gebundene Ausdruck eine Form der Kommunikation: Die nonverbale Kommunikation umfasst Mimik, Gestik, das Verhalten im Raum (wie Nähe und Distanz) und die Körperhaltung. Die Körpersprache geschieht oft unbewusst und kann durch andere optische Zeichen, Objekte und Symbole (wie beispielsweise an Toilettentüren) erweitert werden. Sie muss im Gegensatz zur verbalen Sprache nur bedingt erlernt werden, da sie vorwiegend durch Ausdrucksweisen des Körpers selbst erfolgt und visuell wahrgenommen wird. Durch Erfahrungen und kulturelle Vermittlung erweitert sich der nonverbale Ausdruck im Laufe des Lebens. Viele nonverbale Ausdrucksweisen werden über Kulturen hinweg verstanden: Ein besonders glückliches oder ein trauriges Gesicht wird überall auf der Welt erkannt. Andere nonverbale Signale sind nicht in allen Kulturen gültig. Wir lernen im Laufe unserer Sozialisation, wann es angemessen ist, etwa Ärger zu zeigen oder wild zu gestikulieren. Wir lernen im wahrsten Sinne des Wortes, Haltung zu bewahren und nicht spontanen Impulsen ihren Lauf zu lassen.

Auch die Körperhaltung kann oft ausdrücken, wie wir uns fühlen, wie wir zu anderen oder zu einem Thema stehen.

Nonverbale Kommunikation eröffnet einen weiten Interpretationsspielraum. Weint unser Gegenüber unvermittelt, so wissen wir nicht, weshalb: „Habe ich ihn verletzt? Hat er sich an etwas Schlimmes erinnert?" Entsprechend der Unklarheit der Situation bestehen in diesem Moment viele Reaktionsmöglichkeiten. Fehlinterpretationen sind leicht möglich. Gute Gesprächspartner zeichnen sich dadurch aus, dass sie über nonverbale Äußerungsformen Bescheid wissen, unklare Momente aushalten können und in der Lage sind, die Kommunikation wieder auf die sprachliche Ebene zu bringen. Nur dann können die offenen Interpretationsfragen geklärt werden.

Beispiel Da Schwester Sabine weiß, dass der Mutter des kleinen Tobias die Hand zum ersten Mal ausgerutscht ist, gelingt es ihr kaum, neutral zu bleiben. Auch wenn sie die Anamnese fachlich aufnimmt, ist ihrer angespannten Haltung und dem Abstand, den sie zu der Mutter hält, ihre Abwehr zu entnehmen. Sie kann der Mutter nicht in die Augen sehen. Tobias' Mutter sitzt ihr mit hängenden Schultern gegenüber und sucht nach Verständnis.

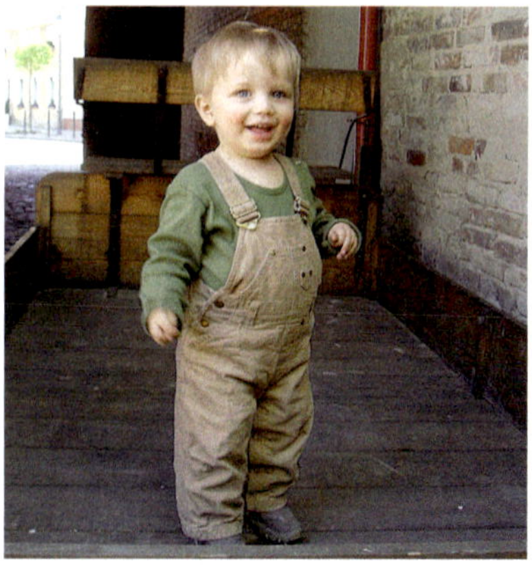
[1] Kleine Kinder drücken durch ihr strahlendes Lachen ihre Freude an oder Sympathie für etwas oder jemanden aus.

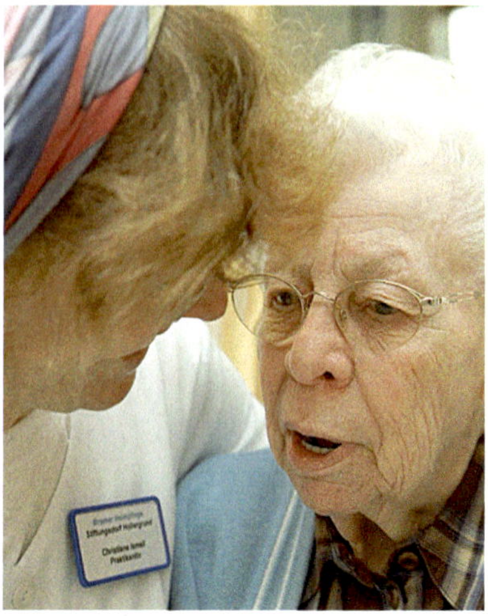
[2] Spontane Umarmungen drücken Zuneigung und Freundschaft aus.

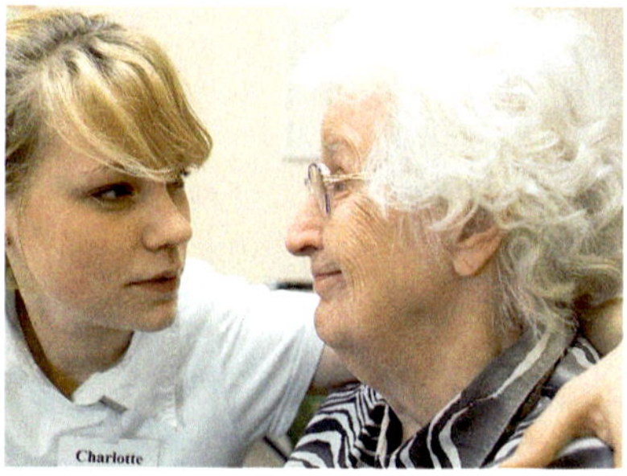

[3] Mimik ist ein wesentlicher Bestandteil der Kommunikation.

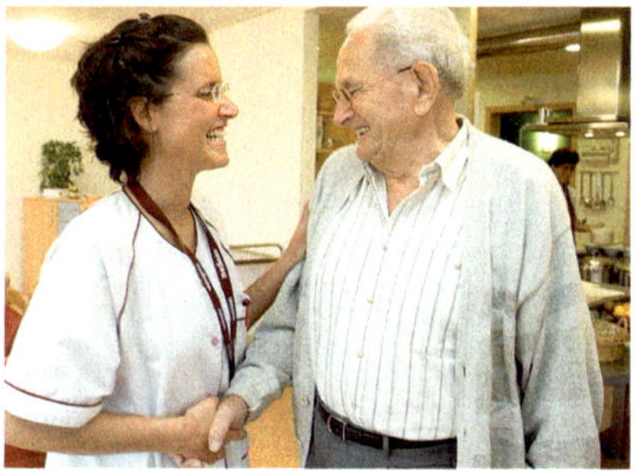
[4] Berufskleidung ermöglicht eine Rollenzuordnung.

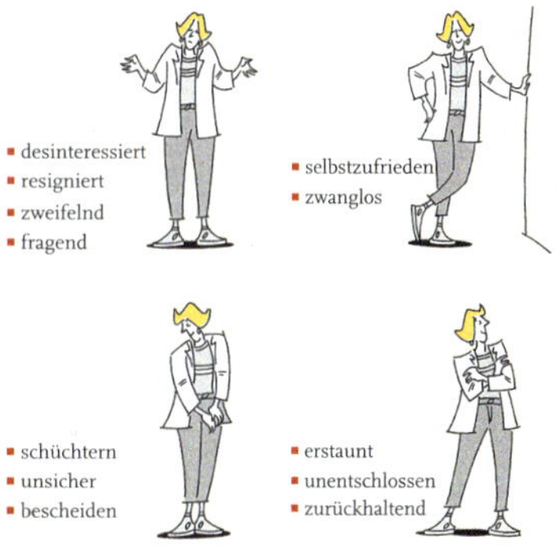

[5] Gestik

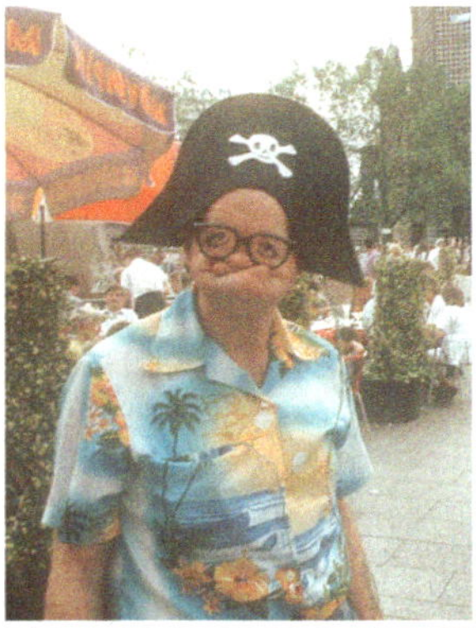

[1] Horst Ehbauer, Berliner Straßenkünstler, der mit seinen Grimassen begeisterte

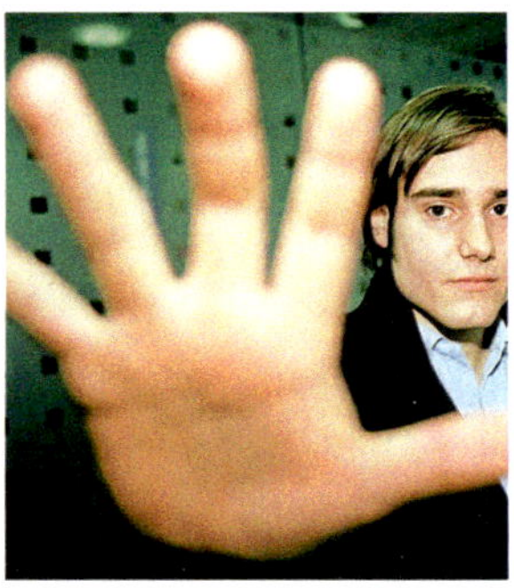

[2] Gestik

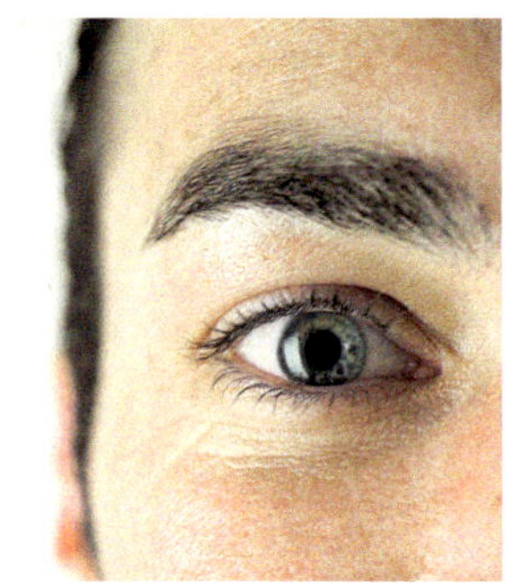

[3] Blickkontakt

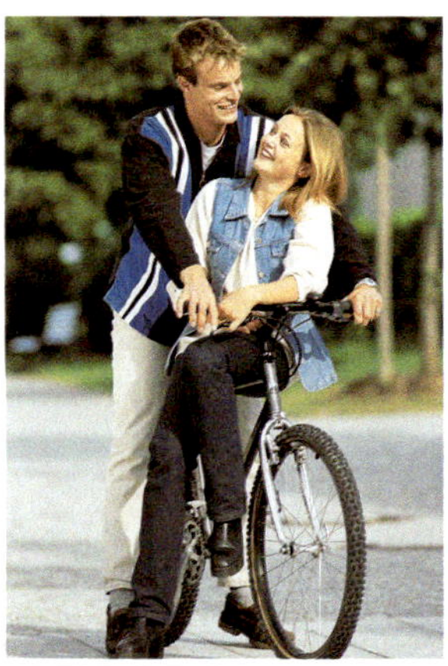

[4] Körperkontakt

Im Folgenden werden die Möglichkeiten nonverbaler Kommunikation erläutert:

Die **Mimik** beschreibt unseren Gesichtsausdruck. Der mimische Ausdruck unterstreicht Aussagen und macht sie verständlich. So zeigen sich im Gesicht Emotionen wie Freude, Trauer, Ärger oder Zorn. Dies geschieht häufig unbewusst oder gar gegen den eigenen Willen. Wenn ein frisch verliebtes junges Mädchen zart errötet, so ist ihr das oft peinlich. Wenn wir mit einem Menschen fühlen, sagt unsere Mimik ihm das früher, als wir es in Worte fassen können. Die Mimik kann vom Gegenüber fehlgedeutet werden, insbesondere wenn sie durch Erkrankungen wie Lähmungen beeinträchtigt ist. Wenn das Gesicht des Gegenübers, beispielsweise bei einer teilweisen Erblindung, nicht deutlich gesehen werden kann, sind Fehldeutungen wahrscheinlich.

Beispiel Der 19-jährige Tom, der nach einem Skiunfall mit einem Splitterbruch am rechten Bein im Krankenhaus liegt, bekommt Besuch von seiner Freundin Tamara. Als er sie mit den Worten „Schön, dass du mich auch mal wieder besuchst" begrüßt, fühlt sie sich gekränkt. Erst als sie ihn anblickt und sein breites Lächeln sieht, erkennt sie, dass er sie necken wollte und lacht zurück.

Die **Gestik** drückt sich in Bewegungen der Hände, Arme, Beine und Füße aus. Insbesondere die Hände untermalen und unterstützen das Gesagte und drücken zudem Gefühle aus.

Beispiel „Lass uns in den Garten gehen, die Sonne scheint so schön," sagt Tom. Er zeigt aus dem Fenster. Tamara bietet ihm ihren Arm zum Aufstützen an und nimmt die zweite Krücke, die Tom ihr reicht.

Über den Blick, d. h. den **Blickkontakt**, entsteht Kommunikation. Wenn der Blickkontakt gehalten werden kann, stehen sich die Menschen näher, als wenn die Distanz zu groß ist oder sie den Blickkontakt meiden. Bei einseitigem Interesse, wie einem unerwünscht intensiven Blickkontakt, kann ein Gefühl von Bedrohung oder zu intensiver Beobachtung aufkommen. Fehlender Blickkontakt deutet in unseren Breiten auf fehlendes Interesse hin. Ein zu Boden gerichteter Blick kann z. B. Nachdenklichkeit, Niedergeschlagenheit, Unterwürfigkeit, Müdigkeit oder Schuldbewusstsein signalisieren. Andere erkennen darin evtl. auch eine Bedrohung.

Beispiel Als sie im Fahrstuhl stehen, sieht Tamara Tom interessiert an und erkennt an seinen liebevoll auf sie gerichteten lachenden Augen, dass es ihm inzwischen viel besser geht.

Der Mensch braucht vom ersten Augenblick seines Lebens an **Körperkontakt**, um sich zu entwickeln. Das Maß des Körperkontakts hängt zumeist vom Vertrautheitsgrad der Personen ab (Berührung | 12).

Beispiel Das Paar schmiegt sich aneinander. Sie küssen sich intensiv. Als Tom gefährlich ins Wanken gerät, da er sich nicht ausreichend auf seine Krücke stützt, lachen sie ausgelassen.

Mit Blick auf die **Körperhaltung** eines Menschen wird dessen Befinden erkennbar – und die Körperhaltung beeinflusst sein Befinden. So wirkt eine gerade und offene Körperhaltung auf die Atmung und beeinflusst das Befinden positiv. Hängende Schultern signalisieren dem Gegenüber Unwohlsein, Schwäche oder das Tragen einer schweren Last. Offene Körperhaltungen zeigen, dass sich der Gesprächspartner sicher und wohl fühlt. Geschlossene Körperhaltungen deuten eher auf ein gewisses Unwohlsein hin, auf ein Empfinden von Fremdheit oder aber auch auf Flucht oder Verstecken. Die Arme sind körpernah, evtl. verschränkt, die Beine übereinander geschlagen und der gesamte Körper wirkt angespannt. Auch das Verhältnis der Gesprächspartner zueinander ist in der Körperhaltung und der Positionierung zueinander erkennbar.

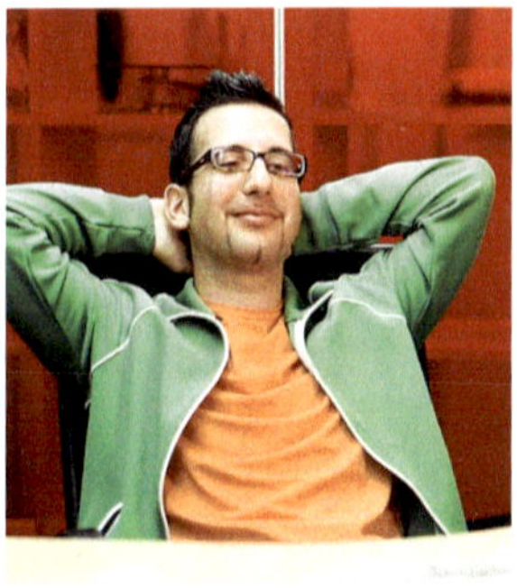
[2] offene Körperhaltung

Beispiel Ein älterer Herr betritt den Fahrstuhl. Er sieht das Paar an und stellt sich dann in eine Ecke. Die Arme vor der Brust verschränkt blickt er sie streng an. Als Tamara ihn charmant anlächelt, entspannt sich seine Haltung und er lächelt zurück: „So jung müsste man noch einmal sein."

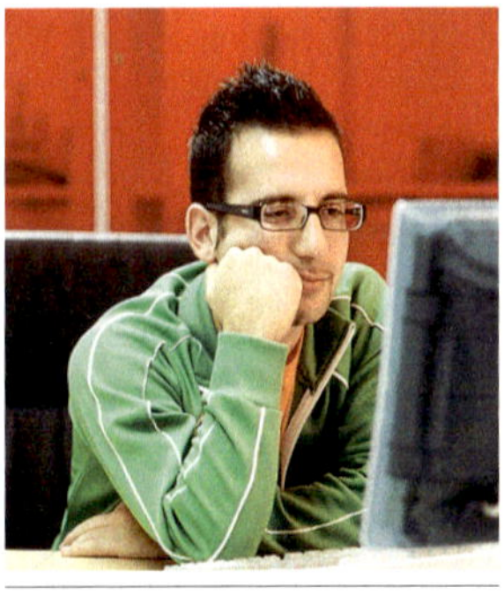
[3] geschlossene Körperhaltung

Paraverbale Kommunikation

Botschaften können auf unterschiedlichen Ebenen ausgetauscht und somit beobachtet werden. Über verbale und nonverbale Anteile hinaus können hierbei auch paraverbale Elemente einbezogen werden. Das „Wie" des sprachlichen Ausdrucks wird als paraverbal bezeichnet. Es unterstützt das Gesagte durch Betonungen, Sprechgeschwindigkeit, Lautstärke, Pausen und mitschwingende Emotionen.

Elemente der Kommunikation

Paraverbale Kommunikation
(wie etwas ausgedrückt wird)

Ausdrucksformen
- **Wortwahl:** z. B. altersentsprechend, dem Vorwissen angepasst
- **Formulierung:** z. B. klar, leicht verständlich oder komplex
- **Sprache:** z. B. Hochsprache, Dialekt, Fremdsprache, Soziolekt (gemeinsamer Sprachgebrauch einer sozialen Gruppe beispielsweise die Berufssprache),
- **Stimmlage:** Höhe bzw. Tiefe
- **Lautstärke:** von kaum hörbar bis sehr laut
- **Tonfall:** von monoton bis theatralisch
- **Sprechgeschwindigkeit:** von langsam bis schnell
- **Sprachrhythmus, Tonart** (Bitte oder Befehl etc.)

Verbale Kommunikation
(gesprochenes oder geschriebenes Wort)

Ausdrucksformen
- **Aussagen**
- **Informationen**
- **Appelle**

Die Ausdrucksformen, die nicht dem Ausdruck in klaren Worten entsprechen, werden **präverbal** bezeichnet: Schreiben, Vokalisieren, Lallen.

Nonverbale Kommunikation
(nicht sprachlich: Körpersprache, Verhalten, Symbole, Zeichen)

Ausdrucksformen
- **Mimik** (Mund, Stirn, Augen)
- **Gestik** (Arme, Hände und Füße)
- **(Körper-) Haltung**
- **physiologische körperliche Begleiterscheinungen** (z.B. Erröten, Schwitzen)
- **Blick (-Kontakt)**
- **Nähe und Distanz,** Bewegungsmuster
- **Kleidung** (wie Berufskleidung)
- **Statussymbole** (wie Namensschilder mit Funktionsbezeichnung)
- **Hilfsmittel**
- **Verhalten im Raum**

[4] Zu beobachtende Elemente der Kommunikation

Sprachentwicklung und Spracherwerb bei Kindern

Kinder lernen das Sprechen nicht in einem bewussten Lernprozess, sondern vorwiegend durch Nachahmung. Wichtige Voraussetzung hierfür ist die akustische Orientierung, das Hörvermögen. Außerdem ist das soziale Umfeld entscheidend, aus dem sie ihre Anregungen beziehen. Säuglinge nehmen laufend neue Informationen auf und ordnen diese zu. Verknüpfungen von Wort und Bild verstärken den Lernprozess. Dinge, die häufig gesehen werden, sind durch die Verknüpfung von optischem und akustischem Reiz besonders präsent – wie beispielsweise ein Hund. Die Sprachentwicklung von Kindern weist wie die Bewegungsentwicklung eine weite Bandbreite auf. So formulieren einige Kinder bereits im Alter von 9 Monate vollständige Worte. Andere Kinder sind doppelt so alt, wenn sie vollständige Worte formulieren. Eine Vorstellung beim Kinderarzt ist erst dann notwendig, wenn ein Kind im Alter von 18 Monaten noch keine vollständigen Worte formulieren kann. Diese Variationsbreite gilt auch für die Entwicklung des Sprachschatzes. Mädchen sind im Durchschnitt etwas schneller in ihrer Sprachentwicklung. Grundsätzlich geht das Wort- und Sprachverständnis der Sprachproduktion voraus. Damit verstehen Kinder viel früher, was in ihrem Umfeld gesprochen wird, als sie sich selbst verständlich äußern können.

Im Alter zwischen eineinhalb und drei Jahren beginnen Kinder, gezielt Wörter zusammenzusetzen und einfache Sätze zu bilden. Anregungen dazu erhalten sie aus der Kommunikation mit ihrem Umfeld. Eltern gehen unterstützend mit einer gezielt langsamen und betonten Sprache auf ihre Kinder zu. So und in der Wiederholung einzelner ihrer Worte zeigen sie, dass sie die Kinder verstehen. Durch freudige Reaktionen auf ihre Aussagen fördern sie ihren sprachlichen Entwicklungsprozess. Diese Förderung ist in den ersten drei Lebensjahren besonders wichtig.

Alter	Kommunikation präverbal, nonverbal und verbal
1. Monat	Das Kind variiert mit Lauten. Schreiperiode (bis zur 7. Woche)
2. Monat	Es beginnt zu quietschen, zu gurren und zu lallen.
3.–6. Monat	Das Kind bildet Laute und beginnt zu lachen. Es reagiert gezielt auf Gesang und Geräusche.
6.–9. Monat	Das Plappern nimmt zu. Das Kind bildet Doppelsilben und setzt zunehmend Gebärden ein. Es beginnt, einzelne Worte zu verstehen und Gesten sowie lautliche Äußerungen Situationen zuzuordnen.
10.–12. Monat	**Lautmalerei:** Lautkombinationen werden Lebewesen oder Gegenständen zugeordnet und imitiert. Dabei werden beispielsweise in einem ersten Schritt alle Tiere mit „Wauwau" bezeichnet. Mit Hilfe der ersten Worte werden Bedürfnisse und Intentionen geäußert.
12.–18. Monat	**Einwortphase:** Das Kind spricht in Einwortsätzen. Es kann Dingen und Situationen gezielt Worte zuordnen. Es erkennt Personen und Gegenstände. Der aktive Wortschatz ist noch recht klein, es versteht aber viel von dem, was zu ihm gesagt wird.
18–24 Monate	**Zweiwortphase:** Das Kind äußert sich zunehmend in Zwei- oder auch Dreiwortsätzen. Der Wortschatz erweitert sich. Wünsche können klar geäußert werden: „Will Auto haben." Kinder sprechen Bezugspersonen mit Namen an, ahmen Tierlaute nach.
2–3 Jahre	**Mehrwortphase/Satzbauphase:** Die Wörter und Sätze werden zunehmend komplexer. Die Kinder stellen gerne und ausdauernd „Warum-Fragen". Sie lernen, sich selbst bei ihrem Namen zu nennen und Sätze mit „Ich" zu bilden. Sie können Farben benennen, führen Selbstgespräche und unterhalten sich gerne mit ihren Puppen oder Stofftieren.
4–5 Jahre	Kinder haben einen aktiven Wortschatz von mehr als 2.000 Wörtern. Sie können bis zehn zählen und werden grammatikalisch immer sicherer. Sätze werden mit Nebensätzen und verschiedenen Zeitformen gebildet. Ereignisse werden zeitlich richtig geschildert.
5–6 Jahre	In diesem Alter beherrschen die Kinder die Umgangssprache in Aussprache, Sprachschatz und Grammatik zumeist sicher.

[Tab. 1] Entwicklung der Kommunikation im Kindesalter

Modelle und Theorien zur Kommunikation

Modelle dienen der vereinfachten Darstellung der Wirklichkeit, um diese greifbarer zu machen. Kommunikationsmodelle bilden Möglichkeiten und Faktoren der zwischenmenschlichen Kommunikation ab. Durch ihre vereinfachte und grafische Darstellung ermöglichen sie einen guten Blick auf die Relationen zwischen den Teilhabern der Kommunikation und die Interaktion zwischen den Kommunizierenden.

Es gibt eine Reihe von Modellen, die dazu verhelfen, die eigene und fremde Kommunikation zu analysieren und positiv zu beeinflussen. Jedes der Modelle, die im Folgenden erläutert werden, nimmt bestimmte Teilbereiche der menschlichen Kommunikation in den Blick. Insbesondere um eine Veranschaulichung zu ermöglichen, sind sie von den jeweiligen Autoren auf die für sie tragenden Elemente reduziert worden. Deshalb ist es wichtig, die vorgestellten Modelle als Gesamtkomplex zu sehen.

Grundbegriffe und Prinzipien

Kommunikation wurde und wird von verschiedenen Wissenschaftsgebieten wie z. B. der Psychologie oder der Informationswissenschaft erforscht. Insbesondere in der Psychologie wurden verschiede Kommunikationsmodelle entwickelt, um die Funktion und Mechanismen der Kommunikation zu erklären.

Das Universalmodell der Kommunikation besagt, dass Kommunikation mindestens drei Elemente verlangt: einen Sender, eine Nachricht und einen Empfänger. Medium und Effekt ergänzen dieses Modell. Das Modell wird auch die „Laswell-Formel" genannt, nach H. D. Laswell, der diese Formel 1948 das erste Mal veröffentlichte.

Element	Bedeutung	Erläuterung
Sender	**Wer?** Wer sendet eine Botschaft, vermittelt eine Information?	Der Sender möchte etwas mitteilen, übermitteln, sich oder etwas ausdrücken.
Nachricht	**Sagt was?** Worum geht es in der Botschaft, welche Inhalte werden vermittelt?	Botschaften sind nicht nur Sachinformationen, sondern auch Emotionen, Wünsche oder Bedürfnisse.
Empfänger	**Zu wem?** An wen richtet sich die Nachricht?	Der Empfänger will (manchmal ist es auch „muss") eine Nachricht oder Botschaft empfangen und beobachtet und/oder hört dementsprechend zu.
Medium	**Auf welchem Kanal?**	Botschaften werden über verschiedene Wege vermittelt, wie z. B. face-to-face, per Telefon oder E-Mail.
Intention	**Mit welcher Absicht?**	Der Sender bezweckt mit seiner Botschaft unterschiedliche Dinge.
Effekt	**Mit welcher Wirkung?**	Botschaften lösen beim Empfänger Reaktionen aus.

[Tab. 2] Für Kommunikationsmodelle wesentliche Begriffe nach der „Laswell-Formel"

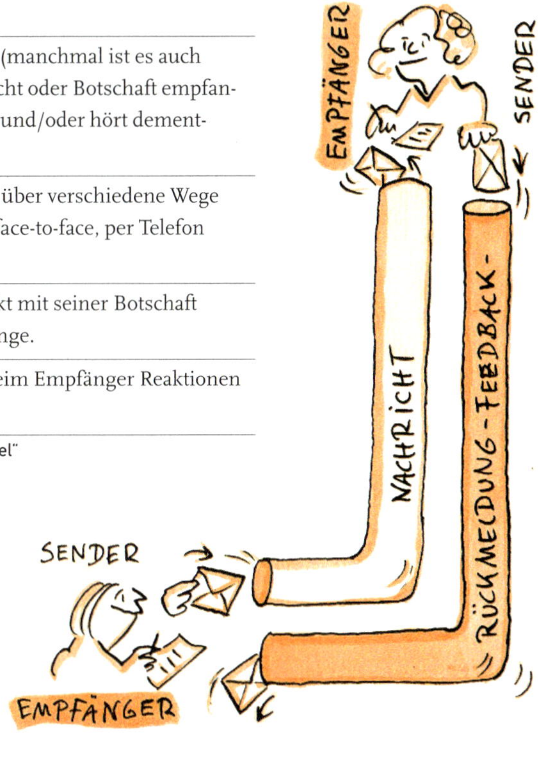

Nach diesem Universalmodell läuft Kommunikation in Verhaltensketten ab, was bedeutet, dass das Verhalten der Gesprächspartner sich immer gegenseitig beeinflusst. Jeder Mensch ist Sender und Empfänger zugleich. Diese Wechselwirkung geht mit einem ständigen Encodieren (Verschlüsseln) und Decodieren (Entschlüsseln) einher.

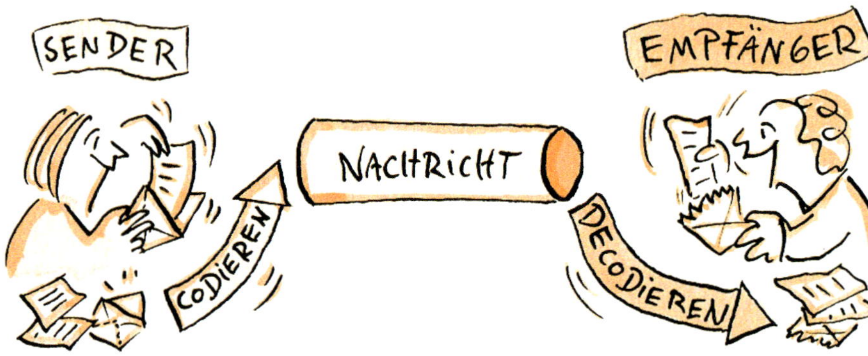

Kommunikationsteilhaber wechseln ihre Rollen im Gesprächsverlauf ständig, sodass sich ein „Regelkreis der Kommunikation" entwickelt. Sender und Empfänger verwenden dabei unterschiedliche Kommunikationskanäle und wechseln diese im Verlauf des Kommunikationsprozesses (vom Hören und Sehen, zum Sprechen etc.).

Um die Nachrichten zu verstehen, entschlüsseln sie die Codes. Die Entschlüsselung der Codes (Decodierung) läuft in drei sich unbewusst vollziehenden Stufen ab:
- Wahrnehmen
- Interpretieren
- Fühlen

Sender	Nachricht	Empfänger
kodiert und dekodiert die Botschaft und ggf. die Reaktion	wird über einen speziellen Kanal vermittelt	dekodiert Botschaft und kodiert ggf. eine eigene

Problematisch an diesem Prozess ist seine Fehleranfälligkeit. So versteht der Empfänger auf Grund seiner individuellen Wahrnehmung und Deutung nicht immer das, was der Sender ihm übermitteln will. Zudem gehen meist Informationen, z. B. durch Übermittlungsfehler, Hörfehler, Lesefehler etc., verloren. Deshalb kann ein und dieselbe Aussage auch von verschiedenen Menschen unterschiedlich ausgelegt werden, wenngleich die Auslegungsbandbreite nicht beliebig ist. Daraus können echte Fehlinterpretationen resultieren: „Bring mal noch eine Birne aus dem Supermarkt mit!" Auch dem Sender selbst gelingt es nicht immer, alles so auszudrücken, wie er es gemeint hat. Hierfür ist eine entsprechende Sprachfähigkeit, die das Beherrschen einer Grammatik und eines Wortschatzes voraussetzt, unabdingbar.

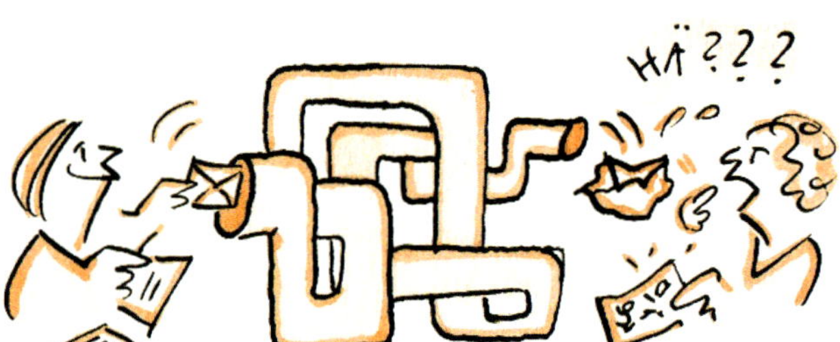

„Gemeint ist nicht gleich gesagt.
Gesagt ist nicht gleich gehört.
Gehört ist nicht gleich verstanden.
Verstanden ist nicht gleich einverstanden.
Einverstanden ist nicht gleich ausprobiert.
Ausprobiert ist nicht gleich beibehalten."
(nach Konrad Lorenz)

Um den Informationsaustausch möglichst sinnvoll und effektiv zu gestalten, gibt es unterschiedliche Hilfsmittel. Als grundsätzliches Hilfsmittel kann eine klare Analyse der Gesprächssituation gelten:

- Wer ist mein Gegenüber?
- Was/Welches sind seine Bedürfnisse?
- Auf was ist seine Aufmerksamkeit konzentriert?
- Was will ich meinem Gegenüber übermitteln?
- Was ist mir gerade besonders wichtig? Das heißt, was ist mein aktuelles Ziel?
- Wie stark kann und will ich mich momentan selbst in das Gespräch einbringen?

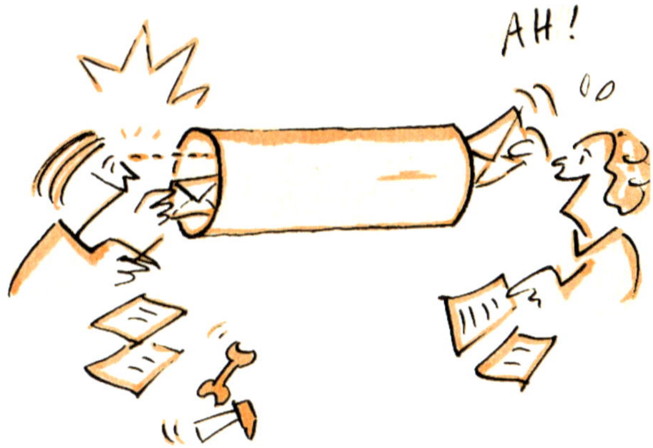

Weitere Hilfsmittel sind nonverbale Anteile wie die Betonung, Mimik und Gestik sowie Informationsmaterial. Hinzu kommen Möglichkeiten der Überprüfung des gegenseitigen Verstehens wie Rückfragen oder das Spiegeln.

Unsere Kommunikation wird durch verschiedene Faktoren beeinflusst, die in der folgenden Abbildung dargestellt sind.

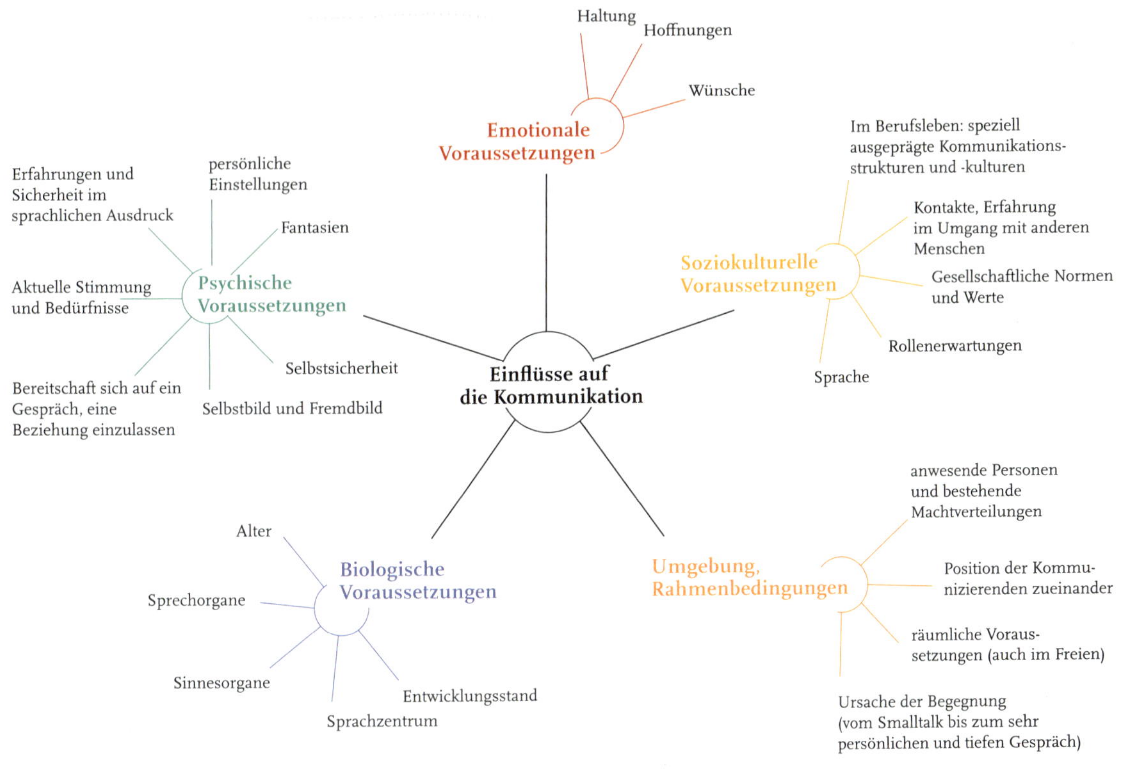

[1] Einflüsse auf die Kommunikation

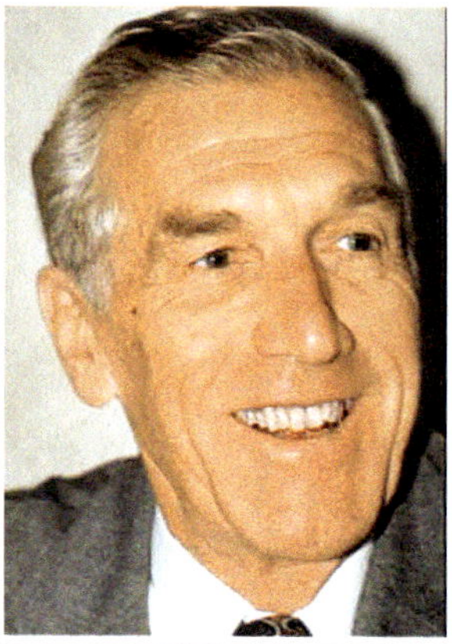

[1] Paul Watzlawick (1921–2007), österreichischer Psychotherapeut und Autor

Die fünf Axiome der Kommunikation nach Paul Watzlawick

Der Psychotherapeut Paul Watzlawick (1921–2007) beschreibt in seinem Grundlagenbuch zur menschlichen Kommunikation das Aufeinandertreffen amerikanischer Soldaten mit britischen Frauen im Zweiten Weltkrieg. Dabei fällt ihm auf, dass mit Küssen unterschiedliche Bedeutungen verbunden werden können. Während die amerikanischen Soldaten mit Küssen einfach ihre Zuneigung zeigten, bedeutete für die Britinnen ein Kuss so etwas wie ein Heiratsantrag, wurde sogar als Aufforderung zum Geschlechtsverkehr interpretiert. Watzlawick macht hieran deutlich, dass wir mit Handlungen immer etwas zu verstehen geben. Wir können nicht nicht kommunizieren – also auch keinen bedeutungslosen Kuss geben. Kommunikation eröffnet Raum für vielfältige Missverständnisse, da die Kommunikationsteilnehmer zunächst immer aus ihrem eigenen Horizont heraus verstehen, was kommuniziert wird. Kommen sie aus unterschiedlichen Kulturen oder Milieus, kann es zu gravierenden Fehldeutungen kommen – so wie bei dem Kuss.

Watzlawick hat vor diesem Hintergrund Kommunikation systematisch untersucht und entdeckte gemeinsam mit seinen Mitarbeitern Jeanet H. Beauvin und Don D. Jackson 1969 fünf Grundsätze der zwischenmenschlichen Kommunikation. Diese Grundsätze nennt er Axiome. Sie erheben den Anspruch, vollständig zu erfassen, was Kommunikation ausmacht. Watzlawicks Entdeckung und Systematisierung bildet die Grundlage der meisten Kommunikationstheorien.

Axiom
Grundlegende, jedoch nicht bewiesene Aussage, die als Basis für eine Theorie oder ein System gilt.

Die Axiome im Überblick:

Erstes Axiom	Man kann nicht nicht kommunizieren.
Zweites Axiom	Jede Kommunikation hat einen Inhalts- und einen Beziehungsaspekt.
Drittes Axiom	Die Interpunktion der Ereignisfolgen bestimmt die Beziehung.
Viertes Axiom	Menschliche Kommunikation geschieht digital oder analog.
Fünftes Axiom	Kommunikation verläuft entweder symmetrisch oder komplementär.

Am folgenden Beispiel sollen die Axiome erläutert werden:

Appendizitis | 2

Beispiel Die fünfjährige Marie ist seit zwei Tagen im Krankenhaus. Sie hatte eine akute Appendizitis. Ihre Eltern können sie zu ihrem Bedauern jeden Tag nur für einige Stunden besuchen, da die Entfernung zum Heimatort recht groß ist und Maries wenige Monate alter Bruder ebenfalls erkrankt ist. Marie ist sehr still. Sie öffnet sich hauptsächlich Schwester Isabell gegenüber.

Erstes Axiom: Man kann nicht nicht kommunizieren.

Beispiel Marie scheint sich gegen alles zu sperren, was die Pflegenden ihr anbieten bzw. mit ihr tun wollen. Sie spricht nicht und lässt die Pflegehandlungen einfach über sich ergehen.

Es ist gemäß dem ersten Grundsatz für uns unmöglich, nichts auszudrücken. Immer wenn sich Menschen begegnen, findet ein Informationsaustausch statt. Alle Gesten – auch das Schweigen – sind Signale, die vom Gegenüber interpretiert werden können. Wie vage ein Ausdruck auch sein mag, alles, was wir tun oder lassen, hat eine Bedeutung. Problematisch ist es dann, wenn diese Bedeutung vom Empfänger falsch interpretiert wird. Im Beispiel haben die Pflegenden verschiedene Möglichkeiten, auf das Schweigen von Marie zu reagieren. Sie könnten Marie gezielt in Ruhe lassen, riskieren damit aber, dass sie sich abgelehnt fühlt. Auf jeden Fall würden sie damit darauf verzichten, herauszufinden, was

Marie wirklich „sagen" will. Vielleicht braucht sie ja Nähe, ist aber zu stolz oder zu ängstlich, dies zu zeigen. Klar wird, dass Maries Schweigen etwas zu verstehen gibt – wenn auch in mehrdeutiger Form. Wichtig bei der Interpretation von Maries Schweigen ist auch, dass die Pflegenden die Umstände mit einbeziehen, wie die Tatsache, dass die Eltern nicht ständig präsent sein können.

Doch nicht nur Maries Haltung ist Interpretationen ausgesetzt – auch die Pflegekräfte werden von Marie interpretiert. Wenn eine Pflegeperson ein Zimmer betritt, kommuniziert sie bereits mit den Menschen, die sich im Raum befinden. Dies geschieht durch die Art, wie sie eintritt, ob sie anklopft, wie sie Blickkontakt aufnimmt oder vermeidet.

Die Informationsaufnahme und der daran gekoppelte Interpretationsprozess geschehen umgehend und von beiden Seiten aus. So kann mit einem Blick erfasst werden, wie die Patientin sich im Raum positioniert oder ob sie sich angekleidet hat.

Das erste Axiom macht verständlich, warum menschliche Kommunikation oft misslingt: Die Interpretation erfolgt zunächst unwillkürlich vor dem Interpretationshorizont kulturell geprägter Werte und Bedeutungen sowie persönlicher Erfahrungen. Das erste Axiom hilft gleichzeitig dabei, die eigenen Botschaften bewusst zu steuern und Besonderheiten der Kommunikationspartner, soweit sie bekannt sind, im eigenen Verhalten zu berücksichtigen. Hätten die amerikanischen Soldaten gewusst, was ein Kuss bei den britischen Frauen auslösen kann, hätten sie vermutlich nicht so freizügig geküsst. Rechnet die Pflegekraft damit, dass Maries Schweigen verschiedene Bedeutungen haben kann, wird sie versuchen, herauszufinden, welche zutrifft.

Zweites Axiom: Jede Kommunikation hat einen Inhalts- und einen Beziehungsaspekt.

Beispiel Schwester Isabell fragt Marie fürsorglich: „Möchtest du lieber ein Butterbrot oder ein Marmeladenbrot?" Sie möchte mit ihrer Frage nicht nur wissen, welches Brot Marie bevorzugt (Inhaltsaspekt). Sie hofft zudem, dass Marie sich über die sachliche Frage, mit der sie respektvoll und freundlich nach einer Vorliebe fragt, auch etwas öffnet und Vertrauen gewinnt (Beziehungsaspekt).

Kommunikation findet immer auf der Inhalts- und der Beziehungsebene statt. Der Inhaltsaspekt beschreibt dabei die jeweilige Aussage, die Information, die ausgetauscht wird, d. h. das „Was" einer Nachricht: Was wird gesagt? Der Beziehungsaspekt bezieht sich hingegen darauf, wie eine Nachricht geäußert wird. Das „Wie?" beinhaltet das Rollenverhalten und die Beziehung der Gesprächspartnerinnen zueinander: „Wie wird es gesagt?" und „Wie stellen sich die Kommunikationspartnerinnen dadurch zueinander?" Kommt es zu Störungen auf einer der beiden Ebenen, so beeinflusst dies auch die andere: Stimmt die Beziehungsebene, so steigt die Chance, dass auch der sachliche Austausch reibungslos verläuft. Ungeklärte Konflikte auf der Beziehungsebene können zu Missverständnissen auf der Sachebene führen, die sonst hätten leicht geklärt werden können. Der sachliche Austausch ist behindert. Wenn zwei Botschaften gleichzeitig vermittelt werden, die sich widersprechen oder gar gegenseitig ausschließen, entsteht eine |Double-Bind-Situation, die auch als paradoxe Kommunikation bezeichnet werden kann.

Double Bind
Dilemma des Empfängers, auf welche Botschaft er reagieren soll, wenn diese sich widersprechen.
double-bind, engl. = Doppelbindung

Beispiel Eine Patientin verbalisiert, dass es ihr gut gehe, während sie nonverbal große Unzufriedenheit oder gar Schmerz ausdrückt.

Schwester Isabell begegnet Marie mit Respekt und freundlicher Zugewandtheit. Sie hätte dieselbe Frage auch distanziert und ruppig stellen können. Vermutlich wäre damit das Risiko gestiegen, dass Marie weiterhin in Schweigen verharrt. Watzlawick betont dementsprechend, dass die Beziehungsebene die Sachebene meist bestimmt, d.h. eine isoliert sachliche Kommunikation gar nicht möglich ist, sondern jede Kommunikation eine bestimmte Färbung durch die Beziehungsebene erhält.

Drittes Axiom: Die Interpunktion der Ereignisfolgen bestimmt die Beziehung.

Beispiel Schwester Isabell kommt strahlend auf Marie zu, setzt sich ans Bett und schaut ihr beim Reden in die Augen. Nach dem Gespräch verabschiedet sie sich freundlich von Marie und verlässt das Zimmer.

Interpunktion
Zeichensetzung in der Sprachwissenschaft

konstruktiv
produktive und förderliche Verhaltensweisen

Eskalation
schrittweise Steigerung und Verschärfung von Mitteln (z. B. Sprache)

Die Kommunikationspartner geben durch ihr Verhalten der Kommunikation eine Struktur. Diese Struktur nennt Watzlawick in Anlehnung an die Sprachwissenschaft |Interpunktion. Die Interpunktion wirkt dabei wesentlich auf die Beziehung der Kommunikationspartner. Marie wird es schwerfallen, auf das zugewandte Verhalten der Schwester hin ihr Schweigen durchzuhalten. Die Schwester strukturiert ganz bewusst die Ereignisfolgen, um die Beziehung positiv zu beeinflussen. Dabei nutzt sie ihr Wissen, dass auf jede Aktion des Senders eine Reaktion des Empfängers erfolgt. Allerdings ist es müßig, herausfinden zu wollen, welche Aktion für einen bestimmten Kommunikationsprozess ausschlaggebend oder verantwortlich war. Wie bei dem Huhn und dem Ei ist es schwer zu entscheiden, wer zuerst da war. Die Schwester sucht dementsprechend nicht nach dem Grund des Schweigens von Marie, sondern eröffnet ihr durch ihre Art Kommunikationsmöglichkeiten und den Aufbau einer |konstruktiven Beziehung.

Im privaten Bereich fällt es manchmal schwer, diese Kommunikationsstrategie umzusetzen. So kann bei einem Streit oft nicht entschieden werden, welches Ereignis z. B. einen Streit letztlich ausgelöst hat. Die Unfähigkeit der Partner, dem Gespräch eine positive Struktur zu geben und damit die Beziehungsebene zu verbessern, führt meist zu |Eskalationen, ohne dass das Problem gelöst wird.

Loriot: Das Ei oder Zeitgefühl

Das Ehepaar sitzt am Frühstückstisch. Der Ehemann hat sein Ei geöffnet und beginnt nach einer längeren Denkpause das Gespräch.

ER Berta!
SIE Ja ...
ER Das Ei ist hart!
SIE *(schweigt)*
ER Das Ei ist hart!
SIE Ich habe es gehört ...
ER Wie lange hat das Ei denn gekocht ...
SIE Zu viel Eier sind gar nicht gesund ...
ER Ich meine, wie lange dieses Ei gekocht hat ...
SIE Du willst es doch immer viereinhalb Minuten haben ...
ER Das weiß ich ...
SIE Was fragst du denn dann?
ER Weil dieses Ei nicht viereinhalb Minuten gekocht haben kann!
SIE Ich koche es aber jeden Morgen viereinhalb Minuten!
ER Wieso ist es dann mal zu hart und mal zu weich?
SIE Ich weiß es nicht ... ich bin kein Huhn!
ER Ach! Und woher weißt du, wann das Ei gut ist?
SIE Ich nehme es nach viereinhalb Minuten heraus, mein Gott!
ER Nach der Uhr oder wie?
SIE Nach Gefühl ... eine Hausfrau hat das im Gefühl
ER Im Gefühl? ... Was hast du im Gefühl?
SIE Ich habe es im Gefühl, wann das Ei weich ist ...
ER Aber es ist hart, vielleicht stimmt da mit deinem Gefühl was nicht ...
SIE Mit meinem Gefühl stimmt was nicht? Ich stehe den ganzen Tag in der Küche, mache die Wäsche, bring deine Sachen in Ordnung, mache die Wohnung gemütlich, ärgere mich mit den Kindern rum, und du sagst, mit meinem Gefühl stimmt was nicht!?
ER Jaja ... jaja ... jaja ... wenn ein Ei nach Gefühl kocht, dann kocht es eben nur zufällig genau viereinhalb Minuten!
SIE Es kann dir doch ganz egal sein, ob das Ei zufällig viereinhalb Minuten kocht ... Hauptsache, es kocht viereinhalb Minuten!
ER Ich hätte sehr gern ein weiches Ei und nicht ein zufällig weiches Ei! Es ist mir egal, wie lange es kocht!

SIE Aha! Das ist dir egal ... es ist dir also egal, ob ich viereinhalb Minuten in der Küche schufte!
ER Nein-nein ...
SIE Aber es ist nicht egal ... das Ei muss nämlich viereinhalb Minuten kochen ...
ER Das habe ich doch gesagt ...
SIE Aber eben hast du doch gesagt, es ist dir egal!
ER Ich hätte nur gern ein weiches Ei ...
SIE Gott, was sind Männer primitiv!
ER *(düster vor sich hin)* Ich bringe sie um ... morgen bringe ich sie um ...

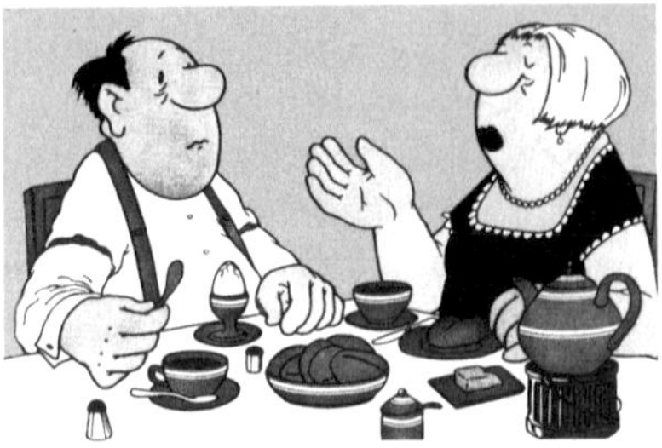

Viertes Axiom: Menschliche Kommunikation verläuft entweder digital oder analog.

Beispiel Auf Maries Frage, was denn jetzt passiere, antwortet Schwester Isabell: „Du wirst schlafen wie ein Engel, und wenn du aufwachst, ist schon alles vorbei." Marie fragt unsicher: „Und warum schneiden die in meinen Bauch?" Schwester Isabell: „Dein Blinddarm ist doch entzündet. Damit es dir besser geht und er nicht den ganzen Bauch ansteckt, müssen sie ihn rausnehmen."

Der indirekte oder auch mehrdeutige Aspekt der Kommunikation wird als analog beschrieben. Dabei kommen Analogien, wie z. B. Bilder, zur Anwendung. Kommunikation auf direktem und eindeutigem Wege hingegen wird als digital bezeichnet. Dabei wird einem Objekt, einer Handlung oder einem Sachverhalt ein Name gegeben.

Die Schwester versucht zunächst, mit Hilfe einer Analogie Marie zu erklären, was passiert und wie es nach der Operation für sie sein wird. Im zweiten Schritt benennt sie konkret den Eingriff und verzichtet auf die Verwendung von Bildern.

Bei der Unterscheidung zwischen digital und analog geht es nicht um richtig und falsch. Beide Kommunikationsformen haben ihr Recht – können aber passend oder unpassend sein.

Fünftes Axiom: Kommunikation verläuft entweder symmetrisch oder komplementär.

Beispiel Marie weint in der Nacht nach der Operation und ruft nach ihrer Mutter. Schwester Isabell ist unsicher, was sie tun soll. Sie setzt sich neben Marie ans Bett und rückt deren Bettdecke zurecht. Erleichtert kuschelt Marie sich an sie und ist wenige Augenblicke später eingeschlafen.

Kommunikation im Krankenhaus ist selten symmetrisch, d. h., sie findet kaum auf gleicher Ebene statt. Schon rein räumlich ist es oft so, dass das Pflegepersonal steht und pflegebedürftige Menschen liegen. Das darin zum Ausdruck kommende Gefälle wird im traditionellen Wissensvorsprung der Pflegekräfte und Ärztinnen gegenüber den Patientinnen fortgesetzt. Da die Patientinnen von den Pflegekräften profitieren, indem ihr relatives Unwissen und ihre Hilflosigkeit durch das Wissen und die Hilfe der Pflegekräfte ausgeglichen wird, spricht Watzlawick hier von komplementären Verhältnissen. Deutlich wird das im Beispiel durch die Reaktion Maries: Sie kuschelt sich an Schwester Isabell und realisiert damit die komplementäre Kommunikation.

Zwischen den Pflegekräften selbst herrscht in der Regel eine symmetrische Kommunikation vor. Doch auch hier gibt es komplementäre Verhältnisse der gegenseitigen Ergänzung. Watzlawick beschreibt symmetrische Beziehungen als Beziehungen, in denen die Partner auf Gleichheit drängen, während komplementäre Beziehungen auf sich ergänzender Unterschiedlichkeit basieren.

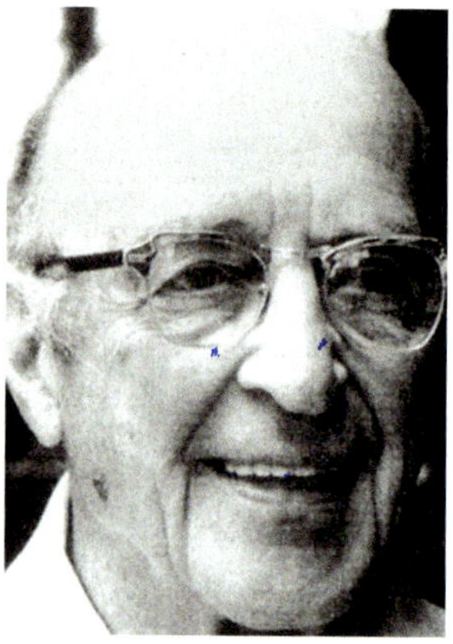

[1] Carl Rogers (1902–1987), amerikanischer Psychotherapeut und Autor

Personenzentrierte Kommunikation nach Carl Rogers

Der amerikanische Psychotherapeut Carl Rogers (1902–1987) beschäftigte sich intensiv mit der Beziehung zwischen Klienten und Therapeuten und entwickelte hieraus die klientenzentrierte Psychotherapie. Das Menschenbild der Gesprächspsychotherapie geht davon aus, dass jeder Mensch eine eigene Selbstverwirklichungs- und Vervollkommnungstendenz besitzt. Diese wird Aktualisierungstendenz genannt und muss vom Therapeuten lediglich unterstützt werden.

Im Zentrum von Rogers Menschenbild stehen drei Konzepte: das Selbst, die Aktualisierungstendenz und Kongruenz. Er identifiziert diese Konzepte als die zentralen Elemente einer professionellen Gesprächsführung, die er als zwischenmenschliche Beziehungsangebote im therapeutischen Prozess begriff. Klientin und Therapeutin begegnen sich im Gespräch als Partnerinnen.

Empathie beschreibt einfühlendes Verstehen und bedeutet ein nicht wertendes Eingehen auf die Gesprächspartnerin. Durch die empfindsame Aufnahme der Signale, die die Person sendet, werden deren Gefühle, Erfahrungen, Wahrnehmungen und Einstellungen nachvollziehbar. Es geht darum, der Klientin in einer Art Feedback ständig Rückmeldung darüber zu geben, was von deren Erlebnisinhalten verstanden wurde. Interpretationen sollen dabei bewusst unterbleiben. Nur so wird es möglich, die Aktualisierungstendenz in der Klientin positiv zu unterstützen, ohne manipulativ einzugreifen. Dabei kann die Technik der Verbalisierung emotionaler Erlebnisinhalte im Patientengespräch einen wichtigen Dienst tun.

Akzeptanz beschreibt wertschätzendes Anteilnehmen und eine bedingungsfreie positive Zuwendung. Die andere Person wird als die angenommen, die sie ist, mitsamt ihren Besonderheiten, Stärken und Schwächen. Dies geschieht möglichst ohne Bewertung. Das bedeutet, dass die Person auch dann respektiert wird, wenn ihr Verhalten oder Denken befremdlich erscheint oder gar abgelehnt wird. Das bedeutet nicht, dass man mit einem Male jeden Menschen mögen oder jedes Handeln akzeptieren muss, sondern dass man im Gesprächspartner die Vielfalt des menschlichen Lebens achtet. Die Therapeutin verzichtet im Gespräch darauf, der Klientin ihre Meinungen und Werthaltungen aufzudrängen.

Im Pflegealltag ist diese Form der positiven Wertschätzung und emotionalen Wärme hilfreich und kann den Genesungsprozess unterstützen. Anders als im therapeutischen Gespräch muss die Pflegekraft allerdings teilweise auch Entscheidungen im Sinne der Patientin treffen. In Notfallsituationen kann die Patientin hierzu auch nicht befragt werden. Das schließt Wertschätzung und Akzeptanz nicht aus, doch geht es in der pflegerischen Intervention um mehr als die Erlebnisinhalte der Patientinnen.

Kongruenz oder Echtheit beschreibt die Übereinstimmung mit sich selbst. Diese Übereinstimmung basiert auf dem Wahrnehmen der eigenen Emotionen, die im Kontakt mit anderen Personen auftreten. Die wahrgenommenen Emotionen werden nicht verdrängt, sondern angenommen. Das bringt Klarheit und Echtheit mit sich. Für das Gegenüber äußert sich dies in einer Übereinstimmung von verbalen und nonverbalen Äußerungen und kann mit Selbstkongruenz, Selbstaufrichtigkeit und Ohne-Fassade-Sein bezeichnet werden.

Rogers zieht Ehrlichkeit einer beruflichen Fassade deutlich vor, die sich hinter Floskeln und Rollen versteckt. In der Pflegepraxis ist Echtheit den Patientinnen gegenüber wichtig. Allerdings spielt sie im Therapieprozess im Krankenhaus eine untergeordnete Rolle. Vom Patienten wird ebenso wenig erwartet, sich rückhaltlos zu öffnen, wie von der Pflegekraft, vollständig transparent zu werden. Dennoch darf auch in der Pflege Echtheit nicht zu einem bloßen Rollenverhalten oder einer antrainierten Technik verkommen.

Insbesondere Kinder haben ein sehr feines Gespür für Kongruenz. Sie reagieren mit Ablehnung auf unechte Fassaden.

Ebenen der Kommunikation – das Kommunikationsmodell von Friedemann Schulz von Thun

Kommunikation erfolgt immer auf unterschiedlichen Ebenen. Nachrichten können deshalb auf eine vielfältige Art und Weise gesendet und entschlüsselt werden. Das eröffnet für den Empfänger einen Interpretationsspielraum.

Der Psychologe Friedemann Schulz von Thun entwickelte 1981 sein diesem Umstand gewidmetes Kommunikationsmodell auf der Basis der Forschungen von Watzlawick, Beavin und Jackson. Er erweitert die oben beschriebenen Axiome und stellt die Bezüge der Kommunizierenden und die Einflüsse, die auf sie wirken, in einem grafischen Modell – einem Quadrat – dar. Dabei unterscheidet er vier Dimensionen einer Nachricht: den Sachinhalt, die Selbstoffenbarung, die Beziehung und den Appell. Mit Hilfe des Kommunikationsquadrates lassen sich die Nachrichten unterschiedlicher Kommunikationssituationen analysieren und somit mögliche Störungen aufdecken. Ergänzt werden die vier Seiten einer Nachricht durch die vier Ohren des Empfängers, auf die die Nachricht trifft. Dieses Modell wird in einem zweiten Schritt erläutert.

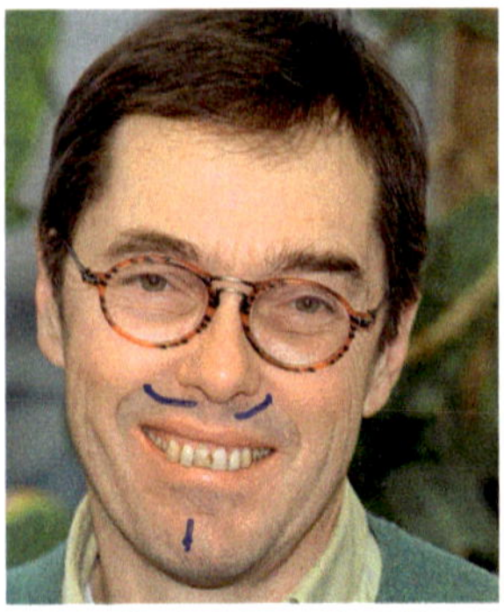

[2] Friedemann Schulz von Thun, geb. 1944, ist Professor für Psychologie.

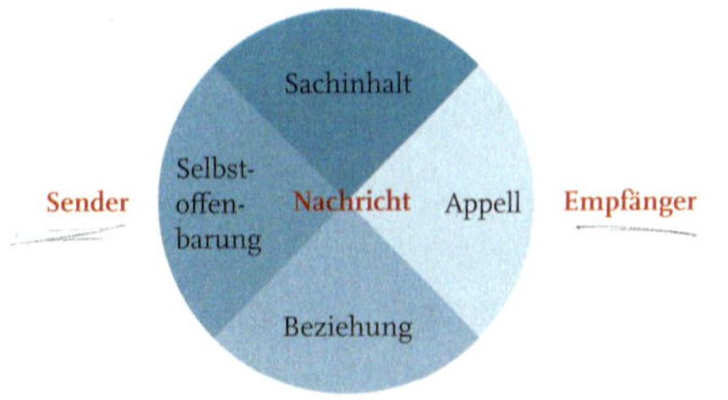

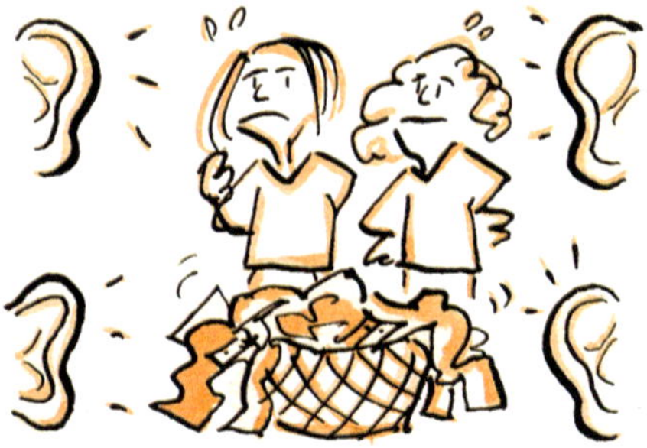

[3] Vier Seiten einer Nachricht

Ebene, Inhalt	Kurzbeschreibung	Beispiel
Sachinhalt/Sachebene: Darüber informiere ich dich.	konkrete, sachlich-fachliche Inhalte – Austausch von Sachinformation	„In den Eimer passt keine Wäsche mehr hinein, seine Kapazität ist am Ende."
Beziehungsebene: Das halte ich von dir und so stehen wir zueinander.	Einstellung zum Gesprächspartner, Art und Weise, wie die Gesprächspartner miteinander umgehen, was sie sich signalisieren und wie sie sich gegenseitig annehmen und akzeptieren	„Als deine Kollegin erwarte ich, dass wir uns beide dafür verantwortlich fühlen, und kann dir dieses auch sagen." *Oder* „Immer muss ich alles alleine machen, du bist eine schlechte Schwester."
Selbstoffenbarung/ Selbstoffenbarungsebene: Das gebe ich von mir selbst preis.	Das was der Mensch gewollt oder ungewollt von sich preisgibt, Anteile, in denen die Persönlichkeit durchscheint (vgl. Authentizität). Versuche, Aspekte seines Selbst zu verschleiern, werden als Fassaden- oder Imponiertechniken bezeichnet.	„Mich stört es, dass ich meine Wäsche nicht ablegen kann." *Oder* „Ich habe für heute genug getan." *Oder* „Ich bin zu faul, die Wäsche wegzubringen." *Oder* „Ich kann doch nicht alles machen."
Appell/Appellebene: Dazu möchte ich dich veranlassen. Diesen Einfluss will ich auf dein Fühlen, Handeln und auch Denken ausüben.	Einfluss, den Gesprächspartner offen oder verdeckt aufeinander und auf ihr Verhalten nehmen wollen, die Wirkung, die angestrebt wird. Verdeckte Appelle werden als Manipulation bezeichnet. Offene Appelle sind oft direkte Aufforderungen.	„Leer den Eimer aus."

[Tab. 1] Vier-Seiten-Modell der Kommunikation nach Schulz von Thun

Schulz von Thun betont, dass jede Nachricht immer diese vier Seiten aufweist. Es geht also nicht, dass ein Sprecher nichts von sich preisgibt oder seine Nachricht keinerlei Appell enthält. Kommunikationsstörungen entstehen meist dann, wenn eine Ebene vom Sender ausgeklammert wird oder unbewusst Inhalte übermittelt werden, die zu Verstimmungen führen können. Das Modell hilft dabei, sich diesen Sachverhalt klarzumachen. Hierzu muss allerdings eine weitere Dimension berücksichtigt werden: die Aufnahmekanäle des Empfängers.

Den vier Ebenen der Aussage des Senders steht die Aufnahme der Informationen durch den Empfänger gegenüber. Die Informationsaufnahme hat Schulz von Thun in einem Modell mit vier Ohren dargestellt. Das bedeutet, wir hören auch immer auf einer der eben genannten Ebenen. Nach Schulz von Thun hat der Empfänger stets die Auswahl, auf welchem Ohr er die Nachricht empfängt.

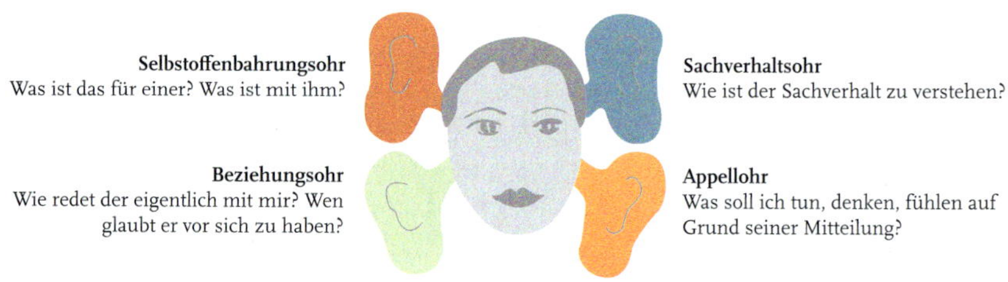
Selbstoffenbahrungsohr
Was ist das für einer? Was ist mit ihm?
Sachverhaltsohr
Wie ist der Sachverhalt zu verstehen?
Beziehungsohr
Wie redet der eigentlich mit mir? Wen glaubt er vor sich zu haben?
Appellohr
Was soll ich tun, denken, fühlen auf Grund seiner Mitteilung?

[1] Vier-Ohren-Modell

Kommen wir nun zurück zum vollen Wäscheeimer und schauen, was die Kolleginnen bei der Aussage „Der Wäscheeimer ist voll" auf ihren unterschiedlichen Ohren hören und zu welcher Reaktion dies führt.

Auf dem Sachohr	Das verstehe ich sachlich unter dem, was du mir sagst.	„Ich leere den Eimer."
Auf dem Beziehungsohr	Diese Beziehung nehme ich zwischen uns wahr und fühle mich darin eingebunden. Diese Art des Umgangs erkenne ich in deinem gesamten Verhalten.	„Du musst mich nicht immer auf alles mit der Nase stoßen, ich sehe auch alleine, dass der Eimer voll ist."
Auf dem Selbstoffenbarungsohr	Das nehme ich von dir, deiner Persönlichkeit und deinen Emotionen wahr. So schätze ich dich ein.	„Ich leere schnell den Eimer, dann kannst du weitermachen."
Auf dem Appellohr	Das höre ich als das, was du von mir an Aktion oder Emotion erwartest oder dir von mir wünschst.	„Ich leere schnell den Eimer. In der Zwischenzeit kannst du ja die Wäsche auf den Wagen legen."

Eine gelungene Kommunikation ist eine „ausgewogene Vierohrigkeit". Auf Grund der persönlichen Wahrnehmungsmuster des Menschen gelingt dies selten. In der Regel hört jeder Mensch auf einem Ohr besonders gut. Professionelle Kommunikation strebt deshalb an, möglichst alle vier Ohren einzusetzen, um dem Gegenüber gerecht zu werden und seine Aussagen nicht falsch zu interpretieren. Die zentrale Aufgabe des Empfängers ist, die Hauptnachricht zu entschlüsseln und auf sie zu reagieren.

Auf der anderen Seite zeichnet sich kommunikative Kompetenz auch dadurch aus, das eigene Kommunizieren an der „Hörfähigkeit" des Empfängers zu orientieren. So können entsprechende Schwerpunkte bei den vier Seiten der Nachricht gebildet werden. Ist bekannt, dass der Gesprächspartner besonders sensibel auf dem Beziehungsohr hört, können wir missverständliche Nachrichten vermeiden bzw. den Beziehungsaspekt explizit aussprechen.

Transaktionsanalyse (TA) nach Eric Berne

Der amerikanische Psychiater Eric Berne (1910–1969) entwickelte die Transaktionsanalyse als psychotherapeutisches Verfahren. Seine Methode der Kommunikationsanalyse basiert auf einem Modell der menschlichen Psyche, in welchem Berne drei Instanzen unterscheidet, die er „Ich-Zustände" nennt. Darunter versteht er die Befindlichkeiten, die zu bestimmten Verhaltensweisen motivieren und ein innerpersönliches System bilden.

Mit Hilfe dieses Modells können Pflegende Beziehungsmuster aufspüren.

Die Ich-Zustände nach Berne:

- Das **Kind-Ich** wird in der Kindheit geprägt und beinhaltet bestimmte emotional geprägte Verhaltensmuster wie Gefühlssteigerung, Lust, Aggression. Andere Kind-Ich-Verhaltensweisen werden mit frei, natürlich, unbefangen, unabhängig sowie angepasst, fügsam, reaktiv, abhängig, rebellisch und trotzig charakterisiert.
- Das **Eltern-Ich** beinhaltet Werte und Normen von Autoritäten, die entsprechende Gefühle und Verhaltensweisen nach sich ziehen, wie z. B. wohlwollend-fördernd, ermutigend, normativ, bestimmend, kritisch, aber auch abwertend und dadurch entmutigend.
- Das **Erwachsenen-Ich** zeichnet sich durch die Fähigkeit aus, objektiv und realitätsbezogen Informationen zu verarbeiten, und fördert einen bewussten Umgang mit den beiden anderen Ich-Zuständen.

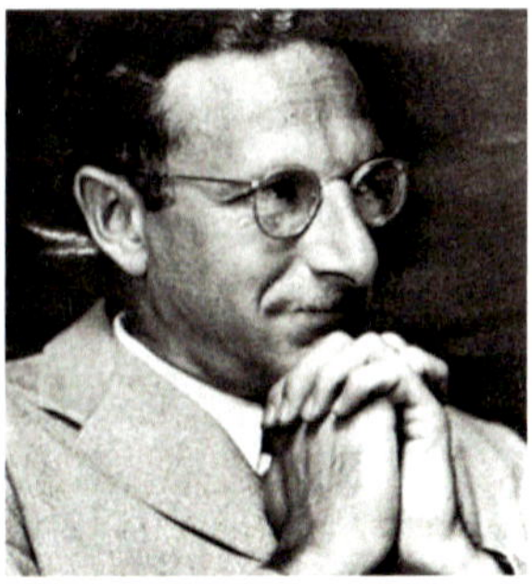

[2] Eric Berne (1910–1970). Begründer der Transaktionsanalyse

online

www.ebi-zuerich.ch
Eric-Berne-Institut für Transaktionsanalyse Zürich

In jedem Menschen existieren gleichzeitig drei Ich-Zustände.	Sie bestimmen ...	... den inneren Dialog. ... die Kommunikation mit den anderen.
Kind-Ich 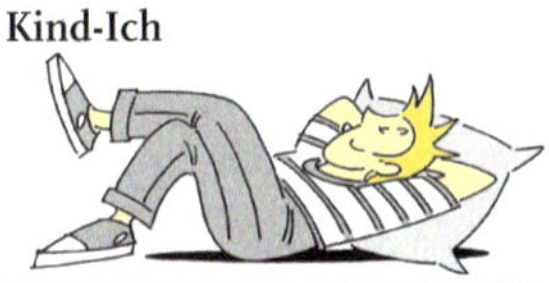	natürlich / angepasst / rebellisch	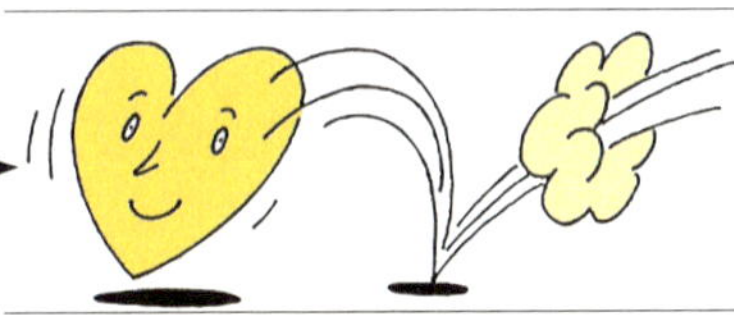
Eltern-Ich 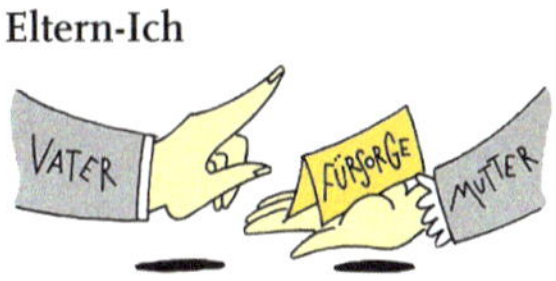	kritisch / unterstützend	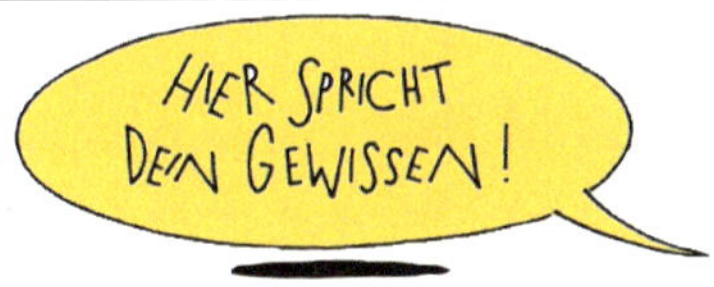
Erwachsenen-Ich 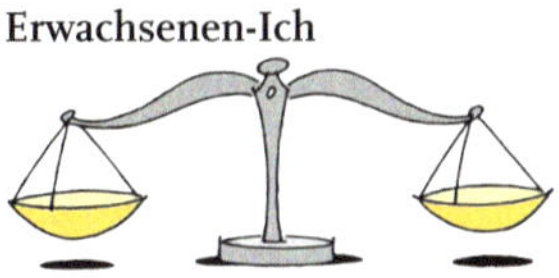	der Situation angemessen und logisch	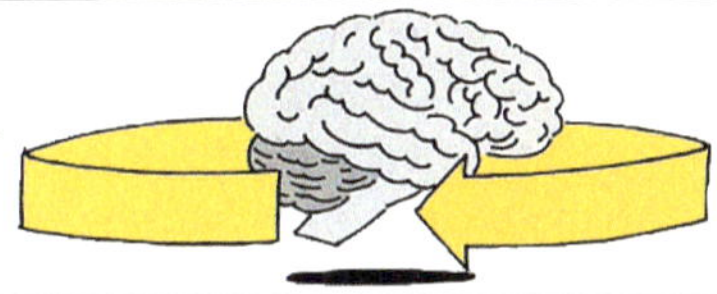

[Tab. 1] Ich-Zustände

Berne geht es darum, das realitätsprüfende Erwachsenen-Ich zu stärken. Er möchte mit Hilfe der TA vermeiden, dass die Gesamtperson unreflektierten Glaubenssätzen ausgeliefert ist. Das Kind-Ich tendiert zu reinem Wunschdenken und Illusionen, wohingegen das Eltern-Ich zu Vorurteilen tendiert, die von Autoritäten übernommen wurden.

Die Transaktionsanalyse beschäftigt sich mit der Beziehung der Ich-Zustände im Kommunikationsprozess. Transaktion bedeutet dabei die Einheit von verbaler oder nonverbaler Anrede und verbaler oder nonverbaler Reaktion des Angesprochenen. Berne unterscheidet stimmige und unstimmige Transaktionen, wobei unstimmige Transaktionen zu einem Konflikt führen. Wenn jemand fragt: „Wie viel Uhr ist es jetzt?" und bekommt die Antwort: „Besorgen Sie sich selbst eine Uhr!", handelt es sich um eine unstimmige Transaktion, die so genannte Überkreuz-Transaktion: Die Frage war sachlich gestellt und zielte auf das Erwachsenen-Ich des Kommunikationspartners – die Antwort erfolgte auf der Eltern-Ich-Ebene mit etwas Trotz des Kind-Ichs.

Transaktionen sind meist nicht mit einem Wortwechsel beendet, sondern setzen sich weiter fort. Berne bezeichnet diesen Prozess als „Spiel". Carl: „Heute ist unser Hochzeitstag. In welches Restaurant möchtest du gerne gehen." Marie: „Gehen wir ins Go." Carl: „Immer willst du ins Go." Marie: „Also gehen wir dahin, wohin du willst!" Carl: „Meine Güte – immer schiebst du die Entscheidungen zu mir." Um die möglichen Transaktionen veranschaulichen zu können, wird in der Transaktionsanalyse folgendes Bild verwendet:

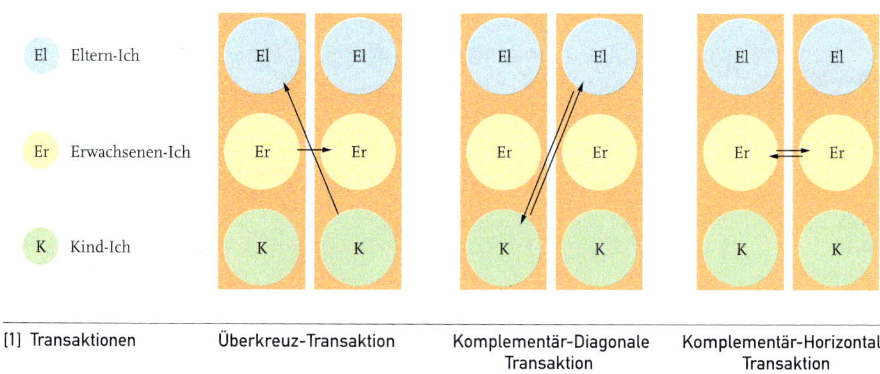

[1] Transaktionen

Die Transaktionsanalyse hilft dabei, schwierige Kommunikations- bzw. Konfliktsituationen zu verstehen und gegebenenfalls einer Lösung zuzuführen. Sie ist auch ein wichtiges Instrument, um sich selbst und die eigenen Verhaltensweisen kennen zu lernen und diese ggf. bewusst über das Erwachsenen-Ich zu steuern. Dies kann Lösungsmöglichkeiten für den pflegerischen Alltag bieten, z. B. im Umgang mit Patientinnen und/oder deren Angehörigen.

Patientinnen fühlen sich mitunter eher hilflos und ausgeliefert, daher tendieren sie zu Aktionen und Reaktionen aus dem Kind-Ich heraus. Manche versuchen, die Situation zu meistern, indem sie eine Eltern-Ich-Stellung einnehmen und versuchen, Pflegekräfte zu dirigieren. Mit Hilfe der Transaktionsanalyse lassen sich diese Muster verstehen und einordnen, was eine professionelle Reaktion aus dem Erwachsenen-Ich heraus ermöglicht. Dazu beobachten Pflegende die Verhaltensweisen und Äußerungsformen ihrer Gesprächspartnerinnen. Sie stellen Inhalte und sprachlichen Ausdruck in Zusammenhang mit nonverbalen Signalen und erschließen daraus den aktuellen Ich-Zustand der Gesprächspartnerin. Pflegenden ist hierbei bewusst, dass die Ich-Zustände häufig wechseln können und dass dieser Wechsel mit Verhaltensänderungen einhergeht. Entsprechend dem Ich-Zustand des Betreuten und dessen emotionalen Befindlichkeiten reagieren sie flexibel.

Die verschiedenen Ich-Zustände lassen sich durch gezieltes Fragen bewusst ansprechen. Die Frage, ob jemand auf etwas Lust habe, ist eine Frage an das „Kind" und wird entsprechend spontan mit „Ja!" oder „Nein!" beantwortet. Eine Frage hingegen nach dem, was getan werden sollte, ist eine Frage an die „Elternperson". Die Antwort darauf kann entsprechend von der vorangegangenen Antwort auf die Frage an das „Kind" abweichen. Bei der Frage „Und was finden Sie sinnvoll?" wird die „Erwachsenenperson" angesprochen, die eine eher unvoreingenommene Perspektive einnimmt und das „Kind" und die „Elternperson" zu integrieren weiß. Wenn beispielsweise eine Entscheidung für oder wider eine Therapieform ansteht, antwortet das „Kind" eher mit „Nein!", da Therapien nicht mit Lust verbunden sind. Die Antwort auf die Frage, ob eine Therapie gewählt werden soll, hängt stark von dem ab, was aus Sicht der Eltern hierzu gedacht wird. Haben sich z. B. die Eltern eindeutig für die Durchführung von Chemotherapien bei Krebs ausgesprochen, wird der Kranke zu einer ähnlichen Einschätzung neigen und die Frage „Soll ich die Chemotherapie machen?" mit „Ja!" beantworten. Eine ganz andere Frage ist allerdings: „Ist die Therapie auch sinnvoll?" Hierbei ist die „Erwachsenenperson" angesprochen, die abwägend eine Entscheidung fällen kann, ohne dabei die beiden anderen Ich-Zustände ignorieren zu müssen.

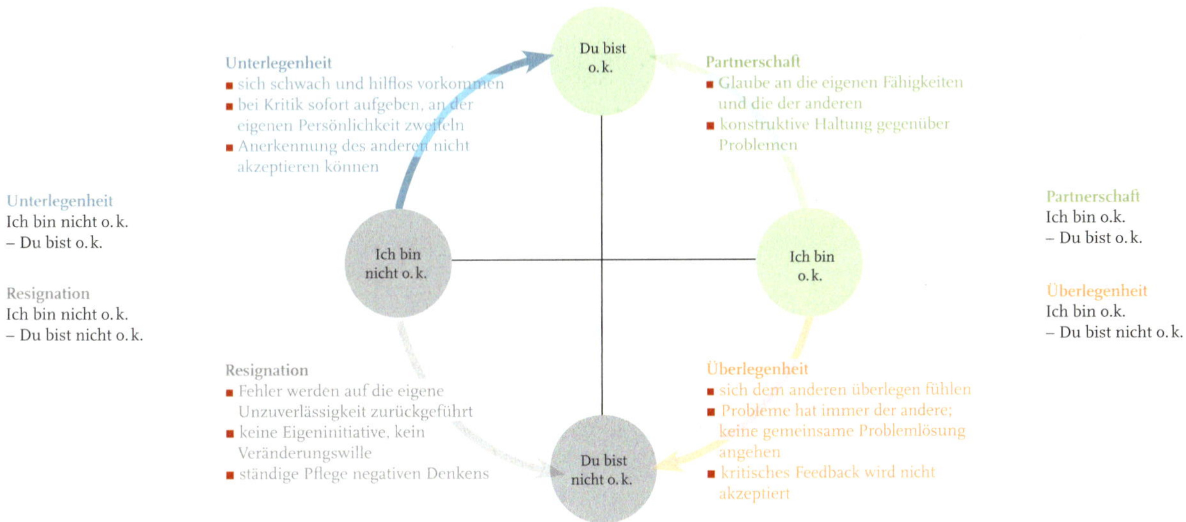

[2] Erwachsenen-Ich

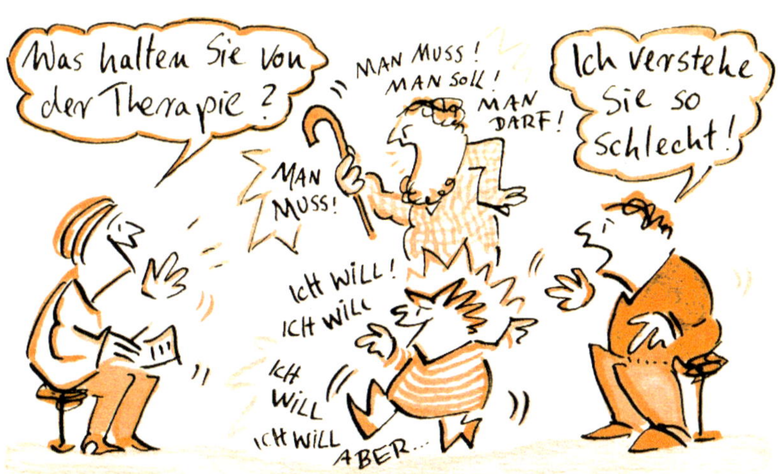
Was halten Sie von der Therapie?
MAN MUSS! MAN SOLL! MAN DARF!
Ich verstehe Sie so schlecht!
MAN MUSS!
ICH WILL! ICH WILL ICH WILL ICH WILL ABER…

1.2 Soziale Machtverhältnisse in der Interaktion

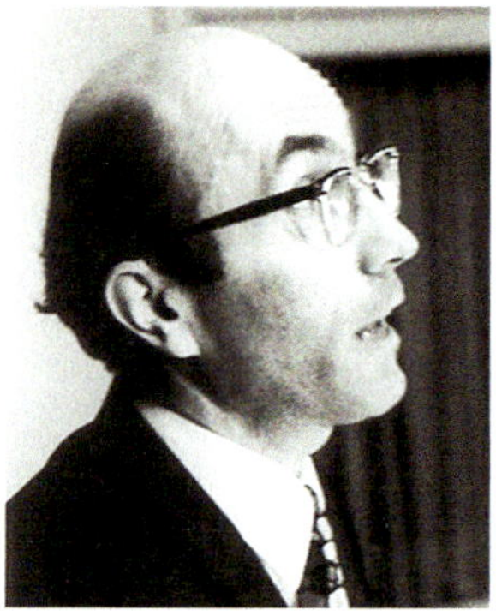

[1] Niklas Luhmann (1927–1998), deutscher Soziologe

Watzlawick | 458
Kontinuum | 125
komplementär | 461

Was ist Interaktion?

Interaktion bezeichnet das komplexe wechselseitige Geschehen zwischen zwei oder mehr Personen. Sie umgreift neben dem äußeren Verhalten z. B.

- bewusste und unbewusste Fantasien,
- Erwartungshaltungen,
- Rollenzuweisungen,
- Gefühls- und Körpererfahrungen.

Der Soziologe Niklas Luhmann (1927–1998) betont, dass Interaktionssysteme – also die Interaktion von mehr als zwei Personen – alles einschließen, was als *anwesend* behandelt werden kann. Daraus folgert er mit Blick auf Watzlawick, dass man in Interaktionssystemen nicht nicht kommunizieren kann; man muss Abwesenheit wählen, wenn man Kommunikation vermeiden will. Mit anderen Worten heißt das, dass Anwesende immer in irgendeiner Form interagieren und – ob ihnen das passt oder nicht – kommunizieren und sich gegenseitig beeinflussen.

Es lassen sich dabei zwei Typen von Interaktionen unterscheiden, die die beiden äußersten Pole eines Kontinuums darstellen:

1. symmetrische Interaktion, die eine gegenseitige Beeinflussung auf Augenhöhe bezeichnet und
2. asymmetrische Interaktion, die eine einseitige Beeinflussung meint. Führt die Asymmetrie zu einer gegenseitigen Ergänzung der Interaktionspartner, heißt sie komplementär.

Symmetrische und asymmetrische Interaktion

Status
gesellschaftliche Stellung

Habitus
gesellschaftliche Arbeitsteilung sowie Anforderungen und Abhängigkeiten

Der soziale Status und Habitus bestimmt ebenso Interaktionen zwischen Menschen wie spezifische Fachkompetenzen. Dieser Sachverhalt kann durch die Unterscheidung von symmetrischen und asymmetrischen Interaktionen zum Ausdruck gebracht werden.

Eine symmetrische oder auch horizontale Interaktion ist dann gegeben, wenn die Beziehung der Interaktionsteilnehmer auf Gleichwertigkeit beruht. Dies ist z. B. unter Fachkolleginnen der Fall, wenn sie eine annähernd gleiche Position in der Institution einnehmen und sich gegenseitig als gleichwertig anerkennen.

Die asymmetrische Interaktion beruht auf der Ungleichwertigkeit der Interaktionspartner. Diese Form der Interaktion wird in Organisationen durch Hierarchien begründet. Die Pflegedienstleitung kann z. B. Schwester Isabell sagen, wie sie bestimmte Pflegehandlungen durchzuführen hat, auch wenn Schwester Isabell anderer Meinung ist und evtl. sogar bessere Argumente für eine alternative Herangehensweise hat. Führungskräfte müssen, um ihre Funktion ausfüllen zu können, oft asymmetrisch interagieren. Die Stations- oder Pflegedienstleitung ist dafür verantwortlich, dass auf der Station alle Arbeiten erledigt werden, und kann deshalb z. B. nur bedingt individuelle Wünsche bei der Dienstplangestaltung berücksichtigen.

Im Pflegealltag kommt gegenüber Patientinnen das Fachwissen der Pflegenden zum Einsatz. Dieser Tatbestand führt zu einer Unterart asymmetrischer Interaktion, der **komplementären** Interaktion. Dies geschieht, sobald Pflegende ihr Wissen konstruktiv einbringen und die Patientinnen dieses Wissen für sich aufnehmen.

Beispiel Die 22-jährige Schwester Isabell erklärt der 35-jährigen Frau Schneider, wie diese ihr neu geborenes Kind wickeln soll. Frau Schneider hört gespannt zu, macht die gezeigten Schritte nach und bedankt sich für Schwester Isabells Hilfe.

Auch wenn symmetrische Interaktionen in der Definition des Sozialphilosophen Jürgen Habermas (geb. 1929) das Ideal gelingender Kommunikation darstellen, können und dürfen asymmetrische Interaktionen – gerade im Pflegealltag – nicht vermieden werden. Pflegebedürftige Menschen, ob jung oder alt, sind immer wieder in der Lage, ihre Situation nicht ausreichend einschätzen zu können. So wissen sie z. B. nicht, welche Behandlung die richtige ist oder welchen Gefahren sie sich und andere durch ein bestimmtes Verhalten aussetzen. In manchen Fällen müssen Pflegende durchaus bestimmend vorgeben, was zu tun ist – ohne jedoch Patientinnen und ihre geäußerten Bedürfnisse und Einschätzungen zu ignorieren. Es würde zu einer unlösbaren Situation führen, wollten Pflegende immer eine in jeder Hinsicht symmetrische Interaktion herstellen.

Obgleich es einsichtig ist, dass asymmetrische Interaktionen in manchen Situationen unvermeidlich sind, fällt es oft schwer, dies zu akzeptieren. Die Auseinandersetzung mit den geschilderten Zusammenhängen verhilft zu einem konstruktiven Umgang mit asymetrischen Situationen. Dies hilft z. B. dabei, nicht alle Anweisungen von Vorgesetzten als Schikane zu interpretieren, sondern als Notwendigkeiten, die eine Führungsaufgabe mit sich bringt. Ebenso hilft dieser Tatbestand zu verstehen, warum Patientinnen sich auflehnen und sich so den Anweisungen der Pflegekräfte zu widersetzen versuchen bzw. sogar versuchen, eine scheinbar überlegene Position einzunehmen, indem sie Schwächen der Pflegenden betonen. Einfühlendes und erklärendes Vorgehen hilft hier oft weiter. Allerdings sollte das Expertenwissen von Pflegekräften nicht dazu verleiten, eigene Interpretationen zu Befindlichkeiten von Patientinnen als gültig zu erachten. Wie sich ein Zustand für das jeweilige Individuum anfühlt, können weder Pflegekräfte noch Ärztinnen wissen – hier haben allein die Patientinnen einen exklusiven Zugang.

Kontrolle des Sprechkanals

Kommunikation erfolgt über verschiedene Kanäle: Sprache (verbal und paraverbal), Mimik, Gestik und Gerüche. Die Kanäle bieten eine Bandbreite an Ausdrucksmöglichkeiten, die mit darüber entscheiden, ob Kommunikation gelingt oder misslingt. Gleichzeitig entscheidet der soziale Status darüber, wer wann zu Wort kommt. Spricht eine statushöhere Person mit einer statusniedrigeren Person, so gewinnt erstere Kontrolle über den Sprechkanal und damit über die Menge an Wörtern, die der unterlegenen zugestanden werden. Dies wird besonders deutlich, wenn man das Sprechverhalten bei ärztlichen Visiten beobachtet. Untersuchungen haben ergeben, dass der Anteil der ärztlichen Verbaläußerungen dabei zwischen 54 % und 75 % liegt. Patientinnen stellen pro Visite durchschnittlich je eine Frage, der Kommunikationsanteil von Pflegenden ist i. d. R. noch geringer.

Visiten | 651

Folgende Techniken können den Sprechkanal kontrollieren:

- einleitende Fragen stellen: Kontrolle des Themas und setzen von Impulsen
- schnelles Wechseln von Themen oder „Empfängern"
- Nutzen von Fachsprache
- Nutzen des Raums, z. B. zeigt ein stehender Mensch einem sitzenden Menschen räumliche Kontrolle

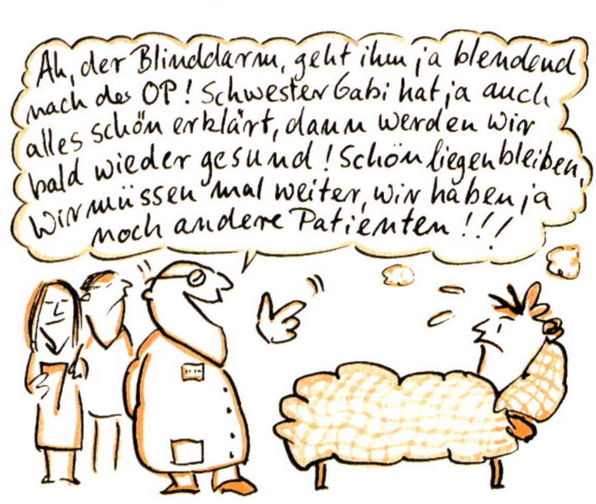
Ah, der Blinddarm, geht ihm ja blendend nach der OP! Schwester Gabi hat ja auch alles schön erklärt, dann werden wir bald wieder gesund! Schön liegenbleiben, Wir müssen mal weiter, wir haben ja noch andere Patienten!!!

Grundstruktur des Machtbegriffs

Macht | 3

Macht wird gewöhnlich als Ursache verstanden, bei einem anderen gegen dessen Willen ein bestimmtes Verhalten zu bewirken. Der Soziologe Max Weber (1864–1920) definiert: „Macht bedeutet jede Chance, innerhalb einer sozialen Beziehung den eigenen Willen auch gegen Widerstreben durchzusetzen, gleichviel worauf diese Chance beruht." Auf Kommunikationsverhältnisse angewandt bedeutet Macht den Versuch, gegen die Überzeugung anderer die eigene Sicht der Welt durchzudrücken. Wenn Macht ins Spiel kommt, wird die Interaktion asymmetrisch. Macht stellt demnach eine Gefahr für gelingende Kommunikation dar. Um Kommunikation in asymmetrischen Machtverhältnissen gelingen zu lassen, ist es für Sprecher erforderlich, die eigene, manchmal unvermeidbare Machtposition zu kennen und sie in der Kommunikation nicht unfair auszuspielen. Funktionsträger im Gesundheitswesen (z. B. pflegerisches oder medizinisches Personal) haben in ihrer Funktion unweigerlich Macht – durch ihr professionelles Wissen und Können einerseits und die relative Hilflosigkeit und Unwissenheit der Patientinnen andererseits. Gelingt es, hier eine angemessene Balance im kommunikativen Umgang miteinander zu finden, so besteht die Chance, dass sich die Kommunikationspartner auf Augenhöhe begegnen und das bessere Argument gewinnt. Die Macht verlagert sich vom puren Zwang, der sich in Drohungen ankündigt, in den Austausch von Argumenten, der sich im Respekt und in der Anerkennung des anderen zeigt. Macht hat dann derjenige, der die größere argumentative Kompetenz oder einfach das bessere Argument hat. Da Kommunikation ein Prozess ist, bleiben die Machtverhältnisse beweglich.

Kommunikationsebenen, auf denen sich Machtunterschiede manifestieren, können sein:

- Sprachverhalten (Redezeit, Unterbrechungen, Lautstärke, Schweigen)
- Themen
- Körpersprache

Aus der Forschung

Ingrid Darmann untersuchte in ihrer qualitativ-heuristischen Studie die zentralen Strukturen in der Kommunikation zwischen Pflegekräften und Patientinnen. Ziel dieser Studie war es, typische, sich wiederholende Kommunikationssituationen und -probleme zu ermitteln, die von Pflegenden in der Berufswirklichkeit gestaltet werden müssen. Sie stellte fest, dass die Kommunikation in der Pflege durch Machtbeziehungen und insbesondere von der „zwingenden" und „verweigernden" Macht der Pflegekräfte geprägt ist. Ein weiteres Ergebnis der Studie besagt, dass Pflegende häufig auf Regeln und Normen (der Schulmedizin) verweisen, ohne diese zu hinterfragen oder zu begründen.

—

Darmann, Ingrid: „Und dann hab ich mit den Füßen getrampelt ... – Macht in der Kommunikation mit Patienten" *Dr. med. Mabuse*, Juli/August 2002, S. 48–52

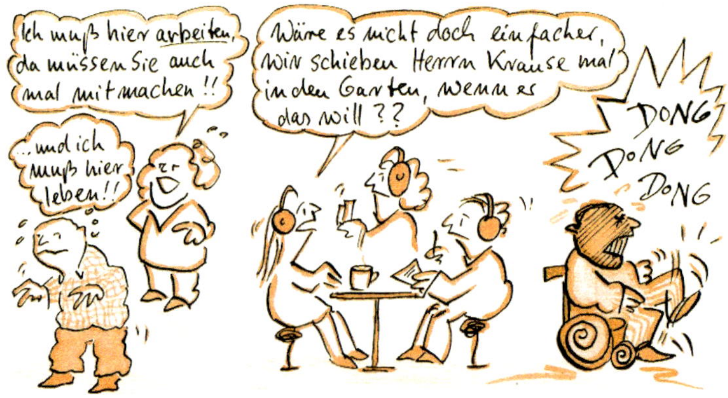
Ich muß hier arbeiten, da müssen Sie auch mal mitmachen!!
...und ich muß hier leben!!
Wäre es nicht doch einfacher, wir schieben Herrrn Krause mal in den Garten, wenn er das will??
DONG DONG DONG

Frauensprache – Männersprache

Ein Blick in die Literatur zur Partnerschaftsberatung zeigt, dass viele Ratgeber bei Frauen und Männern einen grundlegenden Unterschied in der Art zu kommunizieren voraussetzen. Beziehungsprobleme erscheinen so als Kommunikationsprobleme, die auf der Geschlechterdifferenz beruhen. Unbestritten gibt es Unterschiede zwischen Frauen und Männern, die sich auch in der Kommunikation widerspiegeln. Bestandteil der Diskussion (wissenschaftlich oder populärwissenschaftlich) ist jedoch die Frage, wie stark der Anteil von Veranlagung oder Umwelt dabei ist.

In Studien konnten nur wenige Unterschiede in der Kommunikation als naturgegeben und unveränderlich nachgewiesen werden. Wichtig ist zudem, dass der Unterschied innerhalb der Geschlechter noch größer sein kann als zwischen den Geschlechtern. Menschen sind eben unterschiedlich.

Ein „typisch weibliches" oder „typisch männliches" Verhalten und damit auch Kommunizieren ist stark kulturell, d. h. durch die jeweilige Umwelt geprägt. Kinder werden zumeist vom ersten Augenblick an geschlechtsspezifisch erzogen und sehen sich entsprechenden Erwartungen gegenüber. Erfüllen sie diese Erwartungen (z. B. ein besonders fürsorgliches Mädchen zu sein), werden sie dafür belohnt. Sind Jungen besonders empathisch, kann schon einmal der Verdacht geäußert werden, dass sie homosexuell seien oder sicherlich mit der Zeit noch männlichere Züge ausprägen würden. Das Frausein und Mannsein wird demgemäß nicht primär durch die biologische Anlage in Körper und Gehirn, sondern stark durch die Kultur geprägt. In der Gehirnforschung konnte nachgewiesen werden, dass das Gehirn von Frauen kleiner und leichter ist als das von Männern. Dennoch schneiden beide Geschlechter in Intelligenztests gleich gut ab. Die Nervenzellen sind im weiblichen Gehirn anders verteilt, und Frauen nutzen stärker beide Hirnhälften gleichzeitig.

Auch die berufliche Entwicklung ist eine Form der kulturellen Prägung. Pflegende beider Geschlechter bilden Eigenheiten aus, die beruflich notwendig und sinnvoll sind. Im Stationsalltag wird es verständlich, dass ein junger Mann weint, wenn er eine lieb gewonnene Patientin verabschieden muss. Zugleich ist es erwünscht, dass im Sinne der klaren Rollenverteilung eine entsprechend ausgebildete Pflegende oder Ärztin in einer Notfallsituation den Ton angibt und beim Umbetten eines schweren Menschen zielsicher und kraftvoll zupackt. Unterschiede finden sich stärker in den hierarchischen Strukturen. So werden Pflegende noch immer selbstverständlich unter dem Begriff „Schwestern" zusammengefasst und Ärzte gehören sprachlich erwartungsgemäß dem männlichen Geschlecht an. In vielen Häusern wurde im Sinne der Emanzipation der Pflege dazu übergegangen, dass Pflegende ihren Nachnamen auf ihrem Namensschild tragen. Dies betont eine notwendige Distanz zu ggf. abhängigen Patientinnen. Zudem werden auch diese nicht mit den Vornamen angesprochen. Als Statussymbol ist ein Namensschild mit „Frau Schuster" präziser bzw. zeitgemäßer als „Schwester Stephanie".

Ein weiterer Unterschied ist der, dass weibliche Pflegende oder Ärztinnen gegebenenfalls durch ihre Erziehung ein größeres kommunikatives Spektrum ausgeprägt haben. Kommunikation ist erlernt, und Mädchen werden häufiger dazu angeregt, zu kommunizieren. Das bedeutet aber wiederum, dass junge Männer, die einen kommunikativen Beruf erlernen, entsprechende Fähigkeiten erweitern können. Rollenklischees können durch Lernprozesse durchbrochen werden. Kommunikative Fähigkeiten entsprechend den beruflichen Anforderungen und der jeweiligen Situation variieren und können erweitert werden.

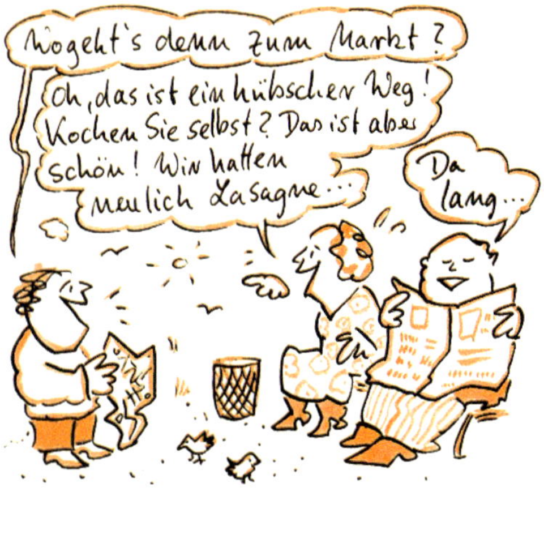
Wo geht's denn zum Markt?
Oh, das ist ein hübscher Weg! Kochen Sie selbst? Das ist aber schön! Wir hatten neulich Lasagne...
Da lang...

Einführung in die pflegerische Fachsprache | 3

Verwendung von Fachsprache

Fachsprachen werden in einem Fachgebiet oder einer Branche benutzt. Sie zeichnen sich aus durch die Verwendung spezifischer Fachwörter und -begriffe sowie bestimmte Phrasen oder interne Abkürzungen.

Fachsprachen werden entwickelt, um einen bestimmten Gegenstandsbereich möglichst exakt beschreiben bzw. erschließen zu können. Sachzusammenhänge können verkürzt und dennoch verständlich dargestellt werden, die Kommunikation wird erleichtert.

Beispiel „Die präoperative Vorbereitung erfolgt nach Standard."

Zu ihrer Einordnung muss die Fachsprache von der Alltagssprache unterschieden werden:

Alltagssprache	Fachsprache/Pflegefachsprache
▪ teils gruppenspezifisch, zumeist aber allgemein verständlich ▪ alters- und regionenabhängig ▪ teils Umgangssprache, teils Hochsprache je nach Gesprächspartnern ▪ kulturell geprägt ▪ über Jahrhunderte entwickelt bzw. immer wieder neu ausgeformt ▪ identitätsbildend – wobei in unterschiedlichen Kontexten unterschiedliche Elemente der Identität ausgelebt werden können, die sich auch sprachlich ausdrücken ▪ von Kindesbeinen an erlernt und immer weiterentwickelt	▪ gruppenspezifisch, Sprachgestus unter Pflegenden und Angehörigen medizinischer Fachberufe – Expertengruppe ▪ für Außenstehende (Laien) schwer verständlich und auch deshalb für die berufliche Identifikation und Weiterentwicklung förderlich (notwendige Fähigkeit, die Dinge so zu beschreiben, dass auch Laien sie gut verstehen können) ▪ im Verlaufe von Aus- und Weiterbildung erlernt ▪ beruflichen Weiterentwicklungen unterworfen und kulturell geprägt ▪ eindeutig, von Experten ausgearbeitet und allgemein anerkannt ▪ noch relativ jung ▪ identitätsbildend

Risiken der Fachsprache:

- ungenügende Übersetzung und Erläuterungen Laien gegenüber (Perfusor, Sono, Echo)
- Missverständnisse bei der Verwendung von doppeldeutigen oder unklaren Fachausdrücken oder Abkürzungen
- Mangelnde Nachfragen bei Unklarheiten oder Missverständnissen, wenn es Verständnisprobleme gibt: „Geben Sie uns dann noch ein Wörterbuch dazu, oder müssen wir das alles schon jetzt verstehen?"

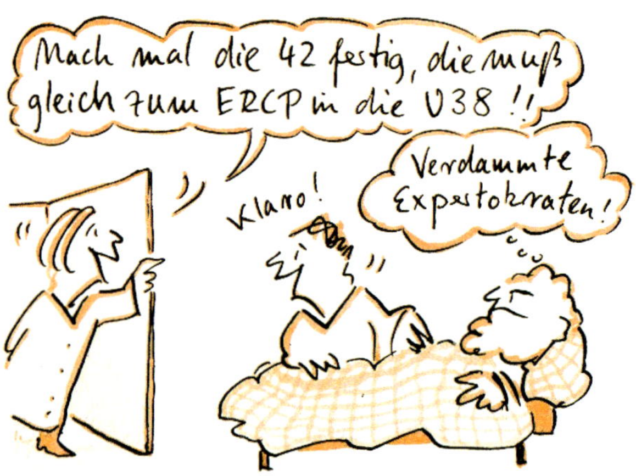
Mach mal die 42 fertig, die muß gleich zum ERCP in die U38!!
klaro!
Verdammte Expertokraten!

Wie bereits dargestellt wurde, dient Sprache dazu, Wirklichkeit zu erschließen. Da die Wirklichkeit sehr komplex ist, haben sich im Laufe der Zeit Wissenschaften ausgebildet, die einzelne Ausschnitte der Wirklichkeit zu erkunden suchen. Hierzu entwickeln die Wissenschaftler verschiedene Modelle, die Antworten auf ihre Forschungsfragen versprechen. Einige Fachsprachen (z. B. aus der Psychoanalyse) sind mittlerweile so verbreitet, dass sie von vielen Menschen in der Welt verstanden werden. Vergessen wird dabei häufig, dass es sich um ein Modell der Wirklichkeit handelt, mit dessen Hilfe bestimmte Sachverhalte gut erklärt werden können, und dass die ursprüngliche Fachsprache nur von einem relativ kleinen Kreis von Spezialisten verstanden wurde.

Fachsprache wird häufig bei der Kontrolle des Sprechkanals als Machtinstrument missbraucht. In diesem Zusammenhang spricht man auch von expertokratisch geprägten Interaktionen. Der Empfänger bekommt keine Chance, auf Augenhöhe mit dem Sender zu kommunizieren.

Gesprächsführung

Das Gespräch als soziale Situation

Die verbale Kommunikation des Menschen wird als Gespräch bezeichnet. Sie ist eine Form des sozialen Kontaktes und durch Rollen bestimmt. So gibt es innerhalb des Gesprächs selbst Rollen, wie die der eher Stillen oder die der Koordinierenden. Zudem bringen alle Gesprächsteilnehmer ihr Rollenrepertoire aus dem Alltagsleben mit ein: das der Mutter, der Krankenschwester, der Ärztin etc. Gespräche sind eine Form von Beziehung, die im öffentlichen (Politik, Gesellschaft) sowie im privaten Raum (Intimität, Geschütztheit) stattfinden kann. Ihr Gelingen ist mitunter von entsprechenden Umgebungsfaktoren geprägt. Gespräche im Krankenzimmer sind zumeist eine Mischung aus öffentlichem und privatem Raum, zumal häufig nicht nur eine Patientin im Raum ist. Auch Gespräche im ambulanten Pflegebereich sind nicht rein privat. Die Pflegekraft tritt als Fremde in den privaten Raum ein und verobjektiviert damit gewissermaßen die soziale Situation.

Formen des Gesprächs

Grundsätzlich unterscheidet man Alltagsgespräche von Gesprächen im beruflichen oder professionellen Kontext. Letztere werden professionelle Gespräche genannt. Sie unterscheiden sich hinsichtlich ihres Ziels, ihrer Struktur und ihres Effekts.

Das Gesprächsverhalten des Menschen hat sich sowohl im privaten wie auch im beruflichen Alltag in den vergangenen Jahrzehnten stark verändert. Auf Grund von Entfernungen und zeitlichen Vorgaben steht häufig nicht mehr das persönliche Gespräch vor Ort im Mittelpunkt, sondern die Kommunikation mittels Überträgermedien wie Telefon, Handy oder PC (Bildtelefonie, E-Mail) gewinnt zunehmend an Raum.

Die Grundform des persönlichen Gesprächs ist der **Dialog**. Er dient dem Austausch, der Unterredung zwischen zwei Menschen oder Gruppierungen in Rede und Gegenrede.

Für Patientinnen ist es ebenso wichtig wie für Pflegende, zwischendurch über unverfängliche und alltägliche Dinge wie das Wetter oder ein Kochrezept zu sprechen. Dieser **Smalltalk** ist nicht in Richtung Problemlösung orientiert, sondern dient dem Ausgleich, dem Aufbau von Vertrauen und der Kontaktpflege. Belastende Themenbereiche werden ganz bewusst vermieden.

Die **Diskussion** als eingehende Erörterung dient dem Meinungsaustausch zwischen zwei oder mehr Personen. Eine gelingende Diskussion zeichnet sich durch klar formulierte Meinungen und Positionen sowie Fairness aus. Diskutierende hören einander zu und lassen verschiedene Meinungen gelten. Teils wird dies durch Moderatorinnen gefördert. Eine ergebnisorientierte Diskussion schließt mit einem Konsens ab. Wenn beispielsweise entschieden werden soll, welche Form der Anrede die Mitarbeiterinnen einer Station bevorzugen, sollte eine Entscheidung gefällt werden, mit der alle gut umgehen können.

Erfahren Patientinnen ihre Situation als Besorgnis erregend und beängstigend, stehen Pflegende ihnen in einem **Problemgespräch** zur Seite und helfen ihnen, die bestmöglichen Lösungen für die bestehende Situation zu finden.

Beratungs-, Anleitungs-, Aufklärungs- und Informationsgespräche sowie die Pflegevisite als berufsspezifische Gesprächsformen werden an anderer Stelle erläutert (Beratung und Anleitung |496, Pflegevisite |651).

Einleitung, Hauptteil und Abschluss professioneller Gespräche

Gelenkte und professionelle Gespräche werden durch eine Kontaktaufnahme oder -wiederaufnahme eingeleitet – die so genannte **Aufwärm- oder Eröffnungsphase**. Dazu gehört neben der direkten Ansprache beispielsweise auch der Blickkontakt oder die schriftliche Kontaktaufnahme.

Neben der Begrüßung und der Vorstellung der Gesprächspartner dient die Eröffnungsphase

- dem Aufbau oder der Aktualisierung von sozialen Kontakten,
- der Erfassung der Grundstimmung des Gesprächs und
- der Rollenverteilung.

Bei formalen Gesprächen werden Rollen wie die Moderation zumeist im Vorfeld bestimmt (z. B. bei Gruppendiskussionen, Verhandlungen). In dieser Phase kann das Gespräch noch wesentlich durch eine ansprechende Gestaltung des Umfeldes gesteuert werden. Dazu gehört neben der Wahl der Räumlichkeiten und der Sitzordnung auch die Bereitstellung von Getränken und Knabbereien.

Der Hauptteil des Gespräches ist primär inhaltlich ausgerichtet und wird auch **Inhaltsphase** genannt. Festgelegte oder sich ergebende Gesprächs- oder Diskussionsthemen werden besprochen und weiterentwickelt. Im privaten Einzelgespräch ergibt sich häufig ein Thema aus dem anderen, während im größeren Rahmen geplante Inhalte bearbeitet und ergänzt werden. Der Informationsaustausch wird häufig mit Entscheidungen und Abstimmungen abgeschlossen.

Wenn der inhaltliche Austausch abgeschlossen ist, tritt in der **Abschlussphase** das soziale Element des Gespräches wieder mehr ins Blickfeld. Nach einer Absicherung, dass alle relevanten Dinge besprochen oder vertagt wurden erfolgt eine Art Ausklang. Verabschiedungen werden durch Riten wie der Absprache weiterer Termine, einem kleinen Plausch, dem Austausch von Grüßen und dem Händeschütteln begleitet.

Rahmenbedingungen professioneller Gespräche

Das Gelingen eines Gespräches hängt nicht zuletzt von seinen Rahmenbedingungen ab. Daher versuchen Pflegende, professionellen Gesprächen einen angemessenen Rahmen zu geben. Kann ein Gespräch vorbereitet werden, so erfolgen konkrete Absprachen (auch darüber, wer am Gespräch teilnehmen soll), sodass ausreichend Zeit zur Verfügung steht, sich auf die Gesprächspartner einzulassen. Es bietet sich an, auf jeder Station einen ruhigen und ansprechend gestalteten Raum einzurichten, in welchem sowohl Mitarbeitergespräche als auch Gespräche mit Patientinnen und/oder Angehörigen stattfinden können. Wenn ein Gespräch nur im Patientenzimmer möglich ist, ist zu entscheiden, wer mit im Raum ist und wie die Sitzordnung gestaltet wird (Augenhöhe auch bei bettlägerigen Patientinnen). Vor jedem geplanten Gespräch werden erforderliche Informationsmaterialien und Dokumente vorbereitet. Je nach Anlass auch Getränke und kleine Häppchen. Pflegerische Tätigkeiten und Formen der Therapie wie die Mobilisation können für Gespräche genutzt werden. Schwieriger ist die Gestaltung der Rahmenbedingungen in der ambulanten Pflege, da die Pflegenden nicht über die Räume im privaten Haushalt verfügen können. Dort sollte überlegt und abgesprochen werden, in welchem Raum ungezwungen und vertraulich geredet werden kann und welche Vorbereitungen erforderlich sind.

Mitarbeitergespräche | 490

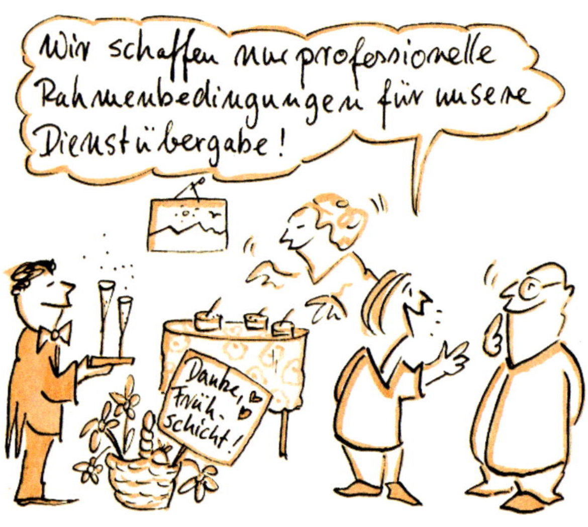
Wir schaffen nur professionelle Rahmenbedingungen für unsere Dienstübergabe!
Danke, Früh-schicht!

Direktive und nondirektive Gesprächsführung

Es lassen sich zwei Formen der Gesprächsführung unterscheiden: die direktive und die nondirektive Gesprächsführung.

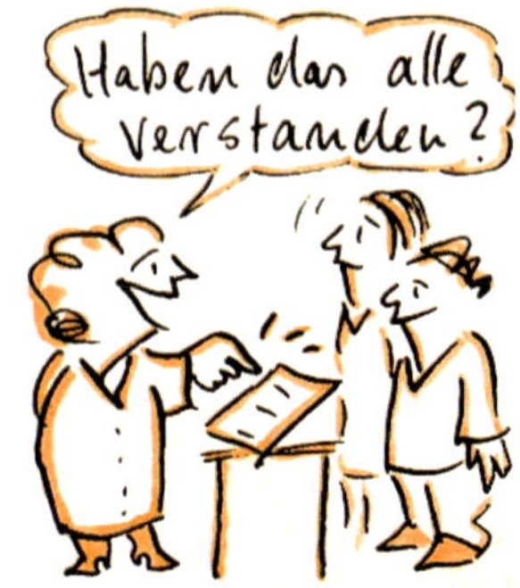

Die **direktive Gesprächsführung** zeichnet sich dadurch aus, dass eine Person das Gespräch aktiv leitet. Gezielte Fragen werden eingesetzt, um konkrete Informationen einzufordern und den Verlauf zu lenken. Das Gespräch folgt einem definierten Ziel und läuft nach Regeln ab, die bei Bedarf auch eingefordert werden können. Dazu gehört, dass keine Gesprächspartnerin die andere unsachlich angreift. Die Kommunikation ist klar und direkt. Die Formulierungen sind konkret und bindend. Im Sinne der Klarheit können geschlossene Fragen oder Alternativvorschläge eingesetzt werden.

Beispiel Schwester Sandra hat ihre Kolleginnen zum Gespräch gebeten, um ihnen zu sagen, dass in Notfällen Rollenverteilungen eingehalten werden müssen und nicht diskutiert werden: „Wenn wir uns als Team nicht auf die Übernahme der Verantwortungen verlassen können, gefährden wir die Patientinnen." Im Sinne der Klarheit fragt sie abschließend die schweigenden Kolleginnen: „Sind damit alle einverstanden?"

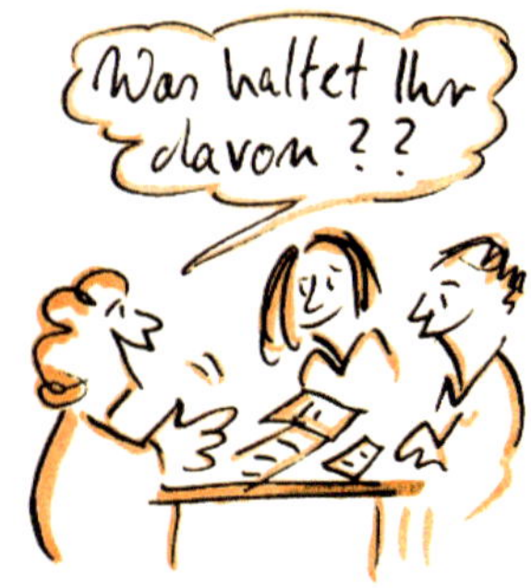

Die **nondirektive Gesprächsführung** gestaltet sich offener gegenüber dem Gesprächsverlauf und dem Ergebnis des Gesprächs als die direktive Gesprächsführung. Bei der nondirektiven Gesprächsführung ist die Person zurückhaltend und versucht, dem Gesprächspartner nicht zu nahe zu treten bzw. ihn zu drängen. Deshalb kommt hierbei eher das Feedback oder das Spiegeln zum Einsatz als direktes Fragen oder klare Ansagen. Die nondirektive Gesprächsführung ist für Beratungsgespräche besonders geeignet. Die Kommunikationspartner werden gezielt aktiviert, eigene Vorstellungen, Gedanken und Gefühle einzubringen. Gerne wird mit offenen Fragen gearbeitet. Wenn Lösungsvorschläge angeboten werden, wird das Gegenüber gefragt: „Was sagen Sie dazu?" So werden z. B. Patientinnen oder Mitarbeiterinnen zur Auseinandersetzung herausgefordert, bewusst in die Entscheidungsfindung eingebunden und erhalten die Möglichkeit, Position zu beziehen.

Beispiel Schwester Sandra möchte gemeinsam im Team eine sichere Vorgehensweise erarbeiten und fragt: „Wie geht es euch jetzt gerade, wenn ihr auf unsere Zusammenarbeit bei der Reanimation bei Herrn Sauter zurückblickt?" Am Schluss des Gespräches betont sie, was ihr wichtig ist: „Ich danke euch, dass wir uns gemeinsam auf eine Verteilung der Verantwortungen einigen konnten. Besonders wichtig ist mir, dass ich mich darauf auch in Notfallsituationen verlassen kann."

Zuhören, verstehen, fragen

Gelingende Kommunikation zeichnet sich dadurch aus, dass die Gesprächspartner einander wahrnehmen und zuhören. Sie verstehen das, was ihre Gesprächspartner ihnen vermitteln wollen. Da jeder Mensch auf eine andere Art und Weise denkt und fühlt, werden im professionellen Gespräch Gesprächstechniken genutzt, die dieses Verständnis fördern und dem Gegenüber Interesse an ihm und seinen Äußerungen vermitteln.

Fragetechniken dienen nicht dazu, ein Gespräch im eigenen Sinne zu steuern oder zu manipulieren. Dennoch sollten die grundlegenden Fragetechniken Pflegenden als Kommunikationstechniken vertraut sein, um durch ihren bewussten Einsatz einen gezielten Gesprächsverlauf zu ermöglichen, in dem sich alle Gesprächspartner wohl und gleichberechtigt fühlen. Grundlage hierfür ist, dass der Einsatz der Techniken mit der inneren Haltung übereinstimmt.

Metakommunikation

Metakommunikation
Verständigung von Kommunikationspartnern über den Kommunikationsvorgang selbst
meta, griech. = höher, darüber

Die Metakommunikation, also die Kommunikation über die Kommunikation, ist hilfreich, um Missverständnisse, Blockaden und Unstimmigkeiten aufzudecken. Das Gespräch und die Gesprächssituation werden dazu aus einer Metaebene heraus betrachtet, die den Überblick über das Geschehen vermittelt. Sie ermöglicht eine offene Klärung, da die Gesprächspartner aus der Situation herausgehen und sie von außen betrachten. Ganz frei von Störungen ist jedoch auch dieser Zustand nicht, da die völlige Differenzierung nicht möglich ist.

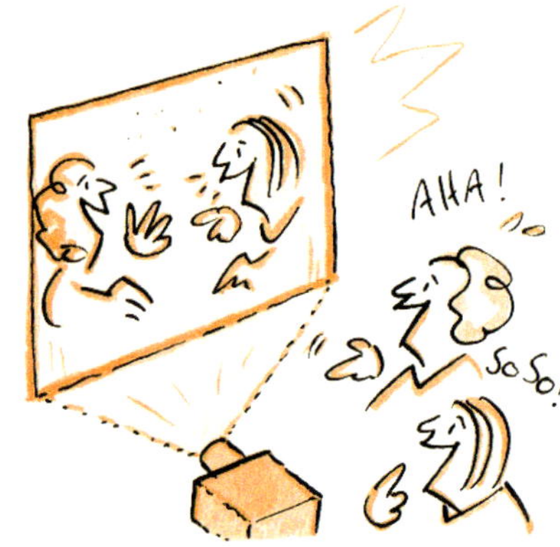

Gesprächstechniken

Kommunikationsförderer und -hemmer

Der kommunikative Prozess wird durch kommunikative Handlungen beeinflusst, die auf den Gesprächsverlauf entweder fördernd oder hemmend wirken können.

Gesprächsförderer	Gesprächshemmer
Zuhören: Die Ansichten und Sichtweisen des Gesprächspartners erst einmal als solche aufnehmen und ihn in der Situation und im Gespräch ankommen lassen.	**Unterbrechen:** Ob nonverbal (wie mit verdrehten Augen und einem umherschweifenden Blick) oder verbal zu unterbrechen, weil das Gegenüber zu lange braucht, um „auf den Punkt zu kommen“.
Ich-Botschaften senden: In der Ich-Form sprechen und so die eigene Person und Reaktionen bezüglich des Gesprächs mit einbringen.	**Du-Botschaften senden:** Du-Botschaften klingen schnell bestimmend und vorwurfsvoll oder besserwisserisch und sollten deshalb mit Bedacht eingesetzt werden.
Paraphrasieren und Respekt zeigen: Sachliches Beschreiben oder Wiederholen von zentralen Punkten des Gehörten, um ein Verständnis abzusichern und zu zeigen, dass das Gesprochene ganz bewusst wahrgenommen wird.	**Eigene Erfahrungen und Ratschläge in den Vordergrund stellen:** Lösungsansätze sollten sich aus der Person selbst herausentwickeln und nicht von außen aufgesetzt werden, zudem ist die Übertragbarkeit stark eingeschränkt.
Rückfragen: Bei Verständnisproblemen rechtzeitig nachfragen, damit dem Gespräch weiterhin gefolgt werden kann. Das Nachhaken bei wichtigen Aussagen zeigt Interesse und unterstützt den Reflektionsprozess.	**Bewerten statt akzeptieren:** Wenig förderlich bzw. sogar verletzend ist der Hinweis, dass ein Lösungsansatz oder ein Verhalten als solches falsch ist oder eine Person eine Art oder Sichtweise hat, die nicht den eigenen Vorstellungen entspricht.
Fokussierung: Konzentration und Ausrichtung auf den Gesprächspartner und seine Aussage.	**Unkonzentriertheit:** immer wieder andere Gespräche, Absprachen, Telefonate etc. „nebenher“ erledigen
Feedback: Konstruktive und wertschätzende Rückmeldungen geben, wie man den Gesprächspartner und die Situation wahrnimmt.	**Herunterspielen:** Die Reaktion, es sei alles nicht so schlimm oder andere hätten viel schlimmere Schicksale.

Ich-Botschaften

Ich-Botschaften gehen in der Formulierung vom jeweils Sprechenden aus. Sie verdeutlichen die eigene Position, unterstützen eine Klärung von Beziehungs- und Arbeitsstörungen. Sie tragen zur Entschlüsselung von Verhaltensweisen und Reaktionen bei. Aussagen und Fragen werden in der Ich-Form so formuliert, dass die eigene Einbezogenheit und Sicht deutlich wird. So werden mögliche Konflikte vermieden, reduziert oder beendet und Widerstände aufgearbeitet. Auch wenn keine Konflikte vorliegen, sind konkrete Ich-Botschaften und der Ausdruck der eigenen Gefühle unterstützend:

Beispiel „Es wäre mir lieb, Sie würden mir gleich sagen, was Sie evtl. noch brauchen."

Eine konfrontierende Ich-Botschaft hat zum Ziel, eine Verhaltensänderung auszulösen, ohne sie zu erzwingen. Sie benennt den Veränderungswunsch und bestehende Grenzen konkret und verweist, ohne zu verletzen, auf mögliche Konsequenzen.

Beispiel „Mich stört es, wenn Sie hier mit dem Handy telefonieren, weil ich dann nicht mehr in Ruhe und mit Genuss essen kann."

Wichtig ist es, neben unangenehmen Gefühlen auch positive Botschaften und Emotionen zu äußern und Verhaltensweisen zu bestätigen:

Beispiel „Ich habe mich sehr gefreut, zu sehen, welche Fortschritte sie gemacht haben."

Indem die Wirkung des Verhaltens aufgezeigt wird (z. B. ausgelöste Gefühle) entsteht eher Offenheit als der Eindruck von Vorschriften oder Prinzipienreiterei. So werden keine Schuldzuweisungen gemacht oder Verhaltensänderungen eingefordert, sondern den Angesprochenen wird die Möglichkeit gegeben, gelassen zu reagieren. Lösungen können dann durch die Angesprochenen oder gemeinsam gefunden werden.

Du-Botschaften hingegen wirken häufig wie Verhaltensanweisungen oder Vorwürfe und können so Konfrontationen auslösen. Sie existieren im täglichen Leben in Form von Regeln, Werten und Normen, wie: „Du sollst nicht töten." Auch in Gesprächen werden derartige Botschaften häufig vermittelt und wirken dann abwertend, besserwisserisch oder moralisierend: „Du solltest die Sache einfach ganz anders angehen." Oder: „Das Handy dürfen Sie in unserem Hause nicht nutzen."

Aktives Zuhören

Aktives Zuhören zeichnet sich gegenüber dem passiven Zuhören durch gezielte Aktivierung und Anregung des Erzählenden aus. Es hilft dem Sprechenden, sich wirklich verständlich zu machen. Das aktive Zuhören ist Bestandteil der personenzentrierten Gesprächsführung. Beim aktiven Zuhören sind alle Kommunikationskanäle geöffnet. Insbesondere in Gesprächen mit Personen, die aktuell Probleme verarbeiten, ist diese Form der Gesprächsführung angebracht. Sie lässt der Gesprächspartnerin gezielt viel Raum, vermittelt ihr dennoch Sicherheit und Nähe. Im Sinne der Hilfe zur Selbsthilfe werden keine Anweisungen oder Verhaltensratschläge gegeben. Wichtiger ist es, zuzuhören und Raum für eine ausführliche Darlegung des Problems einzuräumen oder ggf. ein entsprechendes Feedback zu geben. Das aktive Zuhören kann durch Gesprächsförderer wie das Signalisieren von Interesse begleitet werden. Neben Blickkontakt und Kopfnicken kann der Prozess durch gezieltes Nachfragen nach Verläufen oder Empfindungen gefördert werden:

personenzentrierte Gesprächsführung | 462

Beispiel „Was ist genau geschehen? Wie haben Sie sich gefühlt, als Ihnen mit einem Mal ‚die Luft wegblieb'?"

Spiegeln

Das Spiegeln beschreibt eine Gesprächstechnik, bei welcher ein Gesprächspartner dem anderen ein Spiegel ist. Das bedeutet, dass er das zurückspiegelt, was er im Gesprächsverlauf verstanden und beobachtet hat. Ziel des Vorgehens ist es, eine Art Plattform für die Selbstreflexion des Gegenübers zu sein. Der Umgang mit dieser Technik erfordert viel Feingefühl, Empathie und Respekt vor der Situation. Das Spiegeln kann in Bewegungen oder in Form einer Rückfrage geschehen.

Beispiel „Verstehe ich das richtig, dass Sie in diesem Moment so erschrocken waren, dass Sie gar nicht mehr reagieren konnten?"

Paraphrasieren

Das Paraphrasieren bezeichnet das Wiedergeben dessen, was der Gesprächspartner gesagt hat – aber in eigenen Worten. Damit wird abgesichert, dass die Ausführungen richtig verstanden wurden. So können Missverständnisse umgehend ausgeräumt bzw. korrigiert werden. Diese Technik wird von geübten Therapeutinnen erfolgreich angewandt. Sie kann bei mangelnder Erfahrung eher Distanz auslösen.

Verbalisieren

Beim Verbalisieren werden Gedanken oder Gefühle in Worte gefasst. Damit gelangen sie besser ins Bewusstsein. Das würde bedeuten, dass Pflegende äußern, wie sie sich in diesem Moment in einem Gespräch fühlen, das ihnen beispielsweise sehr nahe geht.

Beispiel „Ich danke Ihnen für Ihr Vertrauen. Ich bewundere, wie Sie mit der Situation umgehen."

Konfrontieren

Beim **Konfrontieren** geben sich Gesprächspartner eine direkte, ehrliche Rückmeldung darüber, wie die Aussagen und das Verhalten des anderen auf sie wirken. Damit fordern sie sich zur Auseinandersetzung heraus und lösen im Idealfall einen Erkenntnisprozess aus. Diese Gesprächstechnik hilft beispielsweise, Widersprüche in Sicht- oder Verhaltensweisen aufzudecken. Im Gegensatz zum Spiegeln ist diese Vorgehensweise nicht neutral, sondern steuernd und zielgerichtet.

Beispiel „Sie beschreiben Ihren Aufenthalt auf unserer Station als große Belastung und sind gleichzeitig nicht bereit, über eine baldige Rückkehr nach Hause nachzudenken."

Eine Form der Auseinandersetzung ist die Konfrontation mit eigenen Einschränkungen wie schweren Erkrankungen oder einer beginnenden Demenz. Pflegende fragen sich, wie stark sich Patientinnen damit auseinandersetzen wollen. Sie signalisieren ihnen frühzeitig ihre Bereitschaft zur offenen Kommunikation.

Beispiel „Wenn Sie irgendwelche Fragen haben oder einfach einmal mit jemandem sprechen wollen, bin ich für Sie da. Ich verstehe, dass Sie den Zeitpunkt dafür selbst wählen wollen."

Fragetechniken

Funktion und Wirkung von Fragen – „Wer fragt, der führt."

Bei jedem Gespräch werden mehr oder weniger bewusst unterschiedliche Gesprächstechniken eingesetzt. In gewissem Sinne ist dies bereits durch unsere Sozialisation automatisiert und muss nur in bestimmten Kontexten reflektiert werden. Auch Fragen sind Gesprächstechniken. Sie eröffnen Gespräche, zeigen die Zugewandtheit der Fragenden sowie die Bereitschaft zum Zuhören. Das erzeugt beim Gesprächspartner Vertrauen, denn er fühlt sich – wenn die Fragen ehrlich und zugewandt sind und nicht Pflicht oder reine Neugierde – verstanden.

Fragen bieten die Möglichkeit, Gespräche zu lenken, um beispielsweise in der Anamnese das zu erfahren, was aktuell relevant ist. So dienen sie dem Informationsgewinn und dem gegenseitigen Verständnis. Sie bieten neue Impulse, motivieren und strukturieren sowohl die Gespräche selbst als auch deren Inhalte. Dabei ist nicht nur die Fragetechnik wichtig, sondern auch der richtige Moment, die richtige Zeit, das Umfeld, sowie die Stimmlage. Während beim Lesen eine Frage als solche sofort an dem Satzzeichen zu erkennen ist, muss diese in der mündlichen Form durch die Intonation gekennzeichnet werden (Tonhöhe und -verlauf, Betonung).

Die fragende Person sollte ihr Gegenüber und sein Befinden immer im Blick haben, denn zu viele oder nicht angemessen erscheinende Fragen können Unmut hervorrufen. Es sollte vermieden werden, mehrere Fragen gleichzeitig zu stellen oder die Fragen durch zu lange Ausführungen anzureichern. Nicht zu vernachlässigen ist, dass Fragen immer etwas Aufdringliches und Zudringliches haben können. Die gesprächslenkende Wirkung von Fragen kann durch Widerstände gestört bzw. beeinträchtigt werden.

W-Fragen und geschlossene sowie offene Fragen

Auf der Basis von Fragen können Informationen erschlossen werden. Die am häufigsten verwendeten Fragen sind die so genannten W-Fragen. Sie orientieren sich an den Fragewörtern wer, wie, was, wo, weshalb, wann, wozu.

W-Fragen werden zumeist als offene Fragen gestellt, d. h. als Fragen, die eine ausführliche Antwort ermöglichen und damit öffnend sind: „Wo haben Sie Schmerzen?" Bei geschlossenen Fragen kann der Gesprächspartner nur mit „Ja" oder „Nein" antworten: „Haben Sie Schmerzen in der Wade?" Aber auch W-Fragen können geschlossen sein, obwohl sie nicht nur mit „Ja" oder „Nein" beantwortet werden. Denn teilweise bleibt dem antwortenden Gesprächspartner nur wenig Spielraum: „Wie viele Schmerztabletten wollen Sie heute noch einnehmen?" Geschlossene Fragen werden auch als Entscheidungsfragen bezeichnet, da sie von dem Gesprächspartner fordern, dass er eine klare Position bezieht und damit eine Entscheidung fällt. Sie sind geeignet, um schnell Informationen einzuholen und über Fakten zu sprechen. Für emotionale Situationen eignen sie sich weniger, da sich der Gesprächspartner in die Enge gedrängt fühlen könnte: „Haben Sie ein psychisches Problem?"

Offene Fragen sind besser geeignet, zu einem Gespräch einzuladen, Erfahrungen, Wünsche und Gedanken des Gesprächspartners zu erfahren, geschlossene Fragen ermöglichen Konkretisierung und den schnellen Zugang zu einer klaren Information, z. B.:

- Was ist geschehen?
- Wo bestehen Probleme? Wo ist der Unfall passiert?
- Wie machen sich die Probleme bemerkbar?
- Wann sind die Beeinträchtigungen das erste Mal aufgetreten?
- Wer unterstützt Sie in ihrem Alltag?
- Wie viele Brötchen möchten Sie denn gerne zum Frühstück?
- Wie lange brauchen Sie Unterstützung?

Sonstige Fragen

Alternativfragen bieten dem Gesprächspartner mindestens zwei Alternativen an, aus welchen er auswählen kann. So wird er bei seiner Entscheidungsfindung unterstützt.

Beispiel „Würden Sie ein Einzelzimmer ohne Dusche oder ein Doppelzimmer mit Dusche bevorzugen?"

Taktische Fragen werden mit einem vorbestimmten Ziel eingesetzt. Zumeist sind es Gegenfragen oder auch Kontrollfragen:

Beispiel Patientin: „Wann können Sie bei mir heute noch den Blutdruck messen?" Pflegende: „Haben Sie das Gefühl, dass Ihr Blutdruck wieder erhöht ist? Dann messe ich ihn gerne noch einmal. Wann sind Sie denn wieder für eine längere Zeit in Ihrem Zimmer?"

Suggestivfragen sind beeinflussend und sollten deshalb weitgehend vermieden werden. Die Fragen sind sehr eng gestellt, enthalten schon indirekt die Antwort. Der Gesprächspartner wird gelenkt oder gar gedrängt, was im Nachhinein seinen Ärger auslösen kann. Suggestivfragen beinhalten die erwartete Antwort teilweise schon implizit: „Sie wollen doch nicht wirklich um diese Zeit noch ein Steak essen?" Im Sinne eines Angebotes kann jedoch auch diese Form (sparsam) verwendet werden: „Ist es in Ordnung wenn ich mir Ihre Bilanzierung in einer Stunde abhole?" oder auch „Sind Sie nicht auch der Meinung, dass es besser wäre, wenn ..."

Fehlen noch spezifische Informationen über einen Zusammenhang oder Sachverhalt, können **Detailfragen** gestellt werden. Dazu werden aus dem Gesagten des Gesprächspartners zentrale Informationen entnommen, und es wird so nachgefragt, dass diese in den weiteren Ausführungen durch ihn konkretisiert werden:

Beispiel „Welche Einschlafrituale hat Ihr Kind genau?" oder „Wie haben Sie sich gefühlt, als Sie davon erfahren haben?"

Problem-Analyse-Fragen dienen dazu, den Hintergrund eines Problems besser zu verstehen. Der aktuelle Zustand wird genau betrachtet (Ist-Analyse), um zu erschließen, wo Veränderungsbedarf besteht (Soll-Zustand):

Beispiel „Was stört Sie an dieser Situation am meisten? Wo sehen Sie den größten Veränderungsbedarf?"

Zielfragen zielen auf ein bestimmtes Ergebnis ab. Damit gehen sie über eine Problembetrachtung hinaus und eröffnen dem Gesprächspartner neue Horizonte. Er macht sich bewusst, welches Ziel er anstrebt und bedenkt zugleich mögliche Wege dorthin:

Beispiel „Was wäre denn eine vorstellbare Alternative?"

Fragen können auch **nonverbal** ausgedrückt werden. So bedeutet das Anheben oder das Senken der Augenbrauen eine fragende Haltung, die durch ein Vorbeugen des Oberkörpers verstärkt werden kann.

Beim **Paraphrasieren** oder **Kontrollfragen** wird der zentrale Anteil einer Aussage des Gegenübers in eigenen Worten wiedergegeben. Dahinter verbirgt sich die Frage, ob das Gesagte richtig verstanden wurde; die Gegenfrage, die gegenseitiges Verstehen absichert. Dabei wird zumeist der Schwerpunkt auf den emotionalen Anteil gelegt:

Beispiel „Habe ich das richtig verstanden, dass Sie sich schuldig fühlen, ihre Mutter nicht selbst zu versorgen, sondern in unserem Heim untergebracht zu haben?"

Feedback geben

Was ist Feedback?

Von der Wortbedeutung beschreibt das Feedback eine Rückkoppelung: Ausgangs- und Eingangssignal nehmen aufeinander Einfluss. Wenn sich Personen in bestimmten Situationen (z. B. bei der gemeinsamen Arbeit, beim Lernen, nach Präsentationen) Rückmeldungen geben, findet ein **soziales Feedback** statt.

Ein Feedback hat einen kritischen Ansatz und kann positiv oder auch negativ ausfallen. Ein Mensch kann sich gerade dann weiterentwickeln, wenn ihm auch seine eigenen Schwächen bewusst werden. Gelungenes soziales Feedback zeichnet sich aber dadurch aus, dass es konstruktiv und damit hilfreich ist und des Weiteren mit den positiven Aspekten beginnt. Jeder Mensch hat positive Eigenschaften, und wenn ihm klar ist, dass diese wahrgenommen werden, kann er kritische Aussagen besser annehmen. Ein Feedback bezieht sich dabei nicht auf den ganzen Menschen und seine Eigenarten, sondern auf den Bereich, der gerade Thema ist, oder auf das Ziel, das angestrebt wurde: Ich will dem anderen zeigen, wie ich ihn und sein Verhalten erlebe und was es für mich bedeutet. Ich will ihm meine eigenen Bedürfnisse und Emotionen zeigen, damit er darauf Rücksicht nehmen kann. Nicht zuletzt will ich ihm sagen, wie eine Zusammenarbeit zwischen uns möglicherweise verbessert werden könnte.

Konstruktives Feedback ist eine Gesprächsform, bei der Menschen voneinander und übereinander lernen. Es ist ein Prozess des Gebens und Nehmens und so angelegt, dass das Gegenüber sich nicht abgewertet oder angegriffen fühlt.

Wichtige Aspekte des Feedbacks

Jede Nachricht sollte so **klar** und **eindeutig** sein wie nur möglich, um verstanden zu werden und um Missverständnisse zu vermeiden. Sie sollte **unmittelbar** auf die zu Grunde liegende Situation folgen und **konstruktiv** sein. Insbesondere wenn Kritik geübt wird, kann es sonst zu gravierenden Missverständnissen kommen. Konstruktives Feedback unterstützt den Menschen, anstatt ihn zu verletzen. Eine Feedback-Runde ist dementsprechend nicht der Ort, um schwelende Konflikte auszutragen. Auch wenn ein Großteil der Klasse während des Unterrichts oder eines Vortrages schwätzt, ist dies eine Rückmeldung. Sinnvoller ist es jedoch, die Schwächen des Vortrages anzusprechen oder Rückfragen zu stellen, um so die Situation im Sinne aller zu verändern.

Die Rückmeldung ist **sachlich**, sie bezieht sich auf eine Sache oder auch bestimmte mit der Situation zusammenhängende Verhaltensweisen (wie beispielsweise das Spielen mit einem Stift, der einfach zur Seite gelegt werden kann), ohne jedoch die Persönlichkeit anzugreifen.

Objektives Feedback ist unabhängig davon, welche Person es gibt, gültig. Die zu Grunde gelegten Maßstäbe können gemeinsam festgelegt werden oder sind den Teilnehmenden zumindest bekannt. Zum Beispiel können für die Ausbildung bestimmte Checklisten erarbeitet werden, anhand derer die praktische Prüfung stattfindet. Feedback ist jedoch immer nur bedingt objektiv, da die Werte der urteilenden Person mit einfließen. Je genauer ein objektives Ziel formuliert ist, desto geringer ist die Gefahr, dass die eigene Wertung zu sehr dominiert.

Beim **subjektiven Feedback** kommen eigene Ansätze, Wünsche, Bedürfnisse mit hinein. Die Informationen und Bewertungen gehen stärker von der reflektierenden Persönlichkeit und deren individuellen Maßstäben aus. Rückmeldungen werden möglichst entsprechend formuliert und können als Anregungen konstruktiv Hilfe leisten. Sie können sich mit dem objektiven Feedback decken oder davon abweichen. Wichtig dabei ist, dass der Feedback-Geber deutlich macht, dass es sich um seine persönliche Meinung handelt.

Geben und Empfangen von Feedback

Möchte eine Person ein Feedback geben, sollte ihr bewusst sein, dass ein gelungenes Feedback:

- **gewünscht** ist, damit es angenommen werden kann und nicht aufgezwungen wird. Bevor unaufgefordertes Feedback gegeben wird, ist es besser nachzufragen, ob das in Ordnung ist. Nicht in jeder emotionalen Lage besteht die gleiche Bereitschaft, Rückmeldungen anzunehmen.
- **zeitnah** und regelmäßig erfolgt, damit sich alle noch genau an die Situation erinnern und eine Verhaltensänderung möglich ist.
- **sachlich richtig, klar** und beschreibend ist, nicht interpretierend oder bewertend. Dazu gehört der Verzicht auf die Zuordnungen „immer“ und „nie“.
- dem Gegenüber **Akzeptanz signalisiert** sowie eine konstruktive Ausrichtung besitzt (nicht tadelnd oder eine Person in Frage stellend, sondern den Entwicklungsprozess unterstützend).
- sich **konkret** auf ein Verhalten oder Aussagen bezieht.
- **brauchbar** ist: Keine Lösungsvorschläge anbieten oder Änderungen erzwingen– letztlich handelt jeder auf seine Weise – jedoch durchaus zur Suche nach eigenen Lösungsansätzen anregen.
- angebracht und der Situation **angemessen** ist und immer die Bedürfnisse der anderen Personen im Auge behält. So ist es wichtig, nicht zu viel auf einmal anzusprechen und darauf zu achten, dass es neue Informationen sind.
- mit den **positiven Aspekten**, dem Gelungenen und den Stärken beginnt, damit eine offene Atmosphäre entsteht.
- **ehrlich** ist und den **subjektiven Eindruck** als solchen bezeichnet, indem Verallgemeinerungen wie „man“ oder „wir“ vermieden werden und in der Ich-Form gesprochen wird: „Ich denke dass ...“; „Für mich persönlich wirkte es ...“

In „Blitzlichtrunden“ äußern alle Teilnehmerinnen in ein bis zwei Sätzen ihre momentanen Befindlichkeiten und Wünsche. Damit wird der Tag oder die gemeinsame Arbeit als solche abgeschlossen und die Konzentration kann wieder auf andere Dinge gelenkt werden.

Diejenigen, die ein Feedback bekommen, versuchen sich diesem möglichst offen zu stellen. Dazu machen sie sich bewusst, in welchem Zusammenhang und mit welchem Ziel das Feedback gegeben wird. Wie effektiv ein Feedback ist, hängt immer mit von der Haltung aller Gesprächsteilnehmer ab, von der differenzierten Wahrnehmung jedes Einzelnen. Feedback-Empfänger bemühen sich deshalb:

- ganz bewusst zuzuhören, den anderen ausreden zu lassen und, nur wenn es notwendig erscheint, nachzufragen, wie etwas gemeint ist.
- sich innerlich etwas zu distanzieren, um die Sachlage so quasi von außen zu betrachten.
- darauf zu verzichten, sich zu rechtfertigen oder auch zu erklären.
- nach dem Feedback dem Feedback-Gebenden für seine Offenheit und Fairness zu danken.
- mit etwas Abstand über die Inhalte des Feedbacks nachzudenken und innerlich zu sortieren, welche Anteile berechtigt waren und welche Konsequenzen daraus zu ziehen sind.

Wir sind nicht auf der Welt, um so zu sein, wie andere es von uns erwarten – aber in bestimmten Kritikpunkten geben wir ihnen einfach Recht, da sie unsere Entwicklung unterstützen.

Gesprächsführung im Pflegealltag 1.3

Nähe und Distanz in der pflegerischen Kommunikation 1.3.1

Nähe und Distanz | 25

Kommunikation stellt in der Pflege eine ganz besondere Herausforderung dar. Zu den schwierigen Aufgaben von Pflegenden gehört:

- auch in belasteten Situationen angemessen und professionell zu kommunizieren,
- herauszufinden, was der andere wissen will oder muss,
- für die andere Person da zu sein,
- zuhören zu können,
- auch ein langes Schweigen auszuhalten,
- die Gefühle anderer Menschen zu erkennen und zu respektieren,
- andere Menschen auch dann wertzuschätzen, wenn ihre Verhaltensweisen auf den ersten Blick wenig nachvollziehbar erscheinen.

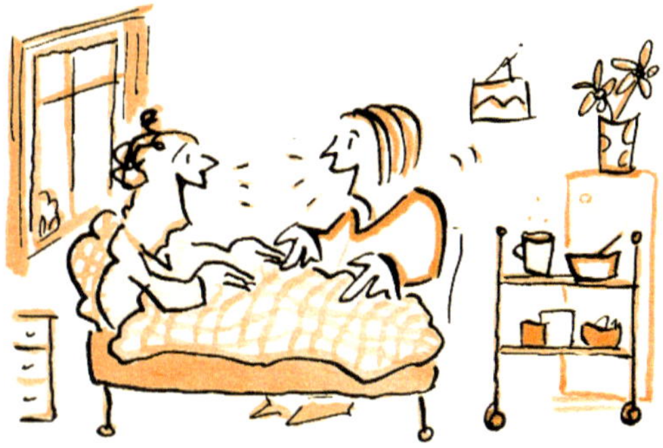

Ihre Wertschätzung vermitteln Pflegende schon in dem Moment, in dem sie sich selbst mit Namen vorstellen und ihr Gegenüber mit Namen ansprechen.

Die Menschen, mit denen Pflegende beruflich in Kontakt treten, fühlen sich in der Vielzahl nicht wohl, verarbeiten schwer wiegende Nachrichten oder machen sich Sorgen um ihre Angehörigen oder Freunde. Gefühle von existenzieller Bedrohung bedeuten für die Gespräche, dass ein hoher Informationsbedarf und der Wunsch nach Verständnis, Entlastung und oft auch Zuwendung bestehen. Betroffene öffnen sich in ihrer Bedürftigkeit teilweise ungewohnt schnell und sprechen über Dinge, die vielleicht sonst eher tabuisiert werden. Dadurch sind sie sehr verletzlich.

tabuisiert | 17

Pflegende hören ihnen zu und nehmen die Bedürfnisse wahr. Sie sprechen ihnen Trost zu, machen Mut und helfen dabei, einen Weg der Verarbeitung zu finden. Sie erklären den Umgang mit Geräten oder Neuerungen im Alltag – und verhelfen so zu mehr Sicherheit und auch ein wenig Ablenkung. Pflegende erkennen, wann es richtig ist, Fragen zu stellen, und wann es sinnvoller ist, einfach nur da zu sein. In solchen Momenten stellen sie, wenn dies dem Gegenüber angenehm ist, über körperlichen Kontakt oder ihre reine Anwesenheit Nähe her. Einfach nur eine Hand zu halten oder am Bett zu sitzen und die Sprachlosigkeit gemeinsam auszuhalten, sagt oft mehr als tausend Worte. Hoffnung und Trost kann in Worten gespendet werden, aber auch im Beieinandersein in schweren Momenten, im Zuhören und gemeinsamen Verstehen. Ein altes Sprichwort sagt: „Geteiltes Leid ist halbes Leid."

Pflegende lernen, die Personen, die sie betreuen, genau zu beobachten, ihnen zuzuhören, um sie so in ihren Verarbeitungs- und Genesungsprozessen begleiten zu können. Dazu gehört:

- Symptome von Krankheiten zu erkennen und sie einzuordnen,
- Ausdrucksformen von Angst und Schmerz zu erkennen und zu unterscheiden,
- Stimmungen und Stimmungsschwankungen einzuordnen,
- bei sich und dem Gesprächspartner Gefühle zuzulassen,
- auch schwierige Situationen auszuhalten,
- auszusprechen, was andere vielleicht selbst nicht in Worte fassen können.

So und im Zuhören kann es gelingen, dass gemeinsam mit Pflegebedürftigen und/oder ihren Angehörigen neue Wege oder Herangehensweisen an die veränderte Situation gefunden werden können.

Die dabei entstehenden Formen der Nähe und Distanz geben Auskunft über die Beziehungsebene, auf der kommuniziert wird. Bei der Körperpflege ist sie sogar näher, als es zwischen Freunden oder gar Partnern üblich ist. Ungewollt werden immer wieder Grenzen berührt oder überschritten. Die menschliche Identität ist stark durch das eigene Körperbild, das Körpergefühl und dadurch, wie viel an Nähe zugelassen wird, bestimmt. Mit einem Mal ist es nicht mehr möglich, die eigenen Grenzen zu bestimmen. Während Pflegende im Rahmen ihrer beruflichen Entwicklung lernen können, eine professionelle Haltung dazu einzunehmen, haben Menschen, die krank werden, meist wenig Zeit dazu. Grenzen, die im Alltag gesetzt werden, um beispielsweise nicht an erfolgte Verletzungen wie sexuellen Missbrauch erinnert zu werden, können nicht mehr verteidigt werden. Gut ist es dann, wenn eine Kommunikation entsteht, die eine offene Aussprache ermöglicht und eine angemessene Reaktion nach sich zieht.

Pflegende wissen um mögliche Verletzungen und reagieren mit Verständnis darauf. So kann es notwendig sein, die Körperpflege zu unterbrechen und sich zu einer Patientin zu setzen, wenn diese währenddessen still in sich hineinweint oder ähnliche Reaktionen zeigt. Ebenso sind kulturelle Grenzen zu beachten.

Wenn Pflegende schwere Schicksale ihrer Patientinnen direkt miterleben, fühlen sie häufig mit ihnen. Nicht immer gelingt es, eine professionelle Distanz zu Gesprächsinhalten und zu aufkommenden Emotionen einzunehmen. Das ist auch nicht immer notwendig, denn oft ist Anteilnahme und ein Moment des gemeinsamen Trauerns sehr entlastend. Bei häufiger Identifikation mit schweren Schicksalen kann ein Gefühl von Hilflosigkeit und Ausgebranntsein entstehen (Burnout-Syndrom | 3). Deshalb suchen Pflegende Wege, damit zurechtzukommen, wie im Teamgespräch oder der |Supervision.

Supervision | 3
Berührungen | 12

Körperliche |Berührungen erfolgen außerhalb von pflegerischen Hilfestellungen meist nur an den Händen. Es ist stets entscheidend, nicht Grenzen zu überschreiten, die nachher wieder schwer zu ziehen sind. So kann ein Mensch, der sich beispielsweise in einer Trennungsphase befindet oder sonst einsam ist, eine intensive Nähe trotz aller erläuternden Worte missverstehen und seine Hoffnungen auf die Pflegeperson projizieren.

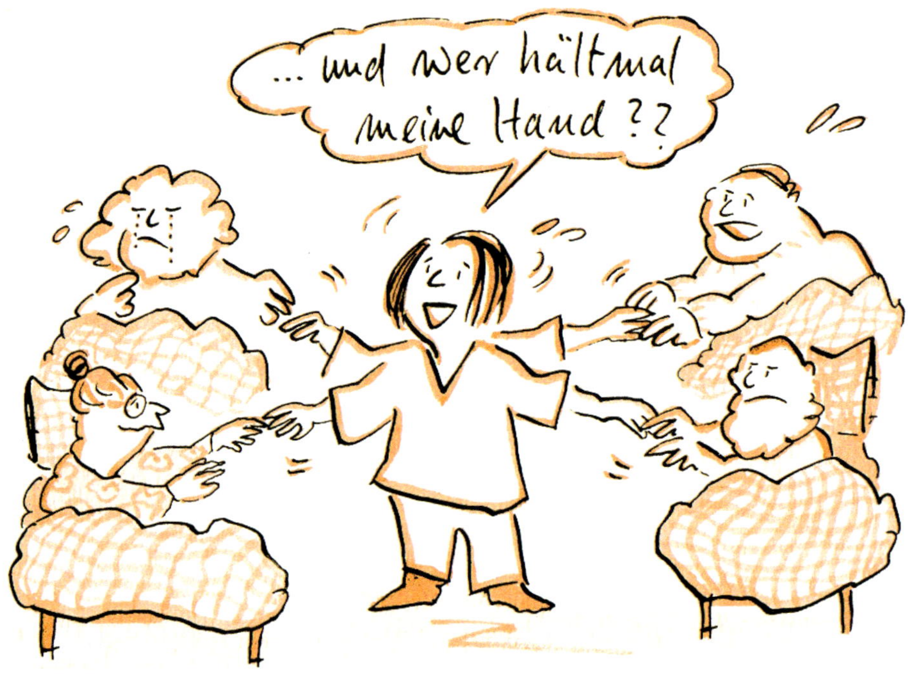

Patientinnenorientierte Gesprächsführung

1.3.2

Menschen, die unter einer Erkrankung leiden, sowie deren Angehörigen befinden sich mitten in einer Krise und in der Auseinandersetzung mit ihren Symptomen, der Entwicklung ihrer Krankheit und damit, welche Art von Veränderung sich in ihrem Leben vollzieht. Sie sind stark mit sich beschäftigt, trauern, haben Angst oder verdrängen möglicherweise ihre Situation, weil sie ihnen zu erschreckend erscheint. Eine positive und konstruktive Haltung zur Erkrankung einzunehmen, fällt nicht immer leicht, insbesondere, wenn Verzweiflung und Mutlosigkeit überwiegen. Diese Sorgen und Emotionen sind berechtigt und brauchen ihren Raum. Hinzu kommen das fremde Umfeld und die Einschränkungen und Vorgaben eines Krankenhausaufenthaltes.

Um den Betreuten eine Begleitung zu sein, bieten auch Pflegende – die Hauptansprechpartner der Patientinnen – Gespräche an, die sowohl informierender als auch entlastender Art sein können. Pflegende befinden sich in einer Art Vermittlerposition zwischen medizinischem Personal und Patientinnen und sind beiden Seiten verpflichtet. Je nach Aufenthalts- oder Kontaktdauer können sich unterschiedliche Dimensionen der Beziehung ausprägen, für die mitunter eine fachgerechte Gesprächsführung verantwortlich ist. Pflegende hören zu, signalisieren Verständnis und zeigen dem Gesprächspartner, dass sie ihn und seine Sorgen ernst nehmen. Sie begegnen ihm auch in Situationen der Schwäche und des Sich-gehen-Lassens mit Offenheit und Respekt. So können Ängste verarbeitet und abgebaut werden. Auch |Beratung, |Schulung und Informationsvergabe tragen dazu bei, denn so manche Kranke bevorzugt das Gefühl, informiert zu sein und zu wissen, mit was sie sich konkret auseinandersetzt. Manchmal reicht es auch, einfach nur da zu sein, damit jemand sein Herz ausschütten kann. Doch auch dann wird verbal und nonverbal Verständnis und Einfühlungsvermögen gezeigt. Ratschläge und Lösungshinweise werden nur sehr bedacht und zurückhaltend gegeben. Eine ebensolche Zurückhaltung gilt eigenen Erfahrungen und Problemen beim patientinnenorientierten Gespräch. Da ebensolche nur sehr bedingt übertragbar sind, vermitteln sie dem Gesprächspartner eher, dass ihm zu wenig Raum eingeräumt wird, als dass sie wirklich helfen.

Beratung | 496
Schulung | 497

Die Pflegeperson nimmt sich ganz bewusst zurück und gibt der erzählenden Person, ob Patientin oder Angehörige, viel Raum. Diese fühlt sich auf eine ganz besondere Weise wahrgenommen. Sie spürt, dass sie mit ihren Gedanken und Gefühlen wertgeschätzt und akzeptiert wird, dass sie die Zeit hat, sich in Begleitung mit ihren Problemen auseinanderzusetzen.

Neben dem Zuhören lernen Pflegende, Pausen auszuhalten und angemessen mit Störungen im Gespräch umzugehen. Ziel ihrer Gesprächsführung ist es, den Menschen in seinem selbstverantwortlichen Denken und Handeln zu begleiten; seinen Selbstheilungsprozess zu unterstützen.

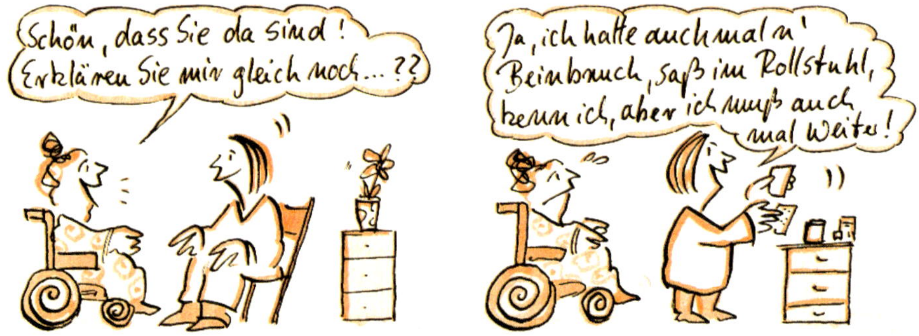
Schön, dass Sie da sind! Erklären Sie mir gleich noch ...??
Ja, ich hatte auch mal n' Beinbruch, saß im Rollstuhl, kenn ich, aber ich muß auch mal weiter!

1.3.3 Gespräche mit Menschen in unterschiedlichen Lebensaltern führen

Die verbalen Kommunikationsmöglichkeiten von Menschen unterscheiden sich in den verschiedenen Lebensaltern. Krankheit und/oder Pflegebedürftigkeit verändern die Kommunikationsgewohnheiten. Pflegende gehen auf die unterschiedlichen Bedürfnisse ein. Im Folgenden werden die Besonderheiten der verschiedenen Altersgruppen aufgeführt.

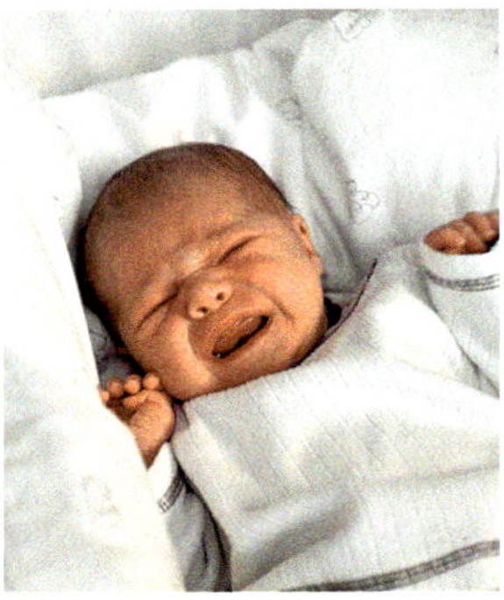

[1] Neugeborene kommunizieren primär nonverbal.

Mit Neugeborenen und Säuglingen kommunizieren

Neugeborene bilden ihr Selbstbild und Selbstbewusstsein in der Kommunikation mit ihren Gegenübern, d.h. primär den Bezugspersonen aus. Sie reagieren auf ein scheinbar ausdrucksloses oder ein gefühlskaltes Gesicht früh mit Unbehagen und beginnen zu weinen. Fast alle Menschen lächeln beim Anblick kleiner Babys und unterstützen sie so in ihrer Entwicklung.

Säuglinge benötigen Sicherheit, kontinuierliche Ansprechpartner und Zuneigung. Insbesondere Berührungen, die Orientierung geben sowie den eigenen und den fremden Körper spürbar werden lassen, sind sehr wichtig.

Die Signale von Neugeborenen werden mit wachsender Erfahrung leichter lesbar. Eine Reihe von Signalen, die auf Zufriedenheit, Hunger oder Unwohlsein hindeuten, treten bei allen Neugeborenen und Säuglingen auf. Pflegende nutzen zum Verständnis der Signale Erfahrungen der Eltern/Bezugspersonen oder unterstützen diese darin, die Ausdrücke ihrer Kinder verstehen zu lernen.

Signale	Mögliche Interpretation
Hautfarbe verändert sich von rosig zu marmoriert bis blassbläulich	Überforderung
Blassgraues Mund-Dreieck	Anstrengung, starkes Unwohlsein
Leicht gebeugte, entspannte Körperhaltung	Entspanntes Wohlbefinden
Stark angezogene Beine, angewinkelte Arme	Abwehr, Bauchschmerzen
Gespreizte Finger	Unwohlsein und Anspannung
Leicht geöffnete Hände	Wohlbefinden
Blick abwenden, Kopf wegdrehen	Unbehagen und Stress
Arme neben dem Kopf, lockere Faust	Wohlig und satt
Suchende Kopf- und Lippenbewegungen	Hunger
Gähnen oder Schluckauf	Müdigkeit oder Stress
Grimassieren	Schmerz
Zittern	Stress, Mangelerscheinungen, Hypoglykämie
Lächeln mit geschlossenen Augen	Wohlbefinden, Geborgenheit
Schreien und seine unterschiedlichen Ursachen	Hunger: durchdringend, ausdauernd, teils zornig Unbequeme Körperlage Schmerz: Koliken, wunder Po; laut und schrill, ggf. panisch Müdigkeit: rhythmisch, klagend Langeweile: Quengeln Erschrecken: stakkatoartig, ggf. schrill, leicht zu beruhigen Unwohlsein, Krankheit: gereizt, ggf. auch abgeschwächt, wimmernd

[Tab. 1] Signale von Frühgeborenen und Säuglingen

Gespräche mit Kleinkindern und Schulkindern führen

Kinder brauchen Zeit, um Vertrauen aufzubauen, sich in einem Gespräch wohl zu fühlen. Ebenso brauchen sie eine gewisse Zeit, um sich auf wechselnde Emotionen einzustellen, weshalb ihre Gesprächspartner ihnen die Zeit lassen, einen Ausdruck wahrzunehmen. Ihre Gefühle in Worte zu fassen, lernen Kinder zunehmend. Je jünger Kinder sind, desto undifferenzierter erleben sie angenehme oder unangenehme Momente. So greift sich ein Kind mit Ohrenschmerzen immer wieder ans Ohr und weint.

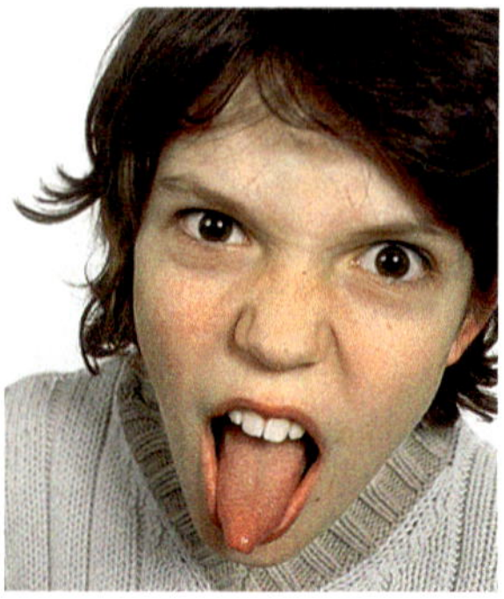

[2] Kinder kommunizieren häufig auf einer emotionalen Ebene

Je nach Alter des Kindes geschieht der sachliche Informationsaustausch vorrangig im Gespräch mit den Eltern /Bezugspersonen. Wann immer möglich, wird, auch wenn die Eltern/Bezugspersonen anwesend sind, mit den Kindern direkt gesprochen. Manche Kinder zeigen sich in ungewohnten Situationen wie im Krankenhaus sehr schüchtern. Sie halten keinen Blickkontakt, verstecken sich hinter ihren Eltern/Bezugspersonen und würden am liebsten wieder gehen. Muss das Gespräch mit den Eltern /Bezugspersonen weitergeführt werden, erhält das Kind die Möglichkeit, zu spielen. Dabei kann es auf Gefühlsäußerungen und Verhalten hin beobachtet werden. Auch das Kind selbst kann die Situation und die fremden Menschen so beobachten und sich vorsichtig annähern. Vorrangig nonverbal, wie mit einem Lächeln, wird immer wieder Kontakt aufgenommen. So wird es niemals ausgeschlossen und kann langsam aus sich herausgehen, sich auf die Situation einstellen. Ältere Kinder erhalten die Möglichkeit, auch ohne die Anwesenheit der Eltern /Bezugspersonen zu sprechen.

Die Ausdrucksmöglichkeit im Spiel ist ein wichtiges und universales Mittel der kindlichen Sprache. Der Bezug auf vertraute Objekte wie Spielzeuge oder auch das geliebte Haustier sind eine gute Möglichkeit, das Gespräch zu eröffnen. So wird zuerst die Puppe angesprochen, befragt, bewundert, um so den Respekt des Kindes zu gewinnen und das Gespräch zu eröffnen. Dazu genügen einfache Fragen wie „Wie heißt du denn?“ (zur Puppe) oder „Hat die Puppe auch einen Namen?“. Auch bei Vorbereitungen auf Untersuchungen leisten Puppen oder Stofftiere einen wichtigen Dienst. Sie stehen den Kindern nicht nur zur Seite, sondern bieten Pflegenden zudem die Möglichkeit, Untersuchungen und Tätigkeiten zu erläutern. So können in der Puppenklinik Verbände angelegt werden, oder der Teddy muss eine Zeit lang Bettruhe halten. Das verbessert das Verständnis für die Situation und übergibt dem Kind Verantwortung: Es will der Puppe oder dem Teddy, für die es selbst Verantwortung trägt ein gutes Vorbild sein. Wenn Fragen an die Puppe gerichtet werden, kann das Kind über einen Überträger antworten.

Im Gespräch mit Kindern begeben sich Pflegende auf Augenhöhe. Sie sprechen in einer klaren, ruhigen und überzeugenden Stimmlage. In kurzen verständlichen Sätzen nutzen sie einfache bzw. vertraute Worte. In der Aussage sind sie konkret, direkt und ehrlich. Beispiele werden zur Untermalung oder Erläuterung genutzt. Kinder spüren sehr schnell, wenn ihr Gegenüber ausweicht oder unehrlich ist. Sie verlieren als Konsequenz ihr Vertrauen und schränken die Kommunikation gezielt ein. Wenn schwierige Dinge wie schwere Erkrankungen besprochen werden müssen, wird das Kind altersentsprechend bzw. dem Entwicklungsstand angemessen gefragt, ob es darüber sprechen will. Anschließend wird die Antwort respektiert und weiterhin Offenheit gezeigt. Zumeist wissen oder spüren Kinder sehr früh, wenn sie oder ihre Familie sich in einer bedrohlichen Situation befinden. Es kostet sie unnötige Anstrengung, das Spiel des Nicht-darüber-Redens mitzuspielen.

Bitten um Verhaltensänderungen oder Anregungen und Angaben zu Vorgehensweisen werden positiv formuliert. Auswahlmöglichkeiten werden nur dann benannt, wenn diese wirklich bestehen. Kinder brauchen Zeit und Raum, ihre Sorgen und Ängste zu formulieren, sie konkret nennbar werden zu lassen. Sie werden in dem ernst genommen, was sie sagen, und nicht der Lüge bezichtigt, wenn sie aus Unsicherheit, oder um sich selbst oder andere zu schützen, bestimmte Dinge etwas ausschmücken. Kinder sind beinahe immer am Lernen und brauchen neue Reize und Auslöser für ihr Interesse.

Gespräche mit Jugendlichen führen

Pubertät | 2 3

Heranwachsende sehen sich häufig Situationen gegenüber, in denen sie ungewohnt sensibel oder auch aggressiv reagieren. In dieser Zeit der Pubertät braucht es immer wieder besonders viel Feingefühl und Zuwendung, aber auch ganz klare Absprachen und Grenzen, um eine Kommunikation gelingen zu lassen. Die emotionale Hin- und Hergerissenheit, der Wunsch, zu gefallen und sich gleichzeitig abzugrenzen, Kind zu bleiben und schnell erwachsen zu werden, findet in für Erwachsene nicht immer nachvollziehbaren Handlungen und Verhalten seinen Ausdruck – und Aufschrei.

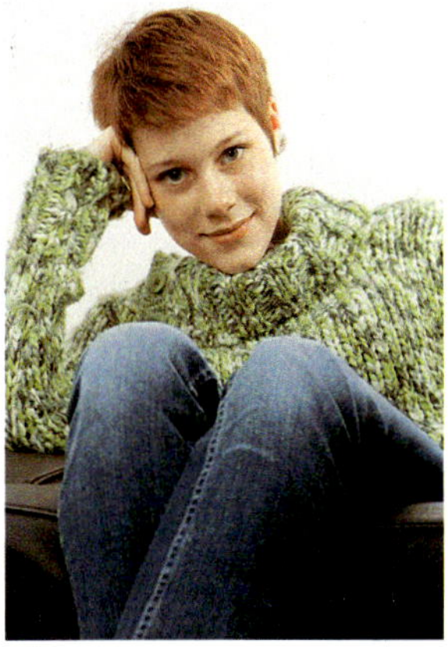

[1] Jugendliche benötigen im Gespräch eine Vertrauensbasis

Um ein Gespräch mit Jugendlichen zu führen, wird eingangs eine Vertrauens- und Verständnisgrundlage geschaffen. Dazu ist notwendig, sich kennen zu lernen, Zeit miteinander zu verbringen und aktuelle Befindlichkeiten und Bedürfnisse zu erfassen.

Jugendliche werden im Gespräch gezielt dazu angeregt, ihre Gedanken, Ideen und Gefühle zu entwickeln und zu formulieren. Ihre Gesprächspartner versuchen sich in die Sichtweise der Jugendlichen zu begeben, diese zuzulassen und zu respektieren. Dazu lassen sie sie aussprechen. Auch wenn bestimmte Sichtweisen abwegig erscheinen: Sie gehören zu der jeweiligen Persönlichkeit und deren Entwicklung und sind deshalb, wenn möglich, zu tolerieren. Das bedeutet nicht, dass alles, was Jugendliche sagen, als richtig empfunden oder reflektiert werden soll, sondern dass ihre Argumentation ernst genommen wird. Auf einer entsprechenden Gesprächsebene können diese Sichtweisen auch diskutiert werden. Dazu gehört, dass positive Ansätze gelobt und somit verstärkt werden.

Für Jugendliche ist es besonders wichtig, dass ihre Privatsphäre respektiert wird. Solange sie nicht sich selbst oder andere gefährden, wird dem entsprochen. Kann dem nicht entsprochen werden, wird dies offen kommuniziert.

Heranwachsende brauchen Vorbilder. Kinder suchen ihre Vorbilder in der Familie. Teenager in der Peergroup, d. h. unter Gleichaltrigen. Aber auch Menschen, die sie neu kennen lernen, oder Mitglieder einer etwas älteren Altersgruppe, aus der eine Vielzahl der Auszubildenden der Pflegeberufe kommen, dienen als Vorbilder. Pflegende sind sich ihrer Rolle als Vorbild bewusst und handeln entsprechend. Auch wenn das auf Grund des geringen Altersabstandes teils schwerfällt, ist es wichtig, die bestehenden Rollen beizubehalten und nicht im Wunsch zu helfen oder nach Freundschaft allzu privat zu werden.

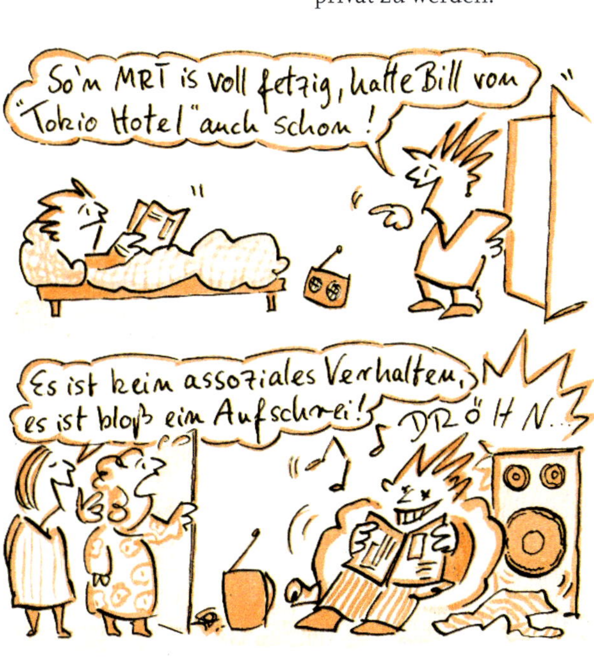
So'n MRT is voll fetzig, hatte Bill von "Tokio Hotel" auch schon!
Es ist kein assoziales Verhalten, es ist bloß ein Aufschrei!
DRÖHN..

Im Gespräch erfahren die Jugendlichen, dass sie ernst zu nehmende Gesprächspartner sind. Sie erleben, dass ihre Gesprächspartner ihnen zuhören, auch wenn sie etwas länger brauchen, um ihre Gedanken zu formulieren. Des Weiteren fühlen sie sich nicht belehrt, sondern werden sich ihrer eventuellen Fehlhandlungen und möglicher Lösungsansätze selbst bewusst.

Mit Kritik und v. a. einer vorschnellen Urteilsbildung ist vorsichtig umzugehen. Ebenso mit unentwegten Fragestellungen, sowohl wenn keine Bereitschaft zum Gespräch gezeigt wird, als auch um diese Bereitschaft nicht überzustrapazieren.

Auseinandersetzungen werden nur bei wirklich relevanten Themen geführt, um deren Bedeutsamkeit zu betonen und damit die Einsicht zu erhöhen. Dabei werden alle Möglichkeiten bedacht und die eigene Position begründet dargelegt. Auch die Erwartungen, die an die Jugendlichen gestellt werden, sind auszuformulieren und ggf. schriftlich zu fixieren (beispielsweise angestrebte Gewichtszunahme bei Anorexie), um den Verantwortungsgrad zu erhöhen.

Praktische Anregungen zum Führen von Gesprächen mit Kindern und Jugendlichen

- Im Gespräch mit Kindern und Jugendlichen wird gezielt darauf geachtet, in „Ich-Botschaften“ zu sprechen, um keine Abwehr zu provozieren. „Ich bin gespannt auf deinen Vorschlag, denn ich wünsche mir, dass es dir besser geht.“
- Um die Bereitschaft zur Auseinandersetzung und Problemlösung zu fördern, kann mit „Was-wäre-wenn-Fragen“ gearbeitet werden: „Was wäre, wenn du nun noch einige Tage im Krankenhaus bleiben müsstest?“
- Um zu erfahren was Kindern oder Jugendlichen aktuell besonders wichtig ist kann gefragt, werden, was sie sich wünschen würden, wenn sie drei Wünsche frei hätten.
- Kinder können gefragt werden, wie es ihrer Puppe geht, um mehr über deren eigenes Befinden zu erfahren: „Wie geht es deiner Susi, wenn sie einen neuen Verband bekommt?“
- Auch das Malen (frei oder zu einem bestimmten Thema) ist eine gute Gesprächsgrundlage.

Gespräche mit alten Menschen führen

Die Kommunikation mit älteren Menschen unterscheidet sich nicht grundsätzlich von der Kommunikation mit Menschen anderer Altersgruppen. So geht beispielsweise Papst Benedikt XVI. seinen Aufgaben im Alter von 80 Jahren in gewohnter Weise nach. Er veröffentlichte jüngst ein Buch, bereist die Welt und kommuniziert mit Menschen aller Altersgruppen und Kulturen.

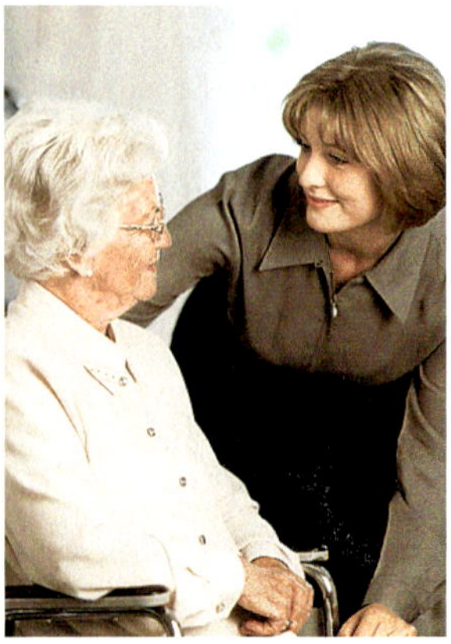

[2] Ältere Menschen genießen ihnen gezeigte Zuwendung und Respekt

Im Zusammenhang mit auftretenden gesundheitlichen Einbußen im höheren Alter verändern sich jedoch die Sozialkontakte und damit auch die Kommunikation zunehmend. Kommunikationsformen wie Telefonate oder Briefe gewinnen an Raum. Hinzu kann eine zunehmende Hilfsbedürftigkeit kommen, die die Gesprächsinhalte stark mitbestimmt. Insbesondere durch Sinneseinbußen verändert sich das Gesprächsverhalten stark. Wenn das Hören, das Sehen oder das Sprechen schwerfällt, brauchen beide Gesprächspartner viel Geduld und Empathie füreinander. Auch der Einsatz und die Funktionsfähigkeit von Hilfsmitteln wie Hörgeräten oder Sehhilfen muss regelmäßig überprüft werden.

Ältere Menschen sehen sich teils vom Leben enttäuscht und ziehen sich in sich zurück. Andere suchen nach einem neuen Sinn, haben ein verstärktes Bedürfnis nach Nähe und danach, von sich, ihrer Vergangenheit, ihrem Denken und Erleben zu erzählen. Pflegende begleiten ältere Menschen bei ihrer Auseinandersetzung mit ihrer Biografie, einem Akt der Psychohygiene. Sie hören aktiv zu, lernen nachzufragen, wo es notwendig ist, um so Bedürfnisse und Einschränkungen sowie deren Ursprung und Auswirkungen einschätzen zu können. Wenn sie erkennen, dass ein älterer Mensch in Verbitterung oder Klagen versinkt, versuchen sie, seinen Blick auf andere, positive Dinge zu lenken.

Pflegende teilen sich ihre Zeit so ein, dass sie immer wieder die Zeit finden, auch ausladenden Erzählungen folgen zu können. Ist dies nicht möglich, benennen sie ihre zeitliche Eingebundenheit und nehmen so ihre Gesprächspartner ernst. Zudem binden sie, soweit möglich, die Angehörigen mit ein. Das gilt insbesondere im Umgang mit Menschen mit einem nachlassenden Gedächtnis. Pflegende versuchen in regelmäßigen Abständen, ein Gespräch und persönliche Erinnerungen anzuregen. Sie setzen hierzu Bilder oder Gegenstände aus der Vergangenheit ein und trainieren so das Gedächtnis in der Interaktion (|Biografiearbeit). Zudem zeigen sie Geduld und Verständnis für krankheitsbedingte Persönlichkeitsveränderungen wie zunehmende Aggressionen, Depressionen oder Egozentrismus.

Biografiearbeit | 3

1.3.4 Gespräche mit Kolleginnen und Vorgesetzten führen

Gesprächsformen

Die **Teambesprechung** ist ein Zusammentreffen möglichst aller Mitglieder eines Teams, bei der mindestens einmal im Monat zu einem langfristig festgelegten Zeitpunkt für das Team relevante Themen besprochen werden. Teambesprechungen werden genutzt, um:

- Neuerungen vorzustellen und dem Zusammenhang entsprechend zu überarbeiten,
- Probleme im Team aufzuarbeiten,
- die Urlaubsplanung vorzunehmen,
- neue Mitarbeiter einzugliedern und
- alle auf einen vergleichbaren Informationsstand zu bringen.

Somit sind sie Voraussetzung für eine effektive und professionelle Zusammenarbeit. Die Teilnahme ist bis auf abgesprochene Ausnahmen verpflichtend. Die Teambesprechung kann im Sinne der Zusammenarbeit auch für andere Berufsgruppen des interdisziplinären Teams geöffnet werden. Es wird ein Protokoll angefertigt, um die Beschlüsse und getroffenen Absprachen zu fixieren und auch für evtl. Abwesende einsehbar zu machen.

Fallbesprechung | 3

Bei der **Fallbesprechung** werden Bedürfnisse, therapeutische und betreuerische Notwendigkeiten bezüglich eines oder mehrerer Pflegebedürftigen besprochen. Neben den Bezugspflegenden können die Pflegebedürftigen oder ihre Angehörigen sowie Kolleginnen des interdisziplinären Teams mit eingeladen werden. Die Teambesprechung findet in einer ungestörten Atmosphäre statt.

Dienstübergabe | 652
Dokumentationssystem | 581

Die **Dienstübergabe** dient der Mitteilung der aktuell notwendigen Informationen von einer Schicht an die andere. Sie ist Mittel der pflegerischen Qualitätssicherung, indem sie absichert, dass die aktuellen Informationen über das Befinden und therapeutische Notwendigkeiten bezüglich der Patientinnen von einer Schicht an die andere weitergegeben werden. Grundlage der Übergabe ist das Dokumentationssystem, dem die zusätzlichen Informationen zu entnehmen sind. Um die Klientinnen mit einzubeziehen, kann die Übergabe am Bett stattfinden. Dann muss im Sinne des Datenschutzes jedoch darauf geachtet werden, dass nur die Besucherinnen mit im Raum sind, die von den Patientinnen mit einbezogen werden. Zudem wird bewusst darauf geachtet, die Patientinnen mit einzubeziehen, indem beispielsweise klar und deutlich gesprochen und der Blickkontakt gesucht wird.

Ein **Mitarbeitergespräch** ist ein Gespräch, das Vorgesetzte mit Mitarbeiterinnen führen. Es ist ein Führungsinstrument, dient der offenen Zusammenarbeit, baut Vertrauen auf und bietet die Möglichkeit, persönliche Dinge zu besprechen. Es werden Informationen ausgetauscht, Entscheidungen getroffen, Probleme aufgearbeitet, Entwicklungsprozesse angeregt, Ziele gesetzt, Prozesse abgeschlossen.

Je nach Anlass werden unterschiedliche Arten von Gesprächen geführt, die jeweils einen eigenen Ansatz haben:

- das Zielvereinbarungsgespräch,
- das Beurteilungsgespräch,
- das Kritikgespräch sowie
- das Konfliktgespräch.

Diese Arten von Gesprächen sind oftmals nicht sehr beliebt, da sie einen offiziellen Charakter haben und meist eine Konsequenz nach sich ziehen. Gerade deshalb lernen Führungskräfte in Fort- und Weiterbildungen Formen der förderlichen Gesprächsführung kennen. Sie planen personell, zeitlich und räumlich, wie das jeweilige Gespräch idealerweise verläuft und wie auf Ressentiments oder Vorurteile der Mitarbeiterinnen reagiert werden kann.

Kritik und Kritikgespräche

Der pflegerische Arbeitsalltag ist geprägt durch Kommunikation. Besonders relevant zur Koordinierung verschiedener Tätigkeiten sind Gespräche zwischen Kolleginnen sowie zwischen Mitarbeiterinnen und Vorgesetzen. Voraussetzung ihres Gelingens sind Reflexions- und Kritikfähigkeit – beides Kompetenzen, die im Laufe der Ausbildung erworben und im weiteren Verlauf des Berufslebens verfeinert werden. Vor allem bei Mitarbeitergesprächen kommt es darauf an, bestimmte Kommunikationsregeln zu kennen und professionell anzuwenden. Das gilt insbesondere für Vorgesetze.

Es lassen sich zwei Arten von Mitarbeitergesprächen unterscheiden: das unangekündigte und das angekündigte Gespräch. Beide Formen können sowohl von Mitarbeiterinnen als auch von Vorgesetzten initiiert werden. Die wichtigste Art solcher Gespräche ist das Kritikgespräch.

Kritikgespräch hat mit Unterscheidungen zwischen richtig und falsch, angemessen und unangemessen, gut und schlecht zu tun.
Kritik bedeutet, Sachverhalte differenziert zu betrachten.
kinein, griech. = unterscheiden, differenzieren

Das **unangekündigte Kritikgespräch** zeichnet sich durch Spontaneität aus. Die Äußerungen in einem solchen Gespräch sind nicht abgewogen und die benutzten Worte in der Regel nicht gezielt gesetzt – sie zeigen deshalb eher ungefiltert die menschliche Seite der Kommunikationspartnerin und haben ihren Anlass meist in emotionalen Regungen. Darin liegen zugleich Chancen und Risiken. Neben der Chance, authentisch zu kommunizieren und unverstellt zu sagen, was man empfindet, steht das Risiko, die andere Person zu überfahren oder zu verletzen. Dies trifft insbesondere deshalb zu, da die Kommunikationspartnerin von der kritischen Äußerung überrascht wird und keine Möglichkeit hat, sich auf das Gespräch vorzubereiten und entsprechend einzustellen.

Beispiel Stationsleiterin Marie nimmt die Gesundheits- und Krankenpflegerin Sophie beiseite und sagt ihr mit ernster Miene: „Wie Sie eben mit der Patientin gesprochen haben, war unter aller Kanone. Ich erwarte von Ihnen, dass Sie künftig die benutzten Ausdrücke unterlassen. Haben Sie mich verstanden?"

Unabhängig davon, ob die Kritik berechtigt war, wird Sophie entweder der Aufforderung Folge leisten oder Widerstände aufbauen. Sophie fühlt sich in unserem Falle von ihrer Stationsleiterin schlecht behandelt und bittet spontan um ein kurzes Gespräch. Sie gehen zusammen in Maries Arbeitszimmer und Sophie erklärt, dass sie sich nicht verstanden fühle und dass ihr das weh täte. Stationsleiterin Marie bedankt sich für die offene Rückmeldung und verspricht, darauf zu achten. Spontane Kritikgespräche können demnach auch sehr konstruktiv sein, vor allem dann, wenn ein offenes Klima herrscht und der Anlass der Kritik zwar wichtig, aber nicht zu komplex ist.

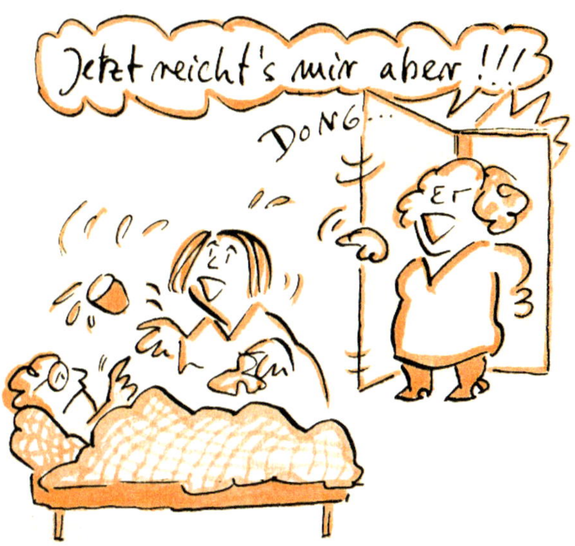

Als Empfänger spontaner Kritik empfiehlt es sich, ruhig zu bleiben und sich die Kritik anzuhören. Leuchtet die Kritik unmittelbar ein, ist es gut, dies auch zu sagen. Die Frage danach, was nun erwartet wird, kann das Gespräch in eine konstruktive Richtung lenken. Erscheint allerdings die Kritik als unberechtigt, so darf das durchaus gesagt werden. Allerdings sollte man dann um Zeit bitten, darüber noch einmal nachzudenken, und bei einem späteren Gespräch, wenn die Emotionen etwas abgekühlt sind, nochmals darüber zu sprechen.

Das **angekündigte Kritikgespräch** ergänzt die spontane Kommunikation am Arbeitsplatz. Es zeichnet sich dadurch aus, dass dafür ein bestimmter Zeitrahmen eingeplant ist und von beiden Seiten eine Vorbereitung erfolgen kann. Voraussetzung dafür ist, dass der Inhalt des Gesprächs im Vorfeld klar kommuniziert wird. Schon dadurch erfahren auch stark emotional besetzte Themen eine Versachlichung gegenüber spontanen Gesprächen zwischen Tür und Angel. Es besteht die Gefahr, dass angekündigte Kritikgespräche steif wirken können und durch ihren formalen Charakter einen offenen Gesprächsverlauf hemmen. Es kommt deshalb darauf an, offen für neue Aspekte zu sein, die die Kommunikationspartnerin einbringt, und selbst konstruktiv am Gespräch teilzunehmen.

Grundsätzlich kann ein angekündigtes Kritikgespräch von Vorgesetzten und von Mitarbeiterinnen initiiert werden. Bittet man als Mitarbeiterin eine Vorgesetzte um ein solches Gespräch, handelt es sich aus Sicht der Vorgesetzten um ein persönliches Problemgespräch. Dabei muss beachtet werden, dass Mitarbeiterinnen zwar berechtigt sind, Kritik an Vorgesetzten zu äußern, jedoch die darin intendierte Verhaltensänderung nicht durchsetzen können. Für Vorgesetzte hingegen ist das Kritikgespräch ein Führungsinstrument, mit dem die Verhaltensänderung bei der Mitarbeiterin am Ende auch eingefordert werden kann. Es ist deshalb entscheidend, sich in solchen Gesprächen als kritikfähig zu zeigen. Das heißt nicht, dass jede Meinung der Vorgesetzten akzeptiert werden müsste. Vielmehr bedeutet Kritikfähigkeit, Kritik zuzulassen und durch Fragen herauszuarbeiten, was genau nicht akzeptiert wird. Die Vorgesetzte wird erläutern, was sie in Zukunft erwartet und mit welchen Konsequenzen zu rechnen ist, wenn die geforderte Verhaltensänderung ausbleibt. Kritikgespräche können deshalb auch Ermahnungen oder Abmahnungen enthalten, die deutlich zum Ausdruck bringen, dass bestimmte Verhaltensweisen auch disziplinarische Konsequenzen haben und bis zur Kündigung führen können. Schon allein daraus wird ersichtlich, welche Wichtigkeit Kritikgespräche haben und dass sie auf keinen Fall auf die leichte Schulter genommen werden sollten.

Beispiel Die Stationsleitung bespricht mit Schwester Sophie ihr häufiges Zuspätkommen. Sophie wird ermahnt und gesagt, dass sie künftig pünktlich kommen müsse. Kommt sie ein weiteres Mal zu spät, führe dies zu einer Abmahnung. Sophie akzeptiert die klare Ansage und sichert zu, künftig pünktlich zu sein. Die Stationsleitung erstellt ein kurzes Gesprächsprotokoll und übergibt es Sophie.

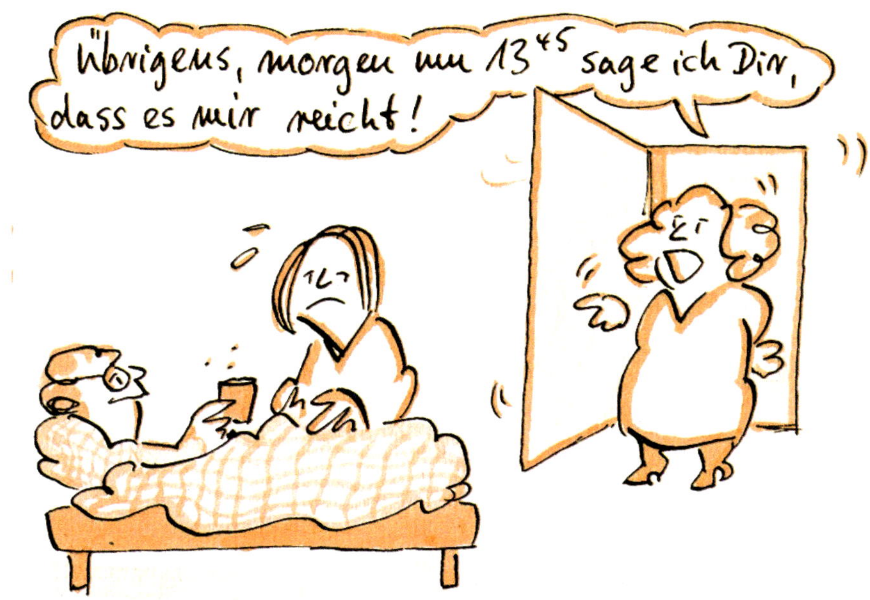
Übrigens, morgen um 13⁴⁵ sage ich Dir, dass es mir reicht!

2 Gespräche führen

2.1 Grundsätze zur Beratung und Anleitung 496

2.1.1 Einführende Begriffsbestimmung 496

Patientenedukation 496
Information 496
Beratung 496
Anleitung 497
Schulung 497
Training 498
Aufklärung 498
Erziehung 499
Bildung 499

2.1.2 Beraten und Anleiten als pflegerische Kernaufgabe 500

Gesellschaftliche und gesundheitspolitische Hintergründe 500
Rechtliche Grundlagen 501
- Berufsgesetze 501
- Sozialrechtliche Rahmenbedingungen 501

Übergreifende Zielsetzung pflegerischer Beratung und Anleitung 503
- Patientinnen und Angehörige 503
- (Laien-)Helferinnen 506
- Auszubildende und (neue) Mitarbeiterinnen 506

Handlungsfelder pflegerischer Beratung und Anleitung 507
- Beratung und Anleitung im stationären Bereich 507
- Beratung und Anleitung im ambulanten Bereich 507
- Patientenberatungsstellen 508
- Medial gestützte Beratungsformen 508

Informationsbroschüren 510
Einflussfaktoren auf Beratung und Anleitung 511
- Patientin/Angehörige 511
- Pflegende 511
- Beratungs- und Anleitungssituation 512
- Interprofessionelles Team 512
- Institutionelle Bedingungen 512
- Professionsbezogene Bedingungen 513
- Gesundheitspolitische Bedingungen 513
- Gesellschaftliche Bedingungen 513

2.2 Beratung, Anleitung und Schulung von Patientinnen und Angehörigen 514

2.2.1 Beratungsansätze 514

Klassische Beratungsansätze 515
- Der humanistische personenzentrierte Ansatz 516
- Der systemisch-konstruktivistische Ansatz 517
- Der lösungsorientierte Ansatz 518

Pflegespezifische Ansätze und Konzepte der Beratung 520
- Der integrative leiborientierte Beratungsansatz von Koch-Straube 520
- Der biografieorientierte Beratungsansatz von Darmann und Sahm 521
- Das Pflegeberatungsmodell für chronisch Kranke von Hellige und Hüper 522
- Das systemische Beratungsmodell von Hummel-Gaatz und Doll 524

2.2.2 Situierte und geplante Beratungsgespräche 526

2.2.3 Kommunikationsformen im Beratungsgespräch 531

2.2.4 Patienten- und Angehörigenanleitung 533

Phase I: Vorbereitung der Anleitung 533
Phase II: Planung der Anleitung 536
Phase III und IV: Durchführung der Anleitung und Übung 537
Phase V: Evaluation der Anleitung 537

2.2.5 Patienten- und Angehörigenschulung 538

Übergreifende Ziele 538
- Patientinnenorientierte Ziele 538
- Gesundheitsökonomische Ziele 538
- Zielgruppen und Programme 539

Schulungsschwerpunkte 540
Schulungsformen 540
- Schulungen für chronisch kranke Menschen 540
- Pflegekurse und häusliche Schulungen von Angehörigen 540
- Mikroschulungen 541

Planung und Durchführung einer Schulung 542
Schulungsgestaltung 543

2.2.6 Angehörigen- bzw. Familienunterstützung 544

Systemische Unterstützung 544
Gesundheitsförderung und Prävention am Beispiel der Familiengesundheitspflege 546
Entlastung und Selbsthilfe 546
- Angehörigen- und Selbsthilfegruppen 549

Angehörigenintegration in die Pflege 549

2.2.7 (Pflege-)Hilfsmittelberatung 551

Hilfsmittel zur Heilbehandlung (nach SGB V) 551
Hilfsmittel zur Pflege nach SGB XI 552
- Produktüberblick 553
- Produktgruppenübersicht 554

2.3 Anleitung von Auszubildenden und (neuen) Mitarbeiterinnen 555

Auswahl von Anleitungszielen, -inhalten und -methoden 555
Anleitungsplanung und -durchführung 557
Lernerfolgsüberprüfung 558
Anleitung (neuer) Mitarbeiterinnen 559
Unterschiede in der Anleitung von Patientinnen, Auszubildenden und (neuen) Mitarbeiterinnen 560

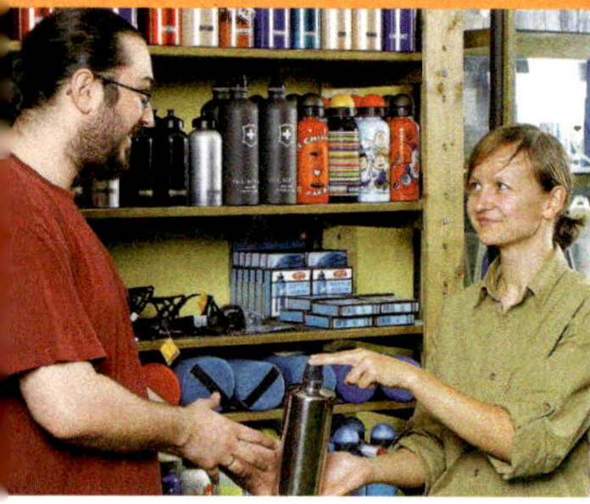

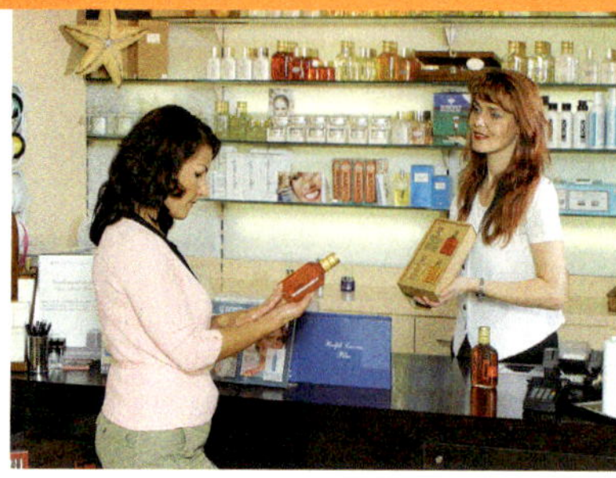

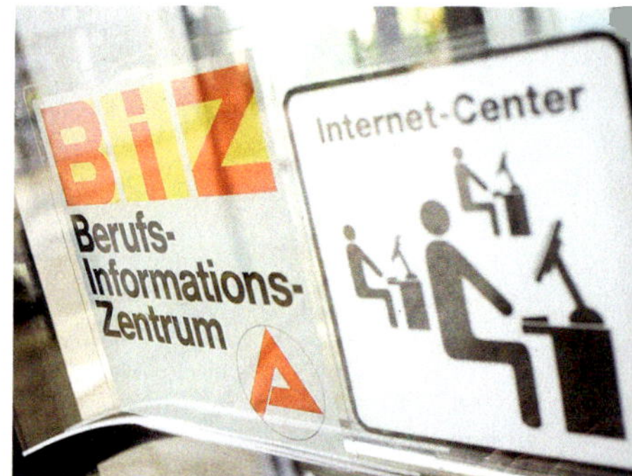

Beraten und Anleiten

Beratung und Anleitung sind Begriffe, die uns in unserem Alltag immer wieder begegnen.

Wenn Menschen zu einer bestimmten Frage im Leben nicht genau wissen, was sie tun können oder sollen, können sie auf verschiedenen Wegen versuchen, sich über die nächsten Schritte im klaren zu werden. In der Regel lassen sie sich beraten. Viele besprechen sich mit dem besten Freund oder der besten Freundin. Auch die Eltern dienen manchmal als Vertrauensperson. Andere suchen Hilfe bei so genannten Experten.
Nach dem Schulabschuss steht beispielsweise die große Frage im Raum: „Was soll ich werden?“ Die meisten Schülerinnen und Schüler haben schon mal das Berufsberatungscenter der Agentur für Arbeit von Innen gesehen. Dort stehen zahlreiche Ordner und Broschüren mit Berufsbeschreibungen, in Filmen kann man sich über verschiedene Berufe informieren oder ein Berater versucht, in einem persönlichen Gespräch mögliche Vorschläge für die Berufswahl zu machen.

Viele Zeitschriften haben eine extra Rubrik, an die sich die Leserinnen wenden können, wenn sie in einem Bereich ihres Lebens nicht mehr weiter wissen. Wer kennt nicht die Dr. Sommer-Seiten der Bravo, auf der Teenies Tipps und Ratschläge rund ums Thema Beziehung und Sex bekommen. In anderen Zeitschriften richten sich diese Beratungsseiten nach den Interessensschwerpunkten ihrer Zielgruppe: Eine Gartenzeitschrift gibt Auskunft zu Fragen rund um Balkon- und Gartenpflanzen, die Autozeitschrift berät hinsichtlich der besten Verkehrsrouten, Frauenzeitschriften geben Empfehlungen bei kosmetischen Fragen.

Jenseits der Zeitschriftenwelt erwarten wir als Konsumentinnen Beratung von Verkäuferinnen, da z.B.

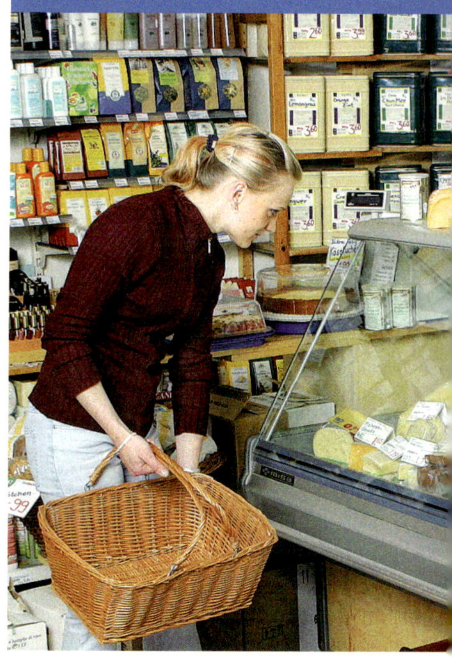

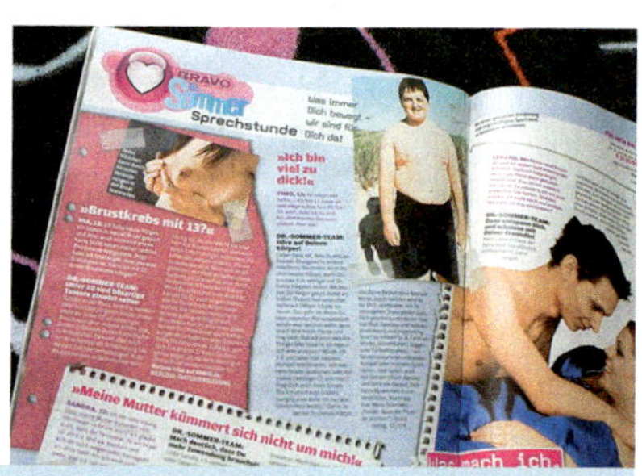

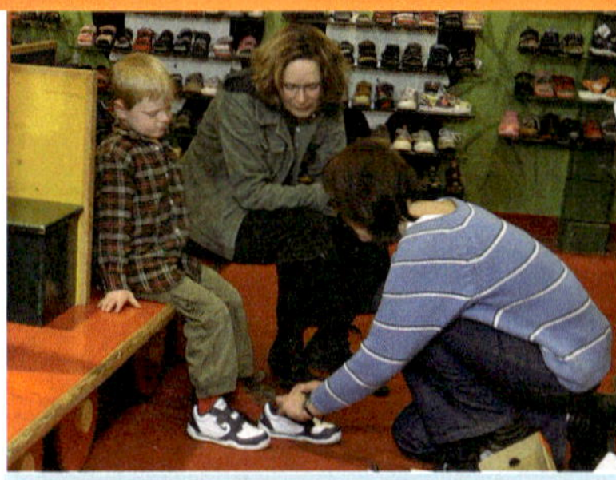

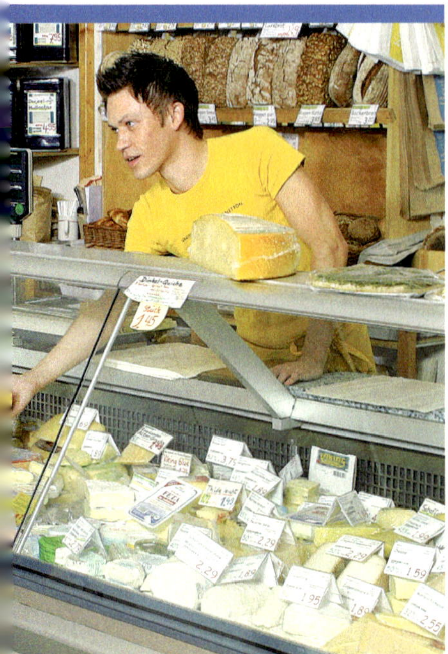

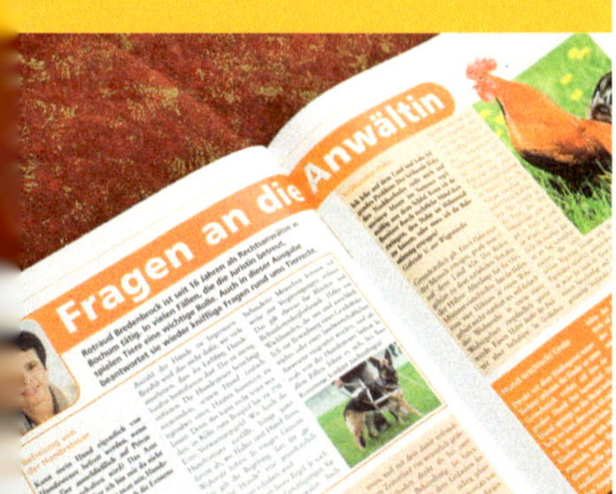

der Markt an Kosmetikprodukten oder technischen Geräten unübersichtlich ist. Viele Firmen bieten eine kostenlose Beratungshotline an, die einen rund um ihr Produkt beraten. Generell haben kommerzielle Beratungen auch immer mehr oder weniger das Ziel, dass die Verkäuferinnen und Firmen Geld verdienen wollen. Wer kennt diese Situation nicht, dass man nach einer eingehenden Beratung den Laden mit einem Kleidungsstück verlässt, dass man später nie wieder anzieht.

Neben der Beratung nehmen Menschen auch immer wieder Anleitungen zu bestimmten Tätigkeiten wahr. Bevor man ein neues Spiel spielen kann, ist es nötig, die Spielanleitung sorgfältig zu lesen. Selbst dann bleibt noch manche Frage offen und nicht selten werden heiße Diskussionen während des Spieles geführt, ob man seinen Gegner immer rausschmeißen muss oder ihn auch verschonen darf.

Bevor man sich seine Lieblingsserie endlich mit dem neuen Fernseher ansehen kann, muss man sich erst seitenweise durch die Bedienungsanleitung durchackern. Je billiger das Gerät, desto schlechter in der Regel die Betriebsanleitung. Auch hier bleibt der Frust oft nicht aus. Und wer hat nicht schon einmal die Kurzanleitung zu Möbelstücken eines großen Möbelkaufhauses verflucht.

Beratung und Anleitung in der Pflege beinhaltet viele dieser Alltagskomponenten. Viele Aspekte unterscheiden sich jedoch auch hiervon. Pflegebedürftige oder ihre Angehörigen wählen sich z.B. in der Regel die Situation nicht aus, in welcher sie auf Beratung und Anleitung angewiesen sind. Gleichzeitig wollen Pflegende, die beratend und anleitend tätig werden, auch keine Produkte verkaufen, sondern Menschen darin unterstützen, größtmögliche Selbstständigkeit zu erlangen oder gesundheitsförderliches Verhalten zu erlernen. Dennoch kann es auch in diesem Bereich immer wieder Konflikte geben.

Das folgende Kapitel gibt einen Überblick sowohl über die grundlegenden Theorien zum Thema Beraten und Anleiten als auch eine große Auswahl an möglichen Handlungsstrategien im weiten Feld der pflegerischen Beratung und Anleitung.

2.1 Grundsätze zur Beratung und Anleitung

2.1.1 Einführende Begriffsbestimmung

Pädagogik
Wissenschaft der Bildung und Erziehung

Pen
spezielle Spritze zur Verabreichung von Insulin. Sieht aus wie ein Kugelschreiber.
pen, engl. = Kugelschreiber

Edukation
educere, lat. = etwas aus der Unwissenheit „herausziehen"

Pädagogische Maßnahmen finden sich in vielen Pflegehandlungen wieder. Im Umgang mit Patientinnen haben Pflegende die Aufgabe, ihnen zu unterschiedlichen Themen hilfreiche und relevante Informationen zu geben oder sie zu beraten. Müssen Patientinnen neue Fertigkeiten erlernen, wie z. B. den Umgang mit einem Pen, brauchen sie dazu fachkundige Anleitung. Immer häufiger werden auch Schulungen angeboten, in denen z. B. Menschen mit chronischen Erkrankungen Wissen und Fertigkeiten erlangen, die ihnen helfen, im Alltag besser zurechtzukommen. Im Folgenden werden diejenigen Begriffe kurz vorgestellt und definiert, die im Zusammenhang mit diesen pädagogischen Interventionen stehen.

Patientenedukation

Der Begriff der Patientenedukation stellt einen Überbegriff dar und beinhaltet Informationsvermittlung, Anleitung, Schulung und Beratung. Er wurde aus dem Englischen übernommen. Dabei ist der englische Begriff *„education"* in diesem Zusammenhang eher mit Bildung als mit Erziehung zu übersetzen. Somit beschreibt Patientenedukation alle krankheits- und gesundheitsbezogenen Bildungsmaßnahmen, die den Patientinnen und ihren Familien von Pflegenden angeboten werden. Um auch die Unterstützung der Bezugspersonen zu betonen, gibt es den Begriff der Patienten- und Familienedukation.

Information

Informationen bestehen aus einer Menge von Daten (z. B. Wörtern, Bildern), die Bedeutungsinhalt besitzen. Die Weitergabe von Informationen hat zum Ziel, dass bei der Empfängerin der Information eine Wissenslücke geschlossen wird. Dadurch verringern sie die Unsicherheit hinsichtlich eines Sachverhaltes oder eines Vorganges (z.B. eine Wegbeschreibung).

Informationen können sowohl mündlich als auch durch unterschiedliche Medien (Informationsbroschüren, Videofilme oder Bücher) weitergegeben werden. Sie sind ein wichtiger Bestandteil von Beratung, Schulung, Anleitung sowie Aufklärung. Sie stellen eine Grundlage dar, die der Patientin hilft, Entscheidungen zu fällen. Somit tragen sie zur Eigenverantwortung der Patientin bei und stärken ihre Autonomie (Selbstständigkeit, Unabhängigkeit). Informationen müssen so weitergegeben werden, dass sie für das Gegenüber verständlich und nachvollziehbar sind.

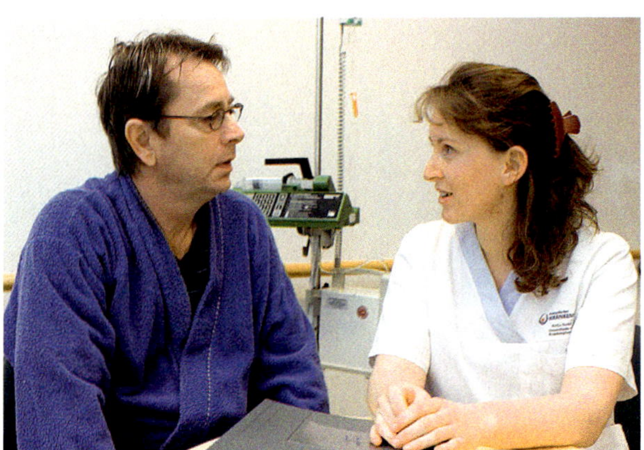

[1] Beratungsgespräch

Beratung

Der Begriff Beratung wird im Gesundheitswesen, aber auch in der Pflege sehr uneinheitlich verwendet. Ärztlicherseits wird Beratung häufig mit Informieren oder Aufklären gleichgesetzt. In der Pflege tauchen die Begriffe Pflegeberatung, pflegerische Beratung, Beratung durch Pflegende oder Beratung in der Pflege auf und gehen deutlich über eine reine Informationsvermittlung hinaus.

Beratung durch Pflegende kann z. B. folgendermaßen definiert werden:

Beratung in der Pflege ist ein Beziehungsprozess zwischen Pflegekräften und Patientinnen bzw. ihren Bezugspersonen (Familienangehörige und/oder Freunde) mit dem Ziel, sie bei der Krankheits- und Krisenbewältigung zu unterstützen. Dies geschieht durch

- Unterstützen beim Bewältigen von Problemen,
- Unterstützen beim Finden von Entscheidungen,
- Fördern, Entdecken und Erhalten von Ressourcen,
- Unterstützen beim Auseinandersetzen mit veränderten Lebensumständen und den daraus resultierenden Emotionen.

Bei einer Beratung in der Pflege geht es darum, in einen Dialog mit der Patientin zu treten. Es geht nicht darum, ihr Ratschläge zu erteilen. Vielmehr dient das Beratungsgespräch dazu, z. B. gemeinsam nach Lösungen für ein Problem zu suchen und Möglichkeiten zu finden, diese Lösungen umzusetzen.

Anleitung

Der Begriff der Anleitung wird in der Pflege unterschiedlich verwendet. Zum einen wird er im Zusammenhang mit Patientinnen und Bezugspersonen benutzt, zum anderen im Zusammenhang mit der Anleitung von Schülerinnen und (neuen) Mitarbeiterinnen.

Mobilisation | 130
Insulin | 2
Selbstpflegefähigkeit | 3

Bei einer Patientenanleitung [Abb. 2] erlernt die Patientin oder Bezugsperson eine für sie neue Fertigkeit, wie z. B. die |Mobilisation eines pflegebedürftigen Angehörigen oder das Spritzen von |Insulin. Die Pflegende zeigt einzelne Vorgänge oder ganz konkrete Tätigkeiten. Diese stehen im Zusammenhang mit einer Veränderung der |Selbstpflegefähigkeit durch Krankheit, Alter oder Behinderung. Das Ziel einer Anleitung ist es, die Selbstständigkeit der Patientin zu erhöhen und eine angemessene Selbstpflegefähigkeit auszubilden.

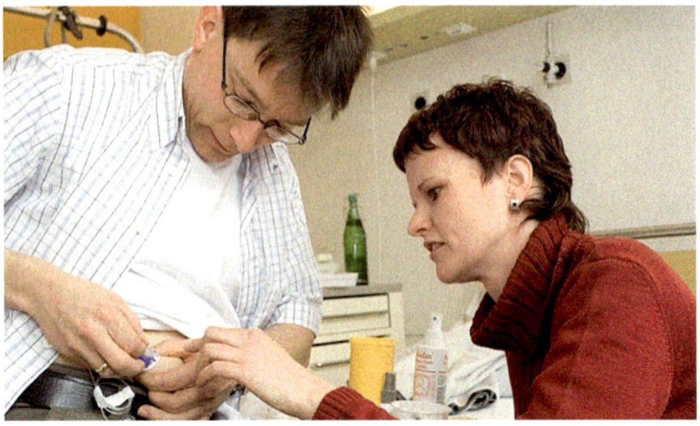

[2] Patientenanleitung

Ziel einer Anleitung von Schülerinnen ist es, ihnen zu helfen, berufliche Handlungskompetenz auszubilden. Dies geschieht in der Regel durch speziell geschulte Mitarbeiterinnen, die Praxisanleiterinnen genannt werden. Neue Kolleginnen werden durch Anleitung gezielt in pflegerische Tätigkeiten und Arbeitsabläufe eingeführt.

Schulung

Eine Schulung richtet sich an Menschen mit gleichen Grunderkrankungen oder Problemen. Es gibt z. B. Diabetesschulungen [Abb. 3] oder Asthmaschulungen. Der Unterricht findet überwiegend in Gruppen statt und ist |didaktisch strukturiert. Die Teilnehmerinnen an einer Schulung lernen |relevantes Wissen, das ihnen hilft, mit ihrer Erkrankung umzugehen. Der Unterricht in Gruppen bietet den Vorteil, dass sich die Patientinnen untereinander austauschen können. Dies ermöglicht ihnen, sich emotional mit ihrer Krankheit auseinanderzusetzen und sich nicht alleine gelassen zu fühlen. Ziel einer Schulung ist es, sowohl Wissenslücken zu schließen als auch neue Fertigkeiten sowie gesundheitsförderndes Verhalten zu erlernen.

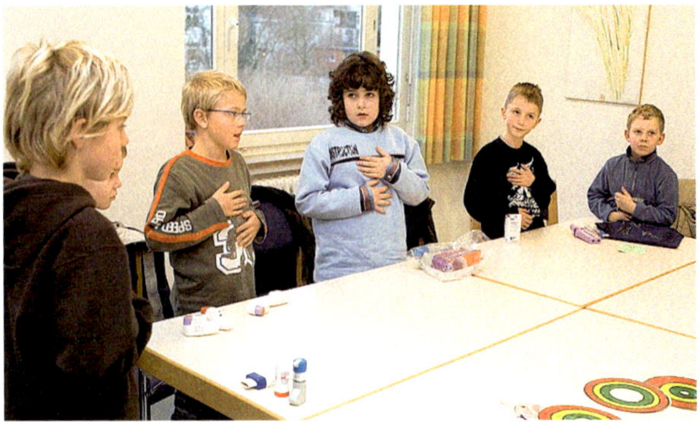

[3] Diabetesschulung

Informationsvermittlung, Beratung und Anleitung sind dabei Elemente, die sich in Schulungen wiederfinden.

didaktisch
auf der Didaktik (Wissenschaft des Unterrichts) beruhend

relevant
von Belang, erheblich

Training

Verhaltenstherapie | 2
Verstärker | 2
Beckenbodentraining | 315
Anziehtraining | 2

Bei einem Training üben Menschen mit Hilfe eines speziellen Programms [Abb. 1]. Ziel ist es, durch Wiederholung eine Leistungssteigerung und eine Vergrößerung des Wissens und Könnens zu erzielen. Ein Training soll bewirken, dass eine Handlung so „in Fleisch und Blut" übergeht, dass die Durchführung ohne großes Nachdenken oder gezielte Aufmerksamkeitsausrichtung auf diese Handlung geschieht. In der Verhaltenstherapie werden Trainingspläne aufgestellt, die zu einer Verhaltensänderung führen sollen. Schrittweise üben die Trainierenden Teilhandlungen, bis am Ende die erwünschte Verhaltensweise steht. Häufig wird dabei mit Verstärkern gearbeitet. In der Pflege wird der Trainingsbegriff z. B. im Zusammenhang mit der Durchführungsphase einer Anleitung gebraucht (z.B das Trainieren von Bewegungsabläufen). Er taucht aber auch bei Beckenbodentraining oder Anziehtraining auf.

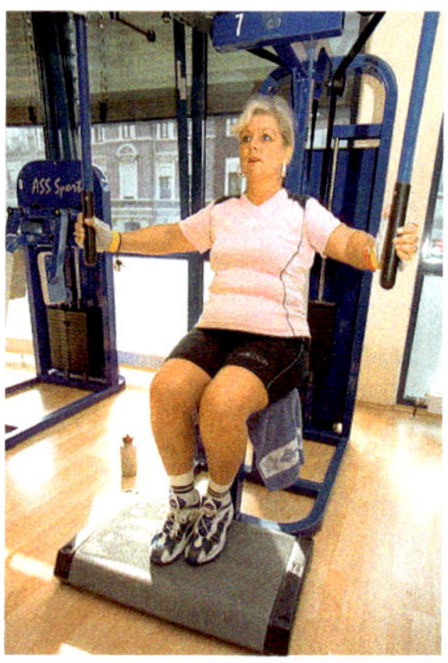

[1] Training im Fitnesscenter

Aufklärung

Bei der ärztlichen Aufklärung wird die Selbstbestimmungsaufklärung von der Sicherheitsaufklärung unterschieden:

In der **Selbstbestimmungsaufklärung** werden der Patientin die Art und die Ausprägung ihrer Erkrankung erläutert. Sie erhält diejenigen Informationen über Diagnosemaßnahmen und Therapiestrategien, die es ihr ermöglichen, zusammen mit der Ärztin über das weitere Vorgehen und die Behandlung zu entscheiden. Dabei stellt die Ärztin verschiedene Behandlungsalternativen vor sowie deren Risiken bzw. deren Nutzen. Im Rahmen dieser „Behandlungsaufklärung" erläutert die Ärztin die geplante Behandlung, wie z. B. die Operation, die Chemotherapie oder die Medikamentengabe. Die Patientin muss alle relevanten Informationen erhalten, damit sie in die Therapie einwilligen kann. Die so genannte „Risikoaufklärung" beinhaltet alle Komplikationen, die trotz fehlerfrei durchgeführter Therapie möglicherweise auftreten können, wie z.B. Blutungen bei einer Operation oder Nierenschäden durch ein Medikament [Abb. 2]. Die Ärztin erklärt aber auch mögliche Risiken, die mit einer Unterlassung einer Therapie einhergehen.

Nebenwirkungen | 715
Diabetes mellitus | 2

Die **Sicherheitsaufklärung** (therapeutische Aufklärung) umfasst Informationen darüber, wie sich die Patientin während und nach der Therapie verhalten sollte. So muss beispielsweise über mögliche Nebenwirkungen von Medikamenten aufgeklärt werden. Auch empfiehlt die Ärztin Änderungen von Lebensgewohnheiten, wie z.B. eine angepasste Ernährung bei Diabetes mellitus. Außerdem zeigt sie mögliche Folgen von ungesundem Verhalten auf.

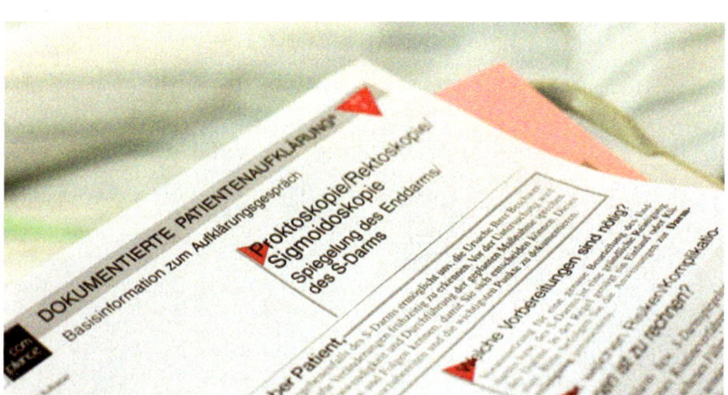

[2] Aufklärungsformular

Ärztinnen haben die Pflicht, rechtzeitig und patientinnengerecht aufzuklären. Wird dieses versäumt, gilt es als Behandlungsfehler, der entsprechende rechtliche Konsequenzen nach sich ziehen kann.

Heute geht man davon aus, dass Aufklärung ein interdisziplinärer Prozess ist, der nach dem Gespräch mit der Ärztin nicht abgeschlossen ist. Pflegende übernehmen in diesem Prozess häufig eine vermittelnde und dolmetschende Funktion. Dazu ist es wichtig, dass Pflegende entweder bei dem Aufklärungsgespräch anwesend sind oder aber die genauen Gesprächsinhalte von der Ärztin erfahren. So können sie Aufklärungsinhalte in die Alltagssprache der Patientin übersetzen, die Auseinandersetzung mit der Krankheit emotional unterstützen und zu weiterführenden Gesprächen mit Teammitgliedern weiterleiten.

interdisziplinärer Prozess | 3
Präventionskampagnen | 3

Aufklärung wird außerdem im Zusammenhang mit Präventionskampagnen verwendet. Das Ziel ist, Bevölkerungsgruppen Wissen zu einem bestimmten Thema zu vermitteln und sie zu einer Verhaltensänderung zu animieren (z. B. Anti-Raucher-Kampagnen, HIV-/Aidsaufklärung).

Erziehung

Erziehung ist ein zentraler Begriff der Pädagogik. Verschiedene Theorien zu Erziehung existieren nebeneinander bzw. konkurrieren miteinander.

Erziehung wird als ein Prozess verstanden. Erziehende, z. B. Erzieherinnen, Eltern, Lehrerinnen oder (Sozial-) Pädagoginnen, wirken mehr oder weniger zielgerichtet auf einen Menschen ein, um ihm Wissen bzw. erwünschtes Verhalten beizubringen. Übergeordnetes Ziel ist es, den Menschen dazu zu befähigen, sich in seinem sozialen Umfeld zurechtzufinden. Die Ziele von Erziehung richten sich an den Werten, Normen und Erfordernissen einer Gesellschaft oder Gruppe aus (z. B. |Sauberkeitserziehung). Werden sie nicht erreicht, haben die zu Erziehenden die Konsequenzen, häufig in Form von Strafen, zu tragen (z. B. schlechte Noten, Sitzenbleiben in der Schule, Kündigung des Ausbildungsvertrags etc.).

Der Begriff „Gesundheitserziehung", der im Gesundheitswesen noch benutzt wird, ist eher kritisch zu betrachten. Mit dem heutigen Verständnis wird davon ausgegangen, dass die Erziehung im Erwachsenenalter abgeschlossen ist. Für diesen Lebensabschnitt wird eher der Begriff „Bildung" benutzt.

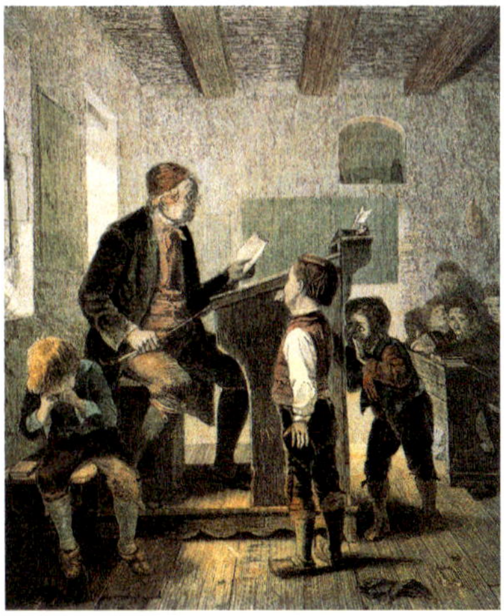

[3] Holzstich „Eine schwäbische Schule" aus dem 19. Jh. nach einem Gemälde von Julius Geertz

Bildung

Der Begriff Bildung existiert nur im Deutschen und lässt sich nicht direkt in andere Sprachen übersetzen. In der Mitte des 18. Jahrhunderts war Bildung der Inbegriff für die Selbstverwirklichung des Menschen mit einem deutlich religiösen Aspekt. Heute wird mit Bildung die lebenslange Tätigkeit Erwachsener beschrieben, mit der sie gezielt versuchen, ihre geistigen, kulturellen und sozialen Fähigkeiten weiterzuentwickeln. In Deutschland wurde durch das schlechte Abschneiden bei der PISA-Studie eine Bildungsdebatte in Gang gesetzt. Es findet eine breite Diskussion darüber statt, welche Allgemeinbildung der Mensch braucht und welche Bildungsziele und -inhalte die Gesellschaft formuliert.

Die Trennung von Erziehung und Bildung ist meistens nur schwer möglich. Ihre Bedeutungen überschneiden sich teilweise.

Sauberkeitserziehung | 306

online

www.mpib-berlin.mpg.de/pisa/
Hier finden Sie Informationen zur PISA-Studie.

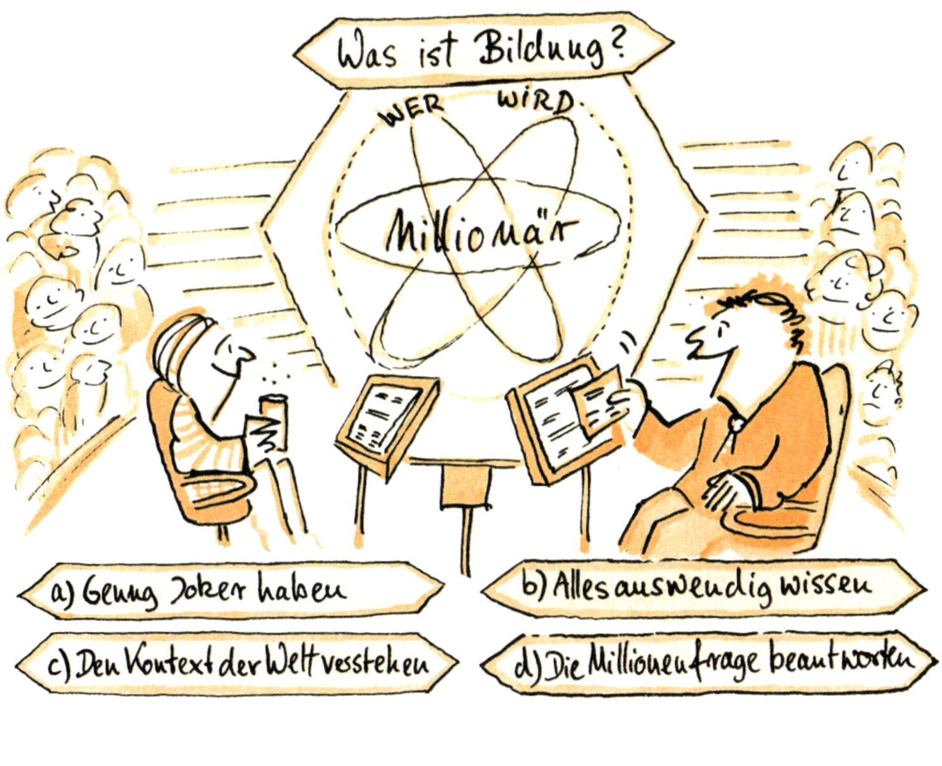
Was ist Bildung?
WER WIRD
Millionär
a) Genug Joker haben
b) Alles auswendig wissen
c) Den Kontext der Welt verstehen
d) Die Millionenfrage beantworten

2.1.2 Beraten und Anleiten als pflegerische Kernaufgabe

Beratung und Anleitung waren schon immer Bestandteil der Pflege. Aber erst in den letzten Jahren wird diese Aufgabe von Pflegenden bewusst wahrgenommen. Verstärkt wird von ihnen gefordert, Pflegebedürftige und Bezugspersonen zu beraten, anzuleiten sowie Schulungsangebote zu machen. Bisher ist dieser Aufgabenbereich nur in Anfängen gesetzlich festgeschrieben (z. B. Krankenpflegegesetz von 2003).

Gesellschaftliche und gesundheitspolitische Hintergründe

Der steigende Bedarf an Beratung und Anleitung resultiert aus zahlreichen Veränderungen der Gesellschaft und des Gesundheitssystems.

1. Die Zahl der Menschen mit chronischen Erkrankungen nimmt beständig zu. Ein Merkmal chronischer Erkrankungen ist die schleichende oder schubhafte Verschlechterung des Gesundheitszustandes. Um sich an die jeweilige Veränderung anzupassen sowie die damit einhergehenden Ängste zu bewältigen, benötigen Menschen mit chronischen Erkrankungen die Unterstützung von Mitarbeiterinnen des Gesundheitssystems. Die Pflege nimmt hier eine zentrale Stellung ein.
2. Die WHO forderte 1986 erstmals von den Mitarbeitern des Gesundheitssystems, Patientinnen stärker in Entscheidungen in Bezug auf ihre Gesundheit einzubeziehen. Damit wurde ein Wandel in der Patientinnenrolle in Gang gesetzt. Die Patientin wird als eine Partnerin angesehen. Dies wird auf nationaler Ebene auch in der Patientencharta aufgegriffen. Dort werden Patientenrechte beschrieben.
3. Den Patientinnen wird nicht nur das Recht auf Beratung und Unterstützung zugesprochen, sondern sie sind auch in der Pflicht, sich aktiv an der Erhaltung oder Verbesserung ihres Gesundheitszustandes zu beteiligen. Dies überfordert viele Patientinnen. Deswegen brauchen sie geeignete Angebote auch von Seiten der Pflege.
4. Die Suche nach Einsparmöglichkeiten hat zu großen Veränderungen im Gesundheitssystem geführt. Sowohl die Maxime „Ambulant vor stationär" als auch die Einführung der DRG bewirken, dass sich der Krankenhausaufenthalt von Patientinnen stark verkürzt. Deswegen benötigen sie vermehrt Informationen und Beratung, um zu Hause eventuell auftretende Komplikationen zu vermeiden. Ziel ist, die Rate erneuter Krankenhauseinweisungen zu vermindern.
5. Da sich die Zahl alter Menschen ständig erhöht (demografischer Wandel), steigt auch die Anzahl an Menschen, die auf Pflege angewiesen sind. Die Pflege wird immer noch zum größten Teil von Bezugspersonen übernommen. Sie brauchen sowohl Beratung als auch Anleitung, um die mit diesen Aufgaben verbundenen neuen Tätigkeiten zu erlernen und sich im „Paragrafendschungel" zurechtzufinden.
6. Um der komplexen Versorgung chronisch kranker Menschen gerecht zu werden, werden von der Gesundheitspolitik verschiedene Programme und Strategien eingeführt, wie z. B. Disease Management Programme zur Verbesserung der Versorgungsqualität chronisch kranker Menschen oder Behandlungspfade (Pathways) zur verbesserten und strukturierten Steuerung von multiprofessionellen und interdisziplinären Behandlungs- und Pflegeabläufen.

   In all diesen neuen Versorgungskonzepten wird Beratung, Anleitung und Schulung eine zentrale Bedeutung zugeschrieben.

WHO | 3

online
Patientenrechte
www.bmg.bund.de
▶ Gesundheit
▶ Patientenrechte

„Ambulant vor stationär" | 3
DRG | 3

online
www.die-gesundheitsreform.de

Behandlungspfade | 3

Rechtliche Grundlagen

Berufsgesetze

Von großer Bedeutung ist die Verankerung von Beratung und Anleitung sowohl im Altenpflegegesetz (AltPflG) 2003 als auch im Krankenpflegegesetz (KrPflG) 2003 und den dazugehörigen Ausbildungs- und Prüfungsverordnungen (APrV).

Die Krankenpflegeausbildungs- und Prüfungsverordnung legt Beratung und Anleitung des Weiteren als Prüfungsgegenstand für die mündliche und praktische Prüfung fest.

Krankenpflegegesetz (KrPflG 2003) und Ausbildungs- und Prüfungsverordnung für die Berufe in der Krankenpflege (KrPflAPrV 2003)
KrPflG § 3 (2), Nr. 1 c **Beratung, Anleitung,** Unterstützung von zu pflegenden Menschen und ihrer Bezugspersonen in der individuellen Auseinandersetzung mit Gesundheit und Krankheit
KrPflAPrV, Anlage 1 zu § 1 Abs. 1 Themenbereich 3 **Unterstützung, Beratung und Anleitung in gesundheits- und pflegerelevanten Fragen fachkundig gewährleisten.** Die Schülerinnen und Schüler sind zu befähigen: ▪ Pflegebedürftige aller Altersgruppen bei der Bewältigung vital oder existenziell bedrohlicher Situationen, die aus Krankheit, Unfall, Behinderung oder im Zusammenhang mit Lebens- und Entwicklungsphasen entstehen, zu unterstützen, zu Maßnahmen der Gesundheitsfürsorge, zur Erhaltung, Förderung und Wiederherstellung von Gesundheit anzuregen und hierfür angemessene Hilfen und Begleitung anzubieten, ▪ Angehörige und Bezugspersonen zu beraten, anzuleiten und in das Pflegehandeln zu integrieren, ▪ die Überleitung von Patientinnen oder Patienten in andere Einrichtungen oder Bereiche in Zusammenarbeit mit anderen Berufsgruppen kompetent durchzuführen sowie die Beratung für Patientinnen und Patienten und Angehörige oder Bezugpersonen in diesem Zusammenhang sicherzustellen.

[Tab. 1] Auszug aus dem Krankenpflegegesetz bzw. der Prüfungsverordnung bezogen auf Beratung und Anleitung

Sozialrechtliche Rahmenbedingungen

Die Sozialgesetzbücher V und XI (Pflegeversicherung) regeln die stationäre und häusliche Krankenpflege und die Pflege von pflegebedürftigen (alten) Menschen. Einige Paragrafen nehmen hier Bezug auf Beratung und Anleitung durch Pflegende und andere Gesundheitsprofessionen. Sie regeln die Zuständigkeiten und auch die Vergütung der Beratungsleistungen. Im Rahmen des Rehabilitationsgesetzes (SGB IX) sind ebenfalls trägerübergreifende Servicestellen eingerichtet worden.

Träger
eine Organisation, die eine Einrichtung, z. B.ein Krankenhaus, betreibt.
Beispiel: Kommune, Caritas, Diakonie, DRK

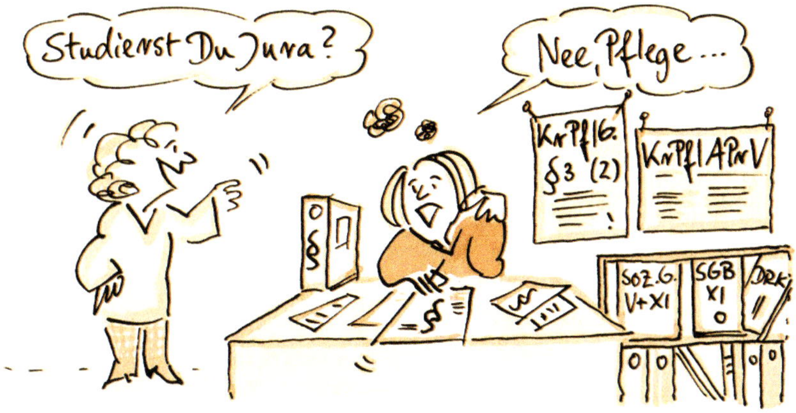

Sozialgesetzbuch V

§1 SGB V	Klärt die Aufgaben der Krankenversicherung, aber auch die Mitverantwortung der Versicherten für ihre Gesundheit. Durch Aufklärung und Beratung durch die Krankenkassen sollen Versicherte zu gesundheitsbewusster Lebensführung, Beteiligung an Vorsorgemaßnahmen und aktiver Mitwirkung an der Krankheitsbehandlung und Rehabilitation motiviert werden. Ziel der Eigenverantwortung ist, den Eintritt von Krankheit und Behinderung zu vermeiden oder ihre Folgen zu überwinden.
§39a (2) SGB V	Regelt, dass ambulante Hospizdienste palliativpflegerische Beratung erbringen, ohne diese näher zu beschreiben.
§43 SGB V	Regelt die Finanzierung für Schulungen chronisch kranker Menschen und ihrer Angehörigen.
§65b SGB V	Ermöglicht seit 2000 die finanzielle Förderung von Modellprojekten zur unabhängigen Verbraucher- und Patientenberatung durch die Spitzenverbände der Krankenkassen. Ziel ist die neutrale gesundheitliche Information, Beratung und Aufklärung der Patientinnen und Angehörigen über Angebote und Leistungen unterschiedlicher Gesundheitsanbieter.
§66 SGB V	Fordert Krankenkassen auf, ihre Versicherten bei der Verfolgung von Schadenersatzklagen bei Behandlungsfehlern zu unterstützen. Bei den Krankenkassen haben sich dadurch viele Beratungsstellen etabliert.
§137f SGB V	Regelt die Schulung von Versicherten im Rahmen strukturierter Behandlungsprogramme für chronisch kranke Menschen.
§275 SGB V	Regelt die Beratung der Versicherten durch den Medizinischen Dienst der Krankenkassen.

Sozialgesetzbuch XI

§7 SGB XI	Verpflichtet Pflegekassen zur Beratung über eine gesunde, der Pflegebedürftigkeit vorbeugenden Lebensführung. Regelt die Beratung über Ansprüche an Pflegeleistungen, verschiedene Pflegeanbieter in der Region und Hilfsangebote. Die Beratung soll neutral und unabhängig sein.
§37 (3) SGB XI	Regelt das Recht und die Pflicht von Pflegebedürftigen, die Pflegegeld ohne professionelle Pflegehilfe beziehen, Beratungsgespräche durch zugelassene Pflegedienste in Anspruch zu nehmen. „Die Beratung dient der Sicherung der Qualität der häuslichen Pflege und der regelmäßigen Hilfestellung und praktischen pflegefachlichen Unterstützung der häuslich Pflegenden." Durch diesen Paragrafen soll sichergestellt werden, dass pflegende Angehörige das notwendige Wissen und die notwendigen Kompetenzen für eine fachgerechte Pflege besitzen.
§40 SGB XI	Regelt Beratung im Zusammenhang mit Pflegehilfsmittelbeantragung und Wohnraumanpassung.
§45 SGB XI	Verpflichtet Pflegekassen, in Kooperation mit Pflegediensten oder Bildungsträgern Schulungen für pflegende Angehörige und ehrenamtlich Tätige anzubieten. Es können sowohl Gruppenunterricht als auch individuelle Schulungen im häuslichen Umfeld angeboten werden. Qualifikation der Beraterinnen, Rahmen und Inhalt der Schulungen sind nicht gesetzlich festgelegt; sie werden in Rahmenvereinbarungen auf Landesebene geregelt.
§75 SGB XI	Regelt die Erstattungsfähigkeit von Leistungskomplexen. Die Vergütung von Beratung und psychosozialer Betreuung wird ausgeschlossen.

Pflegegeld | 3

Wohnraumanpassung | 3

Leistungskomplex | 3

Die meisten gesetzlich verankerten Beratungsangebote beziehen sich also auf den ambulanten Bereich. Im stationären Bereich ist Beratung und Anleitung bisher nicht gesetzlich geregelt. Hier wird Beratung und Schulung über die Qualitätskriterien in den nationalen Expertenstandards festgelegt.

nationaler Expertenstandard | 625

Übergreifende Zielsetzung pflegerischer Beratung und Anleitung

In Abhängigkeit von der Zielgruppe unterscheiden sich die Ziele bei der Beratung und Anleitung. Im Folgenden werden die übergreifenden Zielsetzungen in Bezug auf die jeweilige Zielgruppe vorgestellt.

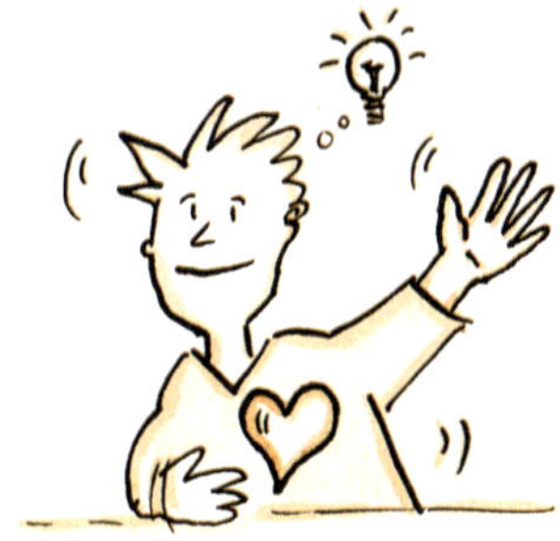

Patientinnen und Angehörige

Das übergeordnete Ziel der Beratung und Anleitung von Patientinnen und Angehörigen ist die vielzitierte „Hilfe zur Selbsthilfe". Dabei wirken Pflegende auf drei verschiedenen, sich teilweise überschneidenden Ebenen ein:

1. Information und Orientierung
2. Klärung und Deutung
3. Handlungsfähigkeit

Patientinnen und Angehörige werden durch Beratung und Anleitung, bezogen auf ihr Denken (kognitiv), Fühlen (emotional) und Handeln, unterstützt.

Denken 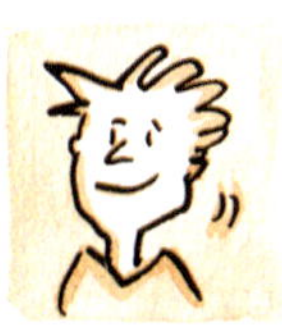	Patientinnen und Angehörige ▪ erhalten Information und Orientierungshilfe, ▪ bekommen für sie relevante Fakten und Wissenshintergründe angeboten, ▪ erhalten Zusammenhänge aufgezeigt und geordnet, ▪ bekommen ihre Selbststeuerungspotenziale (re-)aktiviert, ▪ werden gestärkt, Entscheidungen mitzufinden, ▪ werden in ihrer Eigen- und Mitverantwortung unterstützt, ▪ werden bei der Neuorientierung und Planung unterstützt, ▪ werden dazu ermutigt, ihre Einstellungen und Haltungen zu verändern.
Fühlen 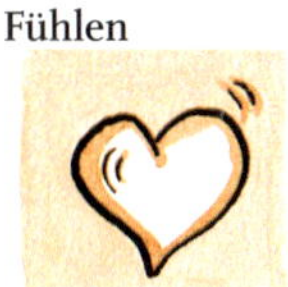	Patientinnen und Angehörige werden ▪ sich ihrer Emotionen bewusst, lernen sie anzunehmen und können sie klären, ▪ in der emotionalen Auseinandersetzung mit Kranksein begleitet, ▪ in ihrem Selbstvertauen und Selbstwert gestärkt.
Handeln 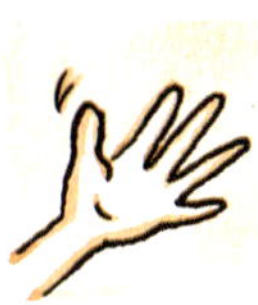	Patientinnen und Angehörige werden ▪ in ihrem Selbstmanagement unterstützt, ▪ zur Selbstversorgung ermutigt, ▪ bei ihrer Selbstpflegefähigkeit unterstützt, ▪ in ihrer Handlungskompetenz gestärkt, ▪ bei ihrer Mitwirkung in Pflege und Therapie bestärkt.

Kontrollverlust | 3

Menschen, die durch Krankheit, Behinderung bzw. Pflegebedürftigkeit mit einschneidenden Veränderungen ihres Alltags konfrontiert sind, verlieren häufig das Gefühl der Kontrolle über sich und ihr Leben. Dieser Kontrollverlust führt nicht selten zu einem Gefühl der Ohnmacht und Hilflosigkeit.

In einem so genannten Circulus vitiosus [Abb. 1] können sich diese Gefühle gegenseitig aufschaukeln und in einer Handlungsunfähigkeit münden, die wiederum das Kontrollverlustgefühl verstärkt. Beratung und Anleitung möchten dieser Abwärtsspirale entgegenwirken.

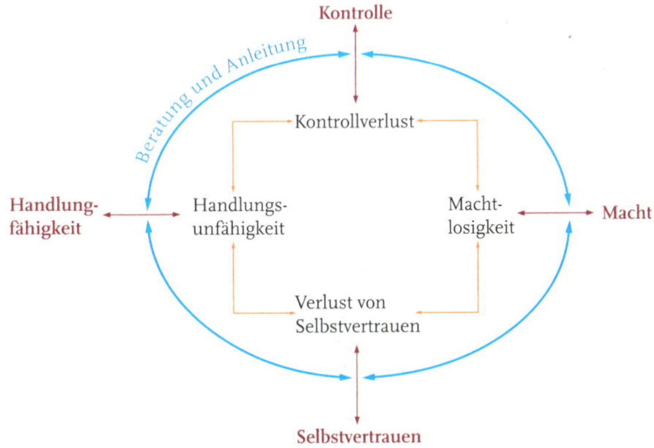

[1] Circulus vitiosus des Kontrollverlustes

Salutogenese | 3

Antonovsky spricht in seinem Modell der | Salutogenese in diesem Zusammenhang vom „Gefühl der Handhabbarkeit"; die Gesundheitspsychologen nennen dieses Phänomen „Selbstwirksamkeitsüberzeugung" – also die Gewissheit, sein Schicksal selbst in die Hand nehmen zu können.

Ein weiteres übergeordnetes Ziel von Beratung und Anleitung stellt die Krankheitsbewältigung bzw. die Therapietreue (*Compliance*) dar. Krankheitsbewältigung wird auch als Coping bezeichnet.

Krankheitsbewältigung findet auf einstellungsbezogener, emotionsbezogener und verhaltensbezogener Ebene statt. Beratung und Anleitung können die Krankheitsbewältigung insofern unterstützen, als dass sie beiträgt zur

1. Annahme, Klärung und Anpassung von Einstellungen, Bewertungen und Interpretationen (einstellungsbezogene Ebene),
2. Annahme, Klärung und Anpassung von Gefühlen (emotionsbezogene Ebene),
3. Annahme, Klärung und Anpassung von Verhalten (verhaltensbezogene Ebene).

Je nach Beratungsansatz kann der Hauptfokus der Beratung etwas anders akzentuiert sein.

Krankheitsbewältigung

„Aktive (bewusste und unbewusste) Bemühungen erkrankter Menschen, die subjektiv erlebte innere und äußere Belastung einer Krankheit zu bewältigen; oft synonym verwendet mit Coping für allgemeines Bewältigungsverhalten.

Auswirkungen von Krankheit:

1. Anforderungen und Belastungen auf der körperlichen und seelischen Ebene
2. Veränderungen des Körper-Selbstbildes
3. Konsequenzen im sozialen Umfeld (Arbeit, Familie)
4. notwendige Anpassung an die neue Situation (besonders bei chronisch Kranken)
5. ggf. Lebensbedrohung

Bewältigungsprozesse dienen der Problemlösung (z. B. aktives Handeln) und/ oder der Aufrechterhaltung bzw. Wiedererlangung des emotionalen Gleichgewichts und können auch durch Abwehrmechanismen wie Verdrängung und Verleugnung zu Stande kommen. In Anlehnung an das Coping-Konzept wird davon ausgegangen, dass für die erlebte Belastung der Krankheit weniger die Art der Erkrankung und die damit verbundenen Auswirkungen maßgeblich sind, sondern die subjektive Bewertung der Erkrankten und dessen Einschätzung und Nutzung verfügbarer Ressourcen.

Günstige Faktoren für die Krankheitsbewältigung:

1. Persönlichkeitsmerkmale der Patientin (besonders nachgewiesen für chronisch Kranke): hohes Selbstwertgefühl, Selbstvertrauen, aktives Handeln, Fähigkeiten der Problemlösung, soziale Kompetenz
2. soziale Unterstützung durch Familie (sog. familiäres Coping), soziales Netz, auch Selbsthilfegruppe
3. Autonomie der Patientin bei diagnostischen und therapeutischen Maßnahmen"

—

Pschyrembel: *Wörterbuch Pflege*. Berlin, De Gruyter 2003, S. 402

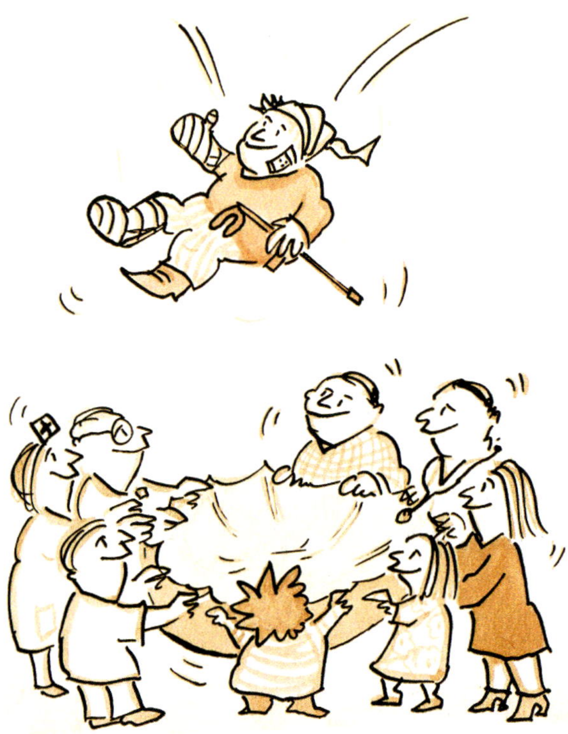

„Coping in Bezug auf die Funktion des Verhaltens:

1. problemzentriert, mit dem Ziel, das Problem zu verändern, zu lösen oder die Auswirkung zu beeinflussen, z. B. Konfrontation, Kampf (Entfernen oder Verringern der Bedrohung, z. B. durch medizinische Behandlung), Flucht (sich der Bedrohung entziehen), Flucht- und Kampfvermeidung durch Verhandlung, Kompromisse), Prävention von Folgen;
2. emotionszentriert, mit dem Ziel, die erlebte Belastung und den daraus folgenden inneren Spannungszustand zu reduzieren, z. B. körperlich (durch Entspannungsverfahren, Stärkung der körperlichen Abwehr, Einnahme von Medikamenten bzw. Drogen, seelisch (Inanspruchnahme psychotherapeutischer, evtl. religiöser Unterstützung sowie unbewusste Prozesse der Abwehr, z. B. Verleugnung, Verdrängung, Identifikation, Vergessen)
3. bewertungsorientiert, mit dem Ziel, die Situation zu verstehen, ein Bedeutungsmuster zu erkennen (Sinn finden), beschreibt kognitive Prozesse (planen, strukturieren, Information einholen, Verantwortung übernehmen) und kann zu kognitiver Umdeutung und einer (Neu-)Einschätzung des Problems/der Situation führen."

—
Pschyrembel: *Wörterbuch Pflege*. Berlin, De Gruyter 2003, S. 142

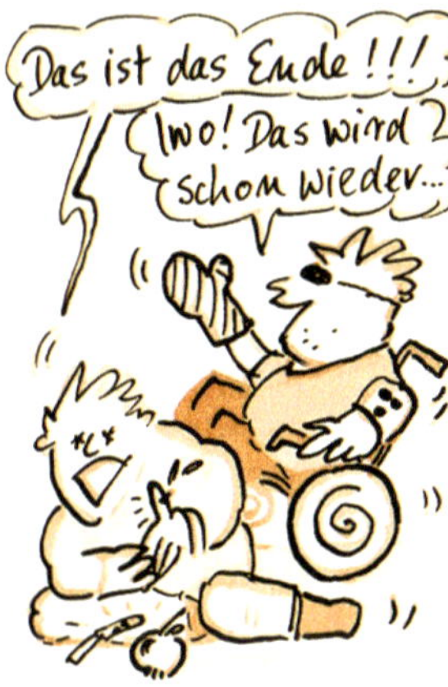

Häufig wird im Zusammenhang mit Beratung und Schulung von Patienten aufgeführt, dass damit deren **Compliance** erhöht werden soll. Unter Compliance versteht man ein Arbeitsbündnis (Einverständnis) zwischen Patientin und den sie behandelnden und begleitenden Angehörigen der Gesundheitsberufe mit dem Ziel, aktiv bei der Therapie, Behandlung und Pflege mitzuwirken. Insbesondere das „Befolgen von Therapien" (*Adhärenz*) spielt eine wichtige Rolle, um maximale Erfolge einer Therapie zu erzielen bzw. Komplikationen zu vermeiden. Non-Compliance, also das nicht vorhandene Arbeitsbündnis, kann gravierende Folgen für die Gesundheit haben.

Beratung der Patientinnen kann sie dabei unterstützen, Therapien zu verstehen, mit Nebenwirkungen besser klarzukommen und die Verordnungen in den Lebensalltag zu integrieren. Wichtig ist dabei, dass Patientinnen auch die Folgen von Behandlungsabbrüchen einschätzen können. Dies steigert die Motivation, die Therapie zu befolgen.

Beispiel Herr Kunz leidet seit fünf Jahren an Diabetes mellitus und hat immer wieder starke Blutzuckerschwankungen. Im Beratungsgespräch mit einer geschulten Diabetesberaterin stellt sich heraus, dass er mit dem Blutzuckermessgerät nicht richtig zurechtkommt [Abb. 5]. Außerdem weiß er nicht genau, bei welchem Blutzuckerwert er wie viele Einheiten Insulin spritzen soll. Die Beraterin bestellt ein leichter zu handhabendes Blutzuckermessgerät. Außerdem schreibt sie ein großes Plakat für den Küchenschrank von Herrn Kunz, auf dem festgehalten ist, bei welchen Messwerten er wie viele Insulineinheiten spritzen muss.

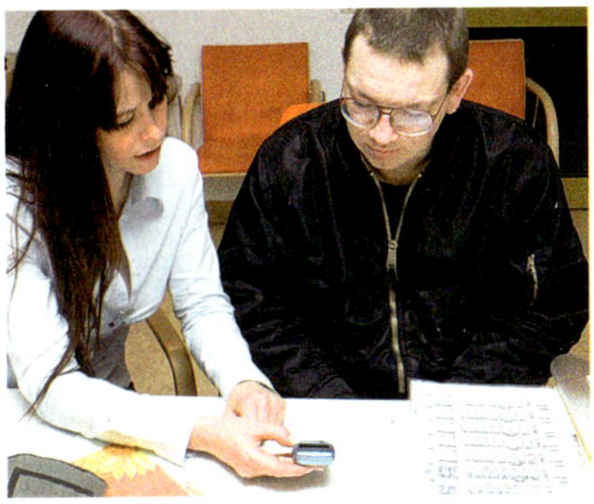

[5] Beratungsgespräch mit Herrn Kunz

Das Konzept von Compliance ist im neueren Denken von selbstbestimmt und eigenverantwortlich handelnden Patientinnen umstritten, da es von einer passiven Patientin ausgeht, die sich den Anordnungen der Behandelnden unterordnet. Heute sollte die Beziehung zwischen Patientin und Beratender eher partnerschaftlich sein. Dabei ist es wichtig, mit der Patientin über ihre subjektiven Vorstellungen in Bezug auf Krankheit, Gesundheit sowie Therapie- und Pflegemaßnahmen zu reden. Beratende und Patientin suchen gemeinsam nach für sie passenden Lösungen. Dieses Vorgehen wird auch Tailoring genannt.

Tailoring
to tailor, engl.
= maßschneidern

(Laien-)Helferinnen

Nicht nur Patientinnen und Angehörige werden von Pflegenden beraten. Eine Zielgruppe, die eine nicht geringe Rolle im Gesundheitssystem spielt, ist die der Laienhelferinnen bzw. ehrenamtlich Tätigen [Abb. 1]. Um diese Menschen in ihrer Tätigkeit zu unterstützen, brauchen sie unterschiedliche Angebote von Seiten professionell Pflegender in Bezug auf Beratung, Anleitung und Schulung:

- Beratung bei der Verarbeitung belastender emotionaler Erlebnisse
- Anleitung bzw. Schulung, um spezielle patientenbezogene Tätigkeiten auszuführen
- krankheitsspezifisches Wissen:
  - um relevante Vorkommnisse an professionell Pflegende weiterzugeben
  - um unterscheiden zu können, wann sie sich Hilfe von professionell Tätigen dazuholen müssen
  - um Pflegebedürftige in ihrer Lebenswelt zu verstehen

Verschiedene Institutionen (Weiterbildungsträger, Träger ambulanter Pflegedienste, Volkshochschulen, Fachhochschulen etc.) bieten spezielle Kurse für diese Zielgruppe an. Verbindliche Richtlinien zur Qualitätssicherung gibt es in diesem Bereich nicht.

Auszubildende und (neue) Mitarbeiterinnen

Die Zielsetzung bei der Beratung und Anleitung von **Auszubildenden** besteht darin, sie auf die Anforderungen vorzubereiten, die der angestrebte Beruf an sie stellt und stellen wird [Abb. 2]. Durch die Ausbildung sollen sie berufliche Handlungskompetenz erreichen. Da es hier auch um ganzheitliches Lernen geht, werden in der Beratung und Anleitung ebenfalls Kopf (Wissen, Kenntnisse), Herz (Haltungen, Einstellungen, Emotionen) und Hand (berufliche Handlungen) berücksichtigt.

Die übergeordnete Zielsetzung der Anleitung (neuer) **Mitarbeiterinnen** besteht in erster Linie darin, dass sie den von der Institution gestellten Anforderungen gerecht werden. Beratungen (Supervision / Coaching) werden durchgeführt, um Konflikten im Team vorzubeugen oder sie zu lösen. Neben der Mitarbeiterzufriedenheit wird dabei darauf abgezielt, die Arbeitsfähigkeit des Teams positiv zu beeinflussen.

Wichtig bei der Planung und Durchführung von Beratung und Anleitung ist es, die jeweilige Zielgruppe zu berücksichtigen. Von dieser hängt die Auswahl der konkreten Beratungs- bzw. Anleitungsziele, -inhalte und -methoden maßgeblich mit ab.

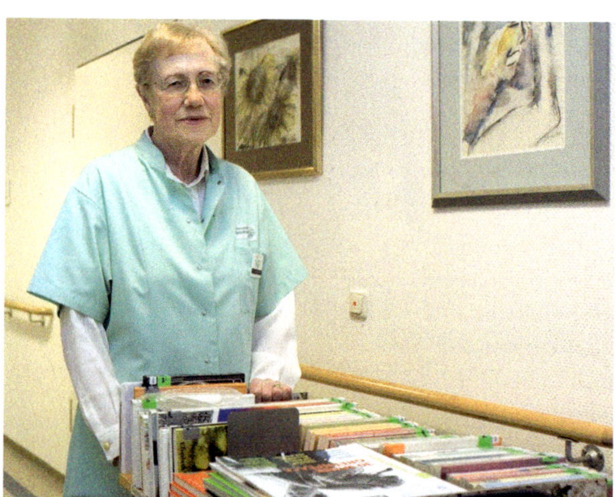

[1] ehrenamtliche Helferin („grüner Engel") im Krankenhaus

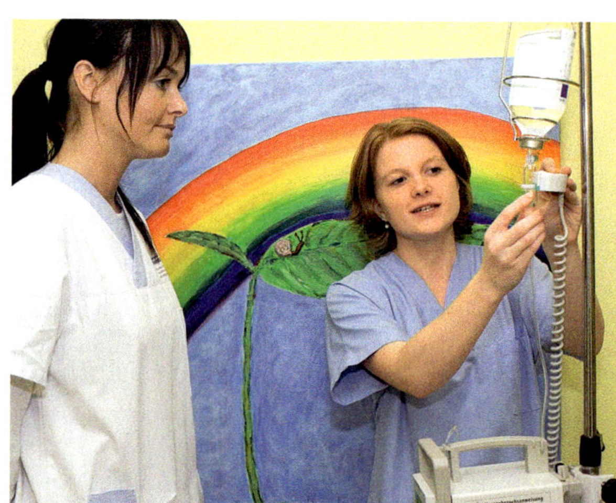

[2] Anleitung einer Auszubildenden (Einweisung in den Gebrauch des Infusomaten)

Handlungsfelder pflegerischer Beratung und Anleitung

Beratung und Anleitung von Patientinnen und Angehörigen sind in allen Sektoren der Pflege zu einem wichtigen Handlungsfeld geworden. Zunächst einmal lassen sich die Handlungsfelder nach stationären und ambulanten |Settings unterscheiden.

Setting
Mit Setting wird in den Sozialwissenschaften das Umfeld beschrieben.
Setting, engl. = Einstellung, Ausstattung

Beratung und Anleitung im stationären Bereich

Im stationären Bereich gibt es zwei Handlungsfelder:

- Mitwirkung und Eigenaktivität der Patientinnen an Behandlungen und Therapieverfahren fördern.

Beispiel Eine Patientin wendet nach einer Beratung geeignete und für sie selbst angenehme Pflegemittel zur Verhütung bzw. Reduktion einer |Mundschleimhautentzündung bei einer |Chemotherapie an.

Mundschleimhautentzündung | 113
Chemotherapie | 2

- Vorbereitung auf die Selbstpflege oder Fremdpflege der Patientin durch Angehörige im Rahmen des Entlassungsmanagements bzw. der Pflegeüberleitung

Beispiel Ein Kind mit einer angeborenen Stoffwechselerkrankung hat auf Grund der |Schluck- und Gedeihstörungen eine |PEG bekommen. Die Mutter wird beraten und angeleitet, wie sie zu Hause die PEG versorgen kann, welche Möglichkeiten der Ernährung es gibt und wie sie Nahrung und Medikamente durch die PEG verabreichen kann [Abb. 3].

Schluck- und Gedeihstörungen | 2
PEG | 244

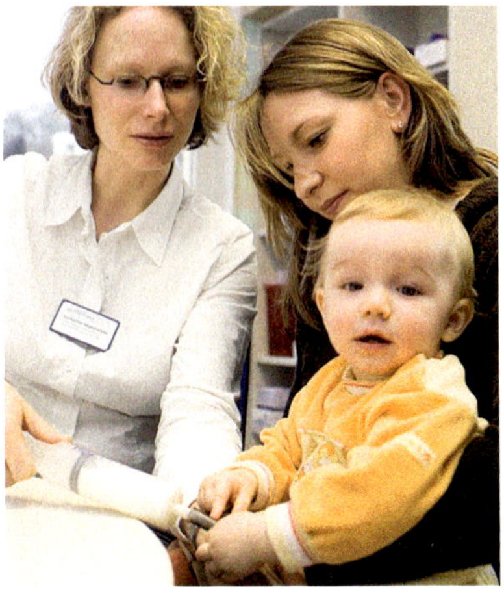

[3] Anleitungsgespräch zum Thema PEG

Beratung und Anleitung im ambulanten Bereich

In der ambulanten Pflege ergeben sich folgende typische Beratungsanlässe:

- Erstgespräch
- Pflichtberatung nach § 37(3) SBG XI

Erstgespräche sind keine |expliziten Beratungsgespräche, jedoch ergeben sich |implizit viele Beratungssituationen. Obwohl Angehörige und Pflegebedürftige von den Pflegekassen zu ihren Leistungsansprüchen und möglichen Leistungsangeboten beraten werden sollen, haben sie in den Erstgesprächen noch viele Fragen und Unsicherheiten bezüglich der Unterstützungsangebote. Das Erstgespräch dient somit einerseits der Erhebung des Pflegebedarfs und andererseits der Beratung über mögliche Pflegeleistungen, ihre Kosten und die Erstattungsregelung der Pflegekassen. Häufig ist das Erstgespräch auch Anlass für eine Hilfsmittelberatung und Beratung zur Wohnraumanpassung.

Angehörige, die Pflegegeld von der Pflegekasse beziehen, ohne häusliche Pflegehilfe zu beanspruchen, haben das Recht und die Pflicht, in einem festgelegten Zeitabstand Beratung durch eine zugelassene Pflegeeinrichtung in Anspruch zu nehmen. Da dieser beratende Hausbesuch einerseits der pflegerischen Qualitätskontrolle (Pflegequalität | 606) dient und andererseits die Angehörigen bei ihrer familiären Pflege unterstützen soll, findet er in einem Spannungsverhältnis statt. Die Pflegenden sind zwischen der Verpflichtung zur Kontrolle der Pflegeleistung und der Notwendigkeit zum Aufbau eines beraterischen Vertrauensverhältnisses hin- und hergerissen.

explizit
ausdrücklich, ausführlich
explicio, lat. = Auseinandersetzung, Darlegung

implizit
einbezogen, mit einbegriffen

Pflichtberatungsgespräche laufen geplant und frei von begleitendem pflegerischem Handeln ab und lassen sich besser strukturieren als |pflegebegleitende Beratungsgespräche.

pflegebegleitende Beratungsgespräche | 244

online

www.bagp.de
Bundesarbeitsgemeinschaft der PatientInnenstellen

www.bvpp.org
Bundesverband unabhängiger Pflegesachverständiger und PflegeberaterInnen e.V.

www.Angehoerigenberatung.de

Patientenberatungsstellen

Patientenberatungsstellen haben sich seit den 1990er-Jahren etabliert. Daran waren vor allem Patienten- und Selbsthilfeverbände beteiligt, die sich dafür einsetzten, dass Betroffene aktiver als gleichberechtigte Partnerinnen in Gestaltungs- und Entscheidungsprozesse im Gesundheitswesen einbezogen werden. Eine unübersichtliche Vielzahl von Vereinen, Gesundheitsläden [Abb. 1], Beratungsstellen der Kommunen und Länder und Beratungseinrichtungen von Selbsthilfe- und Patientengruppen haben sich entwickelt (z. B. AIDS-Hilfen, Rheuma-Liga, Krebsberatungsstellen, Alzheimer Gesellschaft etc.). Dabei lassen sich zwei Kategorien unterscheiden:

1. „Abhängige" Beratungs- und Informationsangebote:
   Anbieter sind Leistungserbringer und Kostenträger im Gesundheitswesen. Sie reagieren auf den Informations- und Beratungsbedarf von Patientinnen und Angehörigen und machen entsprechende Angebote. „Abhängig" sind sie deshalb, weil sie nicht frei von eigenen Marketinginteressen wie Kundengewinnung und -bindung sind. Zu den Anbietern zählen z. B. Apotheken, Medizinprodukte- und Heilhilfsmittelhersteller, pharmazeutische Unternehmen oder Kranken- und Pflegekassen.
2. „Unabhängige" Beratungs- und Informationsangebote:
   Anbieter sind diverse freie Träger, die in erster Linie keine wirtschaftlichen Interessen vertreten. Die Finanzierung dieser Beratungsstellen wurde durch die Gesundheitsreform 2000 und die Einführung des § 65b SGB V gezielt vorangetrieben. Die Spitzenverbände der Krankenkassen sind verpflichtet, diese neutralen Modellprojekte zu fördern. Diese sind damit „unabhängig" von Leistungserbringern und Kostenträgern des Gesundheitswesens. Ihr Ziel ist es, Lotsenfunktionen für den Zugang zu Einrichtungen und Versorgungsstrukturen zu übernehmen und gesundheits- und krankheitsbezogenes Wissen zu vermitteln. Zu den Anbietern gehören z. B. die Verbraucherzentralen der Bundesländer, Gesundheitsberatungsstellen des öffentlichen Gesundheitsdienstes (Impfberatung, Mütterberatung, AIDS-Beratung) sowie Selbsthilfeverbände und Vereine.

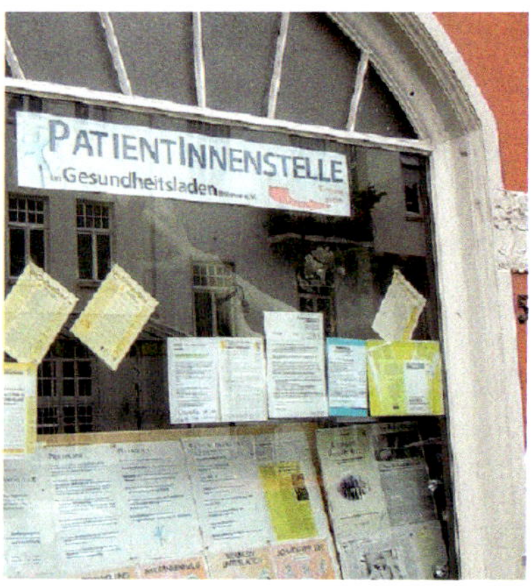

[1] Gesundheitsladen

Medial gestützte Beratungsformen

Neben der klassischen Beratung von Angesicht zu Angesicht (Face-to-face-Beratung) sind in den letzten Jahren vermehrt medial gestützte Beratungsformen entstanden: Gesundheitsberatungssendungen im Fernsehen, Gesundheitsseiten in Zeitschriften, Telefonberatung, Beratungsbroschüren, Internetberatung etc. Einige von ihnen werden hier kurz vorgestellt:

Patienten-(Notruf-)Telefone werden von Krankenkassen, Ärztekammern, Verbraucherzentralen, Fachgesellschaften und Patientenvereinigungen angeboten. Sie laufen in der Regel über Callcenter [Abb. 2], die von unterschiedlichen Gesundheitsprofessionen besetzt sind. Sie informieren zu Fragen der Gesundheitsförderung und Prävention, zu individuellen Problemlagen, stationären und ambulanten Versorgungsfragen und krankheitsbezogenen Fragestellungen. Am bekanntesten ist die Telefonseelsorge. Auch für pflegende Angehörige werden Telefonberatungsangebote immer wichtiger. Angehörige können sich Hilfestellung und Unterstützung holen, ohne das häusliche Umfeld und die Pflegebedürftigen verlassen zu müssen. In Zukunft werden solche Beratungsmöglichkeiten (wie z. B. die Pflege-Hotline: 01803-77 05 09) weiter ausgebaut.

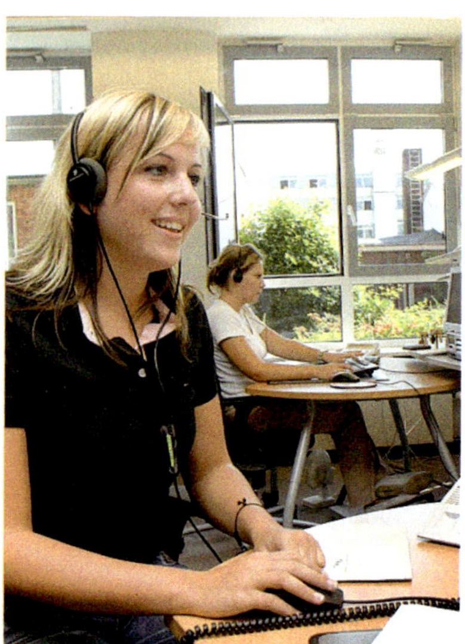
[2] Callcenter einer Krankenkassse

Die **Internetberatung** breitet sich im Rahmen der steigenden Medienkompetenz der Bevölkerung immer weiter aus. So gibt es allgemeine Gesundheitsportale und krankheitsspezifische Internetdienste. Die Beratung zeichnet sich durch ein umfassendes Angebot aus. Die Nutzerin kann sich über Krankheiten und ihre Folgen informieren. Es werden ihr Datenbanken mit Adressen und Einrichtungen, Download-Möglichkeiten bis hin zur Online-Beratung angeboten.

Das Informations- und Beratungsangebot kann schnell, ortsunabhängig und kostengünstig genutzt werden. Dabei können Informationen abgerufen oder heruntergeladen werden (Downloads). Betroffene können sich in Chatrooms austauschen (virtuelle Selbsthilfegruppen). Auch eine individuelle Beratung in Form von E-Mails kann in Anspruch genommen werden.

Internetberatung zu speziellen Themen

online

www.krebsinformationsdienst.de
Krebserkrankungen

www.ab-server.de
Essstörungen

www.thema-altenpflege.de
Altenpflege

Aus der Forschung

Eine Studie zur Nutzung eines Internetportals für Menschen mit Essstörungen zeigt, dass Online-Beratung eine Brückenfunktion zwischen Betroffenen, Angehörigen und professionellen Helfern darstellt:

- 31,3 % der Betroffenen kommen nach Online-Beratung zur Einsicht, dass es notwendig ist, professionelle Hilfe in Anspruch zu nehmen.
- 20 % suchen nach Online-Beratung einen Therapeuten oder eine Beratungsstelle auf.
- 32,1 % der Betroffenen nahmen nach der Online-Beratung Gespräche mit Angehörigen auf.
- 52,9 der Angehörigen verzeichnen nach der Online-Beratung eine verbesserte Kommunikation mit den Betroffenen.
- 22,5 % der Betroffenen und 49,4 % der Angehörigen geben ein verbessertes Verständnis für die Erkrankung an.

—
Grunwald, Martin; Wesemann, Dorette und Krause, Frank: *Online-Beratung für Patienten mit Essstörungen: Erfahrungen und Ergebnisse* in: Schaeffer, D. & Schmidt-Kaehler, S., *Patientenberatung*. Huber, Bern, 2006, S. 257–273

Nach amerikanischem Vorbild entstehen in Krankenhäusern immer mehr **Patienteninformationszentren** (*patient learning center*). In diesen Zentren stehen Patientinnen und Angehörigen diverse Informationsmedien (Bücher, Broschüren, Videos, Computer) zur Verfügung [Abb. 3]. Mit Hilfe von speziell ausgebildeten Pflegekräften können hier zu bestimmten Krankheiten, Gesundheitsproblemen und individuellen Fragestellungen Informationen gesucht und gefunden werden. Patientinnen werden bei der Recherche und bei der Bewertung und Deutung der Informationen professionell begleitet und beraten. Zu bestimmten Themen gibt es Schulungsangebote.

online

Informationen über Schülereinsätze im PIZ Lüdenscheid finden Sie auf
www.patientenedukation.de

www.piz-lippstadt.de
Hier gibt es weitere Informationen zu Patienteninformationszentren.

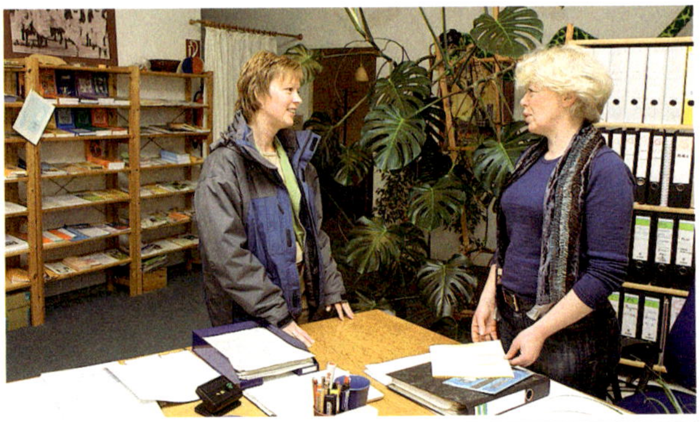

[3] Patienteninformationszentrum

online

www.afgis.de
www.discern.de
www.hon.ch
Hier finden Sie Informationen zur Qualität von Internetseiten.

Informationsbroschüren

In einer Beratung bzw. Anleitung spielen schriftliche Materialien eine wichtige Rolle. Sie dienen der Anschauung und die Patientin kann in Ruhe z. B. zu Hause die für sie wichtigen Informationen nachlesen. Auf dem Markt ist eine Vielzahl an Broschüren zu finden, die von der Beraterin und der Patientin genutzt werden können [Abb. 1]. So gibt es Broschüren zu

- bestimmten Krankheitsbildern und ihren Verläufen (z. B. Brustkrebs, Asthma, Multiple Sklerose),
- bestimmten Therapieformen und Strategien zum Umgang mit ihren spezifischen Nebenwirkungen (z. B. Chemo- und Strahlentherapie, Operationsverfahren, Antibiose- und Kortisontherapie),
- bestimmten (Pflege-)Problemen (z. B. veränderte Sexualität, Dekubitus, Mundtrockenheit, Sterbebegleitung, häusliche Pflege durch Angehörige),
- bestimmten Pflegetechniken (z. B. Injektionstechniken, Stomaversorgung, Wundmanagement, Tracheostomaversorgung, Selbstkatheterismus, Port- und PEG-Versorgung),
- sozialrechtlichen Themen (z. B. Schwerbehinderung, Rehabilitation, Pflegeversicherung),
- psychosozialen Aspekten (z. B. Umgang mit Stress, Krankheitsbewältigung und Trauer, Entspannungsverfahren, Therapieverfahren).

Nicht jede Broschüre ist gleich gut. Deswegen braucht die Beraterin Kriterien, mit denen sie die Qualität und die Zielgruppenorientierung beurteilen kann. Neben ihrer Medienkompetenz stehen dazu bereits Bewertungschecklisten zur Verfügung, wie z. B. die „Wittener Liste“.

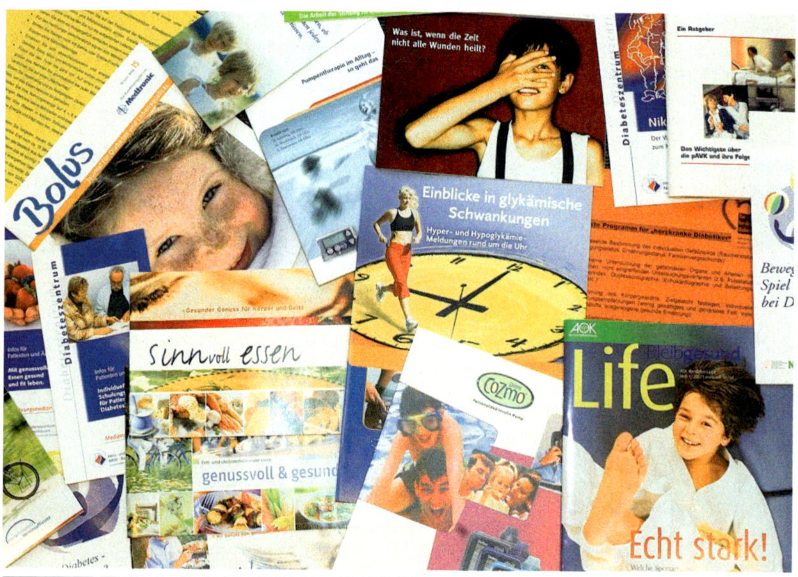

[1] Informationsbroschüren

„Wittener Liste“

Zehn Aspekte zur Broschürenbewertung

- Zielgruppe/Ziel angegeben?
- Alltagsbezug vorhanden? Relevanz der Information
- Positive Bewältigung beabsichtigt?
- Umfang/Schriftgröße
- Verständlichkeit
- Layout/Überschriften/Abbildungen/Gliederung
- Aktuelles Wissen/Quellen mit Datum
- Autorenhinweise/Finanzierung/Abhängigkeit
- Weiterführende Hinweise/Adressen
- Vollständigkeit (fehlende Aspekte)

Netzwerk „Patienten-/ Familienedukation in der Pflege“. WIEDEMANN, REGINA: „Nicht jeder Ratgeber geeignet.“ *Die Schwester / Der Pfleger* 3(45) 2006, S. 214–217

Einflussfaktoren auf Beratung und Anleitung

Beratung und Anleitung in der Pflege stoßen immer wieder auf Grenzen, die sich teilweise gegenseitig beeinflussen und bedingen [Abb.2]. Diese Grenzen behindern einerseits den Prozess der Integration von Beratung und Anleitung in das pflegerische Handeln. Gleichzeitig stellen sie aber Entwicklungspotenziale im Professionalisierungsprozess der Pflege dar.

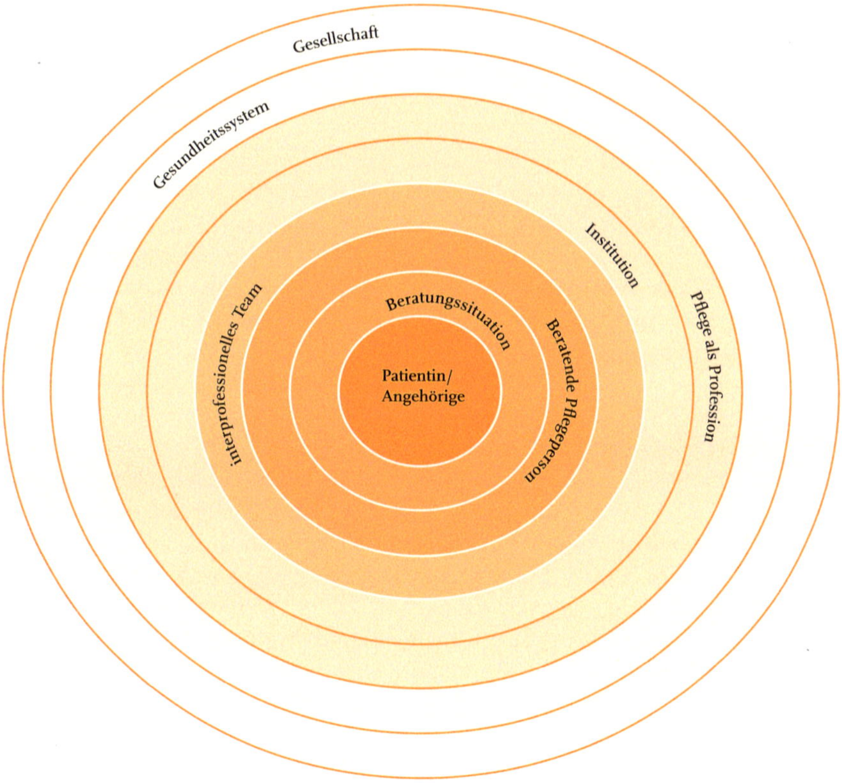

[2] Einflussfaktoren auf Beratung und Anleitung

Patientin / Angehörige

Individuelle Faktoren wie z. B. die Bildung, die Sprachfähigkeit sowie die kognitiven Leistungen beeinflussen die Durchführung einer Beratung bzw. Anleitung und deren Erfolg. So muss berücksichtigt werden, ob Betroffene z. B. an einer Aphasie (verminderte Sprachfähigkeit) oder an einer Demenz (verminderte kognitive Leistungen) leiden.

kognitive Leisungen | 3

Als beratende Pflegeperson ist es wichtig, diese Grenzen zu erkennen, Unterstützung zu geben, um sie evtl. zu erweitern oder aber als Grenze der Beratungsmöglichkeiten zu akzeptieren – ohne sich „die Zähne daran auszubeißen".

Pflegende

Es ist für eine Beraterin wichtig, ihre eigenen Grenzen, bezogen auf Fachwissen oder kommunikative Fähigkeiten, zu kennen. Durch Aus-, Fort- und Weiterbildung kann sie ihre Beratungskompetenzen weiterentwickeln. Inwieweit sich die Pflegende in einer konkreten Situation auf eine Beratung einlässt, hängt auch von ihrer eigenen Persönlichkeit und ihrer Belastungsgrenze ab. Gegebenenfalls muss sie eine Beratung an andere aus dem Team abgeben. Beratungs- und Anleitungskompetenzen zu erwerben ist ein lebenslanger Lernprozess, der immer wieder geübt, reflektiert und weiterentwickelt werden muss.

Lebenslanges Lernen | 3

Beratungs- und Anleitungssituation

Ob eine Beratung oder Anleitung zu Stande kommt, hängt davon ab, ob die Pflegende eine Beratungssituation als solche erkennt. Außerdem ist entscheidend, welche Beziehung sie zur Patientin/Angehörigen (Sympathie, Vertrauen, Konflikte) aufgebaut hat. Eine Beratung kann auch dort an ihre Grenzen stoßen, wo deutlich wird, dass hinter einem einzelnen Problem viele und /oder komplexe familiäre oder psychosoziale Probleme liegen. Hier kann Beratung auf verschiedene Professionen aufgeteilt werden. Findet Beratung pflegebegleitend statt, hat sie dort ihre Grenze, wo das zeitgleiche Handeln eine Überforderung für eine der Beteiligten wird (Pflegende, Patientin, Angehörige). In |Supervisionen oder |Fallbesprechungen können eigene Grenzen reflektiert und gemeinsam Lösungswege im Team entwickelt werden.

Supervision | 3
Fallbesprechung | 3

Interprofessionelles Team

Beratung und Anleitung finden immer eingebettet in ein interprofessionelles Team statt. Beratung ist damit abhängig von der Zusammenarbeit im Team. Da die Themen und Probleme der Patientinnen und Angehörigen meist sehr vielfältig sind, ist es wichtig, dass bei bestimmten Problemen an die Sozialarbeiterin, Ergotherapeutin oder Ärztin weitervermittelt werden kann. Dazu müssen die Zuständigkeiten im Team klar und transparent geregelt sein. Wichtig können hier regelmäßige Team- oder Fallbesprechungen sein [Abb. 1].

Institutionelle Bedingungen

Die Teamebene steht sehr eng mit der institutionellen Ebene in Verbindung. Entscheidend ist, ob in der Institution (Krankenhaus, Heim, Hospiz, ambulanter Pflegedienst etc.) für Beratung und Anleitung die entsprechenden Rahmenbedingungen – wie Raum und Zeit [Abb. 2] – zur Verfügung gestellt werden. Einen weiteren Einfluss haben entsprechende Standards oder Leitfäden und Dokumentationssysteme. Fehlt dieser Rahmen, würden Pflegende trotz persönlicher Bemühungen rasch frustriert und ausgebrannt aufgeben. Optimal ist, wenn edukative Maßnahmen in den Behandlungsrichtlinien der Einrichtung verankert sind (z. B. in Pflegestandards). Für die Patientinnen und Angehörigen sollte geeignetes Infomaterial (Broschüren, Flyer, Videos, Internetzugang) zur Verfügung gestellt oder erstellt werden. Soll Beratung und Anleitung in einer Einrichtung |implementiert werden, sollte der Prozess von einer Projektgruppe begleitet werden.

implementieren
einführen

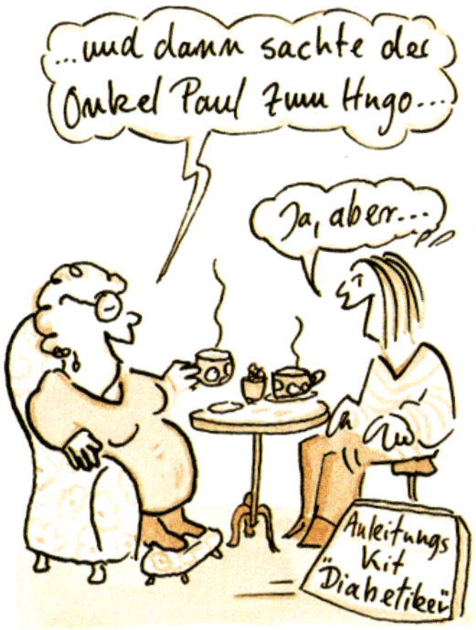
...und dann sachte der Onkel Paul zum Hugo...
Ja, aber...
Anleitungs Kit Diabetiker

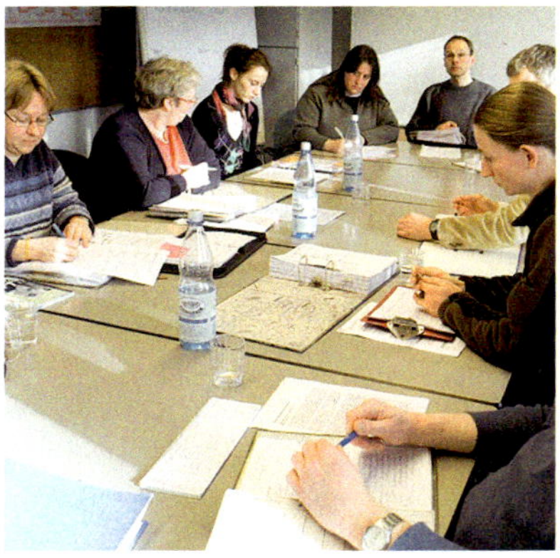

[1] Interprofessionelles Team während einer Fallbesprechung

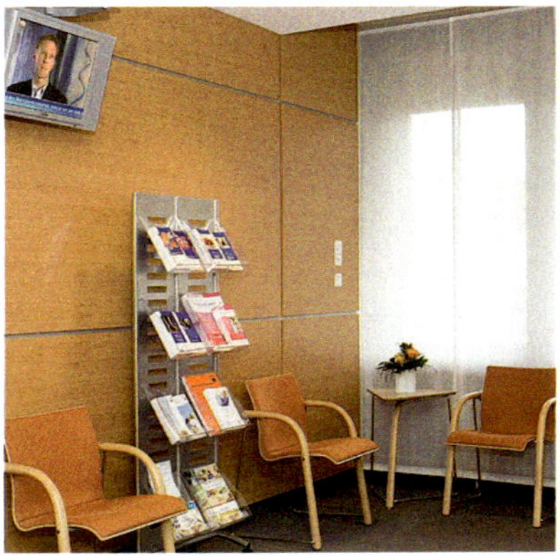

[2] Patientenberatungsraum im Krankenhaus

Professionsbezogene Bedingungen

Inwieweit Beratung und Anleitung als Handlungsfeld der Pflege verstanden und die entsprechenden Rahmenbedingungen zur Umsetzung geschaffen werden, hängt vom Selbstverständnis der Pflege als Profession ab. Es ist wichtig, dass sich in der Berufsgruppe der Pflegenden ein entsprechendes Berufsverständnis entwickelt: Dazu ist es notwendig, über Beratung und Anleitung auf Kongressen [Abb. 3], an Bildungseinrichtungen (z. B. Krankenpflegeschule) und Hochschulen zu diskutieren und zu lehren.

Profession | 3

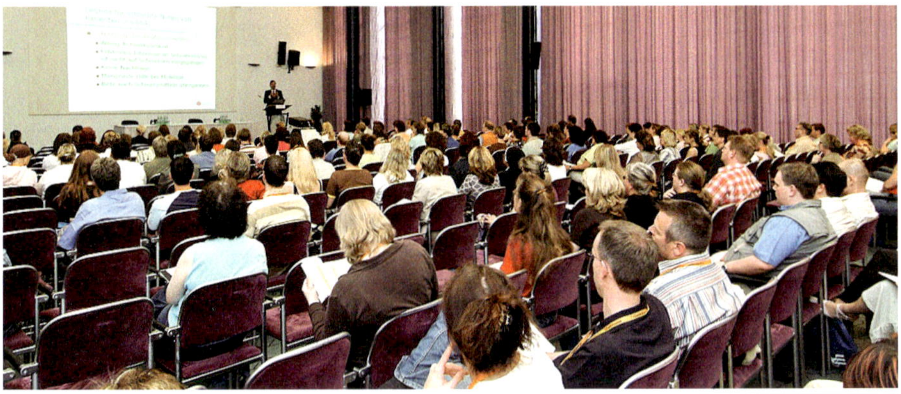

[3] Pflegekongress

Gesundheitspolitische Bedingungen

Beratung in der Pflege ist bisher weder in der ambulanten noch stationären Pflege kostendeckend abrechenbar. Es wird von Experten gefordert, dass die individuelle Angehörigenberatungen im häuslichen Umfeld zukünftig von den Kassen getragen werden soll. Auch müssten in nächster Zeit geeignete Strukturen für Beratung und Anleitung geschaffen werden, damit Pflegende nicht das Gefühl haben, durch spontane Beratungsgespräche von der „richtigen Pflegearbeit" abgehalten zu werden. Werden Beratung und Anleitung vermehrt in Diseasemanagement-Programme und Behandlungspfade integriert, wird der gesundheitspolitische Auftrag an die Pflege klarer deutlich.

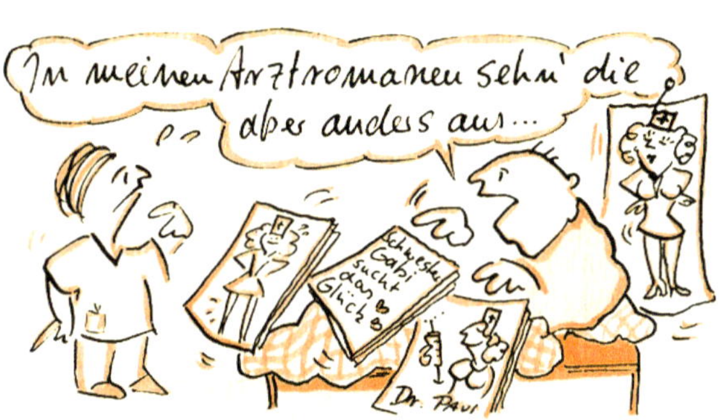
Im meinen Arztromanen sehn' die aber anders aus...
Schwester Gabi sucht das Glück
Dr. Paul

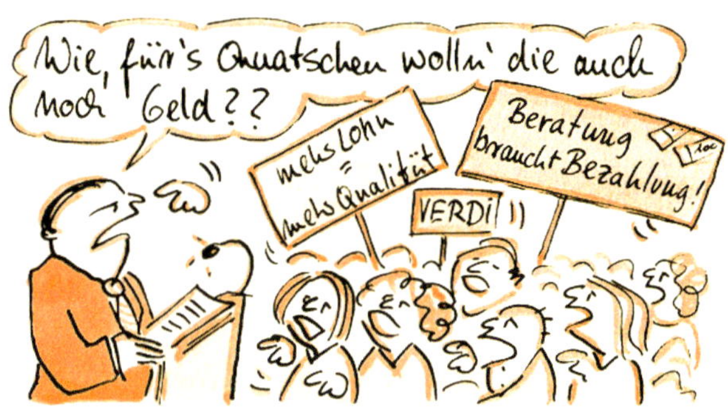
Wie, für's Quatschen wolln' die auch noch Geld??
mehr Lohn = mehr Qualität
VERDI
Beratung braucht Bezahlung!

In der Gesundheitspolitik findet zurzeit ein Umdenkprozess statt: Nicht nur pflegepraktisches Tun (z. B. vollständige Übernahme des Zähneputzens bei Mundpflege), sondern auch kommunikatives, pädagogisches und organisatorisches Handeln ist Pflege.

Gesellschaftliche Bedingungen

Letztlich sind all die vorher genannten Prozesse und Bedingungen eingebettet in das gesamtgesellschaftliche Bild. Was im Gesundheitswesen und in einzelnen Institutionen und Professionen gewollt bzw. erwartet und in Handlung umgesetzt wird, hängt wesentlich von den Werten und Normen einer Gesellschaft ab.

Werte und Normen | 3

2.2 Beratung, Anleitung und Schulung von Patientinnen und Angehörigen

2.2.1 Beratungsansätze

Im folgenden Abschnitt wird beschrieben, wie Beratung als Pflegeintervention konkret umgesetzt werden kann. Dazu ist es hilfreich, sich die verschiedenen Beratungsansätze genauer anzuschauen und in ihrem theoretischen Hintergrund, ihren Zielen, ihrem Selbstverständnis sowie methodischen Merkmalen zu vergleichen. Viele dieser Ansätze kommen aus verschiedenen Bezugswissenschaften der Pflege wie Psychologie, Pädagogik oder Sozialarbeitswissenschaften. Daher werden in diesem Kapitel zuerst die zentralen Gedanken der klassischen Beratungsansätze vorgestellt. Für pflegerisches Beratungshandeln gibt es noch keine abgeschlossene Theorieentwicklung. In der Pflegewissenschaft werden jedoch zurzeit pflegespezifische Beratungsansätze entwickelt; diese werden im Anschluss skizziert.

Um die Ansätze verstehen zu können, müssen sie in ihrem theoretischen Zusammenhang gesehen werden. Dazu ist es sinnvoll, die verschiedenen wissenschaftlichen und therapeutischen Denkschulen zu kennen. Die für die Beratungsansätze wichtigsten Denkschulen sollen hier kurz im Überblick dargestellt werden.

	Herkunft	Bedeutung
Behaviorismus	wissenschaftstheoretischer Standpunkt in der Psychologie und Verhaltensforschung	geht davon aus, dass das Verhalten von Menschen und Tieren mit den Methoden der Naturwissenschaften untersucht werden kann
Humanismus	Weltanschauung der neuzeitlichen Philosophie	orientiert sich an den Interessen, den Werten und der Würde des einzelnen Menschen, definiert Toleranz, Gewaltfreiheit und Gewissensfreiheit als oberste Prinzipien des menschlichen Zusammenlebens
Konstruktivismus	erkenntnistheoretische Strömungen in der Philosophie des 20. Jahrhunderts; als Sozialkonstruktivismus wichtige Strömung der Soziologie; auch Stilrichtung in der Kunst, Musik und Literatur.	geht davon aus, dass die Welt ein Konstrukt unseres Verstandes bzw. Produkt unserer Kultur oder Erziehung ist
Systemtherapie	psychotherapeutische Fachrichtung	orientiert sich an den systemischen Zusammenhängen und interpersonellen Beziehungen einer Gruppe
Gestalttherapie	hermeneutisch-phänomenologisch ausgerichtete psychotherapeutische Fachrichtung	versteht sich als ganzheitliche Therapie, die von der Einheit von Geist, Körper und Seele ausgeht

[Tab. 1] Herkunft und Bedeutung verschiedener Denkschulen

Klassische Beratungsansätze

Der verhaltens- und vermittlungsorientierte Ansatz

Theoretischer Hintergrund: Dieser Beratungsansatz bezieht sich auf den Behaviorismus.

Problemverständnis: Patientin und Angehörige haben Verhaltensmuster, die gesundheitliche Probleme und Symptome eher verstärken. Ihnen fehlen Wissen und Fähigkeiten für einen angemessenen Umgang mit der neuen Lebenssituation.

Ziele: Patientin und Angehörige sollen durch Veränderung ihrer Verhaltensmuster und konkreten Handlungen ein angepasstes gesünderes Verhalten und eine krankheitsgerechtere Lebensführung (wieder-)erlernen. Ein eigenständiges Selbstmanagement der Krankheit sowie Compliance werden angestrebt.

Methodisches Vorgehen: Durch strukturierte, zielorientierte Patientinnen- und Angehörigenedukation werden Informationen vermittelt. Durch Lob und Korrektur (positives Feed-back) werden die erwünschten neuen Verhaltensweisen verstärkt sowie geübt und trainiert.

Der Beratungsprozess orientiert sich am Prozessmodell. Da die Ausgangslage vieler Patientinnen und Angehörigen ähnlich ist, lassen sich die Abläufe standardisieren:

1. Informationen sammeln
2. Problem-, Ursachen- und Ressourcenanalyse
3. (Lern-)Ziele definieren
4. Maßnahmen und Lernstrategien planen
5. Maßnahmen und Übungen durchführen
6. Erfolge bewerten

Haltung der Beraterin: Die Beraterin ist Fachexpertin und Wissensvermittlerin. Sie setzt direktiv Lernziele fest. Sie weiß, was die Patientin und Angehörige brauchen, was für sie wichtig und richtig ist und was sie lernen sollten. Sie übernimmt die Funktion einer Trainerin.

direktiv
Anweisungen gebend
directivus, lat. = leitend, richtunggebend

Klassische Vertreter: Klug-Redmann, London, Abt-Zegelin, Sailer, Buijsen

Beispiel Frau Luft lernt, mit ihrem neuen Tracheostoma umzugehen. Es werden ihr verschiedene Trachealkanülen mit ihren unterschiedlichen Funktionen vorgestellt und sie wird zu den Vor- und Nachteilen der Kanülen beraten. Der Kanülenwechsel und die Reinigung werden ihr gezeigt und sie kann in kleinen Schritten üben. Das Selbstabsaugen ist ihr noch unheimlich, aber sie ist froh, dass sie immer wieder nachfragen kann. In einem Beratungsgespräch hat sie sich bereits für ein bestimmtes Gerät für zu Hause entschieden.

Tracheostoma | 2
Trachealkanüle | 2

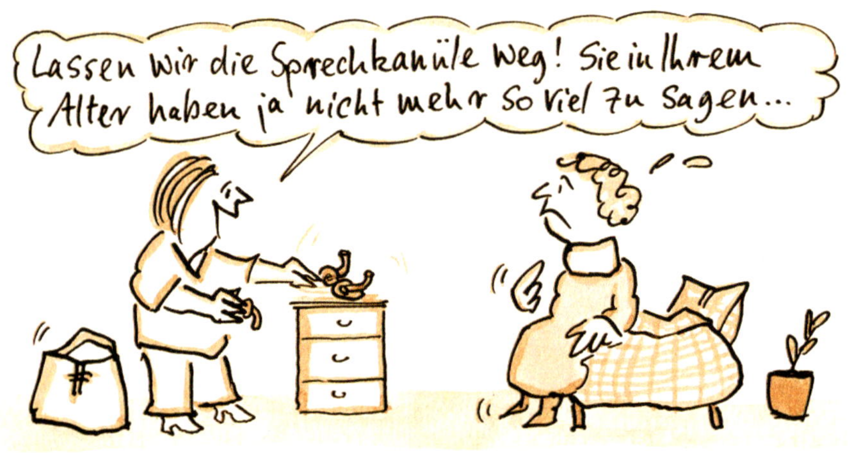
Lassen wir die Sprechkanüle weg! Sie in Ihrem Alter haben ja nicht mehr so viel zu sagen...

Der humanistische personenzentrierte Ansatz

Carl Rogers | 462

Theoretischer Hintergrund: Dieser Ansatz hat seine Wurzeln in der humanistischen Psychologie und in der nicht-direktiven Beratung nach Carl Rogers. Der Mensch wird als selbstbestimmtes, entscheidungsfähiges Wesen anerkannt, das alle Potenziale zur Weiterentwicklung in sich trägt.

Problemverständnis: Patientin und Angehörige fühlen sich hilflos und sehen (im Moment) keinen Ausweg. Ihre Fähigkeit, Probleme zu lösen, ist emotional blockiert. Prinzipiell wird davon ausgegangen, dass die Lösung des Problems im Subjekt, also der Person selbst, liegt.

Empowerment | 3
Spiegelungstechniken | 478

Ziele: Patientin und Angehörige werden sich ihrer Gefühle und Gedanken bewusst und können sie bearbeiten (emotionale Entlastung). Dadurch wird der Weg frei für das (Wieder-)Entdecken von gesunden Verhaltensweisen und Lösungen. Ziel ist das Empowerment der Betroffenen, also die Stärkung und Bekräftigung der Selbstheilungskräfte.

Methodisches Vorgehen: Durch aktives Zuhören und Spiegelungstechniken (Verbalisieren, Paraphrasieren) wird die Patientin bzw. Angehörige in die Lage versetzt, sich selbst zu verstehen. Sie wird in ihrer Selbstbefähigung bestärkt und ermuntert.

1 **Orientierungsphase**	▪ Orientierung auf der Beziehungsebene ▪ Orientierung auf der Inhaltsebene ▪ für geeignetes Umfeld sorgen
2 **Klärungsphase**	▪ freies Erzählen der Problemsituation ▪ Verstehen der Problemsituation
3 **Veränderungsphase**	▪ Fragen, die den Veränderungsprozess anregen ▪ stützen und bestätigen ▪ Sammeln und Bewerten von Lösungsmöglichkeiten
4 **Abschlussphase**	▪ Resümee, Vereinbarung (Schritte zur Umsetzung der Lösung)

[Tab. 1] Beratungsablauf im humanistisch personenzentrierten Ansatz

empathisch
sich in eine andere Person einfühlend
kongruent
übereinstimmend

Haltung der Beraterin: Die Beraterin nimmt eine empathische, kongruente und wertschätzende Haltung ein. Sie unterstützt die Patientin bzw. die Angehörigen bei der eigenen Suche nach Selbsterkenntnis und Lösungen. Beide gehen eine partnerschaftliche Beziehung ein, die von gegenseitigem Respekt und Anerkennung der Person (in ihrem Gewordensein) geprägt ist. Die Beraterin versucht, sich in die Welt der Patientin hinzuversetzen und ihren Blickwinkel einzunehmen. Die Beraterin ist Unterstützerin und Ermutigerin.

Klassische Vertreter: Rogers, Sander, Bachmair, Ehlers, Brearly/Birchly

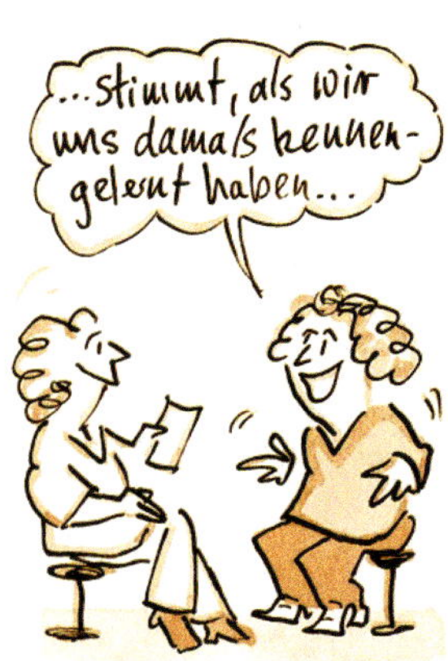

Beispiel Frau Wassermann ist vor einem halben Jahr wegen eines Tumors an ihrer rechten Brust operiert worden. Sie kommt seit einigen Wochen zur Zytostatikatherapie in die Ambulanz eines Brustzentrums. Sie erwähnt gegenüber der Pflegenden Frau Bartsch, zu der sie seit Wochen eine vertrauensvolle Beziehung aufgebaut hat, in einem Nebensatz, dass die sexuelle Beziehung mit ihrem Mann seit der OP sehr angespannt ist. Statt ihr sofort Ratschläge zu geben, hört Frau Bartsch ihr verständnisvoll zu. Sie lässt sich das Erleben der Patientin schildern, fragt ab und zu mal nach und signalisiert Verständnis für die Enttäuschung und Trauer von Frau Wassermann. Im Laufe der nächsten Ambulanzbesuche sprechen die beiden immer wieder über die Situation. Frau Wassermann fühlt sich verstanden und angenommen. Sie fasst langsam wieder Mut. Sie kommt mit einer Mitpatientin ins Gespräch: Beide tauschen Tipps zu Brustprothese, spezieller Nachtwäsche und Partnermassage aus.

Der systemisch-konstruktivistische Ansatz

Theoretischer Hintergrund: Dieser Ansatz hat seine Wurzeln im Konstruktivismus, in der Systemtherapie und in der systemischen Familientherapie. Im Zentrum der Betrachtung steht das Individuum in seinem sozialen Umfeld. Kernannahme ist, dass Systeme ständig in Bewegung sind und sich dabei selbst regulieren. Jedes Verhalten hat eine Bedeutung und ist per se nicht falsch oder richtig. Innerhalb eines Systems gibt es komplexe Verknüpfungen und Muster, die für das System Sinn machen.

Problemverständnis: Das Problem eines Menschen liegt nicht nur an ihm selbst, sondern ist Ergebnis des Zusammenspiels aller Mitglieder in seinem System.

Ziele: Durch die Beratung werden Beziehungen im System geklärt und dadurch das System ins Gleichgewicht gebracht. Durch kleinste Systemveränderungen werden Probleme in einen neuen Zusammenhang gestellt. Eingeschliffene Muster und Spielregeln eines Systems können sich verändern. Es geht nicht so sehr um Sinnfindung oder persönliche Weiterentwicklung, sondern um pragmatische Lösungen.

Methodisches Vorgehen: Durch systemisches Fragen (z. B. zirkuläre Frage) versucht die Beraterin, die Beziehungen und Verbindungen im System transparent zu machen und aufzudecken. Gemeinsam wird nach Lösungen und Veränderungen im Verhalten des ganzen Systems geschaut, sie werden ausprobiert und gefestigt. Die Lebenswelt der Patientin und der Angehörigen wird in die Beratung einbezogen.

zirkuläre Frage | 479

1 Kontaktaufnahme
2 Untersuchung und Definition des Problems
3 Feststellung des Verhaltens der Klientin gegenüber dem Problem
4 Unternommene Lösungsversuche erfassen
5 Verhaltensweisen erfassen, die das Aufrechterhalten des Problems fördern
6 Festlegen von Minimalzielen
7 Beobachtung des Standpunktes, der Haltungen der Beratenen
8 Planung des therapeutischen Vorgehens
9 Spezifische Interventionen
10 Lösungssuche
11 Aktivierung von Veränderungsprozessen
12 Beenden der Beratung
13 Anerkennung/Abschied

[Tab. 2] Beratungsablauf im systematisch-konstruktivistischen Ansatz

Haltung der Beraterin: Die Beraterin betrachtet die Beziehungen und Problemzusammenhänge innerhalb des Systems. Sie bleibt dabei allparteilich, d.h., sie hält eine ähnliche Distanz zu allen Systemmitgliedern. Der Beraterin ist bewusst, dass psychische und soziale Systeme und ggf. jahrzehntealte Muster von außen beeinflusst werden können. Als Katalysator kann sie Aspekte, die im System bereits vorhanden sind, bestärken.

Klassische Vertreter: Satir, Schlippe/Schweizer, Weakland/Herr, Wörmann

Beispiel Herr Holzer hatte vor drei Jahren einen Apoplex und ist seitdem halbseitig gelähmt. Er wird von seiner Ehefrau zu Hause liebevoll gepflegt. Die ambulante Pflege kommt morgens und abends, um bei der Körperpflege behilflich zu sein. Frau Holzer beklagt sich bei der Pflegenden Frau Severin, dass ihr Mann immer weniger selbst mache und sich ziemlich „von ihr bedienen lässt". Bevor Frau Severin ihr Ratschläge gibt, wie sie ihren Mann zu mehr Aktivität animieren kann, möchte sie auch die Perspektive des Mannes mit einbeziehen. Im Beratungsgespräch mit dem Ehepaar wird folgendes Muster deutlich: Herr Holzer sagt, er traue sich nichts mehr zu machen, weil er immer den Eindruck habe, er sei zu langsam und seine Frau werde ungeduldig. Außerdem würde ihn seine Frau so sehr „betutteln", dass er gar keine Chance hätte, selbst etwas zu machen, auch dann, wenn er es wolle. Frau Holzer sagt, ihr Mann käme „nicht aus den Strümpfen" und dann würde sie die Sachen lieber übernehmen. Ihr bliebe ja gar nichts anderes übrig, als sich so intensiv um ihn zu kümmern, denn sie liebe ihn doch so sehr und könne ihn nicht einfach hängen lassen. Durch gemeinsames Beleuchten der Zusammenhänge konnten die Dynamik geklärt und Verabredungen für die weitere Pflege vereinbart werden.

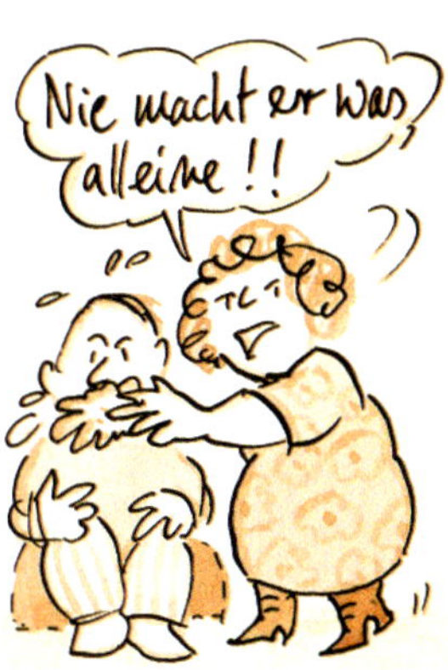

Der lösungsorientierte Ansatz

Theoretischer Hintergrund: Dieser Ansatz knüpft an die systemische Beratung an und entwickelt sie weiter. Indem ein Mensch positive Visionen für die Zukunft entwickelt, kann er sie aktiv beeinflussen und konstruieren. Das Konzept der selbsterfüllenden Prophezeiung wird positiv genutzt.

selbsterfüllende Prophezeiung | 570

Problemverständnis: In diesem Ansatz werden nicht die Probleme, Beschwerden und Ursachen intensiv beleuchtet, sondern die vorhandenen Ressourcen, Lösungen und Ausnahmen ins Zentrum der Beratung gestellt. Der Ansatz geht davon aus, dass es bereits Lösungen und Ressourcen beim Individuum und im System gibt, die aber bis dahin nicht zugänglich waren.

Ziele: Durch die Beratung kann das Individuum die Lösungen (neu) entdecken, die es selbst und das System in sich trägt. Im Beratungsgespräch werden Handlungsoptionen bewusst gemacht und erweitert. Nicht der gesamte Problemkomplex wird bearbeitet, sondern nur die Probleme, die der Betroffene hat und lösen will (nicht die, die die Beraterin sieht). Der Fokus liegt auf dem Machbaren. Dadurch werden die Selbstwirksamkeit und die positive Selbstsicht der Beratenen gestärkt; sie sehen das, was sie bereits haben und können.

Fragetechniken | 479

Methodisches Vorgehen: Die Beraterin aktiviert durch spezielle Frageformen (Wunderfrage, Skalierungsfrage, Frage nach der Ausnahme, Verschlimmerungsfrage etc.) und Refraiming (positives Umdeuten von Situationen und Zuschreibungen) die Ressourcen und eröffnet dadurch bei der Patientin oder den Angehörigen Lösungsräume.

1 **Synchronisation** (Problemanalyse)	▪ kurze Problembeschreibung
2 **Ressourcenfokussierung** (Lösungssuche)	▪ lösungsorientierte Fragen ▪ vorstellen, was wäre, wenn das Problem weg wäre ▪ Loslösung vom Problem
3 **Lösungsverschreibung** (Lösung)	▪ Aus der Lösungsidee entwickelt sich die Lösung.
4 **Lösungsverstärkung**	▪ positive Rückmeldung und Bestärkung

[Tab. 1] Beratungsablauf im lösungsorientierten Ansatz

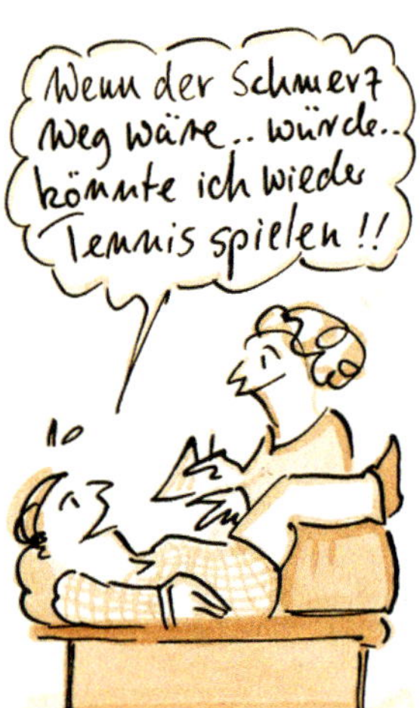
Wenn der Schmerz weg wäre.. würde.. könnte ich wieder Tennis spielen!!

Haltung der Beraterin: Die Beraterin lenkt die Suche nach Lösungen: Dabei ist sie überzeugt, dass es bereits Lösungen gibt, die nur entdeckt werden wollen. Die Beraterin übernimmt eine Art Pfadfinderrolle und ist Impulsgeberin.

Klassische Vertreter: de Shazer, Bamberger

Beispiel Herr Feuerbach ist sehr verzweifelt. Er hat seit Jahren chronische Rückenschmerzen. Er hat bereits alles Mögliche unternommen und verschiedene Therapieverfahren ausprobiert. Jetzt ist er nach einer Bandscheiben-OP in einer Rehabilitationseinrichtung. Er klagt bereits wieder über Schmerzen und damit verbundene Stimmungstiefs. Als Pflegende in der Rehabilitation sind Sie für die Beratungsgespräche zuständig. Statt mit ihm weiter um seinen chronischen Schmerz zu kreisen, stellen sie ihm lösungsorientierte Fragen wie beispielsweise:

- Wie sehr – auf einer Skala von 0–10 (0 = gar nicht, 10 = vollständig) – hat Ihnen die Reha bisher bei der Schmerzlinderung geholfen?
- In welchen Situationen fühlen Sie sich besser?
- Was können Sie selbst tun, damit es nicht noch schlimmer wird?
- Was wäre, wenn der Schmerz plötzlich weg wäre?

Der lösungsorientierte Ansatz darf nicht verwechselt werden mit einem schnellen Vorschlagen von (Parade-)Lösungen und Kochrezepten. Pflegende, die häufig unter Zeitdruck stehen und schnelle pragmatische Entscheidungen treffen müssen, neigen dazu, Beratungsgespräche durch schnelle Lösungsvorschläge abzukürzen. Sie wollen es sich sparen, noch genauer zu klären, um was es geht. Auch geht es beim lösungsorientierten Ansatz nicht darum, dass die Patientin bzw. die Angehörige mit ihrem Problem nicht ernst genommen wird. Vielmehr zielt er darauf ab, einen Perspektivenwechsel bei der Beraterin und den Beratenen zu erreichen: weg vom endlosen Betrachten des Problems hin zum Visionieren von (kreativen) Lösungen.
Beratung bewegt sich also zwischen einem zu langen Festbeißen am Problem und einem zu schnellen Vorschlagen von Lösungen.

> „Den vorgestellten unterschiedlichen Beratungsansätzen liegen jeweils andere angenommene Problemkontexte, Lösungsorientierungen und Interventionstiefen zu Grunde. Damit soll deutlich werden, dass es den Königsweg oder Goldstandard oder das Konzept der Pflegeberatung nicht geben kann und auch nicht geben sollte. Pflegeberatung hat sich mit unterschiedlichen Orientierungen gezielt auf die jeweilige Bedarfssituationen einzustellen. Jedoch stellen die Ansätze keine ‚Werkzeugkästen' dar, aus denen man sich je nach Gusto beim Vorliegen bestimmter Konstellationen ähnlich wie bei einem technischen Handlungsalgorithmus bedienen kann. Zwischen Problemkontext und Beratungsansatz schiebt sich die Beratende mit ihrem jeweiligen wissenschaftlichen, philosophischen und theoretischen Hintergrund, der, verbunden mit Menschenbild, Überzeugungen und Kompetenzen, zusammengenommen eine gewisse Deutung und Interpretation des Falles nahe legt und eine Orientierung in einem Handlungskorridor vorstrukturiert und eben nicht objektiv aus einer Falldiagnose determiniert werden kann."
>
> —
>
> STRATMEYER, PETER: *Orientierungen und Ansätze der Pflegeberatung* in: Pflegemagazin 2 (6) 2005, S. 55

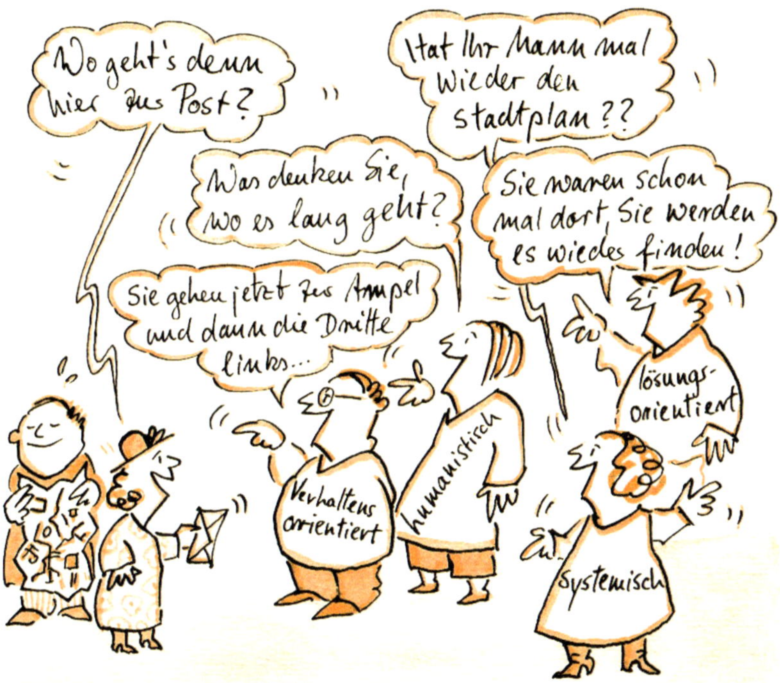
Wo geht's denn hier zur Post?
Hat Ihr Mann mal wieder den Stadtplan??
Was denken Sie, wo es lang geht?
Sie waren schon mal dort, Sie werden es wieder finden!
Sie gehen jetzt zur Ampel und dann die Dritte links...
lösungs-orientiert
humanistisch
Verhaltens orientiert
Systemisch

Pflegespezifische Ansätze und Konzepte der Beratung

Die deutsche Pflegewissenschaft befindet sich zur Zeit in einer Entwicklungsphase, in der bewährte Ansätze und Konzepte aus der Beratungslandschaft kritisch geprüft und auf die Pflege übertragen werden. Dafür werden Elemente aus verschiedenen Beratungstraditionen aufgegriffen und in Beratungsmodelle integriert und somit das Spezifische von Beratung in der Pflege herausgearbeitet:

Der integrative leiborientierte Beratungsansatz von Koch-Straube (2001)

Theoretischer Hintergrund: Der Ansatz knüpft an die Gestalttherapie (F. Pearls) und die Integrative Gestaltberatung (D. Rahm) an.

Problemverständnis: Im Fokus der Beratung steht der *Leib;* in ihm sind körperliche, psychische, soziale und spirituelle Elemente verschränkt. So geht es z. B. bei dem Pflegeproblem Schmerz nicht nur um ein körperliches Leid, sondern um das Zusammenspiel aller Dimensionen, also auch um soziale, psychische und spirituelle Einflussfaktoren und Erlebnisdimensionen (| ganzheitliche Wahrnehmung der Patientensituation).

Ganzheitlichkeit | 3

Ziele: Die Beraterin möchte den Menschen beim Heilen des Leibes unterstützen. Dies geschieht nicht im Sinne von Reparieren, sondern im „Ganz-Werden" des Menschen durch Integration seiner Erfahrungen in seinen Lebensentwurf.

Methodisches Vorgehen: In der Beratung geht es weniger darum, Lösungen zu finden, sondern eher darum, eigene Erfahrungen zu verstehen und ihnen Sinn geben zu können. Es werden die äußeren Fakten und das innere Erleben zum Thema gemacht, damit die Wirklichkeit der Beratenen „Gestalt" annehmen kann. Die Situation wird aus unterschiedlichen Blickwinkeln betrachtet und die Bedeutung der Situation gemeinsam interpretiert. Gemeinsam suchen Patientin und Beraterin nach auf das Problem bezogenen Handlungsalternativen (das Problem selbst wird nicht gelöst). Sprachliche Kommunikation und Berührungen (leibliche Kommunikation) werden verschränkt genutzt.

1 **Initialphase** Benennen	▪ Aufbau des Kontaktes, einer vertrauensvollen Beziehung
2 **Aktionsphase** Erleben	▪ biografische Einordnung ▪ Erfahrungen auf Basis kognitiven, emotionalen Erlebens gewinnen
3 **Integrationsphase** Reflektieren der Erfahrungen	▪ Interpretieren der Bedeutung des Problems ▪ Entscheidung finden
4 **Neuorientierungsphase**	▪ Erproben der gewonnenen Einsicht, der Entscheidung, des Verhaltens

[Tab. 1] Beratungsablauf nach Koch-Straube

Haltung der Beraterin: Es geht bei diesem Ansatz darum, eine vertrauensvolle Atmosphäre zu schaffen, in der Beraterin und Beratene gemeinsam auf die aktuelle Wirklichkeit der Beratenen im Hier und Jetzt schauen. Dadurch kann das Erleben der Betroffenen „Gestalt" annehmen. Die Beraterin geht davon aus, dass Probleme zum Leben dazugehören und entwickelt (gewandelt) werden wollen.

Pflegespezifischer Aspekt des Ansatzes: In der Pflege geht es um die ganzheitliche Betreuung des Menschen, also um ihn als bio-psycho-sozio-spirituelles Wesen. Pflege ist die Begegnung mit und die Berührung des Leibes. Da Pflegende im Alltag der Betroffenen sehr präsent und in engem Kontakt mit ihren leiblichen Erfahrungen (evt. Leid) sind, sind sie besonders dazu geeignet, mit den Patientinnen und Angehörigen ihr Erleben zu deuten, einzuordnen, zu integrieren und dadurch „ganz" zu werden.

Der biografieorientierte Beratungsansatz von Darmann und Sahm (2006)

Theoretischer Hintergrund: Der Beratungsansatz bezieht explizit die biografische und lebensgeschichtliche Dimension in den Beratungsprozess ein. Er bezieht sich auf biografieorientierte Diagnostik nach Hanses und Friesacher und geht davon aus, dass die Bewältigung von Kranksein weniger durch die Krankheit als die lebensgeschichtlich geprägten Deutungsmuster und Verarbeitungsmechanismen bestimmt wird.

Problemverständnis: Um die Gesamtsituation der Patientin zu verstehen, sollen die handlungsleitenden Werte (z. B. Bedeutung des eigenen Gesunderhaltungsverhaltens) ermittelt und in den Beratungsprozess einbezogen werden. Die Reaktionen der Patientinnen können nur verstanden werden, wenn die biografisch entwickelten subjektiven Krankheitskonzepte, Kontrollüberzeugungen und Kausalattributionen betrachtet werden.

Ziele: Durch Beratung soll die Revision der bisherigen Lebensentwürfe unterstützt werden. Dazu gehört sowohl das Einlassen auf Trauer und andere Emotionen durch den Verlust von Fähigkeiten und das Annehmen von Einschränkungen und Krankheitsfolgen als auch das Aufbauen von krankheitsbezogenem Selbstmanagement. Ziel ist nicht nur das (Um-)Lernen von gesundheitsförderlichem Verhalten, sondern dem veränderten Leben (wieder) neuen Sinn zu verleihen. Im Beratungsprozess sollen nicht allgemeine Lösungen vorgegeben, sondern biografisch passende Lösungen individuell entwickelt werden.

Methodisches Vorgehen: Durch das Erzählen der eigenen Biografie rekonstruiert die Patientin ihre eigene Lebensgeschichte und bringt die Lebensabschnitte in einen kontinuierlichen Zusammenhang. Sie gibt den einzelnen Situationen einen Sinn im Gesamtzusammenhang des Lebens. Dadurch entsteht für die Patientin eine eigene Identität. Die Beraterin erfährt in diesem Prozess etwas über die subjektiven Deutungsmuster der Patientin und die Verarbeitung der Lebensereignisse. Entscheidend ist, dass das Erzählen (Narrativ) mit einer einleitenden Frage initiiert und dann möglichst wenig von Fragen der Beraterin unterbrochen wird. Die Beraterin hört zu, stellt erst am Ende ergänzende Nachfragen, dadurch ist die Aktivität deutlich bei der Beratenen.

Beratungsablauf: Wie der Beratungsprozess konkret gestaltet werden kann, wird nicht weiter ausgeführt.

Haltung der Beraterin: Die Beraterin ist hauptsächlich in der zuhörenden Rolle und lässt Raum für die Rekonstruktionen der Beratenen. Das Beschreiben des individuellen und subjektiven Erlebens der Krise steht deutlich mehr im Vordergrund als die Deutungen und Lösungsideen der Beraterin.

Kausalattribution
Das Zuschreiben von Ursachen zum eigenen oder fremden Verhalten, z. B. können Schülerinnen den Erfolg bei einer Klausur ihrer Lernleistung zuschreiben oder sie können ihn auf äußere Umstände zurückführen.

Revision
(nochmalige) Durchsicht oder Nachprüfung
revidere, lat. = zurückschauen

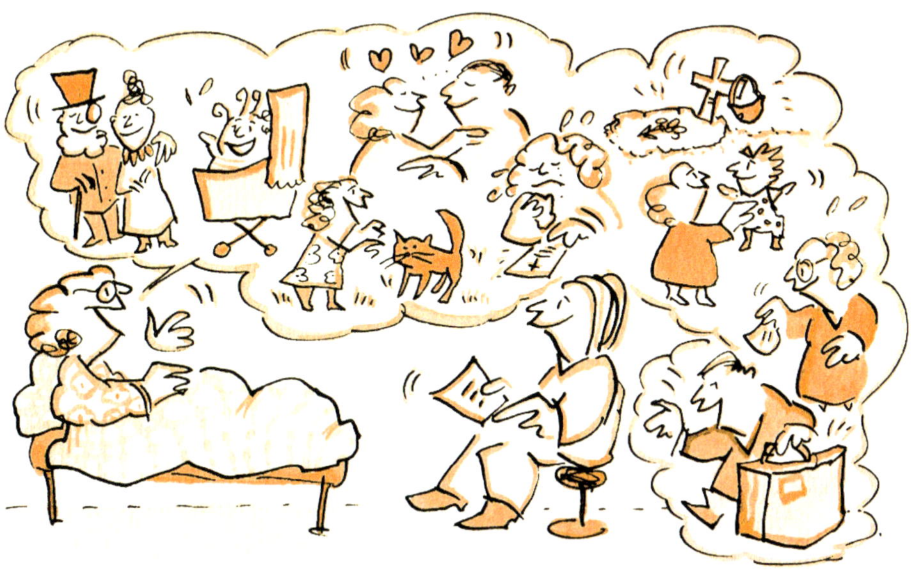

Transitionen
Lebensübergänge, z. B. Pubertät, Geburt, Krankheit
transire, lat. = hinübergehen

Das Pflegeberatungsmodell für chronisch Kranke von Hellige und Hüper (2002)

Theoretischer Hintergrund: Hellige und Hüper greifen in ihrem Beratungsmodell sieben Gegenstandsbereiche auf. Sie verknüpfen in ihrem Beratungsmodell sowohl soziologische Theorien als auch Gesundheitstheorien und Pflegetheorien mit Konzepten des Empowerments und Fallverstehens und der Narration.

Gegenstandsbereich						
Pflegeklient	Transition	Interaktion	Pflegeprozess	Umwelt	Pflegetherapeutik	Gesundheit
Kernelement						
Chroniker	Gesundheit/Krankheit Krankheit/Gesundheit Kontinuum	Pflegebeziehung	Pflegeberatungsprozess als systematisches Pflegehandeln	soziales Netz mit seinen sozioökonomischen Rahmenbedingungen	Pflegeinterventionen	Salutogenese
Konzept						
Lebensweltkonzept mit Alltagsorientierung	Krankeitsverlaufskurve mit Wahrnehmung unterschiedlicher Phasen	Beratung als Beziehungsgeschehen mit der Balance von Nähe und Distanz	Pflege bei Chronizität	Family nursing zur Einbeziehung der Bezugspersonen	Fallverstehen als Kooperationsgrundlage	Ressourcenorientierung und Kohärenzgefühl
Selbstsorge als Grundlage zur Krankheitsbewältigung		Narration und ihre Interpretation des Leidens		Gemeindeorientierung mit Settings zur Gesundheitsförderung	Empowerment als Autonomiestärkung	

[Tab. 1] Pflegerisches Beratungsmodell nach Hellige und Hüper (2002)

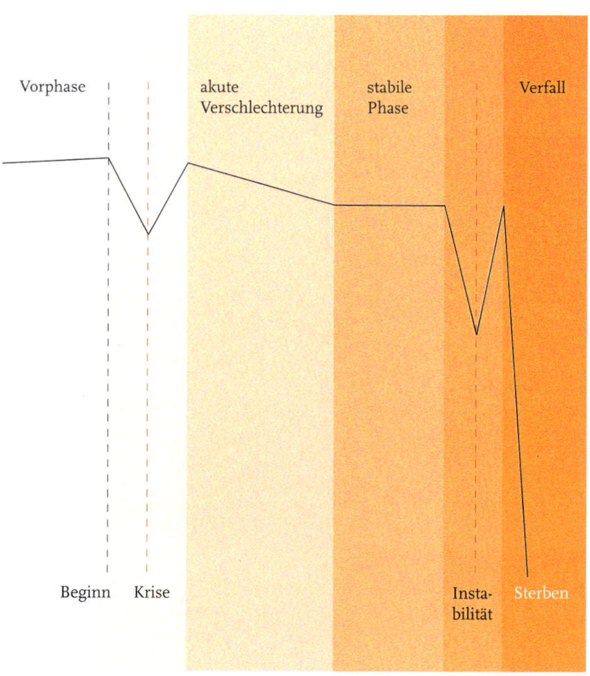

[1] Phasen einer chronischen Erkrankung nach Corbin & Strauss

Problemverständnis: Das pflegerische Beratungsmodell geht davon aus, dass chronischkranke Menschen sich auf einem Gesundheits-Krankheits-Kontinuum befinden und zwischen den Polen Gesundheit und Krankheit pendeln; das bedeutet nie, nur krank oder gesund zu sein, sondern dass sich gesunde und kranke Anteile verschränken und ergänzen. Die Krankheitsverlaufskurve von Corbin & Strauss [Abb. 1] bietet einen Orientierungsrahmen für das Erkennen von typischem Beratungsbedarf. In der Verlaufskurve werden die Phasen einer chronischen Erkrankung beschrieben. In jeder Phase der chronischen Erkrankung tauchen typische Probleme auf.

Ziele: Pflegeberatung zielt nicht auf die chronische Krankheit, sondern auf die Bewältigung des Alltags der Patientin. Ziel der Beratung ist die Stärkung der Selbstsorge und die Anpassung der Patientin an ihre veränderte Lebenswelt oder die Anpassung der Lebenswelt an die Veränderungen der Patientin. Die Beratung zielt darauf, das Kohärenzgefühl der Patientin zu stärken und ihre gesunden Potenziale auszuweiten. Durch Empowerment (Befähigung und Ermutigung der Patientin) wird ihre Autonomie gestärkt.

Methodisches Vorgehen: Beratung wird als *Interaktion* eingebettet in den *Pflegeprozess* definiert. Zentrales Element der pflegerischen Beratung ist die Pflegebeziehung. Im Beratungsprozess wird die Patientin ermutigt, ihr Erleben und ihre Erfahrungen individuell zu beschreiben (Narration). Gemeinsam werden die Alltagserfahrung gedeutet (Fallverstehen) und das individuelle Erleben von Leiden interpretiert. Individuelle Vorstellungen und Alltagstheorien der Patientin werden dabei ebenso wie die Lebenswelt mit ihren Gesundheitsrisiken und gesundheitsförderlichen Bedingungen (Ressourcen) und lebensgeschichtlichen Erfahrungen (Biografie) einbezogen. Bei diesem Beratungsmodell wird auch das soziale Netz mit den Bezugspersonen und den umgebenden Rahmenbedingungen in die Beratung einbezogen. Das Konzept der Familienpflege kann bei der Pflegeberatung unterstützend wirken. Hierbei unterscheiden Corbin und Strauss drei Beratungsschwerpunkte:

a. alltagsbezogene Beratung
b. krankheits- und pflegebezogene Beratung
c. biografiebezogene Beratung

Beratungsablauf: Beratung wird als prozesshaftes, systematisches und nicht zufälliges Handeln der Pflege verstanden, bei dem die Pflege- und Beratungsbeziehung von besonderer Bedeutung ist. Es wird auf das |Phasenmodell der leiborientierten Beratung nach Koch-Straube verwiesen.

Phasenmodell der leiborientierten Beratung | 520

Haltung der Beraterin: Tragendes Element ist eine Beratungsbeziehung, die eine ausgewogene Balance zwischen Nähe und Distanz hält und Raum lässt für die subjektive Leidensgeschichte jeder Patientin und ihre individuellen Deutungen. Grundhaltung des Pflegeberatungsmodells ist nicht die Ausrichtung auf die Krankheit, sondern die Gesundheit der Patientin. Die Beraterin fragt nicht danach, was krank macht, sondern was gesund hält. Die Beratung möchte externe und interne Ressourcen zur Bewältigung gesundheitlicher Probleme erschließen und stärken.

Pflegespezifischer Aspekt des Ansatzes: Hellige und Hüper leisten mit der Zusammenstellung zentraler Konzepte aus unterschiedlichen Wissenschaftsbereichen einen wichtigen Beitrag zur professionellen Entwicklung eines spezifischen Beratungsmodells für die Pflege. Entscheidend ist, dass zum ersten Mal Pflegetheorien und Gesundheitstheorien gezielt mit Beratung verknüpft wurden.

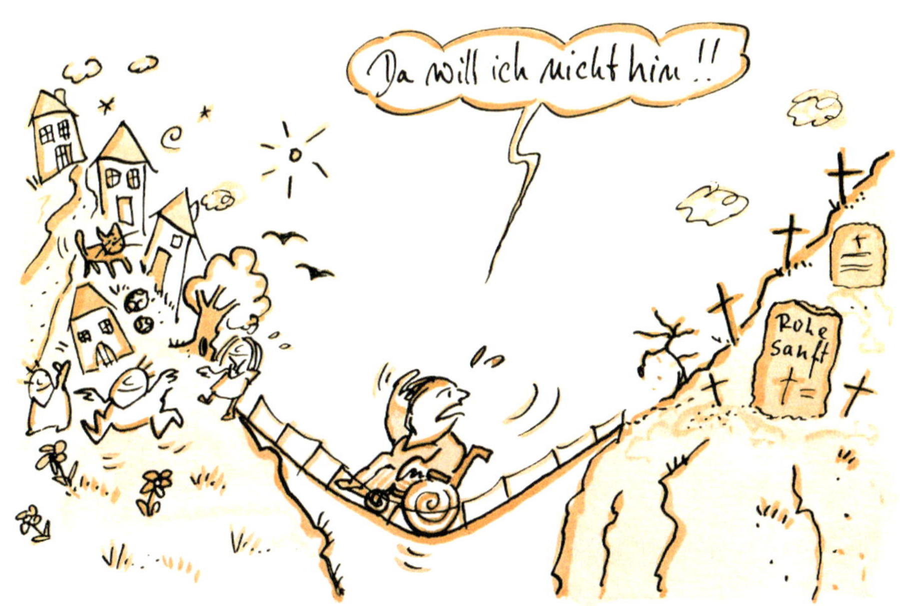

Das systemische Beratungsmodell von Hummel-Gaatz und Doll (2005)

Theoretischer Hintergrund: Dem Beratungsmodell liegt ein systemisches Verständnis von Beratung zu Grunde. Beratung findet also nicht ausschließlich zwischen zwei individuellen Personen statt, sondern zwischen zwei Systemen. Die Beraterin ist eingebettet und abhängig von ihrem „Betreuungssystem" und die Patientin ist eingebettet in das System „Lebenswelt Patient". Zwischen beiden Systemen bestehen Wechselbeziehungen; d. h., sie sind von einander abhängig und bedingen sich. Beide Systeme sind nicht frei und unabhängig in ihrer Entwicklung, sondern eingebettet in politische und gesellschaftliche Rahmenbedingungen.

Problemverständnis: Krankheit, Behinderung und Pflegebedürftigkeit haben Auswirkungen auf alle Individuen des Systems „Lebenswelt Patientin" (z. B. Patientin, Bezugspersonen, Kollegen, Freunde). Durch Krankheit oder Pflegebedürftigkeit ausgelöste Probleme können eine körperliche, psychische, soziale oder spirituelle Dimension haben. Sowohl die Patientinnen als auch Bezugspersonen sind „betroffen". Ob sich ein Problem eher körperlich, psychisch, sozial oder spirituell äußert, hängt von einer Vielzahl von Einflüssen ab (z. B. Biografie, Krankheitsbild, Lebenssituation, Beziehungen, Kompetenzen des Betreuungssystems). Bezugspersonen haben meist eine Doppelrolle: Erstens sind sie häufig selbst körperlich (z. B. schlaflos), psychisch (z. B. sich sorgend), sozial (z. B. isoliert) oder spirituell (z. B. hoffnungslos) betroffen und zweitens können sie eine wichtige Ressource der Patientin werden, wenn sie sie pflegen, versorgen und betreuen.

Ziele: Durch die Beratung sollen Lösungen für die Probleme der Patientin und ihrer Bezugspersonen entwickelt werden. Beide erwerben im Beratungsprozess Kompetenzen, um die durch Krankheit bzw. Pflegebedürftigkeit ausgelöste Krise bewältigen zu können oder dieser vorzubeugen. Ziel ist es, die im System vorhandenen Ressourcen zu nutzen und sie in Entscheidungen einzubeziehen. Mit Hilfe der Kompetenzen der Pflegenden und des Betreuungssystems wird die Patientin bei der Suche nach gesundheitsförderlichem Verhalten unterstützt.

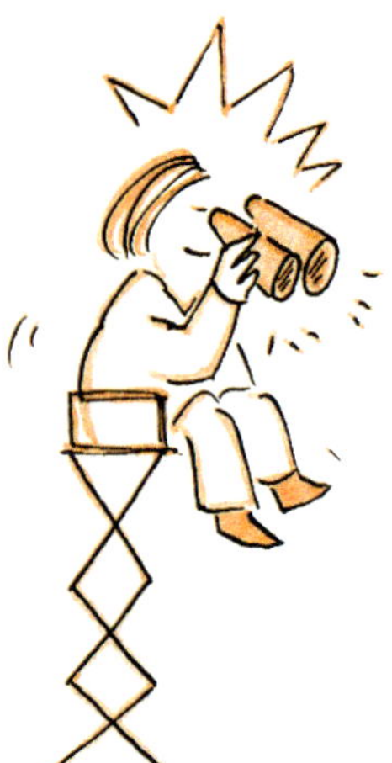

Methodisches Vorgehen: Der Beratungsprozess wird als Interaktion zwischen den Systemen verstanden. Dabei werden vier verschiedene Beratungsebenen unterschieden:

1. Patientenberatung zwischen Pflegekraft und Patientin
2. Angehörigenberatung zwischen Pflegekraft und Bezugspersonen
3. Dolmetscherfunktion: Übersetzung von Verständigungsproblemen zwischen Betreuungssystem und „Lebenswelt Patientin"
4. Entlassungs-/Versorgungsmanagement: Planung und Beratung der Übergänge und Schnittstellen in der Patientinnenversorgung, also des Wechsels von einem Betreuungssystem ins nächste

Zentrales Moment im Beratungsprozess ist das Diagnostizieren von Beratungsbedarf und -bedürfnissen; d. h., im Rahmen einer ausführlichen diagnostischen Phase werden durch Fragen, Zuhören, Beobachten, Verbalisieren und Paraphrasieren die zentralen Problemen aus dem Geflecht von Problemzusammenhängen herausgefiltert. Bei der gemeinsamen Lösungssuche geht es um das Herausarbeiten von inneren Ressourcen und das Entwickeln von patientenorientierten Lösungen.

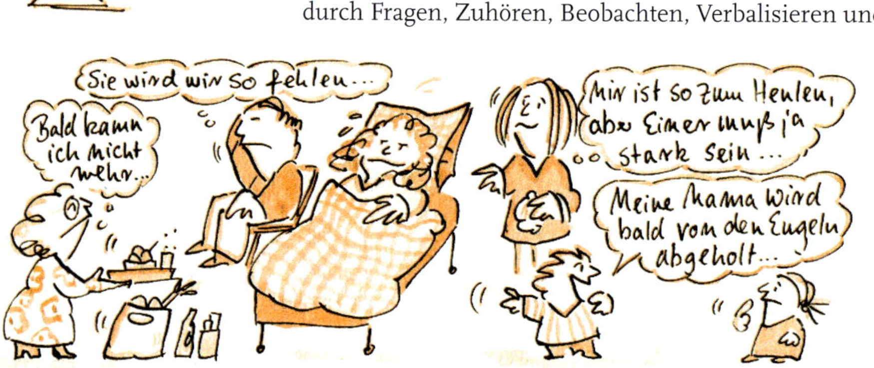
Sie wird mir so fehlen...
Bald kann ich nicht mehr...
Mir ist so zum Heulen, aber einer muß ja stark sein...
Meine Mama wird bald von den Engeln abgeholt...

Beratungsablauf: Der Beratungsprozess wird als zirkulärer, spiraliger Prozess verstanden. Er ist nicht linear, sondern in einer Wechselbeziehung (daher im Modell mit Doppelpfeil dargestellt); d. h., die Pflegekraft ist abhängig von den Informationen der Patientin bzw. Bezugsperson und umgekehrt.

1. Beziehung herstellen
2. Beratungsbedarf und -bedürfnisse erfassen
3. Beratungsziele aushandeln
4. Lösungen entwickeln
5. Beratung reflektieren
6. Beratung beenden

Haltung der Beraterin: Entscheidend für das Gelingen des Beratungsprozesses sind die Kompetenzen der Pflegenden. Sie benötigt:

1. Fachkompetenzen, um zu den unterschiedlichen Beratungsthemen fachlich fundiert beraten zu können (z.B. Wissen über Sturzprophylaxe, Schmerzmanagement)
2. Methodenkompetenz, um den unterschiedlichen Beratungsbedarf der Patientinnen und Bezugspersonen zu erkennen und den Beratungsprozess kommunikativ professionell zu gestalten
3. Sozialkompetenz, um die systemischen Verflechtungen zu erkennen und zu steuern und sowohl im Team zu kommunizieren als auch zwischen Patientin und Bezugsperson zu vermitteln
4. Personalkompetenz, um sich selbst und ihre eigenen Haltungen im Beratungsprozess immer wieder kritisch zu reflektieren. Sie braucht empathische Fähigkeit für die Wahrnehmung ihrer eigenen Gefühle und der Emotionen der Patientinnen und ihrer Bezugspersonen.

Pflegespezifischer Aspekt des Ansatzes: In diesem Beratungsmodell wird verdeutlicht, dass Beratung auf verschiedenen Ebenen stattfindet und neben der Patientinnenberatung die Angehörigen- und die Entlassungsberatung eine wichtige Rolle spielen. Betont wird, dass Beratungsbedarf sowohl physische, psychische, soziale als auch spirituelle Dimensionen haben kann. Damit wird die Vielschichtigkeit der Krankheits- und Krisenbewältigung und die Breite pflegerischer Beratung betont. Das Modell zeigt die Abhängigkeiten und Einflussfaktoren innerhalb des Beratungsgeschehens und kann dadurch auch genutzt werden, um im Rahmen von Veränderungs- und Bildungsprozessen Bedingungen für eine professionelle Beratung zu schaffen.

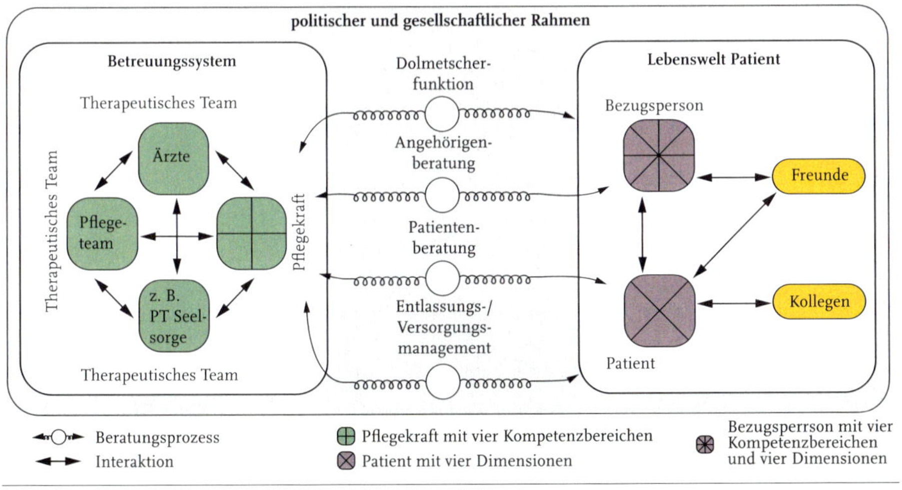

[1] Systemisches Beratungsmodell von Hummel-Gaatz und Doll

2.2.2 Situierte und geplante Beratungsgespräche

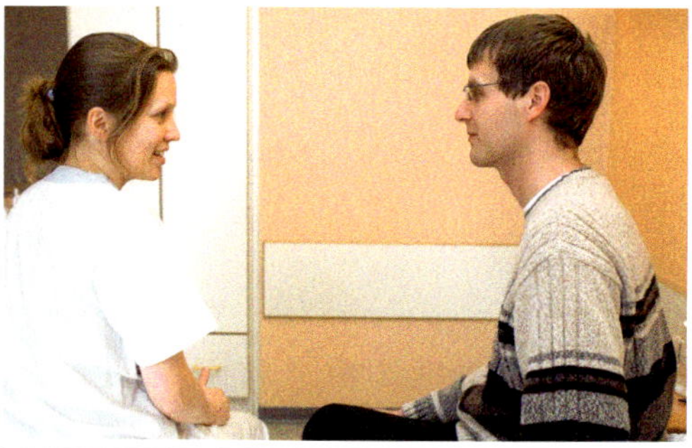

[1] situierte Beratung

Es lassen sich zwei pflegerische Beratungsgesprächsformen unterscheiden:

- situierte Beratung
- geplante Beratung

Situierte Beratungsgespräche ergeben sich spontan und ungeplant bei der alltäglichen Arbeit mit der Patientin und kommen in der Pflege am häufigsten vor [Abb. 1]. Beratungsbedarf der Pflegebedürftigen und Angehörigen werden von professionell Pflegenden während anderer Pflegeverrichtungen erkannt und sofort aufgegriffen.

Beispiel Die Pflegerin Frau Dölle kommt zum morgendlichen Pflegeeinsatz zu Frau Richter (87 Jahre) nach Hause. Die Tochter Frau Schreiner berichtet, dass ihre Mutter in der Nacht beim Gang zur Toilette wieder gestürzt sei. Frau Richter hat Schmerzen an der rechten Hüfte. Gebrochen ist zum Glück nichts. Frau Dölle führt daraufhin ein spontanes Beratungsgespräch. Sie informiert die beiden über die Sturzgefahr, die bei Frau Richter besteht. Im Gesprächsverlauf geht es sowohl um die Bedürfnisse von Frau Richter nach Selbstständigkeit als auch um die Sorge ihrer Tochter, dass sich die alte Dame etwas brechen könnte. Im Beratungsgespräch ergeben sich Lösungsansätze, bezogen auf den Einsatz möglicher Hilfsmittel sowie Optionen zur Wohnraumanpassung. Frau Dölle vereinbart einen neuen Beratungstermin, zu dem sie Hüftprotektoren mitbringen wird.

niederschwellig
leicht zugänglich

Im Pflegeverlauf ergeben sich immer wieder Anlässe zu pflegepraktischen Aspekten, Pflegeproblemen und eher psychosozialen Problemen, die in einem Beratungsgespräch oder einer Anleitung spontan aufgegriffen werden können. Pflegende haben – im Gegensatz zu anderen Professionen im Gesundheitswesen – den Vorteil, dass sie Patienten und. Angehörige alltagsnah und in das Pflegehandeln integriert beraten und anleiten können. Damit ist Beratung und Anleitung in der Pflege ein niederschwelliges Angebot und kann überall stattfinden. Die folgende Abbildungsreihe zeigt, wie situierte Beratung **nicht** stattfinden sollte.

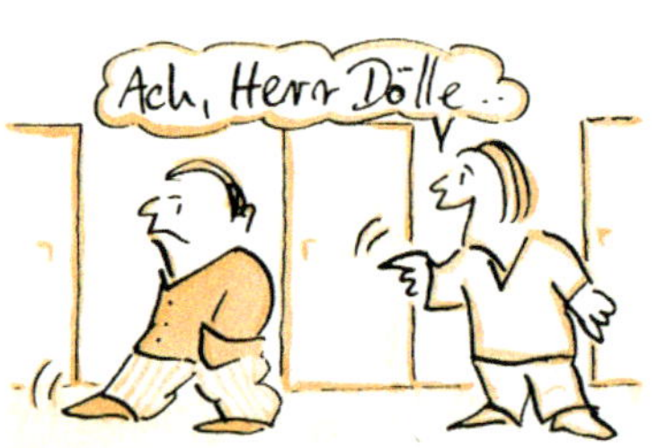
Ach, Herr Dölle ..

[2] Auf dem Flur

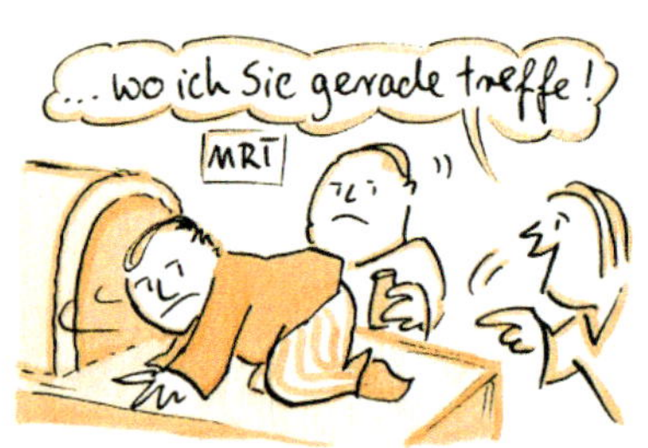
... wo ich Sie gerade treffe!
MRT

[3] Auf dem Weg zu Funktionseinheiten

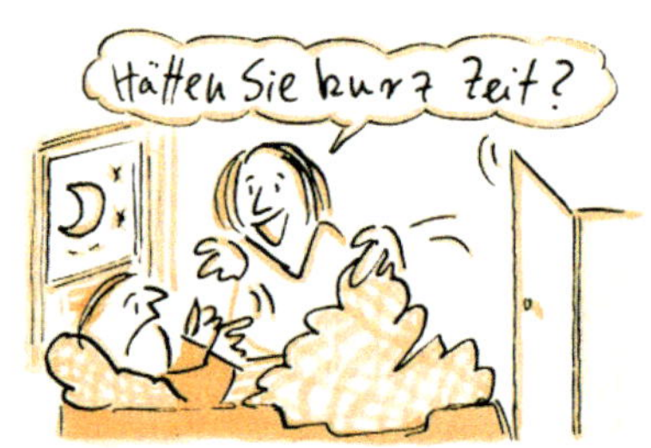
Hätten Sie kurz Zeit?

[4] Beim Nachtdienstrundgang

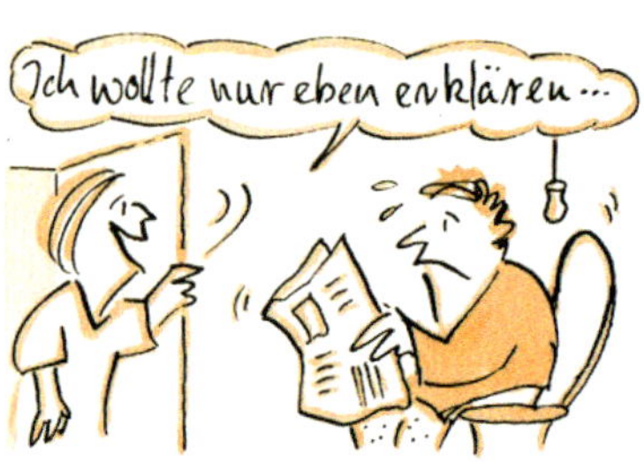
Ich wollte nur eben erklären ...

[5] Im Badezimmer

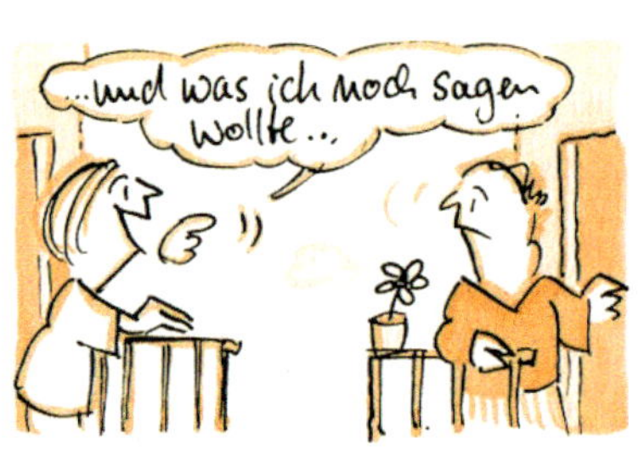
... und was ich noch sagen wollte ..

[6] Auf dem Balkon

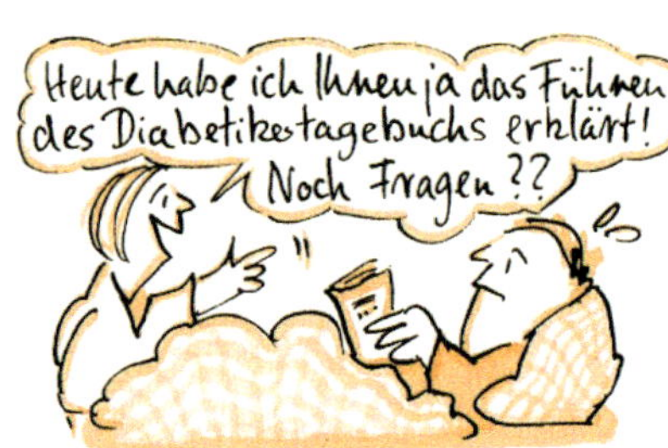
Heute habe ich Ihnen ja das Führen des Diabetikertagebuchs erklärt!
Noch Fragen??

[7] Am Bett

Ein weiterer Vorteil der situierten Beratungsgespräche ist, dass günstige Momente, in denen die Patientin für Beratung zugänglich ist, erkannt und sofort genutzt werden können. Indirekte Anspielungen und Kommentare von Pflegebedürftigen können „zwischen den Zeilen" ein Anlass für Beratung sein und von einer aufmerksamen Pflegekraft aufgegriffen werden. Allerdings können diese spontanen Beratungsanlässe zu einem Rollenkonflikt bei Pflegenden führen: Dies passiert, wenn erkannt wird, dass ein Beratungsgespräch von der Patientin gewünscht wird, dafür aber keine Zeit ist, da andere Aufgaben oder Erwartungen von anderen Patientinnen zeitgleich im Vordergrund stehen. Diese Unterbrechungen können als belastend und störend empfunden werden. Andererseits kann es ein wichtiger Schritt für eine patientenorientierte Beratung sein, in einer Pflegesituation erst einmal eine vertrauensvolle Beziehung zur Patientin zu entwickeln und herauszufinden, um welche „Probleme und Bedürfnisse" im Sinne des |Beratungsprozesses es geht. Die Fortsetzung der Beratung kann dann geplant und vorbereitet werden.

Beratungsprozess | 529

Geplante Beratungsgespräche sind strukturierte und institutionalisierte Beratungsgespräche. Sie sind bei anderen Professionen (Sozialarbeiterin, Psychologin, Ernährungsberaterin) selbstverständlich, in der Pflege jedoch noch nicht in ausreichendem Maße etabliert. Geplante Beratungsgespräche oder Anleitungssequenzen haben ein vordefiniertes Setting. Sie finden in einem dafür vorgesehenen (im optimalen Falle geschützten) Raum statt und haben vorgegebene Zeitstrukturen. Sowohl die Beraterin als auch die Patientin und Angehörigen haben Zeit und sind ungestört von begleitenden Pflegetätigkeiten oder anderen Anforderungen. Findet das Gespräch / die Anleitung in einem separaten Raum statt, kann ohne Störungen und Beisein von Zimmernachbarn eine vertrauensvolle Beratungsbeziehung entstehen. Sowohl die Beraterin als auch die Patientin können sich gut vorbereiten: Die Beraterin kann wichtige Inhalte des Beratungsgesprächs vorbereiten und Material (Broschüren, Bilder, benötigte Pflegematerialien etc.) bereitlegen; die Patientinnen und Angehörigen können sich Fragen überlegen und offener oder unverstandener Punkte bewusst werden. Der Vorteil eines geplanten Beratungsgesprächs ist, dass es mit großer Wahrscheinlichkeit zu Ende geführt werden kann, der Beratungsprozess also vollständig durchlaufen werden kann; allerdings ist das geplante Beratungsgespräch (im stationären Bereich) im Vergleich zur situierten, spontanen Beratung alltagsferner. Zurzeit werden vor allem in größeren Kliniken strukturierte Rahmenbedingungen für spezielle pflegerische Beratungsangebote geschaffen; z. B.:

- Ernährungsberatung (Diabetesberatung, [par-]enterale Ernährung)
- Pain Nurse (Beratung zum Schmerzmanagement)
- Breast Care Nurse (Beratung bei Brustkrebs)
- Stoma- und Kontinenzberatung
- |Wundmanagement
- Beratung für technische Hilfsmittel wie |Tracheostoma oder |Port
- |Entlassungsberatung
- Beratung zu |Sturzgefahr und Hilfsmitteln
- |Angehörigenberatung

Wundmanagement | 754
Tracheostoma | 2
Port | 782
Entlassung | 640
Sturzgefahr | 139
Angehörigenberatung | 544

Es werden vermehrt Informationszentren, Pflegesprechstunden und Beratungsambulanzen in Krankenhäusern etabliert. Vor allem die Einführung der nationalen Expertenstandards hat hier die Implementierung von solchen Projekten vorangebracht.

Merkmale	geplante, strukturierte Beratung	spontane, situierte Beratung
Räumlichkeiten	separater (Beratungs-)Raum	überall möglich
Zeitpunkt	vereinbarter Termin oder feste Sprechzeiten	spontan, ungeplant
Auswahl des Zeitpunktes	relativ starr	flexibel und angepasst an Patientensituation
Zeitrahmen	vordefiniert, festgelegt	unsicher, offen
Störungen	weitestgehend ausgeschaltet	jederzeit Unterbrechungen möglich
Beratungsanlässe Ausgangssituation	klarer Beratungsbedarf bzw. deutliches Beratungsbedürfnis	implizite Beratungsanlässe niederschwelliger Einstieg
Vorbereitung	für Berater, Patient und Angehörige möglich	meist unvorbereitet
Beratungsprozess	wird meist vollständig durchlaufen	kann jederzeit unterbrochen oder gestört werden
Materialen / Medien	können vorbereitet werden	evtl. zufällig in der Pflegesituation vorhanden
Alltagsnähe	nicht gegeben	gegeben
Intimsphäre	gegeben	eher weniger gegeben
Zugang für Angehörige	gesichert	nur durch Zufall
Rolle der Beraterin	pflegende klar in Beraterinnenrolle	Bewusstsein für Beraterinnenrolle diffus, Rollenkonflikte möglich

[Tab. 1] Merkmale von strukturierten und situierten Beratungsgesprächen

Wie die Tabelle 1 zeigt, haben beide Beratungsformen Vorzüge und Nachteile, sodass keine der beiden Formen bevorzugt werden kann. Je nach Patienten-/Angehörigensituation haben beide Formen ihre Berechtigung und ergänzen sich gegenseitig bzw. bauen aufeinander auf.

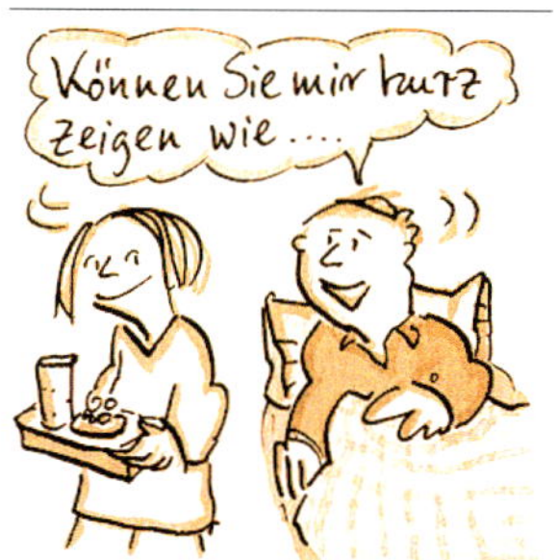
Können Sie mir kurz zeigen wie ....

Beispiel situiertes Beratungsgespräch
Als seine Niereninsuffizienz dekompensierte und er dialysepflichtig wurde, bekam Herr Ries eine Ernährungsberatung zu kaliumarmer Ernährung. Beim Abräumen des Abendessens spricht er die Pflegekraft auf einige Unsicherheiten an; es entwickelt sich ein situiertes Beratungsgespräch.

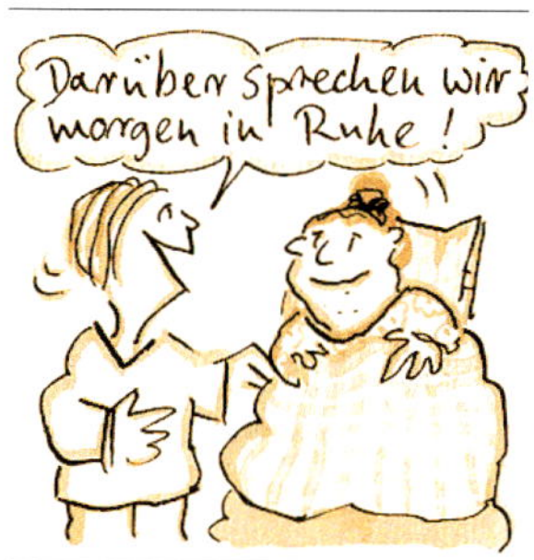
Darüber sprechen wir morgen in Ruhe!

Beispiel strukturiertes Beratungsgespräch
Frau Pfaff äußert bei der morgendlichen Körperpflege, dass sie immer so müde sei. Außerdem fehle ihr der Antrieb. Sie mache sich Sorgen, wie es zu Hause weitergehen soll. Sie vereinbart mit der Pflegekraft am nächsten Nachmittag ein Beratungsgespräch zum Thema „Fatigue".

In verschiedenen Praxisfeldern lassen sich unterschiedliche Beratungs- und Anleitungsanlässe identifizieren. Für Pflegende ist es wichtig, die für ihr Praxisfeld typischen Beratungsanlässe zu kennen; nur so können sie Beratungsbedarf und -bedürfnisse der Patientinnen und Angehörigen erkennen.

Aus der Forschung

Untersuchungen haben ergeben, dass onkologische Pflegekräfte neben körperorientierten Themen (z. B. zum Umgang mit einem Tracheostoma, schmerzarme Lagerung) auch zu psychischen (wie Angst, Hilflosigkeit, psychosoziale Probleme), sozialen (z. B. familiäre Probleme, Freunde), beruflichen (z. B. Arbeitslosigkeit, Schule), finanziellen (z.B. Gesundheitsreform) sowie spirituellen (z. B. Glaube, Zukunft) Fragestellungen beraten. Auch Fragen zu Therapie und Entlassung sind Themen von Beratungsgesprächen.

—

Doll, Axel; Hummel-Gaatz, Sonja: *Patienten- und Angehörigenberatung in der onkologischen Pflege* in Forum DKG, (4) 2005, S. 54 – 55

Durchführung einer Beratung im Rahmen des Pflegeprozesses

2.2.3

Theoretisch betrachtet, verläuft Beratung immer in Phasen oder Schritten ab [Abb. 1]. Im real geführten Beratungsgespräch verschmelzen die einzelnen Schritte jedoch miteinander oder überlappen sich. Auf keinen Fall verläuft der Beratungsprozess linear, sondern zirkulär. Der Ablauf von Beratung und die Bedeutung der unterschiedlichen Phasen wird sehr stark vom jeweiligen Beratungsansatz beeinflusst. Um ein Beratungsgespräch strukturiert zu führen, ist es jedoch hilfreich, einen groben Ablauf in Phasen zu verfolgen und zu verstehen, welche Bedeutung eine Phase hat. Exemplarisch wird hier ein Beratungsprozessmodell vorgestellt, das sich anlehnt an den Pflegeprozess und versucht, möglichst offen für unterschiedliche Beratungsansätze zu sein.

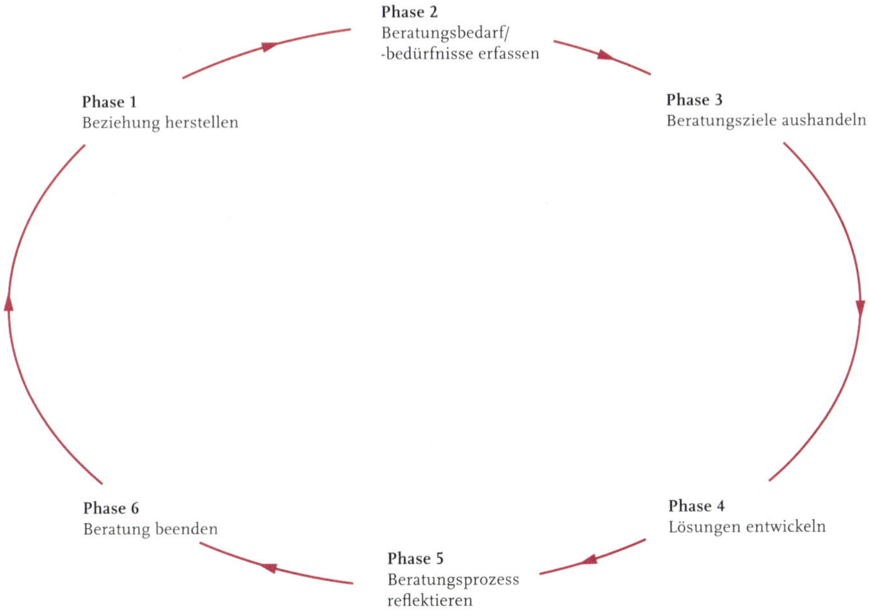

[1] Beratung als Problemlöseprozess

Beratungsphase	Ziele der Phase	Aktivitäten der Beraterin	
Beziehung herstellen	▪ Vertrauensbildung ▪ Informationen sammeln	▪ Kontakt herstellen (Begrüßung, Smalltalk) ▪ symmetrische, gleichberechtigte Beziehung entwickeln ▪ auf den Menschen einstellen	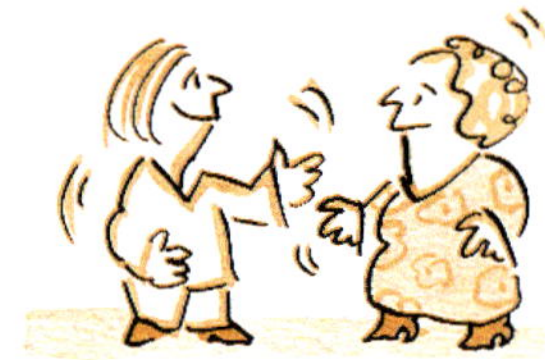
Beratungsbedarf / -bedürfnisse erfassen	▪ Hypothesen aufstellen und prüfen ▪ Situation analysieren ▪ Einflussfaktoren erkennen ▪ Pflege- und Beratungsdiagnose stellen ▪ Probleme gemeinsam definieren	▪ Informationen, Daten sammeln ▪ wahrnehmen/beobachten ▪ fragen und erzählen lassen ▪ nachspüren, einfühlen ▪ Informationen und Erleben strukturieren, clustern, bewerten ▪ Problem benennen und besprechen (aus Sicht des Beratenen)	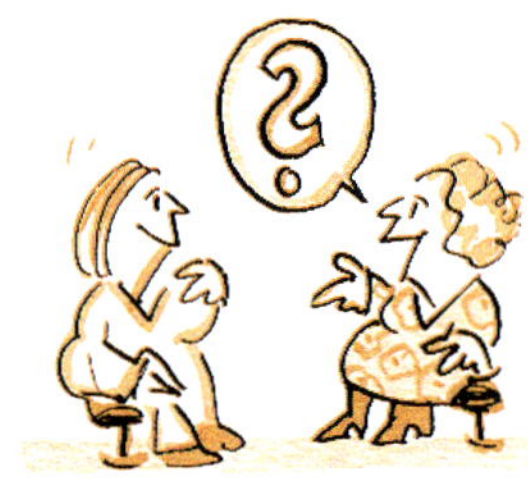
Beratungsziele aushandeln	▪ klären, was erreicht werden soll und kann ▪ Erwartungen des Beratenen und Erkenntnisse des Beraters ausbalancieren	▪ Erkenntnisse zusammenfassen ▪ Optionen darstellen ▪ realistische Zielvorstellungen gemeinsam verhandeln (verschmilzt evtl. mit nächster Phase)	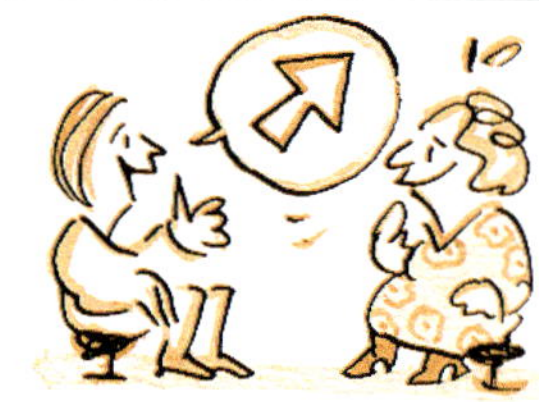
Lösungen entwickeln	▪ wertschätzendes Beratungsgespräch durchführen ▪ Gefühle klären und verstehen ▪ biografischen Zusammenhang herstellen ▪ subjektive Deutung der Problemsituation herausarbeiten ▪ Hintergrundwissen vermitteln ▪ neue Erkenntnisse gewinnen ▪ Ressourcen entdecken ▪ Handlungsmöglichkeiten erkennen	▪ fragen ▪ zuhören ▪ direktives Verhalten (informieren, instruieren, Material zeigen) ▪ die Sprache des Beratenen sprechen ▪ nicht-direktives Verhalten (paraphrasieren, verbalisieren) ▪ Lösungen gemeinsam suchen ▪ Alternativen entwickeln ▪ keine Ratschläge geben ▪ Wünsche des Bewohners einbeziehen ▪ abwägen: Nutzen – Aufwand – Ziel ▪ stützen, bestätigen, ermuntern ▪ neugierig und offen sein	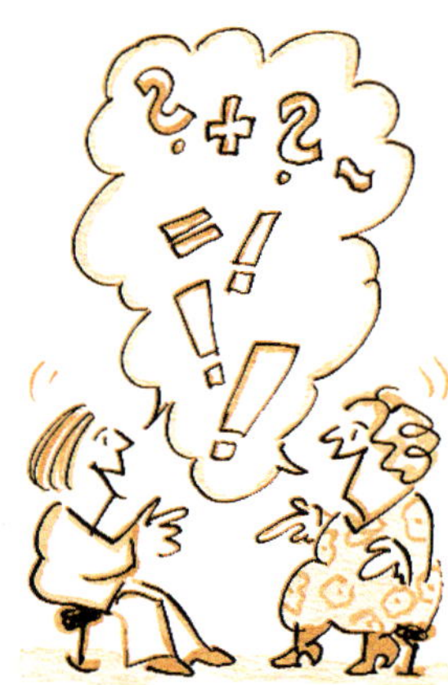
Beratungsprozess reflektieren	▪ Ziel und Erfolg der Beratung bewerten ▪ Zufriedenheit der Beratenen erfassen ▪ Vereinbarungen treffen ▪ Beratungsprozess (gemeinsam) reflektieren	▪ Beratungsprozess und Ergebnisse zusammenfassen ▪ nachfragen ▪ „Wie war das Gespräch?" ▪ „Was waren die wichtigsten Erkenntnisse" ▪ Teambesprechung/Supervision eigenes Verhalten hinterfragen Prozess von außen betrachten	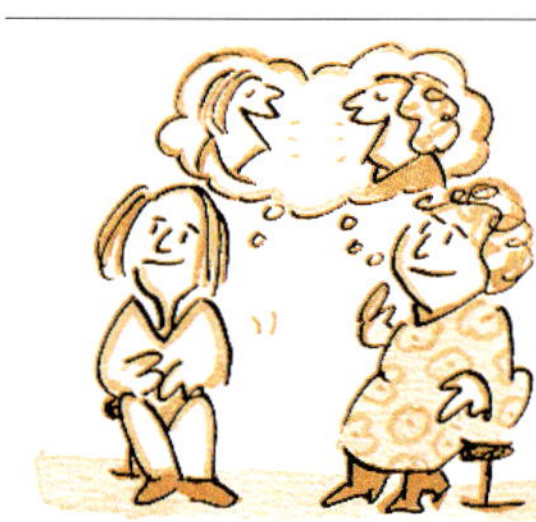
Beratung beenden	▪ Beratungsgespräch dokumentieren ▪ Beratungsgespräch beenden ▪ evtl. Abschied nehmen	▪ Veränderungsprozess begleiten ▪ beim Selbstständigwerden unterstützen ▪ weitere Angebote machen ▪ evtl. „Hausaufgabe" geben	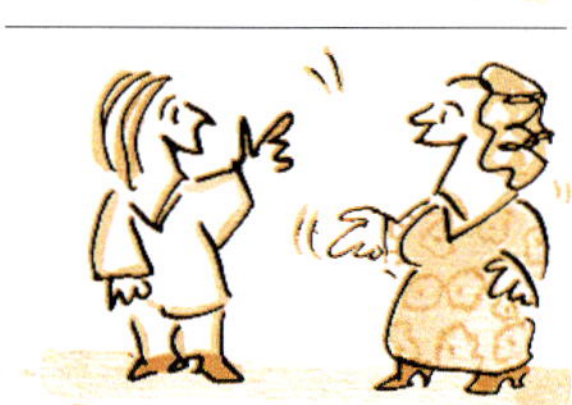

Kommunikationsformen im Beratungsgespräch

2.2.3

Pflegende können gelingende Beratungsgespräche nur dann führen, wenn sie das Handwerkszeug dazu haben. Dafür stehen ihnen verschiedene Methoden zur Verfügung. Diese sind Hilfsmittel und Medium für den Beziehungsprozess zwischen Beraterin und Beratenen. Ihr Einsatz und ihre Umsetzung sind abhängig vom Kontext, Menschenbild und Beratungsverständnis der Beraterin.

Im Beratungsgespräch ist es in erster Linie von Bedeutung, dass die richtigen Fragen gestellt werden. Die Beraterin möchte möglichst viel über die Person und ihre Biografie, ihre aktuelle und vergangene Situation, die Probleme und Zusammenhänge, Ressourcen und subjektiven Bedeutungen erfahren und setzt dazu gezielt verschiedene Frageformen ein. Neben den Fragen nutzt die Beraterin verschiedene Gesprächsmethoden, um das Gespräch entweder weiterzuentwickeln oder, wenn es ins Stocken geraten ist, wieder aufzunehmen. Manche Methoden eignen sich zum Zusammenfassen und Fokussieren, sodass das Gespräch einen roten Faden behält.

Pacing

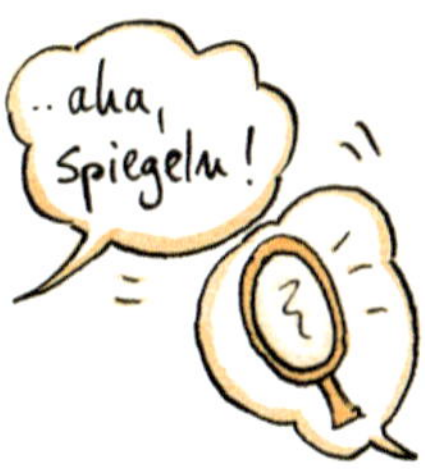

- Spiegeln der Körpersprache, des Kommunikationsstiles und der Bewegungen der Patientin
- dient dazu, der Patientin zu signalisieren, dass die Beraterin sich auf sie einstimmt und versucht, sie in ihrer Welt abzuholen

Wiederholen

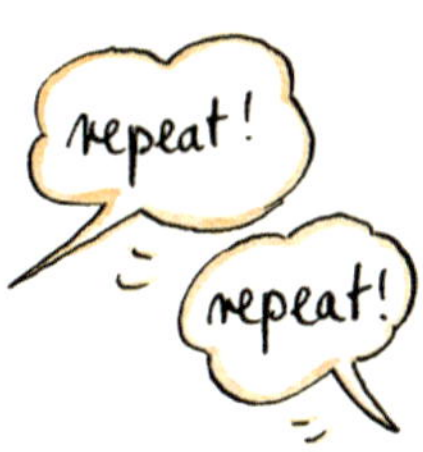

- vollständige oder verkürzte wörtliche Wiedergabe einer Ausführung der Patientin
- geordnete Zusammenfassung des Gesagten dient dazu, als Beraterin zu signalisieren, dass man aufmerksam zuhört

Paraphrasieren

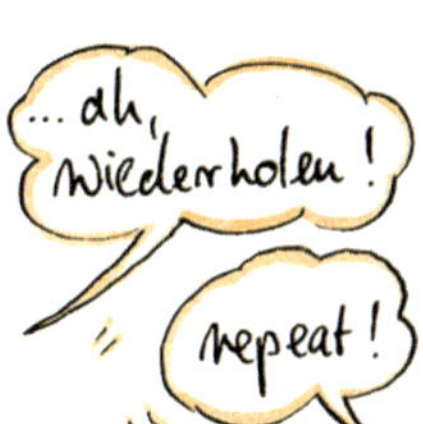

- sinngemäße Wiederholung der Ausführungen der Patientin mit eigenen Worten gewährleistet, dass die Beraterin die Ausführungen der Patientin richtig verstanden hat
- bietet die Gelegenheit, Missverständnisse frühzeitig zu erkennen und zu beseitigen

Verbalisieren emotionaler Erlebnisinhalte

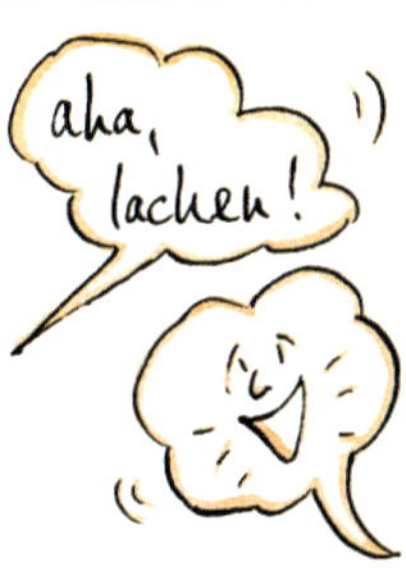

- Aufgreifen und Ansprechen der Gefühle der Patientin, die die Beraterin aus deren Ausführungen herausliest
- Aufgreifen und Ansprechen der Gefühle, die die Beraterin aus der Körpersprache und den paraverbalen Aspekten der Ausführungen der Patientin herausliest
- dient dazu, dass der Patientin verdeckte Emotionen bewusst gemacht werden und sie dadurch neue Lösungsmöglichkeiten entwickeln kann

paraverbal | 453

Leading	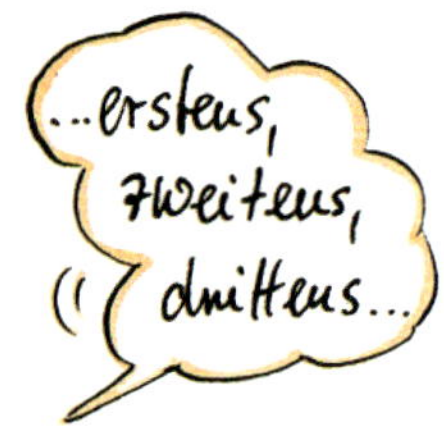	▪ langsames Hinführen der Patientin zu neuem Denken, Fühlen und Handeln ▪ dient dazu, neue Lösungen zu finden und gewohnte, aber erfolglose Strategien loszulassen sowie neue Wege auszuprobieren
Refraiming	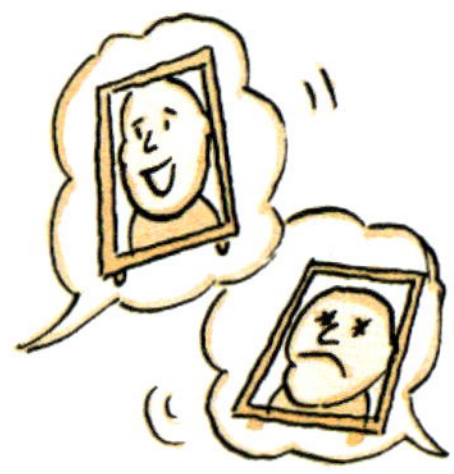	▪ Umdeuten von irrationalen oder die Patientin in ihrer Entwicklung behindernden Denkmustern durch die Beraterin ▪ dient dazu, die Patientin zu erstaunen und aufzurütteln, um bei ihr Veränderungen anzustoßen
Konfrontieren	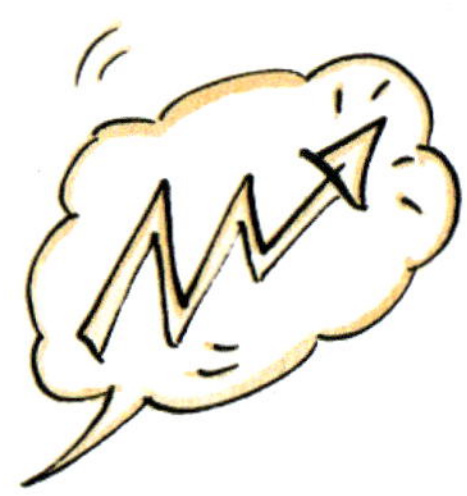	▪ Die Beraterin konfrontiert die Patientin mit Widersprüchen innerhalb ihrer Aussagen und ihres Handelns, die sie während des Gespräches wahrgenommen hat. ▪ dient dazu, auf eher direktivem Wege die Patientin auf ein von der Beraterin vermutetes Problem aufmerksam zu machen, das die Patientin selbst nicht erkennen will oder kann
Direktheit	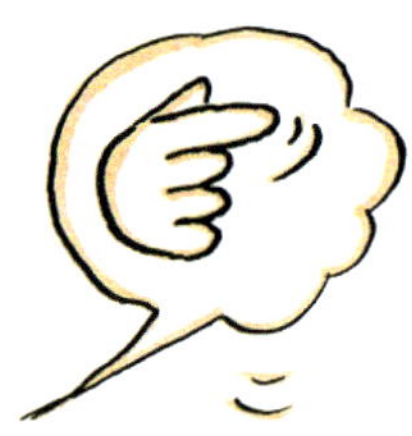	▪ Die Beraterin teilt der Patientin mit, wie ihr Verhalten auf sie wirkt, wenn sie Widersprüche zwischen Selbsteinschätzung oder gezeigtem Verhalten der Patientin und ihrer eigenen Einschätzung bemerkt. ▪ dient dazu, auf einem eher direktiven Wege die Patientin anzuregen, über ihr Verhalten nachzudenken
Informieren	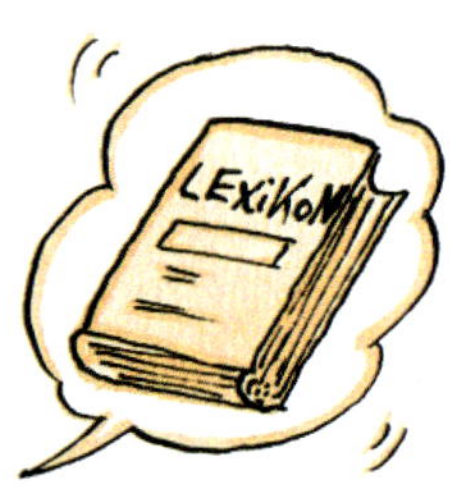	▪ Die Beraterin gibt der Patientin relevante Informationen in Bezug auf ihr Problem entweder in schriftlicher oder mündlicher Form ▪ dient als Wissensgrundlage zur Lösungsfindung ▪ dient als Basis für Entscheidungen

[Tab. 1] Kommunikationsformen im Beratungsgespräch

Auch dem Schweigen kommt eine wichtige Bedeutung im Beratungsgespräch zu. Schweigen zu ertragen kann manchmal sehr schwierig sein, da es nach außen hin wie Nichtstun aussieht. Der Ratsuchenden kann es jedoch helfen, ihre Gedanken zu sortieren. Außerdem gibt die Pflegende ihr das Gefühl, sich geborgen und nicht alleine gelassen zu fühlen.

Patienten- und Angehörigenanleitung 2.2.4

Die Anleitung von Patientinnen und Bezugspersonen ist immer ein prozesshaftes Geschehen. Es lassen sich verschiedene Phasen unterscheiden:

Phase I Vorbereitung der Anleitung	Einschätzung der Lernvoraussetzungen, der Motivation und der Lernbedürfnisse der anzuleitenden Person (Bedingungsanalyse)
Phase II Planung der Anleitung	Planung der Lerninhalte, -ziele und -methoden durch die anleitende Person
Phase III Durchführung	Vorführung bzw. Demonstration der zu erlernenden Tätigkeit durch die anleitende Person
Phase IV Übungsphase	Nachmachen und Üben der zu erlernenden Tätigkeit durch die anzuleitende Person
Phase V Evaluation	Anerkennung und Sicherung des Gelernten, Feedback durch die anleitende Person, bei Bedarf Planung neuer Lernziele

Die verschiedenen Phasen lassen sich manchmal nicht klar voneinander abgrenzen. So kann die anleitende Person z. B. neue Informationen zu den Lernvoraussetzungen auch während aller Anleitungsphasen von der Patientin erhalten. Dadurch kann es erforderlich werden, die Planung des Anleitungsverlaufes neu zu überdenken.

Beispiel Eine 78-jährige an Dickdarmkrebs erkrankte Patientin hat ein Kolostoma erhalten. Sie möchte unbedingt wieder nach Hause entlassen werden und zeigt sich sehr motiviert, den Umgang mit dem Stoma zu erlernen. Sie hat keine Schwierigkeiten damit, alle benötigten Materialen für einen Beutelwechsel zusammenzusuchen sowie genau den Ablauf zu erklären. Soll sie aber den Beutel tatsächlich wechseln, wird sie ganz hektisch und sagt: „Zeigen Sie es mir bitte heute noch ein letztes Mal, morgen werde ich es auf jeden Fall selber machen." So geht es schon seit vier Tagen. Nach einem längeren Gespräch mit ihr stellt sich heraus, dass sie sich so stark davor ekelt, ihren Stuhlgang zu sehen, dass sie das Beutelwechseln nicht selber durchführen möchte.

Kolostoma | 2

Phase I: Vorbereitung der Anleitung

Eine Anleitung kann nur dann gelingen, wenn die Pflegende die Anleitung individuell auf die anzuleitende Person abstimmt. Deswegen bezieht sie eine Reihe von Vorüberlegungen mit in die Planung der Anleitesequenzen ein. Drei zentrale Fragen erleichtern es der Anleitenden, Informationen zu gewinnen und zu berücksichtigen, die eine individuelle Planung ermöglichen.

Was müssen die Patientin und ihre Bezugsperson wissen und können?
Mit dieser Frage erhebt die Pflegende den Lernbedarf der Patientin. Es gilt herauszufinden, welche Fertigkeiten die Patientin als Folge von ihrer Erkrankung erlernen muss, um ihren Alltag bewältigen zu können. Ein geeignetes Instrument hiezu ist die Pflegeplanung. Sie bildet alle Bereiche des täglichen Lebens ab, in der die Patientin einen Unterstützungsbedarf hat. Die Anleitende muss darüber hinaus gemeinsam mit der Patientin herausfinden, welche Tätigkeiten die Patientin selber ausführen kann oder an welcher Stelle sie Hilfe von einer Bezugsperson oder gegebenenfalls eines Pflegedienstes benötigt. Aus diesen Informationen kann die Pflegende die Inhalte der zu planenden Anleitung ableiten.

Pflegeplanung | 587

Wichtig ist aber auch, dass die Anleitende zukünftige Anforderungen mit in die Erhebung des Anleitungsbedarfes einbezieht. Wenn z. B. eine Pflegebedürftige zu Hause kein höhenverstellbares Pflegebett hat, muss die Anleiterin dies in der Planung der Anleitung berücksichtigen. Sie kann dann mit der Bezugsperson, die die Pflegebedürftige zu Hause aus dem Bett mobilisiert, sinnvollerweise den Transfer aus einem hohen Bett heraus üben. Auch berücksichtigt die Anleitende, in welchem Setting die Patientin die zu erlernende Tätigkeit durchführen wird. So ist es z. B. sinnvoll, bei einer Anleitung zur Selbstinjektion der Patientin die Hygienemaßnahmen für den häuslichen Bereich zu vermitteln. Sie braucht nicht detailliert zu wissen, wie sie die Desinfektion der Haut unter krankenhaushygienischen Gesichtspunkten durchführen müsste.

Lernen lernen | 3

Welche Lernvoraussetzungen bringt die Patientin bzw. ihre Bezugsperson mit?

Lernen ist ein individueller Vorgang. Er ist abhängig von einer Reihe verschiedener Komponenten. Zum einen ist es wichtig herauszufinden, welches Wissen und welche Vorerfahrungen die Patientin zu dem Anleitethema mitbringt. Wenn sie z. B. den Umgang mit einem Dosieraerosol erlernen muss und sie jahrelang ihren ebenfalls an Asthma erkrankten Vater dabei beobachtet hat, besitzt sie schon gewisse Vorkenntnisse zu diesem Thema. Die kann die Anleitende nutzen und in die Planung einbeziehen. Das Vorwissen kann die Anleitende gezielt erfragen.

Auch das Alter und das Geschlecht spielen eine Rolle auf die Ausgestaltung einer Anleitung.

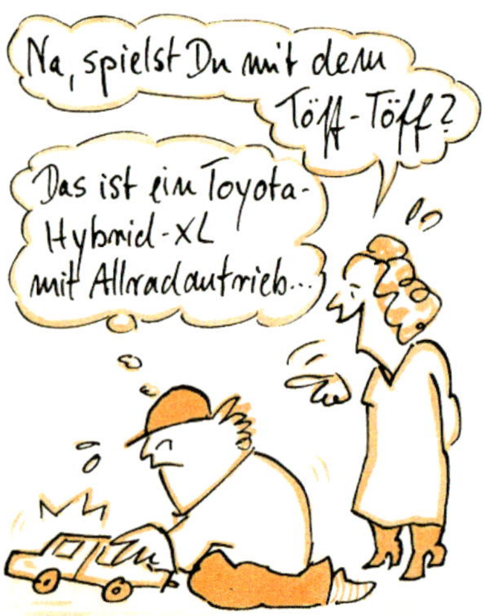
Na, spielst Du mit dem Töff-Töff?
Das ist ein Toyota-Hybrid-XL mit Allradantrieb...

„Ich sprach mit einer Mutter und ihrer sechsjährigen Tochter über den Knochenmarksuppressionseffekt der Chemotherapie. Bei dem kleinen Mädchen war vor kurzem Leukämie diagnostiziert worden. Ich hatte die beiden erst am Tag zuvor kennen gelernt, aber ich schätzte die Mutter als eine hochintelligente Frau ein, die bereits viel zum Thema gelesen hat.

Während ich mit der Mutter auf medizinisch hohem Niveau sprach, machte ich regelmäßig eine Pause, um das Ganze für das Mädchen in einfachere Begriffe zusammenzufassen. Nach einer Weile beschwerte die Kleine sich völlig indigniert, ich solle doch bitte die richtigen Bezeichnungen benutzen, wenn ich mit ihr spreche. Sie sei schließlich kein Baby mehr. Sie wusste ganz genau, dass „die Zellen, die deinem Blut gerinnen helfen", Thrombozyten heißen. ... Aus diesem Erlebnis lernte ich, nicht einfach vom Lebensalter eines Kindes auf seinen Entwicklungsstand zu schließen, sondern diesen genau zu erheben."

—

London, Fran: *Informieren, Beraten, Schulen*, Verlag Huber, Göttingen, 2003, S. 249

Um eine Anleitung zu planen, gilt es ebenfalls die Lernfertigkeiten der Patientin bzw. ihrer Bezugsperson zu erheben. Die Anleitende beobachtet sie hinsichtlich ihrer Lesefähigkeit, der Art und Weise des Schreibens und Sprechens, der Fähigkeit zum logischen Denken und der Geschicklichkeit. Dabei berücksichtigt die Anleitende die biografischen Daten, die das Lernen der Patientin beeinflussen.

Folgende Fragen und Beobachtungskriterien helfen der Anleitenden bei der Einschätzung der Patientin und gegebenenfalls der Bezugsperson:

- Welchen Schulabschluss hat die Patientin bzw. in welcher Klasse ist sie?
- Welchen Beruf hat die Patientin gelernt und ausgeübt bzw. übt sie aus?
- Welche Sprache spricht die Patientin?
- Welches Sprachniveau benutzt die Patientin? Ein großer Wortschatz, wenig Verallgemeinerungen sowie der Gebrauch von Fremdwörtern und ein variierender Satzbau weisen auf ein eher hohes Sprachniveau hin.
- Welchen kulturellen Hintergrund hat die Patientin?
- Fragt die Patientin von sich aus nach, wenn sie etwas nicht verstanden hat?
- Welche Freizeitbeschäftigung, Interessen und Hobbys hat die Patientin?
- Auf welchem Wege beschafft sich die Patientin neue Informationen (Fernsehen, Bücher, Zeitschriften, Internet, im Gespräch mit anderen oder gar nicht)?
- Kann die Patientin lesen bzw. liest sie gerne und, wenn ja, was liest sie gerne?
- Hat die Patientin ausreichend physische Kräfte und eine „ruhige Hand", um die zu erlernende Handlung auszuführen? Bei Kindern: Ist das Kind vom Entwicklungsstand schon in der Lage, eine bestimmte Tätigkeit auszuüben?
- Welche Erfahrungen hat die Patientin mit der Schule / dem Lernen gemacht? Ist sie gerne zur Schule gegangen?
- Ist es die Patientin gewohnt, sich Neues anzueignen?

Häufig hat eine Erkrankung Auswirkungen auf die Aufnahmefähigkeit der Patientin. Wenn der Allgemeinzustand schlecht und die Konzentrations- und Aufnahmefähigkeit gering sind, sollte die Anleitung auf einen günstigeren Zeitpunkt verschoben werden. Ebenso kann sich die Krankheitsverarbeitung in der Form auswirken, dass für die Patientin eher eine emotionale Unterstützung und Begleitung denn ein Erlernen neuer Tätigkeiten im Vordergrund steht. Dies muss von Pflegenden erkannt und berücksichtigt werden.

Krankheitsverarbeitung | 504

Welche Motive hat die Patientin bzw. die Bezugsperson?
Die Motivation spielt beim Lernen eine große Rolle. Sie kann auf der einen Seite den Erwerb neuer Fertigkeiten erleichtern, auf der anderen Seite aber auch Lernwiderstände erzeugen. Deswegen ist es wichtig, dass die Pflegende bei der Anleitungsplanung versucht herauszufinden, welche fördernden oder hemmenden Motive – bewusst oder unbewusst – die Patientin beeinflussen. Die Pflegende überlegt – gegebenenfalls auch gemeinsam mit der Patientin oder der Bezugsperson –, welche Konsequenzen sich für sie bzw. die Angehörige ergeben, wenn sie eine bestimmte Pflegetätigkeit erlernt.

Positive Folgen	Negative Folgen
Lebensqualität steigt	sekundärer Krankheitsgewinn geht verloren
Selbstständigkeit vergrößert sich	mit Kraftanstrengung verbunden
Heimeinweisung kann hinausgeschoben werden	Abhängigkeitsverhältnis der Patientin zur pflegenden Bezugsperson erhöht sich
Wahrscheinlichkeit der Wiedereinweisung ins Krankenhaus sinkt	Pflegestufe kann herabgestuft werden, wenn die Selbstständigkeit steigt
Komplikationen sind geringer	
Schmerzen werden weniger	

Sekundärer Krankheitsgewinn bezeichnet die äußeren Vorteile, die ein erkrankter Mensch aus der Krankheit ziehen kann, z. B. Beachtung, Zuwendung, Schonung, Rücksichtnahme.

Wenn eine Bezugsperson die Pflege übernimmt, ist es wichtig herauszufinden, aus welchen Gründen sie dies tut und wie ihr Verhältnis zur Pflegebedürftigen ist.

Die Einstellung zur Krankheit sowie die Hoffungen bzw. Ängste und Befürchtungen, die die Patientin bewegen, haben ebenfalls einen Einfluss auf die Anleitung. So können negative Emotionen die Lernfähigkeit herabsetzen und positive diese steigern. Auch eine positive Beziehung zwischen Anleiterin und Patientin hat einen fördernden Einfluss auf das Gelingen der Anleitung.

Phase II: Planung der Anleitung

Zeitpunkt und Ort der Anleitung bestimmen

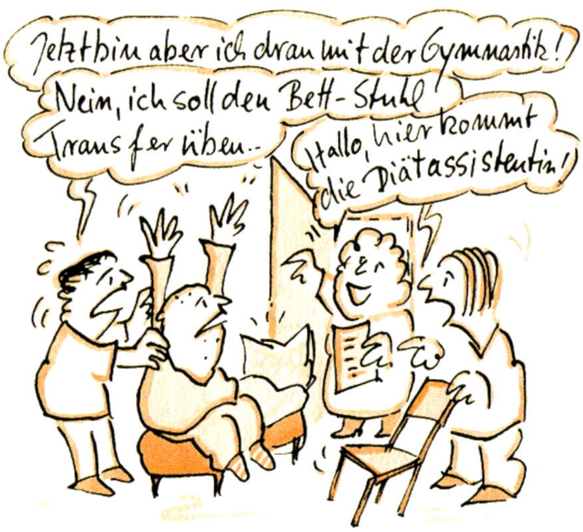
Jetzt bin aber ich dran mit der Gymnastik!
Nein, ich soll den Bett-Stuhl Transfer üben..
Hallo, hier kommt die Diätassistentin!

Patientin und Pflegende vereinbaren den oder die Termin(e), an dem bzw. denen die Anleitung stattfinden wird. Die Pflegende spricht im Team ab, wann sie sich aus dem normalen Arbeitsablauf herausziehen kann, um genügend Zeit für eine ungestörte Anleitung zu haben. Im stationären Bereich sorgen Pflegende dafür, dass geeignete Räumlichkeiten zur Verfügung stehen. Ein ruhiger Raum unterstützt eine gute Lernatmosphäre. Wenn die Anleitung über einen längeren Zeitraum zu unterschiedlichen Terminen stattfindet, empfiehlt es sich, dass nur eine Pflegende diese Aufgabe übernimmt, um eine Kontinuität zu gewährleisten. Die Termine sollten dem gesamten Team bekannt sein. Sonst könnte es passieren, dass z. B. eine Patientin schon vom Bett in den Rollstuhl gesetzt wurde, obwohl der pflegende Angehörige den Bett-Rollstuhl-Transfer üben wollte.

Anleitungsziele setzen und formulieren

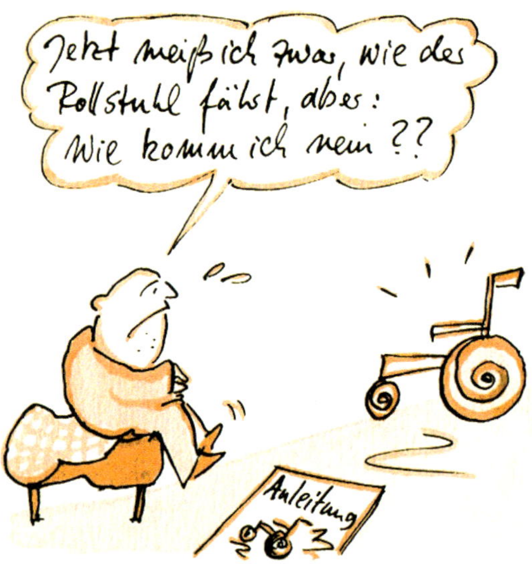
Jetzt weiß ich zwar, wie der Rollstuhl fährt, aber: Wie komm ich rein ??
Anleitung

Für eine Anleitung gilt: „Wenn ich nicht weiß, wo ich hin will, muss ich mich nicht wundern, wenn ich nicht ankomme." Deswegen ist es wichtig, sich im Vorfeld der Anleitung darüber klar zu werden, welches Wissen und Können am Ende des Anleitungsprozesses stehen soll. Es ist ein großer Unterschied, ob eine pflegende Angehörige nur die Lagerung ihres Angehörigen im Bett erlernt, weil der Bett-Stuhl-Transfer vom Pflegedienst durchgeführt wird, oder ob sie die komplette Mobilisation übernimmt. Deswegen ist es ein wichtiger Planungsschritt, die Lernziele festzulegen. Dies geschieht gemeinsam mit der Patientin bzw. der Bezugsperson. Ein Lernziel beschreibt, welches Wissen, Können oder Verhalten die angeleitete Person am Ende eines Lernprozesses haben sollte. Die Frage „Wohin soll die Anleitung führen und was soll die Patientin am Ende der Anleitung wissen und können?" erleichtert die Suche nach geeigneten Lernzielen. Ähnlich wie bei der Pflegeplanung gilt es, realistisch zu erreichende und überprüfbare Ziele zu formulieren.

Beispiel Überprüfbares Lernziel: Die Bewohnerin baut ihren Pen fehlerfrei zusammen und stellt die verordnete Insulinmenge ein.
Nicht überprüfbares Lernziel: Die Bewohnerin wird sicherer im Umgang mit ihrem Pen.

Das am Ende zu erreichende Gesamtziel kann bei der Planung der Anleitung in Teilziele unterteilt werden. Diese stellen dann Etappen dar, die die Patientin durchläuft, ehe sie am Ende die vollständige Handlung beherrscht. Deswegen ist es sinnvoll, die zu erlernende Tätigkeit in Einzelschritte aufzugliedern.

Phase III und IV: Durchführung der Anleitung und Übung

Zu Beginn der Anleitungssequenz erklärt die Anleiterin konkret den Handlungsablauf. Sie weist die Patientin auf Besonderheiten hin und gibt ihr Gelegenheit, noch offene Fragen zu klären. Dann beginnt sie mit der Demonstration. Dabei erläutert sie die einzelnen Handlungsschritte. Sie erklärt der Patientin genau, *was* sie *wie* und *warum* macht. Durch das genaue Erklären und Begründen erleichtert sie es der Patientin, vor ihrem geistigen Auge nun selber die Handlung ablaufen zu lassen.

Als Nächstes ist es an der Reihe der Patientin, die Handlung durchzuführen. Als Erstes kann sie sich ausprobieren. Wenn sie sich sicherer fühlt, macht sie die Handlung vor und beschreibt und begründet dabei, was sie tut. Dadurch festigt sie den Handlungsablauf. Die Anleiterin kann dabei gleich feststellen, wo die Patientin noch unsicher ist. Sie kann auftauchende Fehler korrigieren, bevor sie sich „einschleifen". Die Anleitung ist beendet, wenn sich die Patientin nach der Übungsphase sicher fühlt. Sie kann die Handlung selbstständig ausführen und hat keine Fragen mehr. Die Anleiterin steht am Anfang noch unterstützend und hilfreich zur Seite, beobachtet dann nur noch punktuell, bis sie sich ganz zurückzieht. Wenn die Übungsphase im häuslichen Bereich stattfindet, kann die Pflegende der Patientin auch telefonisch zur Seite stehen.

Stufe 1 **Die Patientin vorbereiten**
- Informationen geben und Handlungsablauf erklären
- offene Fragen klären

Stufe 2 **Die Handlung vormachen**
- vormachen und erklären „was" geschieht und Überblick geben
- vormachen und genau erklären, und begründen, „Was, Wie, Warum"
- zügig vormachen und dabei Lernabschnitte und Arbeitsablauf hervorheben

Stufe 3 **Die Handlung nach≠machen lassen**
- Patientin die Handlung probieren lassen
- Patientin die Handlung ausführen, beschreiben und begründen lassen
- Patientin die Handlung zügig nachmachen lassen (Beschreibung des Ablaufs)

Stufe 4 **Die Anleitung abschließen**
- Patientin selbstständig unter Aufsicht üben lassen

[1] Anleitung nach dem Vier-Stufen-Modell

Bei der Anleitung von Bezugspersonen kommt der Pflegenden unter Umständen eine Vermittlerrolle zu. Diese Situation stellt je nach Verhältnis zwischen Patientin und Bezugsperson eine durchaus schwierige Situation dar. Es kann zu Spannungen kommen. Außerdem kann sich die Bezugsperson unter doppeltem Erfolgszwang fühlen: Sie will es ihrer Angehörigen sowie der Pflegenden recht machen.

Die Pflegende nimmt während der gesamten Anleitung eine unterstützende und empathische Haltung ein. Sie gibt der Patientin das Gefühl der Sicherheit. Sie ermutigt sie, Fragen zu stellen und ihre Bedürfnisse mitzuteilen. Sie schafft eine offene und lernfördernde Atmosphäre.

Phase V: Evaluation der Anleitung

In einem Nachgespräch reflektieren Anleiterin und Patientin den Erfolg der Anleitung. Dabei hat die Patientin die Möglichkeit, Unklarheiten anzusprechen, weiteren Übungsbedarf anzumelden sowie ihre Einschätzung abzugeben, inwieweit sie die Lernziele erreicht hat. Auch die Anleiterin gibt der Patientin eine Rückmeldung darüber, wie sie deren Wissen und Handlungssicherheit einschätzt. Sie kann mit der Patientin weiterführende Lösungsmöglichkeiten und Alternativen besprechen, um sie auf unvorhergesehene Zwischenfälle vorzubereiten. Damit erweitert sie das Handlungsspektrum der Patientin dahingehend, dass sie kreativ mit auftauchenden Problemen umgehen kann.

Es ist wichtig, jede Anleitung zu dokumentieren. Zum einen beschreibt die Anleiterin den Lernfortschritt, zum anderen hält sie mit der Patientin getroffene Absprachen fest. Dazu kann sie den Pflegebericht benutzen.

2.2.5 Patienten- und Angehörigenschulung

„Unter Schulung wird (...) ein systematisch aufgebauter Prozess zur Förderung von Wissen und Handlungskompetenz verstanden, der Bewältigungsanforderungen in den Blick nimmt, die für bestimmte Patientengruppen als typisch gelten dürfen. Der Begriff Schulung findet häufig für Maßnahmen Verwendung, die für Gruppen von Patienten oder Angehörigen und auf der Basis eines mehr oder weniger in sich geschlossenen Arbeitsprogramms durchgeführt werden."

—

WINGENFELD, KLAUS:
Entlassung aus dem Krankenhaus
Verlag Hans Huber, Bern, 2005, S. 220

didaktisch | 497

antizipieren
ein zukünftiges Geschehen gedanklich vorwegnehmen
anticipare, lat. = vorausnehmen, vorher gewinnen

Für Schulungsprogramme gelten folgende Kriterien:

1. Schulung ist ein geplanter, strukturierter, zielgerichteter Lehr-Pernprozess.
2. Schulung findet nach didaktischen Kriterien statt.
3. Der Schulungsbedarf von Menschen mit ähnlichen Erkrankungen, ähnlichen Folgeproblemen und ähnlichen Krisensituationen wird antizipiert.
4. Ein Schulungsprogramm ist vorgeplant, standardisiert und läuft nach festem Muster ab und enthält evtl. individuelle Elemente.
5. Schulung findet meist in Gruppen statt und ist daher kosteneffektiver als z. B. Beratung.

Übergreifende Ziele

Patientinnenorientierte Ziele

Schulungen zielen auf die Verbesserung der Lebensqualität ab, indem Patientinnen zum Selbstmanagement von Gesundheitsbeeinträchtigungen befähigt werden. Dies geschieht durch Informationsverarbeitungs-, Anpassungs- und Lernprozesse. Schulungen wollen Selbstversorgungs- und Selbststeuerungspotenziale reaktivieren und zu Verhaltensveränderung hinsichtlich eines gesundheitsförderlichen Lebensstils befähigen. Sie verfolgen somit Zielsetzungen bezogen, auf Primär-, Sekundär- und Tertiärprävention.

Primär-, Sekundär- und Tertiärprävention | 3
lerntheoretische Modelle | 3
Stressbewältigung | 3

Traditionell wurden Schulungsprogramme in Deutschland von Verhaltens- und Gesundheitspsychologen entwickelt. Sie basierten auf lerntheoretischen Modellen und Ansätzen der Stressbewältigung. Es findet jedoch zurzeit ein Umdenken statt: Auch in Schulungsprogrammen sollen die individuellen Lernvoraussetzungen und -bedürfnisse stärker berücksichtigt werden.

Gesundheitsökonomische Ziele

Neben den patientenorientierten Zielen verfolgen Schulungsprogramme auch wirtschaftliche Ziele. Durch eine gute Compliance sollen Gesundheitskosten gesenkt werden, wie z. B. durch

- Reduktion der Krankheitskrisen und Krankheitsverschlimmerungen,
- Reduktion der Krankenhaustage,
- Reduktion von Medikamentenkosten,
- Reduktion von Untersuchungen,
- Reduktion von krankheitsbedingtem Arbeitsausfall (volkswirtschaftlicher Schaden).

Pflegende und Pflegepädagoginnenen bringen sich in letzter Zeit aktiver in die Entwicklung von Schulungsprogrammen ein. Dies ist möglich, da sich das Handlungsfeld der Pflege langsam, aber stetig erweitert: vom praktischen Pflegehandeln, das auf Kompensation und Fremdhilfe bei fehlender Selbstpflege ausgerichtet ist, hin zur

- Förderung von Hilfe zur Selbsthilfe,
- rehabilitativen Zielen und
- Prävention von Krankheitsfolgen und Pflegebedürftigkeit.

Zielgruppen und Programme

Für verschiedene Zielgruppen werden spezifische Schulungsprogramme angeboten:

Schulungen zur Vorbereitung von Menschen mit komplexen Therapiemodalitäten

- Präoperative Schulungen vor größeren operativen Eingriffen
- Schulungen zur Reduzierung von Nebenwirkungen bei Chemotherapie und Bestrahlung

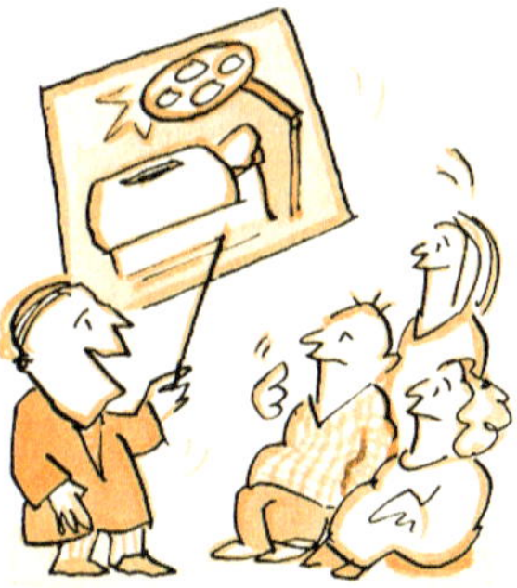

Schulungen für chronisch kranke Menschen mit

- Diabetes mellitus Typ I oder Typ II
- Asthma oder COPD
- Neurodermitis
- chronischer Polyarthritis
- chronischen Schmerzen
- Herz-Kreislauf-Erkrankungen oder Hochdruck
- Epilepsie
- Leben mit Krebs
- Leben mit HIV und AIDS

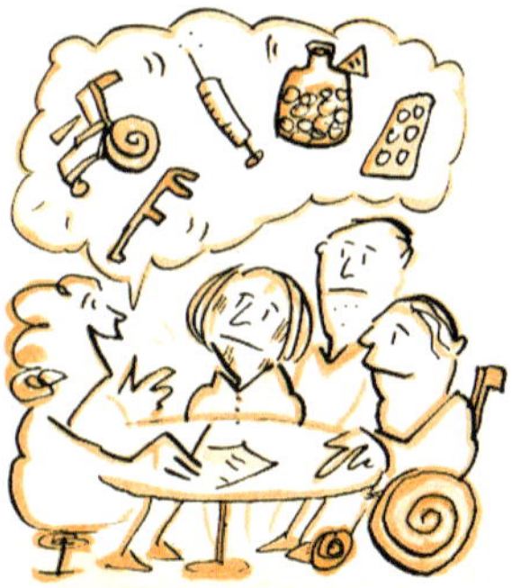

Präventive und gesundheitsfördernde Programme

- Schulung für Schwangere und werdende Väter
- Antirauchprogramme
- Gewichtsreduktionsprogramme
- Stressreduktionsprogramme (Work-Life-Balance-Seminare)
- Rückenschulung

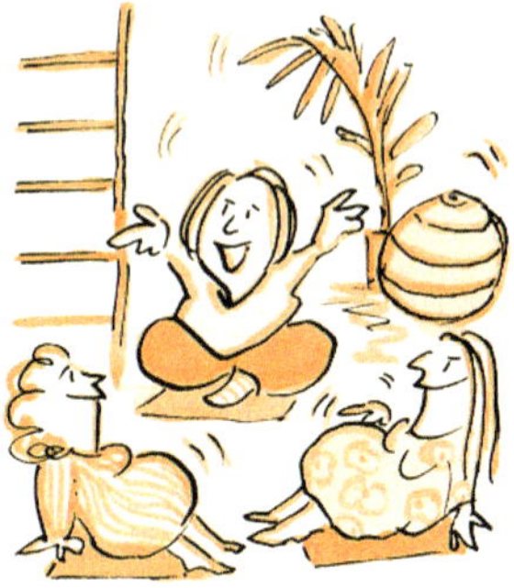

Angehörigenschulung

- Schulung von pflegenden Angehörigen für die häusliche Pflege
- Schulung für Angehörige von Alzheimer-Patientinnen
- Psycho-Edukations-Programme für Menschen mit psychischen Erkrankungen und ihre Angehörigen
- Elternschulung für Eltern und Bezugspersonen chronisch kranker Kinder

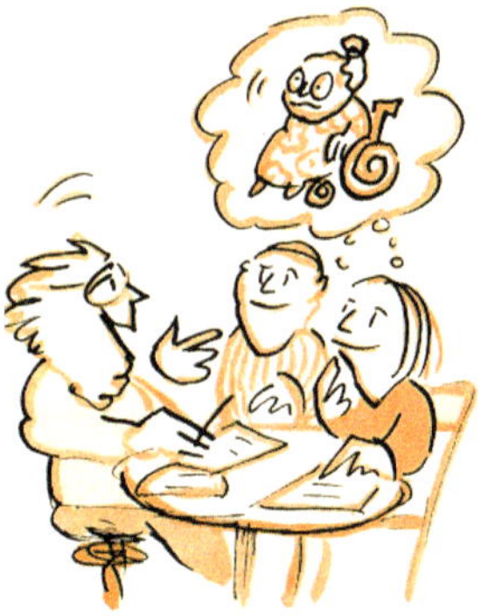

online

Folgende Internetseiten bieten Schulungsprogramme an:

www.patienten-information.de
www.patientenschulungs-programme.de
Allgemeine Information

www.dgrh.de
Rheuma

www.izepilepsie.de
Epilepsieschulung MOSES

www.deutsche-alzheimer.de
www.asthma.de
www.atemwegsliga.de
NASA_Programm

www.paritaet.org/
www.hochdruckliga.de

www.inkanet.de
www.krebshilfe.de
www.diabetes.de

www.optifast.de
Gewichtsreduktion

Schulungsschwerpunkte

Unabhängig von der Zielgruppe deckt eine Schulung meist sechs Hauptkomponenten ab:

1. „Aufklärung durch Wissensvermittlung und Förderung eines differenzierten Krankheits- und Therapiewissens
2. Aufbau einer angemessenen Einstellung zur Erkrankung und ihrer Bewältigung, gegebenenfalls das Hinwirken auf eine Modifikation der Krankheitseinstellung und von Bewältigungskompetenzen zur Erhöhung von Krankheitseinsicht, Therapiemotivation und der Bereitschaft zur Übernahme von Eigenverantwortung
3. Sensibilisierung der Körperwahrnehmung und Befähigung zum Erkennen von Warnsignalen und Vorboten für Überlastungszeichen und sich anbahnende Krankheitskrisen
4. Stärkung und Entwicklung von Selbstmanagementkompetenzen durch die Vermittlung spezieller Fertigkeiten zur Selbstpflege und Selbstbeobachtung
5. Befähigung zur Durchführung von Maßnahmen der Prophylaxe und Sekundärprävention von akuten Krankheitskrisen, das heißt die Befähigung zur Verhaltensänderung hin zu einer gesundheitsförderlichen, das Wohlbefinden fördernden Lebensweise, zum Beispiel durch Verminderung von Belastungssituationen, die Krankheitskrisen auslösen können, oder regelmäßige Durchführung von Entspannungsübungen
6. Stärkung sozialer Kompetenzen und Ressourcen zur Mobilisierung sozialer Unterstützung. Hierzu gehört die Befähigung zur Kommunikation über Symptomlagen und psychosoziale Aspekte des Befindens mit professionellen Akteuren und Angehörigen ebenso wie die Stärkung der Kompetenzen zur Nutzung von Gesundheitsdienstleistungen durch Informationen über die Funktionsweise des Gesundheitssystems und des Zugangs zu professionellen Unterstützungssystemen (Petermann, 1997b: 4 f; vgl. a. Klug-Redman, 1996, S. 47 ff.).“

—

Müller-Mundt, Gabriele & Schaeffer, Doris: *Patientenschulung in der Pflege* in: von Reibnitz, Christine; Schnabel, Peter-Ernst; Hurrelmann, Klaus (Hrsg.): *Der mündige Patient.* Weinheim: Juventa, 2001, S. 227

Schulungsformen

Schulungen für chronisch kranke Menschen

Entlassungsmanagement | 640
Diseasemanagement-programm | 3

Tages- oder Wochenschulungen für chronisch kranke Menschen werden sowohl in Facharztpraxen als auch Krankenhäusern, Rehakliniken oder Gesundheitszentren angeboten. Diese Schulungen finden häufig im Zusammenhang mit dem Entlassungsmanagement bzw. Diseasemanagementprogrammen statt.

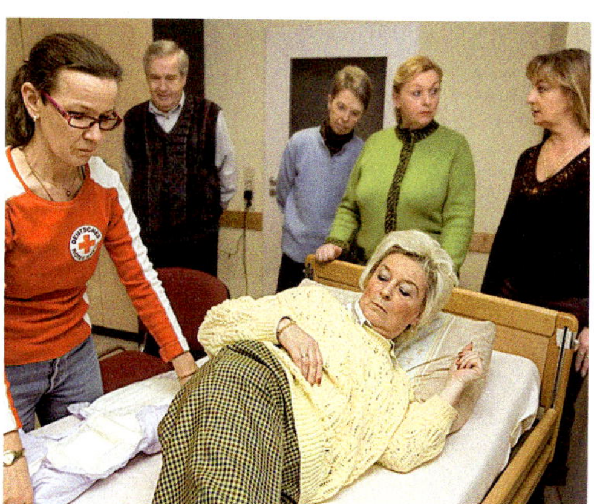

[1] Schulung für pflegende Angehörige

Pflegekurse und häusliche Schulungen von Angehörigen

Im Rahmen der Pflegeversicherung werden Pflegekassen angehalten, in Kooperation mit Pflegediensten oder Bildungseinrichtungen Pflegekurse und häusliche Schulungen für pflegende Angehörige anzubieten.

Bei den Kursen stehen folgende Zielsetzungen im Vordergrund:

1. die Qualifizierung der Kursteilnehmer für die häusliche Pflegesituation mit der Vorstellung, so die Lebensqualität der Pflegebedürftigen zu verbessern
2. das Nutzen der Gruppe zum Erfahrungsaustausch, um so psychische Entlastung bieten zu können
3. eine Sensibilisierung der Pflegenden für Entlastungsmöglichkeiten, die ihnen in ihrer Pflegesituation konkrete Hilfen sein können

Seit Einführung der Pflegeversicherung 1994 hat sich jedoch gezeigt, dass das Schulungsangebot von pflegenden Angehörigen nur wenig genutzt wird.
Dafür werden folgende Gründe genannt:

- Angehörige kennen die Schulungsangebote nicht.
- Angehörige werden sehr kurzfristig mit der neuen Aufgabe konfrontiert, ihre pflegebedürftigen Angehörigen zu Hause zu pflegen. Dadurch haben sie keine Vorbereitungszeit.
- Angehörige pflegen bereits im häuslichen Umfeld und sind zeitlich und räumlich zu sehr eingebunden, um an Kursen teilnehmen zu können (Abkömmlichkeitsprobleme).
- Die Kursangebote sind zu allgemein, unspezifisch und nicht an den Bedürfnissen der Angehörigen orientiert.
- Angehörige, die bereits pflegen, sehen keinen Bedarf (mehr) für solche Kursangebote.
- Angehörige, die bereits pflegen, haben die Befürchtung, dass ihre bisherige Pflege als ungenügend oder fehlerhaft beurteilt wird.
- Fremdhilfe wird im häuslichen Bereich als beschämend oder die Privatsphäre störend empfunden und abgelehnt.
- Angehörige haben Angst vor finanzieller Belastung.

Daraus lassen sich für die Zukunft folgende Konsequenzen ziehen:

1. Schulungen sollten nicht nur als Gruppenunterricht, sondern auch als individuelle Schulung in der häuslichen Umgebung der Pflegebedürftigen angeboten werden; so sind sie eingebettet in die konkrete Pflegesituation. Dadurch sind sie effektiver und können auf den individuellen Schulungsbedarf der Angehörigen abgestimmt werden.
2. Für pflegende Angehörige sollten zielgruppenspezifische Schulungsangebote entwickelt und angeboten werden. Dabei sollten die Kurse unterschieden werden nach der Situation der Pflegebedürftigen (z. B. Menschen mit Demenz, Kinder und Jugendliche mit Diabetes mellitus, Tumorkranke in palliativen Situationen) und der Situation der Angehörigen (zukünftige Pflegende, für die die gesamte Situation und Aufgabe neu ist, bzw. pflegende Angehörige, die seit Jahren pflegen und bereits Experten sind, aber zu Ausgebranntsein und Überlastung neigen).

Mikroschulungen

Die Universität Witten-Herdecke hat in Zusammenarbeit mit dem Netzwerk Patientenedukation den Begriff „Mikroschulung" geprägt.

> „Im Umfeld der Aktivitäten des Netzwerkes Patientenedukation (www.patientenedukation.de) und des Instituts für Pflegewissenschaft (Universität Witten/Herdecke) ist das Konzept ‚Mikroschulung' entstanden. Darunter werden kleine Lerneinheiten verstanden, in denen eine ‚Wissensportion', eine Fertigkeit oder Verhaltensweise vermittelt wird. Adressaten sind nur ein bis zwei Personen, etwa der Patient und seine Ehefrau. Die Dauer der Schulung liegt zwischen 15 und 30 Minuten, Aufbaueinheiten und Wiederholungen sind natürlich möglich. Geeignet für Mikroschulungen sind zahlreiche Themen, in der Regel häufig vorkommende kleinere Pflegeinterventionen wie Augentropfen geben, Sondenkost verabreichen, einfache Verbandwechsel, Anziehen der Kompressionsstrümpfe u. ä. Spezialitäten ergeben sich durch Krankheitsbild/Pflegebedürftigkeit oder durch die medizinische Fachdisziplin."
>
> —
>
> Abt-Zegelin, Angelika: *Mikroschulungen – Pflegewissen für Patientinnen*, 1. Teil. Die Schwester / Der Pfleger, (45) 2006, S. 62–65

Konkret am Beispiel könnte die Umsetzung einer Mikroschulung folgendermaßen aussehen:

Antidiabetika | 2
HbA1c-Wert | 2
evidenzbasiert | 3
BMI | 233

Beispiel Bei Frau Radebrecher, 56 Jahre und Bäckereifachverkäuferin, wurde vor 6 Jahren ein Diabetes mellitus festgestellt. Sie hat regelmäßig orale Antidiabetika eingenommen und versucht, ihre Lebensführung selbst an die neue Erkrankung anzupassen. Trotz aller Bemühungen fällt es ihr sehr schwer, auf Süßes zu verzichten. Sie ist übergewichtig (BMI 30) und macht wenig Sport. Regelmäßig geht Frau Radebrecher jedoch zur Fußpflege und zum Arzt. Dabei wird ein hoher HbA1c-Wert festgestellt, der auf große Blutzuckerschwankungen schließen lässt, daher wird Frau Radebrecher auf Insulin umgestellt. Daraufhin meldet sie sich bei einem Diseasemanagementprogramm ihrer Krankenkasse an, um die bestmögliche Unterstützung zu bekommen.

Ein wesentlicher Aspekt dieses Behandlungsprogramms ist eine standardisierte evidenzbasierte Schulung mit folgenden Inhalten:

- Verständnis für die Entstehung und Behandlung von Diabetes
- Beurteilung des persönlichen Risikoprofils
- Beschwerden und Langzeitfolgen durch zu hohen Blutzucker und notwendige Kontrolluntersuchungen
- Symptome und Prävention der Hypoglykämie
- eigene Stoffwechselkontrolle (selbstständige Durchführung der Urin- und Blutzuckermessung)
- Therapieprinzipien
- Ernährung (Bedeutung, Prinzipien der Diabetesdiät, Kalorienbausteine, Kohlenhydrate und Broteinheiten, Reduktionskost bei Übergewicht)
- korrekter Umgang mit Insulin (Methode, Zeitpunkt, Häufigkeit der Injektion), Anpassung der Dosis und Abstimmung auf die Kost
- Anleitung zu körperlicher Bewegung und Berücksichtigung außergewöhnlicher körperlicher Belastung
- Prävention von Fußkomplikationen (Fußinspektion, Fußpflege)
- Auswirkung des Bluthochdrucks (Kontrolle und Therapie)

Planung und Durchführung einer Schulung

Zur Vorbereitung eines Schulungskonzeptes müssen die folgenden Planungsschritte beachtet werden:

1. typische Fragen und Ressourcen der Adressatengruppe klären; Sach- und Personalbedarf kalkulieren
2. Lernmotivation und -bedarf einschätzen
3. Lehrziele für die Schulung festlegen und in Einklang bringen mit den individuellen Lernzielen der Teilnehmerinnen
4. den Schulungsablauf zeitlich und methodisch strukturieren
5. die Lehrinhalte vorbereiten
6. geeignete Schulungsmaterialen gestalten und gezielt in der Schulung einsetzen
7. die Schulung durchführen
8. den Lernerfolg der Schulung durch geeignete Instrumente evaluieren

Pflegende analysieren mit den Patientinnen, *wozu* sie lernen möchten, und planen dann, *was* und *wie* sie lernen können. Pflegende beziehen dabei ein, *was* Patientinnen unter *welchen* Bedingungen in der Lage sind zu lernen. Am Ende überprüfen die Pflegenden, *was* die Patientinnen gelernt haben.

Schulungsgestaltung

Im Schulungsprozess ist zu beachten, dass nicht nur Wissensvermittlung und medizinische Informationen im Mittelpunkt stehen. Die Teilnehmerinnen brauchen auch die Möglichkeit, ihre eigenen Empfindungen, Erfahrungen und Handlungsgründe während der Schulung zu reflektieren und in den Unterricht einzubringen. Nur so können sie gesundheitsförderliche Verhaltensänderungen in ihre persönliche Alltagssituation integrieren, eigene Entscheidungen treffen und Verantwortung für ihr Handeln übernehmen. Durch Diskussionsrunden, Auswertung von Tagebüchern, Selbstbeobachtungsbögen u. a. können diese Lernprozesse angestoßen werden.

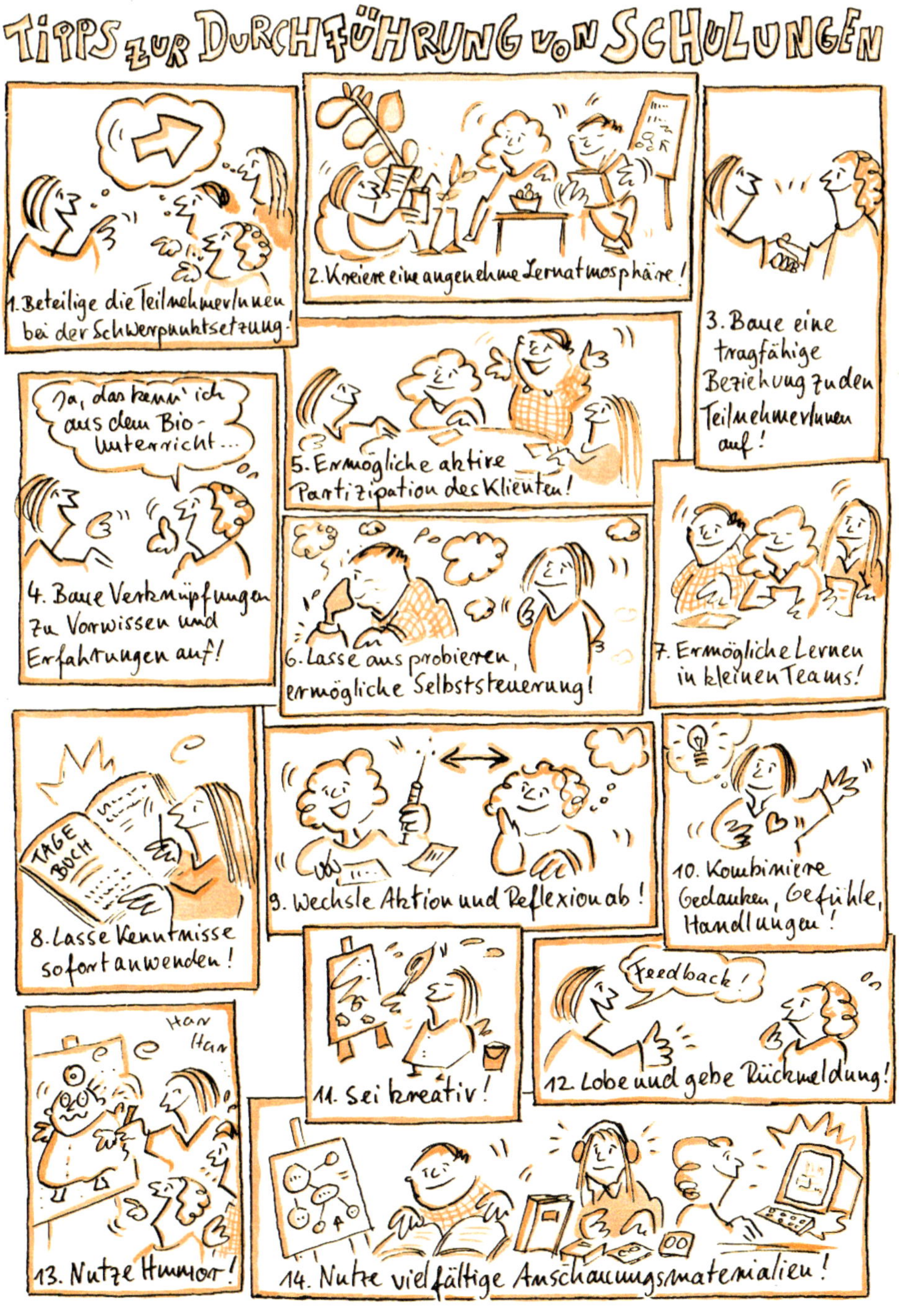
TIPPS ZUR DURCHFÜHRUNG VON SCHULUNGEN
1. Beteilige die Teilnehmer/innen bei der Schwerpunktsetzung!
2. Kreiere eine angenehme Lernatmosphäre!
3. Baue eine tragfähige Beziehung zu den Teilnehmer/innen auf!
Ja, das kenn' ich aus dem Bio-Unterricht...
4. Baue Verknüpfungen zu Vorwissen und Erfahrungen auf!
5. Ermögliche aktive Partizipation des Klienten!
6. Lasse ausprobieren, ermögliche Selbststeuerung!
7. Ermögliche Lernen in kleinen Teams!
TAGEBUCH
8. Lasse Kenntnisse sofort anwenden!
9. Wechsle Aktion und Reflexion ab!
10. Kombiniere Gedanken, Gefühle, Handlungen!
11. Sei kreativ!
Feedback!
12. Lobe und gebe Rückmeldung!
Har Har
13. Nutze Humor!
14. Nutze vielfältige Anschauungsmaterialien!

2.2.6 Angehörigen- bzw. Familienunterstützung

Muss ein kranker oder pflegebedürftiger Mensch das Gesundheitssystem in Anspruch nehmen, ist es sinnvoll, wenn Pflegende ihr Tun nicht nur an der Patientin ausrichten, sondern auch die Angehörigen in ihr Handeln einbeziehen. Die Angehörigen haben direkten oder indirekten Einfluss auf viele Interaktionen zwischen Pflegenden und Patientinnen und können eine wichtige Ressource sein. Sie können

- den Heilungs- und Genesungsprozess unterstützen,
- bei der Vorbeugung von Krankheit und Gesundheitsförderung unterstützen,
- bei der Krankheitsbewältigung ermutigen,
- bei der Entscheidungsfindung mitwirken,
- die Versorgung der Kranken organisieren und die Kontinuität sichern,
- das Gefühl von Geborgenheit und Sicherheit (Bindung) vermitteln,
- das Erfüllen von Wünschen, Bedürfnissen und Pflegenotwendigkeiten einfordern (Advokat / Fürsprecher),
- Pflegeleistungen kontrollieren,
- Informationen für die Pflegeanamnese und die Biografiearbeit einbringen und so eine patientenorientierte Pflege ermöglichen.

Damit tragen Angehörige zur Lebensqualität ihrer betroffenen Familienmitglieder bei. Sei es durch Besuche bei institutioneller Pflege oder durch Übernahme von Pflege im stationären und häuslichen Bereich. Natürlich können Angehörige den Genesungs- oder Bewältigungsprozess auch erschweren oder verlangsamen. Doch auch dann ist es wichtig, die Betroffenen in ihren komplexen familiären Strukturen wahrzunehmen.

Systemische Unterstützung

Bei einem systemischen Blickwinkel werden Familien als offene soziale Systeme gesehen. In ihnen befinden sich die einzelnen Individuen, die in ständiger dynamischer Wechselwirkung stehen und versuchen, im System Familie miteinander in Balance zu bleiben. Alle im familiären System haben mehr oder weniger feste oder flexible Rollen und Aufgaben. Das System ist darüber hinaus im Austausch (Interaktion) mit seiner Umwelt: Freunde, Nachbarn, Kollegen, Gemeinde. Veränderungen beim Einzelnen durch Krankheit, Pflegebedürftigkeit oder Verschlechterung des Gesundheitszustands haben demnach Auswirkungen auf alle im System: Rollen, Aufgaben, Beziehungen können sich verändern. Folglich spricht man auch vom familiären Coping [Abb. 1] und nicht mehr nur von der Krisen- und Krankheitsbewältigung des einzelnen Betroffenen.

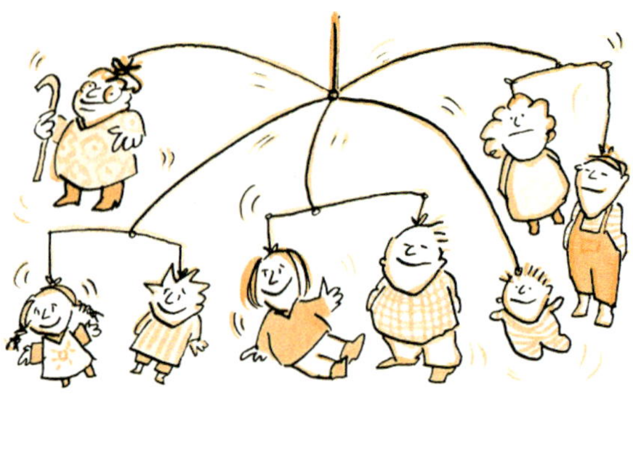

Phasen des familiären Copings
(National Cancer Institut USA)

1. Belastung und Erschütterung der gesamten Familie
2. funktionaler Zusammenbruch der Familie
3. Meinungsbildung und Suche nach Zusammenhängen
4. Information Außenstehender, Umgang mit emotionalen Reaktionen anderer
5. Ausleben starker Gefühle
6. Umorganisation innerhalb der Familie
7. Wiederbeleben früherer Erfahrungen

[1] Phasen des familiären Copings

Eine Theorie, die diesen systemischen Blickwinkel aufgreift, ist die familien- und umweltorientierte Pflege von Friedemann (2003). Nach dieser Theorie steht die Gesundheit der Betroffenen/Pflegeempfängerinnen im Mittelpunkt und ist eingebettet in die Beziehungen und Dynamik ihres Umfeldes (z. B. eine bestimmte Familienkultur, die einen gewachsenen Umgang mit Krankheit und Krise hat). Ein Familiensystem verfolgt nach dieser Theorie die Ziele „Stabilität" und „Wachstum" sowie „Spiritualität" und „Regulation/Kontrolle" [Abb. 2]. Ist das System zwischen diesen Polen in Balance, ist es gesund (systemisches Gleichgewicht). Familien werden als sich selbst regulierende soziale Systeme gesehen; d. h., wenn ein Familiensystem von einer Krankheit oder Pflegebedürftigkeit betroffen ist, hat es verschiedene Möglichkeiten, darauf zu reagieren:

- sich in der Auseinandersetzung mit Krankheit/Pflege weiterzuentwickeln (Wachstum),
- sich Sicherheit über bewährte oder gewohnte Verhaltensweisen zu verschaffen (Stabilität),
- das System trotz Krankheit/Pflege durch praktisches Regeln der Probleme zu schützen (Kontrolle),
- Halt und das Gefühl von Zugehörigkeit in der Spiritualität zu suchen (Spiritualität).

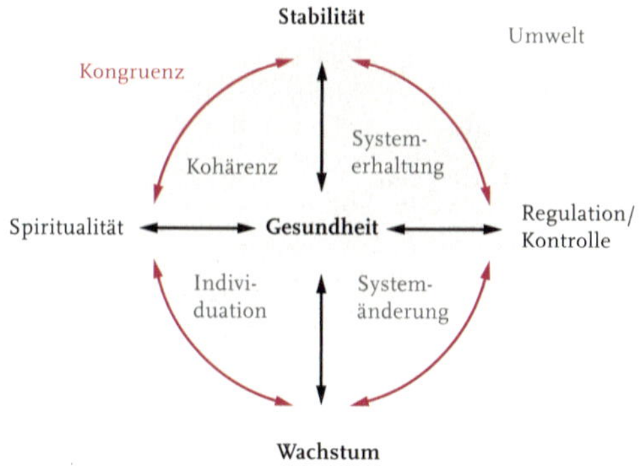

[2] Modell des systemischen Gleichgewichts

Je nachdem, welche typischen Strategien in einem Familiensystem überwiegen, lassen sich laut Friedemann vier Muster (Prozessdimensionen) identifizieren: Kohärenz, Individuation, Systemerhaltung, Systemveränderung.

Pflege ist daran ausgerichtet, das Gesundheitsstreben des ganzen Systems zu unterstützen und zu begleiten, und hat dessen Balance (bzw. Kongruenz) zum Fokus. Dazu ist es wichtig, die Gesamtsituation mit Hilfe von Anamnesefragen zu erfassen. Pflege ist fokussiert auf Ressourcen und Anpassungsfähigkeiten des Systems. Ziel ist es, die Selbstregulation des Systems zu unterstützen. Die dazu notwendigen Pflegemaßnahmen werden mit dem |Akronym **KONGRUENZ** zusammengefasst [Abb. 3]. Wichtig dabei ist, dass sich die Pflegeperson nicht mit einzelnen Familienmitgliedern verbindet (Koalitionen bildet), sondern mit allen Beteiligten in Kommunikation steht (Prinzip der Allparteilichkeit). Zur Reflexion der eigenen Position im Zusammenspiel mit dem Familiensystem ist daher Supervision unumgänglich.

Akronym | 50

Klassifizieren der systemischen Prozesse innerhalb der vier Prozessdimensionen
Offen die Theorie erklären und die systemischen Prozesse erklären
Nachforschen, welche Änderungen stattfinden sollen
Gutheißen der nützlichen Handlungen
Repetieren (Wiederholen) und Verstärken der nützlichen Handlungen
Umlernen der mangelhaften Handlungen
Experimentieren mit neuen Handlungen
Nützlichkeit und Erfolg der Änderungen prüfen
Zusprechen, ermuntern, loben

—

Friedemann, Marie-Luise ; Köhlen, Christina: *Familien- und umweltorientierte Pflege*
Huber Verlag, Bern, 2003, S. 52

[3] Kongruenz in der Familienpflege

Institutionen und Programme der Gesundheitsförderung | 3

online

www.euro.who.int
▸Sprache Deutsch
▸Quellen
▸Veröffentlichungen
▸Gesundheit 21

www.dbfk.de/familien-gesundheits-pflege
Hier finden Sie Fort- und Weiterbildungsmöglichkeiten sowie Aufgaben der Familiengesundheitspflege.

Case-Manager | 3
Empowerment | 3
Entwicklung von Kohärenzsinn | 3

Gesundheitsförderung und Prävention am Beispiel der Familiengesundheitspflege

Die Weltgesundheitsorganisation (WHO) hat im Rahmen des Projektes „Gesundheit 21" das Konzept der Familiengesundheitspflege (FGP) entwickelt. Gesamtziel des Projektes ist es, die Gesundheit von Menschen in Bezug auf ihren gesamten Lebenszyklus zu fördern und zu verbessern. Dabei spielt das soziale Umfeld und damit die Familie eine entscheidende Rolle. Ziele der FGP sind, familien- und gemeindenahe Strukturen für primäre, sekundäre und tertiäre Prävention zu schaffen. Neben strukturellen Aufgaben sollen Familiengesundheitspflegende Betroffene und ihre Familien zu ihren spezifischen gesundheitlichen Problemen beraten, Risiken und Belastungen erkennen: Gemeinsam sollen Strategien zur Vorbeugung und Linderung von Gesundheitsproblemen erarbeitet werden. Durch dieses Aufgabenspektrum wird das Handlungsfeld der Pflege eindeutig – wie im Krankenpflegegesetz vorgeschrieben – in Richtung Gesundheitspflege erweitert und neue Versorgungsstrukturen etabliert. FGP hat verschiedene Aufgaben: Sie vermittelt und koordiniert Hilfsangebote und vernetzt als |Case-Manager Versorgungsstrukturen.

Die Durchführung von präventiven Hausbesuchen ist ein Angebot zur Beratung und Unterstützung von pflegenden Angehörigen und zur Prävention von Pflegebedürftigkeit. Ziel ist ein rechtzeitiges Erkennen von Pflege- und Beratungsbedarf, Pflegefehlern und drohender Verschlechterung des Gesundheitszustandes der Pflegebedürftigen oder der pflegenden Angehörigen. Im Beratungsgespräch werden gemeinsame Lösungen entwickelt. Darüber hinaus sollen gezielt Ressourcen gefördert werden und gesundheitsförderndes Verhalten verstärkt werden (|Empowerment, |Entwicklung von Kohärenzsinn).

Entlastung und Selbsthilfe

Gesundheitsfördernde Pflege beschränkt sich nicht allein auf den kranken und pflegebedürftigen Menschen, sondern sorgt sich auch um die Gesundheit der Angehörigen und Familie. Für pflegende Angehörige kann die Pflege ihrer Familienmitglieder einerseits sinnstiftend sein und sie erfahren häufig auch Wertschätzung für ihre geleistete Pflege. Andererseits ist es jedoch eine große Herausforderung, pflegebedürftige Angehörige über Jahre oder kranke Angehörige in kritischen Situationen zu Hause zu pflegen. Angehörige erleben diese Belastungen individuell sehr unterschiedlich. Die Wahrnehmung hängt sowohl von der Beanspruchung als auch von den eigenen und fremden Ansprüchen ab. In wieweit die Pflege eines Familienmitgliedes zur Belastung wird und wo die individuellen Grenzen der Belastbarkeit sind, hängt von diversen Einflussfaktoren und Stressoren ab. So können z.B. Art und Schwere der Erkrankung des hilfsbedürftigen Familienmitglieds, räumliche Bedingungen (Ort der Pflege und Wohnbedingungen) aber auch ein höheres Alter sowie der Gesundheitszustand der pflegenden Angehörigen Auswirkungen haben.

Belastungen können sich auf verschiedene Bereiche eines Menschen auswirken:

Körperlich	Psychisch	Sozial	Spirituell
▪ Rücken- und Gelenkschmerzen ▪ Schlafstörungen ▪ Essstörungen	▪ Traurigkeit / Trauer (Verlust-)Ängste ▪ Hilflosigkeit und Machtlosigkeit ▪ Schuld- und Versagensgefühl ▪ Enttäuschung über eigene Grenzen ▪ Unsicherheit ▪ Ärger / Wut ▪ Stress durch Erwartungsdruck	▪ soziale Isolation ▪ Veränderung der Rollenstrukturen in Familien ▪ Beziehungskonflikte ▪ Einschränkung in der selbstbestimmten Freizeitgestaltung ▪ Einschränkung der Berufstätigkeit ▪ finanzielle Sorgen	▪ existenzielle Fragen bei der Pflege Sterbender ▪ Sinnfragen ▪ Hoffnungslosigkeit ▪ Veränderung der eigen Lebensplanung

[Tab.1] Belastungen von pflegenden Angehörigen

Um gravierenden Folgen vorzubeugen, ist es von Bedeutung, Überlastungsanzeichen, Belastungsgrenzen und Unterstützungsbedürftigkeit bei den pflegenden Angehörigen frühzeitig zu erkennen, wie z. B. Depressionen, Rückenschmerzen oder Übermüdung etc. Dafür wurden verschiedene Instrumente entwickelt: z. B. Häusliche Pflege-Skala, Angehörigen-Assessment (MIA)

Pflegediagnose

Rollenüberlastung pflegender Angehöriger

„Wahrgenommene Schwierigkeiten pflegender Angehöriger / Laienhelfer in ihrer Fürsorgerolle“

Doenges et al.: S. 584

HPS – Häusliche Pflege-Skala (nach Gräßel 1993), Übernahme für die DEGAM-Leitlinie, Pflegende Angehörige‘ 2005

online www.degam.de

DEGAM
Deutsche Gesellschaft für Allgemeinmedizin und Familienmedizin

Angaben zu Ihrer Person Datum: ______

Name: ______________ Geb.datum: ______ Geschlecht: ____

Angaben zu der von Ihnen betreuten/gepflegten Person:

Name: ______________ Geb.datum: ______ Geschlecht: ____

Ursache der Pflegebedürftigkeit:

(wenn möglich, in Form der ärztl. Diagnose)

HPS – Häusliche Pflege-Skala
Kurzüberblick

Summenwert der Antworten	entsprechen der Belastung durch häusliche Pflege
0 – 9	niedrig
10 – 20	mittel
21 – 30 max.	hoch

Zu den nachfolgenden Aussagen bitten wir Sie um Angaben, die im Zusammenhang mit Ihrer gegenwärtigen Situation stehen. In den wird nicht zwischen Betreuung und Pflege unterschieden. Mit dem Wort „Pflege“ ist beides gemeint.

Kreuzen Sie zu jeder Aussage die Spalte an (rechts daneben), die für Sie am ehesten zutrifft. Beantworten Sie bitte jede Frage.

stimmt	genau	überwiegend	ein wenig	nicht
1. Durch die Pflege hat die Zufriedenheit mit meinem Leben gelitten.	③	②	①	⓪
2. Ich fühle mich oft körperlich erschöpft.	③	②	①	⓪
3. Ich habe hin und wieder den Wunsch, aus meiner Situation „auszubrechen“.	③	②	①	⓪
4. Ich empfinde mich manchmal nicht mehr richtig als „ich selbst“.	③	②	①	⓪
5. Mein Lebensstandard hat sich durch die Pflege verringert.	③	②	①	⓪
6. Durch die Pflege wird meine Gesundheit angegriffen.	③	②	①	⓪
7. Die Pflege kostet viel von meiner eigenen Kraft.	③	②	①	⓪
8. Ich fühle mich „hin- und hergerissen“ zwischen den Anforderungen meiner Umgebung (z. B. Familie) und den Anforderungen durch die Pflege.	③	②	①	⓪
9. Ich sorge mich auf Grund der Pflege um meine Zukunft.	③	②	①	⓪
10. Wegen der Pflege leidet meine Beziehung zu Familienangehörigen, Verwandten, Freunden und Bekannten.	③	②	①	⓪
Summe	Anzahl · 3 = ______	Anzahl · 2 = ______	Anzahl · 1 = ______	

online

www.krebshilfe.de
Hier können Sie folgende Broschüre bestellen: Hilfen für Angehörige von Tumorkranken.

Um pflegende Angehörige adäquat zu unterstützen, können Pflegende ihnen unterschiedliche Angebote machen:

1. Entlastende Gespräche anbieten, die folgende Ziele haben können:
   - Verständnis für die Situation verbessert die Fähigkeit, mit der belastenden Situation umzugehen
   - positive Lebensziele und Sinnhaftigkeit stärken
   - emotionale Entlastung in familiären Konflikten; Umgang mit Schuldgefühlen erlernen
   - Information über Krankheitsbild und zu erwartenden Krankheitsverlauf (Zukunftsperspektive)
2. Familienkonferenzen einberufen und gemeinsam die Situation analysieren und nach neuen Wegen suchen
3. ein gutes Zusammenspiel zwischen professionellen Pflegepersonen und pflegenden Angehörigen und bessere Koordination bzw. Informationsflüsse aller an der Pflege Beteiligten gewährleisten
4. Beraten über die breite Vielfalt regionaler Hilfsangebote und zur Teilnahme ermutigen bzw. Erlaubnis geben, sich Freiräume zu schaffen
5. Im Rahmen der Begleitung von Familien ist es wichtig, dass die professionellen Pflegekräfte die pflegenden Angehörigen immer wieder auf diese Rechte aufmerksam machen und sie zum Einfordern und Umsetzen ermutigen.
6. Pflegende Angehörige ermutigen, in Angehörigengruppen zu gehen oder an Selbsthilfegruppen für Angehörige teilzunehmen. Viele Angehörige trauen sich jedoch auch nicht, ihren hilfsbedürftigen Angehörigen alleine in der Wohnung zu lassen. Hier können Nachbarschaftshilfe oder Besuchs-/Hospizdienste unterstützen.

Angehörige haben das Recht:	unterschiedliche Hilfsangebote
▪ als eigenständige Person und Mensch gesehen zu werden	▪ häusliche Pflege
▪ auch mal frustriert zu sein	▪ Kurzzeitpflege
▪ Gefühle auszudrücken	▪ Verhinderungspflege
▪ Fehler zu machen	▪ Essen auf Rädern
▪ über sich und andere zu lachen	▪ Tagespflege
▪ „nein“ zu sagen und zu delegieren	▪ Mutter-Kind-Kuren
▪ fremde und professionelle Hilfe anzunehmen	▪ Hilfe in der Haushaltsführung
▪ adäquate Information und Unterstützung zu bekommen	▪ Familienhelfer
▪ Ratschläge abzulehnen	▪ Einbeziehen von Therapeuten
▪ ein eigenes Leben zu führen	▪ Hilfsmittel
▪ andere Familienmitglieder einzubeziehen	▪ Ehrenamtliche
▪ Zeit alleine zu verbringen	▪ ambulante Hospizdienste
▪ ihre Freizeit zu gestalten und Freundschaften zu pflegen	▪ familiäres Umfeld: Nachbarn und Nachbarschaftshilfe
▪ sich zu entspannen, auszuruhen und zu erholen	
▪ ein Stück (unrealistische) Hoffnung zu bewahren	

**„Pflege kann nur gut gehen,
wenn es den Pflegenden selbst gut geht“**

—
JANSEN 1995, zitiert in DEGAM-Leitlinie *„Pflegende Angehörige“* 2005

Angehörigen- und Selbsthilfegruppen

Angehörigengruppen werden meist von Institutionen wie Heimen, Reha-Kliniken und Hospizen, aber auch von ambulanten Diensten angeboten. In diesen institutionalisierten Begegnungsräumen ist Gelegenheit für Angehörige, sich kennen zu lernen und sich über gleiche oder unterschiedliche Probleme auszutauschen [Abb. 1]. Darüber hinaus können Informationen von den Fachleuten aus den Gesundheitsberufen in Form von Vorträgen oder Schulungen an die Angehörigen herangetragen werden. Im Unterschied zu Selbsthilfegruppen werden Angehörigengruppen meist von Fachpersonal (Pflegenden, Sozialarbeiterinnen) geleitet.

Auch für Angehörige haben Selbsthilfegruppen, angeboten von verschiedenen Patientenverbänden, eine große Bedeutung; so gibt es z. B.

- Angehörigengruppen von kranken Familienmitgliedern mit verschiedenen Krankheitsbildern (z. B. psychisch Kranke, Eltern chronisch kranker Kinder),
- Trauergruppen (auch speziell für trauernde Eltern, Angehörige von Suizidenten).

Suizidenten
Menschen, die einen Suizid (Selbsttötung) oder einen Suizidversuch ausgeführt haben

Selbsthilfegruppen sind ein wichtiges Forum zum Erfahrungsaustausch: Probleme können (mit-)geteilt werden und die Pflegesituation aus Distanz betrachtet werden. Ähnlich Betroffene können sich solidarisieren und sich gegenseitig bei der Lösungssuche unterstützen. Beim Austausch geht es sowohl um die Verbesserung der Hilfe, bezogen auf das kranke Familienmitglied, als auch um die eigenen Sorgen und Belastungen der Angehörigen. Es werden konkrete Tipps ausgetauscht und die Angehörigen signalisieren sich gegenseitig wohltuendes Verständnis. Durch Angehörigen- oder Elterngruppen wird die Isolation aufgelöst, sie werden emotional entlastet und gewinnen wieder mehr Selbstvertrauen. Es kann jedoch auch passieren, dass man mit zu viel Leid der anderen konfrontiert ist und dieses als zusätzliche nicht hilfreiche Belastung erlebt. Selbsthilfegruppen werden meist von Angehörigen selbst geleitet.

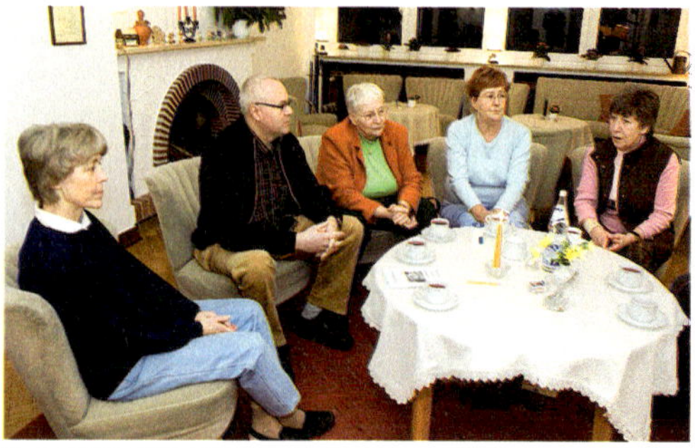

[1] Angehörigengruppe

Angehörigenintegration in die Pflege

Die Integration von Angehörigen in die Pflege hat zum Ziel, die Ressourcen der Angehörigen aufzugreifen und eine patientinnenorientierte und biografieorientierte Pflege der Betroffenen zu ermöglichen. Gleichzeitig wird mit den Integrationsbestrebungen den Angehörigen eine aktive Rolle im Genesungs-/Pflegeprozess gegeben; sie bleiben nicht „außen vor", sondern sind Teil des Prozesses. Entscheidend ist dabei die Haltung der Pflegenden: Angehörige werden bei bewusster Integration nicht als „unliebsame Zusatzbelastung" wahrgenommen [Abb. 2], sondern durch gezielte gemeinsame Aktivitäten und Anleitung zu kleinen Handreichungen eingebunden. Durch eine empathische Kommunikation können Belastungen, Ängste und Sorgen der Angehörigen aufgegriffen, Missverständnisse und Vorbehalte geklärt und forderndes Verhalten (Beschwerden etc.) als Ausdruck von Hilflosigkeit verstanden werden. Fühlen sich die Angehörigen ernst genommen und einbezogen, nehmen die Hilflosigkeit und damit die Kritik meist automatisch ab.

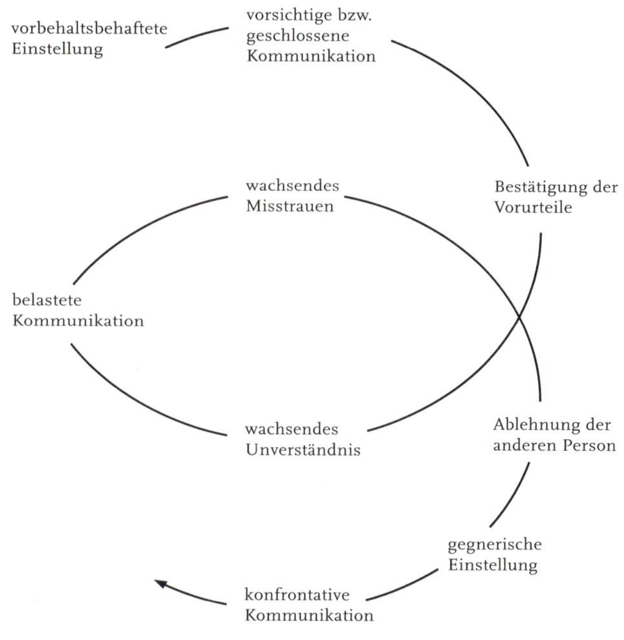

[2] Negativspirale bei vorurteilsbehafteter Einstellung in der Kommunikation mit Angehörigen

Durch die Integration von Angehörigen in die Pflege und Begleitung der betroffenen Familienmitglieder können unterschiedliche Ziele verfolgt werden [Tab. 1].

Für die Angehörigen	Für den Betroffenen	Für die Pflege
▪ fühlen sich wertgeschätzt und hilfreich ▪ haben etwas zu tun und sind nicht hilflos ▪ „Begreifen" des Leides der Veränderung ▪ Annehmen des Verlustes ▪ Anteilnahme stärkt das eigene Selbstbewusstsein	▪ Gewohnheiten und Gepflogenheiten können besser in die Pflege integriert werden. ▪ Der Betroffene hat eine gewohnte Bezugsperson. ▪ Verbesserung der Beziehung zum Angehörigen ▪ Sicherung der kontinuierlichen Versorgungsqualität ▪ Erhöhung der Kontrolle über sich selbst ▪ Entkrampfung der Spannung zwischen Pflegenden und Angehörigen ▪ fördern den Heilungs- und Pflegeprozess ▪ Förderung des Wohlbefindens über soziale Unterstützung ▪ Aufgabenteilung	▪ Die Pflege wird von Aufgaben entlastet. ▪ Aufgabenteilung ▪ Die Pflege wird patientenorientierter und ganzheitlicher. ▪ Ressourcen können besser genutzt werden. ▪ Entkrampfung der Spannung zwischen Pflegenden und Angehörigen ▪ Schutz vor Überlastung ▪ Eltern und Bezugspersonen sind die gesetzlichen Vertreter der Kinder (muss immer überprüft werden)

[Tab. 1] Ziele der Integration von Angehörigen

Natürlich gelingt die Integration von Angehörigen nicht immer völlig unproblematisch, denn manche Angehörige möchten nicht einbezogen werden und brauchen die Distanz zum kranken und pflegebedürftigen Familienmitglied. Oder auch der Betroffene selbst wünscht keinen oder wenig Kontakt. Häufig spielen die Familiengeschichte und die über Jahre gewachsenen Beziehungen und auch Probleme im Betreuungsprozess eine zentrale Rolle. Familien als sich ausbalancierende Systeme zu verstehen kann hier entlasten. Vermittelnde Angebote zwischen den Betroffenen können je nach Situation hilfreich sein. Ein guter Informationsfluss im interdisziplinären Team ist wesentlich.

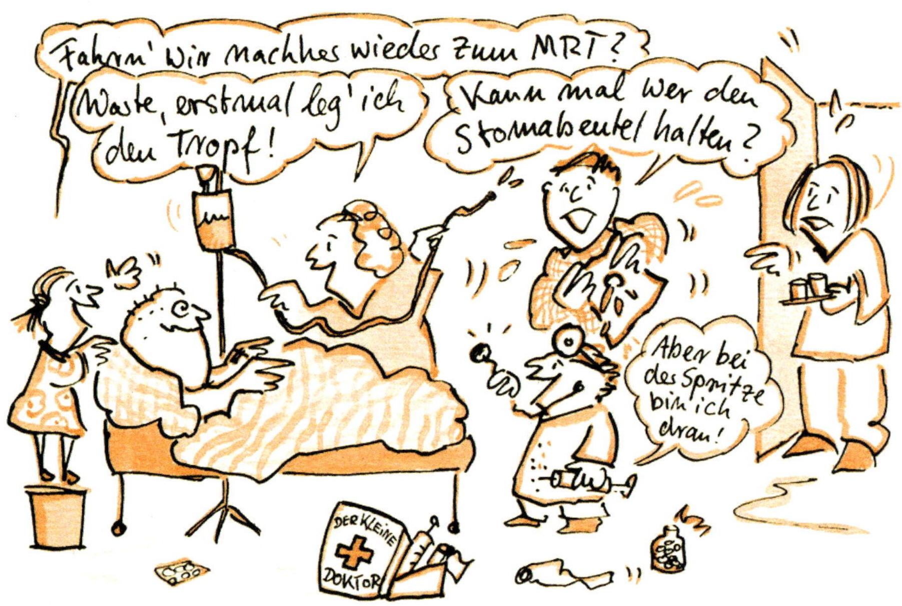
Fahrn' wir nachher wieder zum MRT?
Warte, erstmal leg' ich den Tropf!
Kann mal wer den Stomabeutel halten?
Aber bei der Spritze bin ich dran!
DER KLEINE DOKTOR

(Pflege-)Hilfsmittelberatung 2.2.7

Hilfsmittel zur Heilbehandlung (nach SGB V)

Hilfsmittel im Sinne SGB V sind sächliche Mittel (z. B. Inkontinenzmaterialien) oder technische Produkte (z. B. Rollator). Sie werden von der Ärztin verordnet und dienen dazu, den Erfolg der Krankenbehandlung zu sichern oder die Folgen einer Behinderung auszugleichen. Droht eine konkrete Behinderung oder Krankheit oder soll einer Verschlimmerung einer Krankheit vorgebeugt werden, so hat eine Patientin ebenfalls einen Anspruch auf eine Hilfsmittelversorgung. Zu Hilfsmitteln zählen:

- Seh- und Hörhilfen (z. B. Brillen, Hörgeräte)
- Körperersatzstücke (z. B. Beinprothesen)
- orthopädische Hilfsmittel (z. B. orthopädische Schuhe)
- andere Hilfsmittel (z. B. Sauerstoffgeräte)

Die Kosten werden von der gesetzlichen Krankenversicherung getragen. Deswegen fallen in diesen Bereich auch nur solche Hilfsmittel, die allgemeine Grundbedürfnisse des täglichen Lebens abdecken. Dies bedeutet, dass fehlende Körperfunktionen durch das Hilfsmittel ersetzt, ergänzt oder verbessert werden, oder die Selbstständigkeit der Patientin verbessert, erhalten oder wiederhergestellt wird. Von der Krankenversicherung nicht getragen werden solche Hilfsmittel, die Defizite in nur einzelnen Bereichen des Lebens (z. B. Beruf oder gesellschaftliches Leben) ausgleichen.

Beispiel Eine 53-jährige selbstständige Architektin erleidet einen Schlaganfall. Am stärksten betroffen ist ihr rechtes Bein. Nach der Rehabilitation kann sie zwar wieder langsam laufen, benötigt aber für die selbstständige Nutzung der Toilette eine Sitzerhöhung. Die Krankenkasse trägt die Kosten für die Ausstattung ihrer Wohnung, aber nicht für die Toilette in ihrem Büro.

Die Kassen stellen viele Hilfsmittel leihweise zur Verfügung (z. B. Pflegebetten, Sauerstoffgeräte oder Sitzerhöhungen). Wird das Produkt nicht mehr benötigt, geht es an die Krankenkasse zurück. Dafür müssen keine Zuzahlungen geleistet werden. Wird ein Hilfsmittel speziell für eine Patientin angeschafft oder angefertigt, ist sie zu einer gesetzlichen Zuzahlung verpflichtet:

10 % von dem Betrag, den die Krankenkasse für das zum Gebrauch bestimmte Hilfsmittel zu tragen hat; mindestens 5 € und höchstens 10 €, aber nicht mehr als die Kosten des Hilfsmittels hat die Patientin zu tragen.

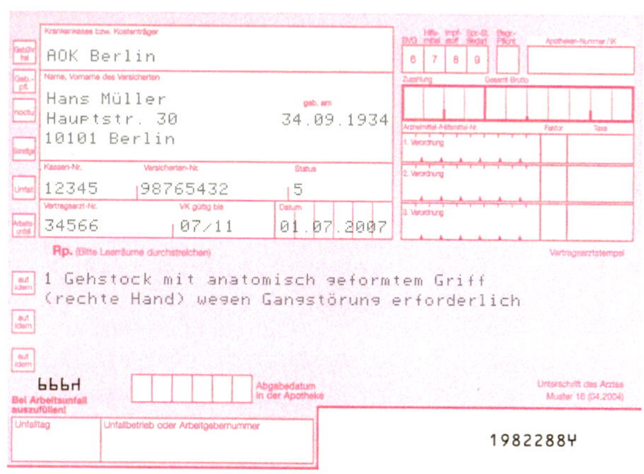
Krankenkasse bzw. Kostenträger
AOK Berlin
Name, Vorname des Versicherten
Hans Müller
Hauptstr. 30
10101 Berlin
geb. am 34.09.1934
Kassen-Nr. 12345
Versicherten-Nr. 98765432
Status 5
Vertragsarzt-Nr. 34566
VK gültig bis 07/11
Datum 01.07.2007
BVG 6 | Hilfsmittel 7 | Impfstoff 8 | Spr.-St. Bedarf 9 | Begr.-Pflicht
Apotheken-Nummer / IK
Zuzahlung
Gesamt Brutto
Arzneimittel-/Hilfsmittel-Nr.
Faktor
Taxe
1. Verordnung
2. Verordnung
3. Verordnung
Gebühr frei
Geb.-pfl.
noctu
Sonstige
Unfall
Arbeitsunfall
Rp. (Bitte Leerräume durchstreichen)
Vertragsarztstempel
aut idem
1 Gehstock mit anatomisch geformtem Griff (rechte Hand) wegen Gangstörung erforderlich
aut idem
aut idem
6664
Bei Arbeitsunfall auszufüllen!
Abgabedatum in der Apotheke
Unterschrift des Arztes
Muster 16 (04.2004)
Unfalltag
Unfallbetrieb oder Arbeitgebernummer
19822884

[1] Rezept für Hilfsmittel

Beispiel Ein Rollstuhl kostet im Handel 299 €. 10 % hiervon entsprechen 29,90 €. Die Klientin muss aber nur 10 € zuzahlen.
Ein Duschhocker kostet 35,90 €. Obwohl 10 % hiervon einer Summe von 3,59 € entsprechen, muss die Klientin 5 € zuzahlen.

Kostet ein Hilfsmittel weniger als 5 €, zahlt die Klientin den tatsächlichen Preis (die Kasse übernimmt also gar nichts).

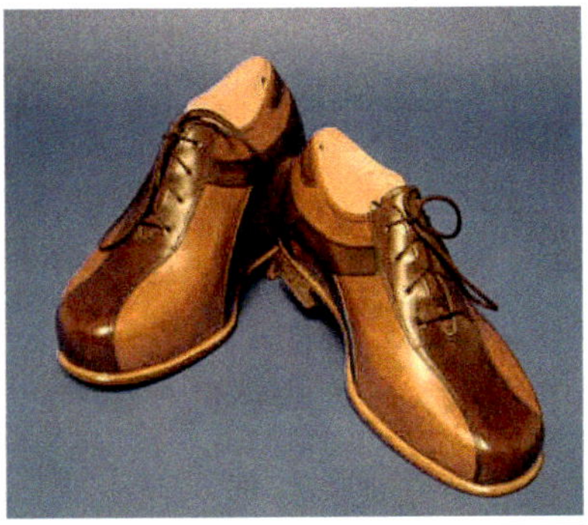

[1] Orthopädische Schuhe

Für Verbrauchsgüter (z. B. Inkontinenzeinlagen) besteht eine Sonderregelung. So müssen 10 % des Preises je Packung, jedoch nicht mehr als 10 Euro für den Monatsbedarf bezahlt werden, auch wenn die Hilfsmittel aus verschiedenen Produktgruppen bezogen werden. Deswegen ist es wichtig, auf jedem Rezept den genauen Bedarfszeitraum (Monatsbedarf) für dieses Hilfsmittel anzugeben.

Beispiel Frau Meier braucht zur Versorgung ihres Stomas Stomabeutel, Stomaplatten, eine Stomapaste sowie Kohlefilter. Auf dem Rezept muss der genaue Monatsbedarf für alle Versorgungsprodukte benannt werden. Frau Meier zahlt für alle Produkte zusammen einen Eigenanteil von 10 €.

Generell von der Erstattung ausgeschlossen sind Gebrauchsgegenstände. Als Gebrauchsgegenstände gelten Dinge, die nicht speziell für Kranke oder Menschen mit einer Behinderung entwickelt wurden (z. B. elektrischer Dosenöffner).

Orthopädische Schuhe sind sowohl Gebrauchsgegenstand des täglichen Lebens als auch Hilfsmittel. Deswegen wird hier die Erstattung durch einen Zuschuss oder eine Eigenbeteiligung geregelt.

Hilfsmittel zur Pflege nach SGB XI

Ähnlich wie Hilfsmittel nach SGB V sind Hilfsmittel zur Pflege nach SGB XI entweder sächliche Mittel oder technische Produkte. Diese Pflegehilfsmittel müssen entweder die Pflege erleichtern (z. B. Antirutschmatten oder Duschhocker), die Beschwerden der Klientin erleichtern (z. B. Lagerungskissen) oder eine selbstständigere Lebensführung ermöglichen (z. B. durch einen Rollator).

Nur wenn eine Klientin einer Pflegestufe (mindestens Stufe I) zugeordnet ist, hat sie einen Anspruch auf die Erstattung von Pflegehilfsmitteln durch die Pflegekasse. Aber auch nur dann, wenn nicht ein anderer Träger zuerst zuständig ist.

Beispiel Eine 93-jährige Klientin ist auf Grund ihres Hilfebedarfs bei den Verrichtungen des täglichen Lebens pflegebedürftig (Pflegestufe I). Sie wird von ihrer Tochter versorgt. Zur Erleichterung der Pflege beantragt die Tochter ein Pflegebett bei der Pflegekasse. Da die Pflegebedürftige außerdem eine Koxarthrose in der rechten Hüfte hat, benötigt sie eine Gehhilfe. Die Kosten dafür werden von der Krankenkasse übernommen.

Koxarthrose | 2

Auch zu Pflegehilfsmitteln müssen Klientinnen eine Zuzahlung leisten. Diese entspricht bei Gebrauchsgütern (Pflegebett oder Lifter) 10 % der Kosten, jedoch nicht mehr als 25 € je Pflegehilfsmittel. In besonderen Härtefällen können Klientinnen auf Antrag von einer Zuzahlung befreit werden. Die Pflegekassen sollen, wenn möglich, die Hilfsmittel eher verleihen als für die einzelne Klientin kaufen. Für die zum Verbrauch bestimmten Pflegehilfsmittel (z. B. Inkontinenzmaterialien) erstattet die Pflegekasse einen Betrag von bis zu 31 € pro Monat.

Wenn es die Pflege erleichtert oder eine Klientin zu Hause wohnen bleiben kann, ist es der Pflegekasse erlaubt, Umbaumaßnahmen der Wohnung in einer Höhe von bis zu 2557 € je Maßnahme zu bewilligen. Zu berücksichtigen ist dabei, dass in Abhängigkeit von der finanziellen Situation ein Eigenanteil von der Klientin geleistet wird.

Pflegehilfsmittel müssen nicht rezeptiert werden. Es genügt ein formloser Antrag bei der Pflegekasse. Wird der Antrag abgelehnt, besteht die Möglichkeit, in den Widerspruch zu gehen.

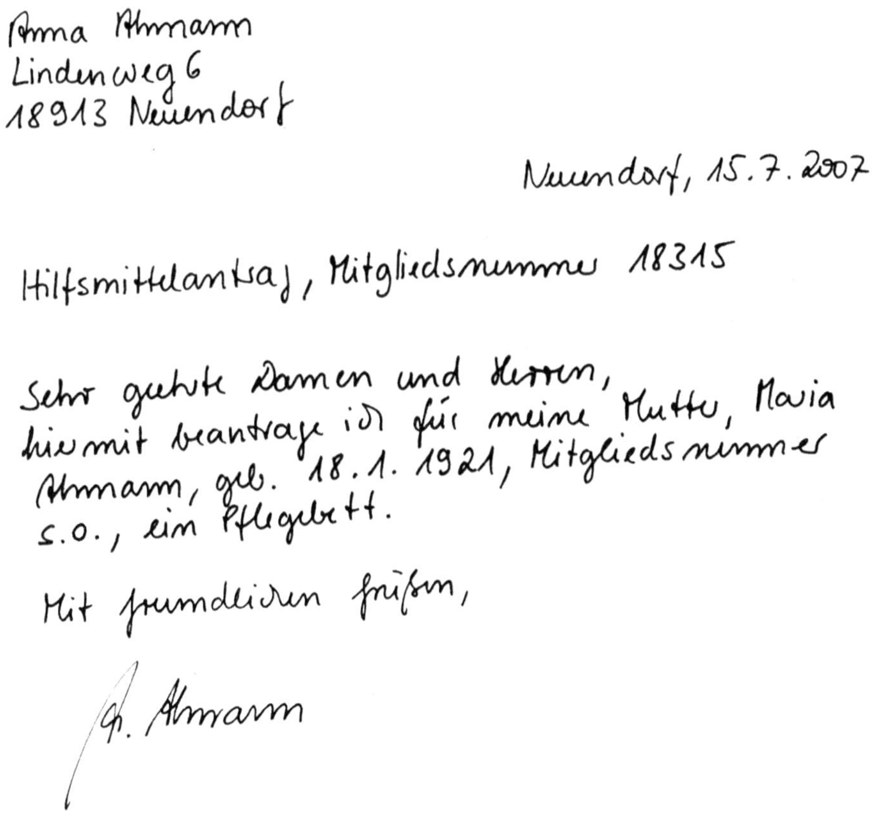
Anna Ahmann
Lindenweg 6
18913 Neuendorf

Neuendorf, 15.7.2007

Hilfsmittelantrag, Mitgliedsnummer 18315

Sehr geehrte Damen und Herren,
hiermit beantrage ich für meine Mutter, Maria Ahmann, geb. 18.1.1921, Mitgliedsnummer s.o., ein Pflegebett.

Mit freundlichen Grüßen,

A. Ahmann

[2] Formloser Antrag

Produktüberblick

Im (Pflege-)Hilfsmittelverzeichnis sind alle erstattungsfähigen Hilfsmittel aufgelistet. Die Voraussetzungen zur Aufnahme in des Verzeichnis prüft der MDS (Medizinischer Dienst der Spitzenverbände der gesetzlichen Krankenkassen und Pflegekassen). Änderungen werden im Bundesanzeiger veröffentlicht und erhalten dadurch Rechtsgültigkeit. Das Hilfsmittelverzeichnis umfasst ca. 23 000 Produkte, die zu verschiedenen Produktgruppen zusammengefasst wurden:

online
www.rehadat.de
Hilfsmittelverzeichnis im Netz

Produktgruppenübersicht

Hilfsmittelverzeichnis		
01 Absauggeräte	13 Hörhilfen	25 Sehhilfen
02 Adaptionshilfen	14 Inhalations- und Atemtherapiegeräte	26 Sitzhilfen
03 Applikationshilfen	15 Inkontinenzartikel	27 Sprechhilfen
04 Badehilfen	16 Kommunikationshilfen	28 Stehhilfen
05 Bandagen	17 Hilfsmittel zur Kompressionstherapie	29 Stomaartikel
06 Bestrahlungsgeräte	18 Krankenfahrzeuge	30 Schienen
07 Blindenhilfsmittel	19 Krankenpflegeartikel	31 Schuhe
08 Einlagen	20 Lagerungshilfen	32 therapeutische Bewegungsgeräte
09 Elektrostimulationsgeräte	21 Meßgeräte für Körperzustände / -funktionen	33 Toilettenhilfen
10 Gehhilfen	22 Mobilitätshilfen	99 Verschiedenes
11 Hilfsmittel gegen Dekubitus	23 Orthesen	
12 Hilfsmittel bei Tracheostoma	24 Prothesen	
Pflegehilfsmittelverzeichnis		
50 Pflegehilfsmittel zur Erleichterung der Pflege	52 Pflegehilfsmittel zur selbstständigeren Lebensführung	54 zum Verbrauch bestimmte Pflegehilfsmittel
51 Pflegehilfsmittel zur Körperpflege/Hygiene	53 Pflegehilfsmittel zur Linderung von Beschwerden	98 sonstige Hilfsmittel

Möchte ein Hersteller, dass ein neu entwickeltes Hilfsmittel in die Liste aufgenommen wird, so muss er einen Antrag stellen und den therapeutischen bzw. pflegerischen Nutzen, die Funktionstauglichkeit und die Qualität des Produktes nachweisen.

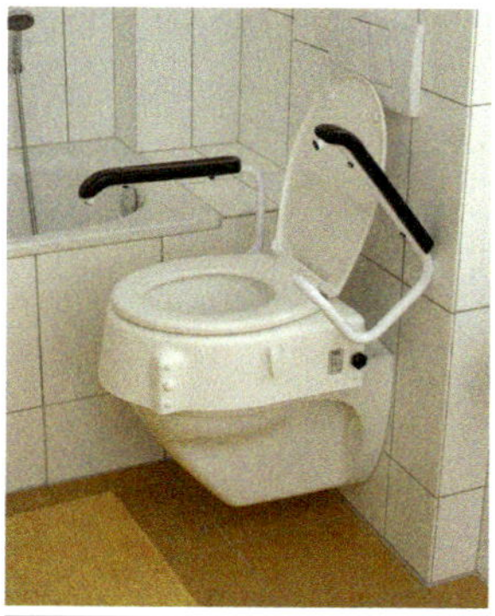

[1] Toilettenerhöhung

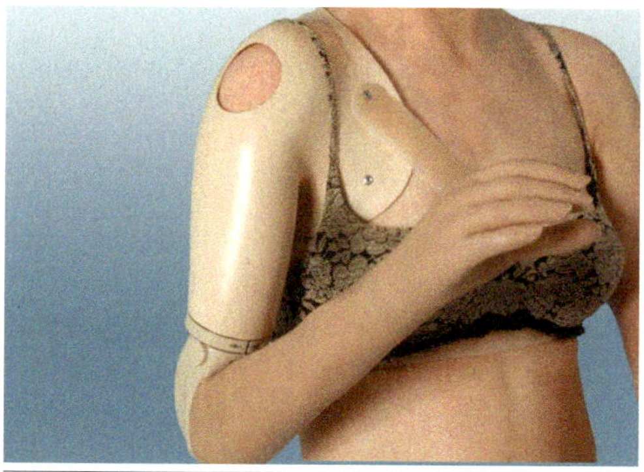

[2] Schmuckarmprothesen

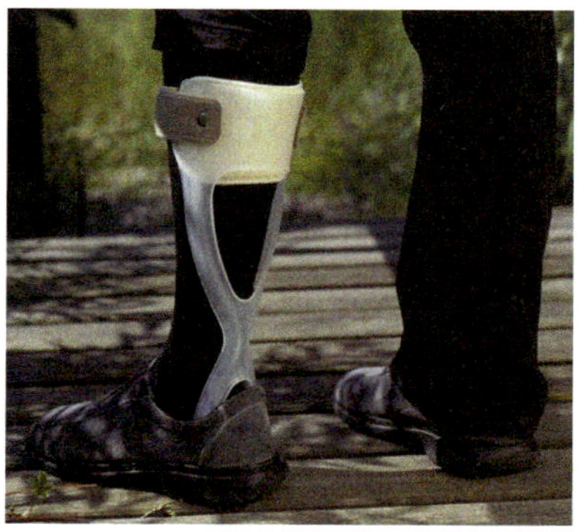

[3] Unterschenkelorthese

Anleitung von Auszubildenden und (neuen) Mitarbeiterinnen

2.3

Die Ausbildung in der Gesundheits- und Krankenpflege/Gesundheits- und Kinderkrankenpflege teilt sich auf verschiedene Lernorte auf. Der theoretische Teil findet im Lernort Schule statt, die praktische Ausbildung in einem oder mehreren Krankenhäusern sowie verschiedenen Einrichtungen der ambulanten, stationären, rehabilitativen und palliativen Pflege. Diese Einrichtungen sind gesetzlich dazu verpflichtet, die Ausbildung zeitlich so zu planen und zu strukturieren, dass die Lernenden die im Krankenpflegegesetz vorgeschriebenen Ausbildungsziele erreichen. Die Lernenden werden darin unterstützt,

- die einzelnen Anleitungsschritte leichter zu erkennen und sie in ein für sie sinnvolles Lernschema einzuordnen;
- die in der Anleitung erläuterten Inhalte mit denen zu verknüpfen, die sie in der theoretischen Ausbildung durchgenommen haben;
- sich an der korrekten, patientenorientierten Vorgehensweise ihrer Anleiterin zu orientieren;
- ihr eigenes pflegerisches Vorgehen verständlicher zu erklären und stichhaltig zu begründen.

Die Betreuung der Lernenden für die praktische Ausbildung übernehmen Praxisanleiterinnen, die eine spezielle pädagogische Weiterbildung besucht haben. Sie erstellen gemeinsam mit der Lernenden einen Ausbildungsplan für den Praxiseinsatz. Die Praxisanleiterin stellt dabei sicher, dass alle anderen Kolleginnen davon Kenntnis erhalten, damit sie ebenfalls Teile der praktischen Ausbildung übernehmen können. Damit die Auszubildende ihr in der Schule erworbenes theoretisches Wissen in die Praxis umsetzen kann, ist eine enge Zusammenarbeit zwischen den beiden Lernorten notwendig.

Auswahl von Anleitungszielen, -inhalten und -methoden

Zu Beginn eines neuen Praxiseinsatzes legen Praxisanleiterin und Auszubildende in einem Erstgespräch die Ziele des Ausbildungsabschnittes fest. In einem Zwischengespräch überprüfen Praxisanleiterin und Auszubildende, inwieweit die anfangs festgelegten Ziele erreicht wurden. Sie modifizieren diese gegebenenfalls oder fügen neue hinzu. Die Schülerin hat außerdem Gelegenheit, den vergangenen Ausbildungsabschnitt zu bewerten und Wünsche für die verbleibende Zeit zu äußern. Im Abschlussgespräch zieht die Auszubildende ein Fazit und die Praxisanleiterin gibt ihr ein Feedback sowie eine Bewertung zu ihren Fortschritten während der gesamten Zeit des Praxiseinsatzes. Gemeinsam überlegen sie weiteren Lernbedarf für folgende Praxiseinsätze.

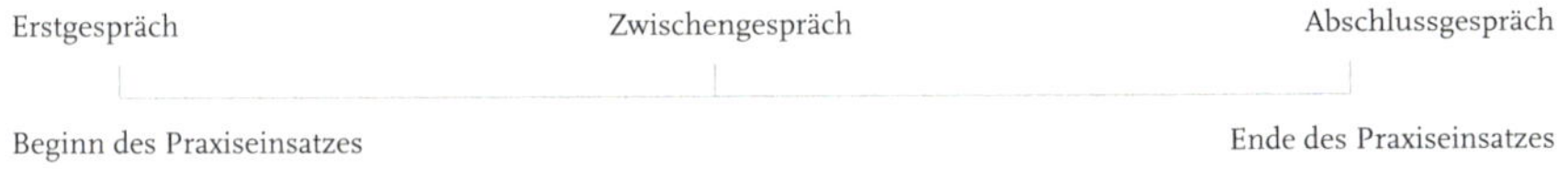

[4] Gespräche während eines Praxiseinsatzes

Bei der individuellen Zielplanung ist immer auch das im Krankenpflegegesetz vorgegebene übergreifende Ziel der gesamten Ausbildung von der Praxisanleiterin zu berücksichtigen.

§ 3 (Krankenpflegegesetz 2003)
Ausbildungsziel

(1) Die Ausbildung für Personen nach § 1 Abs. 1 Nr. 1 und 2 soll entsprechend dem allgemein anerkannten Stand pflegewissenschaftlicher, medizinischer und weiterer bezugswissenschaftlicher Erkenntnisse fachliche, personale, soziale und methodische Kompetenzen zur verantwortlichen Mitwirkung, insbesondere bei der Heilung, Erkennung und Verhütung von Krankheiten, vermitteln. Sie bezieht sich auf die heilende Pflege, die unter Einbeziehung präventiver, rehabilitativer und palliativer Maßnahmen auf die Wiedererlangung, Verbesserung, Erhaltung und Förderung der physischen und psychischen Gesundheit der Patientinnen und Patienten auszurichten ist. Dabei sind die unterschiedlichen Pflege- und Lebenssituationen sowie Lebensphasen und die Selbstständigkeit und Selbstbestimmung der Patientinnen und Patienten zu berücksichtigen (Ausbildungsziel).

(2) Die Ausbildung für die Pflege nach Absatz 1 soll insbesondere dazu befähigen,

1. die folgenden Aufgaben eigenständig auszuführen:
   a) Erhebung und Feststellung des Pflegebedarfs, Planung, Organisation, Durchführung und Dokumentation der Pflege,
   b) Evaluation der Pflege, Sicherung und Entwicklung der Qualität der Pflege,
   c) Beratung, Anleitung und Unterstützung von Patientinnen und Patienten und ihrer Bezugspersonen in der individuellen Auseinandersetzung mit Gesundheit und Krankheit,
   d) Einleitung lebenserhaltender Sofortmaßnahmen bis zum Eintreffen der Ärztin oder des Arztes,
2. die folgenden Aufgaben im Rahmen der Mitwirkung auszuführen:
   a) eigenständige Durchführung ärztlich veranlasster Maßnahmen,
   b) Maßnahmen der medizinischen Diagnostik, Therapie oder Rehabilitation,
   c) Maßnahmen in Krisen- und Katastrophensituationen,
3. interdisziplinär mit anderen Berufsgruppen zusammenzuarbeiten und dabei multidisziplinäre und berufsübergreifende Lösungen von Gesundheitsproblemen zu entwickeln.

Da das Ausbildungsziel gesetzlich verankert ist, können Auszubildende und Praxisanleiterin die Teilziele nur begrenzt frei aushandeln. Das Gesetz ist für beide bindend. Jedoch liegt es in ihrer Hand, gemeinsam den Weg dorthin zu gestalten.

Verschiedene weitere Faktoren beeinflussen die Auswahl sowohl der Anleitungsziele wie auch der -inhalte:

- die Selbsteinschätzung des eigenen Lernbedarfes von Seiten der Lernenden
- die Einschätzung des Lernbedarfes von Seiten der Praxisanleiterin
- die Anforderungen von Seiten der Schule
- die möglichen Lernangebote des Einsatzortes

Die im Erstgespräch vereinbarten Lernziele gliedert die Praxisanleiterin in sinnvolle Teilziele, um die Auszubildende langsam an die vollständige berufliche Handlung heranzuführen und sie nicht zu überfordern. All diese Faktoren fließen zusammen bei der Auswahl der Inhalte sowie bei der Formulierung der Lernziele.

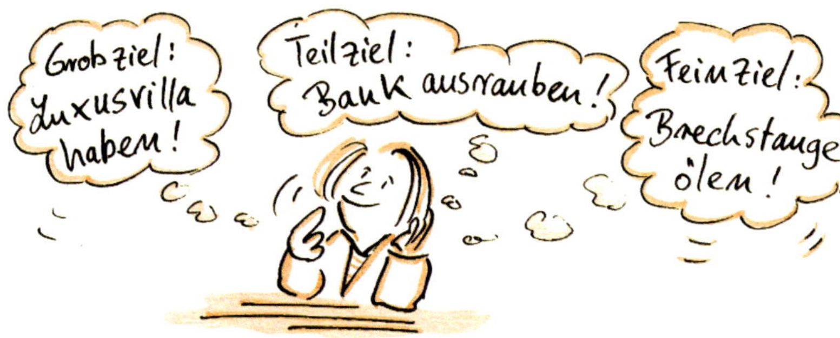

Beispiel Ein Schüler im zweiten Ausbildungsjahr hat einen Einsatz im Kinderzimmer. Da er noch keine Erfahrung mit Säuglingen hat und von der Schule gefordert wird, dass die Lernenden Eltern beim Wickeln anleiten (Anforderung von Seiten der Schule), möchte der Schüler zuerst das Wickeln lernen (Selbsteinschätzung des Lernbedarfes). Die Erhebung des Lernstandes durch die Praxisanleiterin hat ergeben, dass der Schüler fundierte theoretische Kenntnisse der Durchführung hat, er aber im Umgang mit Säuglingen noch sehr unsicher ist und dies deshalb noch üben muss (Einschätzung des Lernbedarfes der Praxisanleiterin). Zurzeit sind mehrere Kinder im Säuglingszimmer, die mit einem Kaiserschnitt zur Welt gekommen sind und deren Mütter mit den Folgen der OP zu kämpfen haben, sodass es viele Gelegenheit zum Wickeln gibt (Lernangebot des Einsatzortes).

Gemeinsam formulieren Auszubildender und Praxisanleiterin folgende Teillernziele, die in das Lernziel „Der Auszubildende leitet Eltern fachlich korrekt zum Windelwechsel an" münden:

- Der Auszubildende führt einen Windelwechsel sicher und fachlich korrekt durch.
- Der Auszubildende reagiert angemessen auf Hautveränderungen.
- Der Auszubildende erklärt und begründet seine einzelnen Handlungsschritte.
- Der Auszubildende plant eine Anleitung zum Wickeln unter Berücksichtigung der individuellen Voraussetzungen.

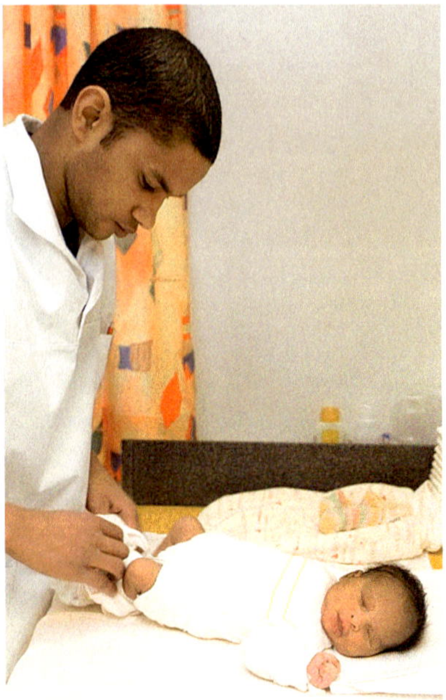

[1] Gesundheits- und Krankenpflegeschüler beim Wickeln eines Neugeborenen

Die Methodenauswahl hängt von den Zielen und Inhalten ab. Als Methoden kommen das Demonstrieren und Erklären (traditionelles |4-Stufen-Modell) in Betracht. Es können aber auch andere neuere Verfahren eingesetzt werden, wie z. B. die Leittextmethode, das Bearbeiten von Lernaufgaben, das Modell der vollständigen Handlung oder Simulationsübungen.

Vier-Stufen-Modell | 537

Anleitungsplanung und -durchführung

Bei der Planung einer Anleitung ist es wichtig, dass die Anleiterin sowohl personale als auch außerpersonale Bedingungen berücksichtigt. Neben der Erhebung des |Lerntyps der Auszubildenden, ihrer Motivation und ihres Vorwissens gilt es, den geeigneten Zeitpunkt für eine Anleitung festzusetzen. So sollte die Praxisanleiterin z. B. im Vorfeld mit ihren Kolleginnen abklären, wie viel Zeit sie sich für die Arbeit mit der Schülerin nehmen kann.

Lerntyp | 3

Übt die Auszubildende eine Pflegehandlung an einer Patientin, ist die Auswahl einer geeigneten Patientin von zentraler Bedeutung. So erleichtert z. B. eine kooperative Patientin es der Schülerin, eine für sie völlig neue Pflegehandlung zu erlernen. Vor einer Anleitungssequenz sollte die Patientin informiert werden. Während der Anleitung achtet die Anleiterin darauf, dass die Patientin nie zum Objekt wird bzw. als Mittel zum Zweck dient. Sowohl Praxisanleiterin als auch Auszubildende müssen sensibel mit Ängsten und Befürchtungen der Patientin umgehen und ihr Wohlergehen und ihre Sicherheit an oberste Stelle setzen.

Vor einer geplanten Anleitung ist es sinnvoll, dass sich die Auszubildende gezielt darauf vorbereitet. So eignet sie sich mit Hilfe von Büchern, Unterrichtsaufzeichnungen oder aber auch durch Nachfragen bei ihren Kolleginnen das benötigte Fachwissen an. Die Praxisanleiterin unterstützt sie darin, indem sie ihr z.B. konkrete Lernaufträge erteilt.

Beispiel Die Auszubildende soll am nächsten Tag bei der Versorgung eines Ulcus cruris assistieren. Die Praxisanleiterin stellt ihr folgende Vorbereitungsaufgaben:
- Wie entsteht ein Ulcus cruris?
- Welches sind die Prinzipien einer feuchten Wundbehandlung?
- Wie ist der Ablauf eines Verbandwechsels?
- Welche hygienischen Gesichtspunkte sind bei der Wundversorgung zu berücksichtigen?

Bevor Auszubildende komplexe Pflegehandlungen einüben, ist es häufig sinnvoll, Teilhandlungen durchzuführen. Bevor sie z. B. einer Patientin eine Subkutanspritze verabreicht, übt sie zuerst das Aufziehen einer Spritze.

Neben im Vorfeld geplanten Anleitungen können innerhalb eines Praxiseinsatzes immer wieder Situationen auftreten, die in eine spontane Anleitung münden, da viele Fragen während der alltäglichen Arbeit auftauchen. Diese Situationen gilt es zu nutzen, um die berufliche Kompetenz der Auszubildenden zu vergrößern.

zentraler Venenkatheter | 782
zentraler Venendruck | 786

Beispiel Die Auszubildende Frau Hermann versorgt zusammen mit ihrer Praxisanleiterin Frau Seeger eine Patientin, die gerade von der Intensivstation verlegt wurde. Die Patientin bekommt, was auf dieser Station selten vorkommt, ihre Infusionen über einen zentralen Venenkatheter, bei dem der zentrale Venendruck (ZVD) 3 x täglich gemessen werden soll. Frau Hermann hat dies zwar theoretisch vor einem halben Jahr in der Schule durchgenommen, es in der Praxis aber noch nie durchgeführt. Frau Seeger nimmt dies zum Anlass und erklärt und zeigt ihr die Durchführung der ZVD-Messung. Als Aufgabe für zu Hause soll sich die Auszubildende nochmal mit der Funktionsweise und den theoretischen Hintergründen vertraut machen, um am nächsten Tag unter Anleitung die Messung selbst durchzuführen.

Lernerfolgsüberprüfung

Wichtig ist es, für den Zeitraum des Praxiseinsatzes mehrere Lernerfolgsüberprüfungen in verschiedenen Pflegesituationen durchzuführen, die die Feststellung ermöglichen, ob die Auszubildende die festgesetzten Lernziele erreicht hat. Nur so ist es möglich, den gesamten Praxiseinsatz zu bewerten und eine Grundlage für das Zeugnis zu haben. Dafür stellt die Praxisanleiterin unter Berücksichtigung der Lernziele Kriterien auf – im Idealfall hat sie diese zusammen mit der Auszubildenden erarbeitet –, anhand derer sie die Arbeit der Auszubildenden bewertet. Diese Kriterien müssen nachvollziehbar, konkret und beobachtbar sein.

Beispiel Lernziel: Die Schülerin führt eine Waschung im Bett unter Berücksichtigung der individuellen Bedürfnisse der Patientin nach Standard durch.
Mögliche Kriterien:
- Schülerin benutzt Waschutensilien der Patientin.
- Schülerin erkundigt sich nach den Wünschen und Bedürfnissen der Patienten.
- Schülerin hält eine hygienisch korrekte Reihenfolge beim Waschen der verschiedenen Körperteile ein.
- Die Schülerin bezieht die Ressourcen der Patientin mit ein.

Im Gespräch mit der Auszubildenden gibt die Praxisanleiterin ihr ein Feedback zum Lernerfolg. Sie äußert sowohl Lob als auch Kritik und regt sie zu einer Reflexion ihres Handelns an.

Durch eine enge Zusammenarbeit mit der Schule ist eine Verzahnung von Theorie und Praxis möglich.

Anleitung (neuer) Mitarbeiterinnen

Wenn eine neue Mitarbeiterin eingearbeitet werden soll, ist es sinnvoll, dieses strukturiert durchzuführen. Dabei ist es hilfreich, ihr eine Bezugperson (manchmal auch „Pate" oder Tutor genannt) an die Seite zu stellen, die diese Aufgabe übernimmt. Die Einarbeitung umfasst folgende Ziele:
Die neue Mitarbeiterin

- wendet für sie neues aufgabenfeldbezogenes Wissen situationsgerecht an,
- kennt die Regeln der Einrichtung und berücksichtigt sie in ihrem Handeln,
- kennt die organisatorischen Abläufe ihres Arbeitsfeldes und handelt danach,
- kennt ihren Platz im Mitarbeiterteam und füllt diesen konstruktiv aus.

Handelt es sich um eine examinierte Pflegekraft, ist davon auszugehen, dass die Trainingsphase sehr kurz ist. Es sei denn, sie muss für sie völlig neue Tätigkeiten erlernen. Damit die Mitarbeiterin über die arbeitsplatzbezogenen und organisatorischen Regeln der Einrichtung vollständig informiert ist, empfiehlt es sich, die Einarbeitung mit einer standardisierten Checkliste [Abb. 1] durchzuführen.

Aufgabe	erledigt ✓ Datum	Handz. Mentor/in	Handz. MA
• Leitbild des Hauses besprochen;			☐
• durch die Einrichtung geführt;			☐
• Risszeichnung des Gebäudes und Zimmerplan des Pflegebereichs gezeigt;			☐
• Organigramm und Besprechungsprofil erklärt;			☐
• Pflegeleitbild besprochen;			☐
• Stellenbeschreibung besprochen und ausgehändigt;			☐
• Schweigepflicht geklärt;			☐
• Dienstkleidung geklärt;			☐
• Dienstplanschema besprochen;			☐
• Grundsätze zur Arbeitszeit und Pausenregelung erläutert;			☐
• Grundsätze der Urlaubsplanung besprochen;			☐
• Dokumentationssystem erklärt;			☐
• in Pflegestandards der Einrichtung eingeführt;			☐
• Medikamentenschrank erklärt;			☐
• Kompetenzprofil der Pflegemitarbeiter (Fach- und Hilfskräfte) erläutert;			☐
• in Pflegehilfsmittel eingewiesen;			☐
• Technische Geräte und deren Handhabung erläutert;			☐
• Telefonsystem erklärt;			☐
• Notrufanlage erklärt;			☐
• Unfallverhütungsvorschriften erläutert;			☐
• Verhalten im Not- und Brandfall besprochen;			☐
• Reinigungs- und Desinfektionsregeln erläutert;			☐
• in Hautschutzplan eingeführt;			☐
• System der Wäscheversorgung erklärt;			☐
• System der Speisenversorgung erklärt;			☐
• mit behandelnden Ärzten bekannt gemacht;			☐
• mit Angehörigen bekannt gemacht;			☐
• mit Betreuern bekannt gemacht;			☐
• mit ehrenamtlichem Besuchsdienst bekannt gemacht;			☐
• Grundsätze für Fortbildung besprochen;			☐
• auf Fachliteratur in der Einrichtung hingewiesen.			☐

[1] Beispiel einer Checkliste für die Einarbeitung neuer Mitarbeiterinnen in der stationären Altenpflege

—

LUMMER, CHRISTIAN: *Praxisanleitung und Einarbeitung in der Altenpflege* Schlütersche, Hannover, 2001, S. 57

Unterschiede in der Anleitung von Patientinnen, Auszubildenden und (neuen) Mitarbeiterinnen

Anleitung von Patientinnen, Auszubildenden und neuen Mitarbeiterinnen weisen zwar viele Gemeinsamkeiten auf, es gibt aber auch wesentliche Unterschiede. Diese haben Auswirkungen auf die gesamte Anleitungssituation. In der folgenden Tabelle sind die wichtigsten Unterschiede zusammengefasst.

	Patientinnen	Auszubildende	Mitarbeiterinnen
Vorbereitungsebene	ohne Vorgaben; evtl. Berücksichtigung von Vorgaben des Diseasemanagements / der Behandlungspfade	Planung und Strukturierung des Ausbildungsabschnittes	standardisiertes Schema, ergänzt durch individuelle Lernbedürfnisse
Zielebenen	Ausrichtung an den Lernbedürfnissen der Patientin; Aushandlungsprozess zwischen Patientin und Pflegender	Ausrichtung an den im Krankenpflegegesetz aufgeführten Ausbildungszielen zur Erlangung des Berufsabschlusses; Konkretisierung der Ziele aus: Anforderungen der Schule, Angebote des Lernortes, Selbsteinschätzung der Schülerin, Einschätzung der Praxisanleiterin	Ausrichtung an den Anforderungen der Einrichtung an die berufliche Handlungskompetenz der neuen Mitarbeiterin
Inhaltsebene	durch Krankheit, Behinderung oder Pflegebedürftigkeit neu entstandene Anforderungen der Alltagsbewältigung	in der Schule behandelte Themen und Handlungen (gesetzlich vorgeschrieben), zugeschnitten auf das Lernangebot der Einrichtung	Strukturen und Organisationsabläufe sowie fachspezifisches Wissen und Fertigkeiten
Durchführungsebene	Üben einer spezifischen Tätigkeit	Üben einer Tätigkeit in verschiedenen Settings/an verschiedenen Patientinnen sowie beruflicher Handlungsabläufe	viele schriftliche und mündliche Informationen; eine wenig ausgeprägte Übungsphase von Fertigkeiten
Evaluationsebene	Feed-back und Raum für Fragen	über das Feed-back hinausgehend Bewertung und Beurteilung des Lernfortschrittes	über ein Feed-back hinausgehend Beurteilung, ob Probezeit bestanden, aber auch Feed-back und Anregungen von neuer Mitarbeiterin an die Einrichtung

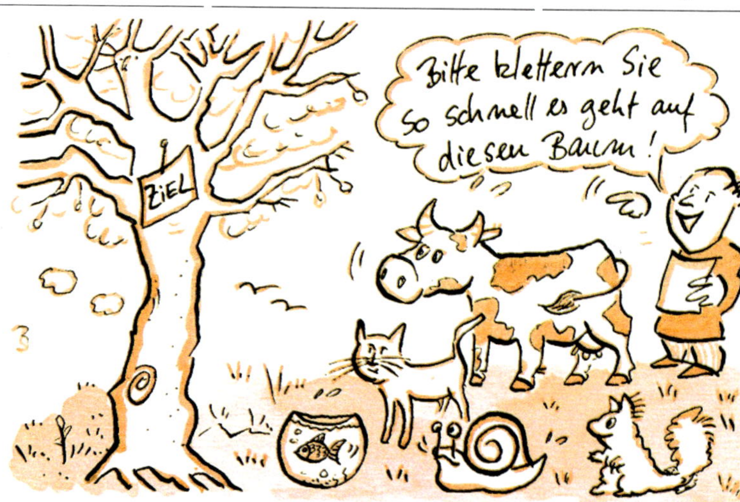
Bitte klettern Sie so schnell es geht auf diesen Baum!
ZIEL

1 Beobachten

1.1 Wahrnehmen 564

1.1.1 Wahrnehmen als Prozess 564

Empfinden 564

Organisieren 564

Identifizieren 565

Einordnen 565

1.1.2 Mit den Sinnen wahrnehmen 565

1.1.3 Das Ganze und die Teile wahrnehmen 567

1.1.4 Die Gestalt wahrnehmen 567

1.2 Beobachten als Prozess 568

1.3 Objektivität und Subjektivität 569

1.3.1 Wahrnehmungsverzerrungen und -störungen 569

1.3.2 Fehlerquellen der Beobachtung 570

Halo-Effekt (auch *Pygmalion-Effekt*) 570

Logikfehler 570

Korrekturfehler bzw. Klebeeffekt 570

Der letzte Eindruck (*recency-effect*) 570

Andorra-Effekt (*self-fulfilling-prophecy*) 570

1.4 Formen der Beobachtung 571

1.4.1 Systematische und unsystematische Beobachtung 571

1.4.2 Fremd- und Selbstbeobachtung 572

1.4.3 Teilnehmende und nicht teilnehmende Beobachtung 572

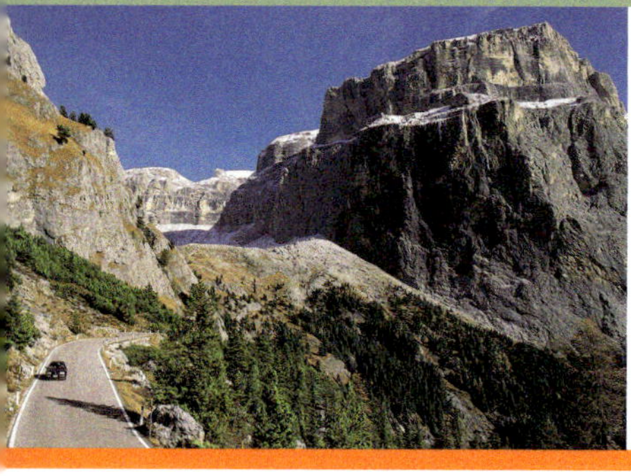

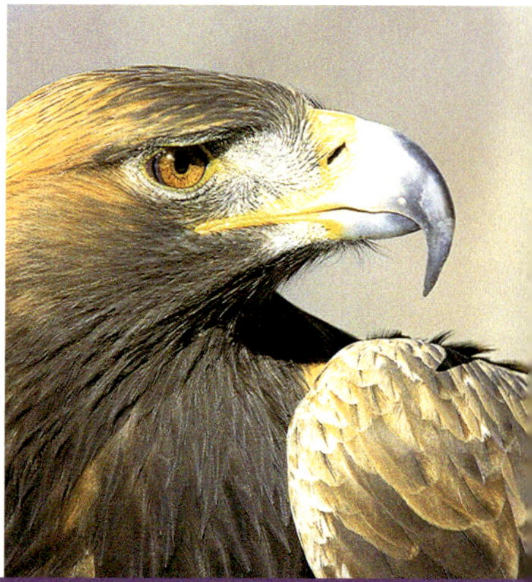

Beobachten

Beobachten ist etwas Alltägliches und dennoch muss man ein gezieltes Beobachten erlernen.

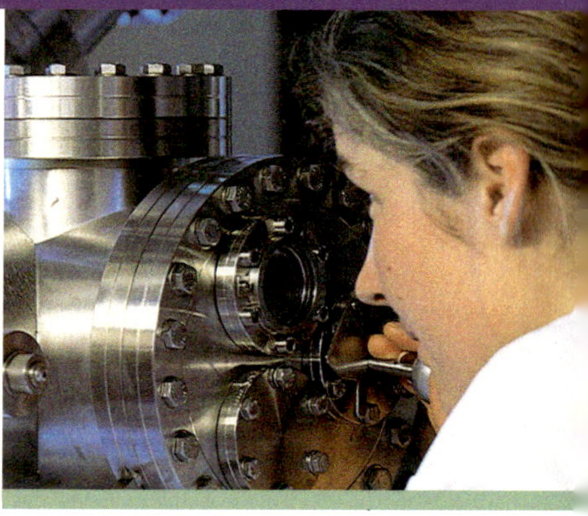

Obwohl bei den meisten Menschen die gleichen organischen Grundlagen (Augen, Sehnerv, Sehzentrum) für das Beobachten von Dingen, Personen und Phänomenen vorhanden sind, beobachten alle auf unterschiedliche Weise mit unterschiedlichen Zielen und Ergebnissen.

Vergleichen Sie doch nur einmal die beiden folgenden kurzen Zeitungsmeldungen:

„Vögel beobachten mit dem Vogelschutzverein – die Vogelsaison hat wieder begonnen. Beobachten Sie im Naturschutzgebiet unter Anleitung unseres bekannten Ornithologen die prachtvolle Vogelwelt."

„Staatsschutz beobachtet terroristische Vereinigung. Der Staatsschutz stellt die möglicherweise militante Gruppe ‚Revolution' unter Beobachtung."

In beiden Fällen geht es um Beobachtung. Ebenso sind beide „Beobachter", der Staatsschutz und der Ornithologe (Vogelkundler), von Berufswegen im Beobachten geschult. Beide sammeln aus ihren Beobachtungen Informationen, halten diese fest und geben sie an andere weiter. Doch spielen die Ziele dieser beider Beobachter eine große Rolle für die Beobachtung selbst. Wie aus den Zeitungsmeldungen zu entnehmen ist, geht der Staatsschutz von einer militanten und terroristischen Gruppe aus. Er wird daher alle Zusammenhänge beobachten, die diese Erkenntnis stützen können. Hingegen drückt der Vogelschutzverein seine Faszination des Beobachtungsobjekts, den Vögeln, mit dem Adjektiv „prachtvoll" aus. Die Beobachtung der Vögel wird daher darauf zielen, die Schönheit und Besonderheit der einzelnen Exemplare zu erkennen und hervorzuheben.

Wie sehr neben den Zielen der Beobachtung die Vorannahmen oder Vorurteile eine Rolle spielen, wird aus folgendem Beispiel deutlich:

Herr Mawick wird an seiner Arbeitsstelle von einer aufgeregten Erzieherin aus der Kindertagesstätte seines Sohnes Jonas angerufen. „Der Jonas hat ganz viele rote Punkte am Körper, und bei uns gehen gerade die Röteln um. Sie müssen ihn sofort abholen und zum Kinderarzt bringen." Herr Mawick hat die Punkte an Jonas' Körper heute Morgen auch schon gesehen, war sich aber sicher, dass es keine ansteckende Krankheit sein kann, da Jonas' gegen alles geimpft ist. Durch den Anruf der Erzieherin nun doch ein wenig beunruhigt, holt er Jonas von der Kindertagesstätte ab und fährt mit ihm zur Kinderärztin. Diese stellt fest, dass es keine Röteln sind, sondern Hitzepickel.

Sowohl Herr Mawick, als auch die Erzieherin und die Kinderärztin haben das Gleiche gesehen (Jonas' Ausschlag) und haben auf Grund ihrer verschiedenen Vorannahmen dennoch unterschiedliche Interpretationen des Hautausschlags.

Unser Beobachtungsvermögen ist stark von unseren Erfahrungen geprägt. Kleine Kinder saugen alle Informationen aus ihrer Umwelt auf und lernen durch ihre Beobachtungen täglich hinzu. Sie stehen mit offenem Mund und Augen da und

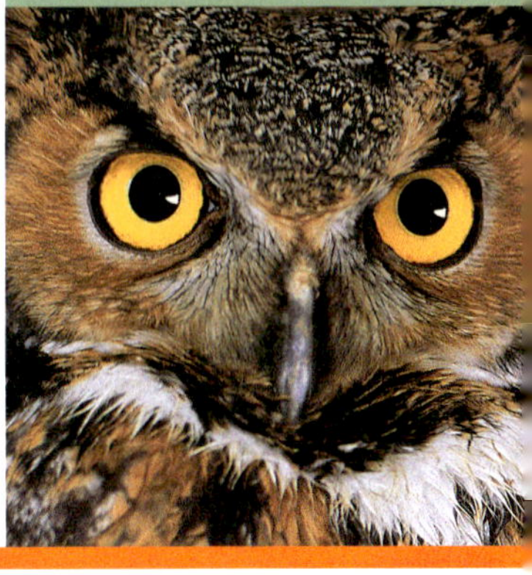

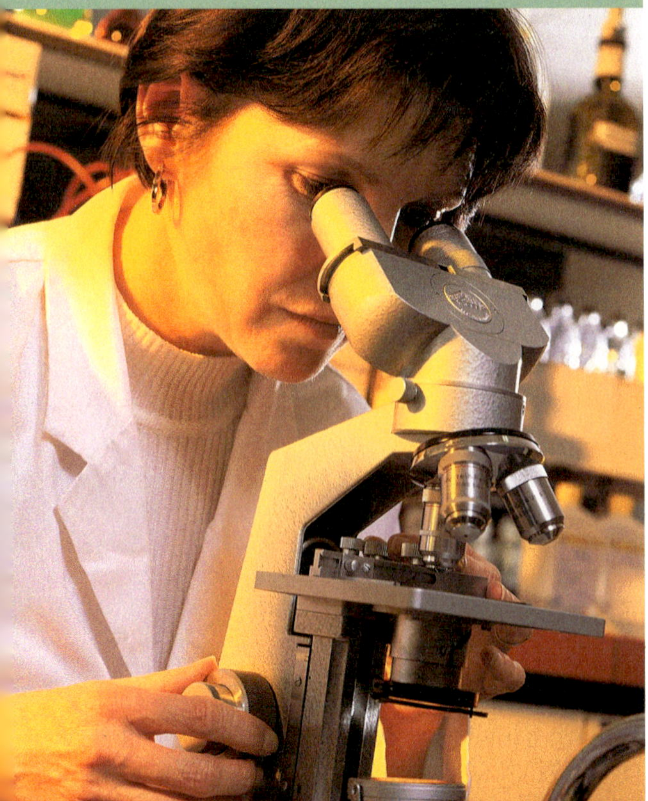

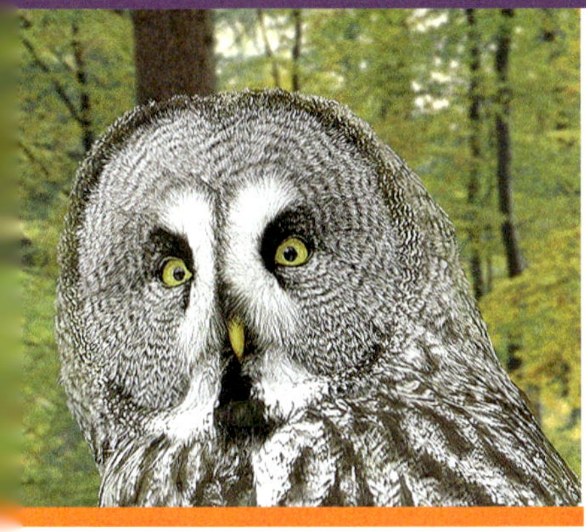

starren unverhohlen auf Dinge, die sie vorher noch nie gesehen haben. Sie tun dies auch dann, wenn erwachsene Menschen wegschauen würden, z.B. bei Menschen mit offensichtlichen „Makeln" oder Behinderungen. Ihre Neugierde ist größer als die anerzogene Höflichkeit. Im Laufe unseres Lebens lernen wir, Dinge sehr schnell einzuordnen, und eben nicht stundenlang auf einen Menschen mit einem großen Leberfleck im Gesicht zu starren. Wir nehmen den Leberfleck in Bruchteilen von Sekunden wahr und schauen weg, um unser Gegenüber nicht zu kompromittieren.

Beobachten ist auch eine Frage der Perspektive. Alle, die schon einmal in den Bergen wandern waren, kennen das erhebende Gefühl, auf einem Berggipfel zu stehen und die Blicke über die Landschaft und die Berge streifen zu lassen. Viele beschreiben dieses Gefühl als gottgleich, insbesondere, wenn ihnen beim Erreichen des Berggipfels kein motorisiertes Gefährt, sondern nur die eigenen Füße zur Verfügung standen. Beim Anblick derselben Berglandschaft während der Taldurchfahrt entsteht eine eher unheimliche und abhängig von der Größe der Berge sogar bedrückende Atmosphäre.

Die eigenen Beobachtungen zu beschreiben ist eine für die empirische, also beobachtbare Wissenschaft elementare Fähigkeit. Mit Sicherheit haben Sie bereits in der Schule, im Physik- oder Chemieunterricht gelernt, ein Beobachtungsprotokoll anzufertigen. Dabei sollten sie die Ergebnisse naturwissenschaftlicher Versuche ohne Wertung dokumentieren. Die Krankenbeobachtung, die für die Pflege essenziell wichtig ist, funktioniert ähnlich. Das folgende Kapitel wird sie in die Welt des bewussten und gezielten Beobachtens einführen.

1.1 Wahrnehmen

1.1.1 Wahrnehmen als Prozess

Wahrnehmung ist im eigentlichen Sinne des Wortes erst einmal wahrnehmen. Wir als Personen nehmen die Umwelt wahr und erstellen so unsere eigene Realität. Wahrnehmung beginnt mit einem Sinnesreiz (z. B. Sehen, Ertasten, Schmecken). Dieser Reiz wird von unserem Gehirn bearbeitet, bis im Kopf das Bild unserer Wahrnehmung entsteht. Dieser Prozess wird in der Psychologie auch Wahrnehmungsprozess genannt.

Der Wahrnehmungsprozess besteht aus folgenden Schritten:
- Empfinden
- Organisieren
- Identifizieren
- Einordnen

Empfinden

Reizempfindungssystem | 432, 748

Die Empfindung ist ein physiologischer Prozess. Ein Reiz aus unserer Umwelt (z. B. Raumtemperatur beim Betreten einer Wohnung) oder ein Reiz durch unseren Körper (z. B. Schmerz bei Entzündung) trifft auf das komplexe Reizempfindungssystem. Dieser physikalische Reiz (z. B. Licht, Wärme, Druck) oder chemische Reiz (z. B. hormonelle Botenstoffe im Körper) wird von Nervenendigungen der Sinneszellen in elektrische Impulse umgewandelt, durch welche die Information in unserem Nervennetzwerk weitergeleitet wird.

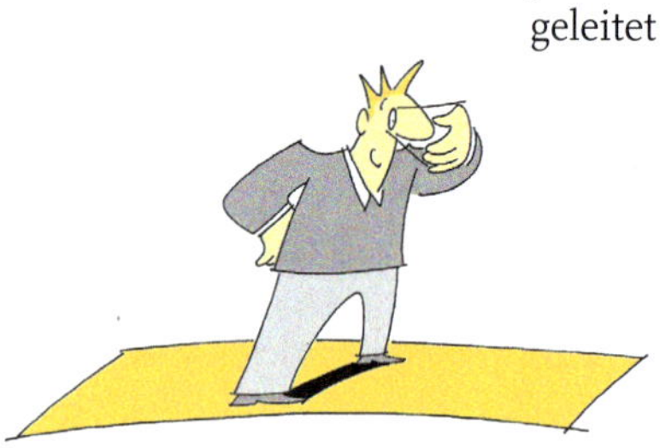

Beispiel Das Sehen: Unser Auge funktioniert wie eine Kamera, durch deren Linse (die Pupille) das Licht (physikalischer Reiz) auf die Netzhaut geleitet wird. Dort befinden sich hoch spezialisierte Nervenzellen, die Zapfen und Stäbchen, welche Helligkeit und Farbe des Lichtes registrieren. Diese Informationen werden in elektrische Impulse umgewandelt und über verschiedene Nervenbahnen an das Gehirn weitergeleitet.

Organisieren

In diesem zweiten Schritt werden die aufgenommenen Informationen weiterverarbeitet. Die Unmenge an Datenmaterial wird mit früheren Erfahrungen verglichen, um z. B. die Intensität (Farbe), Form und Größe feststellen zu können.

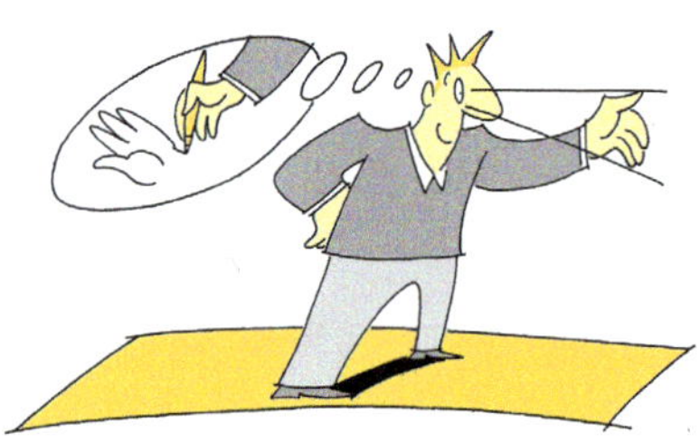

Beispiel: Wir halten unsere Hand einmal ca. 10 cm und einmal ca. 60 cm vor unser Gesicht und blicken auf ein Poster an der Wand. Das eine Mal ist die Hand in der Lage, das Poster an der Wand zu verdecken, das andere Mal kann man einen Großteil des Posters noch erkennen. Dennoch geht kein Mensch davon aus, dass unsere Hand ihre Größe verändert hat. Wir wissen aus unserer Erfahrung, dass Gegenstände, welche näher an unseren Augen sind, größer erscheinen.

Somit hat das Gehirn ein Abbild des anvisierten Gegenstandes (z. B. Hand) bezüglich seiner Größe, Form und Intensität (Farbe) organisiert.

Identifizieren

Das nun bereits organisierte Abbild wird mit Bildern, welche wir bereits vielmals gesehen haben, verglichen. So können wir erkennen, dass die Farben, Formen und die Größe der Abbildung dem Bild einer Hand entsprechen.

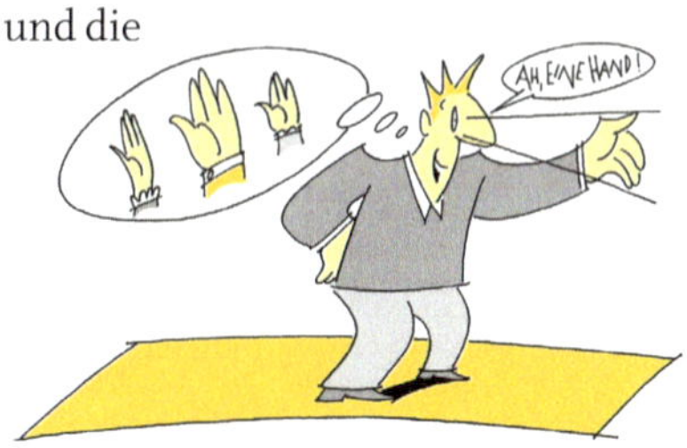

Beispiel Obwohl jede Hand, jede Zeichnung einer Hand oder auch eine abstrakte Darstellung anders aussieht, erkennen wir alle Bilder als den Gegenstand Hand.

Einordnen

An dieser Stelle erkennt unser Gehirn die gesehene Hand in ihrer jeweiligen Funktion. So sind die meisten Menschen in der Lage unterschiedliche Funktionen einer sich uns nähernden Hand erkennen zu können.

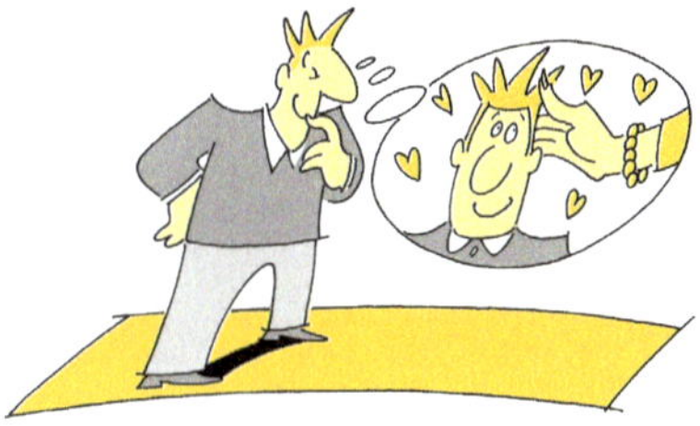

Beispiel Wir wissen aus unserer Vorerfahrung, ob die Hand fürsorglich im Sinne einer streichelnden Hand, ist oder uns bedrohlich werden könnte, wie z. B. die Hand, die Gewalt ausübt.

Mit den Sinnen wahrnehmen 1.1.2

Unser Körper ist in der Lage, verschiedene Umweltreize über verschiedene Körpersysteme wahrzunehmen. Diese vom Nervensystem gesteuerten Körpersysteme werden Sinne genannt.

Die Physiologie kennt sieben Sinne, das Sehen, das Hören, das Empfinden (der Haut), den Geruch, den Geschmack, das Gleichgewicht und den Bewegungssinn. In der folgenden Tabelle sehen Sie einen Überblick über das gesamte Wahrnehmungssystem des Menschen.

Stimulation	Empfindung	Organisation	Identifizierung	Einordnung
Umweltreiz trifft auf Körper	Umwandlung der physikalischen Reize in elektrische Impulse	Erkennen der Form des Gegenstandes oder des Phänomens	Was ist das für ein Gegenstand?	Welche Funktion hat der Gegenstand?

[1] Wahrnehmungsprozesse

Sinne	Reiz	Sinnesorgan	Rezeptor (Nervenzelle)	Empfindung
Sehen	Lichtwellen	Auge	Zapfen und Stäbchen in der Netzhaut	Farben, Helligkeit, Muster, Oberflächenbeschaffenheit
Hören	Schallwellen	Ohr	Haarzellen in der Schnecke des Ohres	Lautstärke, Töne, Geräusche
Empfindung der Haut	äußerer Kontakt, Berührungen jeder Art	Haut	Nervenendigungen der Haut	Schmerz, Berührung, Wärme, Kälte
Geruch	Geruchsstoffe, z. B. Parfüm, Nahrung, Blumen	Nase	Haarzellen in der oberen Nasenmuschel	Düfte
Geschmack	Geschmacksstoffe, z. B. Salz, Zucker, Säure	Zunge	Geschmacksknospen der Zunge	Geschmacksempfindungen
Gleichgewicht	Schwerkraft, mechanische Kraft	Innenohr	Haarzellen in den Bogengängen des Innenohres	Bewegung im Raum
Bewegung	Bewegung	Muskeln, Sehnen, Gelenke	Nervenfasern	Bewegung und Orientierung von Körperteilen im Raum, z. B. das Bewegungsspiel der Beine beim Laufen

[Tab. 1] Sinne und ihre Strukturen sowie Funktionen

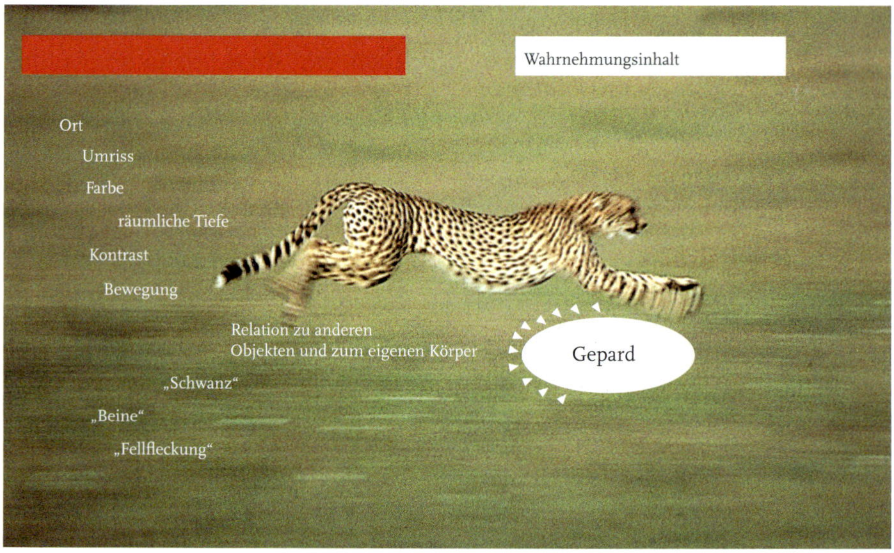

[1] Wie komplex die Wahrnehmungsinhalte sind, soll hier am Beispiel des Sehens verdeutlicht werden.

Das Ganze und die Teile wahrnehmen

1.1.3

Die Wahrnehmung spielt also für unsere tagtägliche Beobachtung eine wesentliche Rolle. Welche Sinne dabei eingesetzt werden, hängt ganz vom Ziel der Wahrnehmung ab. Grundsätzlich sind alle unsere Sinne wahrnehmungsbereit. Sie nehmen ständig neue Informationen auf. Auf dem Weg des Wahrnehmungsprozesses werden sie jedoch selektiert und nur ein Bruchstück kommt in unserem Gehirn an. In dem Moment, in dem Sie gerade diesen Text lesen, ist Ihre Wahrnehmung ganz auf den visuellen Sinn fixiert. Hören Sie auf zu lesen und nehmen Sie ganz bewusst wahr, was Ihnen z. B. Ihr Hörsinn, Ihr Gleichgewichtssinn oder Ihr Geruchssinn gerade signalisiert.

Alle diese Informationen sind während des Lesens weitgehend aus Ihrem Gehirn verbannt. Sie nehmen nur den Teil wahr, auf welchen Sie sich konzentriert haben.

Gleichzeitig viele Dinge, z. B. in einem Raum, wahrzunehmen, kann jedoch auch trainiert werden. Genauso können Sie es trainieren, sich so sehr auf eine Sache zu konzentrieren, dass Sie nur diesen einen Aspekt wahrnehmen.

Beispiel Rechtschreibkorrektoren korrigieren professionell Texte für Zeitungen oder Bücher. Sie prüfen einen Text ausschließlich auf die Einhaltung der richtigen Rechtschreibung, des Satzbaus und evtl. der Formatierung. Sie blenden den Inhalt des Textes aus. Normalerweise lesen wir einen Text, um uns seinen Inhalt anzueignen. In diesem Fall können wir durchaus auch über Rechtschreibfehler oder einen falschen Satzbau hinüber lesen, solange diese nicht den Lesefluss unterbrechen.

Dieser Mechanismus unserer Wahrnehmung gewährleistet, dass wir nicht einer kontinuierlichen Reizüberflutung ausgesetzt sind. Die Wahrnehmung gibt uns eine Richtung, die für unsere Orientierung in der Umwelt notwendig ist.

Die Gestalt wahrnehmen

1.1.4

Unser Gehirn entscheidet, welche Informationen zusammengefügt werden müssen, um eine Gestalt als solche wahrnehmen zu können. Diese Gestalt kann sowohl physischen Charakter haben (z. B. ein Stuhl, ein Mensch) oder ein Phänomen darstellen (z. B. gute Laune, Sympathie, Schmerz), das nicht zu „be-Greifen" ist.

Unsere Erwartungshaltung beeinflusst jedoch die Wahrnehmung der Gestalt mit. Während der Phase des Identifizierens nutzt das Gehirn unsere Vorerfahrung, um schneller zu einem fertigen „Bild" zu kommen. Dieser „Fehler im System" liegt z. B. dem Phänomen des Verwechselns von Personen zu Grunde. Im ersten Moment halten Sie die vorbeilaufende Person für Ihre alte Schulfreundin. Im nächsten Moment stellen Sie fest, dass Sie diese Person noch nie gesehen haben und sie eigentlich auch nicht allzu viel Ähnlichkeit mit Ihrer alten Freundin hat.

Dieses Phänomen, das man auch Fixation nennt, kann in der Krankenbeobachtung zum Problem werden. Wenn ich von einer Patientin eine bestimmte Reaktion auf mein Verhalten erwarte, oder eine körperliche, z. B. krankheitsbedingte, Reaktion passiert es nicht selten, dass andere Informationen, die gegen diese Tatsache sprechen, nicht mehr wahrgenommen werden.

Beispiel Frau Klein hat sich nach einem Autounfall viele Prellungen und einen Oberarmbruch zugezogen. Sie meldet sich mehrmals und sagt, dass sie unsägliche Schmerzen im Bein hat. Sie ordnen diese Schmerzen den Prellungen zu und geben ihr eine schmerzlindernde Salbe. Am nächsten Tag stellt sich heraus, dass Frau Klein eine tiefe Beinvenenthrombose hat, von der die Schmerzen herrührten.

tiefe Beinvenenthrombose | 152

1.2. Beobachten als Prozess

Beobachtung spielt sowohl im Alltag als auch im Berufsleben eine große Rolle. Um die dahinterliegenden Mechanismen zu verstehen, soll im Folgenden zuerst der Prozess der Beobachtung erläutert werden. Genau wie der Prozess der Wahrnehmung findet er unterbewusst statt, kann jedoch von unserem Bewusstsein gesteuert und kontrolliert werden.

Dem Beobachtungsprozess voraus geht eine **Klassifizierung** des zu beobachtenden Gegenstandes / Phänomens. Unter Klassifizierung versteht man hierbei das Umreißen der Situation und Problemstellung sowie des Einordnens in einen größeren Kontext. Findet der Beobachtungsprozess unbewusst statt, entspricht dies dem Wahrnehmungsprozess allgemein, die Beobachterin nimmt die Situation als Ganzes wahr. Findet eine Beobachtung bewusst statt, muss sich die Beobachterin im Vorfeld darüber klar werden, was genau sie beobachten möchte.

Beispiel Schülerin Meike hat heute ihre praktische Prüfung. Frau Hellmann, ihre Lehrerin aus der Krankenpflegeschule, beobachtet sie anhand einer Beurteilungsliste. Sie fokussiert dabei die Pflegehandlungen an sowie die Kommunikation mit dem Patienten Herrn Neumann.

Nachdem die Beobachterin die Informationen über die Wahrnehmungskanäle aufgenommen und verarbeitet hat (Wahrnehmungsprozess), setzt der Schritt der **Interpretation** ein. Dabei werden die Informationen gedeutet und durch Erklärungen ergänzt.

Beispiel Meike dreht nach Abschluss der Körperpflege im Bett Herrn Neumann auf die rechte Seite. Frau Hellmann interpretiert dies als pflegerische Maßnahme (Lagerung).

In einem nächsten Schritt werden die Informationen und Interpretationen zu einem Urteil verdichtet. Es kommt zu einer **Beurteilung** der Situation.

Beispiel Frau Hellmann schätzt die Lagerung als fachgerecht ein.

Die Beurteilung dient als Grundlage für Vorhersagen über das weitere Geschehen. Soll die Beobachtung evaluiert werden, muss diese Annahme noch einer **Überprüfung** unterzogen werden.

Beispiel Frau Hellmann nimmt sich den Lagerungsplan von Herrn Neumann zur Hand und stellt fest, dass laut Plan eine Lagerung auf der rechten Seite vorgesehen war.

Wie man anhand der Beispiele feststellen kann, ist Beobachtung mehr als nur die Wahrnehmung einer Situation. Beobachtung ist ein Prozess, für den mehrere Faktoren eine Rolle spielen:

- Anlass der Beobachtung
- Form der Beobachtung (bewusst oder unbewusst)
- Art und Weise des Wahrnehmungsprozesses
- persönliche Haltung der Beobachterin

In den folgenden Kapiteln wird beschrieben, dass sowohl der Wahrnehmungs- als auch der Beobachtungsprozess Störquellen unterworfen sind, und wie diese Störquellen im Sinne einer konsequenten Krankenbeobachtung vermieden werden können.

Objektivität und Subjektivität 1.3

Wahrnehmungsverzerrungen und -störungen 1.3.1

Insbesondere die Wahrnehmungsschritte des Identifizierens und Einordnens sind menschlichen Irrtümern unterworfen. Das liegt an den vielfältigen psychischen Prozessen, die an diesem Teil des Wahrnehmungsprozesses beteiligt sind. Besonders die verschiedenen Blickwinkel, aus denen man Objekte betrachten kann, wie auch unterschiedliche Erwartungshaltungen können diesen Prozess beeinflussen.

Am deutlichsten werden diese Fehlleistungen des menschlichen Gehirns bei so genannten **optischen Täuschungen** oder **visuellen Illusionen**. Optische Täuschungen sind Bilder, welche unterschiedliche Auslegungen zulassen. Häufig kann man in diesen Bildern verschiedene Figuren erkennen, oder gar vorgetäuschte Tatsachen, die unseren Vorerfahrungen widersprechen; z. B. [Abb. 1].

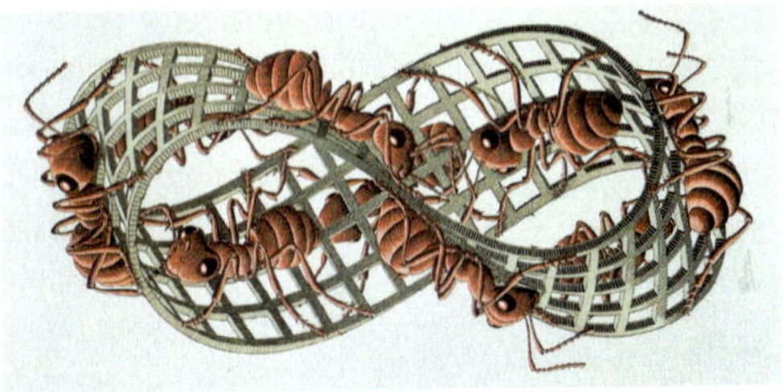

[1] Optische Täuschungen – Möbius-Band

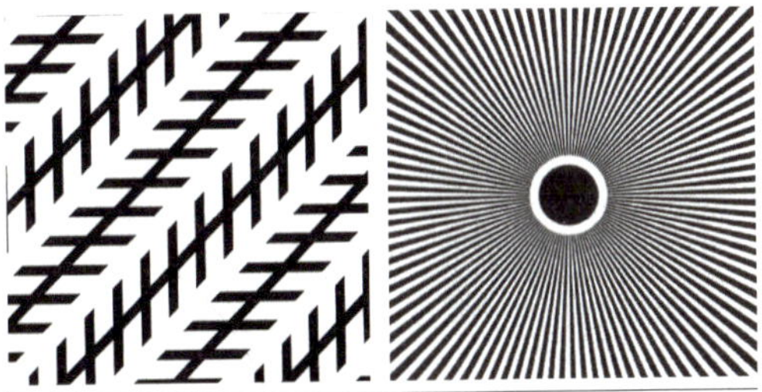

[2] Optische Täuschungen – Verzerrungen von Dimensionen

Wie diese Bilder wahrgenommen werden, kann von einer Vielzahl von Einflussfaktoren abhängen:

- Vorwissen
- Vorerfahrung
- Umwelteinflüsse
- Erwartungshaltungen

Diese Einflussfaktoren werden in der Psychologie **Kontext- und Erwartungseinflüsse** genannt.

Beispiel Betrachten Sie die nebenstehenden Abbildungen. Was sehen Sie?

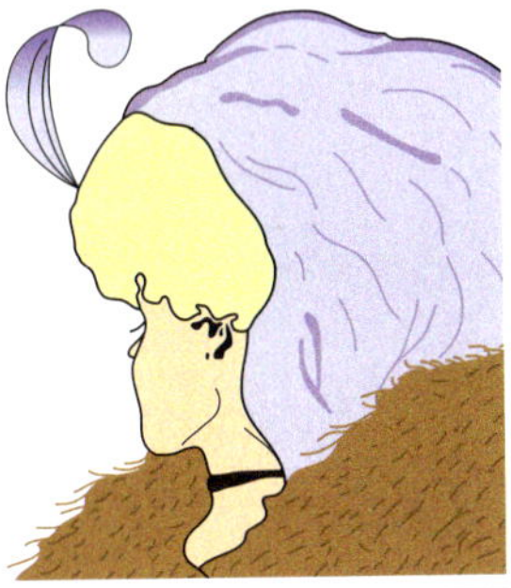

[3] Eine alte Frau

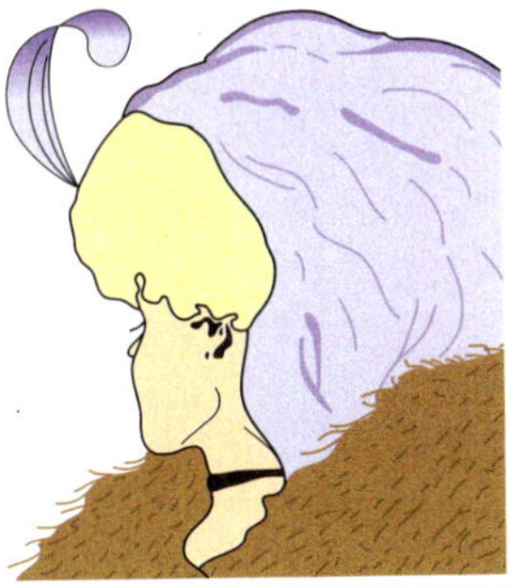

[4] Eine junge Frau

Mit großer Wahrscheinlichkeit haben Sie in der ersten Abbildung eine alte und in der zweiten Abbildung eine junge Frau gesehen.

Der Grund hierfür liegt in der Bildunterschrift, welche Ihnen eine Erwartungshaltung vermittelt hat. Sie werden aber feststellen, dass in beiden Abbildungen sowohl eine alte als auch eine junge Frau zu erkennen ist.

Im Wahrnehmungsprozess werden Informationen aus der Umwelt zu einer subjektiven Wahrnehmung umgewandelt. Hierbei kann es zu Fehlleistungen des Gehirns kommen. Auf Grund der vielfältigen Einflüsse unseres Gehirns müssen wir davon ausgehen, dass die Wahrnehmung jedes Menschen anders und eigen funktioniert. Aus diesem Grunde wird zwischen **subjektiven und objektiven Kriterien** unterschieden. Subjektive Kriterien unterliegen dem Wahrnehmungsprozess, während objektive Kriterien möglichst unbeeinflusst sein sollten.

Beispiel Sie kommen in der ambulanten Pflege zu Frau Konrad nach Hause und empfinden die Raumtemperatur in der Wohnung als überheizt. Frau Konrad aber bittet Sie darum, die Heizung noch weiter aufzudrehen, da sie friert. Da Sie zur Lösung des Konfliktes beitragen wollen, kontrollieren Sie das Raumthermometer und stellen eine Temperatur von 20 °C fest.

Während die Wahrnehmung der Raumtemperatur sowohl bei Ihnen als auch bei Frau Konrad subjektiv und damit verschieden ist, gibt das Thermometer eine objektive Aussage, die allerdings keine Aussage über Ihre persönliche Empfindung macht.

1.3.2 Fehlerquellen der Beobachtung

Da unsere Beobachtung stark vom Wahrnehmungsprozess beeinflusst ist, unterliegt man immer wieder Täuschungen. Vor diesen „Fehlern" sind auch Pflegende nicht gefeit; daher sollen im Folgenden eine Auswahl von Beobachtungs- und Beurteilungsfehler genannt werden. Als Beispiel dient die Beobachtungs- und Beurteilungssituation in der Ausbildung, die Sie als Lernende sicherlich schon einmal kennen gelernt haben. Sie werden während des Unterrichts von Lehrenden oder in einer Praxissituation von Ihrer Praxisanleiterin kontinuierlich beobachtet.

Halo-Effekt (auch *Pygmalion-Effekt*)

Im Rahmen der Beurteilungsproblematik bedeutet der Halo-Effekt das Überstrahlen des Urteils von einem hervorstechenden Kriterium. Er tritt dann auf, wenn ein positiver oder negativer Eindruck von bestimmten Eigenschaften eines Menschen die dennoch vorhandenen Fehler oder Stärken in anderen Bereichen „überstrahlt".

Daher lauten gleichbedeutende Bezeichnungen auch: Überstrahlungsfehler, Ausstrahlungsfehler, Abfärbungseffekt. Beurteilende unterliegen dem Fehler der ungerechtfertigten Verallgemeinerung. Sie schließen von einer erlebten Situation auf das Gesamtverhalten der Auszubildenden. So wird eine Pünktlichkeit liebende Praxisanleiterin pünktliche Auszubildende leicht auch in anderer Hinsicht positiv beurteilen.

Logikfehler

Die Praxisanleiterin schlussfolgert von beobachtbaren auf nicht beobachtbare Merkmale. Zum Beispiel: Wenn Auszubildende sorgfältig und fleißig arbeiten, dann müssen auch die Leistungsergebnisse gut sein. „Hauptfächer gut – alles gut!"

Korrekturfehler bzw. Klebeeffekt

Die Praxisanleiterin orientiert sich an früheren Beurteilungen. Das können auch die vorgelegten Schulzeugnisse sein. Ihre Unsicherheit in Fragen der Beurteilung führt dazu, sich auf das Urteil anderer zu verlassen bzw. ein einmal gefälltes Urteil nicht korrigieren zu wollen. Sie möchte nicht eingestehen, dass sie vielleicht ein Fehlurteil abgegeben hat. Die Praxisanleiterin korrigiert „ihre Beurteilung" nach früheren Beurteilungen: „Wer einmal schlecht war, kann nicht besser werden!"

Der letzte Eindruck *(recency-effect)*

Oft bleibt auch der letzte Eindruck besonders haften – z. B. der dem Ausfüllen des Beurteilungsformulars unmittelbar vorangegangene Eindruck von Leistung und Sozialverhalten. Auch dieser Eindruck kann die Wahrnehmung und das daraus folgende Urteil erheblich verzerren.

Andorra-Effekt *(self-fulfilling-prophecy)*

In dem Schauspiel „Andorra" von Max Frisch geht es um den Jungen Andri, der nach der Volksmeinung ein Judenkind, in Wirklichkeit aber das uneheliche Kind eines nicht jüdischen Lehrers ist. Die Leute von Andorra erwarten von einem Juden ein ganz bestimmtes Verhalten: Geiz, Feigheit, Faulheit. Diese ihre Erwartungen setzen sie in Andri, der sich anfangs dagegen wehrt, dann resigniert und die „Erwartungen" seiner Umwelt erfüllt: Er wird geizig, feige und faul. Damit sehen sich die Leute von Andorra bestätigt. Mit dem nach diesem Stück bezeichneten „Andorra-Effekt" wird jemand so, wie man es von ihm erwartet. Die Erwartungen prägen das Verhalten. Dies gilt auch in positiver Richtung. Wenn Lehrende den Lernenden eine Leistung zutrauen, werden diese sie in der Regel auch erbringen. Man spricht bei diesem Effekt auch von der sich selbst erfüllenden Prophezeiung *(self-fulfilling-prophecy)*.

Formen der Beobachtung 1.4

Systematische und unsystematische Beobachtung 1.4.1

Beobachtung ist für die meisten Menschen eine Alltagshandlung. Manche Menschen beobachten genauer, andere weniger genau, wieder andere vielleicht gar nicht. In den meisten Fällen findet die Beobachtung jedoch unbewusst statt.

Zu unterscheiden davon ist die systematische oder wissenschaftliche Beobachtung, die folgendermaßen definiert werden kann:

Unter systematischer oder wissenschaftlicher Beobachtung versteht man die direkte Beobachtung

- menschlicher Handlungen,
- sprachlicher Äußerungen,
- nonverbaler Reaktionen (z. B. Mimik, Gestik, Körpersprache),
- Veränderungen des Körpers (z. B. Hautfarbe, Zittern),
- sozialer Merkmale (Kleidung, Rituale, Symbole),

In den pflegerischen Berufen ist es wichtig, unter den nonverbalen Reaktionen auch Veränderungen des Körpers (z. B. Hautfarbe, Zittern) zu erkennen.

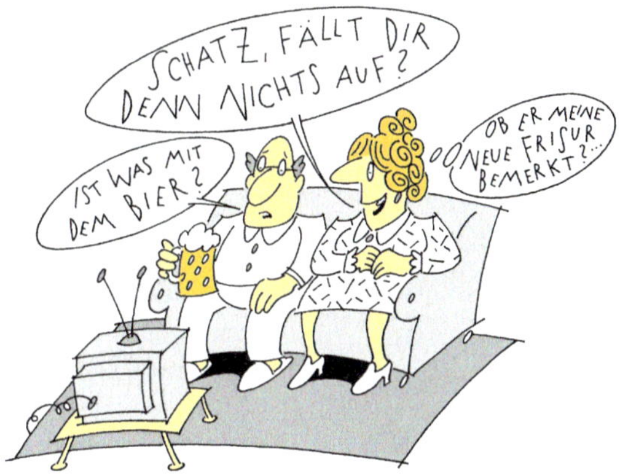
SCHATZ, FÄLLT DIR DENN NICHTS AUF?
IST WAS MIT DEM BIER?
OB ER MEINE NEUE FRISUR BEMERKT?...

Die Beobachtung der Patientinnen ist eine wesentliche Tätigkeitsform von Pflegenden und wird mitunter Krankenbeobachtung genannt. Auch hier findet Beobachtung kontinuierlich und zum Teil unbewusst statt. In bestimmten Bereichen der Pflege muss die Beobachtung systematisch erfolgen. Die systematische Beobachtung ist geplant und zielgerichtet und eine grundlegende Methode der Datenerfassung.

Prozess der systematischen Beobachtung

1. **Planung der Beobachtung**
   - Wen will ich beobachten?
   - Was will ich beobachten?
   - Gibt es für meine Zwecke ein Beobachtungsinstrument, z. B. ein Beobachtungsblatt, einen Anamnesebogen oder ein Assessmentinstrument?

2. **Durchführung der Beobachtung**
   - möglichst objektiv
   - möglichst wertfrei
   - möglichst vollständig

3. **Auswertung der Beobachtung**

4. **Dokumentation der Beobachtung**
   Entsprechend dem Dokumentationssystem

5. **Beurteilung der Beobachtungsergebnisse**
   Ergeben sich aus dem Beobachteten Konsequenzen für die Pflege?

Die eigentliche Beobachtung ist strikt getrennt von der Bewertung und Beurteilung des Beobachteten!

1.4.2 Fremd- und Selbstbeobachtung

Bewegungsmuster | 122

Die bisherigen Beschreibungen des Beobachtungsprozesses gingen immer davon aus, dass eine Person (Subjekt) eine andere Person oder Situation (Objekt) beobachtet. Dies wird Fremdbeobachtung genannt. Gegenstand der Fremdbeobachtung sind äußerlich wahrnehmbare Zustände oder Prozesse. So kann z. B. die Mobilität einer Patientin durch die Beobachtung der Bewegungsmuster eingeschätzt werden. Jedoch sind der Fremdbeobachtung Grenzen gesetzt. Sie kann das Empfinden und Erleben einer Person nur anhand äußerlicher Merkmale deuten. Durch die Deutung (*Interpretation*) können Fehler unterlaufen. Besonders deutlich wird dies beim Schreien eines Säuglings: Dies kann sowohl als Zeichen des Schmerzes, aber auch als Zeichen des Hungers oder Unwohlseins gedeutet werden.

Aber auch bei Erwachsenen sind die Pflegenden auf eine weitere Form der Beobachtung angewiesen, auf die Selbstbeobachtung. Dabei beobachtet die Person (*Subjekt*) sich selbst. Beobachterin und Objekt sind identisch. Hat eine Person Schmerzen, nimmt nur sie diese wahr. Die Person kann dabei die Häufigkeit, den Ort und die Intensität des Schmerzes beobachten. In dem Moment, in dem die Person diese Selbstäußerung verbalisiert, also z. B. der Pflegenden ihre Beobachtung mitteilt, wird die Pflegende wieder zur Beobachterin, es handelt sich wiederum um eine Fremdbeobachtung.

Jedoch bestehen durch die zwei Beobachtungsschritte auch mehr Fehlerquellen: Die Wahrnehmung der Patientin kann verzerrt sein. So kann sie z. B. auf Grund von Nervenschädigungen die Schmerzen nur bedingt wahrnehmen. Oder sie hat eine verzerrte Wahrnehmung der Zeit und gibt dadurch eine höhere oder niedrigere Schmerzfrequenz an. Im nächsten Schritt, der Fremdbeobachtung durch die Pflegende, kann wiederum die Pflegende die Informationen fehldeuten, wenn sie z. B. bei der Aussage „Mein Fuß tut weh" nicht nachfragt, um welchen Fuß es sich handelt.

Damit wird deutlich, dass bei der Weitergabe (z. B. Dokumentation) von beobachteten Informationen immer festgehalten werden muss, wie die Beobachtung zu Stande gekommen ist. Dies kann z. B. wie folgt geschehen: „Frau Henzel gibt Schmerzen im rechten Fuß an. Der Fuß ist heiß und geschwollen." So wird deutlich, welche Informationen aus der Selbst- und welche aus der Fremdbeobachtung stammen.

1.4.3 Teilnehmende und nicht teilnehmende Beobachtung

In der Regel nimmt die beobachtende Person an der zu beobachtenden Situation teil. Darin liegt jedoch bereits eine mögliche Fehlerquelle. So kann es ja z. B. sein, dass die zu beobachtende Person sich nur auf Grund der Anwesenheit der Beobachterin ganz anders verhält als sie es normalerweise tun würde. Dies kann zumindest nicht ausgeschlossen werden. Aus diesem Grunde gilt die nicht teilnehmende Beobachtung in Wissenschaftskreisen als Optimum, um keine verfälschten Ergebnisse zu erhalten.

Die nicht teilnehmende Beobachtung ist jedoch im Pflegealltag kaum realisierbar. Daher ist der Grad der Teilnahme an einer Beobachtungssituation viel ausschlaggebender. Die Beobachterin muss sich bewusst sein, dass sie durch die Form ihrer Anwesenheit und die Art ihrer Kommunikation Beobachtungsergebnisse verändern kann. Betrete ich z. B. ein Patientenzimmer und frage die Patientin nach ihrem Befinden, gebe ich einen anderen Impuls, als wenn ich sie nach ihren Schmerzen frage. Das Gleiche gilt für die Anwesenheit während Besuch da ist. So wirkt es für einige Menschen hemmend, wenn eine fremde Person mit im Raum anwesend ist. Besucht z. B. ein Ehemann seine kranke Frau und wirkt in Anwesenheit der Pflegenden ein wenig steif, so muss daraus nicht gleich auf eine Ehekrise geschlossen werden. Pflegende sollten sich während der Beobachtung der Wirkung ihrer Anwesenheit bewusst sein.

2.1 Der Pflegeprozess 576

2.1.1 Geschichtliche Aspekte des Pflegeprozesses und Definitionen 576

2.1.2 Der Pflegeprozess als Beziehungsprozess 577

2.1.3 Der Pflegeprozess als Problemlösungsprozess 577

2.1.4 Pflegetheorien und Pflegeprozess 577

2.1.5 Der Pflegeprozess als Regelkreis einzelner Schritte 578

2.1.6 Pflegeprozess und Pflegeverständnis 578

2.2 Pflegeprozess und Pflegedokumentation 579

2.2.1 Ziele und Zweck der Pflegedokumentation 579

2.2.2 Rechtliche Grundlagen der Pflegedokumentation 579

2.2.3 Aufbau unterschiedlicher Dokumentationssysteme 581

2.3. Pflegerisches Handeln im Rahmen des Pflegeprozesses 587

2.3.1 Sammeln und Ordnen von Informationen 587

Anamnese und Anamnesegespräch 587

Assessmentinstrumente 588

2.3.2 Formulieren der Pflegeressourcen, -probleme, -diagnosen und -ziele 589

Pflegeressourcen und Pflegeprobleme 589

Pflegediagnosen 590

Pflegeziele 592

Evaluationskriterien 592

Festlegen von Prioritäten und Planen von Pflegemaßnahmen 593

Durchführen und dokumentieren der Pflege 594

Beurteilen und Evaluieren der Pflege 594

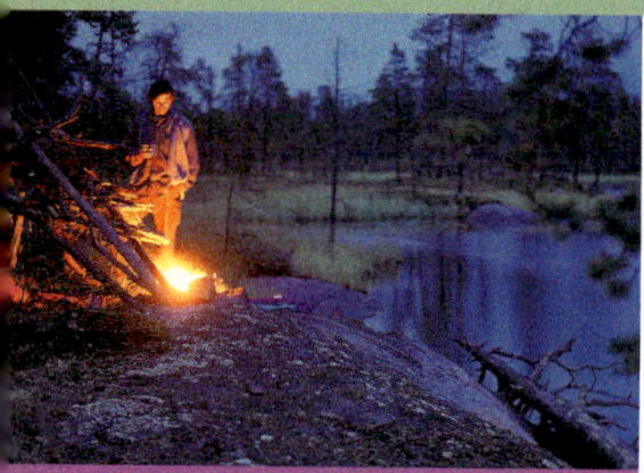

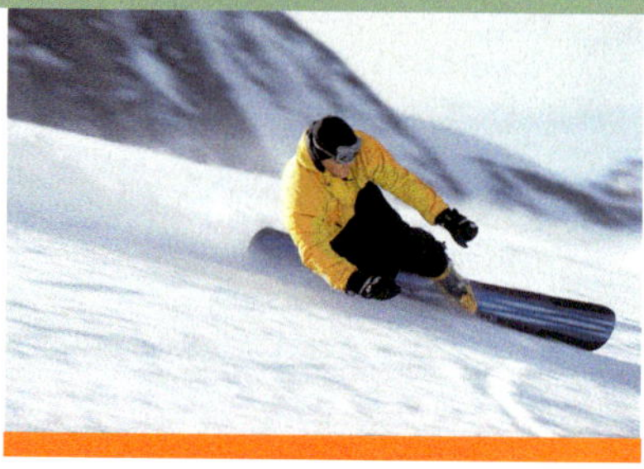

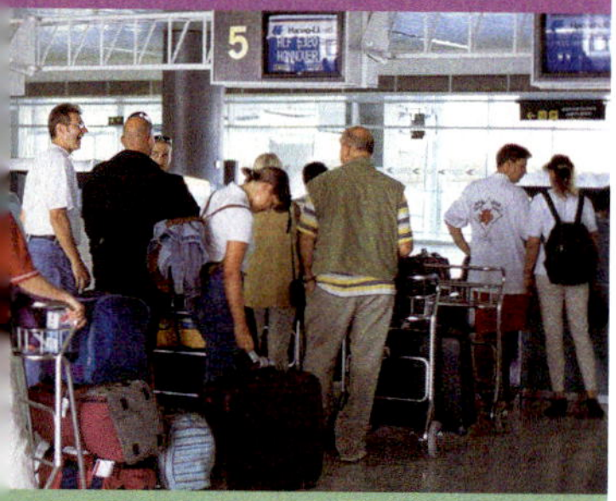

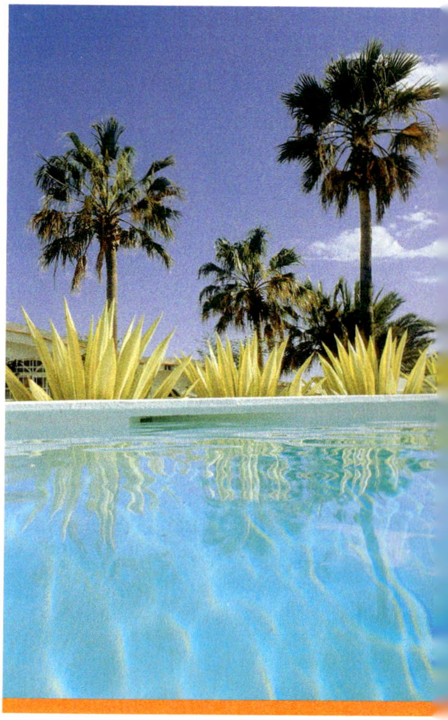

Pflege planen und dokumentieren

„Pflege muss geplant stattfinden" lautet eine Forderung des Gesetzgebers Mitte der 1980er Jahre und stürzte damit eine ganze Generation von Pflegenden und Lehrenden in die Verzweiflung. Die Pflegeplanung wurde zum Schreckgespenst.

Dass eine geplante Pflege eigentlich sehr viel Sinn macht, zeigt der Vergleich mit dem Alltag, in dem ebenfalls viele Prozesse geplant stattfinden. Am Beispiel der Reiseplanung soll deutlich gemacht werden, dass die Pflegeplanung eigentlich nichts anderes ist, als der Einsatz des gesunden Menschenverstands.

Die Deutschen sind als das reisefreudigste Volk der Welt bekannt. Jährlich geben die Bundesbürgerinnen fast 60 Milliarden Euro für ihre Urlaubsgestaltung aus. Dabei rangieren die Gastländer Spanien, Österreich und Italien ganz oben.

In der Regel freuen sich alle das ganze Jahr auf ihren Urlaub. Hat man ihn sich schließlich auch hart erarbeitet. Doch dann beginnt die Qual der Wahl, wohin soll es denn bloß gehen? Vom Stellen dieser Frage bis zum Antritt des Urlaubs vergehen häufig Monate. Reiseanbieter werben mit Frühbucherrabatten, sodass viele Menschen bereits über ein halbes Jahr im Voraus ihr Reiseziel anvisieren.

Unabhängig davon, ob man alleine, mit der Familie oder Freunden in den Urlaub fährt, der Beginn einer jeden Reiseplanung ist die Informationssammlung. Nachdem man einen heißen Tipp von Freunden bekommen oder eine interessante Reportage im Fernsehen über einen Urlaubsort gesehen hat, beginnt die Recherche im Internet, in Bibliotheken oder im Reisebüro. Auf dem Küchentisch häufen sich Reisekataloge, Ausdrucke und Kopien von Hotelansichten. Gemeinsam wird geschaut, welches Hotel und welcher Flug am günstigsten zu kombinieren sind. Dabei stehen die eigenen Ressourcen im Vordergrund: Wie viel Geld habe ich zur Verfügung? Welches Klima trägt am besten zu meiner Erholung bei? Welche Fluggesellschaft berücksichtigt den Freiheitsdrang kleiner Kinder?

Sind all diese Fragen geklärt, steht endlich das Reiseziel fest. Dabei wird in der Regel ein Ankunftsort festgelegt, von welchem man durchaus auch noch Ausflüge zu weiteren Zielen unternehmen kann. Ob nun als Landesrundreise über mehrere Tage oder in kleinen Touren in die nähere Umgebung.

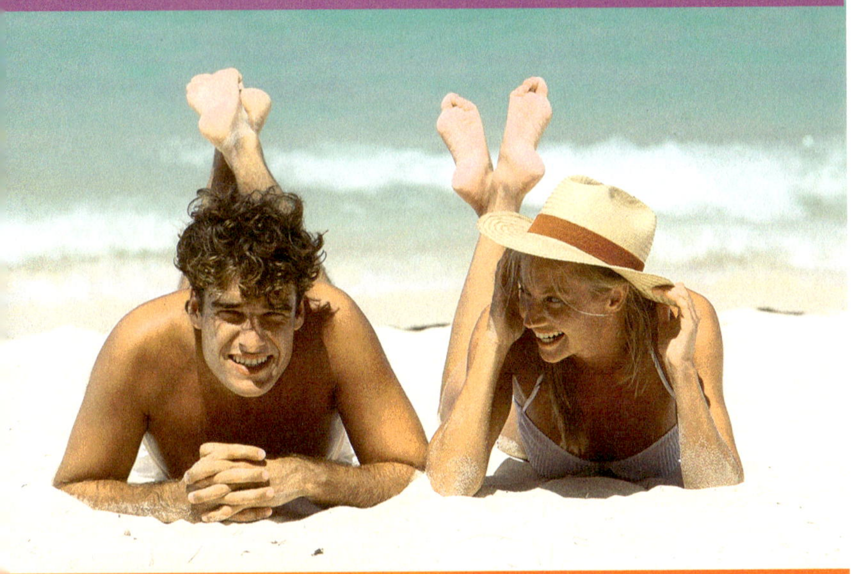

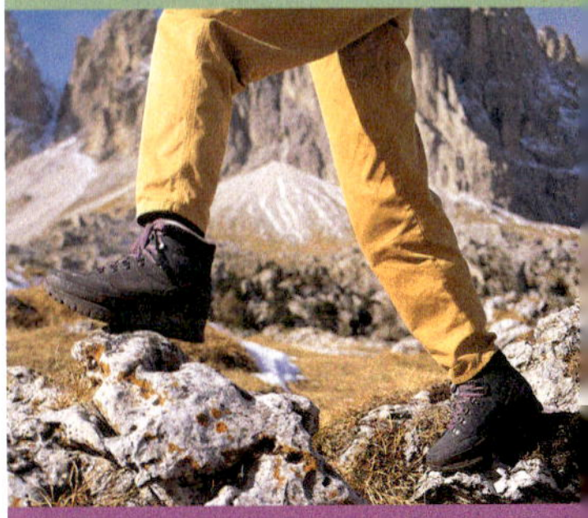

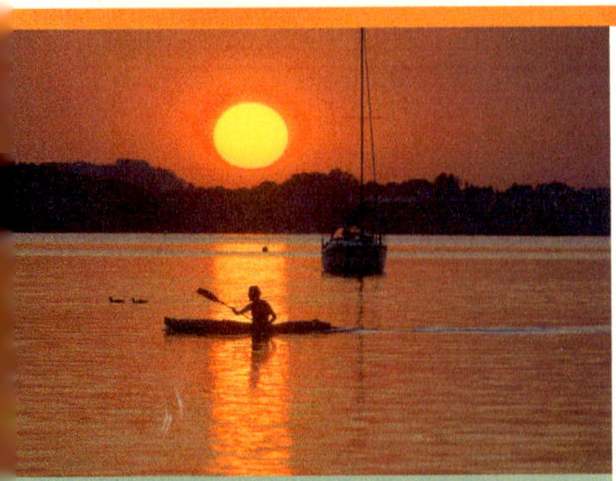

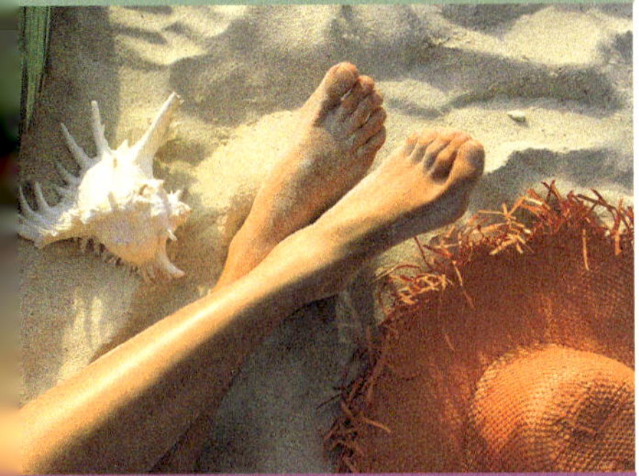

Nun kann es losgehen. Fahren Sie mit mehreren Leuten in den Urlaub, verteilen Sie die Aufgaben. Einer kümmert sich um die Flugtickets, der andere um die Hotelbuchung, der dritte bestellt einen Mietwagen; sind Sie alleine, bleibt die ganze Arbeit an Ihnen hängen. Und kurz vor dem Urlaub machen Sie sich eine Checkliste mit allen notwendigen Utensilien: Sonnenschutzcreme, wetterfeste Kleidung, ein gutes Buch zum Lesen. Ganz organisierte Leute legen gleich noch die Zeiten fest, zu welchen sie sich um was kümmern wollen: Eine Woche vor der Abreise Nachbarn fragen, ob sie die Blumen gießen können, zwei Tage vor der Abreise die Traveller-Schecks von der Bank abholen, kurz vor Abflug noch einmal die Eltern anrufen.

Ist das Ziel endlich erreicht, können Sie den Urlaub genießen oder auch nicht. Mitunter tauchen Probleme auf, die Sie nicht mit eingeplant haben und es bedarf erneuter Planung, um sich nicht den ganzen Urlaub zu verderben: Das gebuchte Hotel hat einen Wasserschaden, alle Hotels der Region sind ausgebucht, was tun? In der Regel findet sich eine Lösung, und manchmal ist der Nachbarort sogar viel reizvoller als die Touristenmetropole.

Wie immer geht der Urlaub natürlich viel zu schnell vorüber und mir nichts, Dir nichts steht der Alltag wieder ins Haus. Doch nun werden die Urlaubsfotos aufbereitet, Alben angelegt und gemeinsame Abende mit Bildprojektionen über den Beamer veranstaltet. Man berichtet Freunden und Familien und wertet die Reise aus. Viele Menschen fahren jedes Jahr in denselben Urlaubsort, weil er ihnen so gut gefällt. Andere ziehen es vor, sich immer wieder auf neue Abenteuer einzulassen. Die meisten Menschen vergeben Tipps an Interessierte, was sie sich in diesem Ort unbedingt anschauen sollen, oder welche Veranstaltung sowie welches Restaurant ein Flop waren.

Ist der vergangene Urlaub ausgewertet, beginnt nicht selten schon wieder die neue Urlaubsplanung und das Ganze beginnt von vorne.

Dass dieser Prozess auch in der Pflege stattfindet und genauso viel Sinn macht wie im Alltag, soll das folgende Kapitel vermitteln. Hier lernen Sie die Grundlagen des Pflegeprozesses und seiner einzelnen Handlungsschritte kennen.

2.1 Der Pflegeprozess

2.1.1 Geschichtliche Aspekte des Pflegeprozesses und Definitionen

Pflegende haben in einer langen Tradition krankheitsorientiert Patientinnen versorgt. Heute ist durch die Veränderungen im Gesundheits- und Sozialwesen ein Umdenken notwendig geworden. Die Patientin wurde zur Klientin, die Insassin zur Heimbewohnerin. Pflege sollte klientinnenorientiert sein. Ein Schritt in diesem Veränderungsprozess war die Einführung der Definition von Pflege als Pflegeprozess in den 50er- und 60er-Jahren des vorigen Jahrhunderts in den USA.

Der Begriff Pflegeprozess wurde zunächst in den USA und später auch in anderen Ländern dazu benutzt, Pflege als professionelles Handeln zu definieren.

Der Pflegeprozess beschreibt dabei den Ablauf oder Vorgang der pflegerischen Betreuung. Dabei wird der Pflegeprozess als Regelkreislauf beschrieben, der in seinen einzelnen Phasen von den Pflegenden angewendet wird. Dieser Regelkreislauf erhebt dabei den Anspruch, möglichst umfassend alles zu integrieren, was sich bei der Pflege eines Menschen entwickelt, um damit einen Beitrag zur Qualitätssicherung zu leisten. In Deutschland ist dem Pflegeprozess durch die Qualitätsdiskussionen in und über die Pflege Ende der 80er-Jahre vermehrt Aufmerksamkeit gewidmet worden. Es wurde Gesundheitspolitikern wie auch Vertreterinnen der Pflegebranche bewusst, dass eine ausreichende Pflegequalität ein notwendiges Kriterium in der Überprüfung von erbrachten Pflegeleistungen sein muss.

Nachdem schon im Krankenpflegegesetz von 1985 der Pflegeprozess als Lerninhalt für die Krankenpflegeausbildung festgehalten wurde, sind 1994 mit der Einführung der Pflegeversicherung Maßnahmen zur Sicherung der Pflegequalität in Pflegeeinrichtungen bundesweit vereinheitlicht worden (§ 80 Abs. 1 SGB XI).

§ 80 Maßstäbe und Grundsätze zur Sicherung und Weiterentwicklung der Pflegequalität

… (1) Die Spitzenverbände der Pflegekassen, die Bundesarbeitsgemeinschaft der überörtlichen Träger der Sozialhilfe, die Bundesvereinigung der kommunalen Spitzenverbände und die Vereinigungen der Träger der Pflegeeinrichtungen auf Bundesebene vereinbaren gemeinsam und einheitlich unter Beteiligung des Medizinischen Dienstes der Spitzenverbände der Krankenkassen sowie unabhängiger Sachverständiger Grundsätze und Maßstäbe für die Qualität und die Qualitätssicherung der ambulanten und stationären Pflege sowie für die Entwicklung eines einrichtungsinternen Qualitätsmanagements, das auf eine stetige Sicherung und Weiterentwicklung der Pflegequalität ausgerichtet ist. Sie arbeiten dabei mit dem Verband der privaten Krankenversicherung e. V., den Verbänden der Pflegeberufe sowie den Verbänden der Behinderten und der Pflegebedürftigen eng zusammen. Die Vereinbarungen sind im Bundesanzeiger zu veröffentlichen; sie sind für alle Pflegekassen und deren Verbände sowie für die zugelassenen Pflegeeinrichtungen unmittelbar verbindlich.

—

SGB XI – Soziale Pflegeversicherung – Siebtes Kapitel, *Beziehungen der Pflegekassen zu den Leistungserbringern*, Vierter Abschnitt, Wirtschaftlichkeitsprüfungen und Qualitätssicherung

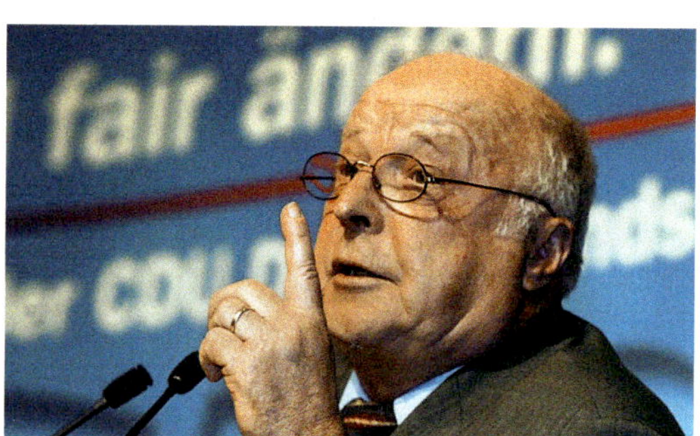

[1] Norbert Blüm,
1982–1998 Bundesminister für Arbeit und Sozialordnung, führte 1994 die Pflegeversicherung ein.

Der Pflegeprozess als Beziehungsprozess

2.1.2

> Pflege ist ein zwischenmenschlicher Beziehungsprozess, bei dem zwei Personen (Pflegender und Gepflegter) zueinander in Kontakt treten, um ein gemeinsames Ziel, das Pflegeziel, zu erreichen.
>
> —
>
> Fiechter, Verena/Meier, Martha: *Pflegeplanung*, Basel, 8. Auflage, Recom, 1992, S. 31

Pflege ist also noch mehr als ein technischer oder ein naturwissenschaftlicher Problemlösungsprozess. Die Beziehung zwischen Pflegenden und Pflegebedürftigen sowie deren Aufbau und Entstehung ist von erheblicher Bedeutung. Die Planung der Pflegemaßnahmen wie auch die Festlegung der Pflegeziele erfolgt gemeinsam mit der pflegebedürftigen Person. Pflegeziele dürfen prinzipiell nicht gegen den Willen einer Person festgelegt werden. Der Beziehungsprozess Pflege ist kein starres Gebilde, sondern bedarf der täglichen Arbeit und Überprüfung. Der Beziehungsprozess ist damit dynamisch (beweglich).

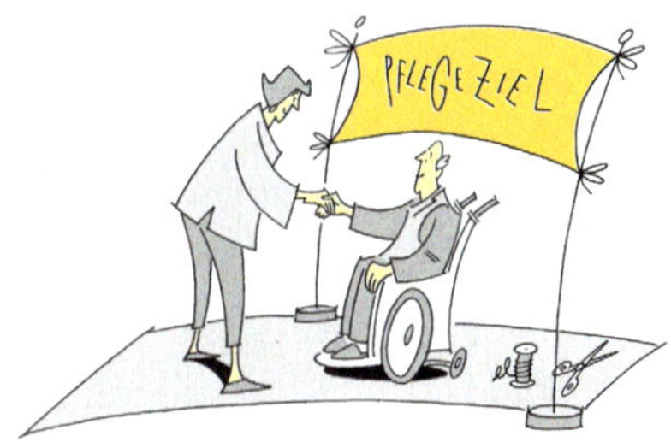

Der Pflegeprozess als Problemlösungsprozess

2.1.3

> Der Pflegeprozess besteht aus einer Reihe von logischen, voneinander abhängigen Überlegungs-, Entscheidungs- und Handlungsschritten, die auf eine Problemlösung, also auf ein Ziel hin ausgerichtet sind und im Sinne eines Regelkreises einen Rückkopplungseffekt (feedback) in Form von Beurteilung und Neuanpassung enthalten.
>
> —
>
> Fiechter, Verena/Meier, Martha: *Pflegeplanung*, Basel, 8. Auflage, Recom, 1992, S. 30

Diese Definition macht deutlich, dass in der Pflege ein zielorientiertes Arbeiten verlangt wird. Im Gegensatz zu der intuitiven Pflege (z. B. eines kranken Kindes oder einer kranken Angehörigen), geht eine an einem Problemlösungsprozess orientierte Pflege davon aus, dass jeder Schritt des Pflegeprozesses durchdacht, dokumentiert und bewertet wird.

Die Evaluation des Pflegeprozesses dient hierbei dem Zweck, die eigene Arbeit kritisch zu bewerten, die Pflegequalität erfassbar und überprüfbar zu machen sowie Pflegeergebnisse auch wissenschaftlich erforschen zu können.

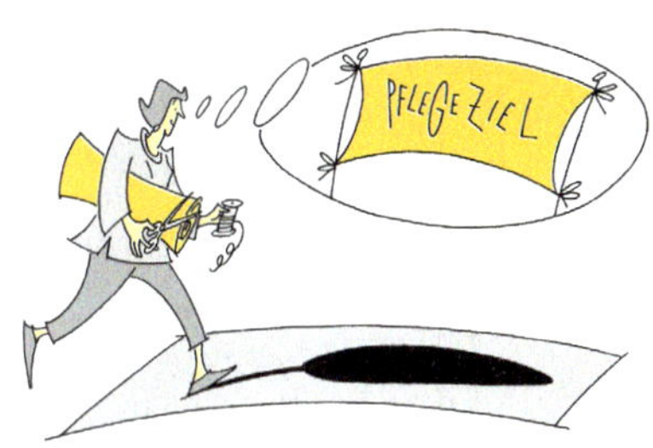

Pflegetheorien und Pflegeprozess

2.1.4

Die erste Pflegetheoretikerin, die den Pflegeprozessgedanken in ihrer Theorie aufnahm, war Ida Jean Orlando. Sie veröffentlichte 1961 ihr Werk mit dem Titel „The Dynamic Nurse-Patient Relationship: Function, Process and Principles of Professional Nursing Practice" (Die dynamische Beziehung zwischen Pflegekraft und Patient: Funktion, Prozess und Grundlagen einer professionellen Pflegepraxis).

Auch andere Theoretikerinnen schlossen sich diesem Gedanken an und verabschiedeten sich von der medizingeleiteten Pflege, wie auch von der intuitiven Pflege. Besonders traten hierbei Virginia Henderson, Hildegard Peplau und Dorothea Orem hervor. Deren Theorien schafften eine Grundlage für die Einführung einer prozesshaften Pflege in den USA.

Hildegard Peplau | 3
Dorothea Orem | 3

2.1.5 Der Pflegeprozess als Regelkreis einzelner Schritte

Der zur Qualitätssicherung dienende Pflegeprozess ist in verschiedenen Modellen entwickelt worden. Sie entsprechen alle der Vorstellung eines Regelkreises, variieren aber in der Anzahl ihrer Schritte.

NANDA | 591

NIC = Nursing Intervention Classification (Klassifikation der Pflegeinterventionen), **NOC** = Nursing Outcome Classification (Klassifikation der Pflegeergebnisse)

Das 3-Stufen-Modell	angelehnt an die Klassifikationssysteme NANDA, NIC, NOC
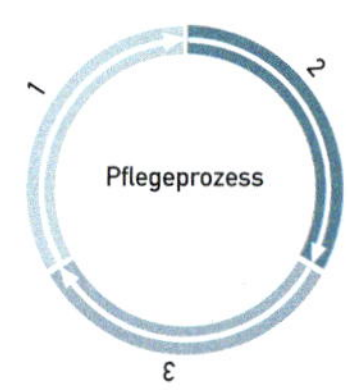	1. Pflegediagnose 2. Pflegeintervention 3. Pflegeergebnis
Das 4-Stufen-Modell	von der WHO empfohlen
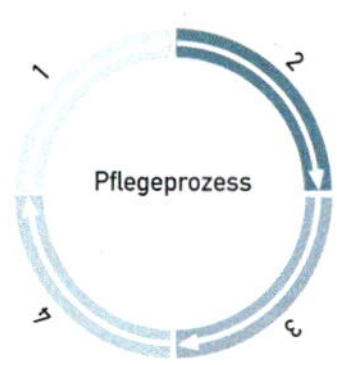	1. Einschätzung (Assessment) 2. Planung 3. Durchführung 4. Bewertung (Evaluation)
Das 5-Stufen-Modell	vor allem in den USA verbreitet
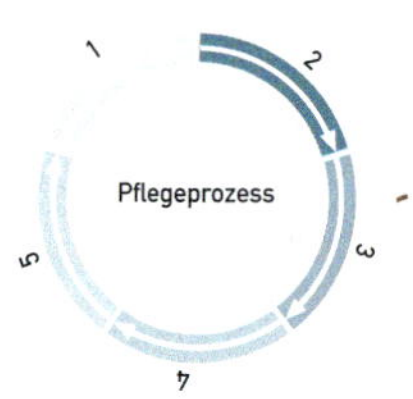	1. Einschätzung (Assessment) 2. Diagnose 3. Planung 4. Durchführung 5. Bewertung (Evaluation)
Das 6-Stufen-Modell	nach Fiechter & Meier, 1981; vor allem im deutschsprachigen Raum verbreitet
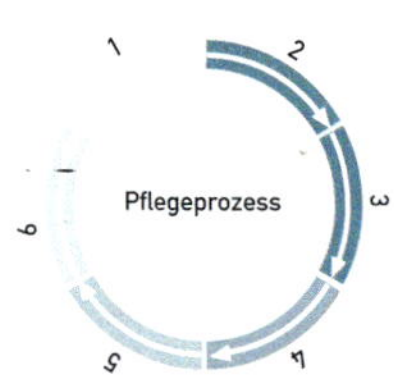	1. Informationssammlung 2. Erkennen von Ressourcen und Pflegeproblemen 3. Festlegen der Pflegeziele 4. Planung der Pflegemaßnahmen 5. Durchführung der Pflege 6. Beurteilung der Wirkung (Evaluation)

[Tab. 1] Die verschiedenen Modelle des Pflegeprozesses

2.1.6 Pflegeprozess und Pflegeverständnis

Pflege sowohl im Sinne einer Kranken- als auch im Sinne einer Gesundheitspflege möchte den Menschen darin unterstützen und fördern, seine Gesundheit zu erhalten, Schaden zu vermeiden und Krankheiten zu heilen bzw. Leiden zu lindern. Eine solche Definition kann jedoch z. B. auch auf Eltern zutreffen, die ihre Kinder „pflegen". Der Pflegeprozess gibt den Pflegeberufen einen professionellen Rahmen, indem er Pflege fachlich begründet. Alle Maßnahmen, die von professionell Pflegenden durchgeführt werden, sollen geplant und zielgerichtet sowie für alle nachvollziehbar sein.

Somit ist der Pflegeprozess Ausdruck eines professionellen Pflegeverständnisses.

Pflegeprozess und Pflegedokumentation 2.2.

Ziele und Zweck der Pflegedokumentation 2.2.1

Die Pflegedokumentation muss am Pflegeprozess orientiert sein. Sie muss einheitlich, gut lesbar, verständlich, dokumentenecht, nicht verfälscht (kein Tipp-Ex®), übersichtlich, aktuell und kontinuierlich geführt sein.

Die Pflegedokumentation dient der Transparenz des Pflegeprozesses auch für Außenstehende.

Daraus ergeben sich folgende Ziele der Pflegedokumentation:

- Transparenz der Pflegeleistung
- Sicherung der Pflegequalität
- Darstellung professioneller Pflegeleistung

Rechtliche Grundlagen der Pflegedokumentation 2.2.2

In Deutschland ist die Dokumentationspflicht im Bereich der Pflege in verschiedenen Gesetzen und Richtlinien verankert. Dabei spielt für den Krankenhausbereich das SGB V, den ambulanten und stationären Pflegebereich das SGB XI sowie für den stationären Pflegebereich zusätzlich das Heimgesetz eine Rolle.

1. **Pflegeversicherung SGB XI Vereinbarungen gemäß § 80 SGB XI**

Gemäß § 80 SGB XI vereinbaren die dort genannten Institutionen miteinander Grundsätze und Maßstäbe für die Qualität und die Qualitätssicherung der ambulanten und stationären Pflege.

Die Vereinbarungen sind im Bundesanzeiger zu veröffentlichen; sie sind für alle Pflegekassen und deren Verbände sowie für die zugelassenen Pflegeeinrichtungen unmittelbar verbindlich.

Die Vereinbarungen sind 1995 bzw. 1996 zustande gekommen. An verschiedenen Punkten wird auf den Bereich „Pflegedokumentation" eingegangen, die hier getroffenen Aussagen zur Pflegedokumentation sind daher rechtlich verbindlich:

Im Rahmen der Strukturqualität unter Punkt 3.1.1.2:

Pflege unter ständiger Verantwortung einer ausgebildeten Pflegefachkraft bedeutet daher, dass diese u. a. verantwortlich ist für die fachgerechte Führung der Pflegedokumentation.

Im Rahmen der Prozessqualität unter Punkt 3.2.3:

Der Pflegedienst hat ein geeignetes Pflegedokumentationssystem vorzuhalten. Die Pflegedokumentation ist sachgerecht und kontinuierlich zu führen.

Im Rahmen der Ergebnisqualität unter Punkt 3.3.1:

Das Ergebnis der Überprüfung (des Pflegeprozesses anhand der festgelegten Pflegeziele) ist mit den an der Pflege Beteiligten und dem Pflegebedürftigen zu erörtern und in der Pflegedokumentation festzuhalten.

Unter Punkt 3.3.2 sind explizit Aspekte aufgezählt, zu denen in jedem Fall Stellung zu nehmen ist.

Beispielhaft ist hier der ambulante Bereich angeführt:

- der Erhaltung vorhandener Selbstversorgungsfähigkeiten und Reaktivierung solcher, die verloren gegangen sind
- der Pflege verbaler und nonverbaler Kommunikation und Verbesserung soweit möglich
- der Unterstützung räumlicher, zeitlicher und situativer Orientierung Seite 23/26
- dem Abbau von Ängsten
- der Überwindung von Antriebsschwäche bzw. das Auffangen überschießender Reaktionen

- der Berücksichtigung der angemessenen Wünsche des Pflegebedürftigen, der Pflegebereitschaft der Angehörigen und anderer Pflegepersonen.

Im Rahmen der Verfahren zur Durchführung von Qualitätsprüfungen unter Punkt 5.5 (ambulant) bzw.
Punkt 6.2 (stationär):

Grundlage der Prüfung bilden u.a. die Pflegedokumentationsunterlagen.

Die zurzeit gültige MDK-Anleitung zur Prüfung der Qualität nach § 80 SGB XI erläutert dies unter Punkt 4.1.

Danach sollten mindestens folgende Formblätter vorhanden bzw. vorgehalten sein:

- Stammdaten
- Pflegeanamnese
- Biografie
- Probleme und Fähigkeiten, Ziele und geplante Maßnahmen sowie Evaluation der Ergebnisse
- Verordnete medizinische Behandlungspflege (nur stationär)
- Gabe verordneter Medikamente (nur stationär)
- Durchführungsnachweis/Leistungsnachweis
- Pflegebericht
- Lagerungsplan
- Trink-/Bilanzierungsbogen
- Überleitungsbogen

—

Empfehlung des Landespflegeausschusses Niedersachsen gemäß § 92 Abs. 1 Satz 2 SGB XI vom 28.10.2004

2. **Krankenversicherung SGB V**
   Im SGB V gibt es keine ausdrückliche Pflicht zur Pflegedokumentation.

3. **Heimgesetz HeimG**
   Heimträger haben lt. § 11 Abs. 1 Nr. 7 HeimG die Pflicht, Pflege zu dokumentieren. Heime dürfen daher nur betrieben werden, wenn in den Einrichtungen für Pflegebedürftige Pflegeplanungen erstellt und dokumentiert werden.

4. **Zivil- und Strafrecht**
   Zivil- und strafrechtlich ist die Pflegedokumentation zwar nicht bindend, belegt aber die von Pflegenden geleistete Arbeit. Das heißt dann im Amtsdeutsch: Was nicht dokumentiert ist, wurde auch nicht durchgeführt! Die Bedeutung der Pflegedokumentation für die Rechtsprechung wird aus folgendem Gerichtsurteil deutlich:

Die an Morbus Alzheimer erkrankte Klägerin nimmt den Beklagten wegen unzureichender Pflege in dessen Pflegeheim auf Zahlung eines Schmerzensgeldes in Anspruch.

Die Klägerin war nach einem Krankenhausaufenthalt am 19.11.1997 in das Pflegeheim des Beklagten aufgenommen worden. Schon zu diesem Zeitpunkt bestand bei der Klägerin ein Dekubitus 2. Grades.

Am 21.1.1998 überwies der die Klägerin behandelnde Facharzt die Klägerin zur stationären Behandlung in ein Krankenhaus. Dort wurde am Steiß der Klägerin ein Dekubitus 4. Grades mit Nekrosen von insgesamt 10 cm · 5 cm festgestellt. Bei der erforderlichen Operation musste ein Teil des bereits zerstörten Steißbeins entfernt werden und zudem ein Anus praeter gelegt werden; die Wunde war noch 11/2 Jahre nach der Operation nicht endgültig verheilt.

Unter Hinzuziehung eines Sachverständigen stellte das Gericht fest, dass bei einer fachgerechten Pflege die inkontinente Klägerin schon bei ihrer Aufnahme in das Pflegeheim von Kopf bis Fuß hätte betrachtet werden müssen, **was nicht dokumentiert worden sei. Dokumentiert worden sei zwar ein „Riss zwischen den Gesäßbacken", jedoch ergebe sich aus der Dokumentation des Heimes nicht, dass die Klägerin deswegen einem Arzt vorgestellt worden sei. Auch sei weder die Entwicklung des Dekubitus dokumentiert worden noch eine ent-**

sprechende Dekubitusprophylaxe mit nächtlicher Umlagerung etc. erfolgt.

Für die vom Beklagten vorgenommene Behandlung mit Betaisadona und Panthenol fehle es an einer entsprechenden Diagnose und Verordnung eines Arztes. Den Ausführungen des Sachverständigen zufolge hätte eine fachgerechte Behandlung den schweren Verlauf, insbesondere die Anlegung des Anus praeter vermeiden können. Bei der Klägerin hingegen sei die Anlegung aufgrund der entstandenen faustgroßen Wundhöhle und der bestehenden Inkontinenz medizinisch indiziert gewesen.

Das Gericht stellte fest, dass die vorliegenden schweren Pflegefehler und die jedenfalls lückenhafte Dokumentation zu einer Beweislastumkehr führten. Da der Beklagte sich nicht entlasten könne, sei er zur Zahlung eines Schmerzensgeldes in Höhe von 35.000 DM (17872,64 €) verpflichtet. Bei der Bemessung der Höhe des Schmerzensgeldes sei zu berücksichtigen gewesen, dass die Klägerin dem Beklagten zur Pflege anvertraut und auf die Sorgfalt des Personals angewiesen war. Aufgrund ihrer hochgradigen senilen Demenz habe sie keine Hilfe verlangen können. Neben dem Vertrauensmissbrauch sei zu berücksichtigen gewesen, dass die Klägerin lange im Krankenhaus gelegen habe und mehrere Operationen habe erdulden müssen. Sie werde für den Rest ihres Lebens mit einem künstlichen Darmausgang leben müssen und müsse zudem nachts durch das Fixieren ihrer Hände daran gehindert werden, sich den Beutel an ihrem künstlichen Darmausgang abzureißen.

—

OLG Oldenburg, Urt. v. 14.10.1999, Az.: 1 U 121/98 (rechtskräftig)

Beweislastumkehr
Beklagte müssen den Beweis für die korrekte Behandlung und Pflege erbringen.

Aufbau unterschiedlicher Dokumentationssysteme 2.2.3

Dokumentationssysteme können entweder von der Einrichtung selbst erstellt werden oder aber von professionellen Anbietern käuflich erworben werden. Diese „eingekauften" Dokumentationssysteme werden dann den Ansprüchen der Einrichtung entsprechend modifiziert. Dokumentationssysteme unterscheiden sich in ihrem Aufbau und Umfang abhängig vom pflegerischen Tätigkeitsfeld (z. B. Notaufnahme, OP, Intensivstation, Altenheim oder ambulante Pflege). Bestimmte Dokumentationsformulare finden sich i. d. R. überall wieder.

Hierzu gehören:

- **Stammdaten:** Hier werden allgemeine Daten wie Name, Alter, Angehörige und Patientenverfügung festgehalten.
- **Pflegeanamnese:** Die Pflegeanamnese (*Assessment*) wird einmalig zum Erstgespräch erhoben und dokumentiert und in regelmäßigen Abständen überprüft und ergänzt.
- **Biografie:** Hier werden insbesondere im Altenpflegebereich die wichtigsten Stationen im Leben der Pflegebedürftigen erfasst.
- **Probleme und Fähigkeiten (Pflegediagnosen), Ziele und geplante Maßnahmen sowie Evaluation der Ergebnisse:** Dies entspricht der Pflegeplanung. Sie wird ebenfalls in regelmäßigen Abständen überprüft und ergänzt oder erneuert.
- **Verordnete medizinische Behandlungspflege:** Hierzu gehört die genaue Bezeichnung der Medikamente (ggf. mit Wirkstoff oder Generikanamen), Dosis, Zeit und Unterschrift(-enkürzel) des behandelnden Arztes (ausschließlich!).
- **Gabe verordneter Medikamente:** Sie muss sich aus der Verordnung erschließen und wird von Pflegenden verabreicht und exakt dokumentiert.
- **Durchführungsnachweis/Leistungsnachweis:** Hier werden die geplanten Pflegemaßnahmen nach der Durchführung von der Pflegenden (welche die Pflegemaßnahme durchgeführt hat) abgezeichnet (Namenskürzel). Es müssen sich hieraus Zeitpunkt und Dauer der Maßnahme erschließen.

- **Pflegebericht:** Hier trägt jede Schicht einen kurzen prägnanten Bericht über den Zustand und eventuelle Komplikationen ein. Hierbei gilt:
  - Jede Schicht hat eine eigene Schreibfarbe.
  - Jeder Bericht muss mit der Schicht, der Uhrzeit sowie dem Namenskürzel gekennzeichnet sein.
  - Bei dokumentierten Problemen müssen eingeleitete Maßnahmen sowie Ergebnis der Maßnahmen aus den nachfolgenden Berichten erschließbar sein.

Beispiel:

ND 23:00 Uhr	Herr Paul klagt über Einschlafstörungen. Ihm wird ein schlaffördernder Kräutertee angeboten.	L.K.
ND 01:00 Uhr	Herr Paul schläft.	L.K.

- **Lagerungsplan:** Aus dem Lagerungsplan sollte sowohl die Planung als auch die Durchführung ersichtlich sein. Jede Form der Lagerung und/oder Mobilisation muss erfasst werden.
- **Trink-/Bilanzierungsbogen**
- **Überleitungsbogen**

Dies bedeutet nicht, dass bei weitgehend selbstständigen Patientinnen oder Heimbewohnerinnen der Bilanzbogen auch ausgefüllt werden muss. Auch die Pflegebedürftige, welche (nach Einschätzung durch ein entsprechendes Instrument, z. B. Braden-Skala) nicht dekubitusgefährdet ist, wird in einem Lagerungsplan nicht erfasst. Dokumentiert wird nur, was durchgeführt wurde! Eine Pflegemaßnahme, welche sich nicht aus der Pflegediagnose ergibt, kann in ambulanten und stationären Pflegeeinrichtungen nicht abgerechnet werden! Im Krankenhaus wird die Pflegedokumentation zusammen mit der ärztlichen Dokumentation sowie verwaltungstechnischen Formularen zur Patientenakte zusammengefasst.

Die Pflegedokumentation darf **nicht:**
- einfach nur „abgehakt" werden: Nur die Maßnahmen, die wirklich durchgeführt wurden, dürfen auch abgezeichnet werden.
- manipuliert („frisiert") werden (z. B. mit Tipp-Ex®)
- öffentlich zugängig gemacht werden (Datenschutz!)

Die Dokumentation sollte zeitnah erfolgen. Das bedeutet z. B., dass die am Morgen gegebenen Medikamente auch möglichst bald dokumentiert werden.

Pflegeplan-Nr. + **Pflegeanamnese** + **Optiplan**® OP 9625 ges. gesch.

Name: Vorname:

Erhebungssymbolik: 1. Erhebung = × 2. Erhebung = ○ 3. Erhebung = △

1.0 - 6.0 HAUTZUSTAND UND KÖRPERPFLEGE **Kommentar**

○ **Intakt**
○ trocken
○ feucht
○ schuppig
○ Dekubitus ◯
○ Allergie ▨
○ Ulcera ⊞
○ Hämatom △

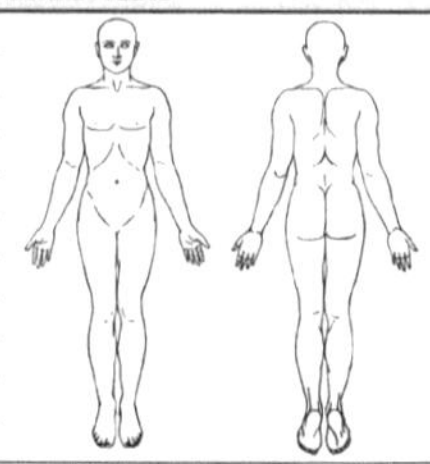

Gewohnheiten, Rhythmen, Hilfsmittel

Einschränkungen / Defizite **Hilfsmittel / benutzte Pflegemittel**

○ med. Fußpflege erwünscht
○ Friseur
○ Kosmetik

Voraussichtlich Hilfe bei
○ Ganzkörperwäsche
○ Teilwäsche Oberkörper
○ Teilwäsche Unterkörper
○ Intimpflege
○ Duschen
○ Baden
○ Zahnpflege
○ Mundpflege
○ Kämmen
○ Rasieren
○ Hautpflege

Bisherige Lebensgewohnheiten:

Gesamtbeurteilung

Selbständige und situationsgerechte Entscheidung über und Ausführung von Körperpflege	○ Selbständig
Benötigt mehr Zeit und/oder ist mit Hilfsmitteln fähig zur Körperpflege	○ bedingt selbständig
Benötigt zeit-/teilweise Hilfe, kann Erforderlichkeit nicht erkennen	○ Teilweise unselbständig
Kann nicht selbständig Körperpflege durchführen, ständige personelle Hilfe	○ unselbständig

7.0 AUSSCHEIDUNGEN **Kommentar**

○ **selbständig** — **Gewohnheiten, Rhythmen, Hilfsmittel**
○ Kann Toilette benutzen ○ Benötigt Toilettenstuhl
○ Urinflasche ○ Steckbecken
○ Harninkontinenz ○ nein ○ gelegentlich
○ Benötigt Einlagen Bisheriges Produkt:
○ Blasenkatheter Typ: Größe: Char.
○ Harnableitendes System gelegt am:
○ Stuhlinkontinenz ○ nein ○ gelegentlich
○ regelmäßige Stuhlentleerung ○ Abführmittel
○ Obstipationsneigung ○ Neigung z. Diarrhoe
○ Anus praeter

Einschränkungen / Voraussichtlich Hilfe bei **Bisherige Lebensgewohnheiten:**
○ Toilettengang ○ Steckbecken
○ Toilettentraining ○ Einlagenwechsel
○ Intimtoilette ○ Richten der Bekleidung
○ Katheterismus ○ Wechsel Stomabeutel

Gesamtbeurteilung

Kann Ausscheidungen selbständig kontrollieren und realisieren	○ Selbständig
Benötigt Hilfe zur selbständigen Ausscheidung	○ bedingt selbständig
Benötigt zeit-/teilweise personelle Hilfe bei Ausscheidung und Intimhygiene	○ Teilweise unselbständig
Ständige personelle Hilfe bei Miktion / Defäkation erforderlich	○ unselbständig

8.0 / 9.0 ERNÄHRUNG **Kommentar**

○ **Isst selbständig** ○ benötigt Hilfe — **Bisherige Lebensgewohnheiten:**
○ portionsgerechte Vorgabe ○ zerkleinern — Häufigkeit:
○ passierte Kost ○ PEG-Sonde
Bevorzugte Kost
lehnt ab:
○ Diätkost erforderlich:
○ **trinkt selbständig** ○ benötigt Hilfe — große/kleine Portion?
○ trinkt genügend ○ zu wenig
Trinkmenge: L/Tag
Lieblingsgetränke:
Ernährungszustand bei Aufnahme ○ gut — **Hilfsmittel** ○ Antirutsch-Unterlage
○ kachektisch ○ adipös ○ exsikkiert — ○ Reha-Besteck ○ Trinkhalm

Gesamtbeurteilung

Essen und Trinken bedarfsgerecht und selbständig	○ Selbständig
braucht mehr Zeit, selbständig mit Hilfsmitteln	○ bedingt selbständig
zeit-/teilweise personelle Hilfe erforderlich	○ Teilweise unselbständig
Ständige Aufforderung, Erinnern, Anleiten, Führen der Hand, Eingeben	○ unselbständig

20.0 ORIENTIERUNG / KOMMUNIKATION **Kommentar**

Örtliches Orientierungsvermögen — **Bemerkungen, Ergänzungen**
○ findet sich noch gut zurecht ○ hat Probleme
○ findet sich in vertrauer Umgebung nicht zurecht
zeitliches Orientierungsvermögen
○ gut ○ teil-/zeitweise Orientierungsstörungen
○ Keine Orientierung
Personenbezogenes Orientierungsvermögen
○ gut ○ Verkennt zeitweise auch vertraute Personen
○ erkennt Angehörige nicht
Situatives Orientierungsvermögen
○ kann gegenwärtige Situation realistisch einschätzen
○ kann gegenwärtige Situation zeitweise einschätzen
○ verkennt Situation meistens / ständig
Bewusstseinslage
○ geistig rege ○ ängstlich ○ verstimmt
○ verlangsamt ○ somnolent ○ komatös
Kooperationsfähigkeit
○ ja ○ eingeschränkt ○ nein
Sprache und Sprechvermögen — **Hilfsmittel**
○ normal ○ Wortfindungsstörungen — ○ Sprechhilfen
○ eingeschränkt ○ kann sich nicht mitteilen — ○ elektronische Hilfen
Gedächtnis und Konzentration
○ normal ○ Kurzzeitgedächtnis gestört
○ Langzeitgedächtnisinhalte bereits verschwommen
○ kann keine neuen Informationen aufnehmen
○ gute Konzentrationsfähigkeit ○ leichte Konzentrationsschwächen
○ deutliche Konzentrationsschwäche ○ Konzentrationsfähigkeit nicht vorhanden
Hörvermögen
○ nicht eingeschränkt ○ eingeschränkt — ○ Hörgeräte ○ rechts
Welche Einschränkungen: ○ links
Sehvermögen — ○ Brillen ○ Lesegerät
○ nicht eingeschränkt ○ eingeschränkt — ○ Lupe

Gesamtbeurteilung

Kommunikation uneingeschränkt möglich	○ Selbständig
Komm. teilweise eingeschränkt, braucht Hilfsmittel	○ bedingt selbständig
Kommunikation mit zeit-/teilweiser personeller Hilfe möglich	○ Teilweise unselbständig
Kommunikation nicht/nur mit intensivem personellen Aufwand möglich	○ unselbständig

21.0 VITALFUNKTIONEN / MEDIZINISCHE BEHANDLUNG **Kommentar**

Vitalfunktionen (bei Aufnahme) — **Bemerkungen, Ergänzungen**
Blutdruck: Puls: BZ: mg %:
Gewicht kg Größe: — **Hilfsmittel**
Atmung: ○ normal ○ eingeschränkt — ○ Inhalator
○ Raucher ○ Zyanose — ○ O_2-Therapie
Wärme-/Kälteempfinden — ○ Absauggerät
○ normal ○ gestört — ○ Vibrax
Wünsche bez. Zimmertemperatur:
Medikamentöse Versorgung
○ selbständig ○ durch Pflegeperson — ○ Sonde
○ Einnahmekontrolle ○ Medikamente richten — ○ PEG-Pumpe
○ Medikamente verabreichen — ○ Venöser Zugang
○ oral ○ zerkleinern ○ andere Verabr.form: — ○ Infusomat
○ Injektionen / Infusionen — ○ Perfusor
Hinweise zu medizinischer Versorgung / ärztlicher Betreuung

Gesamtbeurteilung

Keine Hilfsmittel und keine Behandlungspflege erforderlich	○ Selbständig
Aufrechterhaltung der Vitalfunktionen erfordert mehr Zeit, auch bei selbständiger Hilfsmittelnutzung	○ bedingt selbständig
Aufrechterhaltung der Vitalwerte bereitet Beschwerden, daher personelle Hilfe erforderlich	○ Teilweise unselbständig
Ständige Abhängigkeit von personeller / maschineller Hilfe	○ unselbständig

22.0 RUHE UND SCHLAF **Kommentar**

○ **Keine Störungen** — **Bemerkungen, Ergänzungen**
Bisherige Schlafgewohnheiten
Schlafengehen abends: Uhr
Aufstehen morgens: Uhr
○ Mittagsschlaf von: bis:
○ Schlafstörungen welche:
○ Was tun Sie, wenn Sie nicht schlafen können?
○ Schlafmittel? welche:

Gesamtbeurteilung

Tag-/Nachtrhythmus vorhanden, nur gelegentliche Störungen	○ Selbständig
überwiegend Nachtruhe durch Einschlaf- und Durchschlafhilfen	○ bedingt selbständig
Tags und / oder nachts Unruhe, Schlafstörungen, zeit-/teilweise personelle Hilfe	○ Teilweise unselbständig
Tag-/Nachtrhythmus stark beeinträchtigt (Unruhe, Somnolenz)	○ unselbständig

[1] Pflegeanamnese als Bestandteil eines Pflegedokumentationssystems

Optiplan® ges. gesch.
OP 9645

Pflegeplan

Evaluation im Pflegebericht

	Pflegepl. Nr.	Datum	Hz.	Pflegeprobleme lt. Anamnese	Ressourcen / erleichternde o. erschwerende Faktoren	pflegeerschwerende / pflegeerleichternde Faktoren lt. Pflegeplan-Nr.	Datum	Pflegeziele (Prognose ankreuzen, Teilziele formulieren)	Stop-/ Kontroll-datum	Hz.
1.0 – 6.0 Körperpflege / Hautzustand										

SGB XI-Leistungen

1.0 – 6.0 Körperpflege / Hautzustand / Selbstpflegefähigkeit	Pflegeplan-Nr.	Zeitkorridore in Minuten	Datum	Nr.	U	tÜ	vÜ	A	B	Pflegeplan: Wo? Wie? (Techniken, Methoden) Womit? (Hilfsmittel, Pflegemittel)	Standard Nr.	Wie oft? tägl.	Wie oft? wöch.	Wie oft? mon.	Wann? Uhrzeit	22.00 – 6.00 Uhr	Anzahl Pflegekräfte	Stop- / Kontroll-datum	Hz.	x Min.	= Pflegez.
1.1	Ganzkörperwäsche	20 – 25														○					
1.2	Teilwäsche Oberkörper	8 – 10														○					
1.3	Teilwäsche Unterkörper	12 – 15														○					
1.4	Teilwäsche Hände / Gesicht	1 – 2														○					
2.	Duschen	15 – 20														○					
3.	Baden	20 – 25														○					
3.1	Nägel schneiden															○					
3.2	Haare waschen															○					
4.	Zahn- / Mundpflege	5														○					
5.	Kämmen	1 – 3														○					
6.	Rasieren	5 – 10														○					
6.1	Haut- / Gesichtspflege															○					
	Prophylaxen															○					
○	Dekubitus															○					
○	Soor / Parotitis															○					
○	Intertrigo															○					
○	Pneumonie															○					
	Krankheitsspez. Pflegemaßnahmen															○					
○	z. B. Schmerzmedikation															○					
○	orotracheale Absaugung															○					
○	Einreibung mit Dermatika															○					

U = Unterstützung, tÜ = teilw. Übernahme, vÜ = vollst. Übernahme, A = Anleitung, B = Beaufsichtigung

Leistungsnachweis Pflege (gemäß SGB XI)

Optiplan® ges. gesch.
OP 9630 Vollstationäre Pflege

Name der Einrichtung:

Kennzeichen der Einrichtung:

Name des Versicherten | Vorname | geb. am | Mitglieds-Nr. des Antragsstellers

U = Unterstützung
tÜ = teilw. Übernahme
vÜ = vollst. Übernahme
A = Anleitung
B = Beaufsichtigung

Jahr: **Monat:** Kostenträger: Mitglieds-Art: Arzt: Telefon:

Nr.	U	tÜ	vÜ	A	B	1 – 6 KÖRPERPFLEGE	Häufigkeit p. Schicht	1	2	3	4	5	6	7	8	9	10	11	12	13	14	15	16	17	18	19	20	21	22	23	24	25	26	27	28	29	30	31	Stop/Hz.	Nr.	Summen
1.1						Ganzkörperwäsche	F																																	1.1	
							S																																		
							N																																		
1.2						Teilwäsche Oberkörper	F																																	1.2	
							S																																		
							N																																		
1.3						Teilwäsche Unterkörper	F																																	1.3	
							S																																		
							N																																		
1.4						Teilw. Hände / Gesicht	F																																	1.4	
							S																																		
							N																																		
2.						Duschen	F																																	2.	
							S																																		
							N																																		
3.						Baden	F																																	3.	
							S																																		
							N																																		
3.1						Nägel schneiden	Hz.																																	3.1	
3.2						Haare waschen	Hz.																																	3.2	
4.						Zahn- / Mundpflege	F																																	4.	
							S																																		
							N																																		
5.						Kämmen	F																																	5.	
							S																																		
							N																																		
6.						Rasieren	Hz.																																	6.	
6.1						Haut- / Gesichtspflege	F																																	6.1	
							S																																		
							N																																		
							Hz. Früh																																		
							Hz. Spät																																		

[1] Pflegeplan mit Durchführungsnachweis für die ambulante Pflege bzw. stationäre Pflegeeinrichtungen

Stammblatt
Bewohnerdaten

Optiplan® ges. gesch.
OP 9600

FINANZIELLE ANGELEGENHEITEN

selbständig	○ ja	○ nein
Barbetrag zur pers. Verfügung	○ ja	○ nein
Geld wird verwaltet von:		
Befreiungen:		
Rezeptgebühr:	○ ja	○ nein
Rundfunkgebühr:	○ ja	○ nein
Geld / Eigentum hinterlegt:	○ ja	○ nein
wo?		

KOSTENSICHERUNG (Kranken- / Pflegekasse)

AOK	BEK	LKK	BKK	IKK	VdAK	AEV	Knappsch.	UV			

Sonstige Kostenträger:
Ansprechpartner:
Tel.:
Krankenversich. Nr. / Aktenz.:

MITGEBRACHTES EIGENTUM	○ ja	○ nein
Testament hinterlegt	○ ja	○ nein
wo?		
Hinterlegte Dokumente:		
Wäschekennzeichnung:		

ÄRZTLICHER AUFNAHMESTATUS

Hz.	Diagnosen bei Aufnahme:	ICD

Ursache für Pflegebedürftigkeit

Fremdbefunde, bisherige Verordnungen etc. siehe Verwaltungstasche

NOTARZT:

Datum	Uhrzeit	Grund:

PFLEGEVERSICHERUNG

Feststellung der Pflegebedürftigkeit am:
durch:
MDK-Ansprechpartner: Tel.:

PFLEGESTUFE (Stufe 1, Stufe 2, Stufe 3, Härtefall):
vor Aufnahme ☐ Ersteinstufung (stationär) ☐

ÄNDERUNGSGUTACHTEN:

Datum	Stufe	Datum	Stufe	Datum	Stufe

KRANKENHAUSAUFENTHALTE / PFLEGEUNTERBRECHUNG:

Unfall?	Krankenhaus / Sonst. Grund	von	bis	Angehörige verständigt? ja	nein	Hz
○				○	○	

Stammblatt

PERSONALIEN EDV-Nr.:

Name / Geburtsname:
Vorname:
Geburtsort: Geburtsdat.:
Straße:
PLZ: Ort:
Tel. 1: Tel. 2:
lebt allein: ○ ja ○ nein ○ verh. ○ verw. ○ led. ○ gesch.
Religion:

ANGEHÖRIGE 1 (Bezugsperson)

Name / Vorname:
Straße:
PLZ: Ort:
Verwandschaftsgrad:
Tel. 1: Tel. 2:

ANGEHÖRIGE 2 (Bezugsperson)

Name / Vorname:
Straße:
PLZ: Ort:
Verwandschaftsgrad:
Tel. 1: Tel. 2:

BETREUER (Betreuungsgesetz)

Name / Vorname:
Straße:
PLZ: Ort:
Tel. 1: Tel. 2:
Aktenzeichen:
Aufgabenkreis: befristet bis:
befristet bis:
Einwilligungsvorbeh.: befristet bis:

BEHANDELNDER ARZT

Name / Vorname:
Straße:
PLZ: Ort:
Tel. 1: Tel. 2:
Regelmäßiger Besuchstermin:

KONSILIARÄRZTE

Name / Anschrift: Tel.:

EXTERNE DIENSTLEISTUNGEN (Fußpflege, Friseur, Apotheke, KG etc.)

Name / Bezeichng.: Tel.:

EHRENAMTLICHE HILFEN (Besuchsdienst etc.)

Name / Bezeichng.: Tel.:

ZUSTÄNDIGE KIRCHENGEMEINDE / REL. GEMEINSCHAFT

Name:
Straße:
PLZ: Ort: Tel.:
Seelsorge erwünscht ○ nein ○ ja Krankensalbung am:

Stammblatt
Bewohnerdaten

Raum für Adresse, Anschrift d. Einrichtung

AUFENTHALT

Einzugsdatum: in:
Umzugsdatum: von: nach:
Umzugsdatum: von: nach:
Austrittsdatum:

PFLEGEHILFSMITTEL (Ausleihedatum eintragen:)

Eigentümer:	Bewohner	Kr.kasse	Pfl.Kasse	Station	zurück am:
Toilettenstuhl	○				
Rollstuhl	○				
Gehhilfen	○				
Patientenlifter	○				
Ernährungspumpe	○				
Pflegebett	○				
Bettgitter	○				
Aufrichter	○				
Anti-Deku-Matratze / Bett	○				
Typ					
	○				

WICHTIGE INFORMATIONEN ZUM GESUNDHEITSZUSTAND

(Allergien, Anfallsleiden, Schrittmacher, Depotmed. etc.)
!
Besondere Wünsche im Krankheits- / Todesfall:
Klinikwunsch:
Bestattungswunsch: (Wo hinterlegt?)
○ Erd- ○ Feuer- ○ Anonym ○ Sonst. Bestattung:
Bestattungsinstitut:

[2] Stammblatt zur Erfassung von allgemeinen Daten der Bewohnerinnen in einer stationären Pflegeeinrichtung

Ärztl. Verordnungen

Datum	Uhr-zeit	Nr.	Hz. A	Ärztl. Verordnung (Behandlungspflege)	Häufigkeit		Ende		Hz. Pfl.
					tägl.	wöch.	Datum	Arzt	

Name: Vorname:

geb.: Pflegebereich: Blatt-Nr.:

Leistungsnachweis

Psychosoziale Hilfen / Med. Behandlung
(Anlage z. Leistungsnachweis SGB XI)

Nr.		MED. BEHANDLUNG	Häufigkeit p. Schicht		1	2	3	4	5	6	7	8	9	10	11	12	13	14	15	16	17	18	1
	Siehe Pläne und Verordnungen!	Medikamente richten	F																				
			M																				
			S																				
			N																				
		Medikamente verabreichen	F																				
			M																				
			S																				
			N																				
		Tropfen richten	F																				
			M																				
			S																				
			N																				
		Tropfen verabreichen	F																				
			M																				
			S																				
			N																				
		Injektionen richten	F																				
			M																				
			S																				
			N																				
		Injektionen verabreichen	F																				
			M																				
			S																				
			N																				
		Vitalwerte messen	F																				
			M																				
			S																				
			N																				
			F																				
			S																				

[1] Ärztlich dokumentierte Verordnung und Leistungsnachweis der Verordnungsdurchführung in stationären oder ambulanten Pflegebereichen

Pflegerisches Handeln im Rahmen des Pflegeprozesses 2.3

Sammeln und Ordnen von Informationen 2.3.1

Anamnese und Anamnesegespräch

Die Pflegeanamnese kann als Sammlung für die Pflege relevanter Informationen und/oder Daten verstanden werden und ist der erste Schritt und damit auch der Ausgangspunkt des Pflegeprozesses. Aus dem Englischen abgeleitet wird dieser Teil des Prozesses auch Pflegeassessment genannt.

Daten, die vom Pflegepersonal erhoben werden, können grundsätzlich in vier verschiedene Kategorien eingeteilt werden:

- **Subjektive Daten** kennzeichnen die individuelle Perspektive auf eine Situation oder eine Reihe von Erfahrungen (z. B. Person beschreibt Müdigkeit).
- **Objektive Daten** bestehen aus beobachtbaren oder messbaren Daten (z. B. Blutdruck, Herzfrequenz, Körpertemperatur).
- **Vergangene (historische) Daten** beinhalten Informationen, welche vor längerer Zeit gesammelt worden sind (z. B. ein alter Pflegebericht, Informationen von einem früheren Krankenhausaufenthalt).
- **Aktuelle Daten** beschreiben aktuelle Situationen (z. B. Erbrechen).

Damit alle wesentlichen Informationen erfasst werden können, ist es sinnvoll, sich an einem |Anamnesebogen der hauseigenen Dokumentation zu orientieren. Die für die Anamnese notwendigen Informationen können auf verschiedene Art und Weise erworben werden:

Anamnesebogen | 583

- im Gespräch mit der Patientin
- im Gespräch mit den Angehörigen (z. B. bei bewusstseinsgestörten Patientinnen)
- im Gespräch mit den Eltern / Bezugspersonen bei Kindern
- durch Beobachtung (z. B. Bewegungsmuster)
- durch Messen (z. B. Puls, Blutdruck, Körpergewicht)
- aus mitgebrachten Unterlagen (z. B. Überleitungsbogen)

Generell ist es sinnvoll, vor dem Beginn des Anamnesegesprächs die mitgebrachten Unterlagen (z. B. |Überleitungsbogen) zu studieren, um bereits einige Informationen zu erhalten. Dies beinhaltet auch den Vorteil, dass die Patientin nicht alle Informationen mehrmals geben muss. Nichtsdestotrotz sollten die Informationen überprüft werden. Steht z. B. im Überleitungsbogen, dass die Patientin keine Unterstützung bei der Nahrungsaufnahme benötigt, kann es dennoch notwendig werden, der Patientin die Speisen zuzubereiten.

Überleitungsbogen | 642

Das Anamnesegespräch kann im Rahmen des |Aufnahmegesprächs stattfinden. Hierbei werden alle Grundsätze der |professionellen Gesprächsführung berücksichtigt.

Aufnahmegespräch | 638
professionelle Gesprächsführung | 673

Benötigen Pflegende zusätzliche Informationen über die pflegebedürftige Person und möchten aus diesem Grund Angehörige bzw. Eltern/ Bezugspersonen mit einbeziehen, wird dies der Patientin erläutert.

Beispiel „Frau Majowski, ich werde jetzt noch ein paar Fragen an ihre Tochter stellen. Sie haben ja bereits erwähnt, dass sie nicht genau wissen, wie das mit der Diabetes-Diät bei ihnen funktioniert.“

Am Ende des Gesprächs wird der Patientin bei Bedarf erläutert, dass jetzt z. B. noch der Puls und der Blutdruck gemessen werden müssen. Auch andere körperliche Untersuchungen (z. B. Inspektion der Haut) können nun vorgenommen werden.

Alle Informationen werden im Dokumentationssystem festgehalten. Um durch eine doppelte Dokumentation (z. B. zuerst Stichpunkte auf einem Zettel notieren, erst später werden diese Notizen in die Pflegedokumentation übertragen) entstehende Übertragungsfehler zu vermeiden, empfiehlt es sich, die Daten bereits während des Gesprächs/der Untersuchung in die Dokumentation einzutragen.

Assessmentinstrumente

Der Einsatz von Assessmentinstrumenten erlaubt eine systematische Erfassung von Informationen. Assessmentinstrumente muss man sich dabei wie ein Fieberthermometer vorstellen: Um Fieber messen zu können, brauche ich ein Thermometer. Aber nicht jedes Thermometer ist geeignet, um Fieber zu messen. Ich benötige ein Thermometer, das genau den Bereich der Körpertemperatur messen kann, also zwischen 34 °C und 42 °C. Ein Thermometer, welches die Wettertemperatur angibt, ist für die Fiebermessung untauglich. Auch muss ein Thermometer immer zuverlässig die richtige Temperatur angeben. Aus diesem Grunde werden Thermometer geeicht.

Genauso verhält es sich mit den pflegerischen Messinstrumenten. Diese müssen auf ihre Gültigkeit und Messfähigkeit hin getestet werden. Misst mein Instrument genau das, was es messen soll? Misst mein Instrument immer das Gleiche? Dieser Frage stellt sich die | Pflegewissenschaft bei der Überprüfung der Messinstrumente. Sie werden auf Reliabilität (Messgenauigkeit) und auf Validität (Gültigkeit) überprüft.

Pflegewissenschaft | 3
Braden-Skala | 148
Glasgow-Koma-Skala | 430

Es werden also Messinstrumente entwickelt, die bestimmte Phänomene messen, z. B. misst die | Braden-Skala das Risiko, einen Dekubitus zu entwickeln, die | Glasgow-Koma-Skala kann den Bewusstseinszustand eines Menschen einschätzen. Mit Hilfe der Braden-Skala kann aber nicht festgestellt werden, welche Wünsche der befragte Mensch für seine Körperpflege hat.

In der Pflege unterscheidet man Messinstrumente hinsichtlich ihrer Verwendbarkeit. Es gibt Assessmentinstrumente, die die Gefahr des Auftretens konkreter Pflegeprobleme messen, wie die schon erwähnte Braden-Skala; es gibt aber auch Instrumente, die einen Überblick über den Allgemeinzustand des Menschen geben. Diese werden Overview-Instrumente genannt.

Aus der Forschung

In dem unten aufgeführten Artikel beschreiben die Autorinnen und Autoren, wie und mit welchem Ergebnis sie die Pflegeabhängigkeitsskala (PAS), ein Overview-Assessmentinstrument, überprüft haben. Die PAS wurde aus dem Niederländischen übersetzt und in verschiedenen Altenheimen, in weiteren Forschungsprojekten auch in Krankenhäusern und der ambulanten Pflege, getestet.

—

LOHRMANN, C., BALZER, K., DIJKSTRA, A., DASSEN, T.: „Pflegeabhängigkeit im Pflegeheim – eine psychometrische Studie“ in: *Zeitschrift für Gerontologie und Geriatrie*, 8/2003, 36(4), S. 55–259

Formulieren der Pflegeressourcen, -probleme, -diagnosen und -ziele

2.3.2

Das Formulieren der Pflegeplanung erscheint für viele als der schwierigste Schritt im Pflegeprozess. Schließlich sollen alle, die die Pflegedokumentation nutzen, verstehen, was mit der jeweiligen Formulierung gemeint ist. Gleichzeitig muss deutlich werden, dass es sich um eine Pflege-Planung und nicht um eine medizinische Planung handelt. Alle Formulierungen in einer Pflegeplanung sind patientinnen- und pflegeorientiert.

Während im 6-stufigen Pflegeprozess nach Fiechter und Meier die Formulierung von Pflegeproblemen und -ressourcen an erster Stelle steht, werden im 3- bzw. 4-stufigen Pflegeprozess Pflegediagnosen formuliert. Im Anschluss werden in allen Formen des Pflegeprozesses Pflegeziele und Evaluationskriterien festgelegt.

Pflegeressourcen und Pflegeprobleme

Pflegeressourcen beschreiben die Möglichkeiten, die die Pflegebedürftige besitzt, um ihre Pflegeprobleme zu kompensieren. Pflegeprobleme beschreiben Defizite der Patientinnen in einem oder mehreren Lebensbereichen.

Eine Ressourcenorientierung dient in erster Linie der Erhaltung und Förderung der größtmöglichen Selbstständigkeit der Patientin. Die Fokussierung auf Pflegeressourcen soll einerseits einer Defizitorientierung im Pflegeverständnis vorbeugen und andererseits die Patientinnen aktiv in die Pflege mit einbeziehen. Die Ressourcen können dabei unterschiedlicher Natur sein:

- Motivation der Patientin, z. B. einen Bewegungsplan einzuhalten
- Können und Wissen der Patientin, z. B. Umsetzung und Einhaltung eines Diätplans im Rahmen einer Insulintherapie bei Diabetes mellitus
- Einbeziehen der Angehörigen, z. B. bei der häuslichen Pflege
- Nutzung von Hilfsmitteln, z. B. Nutzung eines Rollators bei Gangunsicherheit Rollator | 134, 170

Aus der Art der Ressourcen wird deutlich, dass diese nicht immer auf den ersten Blick oder im ersten Anamnesegespräch zu erfassen sind. Daher können die Ressourcen im Laufe des Pflegezeitraums ergänzt oder auf den neuesten Stand gebracht werden. Vorhandene Ressourcen werden in der Pflege genutzt. Das bedeutet z. B., dass einer Patientin nicht die gesamte Ganzkörperwäsche abgenommen wird, wenn sie in der Lage ist, sich mit einer Hand das Gesicht zu waschen. Dies gilt auch, wenn die selbstständige Durchführung länger dauert als die Übernahme der Tätigkeit. Der Patientin wird erläutert, dass die Erhaltung und Förderung ihrer Ressourcen ein wichtiger Bestandteil der Pflege ist.

Möglichkeiten zur Formulierung von Pflegeressourcen sind z. B.

- Die Patientin ist in der Lage ...
- Die Patientin ist motiviert ...
- Die Angehörigen der Patientin unterstützen ...
- Die Patientin nutzt ...

Pflegeprobleme werden nach ihrer Form unterschieden in
- aktuelle Pflegeprobleme,
- potenzielle Pflegeprobleme und
- verdeckte oder vermutete Pflegeprobleme.

Aktuelle Pflegeprobleme beschreiben die Aspekte, die durch direkte Beobachtung, Messung oder durch Äußerungen der Patientin erfasst werden können. Ist z. B. aus der Flüssigkeitsbilanz ersichtlich, dass die Patientin zu wenig trinkt, lautet das Pflegeproblem: „Patientin nimmt nicht ausreichend Flüssigkeit zu sich."

Potenzielle Pflegeprobleme können sich aus aktuellen Pflegeproblemen ergeben. So kann aus der nicht ausreichenden Flüssigkeitszufuhr eine Exsikkose mit den sich daraus ergebenden gesundheitlichen oder Pflegeproblemen entstehen. Das potenzielle Pflegeproblem hieße also in diesem Fall: „Patientin ist exsikkosegefährdet."

Exsikkose | 35

Verdeckte oder vermutete Pflegeprobleme begründen sich aus dem Verhalten der Patientin oder aus Aussagen der Angehörigen. So kann z. B. eine Angehörige erwähnen, dass sie den Eindruck hat, dass die Patientin zu wenig trinkt. Dieses Pflegeproblem müsste dann im weiteren Verlauf, z. B. durch eine Flüssigkeitsbilanzierung, überprüft werden.

Wichtig ist, dass bei der Formulierung der Pflegeprobleme nicht nur Tatsachen, sondern wirkliche Probleme beschrieben werden. So ist z. B. die Tatsache, dass eine Patientin einen Blasenverweilkatheter hat, kein Pflegeproblem. Ist die Patientin jedoch nicht in der Lage, die Katheterpflege selbst durchzuführen, muss ein Pflegeproblem formuliert werden: „Patientin kann Katheterpflege nicht selbstständig übernehmen."

Grundsätzlich kann man folgende Grundsätze zur Formulierung von Pflegeproblemen nennen:
- Pflegeprobleme kurz und knapp formulieren
- Pflegeprobleme möglichst wertfrei und objektiv formulieren
- Pflegeprobleme möglichst genau und detailliert formulieren

Dies ist notwendig, da die Pflegeprobleme und die daraus abgeleiteten Pflegemaßnahmen für jeden nachvollziehbar sein sollen.

Pflegediagnosen

Im Gegensatz zu den medizinischen Diagnosen, die das Erkennen und Benennen einer Krankheit umfassen, beschreiben Pflegediagnosen pflegerische Probleme und Risiken, wie auch die Ressourcen eines Menschen oder einer Gruppe von Menschen.

Eine Pflegediagnose kann als Aussage definiert werden, die ein aktuelles oder potenzielles gesundheitliches Problem beschreibt, das zu behandeln Pflegepersonen berechtigt und befähigt sind. Sie zeichnet sich durch einen speziellen Aufbau und eine spezielle Struktur aus, die PÄS-Struktur genannt wird, und beschreibt:
- das Problem (P),
- die Ätiologie (Ursache) des Problems (Ä)
- sowie die Symptome (S).

Man unterscheidet Pflegediagnosen in
- akute Pflegediagnosen,
- Risikodiagnosen,
- Gesundheits-/Wellnessdiagnosen.

Erkennt eine Pflegende also ein akutes Pflegeproblem, so muss sie zur Formulierung der konkreten Pflegediagnose die Ursache und die Symptome dieses Problems benennen.

Beispiel „Schmerzen bei der Wundversorgung am Bauch, gekennzeichnet durch geäußerte Beschwerden bei Verbandswechsel ohne vorherige Schmerzmedikation"

Eine Risikodiagnose kann die Gefahr einer Dekubitusentstehung, z. B. durch Unterernährung und Bewegungseinschränkung, beschreiben. Bei einer Risikodiagnose müssen neben dem Titel der Diagnose die Risikofaktoren genannt werden, sie kann nicht durch Symptome belegt werden.

Beispiel „Gefahr eines Flüssigkeitsdefizits auf Grund eines erhöhten Stoffwechsels bei Fieber"

Eine Gesundheitsdiagnose wird beschrieben, wenn die Bereitschaft von Patientinnen oder ihren Angehörigen erkannt wird, gesundheitsförderliches Verhalten anzustreben.

Beispiel „Bereitschaft zur Raucherentwöhnung auf Grund von starken Atemstörungen, gekennzeichnet durch den geäußerten Wunsch zur Teilnahme an einem Rauchentwöhnungsseminar"

Diese Formulierungen erscheinen auf den ersten Blick als recht verwirrend. Jedoch geben eine Reihe von Handbüchern und EDV-Software Unterstützung bei der Formulierung der Pflegediagnosen. Diese basieren auf verschiedenen Klassifikationssystemen von Pflegediagnosen. Dabei ist die in den USA entwickelte NANDA-Klassifikation der North American Nursing Diagnosis Association (NANDA) und die im europäischen Bereich entwickelte ICNP-Klassifikation des | International Council of Nurses (ICN) am weitesten verbreitet.

International Council of Nurses | 3

Pflegediagnosen haben sich in vielen Ländern zur Beschreibung von Pflegeproblemen und -risiken durchgesetzt. Folgende Vorteile werden genannt:

- Pflegende bekommen eine einheitliche Sprache. Unabhängig von regionalen oder fachspezifischen Unterschieden werden Pflegephänomene gleich benannt. Dies gibt Pflegenden eine zusätzliche Sicherheit im Umgang mit ihrer täglichen Arbeit.
- Lehrende haben eine einheitliche Grundlage für ihre Unterrichtsinhalte.
- In der Pflegeforschung sind einheitliche Begriffe eine gute Grundlage für wissenschaftliche Erhebungen.

Als Nachteile werden von Kritikern aufgeführt:

- Pflegediagnosen bilden die individuellen Schwerpunkte in der Beziehung zwischen Pflegenden und Patientinnen nicht ab.
- Pflegediagnosen dienen der Erhaltung eines Machtverhältnisses in der Pflege. Durch die Zuschreibung einer Diagnose übernehmen Pflegende die Machtposition in der pflegerischen Beziehung.
- Pflegediagnosen sind wissenschaftliche Gebilde, die für den Einsatz in der Praxis nur bedingt geeignet sind.

Aus der Forschung

Die Autorin der unten stehenden Studie hat sich mit Hilfe der Methode der Diskursanalyse mit der Praxis der Pflegediagnosen auseinandergesetzt. Sie kritisiert dabei sowohl den Entwicklungsprozess der Pflegediagnosen wie auch die Entstehung und gleichzeitige Ausblendung von unbeabsichtigten Nebenwirkungen.

Powers, P.: *Der Diskurs der Pflegediagnosen* Verlag Hans Huber, 1999

Pflegeziele

Pflegeziele sind das Ergebnis, dass die Pflegende gemeinsam mit der Pflegebedürftigen und evtl. ihrer Angehörigen erreichen möchte. Dabei kann sowohl ein Zustand beschrieben werden (z. B. Urinkontinenz) als auch die Fähigkeit, eine Tätigkeit selbstständig durchzuführen (z. B. Patientin führt Beckenbodentraining selbstständig aus).

Generell kann man Pflegeziele in Nah- und Fernziele unterteilen. Alle Pflegeziele sollten immer realistisch sein! Nichts ist demotivierender als ein nicht zu erreichendes Ziel. Daher kann eine Unterteilung des Fernziels in mehrere (kurzfristige) Nahziele sehr hilfreich sein.

Beispiel Frau Maier wird seit einem halben Jahr in einer Wohneinrichtung für Seniorinnen betreut. Gemeinsam mit ihrer Bezugspflegerin möchte sie das Problem ihrer Urininkontinenz angehen. Als langfristiges Ziel planen die beiden die vollständige Kontinenz. Die kurzfristigen Ziele sind dabei das Erlernen und selbstständige Durchführen der Beckenbodengymnastik, die selbstständige Versorgung mit Inkontinenzmaterialien sowie die Reduktion der Inkontinenzerlebnisse.

Pflegeziele werden wie folgt formuliert:

- Sie bestehen aus drei Teilen:
  - genau benanntes Verhalten oder Zustand, das oder den die Patientin erreichen soll,
  - Evaluationskriterien, mit denen dieses Verhalten oder der Zustand gemessen werden können,
  - Zeitpunkt, zu welchem das Ziel erreicht werden soll.
- Sie beziehen sich immer auf die Patientin und nicht auf die Pflegehandlung.
- Sie sind positiv formuliert.
- Sie berücksichtigen medizinische Verordnungen sowie andere Umstände (z. B. Alter, kultureller oder religiöser Hintergrund).

Passend zu den NANDA-Pflegediagnosen wurden so genannte Outcomes (Ziele/Ergebnisse) entwickelt, die direkt auf die Pflegediagnosen abgestimmt sind. Die dazugehörige Klassifikation wird NOC genannt (*Nursing Outcome Classification*). In der ICNP-Klassifikation sind bereits die Outcomes inbegriffen. Pflege-Outcomes sind immer exakt definierte Zustände oder Verhaltensweisen, die überprüfbar sind. In der Regel sind zusätzlich Evaluationskriterien beschrieben.

Bestimmte EDV-Programme zur Pflegeplanung bieten diese Outcomes als Bausteine an, sodass die Pflegende diese den entsprechenden Pflegediagnosen zuordnen kann.

Alle Pflegeziele werden gemeinsam mit der Pflegebedürftigen sowie evtl. ihrer Angehörigen entwickelt und besprochen. Die Pflegebedürftige und / oder ihre Angehörige verstehen den Sinn und Zweck der Pflegeziele.

Evaluationskriterien

Damit im Rahmen des Pflegeprozesses die Pflegemaßnahmen evaluiert werden können, müssen bestimmte Kriterien vorliegen, anhand derer gemessen werden kann. Diese Kriterien müssen für alle eindeutig nachvollziehbar sein.

Beispiel Frau Peters ist stark adipös. Als Fernziel ($^1/_2$ Jahr) legt die Pflegende mit ihr gemeinsam eine Gewichtsreduktion um 6 kg fest. Als Nahziel vereinbaren sie eine monatliche Gewichtsabnahme von 1 kg. Zur Evaluation wird einmal monatlich das Körpergewicht von Frau Peters erfasst und mit dem Pflegeziel verglichen.

Festlegen von Prioritäten und Planen von Pflegemaßnahmen

Die Pflegediagnosen oder Pflegeprobleme und -ressourcen werden nach der Festsetzung der Ziele geordnet. In vielen Einrichtungen ist es üblich, sie nach einem Pflegemodell zu ordnen. So hat sich in den Krankenhäusern die Einordnung nach den |Aktivitäten des täglichen Lebens (ATL) durchgesetzt, in Pflegeheimen wird häufig die Zuordnung zu den |Aktivitäten und existenziellen Erfahrungen des täglichen Lebens (AEDL) vorgenommen. Neben dieser thematischen Zuordnung muss eine Festlegung der Prioritäten der Pflegemaßnahmen erfolgen. Hierzu können verschiedene Wege bestritten werden. Im Folgenden soll in einem Beispiel die Möglichkeit zur Prioritätensetzung entsprechend der Wichtigkeit für die Aufrechterhaltung der Lebensfunktionen vorgestellt werden.

Aktivitäten des täglichen Lebens | 3
Aktivitäten und existenziellen Erfahrungen des täglichen Lebens | 3

Beispiel Für Herrn Konrad haben Sie nach einem eingehenden Assessment folgende Diagnosen festgestellt:

- Wissensdefizit in Bezug auf Diabetes mellitus
- Beeinträchtigung körperlicher Mobilität durch Sehstörungen auf Grund einer diabetischen Retinopathie
- Selbstversorgungsdefizit: Ernähren und Einhaltung der Insulintherapie

Da die Einhaltung einer Diabetes-Diät sowie die korrekte Durchführung der Insulintherapie für Herrn Konrad überlebenswichtig sind, werden sie diese Pflegediagnose mit der höchsten Priorität einstufen, die beeinträchtigte körperliche Mobilität durch Sehstörungen bekommt die nächsthöhere Prioritätsstufe, da Herr Konrad dadurch akut sturzgefährdet ist. Das Wissensdefizit folgt dann als dritte Diagnose.

Nach der Einordnung und Prioritätensetzung ist nun die nächste Aufgabe, die erforderlichen pflegerischen Maßnahmen zu planen. Auf der Grundlage des aktuellen Fachwissens und der Kenntnisse über die pflegebedürftige Person werden sinnvolle und zielgerichtete Pflegemaßnahmen festgelegt. Jede Maßnahme wird mit einem zeitlichen Rahmen versehen, der den Zeitpunkt der Durchführung festsetzt (z. B. Unterstützung bei der Körperpflege: morgens).

Pflegemaßnahmen können wie folgt geplant werden:

- beratend
- unterstützend
- teilweise kompensierend
- vollständig kompensierend

Die **NANDA** hat entsprechend ihrer Pflegediagnosen und Outcomes ebenfalls eine Klassifikation mit Pflegemaßnahmen (*nursing interventions*) entwickelt, die Nursing Intervention Classification (NIC). Die ICNP enthält bereits die möglichen pflegerischen Maßnahmen.

Beispiel Herr Konrad wird beim Laufen begleitet (teilweise Kompensierung). Das Spritzen von Insulin wird auf Grund seiner Sehstörungen vom Pflegepersonal übernommen (vollständig kompensierend); hinsichtlich seines Wissensdefizits wird ihm eine zusätzliche Schulung angeboten (beratend).

Alle Pflegemaßnahmen müssen detailliert formuliert werden. Beachten Sie weiterhin folgende Hinweise zur Formulierung von Pflegemaßnahmen:

- Beachten Sie die Ursache des Pflegeproblems. Ist eine Ursachenbeseitigung möglich, sollte diese an erster Stelle stehen.
- Planen Sie die Pflegemaßnahmen individuell. Nicht jede Maßnahme ist für jede Patientin gleich gut geeignet.
- Nutzen Sie die Hilfsmittel Ihrer Einrichtung (z. B. Pflegestandards, Handbücher) zur Planung der Pflegemaßnahmen.

Durchführen und dokumentieren der Pflege

Pflegestandards | 624

Das Durchführen der Pflege erfolgt entsprechend des Fachwissens der Pflegenden und der hauseigenen Pflegestandards. Gleichzeitig müssen die Wünsche und Bedürfnisse der Patientinnen mit einbezogen werden. Lehnt eine Patientin eine Pflegemaßnahme ab, so müssen Pflegende dies akzeptieren. Die Durchführung von Pflegemaßnahmen beruht in der Regel auf einer sinnvoll durchdachten Pflegeplanung. Diese kann, muss aber nicht in der ausführlichen Weise geschehen, wie sie in der Ausbildung gelernt wird. Gleichzeitig soll jedoch das Denken im Pflegeprozess ein Pflegeverständnis fördern, in dessen Zentrum die pflegebedürftige Person steht. Gleichzeitig soll durch das Handeln im Pflegeprozess garantiert werden, dass Maßnahmen zielgerichtet stattfinden.

Beispiel Noch bis vor wenigen Jahren war es in vielen Einrichtungen üblich, dass der Spätdienst kurz vor Schlafenszeit durch die Zimmer gegangen ist und den Patientinnen den „Rücken abgeklatscht“ hat. Begründet wurde dies mit der vorgeblich pneumonieprophylaktischen Wirkung dieser Maßnahme.
Dass dieses Ritual heutzutage nicht mehr verbreitet ist, ist auf zwei Aspekte zurückzuführen: Erstens ist nicht jede Patientin pneumoniegefährdet und zweitens ist die pneumonieprophylaktische Wirkung dieser Maßnahme nicht erwiesen.

Pflegemaßnahmen sollen also begründet durchgeführt werden. Gleichzeitig müssen Pflegende nachweisen, dass sie Pflegemaßnahmen durchgeführt haben. Dies dient einerseits der Evaluation von Pflegemaßnahmen im Rahmen des Pflegeprozesses, andererseits der rechtlichen Absicherung. Das alte Sprichwort „Wer schreibt, der bleibt“ gilt auch im Rahmen der Pflegedokumentation. Eine Pflegemaßnahme gilt rechtlich nur dann als durchgeführt, wenn sie auch dokumentiert ist.

Die Dokumentation der Pflegemaßnahme erfolgt zeitnah und durch die durchführende Person, indem Sie im Anschluss die Maßnahme, Datum, Uhrzeit (evtl. Schicht, z. B. SD) und Namenskürzel in die Pflegeplanung eintragen.

Beurteilen und Evaluieren der Pflege

Pflegevisite | 651

Die Vorstellung, dass der Pflegeprozess im Kreis dargestellt wird, beruht auf der Tatsache, dass er eigentlich nicht endet. Nach der Durchführung der Pflegemaßnahme wird die Pflege evaluiert. Dies geschieht z. B. während einer Pflegevisite. In diesem Rahmen wird festgestellt, ob die geplanten Ziele erreicht worden sind. Ist dies der Fall, muss die Maßnahme als erfolgreich angesehen werden, im Idealfall kann die Pflegediagnose entfallen. Wird das Pflegeziel nicht erreicht, muss überprüft werden, ob die entsprechenden Maßnahmen nicht erreichbar waren oder Umstände hinzugekommen sind, die ein Erreichen des Pflegeziels unmöglich gemacht haben. In diesem Fall müssen Pflegediagnose sowie Pflegeziel und geplante Maßnahmen erneut überdacht und evtl. neu formuliert werden. Der Pflegeprozess beginnt von vorn.

Beispiel Obwohl Herr Konrad bei der Auswahl seines Essens unterstützt wird und Pflegende die Insulintherapie übernehmen, hat er ständige Blutzuckerschwankungen. Während der Pflegevisite spricht die Pflegende Herrn Konrad und seine gerade anwesende Ehefrau darauf an. Frau Konrad antwortet daraufhin, dass sie das auch nicht verstehe, schließlich kaufe sie für ihn doch immer nur Diabetikerschokolade und Säfte ohne Zuckerzusatz. Sie stellen durch diese Aussage fest, dass auch Frau Konrad nicht ausreichend über die Ernährungsgrundsätze bei Diabetes mellitus informiert ist. Sie erklären ihr, dass alle zusätzlichen Nahrungsmittel mit in die Diätberechnung aufgenommen werden müssen, unabhängig von der Zusammensetzung, und bieten ihr an, ebenfalls an der Diabetesschulung teilzunehmen. In der Pflegeplanung nehmen sie diesen Aspekt auf und formulieren die Pflegediagnose neu.

3

Pflege nach einen System organisieren

3.1 Pflege und Organisationssysteme im Krankenhaus	598
3.2 Funktionspflege	598
3.3 Bereichspflege	599
3.4 Bezugspflege	600

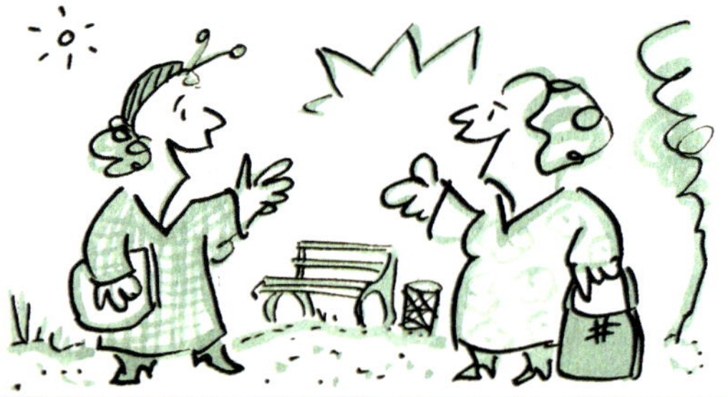

Pflege nach einem System organisieren

Patientinnen im Krankenhaus oder in anderen Einrichtungen des Gesundheitssystems nehmen neben der Qualität des Essens zunehmend die Betreuung durch Pflegende als Qualitätsmerkmal war. Ihr Eindruck von der Pflege entsteht aus den zwischenmenschlichen Begegnungen mit Pflegenden.

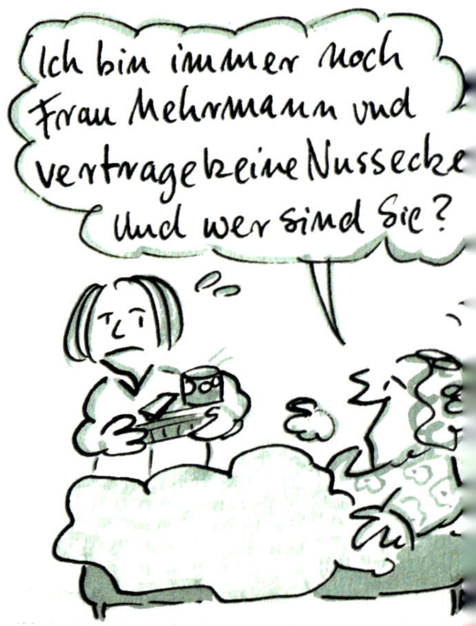
Ich bin immer noch Frau Mehrmann und vertrage keine Nussecke und wer sind Sie?

Sie kennen i. d. R. nicht das hinter dieser Betreuung stehende System, bemerken aber sehr wohl die Zugewandtheit der Pflegepersonen. Im Austausch mit Freundinnen und/oder Verwandten werden diese Merkmale sehr schnell zu Urteilen über eine gesamte Einrichtung, wie das folgende Beispiel zeigt.

Frau Mehrmann hat gerade einen unangenehmen Unterleibseingriff über sich ergehen lassen. Als sie sich mit ihrer Freundin Frau Haase trifft, tauschen die beiden sich über ihre Krankenhauserfahrungen aus. Frau Mehrmann berichtet darüber, wie genervt sie darüber war, dass sie alle persönlichen Informationen immer wiederholen musste. „Stelle Dir mal vor, aus Spaß habe ich einfach mal mitgezählt, ich musste im Laufe von 10 Tagen insgesamt 15-mal erwähnen, dass ich eine Nussallergie habe. Ich darf gar nicht darüber nachdenken, was passiert wäre, wenn ich es nicht getan hätte: Bei 3 Mahlzeiten waren nämlich trotz meiner Angaben Nüsse enthalten, und Du weißt, was das für mich bedeutet hätte. Aber die jungen Dinger können ja nichts dafür. Es waren halt ständig andere Schwestern für mich zuständig und die hatten ja auch so viel um die Ohren. Aber trotzdem – in meiner Situation hatte ich eigentlich andere Dinge im Kopf als meine Nussallergie – empfehlen kann ich die Klinik wirklich nicht.“ Frau Haase erzählt, dass sie das von früher auch noch kennt. „Aber als ich letztes Jahr im Städtischen Krankenhaus wegen meiner Galle lag, da war das wirklich besser organisiert. In jeder Schicht hatte ich eine Schwester zugeteilt, die hat sich dann sogar auch immer mit Namen vorgestellt. Das war wirklich klasse. Am Aufnahmetag hat mir Schwester Elke alles erklärt und mir auch gesagt, dass sie jetzt noch ein paar Tage Frühdienst hat und ich mich immer an sie wenden kann, wenn ich Fragen habe. Das

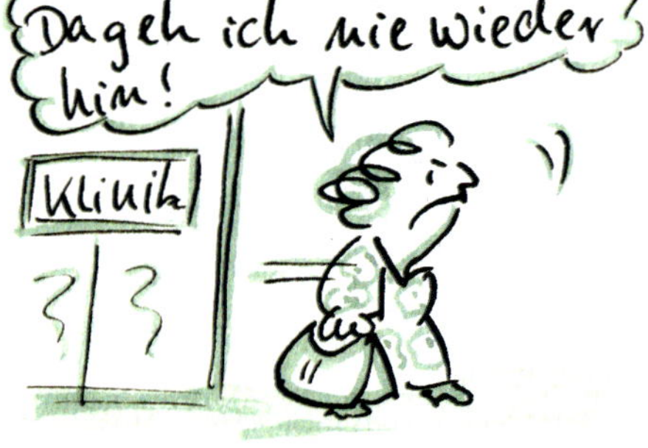
Da geh ich nie wieder hin!
Klinik

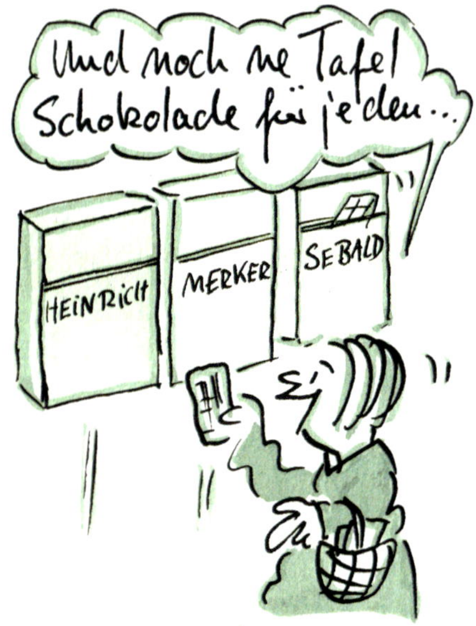
Und noch ne Tafel Schokolade für jeden...
HEINRICH
MERKER
SEBALD

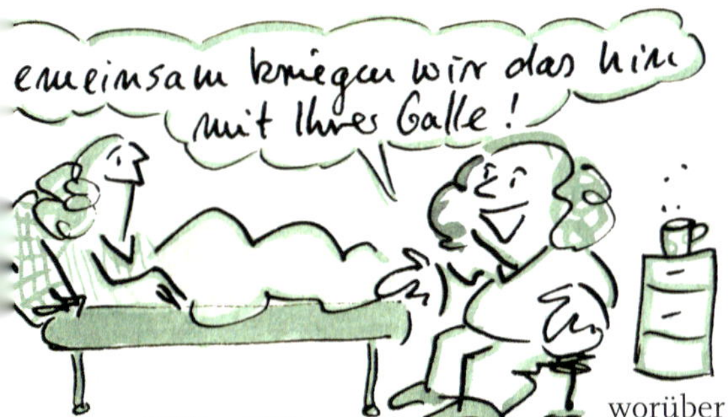
emeinsam kriegen wir das hin mit Ihrer Galle!

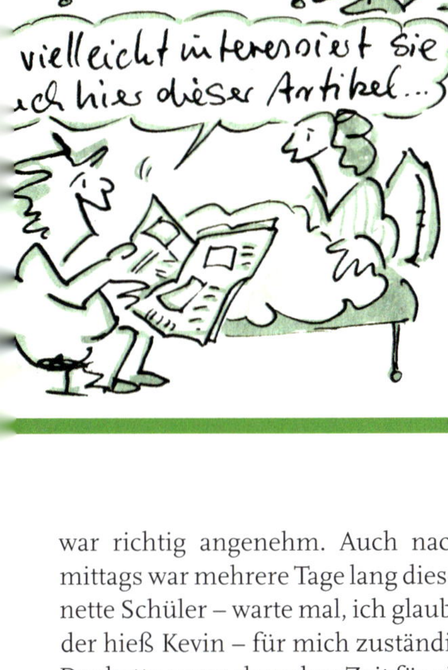
vielleicht interessiert Sie
ch hier dieser Artikel...

war richtig angenehm. Auch nachmittags war mehrere Tage lang dieser nette Schüler – warte mal, ich glaube, der hieß Kevin – für mich zuständig. Der hatte sogar ab und zu Zeit für ein Pläuschchen.“ Die beiden unterhalten sich noch eine Weile, als Frau Majic dazustößt, die gerade aus dem Altenheim kommt, in dem ihre Mutter seit 2 Jahren gepflegt wird. Sie betont immer wieder, wie zufrieden sie und ihre Mutter mit dem Heim sind und wie viel Mühe sich die Schwestern dort geben. Als Frau Mehrmann und Frau Haase erzählen, worüber sie sich gerade unterhalten haben, berichtet Frau Majic: „Bei meiner Mutter im Heim ist das richtig gut organisiert. Meine Mutter hat eine zuständige Pflegerin, die Frau Heinrich, die können wir immer ansprechen, wenn was ist. Natürlich ist Frau Heinrich nicht immer da, aber sie weiß eigentlich immer über alles Bescheid, wenn wir Fragen haben. Neben dem Stationszimmer hängen lauter kleine Briefkästen für die Schwestern. Wenn Frau Heinrich mal nicht da ist und ich ihr etwas mitteilen möchte, dann werfe ich einfach einen Zettel in den Briefkasten und Frau Heinrich ruft mich dann auch an, wenn sie Rückfragen hat. Neulich bin ich dazugestoßen, als Frau Heinrich gerade ein Pflegegespräch mit meiner Mutter geführt hat. Das war richtig spannend. Sie hatte eine lange Liste, die sie mit meiner Mutter durchgegangen ist und zum Schluss hat sie sich noch die Haut angeschaut und ein paar Tests mit meiner Mutter gemacht, wie sie so aufstehen und laufen kann und so. Da ist mir erst einmal bewusst geworden, wie viel die Schwestern im Altenheim doch wissen müssen.“ Frau Mehrmann und Frau Haase schauen anerkennend und wünschen sich insgeheim, dass sie es im Alter auch mal so gut treffen mögen.

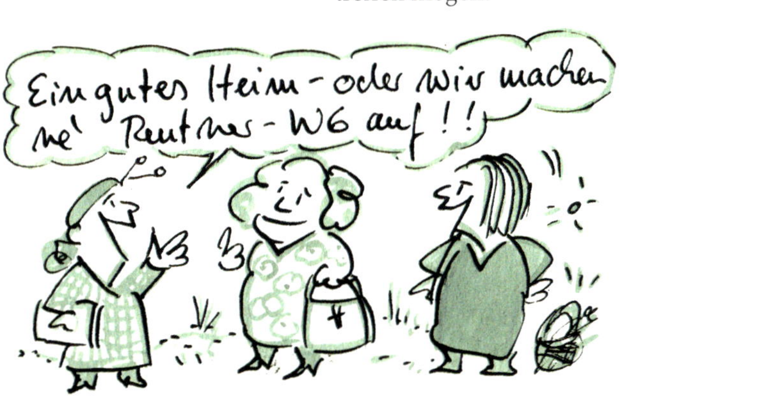
Ein gutes Heim - oder wir machen ne' Rentner-WG auf!!

3.1 Pflege und Organisationssysteme im Krankenhaus

Organisationssysteme im Krankenhaus sind sehr komplex. Ihre Strukturen sind über Jahrzehnte oder sogar Jahrhunderte gewachsen und sind bis in unsere Zeit durch die „Vormachtstellung“ der ärztlichen Tätigkeit geprägt. Die Pflege wurde traditionell um ärztliche Maßnahmen herum organisiert: Bis zur Visite mussten Patientinnen sowie deren Zimmer sauber und gewaschen sein. Nach der Visite wurden ärztliche Anordnungen durchgeführt. Die restliche Arbeitszeit war durch das Austeilen der Mahlzeiten sowie durch situatives Reagieren auf Patientinnenwünsche bestimmt. Die Stationsleitung war in dieser Zeit engste Vertraute der Stationsärztin; sie verteilte die Aufgaben und war häufig rund um die Uhr auf Abruf erreichbar.

Mit dem zunehmenden Selbstbewusstsein der Pflege sowie einer von Politik und Gesellschaft geforderten Patientinnenorientierung, begannen seit Ende der 1960er Jahre in Deutschland Diskussionen über die Implementierung pflegeeigener Organisationssysteme. Diese Systeme variieren hinsichtlich der Eigenverantwortlichkeit und möglichen Patientinnenorientierung des Tätigkeitsfeldes. Diese Systeme variieren hinsichtlich der pflegerischen Eigenverantwortlichkeit und Patientenorientiertheit.

Implementierung | 3

Im Folgenden sollen die Herkunft, Merkmale sowie Vor- und Nachteile der einzelnen Pflegesysteme erläutert werden. Diese Informationen sollen als Basis dienen, die eigenen Erfahrungen mit diesen Systemen zu reflektieren und zu vergleichen.

3.2 Funktionspflege

Die Funktionspflege ist das System, das am ehesten dem althergebrachten Pflegeverständnis entspricht. Hierbei werden die anfallenden Aufgaben von einer Person, i.d.R. die Stations- oder Schichtleitung, an einzelne Personen entsprechend ihrer Kompetenzen delegiert.

Beispiel Nach der morgendlichen Übergabe verteilt die Stationsleitung Schwester Martina die Aufgaben: „Die Schülerinnen aus dem 1. Semester gehen jetzt gleich erst einmal betten, die aus dem 3. Semester messen und pulsen. Ihr meldet Euch bei mir, wenn Ihr fertig seid. Nun zu Euch: Adelheid, Du gehst mit Simone die Bettlägerigen waschen. Heidi übernimmt heute die Spülräume und den Außendienst. Um 8 Uhr kommt ja auch Peggy, die kann dann das Frühstück austeilen. Ich werde jetzt erst einmal die Medikamente stellen und die Pflegeplanung überarbeiten. Um 9 Uhr ist Visite, ich arbeite die dann aus und zur Frühstückspause sehen wir dann weiter.“

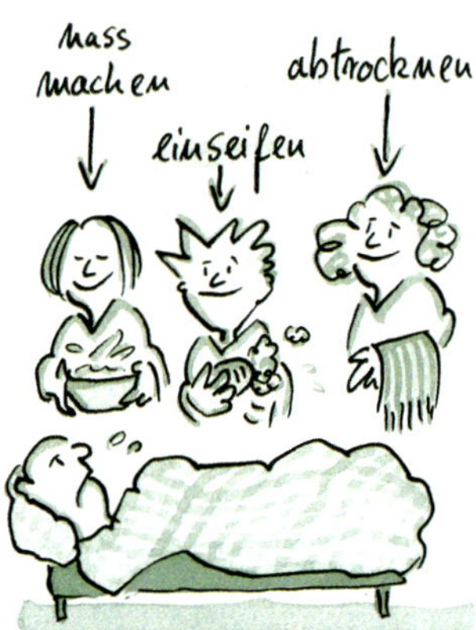

Jede Person übernimmt Verantwortung für die von ihr verrichteten Tätigkeiten, die Stationsleitung behält die Gesamtverantwortung. Eine eigene Entscheidungskompetenz der einzelnen Pflegepersonen wird weder verlangt noch ist sie unbedingt erwünscht.

Der Vorteil dieses Systems liegt darin, dass auch Personen mit niedrigeren Qualifikationen in den Stationsalltag eingebunden werden können. Die damit verbundenen niedrigeren Personalkosten liegen im Interesse der Wirtschaftlichkeit des Betriebes. Als weiterer Vorteil dieses Systems gilt, dass es Zeit und Ressourcen sparend ist. Daher wird es immer noch bei Personalengpässen, z. B. während der Wochenendbesetzung, eingesetzt.

Die Nachteile dieses Systems liegen vor allem in der fehlenden Versorgungskontinuität für die Patientinnen sowie in der Zerstückelung der Arbeit. Patientinnen haben keine festen Ansprechpartnerinnen. Sie werden abhängig von der Pflegeleistung von verschiedenen Personen gepflegt. Pflegekräfte empfinden bei diesem System häufig eine niedrige Arbeitszufriedenheit. Diese rührt von dem typisch fordistischen Arbeitsteilungsprinzip her, bei welchem immer dieselben Einzeltätigkeiten verrichtet werden, ohne ein befriedigendes Arbeitsergebnis im Ganzen zu erfahren.

fordistisch
Adjektiv zu Fordismus. Damit bezeichnet man die Warenproduktion und ihre Folgen, wie sie von Henry Ford in der Automobilindustrie eingesetzt wurde: das Fließbandsystem. Jeder Arbeiter übernahm eine bestimmte Tätigkeit im Rahmen des Autobaus. War dieser Arbeitsschritt erledigt, wurde das Teilprodukt zur nächsten Arbeitsstation weitergeleitet.

Bereichspflege 3.3

Bei der Bereichspflege übernehmen eine Pflegeperson oder mehrere Pflegepersonen einen Bereich mit einer begrenzten Anzahl von Patientinnen. Diese Bereiche werden häufig in Form von Zimmern oder Gruppen definiert, weshalb auch von Zimmer- und Gruppenpflege gesprochen wird.

Beispiel Nach der morgendlichen Übergabe verteilt Schwester Martina die Aufgaben: „Adelheid, Du nimmst eine der Schülerinnen und übernimmst das 4er-Zimmer. Simone, Du nimmst die andere Schülerin mit und übernimmst die hinteren 3 Zimmer. Heidi, Du teilst Dir mit dem Schüler die beiden Pflegezimmer und wenn Peggy kommt, kann sie Euch noch unterstützen. Denkt dran, dass um 9 Uhr Visite ist und dann jeweils eine von Euch in Eurem Bereich mitgeht."

Die Gesamtverantwortung kann, aber muss nicht bei der Bereichspflegenden liegen. Hier gibt es zwei verschiedene Möglichkeiten. Entweder behält die Stationsleitung die Gesamtverantwortung und Planung der Pflege und delegiert die Aufgaben an die jeweilige Bereichspflegende weiter, oder die Bereichspflegende übernimmt diese Verantwortung selbst.

Die Durchführung der Bereichspflege ist sehr variabel. Es ist weder definiert, wie groß ein Bereich sowohl in räumlicher als auch personeller (Zahl der Patientinnen, der betreuenden Pflegeperson) Hinsicht sein soll. Betreuen mehrere Pflegepersonen einen Bereich, stellt sich weiterhin die Frage, wer die Verantwortung trägt und wie die Arbeit unter den verschiedenen Personen aufgeteilt wird. So kann kaum noch von Bereichspflege gesprochen werden, wenn innerhalb der einzelnen Bereiche Funktionspflege praktiziert wird.

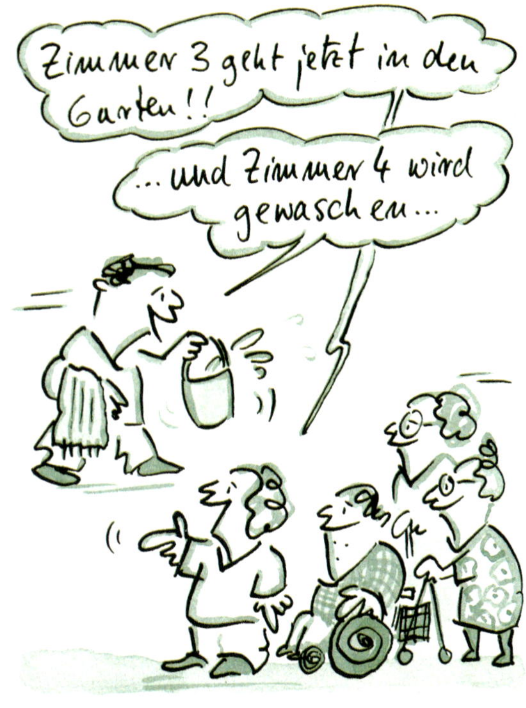
Zimmer 3 geht jetzt in den Garten!!
... und Zimmer 4 wird gewaschen...

Die Vorteile der Bereichspflege sollen nämlich gerade in der (relativen) Kontinuität der Pflege und Betreuung der Patientinnen liegen. Eine Person gilt während einer Schicht als Ansprechpartnerin für die Patientin. Dadurch soll Patientinnen die Kommunikation von Bedürfnissen und Wünschen erleichtert werden. Als weiterer Vorteil gilt die Arbeitszufriedenheit der Pflegenden, die mehr oder weniger eigenverantwortlich ihre Pflege planen können. „Ungeliebte“ Außendiensttätigkeiten werden auf alle Pflegenden verteilt (z. B. Bereich 1 übernimmt den Wäscheraum, Bereich 2 den Spülraum).

Als wirtschaftlicher Nachteil wird geltend gemacht, dass ein großer Anteil an examiniertem Pflegepersonal nötig ist, um dieses System umzusetzen. Gleichzeitig führt hoch qualifiziertes Personal einen Großteil an „Nebentätigkeiten“ durch, die auch weniger qualifiziertes Personal übernehmen könnte (z. B. Betten machen, Reinigung von Nachttischen, etc.). Ein weiterer Nachteil liegt in der komplexen Kommunikationsstruktur innerhalb des Teams: Behält die Stationsleitung die Gesamtverantwortung in der Hand behält, muss sie weiterhin über alle patientinnenbezogenen Tätigkeiten informiert sein, für die Ärztinnen sollte wiederum die Bereichspflegende Ansprechpartnerin sein. Hierbei kann es bei einer schlechten Kommunikation und Dokumentation zu Informationsverlust kommen.

3.4 Bezugspflege

Wenn im Deutschen von Bezugspflege die Rede ist, können zwei verschiedene Konzepte gemeint sein. Auf der einen Seite wird von Bezugspflege gesprochen, wenn in der Bereichspflege für Patientinnen eine Pflegekraft die allein verantwortliche Ansprechpartnerin ist. Dies gilt in diesem Fall immer für den Zeitraum einer Schicht. Auf der anderen Seite dient der Begriff Bezugspflege als Übersetzung für das Konzept des „Primary Nursing“. Um Verwechslungen zu vermeiden, wird im Weiteren der Begriff „Primary Nursing“ nicht übersetzt, sondern bleibt als eigenständiger Begriff stehen. Da das erstgenannte Konzept der Bezugspflege eine Variante der Bereichspflege darstellt, soll im Folgenden nicht mehr näher darauf eingegangen werden.

Das Konzept des „Primary Nursing“ wurde in den 1960er Jahren von Marie Manthey, einer amerikanischen Pflegewissenschaftlerin, entwickelt und 1980 zum ersten Mal veröffentlicht. Wie viele andere gut ausgebildete Krankenschwestern auch arbeitete sie primär im ambulanten Pflegesektor. In den US-amerikanischen Krankenhäusern war häufig schlechter qualifiziertes Personal zu finden, das hauptsächlich die Anweisungen der Ärztinnen ausführte. In der ambulanten oder auch Gemeindepflege (im Amerikanischen „Community Care“) waren (und sind) die Pflegenden allein für die Pflege der Patientinnen – inklusive Teilen der medizienischen Versorgung – zuständig. Manthey verstand diese Form als die eigentliche professionelle Pflege. Um auch in den Krankenhäusern mit dem wachsenden Bedarf an guter Patientinnenversorgung eine effektive und patientinnenorientierte Pflege zu gewährleisten, entwickelte Marie Manthey „Primary Nursing“ und führte es in vielen Krankenhäusern ein.

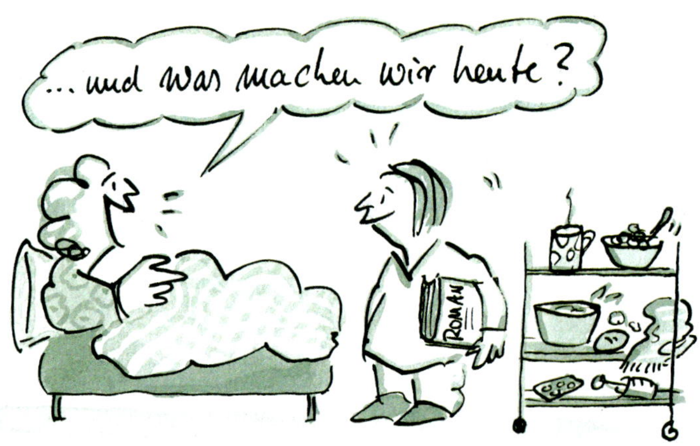

„Primary Nursing ist ein System der pflegerischen Versorgung in einer stationären Einrichtung; das ist alles, was es ist. Es löst weder die Fragen, die mit dem Unterschied von einer „professionellen" und einer „technischen" Pflege und Ausbildung zusammenhängen; und es löst nicht die Fragen, die sich aus der Verwendung von Krankenpflegehelferinnen in der Akutversorgung ergeben. Mit seiner Hilfe können keine Personalprobleme gelöst werden, die sich aus einer unzureichenden Budgetierung ergeben, und es senkt auch nicht den Arbeitsanfall. [...] Es löst weder Personalmanagements- noch interpersonale Beziehungsprobleme. Es ist ein System, das aus keinem anderen Grund entwickelt wurde, als stationär behandelte kranke Menschen zu pflegen. Es wurde auf einer ganz normalen Station in einem ganz normalen Krankenhaus während eines akuten Pflegenotstands entwickelt. Die Mitarbeiter waren nicht handverlesen und galten auch nicht als besonders qualifiziert. Insofern ist das System daraufhin angelegt, den größtmöglichen Nutzen aus den vorhandenen Kräften zu ziehen. Während der Entwicklungsphase wurden keine zusätzlichen Gelder aus welchen Quellen auch immer bezogen. Primary Nursing stellt eine Neuerung dar, die sich im normalen Alltag bewährt, weil dieser der Prüfstand war, auf dem es ursprünglich entwickelt und erprobt wurde."

—

MANTHEY, MARIE: *Primary Nursing. Ein personenbezogenes Pflegesystem* Huber, 2002, S. 21 – 22

Laut Manthey ist „Primary Nursing" durch die folgenden Grundelemente gekennzeichnet:

1. Übertragung der persönlichen Verantwortung für das Treffen von Entscheidungen auf eine Person und deren Akzeptanz durch diese Person
2. tägliche Arbeitszuweisung nach der Fallmethode
3. direkte Kommunikation von Mensch zu Mensch
4. Übernahme der Verantwortung für die Qualität der für einen Patienten erbrachten Pflege durch eine Person, und zwar 24 Stunden am Tag, sieben Tage die Woche.

—

MANTHEY, MARIE: *Primary Nursing. Ein personenbezogenes Pflegesystem* Huber, 2002, S. 61

Das bedeutet, dass eine Pflegeperson eine Patientin vom Moment der Aufnahme bis zur Entlassung und evtl. noch darüber hinaus verantwortlich betreut. Sie plant die Pflege und organisiert für die Zeiten ihrer Abwesenheit eine zuständige Pflegeperson, mit der sie in direkter Kommunikation steht. Die *Primary Nurse* (PN) ist Ansprechpartnerin in allen Fragen sowohl für die Patientin und deren Angehörige als auch für die Ärztinnen oder andere Berufsgruppen. In ihrer Abwesenheit übernimmt ihre Vertretung die geplanten Pflegetätigkeiten. Diese „Vertretung" kann situativ davon abweichen und – abhängig von der Qualifikation – eigene Entscheidungen treffen, muss dies aber unmittelbar der PN mitteilen. Sieht sie sich nicht in der Lage, eigene Entscheidungen zu fällen, kann sie Kolleginnen um Unterstützung bitten.

Der Vorteil dieses Systems liegt eindeutig in der absoluten Kontinuität, die in der Versorgung der Patientin gewährleistet wird. Weiterhin führt „Primary Nursing" zu einer hohen Arbeitszufriedenheit, da die Gesamtverantwortung in der Hand der PN liegt. Die PN ist weiterhin alleinige Schlüsselfigur in der Kommunikation mit allen Beteiligten. Damit ist die Kommunikationsstruktur relativ transparent. Ein weiterer Vorteil kann darin gesehen werden, dass bei der zunehmenden Bedeutung des Entlassungsmanagements die PN Ansprechpartnerin auch über einen Krankenhausaufenthalt hinaus sein kann. Da diese Leistungen jedoch momentan noch nicht über die Krankenkassen abgerechnet werden können, kann dieser Vorteil nur ideell gewertet werden.

Die Nachteile dieses Systems bestehen darin, dass zur Implementierung des „Primary Nursing" strukturelle Veränderungen vorgenommen werden müssen. Diese Veränderungen sind am ehesten in Langzeitpflegeeinrichtungen durchzuführen. Daher haben sich die Vorteile des Systems in Deutschland bislang primär in der Pflege von chronisch und psychisch bzw. psychiatrisch erkrankten Menschen gezeigt, zur Einführung in Akuteinrichtungen liegen bislang keine aussagekräftigen Ergebnisse vor. Ein weiterer Nachteil kann durch die enge Beziehung zwischen PN und Patientin entstehen. Gerade chronisch kranke Menschen können von betreuenden Pflegekräften als sehr anstrengend empfunden werden, von denen sie ab und an eine „Auszeit" benötigen. Dieser Aspekt sollte bei der Planung von „Primary Nursing" beachtet werden.

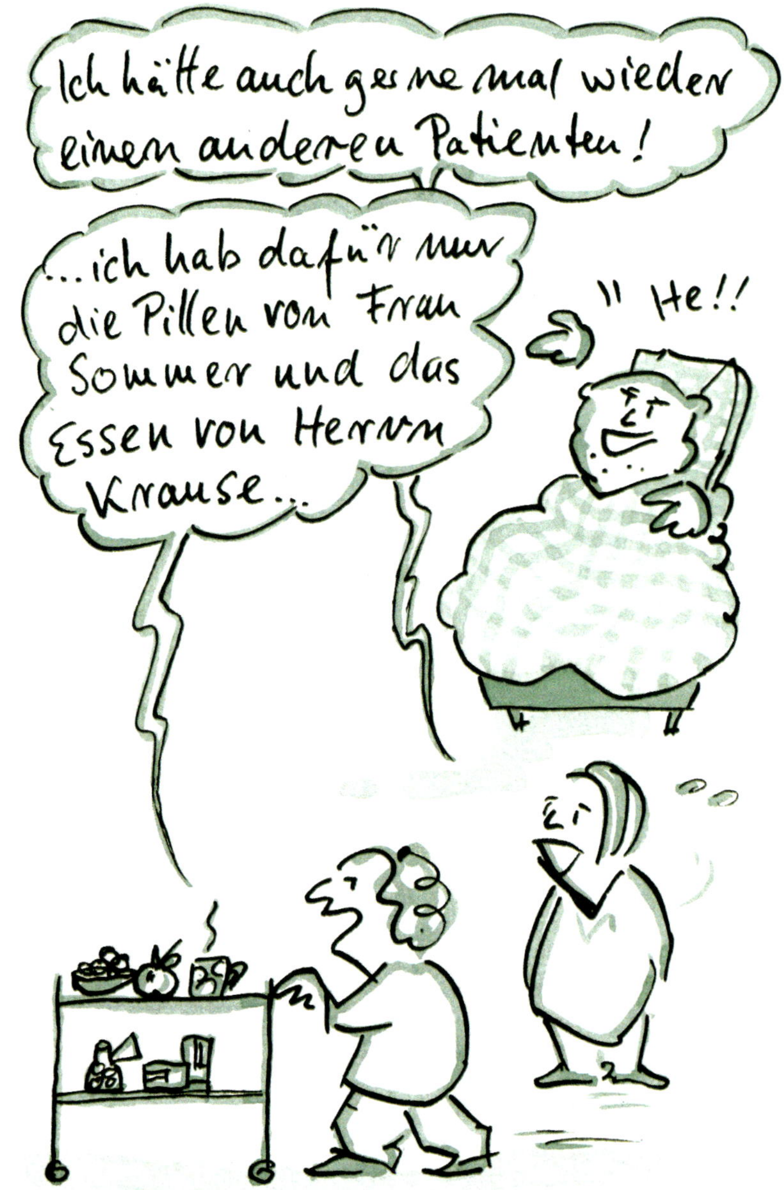
Ich hätte auch gerne mal wieder einen anderen Patienten!
...ich hab dafür nur die Pillen von Frau Sommer und das Essen von Herrn Krause...
" He!!

4.1 Qualitätsdefinitionen 606

4.1.1 Qualität in verschiedenen Ansätzen 606

4.1.2 Was ist Pflegequalität?n 606

4.2 Rechtliche Grundlagen 608

4.2.1 SGB XI 609

4.2.2 SGB V 610

4.2.3 Heimgesetz 611

4.2.4 Pflegequalitätssicherungsgesetz 611

4.3 Konzepte und Methoden der Qualitätsentwicklung 612

4.3.1 Qualitätsdimensionen 612

4.3.2 Qualitätsstufen 612

4.3.3 Qualitätsmanagementsysteme 613

Entwicklung und Herkunft des Qualitätsmanagements 613

Qualitätsmanagementnormen und -modelle 614

DIN EN ISO 9000:2000 614

Total Quality Management (TQM) 615

EFQM-Modell für Excellence 615

Zertifizierung von Einrichtungen 616

4.3.4 Qualitätsentwicklung 617

4.3.5 Institutionen und Maßnahmen der Qualitätssicherung 619

Maßnahmen der Qualitätssicherung 619

Innerbetriebliches Vorschlagswesen 619

Supervision 620

Qualitätszirkel 620

Institution der Qualitätssicherung 621

Pflegemanagement 621

Qualitätsmanagement 621

DQNP 621

Berufsverbände 622

TÜV 622

Verbraucherschutz 623

Heimaufsicht 623

Heimbeirat 623

KDA 623

MDK 623

4.4 Pflegestandards als Mittel der Qualitätssicherung 624

4.4.1 Inhalt und Aufbau von Pflegestandards 624

4.4.2 Expertenstandard Sturz 626

Expertenstandard Sturzprophylaxe 627

4.4.3 Standardpflegepläne als „Eselsbrücke für Zeitnötige"? 629

4.5 Ethische Dimensionen in der Qualitätssicherung 631

Pflegequalität sichern

Der Begriff der Qualität hat insbesondere in den letzten Jahren Einzug in unseren Alltag genommen. Wir hören von der Qualitätsoffensive, kaufen 1A-Qualität im Supermarkt und verlassen uns darauf, dass uns in guten Geschäften nur Qualitätsware angeboten wird. Wir als Konsumenten verbinden mit dem Begriff der Qualität etwas Positives. Dennoch fällt es uns schwer, den Begriff Qualität im Alltag genauer zu definieren.

» Qualität ist das Gegenteil des Zufalls. «
Klaus Zumwinkel

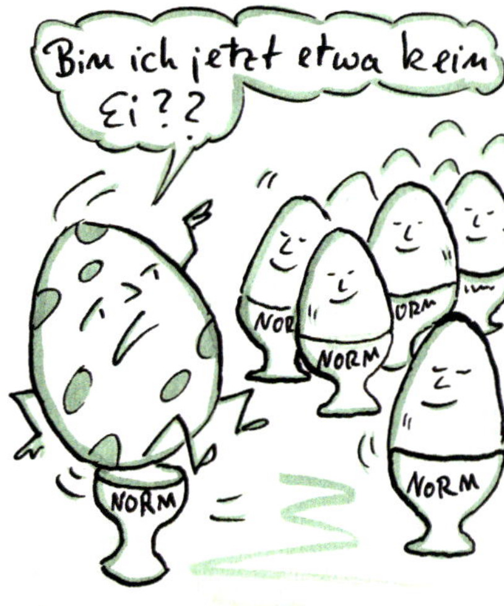

Zusammengefasst beschreibt Qualität die Güte eines Produktes. Doch auch darüber, was Güte ist, scheiden sich die Geister: So wird die Qualität oder Güte eines Weines von einem Weinkenner anders eingeschätzt werden, als von einem Weinkonsumenten, der vielleicht auch noch gern süße Weine mag. Oder nehmen Sie die Lieblingsspeisen einer Person in den verschiedenen Entwicklungsstufen: Fast jedes Kind liebt Nudeln mit Tomatensoße und hält es für eine Delikatesse. Jedoch wird eine Tomatensoße, die nach dem Geschmack Erwachsener zubereitet wurde, in der Regel am Kindergeschmack scheitern. Frischer Basilikum oder Knoblauchzehen, frische, noch nicht verkochte Tomaten und hausgemachte Nudeln mit Biss werden beim Nachwuchs wenig Begeisterung hervorrufen. Zusammengefasst bedeutet das, dass an die Güte eines Produktes immer bestimmte Erwartungen geknüpft sind. Diese können sowohl subjektiver Natur sein, z. B. der persönliche Geschmack, oder auch durch andere definiert sein, z. B. das Gütezeichen von Verbraucherschutzorganisationen. Werden die Erwartungen an das Produkt erfüllt, sprechen wir von Qualität oder guter Qualität, werden die Erwartungen an das Produkt nicht erfüllt, von schlechter oder fehlender Qualität.

Naturland

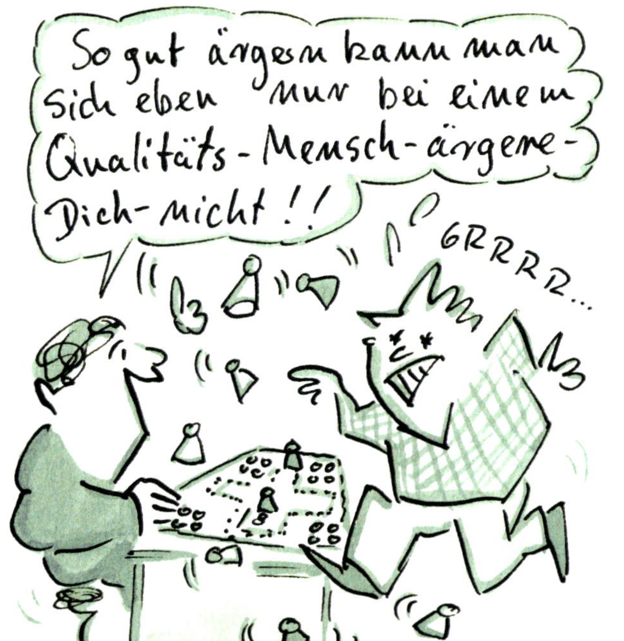

» Qualität ist eine Sache des Anstandes. «
Theodor Heuss

„ Qualität ist die Gesamtheit von Eigenschaften und Merkmalen eines Produktes oder einer Dienstleistung, die sich auf deren Eignung zur Erfüllung festgelegter oder vorausgesetzter Erfordernisse beziehen. “

DIN ISO 9004

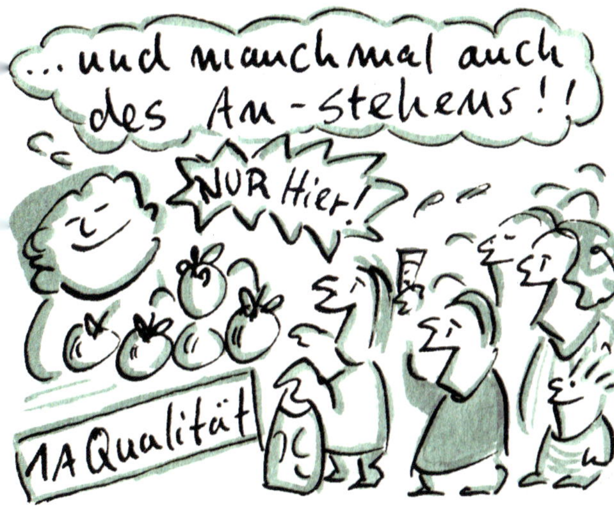

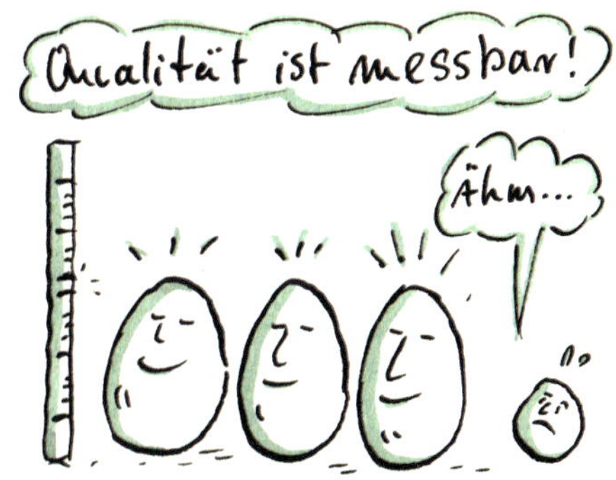

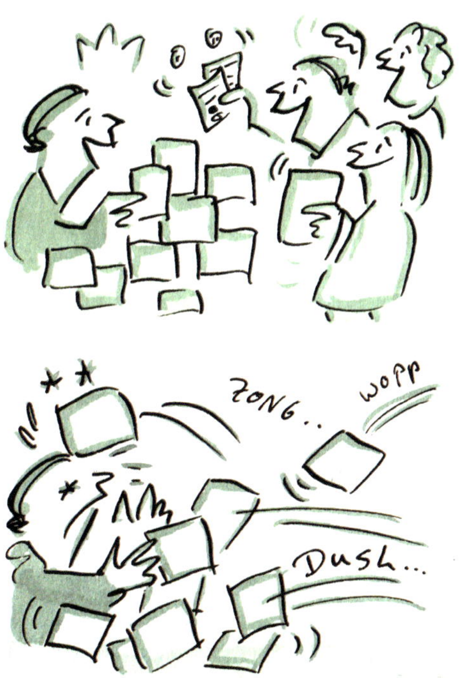

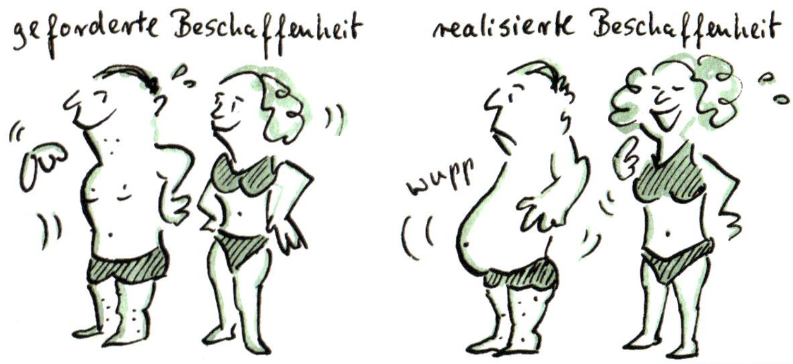

„ Qualität ist die Relation zwischen realisierter Beschaffenheit und geforderter Beschaffenheit. “

Walter Geiger

„ Qualität ist, wenn die Kunden zurückkommen und nicht die Produkte. “

Brian Rothery

4.1 Qualitätsdefinitionen

4.1.1 Qualität in verschiedenen Ansätzen

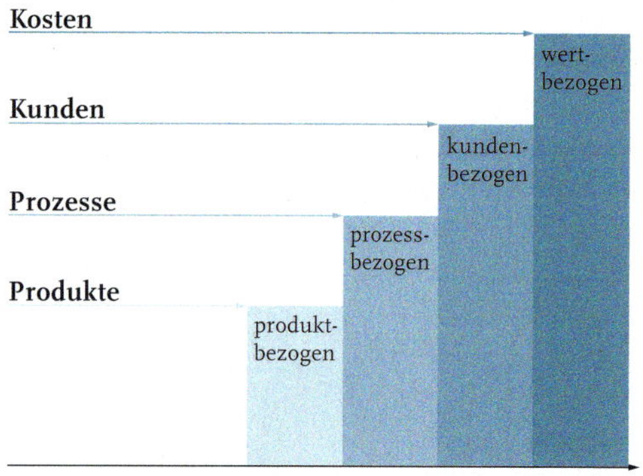

[1] Ansätze des Qualitätsbegriffes

Der Qualitätsbegriff kann unabhängig von Produkten auch auf einen Prozess oder eine Leistung angewandt werden, z. B. die elektronische Kontoführung durch die Hausbank oder das Recycling des Hausmülls. Ist die Einschätzung und Betreuung von Kunden involviert, so sprechen wir von einer kundenbezogenen Leistung, z. B. einem Haarschnitt beim Frisör. Eine weitere Rolle spielt der Wert der erbrachten Leistung, auch Kosten-Nutzen-Verhältnis genannt.

Je nachdem, auf wen oder was die Qualitätsmerkmale ausgerichtet sind, wird von vier verschiedenen Ansätzen [Abb. 1] gesprochen:

- produktbezogener Ansatz
- prozessbezogener Ansatz
- kundenbezogener Ansatz
- wertbezogener Ansatz

Diese unterschiedlichen Ansätze verdeutlichen bereits die Schwierigkeit, Qualität näher zu definieren oder gar bestimmten Merkmalen zuzuordnen. Besonders problematisch wird es, wenn der Dienstleistungsgedanke mit ins Spiel kommt.

Dienstleistung
definiert eine Leistung, die nicht mit der Herstellung eines Produktes zu beschreiben ist. Sie kann einen materiellen Anteil haben und je nach Ausrichtung standardisiert oder individualisiert sein.

Auch wenn für bestimmte Dienstleistungen feste Standards gelten, spielt hier die subjektive Wahrnehmung des Kunden für die Qualitätsbestimmung eine besondere Rolle.

Beispiel: Die Bedienung in einem Restaurant erbringt in der Regel folgende Leistungen: Begrüßung der Gäste, Anreichen der Karte, Aufnehmen der Bestellung, Servieren, Kassieren. Wir können davon ausgehen, dass so gut wie alle Bedienungen diese Ansprüche an ihre Dienstleistung erfüllen. Dennoch sind wir von der einen Bedienung mehr begeistert als von der anderen. Auch wird die Einschätzung von Person zu Person variieren: Während Frau Peter sich sehr freut, wenn die Bedienung immer freundlich lächelt, ist Frau Andersen der Meinung, das „dieses aufgesetzte Grinsen nicht echt ist!“.

Auch hier zeigt sich also, dass die Erfüllung von Qualitätsansprüchen an gewisse Erwartungen gebunden ist, die durch „harte“ Faktoren (z. B. ein fest geplanter Arbeitsprozess) und durch „weiche“ Faktoren (z. B. die Persönlichkeit oder das Auftreten einer Person) gekennzeichnet sind.

Eine besondere Situation entsteht in der Pflege, wo neben dem Dienstleistungsgedanken auch die Verantwortung für die pflegeabhängige Person sowie der menschliche Aspekt der Fürsorge eine Rolle spielen.

4.1.2 Was ist Pflegequalität?

Insbesondere durch die Einführung der Pflegeversicherung sind im betriebswirtschaftlichen Sinne pflegebedürftige Menschen und ihre Angehörigen in den Einrichtungen des Gesundheitswesens zu Kunden oder Klienten geworden. Wir sprechen in diesem Zusammenhang auch vom Pflegeklienten. Obwohl dieser kundenbezogene Ansatz für die Definition von Pflege nicht ausreichend ist, beschreibt er das wirtschaftliche Verhältnis zwischen den Anbietern bzw. Erbringern von Pflegeleistungen und den Empfängern von Pflegeleistungen.

Im Zuge dieser Reformmaßnahmen sind im neu entstandenen Pflegemarkt die Leistungsempfänger (Pflegebedürftigen) und insbesondere auch die Kostenträger (z. B. die Einrichtung, aber auch die Pflege- oder Krankenkassen) immer kritischer geworden. Durch zusätzliche Forderungen des Gesetzgebers (|rechtliche Grundlagen) wurden in fast allen Pflegeeinrichtungen Stellen für Qualitätsmanagement geschaffen.

rechtliche Grundlagen | 2

Um sich aber überhaupt mit der Qualität von Pflegeleistungen auseinanderzusetzen, muss Pflegequalität definiert werden. Und dies gestaltet sich – wie schon beim allgemeinen Qualitätsbegriff – sehr schwierig. Folgende Probleme verhindern das Zustandekommen einer allgemein gültigen Pflegequalitätsdefinition:

- Es gibt keine allgemein gültige Definition für Pflege.
- Pflegequalität unterscheidet sich in den verschiedenen pflegerischen Leistungsebenen.
  Beispiel: Pflegehandlungen in einer gerontopsychiatrischen Einrichtung im Vergleich zu pflegerischen Leistungen in einer intensivmedizinischen Einrichtung.
- Eine sachgemäß durchgeführte pflegerische Leistung muss nicht zu dem erwarteten Ergebnis führen.
  Beispiel: Trotz guter Hautpflege und regelmäßiger Umlagerung entsteht ein Dekubitus.
- Pflegeleistungen umfassen häufig eine Vielzahl von Handlungen, die nicht eindeutig voneinander zu trennen oder zu definieren sind.
- Die subjektiven Bewertungsmaßstäbe des Kunden können im Gegensatz zum pflegerischen Fachwissen stehen.
  Beispiel: Die konsequente Einhaltung eines Mobilisierungsplans wird von einem pflegebedürftigen Menschen als lästig empfunden, während das Übernehmen von Alltagshandlungen durch eine andere Person als gute und fürsorgliche Pflege wahrgenommen wird.
- Die Kunden zahlen die erbrachten Leistungen in der Regel nicht selbst. Ein – in anderen Wirtschaftszweigen übliches – Abwägen von Kosten-Nutzen-Rechnungen findet nicht statt. Der Kunde erwartet immer die beste Leistung. Der Kostenträger sieht lediglich den finanziellen Aspekt.

Im Gegensatz zu Waren, die z. B. im Supermarkt erworben werden können, sind Qualitätskriterien für Pflegeleistungen nicht eindeutig definierbar. Dennoch müssen diese Qualitätskriterien zur Qualitätssicherung erarbeitet werden. Dies kann immer nur – wie auch bei Qualitätskriterien für andere Produkte – eine Konsensentscheidung sein. Wie schwierig eine solche Konsensfindung in einem Gesetz umzusetzen ist, zeigt in einem nicht pflegerischen Zusammenhang die in den 1990er Jahren berühmt gewordene Bananenverordnung.

VERORDNUNG (EG) Nr. 2257/94 DER KOMMISSION
vom 16. September 1994
zur Festsetzung von Qualitätsnormen für Bananen
(Text von Bedeutung für den EWR)

DIE KOMMISSION DER EUROPÄISCHEN GEMEINSCHAFTEN —

gestützt auf den Vertrag zur Gründung der Europäischen Gemeinschaft,

gestützt auf die Verordnung (EWG) Nr. 404/93 des Rates vom 13. Februar 1993 über die gemeinsame Marktorganisation für Bananen ([1]), geändert durch die Verordnung (EG) Nr. 3518/93 der Kommission ([2]), insbesondere auf Artikel 4,

in Erwägung nachstehender Gründe:

Gemäß der Verordnung (EWG) Nr. 404/93 sind gemeinsame Qualitätsnormen für frische Bananen (ausgenommen Mehlbananen) festzulegen, um die Versorgung des Marktes mit Erzeugnissen gleichbleibender und zufriedenstellender Qualität zu gewährleisten, insbesondere bei Bananen aus der Gemeinschaft, deren Qualität noch weiter verbessert werden muß.

Wegen der Vielfalt der in der Gemeinschaft angebotenen Sorten und Vermarktungsweisen sind Mindestnormen für grüne, nicht gereifte Bananen festzulegen, unbeschadet der späteren Festlegung von Normen auf einer anderen Handelsstufe. Wegen der besonderen Merkmale und Vermarktungsweisen von Feigenbananen sind diese vom Geltungsbereich der Gemeinschaftsnormen auszunehmen.

Die Bananenerzeugermitgliedstaaten der Gemeinschaft wenden derzeit auf ihrem Hoheitsgebiet einzelstaatliche Normen für Bananen auf den verschiedenen Handelsstufen an. Im Hinblick auf die angestrebten Ziele erscheint es angebracht, die jeweils geltenden Bestimmungen für deren Erzeugung weiterhin zuzulassen auf den Handelsstufen, die der Stufe grüner, nicht gereifter Bananen nachgeordnet sind, soweit sie den Gemeinschaftsnormen nicht entgegenstehen und den freien Verkehr mit Bananen in der Gemeinschaft nicht behindern.

Schwierige Produktionsbedingungen in den Gemeinschaftsregionen Madeira, Azoren, Algarve, Kreta und Lakonien können aufgrund klimatischer Einflüsse dazu führen, daß die Bananen dort nicht die vorgeschriebene Mindestlänge erreichen. Solche Erzeugnisse können vermarktet werden, sind jedoch in die Güteklasse II einzustufen.

Der Verwaltungsausschuß für Bananen hat nicht innerhalb der ihm von seinem Vorsitzenden gesetzten Frist Stellung genommen -

[2] Textausschnitt der „Bananenverordnung"

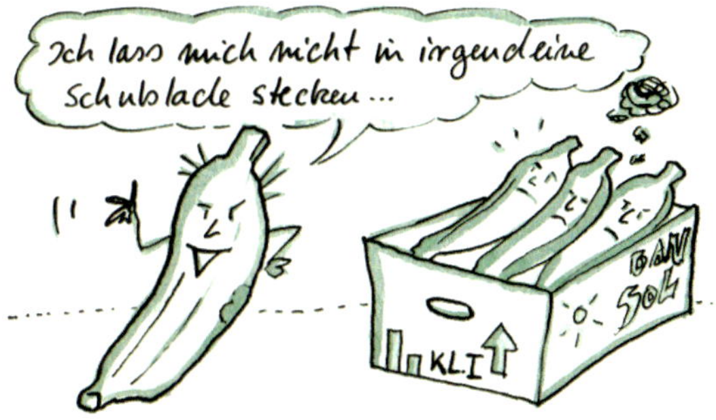

Die gängigste, jedoch sehr abstrakte Definition für Pflegequalität stammt bereits aus dem Jahr 1966 von dem amerikanischen Wissenschaftler Avedis Donabedian. **Pflegequalität** ist der Grad der Übereinstimmung zwischen Ergebnis und zuvor formuliertem Pflegeziel.

Diese Definition geht davon aus, dass Ziele formuliert werden, um im Anschluss an die eigentliche Maßnahme festzustellen, ob diese Ziele erreicht worden sind.

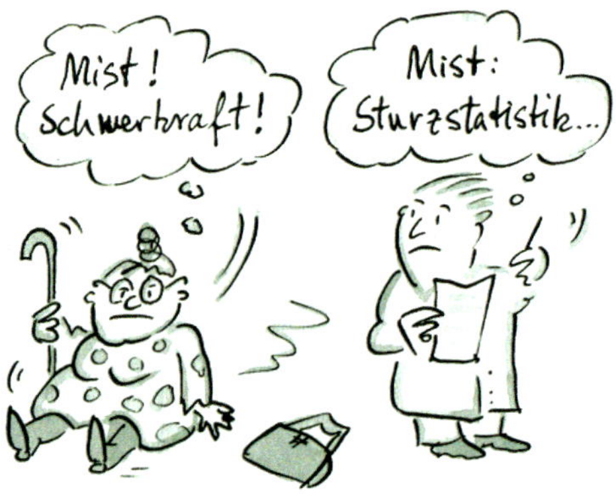

Beispiel: Bei einer Studie wird festgestellt, dass im Pflegeheim Rosengarten eine überdurchschnittliche Anzahl von Bewohnerinnen gestürzt ist. Es steht fest, dass zusätzliche Maßnahmen zur Sturzprävention notwendig sind. Die Pflegedienstleitung erarbeitet in Zusammenarbeit mit der Qualitätsbeauftragten und den Bereichsleiterinnen einen Maßnahmenkatalog in Abstimmung mit dem Expertenstandard Sturzprävention. Als Ziel wird die Verringerung der Stürze festgesetzt.
Nach einem Jahr nimmt die Einrichtung wieder an der Studie teil. Die Anzahl der Stürze hat sich halbiert, die Pflegequalität ist gestiegen.

Weiterhin geht Donabedian davon aus, dass Qualität nicht nur als Ganzes existiert, sondern in Struktur-, Prozess- und Ergebnisqualität unterschieden werden kann (Qualitätsdimensionen, | 2). Dies ermöglicht die Betrachtung von Pflegequalität aus verschiedenen Perspektiven. Struktur-, Prozess- und Ergebnisqualität können sich gegenseitig bedingen, sind aber nicht zwingend abhängig voneinander.

kausal, ursächlich, zusammenhängend

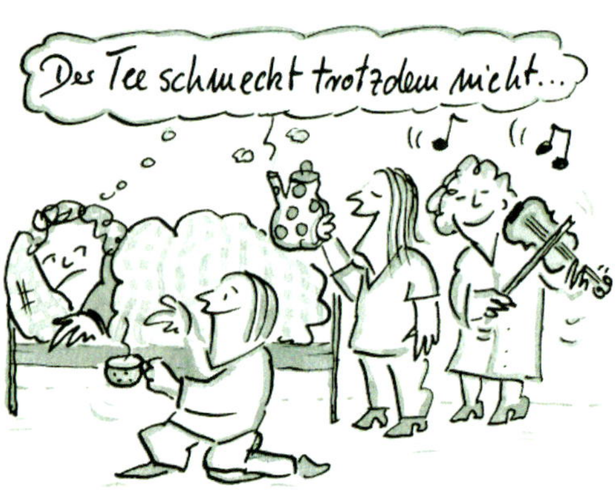

Beispiel: Die Verbesserung der Arbeitsbedingungen durch Erhöhung des Personalschlüssels (Strukturqualität) kann eine größere Zufriedenheit der Bewohnerinnen (Ergebnisqualität) zur Folge haben. Es kann aber auch das Gegenteil eintreten, oder die Zufriedenheit der Bewohnerinnen verändert sich überhaupt nicht. Dies zeigt, dass nicht automatisch ein |kausaler Zusammenhang zwischen zwei Ereignissen – hier die Verbesserung der Arbeitsbedingungen und die Bewohnerzufriedenheit – existieren muss.

Jedoch ist die Definition von Donabedian auch nicht explizit für die Pflege erarbeitet worden. Sie gilt für die gesamte medizinisch-pflegerische Versorgung (im Englischen care = Pflege). Im Endeffekt müssen Maßstäbe zur Qualitätssicherung und damit zur Definition von Pflegequalität immer situationsspezifisch festgelegt werden. Dies kann in den einzelnen Einrichtungen, aber auch durch die Träger oder den Gesetzgeber geschehen.

4.2 Rechtliche Grundlagen

Der Gesetzgeber hat für die Pflege und deren Qualität in Deutschland insbesondere in den letzten 20 Jahren entscheidende rechtliche Grundlagen geschaffen. Hierzu gehörten Veränderungen im Sozialgesetzbuch (SGB) wie z. B. die Schaffung eines Pflegequalitätsgesetzes. Im Folgenden soll ein Überblick über die wichtigsten rechtlichen Grundlagen für die Qualitätssicherung in der Pflege gegeben werden:

SGB XI

4.2.1

Mit der Einführung der Pflegeversicherung (SGB XI 2|) wurde 1995 eine neue Säule der sozialen Sicherung in Deutschland geschaffen. Damit reagierte die Politik auf die zunehmende |demografische Veränderung der Gesellschaft.

demografische Veränderung | 2

Für die Diskussion um die Pflegequalität ist insbesondere der § 80 SGB XI von Bedeutung. Hierin werden die Pflegeeinrichtungen verpflichtet, sich an Maßnahmen der Qualitätssicherung zu beteiligen.

Ebenso sollen zwischen den Trägern und den Einrichtungen „gemeinsame Grundsätze und Maßstäbe zur Qualität und Qualitätssicherung einschließlich des Verfahrens zur Durchführung von Qualitätsprüfungen" erarbeitet werden.

Im § 80 a SGB XI steht das Verhältnis zwischen Trägern und stationären Pflegeeinrichtungen im Vordergrund.

Auf Basis des § 80 wurden 1996 die geforderten gemeinsamen Grundsätze und Maßstäbe zur Qualität und Qualitätssicherung einschließlich des Verfahrens zur Durchführung von Qualitätsprüfungen durch die Vereinigungen der Träger der vollstationären und ambulanten Pflegeeinrichtungen auf Bundesebene festgeschrieben (Onlinehinweis). In diesen Rahmenrichtlinien finden sich Aussagen zu Grundsätzen, Leistungserbringern, Qualitätsmaßstäben, Maßnahmen zur Qualitätssicherung sowie Verfahren zu Qualitätsprüfungen. Sie haben gesetzesähnlichen Charakter.

online

www.carehelix.de/grundlagen/vereinbarungen/pv/080_amb.pdf

SGB 11 § 80 Maßstäbe und Grundsätze zur Sicherung und Weiterentwicklung der Pflegequalität

(1) Die Spitzenverbände der Pflegekassen, die Bundesarbeitsgemeinschaft der überörtlichen Träger der Sozialhilfe, die Bundesvereinigung der kommunalen Spitzenverbände und die Vereinigungen der Träger der Pflegeeinrichtungen auf Bundesebene vereinbaren gemeinsam und einheitlich unter Beteiligung des Medizinischen Dienstes der Spitzenverbände der Krankenkassen sowie unabhängiger Sachverständiger Grundsätze und Maßstäbe für die Qualität und die Qualitätssicherung der ambulanten und stationären Pflege sowie für die Entwicklung eines einrichtungsinternen Qualitätsmanagements, das auf eine stetige Sicherung und Weiterentwicklung der Pflegequalität ausgerichtet ist. Sie arbeiten dabei mit dem Verband der privaten Krankenversicherung e. V., den Verbänden der Pflegeberufe sowie den Verbänden der Behinderten und der Pflegebedürftigen eng zusammen. Die Vereinbarungen sind im Bundesanzeiger zu veröffentlichen; sie sind für alle Pflegekassen und deren Verbände sowie für die zugelassenen Pflegeeinrichtungen unmittelbar verbindlich.

(2) Die Vereinbarungen nach Absatz 1 können von jeder Partei mit einer Frist von einem Jahr ganz oder teilweise gekündigt werden. Nach Ablauf des Vereinbarungszeitraums oder der Kündigungsfrist gilt die Vereinbarung bis zum Abschluss einer neuen Vereinbarung weiter.

(3) Kommt eine Vereinbarung nach Absatz 1 innerhalb von zwölf Monaten ganz oder teilweise nicht zu Stande, nachdem eine Vertragspartei schriftlich zu Verhandlungen aufgefordert hat, kann ihr Inhalt durch Rechtsverordnung der Bundesregierung mit Zustimmung des Bundesrates festgelegt werden.

§ SGB 11 § 80 a Leistungs- und Qualitätsvereinbarung mit Pflegeheimen

(1) Bei teil- oder vollstationärer Pflege setzt der Abschluss einer Pflegesatzvereinbarung nach dem Achten Kapitel ab dem 1. Januar 2004 den Nachweis einer wirksamen Leistungs- und Qualitätsvereinbarung durch den Träger des zugelassenen Pflegeheims voraus; für Pflegeeinrichtungen, die erstmals ab dem 1. Januar 2002 zur teil- oder vollstationären Pflege nach § 72 zugelassen werden, gilt dies bereits für den Abschluss der ersten und jeder weiteren Pflegesatzvereinbarung vor dem 1. Januar 2004. Parteien der Leistungs- und Qualitätsvereinbarung sind die Vertragsparteien nach § 85 Abs. 2.

(2) In der Leistungs- und Qualitätsvereinbarung sind die wesentlichen Leistungs- und Qualitätsmerkmale festzulegen. Dazu gehören insbesondere:

1. die Struktur und die voraussichtliche Entwicklung des zu betreuenden Personenkreises, gegliedert nach Pflegestufen, besonderem Bedarf an Grundpflege, medizinischer Behandlungspflege oder sozialer Betreuung,

2. Art und Inhalt der Leistungen, die von dem Pflegeheim während des nächsten Pflegesatzzeitraums oder der nächsten Pflegesatzzeiträume (§85 Abs. 3) erwartet werden, sowie

3. die personelle und sächliche Ausstattung des Pflegeheims einschließlich der Qualifikation der Mitarbeiter.

Die Festlegungen nach Satz 2 sind für die Vertragsparteien nach §85 Abs. 2 und für die Schiedsstelle als Bemessungsgrundlage für die Pflegesätze und die Entgelte für Unterkunft und Verpflegung nach dem Achten Kapitel unmittelbar verbindlich.

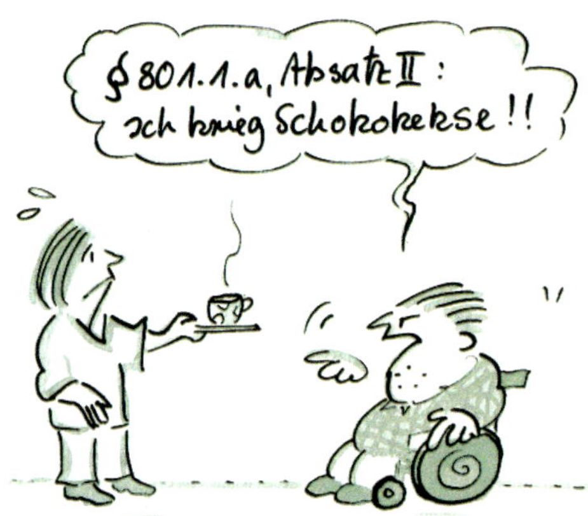

(3) Die Leistungs- und Qualitätsvereinbarung ist in der Regel zusammen mit der Pflegesatzvereinbarung nach §85 abzuschließen; sie kann auf Verlangen einer Pflegesatzpartei auch zeitlich unabhängig von der Pflegesatzvereinbarung abgeschlossen werden. Kommt eine Vereinbarung nach Absatz 1 innerhalb von sechs Wochen ganz oder teilweise nicht zu Stande, nachdem eine Vertragspartei schriftlich zu Vertragsverhandlungen aufgefordert hat, entscheidet die Schiedsstelle nach §76 auf Antrag einer Vertragspartei über die Punkte, über die keine Einigung erzielt werden konnte. §73 Abs. 2 sowie §85 Abs. 3 Satz 2 bis 4 gelten entsprechend.

(4) Der Träger des Pflegeheims ist verpflichtet, mit dem in der Leistungs- und Qualitätsvereinbarung als notwendig anerkannten Personal die Versorgung der Heimbewohner jederzeit sicherzustellen. Er hat bei Personalengpässen oder -ausfällen durch geeignete Maßnahmen sicherzustellen, dass die Versorgung der Heimbewohner nicht beeinträchtigt wird. Bei unvorhersehbaren wesentlichen Veränderungen in den Belegungs- oder Leistungsstrukturen des Pflegeheims kann jede Vereinbarungspartei eine Neuverhandlung der Leistungs- und Qualitätsvereinbarung verlangen. §85 Abs. 7 gilt entsprechend.

(5) Auf Verlangen einer Vertragspartei nach Absatz 1 Satz 2 hat der Träger einer Einrichtung in einem Personalabgleich nachzuweisen, dass seine Einrichtung das nach Absatz 2 Satz 2 Nr. 3 als notwendig anerkannte und vereinbarte Personal auch tatsächlich bereitstellt und bestimmungsgemäß einsetzt.

4.2.2 SGB V

online

www.gesetze-im-internet.de/sgb_5/
Informationen zum SGB V

Im so genannten Krankenversicherungsgesetz sind die Äußerungen zur Qualitätssicherung sehr konkret. Allerdings beziehen sich die Aussagen nicht explizit auf die Pflege. So heißt es in §137 SGB V, dass Krankenhäuser sowie Vorsorge- und Rehabilitationseinrichtungen verpflichtet sind, „sich an Maßnamen zur Qualitätssicherung zu beteiligen. Die Maßnahmen sind auf die Qualität der Behandlung, der Versorgungsabläufe und der Behandlungsergebnisse auszudehnen. Sie sind so zu gestalten, dass vergleichende Prüfungen ermöglicht werden.“ So findet sich auch hier ein Qualitätsbegriff wieder, der von den Teildimensionen Struktur-, Prozess- und Ergebnisqualität ausgeht.

Heimgesetz 4.2.3

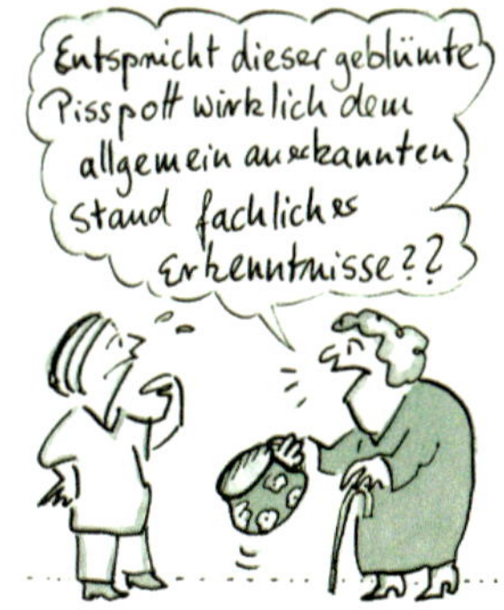
Entspricht dieser geblümte Pisspott wirklich dem allgemein anerkannten Stand fachlicher Erkenntnisse??

Im Heimgesetz, § 3 Abs. 1, heißt es, dass die Heime verpflichtet sind, „ihre Leistungen nach dem jeweils allgemein anerkannten Stand fachlicher Erkenntnisse zu erbringen". Pflegequalität bedeutet in dieser Hinsicht professionelles Handeln. Jedoch ist die Definition dessen nicht eindeutig. Die Schwierigkeit besteht darin, festzuhalten, was der „jeweils allgemein anerkannte Stand fachlicher Erkenntnis" ist.

Im § 5 regelt das Heimgesetz die Modalitäten, die den Heimvertrag betreffen. Der Heimvertrag schafft eine rechtliche Grundlage zwischen Anbieter (Heim) und Kunden (Bewohner). Auf dieser Basis können Bewohner Qualitätsansprüche stellen.

Bundestag beschließt:
Heimrecht künftig Ländersache

Für das Heimrecht sind künftig die Länder zuständig – das hat der Bundestag am vergangenen Freitag im Rahmen seiner Entscheidung über die Föderalismusreform beschlossen. Die Zustimmung des Bundesrates, der sich am kommenden Freitag mit der Föderalismusreform befasst, gilt als sicher. Aus Sicht der Sozial- und Pflegeverbände ist dies eine falsche Entscheidung: Nun drohe eine Zersplitterung des Heimrechtes in 16 einzelne Ländergesetze.

Der Sozialverband Deutschland befürchtet, dass künftig die Pflegestandards abgesenkt werden. „Zum Beispiel kann ein Bundesland die derzeit gültige Fachkraftquote von 50 Prozent in Pflegeheimen nun eigenmächtig absenken. Baden-Württemberg hatte hierzu bereits eine Bundesratsinitiative ergriffen", warnt SoVD-Präsident Adolf Bauer. Ähnlich argumentiert auch der Deutsche Berufsverband für Pflegeberufe (DBfK): Die Fachkraftquote dürfe nicht abgesenkt, sondern müsse vielmehr angehoben werden. Das erfordere der hohe Anteil von Menschen mit gerontopsychiatrischen Erkrankungen und körperlich schwerst pflegebedürftigen Menschen. „Wir werden sehr wachsam sein, damit es nun nicht zu einer Senkung von Standards in den Ländern kommt", kündigte Herbert Mauel an, Geschäftsführer Bundesverband privater Anbieter sozialer Dienste (BPA). Es sei außerdem offenbar übersehen worden, dass weite Teile des Heimgesetzes auch künftig bundesgesetzlicher Regelungen bedürften.

—

Eva Richter, in *FORUM SOZIALSTATION* online, Magazin für ambulante Pflege, Bonn, 3. Juli 2006

Pflegequalitätssicherungsgesetz 4.2.4

Nachdem die Öffentlichkeit einige Jahre nach der Einführung des Pflegeversicherungsgesetzes immer wieder akute Mängel in der Qualität der geleisteten Pflege anprangerte, wurde im September 2001 das „Gesetz zur Qualitätssicherung und zur Stärkung des Verbraucherschutzes in der Pflege" verabschiedet. Dieses „Pflegequalitätssicherungsgesetz" hat zum Ziel, die Pflegequalität zu sichern sowie die Rechte der Pflegeklienten zu stärken. Zu diesem Zweck ändert und erweitert das Pflegequalitätssicherungsgesetz das SGB XI.

online

http://www.carelounge.de/altenarbeit/gesetze/PQsG-Gesetz.pdf
Weitere Informationen zum Pflegequalitätssicherungsgesetz

4.3 Konzepte und Methoden der Qualitätsentwicklung

4.3.1 Qualitätsdimensionen

Laut der Definitionen von Avedis Donabedian besteht Pflegequalität aus drei Qualitätsdimensionen:

- **Strukturqualität**: Hierbei handelt es sich um die Qualität der Rahmenbedingungen für die pflegerische Arbeit. Dazu gehören Personalschlüssel, vorhandene Materialien und Hilfsmittel, bauliche Eigenheiten der Einrichtung, aber auch z. B. das Angebot von Fort- und Weiterbildungen.
- **Prozessqualität**: Hierbei handelt es sich um die Qualität der durchgeführten Arbeitsprozesse. Dazu gehören in der Pflege z. B. die Versorgungsabläufe in der Körperpflege, aber auch aktivierende Maßnahmen bei der Mobilisation oder die Durchführung von Beschäftigungsangeboten.
- **Ergebnisqualität**: Hierbei handelt es sich um die Qualität des erreichten Pflegeziels. Dazu gehören z. B. ein verbesserter Hautzustand oder eine niedrigere Sturzrate in der Einrichtung, aber auch die Zufriedenheit der Klientinnen oder eine gewisse Kontinuität von Evaluationsmaßnahmen.

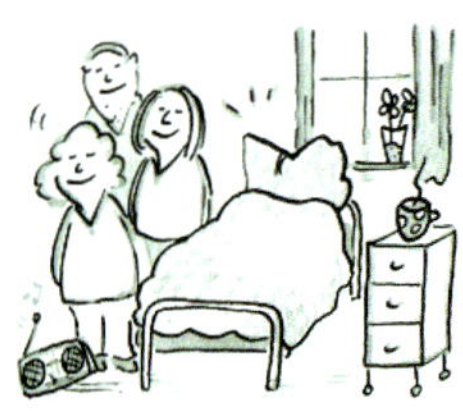

[1] Strukturqualität

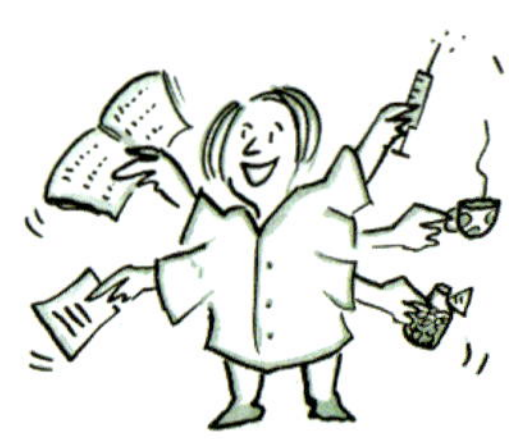

[2] Prozessqualität

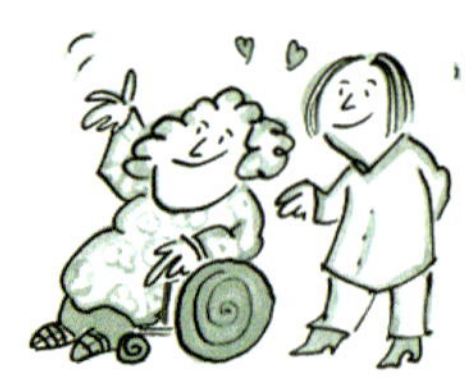

[3] Ergebnisqualität

4.3.2 Qualitätsstufen

Die Pflege wird nach einem Modell von Fiechter & Meier (1981) in vier Qualitätsstufen unterteilt:

- optimale Pflege – Stufe 3: Hierbei kommt den Klientinnen eine erstklassige Pflege zuteil. Die Klientinnen werden bei Entscheidungen mit einbezogen und können selbstbestimmt agieren.
- angemessene Pflege – Stufe 2: Hierbei kommt den Klientinnen eine gute Pflege zuteil. Die Klientinnen werden individuell versorgt.
- Routinepflege – Stufe 1: Hierbei kommt den Klientinnen eine ausreichende Pflege zuteil. Die Klientinnen werden routinemäßig versorgt.
- gefährliche Pflege – Stufe 0: Hierbei kommt den Klientinnen eine mangelhafte Pflege zuteil. Die Klientinnen erleiden Schaden.

Jede Einrichtung kann ihre pflegerischen Leistungen nach diesen Qualitätsstufen bewerten. Allerdings sind die Übergänge bei dieser Zuteilung fließend, es fehlen exakte Kriterien, um die Pflegequalität messen zu können.

Qualitätsmanagementsysteme 4.3.3

Entwicklung und Herkunft des Qualitätsmanagements

Qualitätsmanagement stammt ursprünglich aus der Industrie. Zur Hochzeit der Industrialisierung in der ersten Hälfte des 20. Jh. begannen Pioniere in den Wirtschaftswissenschaften, sich über den Qualitätsbegriff sowie die Umsetzung von Qualitätsansprüchen Gedanken zu machen. So stellte z. B. der Physiker Williams Edward Deming fest, dass 94 % aller Fehler durch das Management verursacht werden. Um dieses Problem anzugehen, entwickelte er den so genannten Deming-Zyklus, der bis heute Grundlage für prospektive Qualitätsmanagementsysteme ist. Prospektives Qualitätsmanagement bedeutet, dass vor der Handlung das gewünschte Ziel in Form von Standards und Kriterien vorgegeben, also geplant wird.

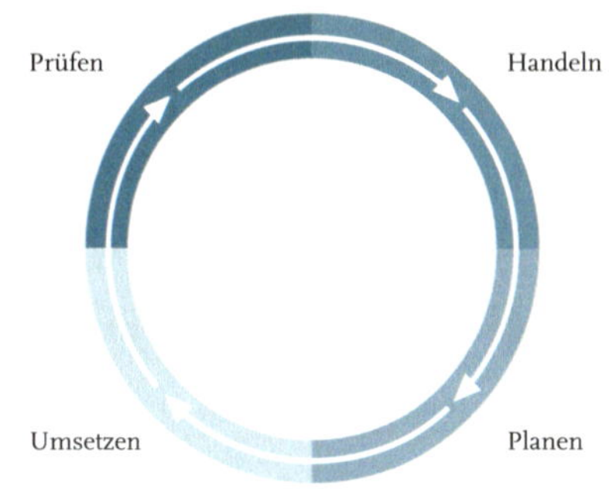

[8] Der Deming-Zyklus

Zu den Grundsätzen des Qualitätsmanagements gehören:
- Kundenorientierung: Die Ansprüche der Kunden müssen regelmäßig ermittelt und im Arbeitsprozess umgesetzt werden.
- Führungsaufgaben: Die Mitarbeiter des Qualitätsmanagements sind dafür verantwortlich, dass das Qualitätsmanagementsystem ständig geprüft und verbessert wird.
- Einbeziehung der Mitarbeiter: Die Mitarbeiter des Qualitätsmanagements beziehen alle Mitarbeiter der Einrichtung, z. B. durch regelmäßige Gespräche oder Schulungen, in ihre Arbeit mit ein.

Prinzipiell unterscheidet man zwei Methoden des Qualitätsmanagements:

	Zentrale oder traditionelle Methode	Dezentrale oder dynamische Methode
	TOP DOWN	BOTTOM UP
	Das Management trifft die Entscheidungen und gibt die erarbeiteten Vorgaben an die Mitarbeiter weiter.	Die Mitarbeiter erarbeiten Vorschläge und geben diese an das Management weiter.
Vorteile	Professionelle Entscheidungen, schnelle Umsetzung	Professionalisierung und Motivation der Mitarbeiter, mittel- und langfristiger Nutzen
Nachteile	Akzeptanz der Entscheidungen häufig niedrig, da Entwicklung von „außen", Lösung der Probleme häufig im Nachhinein, Entscheidungen veralten schnell	Hoher Personal- und Zeitaufwand, Motivationsanstrengung, die Implementierung von Entscheidungen kann nicht sofort erfolgen

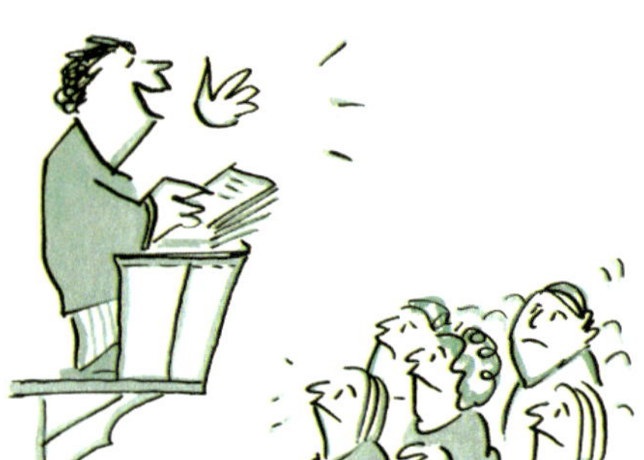

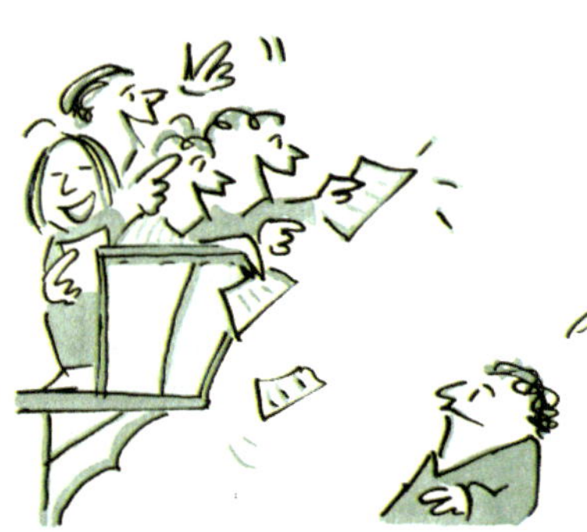

Im modernen Qualitätsmanagement werden beide Methoden eingesetzt.

Qualitätsmanagementnormen und -modelle

Vor allem in der Wirtschaft und Industrie wird seit den 1960er Jahren eine verstärkte Qualitätsoffensive betrieben. In diesem Rahmen wurden verschiedene Normen und Modelle entwickelt, die teilweise im Gesundheitswesen übernommen worden sind.

Folgende Systeme sollen exemplarisch dargestellt werden:
- DIN EN ISO 9000:2000
- TQM
- EFQM

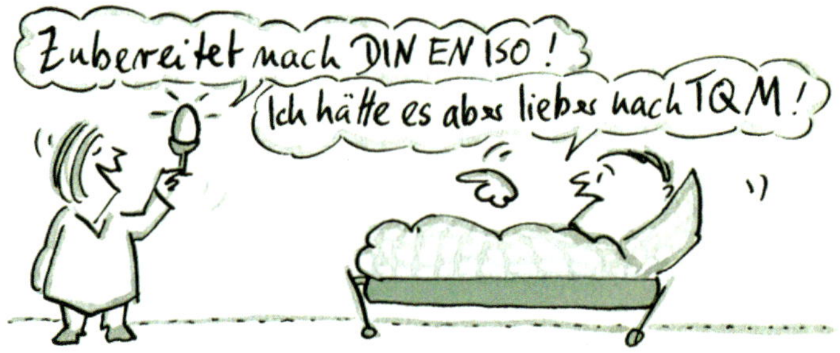
Zubereitet nach DIN EN ISO!
Ich hätte es aber lieber nach TQM!

DIN EN ISO 9000 : 2000

Der Begriff DIN EN ISO 9000 : 2000 steht für eine Reihe von Institutionen, die sich um die Entwicklung und Sicherung von Qualitätsstandards von Produkten und Dienstleistungen bemühen

DIN	EN	ISO	9000 : 2000
Deutsches Institut für Normung e. V.	Europäische Norm	International Organization for Standardization	9000er Reihe veröffentlicht 12/2000

Qualitätsmanagement ist die Gesamtheit von Eigenschaften und Merkmalen eines Produktes oder einer Dienstleistung, die sich auf deren Eignung zur Erfüllung festgelegter oder vorausgesetzter Erfordernisse beziehen.

Diese Normenreihe (9000er Reihe) beschreibt Vorgehensweisen und Überlegungen zum |Qualitätsmanagement und zur Qualitätssicherung. So ist zum Beispiel in der DIN EN ISO 9004 : 2000 unter Punkt 3.7 der Qualitätsbegriff wie folgt beschrieben: **die Gesamtheit von Eigenschaften und Merkmalen eines Produktes oder einer Dienstleistung, die sich auf deren Eignung zur Erfüllung festgelegter oder vorausgesetzter Erfordernisse beziehen.**

Obwohl die Normenreihe 9000 ff. aus der Industrie stammt, können Aspekte hieraus durchaus in der Altenpflege angewendet werden. Wählt eine Einrichtung die DIN EN ISO 9000:2000 [Abb. 1] als Qualitätsmanagementsystem, müssen die entsprechenden Normen auf die Altenpflegeeinrichtung übertragen werden.

Pflegeassessment-instrumente |588

Beispiel: Unter dem Punkt Qualitätsziele heißt es in der DIN-EN-ISO-Norm, dass Qualitätsziele messbar sein müssen. Das bedeutet für Einrichtungen des Gesundheitswesens, dass Zielvorgaben auch für die Pflege konkret formuliert sein müssen. Hier bietet es sich an, vermehrt mit |Pflegeassessmentinstrumenten (z. B. Pflegeabhängigkeitsskala, Barthel-Index) zu arbeiten, um die Ergebnisse der pflegerischen Arbeit nicht nur zu dokumentieren, sondern auch messbar und damit transparent zu machen.

DIN EN ISO 9000 : 2000: Qualitätsmanagementsysteme: Grundlagen und Begriffe
DIN EN ISO 9001 : 2000: Qualitätsmanagementsysteme: Forderungen
DIN EN ISO 9004 : 2000: Qualitätsmanagementsysteme: Leitfaden zur Leistungsverbesserung

[1] Kernnormen der DIN EN ISO 9000:2000

Total Quality Management (TQM)

Total Quality Management (TQM) steht für ein umfassendes Qualitätsmanagement. Der Grundgedanke dieses Systems stammt aus dem Bereich der Organisations- und Personalentwicklung. TQM fand in den 1990er Jahren vermehrt Aufmerksamkeit durch Unternehmen, die die Qualität ihrer Produkte oder Dienstleistungen langfristig verbessern wollten.

Dieses Qualitätsmanagementsystem legt seine Schwerpunkte u. a. auf Kundenzufriedenheit und die Einbindung von Mitarbeitern. Das Qualitätsmanagement definiert sich über die Beziehung vom Unternehmen zu seinen Kunden. Es ist ein sehr umfassendes Konzept, dass in neun Elemente [Abb. 2] untergliedert ist.

TQM versteht sich nicht als ein einmaliges Projekt, sondern als ein kontinuierlicher Verbesserungsprozess. Zur Einführung des TQM-Konzeptes können wiederum andere Systeme, wie z. B. die DIN EN ISO 9000:2000 hinzugezogen werden. Das hier zu Lande bekannteste TQM-Modell ist das EFQM-Modell für Excellence.

1. Führung
2. Politik und Strategie
3. Mitarbeitereinbindung
4. Partnerschaft und Ressourcen
5. Prozesse
6. Ergebnisse bezogen auf Mitarbeiter
7. Ergebnisse bezogen auf Kunden
8. Ergebnisse bezogen auf Gesellschaft
9. Schlüsselergebnisse

[2] 9 Elemente des TQM

EFQM-Modell für Excellence

Auch EFQM ist ein Qualitätsmanagementsystem, dass ursprünglich nicht aus der Pflege oder dem Gesundheitswesen stammt. EFQM steht hier für die European Foundation for Quality Management (Europäische Stiftung für Qualitätsmanagement). Das

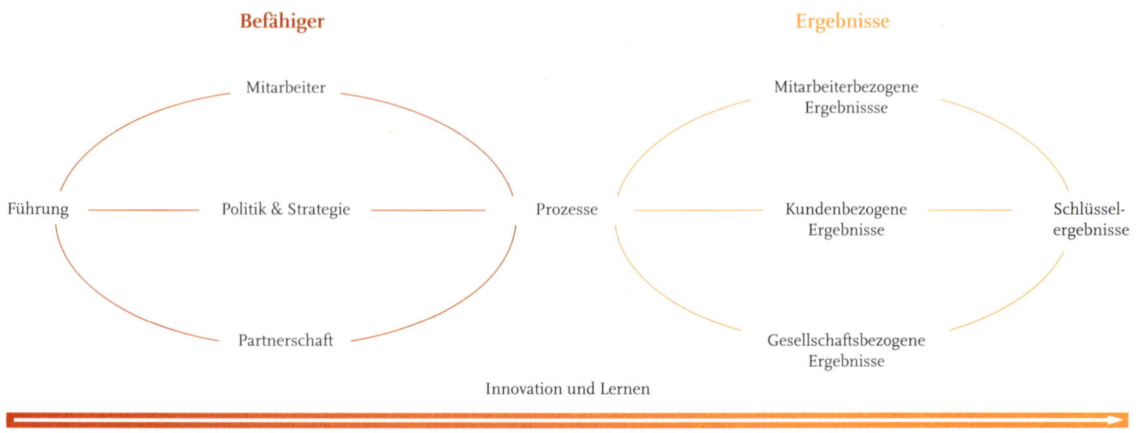

[3] EFQM-Modell für Excellence

ist eine Organisation, die ihren Sitz in Brüssel hat und in Deutschland u. a. durch die Deutsche Gesellschaft für Qualität e. V. vertreten wird. Das EFQM-Modell für Excellence wurde entwickelt, um Unternehmen ein Managementsystem zu bieten, mit dem höchste Qualitätsansprüche bedient werden können. Ebenso bietet das EFQM-Modell aber auch die Möglichkeit, als Prüfungsinstrument, z. B. bei einer Zertifizierung, eingesetzt zu werden. Das Modell [Abb. 3] besteht aus neun Kriterien, die in Ergebnis- und Befähigerkriterien unterteilt sind. Hierbei stellen die Ergebniskriterien dar, was die Organisation (in diesem Fall z. B. die Altenpflegeeinrichtung) erzielt, und die Befähigerkriterien, wie die Organisation vorgeht. Diese Kriterien stehen nicht losgelöst voneinander, sondern bedingen sich gegenseitig.

zertifizieren
certus lat. = sicher, bescheinigen

Zertifizierung von Einrichtungen

Einrichtungen im Gesundheitswesen können sich durch eine externe Organisation zertifizieren lassen. Diese Organisation muss zur Zertifizierung berechtigt sein und führt in der Regel sowohl die Beratung während des Zertifizierungsprozesses wie auch die Prüfung durch. Zertifizierungen erfolgen freiwillig und zusätzlich zu den Qualitätsprüfungen durch die Pflegekassen in ambulanten und stationären Pflegeeinrichtungen. Die Einrichtungen versprechen sich in der Regel neben einer Qualitätsverbesserung auch einen Marktvorteil. Durch ein Siegel einer anerkannten Organisation können sie ihre Klienten von einem hohen Leistungsniveau überzeugen. Abhängig von dem Gütesiegel oder -zeichen, nach welchem sich die Einrichtung zertifizieren lassen möchte, müssen Nachweise für das von der jeweiligen Organisation geforderte Qualitätsniveau erbracht werden. In der Regel werden Selbstassessments und Selbstaudits mit Fremdaudits und Fremdkontrollen verbunden.

online

www.ktq.de
Weitere Informationen zu KTQ®

Neben Zertifizierungsmaßnahmen nach DIN EN ISO, EFQM und TQM gibt es noch das gesundheitsspezifische KTQ® (Kooperation für Transparenz und Qualität im Gesundheitswesen). KTQ® bietet Einrichtungen des Gesundheitswesens sowohl Beratung als auch Prüfung ihres Qualitätsmanagementsystems an. KTQ® wird überwiegend von Krankenhäusern und Einrichtungen in der Rehabilitation genutzt. Altenpflegeeinrichtungen sind in der Regel dann betroffen, wenn sie an einen Versorgungsverbund oder ein Krankenhaus angeschlossen sind.

Welche Organisation oder auch welches Qualitätsmanagementsystem im Endeffekt gewählt wird, ist abhängig von dem gewünschten und machbaren finanziellen wie zeitlichen Aufwand. Die Einführung eines Qualitätsmanagementsystems ist dabei unabhängig von einer Zertifizierung.

Kritiker solcher Zertifizierungen bemängeln ein statisches, technokratisches und damit reduziertes Verständnis von Qualitätssicherung. Sie befürchten, dass nach einer abgeschlossenen Zertifizierung alle Qualitätssicherungsprozesse abgeschlossen werden. Böse Zungen behaupten sogar, dass solche Verfahren alles messen, nur nicht die Qualität. Ein weiterer Kritikpunkt liegt darin, dass durch eine solche Form der Qualitätssicherung lediglich ein von Politik und Wirtschaft geforderter Mindeststandard erreicht werden soll, jedoch keine „optimale Pflege" im Sinne eines ganzheitlichen Pflegeverständnisses.

Dennoch bieten Zertifizierungen und die damit verbundene zunehmende Transparenz durchaus für Patientinnen und deren Angehörige die Möglichkeit, sich im Dschungel des Gesundheitswesens etwas besser zurechtzufinden.

Unabhängig von diesen Diskussionen muss allen Beteiligten eines solchen Prozesses bewusst sein, dass die Qualtiätssicherungssysteme lediglich Verfahren darstellen, aber keine Inhalte bieten. Die Inhalte schaffen die Einrichtungen und die darin arbeitenden Menschen selber.

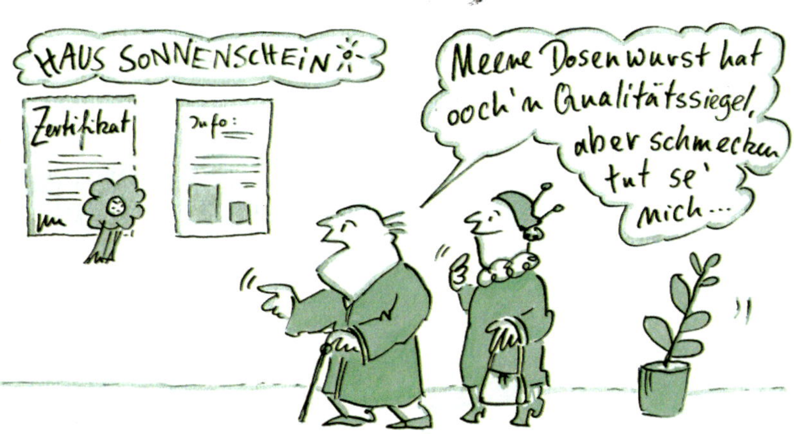
HAUS SONNENSCHEIN
Zertifikat
Info:
Meene Dosenwurst hat ooch'n Qualitätssiegel, aber schmecken tut se' mich...

Qualitätsentwicklung

4.3.4

Die Qualitätsentwicklung betrifft die gesamte Einrichtung. Alle Mitarbeiter sind daran beteiligt. In der Regel wird die Organisation der Qualitätsentwicklung von einer Stelle aus koordiniert, dem Qualitätsmanagement.

Zur Qualitätsentwicklung gehört eine Reihe von Arbeitsschritten, die schematisch so dargestellt werden können:

1 **Wunsch nach Qualitätsverbesserung:** Dies ist der Ausgangspunkt der Qualitätsentwicklung. Die Gründe dafür liegen auf der Hand: Kosten vermindern, Kundenzufriedenheit steigern, Mitarbeitermotivation erhöhen, Konkurrenzdruck begegnen, Prüfungen und Sanktionen der Pflegekassen vermeiden.

2 **Qualitätsanalyse:** Der Ist-Zustand der gegenwärtig in der Einrichtung praktizierten Dienstleistungsqualität wird ermittelt.

3 **Qualitätsplanung:** Der Soll-Zustand der in Zukunft zu praktizierenden Dienstleistungsqualität wird ermittelt und theoretisch festgelegt.

4 **Qualitätslenkung:** Der Ist-Zustand wird Schritt für Schritt in den Soll-Zustand überführt.

5 **Qualitätskontrolle:** Es wird kontrolliert, ob der Soll-Zustand erreicht wurde.

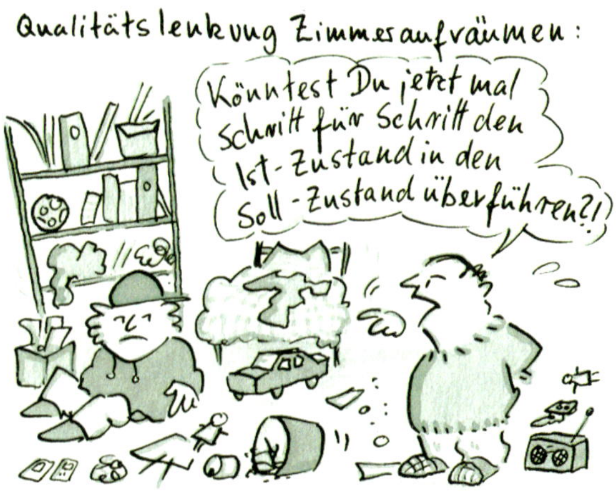
Qualitätslenkung Zimmeraufräumen:
Könntest Du jetzt mal Schritt für Schritt den Ist-Zustand in den Soll-Zustand überführen?!

—

BARTH, MYRIAM: *Qualitätsentwicklung und -sicherung in der Altenpflege.* Urban und Fischer, München 1999, S. 66/67)

Bei der **Qualitätsanalyse** wird der Ist-Zustand der Pflegequalität ermittelt. Folgende Bereiche sind dazu wesentlich:

- allgemeine Standortbeschreibung (Lage, Name und Art der Einrichtung)
- Pflege (Pflegemodell, Pflegeleitbild)
- Dokumentationssystem (Formulare, Praktikabilität, Vollständigkeit)
- Organisation (Personalschlüssel, Dienstplangestaltung, Stellenbeschreibungen)
- Kommunikationsstrukturen (z. B. [Abb. 2])
- Kundenanalyse (Einbezug von Bewohnern und Angehörigen, Ressourcenförderung, individuelle Wünsche und Bedürfnisse)

Heimleitung				
Pflegedienstleistung		**Hauswirtschaftliche Leitung**		**Verwaltung**
Wohnbereichsleitung A	Wohnbereichsleitung B	Küche	Küche	
Mitarbeiter	Mitarbeiter	Mitarbeiter	Mitarbeiter	Mitarbeiter

[2] Anhand eines solchen Organigramms können Kommunikationsstrukturen erarbeitet werden: Wer kommuniziert wann und zu welchem Anlass mit wem und warum?

Audit
Untersuchungsverfahren, das der Analyse von Prozessabläufen dient.
audire lat. = hören, anhören

Um die Daten zu diesen Bereichen zu erfassen, können Fragebögen, Checklisten oder auch interne Audits eingesetzt werden.

Wichtig ist, dass solche Qualitätsanalysen nicht als Kontrolle verstanden werden, sondern als Chance und Beginn zur Qualitätsverbesserung. Qualitätsmanagement bedarf der Unterstützung aller Mitarbeiterinnen und dient im Resultat den Patientinnen oder Klientinnen einer Einrichtung.

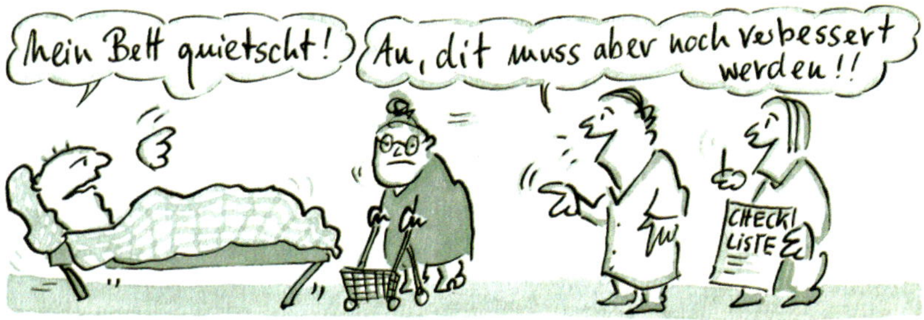
Mein Bett quietscht!
Au, dit muss aber noch verbessert werden!!
CHECKLISTE

Pflegemodell | 3.
Pflegedokumentation | 581
Pflegeplanung | 584
Pflegeprozess | 576

Bei der **Qualitätsplanung** werden z. B. in einem Qualitätshandbuch Standards und Leitlinien für die optimale Ausführung der Dienstleistungen festgehalten. Ziel dieser Standards und Leitlinien ist, dass sie in der Praxis umgesetzt werden. Weiterhin werden im Rahmen der Qualitätsplanung u. a. ein Pflegemodell ausgewählt bzw. das vorhandene auf Praktikabilität überprüft, ein Pflegeleitbild entworfen bzw. das vorhandene überarbeitet, das Leistungsangebot der Einrichtung analysiert und festgehalten sowie Elemente der Pflegedokumentation entwickelt und vereinheitlicht. In der täglichen pflegerischen Arbeit gehört zur Qualitätsplanung die Erstellung und regelmäßige Überarbeitung von Pflegeplanungen sowie das Arbeiten nach den Vorgaben des Pflegeprozesses. Es empfiehlt sich, dass bei der Qualitätsplanung alle Berufsgruppen einer Einrichtung beteiligt sind.

Die **Qualitätslenkung** bezieht sich auf einen kontinuierlichen Prozess. Hierbei werden verschiedene Instrumente eingesetzt. Dazu gehören:

Supervision | 3.

- **Einhaltung des Informationsflusses in der Einrichtung:** Damit gewährleistet ist, dass Informationen allen Mitarbeiterinnen zugängig gemacht werden können, sollten neben der kontinuierlichen Kommunikation im Tagesgeschehen feste Termine zu Besprechungen eingehalten werden. Hierzu gehören z. B. Teambesprechungen (bereichsübergreifend oder bereichsintern), Dienstübergaben, Schulungen, aber auch Supervisionen, Fallbesprechungen oder Angehörigenabende.

Dienstplangestaltung | 660

- **Dienstplangestaltung:** Im Dienstplan werden im Idealfall Pflegebedarf und Personalangebot aufeinander abgestimmt. Die Dienstplangestaltung ist ein komplexes Geschehen, bei der gesetzliche, organisatorische und individuelle Vorgaben aufeinander abgestimmt werden müssen.

Stellenbeschreibung | 3.

- **Stellenbeschreibungen:** Eine Stelle ist die kleinste organisatorische Einheit in der Altenpflegeeinrichtung. In der Stellenbeschreibung wird zwischen Arbeitgeber und Arbeitnehmer verbindlich festgelegt, welche Aufgaben und Kompetenzen der Arbeitnehmer übernimmt.
- **Einarbeitungskonzepte** für neue Mitarbeiterinnen

Neben **Qualitätsprüfungen** durch externe Organisationen (z. B. MDK oder Zertifizierungsorganisation) muss der Prozess der Qualitätsplanung und -lenkung regelmäßig innerhalb der Einrichtung überprüft werden. Diese (interne) Form der Qualitätsprüfung wird auch Qualitätskontrolle genannt und liefert Erkenntnisse über die Wirksamkeit der zur Qualitätsplanung und -lenkung eingesetzten Instrumente. Instrumente zur Qualitätskontrolle sind z. B. Pflegevisite und innerbetriebliches Vorschlagswesen.

Institutionen und Maßnahmen der Qualitätssicherung

4.3.5

Grundsätzlich werden Institutionen und Maßnahmen der Qualitätssicherung in interne und externe Qualitätssicherung unterteilt. Zur internen Qualitätssicherung gehören alle Institutionen und Maßnahmen der Einrichtung und der in der Einrichtung tätigen Mitarbeiterinnen, die zum Erhalt oder der Verbesserung der Qualität der Leistungen beitragen. Zur externen Qualitätssicherung gehören alle Institutionen und Maßnahmen von externen Anbietern oder Beratern, die zum Erhalt oder der Verbesserung der Qualität der Leistungen beitragen. Weiterhin kann man zwischen pflegebezogenen Instanzen und Maßnahmen und nicht pflegebezogenen Instanzen und Maßnahmen unterscheiden.

	Pflegebezogen	Nicht pflegebezogen
Instanzen	Pflegemanagement	Geschäftsführung / ärztliche Leitung / Leitung der Physiotherapie oder anderer nicht ärztlicher Abteilungen
	Qualitätsmanagement Pflege (Qualitätsbeauftragte Pflege)	Qualitätsmanagement interdisziplinär
	DNQP	TÜV
	Berufsverbände	Verbraucherschutz
		Heimbeirat
		Heimaufsicht
		KDA
Methoden	Pflegestandards	z. B. Behandlungsleitlinien des AWMF
	Innerbetriebliches Vorschlagswesen	
	Qualitätszirkel	
	Supervision	
	Coaching	
	Stellenbeschreibung	

Maßnahmen der Qualitätssicherung

Innerbetriebliches Vorschlagswesen (IBV)

Das innerbetriebliche Vorschlagswesen ist eine Form der Informationssammlung von Vorschlägen zum Erhalt oder der Verbesserung der Leistungsqualität einer Einrichtung. Dazu gehört auch, die Mitarbeiterinnen zu motivieren, ihre Vorschläge z. B. dem Qualitätsmanagement mitzuteilen.

Beispiel: In Ihrer Einrichtung ist es üblich, die Ganzkörperwaschung bei allen pflegebedürftigen Klientinnen während des Frühdienstes durchzuführen. Das führt zu einer überdimensionalen Arbeitsbelastung der Frühdienstmitarbeiterinnen. Weiterhin haben Sie in Gesprächen mit Pflegebedürftigen und deren Angehörigen festgestellt, dass einige Klientinnen eine Ganzkörperwaschung am Abend vorziehen würden. Sie schlagen Ihrer Stationsleitung vor, am Abend zu waschen und dafür zusätzliche Pflegende dem Spät- oder Zwischendienst zuzuteilen. Die Stationsleiterin ist über Ihre Anregung erfreut und sichert Ihnen zu, den Vorschlag bei der nächsten Teambesprechung auf die Tagesordnung zu setzen.

Durch das IBV können die Ideenpotenziale der Mitarbeiterinnen aufgedeckt werden. Mögliche Missstände werden schnell offengelegt und Vorschläge zur Verbesserung direkt an die zuständige Stelle weitergeleitet. Ein langer Dienstweg sollte hierbei verhindert werden.

Supervision |2

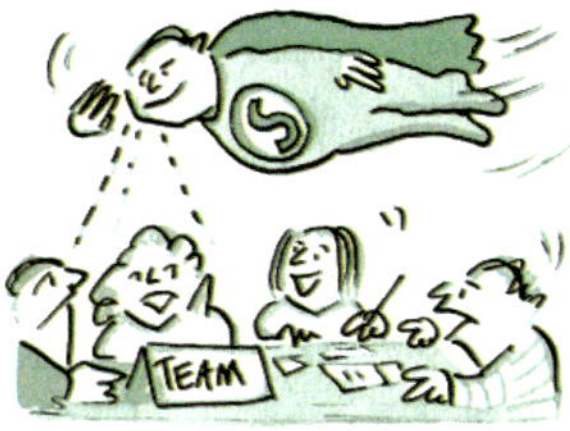

Supervision

Unter Supervision versteht man verschiedene Formen von Beratungskonzepten. Diese können der Fortbildung, Team- oder Arbeitsorganisation oder der Verhaltenssteuerung dienen. Im pflegerischen Bereich kommt der Supervision häufig die Bedeutung zu, schwierige und problematische Arbeitsbeziehungen (Personal untereinander, Pflegefachkraft und Klientinnen/Bewohnerinnen) in Gruppen- oder Einzelsitzungen zu reflektieren und mögliche Lösungen zu schaffen. Supervisionen können intern oder extern angeboten werden. Sie werden durch speziell ausgebildete Supervisoren durchgeführt.

Qualitätszirkel

DNQP |625

evidenzbasiert |3

Im Qualitätszirkel treffen sich Mitarbeiter der Einrichtung in regelmäßigen Abständen, um Maßnahmen zur Qualitätssicherung zu planen und zu evaluieren. Dies geschieht in der Regel unter Leitung einer Moderatorin, die die zu bearbeitenden Themenfelder vorgibt. In einem durch das DNQP veröffentlichten Werkstattbericht zur „Stationsgebundenen Qualitätsentwicklung in der Pflege" (Schiemann & Moers, 2004) wird angeregt, dass die moderierende Rolle von Pflegeexpertinnen mit wissenschaftlicher Ausbildung übernommen werden soll, damit Qualitätsstandards auf einem wissenschaftlichen und evidenzbasierten Niveau entwickelt werden können. Diese sollen die Pflegenden motivieren, sich mit pflegewissenschaftlichen Aspekten auseinanderzusetzen sowie sie zur Umsetzung dieser Aspekte anzuleiten. Qualitätszirkel dienen als Schnittstelle zwischen interner und externer Qualitätssicherung sowie zwischen der Führungs- und Mitarbeiterebene einer Einrichtung.

Während der Sitzungen sollte nach einem festen Schema gearbeitet werden, um optimale Ergebnisse zu erzielen. Eine Möglichkeit für eine solche Gesprächsstruktur ist:

1. Analyse von Stärken und Schwächen des zu bearbeitenden Themenfeldes
2. Entwicklung von möglichen Lösungsstrategien sowie Ermittlung aller an einer solchen Strategie beteiligten Personen
3. Diskussion über mögliche Methoden zur Implementierung
4. anschließende Implementierung in der Praxis
5. systematische Evaluation der Praxiserfahrungen im Qualitätszirkel

Aus der Forschung

In einer internationalen Studie wurde in 26 Ländern die Arbeit mit Qualitätszirkeln erfragt. Die Autorinnen fanden heraus, dass in 10 europäischen Ländern, darunter auch Deutschland, die Arbeit von Qualitätszirkeln im Gesundheitswesen stark zugenommen hat und ein beliebtes Instrument der Qualitätssicherung ist. Sie betonen jedoch auch, dass der Einfluss von Qualitätszirkeln auf die Pflege- bzw. Versorgungsqualität (*quality of care*) noch überprüft werden muss.

—

Beyer, M.; Gerlach, F. M.; Flies, U.; Grol, R.: The development of quality circles/peer review groups as a method of quality improvement in Europe. Results of a survey in 26 European countries. *Family Practice* 2003; 20: S. 443–451.

Qualitätszirkel dienen also kurz gefasst dazu, bestehende Probleme aufzudecken und Lösungsvorschläge zu erarbeiten. Um effektiv arbeiten zu können, bietet es sich an, die Gruppengröße auf 5–9 teilnehmende Personen zu beschränken. Diese sollten grundlegende Konzepte der Gruppenarbeit kennen. Häufig wird empfohlen, dass die Teilnehmenden aus einer Hierarchiestufe eines Betriebes kommen, aber sich interdisziplinär zusammensetzen (z. B Pflegende, Ärztinnen und Physiotherapeutinnen ohne Leitungsfunktion oder Pflegende, Ärztinnen und Physiotherapeutinnen mit Leitungsfunktion). Dies soll ermöglichen, dass klassische Hierarchieprobleme zwar zum Gegenstand der Arbeit im Qualitätszirkel werden können, diese aber nicht behindern. So sind Menschen i. d. R. eher bereit, kritische Themen anzusprechen, wenn keine Vorgesetzten anwesend sind. Daher ermöglichen Qualitätszirkel, das Probleme, die durch die klassische Trennung von planerischen und ausführenden Funktionen (Leitungsebene und ausführende Ebene) in einer Einrichtung entstehen, überwunden werden.

Institution der Qualitätssicherung

Pflegemanagement

Die Pflegedienstleitung einer Einrichtung, kurz PDL, ist in der Regel eine Pflegefachkraft mit einer zusätzlichen Ausbildung (Weiterbildung oder Studium). In größeren Einrichtungen (z. B. Klinikverbünden) kann die Pflegedienstleitung auch aus einem Stab von Fachkräften bestehen.

Je nach Art und Größe der Einrichtungen variieren die Aufgaben der Pflegedienstleitung: In kleinen Einrichtungen oder ambulanten Pflegediensten übernimmt die Pflegedienstleitung teilweise auch die direkte Pflege und Betreuung von Bewohnerinnen oder Klientinnen; in großen Einrichtungen stehen Personalführung und Koordination im Vordergrund. Während die Heimleitung oder Geschäftsleitung jedoch in der Regel mit wirtschaftlichen und/oder repräsentativen Aufgaben betraut ist, ist das Aufgabengebiet der Pflegedienstleitung durch ihren direkten Bezug zur Pflege und zu den Mitarbeiterinnen in der Pflege gekennzeichnet.

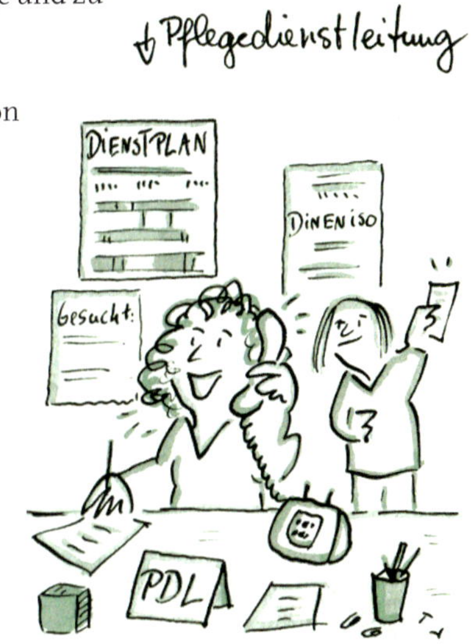

Zum Aufgabengebiet der Pflegedienstleitung gehören u. a.:

- Entwicklung und Kontrolle von Arbeitsabläufen und Arbeitsorganisation
- Personalführung
- Koordination des Informationsflusses
- Überprüfung und/oder Leitung der Dienstplangestaltung
- Qualitätsentwicklung und -sicherung
- Koordination mit externen Stellen (z. B. Warenwirtschaft, ausbildende Pflegeschule)
- Erstellung von Stellenbeschreibungen

Die Pflegedienstleitung kann Teile dieser Aufgaben an Stations- oder Wohnbereichsleitungen sowie an spezielle Mitarbeiterinnen des Qualitätsmanegements delegieren. Der exakte Aufgabenbereich einer Pflegedienstleitung ist durch die Stellenbeschreibung geregelt. Zum reibungsfreien Ablauf einer Einrichtung gehört der kontinuierliche Informationsfluss zwischen Pflegedienstleitung und Pflegefachkräften.

Qualitätsmanagement

Mit Qualitätsmanagement werden in Einrichtungen häufig die Mitarbeiterinnen bezeichnet, die im Stab des Pflegemanagements oder der Geschäftsführung für die Sicherung und Weiterentwicklung der Qualität zuständig sind. Sie werden abhängig von Qualifikation und Aufgabenbereich Qualtitätsbeauftragte, Qualitätskoordinatorin oder Qualitätsmanagementbeauftragte genannt.

DQNP

online
www.dnqp.de

Das Deutsche Netzwerk für Qualitätsentwicklung in der Pflege (DNQP) wurde gegründet, um sich mit dem Thema Qualitätsentwicklung auseinanderzusetzen. Zu diesem Netzwerk gehören zahlreiche Fachleute aus der Pflege, die sich zum Ziel gesetzt haben, die Pflegequalität auf der Basis von Praxis- und Expertenstandards in allen Einsatzfeldern der Pflege zu fördern. In den letzten Jahren sind bereits fünf Expertenstandards entwickelt, geprüft und implementiert worden (Dekubitusprophylaxe, Entlassungsmanagement, Schmerzmanagement, Förderung der Harnkontinenz, Sturzprophylaxe). Weitere drei Expertenstandards sollen in den nächsten Jahren folgen („Chronische Wunden“, „Bedarfsgerechte Ernährung und Flüssigkeitszufuhr von pflegebedürftigen Menschen“, „Chronische (nicht maligne) Schmerzen“).

Berufsverbände | 3

Berufsverbände

Die verschiedenen Berufsverbände in der Pflege wirken insbesondere durch ihre beratende Funktion in Gremien bei der externen Qualitätssicherung mit. Diese Gremien können auf kommunaler, Landes- oder Bundesebene agieren. Ebenso haben sich die meisten Berufsverbände in der Pflege eine Qualitätssicherung und -verbesserung auf ihre Statuten geschrieben.

TÜV

TÜV steht für „Technischer Überwachungsverein". Es gibt verschiedene TÜV-Gruppen (z. B. TÜV-Süd, TÜV-Nord), die ihre Ursprünge in der Zeit der Industrialisierung hatten und heute unterschiedliche Aufgaben in der Überprüfung und Zertifizierung von Produkten, Prozessen und Dienstleistungen wahrnehmen. So ist den meisten der TÜV hauptsächlich durch die obligatorische Autoüberprüfung mit der dazugehörigen Plakette bekannt. Der Pflege-TÜV ist ein Prüfsystem, das praxisnah von Pflegeeinrichtungen gemeinsam mit dem TÜV entwickelt worden ist. Es soll den Pflegeeinrichtungen ermöglichen, den Stand ihrer Qualitätsentwicklung festzustellen. Der Pflege-TÜV basiert auf den gesetzlichen Grundlagen des SGB XI.

Pflege-TÜV für sechs AWO-Häuser

Thüringer Sozialministerium:
AWO hat „Vorreiterrolle" in Thüringen

Als erster großer Verband in Thüringen hat die AWO sechs ihrer Pflegeheime vom TÜV zertifizieren lassen. Ein siebtes wird in Kürze folgen. Das Gütesiegel „Qualitätsprüfung plus: Pflege" bescheinigt den Einrichtungen eine Pflegequalität, die weit über die gesetzlichen Standards hinausgeht. Der Thüringer Sozialminister Dr. Klaus Zeh begrüßt die Zertifizierung mit einem Pflegesiegel und gratuliert der AWO zu ihrer „Vorreiterrolle" im Freistaat.
Das Siegel wird von der TÜV Rheinland Group vergeben. „Die Prüfungen liefen sehr detailliert ab", erklärt Sabine Spittel, Referatsleiterin für Altenpflege bei der AWO Thüringen. Von der konkreten Pflege über die Mitarbeiter- und Bewohnerzufriedenheit bis hin zur Haustechnik wurde praktisch alles bewertet und in einem Punktesystem erfasst. Von den maximal 1000 Punkten wurden 600 benötigt, um die Prüfung zu bestehen. Die AWO Einrichtungen lagen allesamt weit darüber. In Zukunft werden die Prüfungen jährlich wiederholt. „Also kann man sich sicher sein, dass die hohen Standards auch erhalten bleiben oder sogar noch verbessert werden", so Sabine Spittel.
Die sechs jetzt zertifizierten AWO Einrichtungen befinden sich in Erfurt, Vieselbach, Sondershausen, Bendeleben, Bad Frankenhausen und Roßleben. Bei der feierlichen Übergabe der Zertifikate in Erfurt betonte der AWO Landesvorsitzende Werner Griese, dass Qualität bei der AWO kein abstrakter Standard ist: „Qualität muss jeden Tag aufs Neue in den Einrichtungen erworben werden und entscheidet sich im Verhältnis von Bewohnern und Pflegenden. Für uns ist Qualität in erster Linie eine Beziehung. Dennoch ist die Zertifizierung ein wichtiger Schritt zu allgemein gültigen Maßstäben."

[1] Pressemitteilung der AWO AJS gGmbH. Die Alten-, Jugend- und Sozialhilfe (AJS) gGmbH wurde 1993 gegründet. Als größte Trägergesellschaft des AWO Landesverbandes Thüringen hat das gemeinnützige Unternehmen heute über 1.400 Mitarbeiter. Landesweit unterhält die AWO AJS gGmbH über 100 Einrichtungen und Dienste, darunter 17 Altenpflegeheime.

Verbraucherschutz

Der Verbraucherschutz in Deutschland ist durch die Verbraucherzentralen organisiert. Die Verbraucherzentrale Bundesverband (VZBV) vertritt die Interessen der Verbraucher gegenüber Politik, Wirtschaft und Öffentlichkeit und versteht sich als Stimme der Verbraucher.

Die Verbraucherzentralen sehen ihre Tätigkeiten darin, die Anliegen der Verbraucher in die Öffentlichkeit zu tragen und damit auf die Politik einzuwirken. Im Bereich der Pflegequalität hat der VZBV zum Beispiel zum Pflegequalitätsgesetz Stellung genommen.

Weiterhin können sich die Verbraucher (in diesem Fall Bewohnerinnen, Klientinnen oder deren Angehörige) bei Fragen, Anregungen oder Kritik an der Pflege in einer Einrichtung an örtliche Verbraucherzentralen wenden.

online

www.vzbv.de
Verbraucherzentrale Bundesverband e. V.

Heimaufsicht

Die Heimaufsichtsbehörde überprüft, ob die Verordnungen des Heimgesetzes eingehalten werden.

Sie ist weiterhin dazu verpflichtet, Kritik an den Zuständen einer Einrichtung durch Angehörige, Klientinnen/Bewohnerinnen oder Personal nachzugehen. Die Heimaufsicht sieht den Schwerpunkt ihrer Tätigkeit im Bereich der Beratung der Heimbewohnerinnen und ihrer Angehörigen, der Heimträger und Beschäftigten in den Heimen.

online

www.heimaufsicht.de
Weitere Informationen zur Heimaufsicht

Heimgesetz | 3

Heimbeirat

Der Heimbeirat ist eine von Gesetzes wegen (§ 10 HeimG 2 | 506) zugesicherte Institution des Heimwesens, zu dessen Mitgliedern Bewohnerinnen, aber auch externe Personen (z. B. Angehörige) gehören können. Der Heimbeirat besitzt ein Mitwirkungsrecht, aber kein Mitbestimmungsrecht. Im Rahmen der Qualitätssicherung obliegt dem Heimbeirat die Aufgabe der Informationssammlung und -weiterleitung. So können Vorschläge und Anregungen, aber auch Kritik an den Heimbeirat gesendet werden, der diese dann wiederum dem Qualitätsmanagement mitteilt.

online

http://www.bmfsfj.de/Kategorien/Publikationen/publikationsliste.htm
Weitere Informationen zum Heimbeirat

Mitbestimmungsrecht | 3

KDA

Das Kuratorium Deutsche Altershilfe (KDA) entwickelt und fördert neue Konzepte und Modelle für die Altenhilfe. Ein weiteres Ziel ist es, neue Erkenntnisse aus Praxis und Forschung umzusetzen. Die Ergebnisse dieser Arbeit werden regelmäßig in Zeitschriften und Büchern veröffentlicht. Dadurch stehen zu vielen altenpflegerelevanten Themen (z. B Wohnen im Alter, Leben mit Demenz) interessante Informationen zur Verfügung, die die Pflegequalität nachhaltig sichern sollen.

online

www.kda.de

MDK

Der Medizinische Dienst der Krankenversicherungen (MDK) hat auf Grundlage des § 80 SGB XI das Recht, jederzeit Prüfungen der Pflegequalität in Pflegeeinrichtungen durchzuführen. Bei den so genannten Routineprüfungen müssen die Einrichtungen mindestens zwei Wochen vorher informiert werden. Während der Qualitätsprüfung gehen die Prüfenden nach einer Richtlinie vor, die auf Basis der „gemeinsamen Grundsätze und Maßstäbe zur Qualität und Qualitätssicherung einschließlich des Verfahrens zur Durchführung von Qualitätsprüfungen" erarbeitet wurde.

online

www.mdk.de
- ▸ Pflege
- ▸ Qualitätsprüfung von Pflegeeinrichtungen
- ▸ Pflegebegutachtung
- ▸ Qualitätssicherung des MDK

4.4 Pflegestandards als Mittel der Qualitätssicherung

4.4.1 Inhalt und Aufbau von Pflegestandards

online

www.who.int
Englisch und andere Sprachen

www.euro.who.int/?language=german
WHO-Seite des Regionalbüros für Europa auf Deutsch

> Ein Pflegestandard ist ein allgemein zu erreichendes Leistungsniveau, welches durch ein oder mehrere Kriterien umschrieben wird.
>
> —
>
> WHO, 1987

Das heißt, dass ein Pflegestandard ein Pflegeziel beinhalten muss (das Leistungsniveau) sowie die eindeutige Beschreibung der Pflegemaßnahme und der für die Durchführung der Maßnahme benötigten Hilfsmittel (Kriterien).

Oder kurz gesagt: Jeder Pflegestandard muss die folgenden drei Komponenten beschreiben: Struktur – Prozess – Ergebnis.

Beispiel: Ein Standard für die Mundpflege sollte folgenden Inhalt darstellen:
- **Struktur:** Alle Hilfsmittel, die für die Mundpflege benötigt werden
- **Prozess:** Beschreibung der Durchführung der Mundpflege
- **Ergebnis:** Das Pflegeziel „Intakte Mundflora"

Elisabeth Klinik	**PFLEGELEITLINIE 4**
	spezielle Mundpflege A-PLL 4 (inkl. Soor- und Parotitisprophylaxe) Version 2: 01/2004, Lange / Qualitätsbeauftragte; Stat. ltg.-team/ Elisabeth Klinik genehmigt: Heidemann/ Pflegedirektorin
Lützowstraße 24-26 10785 Berlin	— Vgl. SCHÄFFLER, A. et al. (Hrsg.): *Pflege heute: Lehrbuch und Atlas für die Pflegeberufe*, 2. Aufl., Ulm, Stuttgart, Jena, Lübeck, 2001, S. 154 ff.Vgl. GOTTSCHALK, TH./ DASSEN, TH./ ZIMMER, ST.: *Untersuchung einiger häufig gebrauchter Mittel, Instrumente und Methoden zur Mundpflege hinsichtlich einer evidenzbasierten Anwendung.* In: Pflege 2003; 16: 91-102, Verlag Hans Huber Bern, 2003

Indikation: Pat., bei denen allgemeine Mundpflege nicht ausreicht,
z. B.: Immobilität, app. Beatmung, Nahrungskarenz, schlechter AZ, Erkrankungen der Mundhöhle

Strukturkriterien **(vorhanden sein soll)**

Qualifikation	▪ 3-jährig examinierte Pflegefachkraft ▪ Pflegehelferin ▪ Auszubildende nach Anleitung u. Lernzielkontrolle (ggf. eine zweite Pflegeperson bei stark bewegungseingeschränkten Patientinnen)	
Material	▪ Mundpflegeset: Nierenschale / 5 Tupfer/ stumpfe Klemme / Spatel / Watteträger / Zahnbürste ▪ Stableuchte ▪ Einmalhandschuhe ▪ Händedesinfektionsmittel ▪ 1 Handtuch	▪ Abwurfbeutel ▪ Kamillentee (entz.-hemmend) ▪ Salbeitee (fördert Speichelsekretion) ▪ Butter (löst Belege) ▪ Glandosane®spray ▪ Mundpflegestäbchen ▪ Bepanthensalbe

Prozesskriterien (Maßnahmen)	
Durchführung Cave: **Aspirationsgefahr!** Seitenlagerung bei: ▪ Bewusstseinsgetrübte/bewusstlose Pat. und bei Schluckstörungen ▪ Absauggerät bereithalten	▪ Häufigkeit: nach Nahrungsaufnahme bzw. alle 4–6 Std. ▪ Pat. über geplante Maßnahme informieren ▪ Oberkörper der Pat. wenn mgl. hochlagern ▪ Handtuch auf den Hals-/Brustbereich legen ▪ ggf. Zahnprothese aus dem Mund nehmen (lassen), Prothese reinigen (s. Pflegeleitlinie Zahnprothesenreinigung) ▪ Mundhöhle/Mundschleimhaut mit Stableuchte inspizieren ▪ Zähne putzen ▪ Tupfer i. Klemme einspannen (cave: Tupfer muss Klemmenspitzen umschließen, Verletzungsgefahr!) ▪ Tupfer mit Kamillen-/Salbeitee anfeuchten ▪ Pat. auffordern, den Mund zu öffnen
	Mundhöhle auswischen:
Cave: ▪ bei Lysetherapiepat. keine Klemme verwenden ▪ bei alkoholkranken Pat. keine alkoholhaltigen Mundpflegelösungen benutzen	▪ Richtung: immer von hinten nach vorn (Keimverschleppung!) ▪ Tupfer bei jedem Wischvorgang (Zähne/Wangeninnenfläche/Wangentaschen/harter Gaumen/Zunge/Zungenuntergrund) erneuern ▪ falls keine Aspirationsgefahr besteht: Mund ausspülen lassen ▪ Zungenbeläge z. B. mit Butter o. NaCl einweichen u. entfernen / Borken mit Zahnbürste/Tupfer/Watteträger lösen u. entfernen ▪ Lippen mit Bepanthensalbe pflegen / Glandosane®spray anwenden ▪ ggf. Zahnprothese wieder einsetzen lassen ▪ Mundpflegeset erneuern ▪ auf zuckerreduzierte Ernährung achten, Kautätigkeit/Speichelfluss anregen (Parotitisprophylaxe)
Dokumentation	▪ in Pflegenachweisbogen (Leistungsdokumentation!) Veränderungen/Wirkung im Pflegebericht

cave
lat. = Vorsicht

Es versteht sich von selbst, dass ein Pflegestandard als Mittel zur Qualitätssicherung auf dem neuesten Stand des pflegerischen Wissens erstellt werden sollte. Hierzu gehören z. B. Verweise auf aktuelle Fachliteratur. Weiterhin muss ein Standard so formuliert sein, dass er in Hinsicht auf die individuellen Bedürfnisse des Pflegebedürftigen abwandelbar ist.

Pflegestandards wurden in den letzten Jahren vornehmlich von Pflegefachkräften in so genannten Qualitätszirkeln entworfen. Sie haben für die einzelnen Einrichtungen und deren Mitarbeiterinnen verbindlichen Charakter. Während hauseigene **Standards** in der Regel den Status einer Dienstanweisung haben, unterscheiden sich hiervon **Leitlinien**, die vor allem im medizinischen Bereich entwickelt worden sind. Medizinische Leitlinien spiegeln hierbei den aktuellen Stand des medizinischen Könnens (*state of the art*) und werden von Organisationen entwickelt. In Deutschland ist hierfür z. B. die Arbeitsgemeinschaft der Wissenschaftlichen Medizinischen Fachgesellschaften (AWMF) zuständig. In begründeten Fällen kann von diesen Leitlinien abgewichen werden. Eine **Richtlinie** wiederum ist eine Handlungsvorschrift mit bindendem Charakter. So werden zum Beispiel von der EU-Richtlinien entworfen, die dann in einem bestimmten Zeitraum von den europäischen Ländern in landeseigene Gesetze umgewandelt werden müssen

AWMF | 3

Seit einigen Jahren bemüht sich das Deutsche Netzwerk für Qualitätsentwicklung in der Pflege (DNQP) in Deutschland um die Entwicklung von „Nationalen Expertenstandards“. Diese werden unter Mitarbeit von führenden Wissenschaftlern nach ausführlicher Sichtung von Pflegefachliteratur erstellt und gelten als verbindlicher Rahmen für die Durchführung von Pflege und haben damit Leitliniencharakter.

4.4.2 Expertenstandard Sturz

Jeder Mensch hat ein Risiko zu stürzen, sei es durch Unachtsamkeit oder bei einer sportlichen Betätigung. Über dieses alltägliche Risiko hinaus gibt es aber Stürze, deren Ursache im Verlust der Fähigkeit zur Vermeidung eines Sturzes liegt und häufig Folge einer Verkettung und Häufung von Risikofaktoren sind. Den betroffenen Patienten oder Bewohnern, überwiegend ältere Menschen oder Menschen mit reduziertem Allgemeinzustand, gelingt es nicht mehr, den Körper in Balance zu halten oder ihn bei Verlust des Gleichgewichts wieder in Balance zu bringen bzw. Sturzfolgen durch intakte Schutzreaktionen zu minimieren. Physische Auswirkungen von Stürzen reichen von schmerzhaften Prellungen über Wunden, Verstauchungen und Frakturen bis hin zum Tod. Psychische Folgen können vom Verlust des Vertrauens in die eigene Mobilität über die Einschränkung des Bewegungsradius bis hin zur sozialen Isolation führen.

Dem Expertenstandard liegt eine ausführliche Recherche der nationalen und internationalen Literatur der letzten 20 Jahre zugrunde. Die Sturzproblematik wurde in diesem Zeitraum intensiv beforscht. Es liegen Aussagen zur Epidemiologie des Sturzgeschehens, seiner Ursachen und Risikofaktoren sowie zu Auswirkungen und Interventionen vor, welche die Vielschichtigkeit der Thematik reflektieren. Trotz der Studienfülle zeigte sich, dass z. B. zur prospektiven Einschätzung des Sturzrisikos nur eingeschränkt brauchbare Resultate vorliegen. Auch die verschiedenen Interventionen zur Sturzprävention sind nicht in allen Bereichen gleichermaßen effektiv anwendbar bzw. es liegen teilweise widersprüchliche Aussagen dazu vor.

Ein wesentlicher Grund hierfür ist sicherlich das multifaktorielle Geschehen, das zu einem Sturz führt und entsprechend komplexer Interventionen bedarf.

Im vorliegenden Expertenstandard wird von einem erhöhten Sturzrisiko gesprochen, wenn es sich um eine über das alltägliche Risiko hinausgehende Sturzgefährdung handelt. Dabei wird ein Sturz in Anlehnung an die Kellog International Work Group on the Prevention of Falls by the Elderly (1987) wie folgt definiert:

„Ein Sturz ist jedes Ereignis, in dessen Folge eine Person unbeabsichtigt auf dem Boden oder auf einer tieferen Ebene zu liegen kommt."

Die Expertengruppe hat sich in Anlehnung an weitere Autoren darauf geeinigt, mit diesem ersten Teil der international anerkannten Definition zu arbeiten und den zweiten Teil der Definition nicht zu nutzen. Im zweiten Teil wird eingeschränkt, dass Ereignisse, die auf Grund „(...) eines Stoßes, Verlust des Bewusstseins, plötzlich einsetzender Lähmungen oder eines epileptischen Anfalls" eintreten, nicht als Stürze angesehen werden. Die Entscheidung, auf diese Einschränkung zu verzichten, wurde getroffen, da viele Stürze unbeobachtet geschehen und die eigentliche Ursache des Sturzes häufig nicht nachzuvollziehen ist.

Der Expertenstandard hat zum Ziel, Stürze und Sturzfolgen zu vermeiden, indem ursächliche Risiken und Gefahren erkannt und nach Möglichkeit minimiert werden. Die zu Grunde gelegte Literatur hat deutlich gemacht, dass dieses Ziel nicht durch eine Einschränkung der Bewegungsfreiheit zu erreichen ist, sondern vielmehr durch die Erhaltung bzw. Wiederherstellung einer größtmöglichen, sicheren Mobilität von Patienten und Bewohnern verbunden mit einer höheren Lebensqualität.

Der Expertenstandard Sturzprophylaxe richtet sich an alle Pflegefachkräfte[1], die Patienten oder Bewohner entweder in der eigenen häuslichen Umgebung oder in einer Einrichtung der stationären Gesundheitsversorgung oder der Altenhilfe betreuen.

[1] Im Standard werden unter dem Begriff „Pflegefachkraft" die Mitglieder der verschiedenen Pflegeberufe (Altenpfleger/innen, Gesundheits- und Krankenpfleger/innen, Gesundheits- und Kinderkrankenpfleger/innen) angesprochen. Angesprochen werden darüber hinaus auch diejenigen Fachkräfte im Pflegedienst, die über eine Hochschulqualifikation in einem pflegebezogenen Studiengang verfügen.

Wenn im Expertenstandard von Einrichtung die Rede ist, so ist damit auch die häusliche Pflege gemeint, wohlwissend, dass dort nicht alle Interventionen, vergleichbar mit einem Krankenhaus oder einem Altenheim, durchgeführt werden können.

Interventionen zur Sturzprophylaxe können maßgeblichen Einfluss auf die Lebensführung von Patienten und Bewohnern haben, z. B. durch eine Umgebungsanpassung, die Empfehlung für spezielle Schuhe oder Hilfsmittel, die Aufforderung, nur mit Hilfestellung auf die Toilette zu gehen, oder das Besuchen von Kursen zur Förderung von Kraft und Balance. Aus diesem Grund ist es notwendige Voraussetzung für eine erfolgreiche Sturzprophylaxe, das Selbstbestimmungsrecht von Patienten und Bewohnern zu achten und zu unterstützen. Eine wichtige Grundlage dafür ist die umfassende Information und Beratung von Patienten und Bewohnern und ihren Angehörigen über das vorliegende Sturzrisiko und die möglichen Interventionen im Sinne einer gemeinsamen Entscheidungsfindung. Mit Einverständnis der Patienten und Bewohner sollten die Angehörigen grundsätzlich in die Information, Beratung und die Maßnahmenplanung eingebunden werden.

Voraussetzung für die erfolgreiche Implementierung des Expertenstandards Sturzprophylaxe in den Einrichtungen ist die gemeinsame Verantwortung der leitenden Managementebene und der Pflegefachkräfte. Notwendige strukturelle Voraussetzungen, z. B. im Bereich Fortbildung, Angebot von hauseigenen Interventionen oder in Kooperation mit anderen Anbietern sowie für eine individuelle Umgebungsanpassung (Gestaltung des Bettplatzes, Hilfsmittel, Lichtverhältnisse) sind von der leitenden Managementebene (Betriebsleitung und Pflegemanagement) zu gewährleisten.

Aufgabe der Pflegefachkraft ist der Erwerb aktuellen Wissens, um Patienten mit einem erhöhten Sturzrisiko identifizieren und entsprechende Interventionen einleiten zu können und bei Bedarf zusätzliche notwendige Strukturen einzufordern und fachlich zu begründen.

Die berufsgruppenübergreifende Zusammenarbeit ist maßgeblich für ein effektives Interventionsangebot. Der konsequente Einbezug sowie eine umfassende Information der beteiligten Berufsgruppen ist dafür eine wesentliche Voraussetzung.

—

Deutschen Netzwerk für Qualitätsentwicklung in der Pflege (DNQP):
Expertenarbeitsgruppe „Sturzprophylaxe":
Astrid Elsbernd, Christine Sowinski, Heiko Fillibeck, Heiko Stehling, Cornelia Heinze, Siegfried Huhn, Gabriele Meyer, Gisela Rehfeld, Ulrich Rissmann, Gabriele Schlömer, Doris Schulten, René Schwendimann, Torsten Weber, Wolfgang Schuldzinski

Expertenstandard Sturzprophylaxe

Standardaussage: Jeder Patient/Bewohner mit einem erhöhten Sturzrisiko erhält eine Sturzprophylaxe, die Stürze verhindert oder Sturzfolgen minimiert.

Begründung: Stürze stellen insbesondere für ältere und kranke Menschen ein hohes Risiko dar. Sie gehen häufig mit schwerwiegenden Einschnitten in die bisherige Lebensführung, einher, die von Wunden und Frakturen über Einschränkung des Bewegungsradius infolge verlorenen Vertrauens in die eigene Mobilität bis hin zum Verlust einer selbstständigen Lebensführung reichen. Durch rechtzeitige Einschätzung der individuellen Risikofaktoren, eine systematische Sturzerfassung, Information und Beratung von Patienten/Bewohnern und Angehörigen sowie gemeinsame Maßnahmenplanung und Durchführung kann eine sichere Mobilität gefördert werden.

Struktur	Prozess	Ergebnis
Die Pflegefachkraft S1 – verfügt über aktuelles Wissen zur Identifikation von Sturzrisikofaktoren.	**Die Pflegefachkraft** **P1** – identifiziert unmittelbar zu Beginn des pflegerischen Auftrags systematisch die personen- und umgebungsbezogenen Risikofaktoren aller Patientinnen/Bewohnerinnen, bei denen ein Sturzrisiko nicht ausgeschlossen werden kann – wiederholt die Erfassung der Sturzrisikofaktoren bei Veränderungen der Pflegesituation und nach jedem Sturz der Patientin/Bewohnerin.	**E1** Eine aktuelle, systematische Erfassung der Sturzrisikofaktoren liegt vor.
S2 – verfügt über Beratungskompetenz in Bezug auf Sturzrisikofaktoren und entsprechende Interventionen.	**P2** – informiert die Patientin/Bewohnerin und ihre Angehörigen über die festgestellten Sturzrisikofaktoren und bietet eine Beratung zu den Interventionen an.	**E2** Die Patientin/Bewohnerinr und ihre Angehörigen kennen die individuellen Risikofaktoren sowie geeignete Maßnahmen zur Sturzprophylaxe.
S3 – kennt wirksame Interventionen zur Vermeidung von Stürzen und zur Minimierung sturzbedingter Folgen.	**P4** – gewährleistet in Absprache mit den beteiligten Berufsgruppen und der Patientin/Bewohnerin gezielte Interventionen auf der Grundlage des Maßnahmenplans. – sorgt für eine individuelle Umgebungsanpassung sowie für den Einsatz geeigneter Hilfsmittel zur Sturzprophylaxe.	**E3** Ein individueller Maßnahmenplan zur Sturzprophylaxe liegt vor.
Die Einrichtung **S4a** – ermöglicht zielgruppenspezifische Interventionsangebote. – gewährleistet geeignete räumliche und technische Voraussetzungen sowie Hilfsmittel für eine sichere Mobilität. **Die Pflegefachkraft** **S4b** – ist zur Koordination der Interventionen autorisiert.	**P4** – gewährleistet in Absprache mit den beteiligten Berufsgruppen und der Patientin/Bewohnerin gezielte Interventionen auf der Grundlage des Maßnahmenplans. – sorgt für eine individuelle Umgebungsanpassung sowie für den Einsatz geeigneter Hilfsmittel zur Sturzprophylaxe.	**E4** Interventionen, Hilfsmittel und Umgebung sind dem individuellen Sturzrisiko der Patientin/Bewohnerin angepasst und fördern eine sichere Mobilität.
Die Einrichtung **S5** – stellt sicher, dass alle an der Versorgung der Patientin/Bewohnerin Beteiligten über das vorliegende Sturzrisiko informiert werden.	**P5** – informiert die an der Versorgung beteiligten Berufs- und Personengruppen über das Sturzrisiko der Patientin/Bewohnerin und gibt Hinweise zum situativ angemessenen Umgang mit diesem.	**E5** Den an der Versorgung beteiligten Berufs- und Personengruppen sind das individuelle Sturzrisiko und die jeweils notwendigen Maßnahmen zur Sturzprophylaxe bekannt.
Die Pflegefachkraft **S6** – ist zur systematischen Sturzerfassung und -analyse befähigt.	**P6** – dokumentiert systematisch jeden Sturz, analysiert diesen – gegebenenfalls mit anderen an der Versorgung beteiligten Berufsgruppen – und schätzt die Sturzrisikofaktoren neu ein.	**E6** Jeder Sturz ist dokumentiert und analysiert. In der Einrichtung liegen Zahlen zu Häufigkeit, Umständen und Folgen von Stürzen vor.

Standardpflegepläne als „Eselsbrücke für Zeitnötige"? 4.4.3

Eine weitere Möglichkeit, den Arbeitsablauf in der Pflege zu optimieren, ist die Formulierung von Standardpflegeplänen. Diese sind allerdings in der Fachliteratur vor allem durch ihre Krankheitsorientierung umstritten.

Standardpflegepläne werden insbesondere eingesetzt, wenn die Pflege sich auf ein Krankheitsbild konzentriert. Dies ist immer häufiger in der Nachbetreuung z. B. von frisch operierten Patienten der Fall. Auch für die ambulante Pflege wird die postoperative Pflege mit der angestrebten Verkürzung von Liegezeiten in Krankenhäusern von immer größerer Bedeutung sein.

Standardpflegepläne sollen nicht zu einer standardisierten Pflege führen! Im Gegenteil müssen sie so gestaltet sein, dass sie für die einzelnen Pflegebedürftige individuell „zugeschnitten" werden können. In der Regel listen sie alle möglichen (potenziellen) Pflegediagnosen (Pflegeprobleme und Ressourcen) mit den dazugehörigen Maßnahmen und Zielen auf und können dann individuell angepasst werden.

Beispiel Eine ambulante Pflegestation hat mit einer neurologischen Klinik einen Vertrag abgeschlossen, Patientinnen nach Schlaganfall *(Apoplex)* häuslich zu betreuen. Hierzu wurde ein Standardpflegeplan „Pflege von Apoplexiepatientinnen" entwickelt.

Folgende Pflegediagnosen wurden bei der Betreuung und Pflege von Apoplexieerkrankten für relevant gehalten:

Aspirationsgefahr, beeinträchtigte Gedächtnisleistung, Beeinträchtigte körperliche Mobiliät, Beeinträchtigte verbale Kommunikation, fehlende Kooperationsbereitschaft, funktionelle Urininkontinenz, Gefahr der existenziellen Verzweiflung, Gefahr einer Hautschädigung, Gefahr eines unausgeglichenen Flüssigkeitshaushaltes, gestörte Denkprozesse, Gewebeschädigung, Harnverhalt, Hautschädigung, Hoffnungslosigkeit, Infektionsgefahr, Körperbildstörungen, Mangelernährung, Obstipationsgefahr, Schlafstörung, Schluckstörungen, Schmerz, Selbstversorgungsdefizit: Körperpflege, Selbstversorgungsdefizit: sich kleiden / äußere Erscheinung, Selbstversorgungsdefizit: Toilettenbenutzung, Sexualstörung, soziale Isolation, Stuhlinkontinenz, Sturzgefahr, Übelkeit, unwirksame Selbstreinigungsfunktion der Atemwege. Diese werden dann in gleicher Weise (inkl. Pflegeziele und Pflegemaßnahmen) aufgearbeitet. Die betreuende Pflegefachkraft entscheidet nach einer ausführlichen Pflegeanamnese, welche Pflegediagnosen zutreffen. Weiterhin muss sie die Pflegediagnosen um die Ursachen und Symptome ergänzen, aus welchen sich die individuell angepassten Pflegeziele und Pflegemaßnahmen ableiten.

Aus den genannten Pflegediagnosen ergeben sich mögliche Zielstellungen und Maßnahmen, die in einem Standardpflegeplan festgehalten und bedarfsorientiert ausgewählt und angepasst werden können.

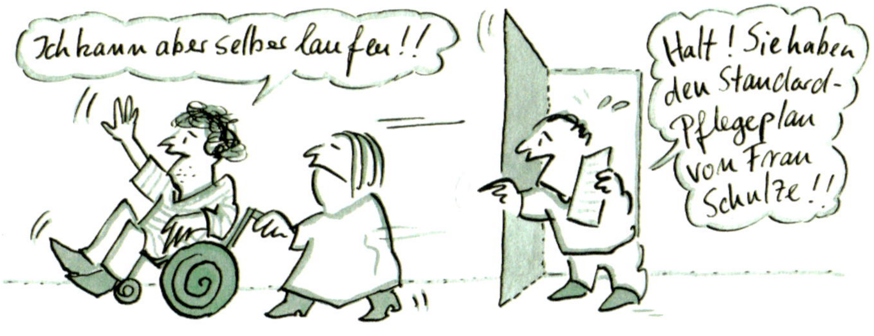
Ich kann aber selbst laufen!!
Halt! Sie haben den Standard-Pflegeplan von Frau Schulze!!

Pflegediagnose	Pflegeziel (Der Pflegebedürftige ...)	Pflegemaßnahme
☐ **Aspirationsgefahr** Ursachen:	☐ aspiriert nicht.	☐ Einschätzen der ursächlichen Faktoren ☐ Schlucktraining ☐ Breiige Aufbaukost ☐ Absaugen von Tracheal-/Bronchialsekret und Speichel ☐ Spezielle Mundpflege
Symptome:	☐ kennt die ursächlichen Faktoren der Aspiration.	☐ Beratungsgespräch (Informieren über die Ursachen und Folgen einer Aspiration)
	☐ kann eine Aspiration verhindern.	☐ Schlucktraining ☐ Anleiten in der Mundpflege ☐ Anleiten des Absaugens von überflüssigen Sekreten
☐ **Beeinträchtigte Gedächtnisleistung** Ursachen:	☐ äußert, dass er sich des Gedächtnisproblems bewusst ist.	☐ Einschätzen der ursächlichen Funktionen ☐ Hilfestellung beim Durchführen von Tests ☐ Einschätzen der persönlichen Bedeutung des Problems
	☐ setzt Methoden ein, die ihm das Erinnern wesentlicher Dinge ermöglichen.	☐ Einsetzen angepasster Methoden von Gedächtnishilfen und Gedächtnistraining ☐ Verhaltensbeobachtung
Symptome:	☐ akzeptiert die Einschränkungen durch seinen Zustand und nutzt Ressourcen.	☐ Unterstützung beim Erwerb von Kompensationsstrategien ☐ Vermittlung zu Selbsthilfegruppen etc.
☐ **Beeinträchtigte körperliche Mobilität** Ursachen:	☐ zeigt Bereitschaft zu Aktivitäten und beteiligt sich daran.	☐ Einschätzen der ursächlichen Funktionen ☐ Motivation und Zusprache ☐ Aktivierende Körperpflege ☐ Ausreichende Schmerzversorgung
Symptome:	☐ äußert, die Situation/Risikofaktoren sowie Therapie und Sicherheitsmaßnahmen zu verstehen.	☐ Wiederholende Beratungsgespräche ☐ Erläutern aller aktivierender Pflegemaßnahmen
	☐ bewahrt Funktionsfähigkeit des Bewegungsapparates und Unversehrtheit der Haut.	☐ Erstellen eines individuellen Lagerungsplans ☐ Lagerung und Mobilisation nach Bobath ☐ Anleitung des Gebrauchs von Hilfsmitteln ☐ Unterstützung im Erlernen von Energie sparenden Bewegungsmustern
	☐ bewahrt oder erhöht die Kraft oder Funktionsfähigkeit des betroffenen und/oder kompensierenden Körperteils.	☐ Hinzuziehen von Physio- und Ergotherapie ☐ Abstimmen von Therapiemaßnahmen und -zeiten ☐ Aufstellen langfristiger Trainingspläne ☐ Einbeziehen der Angehörigen
☐ **Beeinträchtigte verbale Kommunikation** Ursachen:	☐ äußert oder gibt zu erkennen, die Kommunikationsschwierigkeiten zu verstehen und damit umgehen zu können. ☐ eignet sich eine Kommunikationsform an, durch welche Bedürfnisse mitgeteilt werden können.	☐ Einschätzen ursächlicher Faktoren ☐ Beratungsgespräch ggf. mit Angehörigen ☐ Testen von alternativen Kommunikationsformen ☐ Hinzuziehen von Logopäden ☐ Abstimmung von Therapiemaßnahmen und -zeiten
	☐ nimmt an Kommunikationstraining teil.	☐ Unterstützung im Kommunikationstraining
Symptome:	☐ zeigt übereinstimmende verbale/nonverbale Kommunikation.	☐ Beobachtung der verbalen und nonverbalen Kommunikation und evtl. auffallenden Diskrepanzen ☐ Erklärung der Bedeutung von Kommunikation für eine optimale Pflege und Nachsorge
	☐ nutzt Ressourcen angemessen aus.	

Ethische Aspekte von Qualität

4.5

Was gute Pflege ist, ist auch eine moralische Frage.

Wenn man über das Gute nachdenkt, ist die Ethik immer schon mit im Spiel, obwohl uns das oft nicht bewusst ist. Denn wie kann etwas gut sein, wenn es unmoralisch ist? Das, was wir als gut ansehen, muss immer auch moralisch gerechtfertigt sein, und darf nicht nur wirtschaftliche oder praktische Gesichtspunkte einbeziehen.

Qualität, so geht aus diesem Kapitel hervor, braucht Ziele als Maßstäbe dessen, was gute Qualität sein soll. Diese Ziele selbst müssen aber auch ethisch geprüft werden. Würde man etwa Sparsamkeit als oberstes Qualitätsziel annehmen, dann hätte das moralisch fragwürdige Folgen. Ebenso wenig kann man jedoch die Wünsche der Patientin zum alleinigen Maßstab von Qualität machen.

Ethik in der Pflege ist eine kritische Reflexion der Praxis und keine entfernte Theorie (Näheres dazu in Lernbereich IV). Deshalb hat sie sehr viel mit Qualität zu tun. Ethik fragt nach Menschlichkeit und Würde; sie stellt grundsätzliche Fragen, die in der Hektik des Alltags mit seinen vielen scheinbaren Sachzwängen leicht in Vergessenheit geraten. Diese grundsätzlichen Fragen sind aber das Fundament unseres Berufes. Sie bewegen uns und beeinflussen unsere Arbeitszufriedenheit.

Qualitätssysteme geben einen strukturellen Rahmen, der mit Inhalt gefüllt werden muss. Wenn man Qualität mit Standardpflegeplänen und Qualitätshandbüchern gleichsetzt, fehlt eine entscheidende Dimension: die des Umgangs mit sowie der Gestaltung der Beziehung zur Patientin und des Umfeldes - eben die Menschlichkeit. Für diese ist die Pflege allerdings nicht allein verantwortlich.

Dass wir heute von Pflegequalität sprechen, zeigt eine wichtige Veränderung im Gesundheitswesen: Der Pflege wird ein eigenständiger Bereich zugeschrieben, für den sie auch Verantwortung hat. Sonst gäbe es so etwas wie Pflegequalität nicht, sondern man würde von Qualität im Gesundheitswesen sprechen. In dem Maß, wie die Pflege professioneller und eigenständiger wird, wächst auch ihre Verantwortung. Diese existiert auf verschiedenen Ebenen.

Verantwortung ist ein Schlüsselbegriff im Zusammenhang mit Qualität und gleichzeitig ein ethisches Prinzip, das hier genauer vorgestellt werden soll. Es gehört zu den sechs ethischen Prinzipien, die gemeinsam den ethischen Maßstab für das Gute und Richtige ausmachen. Dabei steht die Würde als oberstes Prinzip im Mittelpunkt; die anderen Prinzipien sind quasi Einzelaspekte, die gemeinsam die Achtung der Würde ermöglichen.

Verantwortung ist eine Verpflichtung zur Rechenschaft für das eigene Handeln gegenüber den von der Handlung Betroffenen. Da die Pflege einen gesellschaftlichen Auftrag hat, besteht die Verantwortung auch gegenüber der Gesellschaft. Qualitätsentwicklung ist eine Form, diese Verantwortung institutionell wahrzunehmen. In Helferbeziehungen besteht Verantwortung der Helfer gleichzeitig für eine anvertraute Person und gegenüber dieser Person.

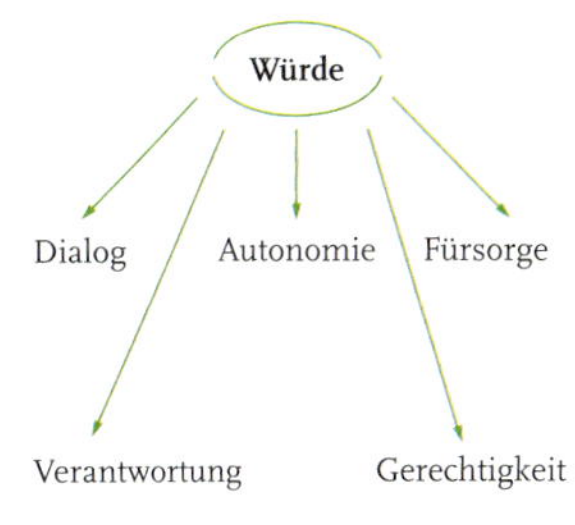

[1] Ethische Prinzipien

Bei der Zuschreibung von Verantwortung werden sinnvollerweise drei Ebenen unterschieden, auf denen Entscheidungen gefällt werden und damit Verantwortung besteht: die persönliche, die institutionelle und die gesellschaftspolitische Ebene.

Da ist zunächst die **persönliche Verantwortung** für das eigene Verhalten und Handeln, die nicht delegierbar ist. Man kann nicht einfach einer Kollegin sagen: „Machen Sie das so, ich übernehme die Verantwortung!". Auch wenn die Rahmenbedingungen ungünstig sind: als Helfende haben wir grundsätzlich Verantwortung dafür, wie wir uns den Hilfsbedürftigen gegenüber verhalten. Die helfende Beziehung ist immer „schief", weil die Helfer mehr Wissen und Macht haben und weil sie sich aktuell nicht krank und geschwächt fühlen. Man spricht von einer asymmetrischen Beziehung. Deshalb ist auch die Verantwortung ungleich verteilt: die helfende Person hat mehr Verantwortung als die hilfsbedürftige.

asymmetrische Beziehung | 468

Qualitätsmanagement ist ebenso wie die „Kultur" eines Hauses Teil der **institutionellen Verantwortung**, denn die Institution schafft den Rahmen für das moralische Handeln des Einzelnen. Zur institutionellen Verantwortung gehören Personalausstattung, Führungsstil der Vorgesetzten, räumliche und technische Ausstattung, aber auch interne Regeln und Richtlinien (oder deren Abwesenheit). Die Institutionen im Gesundheitswesen haben also selbst eine Moral. Diese wird von den Verantwortlichen im Management gestaltet.

Den Rahmen für die Handlungsmöglichkeiten der Institutionen wird wiederum von der Gesellschaft und der Politik vorgegeben: für das Gesundheitswesen existieren zahlreiche Gesetze, die von allen Institutionen beachtet werden müssen, vom Pflegeversicherungsgesetz über das Krankenpflegegesetz bis hin zum bereits erwähnten Pflegequalitätssicherungsgesetz.Das folgende Beispiel zeigt die Verbindung zwischen den verschiedenen Verantwortungsebenen.

Beispiel Eine nörgelige und „undankbare" alte Frau soll Essen gereicht bekommen. Nichts ist ihr recht, sie kneift „absichtlich" den Mund zu und spuckt schließlich Essen aus – auf den Kittel der Pflegerin. Bei dieser brennt eine Sicherung durch, und sie schüttelt die Patientin. In diesem Moment kommt eine Kollegin ins Zimmer.
Auf der persönlichen Ebene ist die Pflegerin für die Gewalttätigkeit und die damit verbundene Verletzung der Würde verantwortlich. Hinter jedem Problem stehen aber auch die anderen Ebenen. Nimmt die Institution ihre Verantwortung wahr, etwa durch Fortbildungen zur Gewaltprävention oder durch Supervision? Wie ist die Atmosphäre im Team, der Arbeitsdruck? Auf der gesellschaftlichen Ebene spielt z. B. die Diskussion über Alte eine Rolle. Da ist von "Altenschwemme" die Rede, als ob alte Menschen nur mehr unnütze Esser seien. Dies alles sind mögliche Einflussfaktoren. Aus diesem Grund werden diese Ebenen in die ethische Beurteilung einer Situation einbezogen. Sie entlasten allerdings nicht von der persönlichen Verantwortung.

Die Verbindung zwischen der persönlichen und der institutionellen Ebene liegt in der Mitverantwortung. Diese muss gestärkt werden. In der Pflege gibt es eine Tendenz, die persönliche Verantwortung im Team verschwinden zu lassen. Warum ist etwas vergessen worden? Wer hat einen Patienten nicht gut gelagert? Da versteckt sich der Einzelne schnell hinter dem Team und will es nicht so genau wissen. Dabei ist jeder mitverantwortlich für die Qualität der Arbeit, die in seinem Team geleistet wird. Man darf auch bei Fehlern von Kolleginnen nicht einfach wegschauen oder sich nicht zuständig fühlen.

Der Umgang mit Fehlern ist ein zentrales Thema von Qualitätsentwicklung. Im Gesundheitswesen ist es leider verbreitet, Fehler zu vertuschen und zu verleugnen. Dann kann man aber nicht aus ihnen lernen. Eine „fehlerfreundliche" Kultur in der Institution trägt dazu bei, dass einzelne den Mut aufbringen, Fehler einzugestehen und im Team darüber zu sprechen, wenn etwas nicht gut läuft. Wer hat nicht schon einmal bei einer Kollegin unachtsames oder unkorrektes Vorgehen beobachtet! Aber nur die wenigsten wagen es, Kolleginnen auf Fehler und Fehlverhalten anzusprechen aus Furcht, als „Petzer" oder „Streber" dazustehen. Leidtragende sind dann die Patientinnen, aber langfristig leidet auch die Qualität und damit der Ruf des Hauses.

Hier ist die Verbindung zwischen der individuellen und der institutionellen Verantwortungsebene besonders deutlich: Konstruktiver Umgang mit Fehlern braucht ein förderliches Umfeld, verständnisvolle Vorgesetzte und eine offene Atmosphäre im Team. Dies ist das Feld der Institutions- oder Organisationsethik.

Institutions- oder Organisationsethik betrachtet die „Moral" einer Institution. Wie geht sie mit ihren Mitarbeiterinnen um? Welche Rahmenbedingungen stellt sie ihnen für ihr moralisches Handeln zur Verfügung? Gibt es Wertvorstellungen, die in der Arbeit spürbar sind? Auf der Ebene der Institutionsethik zeigen sich die engen Verbindungen zwischen Ethik, Qualität, Kommunikation und Organisation. Es sind Faktoren, die sich gegenseitig bedingen und fördern: gute Kommunikation und Organisation fördern die Qualität und damit die „Moral" einer Institution. Dass die Verbindung zwischen Ethik und Qualität oft nicht gesehen wird, liegt in der schon erwähnten formalistischen und schematischen Auffassung von Qualitätsentwicklung, die sich nur an „ZDF" ausrichtet (Zahlen, Daten, Fakten), die „weichen" Faktoren wie den Umgangston, Machtstrukturen, die Atmosphäre aber vernachlässigt. Diese ermöglichen aber erst den angstfreien Umgang mit Kritik und mit Fehlern und befähigen dazu, Verantwortung wahrzunehmen.

Anhand zweier Beispiele soll gezeigt werden, dass es schon positive Ansätze gibt, Ethik und Qualitätsentwicklung miteinander zu verbinden.

Karl-Heinz Wehkamp: Ethik gehört in die Unternehmensentwicklung von Kliniken und Gesundheitseinrichtungen

Qualitätsentwicklung muss unbequeme Themen aufgreifen und ohne Ansehen der Hierarchien nach Lösungen suchen.

Wehkamp ist Soziologe und Arzt und startete 1999 zusammen mit der Klinikleitung ein Ethik-Projekt im Klinikum Nürnberg, dem größten kommunalen Klinikum Deutschlands mit 6.000 Mitarbeiterinnen: hier wurden Ethik und Qualitätsentwicklung verbunden. Zunächst gab es aber Ärger. Im Vorfeld des Projekts führte Wehkamp Interviews mit über 100 Mitarbeiterinnen und bekam einen Eindruck von dem angestauten Frust: „Wir brauchen keine Ethik, sondern Stellen!" wurde ihm gesagt. Auch die Leitungsebene war nicht gerade begeistert, als ihr von unbezahlten Überstunden und schlechter Zusammenarbeit zwischen Pflegenden und Ärzten berichtet wurde.

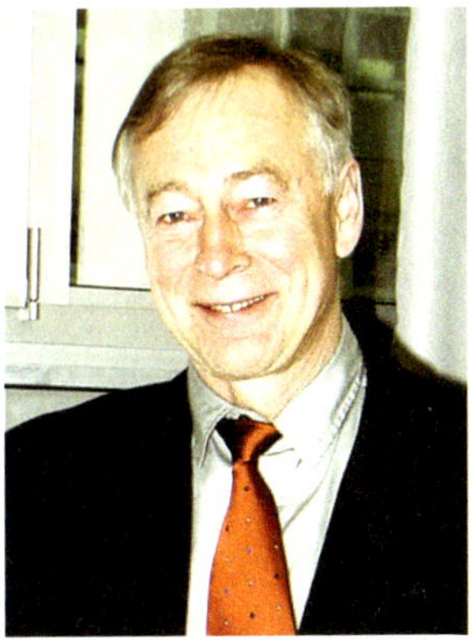
[1] Karl-Heinz Wehkamp

Doch das Projekt weckte Hoffnungen und bekam letztlich Unterstützung von allen Seiten. Eine 25-köpfige Projektgruppe mit Vertretern aus allen Berufsgruppen erarbeitete den sogenannten „Ethik-Code" des Klinikums Nürnberg, in dem Grundpositionen des Klinikums, z. B. bezogen auf den Umgang mit Patientinnen und Mitarbeiterinnen, als Orientierung für alle zusammengefasst wurden. Ethikbezogene Fort- und Weiterbildung wurde angeboten und regelmäßige „Ethik-Cafés" durchgeführt, bei denen alle interessierten Mitarbeiter über aktuelle ethische Probleme wie z. B. den Umgang mit Patientenverfügungen diskutieren können. Die Ergebnisse wurden wiederum mit der Leitungsebene besprochen, um Veränderungen anzustoßen. Die Arbeit mündete in die Etablierung eines Ethik- Forums (Klinisches Ethik- Komitee) sowie in den Aufbau von Ethik- Beratungsdiensten.

Als Haupt-Hemmnisse für Veränderungen beschreibt Wehkamp die Resignation bei den Mitarbeitern und autoritäre Führungskonzepte in den Leitungsebenen. Dies macht ein dialogisches Miteinander schwer. Gleichzeitig kritisiert Wehkamp die verbreitete Ablehnung der Ökonomie durch viele Mitarbeiter im Gesundheitswesen: auch der verantwortliche, gerechte und sorgfältige Umgang mit begrenzten Ressourcen hat einen moralischen Wert. Sparmaßnahmen sind also nicht an sich schlecht.

„Kontrolle ist gut, Vertrauen ist besser. Eine Vertrauenskultur kann sich nur entwickeln, wenn es in einem Unternehmen ein ethisches Wertesystem für das Denken und Handeln der Mitarbeiter gibt."
Stoffer

Franz Josef Stoffer: Der Mensch muss im Mittelpunkt stehen, nicht das System.

Stoffer ist Geschäftsführer der CBT - Caritas- Betriebsführungs- und Trägergesellschaft mbH, die im Raum Köln 14 Alten- und Pflegeheime, 15 Häuser für Wohnen mit Service, vier Wohnhäuser für Menschen mit geistiger Behinderung, ein Mehrgenerationenhaus und ein Mutter-Kind-Heim betreibt. In Zusammenarbeit mit ihrer engagierten Mitarbeiterschaft hat die CBT schon mehrere Preise bekommen.

In den Qualitätsleitlinien des Unternehmens finden sich u.a. folgende Grundsätze:

- Führen und Leiten basiert auf Vereinbarung von Zielen und Maßnahmen, Anerkennung, und Reflexion, Stärkung und Unterstützung durch Fortbildung, interne und externe Fachberatung, Gesundheitsförderung und christliche Begleitung.
- „Solidarisches Miteinander mit Menschen, die wegen Krankheit, Pflegebedürftigkeit oder Behinderung unserer partnerschaftlichen Begleitung bedürfen"
- Mitarbeiterorientierung: „Unsere Mitarbeiter stellen unser kostbarstes Vermögen dar." Abbau von Hierarchien, Beteiligung der Mitarbeiter an Entscheidungsprozessen.
- Ehrenamtliche Mitarbeiter werden eingearbeitet, in die Teams einbezogen und erhalten regelmäßig Fortbildungen. Auch Angehörige und Bezugspersonen der Bewohner werden aktiv in die Begleitung einbezogen.
- Fehlerfreundlichkeit: „Wir sehen in Fehlern auch eine Chance zur Weiterentwicklung und Innovation."
- Bemühung um eine respektvolle Sprache: nicht Insassen, sondern Damen und Herren bewohnen die Häuser. Menschen werden nicht als Fälle bezeichnet (Pflegefall, Sterbefall). Die Heimaufnahme wird zum Einzug, die Visite zum Hausbesuch, das „Taschengeld" zum Barbetrag. Und am Ende steht nicht ein „Abgang", sondern der Tod.
- Die multiprofessionell besetztes Ethikkomitee berät Teams bei schwierigen Fragen, z. B. im Zusammenhang mit Patientenverfügungen oder künstlicher Ernährung
- In jedem Haus gibt es einen Heimbeirat, in dem Bewohner sich mit der Leitung und dem Träger austauschen und Anregungen und Anliegen einbringen können.
- Pflege wird zwar geplant, aber nicht standardisiert: eigene Aktivitäten der Bewohner „stören" nicht, auch wenn dadurch manche Abläufe nicht wie geplant ablaufen.

Die CBT hat in ihren Häusern viel für die Verbesserung der Sterbebegleitung getan. Die Mitarbeiterinnen im Pflegedienst wurden in einem Grund- und Aufbaukurs zur Sterbe- und Trauerbegleitung fortgebildet; zusätzlich wurde mindestens eine Mitarbeiterin jedes Hauses in eine Palliativ-Care-Weiterbildung geschickt. Gemeinsam mit den Mitarbeiterinnen wurden als Arbeitshilfe die Grundsätze „In Geborgenheit leben und sterben" entwickelt. Da die Begleitung von Sterbenden sehr belastend sein kann, stärkte es die Teams und die Identifikation mit den Häusern. Der Arbeitgeber hat damit gute Rahmenbedingungen für die Sterbebegleitung geschaffen und nicht nur unerfüllbare Forderungen gestellt.

Diese Beispiele verdeutlichen den engen Zusammenhang zwischen „echter" Qualitätsentwicklung und Ethik: wo tatsächlich eine Wertorientierung vorhanden ist, werden Patientinnen als Person mit ihrer Lebensgeschichte ernst genommen, Ideen und Initiativen von Mitarbeiterinnen aufgegriffen und ermutigt, und die Leitungsebene zeigt respektvolles und dialogisches Verhalten. Qualitätsentwicklung im eigentlichen Sinn kann nur im Kontext mit Wertorientierungen gelingen. Denn Qualitätsentwicklung ist mehr als das Abhaken von Standard-Formularen: sie beinhaltet das kreative Hinterfragen von Routinen und scheinbaren Sachzwängen zum Wohl der Patientinnen und ihrer Angehörigen – und dient letztlich auch dem Wohl der Beschäftigten und der Einrichtung.

5

Pflegebedürftige aufnehmen, entlassen, deren Überleitung organisieren

5.1 Aufnahmegespräch 638

5.2 Entlassungsmanagement 640

5.2.1 Expertenstandard Entlassungsmanagement 640

5.2.2 Entlassungsgespräch 641

5.3 Organisation und Koordination der Überleitung 642

Überleitung vom Krankenhaus in die ambulante Pflege 643

Überleitung von der ambulanten Pflege ins Krankenhaus 643

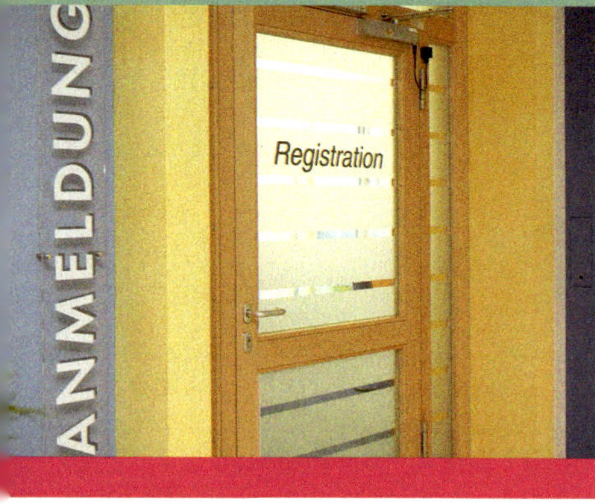

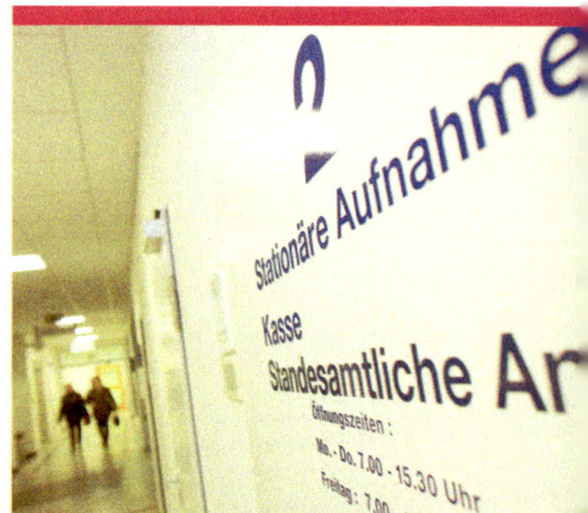

Pflegebedürftige aufnehmen, entlassen, deren Überleitung organisieren

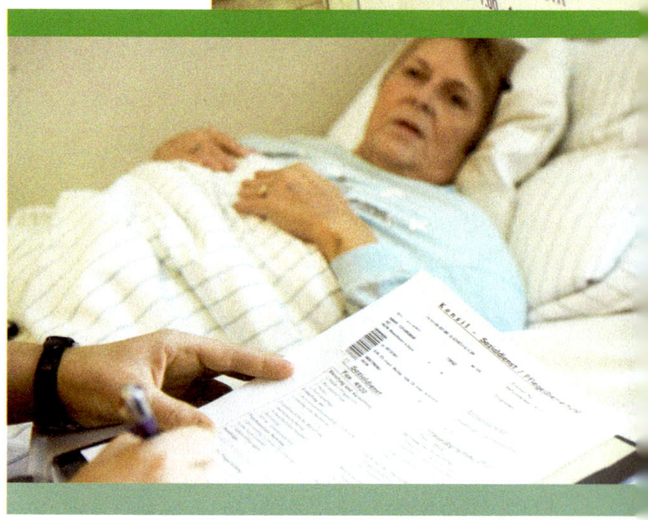

Der erste Tag im Krankenhaus ist für viele Menschen mit Ängsten und Unsicherheiten verbunden. Und auch bei der Entlassung mischen sich unter die Freude, wieder nach Hause zu können, mitunter Unsicherheiten und Ängste bezüglich der weiteren Genesung oder Pflege.

Vor allem für die pflegenden Angehörigen ist die Situation nach einer Krankenhausentlassung nicht immer einfach. Dem folgenden Gespräch können Sie häufige Nöte und Sorgen entnehmen:

Frau Herrmann und Frau Weise treffen sich an der Bushaltestelle. Sie sind alte Schulfreundinnen und tragen seit ein paar Jahren das gleiche Los: Sie betreuen Ihre pflegebedürftigen Eltern. Als Frau Weise nach dem Befinden von Frau Herrmanns Mutter fragt, winkt diese ab. „Ach, weißt du, jetzt ist sie dieses Jahr bereits das dritte Mal im Krankenhaus gewesen. Im Endeffekt ist es immer das gleiche. Ihr Zucker ist nicht in Ordnung, und dann hat sie diese Wunde am Fuß, die einfach nicht heilen will. Ich bin ja mal gespannt, in welchem Zustand sie sie mir diesmal nach Hause schicken, das letzte Mal konnte sie sich kaum auf den Beinen halten. Aber in der Klinik haben sie gesagt, dass die Krankenkasse keinen längeren Aufenthalt zahlt." Frau Weise nickt bekümmert mit dem Kopf. „Pass bloß auf, dass sie dich auch rechtzeitig über die Entlassung informieren. Neulich stand in der Zeitung ein Bericht über einen schrecklichen Fall. Da haben sie eine alte und behinderte Frau einfach alleine nach Hause entlassen, nur so mit Sanitätern, und die haben sie dann in der Wohnung sitzen lassen. Keiner hat die Tochter informiert. Und stell dir vor, die Frau ist gestorben – mit dem Telefon in der Hand hat die Tochter sie gefunden! Wie kann so was bloß passieren?" Frau Herrmann schaut entsetzt. „Nein, so was kann ich mir ja nun gar nicht vorstellen. Ich vermisse zwar manchmal schon ein paar Informationen von den Ärzten und den Schwestern. Mit den Medikamenten, das klappt auch nicht immer so richtig, aber bis jetzt haben sie mich immer angerufen, wenn was war. Sogar, als sie Mutti auf eine andere Station verlegt haben. Dieses Mal kam die Sozialarbeiterin schon kurz nach der Aufnahme. Sie hat mit mir einen Termin vereinbart und das war sehr informativ. Wir sind jetzt wirklich am überlegen, ob wir nicht noch einen Pflegedienst mit hinzuziehen. Vor allem vormittags,

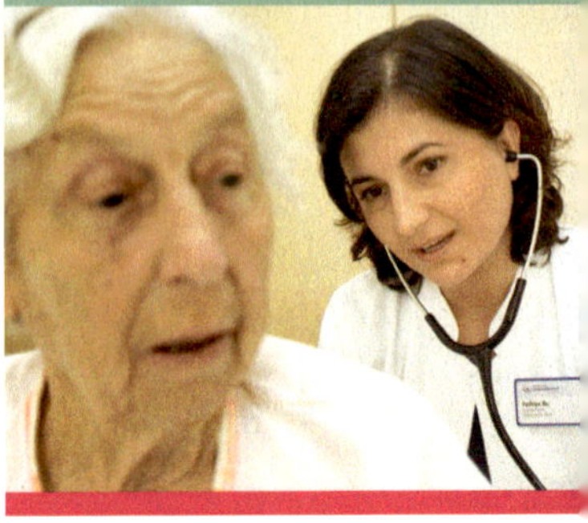

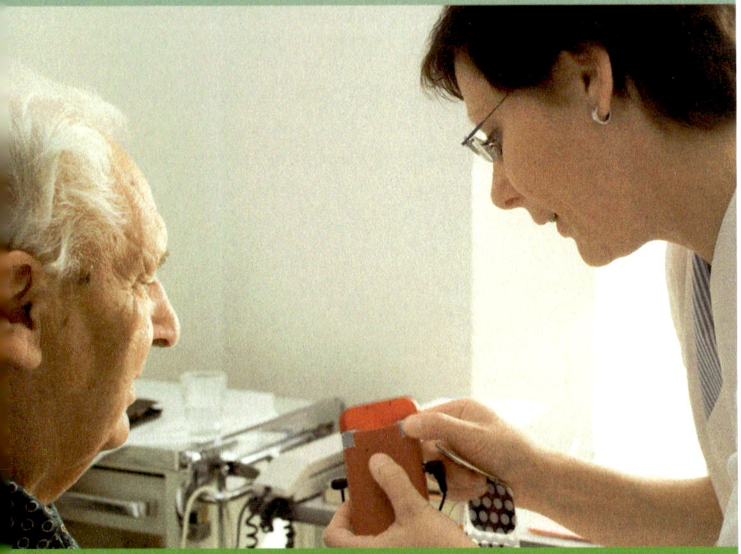

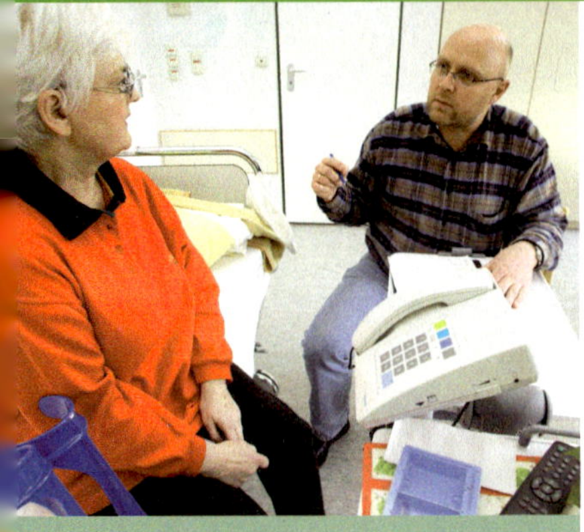

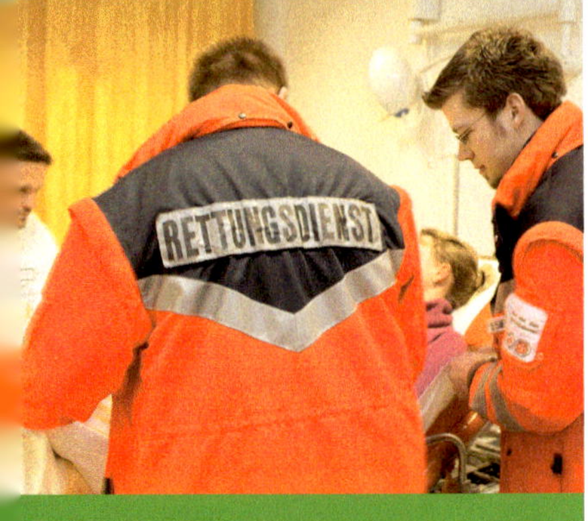

wenn ich arbeite, ist Mutti ganz schön hilflos. Und ich habe dann schon angst, dass sie unterzuckert oder sonst etwas passiert. Und sie könnten den Verband regelmäßig machen. Die Sozialarbeiterin hat mir sogar gesagt, dass wir kaum was dazuzahlen müssen, das zahlt alles die Kasse." Frau Weise schaut auf. „Das hört sich ja tatsächlich danach an, als ob die sich plötzlich auch mal um die Patienten und Angehörigen Gedanken machen. Als mein Vater letztes Jahr nach seinem Herzinfarkt schon nach 5 Tagen aus dem Krankenhaus entlassen werden sollte, da habe ich aber ein Fass aufgemacht! Ich habe unseren Hausarzt angerufen, den Manstein, da seid ihr doch auch, und der hat gesagt, dass das so wirklich nicht geht. Er hat gleich den Chefarzt angerufen – die kennen sich noch aus Studienzeiten – und danach kam Vati in eine Rehaklinik für 3 Wochen. Das hat dann auch wirklich gut geklappt. Das Krankenhaus hat gleich alle Sachen und die Papiere mitgeschickt, und wir mussten uns eigentlich um nichts mehr kümmern. Und nach 3 Wochen war Vati schon wieder gut auf den Beinen. Was mich wirklich überrascht hat, normalerweise neigt er ja eher dazu, sich auf die eine Krankheit gleich die nächste einzufangen, und diesmal lief alles glatt. Na ja, jedenfalls war das mit der Reha eine gute Sache. Aber wie es immer so ist: Wenn man sich nicht selbst um alles kümmert." In diesem Moment kommt auch schon der Bus. Die beiden bereden noch das eine oder andere und gehen dann ihrer Wege.

Das deutsche Gesundheitssystem ist ein recht komplexes Gebilde, in dem sich die Patientinnen und deren Angehörige teilweise schlecht zurechtfinden. Da die Krankenhausverweildauern weiterhin gesenkt werden sollen, kommt der Versorgung nach einem Krankenhausaufenthalt eine immer größere Bedeutung zu. Das so genannte Schnittstellenmanagement dient hier als Navigationshilfe.

Das folgende Kapitel bietet Ihnen eine Übersicht über die Grundsätze beim Aufnehmen, Entlassen und Überleiten von Patientinnen.

5.1 Aufnahmegespräch

Das Aufnahmegespräch ist in der Regel der erste Kontakt zwischen Pflegenden und Patientinnen / Pflegebedürftigen und / oder ihren Angehörigen. Man muss hierbei unterscheiden zwischen

- dem pflegerischen Aufnahmegespräch,
- dem ärztlichen Aufnahmegespräch und
- dem verwaltungstechnischen Aufnahmegespräch.

Die Reihenfolge der Aufnahmegespräche variiert von Einrichtung zu Einrichtung und häufig ist es so, dass Patientinnen verschiedene Informationen, die erfragt werden, schon häufiger erbracht haben. Daher ist darauf zu achten, dass bereits eingeholte Informationen vor Beginn des pflegerischen Aufnahmegesprächs erfasst werden. Die können dann zur Einleitung des Gesprächs genutzt werden.

Beispiel „Herr Friedemann, Sie haben ja bereits in der Verwaltung Ihre persönlichen Daten angegeben und Ihre Versicherungskarte abgegeben. Ich benötige jetzt noch zusätzliche Informationen, die für Ihren Aufenthalt und die Pflege notwendig sind. Gleichzeitig werde ich Ihnen den Ablauf auf unserer Station erklären. Nach dem Mittagessen kommt dann unsere Stationsärztin zu Ihnen und wird Sie noch einmal gründlich untersuchen und Ihre Fragen zur Operation beantworten."

Ist der Allgemeinzustand der Patientin so beeinträchtigt, dass sie das Aufnahmegespräch nicht führen kann (z. B. bei Dyspnoe), sollten entweder die Angehörigen befragt werden oder das Gespräch auf einen späteren Zeitpunkt vertagt werden.

Das Ziel des pflegerischen Aufnahmegesprächs ist die Weitergabe von wichtigen Informationen (z. B. über den Stationsbetrieb) an die Patientin sowie die Erfassung aller pflegerelevanten Informationen und des Informationsbedarfs der Patientin. Der Umfang der zu erfassenden Informationen variiert hierbei erheblich. Ist im chirurgischen Bereich bei kleineren operativen Eingriffen die Aufenthaltsdauer der Patientin erwartbar niedrig, werden bei einer nicht pflegebedürftigen Patientin nur wenige Informationen erfasst. Bei der Aufnahme in eine Langzeitpflegeeinrichtung (z. B. ein Altenpflegeheim) ist der Umfang der einzuholenden Information weitaus größer.
Die Patientinnen sollten über folgende Aspekte informiert werden:

- Ablauf des Stationsbetriebs allgemein, Ablauf des Aufnahmetags
- Möglichkeiten der Unterbringung von Wertsachen
- Angebote der Einrichtung z.B. hinsichtlich Seelsorge, Sozial- und Beratungszentren oder besonderen Beschäftigungsangeboten

Folgende Informationen sollten beim Aufnahmegespräch erfasst werden:

- Angaben zur Person (falls nicht schon geschehen)
- Wer soll im Notfall informiert werden? (Adresse und Telefonnummer) Wer darf keine Informationen erhalten?
- Vorhandensein von wichtigen Dokumenten (z. B. Patientenverfügung, Allergieausweis, Organspendeausweis)
- Wunsch auf Rooming-in (z. B. nach der Geburt, bei Kindern)
- mögliche Pflegeprobleme und -ressourcen
- benötigte und vorhandene Hilfsmittel (z. B. Brille, Zahnprothesen)
- Gewohnheiten und Vorlieben (z. B. Einhaltung eines Mittagsschlafs)
- Kostform (z. B. Schonkost) sowie Lebensmittelunverträglichkeiten
- Allergien und Unverträglichkeiten
- evtl. Langzeitmedikation (wird teilweise beim medizinischen Aufnahmegespräch erfasst)

Dyspnoe | 368
Rooming-in | 2
Pflegeprobleme | 589
Schonkost | 297

Weiterhin können bei Bedarf körperliche Untersuchungen durchgeführt werden. Dazu gehören z. B.:

- Messung der Vitalzeichen
- Inspektion der Haut (Beobachtung von Haut und Körper |34)
- Beobachtung der Mobilität (Beobachtung der Beweglichkeit und Bewegungsmuster |122)

Des Weiteren sollte der Patientin beim Aufnahmegespräch die Möglichkeit gegeben werden, Fragen zu stellen. Pflegende beantworten diese Fragen freundlich und ihrem Wissensstand gemäß oder verweisen auf andere Berufsgruppen.

Da viele Patientinnen während der Aufnahme aufgeregt sind und dadurch ihre Fragen vergessen, ist der Hinweis hilfreich, sich alle Fragen zu notieren. So können sie bei allen weiteren Gesprächen die notierten Fragen ablesen.

Beispiel „Über das weitere Vorgehen und die Operation wird Sie unsere Stationsärztin informieren. Bezüglich Ihrer Diät werde ich gleich die Diätassistentin informieren, normalerweise kommt sie gegen Nachmittag auf unsere Station; sie kann dann Ihre weiteren Fragen klären."

Das Aufnahmegespräch findet in einer ruhigen und freundlichen Umgebung statt. Pflegende und Patientin sitzen dabei nach Möglichkeit und begegnen sich auf Augenhöhe. Wenn vorhanden, sollte das Aufnahmegespräch in einem separaten Raum erfolgen. Die Pflegeperson leitet das Gespräch freundlich ein, zeigt eine offene Haltung und führt das Gespräch systematisch durch. Dabei gibt sie immer wieder Raum für Nachfragen.

Um alle Informationen weiterzuleiten und zu erhalten, ist es sinnvoll, sich einrichtungsinterner Hilfsmittel zu bedienen. Informationsbroschüren über den Stationsablauf können dabei sowohl als Gesprächsleitfaden dienen als auch als „Merkzettel" für die Patientin. Das Dokumentationssystem einer Einrichtung umfasst in der Regel ein Aufnahmeformular, das die Möglichkeit gibt, die pflegerisch relevanten Informationen systematisch zu erfassen.

Bei Säuglingen und Kleinkindern sollte der Informationsaustausch mit den Eltern/Bezugspersonen stattfinden. Dennoch nehmen die Pflegenden mit den kleinen Patientinnen bereits ersten Kontakt durch nonverbale Kommunikation auf.

nonverbale Kommunikation |451

Kindergarten- und Schulkinder können bereits in das Aufnahmegespräch mit einbezogen werden. Pflegende nutzen ihre Kenntnisse über den Entwicklungsstand eines Kindes dazu, kindgerechte Informationen zu geben bzw. Fragen zu stellen.

Beispiel „Jetzt hat mir dein Vater erklärt, warum Du hier sein musst, Jonas. Von dir möchte ich jetzt wissen, was Du am liebsten isst."

Ältere und chronisch kranke Menschen haben häufig eine längere Krankenhausbiografie hinter sich. Sie kennen die allgemeinen Abläufe und haben bereits viele positive wie negative Erfahrungen gesammelt, die sie mitunter in das Aufnahmegespräch mit einbringen möchten. Pflegende reagieren mit Verständnis und signalisieren gleichzeitig, dass die gezielte Informationssammlung zum jetzigen Zeitpunkt wichtig ist, um auf alle Bedürfnisse eingehen zu können.

chronisch kranke Menschen |2

Bei Menschen mit Einschränkungen der Sinnesorgane setzen Pflegende ihr Wissen ob der richtigen Gesprächstechniken ein. Sie achten darauf, dass die Patientin über die Hilfsmittel verfügt, die zur Verständigung notwendig sind (z. B. Hörgeräte, Brille, Sprechkanüle).

Bei Menschen mit fehlenden Deutschkenntnissen muss die Pflegende entscheiden, bezüglich ein professioneller Dolmetscherdienst hinzugezogen werden muss. Bei älteren Migrantinnen begleiten häufig deren Kinder die Eltern, um zu dolmetschen. Auch hier muss individuell entschieden werden, ob diese Aufgabenzuteilung sinnvoll ist, da es beim Dolmetschen zu Missverständnissen kommen kann. Ebenso kann es den Kindern bzw. Eltern peinlich sein, über bestimmte Themen zu sprechen (z. B. Inkontinenz).

5.2 Entlassungsmanagement

Heimbeatmungsgerät | 2
Konsensuskonferenz | 650
DNQP | 625

Am Ende eines Krankenhausaufenthalts steht die Entlassung. Nicht selten gehen dabei wichtige Fragen unter, da „ganz schnell" das Bett frei sein muss. Patientinnen und deren Angehörige schwanken zwischen dem Gefühl „endlich raus aus dem Krankenhaus" und „wie soll es weitergehen?". Mitunter kommt es durch fehlende Informationen zum so genannten „Drehtüreffekt": Werden z. B. einer Patientin nicht alle notwenigen Techniken im Umgang mit ihrem neuen Heimbeatmungsgerät erläutert, wird sie prompt 2 Tage später wegen akutem Sauerstoffmangel wieder eingeliefert.

Um diesem Misstand Abhilfe zu schaffen, wurde im September 2002 der Expertenstandard „Entlassungsmanagement" im Rahmen einer Konsensuskonferenz vorgestellt, diskutiert und verabschiedet, um anschließend in 19 Kliniken erprobt zu werden. Das Ergebnis wurde vom DNQP veröffentlicht.

5.2.1 Expertenstandard Entlassungsmanagement

online

www.dnqp.de
▸ Expertenstandards und Bestellmöglichkeiten
▸ Expertenstandard Entlassungsmanagement in der Pflege

Die Standardaussage des Expertenstandard Entlassungsmanagement lautet wie folgt:

„Jeder Patient mit einem poststationären Pflege- und Unterstützungsbedarf erhält ein individuelles Entlassungsmanagement zur Sicherung einer kontinuierlichen bedarfsgerechten Versorgung. Begründung: Versorgungsbrüche bei der Entlassung bergen gesundheitliche Risiken und führen zu unnötiger Belastung von Patienten und ihren Angehörigen sowie zu hohen Folgekosten. Mit einem frühzeitigen und systematischen Assessment sowie Beratungs-, Schulungs- und Koordinationsleistungen und abschließender Evaluation trägt die Pflegefachkraft dazu bei, Versorgungskontinuität herzustellen."

—

Deutsches Netzwerk für Qualitätsentwicklung in der Pflege (Hrsg.): *Expertenstandard Entlassungsmanagement in der Pflege. Entwicklung – Konsentierung – Implementierung.* 2004, S. 49

Der Standard geht davon aus, dass bereits mit der Aufnahme einer Patientin in eine Einrichtung die Entlassung kontinuierlich und systematisch geplant und koordiniert werden muss. Dies betrifft sowohl den Beratungs- und Informationsbedarf als auch die möglichen Versorgungsleistungen, die bei fortbestehender Pflegebedürftigkeit nach einem Krankenhausaufenthalt nötig sind.

Struktur	Prozess	Ergebnis
Die Einrichtung **S1a** – verfügt über eine schriftliche Verfahrensregelung für ein multidisziplinäres Entlassungsmanagement. Sie stellt sicher, dass die für ihre Patientengruppen erforderlichen Einschätzungskriterien, Assessment- und Evaluationsinstrumente vorliegen. **Die Pflegefachkraft** **S1b** – beherrscht die Auswahl und Anwendung von Instrumenten zur Einschätzung des erwartbaren Versorgungs- und Unterstützungsbedarfs nach der Entlassung.	**Die Pflegefachkraft** **P1** – führt mit allen Patienten und ihren Angehörigen innerhalb von 24 Stunden nach der Aufnahme eine erste kriteriengeleitete Einschätzung des zu erwartenden Unterstützungsbedarfs durch. Diese Einschätzung wird bei Veränderung des Krankheits- und Versorgungsverlaufs aktualisiert. – nimmt bei erwartbarem poststationärem Unterstützungsbedarf ein differenziertes Assessment mit dem Patienten und seinen Angehörigen mittels eines geeigneten Instruments vor.	**E1** Eine aktuelle, systematische Einschätzung des erwartbaren poststationären Unterstützungs- und Versorgungsbedarfs liegt vor.

Struktur	Prozess	Ergebnis
S2 – verfügt über Planungs- und Steuerungswissen in Bezug auf das Entlassungsmanagement.	P2 – entwickelt in Abstimmung mit dem Patienten und seinen Angehörigen sowie den beteiligten Berufsgruppen unmittelbar im Anschluss an das differenzierte Assessment eine individuelle Entlassungsplanung.	E2 Eine individuelle Entlassungsplanung liegt vor, aus der die Handlungserfordernisse zur Sicherstellung einer bedarfsgerechten poststationären Versorgung hervorgehen.
S3 – verfügt über die Fähigkeiten, Patient und Angehörige in Bezug auf den poststationären Pflegebedarf zu beraten und zu schulen sowie die Koordination der weiteren an der Schulung und Beratung beteiligten Berufsgruppen vorzunehmen.	P3 – gewährleistet für den Patienten und seine Angehörigen eine bedarfsgerechte Beratung und Schulung.	E3 Patient und Angehörigen sind bedarfsgerechte Beratung und Schulung angeboten worden, um veränderte Versorgungs- und Pflegeerfordernisse bewältigen zu können.
S4 – ist zur Koordination des Entlassungsprozesses befähigt und autorisiert.	P4 – stimmt in Kooperation mit dem Patienten und seinen Angehörigen sowie den intern und extern beteiligten Berufsgruppen und Einrichtungen rechtzeitig den voraussichtlichen Entlassungstermin und den Unterstützungsbedarf des Pati-enten ab. – bietet den Mitarbeitern der weiterbetreuenden Einrichtung eine Pflegeübergabe unter Einbeziehung des Patienten und seiner Angehörigen an.	E4 Mit dem Patienten und seinen Angehörigen sowie den weiterversorgenden Berufsgruppen und Einrichtungen sind der Entlassungstermin sowie der Unterstützungs- und Versorgungsbedarf abgestimmt.
S5 – verfügt über die Fähigkeiten zu beurteilen, ob die Entlassungsplanung dem individuellen Bedarf von Patient und Angehörigen entspricht.	P5 – führt mit dem Patienten und seinen Angehörigen spätestens 24 Stunden vor der Entlassung eine Überprüfung der Entlassungsplanung durch. Bei Bedarf werden Modifikationen eingeleitet.	E5 Die Entlassung des Patienten ist bedarfsgerecht vorbereitet.
S6 – ist befähigt und autorisiert, eine abschließende Evaluation der Entlassung durchzuführen.	P6 – nimmt innerhalb von 48 Stunden nach der Entlassung Kontakt mit dem Patienten und seinen Angehörigen oder der weiterbetreuenden Einrichtung auf und überprüft die Umsetzung der Entlassungsplanung.	E5 Der Patient und seine Angehörigen haben die geplanten Versorgungsleistungen und bedarfsgerechte Unterstützung zur Bewältigung der Entlassungssituation erhalten

[Tab. 1] Expertenstandard Entlassungsmanagement

Entlassungsgespräch 5.2.2

Während das Entlassungsmanagement ein kontinuierlicher Prozess ist und sich laut Definition lediglich auf Patientinnen mit einem poststationären Pflege- und Unterstützungsbedarf bezieht, findet das Entlassungsgespräch mit allen Patientinnen statt, die aus dem Krankenhaus oder einer anderen Pflegeeinrichtung entlassen werden. Auch hier müssen wieder, wie beim Aufnahmegespräch, zwischen Entlassungsgesprächen unterschieden werden, die

- aus pflegerischer Sicht,
- aus ärztlicher Sicht und
- aus verwaltungstechnischer Sicht geführt werden.

Auch beim Entlassungsgespräch sind alle Regeln zur Gesprächsführung zu berücksichtigen.
Patientinnen und deren Angehörige empfinden es als hilfreich, wenn sie ein Kärtchen mit der Telefonnummer der Station sowie dem Namen einer möglichen Ansprechperson erhalten.

Beratungs- und/oder Anleitungsgespräche |526

Das pflegerische Entlassungsgespräch findet zwischen der Pflegenden und der Patientin bzw. deren Angehörigen statt. Bei dem eigentlichen Entlassungsgespräch am Tage der Entlassung werden primär formale Inhalte geklärt, so werden der Patientin z. B. Arztbrief, Versichertenkarte oder weitere Unterlagen ausgehändigt. Von diesem Gespräch müssen die Entlassungsgespräche unterschieden werden, die bereits im Vorfeld stattfinden, um Fragen der Patientin und / oder ihrer Angehörigen sowie den weiteren Verlauf nach dem Krankenhausaufenthalt zu klären. Diese Gespräche sollten geplant stattfinden. In der Regel handelt es sich hierbei um Beratungs- und/oder Anleitungsgespräche.

Beispiel Frau Tolzow wird ihren Mann nach seinem Oberschenkelhalsbruch zu Hause betreuen. Bereits während des Krankenhausaufenthalts hat sie sich von den Pflegenden Tipps zum Waschen am Waschbecken sowie zum Patiententransfer geben lassen. Nun möchte sie noch gezeigt bekommen, wie die subkutane Heparininjektion erfolgt. Sie verabredet mit Schwester Nadja einen Termin einen Tag vor der Entlassung.

5.3 Organisation und Koordination der Überleitung

Die Überleitung von Patientinnen erfolgt an den Schnittstellen der am Gesundheitssystem beteiligten Einrichtungen sowie innerhalb dieser Einrichtungen. Dies ist dann der Fall, wenn kranke oder pflegebedürftige Personen mehrere Einrichtungen oder Stationen von Einrichtungen durchlaufen. In der Sprache des Gesundheitsmanagement wird auch von einer Versorgungskette gesprochen.

Auf Grund der abnehmenden Verweildauer in Akutkrankenhäusern werden immer mehr kranke Menschen im Anschluss an einen Krankenhausaufenthalt entweder ambulant betreut sowie in Rehabilitationseinrichtungen oder in weiterführenden Langzeitpflegeeinrichtungen aufgenommen. Eine andere Form von Überleitungspflege wird notwendig, wenn Personen aus der ambulanten Pflege, Rehabilitationseinrichtungen oder Langzeitpflegeeinrichtungen in den Akutbereich verlegt werden müssen.

Die einfachste Form der Überleitung findet statt, wenn innerhalb einer Einrichtung eine Patientin verlegt wird. Dies findet innerhalb der verschiedenen Abteilungen statt.

Stent | 2

Beispiel Herr Abtag erlitt einen Herzinfarkt und wurde über die Rettungsstelle des Krankenhauses aufgenommen. Er erhielt im Herzkatheterlabor einen Stent und wurde im Anschluss zur Beobachtung 24 h auf der Intensivstation betreut. Am darauf folgenden Tag wird er in die kardiologische Abteilung verlegt.

Bei der Überleitung innerhalb einer Einrichtung kümmern sich Pflegende um folgende Abläufe:

- Zusammenstellung der Dokumentationsunterlagen (Pflegedokumentation, Befunde, medizinische Dokumentation)
- Unterstützung der Patientin beim Packen der persönlichen Utensilien (z. B. Waschtasche, Kleidung, Wertgegenstände)
- Transport oder Organisation des Transports der Patientin und ihrer persönlichen Utensilien in die weiter behandelnde Abteilung, evtl. Information der Angehörigen
- Informationsaustausch mit den Pflegenden der weiterbehandelnden Abteilung

Die Information der Patientin sowie der weiterbehandelnden Abteilung über die geplante Verlegung übernimmt i. d. R. ärztliches Personal.

Die Pflegenden der weiterbehandelnden Abteilung werden über den Zustand der Patientin sowie ihre aktuellen Pflegeprobleme (aktuellen Hilfebedarf, vorhandene oder notwendige Hilfsmittel) und die psychosoziale Situation informiert. Zusätzliche Informationen können aus der Pflegedokumentation entnommen werden. Die Weitergabe von medizinischen Informationen sollte immer von ärztlichem Personal erfolgen. In vielen Einrichtungen gibt es Formulare, auf denen die wichtigsten Informationen zur Überleitung schriftlich festgehalten werden.

Wie auch bei der Überleitung von einer Einrichtung in eine andere ist es notwendig, dass alle beteiligten Berufsgruppen über die Verlegung informiert sind und im Idealfall in den Entscheidungsprozess zur Verlegung mit einbezogen wurden. Wenn vorhanden, übernimmt eine Fallmanagerin (Case-Management | 3) oder die Bezugspflegende die Koordination der an den Prozessen beteiligten Berufsgruppen.

Findet eine Überleitung in eine andere Einrichtung des Gesundheitswesens statt, müssen weitere Aspekte berücksichtigt werden. Im Folgenden sollen exemplarisch zwei Situationen vorgestellt werden.

Überleitung vom Krankenhaus in die ambulante Pflege

Zeichnet sich bereits im Krankenhaus ab, dass die Patientin im Anschluss an die stationäre Behandlung nicht die Möglichkeit zur eigenständigen Versorgung hat, kann gemeinsam mit der Patientin und/oder derern Angehörigen ein ambulanter Pflegedienst mit der weiteren Pflege betreut werden. In der Regel ist der Sozialdienst des Krankenhauses in diesen Entscheidungsprozess mit einbezogen und unterstützt die Patientin und/oder deren Angehörige bei der Auswahl eines Pflegedienstes. Dabei werden auch die notwendigen finanziellen Belange geklärt.

Mindestens einen Tag vor der Entlassung werden der ambulante Pflegedienst, die Angehörigen sowie die weiterbehandelnde Ärztin (z. B. Hausärztin) über die geplante Entlassung informiert. Können Angehörige oder die Patientin den Transport in das häusliche Umfeld nicht selbst gewährleisten, wird ein Transportdienst damit beauftragt.

Am Tag der Entlassung wird die Patientin dabei unterstützt, die persönlichen Utensilien zu packen. In Absprache mit dem ärztlichen Personal werden Medikamente und Pflegeutensilien (z. B. Inkontinenzmaterial) für 1–2 Tage (bei anschließendem Wochenende oder Feiertagen für mehrere Tage) gestellt und der Patientin mitgegeben. Die Pflegende übernimmt die wesentlichen und für die weitere Pflege notwendigen Informationen aus der Pflegedokumentation in den Überleitungsbrief und klärt mit der Patientin/den Angehörigen noch offene Fragen.

Medikamente | 690
Überleitungsbrief | 644

Das Krankenhaus muss die weitere Versorgung der Patientin in ihrem häuslichen Umfeld gewährleisten können. Im Idealfall kommt eine Pflegende des ambulanten Dienstes bereits einige Tage vor der Krankenhausentlassung und führt bereits ein Erstgespräch mit der Patientin durch. Auf keinen Fall werden pflegebedürftige Menschen allein in ihr häusliches Umfeld entlassen.

Überleitung von der ambulanten Pflege ins Krankenhaus

Wird eine Pflegebedürftige von einem ambulanten Pflegedienst betreut und es wird eine Behandlung im Krankenhaus notwendig, gibt es drei Möglichkeiten:

- Die behandelnde Ärztin weist die Pflegebedürftige ins Krankenhaus ein.
- Im Notfall alarmiert der Pflegedienst den Rettungsdienst, der dann über eine Einweisung ins Krankenhaus entscheidet.
- Bei einem geplanten Krankenhausaufenthalt (z. B. zur Operation) übernimmt die behandelnde Ärztin die Überweisung an das Krankenhaus.

Der Pflegedienst übernimmt alle wesentlichen und für die Pflege im Krankenhaus notwendigen Informationen in den Überleitungsbrief. In allen Fällen sollten entweder die Angehörigen oder eine Pflegende des Pflegedienstes die Überleitung der Patientin in das Krankenhaus organisieren. Dazu gehören das Packen der persönlichen Utensilien und Wertsachen / Papiere, des Wohnungsschlüssels und evtl. das Informieren der Angehörigen.

Bei Klientinnen mit einem reduzierten Allgemeinzustand empfiehlt sich das Bereithalten einer kleinen „Krankenhaustasche", die im Notfall bei einer Einweisung ins Krankenhaus schnell gegriffen werden kann. In dieser Tasche sollten sich neben persönlichen Utensilien Listen befinden, auf denen die regelmäßig einzunehmenden Medikamente, die Namen und Telefonnummern der behandelnden Ärztinnen/Therapeutinnen sowie die Namen und Telefonnummern der nächsten Angehörigen festgehalten sind.

Pflegeüberleitungsbrief
(Erstinformation - ersetzt keine Pflegeanamnese)
(mit Einverständnis des Betroffenen erstellt)

Kreis EUSKIRCHEN
Einfach wohl fühlen!

Patient

Name, Vorname:

Geburtsdatum:

Religion: Familienstand:

Krankenkasse:
Krankenversicherungs-Nr.:

Behandelnde Ärzte/Neurologe:

Medizinische Diagnosen

Frei von ansteckenden Krankheiten
☐ Ja ☐ nein

Entlassung/Überleitung von:...am:....................

An: ☐ Pflegeheim ☐ Pfleg. Angehörige ☐ Amb. Pflegedienst ☐ Krankenhaus

I Soziale Aspekte ☐ Patientenverfügung		
Bezugspersonen (Name, Tel-Nr., Adresse):	☐ *Alleinstehend*	☐ Betreuer (Name, Tel-Nr., Fax-Nr., Adresse):
	☐ *Hilfe durch Angehörige*	
		Umfang:
Pflegeversicherung ☐ nein	☐ beantragt	☐ bewillligt, Stufe:
Hilfsmittel ☐ vorhanden	☐ beantragt	☐ empfohlen
Welche:		
Sonstiges (z.B. Essen auf Rädern, Hausnotruf):		

II Kommunikation	ohne Einschränkung	Einschränkungen	Bemerkungen
Stimmung			☐ gereizt ☐ aggressiv (verbal/tätlich) ☐ gedrückt ☐ kooperativ ☐ ablehnend ☐ Suizidalität ☐ Impulsaggressivität ☐ Pflegeabwehrverhalten
Sprache			
Gehör			Hörgerät ☐ rechts ☐ links
Sehen			☐ Brille ☐ Lesebrille ☐ Kontaktlinsen
Verständigung			
Besonderheiten			

III Körperpflege/Kleidung	ohne Hilfe	Braucht Anregung	braucht Hilfe	Übernahme	Bemerkungen
Waschen					☐ Bett ☐ Bad ☐ Waschecke
Duschen					
Mundpflege					
Zahnprothese					
Rasieren					
An- und Auskleiden					
Hautbeschaffenheit	☐ intakt	☐ trocken	Sonstiges:		
Pflegemittel:					
Besonderheiten:					

IV Ernährung

Kostform (kcal)			Körpergröße:		Gewicht:
Hilfestellung	☐ nein	☐ ja			
	☐ mundger. Zubereitung	☐ Anreichen	tägl. Menge:	Sondenkost ml/ St	Tee ml/St
Tägl. Trinkmenge:	ml		Verabreichung per	☐ Ernährungspumpe / ml / Std.	
Trinkverhalten:	☐ selbständig			☐ Spritze	☐ Schwerkraft
	☐ Anhalten zum Trinken		Produkt:		
Letzte Mahlzeit:			Sonde gelegt am:		
Besonderheiten					

V Ausscheidungen

Flüssigkeitsbilanzierung	☐ nein ☐ ja	☐ Gewichtskontrolle				
Hilfestellung	☐ nein ☐ ja	☐ Toilette	☐ Nachtstuhl	☐ Urinflasche	☐ Steckbecken	
Stuhlgang	abgeführt am:	☐ normal	☐ neigt zu Durchfällen	☐ neigt zu Verstopfung		
Stuhlinkontinenz	☐ nein	☐ gelegentlich	☐ ja			
Anus praeter	Versorgung:	☐ selbständig	☐ mit Hilfe	☐ Übernahme		
	Versorgungssystem:					
Harninkontinenz	☐ nein	☐ gelegentlich	☐ ja			
	☐ transurethral. Katheter		☐ suprapub.:	CH:	gelegt/gewechselt am:	
Versorgung bei Harn-/Stuhlinkontinenz (Inkontinenzprodukte, Art/Größe):						
Besonderheiten						

VI Schlaf

☐ ungestört	☐ Schlafstörungen	☐ nächtliche Unruhezustände
☐ Besonderheiten (z.B. Hilfen, Einschlafseite):		
☐ gestörter Schlaf-Wach-Rhythmus		
Bisherige Abhilfen:		
Besonderheiten:		

VII Bewegung/Lagerung

	Ohne Hilfe	braucht Anregung	Braucht Hilfe	Bemerkungen
Aufstehen				
Gehen				Wegstrecke ca.:
Gang zur Toilette				
Gebrauch von Gehhilfen				Art:
Gebrauch von Rollstuhl				
Sitzen im Stuhl				Dauer:
Transfer	☐ aktiv	☐ halbaktiv	☐ passiv	
Bettlägerig	☐ nein	☐ ja	Lagerungsart:	Lagerungswechsel/Häufigkeit:
Freiheitseinschränkende Maßnahmen:	☐ genehmigt;		welche:	
Umtriebig	☐ nein	☐ ja		
Besonderheiten:				

VIII Orientierung

Zeitlich	☐ ja	☐ zeitweise	☐ nein	Örtlich	☐ ja	☐ zeitweise	☐ nein
Zur Person	☐ ja	☐ zeitweise	☐ nein	Situativ	☐ ja	☐ zeitweise	☐ nein
Bemerkungen:							
Bewußtsein	☐ ohne Einschränkungen		☐ Einschränkungen		☐ Bemerkungen:		

IX	Spezielle Aspekte/Pflegemaßnahmen		
Dekubitus	☐ nein	☐ ja (Lokalisation s. Grafik)	☐ Gefahr laut Dekubitusrisiko-Skala
☐ Kontrakturen	☐ Pneumonie	☐ Thrombose	
☐ Soor	☐ Verbandswechsel:		**Skizze:**
Wunden (z.B. OP-Wunden, Ulcus cruris u.a.):			
Versorgung	☐ selbständig	☐ Hilfe	
Allergien:			
Besonderheiten:			

X	Bisherige Therapie/Sonstiges	
☐ Krankengymnastik	☐ Ergotherapie	☐ Logopädie
☐ Herzschrittmacher	☐ letzte Kontrolle:	
Sonstiges:		
Besonderheiten:		

XI	Prothetik				
	vorhanden	mitgegeben		vorhanden	mitgegeben
Lesebrille	☐	☐	Gehhilfe	☐	☐
Fernbrille	☐	☐	Rollstuhl	☐	☐
Oberkieferprothese	☐	☐	Hörgerät	☐	☐
Unterkieferprothese	☐	☐	Orthopädische Schuhe	☐	☐
Sonstiges:					

XII	Medikation lt. Anordung des Arztes			
Bisherige Medikation (oral/parenteral):	Insulin	☐ nein	☐ ja	
	Menge/Art:			
	Verabreichung per :	☐ Spritze	☐ Pen	☐ Insulinpumpe
	Injektion	☐ selbständig		☐ Angehörige
		☐ Anleitung		☐ Übernahme
	Blutzuckerkontrolle (Häufigkeit):			
	letzter Wert:		Uhrzeit:	
Bedarfsmedikation:				

Einnahme:	☐ selbständig	☐ Bereitstellen der Tagesration		☐ Überwachung der Einnahme
Letzte Medikation:	☐ morgens	☐ mittags	☐ abends	☐ Zeitpunkt

Für Rückfragen stehen wir Ihnen gern zur Verfügung!

Telefon... **Name:..**
(bitte leserlich)

6

Besprechungen und Visiten durchführen

6.1 Formen und Rahmenbedingungen von Besprechungen und Visiten 650

6.1.2 Visiten 651

Pflegevisite 651

Ärztliche Visite 651

6.2 Ziele und Durchführungsmodalitäten von Besprechungen und Visiten 652

6.2.1 Dienstübergabe 652

6.2.3 Ärztliche Visite 654

6.3 Konflikte und Kommunikationsprobleme bei Besprechungen und Visiten 655

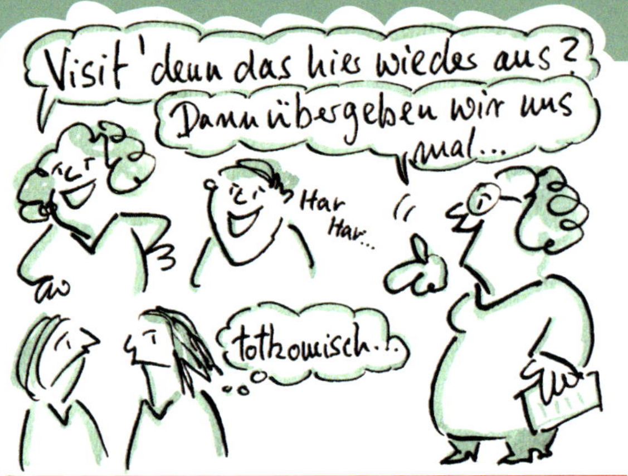
Visit' denn das hier wieder aus?
Dann übergeben wir uns mal...
Har Har...
totkomisch..

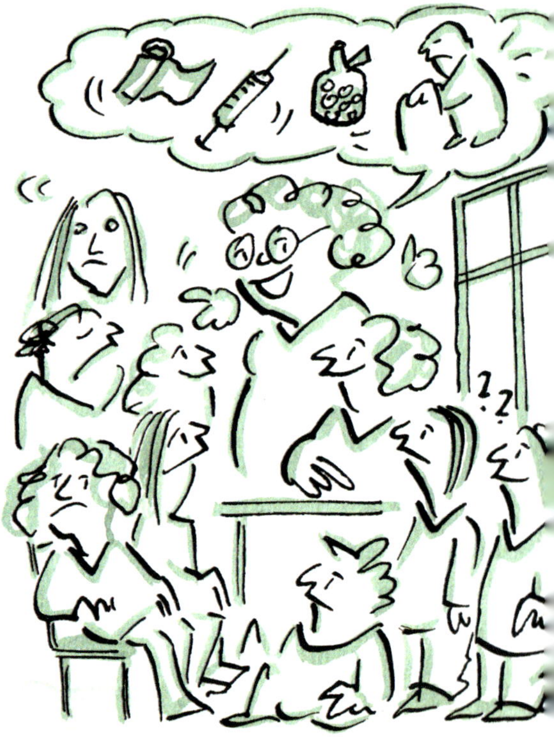

Besprechungen und Visiten durchführen

Dienstübergaben sind eine Form von Besprechungen, die zur Routine des Krankenhausbetriebs gehören. Nicht selten finden sie so oder so ähnlich wie in der folgenden Beschreibung statt.

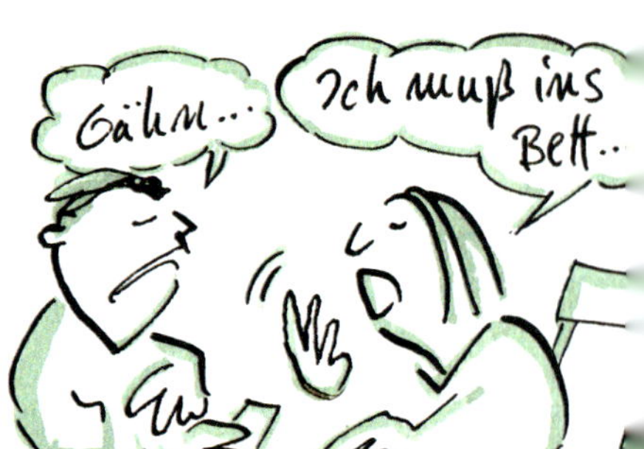
Gähn...
Ich muß ins Bett..

Stationsschwester Hildegard zieht einen Übersichtsplan aus der Kitteltasche. Nachdem alle Platz genommen haben und der Kaffee ausgeschenkt ist, eröffnet sie die Übergabe mit den Worten „So, wir wollen uns jetzt mal übergeben! Jetzt hört euch mal an, was heute wieder alles los war!“. Die Pflegenden der beiden Schichten sitzen an verschiedenen Stühlen in dem viel zu engen Raum, die beiden jüngsten teilen sich „schwesterlich“ einen Stuhl, die Auszubildenden stehen am Fenster. Die Pflegenden der Frühschicht sehen ziemlich erschöpft aus, einige gähnen hinter vorgehaltener Hand.
Hildegard nennt zunächst die Namen aller Patientinnen und Patienten und berichtet jeweils kurz, welche Untersuchungen und Eingriffe stattgefunden haben. Zudem nennt sie die jeweiligen Änderungen in der Medikation. Ihre Kollegin ergänzt einzelne Maßnahmen, die während und nach der Ärztevisite durchgeführt wurden: „Ach, genau, bei Herrn Lewinski hat der Doktor gleich noch den Verbandwechsel mitgemacht.“ Anna ist in der Spätschicht heute die Dienstälteste und hat daher die Schichtleitung. Gelegentlich fragt sie nach oder berichtet von ihren Eindrücken vom Vortag. Cindy und Ramona sind als Schülerinnen heute das erste Mal der Spätschicht zugeteilt und sitzen schweigsam am Rand der Veranstaltung. Die beiden anderen Spätschichtschwestern schreiben sich Notizen auf die Zettel: „Markers, w. 80, Gallen-ex, Redon r., Dipi 2.“ Cindy und Ramona verstehen kein Wort, trauen sich aber auch nicht, nachzufragen.

Das Gespräch wird kurz von Dr. Heßler, der neuen Assistenzärztin, unterbrochen, die eine Kanüle benötigt. Nachdem sie wieder rausgegangen ist, regt sich Anna sofort auf: „Weiß die immer noch nicht, wo die Kanülen sind, na, die werd' ich mir aber zurechtbiegen.“ Hildegard rollt mit den Augen und denkt sich, wenn die wüsste, aber wenn man immer nur Spätdienst macht ...

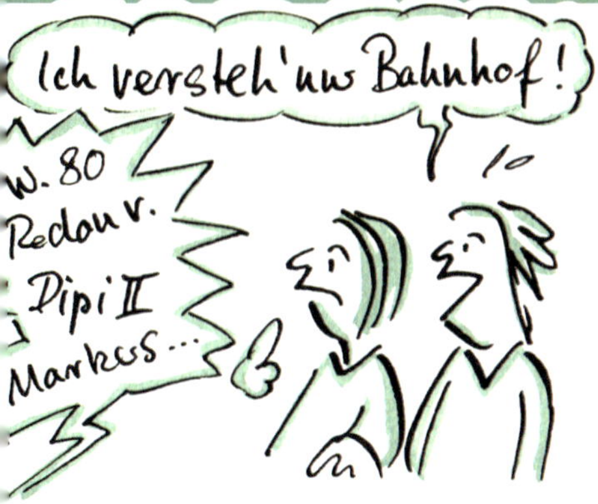
Ich versteh' nur Bahnhof!
W. 80
Dipi II

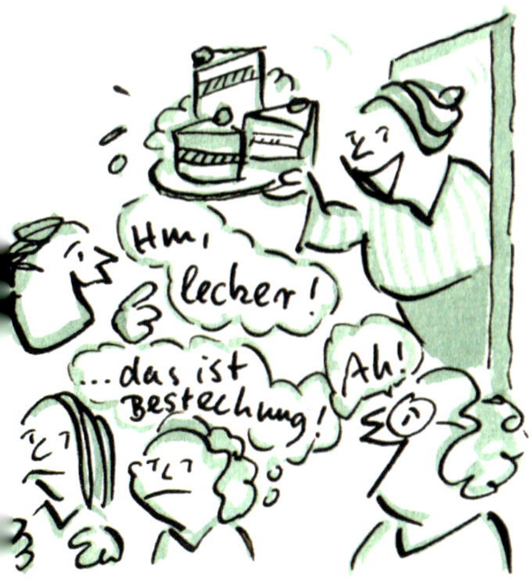
Hm, lecker!
...das ist Bestechung!
Ah!

Die Spannung löst sich sichtlich, als die Tochter von Frau Malkow hereinkommt und ein Päckchen Kaffee sowie Kuchen abstellt, „nur mal schnell, so`n bisschen was Süßes können Sie ja alle vertragen". Während Anna den Kuchen verteilt, trägt sie Ramona auf, „sich heute besonders gut um Frau Malkow zu kümmern". Als es klingelt, schaut Hildegard Ramona scharf an, woraufhin diese den Raum verlässt.

Die Frühschicht schaut schon entnervt auf die Uhr und wechselt zu allgemeinen Themen: „Hast Du von dem Überfall gestern in der Fußgängerzone gehört?" Gabi von der Spätschicht will noch einen Dienst tauschen und wendet sich gemeinsam mit Hildegard dem Dienstplan zu.

Als Ramona wiederkommt, erinnert sie Anna daran, dass sie noch wegen des Termins für die Praxisanleitung fragen müssen. Als sie Anna darauf ansprechen, sagt sie: „Das geht mich nichts an, so was müsst ihr mit Hildegard besprechen."

Thomas und Sabine aus der Frühschicht versuchen, sich Gehör zu verschaffen: „Passt mal auf, gestern hat die Apothekenbestellung wieder nicht geklappt. Könnt Ihr nicht mal ein bisschen sorgfältiger arbeiten, machen wir doch auch." Anna zuckt mit den Schultern und sagt: „Kann ich nicht ändern bei der vielen Arbeit, müsst ihr halt bei der nächsten Stationsbesprechung mal Klartext reden."

Als der Kuchen aufgegessen ist, verlassen Thomas und Sabine den Raum mit den Worten „so, das war es für heute – dann viel Spaß". Anna macht Cindy ein Zeichen und verlässt mit der Dokumentationsmappe unter dem Arm das Zimmer. Gabi setzt sich auf den frei gewordenen Stuhl und beginnt, in der Pflegedokumentation zu blättern.

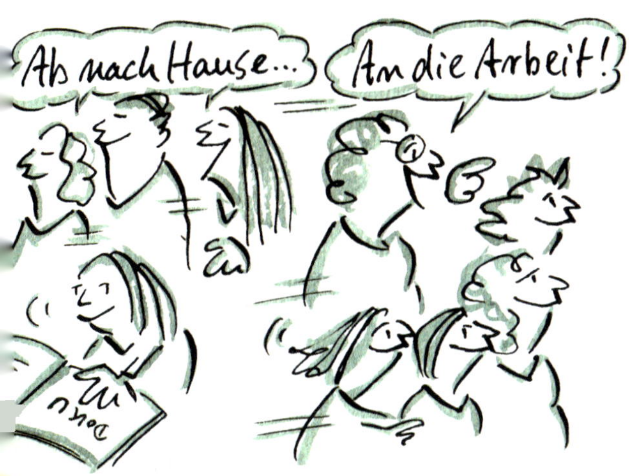
Ab nach Hause...
An die Arbeit!

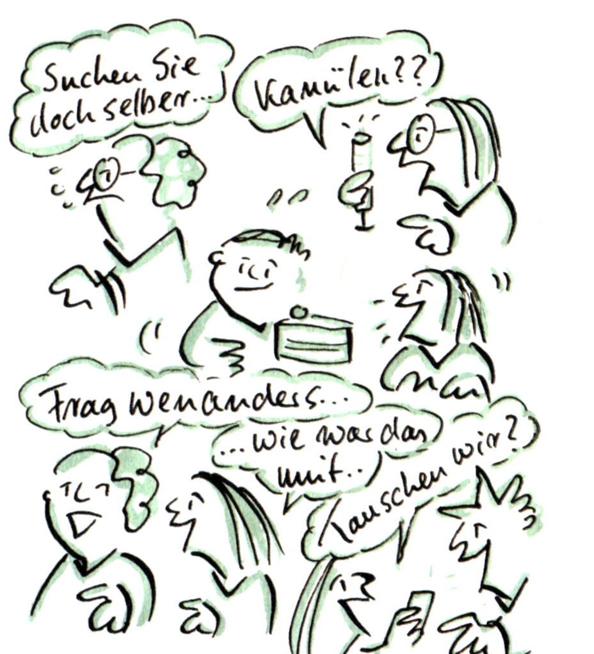
Suchen Sie doch selber...
Kamillen??
Frag wen anders...
...wie war das mit..
Tauschen wir?

6.1 Formen und Rahmenbedingungen von Besprechungen und Visiten

Dokumentationssysteme | 581

Im pflegerischen Alltag nimmt der Informationsaustausch eine hohe Bedeutung ein. Neben der schriftlichen Informationsweitergabe mittels verschiedener |Dokumentationssysteme steht das persönliche Gespräch im Vordergrund. Im Zuge der Professionalisierung der Pflege- und Gesundheitsberufe haben sich hierbei bestimmte Gesprächsriten entwickelt. Sie sollen im Folgenden mit ihren Formen und Rahmenbedingungen dargestellt werden.

6.1.1 Besprechungen und Konferenzen

In Einrichtungen des Gesundheitswesens gibt es verschieden Formen von Besprechungen. Man unterteilt sie nach Zielsetzung und Zielgruppe.
Die Zielsetzungen von Besprechungen können sein:

- einseitiger Informationsfluss (z. B. Ankündigungen durch die Pflegedienstleitung, Betriebsversammlungen)
- gegenseitiger Informationsaustausch (z. B. Dienstübergabe)
- Fortbildungsmaßnahmen und Schulungen

Fallbesprechung | 3

Hinsichtlich der Zielgruppe unterscheidet man Besprechungen durch Angehörige einer Berufsgruppe (z. B. Pflegeübergabe) von Besprechungen durch Angehörige mehrerer Berufsgruppen (z. B. |Fallbesprechung).

Eine Sonderform von Besprechungen sind Konferenzen oder Tagungen. Diese dienen dazu, zusammengetragenes Material zu sichten und ein gemeinsames Ergebnis zu formulieren. Häufig wird das Wort Konferenz gleichbedeutend mit Besprechung genutzt (z. B. Stationskonferenz).

Im wissenschaftlichen Betrieb finden Konferenzen mit dem Ziel statt, aktuelle Forschungsergebnisse vorzustellen und zu diskutieren. Je nach Anzahl der Teilnehmenden werden sie dann auch Kongress (größere Teilnehmerzahl) oder Seminar sowie Workshop (kleinere Teilnehmerzahl) genannt. Ist das Themengebiet stark eingegrenzt, wird von einem Symposium gesprochen.

Posterpräsentationen | 3

Forschungsergebnisse werden in Form kurzer, ca. 20 – 30 minütiger Vorträge oder in Form von |Posterpräsentationen vorgetragen. Die Ergebnisse werden im Plenum diskutiert und im Anschluss in Tagungsbänden, auf Englisch auch Proceedings genannt, festgehalten und veröffentlicht.

Damit dienen Konferenzen neben dem wissenschaftlichen Fortschritt auch der Fort- und Weiterbildung von Fachleuten. An Konferenzen nehmen die Personen teil, die entweder ausdrücklich eingeladen wurden oder auf Grund einer öffentlichen Einladung Interesse an dem Konferenzthema haben. Durch die gleichen Interessens- oder Arbeitsgebiete bieten Konferenzen eine gute Möglichkeit, Kontakte zu knüpfen.

Fachzeitschriften | 3
Expertenstandard | 139

Für die Pflege relevante Konferenzen können den |Fachzeitschriften entnommen werden. Für die Entwicklung von |Expertenstandards spielen die Konsensus-Konferenzen eine große Rolle. Auf ihnen werden die Ergebnisse der Expertenrunden vorgetragen und einer interessierten Öffentlichkeit zur Diskussion gestellt. Ziel ist die endgültige Festlegung des Expertenstandards.

Visiten

6.1.2

Während über viele Jahrhunderte die ärztliche Visite als Inbegriff des Status des medizinischen Berufsstands galt, ist die Pflegevisite ein relativ neues Instrument.

Der Begriff Visite stammt aus dem Lateinischen und bedeutet Besuch. Er drückt damit auf der einen Seite aus, dass die Besucherin nur für einen gewissen Zeitraum anwesend ist, auf der anderen Seite aber auch, dass sie sich zu dem (kranken) Menschen begibt.

Pflegevisite

Unter Pflegevisite wird das regelmäßig stattfindende, direkte und formelle Gespräch zwischen Pflegenden und Patientinnen verstanden. Es findet am Patientinnenbett statt. In der Praxis lassen sich zwei Formen der Pflegevisite voneinander unterscheiden:

- Eine einmal täglich (i. d. R. in der Mittagszeit) durchgeführte Pflegevisite als Ergänzung der Dienstübergabe (patientennahe Übergabe). Neben der Patientin sind die beiden betreuenden Pflegepersonen aus Früh- und Spätschicht anwesend. Diese Form findet häufig in Krankenhäusern statt und wird auch Pflegegespräch genannt.
- Eine in größeren, aber regelmäßigen Abständen durchgeführte Pflegevisite gemeinsam mit betreuender Pflegeperson, Stationsleitung oder Bezugspflegerin sowie der Patientin. Diese Form wird in Langzeitpflegeeinrichtungen bevorzugt und dient z. B. der Einschätzung eines veränderten Pflegebedarfs oder der Fokussierung eines bestimmten Pflegeinhalts, z. B. | Dekubitusprophylaxe.

Dekubitusprophylaxe | 146

Ziel der Pflegevisite ist das Miteinbeziehen der Patientinnen / Pflegebedürftigen in den Pflegeprozess. Sie sollen als gleichwertige Partnerinnen im Pflegealltag gewertschätzt werden. Ob die Pflegevisite als Qualitätssicherungsinstrument dienen kann, wird kontrovers diskutiert.

Die Pflegevisite darf auf keinen Fall zu einem Kontrollinstrument werden, bei dem die Überprüfung der pflegerischen Arbeit im Vordergrund steht und nicht die Patientin.

Ärztliche Visite

Die ärztliche Visite gehört zur Krankenhausroutine, findet jedoch in bestimmten Abständen auch in Langzeitpflegeeinrichtungen statt. In der Regel sind die Patientin, die betreuende Pflegekraft und / oder die Schichtleitung sowie die behandelnde Ärztin anwesend. Gerade im Krankenhaus sind häufig noch weitere Ärztinnen mit anwesend, z. B. aus bestimmten Fachgebieten oder Assistenzärztinnen, sowie Mitarbeiterinnen anderer Berufsgruppen (z. B. Physiotherapie).

Die ärztliche Visite dient der Feststellung des Stands der Diagnostik, der Festlegung oder Änderung der Therapieziele sowie der täglichen Verlaufskontrolle.

In vielen Krankenhäusern finden wöchentlich so genannte Chefarzt- oder Oberarztvisiten statt. Hieran nehmen nicht selten alle Ärztinnen einer Abteilung unter Leitung der Chef- oder Oberärztin teil.

Patientinnen sollten während der Visite Fragen zur Therapie und dem Verlauf ihrer Erkrankung stellen können. Weiterhin werden sie über ihre Untersuchungsergebnisse aufgeklärt, erhalten eine Einschätzung ihrer medizinischen Prognose und Antworten auf Fragen bzgl. des Zeitpunkts und der Modalitäten der Entlassung.

Pflegende erhalten Einblick in die medizinischen Therapieziele und können pflegerisch notwendige Maßnahmen erfassen und einleiten.

6.2 Ziele und Durchführungsmodalitäten von Besprechungen und Visiten

6.2.1 Dienstübergabe

Dienstübergaben zählen zu den zeitintensivsten Tätigkeiten im Pflegealltag. 70 % aller Dienstgespräche sind Übergaben. Nicht selten wird eine Stunde einer Arbeitsschicht hierfür verwandt. Die Dienstübergabe ist ihrer Form nach eine Informationsbesprechung und hat zum Ziel, sämtliche Mitarbeiterinnen des Pflegedienstes über die Patientinnen sowie Arbeitsabläufe zu informieren.

Zwischendienst | 660

Die Dienstübergabe findet dreimal täglich – im Allgemeinen zu den durch Tarifverträge bestimmten Arbeitszeiten – statt. Beim Einsatz von Zwischendiensten können auch kurze außerplanmäßige Dienstübergaben erfolgen.

Die Inhalte der Dienstübergabe ergeben sich aus pflegerischen, sozialen und medizinischen Informationen zu jeder einzelnen Patientin. Die Pflegedokumentation kann dabei die Struktur der vorgetragenen Informationen vorgeben. Entweder zu Beginn oder zum Abschluss der Dienstübergabe können arbeitsorganisatorische Belange besprochen werden. Jede Pflegeperson stellt die von ihr betreuten Patientinnen vor. Dabei ist ein festes Vorgehen (z. B. nach Raumnummern) sinnvoll. Eine Tafel oder ein Plan der Station kann die Dienstübergabe unterstützen.

Die Patientinnenübergabe während der Dienstübergabe wird auf Grund der räumlichen Entfernung zur Patientin patientenferne Übergabe genannt. Jede Patientin wird dabei z. B. anhand der folgenden Punkte vorgestellt:

- Name der Patientin, Behandlungs- oder Einweisungsgrund, bei Neuaufnahmen zusätzliche persönliche Daten, z. B. das Alter
- Allgemeinzustand
- die wichtigsten Pflegeprobleme und -ressourcen
- Veränderungen der Pflegeplanung
- Beratungs- und Anleitungsbedarf
- Stand der diagnostischen und therapeutischen Maßnahmen, evtl. Komplikationen
- Ergebnisse der ärztlichen Visite
- diätetische Besonderheiten (z.B. Nahrungskarenz)
- Rolle/Situation der Angehörigen
- Entlassungsplanung

Arbeitsorganisatorische Belange können im Anschluss vorgetragen werden. Hierzu gehören:

- Einrichtungsinterne Informationen (z. B. Materialwirtschaft, Ergebnisse von Besprechungen mit Pflegedienst- oder Abteilungsleitung)
- Dienst- und Urlaubsplangestaltung oder -änderung
- Aufgaben während der Arbeitsschicht

Aus der erwünschten Anwesenheit aller Mitarbeiterinnen ergibt sich das Dilemma der Gestaltung der Dienstübergabe: Wer versorgt in dieser Zeit die Patientinnen? Wer geht ans Telefon? Wer empfängt Besucherinnen? Ist ein Zwischendienst eingeplant, kann dieser diese Aufgaben übernehmen. Ist dies nicht der Fall, sollte ein Außen- und / oder Telefondienst eingeplant werden.

Die auf vielen Stationen übliche Praxis, Schülerinnen diese Aufgaben zu übertragen, ist aus zwei Gründen nicht vertretbar:

- Die Schülerinnen sollen den gesamten Kontext pflegerischer Arbeit kennen lernen. Dazu gehört auch die Dienstübergabe, in der sie alle wichtigen Informationen über Patientinnen und Stationsablauf erhalten.
- Die Schülerinnen können und dürfen nicht alleine pflegerische Entscheidungen fällen. Daher sollten sie immer eine Ansprechperson zur Seite gestellt bekommen.

Um eine weitgehend ungestörte Atmosphäre zu erhalten, sollte

- die Dienstübergabe immer zu festen Zeiten erfolgen, die allen anderen Funktionsbereichen bekannt sind;
- ein Schild an der Tür aufgehängt werden: „Dienstübergabe, bitte nur in dringenden Angelegenheiten unterbrechen";
- ein Raum zur Verfügung stehen, in dem alle Anwesenden eine Sitzgelegenheit haben.

Pflegevisite 6.2.2

Um Pflegevisiten erfolgreich durchführen zu können, müssen Pflegekräfte über deren Ziele, Sinn und Zweck ausführlich informiert sein. Die Pflegevisite bedarf der Vor- und Nachbereitung und orientiert sich am Pflegeprozess.

Pflegeprozess | 576

Die Patientin sollte im Vorfeld über den Zeitpunkt und den Zweck der Pflegevisite informiert werden, damit evtl. Besuche auf einen anderen Zeitpunkt verlegt werden können. Das Gespräch sollte „auf Augenhöhe" stattfinden (z. B. gemeinsam am Tisch) und Blickkontakt ermöglichen.

Findet die Pflegevisite als Ergänzung zur Übergabe statt (so genannte patientennahe Übergabe), schließt sie an die Dienstübergabe an, in welcher aktuelle Kurzinformationen und organisatorische Fragen bereits besprochen wurden. Informationen, die die Patientin noch nicht erhalten soll (z.B. eventuelle Verlegung), werden außerhalb des Patientinnenzimmers erörtert. Die zuständige Pflegende z.B. der Frühschicht geht gemeinsam mit der zuständigen Pflegenden z. B. der Spätschicht zur Patientin ins Zimmer. Im Vorfeld sollten die anzusprechenden Themen geklärt werden.

Eine in regelmäßigen, jedoch größeren Abständen stattfindende Pflegevisite orientiert sich häufig zusätzlich an so genannten Pflegevisiteprotokollen. Da hier neben den aktuellen Pflegeproblemen und -ressourcen auch Risiken und Langzeitziele besprochen werden, sollte dieser Form der Pflegevisite ausreichend Zeit eingeräumt werden. Neben dem Gespräch mit der Patientin kann auch eine körperliche Inspektion hilfreiche Informationen z.B. über Wundheilungsprozesse bieten. Im Anschluss an die Pflegevisite werden die Informationen besprochen und in die Pflegedokumentation übernommen.

Wundheilungsprozess | 768

6.2.3 Ärztliche Visite

Die Ärztinnen haben bei der Visite das Ziel,
- sich über den aktuellen Zustand der Patientinnen zu informieren,
- den Stand der Diagnostik zu besprechen,
- den Verlauf der Therapie zu entscheiden,
- die Patientinnen über den aktuellen Genesungsstand zu informieren.

Die Vorbereitung der ärztlichen Visite liegt meist in der Hand der Pflegenden. Hierzu gehört:
- Dokumentationssystem bereithalten,
- zeitlichen Umfang in den pflegerischen Ablauf einplanen,
- die Aufgabenverteilung im pflegerischen Team während der Visite klären.

Während der ärztlichen Visite kommen den Pflegenden die Aufgaben zuteil, einerseits ärztliche Anordnungen entgegenzunehmen und evtl. Fragen diesbezüglich zu klären sowie andererseits ihr Wissen über Patientinnen weiterzugeben. Die ärztlichen Anordnungen müssen während der Visite von der Ärztin in das Dokumentationssystem eingetragen werden.

Im Anschluss wird „die Visite ausgearbeitet". Dazu gehören sowohl organisatorisch-administrative Aufgaben, z. B. Vereinbaren von Untersuchungsterminen, Aktualisieren der pflegerischen Dokumentation, Ausstellen von Untersuchungsscheinen, als auch die Weiterleitung der Informationen an das Team.

6.2.4 Stationskonferenzen

Stationskonferenzen finden zu bestimmten Anlässen statt. Diese können sein:
- **Problembesprechung**: Es gibt Spannungen im Team, die geklärt werden sollen.
- **Entscheidungsfindungsbesprechungen**: Es müssen Entscheidungen z. B. hinsichtlich der Arbeitsorganisation gefällt werden. Ihnen geht i. d. R. eine Problemanalyse voraus.
- **Fortbildung**: Kleinere Fortbildungsmaßnahmen, z. B. in Form von In-House-Fortbildungen, werden für das ganze Stationsteam angeboten.

Fortbildungsmaßnahmen | 3

Stationskonferenzen werden i. d. R. von der Stationsleitung einberufen. Die Stationsleitung versucht dabei, einen Termin zu finden, an dem möglichst viele Angehörige des Teams vor Ort sind. Je nach Wichtigkeit kann auch den Mitarbeiterinnen, die zu diesem Zeitpunkt eilnahme angeordnet werden. Stationskonferenzen zählen als Arbeitszeit (Arbeitsrecht | 3). Die Einladungen werden so bekannt gemacht, dass alle Mitarbeiterinnen informiert sind (z. B. bei der Dienstübergabe und am Schwarzen Brett).

Die Rahmenbedingungen sollten allen Vorgaben eines geplanten, professionellen Gesprächs entsprechen. Zu Beginn der Stationskonferenz begrüßt die Moderatorin (meist die Stationsleitung) die Teilnehmenden und informiert sie nochmals über den Zweck sowie über den Ablauf. Gleichzeitig wird eine Protokollantin festgelegt. Das erstellte Protokoll der Veranstaltung wird dem Team vorgelegt und evtl. durch Anmerkungen ergänzt.

professionelles Gespräch | 474

Der Verlauf der Stationskonferenz hängt von den Teilnehmenden und der Gesprächskultur des Teams ab. Unabhängig davon sollte Konflikten dadurch vorgebeugt werden, dass allgemeine Kommunikationsgrundsätze (Gespräche führen | 448) eingehalten werden.

Konflikte und Kommunikationsprobleme bei Besprechungen und Visiten 6.3

Besprechungen und Visiten dienen der Informationsweitergabe sowie teilweise der Entscheidungsfindung. Sie finden in einer festgelegten, ritualisierten Art und Weise statt, die dem Neuling häufig vermittelt, nicht dazuzugehören. Trotzdem oder gerade auch wegen der ritualisierten Vorgehensweise wird Sinn und Funktion dieser Gesprächsformen auch immer wieder in Frage gestellt. So spielen |Macht und Hierarchie genauso wie die |Kontrolle des Sprechkanals eine zentrale Rolle im Wirkungsgefüge formalisierter Gespräche. Folgende Aspekte können dabei Quellen für Konflikte und Kommunikationsprobleme darstellen:

Macht | 3
Kontrolle | 3

- **Pflegerische bzw. medizinische Fachsprache**: Neben der „offiziellen" entwickelt jede Station ihren eigenen „Sprachkodex". Gleichzeitig verkommt Fachsprache in wissenschaftlichen Kreisen mitunter zu einer „Blase", welche nur noch wenig Informationsgehalt hat. Die Nutzung von Fachsprache zeigt die Zugehörigkeit zu einer bestimmten Gruppe. Wer diese Fachsprache nicht nutzt oder nicht versteht, fühlt sich und wird ausgeschlossen.
- **Verhalten**: Hierfür gelten eigene, ungeschriebene Regeln. Ist es auf der einen Station für die Dienstübergabe ausdrücklich erwünscht, dass Notizen gemacht werden, kümmert sich auf der anderen Station niemand darum. Begrüßt man sich auf Kongressen mit freundlichem Handschlag, kann dieser bei einer Visite durchaus mit der Bemerkung „Hände sind die größten Keimschleudern" abgelehnt werden.
- **Kleiderordnung**: Die Berufskleidung signalisiert hierarchische Verhältnisse. Mit wenigen Ausnahmen (z.B. OP, Intensivmedizinische Abteilungen) unterscheidet sich die Berufskleidung von Pflegenden, Ärztinnen, Physiotherapeutinnen, Reinigungskräften. Auch Auszubildende innerhalb dieser Berufsgruppen tragen i. d. R. eine andere Dienstkleidung.
- **Umgangston**: Ist der Umgangston auch während Dienstbesprechungen auf der einen Station sehr locker, gelten auf der anderen Station alle Regeln eines |formalen Gesprächs. Bei Seminaren sind nicht selten eigene Moderatorinnen anwesend, die die Diskussion lenken. Im Stationsalltag übernimmt häufig die ranghöchste oder älteste Pflegeperson die Moderation.
- **Informationsbedarf**: Sind Mitarbeiterinnen der Meinung, dass alle Informationen in der Dokumentation stehen, verzichten sie gerne auf die berufsbezogenen Gesprächsinhalte und gehen gleich zu Alltags- oder Privatgesprächen über. Das Gleiche kann passieren, wenn die Geschäftsleitung zu einer Versammlung einlädt und lediglich altbekannte Informationen weitergibt. Hier lässt schnell die Aufmerksamkeit nach und manche, vielleicht doch wichtigen Informationen, gehen unter.
- **Räumlichkeit**: Häufig finden im Klinikalltag Besprechungen und Dienstübergaben im Stationszimmer statt, zu welchem alle Personengruppen im Krankenhaus uneingeschränkt Zugang haben. Störungen sind daher vorprogrammiert. Schulungen und Fortbildungen, aber auch Fallbesprechungen werden dagegen meistens in eigenen Besprechungsräumen abgehalten. Sie bieten eine ungestörte Atmosphäre. Dass während Pflegeübergaben keine eigenen Räumlichkeiten zur Verfügung stehen, hat auch historische Gründe: Die Pflege galt seit jeher als „hausarbeitsnah". Daher waren Dienstübergaben oder Besprechungen in der Küche oder anderen „Wirtschaftsräumen" keine Seltenheit.

formales Gespräch | 473

Die meisten Konflikte liegen in der rituellen, häufig unreflektierten Durchführung von formalen Gesprächen. So wird in Forschungen zum Thema kritisiert, dass

- den Gesprächen Struktur und Inhalt fehlt,
- eine nicht angebrachte Fokussierung stattfindet (z. B. bei pflegerischen Besprechungen auf rein medizinische Fakten),
- die Zeitintensität den Nutzen übersteigt.

Daher ist es generell hilfreich, vorhandene Rituale zu hinterfragen. Für bestimmte Formen von Besprechungen kann ein Gesprächsleitfaden hilfreich sein, der eine gewisse Struktur vorgibt. Gleichzeitig sollten für alle formalen Gespräche strukturelle, räumliche sowie zeitliche Bedingungen erarbeitet werden, die eine ungestörte Atmosphäre gewährleisten.

Patientinnen fühlen sich in Gesprächen (z. B. während Visiten) häufig überfahren. Sie verstehen die Fachsprache nicht, sind verunsichert und trauen sich nicht, Fragen zu stellen. Claudio Kürten beschreibt in seinem Buch „Texte zur Patientenwirklichkeit" diese Visitensituation, hier am Beispiel einer Chefarztvisite:

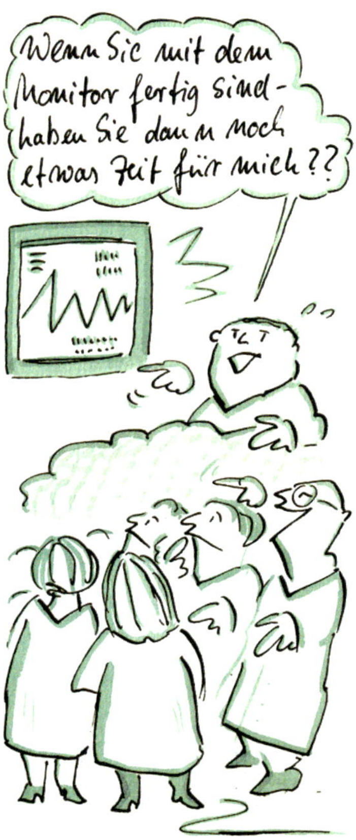
Wenn Sie mit dem Monitor fertig sind – haben Sie dann noch etwas Zeit für mich??

„Chef-Visite:
Komplett gelähmt,
zwölfmal gebrochen,
fünfmal genäht;
ein fast
zerstörtes Leben –
ein komplizierter Fall,
ein interessanter Fall.
Deswegen
wird auch
dieser Fall
bei der
Chef-Visite
in der Runde
von dreizehn Teilnehmern
gewürdigt.
Der Stationsarzt
referiert
das Krankheitsbild.
Komplikationen und
potentielle Risiken
werden diskutiert.
Man spricht
über
ihn an seinem Bett,
in seiner Gegenwart.
Er
wird Patient genannt,
denn sein Name,
seine Individualität
spielen medizinisch
keine Rolle.
Schließlich wird
er
kurz angesprochen,
in der Arena
von dreizehn
Würdenträgern
umstanden.
Seine Perspektive
ist identisch
mit der eines Toten,
der in die Grube
hinabgelassen wird
und ein letztes
Mal sieht,
wie man
beherrscht
zu ihm hinabschaut.
Seine Frakturen
werden betrachtet
und kommentiert,
sein zerbrochener
nackter Körper
wird allen
vorgeführt –
auch denen,
die es
nichts angeht.
Endlich,
schließlich
wird diese
entwürdigende
Vorführung
beendet.
Außer
ein paar
höflichen,
trivialen Fragen
wollten sie nichts
von ihm wissen,
und
zu sagen
hatten sie mir
schon gar nichts
in aller Öffentlichkeit.
Nicht
ein einziges
persönliches
Wort –
nicht eines."

—
Kürten, Claudio: *Texte zur Patientenwirklichkeit* CK, München, 1987, S. 13 ff

7
Dienstplan

7.1 Das Dienstplanformular 660

7.2 Arbeitsrechtliche Grundlagen bei der Dienstplangestaltung 663

7.2.1 Wochenarbeitszeit im Rahmendienstplan 662

7.2.2 Berechnung und Bezahlung von Zeitzuschlägen und Überstunden 664

7.3 EDV-gestützte Dienstplangestaltung 664

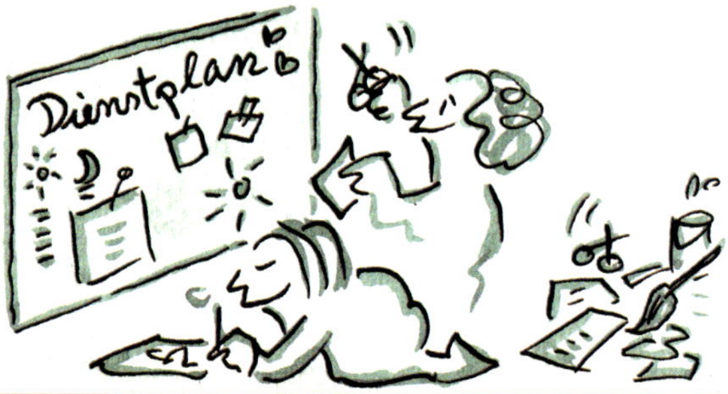
Dienstplan

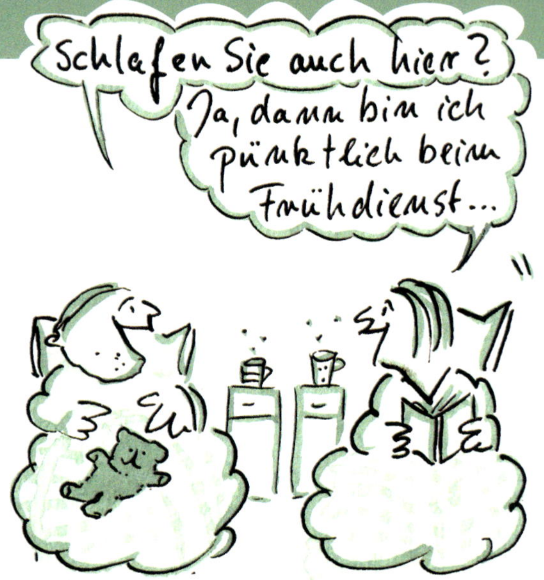
Schlafen Sie auch hier?
Ja, dann bin ich pünktlich beim Frühdienst...

Dienstplan gestalten

Der Dienstplan ist das organisatorische Herzstück einer Station oder eines Wohnbereiches, er entscheidet über Anwesenheit und Abwesenheit einzelner Personen und damit in nicht unerheblichem Maße über die Stimmung im Team.

Neben der Einhaltung aller tarif- und arbeitsrechtlichen Bestimmungen ist es heute auf vielen Stationen üblich, dass die persönlichen Wünsche der einzelnen Arbeitnehmerinnen berücksichtigt werden. Insbesondere durch die Einführung von EDV-Programmen können die Arbeitnehmerinnen mit einbezogen werden. Jede kann mit einem persönlichen Zugangscode ihre Wünsche in das Programm eintragen. Die für den Dienstplan verantwortliche Person erkennt mit Hilfe des Programms mit einem Klick, an welcher Stelle noch Personalbedarf ist und wie dieser geplant werden könnte. Erfahrungen zeigen, dass nach anfänglicher Unsicherheit alle Mitarbeiterinnen sehr schnell von diesem System profitieren. Diese selbstverwaltete Form der Dienstplangestaltung ist jedoch nicht selbstverständlich. Nicht selten entscheidet eine stationsinterne Hierarchie darüber, wer in welcher Form Einfluss auf die Dienstplangestaltung hat. Situationen wie diese finden Sie wahrscheinlich in jeder Einrichtung:

Es ist Montagmittag kurz vor der Dienstübergabe. Alle warten gespannt auf Schwester Marlies, die über das Wochenende den Dienstplan geschrieben hat. Als sie endlich das Stationszimmer betritt, schauen alle Augen auf sie. Als ob sie dies nicht bemerkt, gießt sie sich in aller Ruhe eine Tasse Kaffee ein und stellt ihre Tasche auf einen Stuhl. Nach dem ersten Schluck Kaffee nimmt sie den heiß ersehnten Dienstplan heraus und hängt ihn an die Pinnwand. Alle Kolleginnen stürzen sich auf den DIN-A3-Bogen. Sie zücken Stifte und Zettel, manche gleich ganz professionell ihren Kalender, und tragen die Dienste ein. Die Ersten beschweren sich schon: „Ich wollte doch an dem Wochenende unbedingt frei haben, warum hat denn das nicht geklappt. So ein Mist, dabei hatten wir doch Karten fürs Theater." Andere verdrehen entnervt die Augen, als sie feststellen, dass sie mit Ihrer Erzfeindin zusammen fünf Nachtdienste haben, na das werden ja tolle Nächte. Eine Kollegin stellt sofort fest, dass am 17. noch ein Frühdienst fehlt. Zwei weitere Kolleginnen fangen schon an, Dienste zu tauschen und belagern Schwester Marlies. Die beiden neuen

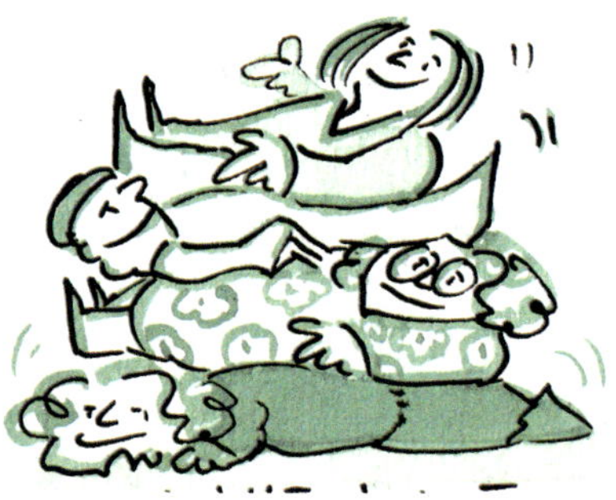

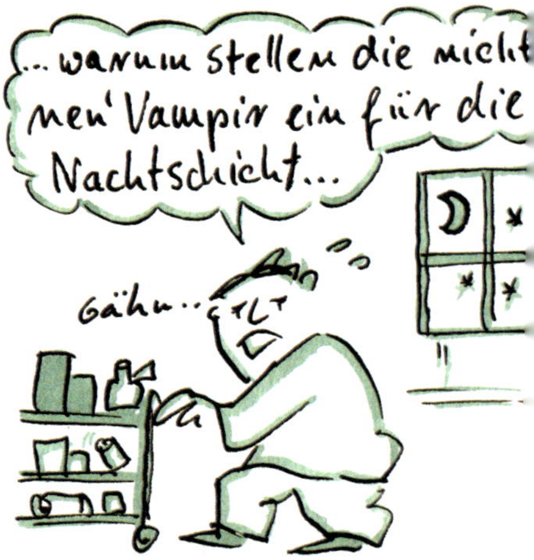
...warum stellen die nicht nen' Vampir ein für die Nachtschicht...
Gähn...

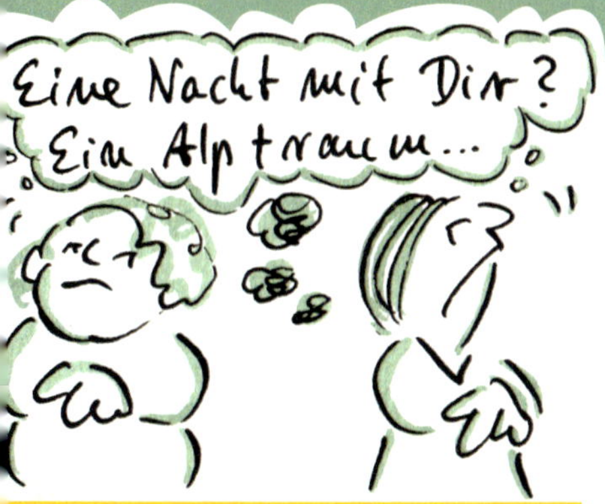
Eine Nacht mit Dir?
Ein Alptraum...

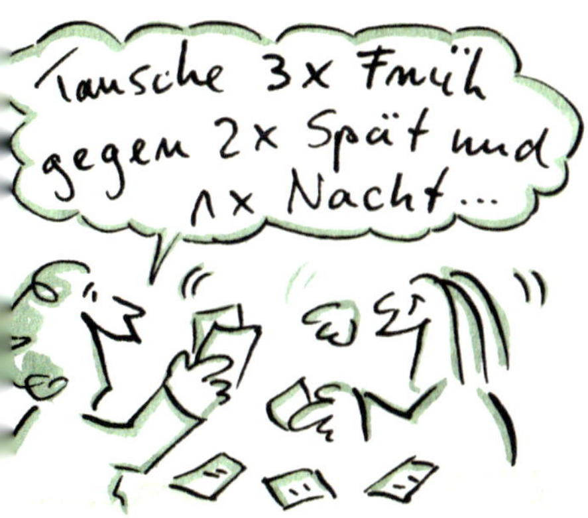
Tausche 3x Früh gegen 2x Spät und 1x Nacht...

Schülerinnen Edine und Laura wagen es noch gar nicht, sich in das Getümmel zu schmeißen. Sie haben gerade eine Woche Frühdienst hinter sich und hoffen, doch wenigstens mal einen Zwischendienst machen zu können. Einen ganzen Monat jeden Morgen um halb fünf aufzustehen, erscheint ihnen unmöglich. Außerdem würden sie gerne endlich einmal mit ihrer Praxisanleiterin eingeteilt sein, die bis jetzt immer Spät- oder Nachtdienst hatte. „Schüler dürfen nicht tauschen", hatte ihnen Marlies gleich am ersten Tag zu verstehen gegeben, „es ist so schon schwer genug, den Dienstplan zu schreiben, und ihr könnt ja nun wahrlich keine Fachkraft ersetzen".

Als Marlies kurzzeitig den Raum verlässt, merkt Thomas an, dass Marlies es ihn im Dienstplan richtig spüren lässt, dass sie ihn nicht leiden kann: „Sieben Frühdienste und dann gleich in die Nacht, das tut man nur seinen schlimmsten Feinden an." Später erklärt er den beiden Schülerinnen, dass es auf dieser Station besonders schwierig sei, die Nachtdienste wegzutauschen, da vier der Kolleginnen kleine Kinder haben und aus dem Grunde keine Nachtdienste übernähmen – „und wie überall müssen dann die Kinderlosen darunter leiden".

Laura hat zwar keine Lust auf die vielen Frühdienste, aber dann erinnert sie sich an ihre Schulzeit zurück und stellt fest, dass sie dort ihr Leben auch immer nach dem Stundenplan ausrichten musste. Aber im Gegensatz zum Dienstplan war der für alle gleich. Wenn sie keinen Unterricht hatte, hatten ihre Freundinnen auch keinen Unterricht und sie konnten gemeinsam ihre Freizeit gestalten. Und jetzt? Ihre eine Freundin hat eine schulische Ausbildung begonnen. Die hat weiterhin jeden Tag acht Stunden Unterricht und am Wochenende frei. Und die Schule beginnt bei ihr auch erst um 8:30 Uhr. Auf der anderen Seite können sie sich ja auch noch nachmittags treffen, nur abends muss sich Laura jetzt immer schon um 22:00 Uhr ins Bett legen, damit sie auch ja den Wecker um halb fünf hört. Also keine Spätvorstellungen im Kino mehr.

Laura hofft jetzt auf ihren nächsten Praxiseinsatz. Da kommt sie in die ambulante Pflege. Ihre Lehrerin in der Schule hat ihr schon gesagt, dass die Arbeitszeiten da ein wenig flexibler gehandhabt werden.

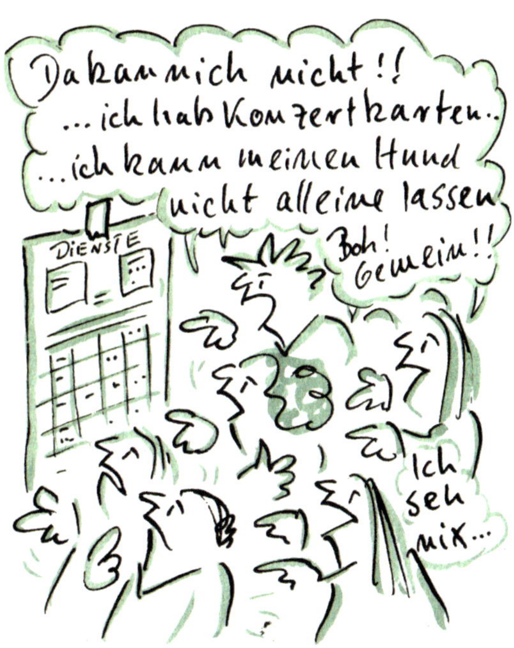
Da kann ich nicht!!
...ich hab Konzertkarten..
...ich kann meinen Hund nicht alleine lassen
DIENSTE
Boh! Gemein!!
Ich seh nix...

7.1 Das Dienstplanformular

Das Dienstplanformular hängt in einem zentral für alle Beschäftigten zugängigen Raum aus. Dies ist für den Pflegedienst i. d. R. das Stationszimmer. Der Dienstplan gibt Übersicht über die Arbeitszeiten aller Mitarbeiterinnen der Pflege. Dazu gehören:

- examiniertes Pflegepersonal
- nicht examiniertes, angelerntes Pflegepersonal
- Auszubildende (Schülerinnen) in Pflegeberufen
- Stationsassistenz oder -sekretärin
- Zivildienstleistende oder Personen, die ein freiwilliges soziales Jahr absolvieren
- Praktikantinnen

Auf Grund von personellen Engpässen werden in vielen Einrichtungen zunehmend Angestellte von Zeitarbeitsfirmen eingesetzt. Diese unterliegen eigenen Bestimmungen. Dennoch sollten zur besseren Übersichtlichkeit und Planung diese Mitarbeiterinnen im Dienstplan mit erfasst werden.

Im Dienstplan werden der volle Name (Vor- und Zuname), die vertraglich festgelegte wöchentliche Arbeitsstundenzahl sowie der Ausbildungsgrad bzw. die Funktion innerhalb der Station oder des Wohnbereichs (z. B. Stations- oder Wohnbereichsleitung, stellvertretende Stations- oder Wohnbereichsleitung, Schichtleitung) vermerkt.
Dienstpläne sind wie folgt aufgebaut:

- Dem Kopf des Dienstplans sind Name der Station / des Wohnbereichs sowie der vollständige Name der Einrichtung zu entnehmen.
- Dienstpläne werden jeweils vom ersten bis zum letzten Tag eines Monats geführt. Der Monat und das Jahr werden ebenfalls im Kopf des Dienstplans festgehalten.
- Wochenenden und Feiertage sind (farblich) markiert und hervorgehoben.
- Jeder Arbeitnehmerin sind im Dienstplan drei Zeilen zugeteilt: Schichtzuteilung Soll, Änderungen, geleistete Stunden. Diese Merkmale sind für jeden Tag des Monats zu erfassen.
- Am Ende des Monats folgt eine Summenspalte, in der die geleisteten Arbeitsstunden zusammengerechnet werden. Kommt es zu Überstunden (Plus) oder weniger Stunden (Minus) als vertraglich geregelt, wird dies festgehalten und als Übertrag in den Dienstplan des nächsten Monats übernommen.

In Pflegeberufen wird in der Regel in Schichten gearbeitet, damit die Patientinnen/Bewohnerinnen/Klientinnen rund um die Uhr versorgt werden können. Im Folgenden sollen die gängigen Schichten mit ihren Standardkürzeln vorgestellt werden. In vielen Einrichtungen existieren abweichende oder ergänzende Kürzel, deren Bedeutung im Dienstplan oder in einem zentral zugängigen Dokument erläutert sein muss. Gerade für Berufsanfängerinnen ist diese Abkürzungswelt teilweise verwirrend. Daher empfiehlt es sich, gemeinsam mit der Praxisanleiterin oder der Stations- und Wohnbereichsleitung offene Fragen zu Beginn eines Praxiseinsatzes zu klären.
Die folgenden Abkürzungen werden häufig benutzt:

Lernen in Theorie und Praxis | 3

- **FD**: Frühdienst
- **SD**: Spätdienst
- **ND**: Nachtdienst
- **ZD**: Zwischendienst, dieser wird häufig noch mit Zahlen benannt, wenn es unterschiedliche Zwischendienste gibt: z. B. ZD_1, ZD_2
- **fr**: frei, auch als X bezeichnet
- **U**: Urlaub
- **K oder kr**: krank
- **Kk oder Kikr**: Kind krank

Hier finden Sie ein Beispiel für einen einfachen Dienstplan bei einer (fiktiven) 40-Std.-Woche.

Arbeitnehmer	Status	Wochenarbeits-stunden	Stundenvortrag Vormonat	1.	2.	3.	4.	5.	6. WE	7. WE	8.	31.	Soll	Ist	Total
Ulla Musterfrau	Altenpflegefachkraft	40	15	F	F	F	F	fr	F	F	F	U			
Änderungen															
Stunden				8	8	8	8		8	8	8	8	184	184	
Karin Sonnen-schein	Altenpflegefachkraft	40	30	F	F	F	F	F	F	S	S	F			
Änderungen															
Stunden				8	8	8	8			8	8	8	184	192	
Ulrich Mustermann	Altenpflegefachkraft	40	16	S	S	S	S	S	S	S	fr	fr			
Änderungen															
Stunden				8	8	8	8	8	8	8		8	184	176	
Luise Regentau	Altenpflegefachkraft	40	-8	F	F	F	F	F	fr	F	F	S			
Änderungen															
Stunden				8	8	8	8	8		8	8	8	184	184	
Karla Morgenruh	Altenpflegefachkraft	40	-8	F	F	F	F	F	fr	F	F	S			
Änderungen															
Stunden				8	8	8	8	8				8	184	184	
Horst Abendrot	Altenpflegehelferin	40	24	Z	Z	Z	Z	Z	Z	Z	fr	S			
Änderungen															
Stunden				8	8	8	8	8	8	8		8	184	210	
Christel Michel	Altenpflegehelferin	40	30	N	N	N	N	N	fr	fr	F	F			
Änderungen															
Stunden				8	8	8	8	8			8	8	184	176	
Kevin Potzlow	Altenpflegehelferin	40	5	F	F	F	F	F	fr	F	Z	F			
Änderungen															
Stunden				8	8	8	8	8			8	8	184	192	
Sonja Weber	Altenpflegehelferin	40	8	fr	fr	fr	fr	fr	N	N	N	N			
Änderungen															
Stunden									8	8	8	8	184	152	
Patricia Kleinod	Altenpflegehelferin	40	-8	fr	fr	fr	fr	fr	S	U	S	fr			
Änderungen															
Stunden				8	8	8	8	8			8		184	176	
Paul Zimmermann	Zivildienstleistender	40	16	fr	fr	fr	F	F	F	F	F	Z			
Änderungen															
Stunden							8	8	8	8	8	8	184	176	

Legende: F = Frühdienst, 6.00 – 14.30; S = Spätdienst, 14.00 – 22.30;
N = Nachtdienst, 22.00 – 6.30; Z = Zwischendienst, 10 – 18.30; fr = frei; U = Urlaub

7.2 Arbeitsrechtliche Grundlagen bei der Dienstplangestaltung

Arbeitsrechtliche Grundlagen | 3

Die Notwendigkeit, einen Dienstplan zu gestalten und damit den Arbeitnehmerinnen eine vorhersagbare Arbeitssituation zu ermöglichen, wird durch arbeits- und tarifrechtliche Bestimmungen festgelegt. Ebenso müssen bei der Dienstplangestaltung weitere gesetzliche Regelungen beachtet werden. Dazu gehören u. a. das Mutterschutzgesetz, das Jugendarbeitsschutzgesetz und das SGB IX.

Neben diesen gesetzlichen Grundlagen obliegt der Arbeitgeberin jedoch auch eine gewisse „Fürsorgepflicht" für ihre Arbeitnehmerinnen. Daher ist die Aufstellung eines Dienstplans auch aus folgenden Gründen notwendig:

- effizientes Arbeiten innerhalb der einzelnen Bereiche sowie sinnvolle Organisation und Koordination der Arbeitsabläufe;
- Gewährleistung der Mitbestimmungsrechte für Personal- und Betriebsräte sowie Mitarbeitervertretungen: Dienstpläne müssen für die genannten Organisationen jederzeit einsehbar sein;
- Abrechnung der tariflichen Zulagen und Zeitzuschläge;
- Haftungsausschluss.

7.2.1 Wochenarbeitszeit im Rahmendienstplan

Die volle Wochenarbeitszeit ist i. d. R. tariflich festgelegt. Hierbei gibt es teilweise regionale Unterschiede. Im Allgemeinen kann man von einer Wochenarbeitszeit von 38,5 Std. ausgehen. Besitzt eine Einrichtung einen Haustarif oder gehört keiner Tarifgemeinschaft an, so kann die wöchentliche Arbeitszeit hiervon abweichen.

Als Woche im tarifrechtlichen Sinne wird dabei der Zeitraum von Montag 0 Uhr bis Sonntag 24 Uhr („Tarifwoche") verstanden.

Nicht zur Wochenarbeitszeit gehören, Überstunden, Bereitschaftsdienst sowie Inanspruchnahme innerhalb des Bereitschaftsdienstes, i. d. R. Fahrtwege (Ausnahme ambulanter Pflegebereich).

Die Angabe einer Wochenarbeitszeit muss nicht bedeuten, dass jede Woche die gleiche Arbeitszeit geleistet wird. Aus diesem Grund wird mit Minus- und Plusstunden gearbeitet, um einen Überblick über die vertraglich geregelte Arbeitszeit zu bewahren.

In Deutschland wird bei Notwendigkeit einer 24-Stunden-Anwesenheit von Arbeitnehmerinnen i. d. R. ein 3-Schicht-System eingesetzt. Dabei kann die Länge der einzelnen Schichten variieren.

Alternativen zum 3-Schicht-System sind:

- 1-Schicht-System mit anschließender Rufbereitschaft (wird häufig im OP oder in Funktionsbereichen wie z. B. Endoskopie eingesetzt)
- 2-Schicht-System (Früh- und Spätdienst) mit anschließender Rufbereitschaft (wird häufig in der ambulanten Pflege eingesetzt)
- 2-Schicht-System (Früh- und Spätdienst) mit Dauernachtwache (ist nur noch in wenigen Einrichtungen zu finden, da Dauernachtdienste gesundheitliche Schäden nach sich ziehen können)
- Teildienste können bei allen Systemen eingesetzt werden. Dabei werden einzelne Schichten geteilt, d. h., eine Mitarbeiterin arbeitet morgens von 6:00 – 10:00 Uhr und abends von 18:00 – 22:00 Uhr. Dieses Modell ist nicht sehr arbeitnehmerfreundlich, wird jedoch häufiger in der ambulanten Pflege eingesetzt, bei der die Arbeitszeiten sehr viel mehr von den individuellen Bedürfnissen der Klientinnen bestimmt werden.

Berechnung und Bezahlung von Zeitzuschlägen und Überstunden

7.2.2

Das Arbeitszeitgesetz besagt, dass Arbeitnehmer pro Werktag (Montag bis Samstag) nicht mehr als 8 Stunden arbeiten dürfen. Geht die im Rahmendienstplan festgelegte Arbeitszeit darüber hinaus, muss es an einem anderen Werktag einen dementsprechenden Ausgleich geben. Wird auf Anordnung über die im Rahmendienstplan festgelegte wöchentliche Arbeitszeit gearbeitet, wird dieser Zeitraum **Überstunden** genannt.

Im Arbeitsvertrag ist sowohl die wöchentliche Arbeitszeit als auch der monatliche Arbeitslohn (brutto) oder der Stundenlohn (brutto) festgehalten. Dieser arbeitszeitbezogene Lohn wird in Schichtberufen durch verschiedene Zuschläge ergänzt. Beziehen sich diese Zuschläge auf bestimmte Arbeitszeiten, spricht man von **Zeitzuschlägen**. In tarifgebundenen Einrichtungen werden Zeitzuschläge tariflich geregelt, in Einrichtungen, die keiner Tarifgemeinschaft angeschlossen sind oder einen Haustarif besitzen, werden die Zuschläge im Arbeitsvertrag bzw. Haustarif geregelt.

Die folgenden Ausführungen beziehen sich auf die seit Januar 2004 geltenden tariflichen Bestimmungen des öffentlichen Dienstes sowie der am 1.1.2004 in Kraft getretenen Änderungen des Arbeitszeitgesetzes.

Sonntagsarbeit ist durch zusammenhängende Freizeit auszugleichen; die Vergütung der Sonntagsarbeit erfolgt durch einen Zeitzuschlag von 25 %. Bei Pflegekräften sind im Dienstplan innerhalb von zwei Wochen mindestens zwei freie Tage vorzusehen, dabei muss ein Tag auf einen Sonntag fallen.

Als **Feiertag** gelten alle gesetzlichen Feiertage, als Wochenfeiertage werden Feiertage bezeichnet, die auf einen Werktag fallen. Wird an einem Wochenfeiertag nicht gearbeitet, erhalten Arbeitnehmerinnen dennoch eine reguläre Stundenvergütung. Bei Feiertagsarbeit gibt es zwei mögliche Regelungen. Arbeitet die Arbeitnehmerin an einem Wochenfeiertag, kann sie entweder einen Freizeitausgleich an einem anderen Werktag beantragen und erhält einen Zeitzuschlag von 35 % oder keinen Freizeitausgleich in Anspruch nehmen, in diesem Fall erhält sie einen Zeitzuschlag von 135%.

Laut Arbeitszeitgesetz gilt die Zeit von 23:00 Uhr bis 6:00 Uhr als **Nachtzeit**. Als **Nachtarbeit** im Sinne des Arbeitszeitgesetzes gilt jede Arbeit, die mehr als zwei Stunden Nachtzeit umfasst. Tariflich gilt die Arbeitszeit zwischen 20:00 und 6:00 Uhr als Nachtarbeit. Generell darf bei Schichtarbeit nur ein Drittel der Arbeitszeit auf den Nachtdienst entfallen. Werdende und stillende Mütter dürfen keine Nachtarbeit leisten. Arbeitnehmerinnen in tarifgebundenen Einrichtungen erhalten derzeit einen Zeitzuschlag von 1,28 € (West) und 1,18 € (Ost) pro geleisteter Stunde Nachtarbeit.

Der Ausgleich von geleisteten **Überstunden** erfolgt entweder als Arbeitsbefreiung zuzüglich eines Zeitzuschlags oder durch die Zahlung einer Überstundenvergütung. Grundsätzlich muss jedoch der Arbeitgeber Arbeitsbefreiung gewähren. Die Arbeitsbefreiung ist spätestens bis zum Ende des 3. Kalendermonats nach geleisteten Überstunden zu gewähren und erfolgt während der vorgesehenen dienstplanmäßigen Arbeitszeit.

Mit der Entscheidung des Europäischen Gerichtshofs von 2003 wurde festgelegt, dass **Bereitschaftsdienst** Arbeitszeit ist. Die Höchstgrenze der wöchentlichen geplanten Arbeitszeit darf durchschnittlich maximal 48 Std. betragen. Bereitschaftsdienst liegt vor, wenn die Arbeitnehmerin sich für die Zwecke des Betriebes an einer vorbestimmten Stelle aufzuhalten hat, um im Bedarfsfall arbeitstätig zu werden. Bereitschaftsdienststunden werden nach einem tariflich vorgegebenen Prozentschlüssel in fiktive Arbeitsstunden umgerechnet. Dieser Schlüssel errechnet sich nach dem Umfang der erfahrungsmäßig durchschnittlich anfallenden Arbeit und nach der Häufigkeit des Einsatzes.

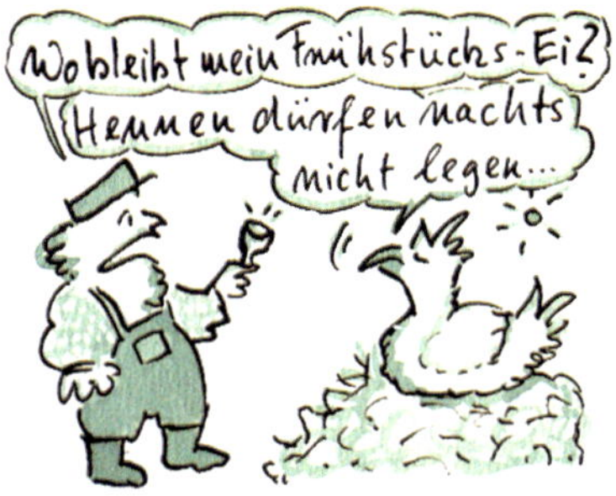
Wo bleibt mein Frühstücks-Ei?
Hennen dürfen nachts nicht legen...

7.3 EDV-gestützte Dienstplangestaltung

Personen, die den Dienstplan erstellen, benötigen ein umfangreiches Wissen der arbeits- und tarifrechtlichen Grundlagen sowie ein gewisses Fingerspitzengefühl dafür, welche Bedürfnisse die im Dienstplan erfassten Arbeitnehmerinnen haben. Die Dienstplangestaltung liegt daher meistens in der Hand der Stationsleitung oder wird von ihr an eine kompetente Person weitergeleitet. Die Dienstplangestaltung ist – abhängig von der Anzahl der zu berücksichtigen Mitarbeiterinnen – eine sehr zeitaufwändige Angelegenheit.

Software-Firmen bieten für die Dienstplangestaltung EDV-Systeme an, die diese Arbeit erleichtern sollen. Grundsätzlich gelten bei der EDV-gestützten Dienstplangestaltung alle bereits beschriebenen arbeits- und tarifrechtlichen Grundlagen. Es gibt daher Programme, die diese rechtlichen Grundlagen bereits integriert haben. Bei der Auswahl geeigneter Software ist darauf zu achten.

Alle Dienstpläne gelten als Dokumente und müssen daher in ausgedruckter Form vorliegen. Aktualisierungen (z. B. bei Krankheit oder Überstunden) können z. B. per Hand in den ausgedruckten Dienstplan eingetragen werden und in regelmäßigen Abständen im System ergänzt werden. Dies ist notwendig, da aus Sicherheitsgründen i. d. R. nur ein oder zwei Personen einen aktiven Zugang zur Software haben, die weiteren Mitarbeiterinnen können einen passiven Zugang zum Programm erhalten, mit dem sie zwar den aktuellen Dienstplan einsehen, jedoch selbst keine Veränderungen in der Planung vornehmen können. Alle Personen müssen sich mit Hilfe ihrer Zugangsdaten anmelden. Dies soll dem Missbrauch des Systems vorbeugen.

Im Allgemeinen werden folgende Vorteile der EDV-gestützten Dienstplangestaltung genannt:

- einheitliche Dienstplangestaltung im ganzen Haus
- bessere Transparenz
- Zeitersparnis
- genauere Planung auch bei komplexen Tarifordnungen oder Teilzeitarbeit möglich
- schnelles Erkennen von Personalengpässen

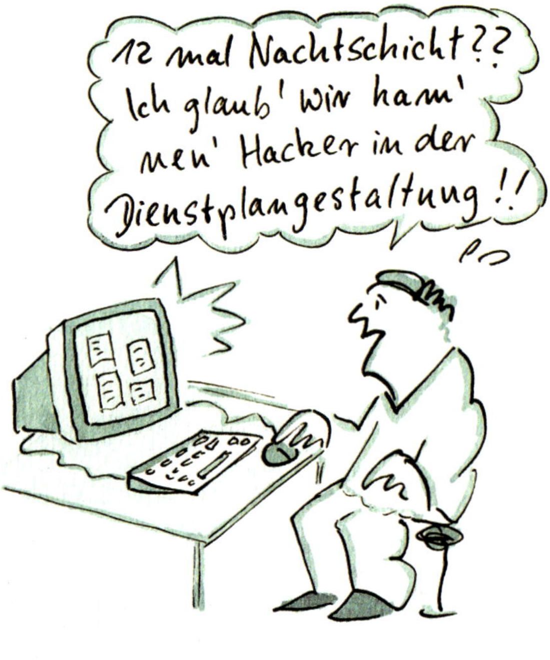
12 mal Nachtschicht?? Ich glaub' wir ham' nen' Hacker in der Dienstplangestaltung!!

Als Nachteile werden genannt:

- Abhängigkeit von der Technik (z. B. bei Ausfall des Systems oder Nichtfunktionieren des Programms)
- Sicherheitsaspekte

Einige Dienstplanprogramme sind so eingerichtet, dass alle Mitarbeiterinnen ihren Wunschdienstplan bzw. einige Wunschdienste eingeben können und das Programm im Anschluss einen allen Rahmenbedingungen gerecht werdenden Dienstplan berechnet.

Diese Variante der Dienstplangestaltung kann zu einer hohen Mitarbeiterzufriedenheit führen.

1 Hygienisch arbeiten

1.1 Pflegerischer Schwerpunkt

1.1.1 Händehygiene 668

Hände reinigen 668

Hände desinfizieren 669

Hygienische Händedesinfektion 669

Chirurgische Händedesinfektion 670

Händeabklatsch 670

Schutzhandschuhe tragen 671

1.1.2 Persönliche Hygiene 672

1.2 Hygienisch-medizinischer Bezug 673

1.2.1 Hygiene in Einrichtungen des Gesundheitswesens 673

Einführung in grundlegende Begriffe 673

Geschichtliche Entwicklung der Hygiene in Einrichtungen des Gesundheitswesens 674

Hygienepläne 675

Betrieblich-organisatorische, personelle und baulich-funktionelle Maßnahmen zur Infektionshygiene nach dem IfSG 676

Hygieneüberwachung in Einrichtungen des Gesundheitswesens 676

1.2.2 Nosokomiale Infektionen und Resistenzen 676

Nosokomiale Infektionen 676

Epidemiologische Daten 677

Infektionsquellen und Übertragungswege 678

Keime mit speziellen Resistenzen und Multiresistenzen 678

1.2.3 Reinigung, Desinfektion und Sterilisation 679

Desinfektionsverfahren 680

Anforderungen an Desinfektionsmittel 680

Dosierung des Desinfektionsmittels 681

Eiweiß- und Seifenfehler 681

Instrumentendesinfektion 683

Flächenreinigung und Flächendesinfektion 683

Schlussdesinfektion 684

Desinfektionsplan 684

Sterilisationsverfahren 685

Dampfsterilisation (Autoklavierung) 685

Heißluftsterilisation 685

Überprüfung der Sterilisation bzw. Sterilisationsindikatoren 686

Sterile Verpackung 686

Umgang mit Sterilgut 686

1.2.4 Hygiene in der ambulanten Pflege

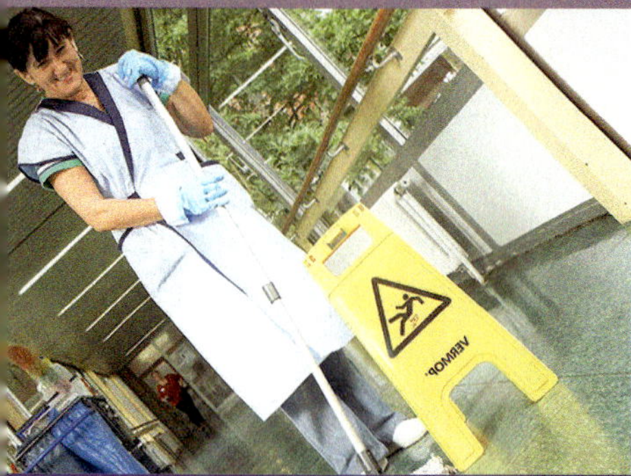

Hygienisch arbeiten

Der Begriff Hygiene stammt aus dem Altgriechischen und bedeutet in seinem Wortursprung Gesundheit. Heute wird mit diesem Begriff die Einhaltung von Reinheit und Sauberkeit verbunden.

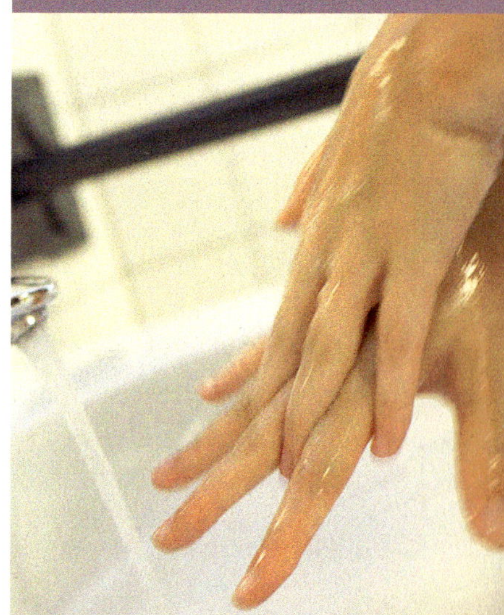

So stellen wir naserümpfend fest, wenn etwas oder jemand unhygienisch ist, wobei jedoch die Vorstellungen davon, was hygienisch oder unhygienisch ist, durchaus variieren können. Zwischen der „Sagrotan-Mutter" aus der Werbung und einem Obdachlosen, der nur die Kleidung an seinem Körper besitzt, können auch in Bezug auf die Hygienevorstellungen Welten liegen: Für den Obdachlosen mag es zu seiner persönlichen Hygiene gehören, einmal in der Woche zu duschen und seine Kleider zu waschen (ein Standard, der bis vor 100 Jahren in unseren Breiten auch in der „niedergelassenen" Bevölkerung galt und nicht notwendigerweise ungesund sein muss), während für die besagte Mutter neben der täglichen Dusche auch die tägliche Reinigung und Desinfektion des Badezimmers dazu gehört. Jedoch warnen immer mehr Fachleute vor übertriebener Hygiene, die Allergien sehr zuträglich ist. In Studien wurde belegt, dass Kinder, die auf einem Bauernhof groß werden, weniger allergiegefährdet sind, als Großstadtkinder in ihrer relativ sterilen Umgebung.

Unsere persönlichen Hygienevorstellungen erwerben wir im Laufe unserer Erziehung. Kinder lernen zu Hause oder im Kindergarten die Wichtigkeit des Händewaschens, werden immer wieder aufgefordert, die Straßenschuhe vor Betreten des Wohn- oder Spielbereichs auszuziehen und bei Läusealarm nicht die Mützen anderer Kinder aufzusetzen. In der Regel ist Kindern die Bedeutung dieser Maßnahmen jedoch nicht bewusst.

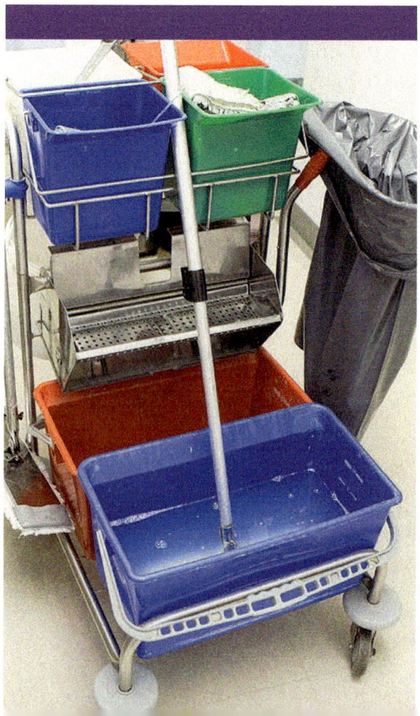

Schmutz wirkt auf die meisten eher anziehend als abstoßend und Waschen gilt als lästig. In der Regel wächst erst mit Eintreten in die Pubertät das Hygienebewusstsein. Durch Gespräche mit Freunden oder Sendungen im Fernsehen sowie Beiträgen in Jugendzeitschriften wird ein Bewusstsein dafür geweckt, was zum guten Ton der Reinlichkeit gehört. Jugendliche erfahren – teilweise durch bösen Spott –, dass Mund- und Körpergeruch auf der Beliebtheitsskala ganz unten rangieren und dass bestimmte Krankheiten sexuell übertragbar sind.

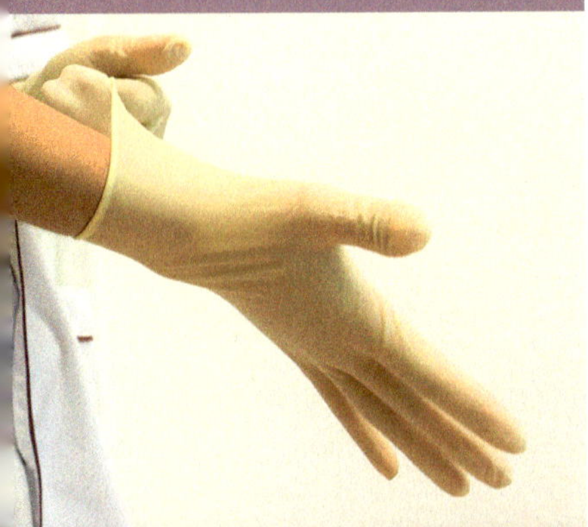

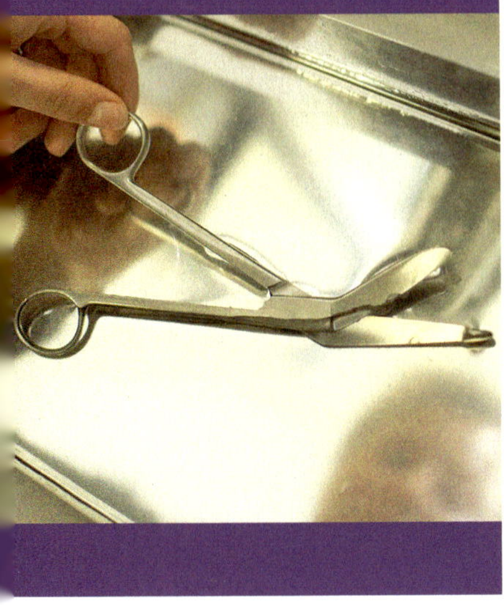

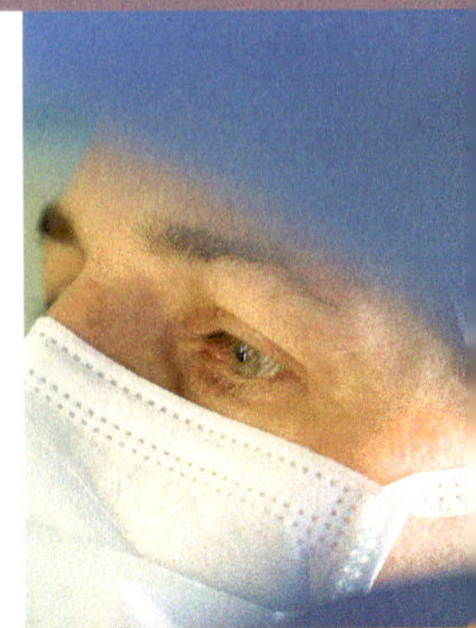

Hygienevorstellungen variieren in den Kulturen, wobei festzustellen ist, dass ausreichende Hygiene auch eine Frage des Geldes ist. Je ärmer ein Land, desto größer sind in der Regel die hygienischen Missstände. Um Krankheiten erfolgreich bekämpfen zu können, benötigt es z. B. chemischer Mittel zur Desinfektion oder die Möglichkeit, die Bevölkerung in Basismaßnahmen schulen zu können. Kriege, Hungerkatastrophen und diktatorische Regimes tragen in vielen Ländern dazu bei, dass die hygienischen Bedingungen für die Allgemeinbevölkerung schlecht sind. Die Konsequenz sind Seuchen, die Hunderttausenden das Leben kosten. Vor allem Durchfallerkrankungen, verursacht durch verschmutztes Wasser oder verdorbene Lebensmittel, führen vor allem bei Kindern und alten Menschen schnell zum Tod.

In den industriellen Ländern besteht für Krankenhäuser und Arztpraxen der Anspruch an einwandfreie hygienische Bedingungen. Der typische Geruch nach Desinfektionsmitteln assoziiert absolute Reinlichkeit und Sauberkeit. Einrichtungen des Gesundheitswesens sind in der Regel stark keimbelastet. Durch die Anhäufung von Menschen mit Erkrankungen sammeln sich Bakterien, Viren und Co. und suchen sich Nistplätze zur Vermehrung und Verbreitung. Aus diesem Grund ist das Wissen über die richtigen hygienischen Maßnahmen essenziell für alle Menschen, die im und am Patienten arbeiten. Die Hygienemaßnahmen unterscheiden sich dabei von denen unseres Alltags. Sind im Privathaushalt Arbeitsflächen in der Küche sowie Geschirrhandtücher in der Regel die größten Keimschleudern, ist es im Krankenhaus das medizinische und Pflegepersonal. Hinzu kommt, dass kranke Menschen in ihrer Immunabwehr geschwächt sind und somit noch empfindlicher auf krankheitserregende Keime reagieren.

Die Lehre über hygienische Maßnahmen ist alt. Bereits im Mittelalter wurde von Ärzten in Salerno die Schrift Regimen sanitatis salerni verfasst, in der Regeln für die Gesunderhaltung aufgestellt wurden. Auch heute wird noch vom Hygieneregime gesprochen, ein Begriff, der eher an gewalttätige Staatsherren erinnert, als an fürsorgliche Pflegende. Heute werden die Maßnahmen zur Krankenhaushygiene regelmäßig überprüft, ein eigener Wissenschaftszweig beschäftigt sich mit der Verhinderung von ansteckenden Krankheiten.

Das folgende Kapitel vermittelt Ihnen die Grundlagen der Hygiene in Gesundheitseinrichtungen sowie die Kenntnisse, hygienische Maßnahmen selbstständig durchführen zu können.

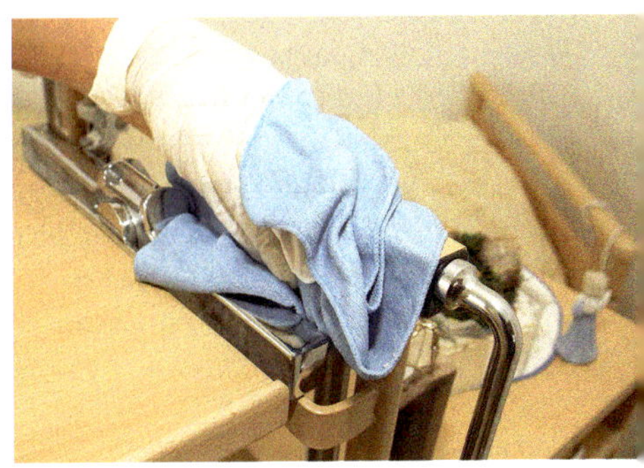

1.1 Pflegerischer Schwerpunkt

Hygienische Prinzipien sind bei fast allen pflegerischen Tätigkeiten zu beachten. Im Folgenden wird ausführlich auf die Händehygiene eingegangen. Spezielle hygienische Vorgehensweisen finden Sie in den jeweiligen Kapiteln.

1.1.1 Händehygiene

Die Hände von pflegerischem und medizinischem Personal zählen zu den häufigsten Überträgern von Keimen. Sie tragen auf ihrer Oberfläche sowohl körpereigene (residiente) Keime als auch Kontaktkeime aus der Umgebung (transiente Keime).

Die Händehygiene hat daher eine große Bedeutung bei der Infektionsprophylaxe. Hierzu zählt:

- Fingernägel regelmäßig kürzen und reinigen (außerhalb der Arbeitsstätte)
- Hände von Verschmutzungen und Verkrustungen reinigen
- andere vor Keimen auf unseren Händen schützen (durch Desinfektion und Tragen von Handschuhen)
- Hände schützen (durch Handschuhe und Handpflege)

Ziele der Händehygiene sind

- Schutz vor der Verbreitung von Kontaminationen der Haut mit pathogenen Keimen
- Entfernung und/oder Abtötung transienter Mikroorganismen
- Reduktion von residienten Mikroorganismen
- Entfernung von Verschmutzungen

Voraussetzung für die Händehygiene sind von allen Schmuckstücken und/oder Kleidungsgegenständen befreite Hände und Unterarme. Unter Ringen/Uhren etc. sowie an überhängenden Ärmeln finden Keime optimale Lebensbedingungen.

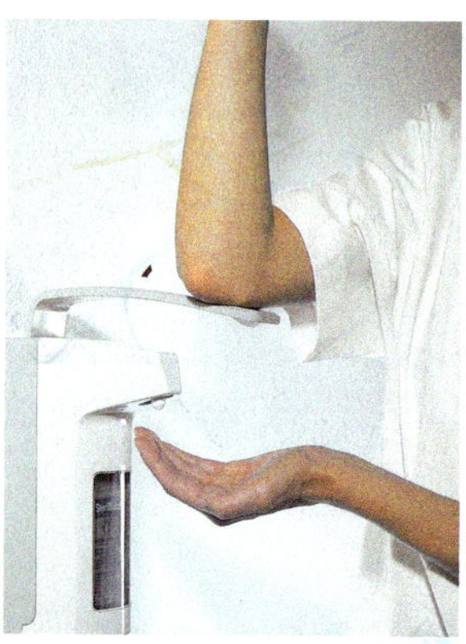

[1] Bedienung eines Unterarmspenders

Hände reinigen

Das Reinigen der Hände durch Händewaschen dient dem Ablösen und Abspülen von Verschmutzungen. Dadurch kann die Keimzahl an den Händen erheblich reduziert, die Übertragungswege der Erreger können jedoch nicht vollständig unterbunden werden.

Die Händewaschung erfolgt in der ambulanten Pflege zu den örtlichen Gegebenheiten, in der stationären Pflege an entsprechend funktionell eingerichteten Waschplätzen. Dabei müssen die Waschplätze in ihrer Ausstattung bestimmte Anforderungen erfüllen:

- Wasserhähne am Waschbecken mit fließendem warmen und kalten Wasser, in Arbeitsbereichen mit erhöhter Infektionsgefährdung (z. B. Fäkalienspüle) mit Wasserarmaturen, die ohne Handkontakt bedienbar sind
- Seifenspender mit Fuß- oder Ellbogenbedienung
- Desinfektionsspender mit Fuß- oder Ellbogenbedienung
- Einweg-Handtücher oder Handtuchspender
- Hautpflegespender

Die Händewaschung ist wegen der geringeren Wirksamkeit keine Alternative für die hygienische Händedesinfektion. Sie wird im ambulanten und stationären Bereich durchgeführt:

- vor Dienstbeginn
- nach Dienstende
- bei sichtbaren Verschmutzungen

Das Händewaschen erfolgt sowohl im ambulanten als auch im stationären Bereich in folgenden Schritten:

- Hände unter fließendem Wasser anfeuchten, dabei das Verspritzen von möglicherweise keimbelastetem Wasser vermeiden
- Einschäumen der Hände mit Seife analog zu
- Abspülen der Seife unter fließendem Wasser
- Abtrocknen der Hände mit Einweg-Handtuch

Hände desinfizieren

Die Händedesinfektion unterteilt man hinsichtlich ihrer Wirksamkeit und ihrem Zweck in hygienische und chirurgische Händedesinfektion.

Nach jedem Händewaschen sollte eine Handpflege mit einem dermatologisch getesteten Produkt erfolgen.

Hygienische Händedesinfektion

Die hygienische Händedesinfektion mit einem Händedesinfektionsmittel unterbricht mögliche Keimübertragungswege transienter Erreger. Sie erfolgt in allen Einrichtungen des Gesundheitsbereichs bei tatsächlicher und fraglicher Kontamination der Hände, z. B.:

- nach jedem Umkleiden und zu Arbeitsbeginn
- nach jedem Toilettengang
- nach dem Niesen, Putzen der Nase, Husten
- vor und nach jedem direkten Kontakt mit dem Pflegebedürftigen, insbesondere vor dem Kontakt mit infektionsgefährdeten Pflegebedürftigen (z. B. Menschen mit einer Abwehrschwäche)
- vor dem Umgang mit Medikamenten
- vor dem Kontakt mit Speisen sowie dem Zubereiten und Anreichen von Speisen
- vor dem Verbandswechsel
- vor invasiven Maßnahmen und Eingriffen
- nach dem Ablegen von Schutzhandschuhen
- nach dem Kontakt mit potenziell kontaminierten Gegenständen oder Flächen
- zum Dienstende

Das Händedesinfektionsmittel wird mit einer vom Hersteller vorgegebenen Einwirkzeit ohne Zugabe von Wasser in die trockenen Hände eingerieben. Dabei wird das Mittel über sämtliche Bereiche unter besonderer Berücksichtigung der Innen- und Außenflächen einschließlich Fingerspitzen, Nagelfalze, Flächen zwischen den Fingern und Daumen sowie Handgelenke eingerieben und für die Dauer der Einwirkzeit (i. d. R. 30 Sekunden) feucht gehalten [Abb. 2].

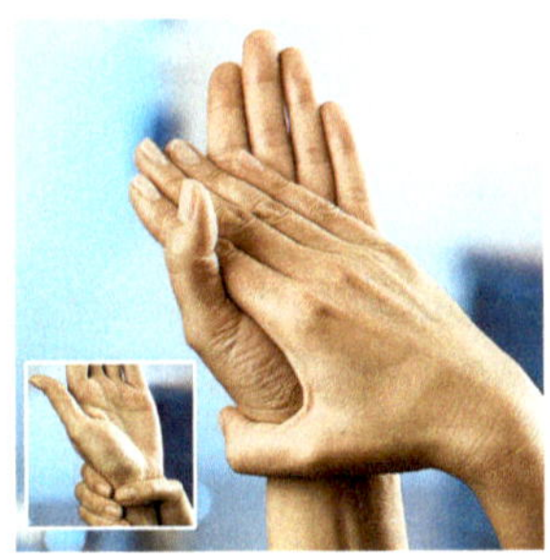

1. Schritt: beide Handflächen einreiben

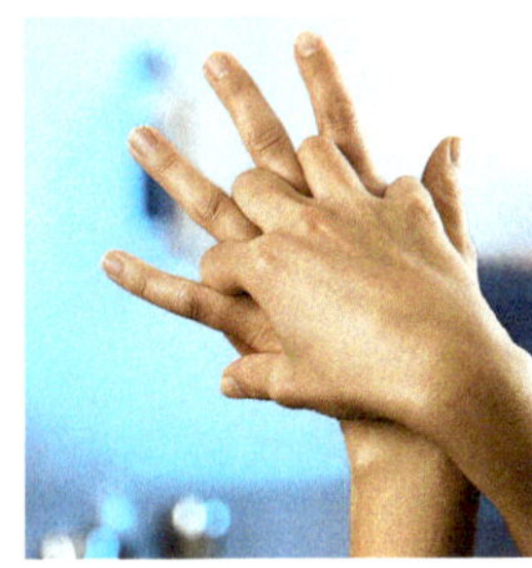

2. Schritt: den rechten und linken Handrücken einreiben

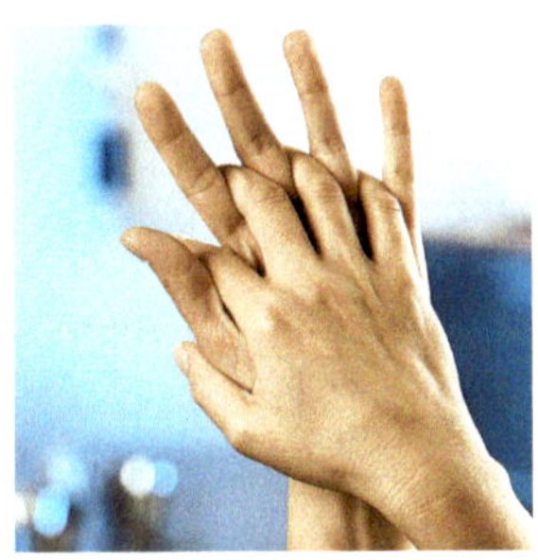

3. Schritt: die Fingerzwischenräume einreiben

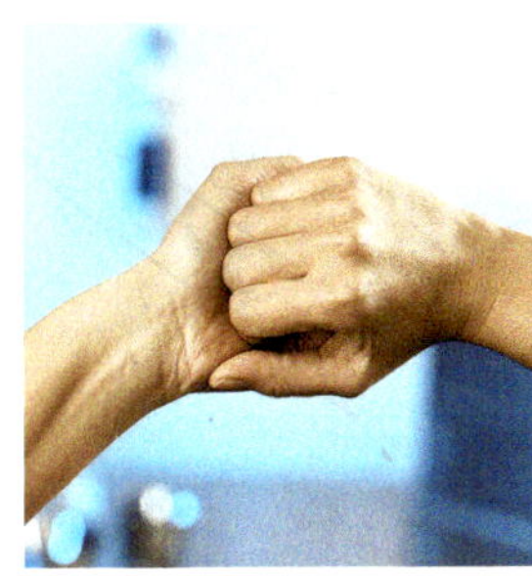

4. Schritt: die Außenseite der Finger der rechten und linken Hand jeweils auf der Handfläche der anderen Hand mit verschränkten Fingern einreiben

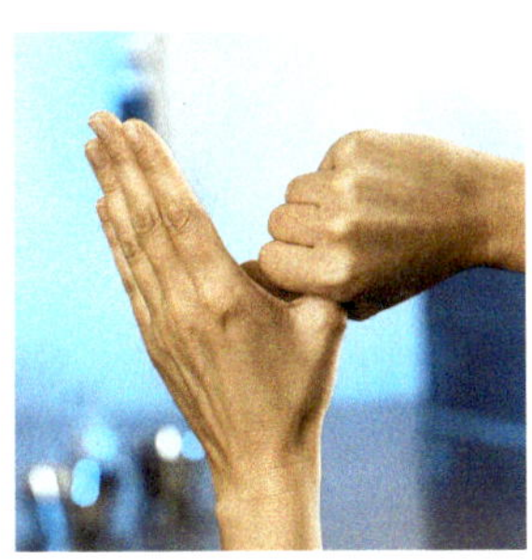

5. Schritt: den rechten und linken Daumen einreiben

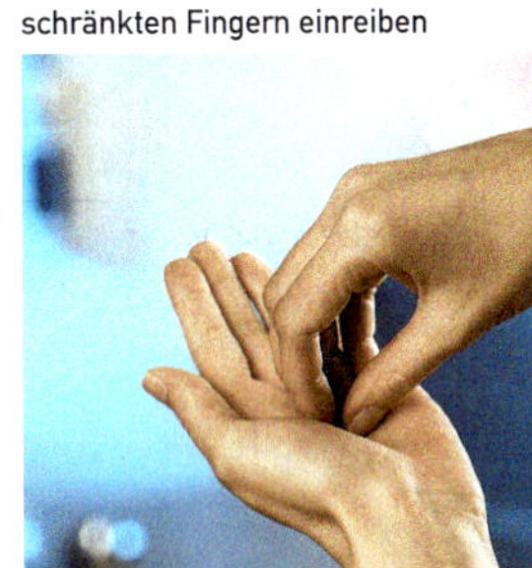

6. Schritt: die Fingerkuppen der rechten und linken Hand in der Handfläche einreiben

[2] Schrittweise Händedesinfektion mit Händedesinfektionsmittel

Chirurgische Händedesinfektion

Die chirurgische Händedesinfektion hat zum Ziel, nicht nur die transienten, sondern auch einen Großteil der residenten Keime zu eliminieren. Sie wird vor allen operativen Eingriffen (ambulant, stationär oder im OP) von allen Beteiligten des OP-Teams vor dem Anlegen der sterilen Kleidung durchgeführt. Die chirurgische Händedesinfektion soll vermeiden, dass bei einer Beschädigung der OP-Handschuhe, der vom Handschuh zurückgehaltene Schweiß („Handschuhsaft“) nur zu einem möglichst geringen Maße die OP-Wunde kontaminiert.

Zur Durchführung werden zuerst Hände und Unterarme bis zum Ellenbogen mit nach oben gerichteten Fingerspitzen und tief liegendem Ellenbogen gewaschen. Das Handwaschpräparat sollte dem Hygieneplan entnommen werden und antibakteriell wirken. Im Anschluss erfolgt die Händedesinfektion nach der 3er-Regel (insgesamt drei Minuten):

- eine Minute die Haut von den Fingerspitzen bis zum Ellenbogen mit reichlich Desinfektionsmittel benetzen und einreiben;
- eine weitere Minute die Haut im Bereich der Handschuhlänge (bis zu den Unterarmen) desinfizieren;
- eine letzte Minute die Haut im Handbereich desinfizieren.

Händeabklatsch

Nur durch eine lückenlose Benetzung mit dem Händedesinfektionsmittel wird die Abtötung der Keime erreicht. Dies wird nur durch die richtige Technik erreicht. Um zu überprüfen, ob die Händedesinfektion ausreichend erfolgt ist, können die Hände unter eine spezielle UV-Lampe gehalten werden. Hierbei lassen sich anschaulich unzureichend desinfizierte Hautareale feststellen.

Eine weitere – vor allem bei Hygieneinspektionen übliche – Möglichkeit zur Erfassung der Keimzahl auf der Hand ist das so genannte Abklatschverfahren. Die Hand wird kurz auf den Nährboden (i. d. R. Agar-Agar) abgedrückt. Der Nährboden wird im Anschluss bebrütet und stellt nach einer bestimmten Zeit ein „bakterielles Bild“ der Hand dar.

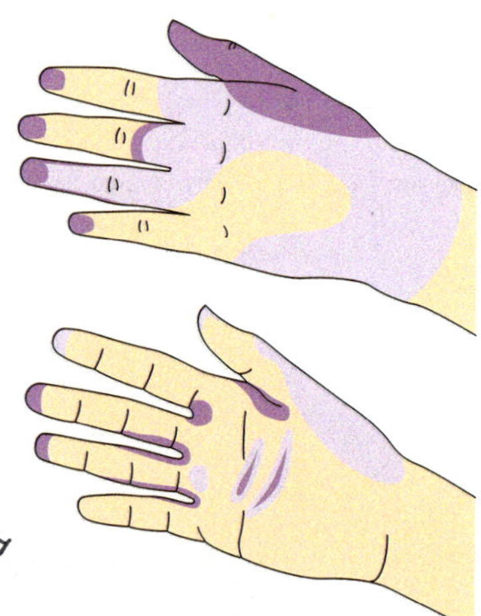

teilweise nicht erfasste Bereiche
häufig nicht erfasste Bereiche

[1] Handabklatsch
Auf der Handoberfläche sind viele Bakterien vorhanden. Bei einer unzureichenden Händedesinfektion werden nicht alle Bereiche erfasst (mit Desinfektionsmittel benetzt).

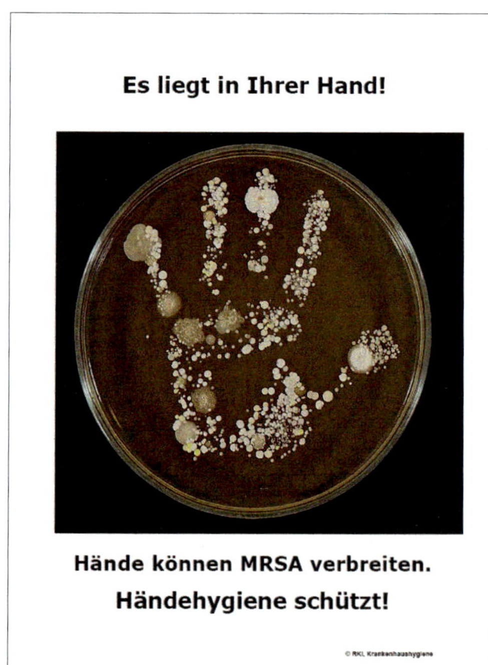

Schutzhandschuhe tragen
Unsterile Schutzhandschuhe werden eingesetzt bei
- vorhersehbarem oder wahrscheinlichem Erregerkontakt,
- möglicher massiver Verunreinigung mit Körperausscheidungen,
- möglicher Schädigung der Hände.

Das Tragen von Schutzhandschuhen ersetzt nicht die hygienische Händedesinfektion.

Es werden Einweg- von mehrfach verwendbaren Handschuhen unterschieden. Einweghandschuhe liegen in verschiedenen Materialien (z. B. Latex, Vinyl) und Größen vor. Sie sind Qualitätsstandards unterworfen.

Einmalhandschuhe aus Latex, gepudert oder ungepudert	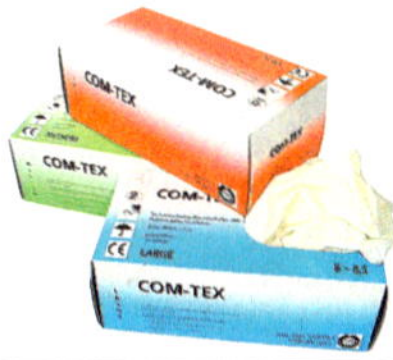	Eng anliegende Handschuhe, die über gute Tasteigenschaften und Infektionsschutz verfügen; nachteilig ist ihre geringe Reißfestigkeit sowie die hohe allergene Potenz.
Einmalhandschuhe aus Vinyl	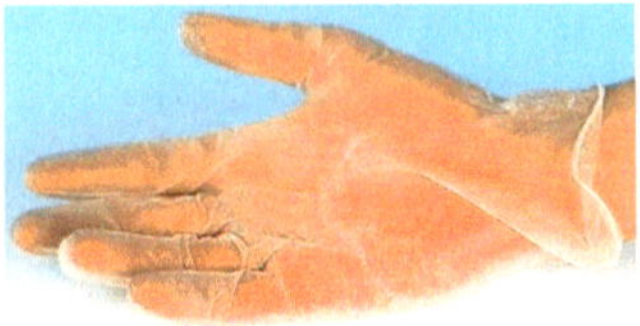	Locker sitzende Handschuhe, die über eine geringere Allergiegefahr als Latexhandschuhe verfügen und reißfester sind; besitzen schlechte Tasteigenschaft.
mehrfach verwendbare **Schutzhandschuhe**	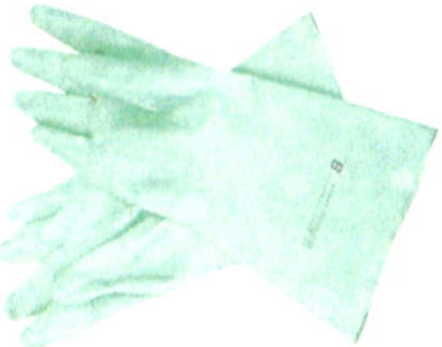	Lange und dicke Handschuhe, die Haushaltshandschuhen ähneln und als Ergänzung zur Schutzkleidung beim Umgang mit Chemikalien (z.B. hoch konzentrierten Desinfektionsmitteln) eingesetzt werden.

Sterile Schutzhandschuhe dienen dem Schutz der Patientinnen vor transienten und residenten Erregern. Sie befinden sich einzeln oder paarweise steril verpackt. Das korrekte Öffnen der Verpackung geschieht mit der Non-Touch-Methode. Die Innenseite der Verpackung sowie die Außenseite der Handschuhe dürfen hierbei nicht berührt werden. Das Anziehen der Handschuhe erfolgt wie in [Abb. 2].

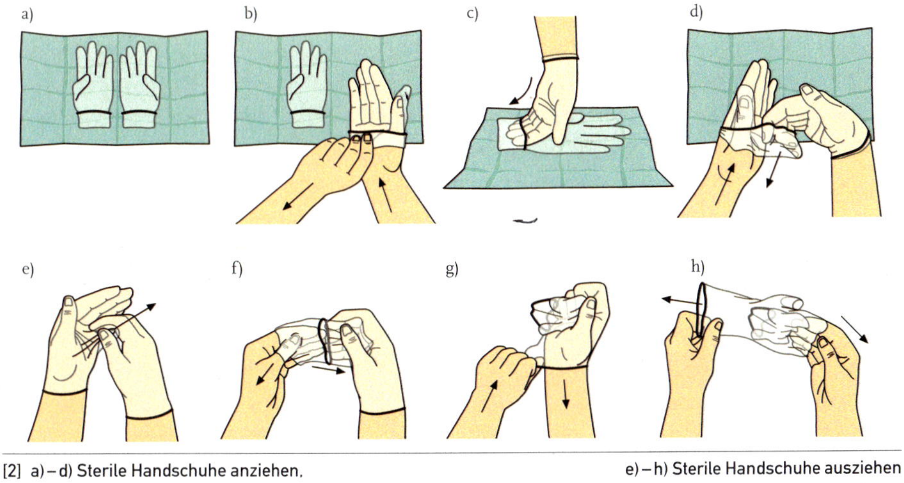

[2] a) – d) Sterile Handschuhe anziehen. e) – h) Sterile Handschuhe ausziehen

1.1.2 Persönliche Hygiene

Wir arbeiten in der Pflege sehr nahe an und mit abhängigen Menschen, die uns in vielen Fällen nicht ausweichen können. Von daher erscheint es eigentlich selbstverständlich, dass wir als Pflegende unsere eigene Körperpflege nicht vernachlässigen dürfen.

Mundgeruch, ungepflegte Zähne, Körperschweiß, ungewaschene Haare, dreckige Fingernägel oder befleckte Arbeitskleidung lösen bei den meisten Menschen automatisch eine innere Abwehrhaltung aus. Wir möchten den betreffenden Menschen aus dem Weg gehen. Im schlimmsten Fall ekelt es uns so sehr, dass uns übel wird. Diese Aspekte persönlicher Sauberkeit im Umgang mit anderen Menschen sind derart offensichtlich, dass es in der Regel keines näheren Hinweises bedarf.

Anders sieht es bei jenen Dingen aus, mit denen wir uns schmücken wollen: Hierzu zählen langes, offenes Haar, lange, lackierte Fingernägel, Schmuck wie z. B. Uhren, Ringe, Kettchen, Ohrringe oder Piercings. So sehr diese Schmuckstücke unsere Individualität unterstützen und so sehr wir diesen Schmuck im Privatleben schätzen, so problematisch sind die meisten der angeführten Beispiele aus hygienischen und auch aus verletzungsbedingten Gründen (|Arbeitsschutz).

Arbeitsschutz | 3

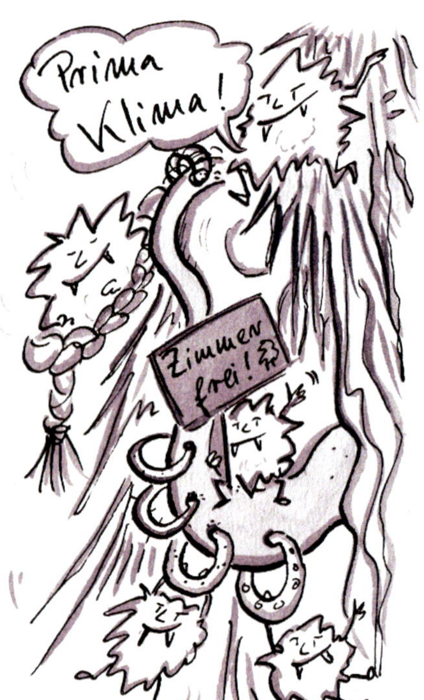

Lange, offen getragene Haare behindern nicht nur, weil sie dauernd ins Gesicht fallen; sie sind ein beliebter Nistplatz für Mikroorganismen jeder Art. Fallen Haare aus, können sie z. B. in Wunden schlimme Infektionen hervorrufen. Auch das viel besprochene Haar in der Suppe dürfte keine Patientin zu Jubelgesang anregen. Lange Haare sollten also, egal in welcher Form, zusammengebunden sein.

Ähnliches ist bei langen, lackierten Fingernägeln zu beachten: So schön sie bei entsprechender Pflege aussehen, unter langen Nägeln lassen sich Keime mit Begeisterung nieder; abbröckelnder Nagellack ist ein Paradies für Mikroorganismen. Wie lange Fingernägel sind alle Schmuckstücke, die an den Händen getragen werden (Ringe, Uhren, Armbänder), erhebliche Keimträger. Unter Ringen und Armbändern entsteht schnell ein feuchtes Milieu, das wiederum ideale Lebensbedingungen für Bakterien darstellt. Wenn Sie einmal Gelegenheit zu einem Händeabklatsch haben, testen Sie dies doch einmal aus.

Halskettchen sind im Stationsalltag normalerweise kein Problem (im OP dagegen, wie jeglicher Schmuck, strikt verboten), bei Ohrringen und Gesichtspiercings besteht für uns selbst ein gewisses Risiko, da wir doch immer wieder mit unseren (kontaminierten) Händen hinfassen und es sich um Einstichstellen und damit Eintrittspforten für Keime handelt. Ebenso findet sich an Piercings häufig eine Besiedlung mit unseren „Hauskeimen" wieder. Nehmen Sie doch einmal Ihr Piercing oder Ihren Ohrring heraus und riechen Sie daran. Dieser Geruch ist typisch für bestimmte Bakterien und ihre Zersetzungsprodukte. Juckt man sich an der (gepiercten) Nase, wandern diese Bakterien ganz schnelle auf unsere Hände und im nächsten Moment vielleicht zur nächsten Patientin.

Persönliche Hygienevorstellungen variieren zum Teil sehr stark; wir sollten uns aber in der Pflege darüber bewusst sein, dass wir anderen eine körperliche Nähe aufzwingen, die ein bestimmtes Maß an Rücksichtnahme einfordert. Und wir dürfen nie vergessen, dass das größte Infektionsrisiko durch Keime jedweder Art vom pflegerischen und ärztlichen Personal ausgeht. Insofern haben Schutzmaßnahmen für die kranken Menschen unbedingten Vorrang vor dem verständlichen – im professionellen Sinne aber gefährlichen – Bedürfnis des sich Schmückens.

Hygienisch-medizinischer Bezug 1.2

Hygiene in Einrichtungen des Gesundheitswesens 1.2.1

Einführung in grundlegende Begriffe

Im pflegerisch-medizinischen Alltag werden verschieden Begriffe genutzt, die die Abwehr von und/oder den Befall mit Mikroorganismen bezeichnen. Die folgende Tabelle soll eine Übersicht bieten:

	Begriff	Erklärung
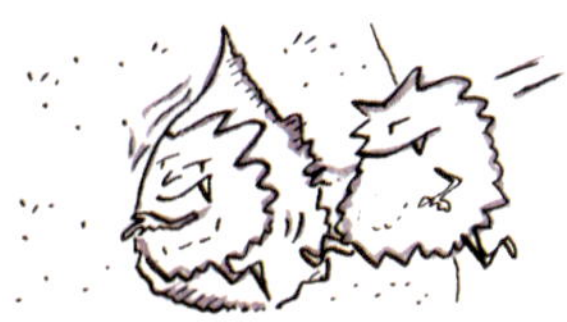	**Infektion**	passives oder aktives Eindringen, Haftenbleiben und Vermehren von Mikroorganismen in einen Wirt (Körper eines Menschen oder eines Tieres)
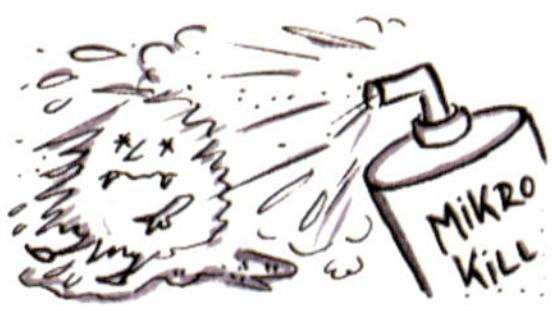	**Desinfektion**	gezielte Maßnahme zur Reduktion von Krankheitserregern an lebenden Geweben, Gegenständen und Oberflächen mit dem Ziel, Übertragungswege einzudämmen
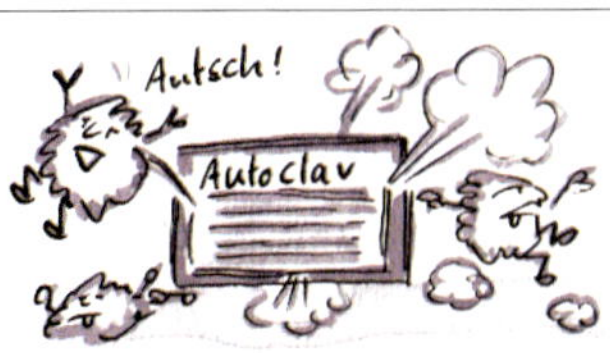	**Sterilisation**	gezielte Maßnahme zum Abtöten aller Mikroorganismen einschließlich Sporen mit dem Ziel der Keimfreiheit
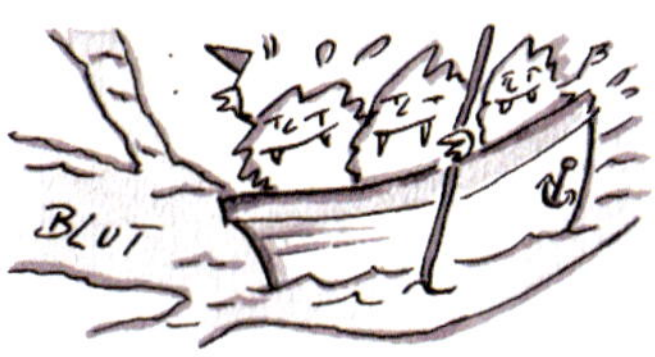	**Sepsis**	Invasion von Mikroorganismen und/oder ihrer Toxine von einer lokalen Infektion in den Blutstrom zusammen mit der Reaktion des Organismus auf diese Invasion. Eine Sepsis ist eine lebensbedrohliche Erkrankung.
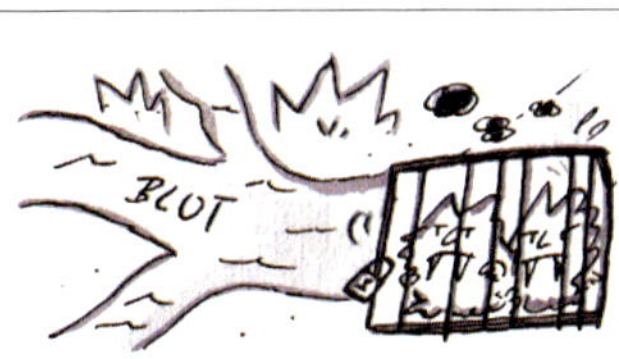	**Asepsis**	griech.: „Keimfreiheit" umfasst alle Maßnahmen zur Beseitigung von pathogenen Mikroorganismen
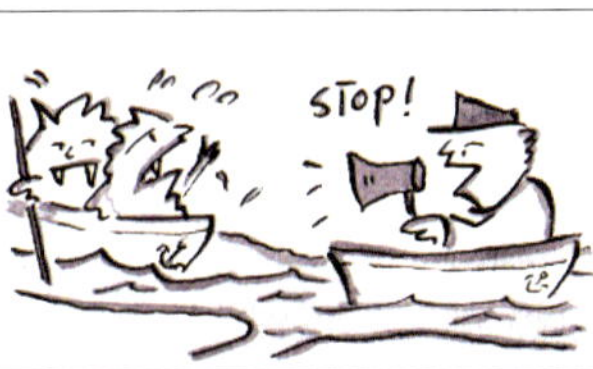	**Antisepsis**	griech.: „gegen Fäulnis" umfasst alle Maßnahmen zur Inaktivierung, Wachstumshemmung und Abtötung von an lebendem Gewebe haftenden Mikroorganismen
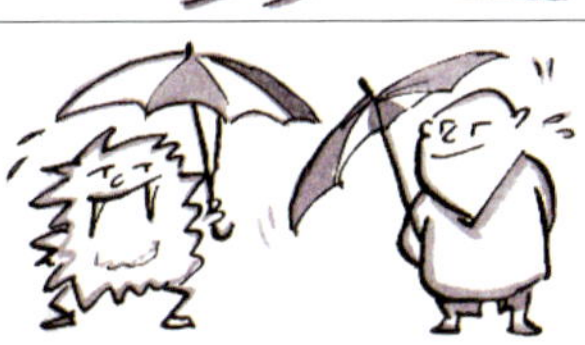	**Resistenz**	Widerstandsfähigkeit eines Körpers gegenüber schädigenden Stoffen von außen oder Unempfindlichkeit eines Mikroorganismus gegenüber Antibiotika

Geschichtliche Entwicklung der Hygiene in Einrichtungen des Gesundheitswesens

Im Altertum und bis weit ins Mittelalter hinein gab es wenige Erkenntnisse über hygienische Aspekte. Menschen, die an gefährlichen Erkrankungen litten, wurden (häufig am Stadtrand) isoliert oder „in die Wüste geschickt“.

Im Mittelalter wüteten Seuchen wie z. B. die Pest. Sie wurden dadurch bekämpft, dass die Leichen verbrannt und sogar teilweise ganze Städte in Schutt und Asche gelegt wurden, um die Erkrankung zu bekämpfen. Ärzte und Heiler trugen teilweise skurrile Masken, um sich vor Ansteckungen zu schützen. Jedoch waren die Übertragungswege und die Ansteckungsformen der Krankheiten nicht bekannt; nicht Wenige glaubten an übernatürliche oder göttliche Bestrafungen.

In der Neuzeit nahm die Errichtung von Kranken- oder Siechenhäusern zu. Das Ansehen der Medizin stieg, und immer mehr Kranke suchten derartige Einrichtungen auf. Diese Zusammenballung von Kranken führte jedoch zu großen Problemen im hygienischen Bereich: Die Sterblichkeit auf Grund von Infektionen war sehr groß. Fast jeder fünfte Patient und sogar jedes zweite Neugeborene verstarben.

Ignaz Semmelweis (1818 – 1865) war der Erste, der davon ausging, dass man die Sterblichkeit von Frauen im Wochenbett durch bestimmte Maßnahmen eindämmen könnte [Abb.1]. Er beobachtete, dass fast jede fünfte Frau in Gebärkliniken verstarb, jedoch nur ca. 2 – 3 % der Frauen in Hebammenkliniken oder zu Hause. Er erklärte dies damit, dass die Ärzte in den Gebärkliniken auch gleichzeitig Leichen obduzierten und das „Leichengift“ auf die gebärenden Frauen übertrugen. Als Lösung für dieses Problem führte er die Händewaschung mit Chlorkalklösung ein und reduzierte damit die Sterblichkeit der Frauen auf 1 %.

Robert Koch (1843 – 1919), Nobelpreisträger für Medizin, entdeckte 1876 erstmals den Erreger des Milzbrands, 1882 den Tuberkuloseerreger und 1884 den Choleraerreger. Er entwickelte mit dem Tuberkulin den ersten Impfstoff. Er wurde 1891 Direktor des neu gegründeten Instituts für Hygiene in Berlin und legte damit neben Max von Pettenkofer (1818 – 1901) den Grundstein für die Hygiene als Wissenschaftszweig [Abb.3]. Heute trägt das frühere Bundesgesundheitsamt seinen Namen (Robert-Koch-Institut).

Louis Pasteur (1822 – 1895) wurde in der gleichen Zeit in Frankreich dadurch bekannt, dass er die Verfahren zur Desinfektion, Sterilisation und der nach ihm benannten Pasteurisation entwickelte [Abb.2].

Der große hygienische Durchbruch gelang Alexander Fleming (1881 – 1955) mit der Entdeckung des Penicillins und seiner antibiotischen Wirkung [Abb.4]. Durch die Entwicklung der Antibiotika verloren die von Semmelweis und Co. entwickelten Verfahren der Asepsis und Antisepsis ihre Bedeutung, bis es in den 1960er Jahren zu einem vermehrten Anstieg von antibiotikaresistenten Erregern kam, deren Eindämmung – neben der Bekämpfung von Viren – heute zu der schwierigen Aufgaben der Krankenhaushygiene gehört.

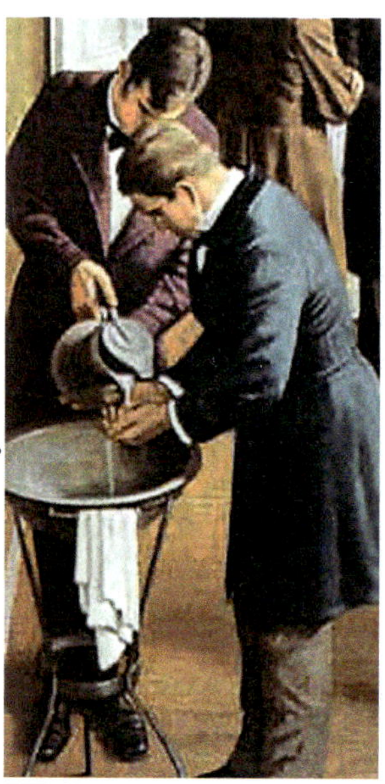

[1] Dr. Ignaz Philipp Semmelweis

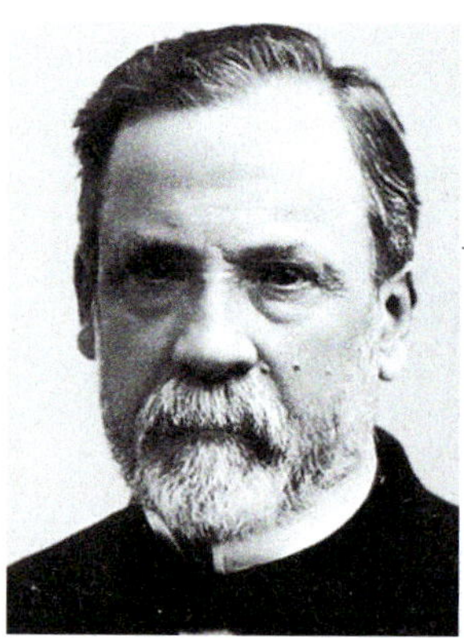

[2] Louis Pasteur

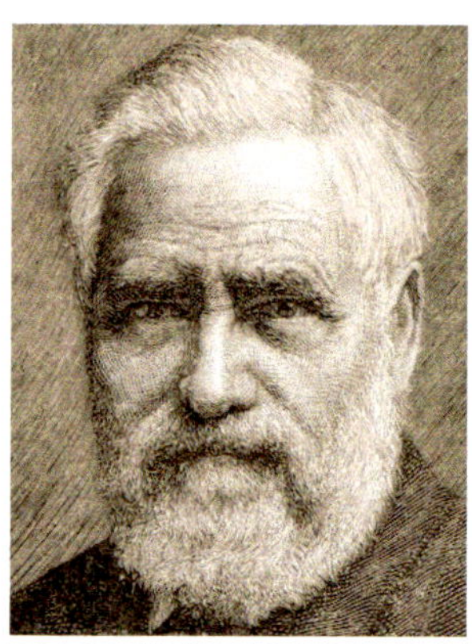

[3] Max von Pettenkofer

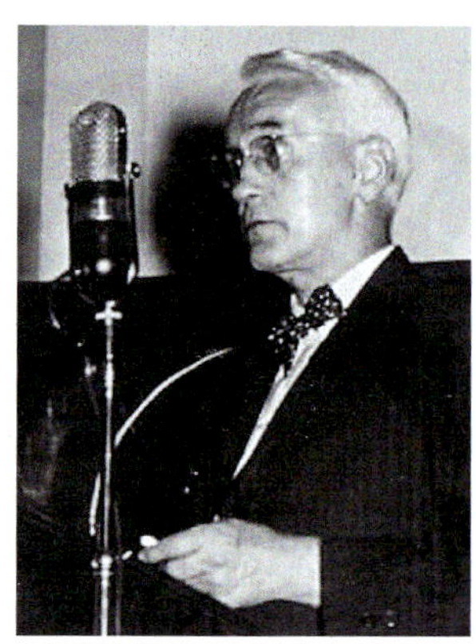

[4] Alexander Fleming

Hygienepläne

Folgende gesetzliche Vorschriften sehen für ambulante und stationäre Einrichtungen des Gesundheitswesens die Erstellung, Nutzung und regelmäßige Überarbeitung verbindlicher Hygienepläne vor.

- § 36 Absatz 1 Infektionsschutzgesetz (IfSG)
- Unfallverhütungsvorschrift Gesundheitsdienst (UVV)
- BGR 250 (berufsgenossenschaftliche Regeln)

In den Hygieneplänen der Gesundheits- und Pflegeeinrichtungen werden Informationen und Vorgaben hygienischer Maßnahmen zusammengefasst, die für alle Bereiche einer Institution bindend gelten. In einzelnen fachbezogenen Handlungsanleitungen müssen die Mitarbeiter die entsprechenden hygienischen Vorschriften für ihren Arbeitsbereich beachten und umsetzen.

online

bundesrecht.juris.de/ifsg/index.html
Infektionsschutzgesetz

www.bgfe.de/bilder/pdf/bgr_250_a07-2004.pdf
Hier finden Sie die berufsgenossenschaftlichen Regeln für den Gesundheitsbereich.

Landesamt für Arbeitsschutz, Gesundheitsschutz und technische Sicherheit Berlin
Alt-Friedrichsfelde 60, 10315 Berlin
FG 4.3 - Arbeitshygiene II - Schutz vor physikalischen und biologischen Noxen - FGL Herr Dr. Wolff - Tel.: 9021 5460
Als Muster erarbeitet von Frau B. Stopp; Stand 15. September 2003

Muster

Hygieneplan

(Infektionsschutz)

Einrichtung:

Erstellt von:
am:

Was	Wann	Wie	Womit	Wer
Hände desinfizieren	nach infektionssensiblen Tätigkeiten (Kontakt zu Ausscheidungen)	ca. 3 ml alkoholische Desinfektionslösung in den Händen verreiben, mindestens 3 Sekunden einwirken lassen	Händedesinfektionsmittel aus Spender	Beschäftigte im Pflegebereich
Hände waschen	nach Desinfektion, bei sichtbaren oder spürbaren Verschmutzungen vor dem Essen und Rauchen	Einseifen, gründlich abspülen und abtrocknen	pH-neutrale Seife aus Spender	alle Beschäftigten
Hände pflegen	nach jedem Händewaschen	haselnussgroßen Cremeklecks vom Handrücken aus gut verteilen (Fingerzwischenräume, -kuppen und Handgelenk beachten)	Handpflegepräparat	alle Beschäftigten
Handschuhe	bei infektionssensiblen Eingriffen (Kontakt zu Ausscheidungen), Reinigungs- und Desinfektionsarbeiten	nur mit trockenen, sauberen Händen benutzen, je nach Tätigkeit Einmalhandschuhe oder Haushalthandschuhe anlegen	ungepuderte Latex- oder Vinylhandschuhe, Haushalthandschuhe ggf. mit Baumwollinnenstrick	Beschäftigte im Pflege- und Reinigungsbereich
Fußböden Oberflächen	täglich und bei Bedarf Reinigung, ggf. Desinfektion	Haushalthandschuhe anlegen, feucht wischen	aldehydfreie Flächendesinfektions- und Reinigungsmittel	Beschäftigte im Pflege- und Reinigungsbereich
Abfall	Sammeln und Transport von mit Ausscheidungen kontaminiertem Abfall, (Entsorgung mit Hausmüll)	innerhalb der Einrichtung in sicher verschlossenen Behältnissen bis zum Abfallsammelplatz	Einwegsäcke mit ausreichender Stabilität	Beschäftigte im Pflege-, Reinigungs- und Transportbereich
Schutzkleidung, Stoffwindeln	Sammeln und Transport von mit Ausscheidungen kontaminierter Wäsche, (zur Wäscherei)	innerhalb der Einrichtung in sicher verschlossenen Behältnissen	Einwegsäcke mit ausreichender Stabilität	Beschäftigte im Pflege-, Reinigungs- und Transportbereich

Grundlagen des Hygieneplans sind:

ArbSchG	- Arbeitsschutzgesetz, in Kraft getreten am 21. August 1997
BioStoffV	- Verordnung über Sicherheit und Gesundheitsschutz bei Tätigkeiten mit biologischen Arbeitsstoffen, in Kraft getreten am 01. April 1999 (BGBl. I/1999 S. 50, Änderung: BGBl. I/1999 S. 2059)
GefStoffV	- Verordnung zum Schutz vor gefährlichen Stoffen, Neufassung vom 15.11.1999
BGV C8	- Unfallverhütungsvorschrift Gesundheitsdienst, in Kraft getreten am 01.10.1982 als VBG 103
TRBA 500	- Allgemeine Hygienemaßnahmen: Mindestanforderungen, Ausgabe 06/1999
TRGS 531	- Gefährdung der Haut durch Arbeiten im feuchten Milieu, Ausgabe 09/1996

Betrieblich-organisatorische, personelle und baulich-funktionelle Maßnahmen zur Infektionshygiene nach dem IfSG

Der folgenden Tabelle können die wichtigsten Maßnahmen entnommen werden.

	Beispiele
Betrieblich-organisatorische Maßnahmen	▪ Einführung und Umsetzung des Hygieneplanes ▪ hygienisch korrekte Arbeitsabläufe
Baulich-funktionelle Maßnahmen	▪ Größe und Ausstattung von Funktionsabteilungen ▪ Trennung bzw. Übergang von „Rein“ und „Unrein“ Umkleideräume ▪ Lagerräume ▪ Arbeitsflächen zur Vorbereitung von Medikamenten ▪ Betrieb von Klimaanlagen
Personelle Maßnahmen	▪ Qualifikation des Personals ▪ Personalhygiene ▪ Arbeitskleidung ▪ Schutzkleidung

[Tab. 1] Maßnahmen zur Infektionshygiene nach dem IfSG

Hygieneüberwachung in Einrichtungen des Gesundheitswesens

In jeder stationären Einrichtung des Gesundheitswesens ist eine Hygienekommission zu bilden. Der Hygienekommission gehören an:

- medizinische Leitung
- pflegerische Leitung
- Leitung Wirtschaft/Verwaltung
- Hygienebeauftragte (z. B. weitergebildete Ärztin)
- Krankenhaushygienikerin (beratend <800 Betten, hauptamtlich >800 Betten)
- Hygienefachkräfte (Pflegepersonen mit Hygienefachweiterbildung)

Surveillance | 677

Die Hygienekommission berät sich zweimal im Jahr, bei Bedarf engmaschiger. Es werden die hygienischen Bedingungen im Krankenhaus, aufgetretene nosokomiale Infektionen sowie Surveillance-Ergebnisse analysiert. Weiterhin werden verbindliche Hygienepläne erarbeitet sowie interne hygienische Routinekontrollen nach RKI-Empfehlung durchgeführt und ausgewertet.

1.2.2 Nosokomiale Infektionen und Resistenzen

Nosokomiale Infektionen

Nosokomiale Infektionen sind nach dem IfSG, § 2 sind definiert als Infektionen mit lokalen oder systemischen Infektionszeichen als Reaktion auf das Vorhandensein von Erregern oder ihrer Toxine, die im zeitlichen Zusammenhang mit einer stationären oder einer ambulanten medizinischen Maßnahme stehen, soweit die Infektionen nicht bereits vorher bestanden. Nosokomiale Infektionen stehen also immer in einem kausalen und zeitlichen Zusammenhang mit einer zumeist stationären oder ambulanten Krankenhausbehandlung.

Beispiel Frau Hertwig wurde nach einer Oberschenkelhalsfraktur im Mai eine Totalendoprothese eingesetzt. Die Operationswunde heilt nur schlecht zu. Nach vier Tagen bildet sich vermehrt eitriges Sekret. Im Wundabstrich wird festgestellt, dass die Wunde mit Staphylokokkus aureus besiedelt ist. Da sich Frau Hertwig diese Infektion im Krankenhaus zugezogen hat, ist es eine nosokomiale Infektion

Die Entstehung einer nosokomialen Infektion ist ein multifaktorielles Geschehen, sowohl die Abwehrlage der Patientinnen, als auch die Menge und Art der Erreger spielen eine Rolle. Die nosokomiale Infektion erfordert häufig einen längeren Krankenhausaufenthalt mit zusätzlicher medikamentöser und/oder operativer Therapie und ist daher neben der Belastung für die betroffenen Patientinnen auch ein volkswirtschaftlicher Faktor. Sie ist nicht gleichzusetzen mit einem ärztlichen oder pflegerischen Verschulden. Dennoch kann man davon ausgehen, dass ein Teil der Nosokomialinfektionen verhindert werden kann.

Von einer **epidemischen Nosokomialinfektion** wird dann gesprochen, wenn Infektionen mit einheitlichem Erregertyp in engem zeitlichem, örtlichem und kausalem Zusammenhang in einem Krankenhaus(bereich) auftreten.

Beispiel Die behandelnde Ärztin erinnert sich, dass Frau Hertwig nicht die erste Person mit einer Staphylokokkus-aureus-Infektion im Mai ist, und informiert die Hygienekommission. Diese wertet die vorliegende Dokumentation aus und stellt fest, dass fünf Personen, die alle in demselben Operationssaal operiert wurden, eine Staphylokokkus-aureus-Infektion erworben haben. Die Nosokomialinfektion nimmt epidemische Ausmaße an; es werden entsprechende Maßnahmen eingeleitet.

Die am häufigsten auftretenden nosokomialen Infektionen sind:

- |Harnwegsinfektionen (40 %)
- |Pneumonien (20 %)
- postoperative |Wundinfektionen (15 %)
- |Sepsis (8 %)

Harnwegsinfektion | 351
Pneumonie | 384
Wundinfektion | 772
Sepsis | 2

Laut §23 Absatz 1 IfSG sind alle Krankenhäuser und Einrichtungen zum ambulanten Operieren verpflichtet, ausgewählte nosokomiale Infektionen sowie |MRE zu erfassen (*Surveillance*). Dies soll sowohl dem Qualitätsmanagement dienen als auch verbesserte Möglichkeiten zur Erarbeitung von Infektionsbekämpfungsmaßnahmen bieten.

MRE | 678

Epidemiologische Daten

Bei der Häufigkeit von Nosokomialinfektionen wird in der Regel die Prävalenz angegeben. 1983 initiierte die WHO ein Programm zur Ermittlung der Häufigkeit nosokomialer Infektionen in verschiedenen Ländern, durch welches von 1983–1985 47 Krankenhäuser in 14 Ländern untersucht wurden. Durchschnittlich lag die Prävalenzrate bei 8,4 %. In Deutschland wurde 1994 eine erste repräsentative Studie zur Prävalenz nosokomialer Infektionen durchgeführt, in die 14.966 Personen einbezogen waren. Die Ergebnisse waren in den verschiedenen Gruppen wie folgt:

- internistische Patientinnen 3 %
- chirurgische Patientinnen 3,8 %
- gynäkologisch-geburtshilfliche Patientinnen 1,5 %
- Intensivpatientinnen 15,3 %

Durch die angewendeten Forschungsmethoden ist davon auszugehen, dass diese Zahlen minimale Infektionsraten nennen.

Die Unterschiede in den Fachdisziplinen lassen sich auch in [Abb. 1] ablesen.

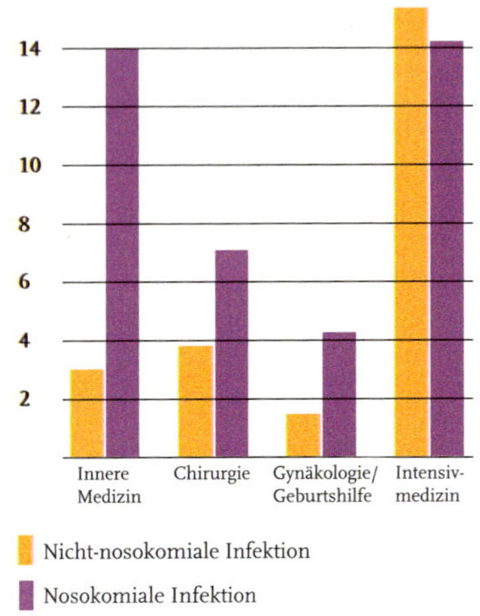

[1] Prävalenz nosokomialer Infektionen und nicht-nosokomialer Infektionen (bereits bei Aufnahme auf die Station vorliegende Infektion) in verschiedenen Fachrichtungen.
Quelle: Rüden H., Daschner F., Gastmeier P., Schumacher M.

Folgende Patientinnengruppen tragen ein besonderes Risiko, an einer Nosokomialinfektion zu erkranken

- chronisch kranke Patientinnen
- onkologische Patientinnen
- multimorbide und hochaltrige Patientinnen
- immungeschwächte Patientinnen, Frühgeborene

Infektionsquellen und Übertragungswege

Die häufigste Infektionsquelle für nosokomiale Infektionen in den Einrichtungen des Gesundheitswesens sind die Hände des Personals. Daher hat die Personalhygiene, insbesondere die korrekt durchgeführte hygienische Händedesinfektion, einen besonders hohen Stellenwert. Die Erreger werden dabei wie folgt übertragen:

- direkt
- indirekt
- aerogen (durch die Luft)

Weitere ausgewählte Infektionsquellen im Zusammenhang mit nosokomialen Infektionen sind in folgender Tabelle dargestellt.

Infektionsquelle	Beispiel
Pflegebedürftiger	körpereigene Mikroflora, Patientin als Keimträger des Staphylokokkus aureus, Dauerausscheider von Keimen, keimbesiedelte Wunden
Nahrungsmittel	hygienisch nicht einwandfreie Fleischprodukte, Frischeiprodukte
Medizinprodukte	kontaminierte Urinableitungssysteme, kontaminierte Vernebler, kontaminierte Beatmungsschläuche
Utensilien für die Körperpflege	kontaminierte Waschschüsseln, kontaminierte Kosmetika
Behälter für Arzneimittel	kontaminierte Salbentuben, Mehrdosenbehälter

Keime mit speziellen Resistenzen und Multiresistenzen

Mit der Einführung durch Antibiotika vor ca. 80 Jahren konnten überwältigende Erfolge in der Infektionsbehandlung verzeichnet werden. Jedoch konnte bereits Alexander Fleming, der das Penicillin entwickelte, im Labor Keime beobachten, die nicht mehr auf sein Antibiotikum reagierten.

Durch den unkritischen Einsatz von Antibiotika in der Vergangenheit tauchen vermehrt so genannte multiresistente Erreger (MRE) auf. Diese sind gegen mehr als ein Antibiotikum resistent, d. h., das Antibiotikum besitzt keine Wirkung. Zu den MRE gehören folgende Erregerstämme:

- **MRSA** (Methicillin resistenter Staphylokokkus aureus): ca. 25 – 30 % aller klinischen Erreger, in einzelnen Einrichutngen bis zu 40 – 60 %
- **PVL-MRSA**, auch cMRSA („community" MRSA) genannt: dieser Erreger dringt mittels des Pathogenitätsfaktors PVL (Panton-Valentin-Leukozidien) in Gewebe ein; häufig tödliche (*letale*) Verläufe
- **VISA** (Vancomycin intermediäre Staphylokokken)
- **VRE** (Vancomycin resistente Enterokokken): ca. 15 % aller klinischen Erreger
- **ESBL** (Extended Spectrum Betalaktamase)-bildende gramnegative Stäbchen
- **ORSA** (Oxacillin resistenter Staphylokokkus aureus)

Zu den Patientinnen, die ein besonders hohes Risiko tragen, sich mit MRE zu infizieren gehören:

- chronisch kranke und pflegebedürftige Menschen
- Patientinnen mit Kathetern (ZVK, Harnblasenverweilkatheter) oder |Shunts
- Menschen mit chronischen Hautläsionen (z. B. |Ulcus cruris)
- Kontaktpersonen von Patientinnen mit MRE-Infektionen

Shunt | 2
Ulcus cruris | 2

Man unterscheidet Menschen, die mit MRE kolonisiert sind, d. h., die den Erreger auf ihrer Haut oder Schleimhaut tragen, von Menschen, die mit MRE infiziert sind, d. h., bei denen der Erreger ins Körperinnere eingedrungen ist.

Liegt eine MRE vor, müssen folgende Maßnahmen eingeleitet werden, um weitere Infektionen zu verhindern:

- exakte Bestimmung des Bakterienstamms
- konsequente Isolierung MRSA-kolonisierter/-infizierter Patientinnen in von anderen Patientinnen getrennten Räumen mit eigener Nasszelle und Vorraum mit Schleusenfunktion
- Kontaminationsschutz des Personals durch Mund-Nasen-Schutz, Schutzkitteln und Handschuhen; Einmalmaterialien werden nach Patientinnenkontakt entsorgt; Schutzkittel können im Vorraum verbleiben und werden spätestens zu Schichtende in geeigneten Wäschesäcken entsorgt
- umfassende Information und Schulung des Personals hinsichtlich aller Maßnahmen
- umfassende Information der Patientin und deren Angehörigen
- strikte Einhaltung allgemeiner Hygienemaßnahmen
- weitestgehende Vermeidung invasiv-diagnostischer und operativer Eingriffe sowie Transporte und Verlegungen
- Sanierung mit geeigneten Antibiotika

Reinigung, Desinfektion und Sterilisation 1.2.3

Im Rahmen der Infektionsprophylaxe ist es wichtig, alle Oberflächen (z. B. Tische, Betten, Medizingeräte, Instrumente) keimarm oder keimfrei zu halten. Dazu dienen Reinigung, Desinfektion und Sterilisation. Die folgende Tabelle gibt eine Übersicht über Indikationen und Wirkungen der verschiedenen Verfahren.

	Indikation	Wirkung
Reinigung	Entfernen von Staub, chemischen und organischen Substanzen mittels Wasser und zugesetzten reinigungsverstärkenden Substanzen	Entfernen von Verunreinigungen, keine Inaktivierung bzw. Abtötung von Mikroorganismen, Wirkung der Reinigung bisher nicht quantifiziert
Desinfektion	Gegenstände bzw. Bereiche in einen Zustand versetzen, das von ihnen keine Infektionsgefährdung ausgehen kann	Reduktion der Anzahl vermehrungsfähiger Mikroorganismen durch Inaktivierung bzw. Abtötung
Sterilisation	Erreichen von Keimfreiheit	Abtötung praktisch aller Mikroorganismen einschließlich Sporen

Desinfektionsverfahren

Unterschieden werden die physikalische und die chemische Desinfektion. Zur physikalischen Desinfektion gehören thermische Verfahren wie trockene und feuchte Hitze. Die thermischen Verfahren weisen fließende Übergänge zur Sterilisation auf, unterscheiden sich jedoch in der Einwirkzeit.

	Temperatur	Anwendungsbeispiele	Einwirkzeit
Desinfektion durch Auskochen	100 °C	Inhalationsmaterial	ca. 3 min
Desinfektion mit Reinigungs- und Desinfektionsspülmaschinen	60–90 °C	temperaturbeständige Instrumente, Steckbecken, Urinflaschen	ca. 1–10 min
Dampfdesinfektion (gesättigter Wasserdampf)	75–105 °C	Textilien, Betten, Matratzen	ca. 5–20 min

[Tab. 1] Thermische Desinfektionsverfahren

Das **chemische Desinfektionsverfahren** wird eingesetzt, wenn eine thermische Desinfektion nicht möglich ist.

	Anwendungsbeispiele
Einlegemethode: Die Gegenstände werden vollständig in die Desinfektionslösung eingelegt.	Schläuche, Instrumente
Wischmethode: Die Gegenstände werden nass bzw. feucht abgewischt.	Fußböden
Sprühmethode: Die Gegenstände werden mit Desinfektionsmittel besprüht.	schlecht zugängliche Flächen (z. B. Stethoskop)

[Tab. 2] Chemische Desinfektionsverfahren

Die Wirkung der chemischen Desinfektionsverfahren ist umstritten, weil sie zum Teil sehr unzuverlässig ist. Mikroorganismen könnten das feuchte Abwischen bzw. das Besprühen überleben. Bei der Einlegemethode müssen Scheren und Klemmen geöffnet werden, damit alle Flächen der Instrumente komplett mit dem Desinfektionsmittel benetzt werden.

Anforderungen an Desinfektionsmittel

Ein Desinfektionsmittel sollte ein möglichst großes Wirkungsspektrum haben. Unterschieden werden kann die Desinfektionsmittelwirkung darin, welche Keime abgetötet werden:

- bakterizid → Bakterien abtötend
- tuberkulozid → Tuberkelbakterien abtötend
- viruzid → Viren inaktivierend
- sporozid → Dauer- und Vermehrungsform von Pilzen und Bakterien abtötend
- fungizid → Pilz abtötend

Idealerweise sollte das Desinfektionsmittel bereits in geringer Dosis rasch wirken, wenig geruchsintensiv, haut- und schleimhautfreundlich sowie wasserlöslich und materialschonend sein. Die Desinfektionswirkung ist abhängig

- von der Einwirktemperatur,
- von der Einwirkzeit,
- vom Applikationsverfahren (abgesprüht, abgespült, abgewaschen),
- von der Wirkstoffkombination,
- von der Dosierung (Konzentration),
- vom Penetrationsvermögen (Eindringtiefe) und
- von der Oberfläche des zu desinfizierenden Materials.

Wirkstoffgruppe (Wirkstoff)	Beurteilung der Wirkung (⊕ vorteilig / ⊖ nachteilig)	Anwendungsbeispiele
Aldehyde (Formaldehyd, Glutaraldehyd)	⊕ materialschonend ⊖ Haut und Schleimhaut reizend	Flächen- und Instrumentendesinfektion mit Incidin perfekt®
Alkohole (Ethanol, Isopropanol)	⊕ hautverträglich ⊕ schnell trocknend ⊕ biologisch abbaubar ⊕ breites Wirkungsspektrum ⊖ ist nicht immer viruzid	Hände- und Hautdesinfektion mit Sterilium®
Phenole und Phenolabkömmlinge (Karbolsäure)	⊕ gut reinigend ⊖ Abbauprodukte wirken toxisch	Instrumenten-, Flächen-, Wäschedesinfektion, Desinfektion von Ausscheidungen mit Gevisol®
Halogenabkömmlinge (Jod, Brom)	⊖ resistent gegen Staphylokokkus aureus ⊖ kann zelltoxisch wirken	Wund-, Schleimhaut- und Hautdesinfektion
Ammoniumverbindungen Amphotenside	⊕ kaum Toxizität, darum v. a. im Lebensmittelbereich ⊕ umweltverträglich ⊕ geruchlos ⊕ materialschonend ⊖ eingeschränktes Wirkungsspektrum	Instrumentendesinfektion, Fein- und Küchendesinfektion mit Korsolex AF®
Octenidin	⊕ wirkt schnell ⊕ breites Wirkungsspektrum	Wund- und Schleimhautdesinfektion mit Octenisept®
Polihexanid	⊕ sehr gewebeverträglich	Wund- und Schleimhautdesinfektion mit Prontosan®W

[Tab. 3] Übersicht Desinfektionsmittel

Dosierung des Desinfektionsmittels

Die Menge der Desinfektionslösung besteht aus der Desinfektionsmittelmenge und der Differenzmenge an Wasser. Zum Beispiel würden 10 Liter einer 1 %igen Desinfektionslösung 100 Milliliter Desinfektionsmittel und 9,9 Liter Wasser benötigt. Um 4 Liter einer 0,5 %igen Desinfektionslösung zu bekommen, wären 20 Milliliter Desinfektionsmittel und 3,8 Liter Wasser nötig.

Lösung	Desinfektionsmittel	Wasser
0,5 %	5 ml	995 ml
1,0 %	10 ml	990 ml
1,5 %	15 ml	985 ml
2,0 %	20 ml	980 ml
3,0 %	30 ml	970 ml
4,0 %	40 ml	960 ml
5,0 %	50 ml	950 ml
10,0 %	100 ml	900 ml

[Tab. 4] Dosiertabelle

Eiweiß- und Seifenfehler

Seifen und Reinigungsmittel werden nicht gleichzeitig mit Desinfektionsmitteln angewendet, da einige Desinfektionsmittel Eiweiß- und Seifenfehler verursachen, d. h., sie reagieren mit Seife oder mit Eiweißen z. B. im Blut. Dadurch wird ihre Wirksamkeit herabgesetzt. Folglich ist zum Beispiel bei blutverschmierten Instrumenten ein Desinfektionsmittel mit niedrigem Eiweißfehler zu wählen (s. Herstellerangaben).

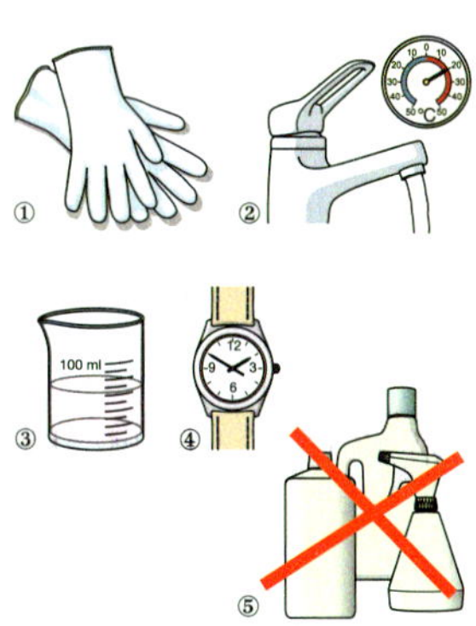

Fünf Grundregeln im Umgang mit Desinfektionsmitteln

1 Handschuhe zum Selbstschutz tragen
2 Desinfektionsmittellösungen immer mit kaltem Wasser ansetzen. Bei der Verwendung von warmem Wasser verdampft ein Teil des Wirkstoffes in die Raumluft, es kommt zu unangenehmer Geruchsbildung.
3 Die richtige Konzentration verwenden. Eine hohe Konzentration kann Haut und Atemwege schädigen und ist unwirtschaftlich. Eine zu geringe Konzentration zeigt keine Wirkung.
4 Die genaue Einwirkzeit beachten. Eine zu kurze Einwirkzeit zeigt keine Wirkung.
5 Den sachgemäßen Einsatzbereich berücksichtigen. Nicht jedes Desinfektionsmittel eignet sich für alles. Verschiedene Desinfektionsmittel dürfen nicht vermischt werden. Es sind unterschiedliche Wirkungsbereiche zu berücksichtigen.

Instrumentendesinfektion

Instrumente können thermisch oder chemisch gereinigt werden. Die chemische Instrumentenreinigung erfolgt in Instrumentenwannen mit herausnehmbarem Siebeinsatz [Abb. 1]. Die Instrumente werden, bevor der Schmutz antrocknet, direkt nach Gebrauch für mindestens eine Stunde in den Siebeinsatz gelegt.

Dabei ist auf die richtige Konzentration des Instrumentendesinfektionsmittels zu achten. Der Deckel muss auf der Wanne liegen, damit das Desinfektionsmittel nicht verdunstet. Die Instrumente müssen vollständig von der Lösung bedeckt sein [Abb. 3]. Scheren, Klemmen und andere Instrumente mit Gelenken müssen geöffnet sein. Nach der Desinfektion werden die Instrumente mit kaltem Wasser gründlich abgespült und mit Einmaltüchern abgetrocknet, um Korrosion (Zersetzung) zu vermeiden. Anschließend kann die Instrumentenpflege (stumpfe, verbogene oder anders beschädigte Instrumente werden aussortiert) und Sterilisation erfolgen.

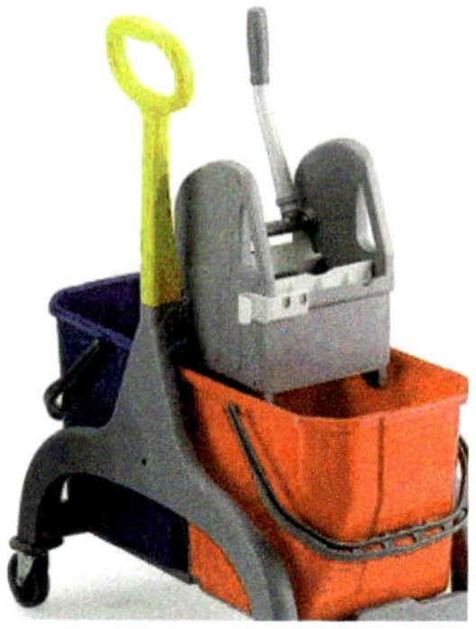

[3] Zwei-Kammer-Methode mit Presse

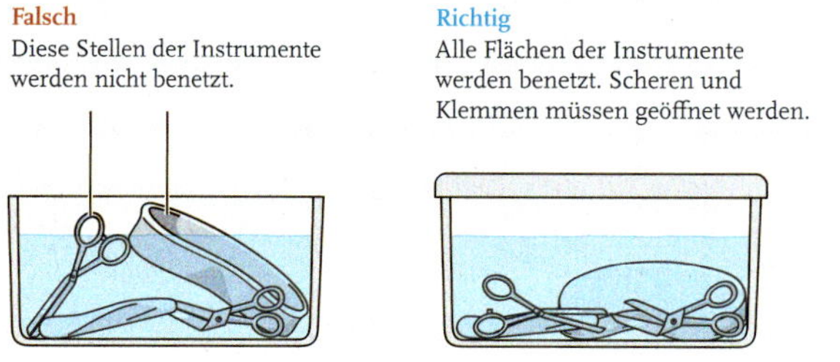

[1] Chemische Instrumentendesinfektion

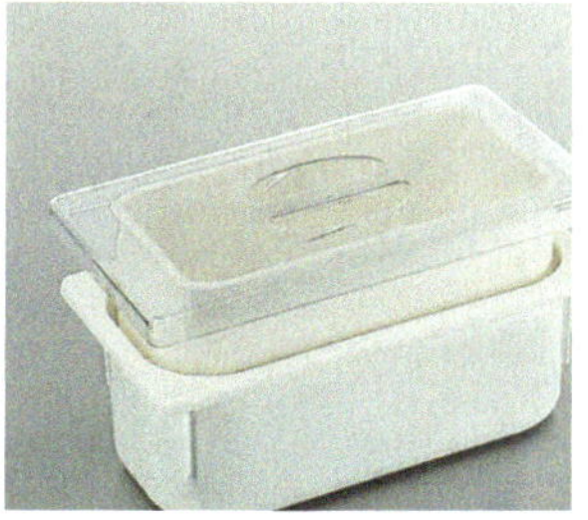

[2] Instrumentenwanne mit Siebeinsatz

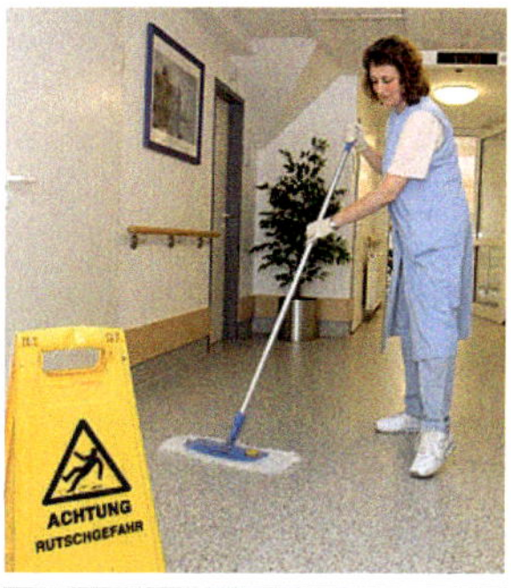

[4] Warnschild „Rutschgefahr"

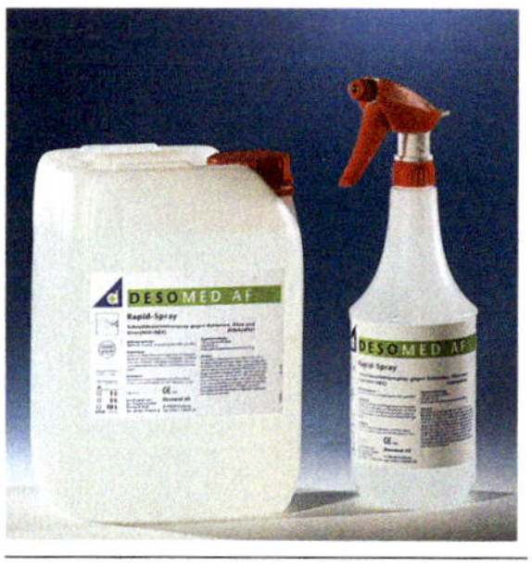

[5] Sprühdesinfektionsmittel und Nachfüllkanister zur Abfallvermeidung

Flächenreinigung und Flächendesinfektion

Angesichts zunehmender Allergisierung und Resistenzentwicklung gegen Desinfektionsmittel empfiehlt die Kommission für Krankenhaushygiene und Infektionsprävention vom Robert-Koch-Institut Allgemeinstationen im Krankenhaus, die im Infektionsrisiko mit Pflegeeinrichtungen vergleichbar sind, nur noch die **Flächenreinigung** (ausschließlich mit Reinigungsmitteln, ohne Desinfektionsmittel) durchzuführen. Diskutiert werden Ausnahmen (auch im Pflegeheim), wenn es sich um die Hygiene bei schwer kranken und infektiösen Menschen handelt. Die aktuellen Empfehlungen werden auf der Internetseite des Robert-Koch-Instituts veröffentlicht.

Eine **Flächendesinfektion** (mit Desinfektionsmittel) bezieht sich wie die Flächenreinigung auf Fußböden im gesamten Hausbereich, auf Wände von Nasszellen, Toiletten und Aufzügen sowie auf Fensterbänke, Nachttische und Lichtleisten. Sie wird mit geeigneten Schutzhandschuhen als Wisch-, Scheuer- oder Sprühdesinfektion durchgeführt. Dabei müssen alle Flächen völlig mit Desinfektionsmittel benetzt sein.

Eine Wisch- und Scheuerdesinfektion ist eine Behandlung der Oberflächen mit Bürsten oder Aufnehmern und einer Desinfektionslösung [Abb. 3]. Dazu wird die **Zwei-Kammer-Methode empfohlen**. Eine Kammer wird mit Desinfektionslösung gefüllt und die andere bleibt leer. Nachdem die Reinigungslösung auf dem Boden verteilt wurde, wird der Überschuss wieder aufgenommen und in die leere Kammer gefüllt. Dabei sollte eine mechanische Hilfe zum Auswringen des Aufnehmers eingesetzt werden.

Die Desinfektion von Gebrauchsgegenständen (wie Fieberthermometer, Blutdruckgerät, Urinflasche, Infusionsständer, Waschschüssel, Bett) erfolgt grundsätzlich über Einweichen in einer Desinfektionslösung. Die genaue Einwirkzeit ist der Gebrauchsanweisung zu entnehmen. Es ist erforderlich, dass die Gegenstände komplett in die Lösung eingetaucht werden. Gegenstände, die nicht eingetaucht werden können (z. B. Blutdruckmessgeräte), werden durch Einsprühen desinfiziert.

Zur Verhinderung einer Keimverbreitung erfolgt die **laufende Desinfektion**. Sie wird in der Pflegeeinrichtung kontinuierlich durchgeführt, auch wenn kein Wechsel des Pflegebedürftigen stattgefunden hat. Bei nassen Fußböden ist es besonders wichtig, die erhöhte Sturzgefahr kenntlich zu machen [Abb. 4].

Eine **Sprühdesinfektion** bringt jedoch eine hohe Raumluftbelastung durch Aerosole des Präparats mit sich [Abb. 5]. Darum sollten Sprühdesinfektionen nur sparsam durchgeführt und die Räume dabei gut gelüftet werden. Besser ist es, die Gegenstände durch Abwischen zu desinfizieren. Wichtig ist bei der Flächendesinfektion, dass die Lösung nicht abgetrocknet werden darf, sondern auf der Fläche trocknen muss.

Eine Wisch- oder Scheuerdesinfektion ist der Sprühdesinfektion bei der Flächendesinfektion vorzuziehen.

Schlussdesinfektion

Die Maßnahmen der Schlussdesinfektion dienen der gründlichen Desinfektion der Räume, in denen Patientinnen mit Infektionskrankheiten gelegen haben. Sie werden von staatlich geprüften Desinfektorinnen durchgeführt. Zur Durchführung ist zu beachten, dass alle Gegenstände, auch die Kleidung der Pflegebedürftigen im Raum bleiben. Schubladen und Schranktüren werden geöffnet und die Bettmatratzen werden hochgestellt, damit das Desinfektionsmittel überall wirken kann. Das Desinfektionsmittel wird vernebelt, verdampft oder versprüht. Nach Ablauf der Einwirkzeit muss der Raum gut gelüftet werden.

Desinfektionsplan

Um fortlaufende und routinemäßige Desinfektionsverfahren für alle Mitarbeiterinnen zugänglich und ersichtlich zu machen, wird ein Desinfektionsplan ausgehängt (z. B. im Spülraum).

Gegenstand/ Maßnahme		Produkt	Konz.%	Einwirkzeit	Häufigkeit	Ausführung
Hände	Hygienische Händedesinfektion	**Sterillium®**	gebrauchsfertig gebrauchsfertig	3 ml/30 Sek. 2x3 ml/60 Sek.	Vor / nach allen diagn., therap. und pfleger. Maßnahmen am Patienten. Nach direktem Kontakt mit Blut, Sekreten, Exkreten und kontaminiertem Material.	Konzentrat aus Dosierspender in die trockenen Hände einreiben. Verunreinigungen mit DM-getränktem Tuch entfernen. Anschließend Hände 2x desinfizieren.
	Chirurgische Händedesinfektion	**Sterillium®**	gebrauchsfertig	10 ml/5 Min.	Vor jeder Operation	Waschen laut Waschanleitung. Portionsweise in die trockenen Hände und Unterarme bis zu den Ellenbogen einreiben.
	Händewaschung	**Baktolin®**	gebrauchsfertig		Bei Bedarf. Nur bei sichtbarer Verunreinigung im Anschluß an die hygienische Händedesinfektion.	Waschlotion aus Dosierspender. Seifenreste gründlich abspülen. Einweghandtücher verwenden.
	Händepflege	**Baktolan®pur**	gebrauchsfertig		Bei Bedarf mehrmals täglich.	Ausreichende Menge gleichmäßig in die trockenen Hände einreiben.
Haut	Hautdesinfektion	**Cutasept®F**	gebrauchsfertig	mind. 15 Sek.	Vor Blutabnahmen und Injektionen.	Aufsprühen – mit sterilisiertem Tupfer einreiben. Nochmals aufsprühen. Vollständig abtrocknen lassen.
	Hautdesinfektion	**Cutasept®G**	gebrauchsfertig	2x 2,5 Min.	Vor operativen Eingriffen. Vor Punktionen von Gelenken und Körperhöhlen.	Mit satt getränktem sterilen Tupfer auftragen. Hautpartie vollständig benetzen. Vorgang mehrfach wiederholen.
Instrumente	Instrumente Metall	**Korsolex®AF (Ultraschallbecken). Für stark blutkontaminiertes Instrumentarium**	3% 2% 1%	15 Min. 30 Min. 60 Min.	Unmittelbar nach Gebrauch.	Desinfizieren und reinigen, abspülen, trocknen, kontrollieren, verpacken, sterilisieren.
	Instrumente incl. Schläuche, Masken, Tuben, Anästhesiezubehör etc.	**Korsolex®basic (Ultraschallbecken) evtl. Bodephen flüssig**	2% 1%	1 Std.	Nach Kontamination.	Desinfizieren und reinigen, abspülen, trocknen, kontrollieren, verpacken, sterilisieren.
	Flexible Endoskope Vorreinigung	**Bodephen®flüssig Korsolex®basic**	1% 2%		Nach jeder Untersuchung.	Direkt nach der Untersuchung den Außenmantel abwischen sowie die einzelnen Kanäle durchsaugen.
	Flexible Endoskope Desinfektion	**Korsolex®basic**	2% 4%	1 Std. 15 Min.	Nach jeder Untersuchung.	Reinigungs-/Desinfektionsanleitung laut Gerätehersteller.
	Starre Optiken Rektoskope Proktoskope	**Korsolex®AF**	3% 2% 1%	15 Min. 30 Min. 60 Min.	Nach jeder Untersuchung.	Reinigungs-/Desinfektionsanleitung laut Gerätehersteller.
Fläche	Inventar Arbeitsflächen, Verbandwagen, Tragen etc.	**Mikrobac®forte oder Kohrsolin®FF**	0,25% 0,5% 0,5% 1,0%	4 Std. 1 Std. 1 Std. 30 Min.	1 x täglich. Nach Kontamination sofort.	Nach der Feucht-Wisch-Methode desinfizierend reinigen. Nicht nachtrocknen.
	Medizinische Geräte	**Mikrobac®forte oder Kohrsolin®FF**	0,25% 0,5% 0,5% 1,0%	4 Std. 1 Std. 1 Std. 30 Min.	Tägliche Unterhaltsreinigung. Bei Bedarf.	Nach der Feucht-Wisch-Methode desinfizieren. Herstellerangaben beachten.
	Blutdruckmanschetten, Stethoskope, Staubinden, Fieberthermometer	**Bacillol®plus – Sprühdesinfektion –**	gebrauchsfertig gem. DGHM	5-15 Min. 30 Sek.	Nach Kontamination. Bei Bedarf.	Sprüh-Wisch-Desinfektion.
	Flächen allgemein, Abfalleimer, Toiletten, Waschbecken	**Mikrobac®forte oder Kohrsolin®FF Bodecid®R (Reiniger)**	s.o. s.o. 0,5%		Tägliche Unterhaltsreinigung.	1. Nach der Feucht-Wisch-Methode desinfizierend reinigen. Nicht nachtrocknen oder Reinigung. 2. Gründliches Ausscheuern mit Flächendesinfektionmittel oder Reiniger.

[6] Desinfektionsplan

Sterilisationsverfahren

Es werden folgende Sterilisationsverfahren unterschieden:

- Dampfsterilisation,
- Heißluftsterilisation,
- Formaldehyd- und Gassterilisation mit Ethylenoxid,
- Strahlensterilisation,
- Sterilfiltration und Verbrennung.

Dampfsterilisation (Autoklavierung)

Autoklav
gasdicht verschließbarer Druckbehälter
autos gr. = selbst
clavis lat. = Riegel

Eine Dampfsterilisation erfolgt mit feuchter Hitze in einem geschlossenen Gefäß. Das Gerät wird Autoklav genannt [Abb. 2]. Die Funktionsweise ist mit einem Dampfkochtopf vergleichbar. Überhitzter Wasserdampf, der bei vollständiger Füllung des Druckkessels durch Überdruck entsteht, tötet die Mikroorganismen ab. Dazu wird demineralisiertes (vollentsalztes) oder destilliertes Wasser (Aqua dest.) verwendet. Das Verfahren ist auf Grund der hohen Temperaturen nur bei thermostabilen Materialien möglich. Die Einwirktemperatur beträgt bei doppeltem Druck 121 °C für 15 bis 20 min oder bei dreifachem Druck 134 °C für 5 min. Angewendet wird das Verfahren bei Verbandsmaterialien, Instrumenten, thermostabilen Flüssigkeiten und bei Glas.

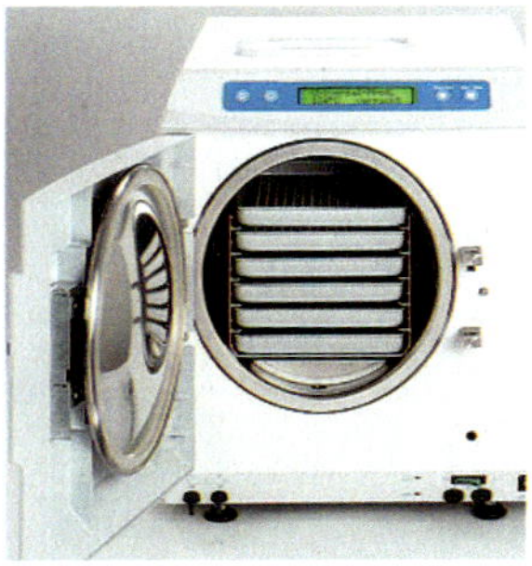

[1] Autoklav

Anheizzeit	Zeit zur Erreichung der Betriebstemperatur
Entlüftungszeit	Zeit bis zum vollständigen Austritt der Luft aus dem Gerät
Steigzeit	Zeit vom Ende der Entlüftung bis zum Erreichen der Betriebstemperatur
Ausgleichszeit	Zeit vom Erreichen der Betriebstemperatur bis zum Ausgleich der Temperatur an allen Stellen des Sterilisierguts (abhängig von Ausmaß der Beladung sowie vom Gerätetyp)
Sicherheitszuschlag	Zeit zur Kompensation einer erhöhten Erregerresistenz und zum Ausgleich bei auftretenden Schwankungen der Sterilisationszeit
Abtötungszeit	Zeit, in der die Sterilisation durch Abtöten aller Keime erfolgt. Sie beträgt einschließlich des Sicherheitszuschlags: 20 Minuten bei 121 °C 5 Minuten bei 134 °C
Abkühlzeit	Zeit vom Ende der Abtötungszeit bis zum Abfall der Temperatur auf 80 °C

[Tab. 1] Zeitablauf bei der Dampfsterilisation

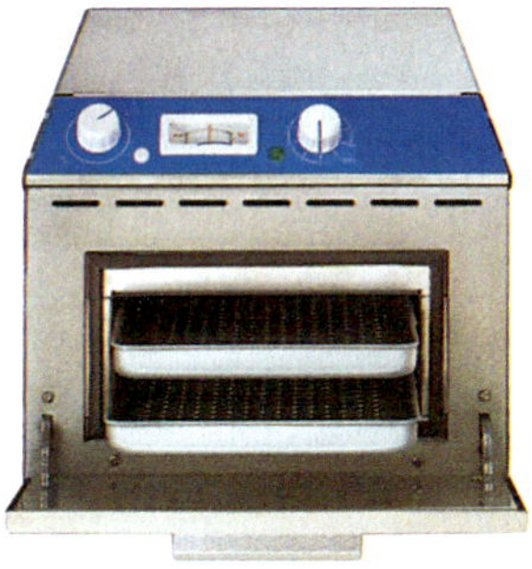

[2] Heißluftsterilisator

Bei der Dampf- und Heißluftsterilisation wird sehr viel Energie verbraucht.

Heißluftsterilisation

Bei der Heißluftsterilisation mit trockener Hitze (Backofenprinzip) beträgt die Einwirktemperatur 180 °C für 30 min oder 160 °C für 200 min. Sie wird heute kaum noch durchgeführt. Sterilisiert werden können hitzebeständige Materialien wie leeres Glas und Metallteile.

- **Formaldehyd- und Gassterilisation mit Ethylenoxid**
  Bei diesem Verfahren beträgt die Temperatur ca. 55 °C (so genannte Kaltsterilisation). Das Sterilgut muss nach der Sterilisation lange Zeit ausgasen, weil Formaldehyd Krebs auslösend und Ethylenoxid explosiv und giftig ist. Für Gummi beträgt die Entgasungszeit 24 Stunden. Die Gassterilisation wird bei thermolabilen optischen und elektrischen Materialien (z. B. Optiken, Endoskopen) durchgeführt.
- **Strahlensterilisation**
  Der Einsatz energiereicher Strahlen wie Beta- und Gamma-Strahlen ist relativ teuer. Sie werden zur Sterilisation von thermolabilen Einmalmaterialien (sterile Handschuhe, Katheter, Infusionssysteme, Fertigspritzen, Kanülen u. a.) genutzt.

- **Sterilfiltration**
  Bei Klimaanlagen in Pflegeeinrichtungen wird zur Entkeimung von Flüssigkeiten und Gasen die Sterilfiltration angewandt. Dabei bleiben die Keime im Filter zurück. Je nach Porengröße gibt es Bakterienfilter, die Viren passieren lassen, und Ultrafilter, die auch Viren abfiltern.
- **Verbrennung**
  Die einfachste Sterilisation ist das Verbrennen brennbarer Gegenstände wie Papier oder Textilien.

Überprüfung der Sterilisation bzw. Sterilisationsindikatoren

Thermoindikatoren zeigen, ob das Sterilgut sterilisiert wurde oder nicht. Es handelt sich um auf die Verpackung geklebte Spezialpapierstreifen, dessen Farbe sich bei Wärme verdunkelt. Physikalische Faktoren (Druckanzeiger, Temperaturfühler und Feuchtigkeitsmesser) sowie biologische Indikatoren zeigen, ob die Sterilisatoren korrekt arbeiten. Dazu werden kleine Sporenpäckchen oder Ampullen mit besonders widerstandsfähigen Sporen (erhältlich beim Hygiene-Institut) zum Sterilgut gegeben und das Ergebnis anschließend mit Hilfe eines Formblattes zur Überprüfung im Hygiene-Institut ausgewertet. Die Sporen müssen abgetötet worden sein. Andernfalls muss der Sterilisator überprüft und danach erneut getestet werden.

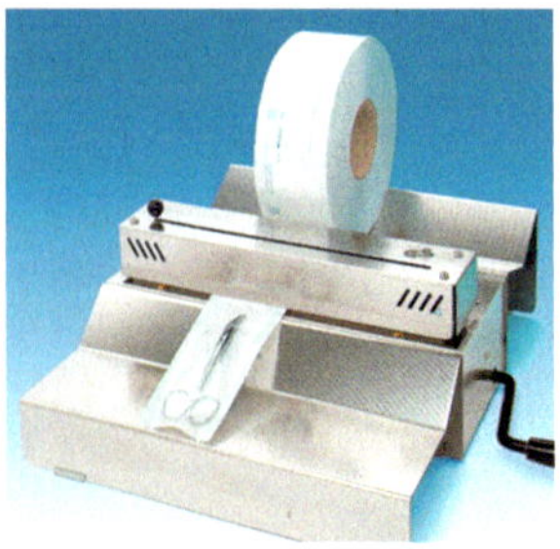

[3] Folienschweißgerät

Sterile Verpackung

Die sterile Verpackung verhindert, dass das Sterilisationsgut nicht gleich nach dem Sterilisationsvorgang wieder verunreinigt wird. Die Verpackung muss für das Sterilisationsmedium durchlässig sein, da die Instrumente mit Hilfe eines Folienschweißgerätes bereits vor der Sterilisation verpackt werden.

Umgang mit Sterilgut

Die steril verpackten Instrumente müssen trocken und in desinfizierten Schränken oder Schubladen gelagert werden, sodass jeder Kontakt mit Keimen ausgeschlossen ist.

Bei der Verwendung von Sterilgut ist dieNon-Touch-Methode zu beachten. Steriles Material sowie Haut- und Schleimhautwunden werden niemals mit bloßen Händen berührt (Anziehen steriler Handschuhe | 671, [Abb. 2]). Sinnvollerweise werden aseptische Arbeiten (z. B. das Legen eines Harnblasenkatheters) vor septischen Arbeiten (z. B. das Versorgen einer infizierten Wunde) durchgeführt. Bei der Reinigung einer Wunde mit sterilen Tupfern wird pro Wischvorgang immer nur ein Tupfer verwendet und der gebrauchte Tupfer jeweils direkt entsorgt. Sterile Verpackungen dürfen nicht wahllos aufgerissen und ausgeschüttet werden, sondern werden an der vorgesehenen Stelle sorgfältig geöffnet und steril entnommen. Im Umgang mit Sterilgut ist es empfehlenswert, zu zweit zu arbeiten. Dabei kann eine Pflegeperson der anderen assistieren und die so genannten unsterilen Tätigkeiten (wie z. B. das Öffnen einer Schleimhautdesinfektionsmittelflasche) übernehmen (Katheterismus | 2).

Vor septischen Arbeiten erst alle aseptischen Arbeiten erledigen!

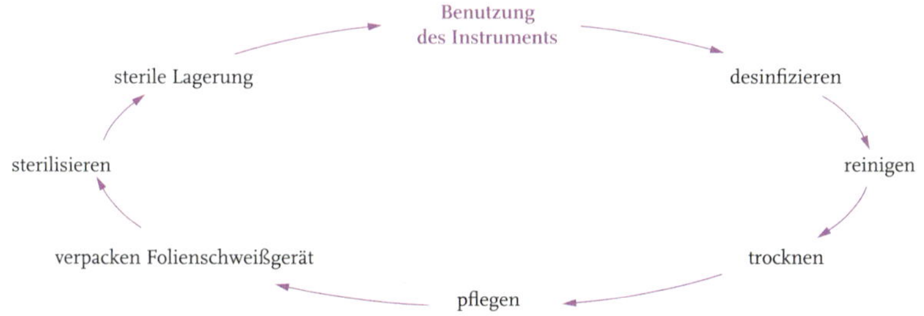

[4] Instrumentenkreislauf bei Sterilgut

1.2.4 Hygiene in der ambulanten Pflege

Das Infektionsrisiko in einem Privathaushalt ist deutlich niedriger als im Krankenhaus. Jedoch besteht beispielsweise für Menschen mit einer Abwehrschwäche oder chronischen Erkrankungen auch im häuslichen Umfeld ein erhöhtes Infektionsrisiko. Pathogene Erreger können sich ihre Übertragungswege im ambulanten genauso wie im stationären Bereich über das Pflegepersonal suchen. Daher muss auch im Privathaushalt Infektionsprävention stattfinden.

Grundsätzlich gelten bei allen pflegerischen Maßnahmen die hygienischen Richtlinien, die auch im Krankenhaus beachtet werden. Unterschiede gibt es bei der Reinigung und Desinfektion. Grundsätzlich haben die Patientinnen bzw. Angehörige das Recht, über ihre hygienischen Verhältnisse zu bestimmen. Anders verhält es sich da bei der persönlichen und Händehygiene des Pflegepersonals. Dies liegt im eigenen Verantwortungsbereich. Daher sollte es selbstverständlich sein, dass die Bestimmungen der Hygienepläne eingehalten werden.

Hauptverantwortung für die Regelung des Hygienemanagements in ambulanten Pflegediensten trägt die Leiterin der Einrichtung. Schwerpunkt der Verantwortlichkeit sind die Belehrung, Anleitung und Kontrolle der Mitarbeiterinnen sowie die Beratung und Aufklärung der Pflegebedürftigen und ihrer Bezugspersonen bezüglich der hygienischen Erfordernisse. § 36 IfSG bestimmt die Erstellung von Hygieneplänen für ambulante Einrichtungen.

Aus der Forschung

Die Autoren der unten genannten Studie untersuchten die Hygienezustände in der ambulanten Pflege. Dabei wurden 10 Anbieter ambulanter Pflegeangebote im Ruhrgebiet angesprochen, von denen sich 9 bereit erklärten, an der Studie teilzunehmen. 22 Pflegende wurden begleitet und dabei die Versorgung von 214 Patientinnen beobachtet. Die Autoren kamen zu der Schlussfolgerung, dass

- qualifizierte Hygieneverantwortliche fehlen,
- Hygienepläne fehlen oder nicht angepasst sind,
- die Zusammenarbeit mit den niedergelassenen Ärztinnen problematisch ist,
- es Defizite bei der Händehygiene gibt,
- es große Defizite bei der Kleiderhygiene gibt,
- es große Defizite bei der Abfallentsorgung gibt.

Popp, W., Hilgenhöner, M., Dogru-Wiegand, S. , Hansen, D., Daniels-Haardt, I.:
Hygiene in der ambulanten Pflege.
Eine Erfassung bei Anbietern. Bundesgesundheitsblatt – Gesundheitsforschung – Gesundheitsschutz
(49)2006, S. 1195 – 1204

2.1 Pflegerische Schwerpunkte

2.1.1 Umgang mit Arzneimitteln 690

Aufbewahrung und Lagerung von Arzneimitteln 690

Formen der Arzneimittelverabreichung 692

Regeln für die Arzneimittelverabreichung 695

2.1.2 Allgemeine Grundsätze zum Injizieren 697

Kontraindikationen 697

Gefahren 698

Resorptionsgeschwindigkeit 698

Spritzenmaterial 698

Kanülen 698

Spritzen 699

Ampullenarten 699

Vorbereiten der Injektion 700

Aufziehen der Injektionslösung 700

Vorbereitung der Materialien 701

Vorbereitung der Patientin 701

Durchführen und Nachbereiten einer Injektion 702

Gefährdungen und Komplikationen einer Injektion 702

2.1.3 Subkutane Injektionen 703

2.1.4 Intramuskuläre Injektionen 704

Aufsuchen des Injektionsortes nach Hochstetter 705

Aufsuchen des Injektionsorts nach Sachtleben 706

Aufsuchen des Injektionsorts am Oberschenkel 706

Injektionsmethode in den Oberarm 706

Durchführung und Nachbereitung der intramuskulären Injektion 707

2.2 Naturwissenschaftlich-medizinischer Bezug 708

2.2.1 Bedeutung und Herkunft von Arzneimitteln 708

2.2.2 Wichtige Arzneimittelgruppen 708

2.2.3 Grundprinzipien der Medikamentenaufnahme 711

2.2.4 Erwünschte und unerwünschte Wirkungen von Arzneimitteln im Körper 712

Die Wirkung des Arzneimittels am Wirkort 712

Rezeptorvermittelte Wirkung 712

Beeinflussung der Zellmembranfunktion 713

Hemmung und Aktivierung von Enzymen 713

Veränderung der Biosynthese von Mikroorganismen 713

Physikalische und chemische Wirkung direkt am Wirkort 713

Wechselwirkungen zwischen Arzneimitteln 713

Dosierung von Arzneimitteln 714

Unerwünschte Wirkungen von Arzneimitteln 715

Arzneimittelwirkungen beeinflussende Faktoren 716

2.3 Rechtlicher Bezug 717

2.3.1 Arzneimittelgesetz 717

Was sind Arzneimittel? 717

Kennzeichnung von Arzneimitteln 717

Herstellen und Inverkehrbringen von Arzneimitteln 719

Umgang mit der ROTEN LISTE® 720

2.3.2 Haftungsrechtliche Grundlagen zu Injektionen 717

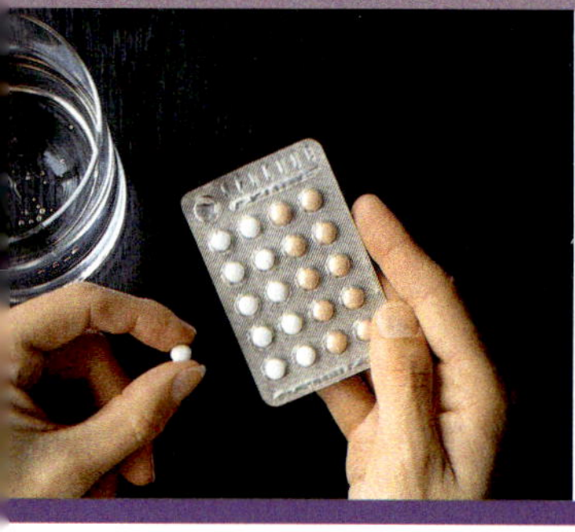

Medikamente verabreichen

Jeder hat schon einmal in der einen oder anderen Form Medikamente zu sich genommen. Medikamente heilen Krankheiten oder lindern Symptome und wirken nicht selten lebensrettend.

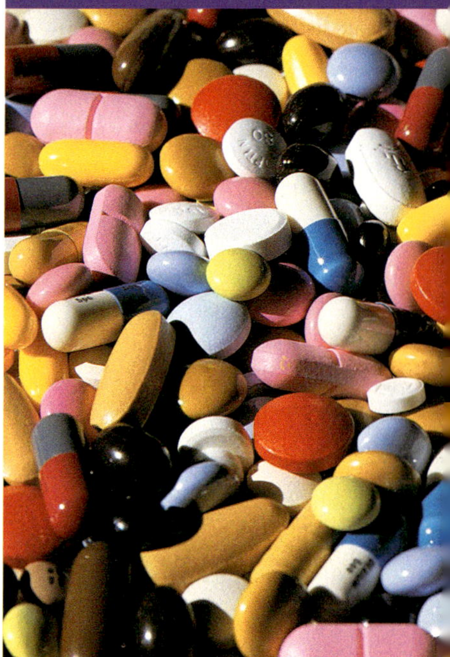

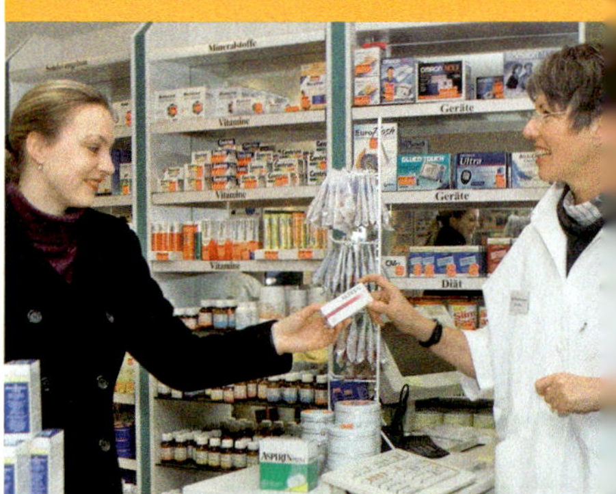

Bestimmte Erkrankungen verlaufen ohne medikamentöse Behandlung tödlich. In Deutschland sind Medikamente zwar zuzahlungspflichtig, den Großteil der Kosten übernehmen jedoch die Krankenkassen. In anderen Ländern, in denen es kein staatlich ausgebautes und abgesichertes Gesundheitssystem gibt, sterben Menschen, wenn sie nicht über die notwendigen finanziellen Mittel zum Erwerb von Medikamenten verfügen. Jedoch sind gerade neue Medikamente sehr teuer. Die Kombinationstherapie aus verschiedenen Medikamenten, die den Verlauf von AIDS nach einer HIV-Infektion günstig beeinflussen kann, ist sehr teuer. Durch den Einsatz der Clinton-Stiftung konnten ca. 10 % der Betroffenen in Afrika mit Medikamenten versorgt werden. Diese Zahl wird von der Stiftung als Erfolg bewertet; dennoch muss bedacht werden, dass 90 % der infizierten oder erkrankten Menschen nicht behandelt werden können und damit direkt dem Tode geweiht sind.

In Deutschland ist die Herstellung und Abgabe von Medikamenten sehr streng geregelt. Wird eine Medikamenteneinnahme nötig, kauft die Patientin mit oder ohne Rezept dieses Medikament in der Apotheke und nimmt es nach Anweisung der Ärztin, Apothekerin und/oder der Gebrauchsinformation ein.

Medikamente können jedoch auch in missbräuchlicher Absicht eingenommen werden. So hielt im Sommer 2007 ein Doping-Skandal im Radsport die Sportinteressierten in Aufregung, in dem berühmte Radsportler wie Bjarne Riis zugaben, EPO eingenommen haben. EPO steht für Erythropoetin, ein künstlich hergestelltes Hormon, dass in der Behandlung von Dialysepatientinnen Verwendung findet. Als Dopingmittel wird es sehr viel höher dosiert und kann zu lebensbedrohlichen Komplikationen führen.

Die Einnahme von Medikamenten kann auch mit Lifestylefragen verbunden sein. Menschen nehmen Medikamente zum Abnehmen, zum Wachwerden oder zum Einschlafen, um „gut drauf zu sein“ oder um eine reinere Haut zu bekommen. Dabei verspricht die Werbung häufig mehr, als die Substanzen halten können. Gerade Medikamente, die die Gefühlslage beeinflussen können, werden nicht selten als Drogen missbraucht.

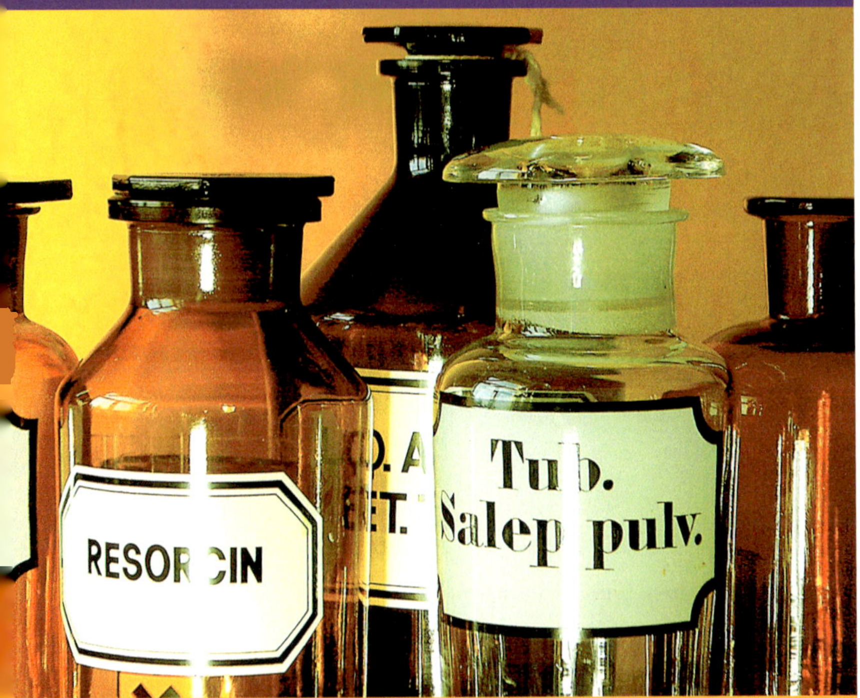

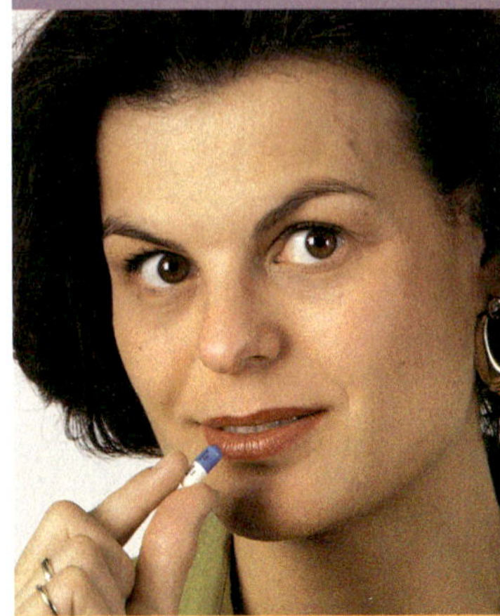

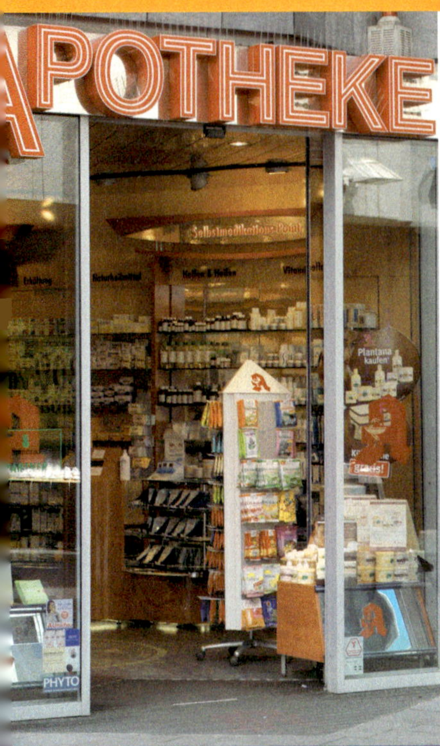

Bestimmte Erkrankungen sind heutzutage auf Grund von Medikamenten fast ausgerottet. Insbesondere mit der Entdeckung der Antibiotika begann der Siegeszug der Pharmakologie. Heute ist ein ganzer Industriezweig damit beschäftigt, neue Medikamente zu entwickeln und auf den Markt zu bringen. Trotz des hohen Kostenaufwands für die Entwicklung von Medikamenten gelten Pharma-Firmen als sehr stabile wirtschaftliche Gebilde. Im Gegensatz zu anderen Produkten, wie z. B. einem bestimmten Pullover, sind die Patientinnen nämlich in der Regel auf die Einnahme eines Medikaments angewiesen. Der Markt ist für die Pharmaindustrie also gesichert.

Im Krankenhaus wird eine Vielzahl verschiedener Medikamente auf unterschiedliche Art und Weise verabreicht. Medikamente können z.B. in Spritzenform oder als Tabletten ihre Wirkung entfalten. Die Wirkung und damit der Nutzen der Medikamente sind in der Regel belegt. Das ist bei frei verkäuflichen Medikamenten nicht unbedingt der Fall: So wird eine Virus-Grippe durch Einnahme von frei verkäuflichen Grippemedikamenten nicht geheilt, obwohl die Werbung dies teilweise suggeriert.

Fast in allen pflegerischen Bereichen gehört es zur täglichen Aufgabe von Pflegenden, ärztlich verordnete Medikamente zu verabreichen. Damit in Zusammenhang mit dieser Tätigkeit keine Fehler passieren, ist ein Grundwissen über Medikamente sowie deren Anwendung notwendig. Dieses Wissen soll im folgenden Kapitel vermittelt werden.

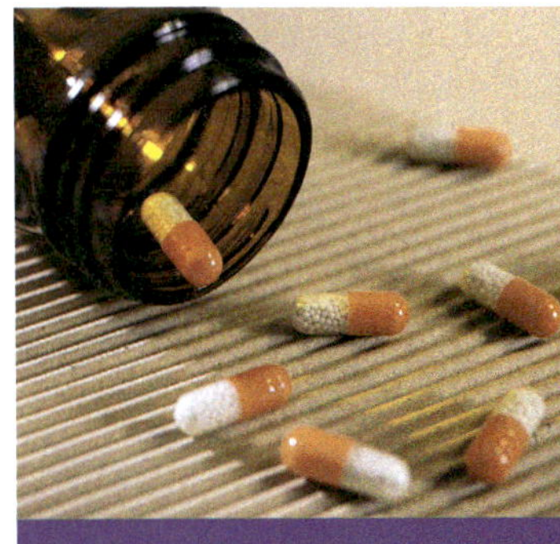

2.1 Pflegerische Schwerpunkte

2.1.1 Umgang mit Arzneimitteln

Arzneimittel | 708

Der Umgang mit Arzneimitteln gehört zu den täglichen Aufgaben von Pflegenden. Arzneimittel werden auch Medikamente oder mit ihrem lateinischen Fachbegriff Pharmaka genannt. Damit die erwünschte Wirkung erreicht wird, müssen Arzneimittel richtig gelagert und verabreicht werden.

Aufbewahrung und Lagerung von Arzneimitteln

Arzneimittel werden so aufbewahrt und gelagert, dass sie in ihrer Wirkung und Qualität nicht beeinflusst werden. Sie benötigen Schutz vor

- dem Zugang von Fremden,
- Licht,
- Feuchtigkeit und
- übermäßiger Wärme.

Dies geschieht im **stationären Bereich** in einem abschließbaren Arzneimittelschrank (Abb. 1).

Die Sortierung erfolgt jeweils nach einem stationseigenen System, das Verwechslungen vermeidet und eine einfache Zugängigkeit ermöglicht. Am häufigsten werden Arzneimittel nach dem Alphabet sortiert. Auch ist eine (zusätzliche) Sortierung nach den Zubereitungsformen oder Applikationsformen wie Salben, Zäpfchen oder Tabletten gängig.

Angebrochene Packungen werden z. B. mit einem Kreuz gekennzeichnet, verschlossene Packungen dahinter aufbewahrt. Dies dient der besseren Übersichtlichkeit bei der Arzneimittelbestellung. Flüssige Arzneien werden bei Anbruch mit Datum versehen. Die Arzneimittel werden bis zur Verabreichung in ihrer Originalverpackung belassen; die Packungsbeilagen müssen vorhanden sein.

Verpackung | 717
Packungsbeilage | 719

Hinweise zur Lagerungstemperatur sind auf der Verpackung und der Packungsbeilage zu finden. Ist dies nicht der Fall, werden sie bei Raumtemperatur gelagert.

- Raumtemperatur 15 – 25 °C
- Kühllagerung 8 – 15 °C
- Sehr kühle Lagerung 2 – 8 °C
- Tiefkühllagerung unter – 20°C

Werden Medikamente im Kühlschrank gelagert, muss immer ein Thermometer vorhanden sein, anhand dessen die jeweilige Temperatur kontrolliert werden kann.

Infusion | 789

Arzneimittel mit dem Vermerk „lichtgeschützt“, dürfen keiner längeren Lichteinwirkung ausgesetzt werden. Dies gilt auch dann, wenn sie z. B. in Form einer Infusion über einen längeren Zeitraum verabreicht werden (z. B. bei Vitaminzusätzen). Die Infusionsflaschen werden in diesem Fall mit speziellen Hüllen versehen.

In stationären Einrichtungen finden regelmäßige Kontrollen der Arzneimittelaufbewahrung durch die Apotheke statt.

Feuergefährliche Arzneimittel, wie Alkohol, Ether oder Wundbenzin, müssen so gelagert werden, dass sie sich nicht entzünden können; dies geschieht außer Reichweite von Heizungsrohren, Wasserboilern oder Sicherungskästen.

Ein gesondertes Aufbewahren erfordern Medikamente mit einem erhöhten Suchtpotenzial (Betäubungsmittel). Diese müssen in einem separaten, immer verschlossenen Schrank aufbewahrt werden (Betäubungsmittelgesetz | 2).

Im **ambulanten Bereich** sind die Arzneimittel ebenfalls den Lagerungsbestimmungen entsprechend aufzubewahren. Ist eine Kühlschranklagerung notwendig, sollte diese getrennt von Lebensmitteln erfolgen, beispielsweise sollten Diabetiker ihr Insulin in einem Extrafach lagern.

Leben im Haushalt der Pflegebedürftigen Kinder, müssen die Arzneimittel verschlossen außerhalb deren Reichweite gelagert werden. Hierzu eignen sich abschließbare Hausapothekenschränkchen.

Werden Arzneimittel von den Pflegenden im Auto transportiert, dürfen sie nie offen und/oder über Nacht im Auto liegen. Kühllagerungspflichtige Arzneimittel werden in isolierten Taschen transportiert.

In **stationären Pflegeeinrichtungen** werden Arzneimittel bewohnerbezogen aufbewahrt. Dies geschieht ebenfalls in einem abschließbaren Medikamentenschrank. Auch hier müssen Arzneimittel, die dem Betäubungsmittelgesetzt unterworfen sind, gesondert in einem abschließbaren Schrank aufbewahrt werden.

Immer häufiger steigen ambulante und stationäre Pflegeeinrichtungen auf die Blisterung von Medikamenten um. Hierbei werden von einer Apotheke Wochenrationen für Klientinnen oder Bewohnerinnen bereits fertig gestellt geliefert. In den Einrichtungen befinden sich keine Originalverpackungen. In einigen Ländern (z. B. USA, Großbritannien) werden auch in Krankenhäusern die Medikamente lediglich geblistert geliefert. Dies soll dem Arzneimittelmissbrauch sowie der Fehldosierung vorbeugen.

Arzneimittel dürfen nach Ablauf ihres Verfallsdatums nicht mehr angewendet werden. Sie werden zur Entsorgung an die Apotheke zurückgegeben. Medikamente gelten als | Sondermüll und dürfen nicht in den normalen Müllkreislauf geraten.

Sind Arzneimittelpackungen angebrochen, müssen sie innerhalb eines bestimmten Zeitraums verbraucht sein. Die folgende Tabelle gibt eine Übersicht:

Arzneimittel	Aufbrauchfristen
feste orale Formen (z. B. Tabletten, Kapseln)	bis zum angegebenen Verfallsdatum
flüssige orale Formen (z. B. Tropfen)	falls nicht anders angegeben 6 Monate
Inhalationslösungen	konserviert einen Monat, unkonserviert als Einzeldosis sofort
Salben	bis zum angegebenen Verfallsdatum
Zäpfchen	bis zum angegebenen Verfallsdatum
Augentropfen und Augensalben, Nasentropfen und Nasenspray, Ohrentropfen	als Einzeldosis sofort
Stechampullen	maximal 24 Stunden im Kühlschrank
Insuline	maximal 4 Wochen bei Raumtemperatur (vor Sonne und Hitze schützen)
Brechampullen	sofort
Infusionslösungen	nach Anstechen und Zuspritzen von Lösungen sofort und innerhalb von 24 Stunden

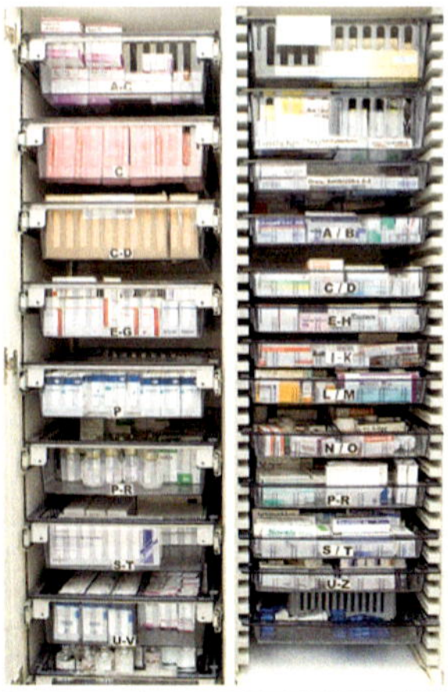

1] Medikamentenschrank im Krankenhaus

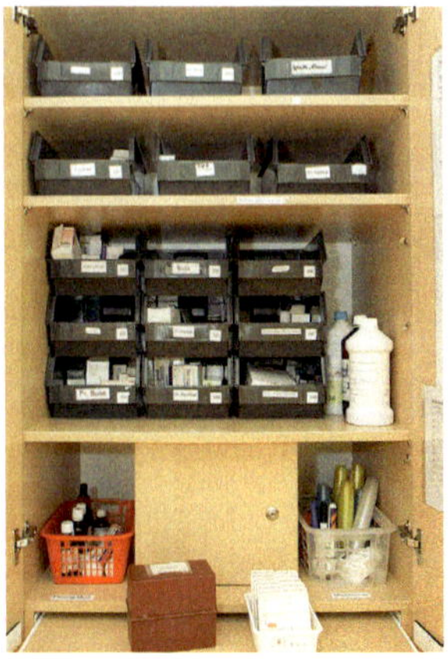

[2] Medikamentenschrank in einer Pflegeeinrichtung

Sondermüll | 3

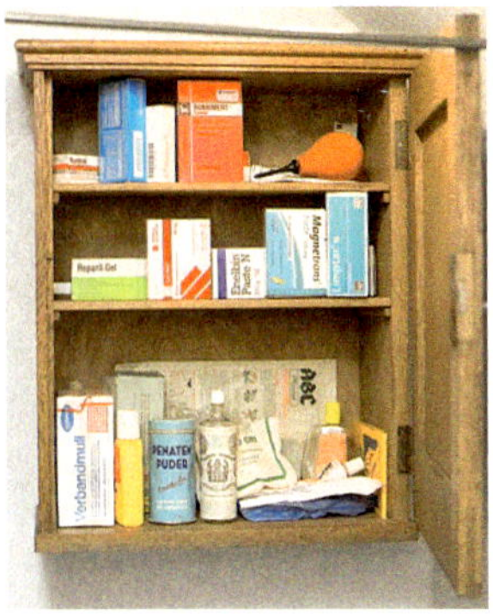

[3] Hausapotheke

Formen der Arzneimittelverabreichung

Um Arzneimittel optimal dosieren zu können, werden sie in bestimmten Formen (z. B. fest, flüssig) angeboten. Wann welches Medikament wie und wo verabreicht (*appliziert*) wird, ist von verschiedenen Faktoren abhängig:

- Eigenschaft des Arzneimittels (z. B. Resorbierbarkeit im Körper)
- erwünschter Wirkungsort (z. B. lokal oder systemisch)
- erwünschter Wirkungseintritt und Wirkunsgsdauer (z. B. sofortige oder lang anhaltende Wirkung)
- Gesundheitszustand und Wunsch der Patientin (z. B. Fähigkeit der oralen Aufnahme, Haut- oder Venenzustand)

Grundsätzlich unterscheidet man zwei Verabreichungsarten:

- Verabreichung auf die Haut und Schleimhaut
- Verabreichung in das Körperinnere

Bei der Verabreichung über die **Haut und Schleimhaut** werden folgende Verabreichungsformen (*Applikationsformen*) unterschieden:

perkutan	Resorption durch die Haut
bukkal	in der Wangentasche
sublingual	unter der Zunge zergehen lassen
lingual	auf der Zunge zergehen lassen
peroral (p. o.)	Anwendung oder Resorption über die Schleimhäute von Magen und Darm
nasal	auf der Nasenschleimhaut anwenden
konjunktival	auf der Bindehaut des Auges anwenden
otal	am und im Ohr anwenden
pulmonal	auf der Bronchial- und Alveolarschleimhaut
vaginal	auf der Vaginalschleimhaut anwenden, in die Scheide einführen
rektal	in den Enddarm (*Rectum*) einführen

Die Verabreichung in das **Körperinnere** kann enteral oder parenteral stattfinden. Bei der enteralen Verabreichung gelangen die Medikamente in den Magen-Darm-Trakt. Zu ihr gehören die orale, bukkale, sublinguale und rektale Applikationsart. Die parenterale Arzneimittelgabe umgeht den Magen-Darm-Trakt. Hier werden die Medikamente direkt ins Blut gegeben. Verabreichungsarten sind:

intravenös (i. v.)	in eine Vene
intraarteriell (i. a.)	in eine Arterie
intrakardial (i. c.)	in das Herz
intramuskulär (i. m.)	in den Muskel
subkutan (s. c.)	unter die Haut

intrakutan (i. c.)	in die Haut
intraperitoneal	in die Bauchhöhle
intraartikulär	in ein Gelenk
intralumbal	in das Rückenmark
intrathekal	in den Liquorraum

Arzneimittel und ihre Formen der Verabreichung

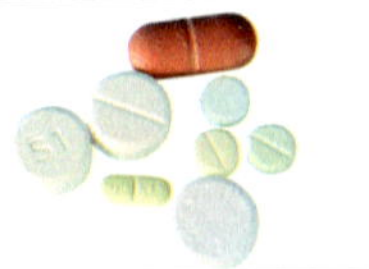

Eine **Tablette** besteht aus dem Wirkstoff und verschiedenen Hilfsstoffen (z. B. Milchzucker). Die Substanzen werden zu einer festen Form gepresst. Tabletten sind gut dosierbar und meist problemlos teilbar. Nachteilig ist, dass sie häufig schlecht schmecken bzw. schwer zu schlucken sind.
Applikation: oral

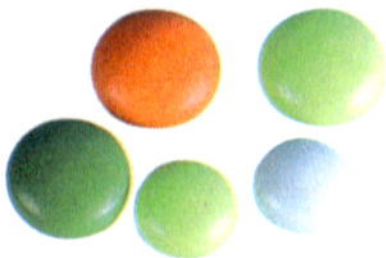

Ein **Dragee** ist eine Tablette mit einem Überzug aus Wachs oder Zucker. Dieser Überzug hat die Funktion, dass das Schlucken erleichtert, der Wirkstoff vor dem Zerfall geschützt oder ein schlechter Geschmack überdeckt wird. Eine Teilung des Dragees ist schwer möglich.
Applikation: oral

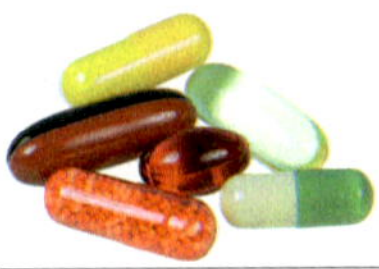

Für eine **Kapsel** wird ein flüssiger oder pulverförmiger Arzneistoff von einer Gelatinehülle ummantelt, die sich erst im Magen oder Darm auflöst. Kapseln können nicht geteilt, aber dafür geöffnet werden (Pulverinhalat, Flüssigkeit der Kapsel sublingual).
Applikation: in den meisten Fällen oral, selten inhalativ

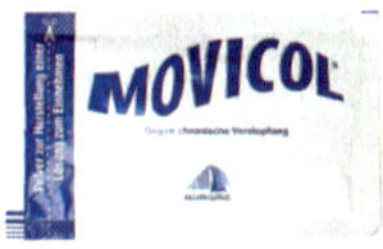

Bei **Pulver** handelt es sich um feste Substanzen, die sehr fein zerkleinert wurden. Eine genaue Dosierung ist oft schwierig und die Haltbarkeit begrenzt.
Applikation: am häufigsten zur lokalen Anwendung als Puder auf der Haut, manchmal auch zur oralen Anwendung aufgelöst in einer Flüssigkeit

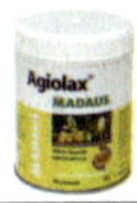

Für ein **Granulat** werden feste Substanzen zerkleinert. Der Nachteil ist, dass eine exakte Dosierung schwer möglich ist.
Applikation: oral in Flüssigkeit aufgelöst

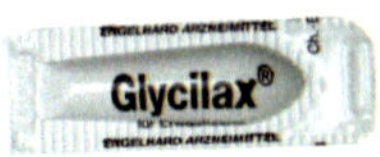

Zäpfchen werden aus Fett hergestellt, in das der Wirkstoff eingebettet ist. Sie schmelzen bei Körpertemperatur. Der Nachteil ist, dass die tatsächlich wirksame Menge des Wirkstoffes pro Zäpfchen variiert.
Applikation: rektal (Mastdarm); vaginal

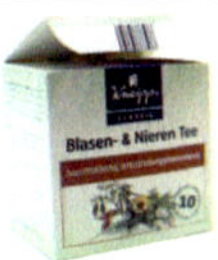

Für **Tees** werden Teile (Blüten, Blätter, Wurzeln, Samen) von Heilpflanzen getrocknet und häufig auch zerkleinert.
Applikation: oral als Kräutertee oder als Wirksubstanz für eine Auflage

[Tab. 1] Feste Formen von Arzneimitteln

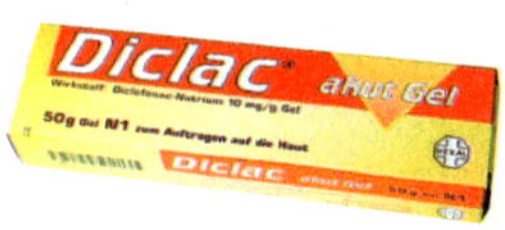

Bei einem **Gel** ist die Wirksubstanz in eine hydrophile (wasserlösliche) Grundlage eingebettet. Wenn es auf die Haut aufgetragen wird, hat es einen kühlenden Effekt. Der Wirkstoff wird über die Haut resorbiert.
Applikation: kutan

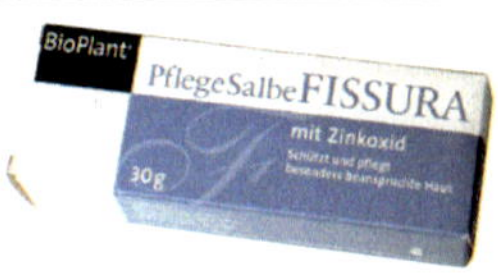

Bei einer **Salbe** ist die Wirksubstanz in eine lipophile (fettlösliche) Grundlage eingebettet. Das Fett in der Salbe legt sich wie ein Schutzfilm über die Haut und sie erwärmt sich. Dadurch können die Wirkstoffe leichter resorbiert werden.
Applikation: kutan

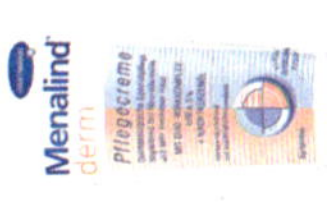

Im Vergleich zu einer Salbe hat die **Creme** einen höheren Anteil an Wasser in der Grundlage.
Applikation: sehr häufig kutan, manchmal auch vaginal oder konjunktival (Augensalbe)

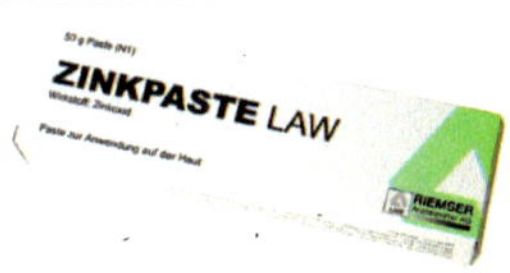

Im Vergleich zu einer Salbe hat eine **Paste** einen höheren Anteil an Pulver und ist dadurch ausgesprochen fest.
Applikation: kutan

[Tab. 2] Halbfeste Formen von Arzneimitteln

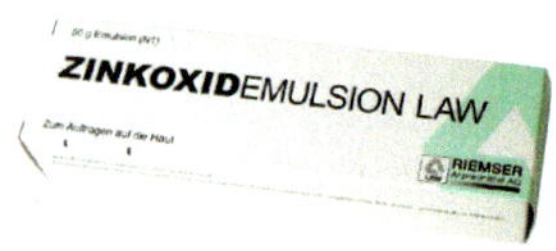

Bei einer **Emulsion** handelt es sich entweder um ein Öl-in-Wasser-Gemisch oder ein Wasser-in-Öl-Gemisch. Beide müssen vor Gebrauch geschüttelt werden, da Öl und Wasser nicht ineinander lösbar sind.
Applikation: kutan

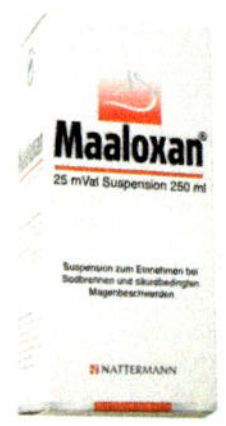

Bei einer **Suspension** wurden kleinste, nicht lösliche Substanzen in eine Flüssigkeit eingebracht. Da sich die festen Stoffe bei der Lagerung absetzen, muss eine Suspension vor Gebrauch geschüttelt werden.
Applikation: meistens kutan, aber auch oral

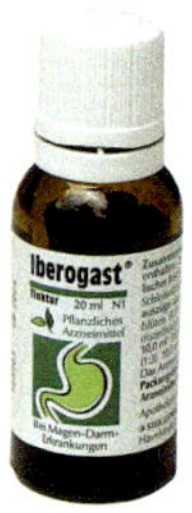

Die Grundlage einer **Tinktur** besteht aus Alkohol. Darin gelöst befindet sich ein Auszug von Substanzen pflanzlicher oder tierischer Herkunft.
Applikation: oral, kutan

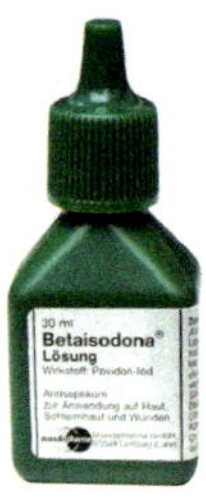

Bei einer **Lösung** wurde eine normalerweise feste Substanz vollständig in einem Lösungsmittel, wie z. B. Alkohol oder Wasser, aufgelöst.
Applikation: oral, intrakutan, subkutan, intramuskulär, intravenös, intraarteriell, kutan

[Tab. 1] Flüssige Formen von Arzneimitteln

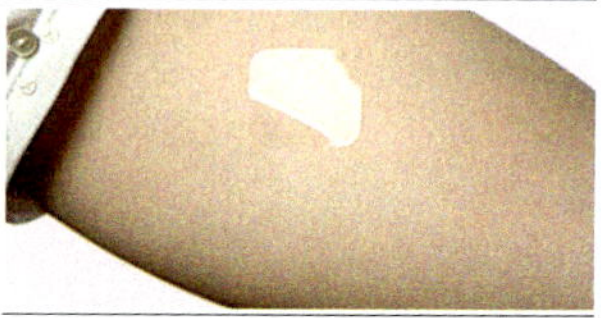

Bei einem **transdermalen therapeutischen System** (z. B. ein Schmerzpflaster) befindet sich der Wirkstoff in einem Depot. Das Arzneimittel wird kontinuierlich an die Haut abgegeben und von dort resorbiert.
Applikation: kutan

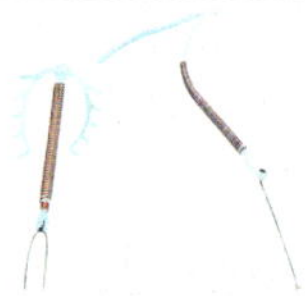

Bei einer **Spirale** mit einem Hormondepot wird der Wirkstoff kontinuierlich abgegeben und somit der Hormonspiegel verändert. Es gibt auch Spiralen aus Kupfer. Beide Formen werden in die Gebärmutterhöhle eingebracht.
Applikation: intrauterin

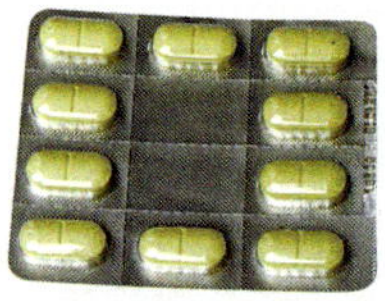

Ein orales **osmotisches therapeutisches System** sieht aus wie eine normale Tablette. Die äußere Schicht ist mit kleinen Poren durchsetzt, durch die nach der Einnahme Wasser eindringen kann. Durch das Wasser wird der Wirkstoff im Inneren der Tablette aufgelöst. Der Innendruck steigt dadurch und die Lösung dringt nach außen.
Applikation: oral

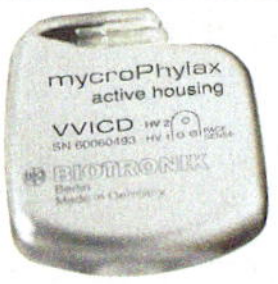

Ein **Implantat** wird operativ in den Körper eingebracht (in ein Organ oder eine Körperhöhle), wie z. B. ein Herzschrittmacher.
Applikation: operativ

[Tab. 2] Therapeutische Systeme

Regeln für die Arzneimittelverabreichung

Vor der Verabreichung werden Arzneimittel den ärztlichen Anordnungen entsprechend vorbereitet (gerichtet). Aus der Anordnung müssen folgende Informationen zu entnehmen sein:

- Arzneimittelname
- Arzneimittelform (Tablette, Tropfen, Zäpfchen ...)
- Dosierung
- Zeitpunkt der Verabreichung beziehungsweise Intervall (z. B. morgens, mittags, abends, zur Nacht) und eventuell mit zeitlicher Begrenzung z. B. für 6 Tage oder bis zum 28.07.

Unleserliche oder undeutliche Anordnungen dürfen nicht „erraten" werden, sondern erfordern eine Rücksprache mit dem Arzt.

Grundsätzlich werden die Medikamente von der Person gerichtet, die sie auch verabreicht. Das Stellen der Medikamente erfolgt in einer ruhigen und möglichst störungsfreien Atmosphäre. Ist dies aus organisatorischen Gründen nicht möglich, können die Medikamentenrationen auch für einen Tag gestellt werden. Um eine Kontrolle der gestellten Medikamente zu ermöglichen, sollten Tabletten immer in ihrer Hülle (Blister) gestellt werden [Abb. 4]. Dies ermöglicht auch das Austauschen von Tabletten bei Änderung der ärztlichen Anordnung. Flüssige Arzneimittel werden maximal 30 min vor Medikamenteneinnahme gestellt.

Feste orale Medikamente werden in so genannten Medikamenten-Dispensern gestellt. Diese haben Fächer für die Tabletteneinnahme am Morgen, Mittag, Abend und in der Nacht. Im ambulanten Bereich werden auch Wochen-Dispenser eingesetzt.

Tabletten sollten nur nach ausdrücklicher ärztlicher Anordnung geteilt werden, da sie häufig von einer Schutzschicht umgeben sind, die eine kontrollierte Resorption im Körper ermöglichen. Als Faustregel gilt, dass nur Tabletten mit Sollbruchstellen geteilt werden dürfen. Müssen Tabletten geteilt werden, erfolgt dies mit einer Bruchhilfe. Der nicht benötigte Rest der Tablette wird verworfen.

Flüssige Medikamente werden in Tropfenbechern gestellt. Gerade bei einer geringen Anzahl von Tropfen werden diese mit stillem Wasser aufgefüllt.

Beim Richten der Medikamente werden alle hygienischen Prinzipien eingehalten. Hygienisch Arbeiten | 666

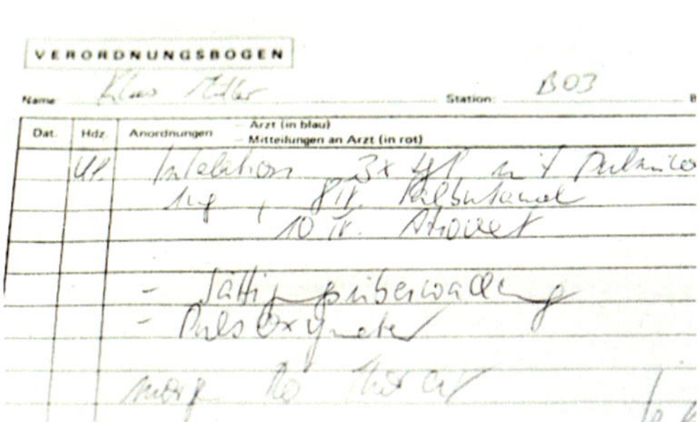

[1] Ärztliche Anordnung

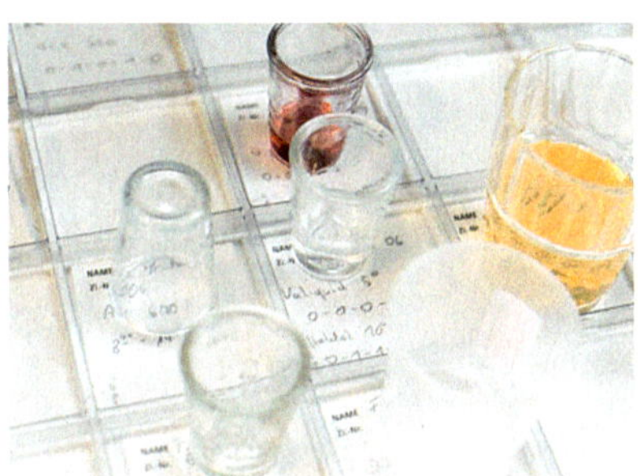

[2] Tropfentablett

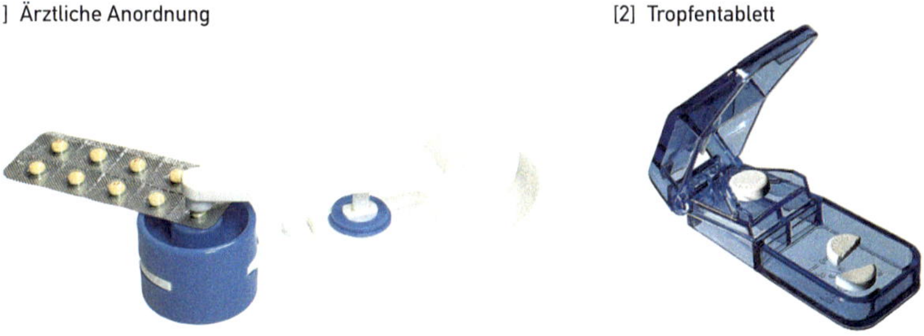

[3] Tablettenteiler

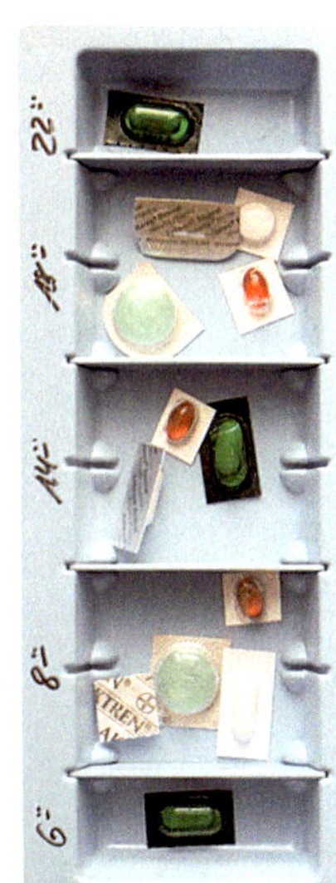

[4] Medikamenten-Dispenser

Bevor ein Arzneimittel einer Patientin verabreicht wird, muss anhand der 5-„**R**"-Regel die Übereinstimmung mit der ärztlichen Anordnung überprüft werden:

Richtige Patientin?: Beim Stellen der Medikamente wird die Patientinnenakte hinzugenommen und der Patientinnenname abgeglichen.

Richtiges Medikament?: Das Arzneimittel wird anhand des Präparatenamens dreimal auf seine Richtigkeit geprüft: beim Herausnehmen aus dem Schrank, bei der Entnahme sowie beim Zurücklegen der Packung in den Schrank. Vorsicht ist bei Arzneimitteln mit ähnlich klingenden Namen geboten, z. B. Digitoxin und Digoxin.

Richtige Dosis?: Die Dosierung entspricht der ärztlichen Anordnung. Ist eine Dosierung nicht möglich, z. B. 75 mg einer 80-mg-Tablette, muss Rücksprache mit der Ärztin gehalten werden. Tropfenzähler und Messbecher müssen geeicht sein. Vorsicht ist bei unterschiedlichen Konzentrationsangaben (z. B. ml und mg) geboten.

Richtige Applikationsart?: Viele Arzneimittel liegen in für jede Applikationsart unterschiedlichen Formen vor (z. B. Digitoxin-Tabletten, Digitoxin-Injektionslösung). Vorsicht vor Verwechslung!

Richtiger Zeitpunkt für die Medikamentengabe?: Überprüft werden die festgesetzten Zeiten (8.00, 16.00, 24.00 Uhr) oder verordneten Intervalle (z. B. jeden 2. Tag). Einige Medikamente bedürfen besonderen Einnahmevoraussetzungen, z. B. Insulin oder Antidiabetika müssen 30 Minuten vor der Mahlzeit eingenommen werden. Andere Arzneimittel müssen vor oder nach einer Mahlzeit eingenommen werden oder vertragen sich nicht mit bestimmten Lebensmitteln.

Antidiabetika | 2

In der Regel nehmen Patientinnen ihre oralen Medikamente selbstständig ein. Bei Menschen mit psychischen Erkrankungen und/oder kognitiven Beeinträchtigungen sowie Bewusstseinsstörungen muss die Medikamenteneinnahme überwacht werden. Im Zweifelsfall sollte mit der behandelnden Ärztin über eine andere Applikationsform gesprochen werden. Dies gilt auch für Patientinnen mit Schluckstörungen. Die allgemein weit verbreitete Praxis, Tabletten zu mörsern, darf nur nach Rücksprache mit Ärztin oder Apothekerin erfolgen.

Bei Kindern wird die Arzneimittelgabe übernommen, die Eltern/Bezugspersonen dazu angeleitet oder die Einnahme unter Aufsicht selbstständig durchgeführt. Dabei sollte kurz und kindgerecht erklärt werden, warum das Medikament eingenommen werden muss und wie es wirkt. Auch sollte das Kind nach der Einnahme gelobt und/oder belohnt werden.

Bei Säuglingen sind Zäpfchen zu bevorzugen. Sind flüssige Arzneimittel angeordnet, werden diese auf einem Löffel, in eine Spritze oder einen Medikamentenbecher gefüllt, an die Lippen des Säuglings geführt, bis der Saugreflex einsetzt und dann in den Mund gegeben. Arzneimittel werden nie direkt in die Flasche des Kindes gegeben, da es sonst zu Wirkungsveränderungen sowie ungenauer Dosierung bei Nichtaustrinken der Flasche kommt.

Lehnen Patientinnen die Medikamenteneinnahme ab, ist ärztliches Personal zu informieren. Eine Verabreichung von Arzneimitteln ohne Einwilligung der Patientin gilt als Körperverletzung und ist strafbar (Rechtliche Rahmenbedingungen | 3).

Nehmen Patientinnen versehentlich zu viele oder falsche Medikamente ein, ist unverzüglich ärztliches Personal zu informieren. Die Gebrauchsinformation gibt i. d. R. Auskunft, wie sich bei versehentlicher Überdosierung zu verhalten ist. Bestehen Zweifel und ist kein ärztliches Personal zur Hand, sollte immer ein Notruf abgesetzt werden.

Notruf | 812

Allgemeine Grundsätze zum Injizieren

2.1.2

Eine Injektion ist die parenterale Applikation gelöster Arzneimittel mit einer Hohlnadel (Kanüle) direkt in den Organismus. Jede Injektion bedarf der Zustimmung des Patienten. Zuvor muss ein ausführliches Aufklärungsgespräch über Wirkung und Nebenwirkung des Medikamentes sowie Risiken der Injektion stattfinden.

Vorteile von Injektionen	Nachteile von Injektionen
▪ schneller und sicherer Wirkungseintritt ▪ präzise steuerbare Dosierbarkeit ▪ Anwendung auch bei Schluckstörungen und Bewusstseinsstörungen möglich ▪ keine Veränderung von Arzneistoffen durch die Magen-Darm-Passage ▪ lokale Behandlung möglich (z. B. Lokalanästhetikum)	▪ starke/schnelle Reaktion (Allergie) ▪ lokale Reaktionen: Blutungen nach außen oder ins Gewebe (Hämatome); aseptische Nekrose; Abszesse (besonders bei abwehrgeschwächten Patientinnen), Einbringen von infiziertem Material in die Blutbahn (Bakteriämie) ▪ psychogene Synkope (Ohnmacht) ▪ falsche Applikationsart (z. B. intravenös statt intramuskulär) ▪ Kanülenbruch ▪ Angst vor Schmerzen beim Einstich

Injektionen sind dem Arzt vorbehalten. Bestimmte Injektionen können ggf. an das Pflegepersonal delegiert werden. Voraussetzungen sind:

- ein ausreichendes Wissen um das Medikament
- Beherrschung der Injektionstechnik
- Kenntnis der möglichen Komplikationen

parenterale Applikation
Verabreichung unter Umgehung des Magen-Darm-Traktes

Die Übernahme muss abgelehnt werden, wenn Zweifel an der sicheren Ausführung bestehen (z. B. wenig Erfahrung, Unsicherheit oder wenn die Tätigkeit verlernt wurde).

Injektionsarten	
s. c.	subkutan, in das Unterhautfettgewebe
i. c.	intrakutan, in die Haut
i. m.	intramuskulär, in ein Muskelgewebe
v. g.	ventroglutäal, in den mittleren Gesäßmuskel

Injektionen, die ausschließlich dem Arzt vorbehalten sind	
i. v.	intravenös, in eine Vene
i. a.	intraarteriell, in eine Arterie
i. a.	intraartikulär, in ein Gelenk

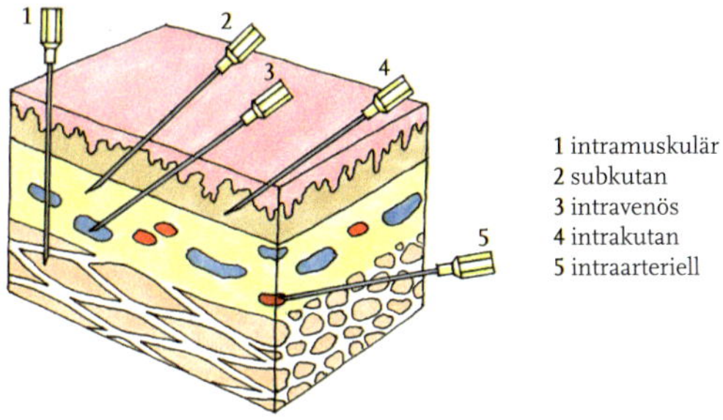

[1] Injektionsorte

Während der Ausbildung darf die Injektion, selbst wenn sie theoretisch und praktisch gelehrt/vermittelt wurde, nur unter Anleitung erfolgen.

Kontraindikationen

- Entzündungen, Hämatome, Ödeme und Mangeldurchblutungen im Injektionsgebiet
- Gerinnungsstörungen oder Antikoagulanziengabe (z. B. Marcumar® nach Herzinfarkt)
  Ausnahme: Unter einer Low-Dose-Heparinmedikation (Dosierung bei Thromboseprophylaxe) darf dennoch i. m. injiziert werden.
- keine i.-m.-Injektion während eines Schocks, denn auf Grund der Blutzirkulation ist das Gewebe in der Peripherie minderdurchblutet und die Resorptionszeit entsprechend verlängert

Gefahren

- Nervenschädigung (z. B. Nervus ischiadicus bei Injektion in die Glutealmuskulatur) durch falsche Stichrichtung und/oder Einstichstelle
- Spritzenabszess (Eiteransammlung im Gewebe), z. B.
  - wenn die Hygienevorschriften nicht beachtet wurden,
  - wenn in ein bereits vorhandenes Hämatom oder eine anderweitig gereizte Gewebestelle gespritzt wird oder
  - durch Verwendung unsterilen Materials
- aseptische Nekrose (bei Unverträglichkeit des Medikamentes)
- Gefäßpunktion und versehentliche intravenöse Verabreichung bei vorgeschriebener i.-m.-Injektion
- anaphylaktischer Schock bei Überempfindlichkeit auf ein Medikament

anaphylaktischer Schock | 824

Resorptionsgeschwindigkeit

Die durchschnittliche Resorptionsgeschwindigkeit beträgt bei einer i.-m.-Injektion ca. 30–60 min (bei einer s.-c.-Injektion länger). Intramuskulär werden auch schwer resorbierbare Lösungen wie Emulsionen, Depotpräparate, ölige Stoffe und Suspensionen injiziert. Bei drohender Hyperglykämie injizieren manche Diabetiker Insulin intramuskulär. Grund für die schnelle Resorption bei intramuskulären Injektionen ist die stärkere Durchblutung der Muskulatur im Vergleich zum Unterhautfettgewebe. So wird z. B. Insulin nach Reiben der Injektionsstelle ebenfalls schneller resorbiert. Auch nach Wärme (Muskelarbeit, Sauna, Bad) ist die Resorptionsgeschwindigkeit der injizierten Lösungen kürzer.

Hyperglykämie | 2

Spritzenmaterial

Kanülen

Zur Durchführung von Injektionen werden ausschließlich steril verpackte Einmalkanülen verwendet. Diese haben je nach Injektionsart unterschiedliche Längen und Stärken, was an der jeweiligen Farbe des Kanülenansatzes zu erkennen ist.

Häufig verwendete Kanülenlängen und -stärken*	Geeignet für folgende Injektionsart(en)
1 (gelb; ca. 40–70 mm lang; ø 0,9 mm) 2 (grün; ca. 40–60 mm lang; ø 0,8 mm)	▪ i. m. ▪ i. v. ▪ Blutentnahmen
12 (schwarz; ca. 30 mm lang; ø 0,7 mm) 14 (lila; ca. 30 mm lang; ø 0,6 mm) 16 (blau; ca. 25 mm lang; ø 0,6 mm)	▪ s. c. (bei großen Mengen und bei derber Haut)
17 (rot/lila; ca. 25 mm lang; ø 0,5 mm) 18 (braun; 12–25 mm lang; ø 0,45 mm) 20 (grau; 12–20 mm lang; ø 0,4 mm)	▪ s. c. (bei geringen Mengen wie Insulin, Heparin) ▪ i. c.

*Je nach Hersteller der Kanülen variieren diese Farben und Größenangaben (Beschriftung der Verpackung beachten!).

Der Kanülenaufsatz kann unterschiedlicher Form sein. Es gibt Steckaufsätze (Luer), die am gebräuchlichsten sind, sowie Schraubaufsätze (Luer-Lock), die einen sehr festen Halt haben. Die Kanülen sind immer mit Schutzkappen aus Plastik versehen.

Spritzen

Spritzen bestehen meist aus Kunststoff und sind einzeln sowie steril verpackt, um vor Infektionsübertragungen zu schützen. Sie haben verschiedene Standardgrößen, die sich nach dem Füllungsvermögen richten: 1 ml, 2 ml, 5 ml, 10 ml, 20 ml.

Neben den Standardspritzen, gibt es spezielle Einmalspritzen, die bereits über eine Kanüle verfügen (z. B. Insulinspritzen [Abb. 4]).

Insulinspritzen verfügen über eine weitere Besonderheit: Sie sind nicht nur in ml geeicht, sondern verfügen über eine zusätzliche Graduierung in Internationalen Einheiten (I. E.), das gebräuchliche Maß für die Anordnung von Insulin. 1 ml Flüssigkeit entspricht dabei 40 IE.

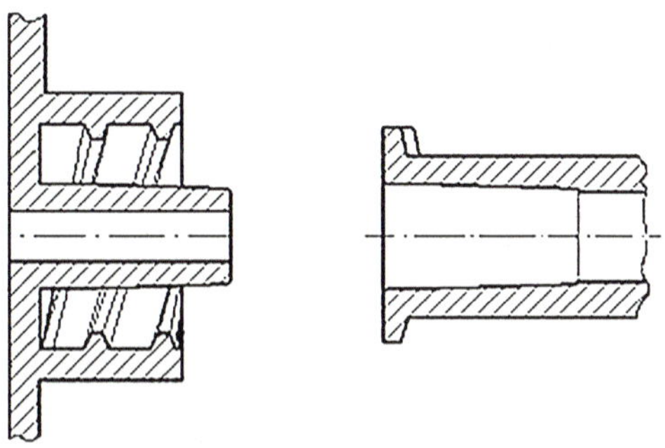

[1] Luer-Lock-System im Schema

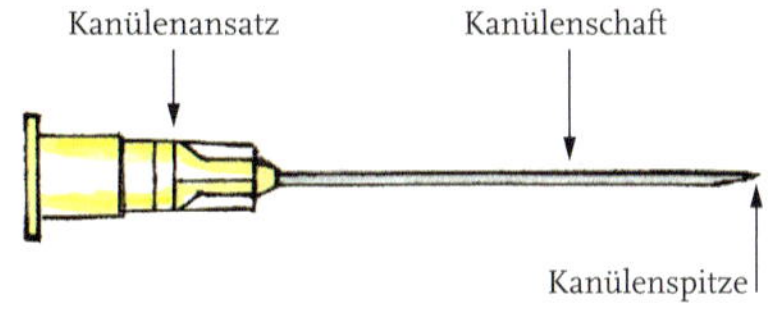

[2] Kanüle (Hohlnadel)

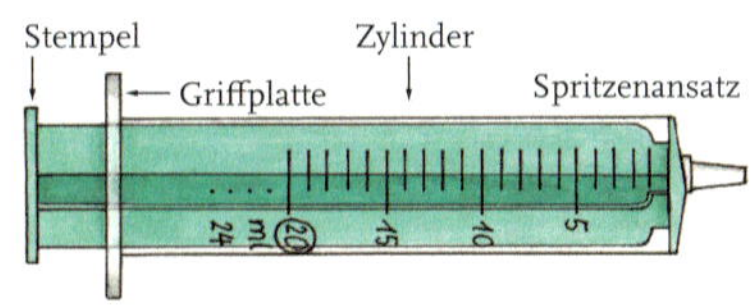

[3] Spritze

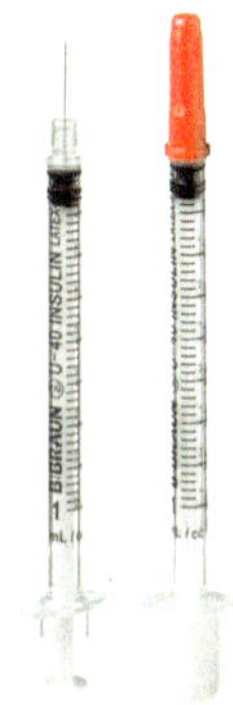

[4] Einmalspritzen

Ampullenarten

- **Glasampullen** haben ein Fassungsvermögen von ca. 1 – 20 ml. Sie werden am Ampullenhals angesägt und aufgebrochen.
- **Brech-/Knickampullen** können mit einer Ampullensäge angesägt werden (bei einer Markierung am Ampullenhals entfällt das Ansägen). Zum Schutz vor Glassplitterverletzungen werden sie mit Hilfe eines Tupfers aufgebrochen. Zum Aufbrechen der Glasampulle (mit einem Tupfer) muss der Markierungspunkt auf die Pflegeperson zeigen [Abb. 5].
- **Stechampullen**, z. B. für Insulin [Abb. 6], sind zur mehrmaligen Entnahme geeignet, weil sich der elastische Gummistopfen am Ampullendeckel nach dem Einstechen mit einer Kanüle wieder verschließt. Für die Mehrfachentnahme stehen Entnahmekanülen mit Bakterienfilter zur Verfügung [Abb. 7].
- **Trockenampullen** (für instabile Stoffe) werden erst kurz vor Gebrauch mit Hilfe von Lösungsmitteln fertig gestellt, indem die Trockensubstanz z. B. mit Hilfe einer Überleitungskanüle mit Kochsalz verflüssigt wird.
- **Fertigspritzen** (z. B. Antibiotika, Heparine) sind bereits vorgefertigte Spritzen mit Kanüle und Injektionslösung. Sie enthalten eine kleine Luftblase, die nach der Injektion im Kanülenschaft bleibt und so die volle Abgabe der Injektionslösung gewährleistet. Darum darf die Luftblase vor der Applikation nicht herausgedrückt werden.
- **Kunststoffampullen** [Abb. 8] können ohne Verletzungsgefahr und ohne Kanüle aufgezogen werden.

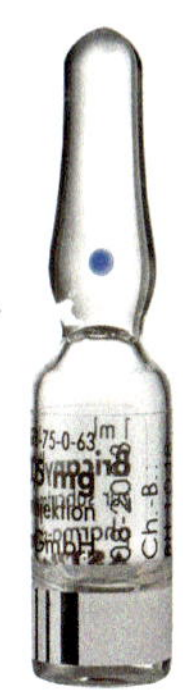

[5] Glasampullen mit Markierung

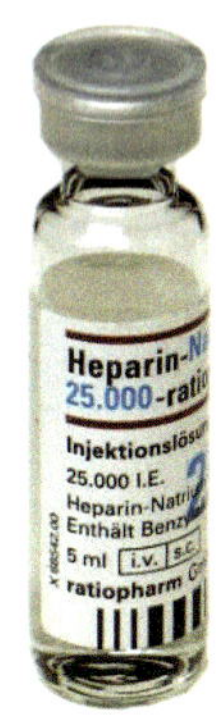

[6] Stechampullen

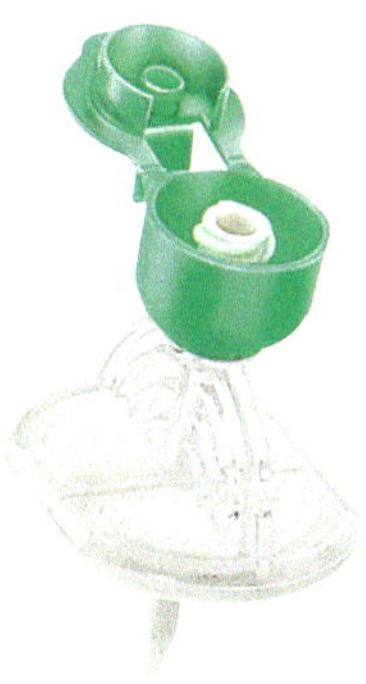

[7] Entnahmekanüle

[8] Kunststoffampulle

Vorbereiten der Injektion

Zur Vorbereitung einer Injektion zählen das Aufziehen der Injektionslösung, die Auswahl und Bereitstellung der Materialien sowie die Information und Lagerung der Patientin. Dies geschieht unter hygienischen Bedingungen.

Aufziehen der Injektionslösung

Mit Ausnahme von Fertigspritzen, müssen Injektionslösungen aus der Ampulle in die Spritze aufgezogen werden. Zunächst erfolgen Arbeitsflächendesinfektion sowie anschließende Händedesinfektion. Im Anschluss werden alle benötigten Materialien zusammengestellt:

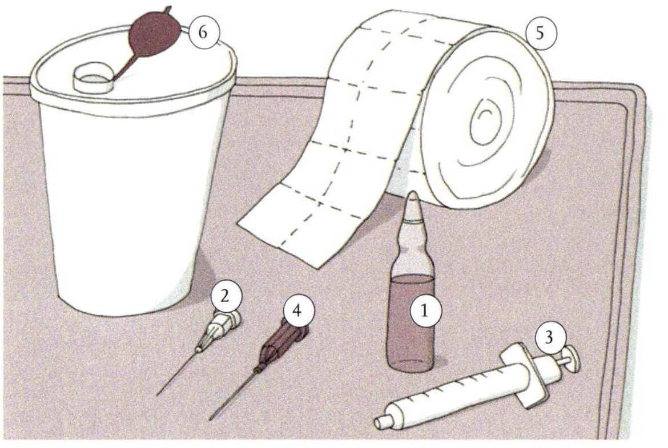

[1] Materialien zur Vorbereitung einer Injektion

- Arzneimittel (1)
- Spritze, deren Inhaltsvolumen dem des Medikamentes entspricht (3).
- Aufziehkanüle (2)
- Injektionskanüle entsprechend der Injektionsart (4)
- gegebenenfalls eine Ampullensäge (5)
- Tupfer bei Brechampullen
- Belüftungskanülen bei Stechampullen
- Kanülenabwurfbehälter, ggf. Glasabfallbehälter (6) und Behälter für sonstigen Abfall wie Verpackungen oder Tupfer

Beim Aufziehen von Injektionslösungen aus **Glasampullen** wird zunächst überprüft, ob sich Flüssigkeit im Ampullenhals beziehungsweise -kopf befindet. Ist dies der Fall, wird diese Flüssigkeit durch Klopfen oder leichtes Bewegen aus dem Handgelenk in den Ampullenkörper zurückbefördert.

Brechampullen wird heute der Vorzug gegeben. Hier kennzeichnet ein Markierungspunkt eine Sollbruchstelle, die mit einem Tupfer umfasst und anschließend abgebrochen wird. Gibt es keinen Markierungspunkt, muss der Ampullenhals mit einer Ampullensäge angesägt werden. Die Injektionslösung wird dann mit Spritze und Aufziehkanüle aus der Ampulle vollständig aufgezogen.

Beim Aufziehen von Injektionslösungen aus **Stechampullen** wird zunächst der Verschluss entfernt und der Gummistopfen desinfiziert. Um das Aufziehen zu erleichtern, wird dieselbe Menge an Luft in die Stechampulle hineingespritzt, wie Flüssigkeit entnommen werden soll. Dadurch entsteht ein Überdruck in der Ampulle, welcher dafür sorgt, dass die Injektionsflüssigkeit in die Spritze fließt, ohne den Stempel zu bewegen. Wird keine Luft in die Stechampulle gespritzt, lässt sich die Injektionslösung nur sehr schwer abziehen.

Eine angefangene Stechampulle wird mit Datum und Uhrzeit versehen und entsprechend den Herstellungshinweisen gelagert.

Trockensubstanzen werden kurz vor der Applikation mit Hilfe von Lösungsmitteln zubereitet. Welche Lösungssubstanz (z. B. NaCl 0,9 %, Aqua dest.) verwendet werden muss, ist dem Beipackzettel der Trockensubstanz zu entnehmen. Zunächst wird die Ampulle mit der Trockensubstanz geöffnet und der Verschlussstopfen desinfiziert. Während der Einwirkzeit wird das Lösungsmittel aufgezogen und im Anschluss in die Stechampulle mit der Trockensubstanz gespritzt. Die Arzneimittelampulle wird so lange leicht gerollt, bis die Trockensubstanz völlig gelöst ist. Erst dann darf sie aufgezogen und injiziert werden. Bei Trockensubstanzen, die mit einem Lösungsmittelvolumen von 50 bis über 100 ml gelöst werden, wird eine Überleitungskanüle benutzt, wodurch ein Aufziehen des Lösungsmittels in eine Spritze unnötig ist. Durch die Überleitungskanüle, kann die Lösungssubstanz direkt in die Trockensubstanz laufen.

Nach dem Aufziehen der Injektionslösungen wird die Aufziehkanüle in den Kanülenabwurf entsorgt und die Injektionskanüle auf die Spritze gesteckt. Dabei bleibt die Plastikkappe bis direkt vor der Injektion auf der Kanüle. Die Spritze wird mit Datum, Uhrzeit und Inhalt beschriftet. Es kann zusätzlich auch die aufgezogene Ampulle auf das Spritzentablett gelegt werden.

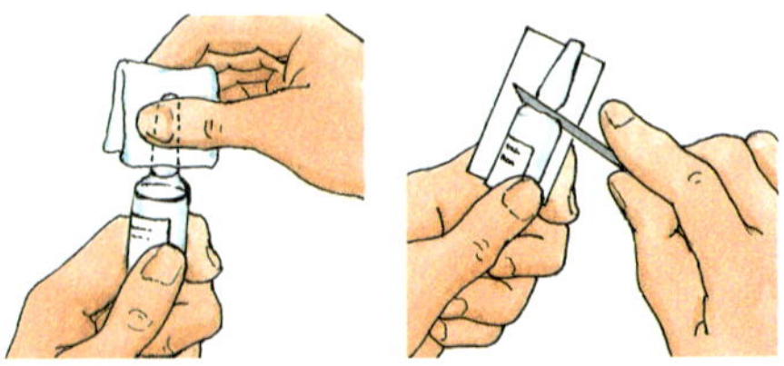
[2] Ansägen der Glasampulle immer mit Tupfer bzw. beim Abrechen den Ampullenhals ganz mit dem Tupfer umfassen (hier gestrichelt gezeichnet)

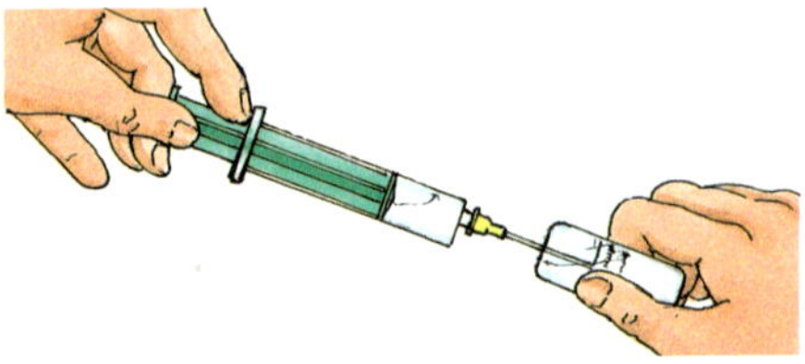
[3] Aufziehen aus der Glasampulle

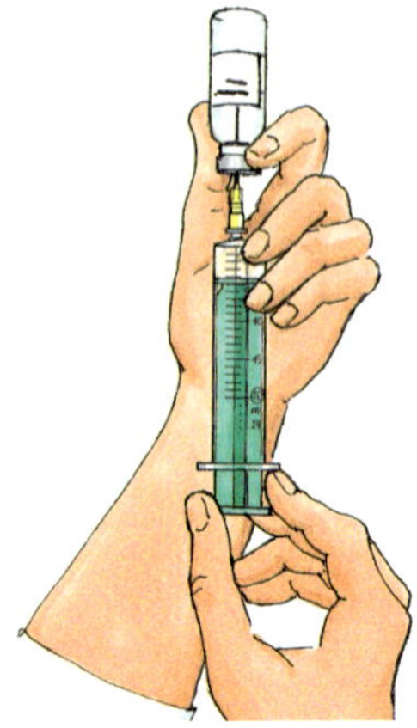
[4] Aufziehen aus der Stechampulle

Vorbereitung der Materialien

Vor der Durchführung der Injektion werden die benötigten Materialien auf einem Spritzentablett zusammengestellt.

- Händedesinfektionsmittel (falls nicht im Zimmer)
- Hautdesinfektionsmittel
- Sterilisierte Tupfer
- Aufgezogene Spritze mit entsprechender Injektionskanüle
- Ersatzkanüle
- Kanülenabwurfbehälter
- ggf. die leere Ampulle des Arzneimittels zur Versicherung über das richtige Medikament

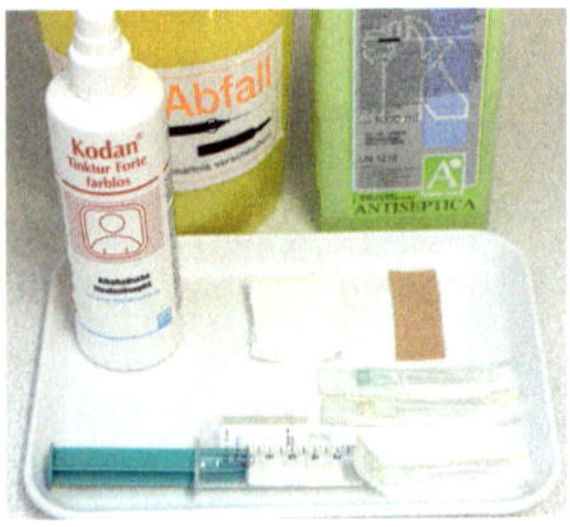

[5] Spritzentablett

Vorbereitung der Patientin

Die Patientin wird von der Ärztin vor der Injektion umfassend über die Notwendigkeit und auftretende Wirkungen und Nebenwirkungen des Arzneimittels aufgeklärt.

Die Pflegekraft vergewissert sich vor der Injektion über die Zustimmung der Patientin und die Aufklärung durch die Ärztin.

Die Lagerung der Patientin sollte der Injektion entsprechen und bequem sein.

Für einige Patientinnen sind Injektionen mit Ängsten, beispielsweise vor Komplikationen und Schmerzen, verbunden (Spritzenphobie). Daher sollte die Pflegekraft mit Einfühlungsvermögen, Informationen und Zuversicht auf die Ängste eingehen.

Doch nicht nur Patientinnen haben Angst vor Spritzen. Einigen Pflegekräften, vor allem Auszubildenden, geht es hier ähnlich. Ihnen macht die Vorstellung, Patientinnen zu spritzen, Angst. Hier sollte man sich diese Ängste eingestehen und beispielsweise das Spritzen zunächst „trocken" üben. Als Übungsobjekt kann eine Rolle Toilettenpapier dienen, deren äußere Schicht ungefähr die Konsistenz menschlicher Haut hat.

Durchführen und Nachbereiten einer Injektion

Vor jeder Injektion erfolgt eine Händedesinfektion. Im Anschluss wird der Injektionsort aufgesucht und unter Beachtung der Einwirkzeit desinfiziert. Die Kanülenkappe wird von der Kanüle enfernt, die Kanüle eingestochen und das Medikament injiziert. Nach dem Entfernen der Kanüle wird der Injektionsort mit einem Tupfer komprimiert und ggf. mit einem Pflaster abgedeckt.

Nach der Injektion werden die gebrauchten Materialien entsorgt. Der Pflegebedürftige wird auf Komplikationen, Nachblutungen und Infektionen an der Einstichstelle beobachtet. Die Injektion wird im Dokumentationssystem mit Datum, Uhrzeit und Applikationsart dokumentiert. Treten Komplikationen auf, werden diese im Pflegebericht beschrieben und ggf. ärztliches Personal informiert.

Gefährdungen und Komplikationen einer Injektion

Am häufigsten führen Unverträglichkeitsreaktionen und falsche Injektionstechniken zu Komplikationen.

Bei Unverträglichkeitsreaktionen handelt es sich um allergische Reaktionen auf das Arzneimittel, die sich beispielsweise in Rötungen, Juckreiz, Hautausschlag, Schmerzen, Angstzuständen bis hin zum Kreislaufkollaps und Schock zeigen können. Auch eine aseptische Nekrose kann Folge einer Unverträglichkeit des Medikamentes sein.

Gefürchtete Komplikationen bei Injektionen sind Nervenschädigungen und ungewollte Gefäßpunktionen. Dies geschieht durch

- falsche Injektionstechnik,
- falsche Stichrichtung,
- falsche Lokalisation des Injektionsortes oder
- falsche Auswahl der Kanülenlänge.

Darüber hinaus kann es zu Fehlinjektionen kommen, die den Wirkungseintritt des Arzneistoffes beeinflussen.

Werden die hygienischen Richtlinien nicht beachtet, kann es zu Infektionen kommen (z. B. Spritzenabszess, Fasciitis [Abb. 1]).

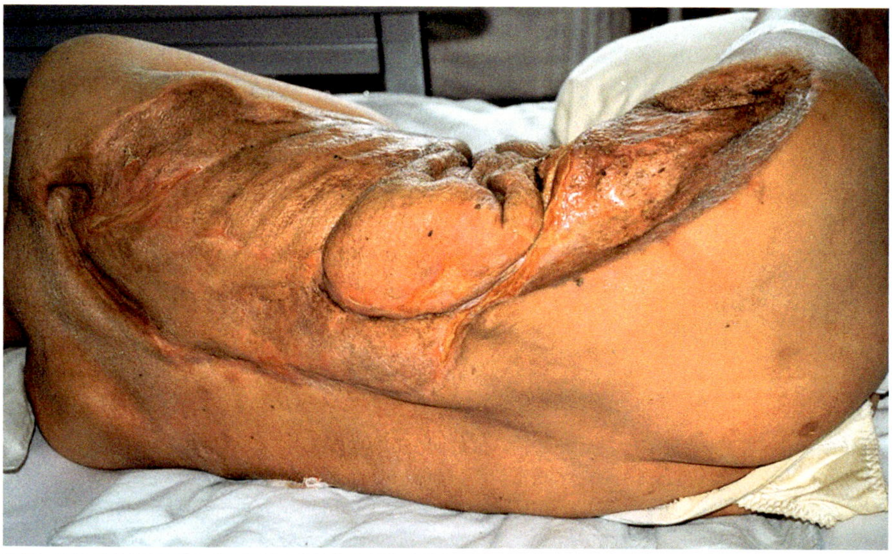

[1] Fasciitis als Komplikation nach einer intramuskulären Injektion

Subkutane Injektionen

2.1.3

Bei einer subkutanen Injektion, wird die Injektionslösung in das Unterhautfettgewebe (*Subcutis*) injiziert. Zu dieser Injektionsart eignen sich nur wässrige Lösungen (z. B. Insulin, Heparin). Da sie über die Kapillaren nur relativ langsam in das Blut aufgenommen werden, ist der gewünschte Wirkungseintritt verzögert (dauert länger).

Prinzipiell eignen sich alle Körperregionen zur subkutanen Injektion, die über ein ausgeprägtes Unterhautfettgewebe verfügen. Folgende Injektionsorte sind für subkutane Injektionen besonders geeignet [Abb. 2]:

- Bauchhaut um den Bauchnabel herum, jedoch mindestens 2 cm Abstand zum Nabel halten
- Vorder- und Außenseiten der Oberschenkel
- Außenseiten der Oberarme

Bei Patientinnen, die regelmäßige Injektionen benötigen (z. B. bei |Diabetes mellitus), wird der Injektionsort regelmäßig gewechselt. Dazu empfiehlt sich ein Injektionskalender nach Wochentagen [Abb. 3]). Wird wiederholt in dieselbe Hautstelle injiziert, kann es zu einer Verhärtung des Unterhautfettgewebes (|Lipodystrophien) kommen, was zu Resorptionsstörungen führen kann.

Diabetes mellitus | 2

Lipodystrophie
Gewebeveränderungen und Funktionsstörungen des Unterhautfettgewebes, die sich als geschwulstartige Verdickungen des Unterhautfettgewebes zeigen.
Lipodystrophien können Ursache sein für:
- unklare Blutzuckerschwankungen
- Steigerung der Insulindosis in kurzer Zeit
- schmerzlose Hautareale
- tastbare oder sichtbare Verdickung der Haut
- hohen Hautwiderstand beim Einstich

Darüber hinaus werden subkutane Injektionen auf keinen Fall durchgeführt bei:

- Hauterkrankungen, Infektionen, Ödemen im Injektionsgebiet
- Störungen der Hautdurchblutung
- Schockzuständen

Die Durchführung der subkutanen Injektion geschieht wie folgt:

1. Patienteninformation, Händedesinfektion
2. Einstichstelle desinfizieren und Einwirkzeit beachten
3. Bildung einer Hautfalte und Beibehaltung der Falte bis zum Ende der Injektion
4. Mit der anderen Hand wird die Injektionskanüle in subkutanes Gewebe etwa 1–2 cm eingestochen.
5. Das Medikament wird langsam injiziert.
6. Die Kanüle wird zügig entfernt, die Einstichstelle mit einem trockenen sterilen Tupfer komprimiert und das Medikament durch kreisende Bewegungen im Gewebe verteilt. Bei einer Antikoagulanzientherapie wird die Injektionslösung (z. B. Heparin) nach dem Injizieren nicht verteilt, weil sich durch die gerinnungshemmende Wirkung Hämatome bilden.
7. Wirkungen und Nebenwirkungen werden beobachtet und die Einstichstelle auf Entzündungszeichen kontrolliert. Bei Blutungen aus dem Stichkanal wird ein Pflaster auf der Einstichstelle angebracht.
8. Die Spritze wird in den Abwurfbehälter entsorgt, die durchgeführten Maßnahmen und Beobachtungen werden dokumentiert.

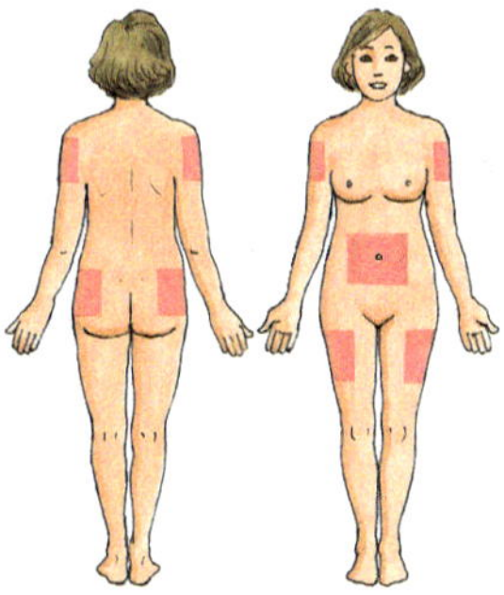

[2] Einstichstellen für die subkutane Injektion

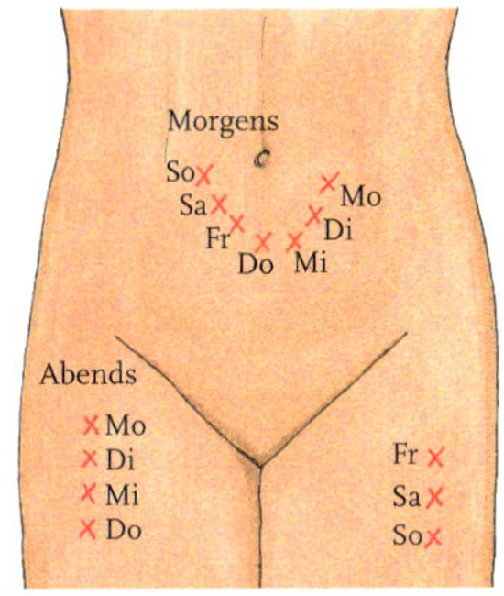

[3] Beispiel eines Injektionskalenders

2.1.4 Intramuskuläre Injektionen

Bei der intramuskulären Injektion wird die Injektionslösung in einen Muskel injiziert. Durch die starke Durchblutung von Muskeln wird ein schnellerer Wirkungseintritt erlangt. Bei dieser Injektionsart können auch stark konzentrierte Medikamente und Suspensionen wie Schmerzmedikamente oder Depotpräparate verabreicht werden.
Kontraindikationen sind:

- Herzinfarkt, da durch die i.-m.-Injektion Enzymwerte verändert werden, die bei der Herzinfarktdiagnostik wichtig sind,
- erhöhte Blutungsneigung, da es zu Nach- und Einblutungen kommen kann,
- Hauterkrankungen, Infektionen und Ödeme im Injektionsgebiet,
- Schockzustände, da Haut und Muskulatur nicht mehr richtig durchblutet werden

Man unterscheidet verschiedene intramuskuläre Injektionsmethoden hinsichtlich des Injektionsortes und der Injektionstechnik. [Tab. 1] gibt eine Übersicht über die gängigsten Methoden sowie deren Vor- und Nachteile.

Injektionsmethode	Injektionsort	Vorteile	Nachteile
Ventroglutäale Methode nach Hochstetter	M. gluteus medius (Gesäßmuskel)	▪ Muskelschicht sehr dick ▪ Patientin kann in bequemer Rückenlage liegen. ▪ Injektionsfeld liegt nicht in der Nähe von großen Gefäßen oder Nerven. ▪ Zuverlässige Bestimmung des Injektionsorts ist möglich.	▪ Da der Injektionsort anhand der Finger der Injizierenden aufgesucht wird, kann es durch unterschiedliche Fingerlängen zu Abweichungen des Injektionsortes kommen. ▪ Methode ist nicht bei Säuglingen und Kindern anwendbar. ▪ Die Körpergröße der Pflegbedürftigen findet keine Beachtung.
Crista-Methode	M. gluteus medius (Gesäßmuskel)	▪ kann auch bei Säuglingen und Kindern angewandt werden ▪ Beckenkamm ist bei jedem Menschen leicht zu lokalisieren, daher sehr zuverlässige Methode	▪ Patientin liegt in Seiten- oder Bauchlage, dies kann medizinisch kontraindiziert und / oder unbequem sein.
Injektion in den Oberschenkel	M. vastus lateralis	▪ Patientin kann bequem in Rückenlage liegen.	▪ Nerven und Gefäße in der Nähe
Injektion in den Oberarm	M. deltoideus (Deltamuskel)	▪ Lokalisation des Injektionsortes ist einfach.	▪ Gefahr der Lähmung des N. radialis ▪ Gefahr der Gefäßverletzung ▪ sehr schmerzhaft ▪ Muskelschicht sehr dünn

[1] Injektionsmethoden und -orte mit ihren Vor- und Nachteilen

N. radialis | 190

Während der Zusammenstellung des Materials erfolgt auch die Kanülenauswahl. Kanülen für i.-m.-Injektionen haben einen größeren Durchmesser als Subkutankanülen und müssen über eine ausreichende Länge verfügen. Studien in den letzten Jahren haben gezeigt, dass die meisten Kanülenlängen auf Grund der steigenden Gewichtszunahme der Menschen nicht mehr ausreichen und somit viele i.-m-Injektionen im Unterhautfettgewebe landen.

Die Patientin sollte für die i.-m.-Injektion möglichst liegen, da sonst durch plötzliche Bewegungen Scherkräfte im Muskel bewirkt werden, die zu einem Abbrechen der Kanüle führen können.

Scherkräfte | 176

Bevor man mit der Lokalisation des Injektionsortes beginnt, wird die Patientin über alle bevorstehenden Schritte informiert. Im Anschluss werden die Hände desinfiziert und der Injektionsort anhand von Orientierungspunkten lokalisiert. Dies kann nach folgenden Methoden erfolgen:

Orientierungspunkte beim Aufsuchen:
- Vorderer oberer Darmbeinstachel (Spina iliaca anterior superior)
- Vorsprung des Darmbeinkamms (Eminentia cristae iliacae)
- Großer Rollhügel (Trochanter major)

Aufsuchen des Injektionsortes nach Hochstetter
- Patientin nimmt Seiten- oder Rückenlage ein und winkelt die Beine bequem an bzw. wird bei der Lagerung unterstützt.
- Rechtshändige Pflegekraft ertastet mit dem Zeigefinger der linken Hand (beim Linkshänder ist es der Mittelfinger) den vorderen oberen Darmbeinstachel (*Spina iliaca*).
- Der Mittelfinger (beim Linkshänder der Zeigefinger) wird am Darmbeinkamm entlanggeführt und maximal gespreizt.
- Nun liegt der Handteller auf dem Gesäßmuskel und wird ca. 2 cm nach unten (zum Rollhügel) gedreht, bis er auf dem Rollhügel (*Trochanter major*) des Oberschenkelknochens liegt.
- Beide gespreizten Finger (Schwurfinger) bilden ein Dreieck (zwischen Zeige- und Mittelfinger). Im unteren Gebiet des Dreiecks liegt der Injektionsort [Abb. 1].
- Liegt die Patientin in Seitenlage, wird der Injektionsort wie folgt aufgesucht:

	Patientin liegt auf der linken Seite	Patientin liegt auf der rechten Seite
Rechtshänder (tastet mit der linken Hand)	Der Zeigefinger der linken Hand ertastet den Darmbeinstachel und der Mittelfinger gleitet etwa 7 cm auf den Darmbeinkamm.	Der Mittelfinger der linken Hand ertastet den Darmbeinstachel und der Zeigefinger gleitet etwa 7 cm auf den Darmbeinkamm.
Linkshänder (tastet mit der rechten Hand)	Der Mittelfinger der rechten Hand ertastet den Darmbeinstachel und der Zeigefinger gleitet etwa 7 cm auf den Darmbeinkamm.	Der Zeigefinger der rechten Hand ertastet den Darmbeinstachel und gleitet etwa 7 cm auf den Darmbeinkamm.

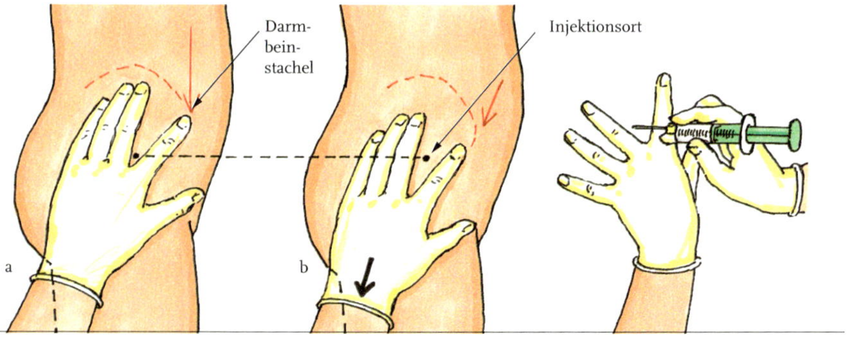

[1] Injektion in den Gesäßmuskel (Methode nach Hochstetter)
a) Aufsuchen des Injektionsortes
b) Die palpierende Hand wird zu ihrem Schutz vor der Injektion etwas nach kaudal verlagert.

Die veraltete Technik der Injektion in den oberen äußeren Quadranten einer Gesäßhälfte darf nicht mehr durchgeführt werden und gilt als Behandlungsfehler, da die Gefahr einer Ischiasverletzung zu groß ist.

Aufsuchen des Injektionsorts nach Sachtleben [Abb. 1]

- Die Patientin nimmt eine bequeme Seitenlage ein oder wird dabei unterstützt.
- Die Pflegende setzt die rechte Hand so an der Flanke der Patientin an, dass der Zeigefinger an der Knochenleiste des Darmbeinkamms (*Crista iliaca*) liegt.
- Der Injektionsort liegt 3 Querfinger breit unterhalb des Darmbeinkamms auf der gedachten Frontallinie über dem großen Rollhügel (*Trochanter major*).

Aufsuchen des Injektionsorts am Oberschenkel [Abb. 2]

- •Patientin nimmt eine bequeme Rückenlage ein oder wird dabei unterstützt.
- Die Pflegende legt eine Hand unterhalb des großen Rollhügels (*Trochanter major*) und die andere Hand oberhalb des Knies, sodass der kleine Finger die Kniescheibe berührt.
- Nun stellt sich die Pflegende zwischen den beiden Händen eine Linie vor, in deren Mitte sich der Injektionsort befindet.

Injektionsmethode in den Oberarm [Abb. 3]

- Patientin setzt sich auf einen Stuhl, entblößt den Oberarm und einen Teil der Schulter oder wird dabei unterstützt.
- Die Pflegende ertastet die Schulterhöhe des Patienten. Der Injektionsort befindet sich 3 Querfinger (ca. 5 cm) unterhalb der Schulterhöhe in der Mitte des Oberarmes, wo der Muskel sich am höchsten wölbt

Da die Muskelschicht des Deltamuskels sehr dünn ist, sollten nicht mehr als 2 ml injiziert werden. Ölige Substanzen sind bei dieser Injektionsmethode kontraindiziert. Auf Grund der Verletzungsgefahr des N. radialis sollte diese Injektionsmethode nur von ärztlichem Personal durchgeführt werden oder ein anderer Injektionsort gewählt werden.

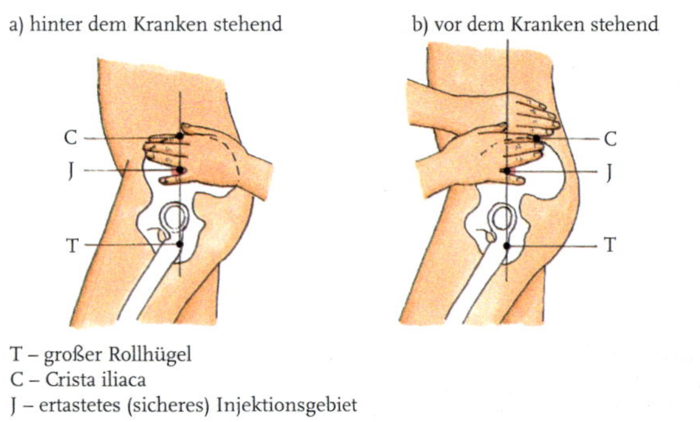

[1] Abmessen der Injektionsstelle zur intramuskulären Injektion in den ventroglutäalen Gesäßmuskel

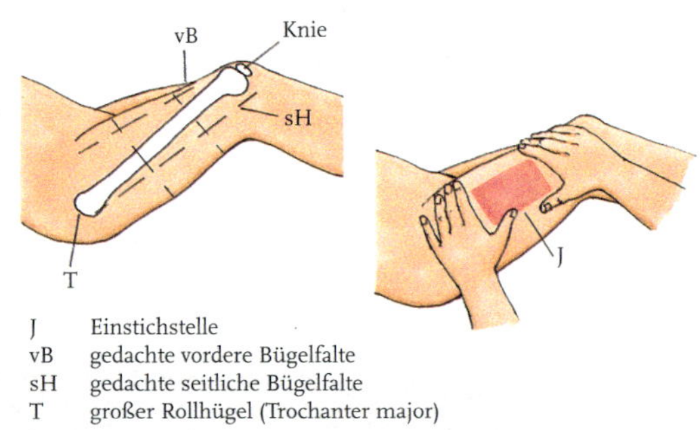

[2] Abmessen der Injektionsstelle zur intramuskulären Injektion in den Oberschenkel

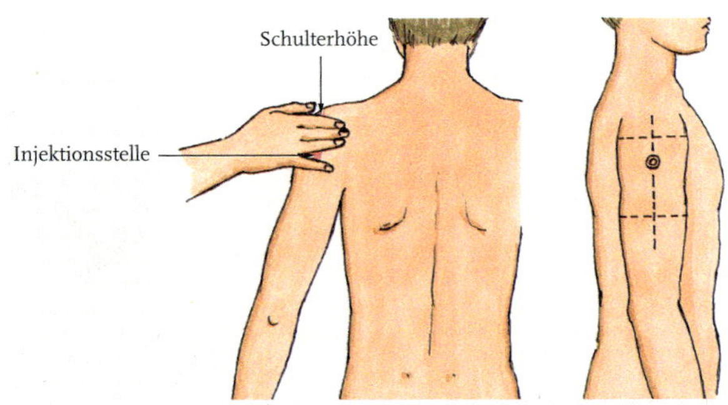

[3] Abmessen der Injektionsstelle zur intramuskulären Injektion in den Oberarm

Durchführung und Nachbereitung der intramuskulären Injektion

- Hat die Pflegende den entsprechenden Injektionsort aufgesucht, inspiziert sie die Hautstelle auf Veränderungen und kennzeichnet die Stelle vorsichtig mit dem Daumennagel oder durch Tupferreibungen.
- Anschließend führt sie die Hautdesinfektion (nach Hausstandard) durch. Dabei hält sie die Einwirkzeit ein.
- Um den Einstichschmerz zu verringern, spannt sie die Haut an der Injektionsstelle etwas mit den Fingern und achtet dabei darauf, dass die Injektionsstelle nicht berührt wird (Kontaminationsgefahr!).
- Nun sticht sie die Injektionskanüle zügig in einem Winkel von 90° senkrecht in die Haut ein.
- Die Pflegende aspiriert die Spritze, um auszuschließen, dass sie ein Blutgefäß getroffen hat.
- Ist dies nicht der Fall, injiziert sie das Arzneimittel langsam (maximal 2 ml pro Minute).
- Anschließend zieht sie die Kanüle rasch heraus und komprimiert die Einstichstelle mit einem Tupfer und versorgt sie mit einem Pflaster.
- Die Kanüle wird sofort in das entsprechende Abwurfgefäß entsorgt.
- Die Patientin kann sich wieder ankleiden sowie in eine angenehme Position bringen oder wird dabei unterstützt.
- Die Pflegende dokumentiert die Arzneimittelgabe und beobachtet die Patientin auf evtl. Nebenwirkungen.

Die Durchführung der Injektion wird abgebrochen, wenn Blut aspiriert wird oder es beim Einstich zu einem starken, ausstrahlenden Schmerz kommt. In beiden Fällen wird die Einstichstelle komprimiert und die Injektion an einer anderen Stelle mit neuer Kanüle und neuem Medikament wiederholt durchgeführt.

Spürt man während des Einstichs einen harten Widerstand und hört man ein leichtes Kratzen, so ist die Kanüle auf die Knochenhaut getroffen. In diesem Fall wird die Kanüle ca. 1 cm zurückgezogen, aspiriert und bei richtiger Kanülenlage das Medikament injiziert.

In sehr seltenen Fällen bricht die Kanüle während der Injektion ab. Dann muss die Kanüle sofort mit einer Kornzange herausgezogen werden. Ist dies nicht möglich, wird ärztliches Personal informiert.

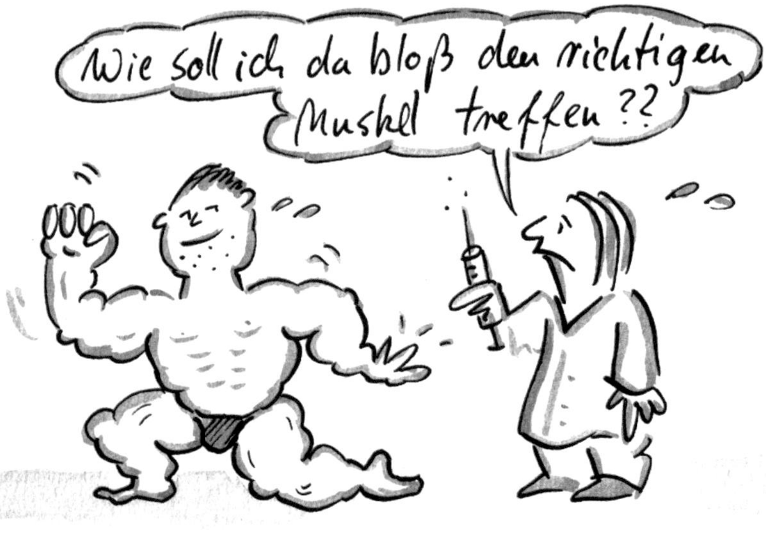

2.2 Naturwissenschaftlich-medizinischer Bezug

2.2.1 Bedeutung und Herkunft von Arzneimitteln

Seit jeher werden Kranke mit Arzneimitteln behandelt. Wurden früher Pflanzen, Mineralien oder tierische Bestandteile wie Eselshufe oder Krokodilskot verabreicht, sind es heute Tabletten, Pflaster oder Infusionen. Doch alle haben das gleiche Ziel: Sie sollen bei der Heilung von Krankheiten helfen. Arzneimittel lindern Beschwerden, verbessern die Lebensqualität kranker Menschen und sind für uns dadurch von größter Bedeutung.

Die Herkunft von Arzneimitteln ist unterschiedlich. Sie können aus der unbelebten Natur stammen (*anorganische Stoffe*), aus der belebten Natur stammen (*organische Stoffe*) oder künstlich hergestellt werden (*synthetische Wirkstoffe*). Folgende Tabelle zeigt Herkunft und Beispiele verschiedener Arzneimittel:

Herkunft	Beispiele
anorganische Naturstoffe	▪ Elemente (z. B. Schwefel) ▪ Verbindungen (z. B. Salzsäure)
organische Naturstoffe	▪ Pflanzenbestandteile (z. B. Kamillenblüten, Pfefferminzblätter) ▪ Pflanzeninhaltsstoffe (z. B. Morphin, Rizinusöl) ▪ aus tierischem Gewebe (z. B. Heparin, Insulin) ▪ aus menschlichem Gewebe (z. B. Humanalbumin)
synthetische Wirkstoffe	▪ halbsynthetisch (Penizillinderivate, Glukokortikoide) ▪ vollsynthetisch (Azetylsalicylsäure, Diazepam)

2.2.2 Wichtige Arzneimittelgruppen

Arzneimittel werden in Gruppen zusammengefasst, die die gleiche Wirkung erzielen. Ihre Namen setzen sich zumeist aus dem Wirkprinzip zusammen. So sind z. B. Antihypertensiva Medikamente gegen (*anti*) erhöhten Blutdruck (*Hypertonus*). Die Bezeichnung ist in der Regel lateinischen (z. B. Spasmolytikum), seltener griechischen Ursprungs (z. B. Psychopharmakon). Daher wird der Plural (Mehrzahl) des Begriffs auch in der lateinischen Form gebildet. Aus einem Analgetikum werden viele Analgetika. Im Folgenden werden die wichtigsten Arzneimittelgruppen nach ihren Wirkorten aufgeführt:

antirheumatisch | 2
antiphlogistisch | 2

Wirkort	Stoffgruppe	Beschreibung	Beispiele mit Frei- und Handelsnamen
Nervensystem	**Analgetika**	Schmerzmittel, die in therapeutischen Dosen die Schmerzempfindung hemmen. Analgetika unterteilt man auf Grund unterschiedlicher Wirkorte und Wirkstärken in Opioidanalgetika (stark wirksame Analgetika) und Nichtopioidanalgetika (mittel und schwach wirksame Analgetika). Viele Analgetika, insbesondere die nicht steroidalen Antirheumatika (NSAR) haben zusätzlich eine antirheumatische und antiphlogistische Wirkung.	**Opioide**: Morphin (z.B. MST®), Pethidin (z. B. Dolantin®), Piritramid (z. B. Dipidolor®) **Nichtopioide**: Azetylsalicylsäure (z. B. Aspirin®), Praceta mol, Phenazone (z. B. Novalgin®) **NSAR**: Ibuprofen (z. B. Dolormin®), Diclofenac (z. B. Voltaren®)

Wirkort	Stoffgruppe	Beschreibung	Beispiele mit Frei- und Handelsnamen
Nervensystem	**Anästhetika**	Narkosemittel, die eine Narkose hervorrufen können und somit Funktionen des zentralen Nervensystems wie Bewusstsein, Schmerzempfindung, Abwehrreflexe und Muskelspannung hemmen. Bei Lokalanästhetika ist diese Wirkung örtlich begrenzt. Die Anästhetika werden je nach Applikationsart in Inhalationsanästhetika und Injektionsanästhetika unterteilt.	**Inhalationsanästhetika**: Distickstoffoxid (Lachgas) **Injektionsanästhetika**: Midazolam, Propofol **Lokalanästhetika**: Benzocain
	Spasmolytika	Arzneimittel, die Spasmen (Krämpfe) lösen können. Diese Medikamente wirken hemmend auf den Parasympatikus, der z. B. Krämpfe im Magen-Darm-Bereich bewirkt. Viele Spasmolytika wirken außerdem auch auf die glatten Muskelzellen (z. B. Bronchien).	Butylscopolamin (z. B. Buscopan®)
	Hypnotika	Arzneimittel, die den Schlaf hervorrufen. Die häufigsten Schlafmittel bestehen aus der chemischen Gruppe der Benzodiazepine.	Lormetazepam (z. B. Noctamid®) Flunitrazepam (z. B. Rohypnol®)
	Psychopharmaka	Arzneimittel zur Behandlung von psychischen Störungen. Psychopharmaka werden unterteilt in Neuroleptika (zur Behandlung von Psychosen), Antidepressiva (zur Behandlung von exogenen und endogenen Psychosen und Depressionen), Lithiumsalze (zur Behandlung von manisch-depressiven Psychosen) und Tranquilizer (bei Angstzuständen).	**Neuroleptika**: Promethazin (z. B. Atosil®) Haloperidol-Decanoat (z.B. Haldol®) Antidepressiva: Amitriptylin (Saroten®) **Lithitumsalze**: Lithiumsulfat (Lithium-Duriles®) **Tranquilizer**: Diazepam (z.B. Valium®), Oxazepam
	Muskelrelaxanzien	Arzneimittel, die zur Erschlaffung der Skelettmuskulatur führen. Sie werden je nach ihrem Wirkungsort in periphere (wirken am Muskel selbst) und zentrale (wirken auf Rückenmark oder Hirnstamm) Muskelrelaxanzien unterteilt.	**Periphere Muskelrelaxanzien**: Alcuronium (Alloferin®) **Zentrale Muskelrelaxanzien**: Tetrazepam (Musaril®) Diazepam (Valium®)
	Antiepileptika	Arzneimittel, die zur Prophylaxe von epileptischen Anfällen dienen.	Carbamazepin (Tegretal®, Timonil®)
	Antiparkinsonmittel	Arzneimittel, die zur Behandlung des M. Parkinson eingesetzt werden. Meist findet eine Kombinationstherapie aus Medikamenten mit unterschiedlichem Wirkmechanismus statt.	**Anticholinergika**: Biperiden (Akineton®) **Dopaminaktivierende Präparate**: Amantadin (PK-Merz®), Levodopa (Madopar®)

[Tab. 1] Arzneimittelgruppen nach Wirkorten

Wirkort	Stoffgruppe	Beschreibung	Beispiele mit Frei- und Handelsnamen
endokrines System (Hormone)	**Antidiabetika**	Arzneimittel, die in der Behandlung des Diabetes mellitus eingesetzt werden. Es wird zwischen oralen Antidiabetika („Zuckertabletten") und Insulinen unterschieden, die meist subkutan gespritzt werden.	Metformin (z. B. Glucophage®) Glibenclamid (z. B. Euglucon N®)
	Antihistaminika	Arzneimittel, die das Hormon Histamin verdrängen beziehungsweise seine Wirkung aufheben.	Chlorphenoxamin (z. B. Systral®) Clemastin (z. B. Tavegil®)
Herz	**Antiarrhythmika**	Arzneimittel zur Behandlung von Herz-Rhythmus-Störungen	Lidocain (z. B. Xylocain®)
Blut und Kreislauf	**Antihypertensiva**	Arzneimittel, die zur Behandlung des arteriellen Hypertonus eingesetzt werden. Man unterscheidet den Sympathikus hemmende Stoffe (*Sympatholytika*), die in Alfa- und Betablocker sowie zentral wirksame Medikamente unterteilt werden, von nicht am Sympathikus angreifenden Stoffen (*Vasodilatatoren, Kalziumantagonisten, ACE-Hemmer, Diuretika*), die unterschiedliche Wirkmechanismen besitzen.	**Betablocker**: Metoprolol (z. B. Beloc®) **Alfablocker**: Prazosin, (z. B. Minipress®) **zentral wirksame Medikamente**: Clonidin (z. B. Catapresan®) **Vasodilatatoren**: Minoxidil (z. B. Lonolox®) **Kalziumantagonist**: Nifedipin (z. B. Adalat®) **ACE-Hemmer**: Captopril (z. B. Lopirin®) **Diuretikum**: Furosemid (z. B. Lasix®)
	gerinnungshemmende Substanzen	Sie werden in der Behandlung und/oder zur Vorbeugung von Erkrankungen eingesetzt, die auf Arteriosklerose basieren oder mit einer erhöhten Gerinnungsneigung einhergehen. Man unterscheidet nach ihrem Wirkungsmechanismus Antikoagulanzien von Thrombozytenaggregationshemmern.	**Antikoagulanzien**: Heparin (z. B. Thrombophob®) **Thrombozytenaggretatioshemmer**: Azetylsalicylsäure (z. B. Aspirin®)
	Lipidsenker	Arzneimittel, die die Blutfette senken und somit zur Vorbeugung der Arteriosklerose dienen.	Etofibrat (z. B. Lipo Merz®) Pravastatin (z. B. Pravasin®)
Verdauungstrakt	**Antazida**	Arzneimittel, die überschüssige Magensäure neutralisieren oder binden.	Magnesium-Aluminiumhydroxid (z. B. Maaloxan®)
	Laxanzien	Arzneimittel, die die Stuhlentleerung beschleunigen (Abführmittel).	Laktulose (z. B. Bifiteral®) Antrachinone (z. B. Agiolax®)
sonstige	**Antibiotika und Chemotherapeutika**	Antibiotika töten eingedrungene Krankheitserreger ab oder hindern sie am Wachstum. Im Gegensatz zu Antibiotika sind Chemotherapeutika synthetisch hergestellt und werden sowohl in der Bekämpfung von Krankheitserregern als auch in der Behandlung von bösartigen Tumorerkrankungen eingesetzt.	**Antibiotika**: Penizillin (z. B. Megacillin®) **Chemotherapeutika**: Methotrexat

[Tab. 1] Arzneimittelgruppen nach Wirkorten

Grundprinzipien der Medikamentenaufnahme 2.2.3

Die **Pharmakologie** ist die Lehre der Wechselbeziehungen zwischen Arzneimittel und Organismus. Hierbei gibt es zwei verschiedene Verfahren zur Beurteilung, die Pharmakokinetik und die Pharmakodynamik.

Die **Pharmakokinetik** untersucht die Freisetzung, Aufnahme und Verteilung sowie den Stoffwechsel und die Ausscheidung des Arzneimittels im Körper. Die Pharmakodynamik untersucht die Wirkung, Nebenwirkung und Wechselwirkung des Arzneimittels im Körper.

Die Applikation ist der erste Teil der Reise des Arzneistoffes im Körper. Sie bezeichnet die Art der Medikamentenverabreichung (beispielsweise die Einnahme der Tablette).

Ist das Medikament im Körper angekommen, findet die Resorption statt, also die Aufnahme des Arzneistoffes z. B. aus dem Dünndarm in das Blut.

Dünndarm | 264

Das Blut verteilt den Wirkstoff nun im Gefäßsystem und stellt sicher, dass es am Wirkort verfügbar ist (Bioverfügbarkeit). Der Wirkort ist die Zellmembran eines bestimmten Organs oder Organsystems. Das Arzneimittel kann durch die Bindung an Eiweißmoleküle gespeichert werden. Es wird abhängig von der Applikationsform vorher oder nachher in der Leber verstoffwechselt. Dort wird der Arzneistoff chemisch umgewandelt (*transformiert*). Die Ausscheidung (*Elimination*) des abgebauten Arzneistoffes erfolgt über die Niere (*renal*), Stuhl und Galle (*fäkal / biliär*) oder die Lunge (*pulmonal*).

Werden bestimmte Arzneistoffe häufig eingenommen, können sie sich im menschlichen Körper ansammeln. Dieser Vorgang wird als Kumulation bezeichnet. Hiervon spricht man, wenn pro Zeitintervall mehr Arzneistoff zugeführt als ausgeschieden wird. Befindet sich im Körper eine hohe Konzentration eines Arzneimittels, steigt das Risiko gefährlicher Nebenwirkungen. Vor allem bei bestimmten Barbituraten, Benzodiazepinen und Digitoxin ist dies der Fall. Besondere Vorsicht ist bei älteren Menschen geboten, deren Leber- und Nierenfunktion eingeschränkt ist und die eingenommenen Arzneimittel daher langsamer verstoffwechselt und ausgeschieden werden.

Am Wirkort des Arzneimittels finden chemische und physikalische Vorgänge statt, die dafür sorgen, dass das Medikament seine Wirkung entfaltet.

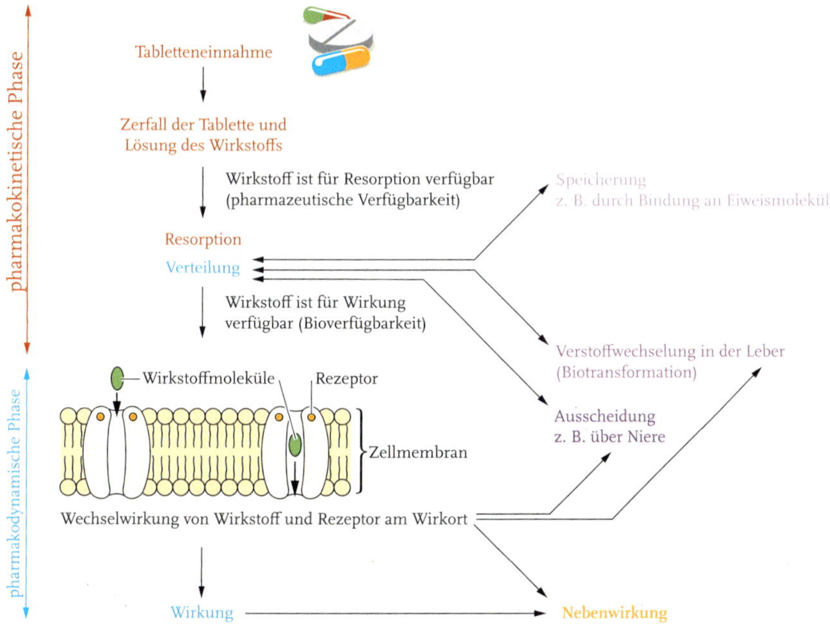

[1] Pharmakokinetik und Pharmakodynamik eines Arzneimittels

2.2.4 Erwünschte und unerwünschte Wirkungen von Arzneimitteln im Körper

Die Wirkung des Arzneimittels am Wirkort

Die Wirkung eines Arzneimittels am Wirkort lässt sich unterteilen in:
- Art der Wirkung (z. B. chemisch, physikalisch)
- Wirkstärke
- Wirkmechanismus

Grundlegende Wirkmechanismen sind:
- rezeptorvermittelte Wirkung
- Beeinflussung von Zellmembranfunktion (Öffnen oder Blockieren von Ionenkanälen und Carrier-Transportsystemen)
- Hemmung oder Aktivierung von Enzymen
- Veränderung der Biosynthese von Mikroorganismen (z. B. Bakterien)
- physikalische Wirkung (z. B. Osmose)

Zellmembranfunktion | 62

Biosynthese
Im Stoffwechsel von Organismen stattfindende Bildung biologischer Verbindungen (z. B. Nukleotide, Aminosäuren)

Rezeptorvermittelte Wirkung

Der Arzneistoff bindet sich im menschlichen Körper an einen Rezeptor (Bindungsstelle) der Zelle bzw. Zellmembran. Rezeptoren sind als Eiweißmoleküle in die Zellmembranen eingelagert.

Die Anbindung des Arzneistoffes an den Rezeptor kann man sich wie das Schlüssel-Schloss-Prinzip [Abb. 1]vorstellen, denn nur räumlich ähnliche Substanzen können sich binden. Arzneistoffe wirken daher immer nur an bestimmten Rezeptoren.
Passt der Arzneistoff zu dem Rezeptor, können folgende Mechanismen stattfinden:
- Der Arzneistoff wirkt als **Agonist**. Er erzeugt eine bestimmte zelltypische Reaktion (z. B. wirken Sympathomimetika an sympathischen Rezeptoren und können so eine Gefäßerweiterung erzielen).
- Der Arzneistoff wirkt als **Antagonist**. Hierbei bindet er sich an den Rezeptor und versperrt damit den Weg für andere Botenstoffe, die sich sonst an den Rezeptor binden möchten. Damit wird die Wirkung dieser Botenstoffe gehemmt (z. B. hemmen Betablocker die Wirkung von Adrenalin und Noradrenalin und führen so zu einer Senkung der Herzfrequenz und des Blutdrucks).

Adrenalin | 2
Noradrenalin | 2

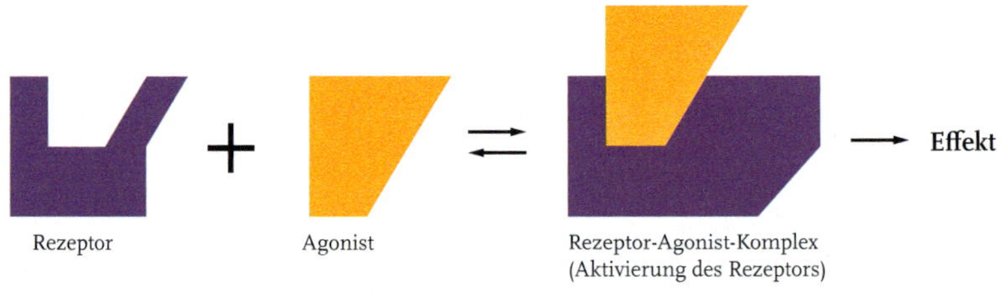

[1] Das Schlüssel-Schloss-Prinzip

Beeinflussung der Zellmembranfunktion

Der Arzneistoff beeinflusst die Funktion von Transportsystemen an der Zellmembran. Dies geschieht entweder durch das Öffnen oder Schließen von Ionenkanälen oder Carriersystemen. So vermindern z. B. Schleifendiuretika in der Henle-Schleife die Rückresorption von Wasser durch Hemmung der Ionentransportmechanismen in der Zellmembran.

Henle-Schleife | 342

Hemmung und Aktivierung von Enzymen

Der Arzneistoff hemmt oder aktiviert die Produktion oder Wirkung von Enzymen. Ein berühmtes Beispiel hierfür ist die Azetylsalicylsäure (ASS), die mit dem Markennamen Aspirin weltweite Berühmtheit erlangt hat. ASS hemmt Enzyme, die an der Entstehung von Prostaglandin beteiligt sind. Prostaglandin ist ein Gewebshormon, das Entzündungsreaktionen hervorruft und damit Schmerzen auslöst. Durch die Enzymhemmung wirkt ASS also u. a. entzündungshemmend und schmerzstillend.

Veränderung der Biosynthese von Mikroorganismen

Bestimmte Mikroorganismen sind in unserem Körper immer dann unerwünscht, wenn sie Krankheiten hervorrufen. Um diese Krankheiten zu heilen, müssen die Mikroorganismen bekämpft und eliminiert werden. Diese Funktion haben z. B. Antibiotika. Sie hemmen die Zellwandsynthese von Bakterien und führen so zu ihrem Absterben.

Physikalische und chemische Wirkung direkt am Wirkort

Bestimmte Arzneimittel wirken direkt am Wirkort (*lokal*), d. h., sie werden nicht über die Blutbahn verteilt. Hierbei kann man physikalische und chemische Wirkungen unterscheiden. Ein Beispiel für eine physikalische Wirkung sind osmotisch wirkende Laxanzien. Sie binden im Dickdarm Wasser und führen so zu einer größeren Stuhlmenge und einer erleichterten Defäkation. Antazida wirken direkt im Magen als chemische Puffer für die Magensäure.

Puffer | 349
Magensäure | 263

Wechselwirkungen zwischen Arzneimitteln

Verschiedene Arzneimittel verändern ihre Wirkung, wenn sie gemeinsam verabreicht werden. Diese so genannten Wechselwirkungen von Arzneimitteln müssen immer vor einer Kombinationstherapie bedacht werden. Sie können erwünscht oder unerwünscht sein. Man unterscheidet hierbei:

- pharmakokinetische Mechanismen: Ein Arzneimittel beeinflusst die Pharmakokinetik (Aufnahme, Resorption, Verstoffwechslung und Elimination) eines anderen.
- pharmakodynamische Mechanismen: Zwei Arzneimittel wirken am selben Ort.

Abhängig von diesen Medikamenten kann es zu folgenden Wechselwirkungen kommen:

- schnellerer oder langsamerer Wirkungseintritt
- kürzere oder längere Wirkungsdauer
- verstärkte oder abgeschwächte Wirkung

Auf Grund der Vielzahl von Wechselwirkungen sollten alle Arzneimitteleinnahmen der behandelnden Ärztin bekannt sein. Auch manche pflanzliche Arzneimittel, die gemein hin als „harmlos" gelten, können Wechselwirkungen mit anderen Arzneimitteln hervorrufen.

Dosierung von Arzneimitteln

Schon Paracelsus, ein berühmter Arzt des ausgehenden Mittelalters, sagte: „Dosis sola facit venenum." Auf Deutsch bedeutet das soviel wie: „Nur die Dosis bewirkt, dass ein Ding kein Gift ist.", bzw. kurz und knapp: „Die Dosis macht's".

Damit Arzneimittel zielgerichtet wirken können und nicht giftig oder unwirksam sind, müssen sie in der richtigen Dosis verabreicht werden. Die Dosis eines Medikaments wird in mg oder g angegeben. Einige Medikamente werden in I. E. (Internationale Einheiten) gemessen (z. B. Heparin, Insulin). Die Dosierung ist medikamententypisch und wird auf der Verpackung angegeben. Bestimmte Namenszusätze (z. B. forte, mite) geben eine besondere Dosierung oder einen verzögerten Wirkungseintritt (*retard*) an.

Die richtige Dosierung ist von verschiedenen Faktoren abhängig:

Wirkstärke
Maß für die zum Erreichen einer Wirkung notwendige Dosis

- Wirkstärke: Je größer die Wirkstärke, desto geringer ist die benötigte Dosis.
- Art der Erkrankung sowie Ziel der Therapie. So wird Azetylsalicylsäure als Schmerzmittel mit 500 mg eingenommen, als Thrombozytenaggregationshemmer mit 100 mg.
- Körpergewicht der Patientin: Viele Medikamente werden abhängig vom Körpergewicht eingesetzt. Häufig findet sich dann die Dosisangabe als mg / kg Körpergewicht wieder. Dies ist insbesondere bei Kindern der Fall, aber auch bei bestimmten Arzneimittelgruppen wie Sedativa, Narkotika und Katecholaminen.

Sedativa | 864
Narkotika | 864
Katecholamine | 2

- Alter der Patientin: Viele Medikamente wirken bei Kindern und alten Leuten stärker als bei einer 30-jährigen Person. Hierbei sind immer die Herstellerangaben zu beachten. Ein Leitspruch der Pädiatrie ist: Kinder sind keine kleinen Erwachsenen. Bei alten Menschen kommt es zu Veränderungen der Stoffwechsellage und Nierenfunktion, was eine verzögerte Ausscheidung zur Folge hat. Daher kumulieren bestimmte Medikamente im Körper und es kann zu Überdosierungen kommen.

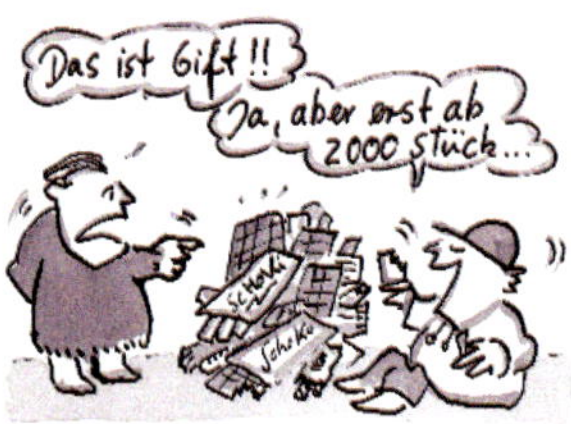

Man unterscheidet bei der Dosierung die Initial- von der Erhaltungsdosis sowie das Dosierungsintervall. Damit bestimmte Arzneimittel möglichst schnell wirken können, verabreicht man sie in einer relativ hohen **Initialdosis**, um die Therapie dann mit einer niedrigeren **Erhaltungsdosis** fortzusetzen. Dieses Prinzip wird z. B. beim Einsatz von Digitoxin genutzt.

Digitoxin | 2

Das **Dosierungsintervall** gibt an, in welchem Abstand voneinander die Medikamente eingenommen werden müssen. Es ist abhängig von der Halbwertzeit eines Arzneimittels. Bei den meisten Medikamenten ist die Angabe des Dosierungsintervalls ein ungefährer Wert (z. B. dreimal täglich). Bei bestimmten Arzneimitteln kann aber auch eine exakte Einnahme wichtig für die Wirksamkeit sein (z. B. Antibiotika, Hormone).

Die **Dosis-Wirkungs-Beziehung** wird in der klinischen Pharmakologie, der Arzneimittelforschung, untersucht. Sie ist ein wichtiger Faktor für den Einsatz von Medikamenten. Man unterscheidet.

- Schwellendosis: die kleinste Dosis, die einen therapeutischen Erfolg hervorruft
- Effektive Dosis (ED_{50}): die Dosis, bei der die Hälfte (50 %) aller Versuchspersonen die erwünschte Wirkung zeigen
- Letale Dosis (LD_{50}): die Dosis, bei der die Hälfte (50 %) aller Versuchstiere versterben

Die **therapeutische Breite** ist ein Maß für die Sicherheit eines Arzneistoffes. Je größer dabei der Dosierungsabstand zwischen therapeutischer und giftiger Wirkung ist, desto höher ist die therapeutische Breite. Sie wird häufig als Quotient aus LD_{50} und ED_{50} angegeben.

Unerwünschte Wirkungen von Arzneimitteln

Jeder Arzneistoff hat neben seiner gewünschten Wirkung auch unerwünschte Wirkungen. Diese werden Nebenwirkungen genannt. Unser Körper ist ein solch komplexes Gebilde, dass jeder Stoff, der eine Wirkung verursacht, an einer anderen Stelle eine Nebenwirkung hervorrufen kann. In der Pharmakologie heißt es: „Was wirkt, wirkt neben". Medikamente werden nur zugelassen, wenn sich ihre Nebenwirkungen in sehr engen Grenzen halten. Nebenwirkungen werden in |Gebrauchsinformationen angegeben. Dabei werden sie auf Grund ihrer Häufigkeit klassifiziert.

Gebrauchsinformationen | 719

sehr häufig	Bei ≥ 10 % der Anwendungen kommt diese NW vor.
häufig	Bei ≥ 1 % bis < 10 % der Anwendungen kommt diese NW vor.
gelegentlich	Bei ≥ 0,1 % bis < 1 % der Anwendungen kommt diese NW vor.
selten	Bei ≥ 0,01 % bis < 0,1 % der Anwendungen kommt diese NW vor.
sehr selten/ in Einzelfällen	Bei < 0,01 % der Anwendungen kommt diese NW vor (hierzu gehören auch Einzelfälle, die noch nicht in % erfassbar sind).

Tritt eine Nebenwirkung bei einer Patientin auf, sollte sofort ärztliches Personal informiert werden. Einige Nebenwirkungen werden bewusst in Kauf genommen (z. B. Tachykardien bei der Einnahme von Theophyllin), andere wiederum sind für den Organismus lebensgefährlich und das Medikament muss sofort abgesetzt werden (z. B. allergische Reaktion bei Metamizol).

Als **sekundäre Nebenwirkungen** bezeichnet man alle Nebenwirkungen, die durch die Hauptwirkung an gesundem Gewebe entstehen. Sie kommen eigentlich immer vor. Häufig finden sich sekundäre Nebenwirkungen im Magen-Darm-Trakt (z. B. Übersäuerung des Magens, Zerstörung der Darmflora).

Bei **allergischen Nebenwirkungen** handelt es sich um Überempfindlichkeiten gegenüber dem Medikament, die sich beispielsweise in Exanthemen (juckender, rötlicher Ausschlag), Schwellungen, Anämien und Infektionsneigung zeigen. Allergische Reaktionen auf ein Arzneimittel können bis hin zum lebensbedrohlichen |anaphylaktischen Schock führen.

anaphylaktischer Schock | 824

Überdosierungen führen ebenfalls zu Arzneimittelnebenwirkungen. Verwechslungen, Kumulation, Wechselwirkungen mit anderen Medikamenten, falsche Dosierung oder auch die absichtliche Überdosierung im Rahmen eines |Suizidversuchs können vergiftungsartige Symptome hervorrufen, die im schlimmsten Fall zum Tod führen.

Suizidversuch | 2

Werden Arzneimittel über einen längeren Zeitraum angewandt, kann es neben der Kumulation auch zu einer Schädigung der Organe kommen. Besonders betroffen sind davon der Magen-Darm-Trakt sowie die beiden Ausscheidungsorgane Niere und Leber. **Organtoxizität** kann sich unter anderem in Übelkeit, Erbrechen oder Krämpfen zeigen. Im schlimmsten Fall kann es zu einem Ausfall des gesamten Organs kommen (z. B. |Nierenversagen).

Nierenversagen | 2

Bestimmte Wechselwirkungen können unerwünscht sein. Hierzu gehört die Beeinflussung der Resorption durch bestimmte Nahrungsmittel oder die Wirkungsverstärkung von zentral wirkenden Arzneimitteln durch Alkohol.

Die unerwünschten Wirkungen treten nicht immer und bei jeder Patientin auf, sondern sind abhängig vom Alter, Geschlecht, Organfunktionen und der Empfindlichkeit der Patientinnen.
Der so genannte Nocebo-Effekt beschreibt die verstärkte Angst vor Nebenwirkungen, die dann diese Nebenwirkungen psychisch auslösen kann.

Arzneimittelwirkungen beeinflussende Faktoren

Die Wirkung eines Arzneimittels kann durch bestimmte Lebensumstände beeinflusst werden.

Der **Allgemeinzustand** von Patientinnen kann die Wirkung von Arzneimitteln sowohl in ihrer Pharmakokinetik als auch in der Pharmakodynamik beeinflussen. So kann beispielsweise eine Exsikkose dazu führen, dass die verstoffwechselten Arzneistoffe nicht mehr über die Nieren ausgeschieden werden, es kommt zur Kumulation. Ein Eiweißmangel verhindert die Bindung von Arzneistoffen an die Plasmaproteine und damit ihren Transport und ihre Speicherung.

Schwangere Patientinnen müssen bei der Einnahme von Arzneimitteln beachten, dass diese in den Kreislauf des Embryos oder Föten übergehen und dort Schäden verursachen können. Man unterscheidet diese Schäden in:

- Blastopathien: Schädigung der befruchteten Eizelle bis zum 8. Schwangerschaftstag (führt in der Regel zum Keimtod)
- Embryopathien: Schädigung bis zur 12. Schwangerschaftswoche
- Fetopathien: Schädigung nach der 12. Schwangerschaftswoche

Da die Organe in den ersten 12 Schwangerschaftswochen angelegt werden, kommt es in dieser Zeit eher zu Missbildungen von Extremitäten und Organen, während bei Fetopathien i. d. R. das Nervensystem mit der Folge von geistigen Behinderungen oder Sehschäden geschädigt wird.

ROTE LISTE® | 720

Die ROTE LISTE® enthält in den orangefarbenen Seiten zu Nebenwirkungen eine Rubrik mit speziellen Informationen zum Thema.

Muttermilch | 2

Stillende Patientinnen müssen bei der Einnahme von Arzneimitteln davon ausgehen, dass ein Teil der fettlöslichen Arzneistoffe oder deren Stoffwechselprodukte in die Muttermilch übergehen können. Muss ein Arzneimittel eingenommen werden, kann die Muttermilch während dieser Zeit abgepumpt und verworfen werden, um dann zu einem späteren Zeitpunkt mit dem Stillen fortzufahren. Hebammen und Stillberaterinnen können in diesen Fällen zu Rate gezogen werden.

Werden bestimmte Arzneimittel (v. a. Opioide, Barbiturate und Benzodiazepine) unsachgerecht angewendet, führen sie in eine körperliche oder seelische **Abhängigkeit**. Rund 1,4 Millionen Menschen, vor allem Frauen, sind in Deutschland medikamentenabhängig.

Die Grenze zwischen richtiger und falscher Anwendung wird dann erreicht, wenn Medikamente ohne medizinische Notwendigkeit regelmäßig und übermäßig konsumiert werden. Dem soll die Verschreibungspflicht durch Ärztinnen vorbeugen.

Sind Menschen medikamentenabhängig, dürfen auch nach einer erfolgreichen Therapie bestimmte Medikamentengruppen nur unter strenger Indikationsstellung verabreicht werden, da es zu Rückfällen kommen kann.

Rechtlicher Bezug 2.3

Arzneimittelgesetz 2.3.1

Das Arzneimittelgesetz (AMG) bildet in Deutschland die rechtliche Grundlage zur Ein- und Ausfuhr sowie zum Verkehr von Arzneimitteln. Durch die darin verankerten hohen Anforderungen beispielsweise an die Herstellung, das Inverkehrbringen, die Zulassung, Kontrolle, Verschreibung und Abgabe von Arzneimitteln, dient es dem Schutz der Gesundheit der Bevölkerung.

online
bundesrecht.juris.de/amg_1976/index.html
Das Arzneimittelgesetz wurde 1976 verabschiedet und wird in regelmäßigen Abständen überarbeitet und ergänzt. Es kann auf dieser Internetseite eingesehen werden.

Was sind Arzneimittel?

Das Arzneimittelgesetz (AMG) definiert **Arzneimittel** (*Pharmaka*) als: „Stoffe und Zubereitungen aus Stoffen, die dazu bestimmt sind, durch Anwendung am oder im menschlichen oder tierischen Körper

1. Krankheiten, Leiden, Körperschäden oder krankhafte Beschwerden zu heilen, zu lindern, zu verhüten oder zu erkennen,
2. die Beschaffenheit, den Zustand oder die Funktionen des Körpers oder seelische Zustände erkennen zu lassen,
3. vom menschlichen oder tierischen Körper erzeugte Wirkstoffe oder Körperflüssigkeiten zu ersetzen,
4. Krankheitserreger, Parasiten oder körperfremde Stoffe abzuwehren, zu beseitigen oder unschädlich zu machen oder
5. die Beschaffenheit, den Zustand oder die Funktionen des Körpers oder seelische Zustände zu beeinflussen."

Rechtlich gesehen muss der Begriff Arzneimittel vom Fertigarzneimittel unterschieden werden, das im Voraus hergestellt und in einer bestimmten Auflagen genügenden Abgabepackung in den Verkehr gebracht wird. Im Gegensatz zu Fertigarzneimitteln werden | Rezeptur- und | Defekturarzneimittel in Apotheken hergestellt. Auch Blutpräparate und Stoffe, die der Diagnostik dienen (z. B. Kontrastmittel) werden als Arzneimittel bezeichnet, sind aber keine Medikamente.

Rezepturarzneimittel
Arzneimittel, die in Apotheken nach verschiedener Rezeptur hergestellt werden (z. B. Salben)

Defekturarzneimittel
Arzneimittel, die in Apotheken in Mengen bis zu 100 abgabefertigen Packungen pro Tag selbst hergestellt werden

Kennzeichnung von Arzneimitteln

§ 10 des AMG sieht vor, dass alle Fertigarzneimittel, die laut Gesetz im Umlauf sein dürfen, auf ihrer äußeren Umhüllung in gut lesbarer Schrift, allgemeinverständlich und in deutscher Sprache und auf dauerhafte Weise die folgenden Punkte angeben:

1. Der Name oder die Firma und die Anschrift des pharmazeutischen Unternehmers
2. die Bezeichnung des Arzneimittels, gefolgt von der Angabe der Stärke und der Darreichungsform, und soweit zutreffend, dass es zur Anwendung für Säuglinge, Kinder oder Erwachsene bestimmt ist, es sei denn, dass diese Angaben bereits in der Bezeichnung enthalten sind,
3. die Zulassungsnummer mit der Abkürzung „Zul.-Nr."
4. die Chargenbezeichnung, soweit das Arzneimittel in Chargen in den Verkehr gebracht wird, mit der Abkürzung „Ch.-B.", soweit es nicht in Chargen in den Verkehr gebracht werden kann, das Herstellungsdatum,
5. die Darreichungsform,
6. der Inhalt nach Gewicht, Rauminhalt oder Stückzahl,
7. die Art der Anwendung,
8. die Wirkstoffe nach Art und Menge und weitere Bestandteile nach der Art, (...)
9. das Verfallsdatum mit dem Hinweis „verwendbar bis",
10. bei Arzneimitteln, die nur auf ärztliche, zahnärztliche oder tierärztliche Verschreibung abgegeben werden dürfen, der Hinweis „Verschreibungspflichtig", bei

sonstigen Arzneimitteln, die nur in Apotheken an Verbraucher abgegeben werden dürfen, der Hinweis „Apothekenpflichtig“,

11. bei Mustern der Hinweis „Unverkäufliches Muster“,

12. der Hinweis, dass Arzneimittel unzugänglich für Kinder aufbewahrt werden sollen, es sei denn, es handelt sich um Heilwässer,

13. soweit erforderlich besondere Vorsichtsmaßnahmen für die Beseitigung von nicht verwendeten Arzneimitteln oder sonstige besondere Vorsichtsmaßnahmen, um Gefahren für die Umwelt zu vermeiden,

14. Verwendungszweck bei nicht verschreibungspflichtigen Arzneimitteln.

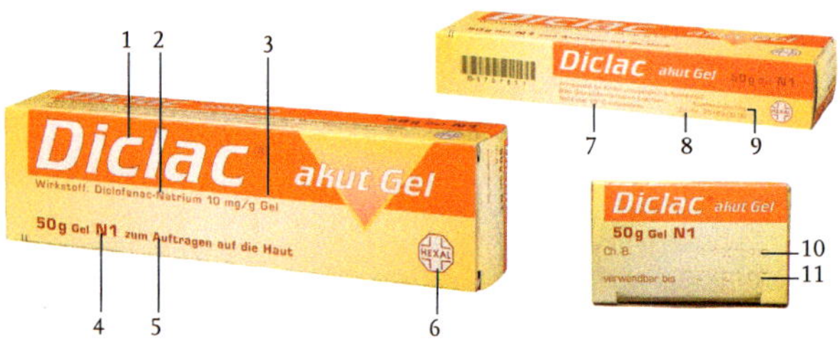

[1] Beispiel einer Arzneimittelpackung

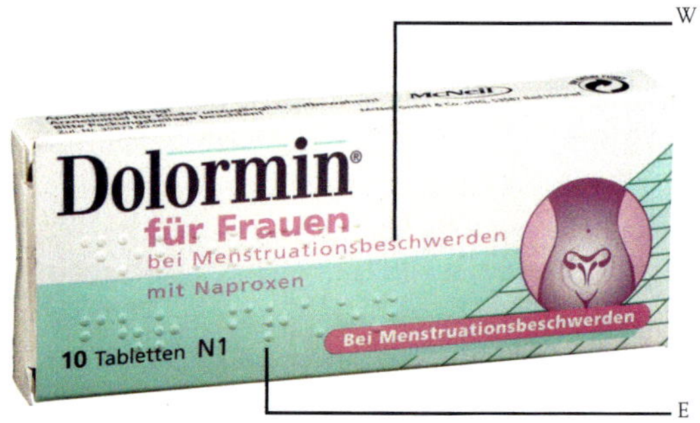

[2] Arzneimittel mit Organsymbol und Blindenschrift

Etwas verwirrend können die Arzneimittelnamen sein, da es in der Regel drei verschiedene gibt:

- **Chemische Bezeichnung**: ist die Angabe der chemischen Zusammensetzung des Medikaments, so ist z. B. der chemische Name Ranitidin N-(((2-((5-(Dimethylaminomethyl)furfurylthio))ethyl)))N`-methyl-2-nitro-1,1-ethen-diamin.
- **Internationaler Freiname**: ist eine internationale Kurzbezeichnung für die chemische Zusammensetzung, z. B. Ranitidin. Er wird durch die WHO vergeben.
- **Handelsname**: ist der Markenname, unter dem das Arzneimittel verkauft wird. Er ist für die das Arzneimittel entwickelnde Firma patentrechtlich für 20 Jahre geschützt. Ranitidin ist nicht mehr geschützt, da 20 Jahre seit der Patentanmeldung vergangen sind. Es wird unter vielen Handelsnamen verschiedener Pharmafirmen vertrieben, wie z. B. Zantic®, Rani-merck®, oder Ranibeta®
Diese „kopierten“ Arzneimittel werden Generika genannt. Sie dürfen sich lediglich in Hilfsstoffen und Herstellungsverfahren vom Original unterscheiden und sind i. d. R. preisgünstiger als die Originalpräparate.

WHO | 3

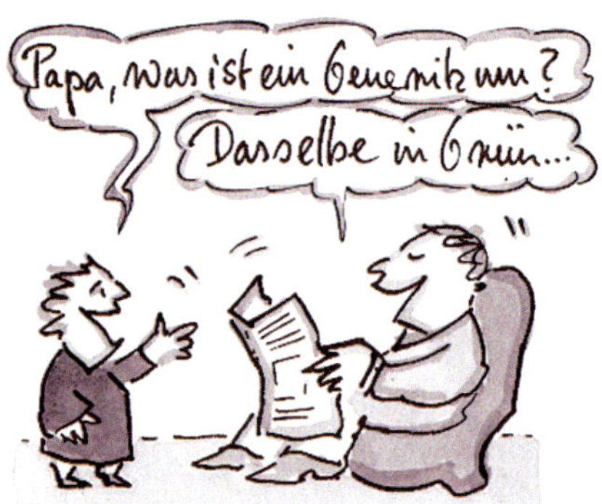

In der Ausbildung ist es sinnvoll, sich den Internationalen Freinamen des Wirkstoffs zu merken, und bei jedem Praxiseinsatz zu schauen, welche Handelspräparate genutzt werden. Dies bietet auch den Vorteil, dass bei eventuellen Auslandseinsätzen das Wissen weiterhin genutzt werden kann.

Herstellen und Inverkehrbringen von Arzneimitteln

Die Entwicklung eines neuen Arzneimittels dauert zwischen 12 und 15 Jahre und ist sehr teuer; die Pharmaindustrie gibt für die Entwicklung und Zulassung eines Arzneimittels durchschnittliche Kosten von 500 Millionen Euro an.

Es wird in präklinische Entwicklungsphase und **klinische Phase** eingeteilt. Während in der **präklinischen Phase** der Arzneistoff entwickelt wird, ist die klinische Phase dazu da, den Arzneistoff auf Wirkung und Nebenwirkung am Menschen auszuprobieren.

Die klinische Phase läuft in 4 Teilphasen ab. Dabei werden immer größer werdende Probandengruppen getestet. In der so genannten galenischen Entwicklungsphase wird der Arzneistoff mit anderen Arznei- oder Hilfsstoffen kombiniert, um eine möglichst günstige Pharmakokinetik und -dynamik zu erreichen.

online

www.bfarm.de
Bundesinstitut für Arzneimittel und Medizinprodukte

www.pei.de
Paul-Ehrlich-Institut

www.emea.europa.eu
Europäische Arzneimittelagentur

Serum (pl. sera)
aus Blut- bzw. Blutplasma hergestellte Arzneimittel, z. B. Human-Albumin

Erst wenn alle Ergebnisse vorliegen, wird ein neues Arzneimittel zugelassen. Zulassungsbehörde für Humanarzneimittel ist das Bundesinstitut für Arzneimittel und Medizinprodukte (BfArM), für |Sera, |Impfstoffe, Testallergene, Testsera und Testantigene sowie für Blutzubereitungen das Paul-Ehrlich-Institut (PEI). Tierarzneimittel werden vom Bundesamt für Verbraucherschutz und Lebensmittelsicherheit in Bonn zugelassen. Neben der deutschen Zulassung kann auch eine europaweite Zulassung beantragt werden. Für eine europäische Zulassung gibt es unterschiedliche zentrale und dezentrale Verfahren. Die Europäische Arzneimittelagentur (EMEA) spielt bei allen diesen Verfahren eine zentrale Rolle.

Sera | 2
Impfstoffe | 2

Auch nach der Zulassung unterliegen alle Arzneimittel einer ständigen Kontrolle.

Jedes Fertigarzneimittel darf nur mit einer schriftlichen **Gebrauchsinformation** in Umlauf gebracht werden. Dieser Beipackzettel, auch Waschzettel genannt, soll die Patientinnen, aber auch die an der Gesundheitsversorgung beteiligten Personen (z. B. Pflegende, Ärztinnen) über das Arzneimittel informieren. Sie enthalten Angaben zu:

- Wirk- und Zusatzstoffen
- Indikationen und Kontraindikationen
- Einnahmevorschriften (z. B. vor oder nach einer Mahlzeit)
- Warnhinweisen und Angaben zur Einnahme in besonderen Lebenssituationen (z. B. Schwangerschaft und Stillzeit)
- Neben- und Wechselwirkungen
- Lagerungs- und Kindersicherungshinweisen
- Verfallsdatum
- Adresse des Herstellers

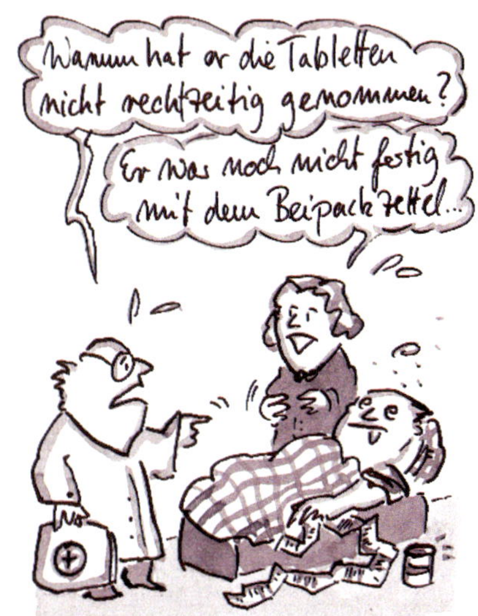
Warum hat er die Tabletten nicht rechtzeitig genommen?
Er war noch nicht fertig mit dem Beipackzettel...

Auch wenn das Lesen der Gebrauchsinformation vom Gesetzgeber für alle Patientinnen vorausgesetzt wird, erzeugen diese Informationen häufig Ängste vor der Medikamenteneinnahme, die einer |Compliance entgegenwirken können. Daher sollte auf alle Fragen hinsichtlich dieser Gebrauchsinformation eingegangen werden.

Compliance | 514

Da alle auftretenden Nebenwirkungen und Wechselwirkungen in der Gebrauchsinformation festgehalten werden müssen, ist diese umso umfangreicher, je länger ein Arzneimittel in Umlauf ist. Der Umfang sagt dabei nicht notwendigerweise etwas über die Verträglichkeit des Arzneimittels aus.

Umgang mit der ROTEN LISTE®

Die ROTE LISTE® ist ein Arzneimittelverzeichnis. Es wird jährlich, bzw. in seiner elektronischen Form halbjährlich überarbeitet und ergänzt. In der ROTEN LISTE® finden sich Kurzinformationen zu Fertigarzneimitteln für Menschen sowie einzelne Medizinprodukte. Sie richtet sich an medizinisch-pharmazeutische Fachkreise und ist auch nur für diese zugängig. Diese Maßnahme soll dem Werbeverbot für verschreibungspflichtige Arzneimittel entgegenkommen.

In der Buchform der ROTEN LISTE® können relativ schnell und übersichtlich nicht nur Darreichungsformen, Wirkungen und Nebenwirkungen von Arzneimitteln nachgeschlagen werden, sondern auch Wirkstoffe sowie deren Handelsnamen. Sie unterteilt sich in:

- alphabetisches Verzeichnis (rosafarbene Seiten)
- Stichwortverzeichnis (gelbfarbene Seiten)
- Stoffverzeichnis (blaufarbene Seiten)
- Präparateteil (weißfarbene Seiten)
- Signaturverzeichnis (orangefarbene Seiten)
- Unternehmerverzeichnis (grünfarbene Seiten)

Der Präparateteil ist in 88 Arzneimittelhauptgruppen anhand von Indikation und/oder Wirkstoff unterteilt. Daher eignet er sich nicht als reines Nachschlageinstrument. Hier dienen alphabetisches oder Stoffverzeichnis als Hilfsmittel: Suche ich ein bestimmtes Medikament und weiß den Handelsnamen, kann ich im alphabetischen Teil nachschlagen, um dort den Verweis zum Präparateteil zu finden. Weiß ich den Wirkstoffnamen, finde ich im Stoffverzeichnis den Verweis zum Präparateteil.

2.3.2 Haftungsrechtliche Grundlagen zu Injektionen

Rechtliche Rahmenbedingungen | 3

Die Verabreichung von Injektionen ist nicht gesetzlich geregelt. Grundsätzlich gehören Injektionen genau wie Infusionen und Blutentnahmen zu dem ärztlichen Aufgaben- und Verantwortungsbereich.

Die Durchführung von bestimmten Injektionsarten wie subkutan oder intramuskulär kann von ärztlichem an das Pflegepersonal **delegiert** werden, wenn dieses über theoretisches Wissen und praktische Erfahrungen hierzu verfügt.

Es ergeben sich folgende Verantwortungsbereiche:

Verantwortungsbereich	Anordnungsverantwortung	Übernahmeverantwortung	Durchführungsverantwortung
betrifft	Ärztin	Pflegepersonal	Pflegepersonal
Aufgaben	▪ bestimmt ob, wann und welche Injektion verabreicht wird ▪ behält Überwachungspflicht ▪ muss sich versichern, dass Pflegepersonal über geforderte Qualifikation verfügt	▪ muss selbstständig einschätzen, ob sie für diese Tätigkeit geeignet ist ▪ muss Tätigkeit bei zu wenig Erfahrung oder Unwissen ablehnen	▪ trägt die volle Verantwortung für die Vorbereitung und Durchführung der Injektion

Wurde eine Injektion fehlerhaft von der Pflegekraft durchgeführt, kann sie diesbezüglich **straf-** und **zivilrechtlich** verfolgt werden. Wird die Injektion von der Pflegekraft verabreicht ohne die vorherige Aufklärung und Einwilligung des Patienten, liegt der Tatbestand der **Körperverletzung** vor.

Entsteht der Patientin durch eine fehlerhafte Verabreichung (beispielsweise falscher Injektionsort) ein Schaden, kann dies **zivilrechtlich** im Sinne des **Schadensersatzes** geahndet werden. Neben einer straf- und zivilrechtlichen Haftung kann es auch zu **arbeitsrechtlichen** Konsequenzen kommen, wie beispielsweise einer Abmahnung.

Abmahnung | 3

3 Vitalzeichen kontrollieren

3.1 Pflegerischer Schwerpunkt

3.1.1 Die Pulskontrolle 724

Pulsfrequenz, Pulsrhythmus und Pulsqualität beim gesunden Menschen 725

Veränderungen der Pulsfrequenz 725

Veränderungen des Pulsrhythmus 726

Veränderungen der Pulsqualität 726

Das Pulsmessen 726

3.1.2 Die Blutdruckkontrolle 728

Blutdruck und seine Veränderungen 728

Blutdruckmessung 729

3.1.3 Die Temperaturkontrolle 731

3.2 Naturwissenschaftlich-medizinischer Bezug 733

3.2.1 Vitalzeichen aus physikalischer Sicht 733

Physikalische Grundlagen des Blutdrucks 733

Physikalische Grundlagen des Blutstroms 735

Physikalische Grundlagen der elektrischen Reizleitung 737

Elektrischer Strom und seine Eigenschaften 737

Ruhepotenzial und Aktionspotenzial 738

3.2.2 Das Gefäßsystem 740

Der Blutkreislauf 740

Aufbau der Gefäßwände 742

Blutstrommechanismen des Gefäßsystems 743

Zentrale Gefäßstämme und periphere Bahnen 744

3.2.3 Das Herz 746

Lage, Gestalt und Aufbau des Herzens 746

Aufbau der Herzwand 747

Blutversorgung des Herzens 747

Reizleitungssystem des Herzens 748

Herzaktion 749

Zusammenspiel von Herz- und Gefäßsystem 750

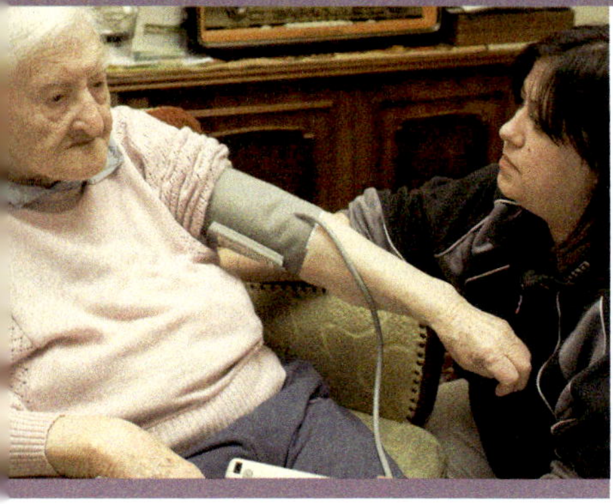

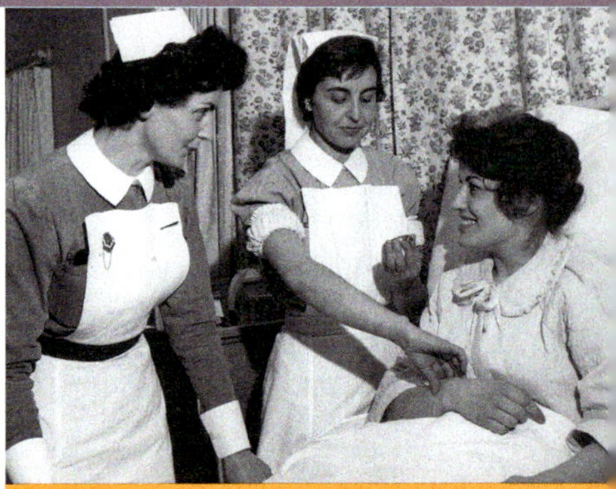

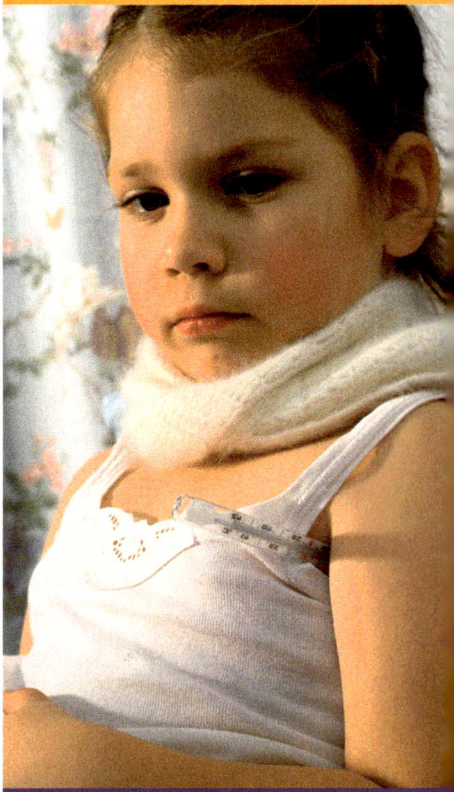

Vitalzeichen kontrollieren

Soll beim Scharadespiel eine Krankenschwester dargestellt werden, wird als typische Tätigkeit das Pulsmessen gewählt. Das kommt nicht von ungefähr, da im Krankenhaus häufig die erste Amtshandlung im Aufnahmegespräch die Erfassung der Vitalzeichen ist.

Dabei repräsentieren Vitalzeichen die Funktion des Wunderwerks Gefäßsystem mit seinem Motor, dem Herzen. Das menschliche Gefäßsystem erstreckt sich beim Erwachsenen auf 40000 km. 30 – 40 Milliarden Kapillaren ermöglichen auf einer Austauschfläche von 300-1000 m2 die Versorgung der Körperzellen mit allen wichtigen Stoffen sowie den Abtransport der Abfallprodukte.

Dabei ist das Wissen um den Aufbau und die Funktion des Gefäßsystems in Jahrhunderten zusammengetragen worden. Bereits im 4. Jh. v. Chr. entdeckten Ärzte der hippokratischen Schule die Herzklappen. Weil sie ihre Untersuchungen jedoch am toten Menschen vornahmen, fanden Sie in den Arterien kein Blut vor, da bei Leichen sich das Blut in den Venen sammelt. Aus diesem Grunde gingen die antiken Ärzte davon aus, dass Arterien mit Luft gefüllt und in ihrer Funktion an die Lungen gekoppelt sind.

Der Puls spielte recht früh eine Rolle in der antiken Medizin. Man ging davon aus, dass der Puls durch die Arterien selbst erzeugt wird. Blutende Arterien bei lebenden Menschen wurden dahingehend interpretiert, dass die entweichende Luft durch nachfließendes Blut aufgefüllt werde.

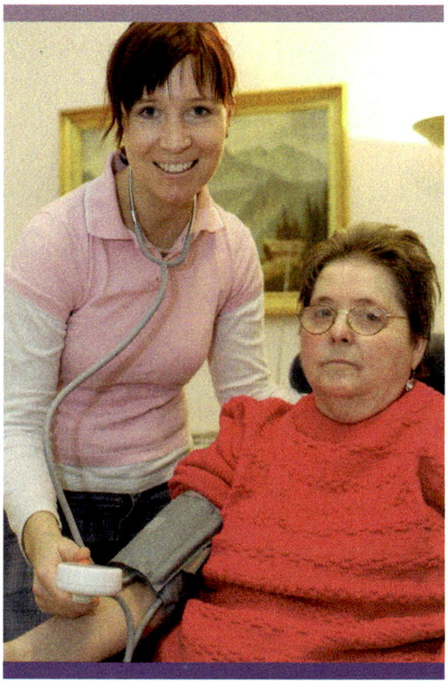

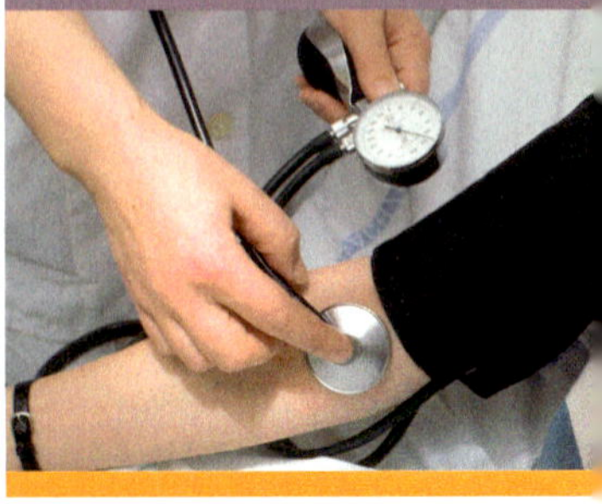

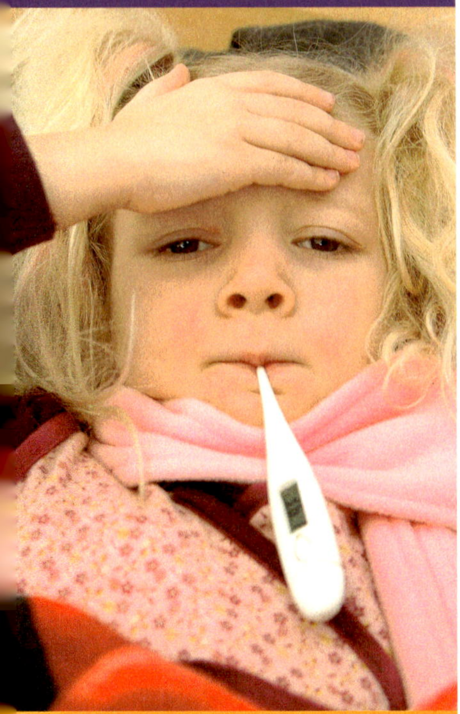

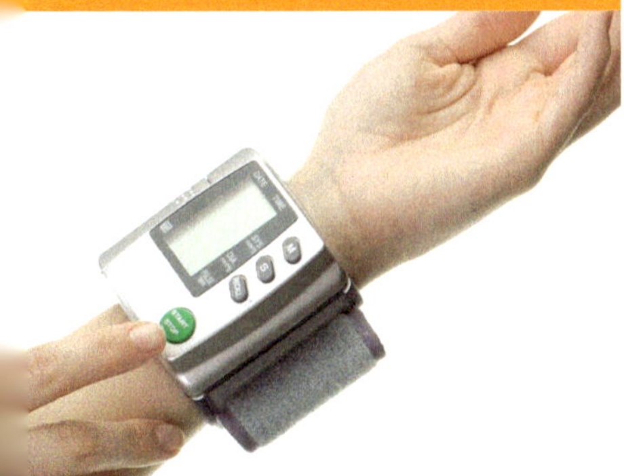

Bereits im 2. Jh. n. Chr. unterschieden die Anatomen venöses von arteriellem Blut. Weiterhin gingen sie davon aus, dass der Puls durch die Arterien generiert wird. Das Herz als Pumpe des Blutkreislaufs kam erst im 17. Jahrhundert ins Gespräch. Von da an nahm die rasante Entwicklung der modernen Medizin ihren Lauf.

Bis zur Entwicklung der Blutdruckmessung durch Scipione Riva-Rocci und Nikolas Sergejewitsch Karotkov waren die Ärzte darauf angewiesen, ihre Patienten anhand äußerlich erkennbarer Symptome, der Harnuntersuchung und dem Fühlen des Pulses (nur qualitativ, nicht quantitativ) einzuschätzen. Mit der Entwicklung des Stethoskops durch René Théophile Hyacinthe Laennec (1819) konnten Ärzte ihre diagnostischen Möglichkeiten erweitern. Stethoskop und Blutdruckmessgerät wurden zum Sinnbild des Arztes des 20. Jahrhunderts.

1930 wurde das erste Mal eine erfolgreiche Selbstmessung des Blutdrucks vorgenommen. Seitdem ist bekannt, dass der zu Hause gemessene Blutdruck niedriger ist als der in der Arztpraxis oder im Krankenhaus. Dieses Phänomen wird auch Weißkittelhypertonie genannt, abgeleitet von der weißen Berufskleidung im Gesundheitswesen. Aus diesem Grund empfehlen Fachleute seit einigen Jahren die Blutdruckselbstmessung.

Mit Eantwicklung der 24-h-Blutdruckmessung wurden die diagnostischen Möglichkeiten der weit verbreiteten Bluthochdruckerkrankung nochmals verbessert.

Das im Alltag am häufigsten gemessene Vitalzeichen ist die Körpertemperatur. In so gut wie jedem Haushalt findet man Fieberthermometer und es gilt als Bestandteil der Allgemeinbildung zu wissen, dass die normale Körpertemperatur 37° C beträgt.

Gerade kleine Kinder haben häufig erhöhte Körpertemperaturen und die routinierten Eltern fassen dem Kind nur noch an die Stirn, um festzustellen, dass es fiebert. Das Thermometer bringt dann häufig die Gewissheit. Im Krankenhausalltag spielen schon kleine Veränderungen der Vitalzeichen eine Rolle; ihre Feststellung kann der Anfang einer Reihe von diagnostischen Untersuchungen sein, die der Befundstellung oder dem Ausschluss von Krankheiten dient.

Das folgende Kapitel vermittelt neben den Techniken der Vitalzeichenkontrolle die physikalischen und medizinisch-anatomischen Grundlagen des Blutkreislaufs.

3.1 Pflegerischer Schwerpunkt

Das „Messen und Pulsen" gehört zu den Stationsroutinen pflegerischer Arbeit im Krankenhaus. Häufig werden Schülerinnen damit beauftragt mit der Begründung: „Sie müssen das ja noch lernen, hier kann man ja auch nicht allzu viel falsch machen." Die Vitalzeichenkontrolle hat jedoch einen so großen Stellenwert, da aus Veränderungen der Vitalzeichen Schlüsse auf mögliche Erkrankungen gezogen werden können.

3.1.1 Die Pulskontrolle

Pulsus (lat.) = Stoßen, Schlagen

Pulsfrequenz, Pulsrhythmus und Pulsqualität beim gesunden Menschen

Der **Puls** ist das Anschlagen des Blutes an die Arterienwand. Bei jedem Herzschlag wird Blut aus dem Herzen ausgestoßen. Die dadurch entstehende Druckwelle breitet sich im Gefäßsystem aus und kann an allen peripheren (oberflächlichen) Arterien getastet werden.

Als **Pulsfrequenz** bezeichnet man die Anzahl der tastbaren Pulsschläge pro Minute. Sie entspricht im Normalfall der Anzahl der Kammersystolen des Herzens, also der Herzfrequenz. Die Normalwerte gesunder Menschen sind:

Neugeborene	120–140 Pulsschläge pro Minute
Kleinkinder	120 Pulsschläge pro Minute
Schulkinder	100 Pulsschläge pro Minute
Jugendliche	80 Pulsschläge pro Minute
Erwachsene	60–80 Pulsschläge pro Minute
Alte Menschen	70–90 Pulsschläge pro Minute

Die Pulsfrequenz ist physiologisch erhöht beim Sporttreiben sowie durch den Genuss von anregenden Substanzen (z. B. Nikotin, Koffein) und durch psychische Einflüsse wie Angst oder Freude. Im Schlaf dagegen oder bei Hunger sinkt die Pulsfrequenz. Ausdauersportler, die regelmäßig trainieren, haben ebenfalls in Ruhe einen erniedrigten Puls.

Als **Pulsrhythmus** bezeichnet man die regelmäßige Wiederkehr der Pulsschlagfolge und -stärke. Im Normalfall ist der Puls rhythmisch, d. h., dass zwischen den Pulsschlägen das immer gleiche Zeitintervall liegt.

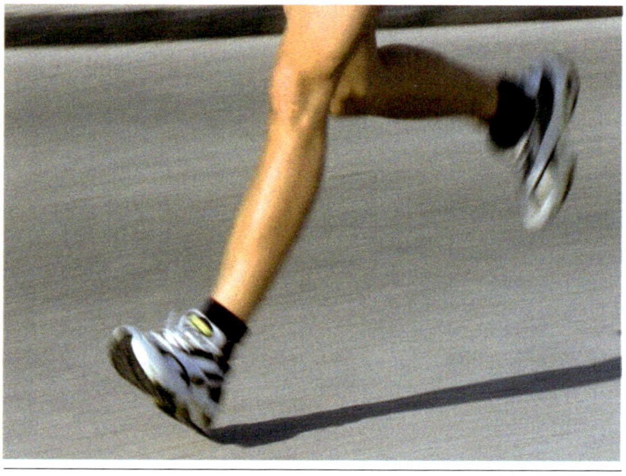

[1] Beim Joggen ist die Pulsfrequenz physiologisch erhöht.

Physiologische Veränderungen des Pulsrhythmus entstehen durch Einatmen (Pulsfrequenz erhöht) und Ausatmen (Pulsfrequenz erniedrigt). Diese i. d. R. kaum wahrnehmbaren Veränderungen werden als respiratorische Arrhythmie bezeichnet.

Die **Pulsqualität** gibt Aufschluss darüber, wie sich der Puls anfühlt. Aspekte sind hier der Spannungszustand und das Füllungsvolumen der ertasteten Arterie. Das Ertasten der Pulsqualität verlangt eine gewisse Erfahrung und spielt auf Grund der modernen diagnostischen Möglichkeiten keine so große Rolle mehr im Praxisalltag.

Pulsfrequenz, -rhythmus und -qualität können auch pathologisch verändert sein. Diese Veränderungen sollen auf den nächsten Seiten beschrieben werden.

Veränderungen der Pulsfrequenz

Die Pulsfrequenz kann sowohl erniedrigt als auch erhöht sein. Bleibt sie ganz aus, handelt es sich um eine lebensgefährliche Situation, in der entweder das Herz nicht mehr schlägt oder die Pulswelle, z. B. durch Verletzung einer Arterie, nicht mehr bis zum Messort gelangt. Fehlt die Kontraktion des Herzens und bleibt somit der Pulsschlag aus, spricht man von einer **Asystolie**.

Liegt die Pulsfrequenz anhaltend oberhalb der Normwerte bzw. höher als 100 / min., spricht man von einer **Tachykardie**, liegt sie unterhalb der Normwerte bzw. niedriger als 60 / min., liegt eine **Bradykardie** vor.

Mögliche Ursachen einer Tachykardie	Mögliche Ursachen einer Bradykardie
▪ erhöhter Stoffwechsel sowie der damit verbundene ▪ gesteigerte Sauerstoffbedarf beispielsweise bei Fieber oder Schilddrüsenüberfunktion (*Hyperthyreose*)	Reizleitungsstörung am Herzen, z. B. zwischen AV-Knoten und Herzkammer
▪ Herzinsuffizienz, bei der das Herz versucht, durch eine Erhöhung der Herzfrequenz die verminderte ▪ Herzkraft auszugleichen	Vergiftungen
▪ Schock, bei dem der Sauerstoffmangel im Gewebe durch die Erhöhung der Herzfrequenz ausgeglichen werden soll.	Medikamentenüberdosierung, beispielsweise verlangsamen Digitalispräparate die Herzfrequenz
▪ medikamentöse Nebenwirkungen, z. B. bei Theophyllin oder wehenhemmenden Mitteln	Hirndruckerhöhung, beispielsweise bei einem Hirntumor oder Schädel-Hirn-Trauma
	Beim Legen einer Magensonde oder dem endotrachealen Absaugen kann es durch die Reizung des N. Vagus zu einer Bradykardie oder Asystolie kommen.

Puls und Körpertemperatur verhalten sich gleichförmig. Dabei kommt es pro 1 °C Temperaturerhöhung zu einer Pulsbeschleunigung von ca. 10 Schlägen pro Minute.

Beispiel Schülerin Anna-Lena hat tagsüber eine Pulsfrequenz von 80 Schlägen pro Minute und 37,3 °C Körpertemperatur. Am Abend liegt sie krank im Bett mit 38,3 °C Fieber. Ihre Mitschülerin Sofie misst nun einen Puls von 92 Schlägen pro Minute.

Fieber | 406
Schilddrüsenüberfunktion | 2
Herzinsuffizienz | 2
Schock | 823
Theophyllin | 2
wehenhemmende Mittel | 2
Reizleitung | 748
Vergiftungen | 819
Digitalispräparate | 2
Hirndruckerhöhung | 2
N. Vagus | 189

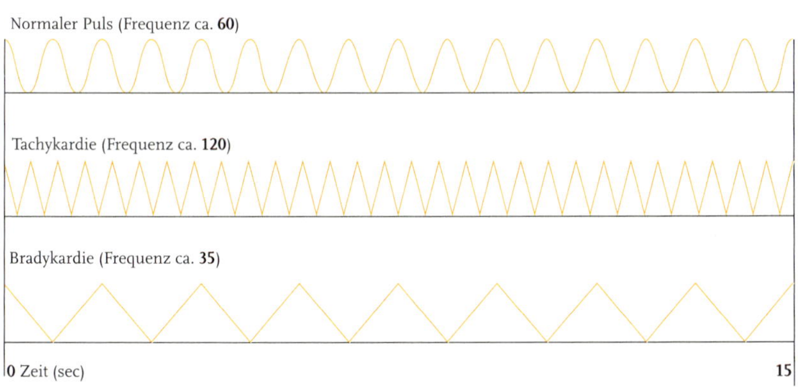

[2] Pulsfrequenz

Veränderungen des Pulsrhythmus

Veränderungen des Pulsrhythmus werden als Arrhythmie bezeichnet. Sie können in unterschiedlicher Art auftreten:

Pulsus bigeminus	Extrasystolen	absolute Arrhythmien
ist ein doppelter Puls, bei dem auf jede Systole eine Extrasystole folgt. Er tritt bei Digitalisüberdosierungen auf	sind Herzschläge, die außerhalb des Grundrhythmus auftreten Ursachen sind Reizbildungsstörungen am Herzen (Kammer oder Vorhof)	sind vollständig unregelmäßige Pulsschläge. Sie treten häufig bei Herzklappenfehlern oder beim Herzinfarkt auf und entstehen durch Reizbildungsstörungen.

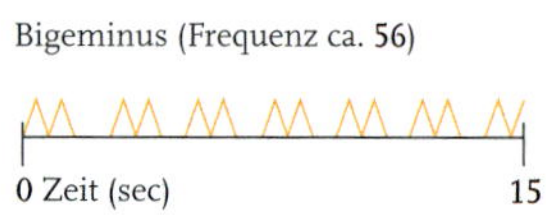

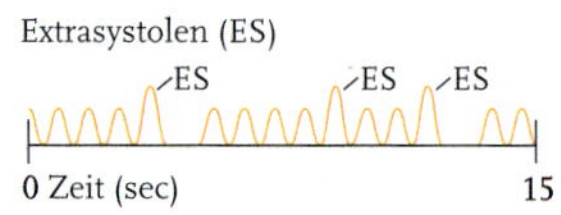

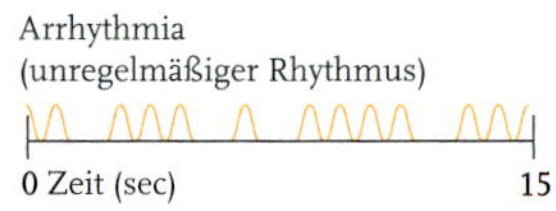

Veränderungen der Pulsqualität

Folgende Abweichungen der physiologischen Pulsqualität können auftreten:

- harter Puls, bei Bluthochdruck oder Arteriosklerose
- weicher, schlecht gefüllter Puls, bei niedrigem Blutdruck oder Fieber
- fadenförmiger, schwacher Puls, bei Kreislaufversagen oder Schock

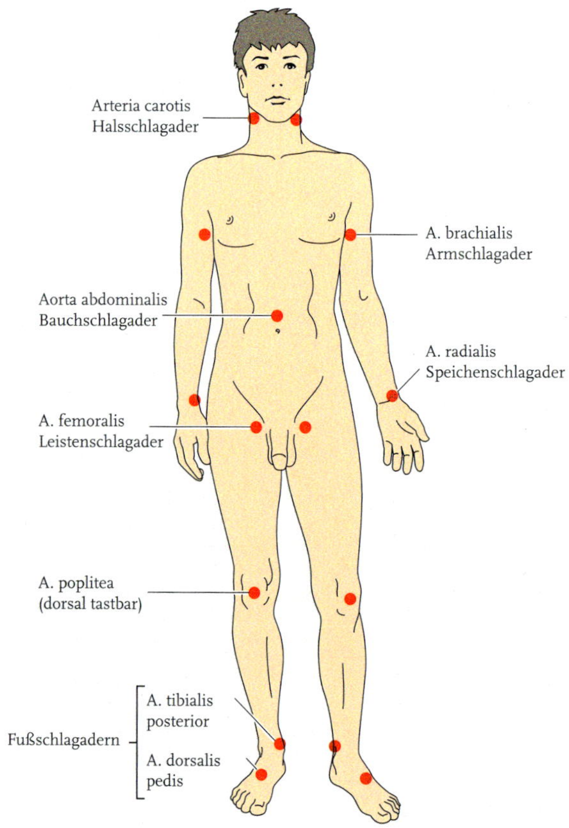

[1] Pulsmessstellen

Das Pulsmessen

Das Messen des Pulses erfolgt i.d.R. bei der Aufnahme von Patientinnen sowie bei Menschen mit einem Risiko von oder einem Verdacht auf Kreislaufveränderungen. Viele Stationen kehren von der routinemäßig durchgeführten Pulsmessung am Morgen ab, jedoch kann dieses „Ritual“ durchaus auch als Gelegenheit gesehen werden, bei wenig pflegeaufwändigen, mobilen Patientinnen zwischendurch „nach dem Rechten zu sehen“.

Der Puls kann grundsätzlich dort gemessen werden, wo Arterien oberflächlich liegen und gegen feste Unterlagen (Knochen) gedrückt werden können. Es wird zwischen zentralen und peripheren Pulsmessungen unterschieden. Während der zentrale Puls an herznahen Arterien gemessen wird und die Herzfrequenz sehr genau wiedergibt, wird der periphere Puls an kleineren herzfernen Arterien gemessen.

Pulsmessstellen des zentralen Pulses:

- A. carotis (Halsschlagader)
- A. femoralis (Leistenarterie)

Pulsmessstellen des peripheren Pulses:

- A. radialis (Speichenarterie)
- A. poplitea (Kniekehlenarterie)
- A. dorsalis pedis (Fußrückenarterie)
- A. tibialis posterior (hintere Schienbeinarterie)
- A. brachialis (Armarterie)

Bei Säuglingen kann der Puls an der großen Fontanelle gemessen werden. An dieser Stelle kann man die Pulsaktion der Hirnarterien sehen oder durch leichtes Fühlen ertasten. Bei Kleinkindern ist der Puls sehr schnell und nur schwach tastbar, daher empfiehlt sich hier die Herzfrequenz mit einem Stethoskop direkt am Herzen zu messen.

Zur Pulsmessung wird eine geeignete Uhr benötigt. Dies kann entweder eine Uhr im Zimmer mit Sekundenanzeige sein oder eine spezielle Pulsuhr. Es gibt auch so genannte Schwesternuhren, die an der Dienstkleidung befestigt werden können; sie verfügen über eine Sekundenanzeige [Abb.2].

Bei Erwachsenen wird der Puls üblicherweise an der A. radialis getastet. Dazu setzt man Zeige-, Mittel- und Ringfinger mit leichtem Druck oberhalb des Handgelenkes an der Daumenseite auf und ertastet den Puls [Abb. 3]. Nun werden die Pulsschläge 15 Sekunden lang gezählt und anschließend mit der Zahl 4 multipliziert. So erhält man die Pulsschläge pro Minute (60 Sekunden).

Bei Menschen mit Arrhythmien oder bei neu aufgenommenen Patientinnen sollte der Puls 60 Sekunden lang ausgezählt werden.

Beim Pulsmessen kann es auf Grund von Messfehlern zu falschen Werten kommen. Typische Messfehler entstehen durch das Mitzählen des eigenen Pulses. Dies geschieht besonders leicht, wenn fälschlicherweise der Daumen oder nur ein oder zwei Finger zum Pulsmessen eingesetzt werden.

Daher sollten Auszubildende bei Unsicherheiten noch einmal messen oder von einer erfahrenen Pflegekraft nachmessen lassen. Wie überall zählt auch hier das Motto: Übung macht den Meister!

Nach dem Pulszählen erfolgt die korrekte Dokumentation der Messergebnisse in die Unterlagen der Patientin. Häufig werden dabei die Pulswerte mit roter Farbe eingetragen. Es empfiehlt sich, vorher nach den Stationsgepflogenheiten zu fragen. Ebenso hat jede Einrichtung ihre eigenen Symbole, um Veränderungen des Pulsrhythmus (z. B. Arrhythmie) oder der Pulsqualität zu kennzeichnen. In den meisten Dokumentationssystemen werden die Pulsmesswerte in eine Kurve eingezeichnet [Abb. 5]. So können die Werte besser miteinander verglichen werden.

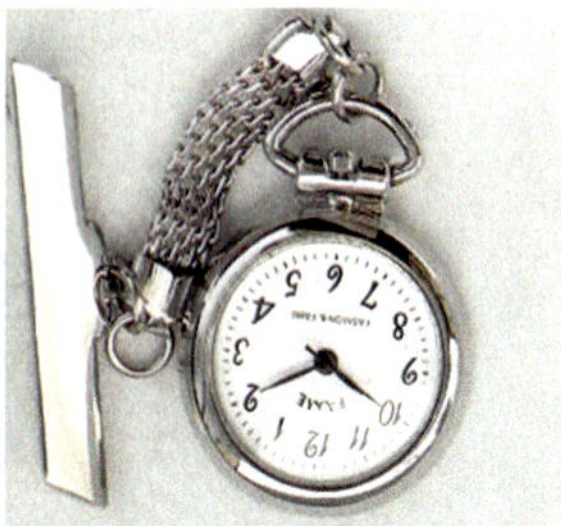

[2] Schwesternuhr

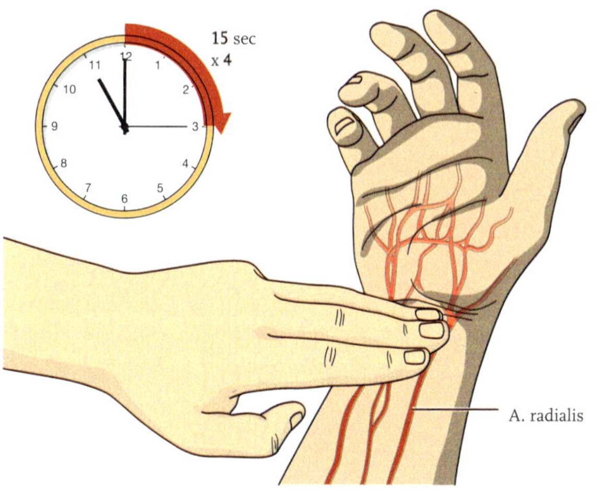

[3] Technik des Pulsmessens

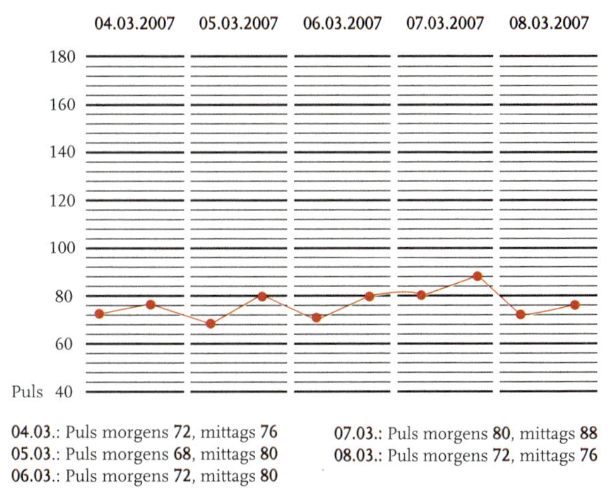

[4] Pulskurve

3.1.2 Die Blutdruckkontrolle

Blutdruck und seine Veränderungen

Der Blutdruck gibt Auskunft über die Herzleistung. Er wird als der Druck definiert, den das Blut im Körper auf die Gefäßwände ausübt. Es wird zwischen dem systolischen und diastolischen Blutdruck unterschieden. In der Praxis wird i. d. R. der arterielle Blutdruck ermittelt.

Kontrahiert der linke Vorhof, wird das Blut in die Aorta ausgeworfen; dies wird als Systole bezeichnet. Während dieser Phase wird im Körper der **systolische Blutdruck** aufgebaut, welcher demnach der Maximaldruck in den Gefäßen ist. Der **diastolische Blutdruck** ist der Minimaldruck in den Gefäßen und ist während der Diastole des Herzens messbar.

Die übliche Messeinheit des Blutdrucks ist traditionell Millimeter Quecksilbersäule (mmHg). Es kann aber auch die Messeinheit Kilopascal (kPa) verwendet werden.

Bei der Angabe des Blutdrucks wird der systolische Wert immer zuerst benannt. Der Blutdruck wird wie folgt angegeben: Der Blutdruck ist 120 (systolischer Wert) zu 80 (diastolischer Wert), schriftlich 120/80.

Die Differenz zwischen systolischem und diastolischem Blutdruck wird als **Blutdruckamplitude** bezeichnet.

Der Blutdruck ist sowohl vom Alter als auch von der jeweiligen Situation und der körperlichen Verfassung des Menschen abhängig. Vor allem Ruhe, Freude, Ärger oder Schlaf beeinflussen die Werte.

Daher sind aussagekräftige Messungen immer unter gleichen Bedingungen durchzuführen, z. B. immer in Ruhe oder immer im Liegen oder immer im Sitzen. Ebenso empfiehlt es sich, nach körperlicher Anstrengung (z. B. Treppensteigen) ca. 10 Minuten zu warten, bevor der Blutdruck gemessen wird.

Der normale Bludruck wird **Normotonie** genannt, Abweichungen des Blutdrucks werden als Hypertonie und Hypotonie bezeichnet.

Der **Hypertonus** ist eine dauerhafte Erhöhung des Blutdrucks; er wird häufig subjektiv nicht wahrgenommen. Erst bei länger vorhandenem Blutdruck können Symptome wie Kopfschmerzen, Schwindel, Herzklopfen oder Ohrensausen erscheinen.

Von einer **Hypotonie** spricht man bei einem dauerhaft niedrigen Blutdruck. Die Betroffenen leiden dabei häufig an Müdigkeit, Abgeschlagenheit, Leistungsschwäche und Schwindel.

Arterieller Blutdruck: Normalwerte und pathologische Werte

	systolisch	diastolisch
Hypotonie (zu niedrig)	100	60
optimal	120	80
normal	130	85
hochnormal	130–139	85–89
Hypertonie Grad 1 = leichte/so genannte Grenzwerthypertonie	140–159	90–99
Hypertonie Grad 2 = mittelschwere Hypertonie	160–179	100–109
Hypertonie Grad 3 = schwere Hypertonie	≥ 180	≥ 110
Säugling	90	60
Kleinkind (4 Jahre)	95	65
Schulkind (10 Jahre)	105	70

Blutdruckmessung

Die Blutdruckmessung erfolgt i. d. R. bei der Aufnahme von Patientinnen, bei Menschen mit einem Risiko von oder einem Verdacht auf Blutdruckveränderungen sowie bei bekannten Blutdruckveränderungen. Im Krankenhaus wird die Blutdruckmessung häufig ärztlicherseits angeordnet (z. B. 3 × tgl. RR-Kontrolle).

Bei der Messung des Blutdrucks wird zwischen direkter und indirekter Blutdruckmessung unterschieden. Die **direkte Messung** erfolgt durch die invasive Blutdruckmessung mittels einer arteriellen Verweiskanüle („blutige Methode") i. d. R. im intensivmedizinischen Bereich. Sie ermöglicht eine kontinuierliche Erfassung des Blutdrucks. Die **indirekte Messung** geht auf den italienischen Kinderarzt Riva-Rocci [Abb. 1] zurück und wird daher häufig mit „RR" abgekürzt. Sie erfolgt mit Hilfe eines Blutdruckmessgerätes entweder am Oberarm oder selten auch am Bein (Oberschenkel).

invasive Blutdruckmessung | 862

Das klassische Blutdruckmessgerät besteht aus Oberarmmanschette, Gummischlauch (Verbindung zur Manschette), Manometer und Gummiball zum Aufpumpen der Manschette [Abb. 3].

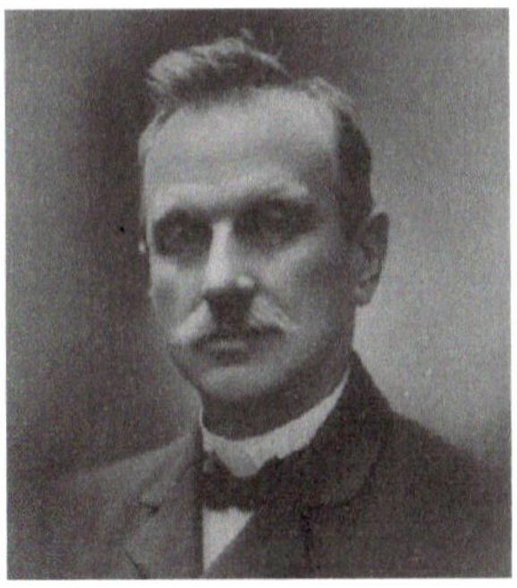
[1] Scipione Riva-Rocci

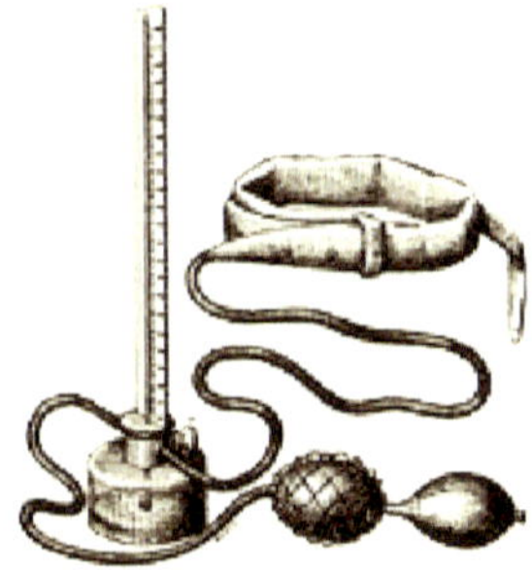
[2] Blutdruckmessgerät mit Quecksilbersäule

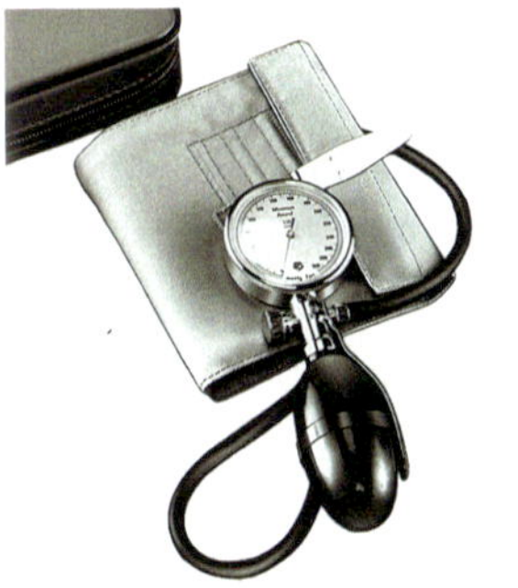
[3] Modernes RR-Messgerät ohne Quecksilbersäule

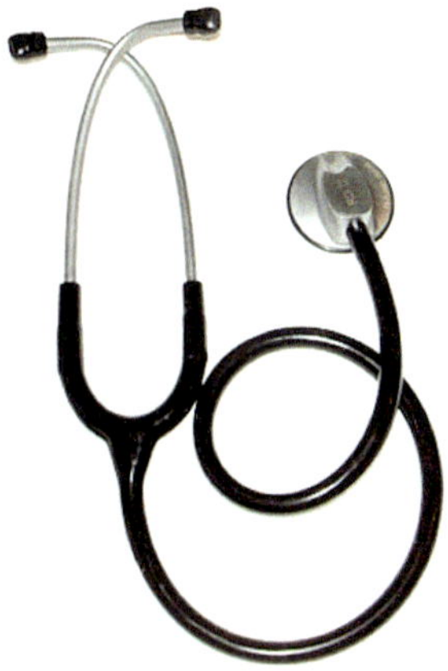
[4] Sthethoskop

Blutdruckmanschetten liegen in verschiedenen Größen vor. Insbesondere bei adipösen Erwachsenen und bei Kindern müssen die richtigen Manschettengrößen anhand des Oberarmumfangs ausgewählt werden.

Bei der **auskultatorischen Blutdruckmessung** wird zusätzlich zur Blutdruckmanschette ein Stethoskop [Abb. 4] benötigt. Die Durchführung wird am Beispiel der Messung am Arm erläutert:

1. Lagerung des Oberarms auf Herzhöhe
2. Anlegen der (luftleeren) Blutdruckmanschette: Der untere Rand der Manschette liegt dabei ca. 2,5 cm oberhalb der Ellenbeuge, die Eintrittstelle der Gummischläuche sollte sich seitlich oberhalb der Ellenbeuge befinden.
3. Manometerventil zudrehen, um Luftaustritt zu verhindern
4. Radialispuls ertasten und Manschette so lange aufpumpen, bis der Puls verschwindet (systolischer Druck), danach noch einmal ca. 30 mmHg.
5. Stethoskop-Bruststück in der Ellenbeuge auflegen, „Oliven" in die Ohren stecken
6. Ventil langsam aufdrehen und die Luft aus der Manschette lassen
7. Manometer beobachten: Der systolische Wert wird beim ersten Ton abgelesen, der diastolische beim letzten Ton.
8. Luft aus Manschette ablassen und Blutdruckgerät sowie Stethoskop entfernen, Geräte reinigen
9. Werte dokumentieren

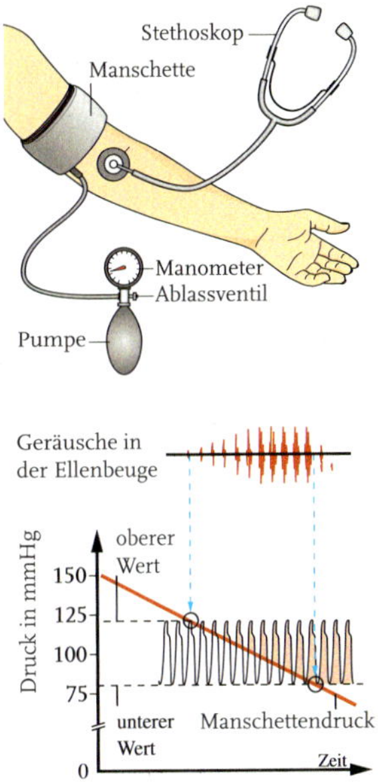

[5] Technik des Blutdruckmessens

Die zu hörenden Töne werden häufig fälschlicherweise als Herztöne interpretiert. Es sind jedoch die so genannten Korotkov'schen Töne, die durch die turbulente Strömung entstehen.

turbulente Strömung | 735

Die **palpatorische Messung** ist für den Klinikalltag ungeeignet, da sie ungenauer als die auskultatorische Messung ist und der diastolische Wert nicht bestimmt werden kann. Zur Messung wird ebenfalls eine Blutdruckmanschette am Oberarm angelegt. Hier wird zunächst der Radialispuls der Patientin getastet und anschließend die Manschette aufgepumpt, bis der Puls nicht mehr fühlbar ist. Danach wird der Druck langsam aus der Manschette wieder abgelassen, bis der Puls wieder tastbar ist. Der jetzt abzulesende Druck entspricht dem systolischen Blutdruck. Der diastolische Wert kann anhand dieser Methode nicht bestimmt werden.

Mit Hilfe elektronischer Blutdruckmessgeräte erfolgt die **oszillatorische Messung.** Ein Oszillogramm erfasst dabei die Druckveränderungen in der Arterie. Es gibt inzwischen sehr viele verschiedene elektronische Blutdruckmessgeräte auf dem Markt. Wirklich genaue Werte liefern nur geeichte Geräte. Dies muss auf den Umverpackungen ausgezeichnet sein. Sie bieten den Vorteil, dass Patientinnen zu Hause unproblematisch ihre Blutdruckwerte ermitteln können. Ebenso wird durch diese Messung auch gleich die Pulsfrequenz mit erhoben.

Der Blutdruck sollte grundsätzlich immer am selben Arm gemessen werden. Haben Patientinnen arterielle oder venöse Zugänge, Lymphödeme oder Shuntanlagen, darf an diesem Arm keine Blutdruckmessung vogenommen werden. Bei Patientinnen nach einer (einseitigen) Brustamputation sollte die Manschette nie am Arm dieser Seite angelegt werden, da dadurch der Lymphabfluss behindert wird.

Die Blutdruckmessung spielt bei der Diagnostik von Herz-Kreislauf-Erkrankungen eine große Rolle. Fehlerhafte Werte können zu einer falschen Therapie führen. In [Tab. 1] sind die häufigsten Fehlerquellen sowie deren Folgen und Möglichkeiten zur Vermeidung aufgeführt.

Fehler	Folgen	Vermeiden
falsche Auswahl der Manschettengröße	zu hohe oder zu niedrige Werte	Manschette soll zwei Drittel des Oberarms / Oberschenkels bedecken
Gerät nicht geeicht	falsche Werte	auf Eichplakette des Manometers achten
Membran des Stethoskops ist defekt	keine Töne hörbar	Membran vor der Messung auf Funktionstüchtigkeit prüfen
zu schnelles Ablassen des Manschettendruckes	erster Korotkov-Ton wird verpasst, falsche Werte	Manschettendruck langsam ablassen
Blutdruckmessung erfolgt nach körperlicher oder emotionaler Anstrengung	erhöhte und somit falsche Werte	bei Routinemessung feste Zeiten oder Patientin vorher ausruhen lassen
Arm falsch gelagert	falsch erhöhte oder erniedrigte Werte	Ellenbeuge und Unterarm (Oberschenkel) auf Herzhöhe lagern, Position der Patientin vor Messung überprüfen
Kleidung schnürt oberhalb der Manschette den Arm ab	falsche Messwerte	Einschnürungen vermeiden, Kleidung gegebenenfalls entfernen
Manschette zu locker angelegt	falsche Messwerte	Manschettensitz vor der Messung überprüfen

[Tab. 1] Fehlerquellen bei der Blutdruckmessung und deren Vermeidung

Die Temperaturkontrolle

3.1.3

Die Körpertemperatur wird durch einen Regulationsmechanismus des Körpers aufrechterhalten (Temperaturregulation |414). Im pflegerischen Alltag erfolgt die Messung der Körpertemperatur i. d. R. bei der Aufnahme von Patientinnen, bei Verdacht auf eine Hypo- oder Hyperthermie oder Fieber, sowie im Rahmen der postoperativen Pflege.

Die Körpertemperatur wird mit Hilfe speziell geeichter Fieberthermometer ermittelt. Diese zeigen den engen Bereich der mit dem Leben zu vereinbarenden Körpertemperatur an (34 °C – 42 °C). In der Praxis werden verschiedene Formen von Thermometern eingesetzt.

Quecksilberthermometer [Abb. 1] sind die „Klassiker" unter den Fieberthermometern. Auf Grund der in ihnen enthaltenen giftigen Quecksilberverbindungen sind sie jedoch nur bedingt für den Stationsalltag geeignet. Vor jeder Anwendung muss das in der Säule vorhandene Quecksilber „runtergeschüttelt" werden. Die Temperaturmessung sollte über mehrere Minuten vorgenommen werden. Durch die Körperwärme dehnt sich das Quecksilber aus und wird in der Skala sichtbar. So kann die Temperatur abgelesen werden.

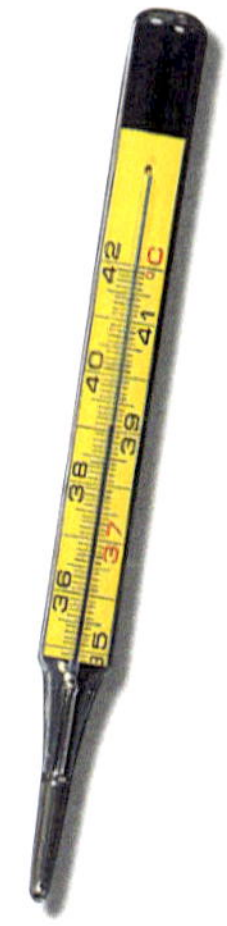

[1] Quecksilberthermometer

Sollte ein Quecksilberthermometer zerbrechen, müssen die Rückstände (kleine Kügelchen) mit Hilfe spezieller Adsorber-Kits entsorgt werden. Quecksilberdämpfe sind giftig!

Digitalthermometer [Abb. 2] ersetzen zunehmend die Quecksilberthermometer. In der Thermometerspitze befindet sich ein Sensor, anhand dessen die Körpertemperatur gemessen wird. Digitalthermometer sind batteriebetrieben, bruchsicher und wasserdicht. Nach ca. 30 – 60 Sekunden verkündet ein Signalton das Ende der Messung. Darüber hinaus werden bei neueren Geräten die Messwerte gespeichert.

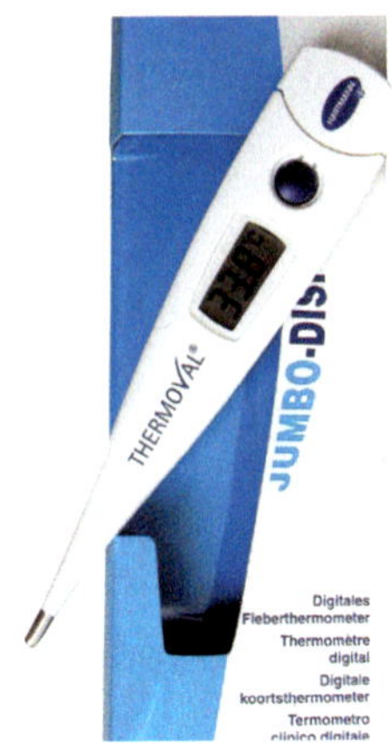

[2] Digitalthermometer

Ohrthermometer [Abb. 3] messen die Kerntemperatur über die Infrarotstrahlung des Körpers am äußeren Gehörgang. Dazu wird die Ohrmuschel schräg nach hinten gezogen und das Gerät vorsichtig in den Gehörgang eingeführt. Nachdem das Messgerät aktiviert ist, dauert die Messung ca. 1 – 2 Sekunden. Das Messergebnis ist auf dem Display ablesbar. Das Ohrthermometer wird sehr häufig bei Kindern eingesetzt, da die Körperkerntemperatur „nicht invasiv" gemessen werden kann.

Temperatursonden werden i. d. R. im intensivmedizinischen Bereich eingesetzt. Sie werden mit einer Schutzhülle in die Leiste eingelegt oder ins Rektum eingeführt und verbleiben dort. Die Körpertemperatur wird über einen Sensor erfasst und elektronisch an einen Monitor weitergeleitet. Temperatursonden bieten den Vorteil der kontinuierlichen Körpertemperaturmessung.

Die Körpertemperaturmessung kann axillar (unter der Achsel), rektal (im Rektum), sublingual (unter der Zunge im Mund), inguinal (in der Leiste) oder im Ohr stattfinden. Die Vor- und Nachteile der einzelnen Methoden können der Tabelle auf S. 730 entnommen werden. Die rektale Messung sowie die Messung im Ohr geben dabei die Körperkerntemperatur an. Diese ist in der Regel ca. 0,5 ° höher als die Körperschalentemperatur. Die Körperkerntemperatur gibt genaueren Aufschluss und sollte immer bei Patientinnen mit Fieber, sowie nach Bauchoperationen erfasst werden. Kommt es nach Bauchoperationen zu Entzündungen, weicht die rektale Temperatur um mehr als 1 °C von der z. B. axillar ermittelten Körperschalentemperatur ab.

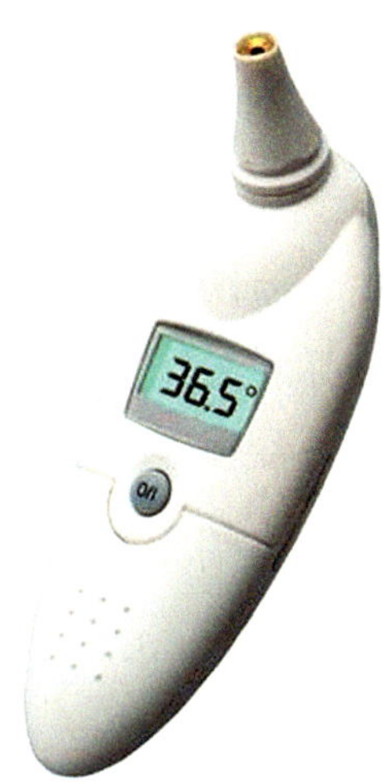

[3] Ohrthermometer

Im Anschluss an die Temperaturmessung werden die Thermometer den Herstellerangaben entsprechend desinfiziert und in ihrer Hülle gelagert. Ohrthermometer für den klinischen Alltag verfügen über auswechselbare Membranen, die nach jeder Messung ausgewechselt werden müssen. Temperatursensible Thermometerhüllen bieten bei der rektalen Messung hygienische Vorteile, ersetzen jedoch nicht die Desinfektion nach jeder Anwendung. Sollen bei derselben Patientin regelmäßige Temperaturkontrollen durchgeführt werden, empfiehlt es sich, ein Thermometer am Bett zu lagern.

Fieberkurven | 416

Die Messergebnisse werden zeitnah dokumentiert. Häufig werden die Werte grafisch dargestellt, um typische Fieberkurven ablesen zu können.

Messdauer	Durchführung	Vorteile	Nachteile	Fehlerquellen
Axillare Messung, misst die Körperschalentemperatur, Messwert ist ca. 0,5 °C niedriger als bei rektaler Messung				
5–8 Minuten	Thermometerspitze wird in die trockene Achselhöhle eingelegt evtl. Schweiß vorher entfernen (lassen)	▪ hygienisch ▪ nicht unangenehm für die Patientin	▪ lange Messzeit ▪ ungenaue Werte	▪ feuchte Achselhöhlen ▪ Kleidungsstoff zwischen Thermometer und Haut ▪ falsche Lokalisation ▪ zu kurze Messdauer
Rektale Messung misst die Körperkerntemperatur				
2–4 Minuten	Patientin nimmt eine Bauch- oder Seitenlage ein. Thermometer wird in der Schutzhülle unter sanften Drehbewegungen in den Enddarm eingeführt. Bei unruhigen Patientinnen muss das Thermometer während der Messung festgehalten werden.	▪ kurze Messdauer	▪ unangenehm ▪ Verletzungsgefahr ▪ Keimverschleppungsgefahr	▪ Zäpfchenrückstände ▪ zu kurze Messdauer
Orale/sublinguale Messung, Messwert ist ca. 0,3 °C höher als bei der axillaren Messung				
5–6 Minuten	Bei der sublingualen Methode wird die Thermometerspitze unter die Zunge gelegt. Der Mund bleibt während der Messung geschlossen.	▪ einfache Durchführung	▪ nicht einsetzbar bei Patientinnen mit Unruhe, Atemnot, Hustenreiz und Munderkrankungen	▪ Mund nicht geschlossen ▪ Entzündungen in der Mundhöhle ▪ Nahrungsaufnahme (kalt/heiß) vor der Messung ▪ zu kurze Messdauer

[Tab. 1] Durchführung sowie Vor- und Nachteile der verschiedenen Messtechniken

Naturwissenschaftlich-medizinischer Bezug 3.2

Vitalzeichen aus physikalischer Sicht 3.2.1

Die Vitalzeichen sind relativ einfach zu erfassende Parameter. Sie sind die Basis für jede medizinische Diagnostik. Die ihnen zu Grunde liegenden Mechanismen sind durch die Regeln der Physik zu erklären. Werden Prinzipien der Physik auf den Organismus übertragen, spricht man auch von Biophysik.

Physikalische Grundlagen des Blutdrucks

Um die menschliche Bewegung besser zu verstehen, nutzt man das Modell der Kräfte, die auf einen Körper wirken (Bewegen aus physikalischer Sicht |172). Um die Wirkung von Flüssigkeiten besser zu verstehen, wird das physikalische Modell des Drucks genutzt. In unserem Körper spielt dabei der Blutdruck eine wesentliche Rolle. Damit ist der Druck gemeint, der durch das Blut auf die Gefäßwände ausgeübt wird. Aber was ist nun eigentlich Druck?

Vielleicht erinnern Sie sich aus der Schulzeit an einen Versuch im Physikunterricht, bei dem man ein Gefäß mit Wasser füllt und anschließend an vier verschiedenen Stellen ein Loch bohrt [Abb. 1]. Das Wasser tritt an allen Stellen in einem Strahl aus, nur dass die Wasserstrahle eine unterschiedliche Intensität besitzen. Diese Intensität wird in der Physik Druck genannt. Sie entsteht durch die Kraft, die auf eine Fläche einwirkt. Im Falle unseres Versuchs ist dies die Gewichtskraft des Wassers an der jeweiligen Stelle des Gefäßes und der Durchmesser des Gefäßes, der die (imaginäre) Fläche beschreibt. Je tiefer im Gefäß das Loch ist, desto größer ist die Wassermenge, die auf den Durchmesser wirkt. Der Druck steigt mit zunehmender Tiefe des Gefäßes. Möchte man dieses Verhältnis als Formel darstellen, sieht es so aus:

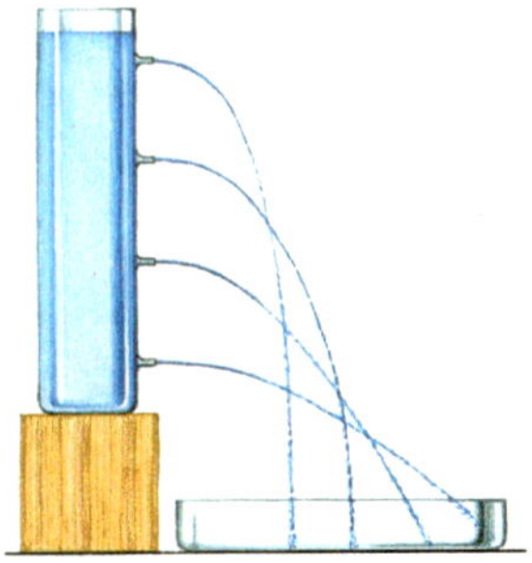

[1] Physikversuch zu den Druckverhältnissen in Flüssigkeiten

$$\text{Druck (Pa)} = \frac{\text{Kraft (N)}}{\text{Fläche (m}^2\text{)}}$$

Das bedeutet, je größer die Kraft oder je kleiner die Fläche, desto größer ist der Druck.

Die international einheitliche Maßeinheit für den Druck ist Pascal (Pa). Aus historischen Gründen existieren in der Medizin spezielle Maßeinheiten:

- 1 mmHg (Millimeter Quecksilbersäule) = 133 Pa; wird bei der Blutdruckmessung angegeben
- 1 cmH_2O (Zentimeter Wassersäule) bei 4° C ≈ 98 Pa; wird bei der |ZVD-Messung und der |Sogeinstellung von Thoraxdränagen genutzt
- 1 bar = 100 000 Pa; wird zur Messung des Luftdrucks, im Gesundheitswesen speziell zur Angabe des Drucks in Gasflaschen genutzt.

ZVD-Messung | 786
Sogeinstellung von Thoraxdränagen | 2

Der Druck in Flüssigkeiten kann durch eine Pumpe erzeugt werden (Stempeldruck) oder durch das Eigengewicht der Flüssigkeit (Schweredruck).

Der Druck in Flüssigkeiten ist von allen Seiten spürbar. Dieser allseitige Druck in ruhenden Flüssigkeiten wird hydrostatischer Druck genannt. Er ist jedoch ein (konstruierter) Idealfall, in dem keine weiteren Kräfte auf die Flüssigkeit wirken (Vakuum). In der Realität kommt noch der Schweredruck hinzu. Er ist wie in obigem Beispiel abhängig von der Wassertiefe.

Wenden wir dieses Prinzip auf einen aufrecht stehenden Menschen an, so müsste der Flüssigkeitsdruck im Kopf ein geringerer sein als der in den Beinen. Dies wäre fatal, da die lebenswichtigen Gehirnzellen nicht ausreichend mit Blut versorgt sein würden. Aus diesem Grunde benötigt unser Blut eine Pumpe, das Herz.

Pumpen können technisch relativ einfach gebaut werden und erzielen eine enorme Wirkung. Eine einfache Kolbenpumpe besteht aus einer Kammer, die ihr Volumen in bestimmten Abständen verändern kann, und zwei Ventilen. Die Ventile steuern den Flüssigkeitsstrom, der über die Bewegung des Kolbens koordiniert wird.

Aus dem Alltag kennen wir dieses Prinzip von der Fahrradpumpe, die die Luft in einen leeren Fahrradschlauch bringt. In unserem Körper funktioniert unser Herz dementsprechend. Hierbei übernimmt die Muskulatur der Herzkammer die Funktion des Kolbens. Durch sie wird das Blut aus der Herzkammer herausgedrückt. Die Herzklappen verhindern, dass das Blut in den Herzvorhof zurückfließt und somit nur in eine Richtung (aus der Herzkammer in die Aorta) ausgeworfen wird, sie übernehmen die Ventilfunktion.

Wie sich der Druck dann weiter ausbreitet, lässt sich wieder am Fahrradschlauch erklären. Hier wird mittels der Luftpumpe Luft hineingepumpt, sodass sich zunächst der erste Bereich des Fahrradschlauches ein wenig ausbeult. Durch das elastische Bestreben des Schlauches wieder zu schrumpfen, wird der Druck an die danebenliegende Stelle weitergegeben. Das dauert so lange, bis man aufhört Luft zu pumpen, weil der Schlauch gefüllt ist.

Im menschlichen Körper funktioniert die Druckausbreitung genauso. Das Blut wird aus der Herzkammer in die Aorta ausgeworfen. Die Wände dieses Blutgefäßes sind elastisch und beulen sich aus, da sie das Blut dort kurz speichern. Da die Aorta durch ihre Elastizität das Bestreben hat zu schrumpfen, zieht sich die Gefäßwand wieder zusammen und schiebt so das in ihr vorhandene Blut an die nächste Stelle weiter. Die zeitliche Verzögerung zwischen Kontraktion des Herzmuskels und Kontraktion der Blutgefäße führt zu einem gleichmäßigen Blutstrom. Dieser Vorgang wird als **Windkesselfunktion** bezeichnet [Abb. 1].

Der Begriff **Windkessel** geht auf handbetriebene Feuerwehrpumpen zurück, bei denen in starrwandigen Gefäßen durch Kompression einer Luftblase ein kontinuierlicher Druck erzielt wurde.

Die Druckunterschiede zwischen Blutauswurf und Weiterleitung des Blutes durch die Gefäßkontraktion wird in peripheren Blutgefäßen als systolischer und diastolischer Blutdruck gemessen.

Der Druck wird mit so genannten **Manometern** gemessen. Sie nutzen im einfachsten Fall den Schweredruck von Flüssigkeiten. Dabei wird Wasser in einem zum U gebogenen Glasrohr eingefüllt. Die Höhe des Wassers in dem jeweiligen Schenkel des U zeigt dabei den Druck an. Drücke ich z. B. einen Kolben in den linken Schenkel des U, erhöht sich der Druck, die Wassersäule am rechten Schenkel steigt [Abb. 3].

Flüssigkeitsmanometer werden in der Praxis z. B. zum ZVD-Messen oder bei der Sogeinstellung für Thoraxdränagen genutzt. Ansonsten sind sie eher unhandlich, da sie senkrecht stehen müssen. Beim Blutdruckmessgerät wird ein luftgefüllter Schlauch eingesetzt, der bei offenem Ventil den gleichen Luftdruck besitzt wie die Umgebungsluft. Schließt man das Ventil und fängt an zu pumpen, steigt der Luftdruck, was durch einen dünnwandigen, biegsamen Hohlkörper erfasst wird. Der Grad der Verbiegung wird dann mechanisch oder elektrisch übertragen und als Druckdifferenz angezeigt.

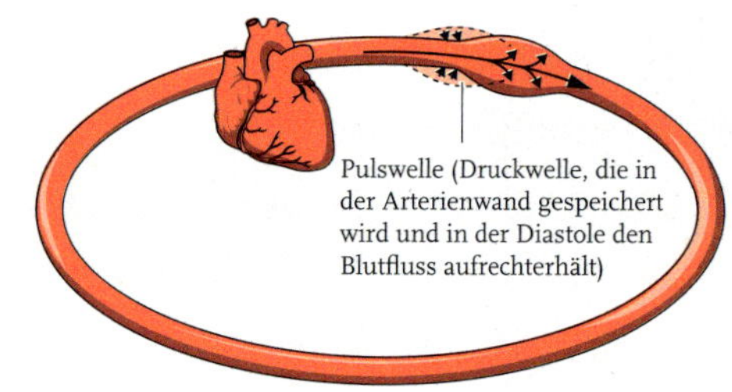

[1] Windkesselfunktion

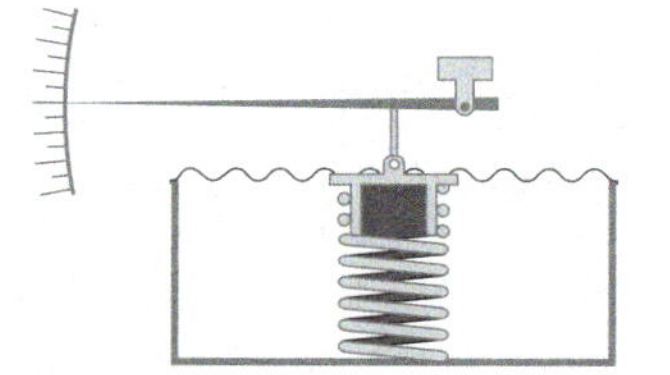

[2] Dosenbarometer
Der äußere Luftdruck biegt den gewellten Deckel durch und staucht die Schraubenfeder: nach ähnlichen Prinzipien lassen sich auch Manometer für hohe Drücke herstellen.

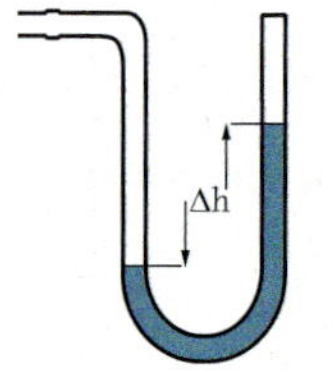

[3] Flüssigkeitsmanometer
Auf dem linken Schenkel lastet ein Überdruck.

Physikalische Grundlagen des Blutstroms

Flüssigkeiten fließen, sie bilden einen Strom. Bereits der antike Philosoph Heraklit [Abb. 4] hat dieses Prinzip formuliert „panta rhei“ = „alles fließt“. Dass aber auch das Blut im Körper fließt, wurde von William Harvey (1578–1657) entdeckt [Abb. 5]. Bis dahin ging man davon aus, dass das Blut in der Leber entstehe und im Körper „verbraucht“ würde.

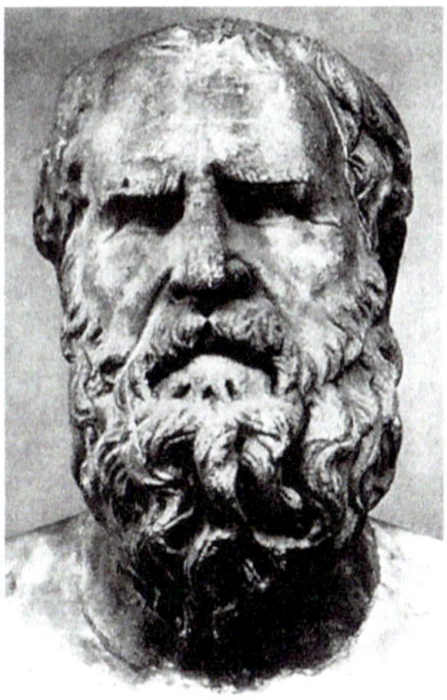

[4] Heraklit von Ephesos, altgriechischer Philosoph, lebte um 500 v. Chr.

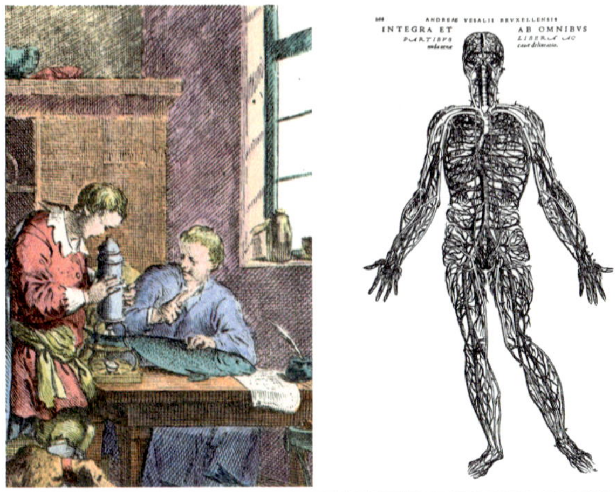

[5] William Harvey erforschte den Kreislauf bei Tieren und Menschen. Auf dem Bild untersucht er eine Fischflosse. Die rechte Abbildung zeigt eine Gefäßdarstellung von 1543.

Flüssigkeiten, die fließen, unterliegen eigenen physikalischen Prinzipien. Man spricht von der Hydrodynamik, der Bewegung von Wasser. In der Hydrodynamik unterscheidet man je nach Auftreten von Wirbeln (*Turbulenzen*) die laminare von der turbulenten Strömung.

Mit **laminarer Strömung** bezeichnet man den gleichmäßigen Fluss von Flüssigkeiten [Abb. 6]. Die laminare Strömung existiert jedoch nur im theoretischen Idealfall. Misst man die Geschwindigkeit einer Flüssigkeit in einer Röhre, wird man feststellen, dass die Flüssigkeit in der Mitte der Röhre schneller fließt als an den Rohrwänden. Man kann sich also darauf einigen, dass die laminare Strömung den gleichförmigen Fluss beschreibt. Das heißt, die Flüssigkeit fließt an allen Stellen in dieselbe Richtung.

Turbulente Strömung hingegen entsteht, wenn ein Hindernis den gleichförmigen Stromfluss unterbindet [Abb. 7]. Dieses Prinzip kann man z. B. an Stromschnellen von Flüssen beobachten. Die Flüssigkeit sucht sich ihren eigenen Weg. Um diese Widerstände zu überwinden, wird jedoch mehr Energie benötigt. Aus diesem Grund herrscht unter normalen Umständen im gesunden Blutkreislauf eine laminare Strömung, Turbulenzen würden dem Herzen zu viel Energie abfordern.

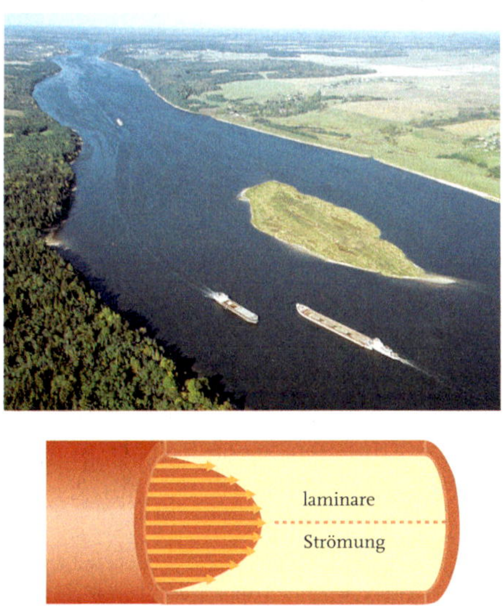

[6] Laminare Strömung

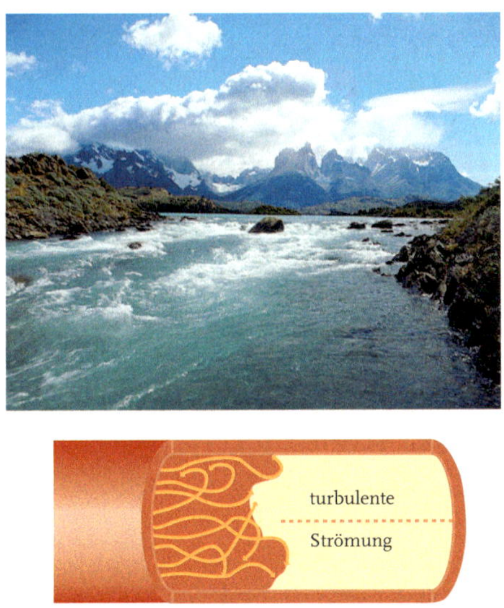

[7] Turbulente Strömung

Blut verfügt jedoch nur modellhaft über die gleichen Eigenschaften wie Wasser. Auch wenn der Hauptbestandteil Wasser ist, ist doch eine Vielzahl anderer Stoffe in ihm gelöst. Damit verbunden sind andere Fließeigenschaften. Um es anschaulich zu formulieren, Honig fließt langsamer als Wasser. Dies ist die Folge der inneren Reibung der vielen verschiedenen gelösten Stoffe. Die innere Reibung entsteht durch die Kräfte, die zwischen einzelnen Teilchen wirken. Dabei werden die Kräfte zwischen Teilchen des gleichen Stoffes **Kohäsion** und die Kräfte zwischen Teilchen von verschiedenen Stoffen **Adhäsion** genannt.

Je größer die innere Reibung, desto größer die **Viskosität** oder Zähigkeit einer Flüssigkeit. Das **Hagen-Pousseuille-Gesetz** besagt, dass der Strömungswiderstand laminarer Flüssigkeiten linear von der Blutviskosität sowie des Durchmessers der Gefäße abhängt. Der Strömungswiderstand beruht also auf der inneren Reibung des durch die Gefäße strömenden Blutes. Je kleiner ein Blutgefäß, desto größer der Strömungswiderstand, da der Anteil des Blutes größer ist, das an den Gefäßwänden reibt. Je größer der Strömungswiderstand bei gleichem Gefäßdurchmesser, desto niedriger die Strömungsgeschwindigkeit [Abb. 1].

Analog zur Elektrizitätslehre addieren sich für hintereinandergeschaltete Gefäßabschnitte die Einzelwiderstände, für parallel geschaltete Gefäßabschnitte die Kehrwerte der Widerstände. Dieses Prinzip wird **Kirchhoff-Regeln** genannt. Den Gesamtwiderstand aller Gefäßgebiete im Körperkreislauf wird **Totaler peripherer Widerstand** (TPW) genannt und ist eine Stellgröße bei der Blutdruckregulation.

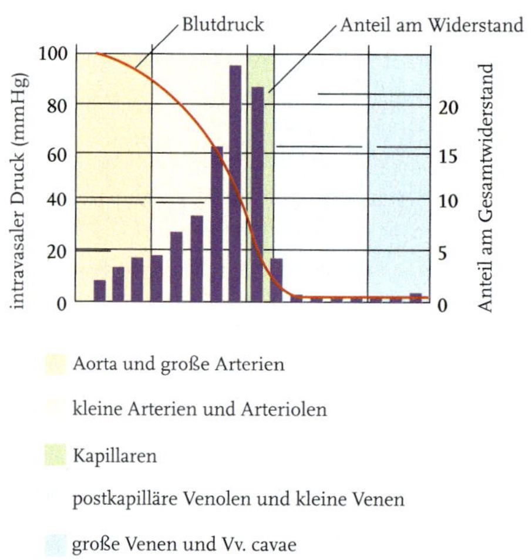

[1] Die Verteilung des Blutdrucks in den verschiedenen Abschnitten des Gefäßsystems (rote Kurve) ist ein Spiegelbild des jeweiligen Anteils am gesamten Strömungswiderstand.

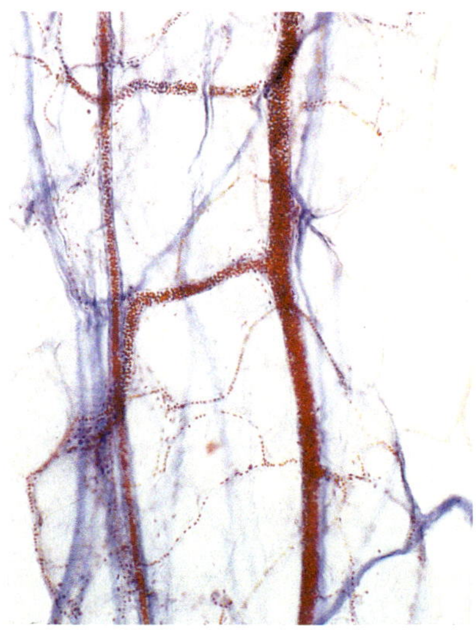

[2] Kapillaren, Arteriolen und Venolen (Mikrofoto); das Präparat wurde angefärbt; blau: Bindegewebsfasern

Physikalische Grundlagen der elektrischen Reizleitung

Elektrischer Strom und seine Eigenschaften

Immer wenn von elektrischen Phänomenen gesprochen wird, spielen drei physikalische Größen eine Rolle: die elektrische Spannung, die elektrische Stromstärke und die elektrische Ladung.

Elektrischer Strom ist bewegte Ladung. Dabei bewegen sich Elektronen (negativ geladene Teilchen) in einem Medium (z. B. Metall, Luft) von einem Punkt zu einem anderen. **Elektrische Ladung** (Q) kann sowohl positiv als auch negativ sein, wobei gleiche Ladungen sich abstoßen und entgegengesetzte Ladungen sich anziehen. Elektrische Ladung wird in Coulomb (C) angegeben.

Ladungen erzeugen in ihrer Umgebung ein **elektrisches Feld.** Befinden sich in diesem Feld geladene Körper, so wird auf diese eine Kraft ausgeübt. Dieses elektrische Feld kann als Modell dargestellt werden.

Elektrische Spannung (U) wird benötigt, damit Strom fließen kann. Sie wird in Volt (V) angegeben und gibt an, wie viel Energie nötig ist, um ein Objekt mit einer gewissen elektrischen Ladung bewegen zu können. Die elektrische Spannung wird auch als Differenz zwischen zwei Energiepotenzialen beschrieben. Hat also der Ausgangspunkt ein Energiepotenzial x und der Endpunkt das Energiepotenzial y, so ist die Spannung x-y. Ein Energiepotenzial wird dabei immer in Bezug zu einem gewählten Bezugspotenzial gesehen. Es ist also die Spannung zwischen Messpunkt und Bezugspunkt. Betrachtet man nun wieder die Feldlinien im elektrischen Feld so kann man diese auch als Äquipotenziallinien bezeichnen. Entlang dieser Linien ist das elektrische Potenzial immer gleich.

Die **elektrische Stromstärke** (I) ist in der Physik eine Basisgröße und wird in Ampère (A) gemessen.

Spannung und Stromstärke sind i. d. R. abhängig voneinander. Bildet man den Quotienten aus beiden, wird das Ergebnis **elektrischer Widerstand** (R) genannt. Das so genannte **Ohm'sche Gesetz** beschreibt dabei die Proportionalität zwischen Stromstärke und Spannung. Der elektrische Widerstand wird in der Einheit Ohm (Ω) gemessen. Baut man einen Stromkreis mit einer Stromquelle und Stromleitern auf, in dem die verschiedenen Widerstände parallel geschaltet sind, addieren sich diese Widerstände zu einem Gesamtwiderstand. Sind die Widerstände parallel geschaltet, addieren sich die Kehrwerte zum Kehrwert des Gesamtwiderstands.

Elektrische Energie ist das Produkt aus Stromstärke, Spannung und Zeit. Sie wird in Joule (J) angegeben. Die elektrische Energie ist also umso größer, desto größer eines ihrer Faktoren ist.

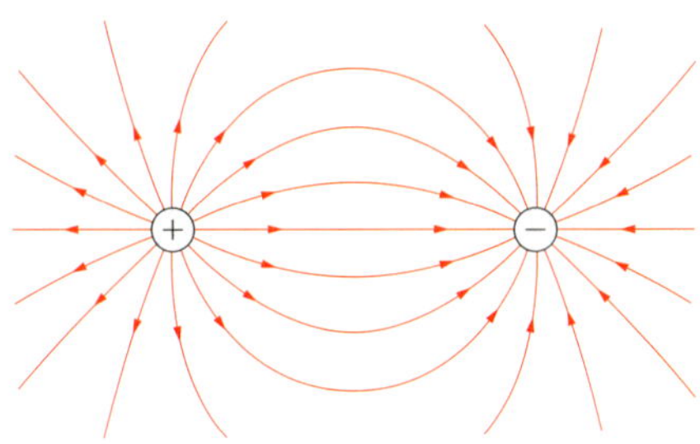

[3] Feldlinien im elektrischen Feld

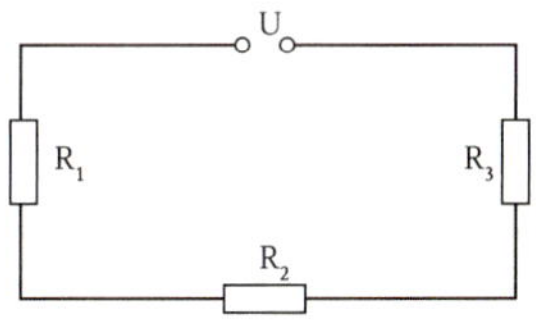

[4] Reihenschaltung

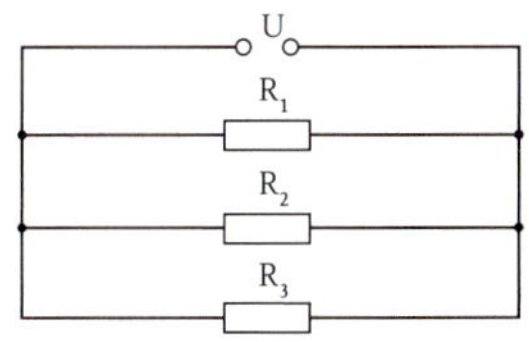

[5] Parallelschaltung

Ruhepotenzial und Aktionspotenzial

Zellmembran | 62
Ionenkanäle | 64
Ionenverteilung | 346

Misst man an einer beliebigen Körperzelle die Spannung, wird man immer an der Membran eine Potenzialdifferenz zwischen Zellinnerem und Zelläußerem feststellen. Diese Potenzialdifferenz wird **Ruhepotenzial** genannt. Die Zellmembran hat dabei die Funktion, die Ladungen voneinander zu trennen und damit die Spannung aufrechtzuerhalten. Die Lipiddoppelschicht der |Zellmembran ist für Ladungsträger (Ionen) nicht passierbar. Jedoch können die Ionen durch die |Ionenkanäle die Membran passieren und somit einen Strom erzeugen. Dabei begrenzen die Ionenkanäle den Stromfluss über die Zellmembran, indem immer nur eine bestimmte Anzahl von ihnen geöffnet ist.

Das Ruhepotenzial wird hauptsächlich durch Kalium- und Natrium-Ionen bestimmt. Kalium-Ionen spielen dabei die größere Rolle, da sie durch die offenen Kalium-Kanäle ungehindert passieren können. Aufgrund der |Ionenverteilung im intra- und extrazellulären Raum ist das Konzentrationsgefälle für Natrium-Ionen immer ins Zellinnere gerichtet. Gleichzeitig werden diese (positiv geladenen) Ionen vom elektrisch negativ geladenen Zellinneren angezogen. Daher besteht eine sehr starke Tendenz für Natrium-Ionen, ins Zellinnere einzudringen. Diese Tendenz kann man sich als potenzielle (gespeicherte) Energie vorstellen, die in einen Stromfluss verwandelt würde, sobald man alle Ionenkanäle öffnet.

Damit das Ruhepotenzial nicht durch das ständige Einsickern von Natrium-Ionen kontinuierlich sinkt, entfernt die so genannte **Natrium-/ Kalium-Pumpe** die Natrium-Ionen aus dem Zellinneren im Austausch zur Aufnahme von Kalium-Ionen aus der Zellaußenseite. Damit die Pumpe funktionieren kann, wird Energie in Form von ATP benötigt [Abb. 1].

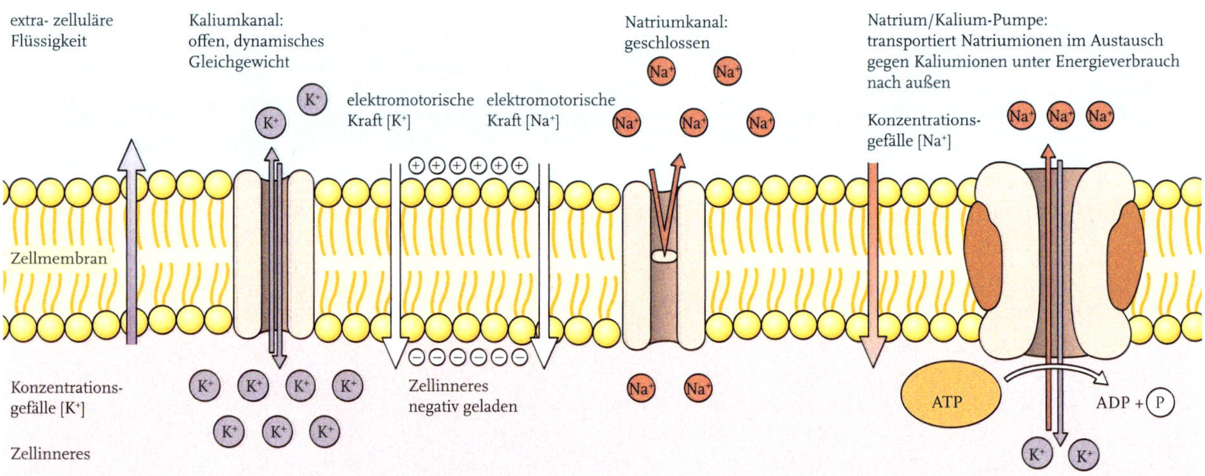

[1] Funktionsprinzip der Natrium-/Kalium-Pumpe während des Ruhepotentials

Das Ruhepotenzial an der Herzmuskelzelle liegt bei - 90 mV. Verschiebt sich das Ruhepotenzial hin zu positiveren intrazellulären Werten, bezeichnet man es als **Depolarisation**, die Rückkehr in Richtung des negativen intrazellulären Ausgangswertes wird **Repolarisation** genannt. Wird das Ruhepotenzial kurzzeitig unterschritten, spricht man von **Hyperpolarisation**.

Als **Aktionspotenzial** wird ein von der Zelle aktiv und unter Energieverbrauch erzeugtes Signal beschrieben, während dessen Strom fließt. Die Haupteigenschaft des Aktionspotenzials liegt darin, dass es durch das **Alles-oder-Nichts-Prinzip** ausgelöst wird. Die Höhe des Aktionspotenzials hängt dabei nicht von der Stärke des Reizstroms ab, sondern davon, ob ein gewisses **Schwellenpotenzial** überschritten wird. Entweder wird das Schwellenpotenzial erreicht, dann kommt ein voll ausgebildetes Aktionspotenzial zustande, oder es wird nicht erreicht, und das Aktionspotenzial bleibt aus.

Entsteht an einer Stelle der Zellmembran ein Aktionspotenzial, ist sie für eine gewisse Zeit nicht erregbar. Diese Zeit wird **Refraktärzeit** genannt. Bei den meisten Zellmembranen schließt sich an eine absolute Refraktärzeit, in der die Erregbarkeit 0 beträgt, eine relative Refraktärzeit an, in der die Membranaktivität lediglich vermindert ist [Abb. 2]. Der Vorteil dieser Refraktärzeit liegt darin, dass Aktionspotenziale nicht zu einer Dauererregung führen können, die die Zellfunktion (z. B. Kontraktionsfähigkeit bei der Herzmuskelzelle) außer Kraft setzen würde.

Das Aktionspotenzial verläuft in 5 Phasen. Es wird hier exemplarisch anhand der Herzmuskelzelle beschrieben, bei der neben Natrium- und Kalium-Strömen auch noch Kalzium-Ströme eine Rolle spielen [Abb. 3].

1. Das Aktionspotenzial der Herzmuskelzelle beginnt mit einer raschen **Depolarisationsphase**, bei der die Durchlässigkeit für Natrium-Ionen sprungartig erhöht wird (die Natrium-Kanäle öffnen sich).
2. In der **Phase der frühen Repolarisation** stellt sich ein Gleichgewicht ein, der Natrium-Ionen-Einstrom verlangsamt sich.
3. In der **Plateauphase** erfolgt nun ein langsamer, ebenfalls depolarisierender Kalzium-Ionen-Einstrom ins Zellinnere (die Kalzium-Kanäle öffnen sich).
4. Während der **Repolarisationsphase** nimmt die Kalzium-Ionen-Leitfähigkeit der Zellmembran ab, es kommt zu einem Wiederanstieg der Kalium-Ionen-Leitfähigkeit, Kalium-Ionen wandern aus dem Zellinneren in den Extrazellularraum.

   Die Zelle kehrt zu ihrem **Ruhepotenzial** zurück.

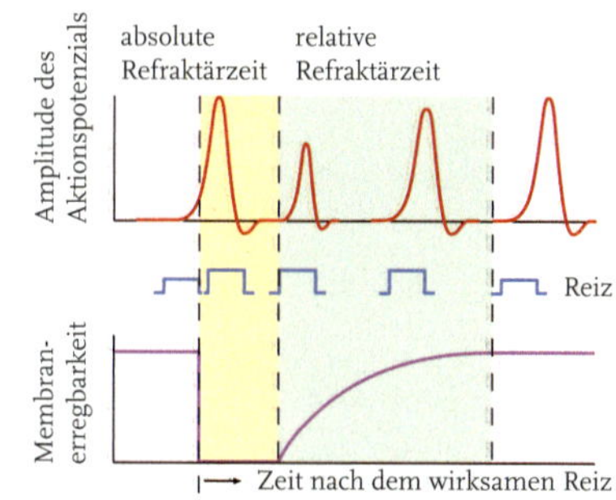

[2] Direkt nach dem Aktionspotenzial ist die Membran eine Zeit lang nicht oder nur vermindert erregbar

Eine Besonderheit des Aktionspotenzials an der Herzmuskelzelle ist die ausgedehnte Plateauphase. Dadurch ist das Aktionspotenzial der Herzmuskelzelle ca. 100-mal länger als ein Aktionspotenzial an Nerven- oder Skelettmuskelzellen.

Die Refraktärzeit schützt die Herzmuskelzelle vor zu schneller Wiedererregung, wie sie z. B. beim | Kammerflimmern entsteht.

Kammerflimmern | 2

Der Zeitverlauf und die Form des Aktionspotenzials sind bei den verschiedenen erregbaren Strukturen des Herzmuskels jeweils unterschiedlich. Die Abläufe sind jedoch identisch [Abb. 4].

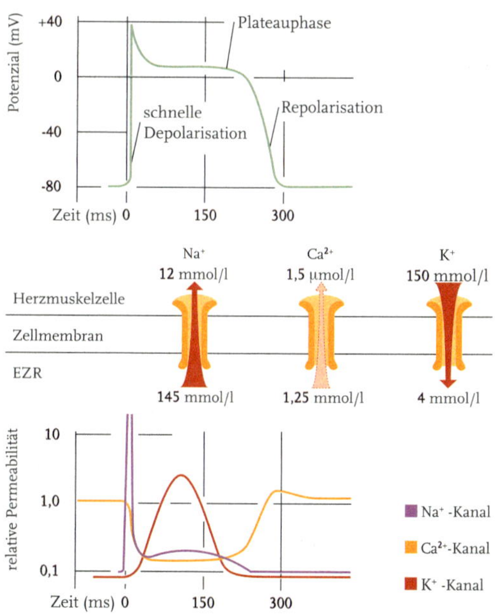

[3] Phasen des Aktionspotenzials in Abhängigkeit vom Zustand der Ionenkanäle

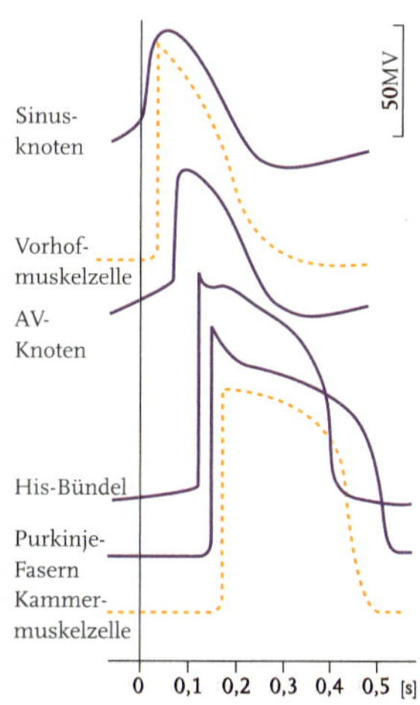

[4] Aktionspotenzialformen in verschiedenen Herzregionen

3.2.2 Das Gefäßsystem

Der Blutkreislauf

Durch das Gefäßsystem wird im menschlichen Körper das Blut transportiert. Beim erwachsenen Menschen sind dies 6 l. Dabei wird zwischen dem arteriellen Gefäßsystem, in dem sauerstoffreiches Blut fließt und dem venösen Gefäßsystem, in dem sauerstoffarmes Blut fließt, unterschieden.

Auf allen Grafiken und Bildern wird sauerstoffreiches (i. d. R. arterielles) Blut rot eingezeichnet und sauerstoffarmes (i. d. R. venöses) Blut blau.

Das Gefäßsystem besteht aus [Abb. 3]:

- **Arterien**: Blutgefäße, die das sauerstoffreiche Blut vom Herzen wegtransportieren
- **Arteriolen**: kleinste Arterien
- **Venen**: Blutgefäße, die das sauerstoffarme Blut zum Herzen hin transportieren
- **Venolen**: kleinste Venen
- **Kapillaren**: kleinste Blutgefäße, die sich zwischen Arteriolen und Venolen befinden und dem Stoffaustausch zwischen Blut und Zellen dienen

Diese Gefäße bilden im Körper den großen und kleinen Blutkreislauf. Sie werden auch Körper- und Lungenkreislauf genannt [Abb. 1].

Der große Blutkreislauf beginnt in der linken Herzkammer, wo das sauerstoffreiche Blut in die Aorta gepumpt wird.

Herzkranzgefäße | 747

Am Aortenbogen zweigen sowohl die Gefäße ab, die das Herz mit sauerstoffreichem Blut versorgen (Herzkranzgefäße), als auch die Halsschlagader (*A.carotis*) und die Armarterie (*A. subclavia*).

Die Aorta transportiert das Blut weiter in den Bauchraum und wird auf Grund der Lokalisation dort Bauchaorta genannt. Von hier aus zweigen Arterienstämme ab, die die Bauchorgane wie beispielsweise Magen, Milz, Leber, Nieren und Darm versorgen.

In Höhe des Beckens teilt sich die Aorta in die beiden Beckenarterien auf, die später in die Beinarterien übergehen [Abb. 2].

Alle Arterien des menschlichen Körpers gehen in Arteriolen über. Diese bringen das sauerstoffreiche Blut tief in das Körpergewebe. Von den Arteriolen aus gelangt das Blut in Kapillare, welche die Verbindung zwischen dem arteriellen und venösen Blutsystem darstellen. Hier findet der Stoffaustausch statt. Sauerstoff und Nährstoffe gelangen aus den Kapillaren in die Zellen, die Stoffabbauprodukte und Kohlendioxid aus den Zellen in die Kapillaren.

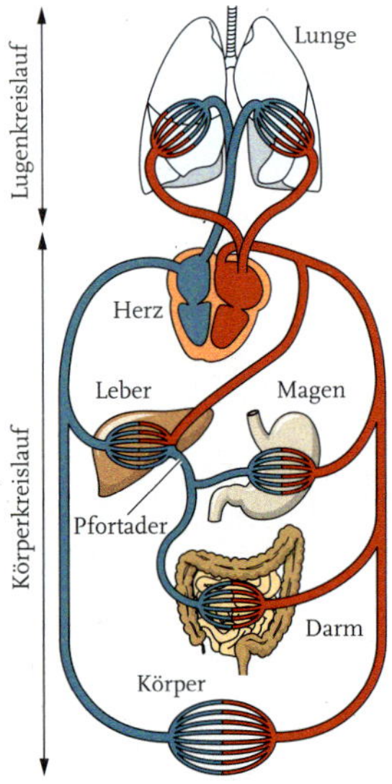

[1] Strömungskreisläufe

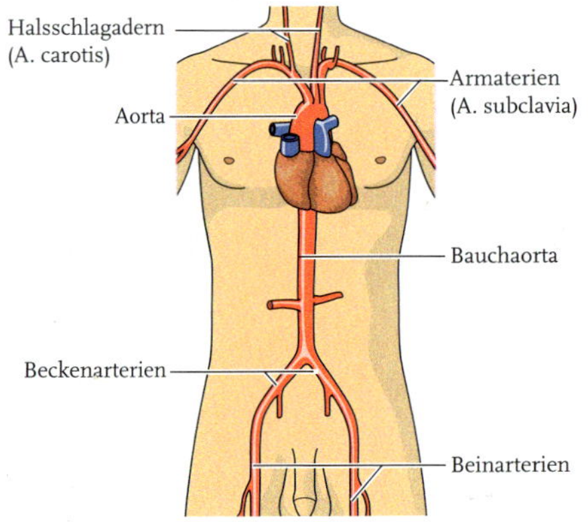

[2] Arterielle Gefäße

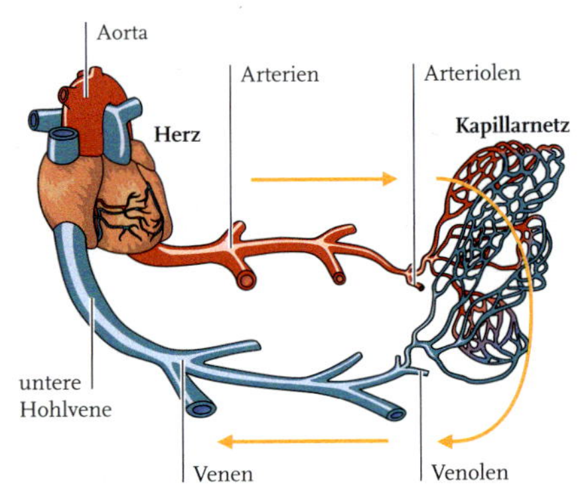

[3] Geschlossenes System der Blutgefäße

Aus den Kapillaren gehen die Venolen hervor. Sie führen das sauerstoffarme, kohlendioxidreiche Blut mit den Stoffabbauprodukten aus dem Gewebe fort und münden in Venen.

Alle Venen des Körpers führen in die Hohlvene [Abb. 5]. Hier wird unterschieden zwischen der oberen Hohlvene (*V. cava superior*), die das Blut aus Armen, Kopf, Hals und Brust sammelt, und der unteren Hohlvene (*V. cava inferior*), die das Blut aus dem Bauchraum, den Beckenorganen und Beinen sammelt. Die Beinvenen werden entsprechend ihrer Lage in tiefe und oberflächliche Beinvenen unterschieden. Beide Hohlvenen münden in den rechten Vorhof des Herzens. Hier schließt sich der große Kreislauf wieder und es beginnt der kleine Blutkreislauf.

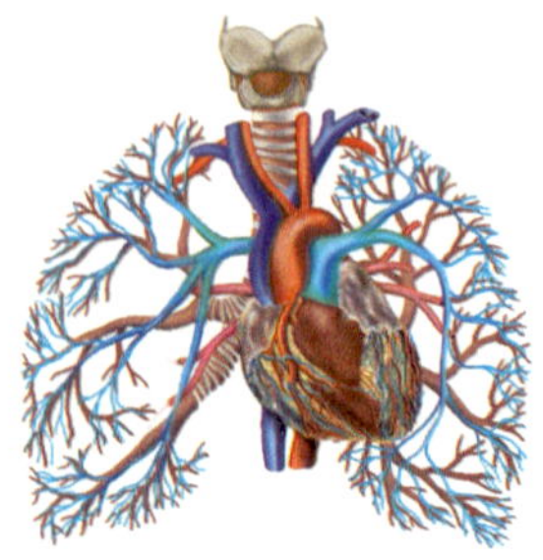

[4] Lungenkreislauf

Eine Besonderheit im großen Blutkreislauf ist das Pfortadersystem. Hierbei wird das verbrauchte Blut aus den Bauchorganen in der Pfortader (*V. portae*) gesammelt und fließt nicht direkt zum Herzen zurück. In diesem Blut befinden sich Nährstoffe, die aus dem Magen-Darm-Trakt während der Verdauung entnommen wurden. Durch die Pfortader wird dieses nährstoffreiche Blut zur Leber transportiert, in der viele verschiedene Stoffwechselvorgänge erfolgen. Das sauerstoff- und nun auch nährstoffarme Blut gelangt wieder zur unteren Hohlvene und damit zum rechten Vorhof des Herzens.

Leber | 274

Der kleine Blutkreislauf (auch Lungenkreislauf genannt) beginnt in der rechten Herzkammer, von wo aus das Blut in die Lungenarterien gepumpt wird [Abb. 4]. Diese transportieren das sauerstoffarme Blut in die Lungen. Die Lungenarterien teilen sich erst in Lungenarteriolen, dann in immer feinere Kapillaräste auf, die das Blut an die Lungenbläschen (*Alveolen*) heranführen. Hier findet der Gasaustausch statt [Abb. 6]. Das sauerstoffreiche Blut wird über Lungenvenolen und vier Lungenvenen in den linken Vorhof geführt und gelangt anschließend in die linke Herzkammer, von wo aus der große Kreislauf wieder beginnt.

Gasaustausch | 395

Alle Gefäße, die vom Herzen wegführen, heißen Arterien. In der Regel führen sie sauerstoffreiches Blut. Eine Ausnahme bildet die Lungenarterie, die sauerstoffarmes Blut vom Herzen wegführt, welches im Lungengewebe mit Sauerstoff angereichert wird. Analog hierzu führen die Lungenvenen sauerstoffreiches Blut zum Herzen hin.

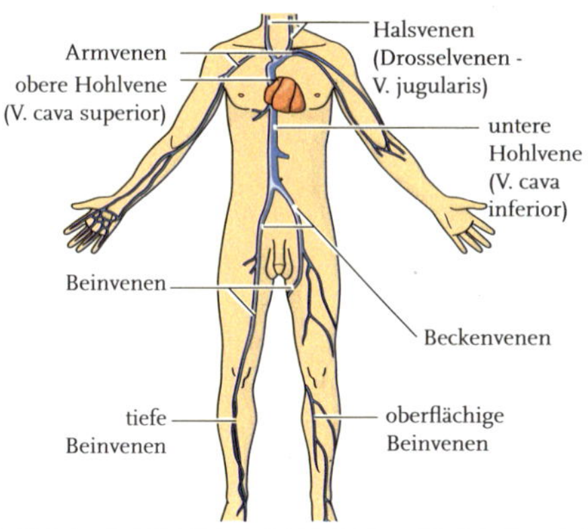

[5] Venöse Gefäße

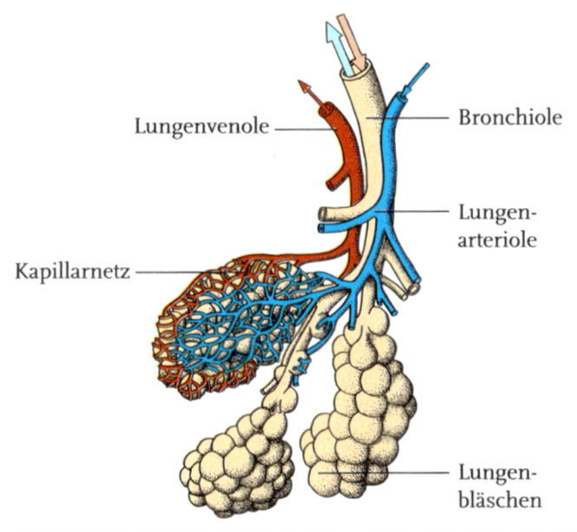

[6] Bronchiolen mit Lungenbläschen und Kapillarnetz

Aufbau der Gefäßwände

Die Blutgefäße transportieren das gesamte menschliche Blut. Daher müssen die Gefäßwände sehr stabil und dicht sein, damit kein Blut austreten kann. Arterien und Venen verfügen prinzipiell über einen ähnlichen dreischichtigen Gefäßwandaufbau [Abb. 1]:

- **innere Schicht** (*Tunica intima*): ist eine einschichtige Lage aus Endothel und Bindegewebe. Das Endothel bildet eine glatte Oberfläche, sodass das Blut ungehindert strömen kann.
- **mittlere Schicht** (*Tunica media*): besteht aus glatter Muskulatur und Bindegewebselementen. Sie kann auf Grund ihrer Elastizität dem Strömungsvolumen nachgeben und damit die plötzliche Druckerhöhung während der Systole auffangen. Die Muskelzellen können kontrahieren und regulieren damit die Weite des Blutgefäßes.
- **äußere Schicht** (*Tunica externa* oder *adventitia*): besteht aus Bindegewebe und bildet die Verbindung des Blutgefäßes zur Umgebung.

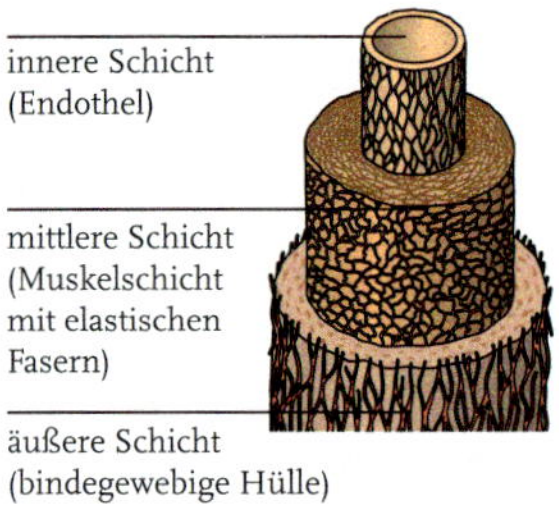

[1] Aufbau eines Blutgefäßes

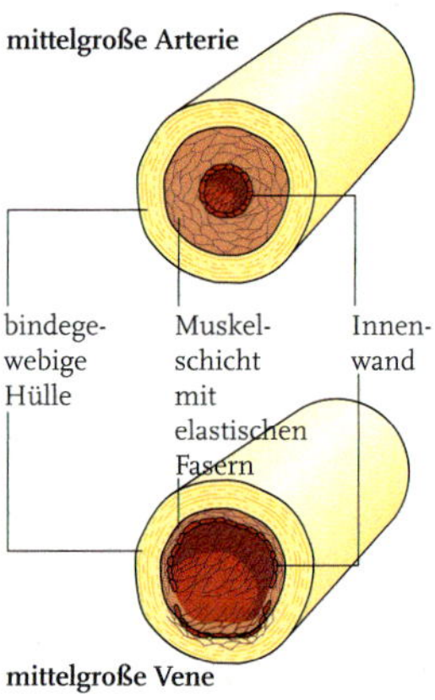

[2] Wandaufbau bei Arterien und Venen

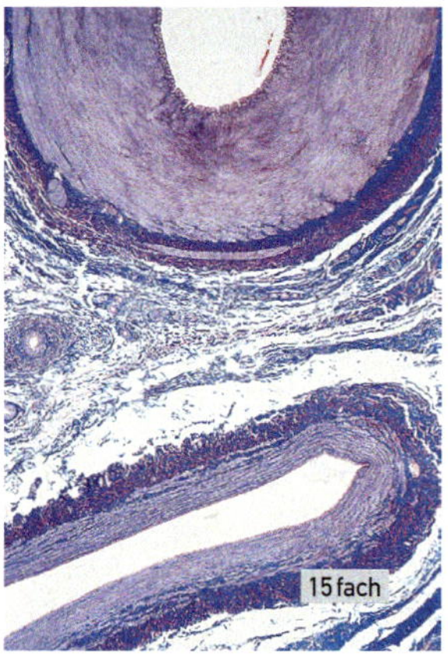

[3] Querschnitt durch eine Arterie (oben) und eine Vene

In den **Arterien** sind die einzelnen Wandschichten stärker ausgeprägt als bei den Venen [Abb. 2, 3 und 4].

Die mittlere Schicht der Arterienwand enthält entweder überwiegend elastische oder muskuläre Fasern. Demnach werden elastische und muskuläre Arterientypen unterschieden. Dabei sind die herznahen Gefäße, einschließlich der Aorta, Arterien vom elastischen Typ. Sie benötigen diese Eigenschaft für die Windkesselfunktion. Die herzfernen Arterien gehören zum muskulären Typ. Vor allem die Arteriolen weisen einen hohen Anteil an Muskelzellen auf. Durch Anspannung oder Entspannung dieser Muskeln steuern sie den Gefäßwiderstand und damit die Organdurchblutung.

Venen haben dünnere Wände und größere Durchmesser als Arterien. Vor allem auf den Beinvenen lastet ein hoher Druck, da sie das Blut gegen die Schwerkraft zum Herzen transportieren müssen. Zur Unterstützung dieses „Bergauf-Transports" dienen die Venenklappen der Beinvenen. Durch sie wird ein Rückfluss des Blutes verhindert.

Mit zunehmendem Alter verlieren die Venenwände an Elastizität und die Venenklappen verändern sich. Dadurch kommt es zu venösen Abflussstörungen, so genannte Krampfadern.

Die Gefäßwand der **Kapillaren** ist zum besseren Stoffaustausch einschichtig.

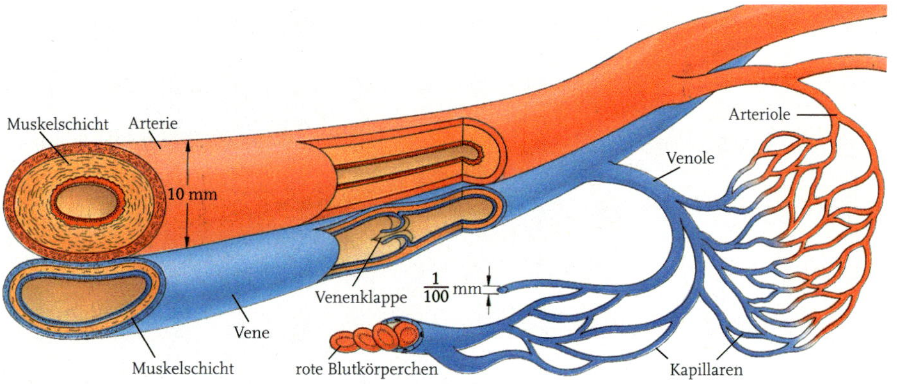

[4] Arterien, Venen und Kapillaren. Die Querschnitte zeigen den unterschiedlichen Aufbau. Im Ausschnitt ist eine Venenklappe zu sehen. Die Kapillaren sind so dünn, dass sich die roten Blutkörperchen gerade noch hindurchzwängen können.

Blutstrommechanismen des Gefäßsystems

Neben den allgemeinen Prinzipien der Hydrodynamik fungieren im menschlichen Körper weitere Mechanismen des Bluttransports. Sie werden unter dem Begriff Hämodynamik zusammengefasst und sind im Einzelnen:

- Pumpleistung des Herzens
- Windkesselfunktion
- Muskelpumpe
- arteriovenöse Kopplung
- Atmung
- Sogwirkung des Herzens

Ein wichtiger Faktor, der das Blut zum Fließen bringt, ist das Herz selbst. Es pumpt eine bestimmte Menge an Blut in die Arterien und baut dadurch einen Druck auf. Diese Druckwelle breitet sich in die Arterien aus und nimmt mit zunehmender Entfernung vom Herzen ab.

Durch die Windkesselfunktion wird das vom Herzen ausgepumpte Blut vorübergehend in den elastischen herznahen Arterien gespeichert, die sich dadurch ausdehnen. Während sich der Herzmuskel entspannt, zieht sich die ausgedehnte Gefäßwand der Arterien wieder zusammen und schiebt so das in ihr vorhandene Blut weiter. Auf diese Weise sorgen die herznahen Gefäße für einen kontinuierlichen Blutstrom.

Windkesselfunktion | 734

Ein weiterer Mechanismus der Gefäße ist die Muskelpumpe [Abb. 5]. Sie dient dem Rücktransport des Blutes zum Herzen. Die Venen werden durch benachbarte Skelettmuskeln unterstützt, indem diese die Venen komprimieren (zusammendrücken) und dadurch den Blutfluss in Richtung Herz unterstützen.

Unter der arteriovenösen Koppelung versteht man die Verbindung von Arterien mit je zwei Begleitvenen [Abb. 6]. Jede Druckwelle (Puls), die zur Ausdehnung der Arterienwand führt, drückt gleichzeitig die angekoppelten Venenwände zusammen. Dadurch wird das Blut ebenfalls in Richtung Herz bewegt.

Auch die Atmung unterstützt den Blutstrom, da beim Einatmen der Brustkorb gedehnt und angehoben wird und somit das vergrößerte Volumen einen Unterdruck im Inneren hervorruft. Dadurch entsteht in den Venen im Brustkorb ein Sog, der das Blut zum Herzen zieht.

Bei der Kontraktion des rechten Vorhofes des Herzens entsteht in den herznahen Venen ebenfalls ein Sog, der das Blut im venösen Gefäßsystem herzwärts fließen lässt.

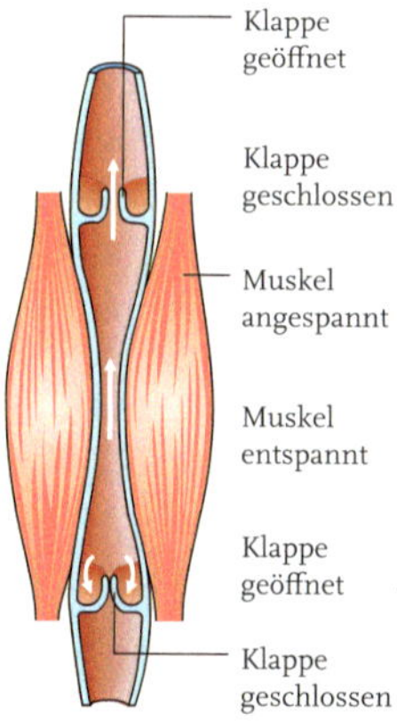

[5] Funktionsprinzip der Muskelpumpe

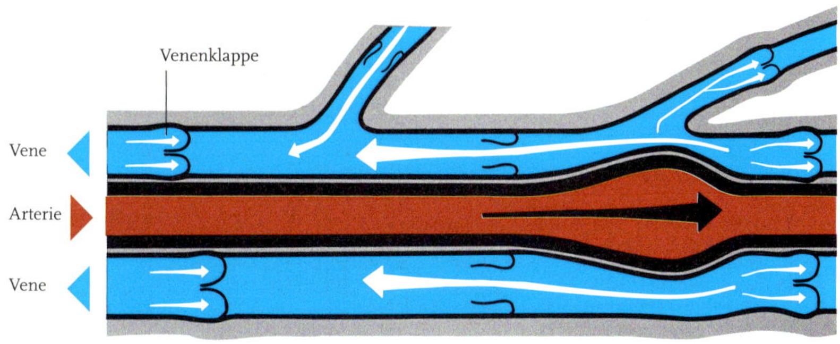

[6] Die Blutbewegung in den Venen wird durch den Puls der benachbarten Arterien unterstützt. (arteriovenöse Kopplung)

Zentrale Gefäßstämme und periphere Bahnen

Die beiden **zentralen Gefäßstämme** des menschlichen Körpers sind im arteriellen Gefäßsystem die Aorta und im venösen Gefäßsystem die Hohlvene.

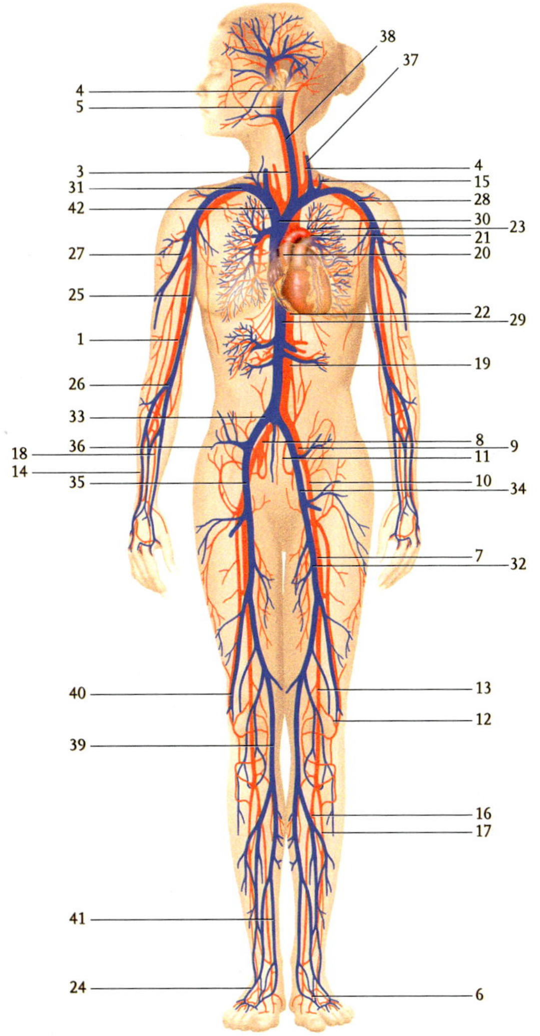

1. A. brachialis
2. A. brachiocephalica
3. A. carotis communis
4. A. carotis externa
5. A. carotis interna
6. A. dorsalis pedi
7. A. femoralis
8. A. iliaca communis dextra
9. A. iliaca communis sinistra
10. A. iliaca externa
11. A. iliaca interna
12. A. peronaea
13. A. poplitea
14. A. radialis
15. A. subclavia
16. A. tibialis anterior
17. A. tibialis posterior
18. A. ulnaris
19. Aorta abdominalis
20. Aorta descendens
21. Aorta descendens
22. Aorta thoracica
23. Arcus aortae
24. V. arcus venosus dorsalis pedis
25. V. axillaris
26. V. basilica
27. V. brachialis
28. V. brachiocephalica
29. V. cava inferior
30. V. cava superior
31. V. cephalica
32. V. femoralis
33. V. iliaca communis dextra
34. V. iliaca communis sinistra
35. V. iliaca externa
36. V. iliaca interna
37. V. jugularis externa
38. V. jugularis interna
39. V. poplitea
40. V. saphena magna
41. V. saphena parva
42. V. subclavia

[1] Blutgefäße des arteriellen und venösen Systems

Aus der Aorta entspringen alle arteriellen Körpergefäßäste. Sie beginnt in der linken Herzkammer und besteht aus einem aufsteigenden Ast (*Aorta ascendens*), dem Aortenbogen (*Arcus aortae*) und einem absteigenden Ast (*Aorta descendens*). Die Bezeichnung ist abschnittsabhängig: Im Brustbereich wird sie als Brustaorta (*Aorta thoracica*) bezeichnet, unterhalb des Zwerchfells wird sie Bauchaorta (*Aorta abdominalis*) genannt.

Auf Höhe des vierten Lendenwirbels teilt sich die Aorta abdominalis auf in die rechte (*Arteria iliaca communis dextra*) und in die linke gemeinsame Darmbeinarterie (*Arteria iliaca communis sinistra*).

Im menschlichen Körper gibt es zwei große Gefäße, die das Blut aus den Venen sammeln und zum Herzen transportieren: die obere Hohlvene (*V. cava superior*) und die untere Hohlvene (*V. cava inferior*). Während die beiden Hohlvenen im Körper einzeln vorkommen, sind deren abzweigende Äste immer paarig angelegt.

Das venöse Blut aus Kopf und Gehirn wird von der inneren Drosselvene (*V. jugularis interna*) abtransportiert. Sie verläuft vom Kopf über den Hals und mündet, genau wie die Schlüsselbeinvene (*V. subclavia*), am Schlüsselbein in die Kopf-Arm-Vene (*V. brachiocephalica*).

Die rechte und linke V. brachiocephalica laufen nach wenigen Zentimetern in die obere Hohlvene zusammen. Diese mündet in den rechten Vorhof des Herzens.

Die untere Hohlvene hat ihren Ursprung in der rechten und linken Hüftvene (*Vena iliaca communis dextra et sinistra*) sowie in den aus den Beckeneingeweiden kommenden inneren Beckenvenen (*Vv. iliaca interna*) und den beiden äußeren Beckenvenen (*Vv. iliaca externa*).

Die **peripheren Gefäßbahnen** sind durch eine Vielzahl von Arteriolen, Venolen und Kapillaren gekennzeichnet. Die Kapillaren verbinden die Venolen und Arteriolen miteinander und bilden im gesamten menschlichen Körper ein verzweigtes Netz. Besonders reich an Kapillaren sind Gewebe mit einem hohen Sauerstoffbedarf wie beispielsweise Muskeln. Gewebe, die dagegen niedrige Stoffwechselaktivität verzeichnen, wie Sehnen, haben wenig Kapillaren.

Es gibt auch Stellen am Körper, die über keine Kapillaren verfügen. Dazu gehören Augenlinse, Hornhaut, Knorpel oder die Herzklappen.

In den Kapillaren ist der Blutstrom besonders langsam, damit der Stoffaustausch gewährleistet werden kann.

In der folgenden Tabelle ist eine Übesicht über die großen peripheren Gefäße gegeben. Da die deutschsprachigen Namen dieser Gefäße i. d. R. nicht genutzt werden und teilweise auch uneindeutig sind, werden an dieser Stelle nur die lateinischen Bezeichnungen aufgeführt.

Körperbereich	Arterien	Venen
Kopf- und Halsbereich	Sie versorgen den Kopf und das Gehirn mit sauerstoffreichem Blut. ▪ A. carotis communis (Halsschlagader) ist paarig angelegt. ▪ Links entspringt sie der A. brachiocephalica. ▪ Rechts entspringt sie dem Aortenbogen. ▪ Sie gabelt sich in A. carotis interna (Hirn) und A. carotis externa (Hals, Schädel).	▪ V. jugularis interna sammelt das Blut aus Gehirn und Gesicht. ▪ Sie verbindet sich mit der V. subclavia, die das Blut aus Schulter und Arm transportiert, in die V. brachiocephalica. ▪ V. jugularis externa sammelt Blut aus dem Schädelbereich und mündet ebenfalls in die V. subclavia.
Schulter- und Armbereich	▪ A. subclavia entspringt aus der A. brachiocephalica und bringt Blut zur Schulter und zum Oberarm. ▪ A. subclavia geht in A. brachialis über, die sich in A. radialis und A. ulnaris aufgabelt. Beide verlaufen bis zur Mittelhand.	▪ Auf der Kleinfingerseite des Unterarmes ist die V. basilica. Sie geht in die V. brachialis über, die auf Höhe der Schulter in die V. axillaris mündet. ▪ An der Daumenseite des Unterarmes ist die V. cephalica, die ebenfalls in die V. axillaris an der Schulter mündet. ▪ Die V. axillaris geht nach wenigen Zentimetern in die V. subclavia über.
Becken- und Beinbereich	▪ Die Beckenorgane werden von der A. iliaca interna versorgt, die Beine von der A. iliaca externa. Im Oberschenkel heißt die Fortsetzung der A. iliaca externa A. femoralis. Sie zieht an der Innenseite des Oberschenkels in die Kniekehle und heißt ab dort A. poplitea. Unterhalb unterteilt sie sich in die A. tibialis anterior und A. tibialis posterior. ▪ Die A. tibialis posterior zieht sich bis zum Fußgelenk und unterhalb des Fußes bis zum großen Zeh weiter. ▪ Die A. tibialis anterior verläuft im oberen Bereich des Schienbeins bis zum Fußgelenk. Aus ihr entspringt auf dem Fußrücken die A. dorsalis pedi. Sie versorgt die Zehen mit Blut. ▪ Aus der A. tibialis posterior entspringt die A. peronaea. Sie verläuft entlang dem Wadenbein zum Fußgelenk.	▪ Über den Fußrücken zieht die V. arcus venosus dorsalis pedis. Sie sammelt das Blut aus den Zehen und führt es zur V. saphena magna. ▪ Die V. saphena magna verläuft über den Fuß über die Innenseiten von Unter- und Oberschenkel und mündet in die V. femoralis. ▪ Auf der äußeren Kleinzehenseite des Fußes verläuft die V. saphena parva. Kurz unter der Kniekehle geht sie in die V. poplitea über, die wiederum in die V. femoralis und schließlich in die V. iliaca externa übergeht.

[Tab. 1] Übersicht über die großen Gefäße sowie deren Lokalisation

3.2.3 Das Herz

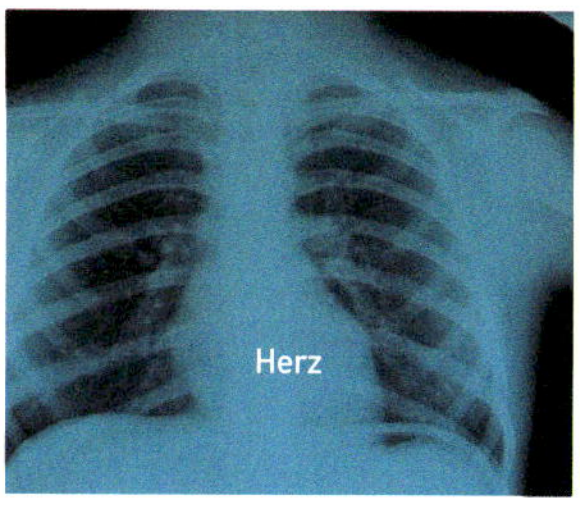

[1] Röntgen-Bild des Herzens

Lage, Gestalt und Aufbau des Herzens

Das Herz (*Cor*) ist ein Hohlorgan, das aus Muskelgewebe besteht. Es liegt zu zwei Drittel in der linken und zu einem Drittel in der rechten Brusthälfte. Dem angrenzenden Zwerchfell (*Diaphragma*) liegt es auf. Die Herzspitze (*Apex cordis*) zeigt nach links unten.

Von der Gestalt her ist das Herz kegelförmig und entspricht der Größe der geballten Faust des jeweiligen Menschen. Es wird durch die Scheidewand (*Septum*) in die linke und rechte Herzhälfte geteilt. Der prinzipielle Aufbau und die Funktion des Herzens können aus folgender Tabelle entnommen werden:

	rechte Herzhälfte	linke Herzhälfte	
Funktion	Die rechte Herzhälfte nimmt das sauerstoffarme Blut aus dem venösen System auf und pumpt es zur Sauerstoffanreicherung in den Lungenkreislauf.	Die linke Herzhälfte nimmt das sauerstoffreiche Blut aus dem Lungenkreislauf auf und pumpt es in den großen Körperkreislauf.	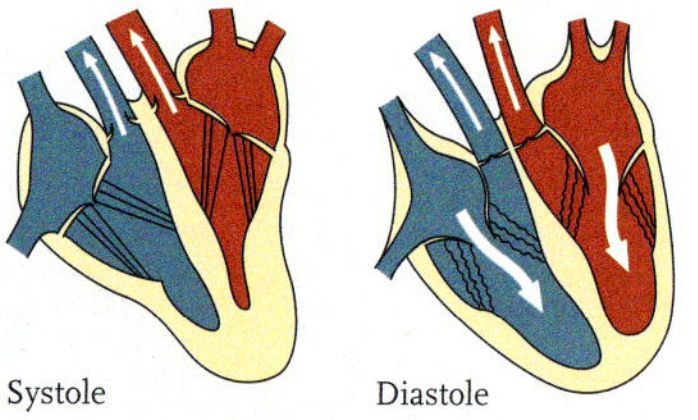
Aufbau	rechter Vorhof (*Atrium dextra*) rechte Herzkammer (*Ventriculus dexter*)	linker Vorhof (*Atrium sinistrum*) linke Kammer (*Ventriculus sinister*)	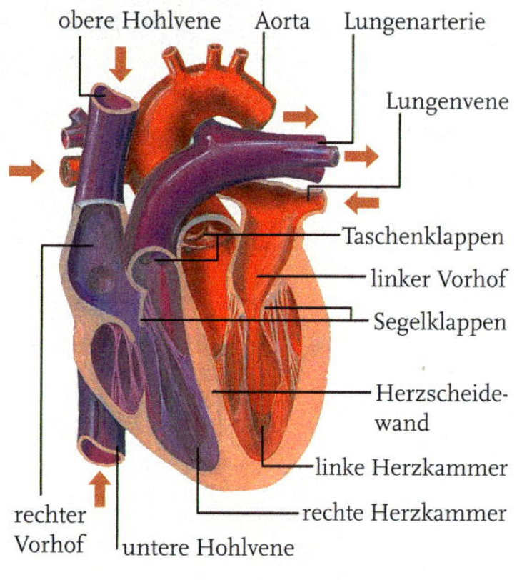
Klappen	zwischen Vorhof und Kammer: Trikuspidalklappe zwischen rechter Kammer und Lungenarterie: Pulmonalklappe	zwischen Vorhof und Kammer: Mitralklappe zwischen Kammer und Aorta: Aortenklappe	
Gefäße	Vorhof: Obere Hohlvene und untere Hohlvene Kammer: Lungenschlagader Lungenarterien	Vorhof: Lungenvene Kammer: Aorta und Herzkranzgefäße	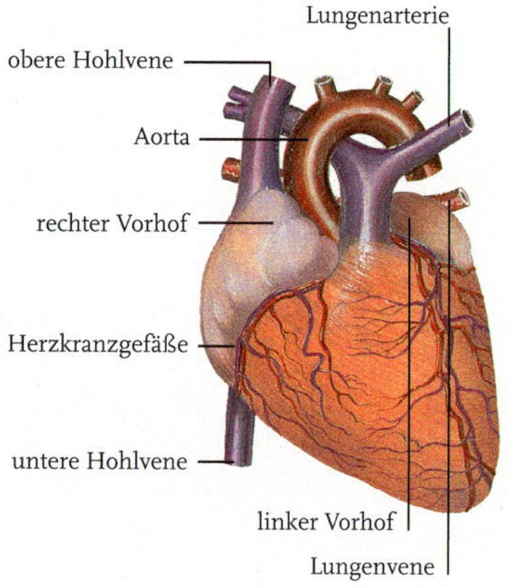

[Tab. 1] Funktion, Aufbau sowie abgehende und zuführende Gefäße des Herzens

Aufbau der Herzwand

Die Herzwand besteht von innen nach außen aus drei Schichten:

- Endokard
- Myokard
- Epikard

Das Endokard ist die glatte, 1 mm dicke Herzinnenschicht und besteht aus dünnen Epithelzellen. Durch Bindegewebe ist sie mit dem darunterliegenden Myokard verbunden, der Herzmuskelschicht. Durch ihr Zusammenziehen wirft das Herz Blut aus. Die Dicke des Myokard ist auf Grund der jeweiligen Funktionen der Herzbestandteile unterschiedlich ausgeprägt. Da die linke Herzkammer durch den Auswurf des Blutes in den Körperkreislauf die meiste Kraft aufbringen muss, ist das Myokard hier am dicksten. Mikroskopisch betrachtet nehmen die Herzmuskelfasern eine Sonderstellung zwischen der quer gestreiften und der glatten Muskulatur ein.

Nach außen hin wird das Myokard von dem ihm aufliegenden Epikard abgedeckt. Der Herzbeutel ist die äußerste Schicht des Herzens und wird als Perikard bezeichnet. Da er nicht direkt mit den Herzwänden verwachsen ist, ermöglicht er die Beweglichkeit des Herzens.

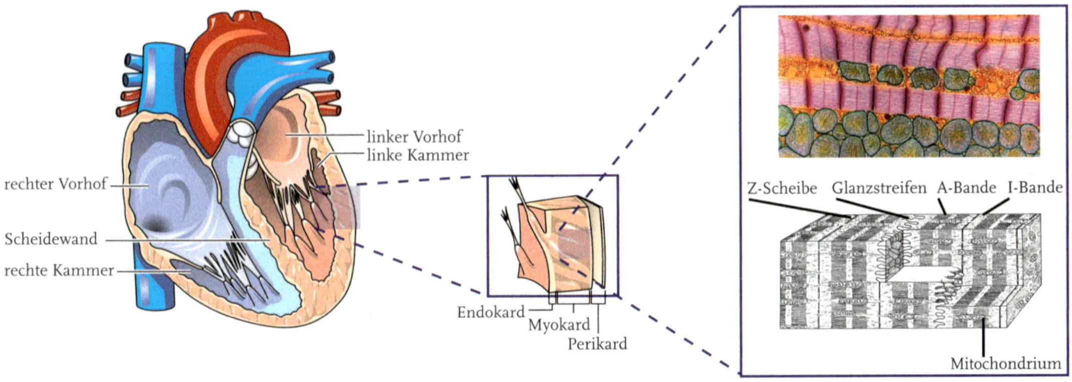

[2] Aufbau der Herzwand

Blutversorgung des Herzens

Der Herzmuskel wird von den Herkranzgefäßen (*Koronargefäße*) mit frischem Blut versorgt. Sie gehören dem großen Blutkreislauf an und zweigen von der Aorta ab. Da eine Arterie sich quer über die rechte Herzhälfte zieht und eine quer über die linke Herzhälfte, werden sie als A. coronaria dextra und A. coronaria sinistra unterschieden.

Während die rechte Koronararterie den rechten Vorhof, die rechte Kammer und die Herzhinterwand versorgt, teilt sich die linke Koronararterie in zwei dicke Gefäßsstämme auf, in den Ramus circumflexus und den Ramus interventricularis. Diese versorgen den linken Vorhof, die linke Kammer sowie die Scheidewand (*Septum*) mit Blut.

Die venösen Gefäße des Herzens laufen parallel zu den Herzkranzarterien, vereinigen sich zu immer größeren Venen und münden in den Sinus coronarius, der im rechten Vorhof endet.

Verengen sich die Herzkranzgefäße, kommt es zu einer Minderdurchblutung des Herzens (|Angina Pectoris). Die schlimmste Form der Minderdurchblutung ist der |Herzinfarkt.

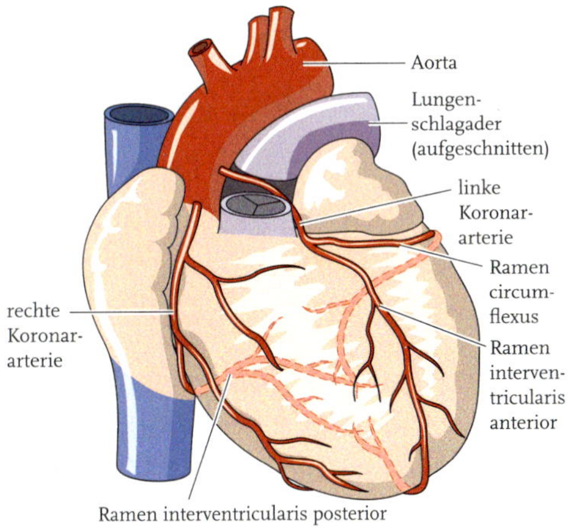

[3] Herzkranzarterien

Angina Pectoris | 2
Herzinfarkt | 2

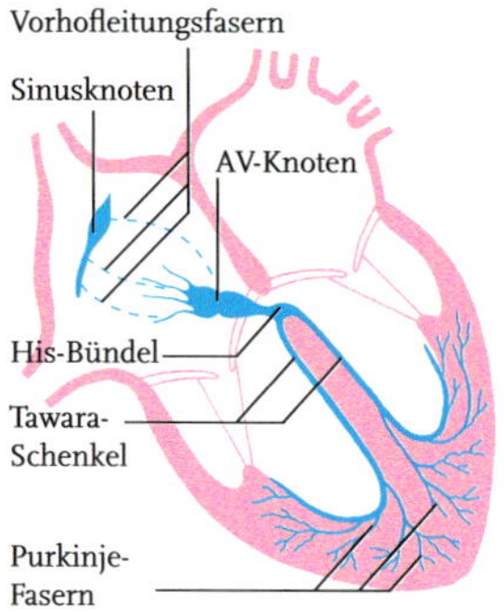

[1] Reizleitungssystem des Herzens

Reizleitungssystem des Herzens

Damit das Herz schlägt, müssen alle Herzmuskelzellen gleichzeitig aktiviert werden. Dies geschieht durch einen kleinen elektrischen Impuls der vom Herzen selbst (autonom) gebildet wird. Würde man das Herz aus dem Körper entfernen, würde es allein weiterschlagen. Der elektrische Impuls wird über Leitungsbahnen weitergeleitet und breitet sich über den gesamten Herzmuskel gleich bleibend und rhythmisch aus. Diese Funktion des Herzens ermöglicht das Reizleitungssystem [Abb. 1]. Es setzt sich aus 5 Strukturen zusammen, die die Weiterleitung des Impulses sichern:

- Sinusknoten
- AV(Atrioventrikulär)-Knoten
- His-Bündel
- Tawara-Schenkel
- Purkinje-Fasern

Der **Sinusknoten** ist der Schrittmacher des Herzens, denn von ihm werden die autonomen elektrischen Impulse (ca. 70 pro Minute) gesendet. Er liegt an der Einmündungsstelle der oberen Hohlvene in den rechten Vorhof und strahlt die Impulse in die Muskulatur des rechten Vorhofes aus, von wo sie zum **AV-Knoten** weitergeleitet werden. Der AV-Knoten, der bei Ausfall des Sinusknotens ebenfalls Impulse erzeugen kann (ca. 50 – 60 pro Minute), geht in das **His-Bündel** über. Dieses teilt sich in zwei **Tawara-Schenkel** auf, die ihrem Verlauf entsprechend die Erregung bis zur Herzspitze weiterleiten. An der Spitze des Herzens teilen sich die Tawara-Schenkel in die feinen **Purkinje-Fasern**. Sie ziehen von der Herzspitze durch das gesamte Herzgewebe, sodass der elektrische Impuls über den gesamten Herzmuskel gleichmäßig weitergeleitet wird.

Die Geschwindigkeit der Reizleitung ist abhängig von der Höhe des Ruhepotenzials der Herzmuskelzelle. Nimmt das Ruhepotenzial z. B. durch eine Erhöhung der extrazellulären Kalium-Ionen-Konzentration ab, führt dies auf Grund des reduzierten schnellen Natrium-Einstroms zu einer Abnahme der Reizleitungsgeschwindigkeit. Eine Erhöhung des Ruhepotenzials, z. B. durch eine niedrige extrazelluläre Kalium-Ionen-Konzentration, führt hingegen zu einer Steigerung der Reizleitungsgeschwindigkeit. Der extrazelluläre Kalium-Ionen-Haushalt ist daher ausschlaggebend für den Herzrhythmus.

vegetatives Nervensystem | 440

Herznerven steuern die Funktion des Reizleitungssystems. Sie gehören zum vegetativen Nervensystem.

Der **Sympathikus** beeinflusst die Herzfunktion über die Nn. cardiaci, die alle Bereiche des Herzmuskels innervieren. Werden die efferenten Bahnen dieser Nerven aktiviert, kommt es zu einer

- Steigerung der Herzfrequenz (*positiv chronotrope Wirkung*),
- Beschleunigung der atrioventrikulären Reizüberleitung (*positiv dromotrope Wirkung*),
- Zunahme der Kontraktionskraft der linken Herzkammer (*positiv inotrope Wirkung*),
- erhöhten Durchblutung der Herzkranzgefäße.

Der **Parasympathikus** beeinflusst die Herzfunktion über Äste des N. vagus. Diese innervieren die Vorhöfe sowie den Sinus- und AV-Knoten. Die Herzkammern werden nicht vom Parasympathikus innerviert. Werden die efferenten Bahnen aktiviert, kommt es zu einer

- Senkung der Herzfrequenz (*negativ chronotrope Wirkung*) und
- Verlangsamung der atrioventrikulären Reizüberleitung (*negativ dromoptrope Wirkung*).

Herzaktion

Die elektrische Reizleitung erregt den Herzmuskel und löst seine mechanische Kontraktion aus (*Systole*), der eine Erschlaffung der Muskulatur (*Diastole*) folgt. Dabei wirkt der Herzmuskel wie eine Pumpe, dessen Ventile die Herzklappen sind. Dabei treibt die Systole das Blut durch die Taschenklappen von Aorta und Pulmonalarterie in den Herz- bzw. Lungenkreislauf, in der Diastole strömt das Blut durch die Atrioventrikulärklappen (AV-Klappen) von den Vorhöfen in die Kammern ein. Der Blutfluss und die Druckverhältnisse bewirken dabei das Öffnen und Schließen der Klappen.

Die Herzaktion ist ein vierphasiger Zyklus, der aus einer Anspannungs- und Austreibungsphase während der **Systole** und einer Entspannungs- und Füllungsphase während der **Diastole** besteht [Abb. 2].

- In der **Anspannungsphase** steigt der Druck in den Kammern an und führt zum passiven Verschluss der AV-Klappen. Die Taschenklappen (*Aorten-* und *Pulmonalklappe*) sind ebenfalls geschlossen, das Volumen in den Kammern bleibt konstant.
- Die **Austreibungsphase** beginnt mit der Öffnung der Taschenklappen, die Kammern werfen knapp die Hälfte ihres Volumens in die Aorta bzw. Pulmonalarterie aus, die Taschenklappen schließen wieder.
- Während der **Entspannungsphase** sind wieder alle 4 Herzklappen geschlossen, der Druck in den Kammern sinkt gegen Null und damit unter den Vorhofdruck. Dadurch öffnen sich die AV-Klappen und Blut strömt aus den Vorhöfen in die Kammern ein.
- Es beginnt die **Füllungsphase** der Herzkammern, die durch eine Kontraktion der Vorhöfe und den damit verbunden Auswurf des Blutes aus den Vorhöfen in die Kammern unterstützt wird.

Durch den Schluss der Klappen im Herzen entstehen die typischen Herztöne, die mit einem Stethoskop auskultiert werden können [Abb. 3]. Sie können wichtige diagnostische Hinweise auf die Herzfunktion und den Zustand der Herzklappen geben.

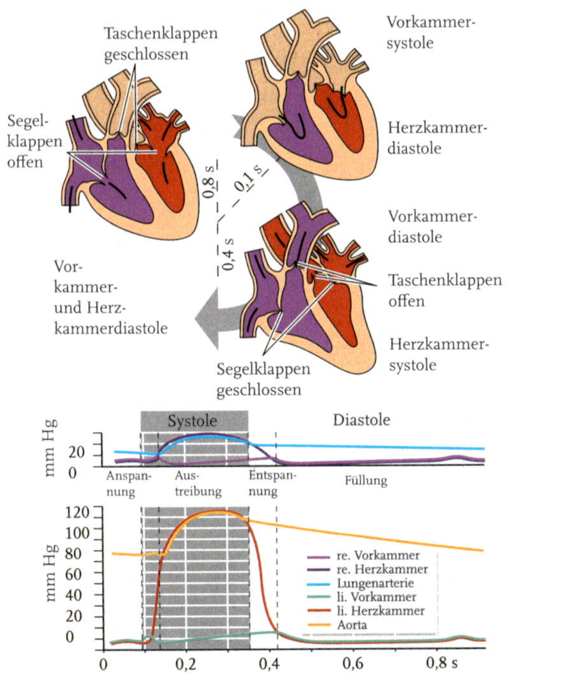

[2] Herzzyklus (oben) und Druckverläufe während des Zyklus in den Herabschnitten und angrenzenden Gefäßen

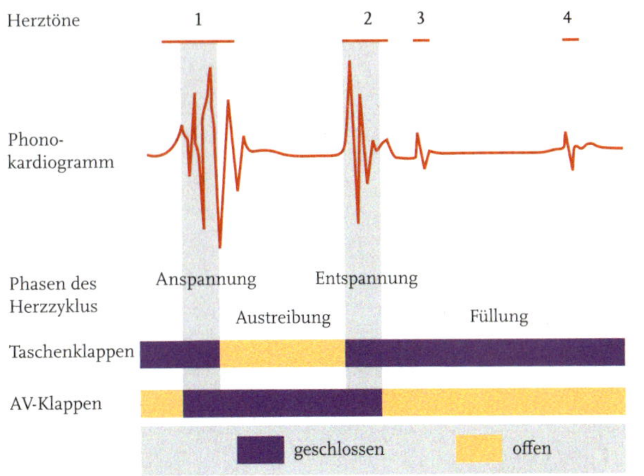

[3] Phonokardiogramm, darunter Phasen des Herzzyklus und Zustand der Herzklappen

Zusammenspiel von Herz- und Gefäßsystem

Das Herz ist die Pumpe unseres Blutkreislaufs. Sie sorgt dafür, dass alle Organe unseres Körpers mit Blut versorgt werden. Dazu ist ein relativ konstanter Blutdruck notwendig.

humurales System | 2

Der Blutdruck wird durch ein komplexes humurales System gesteuert. Er passt sich den äußeren Umständen unseres Körpers, wie z. B. körperlicher Belastung, an. Der Blutdruck ist also als Steuergröße das Bindeglied zwischen Gefäßsystem und Herz. Der Blutdruck steigt, je höher der Totale periphere Widerstand der Gefäße ist (*Vasokonstriktion* der peripheren Gefäße) und je höher das ausgeworfene Blutvolumen. Er sinkt bei Abnahme des Totalen peripheren Widerstands der Gefäße (*Vasodilatation* der peripheren Gefäße) und je niedriger das ausgeworfene Blutvolumen ist.

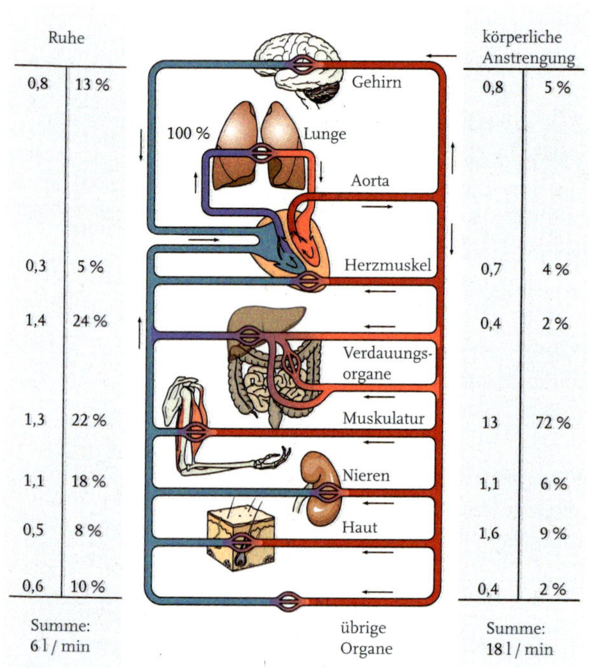

[1] Blutkreislauf des Menschen (Schema) und Verteilung des Blutvolumens in Ruhe und bei Belastung

Beim Übergang vom Liegen zum Stehen kann es passieren, dass einem schwindelig wird. Dies ist durch die hydrostatischen Druckveränderungen bedingt, das Blut „sackt in die Beine", der Totale periphere Widerstand sinkt und damit auch der Blutdruck. Der Körper reagiert jedoch mit einer Gegenregulation, bei welcher sich die Arteriolen und Venolen verengen, die Herzfrequenz steigt und damit auch der Blutdruck. Ein größeres Blutvolumen trifft auf eine geringere Durchschnittsfläche.

Bei körperlicher Belastung benötigen die Muskeln mehr Sauerstoff und damit eine stärkere Sauerstoffversorgung. Die Gefäße der Skelettmuskulatur werden weit gestellt, die Gefäße der nicht gebrauchten Organe (z. B. Magen) eng gestellt, gleichzeitig nimmt die Herzschlagkraft zu und ein größeres Blutvolumen führt zu einem höheren Blutdruck.

Bei bestimmten Herz-Kreislauf-Erkrankungen sind diese Mechanismen teilweise außer Kraft gesetzt. So kann ein Herz mit fehlender Schlagkraft (z. B. bei Herzinsuffizienz) nicht mehr eine ausreichende Menge Blut auswerfen. Der Blutdruck würde kontinuierlich sinken. Daher steuert der Körper gegen. Die peripheren Gefäße kontrahieren. Dadurch muss das Herz gegen einen größeren Widerstand pumpen, wozu es nicht in der Lage ist. Es kommt zu einem Teufelskreis.

Ähnlich ist es beim krankhaften Bluthochdruck. Hierbei ist entweder das ausgeworfene Blutvolumen oder der Gefäßwiderstand der peripheren Gefäße zu groß. Der Körper versucht durch das humurale System gegenzusteuern, meistens ohne Erfolg. Der langfristige Bluthochdruck führt jedoch wieder zu Gefäßveränderungen (Arteriosklerose), die wiederum einen erhöhten Gefäßwiderstand hervorrufen und ein Teufelskreis beginnt.

Arteriosklerose | 2

4

Bei der Wundbehandlung mitwirken

4.1 Pflegerische Schwerpunkte

4.1.1 Pflegerische Aufgaben bei der Wundversorgung 754

Wundarten 754

4.1.2 Wunden versorgen 756

Materialien der Wundversorgung 756
- Inaktive Wundauflagen 756
- Interaktive Wundauflagen 757
- (Bio)aktive Wundauflagen 758
- Vakuumversiegelung 758
- Materialien zum Fixieren von Verbänden 758

Verbände wechseln 759
- Hygienische Grundsätze 759
- Vorbereitung eines Verbandswechsels 760
- Durchführung eines Verbandswechsels 761
- Nachbereitung eines Verbandswechsels 762

Säubern und Desinfizieren einer Wunde 763
- Mechanische Säuberung 763
- Desinfektion der Wunde 763

Fäden und Klammern entfernen 764

Wunddränagen 765
- Wunddränagesysteme 765
- Pflege von Menschen mit Wunddränagen 765

Beobachtung der Wunde und des Wundheilungsprozesses 766

4.2 Naturwissenschaftlich-medizinischer Bezug 768

4.2.1 Wundheilung 768

Primäre und sekundäre Wundheilung 768

Phasen der Wundheilung 768

Einflussfaktoren auf die Wundheilung 770

Ursachen und Behandlung von Wundheilungsstörungen 771

4.2.2 Wundinfektion 772

Erreger von Wundinfektionen 773

Übertragung und Übertragungswege von Wundinfektionen 773

Prophylaxe von Wundinfektionen 774

4.2.3 Wundbehandlung 775

Chirurgische Wundbehandlung 775

Nahttechniken 776

Medikamentöse Wundbehandlung 778

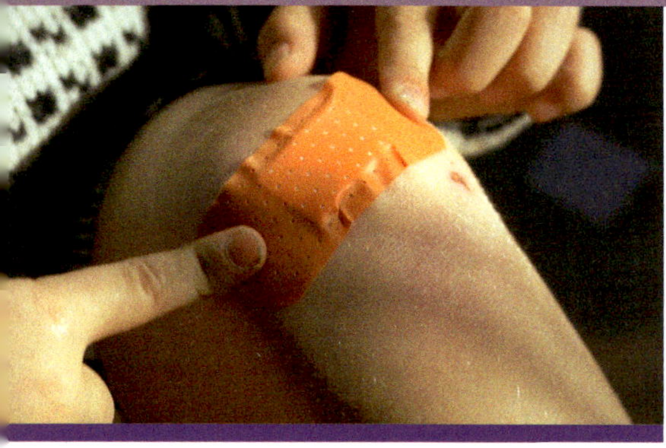

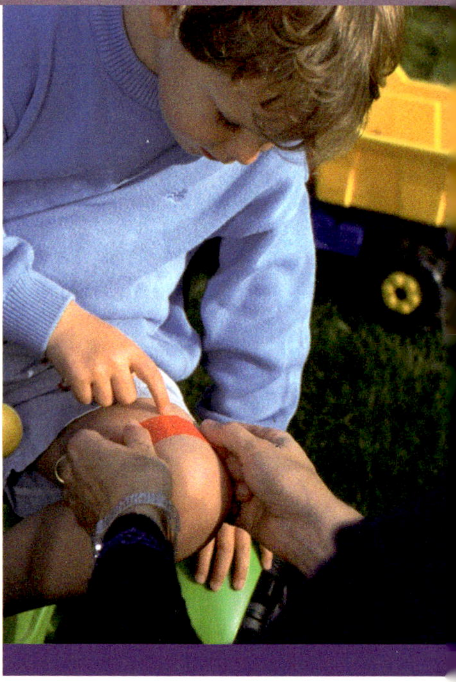

Bei der Wundbehandlung mitwirken

Jeder von uns hatte schon mehrfach eine Wunde. Die meisten akuten Wunden entstehen im Haushalt. Einmal nicht aufgepasst und schon hat man sich beim Gemüseschnippeln in den Finger gesäbelt.

Gerade Kinder sind besonders gefährdet. Neben dem Schmerz, der bei einer Verletzung entsteht, spielen noch weitere Aspekte eine Rolle.

So auch in der Geschichte von Lotta aus der Krachmacherstraße, die viele kennen werden:

„Lotta will unbedingt Fahrrad fahren. Sie selbst hat keins und bekommt auch zum Geburtstag keins geschenkt. Deswegen mopst sie sich das große Fahrrad der Nachbarin. Sie schafft es gerade so, das Fahrrad die steile Straße hoch zu schieben und rast dann mit voller Geschwindigkeit wieder hinunter. Weil sie aber nicht bremsen kann, landet sie mit einem Salto im Rosenbusch. Da sitzt sie und heult, weil sie eine Beule auf der Stirn hat. Doch: da erblickt sie etwas noch Schlimmeres. Aus einer Schramme am Bein tropfte Blut. ‚Blut!' schrie Lotta .... ‚Da kommt Blut!'... und sie schrie und schrie und schrie. "

—

Lindgren, A: *Na klar, Lotta kann Rad fahren.* Oetinger; Hamburg)

Durch Singen und Pusten versuchen Eltern kleine Kinder nach einer Verletzung zu trösten. Seit Generationen wirkt das Lied: „Heile, heile Segen. Heute gibt es Regen. Morgen gibt es Sonnenschein und da lacht mein Kindelein. Ist alles wieder gut!" bei kleinen Verletzungen wahre Wunder.

In den Medien sind Verletzungen allgegenwärtig. In billigen Seifenopern mit einer schlechten Maske ringen einem die Platzwunden und Schnitte nur ein müdes Lächeln ab, weil einem das Theaterblut sofort ins Auge springt. Bei anderen Produktionen hingegen wirkt der abgerissene Arm nach einem Autounfall oder schwer verwundetete Soldaten, die auf einem Schlachtfeld oder in einem Lazarett mit dem Tode kämpfen, sehr realistisch. Auch in den Nachrichten werden verstärkt Schwerverletzte nach Kämpfen in Krisengebieten oder nach Naturkatastrophen wie Erdbeben oder Bilder von Opfern von Attentaten gezeigt.

Auch Pflegende werden in ihrem Beraufalltag immer wieder mit Wunden konfrontiert. In die Rettungsstelle oder Notaufnahme kommen Verletzte mit kleinen Wunden, die gut versorgt werden können. Es werden aber auch Schwerverletzte mit ausgedehnten Verletzungen eingeliefert. Auf operativen Stationen haben die Patientinnen mehr oder weniger große Operations-

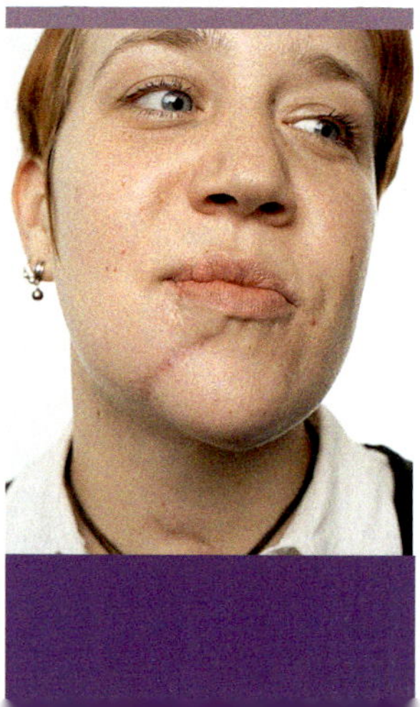

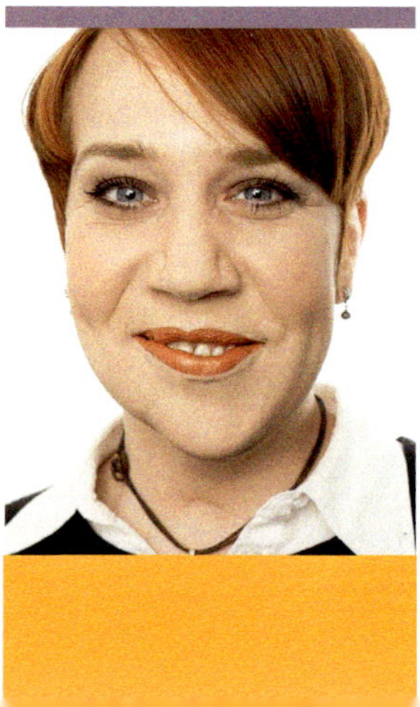

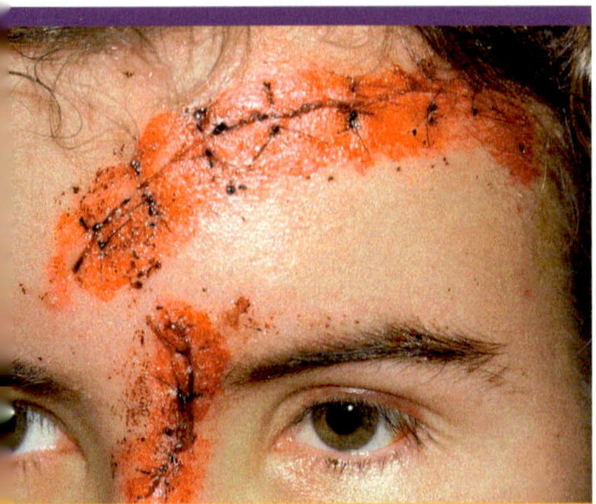

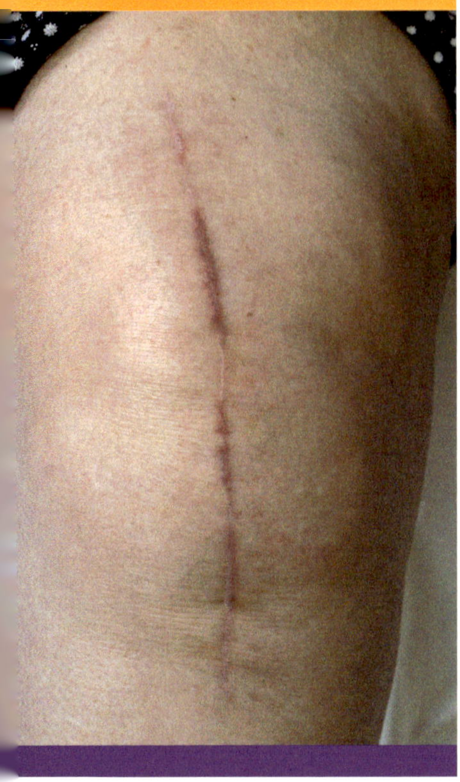

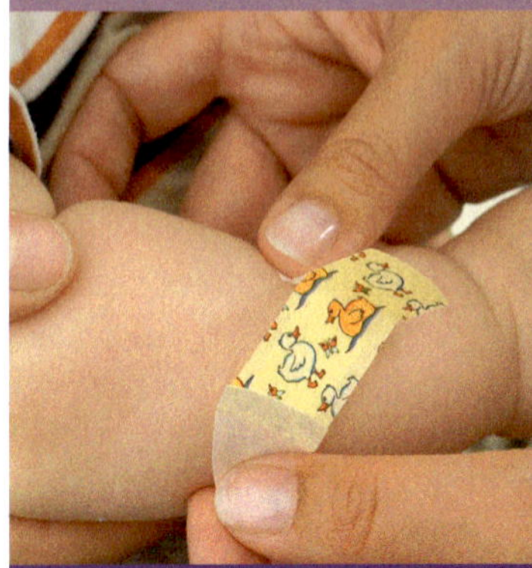

wunden. In den letzen Jahren werden Operationswunden immer kleiner, weil neue Techniken, z. B. der minimal-invasiven Chirurgie, immer kleinere Zugänge zum Operationsgebiet ermöglichen. Häufig übernehmen die Ärzte die Wundversorgung und die Pflegenden assistieren ihnen dabei. In der ambulanten Pflege steht die Versorgung chronischer Wunden im Vordergrund. Hier sind Pflegende diejenigen, die den Heilungsprozess beobachten und für eine gute Zusammenarbeit mit der behandelnden Ärztin sorgen. Gute Kenntnisse der sich auf dem Markt befindenden Produkte sowie ein fundiertes Wissen über eine ganzheitliche Wundbehandlung sind bei der Versorgung von Patientinnen mit chronischen Wunden unabdingbar. Im ReHa-Bereich werden Pflegende immer wieder mit Opfern von Verkehrsunfällen und Verbrennungen konfrontiert. Neben der Behandlung der Wunden steht hier auch die psychologische Unterstützung im Vordergrund. So können Pflegenden den Betroffenen bei der Verarbeitung des Geschehens unterstützen und immer wieder Mut machen für den langen Weg der Genesung.

Wenn Wunden verheilen, entstehen mehr oder weniger sichtbare Narben. In manchen studentischen Verbindungen galt es als Initiationsritus, sich beim Fechten einen Schnitt auf der Wange zuzuziehen, sodass jeder sofort erkennen konnte, dass dieser Mann Mitglied einer Burschenschaft ist. Bei Operationen hingegen versuchen die Operateure durch möglichst kleine Schnitte und kunstvolle Nähte die Narben so wenig sichtbar wie möglich werden zu lassen. Viele tragen auf Grund hässlicher Narben nur noch Kleidung, die die Narben verdecken. Gerade im Sommer kann das ziemlich lästig sein: Alle anderen Frauen laufen bauchfrei herum, während sich jemand mit einer großen Bilddarmnarbe nicht traut, einen Bikini zu tragen. Menschen, die eine hässliche Narbe im Gesicht haben, leiden häufig darunter und zeigen sich nicht gerne in der Öffentlichkeit. Das kann die Lebensqualität erheblich einschränken, weil sie versuchen so wenig wie möglich aus dem Haus zu gehen sowie am sozialen Leben nur eingeschränkt teilnehmen. Durch spezielles Make-up (Camouflage) und geschicktes Schminken kann hier Abhilfe geschaffen werden.

4.1 Pflegerische Schwerpunkte

4.1.1 Pflegerische Aufgaben bei der Wundversorgung

Bindegewebe | 67
Epithelschicht | 67

Pflegediagnose
Gewebeschädigung
Eine Schädigung der Schleimhaut, der Hornhaut, der äußersten Haut oder des subkutanen Gewebes.
—
Doenges et al.: S. 383

Bei einer Wunde ist die Haut oder Schleimhaut entweder beschädigt oder durchtrennt. Dabei kann Gewebe verloren gehen. Der Körper versucht, diesen Defekt wieder zu verschließen, indem sich neues |Bindegewebe und eine neue |Epithelschicht bilden. Das Ziel jeder Wundbehandlung ist es, den menschlichen Organismus bei diesem Prozess zu unterstützen. Pflegende haben dabei u. a. folgende Aufgaben:

- bei der Versorgung der Wunde assistieren
- beim Verbandswechsel assistieren bzw. den Verbandswechsel nach ärztlicher Anordnung fachgerecht durchführen und dokumentieren
- den Heilungsprozess beobachten und dokumentieren
- den Informationsfluss innerhalb des therapeutischen Teams gewährleisten
- wundheilungsfördernde Maßnahmen durchführen
- Patientinnen und Angehörige beraten und anleiten

Wundarten

Wunden lassen sich in unterschiedliche Kategorien einordnen bzw. nach verschiedenen Merkmalen einteilen.

Zum einen werden akute und chronische Wunden unterschieden.
Es gibt verschiedene Ursachen, die zu einer **akuten Wunde** führen können:

- mechanische Schädigungen [Tabelle 1]
- chemische Schädigungen (Verätzungen durch Säuren oder Laugen)
- thermische Schädigungen (durch zu große Hitze, Kälte oder Strom, |Verbrennungen)
- strahlenbedingte Schädigungen (durch hochenergetische |Strahlungen und Sonneneinstrahlung)

Verbrennungen | 2
Strahlungen | 2

In Abhängigkeit von der Entstehungsursache werden die mechanisch entstandenen Wunden folgendermaßen unterteilt:

Art der Wunde		Merkmale	Besonderheiten
Platzwunde	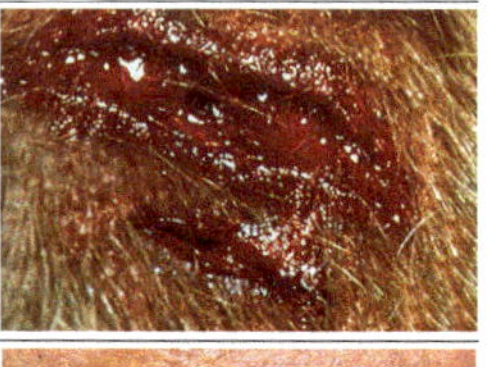	Aufplatzen der Haut durch (starke) Krafteinwirkung; oft zerfetzter Wundrand	häufigste Wundart; vor dem Nähen Wundränder begradigen
Schürfwunde	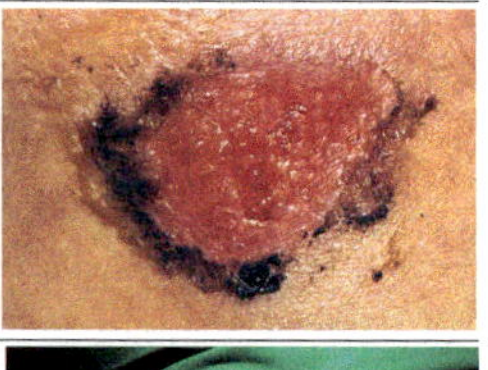	oberflächliche Verletzung; aus kleinen Gefäßen der Lederhaut tritt Blut aus	Schorfbildung; gute Heilungstendenz
Schnittwunde	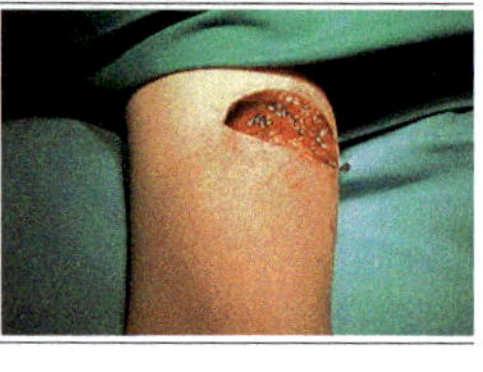	durch Hautschnitt entstanden; glatte Wundränder	bei tiefen Schnitten Gefahr einer Mitverletzung von Sehnen, Blutgefäßen und Muskeln; gute Heilungstendenz

Risswunde	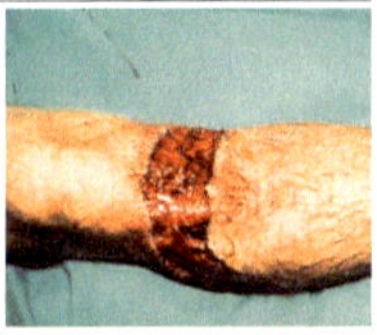	Aufreißen der Haut und des darunter liegenden Weichteilgewebes durch scharfen oder spitzen Gegenstand; zerfetzter Wundrand	Gefahr heftiger Blutung bei tiefen Wunden
Kratzwunden	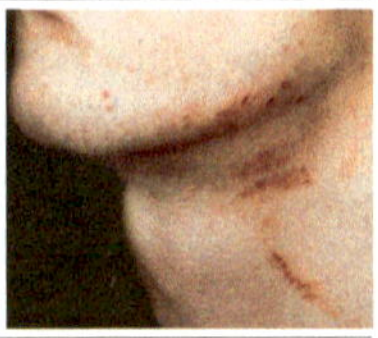	oberflächliche Risswunde durch Nägel oder Krallen verursacht	hohe Infektionsgefahr (Verschmutzung); kein primärer Wundverschluss
Bisswunde	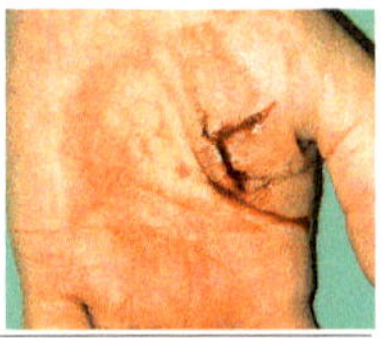	durch einen Tierbiss entstandene Wunde, selten auch durch Menschen	immer hohe Infektionsgefahr durch Bakterien im Speichel (niemals nähen!); bei Verdacht auf ein Tollwut infiziertes Tier: Impfung
Quetschwunde	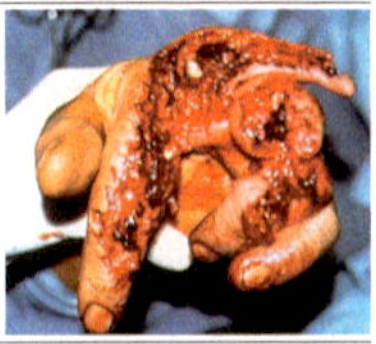	entsteht durch stumpfe Gewaltanwendung; neben zerfetzten Wundrändern tiefe Wundtaschen und Weichteilgewebezerstörungen	sehr hohe Infektionsgefahr; günstige Voraussetzung für Wachstum von Tetanus- oder Gasbranderregern (Anaerobier)
Stichwunden	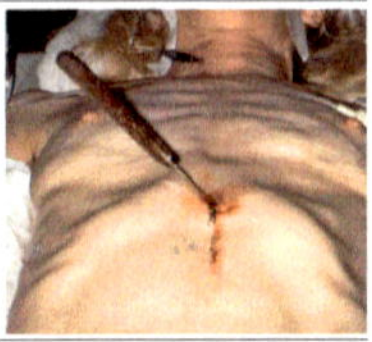	durch einen spitzen/scharfen Gegenstand verursachte, äußerlich kleine Wunde; kann sehr tief sein	mögliche Verletzung von Nerven, Muskeln, Blutgefäßen oder Organen; hohe Infektionsgefahr und schlechte Heilung
Ablederungswunde (Décollement)	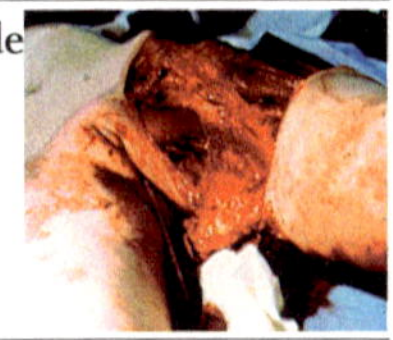	Abtrennung größerer Hautareale von darunter liegender Weichteilschicht (Muskeln)	oftmals hoher Blutverlust (große Wundfläche)
Schusswunde	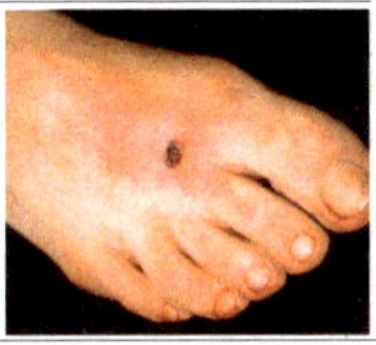	Durchschuss: Kugel schlägt durch Körper hindurch; Ausschuss- und Einschussöffnung; Streifschuss: Kugel verletzt nur die Haut; Steckschuss: Kugel bleibt im Gewebe stecken	bei Steck- und Durchschuss häufig Beteiligung innerer Organe (Lebensgefahr!); hohes Infektionsrisiko

[Tab. 1] Mechanisch entstandene Wunden

Wenn eine Wunde nicht innerhalb einer bestimmten Zeit (6–8 Wochen) abheilt, spricht man von einer **chronischen Wunde**. Der Heilungsprozess stagniert in einer der Wundheilungsphasen. Ursachen sind meistens Wundinfektionen oder eine Grunderkrankung wie Diabetes mellitus oder Venenerkrankungen. Weiterhin führt eine gestörte Blutversorgung der betroffenen Hautareale (gestörte Makro- und Mikrozirkulation des Blutes) zu Wundheilungsstörungen (z. B. beim Dekubitus). Diese werden **atrophische Wunden** genannt.

chronische Wunde | 2
Wundheilungsphasen | 768
Diabetes mellitus | 2
Venenerkrankungen | 2
Dekubitus | 146

Des Weiteren kann noch zwischen offenen und geschlossenen Wunden differenziert werden. Bei **offenen Wunden** ist die Haut oder die Schleimhaut durch Gewalteinwirkung zerstört. Bei **geschlossenen Wunden** hingegen ist die Haut intakt und darunter liegende Gewebe bis hin zu Organen sind zerstört (Muskelabriss; Milzruptur) bzw. weisen Hämatome auf.

Hämatom
Bluterguss

Bei **iatrogenen Wunden** handelt es sich um Wunden, die aus medizinischer Notwendigkeit zugeführt wurden, z. B. Operationswunden, Punktionsstellen und Amputationen.

4.1.2 Wunden versorgen

exsudierend
infolge einer Entzündung sich absondernde Flüssigkeit

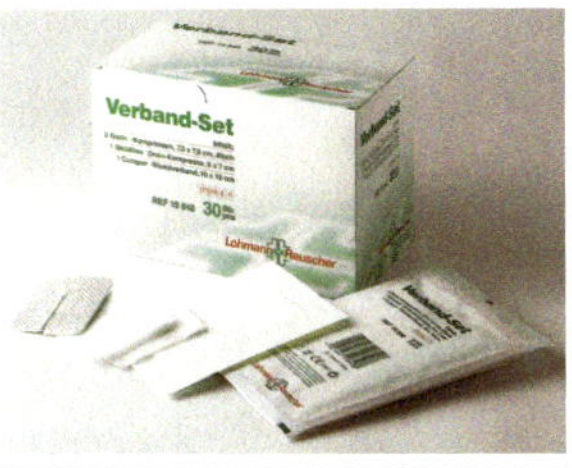

[1] Verbandset

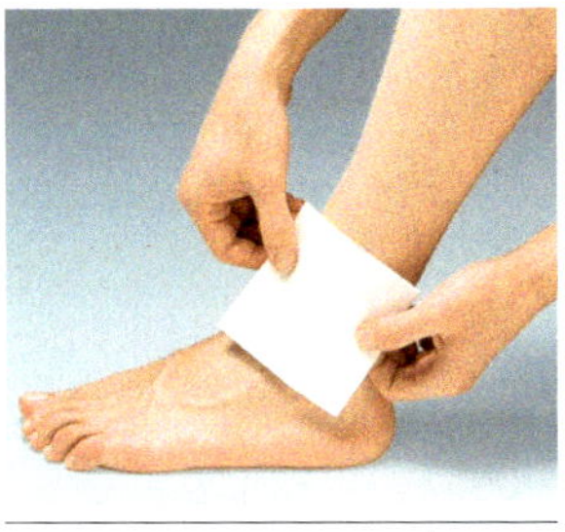

[2] Vlieskompresse

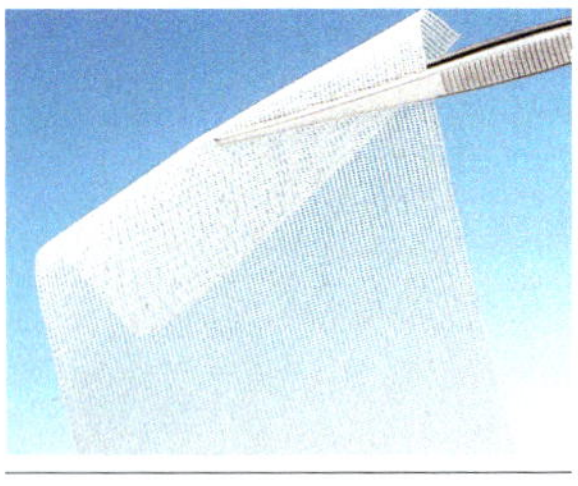

[3] Salbenkompresse

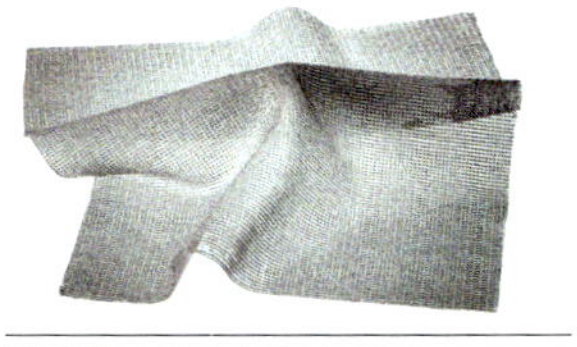

[4] Silber-Aktivkohlekompresse

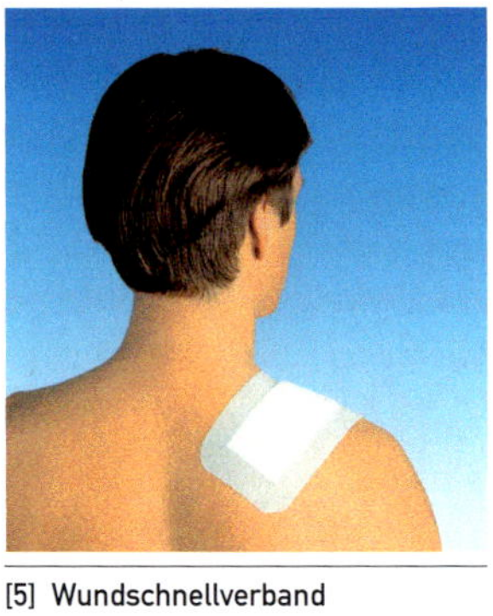

[5] Wundschnellverband

Materialien der Wundversorgung

Zur Versorgung von Wunden gibt es eine Vielfalt an Materialien. Je nach Art der Wunde gilt es, das geeignete Verbandsmaterial bzw. Wundtherapeutikum zu verwenden. Zu berücksichtigende Gesichtspunkte sind dabei die Wirksamkeit, die Verträglichkeit und die Wirtschaftlichkeit des Materials.

Inaktive Wundauflagen

Verbandsmull oder Mullkompressen bestehen aus Baumwolle oder Leinen. Bedingt durch ihre grobe Gitterstruktur eignen sie sich gut zum Reinigen von Wunden. Sie besitzen eine hohe Saugkraft und sind in der Anschaffung kostengünstig. Der Nachteil bei stark exsudierenden Wunden ist darin zu sehen, dass die Haut in der Wundumgebung aufweichen kann. Um dieses zu verhindern, sind häufige Verbandswechsel erforderlich. In der Granulationsphase besteht die Gefahr, dass die Kompresse mit dem neu gebildeten Gewebe verklebt und es dann beim Entfernen zerstört wird.

Dieser Nachteil ist bei der Verwendung von **Vlieskompressen** [Abb. 2] nicht zu erwarten. Vlieskompressen bestehen aus Baumwolle, Viskose oder synthetischen Fasern. Sie sind weich und anschmiegsam.

Verbandsmull und Vlieskompressen eignen sich gut zur Versorgung von Blutungen und traumatischen Wunden. Mit einer Spüllösung getränkt werden sie zur Reinigung von Wunden genutzt. Sie können auch als Sekundärverband bei stark Sekret absondernden (*exsudierenden*) Wunden eingesetzt werden.

Als Wundabdeckung kommen bei kleineren Verletzungen **synthetische Sprühverbände** in Betracht. Hierbei muss beachtet werden, dass auch ein getrockneter Sprühverband an anderen Materialien festkleben (z. B. Wäsche, Bettlaken) und es dadurch zu weiteren Verletzungen kommen kann.

Wundschnellverbände [Abb. 5] sind Pflasterstreifen mit Vlieseinlage in unterschiedlicher Größe und Form. Sie werden entweder einzeln steril verpackt oder unsteril als Meterware angeboten. Sie dienen zur Versorgung kleinerer Verletzungen oder operativ entstandener Wunden und werden u. a. im Rahmen der Erstversorgung auf den Wundbereich aufgebracht.

Imprägnierte Wundgaze, auch **Salbenkompresse** [Abb. 4] genannt, ist ein z. B. mit Paraffin salbengetränktes Gitternetz, das ein Verkleben der Wunde mit dem Verbandsstoff verhindern soll. Es stellt bei oberflächlichen Schürfwunden eine kostengünstige Möglichkeit der Wundversorgung dar. Bei schwach Sekret exsudierenden Wunden besteht die Gefahr, dass die Gaze mit der Wunde verklebt und nur sehr schwer zu entfernen ist.

Aktivkohlekompressen [Abb. 4] sind Wundauflagen, die bei Wunden mit starker Geruchsbildung angewandt werden. Sie sind geeignet, diese unangenehmen Geruchsmoleküle in ihrem Inneren einzuschließen. Häufig sind sie mit mehreren Schichten von stark saugendem Material kombiniert, sodass sie auch eine große Menge an Flüssigkeit aufnehmen können.

Sind Wunden mit Keimen infiziert oder besteht eine Gefahr der Infektion, können Silber-Aktivkohlekompressen zum Einsatz kommen. Durch das Silber werden die Keime abgetötet. Bei einer Silberallergie dürfen diese Produkte nicht angewandt werden.

Interaktive Wundauflagen

Alginate sind fließartige Kompressen oder Faserstränge. Sie können große Mengen an Wundexsudat aufnehmen, deswegen sollten sie auch nur auf oder in Wunden gegeben werden, die genügend Exsudatmengen produzieren. Andernfalls besteht die Gefahr, dass die Wunde austrocknet. Alginate können zur konservativen Therapie bei infizierten Wunden benutzt werden, denn sie nehmen Bakterien und Zelltrümmer in ihrem Innern auf und schließen sie ein. Sie sollten immer der Größe der Wunde angepasst sein, da durch das entstehende Gel und die daraus resultierende Feuchtigkeit die umgebende Haut aufweichen kann (Mazeration).

Zur Fixierung der Alginat-Wundauflagen ist ein Sekundärverband notwendig. Je nach Menge des Wundexsudates kann der Verband bis zu sieben Tagen auf der Wunde verbleiben.

Den Alginaten in ihrer Wirkungsweise und ihren Eigenschaften sehr ähnlich sind die **Hydrofaser-Wundauflagen** [Abb. 9]. Ein Unterschied besteht darin, dass nur im Bereich der feuchten Wunde das Gel entsteht und somit die Gefahr der Mazeration der umliegenden Haut nicht gegeben ist.

Hydrogelkompressen haben einen hohen Wassergehalt. Sie werden sowohl zum Aufweichen von Nekrosen als auch zum Feuchthalten der Wunde eingesetzt. Fixiert wird das Gel oder die Gelkompresse mit einem Sekundärverband, der bis zu sieben Tagen auf der Wunde verbleiben kann. Durch die Wahl eines transparenten Verbandes (z. B. Fixierung mit einer Folie) ist eine genaue Beobachtung der Wunde gut möglich.

Hydrokolloide binden das Wundsekret an eine Quellsubstanz, das als Gelblase unter der Hydrokolloid-Platte sichtbar wird. Hydrokolloide sind ideal dazu geeignet, ein feuchtes Wundmilieu aufrechtzuerhalten [Abb. 10]. Da sie in verschiedenen Dicken erhältlich sind, kann die Auflage entsprechend der Exsudatmenge gewählt werden und dann bis zu sieben Tagen auf der Wunde verbleiben. Hydrokolloide sind selbsthaftend und daher ist ein Sekundärverband nicht notwendig. Bei klinisch infizierten sowie stark exsudierenden Wunden sollten sie jedoch nicht eingesetzt werden.

Schaumstoffe können überschüssiges Wundsekret aufnehmen, ohne die Wunde auszutrocknen. Dadurch entstehen keine Rückstände. In der Handhabung sind sie sehr einfach. Weil sie nicht am Wundgrund anhaften, ist ein atraumatischer Verbandswechsel möglich. Wenn das Exsudat zu zähflüssig ist, kann es passieren, dass die feinen Poren des Schaumstoffes verstopfen und das Sekret nicht aufsaugen. Offenporige Schaumstoffe werden eingesetzt, um Wunden zu konditionieren. Damit ist gemeint, dass in den Schaumstoff feine Kapillaren einwachsen, die beim Verbandswechsel jedes Mal mitgerissen werden. Dadurch fängt die Wunde an zu bluten. Dieses Vorgehen wird zur Vorbereitung einer Hauttransplantation gewählt.

Wundauflagen zur **Nasstherapie** bestehen aus einem Saug-Spül-Körper, der in einer Zelluloseschicht eingebettet ist. Vor dem Einlegen in die Wunde wird die Auflage mit Ringerlösung getränkt. Diese wird in der Wunde abgegeben und im Austausch Wundexsudat aufgenommen, das dort gebunden wird. Wichtig ist, dass die Wundauflage direkten Kontakt zum Wundgrund hat und mit einem Sekundärverband abgedeckt wird. Angewendet werden Wundauflagen zur Nasstherapie bei stark zerklüfteten, tiefen sowie infizierten Wunden während der Reinigungsphase. Sie können bis zu 24 Stunden in der Wunde belassen werden.

Semipermeable Wundfolien [Abb. 7] ermöglichen durch ihre Transparenz eine gute Wundbeobachtung ohne Verbandswechsel. Sie schützen die Wunde vor eindringenden Keimen und sind wasserdicht. Sie können jedoch kein Wundsekret aufnehmen. Deshalb werden sie zur Fixierung anderer Wundauflagen (Sekundärverband) oder als Primärverband bei oberflächlichen Wunden angewandt. Bei Altershaut besteht die Gefahr, dass beim Verbandswechsel die Haut beschädigt wird.

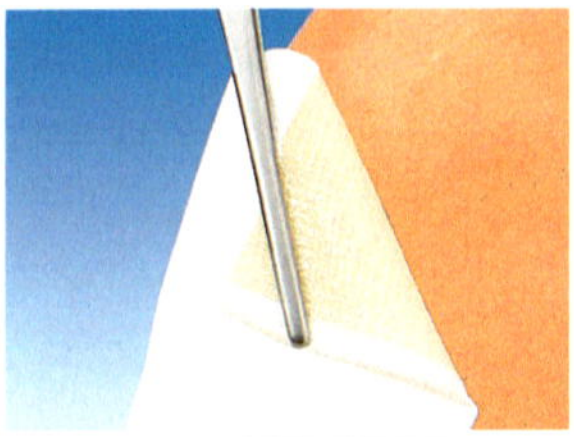

[6] Hydrogelkompresse

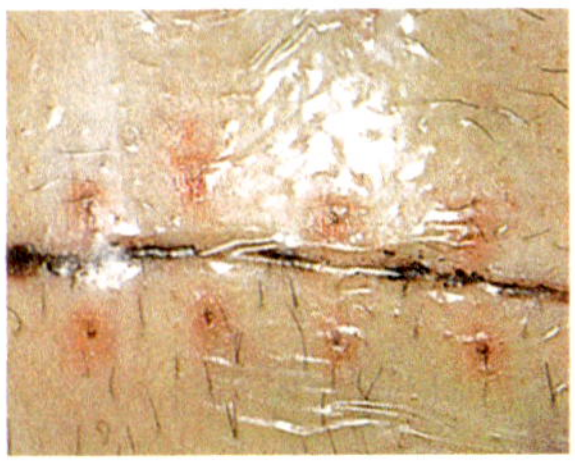

[7] Semipermeable Wundfolie

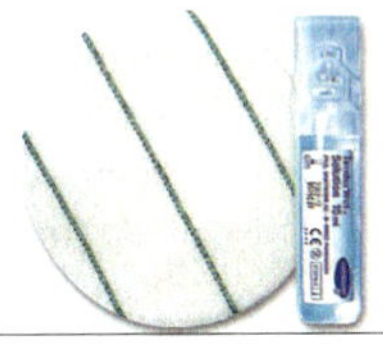

[8] TenderWet® active Atrauman®

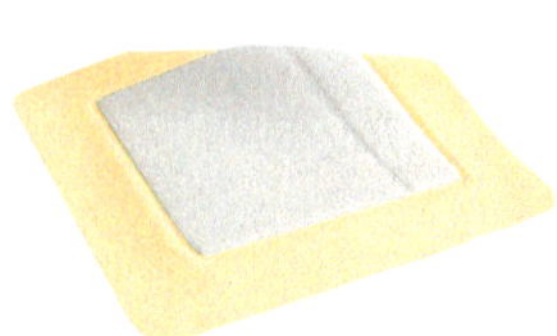

[9] PermaFoam™

[10] Hydrocoll®

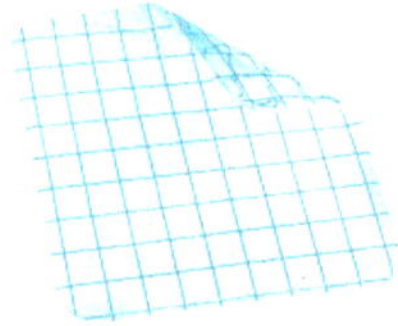

[11] Hydrosorb®

[12] Sorbalgon®

(Bio)aktive Wundauflagen

Transplantation von Eigenhaut stellt eine Möglichkeit dar, schlecht heilende Wunden abzudecken. Dafür werden unterschiedliche Verfahren zur Gewinnung und Anzüchtung von Gewebe eingesetzt. Eine Möglichkeit besteht darin, an einer Körperstelle Haut zu entnehmen und nach spezieller Aufbereitung auf die Wunde aufzubringen. Bei einem anderen Verfahren werden Zellen, z. B. aus den Haarwurzeln, angezüchtet und auf die Wunde aufgebracht.

Durch **Kollagen-Wundauflagen**, die aus tierischem Kollagen gewonnen werden, soll die körpereigene Produktion dieses Stoffes, der wichtig für den Aufbau der Haut ist, angeregt werden. Somit wird die Wundheilung stimuliert.

Es gibt verschiedene **Wachstums- und Wundheilfaktoren**, die industriell hergestellt werden (z. B. Epidermal Growth Factor). Sie sollen die unterschiedlichen Prozesse der Wundheilung fördern. Ihr tatsächlicher Nutzen ist bisher jedoch noch nicht ausreichend erforscht.

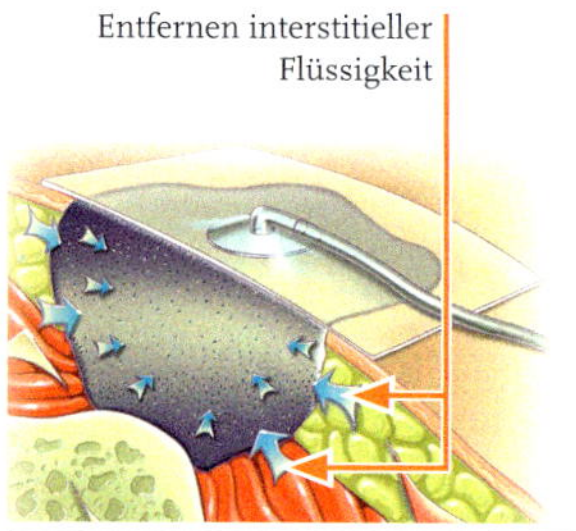

[1] Prinzip der Vakuumversiegelung

Vakuumversiegelung

Eine Vakuumversiegelung [Abb. 1] ist eine geschlossene Wundbehandlung mittels einer flächigen Saugung. Dazu wird ein Schaumstoff mit einer Redondränage in die Wunde eingelegt und mit einem Folienverband verschlossen. Über die Redondränage wird ein kontinuierlicher Sog erzeugt, der Wundsekret, abgestorbene Hautpartikel und Blut entfernt. Das Verfahren wird bei schlecht heilenden infizierten Wunden (weil aerobe Bakterien Luft brauchen und im Vakuum verenden) und bei tiefen Wunden sowie insbesondere bei Verbrennungswunden angewendet.

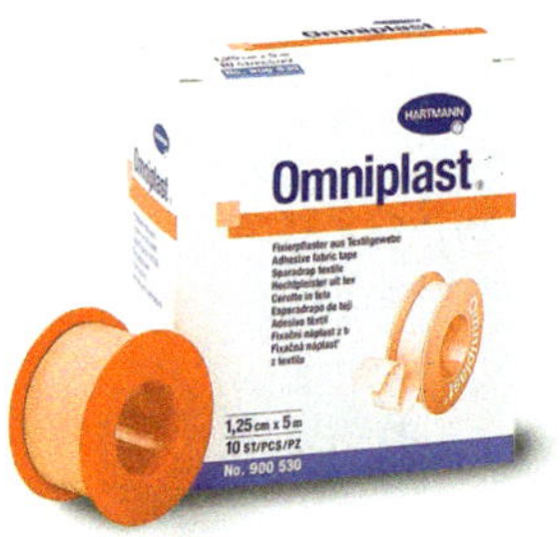

[2] Pflasterrollen (hell/dunkel)

Materialien zum Fixieren von Verbänden

Um Wundauflagen zu fixieren, werden Sekundärverbände eingesetzt. Dabei können verschiedene Produkte genutzt werden. Fixiermittel mit Klebeschicht wie z. B. Pflaster werden hierbei von Fixiermitteln ohne Klebeschicht wie z. B. Binden oder Schlauchverbänden unterschieden.

Pflaster [Abb. 2] bestehen aus Leinen-, Zell- oder Baumwollgewebe mit Zinkoxydkautschukkleber oder Azetatkleber. Zellwolle (Viskose) ist Wasser abweisend und reißfest. Mikroporen im Material sorgen für Luft- und Wasserdampfdurchlässigkeit und erleichtern das Entfernen des Pflasters von der Haut. Besonders hautfreundliche Pflaster bestehen aus Vliesgewebe. Speziell für Kinder gibt es bunt bedruckte Pflaster mit z. B. Teddy-Motiven, um sie aufzumuntern und zu trösten.

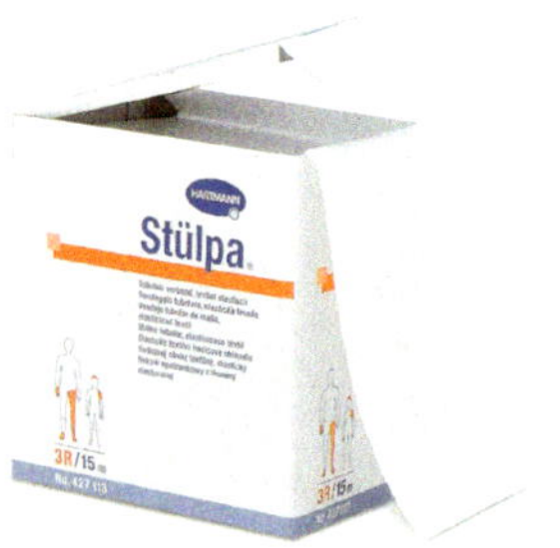

[3] Schlauchverband

Kompression | 156
Erste Hilfe | 808

Binden [Abb. 4] werden zur Herstellung von Verbänden, zur Kompression und Ruhigstellung von Körperteilen und zum Anwickeln von Wundauflagen benötigt. Man unterscheidet Mullbinden von elastischen, halb elastischen und starren Binden (z. B. für Gipsverbände). Mit elastischen Binden können im Rahmen der Ersten Hilfe Abbindungen vorgenommen und Druckverbände angelegt werden. Unterschieden werden Kurzzug- und Langzugbinden.

Schlauchverbände [Abb. 3] sind rund gestrickte, elastische Mullschläuche unterschiedlicher Weite, mit denen sich in verschiedenen Körperarealen verschiedene Verbände anlegen lassen. Sie dienen darüber hinaus zur Fixierung von Wundauflagen.

Angesichts der großen Vielfalt der auf dem Markt befindlichen Wundheilungsmittel kann in der Praxis der fehlende Überblick eine Schwachstelle in der Wundversorgung sein. Über Neuentwicklungen im Bereich Wundmanagement bietet z. B. die Initiative Chronische Wunden (ICW) eine zertifizierte Zusatzqualifikation zum „Wundexperten ICW".

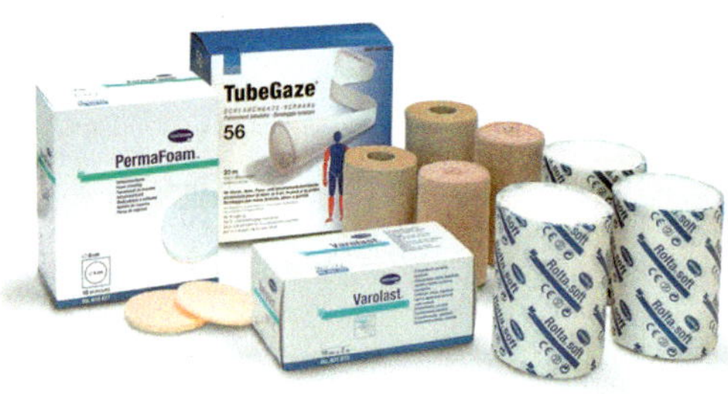

[4] Mullbinden / Elastische Binden

Verbände wechseln

Hygienische Grundsätze

Für jeden Verbandswechsel ist eine hygienische Arbeitsweise das oberste Gebot. Dadurch wird eine Infizierung der Wunde einerseits bzw. eine Keimübertragung durch eine infizierte Wunde andererseits vorgebeugt. Alle Materialen und Instrumente, die mit der Wunde in Berührung kommen, müssen steril sein. Den Verbandswechsel können Pflegende entweder mit einer sterilen Pinzette oder sterilen Handschuhen durchführen. Wichtig dabei ist es, dass sie eine aseptische Arbeitsweise durchgängig einhalten.

Arbeitet die Pflegende mit Pinzetten, benötigt sie mindestens zwei sterile Pinzetten, eine für die Wundreinigung sowie eine für das Aufbringen des neuen Verbandes. Zusätzlich wird bei tiefen bzw. großflächigen Wunden eine dritte Pinzette genutzt, um in der Wunde befindliche Wundtherapeutika zu entfernen.

Arbeitet die Pflegende mit Handschuhen, benötigt sie mindestens ein Paar sterile Handschuhe, ein (linker) steriler Handschuh für die Reinigung der Wunde sowie ein (rechter) steriler Handschuh für das Aufbringen der neuen Wundauflage. Bei tiefen bzw. großflächigen Wunden wird ein zusätzliches Paar Handschuhe genutzt.

Das Ziel bei der Wundreinigung ist, dass eine saubere Wunde nicht infiziert und eine infizierte Wunde sauber wird. Daher sollten aseptische Wunden von innen nach außen und septische Wunden von außen nach innen gesäubert werden [Abb. 5].

Müssen mehrere Wunden bei unterschiedlichen Patientinnen versorgt werden, hängt die Reihenfolge der Wundversorgung von der Keimbesiedlung der Wunden ab. Grundsätzlich sollten zuerst die sauberen, aseptischen Wunden (z. B. aseptische Operationswunden) verbunden werden. Daran schließen sich die kontaminierten/keimbesiedelten Wunden und zum Schluss die infizierten, septischen Wunden an. Kommen bei einer Patientin Wunden mit unterschiedlich starker Keimbesiedlung vor, werden erst die aseptischen bis hin zu den septischen Wunden verbunden.

Die Person, die den Verbandswechsel durchführt, ist immer das größte Infektionsrisiko. Daher werden folgende Punkte berücksichtigt:

- Die Pflegende/Ärztin trägt für jeden Verbandswechsel einen Schutzkittel, der im Anschluss entsprechend entsorgt wird.
- Bei großen Wunden und starkem Infektionsrisiko trägt die Pflegende/Ärztin einen Mundschutz und eine Kopfhaube.
- Vor und nach jedem Verbandswechsel führt die Pflegende/Ärztin eine hygienische Händedesinfektion durch.
- Verbandswechsel werden so wenig wie möglich und so oft wie nötig durchgeführt (wenn keine Entzündungszeichen auftauchen, entsprechend der gewählten Verbandsart bis zu sieben Tage, frische Operationsverbände nach 24 bis 48 Stunden).

Der **Verbandswechsel** mit zwei Personen erleichtert das Einhalten der hygienischen Prinzipien.

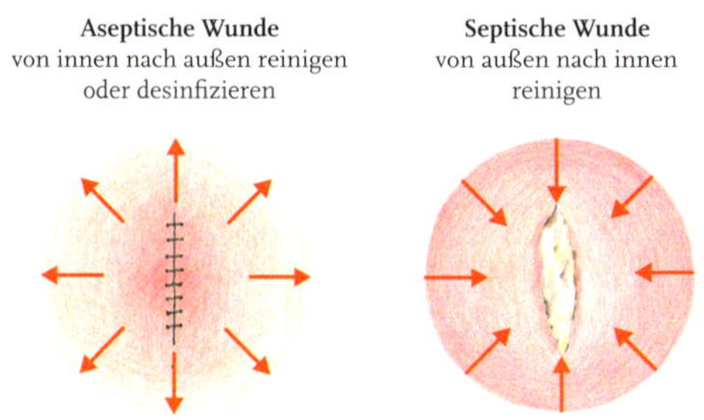

[5] Reinigung von aseptischen und septischen Wunden

Vorbereitung eines Verbandswechsels

Zur Vorbereitung eines Verbandswechsels informiert sich die Pflegende im Dokumentationssystem genau über die geplante Maßnahme. Bei einem voraussichtlich schmerzhaften Verbandwechsel verabreicht sie auf ärztliche Anordnung rechtzeitig ein Schmerzmittel (Eintritt der Wirkung berücksichtigen). Dann führt sie eine hygienische Händedesinfektion durch und richtet alle benötigten Materialien z. B. auf einem vorher desinfizierten Tablett oder kleinem Wagen an [Abb. 1].

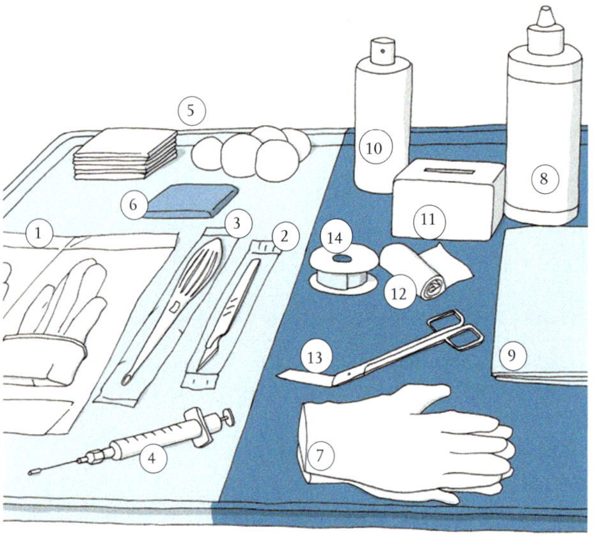

[1] Sterile und unsterile Seite eines Tabletts zum Verbandswechsel

Sterile Materialien:

- Sterile Handschuhe (1)
- Benötigte Instrumente (z. B. Skalpell (2), scharfer Löffel (3))
- Utensilien für die Wundspülung (z. B. Knopfkanüle (4), Blasenspritze)
- Tupfer/Kompressen (5)
- Geeignete Wundauflage / Wundtherapeutikum (6) nach ärztlicher Anordnung

Unsterile Materialen:

- Handschuhe (7)
- Händedesinfektionsmittel
- Wasserundurchlässige, saugfähige Schutzunterlage (9)
- Geeignete Lösungen zum Spülen (angewärmt) (8) und ggf. zum desinfizieren der Wunde (10)
- Abwurfbehälter für gebrauchte Instrumente (11)
- Material zum Fixieren der Wundauflage (12) (Mullbinden, Fixierflies, Folien).
- Verbandsschere (13), ggf. Pflaster (14)

Im stationären Bereich wird der Verbandswagen nie mit in die Patientenzimmer genommen, sondern immer nur so viel Material, wie für die einzelnen Patientinnen nötig ist. Dadurch wird einer Keimverschleppung vorgebeugt.

Der Zeitpunkt des Verbandswechsels wird der Patientin rechtzeitig mitgeteilt. In dem Raum, in dem die Pflegende den Verbandswechsel durchführt, legt sie sich die Schutzkleidung an und führt eine hygienische Händedesinfektion durch. Dann schließt sie ggf. Fenster und Türen und sorgt für eine ungestörte Atmosphäre und gute Lichtverhältnisse. Das Tablett mit den Materialien ebenso wie einen Abwurf platziert sie so, dass sie alles bequem erreichen kann (am besten neben sich).

Als Nächstes lagert sie die Patientin in einer bequemen Position, die gleichzeitig eine rückenschonende Arbeitsweise sowie einen ungehinderten Zugang zur Wunde ermöglicht. Dann legt sie eine Schutzunterlage unter den betroffenen Körperteil.

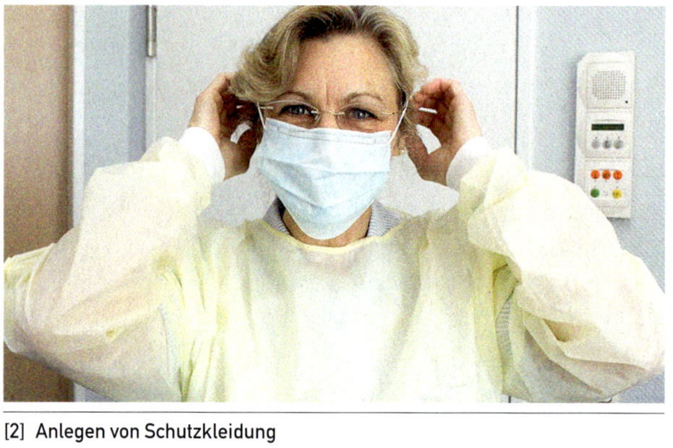

[2] Anlegen von Schutzkleidung

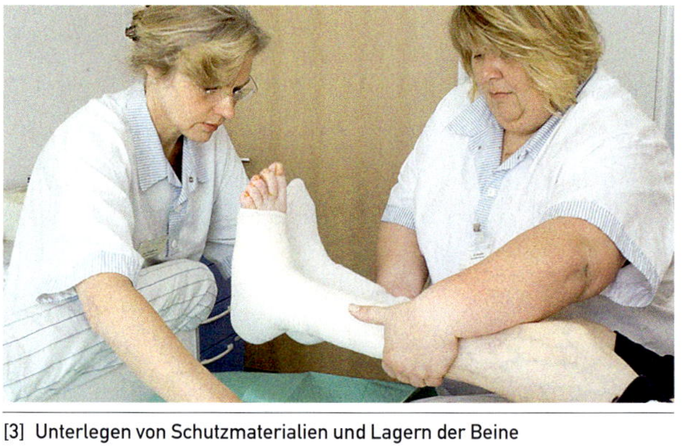

[3] Unterlegen von Schutzmaterialien und Lagern der Beine

Durchführung eines Verbandswechsels

Wenn so weit alles vorbereitet ist, wird der eigentliche Verbandswechsel durchgeführt.

1. Die Pflegende entfernt und entsorgt den alten Verband [Abb. 4]):
   Bei dem Ablösen des alten Verbandes mit unsterilen Handschuhen geht die Pflegende sehr sorgfältig vor. Wichtig ist, das neu gewachsene Gewebe nicht zu zerstören. Deswegen löst sie angetrocknete Verbände vorsichtig mit einer geeigneten Lösung (z. B. angewärmte Ringerlösung). Sobald die Patientin angibt, Schmerzen zu haben, geht die Pflegende darauf ein und richtet ihr Handeln danach aus. Ist der Verband mit Pflastern fixiert, gilt es, ihn vorsichtig von den Ecken her abzulösen. Gerade Kinder fürchten sich vor dieser Prozedur, sodass die Pflegende sehr einfühlsam auf ihre Ängste eingehen sollte. Bei alten Menschen mit Pergamenthaut besteht beim Ablösen des Pflasters die Gefahr einer weiteren Schädigung der Haut. Der Verband wird auf Durchfeuchtung, Blut oder Eiter hin angesehen und dann zusammen mit den Handschuhen im bereitgestellten Abfallbehälter entsorgt. Nun desinfiziert sich die Pflegende erneut die Hände [Abb. 5].

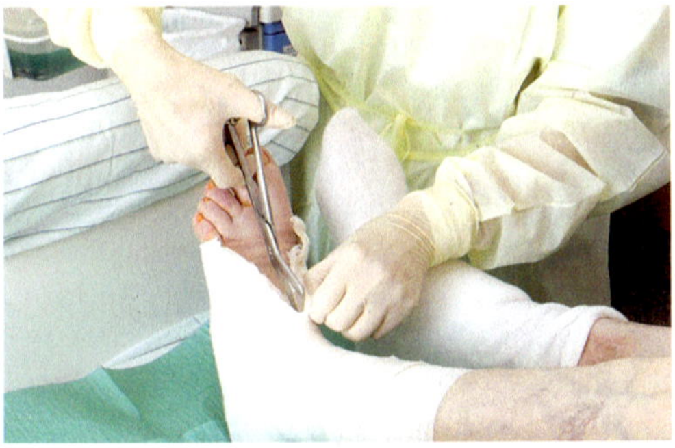

[4] Entfernen des alten Verbands

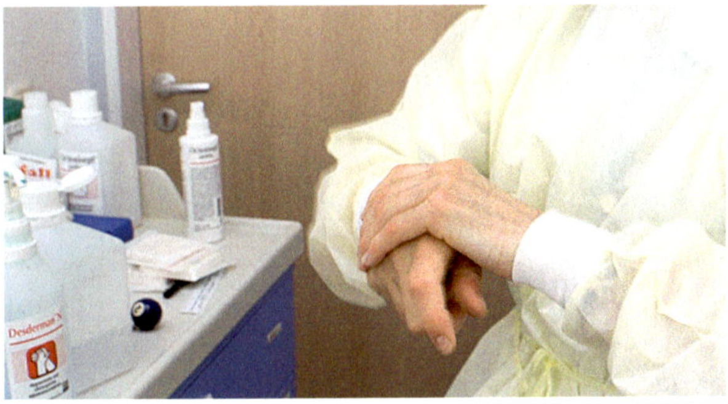

[5] Erneute Händedesinfektion

2. Die Pflegende reinigt die Wunde:
   Saubere Wunden, die mit einer |Primärnaht versorgt wurden, werden nach genauer Inspektion mit einer |Wischdesinfektion gereinigt. Bei einer infizierten Wunde entfernt die Pflegende zuerst Reste des alten Wundtherapeutikums mit einer sterilen Pinzette und bei Bedarf durch eine |Wundspülung. Sind dadurch noch nicht alle Wundreste entfernt, kann die Wunde sehr vorsichtig mit einer angefeuchteten sterilen Kompresse (gehalten von steriler Pinzette) abgetupft werden [Abb. 6]. Zu starkes Reiben oder Wischen des Wundgrundes bzw. -randes würde das neu entstandene Gewebe wieder zerstören. Bei infizierten Wunden führt die Pflegende eine Desinfektion mit einem angewärmten Antiseptikum durch. Wenn die Wunde vollständig gereinigt ist, erhebt die Pflegende den |Wundstatus. Bei chronischen Wunden führt sie in regelmäßigen Abständen außerdem eine Fotodokumentation durch und misst die Tiefe und Größe der Wunde aus.

Primärnaht | 775
Wischdesinfektion | 680
Wundspülung | 778
Wundstatus | 766

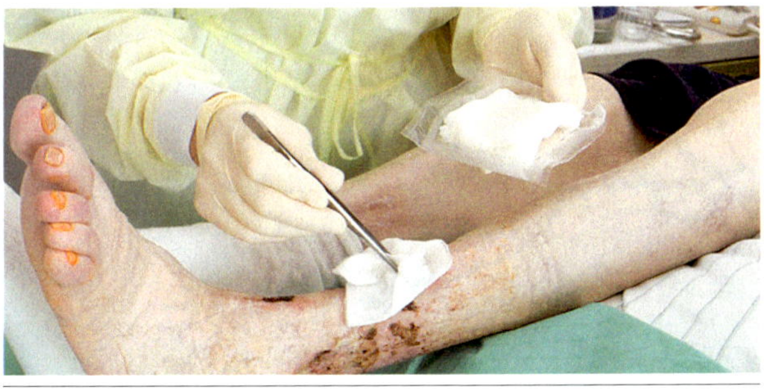

[6] Reinigen der Wunde

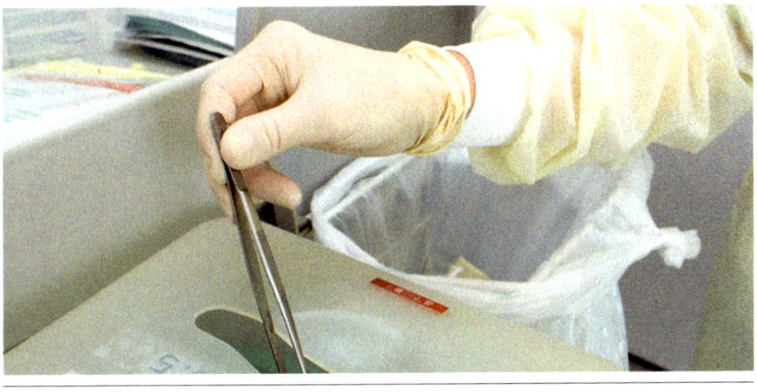

[7] Abwurf der benutzten und damit Kontaminierten Instrumente

3. Die Pflegende legt einen neuen Wundverband an:
Entsprechend der ärztlichen Anordnung bzw. des Wundstatus wird die Wunde mit einem neuen Verband versorgt. Bei sauberen, reizlosen Wunden – wie z. B. Operationswunden – reicht z. B. ein Wundschnellverband oder eine transparente Wundabdeckungen. Erfordert die Wunde eine Versorgung mit einem speziellen Wundtherapeutikum, so entnimmt die Pflegende dieses steril und bringt es vorsichtig in die Wunde ein [Abb. 1]. Dabei achtet sie darauf, dass es engen Kontakt mit dem Wundgrund hat. Im Anschluss daran fixiert sie es mit einem geeigneten Verband [Abb. 2 und 3] und desinfiziert sich die Hände.

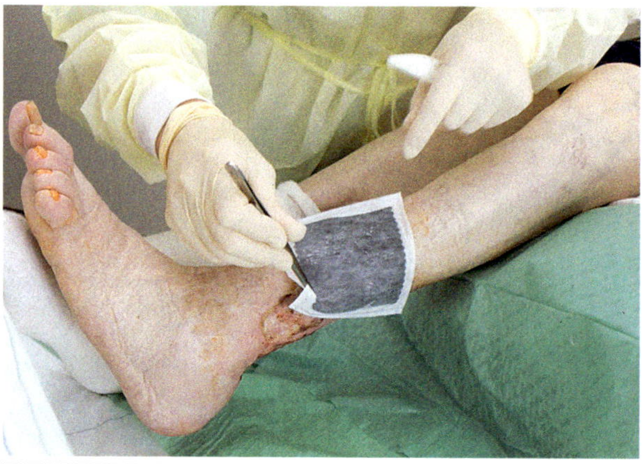

[1] Aufbringen des Wundtherapeutikums

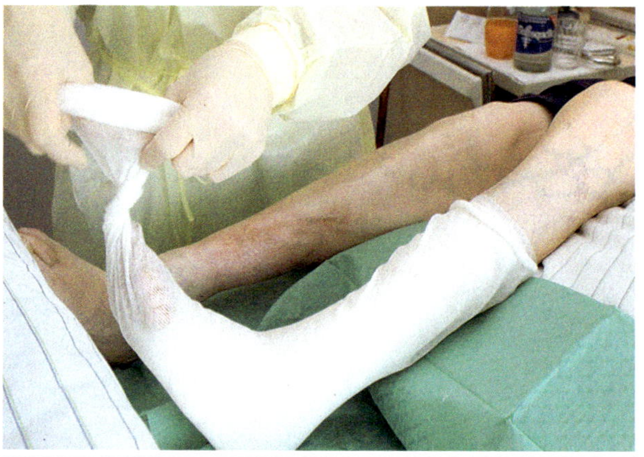

[2] Anbringen eines Schlauchverbands

Nachbereitung eines Verbandswechsels

Nachdem die Pflegende den neuen Verband angelegt hat, unterstützt sie die Patientin bei Bedarf darin, sich wieder anzuziehen und eine bequeme Lage einzunehmen sowie alle Gegenstände in die Reichweite der Patientin zurückzustellen (z. B.: Nachttisch wieder ans Bett stellen, Klingel / Notruf in Patientennähe platzieren, Bett herunterfahren). Vor dem Verlassen des Raumes legt die Pflegende die Schutzkleidung ab und desinfiziert sich erneut die Hände. Dann entsorgt sie den Abfall und bereitet die benutzen Instrumente auf.

Direkt im Anschluss an den Verbandswechsel dokumentiert die Pflegende den Wundstatus, die verwendeten Materialien und Wundspüllösungen sowie Besonderheiten auf der entsprechenden Seite der Patientenakte [Abb. 4].

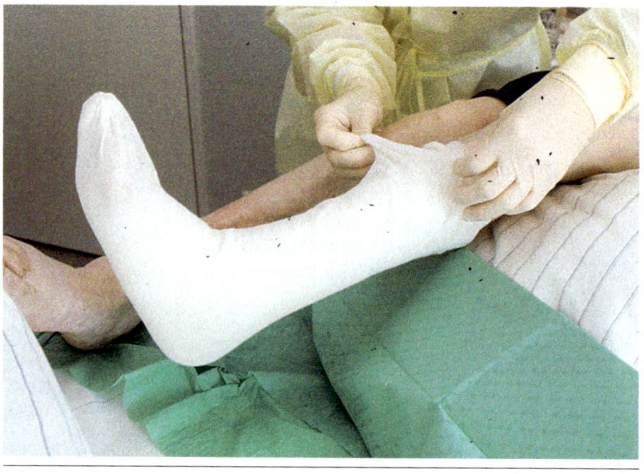

[3] Fixieren des Schlauchverbands

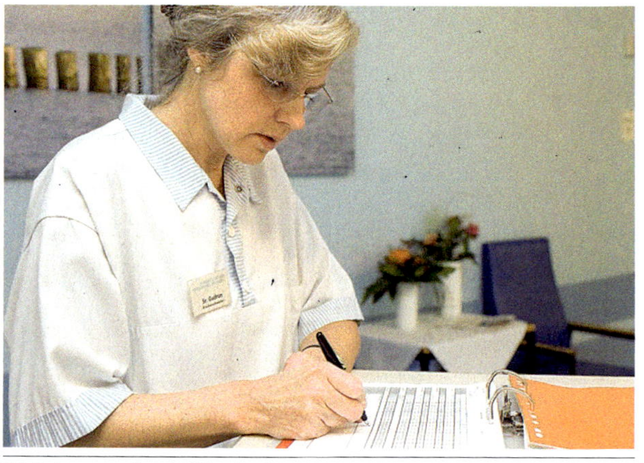

[4] Dokumentation der Wundversorgung

Säubern und Desinfizieren einer Wunde

Wenn eine Wunde durch Fremdkörper verunreinigt oder mit Nekrosen bzw. Fibrinbelägen belegt ist, muss sie vor dem Verbinden gereinigt werden. Erst wenn alle Wundbeläge und Fremdkörper entfernt sind, kann die Pflegende die Wunde und den Heilungsprozess beurteilen. Dazu stehen verschiedene mechanische und enzymatische Möglichkeiten zur Verfügung.

Mechanische Säuberung

Bei der mechanischen Säuberung werden sterile Tupfer oder Mullkompressen verwendet. Zum Anfeuchten und Spülen eignen sich entweder physiologische Kochsalzlösung (NaCl 0,9 %) oder Ringerlösung, aber auch die speziell zur Behandlung chronischer Wunden entwickelte Lösung Prontosan® W. Ist die Wunde großflächig und stark zerklüftet, kann zur Säuberung und Spülung eine Spritze mit Knopfkanüle oder eine Blasenspritze mit Spülkatheter verwendet werden. Wichtig dabei ist, dass die Lösung körperwarm ist. Dies schützt die Wunde vor Auskühlung und unterbricht somit nicht den Heilungsprozess. Angebrochene Flaschen der Spüllösung dürfen nur entsprechend der Herstellerhinweise gelagert werden (nach Anbruch mit Datum und Uhrzeit versehen). Nekrosen und Gewebereste können mit einem Skalpell oder scharfem Löffel entfernt werden (chirurgisches Débridement).

Verschiedene Wundtherapeutika unterstützen die Auflösung von Wundbelägen.

Autolytisches Débridement	durch den Einsatz von Hydrogel
Biologisches Débridement	durch Madentherapie
Physikalisches Débridement	durch Vakuumversiegelung

chirurgisches Débridement | 775

Hydrogel | 757
Madentherapie | 2
Vakuumversiegelung | 758

Der früher häufig eingesetzten enzymatischen Wundreinigung sollte immer das chirurgische oder biologische Débridement vorgezogen werden, da es die Wundränder besser schont, die Allergiegefahr reduziert und längere Verbandswechselintervalle ermöglicht.

Desinfektion der Wunde

Für die Desinfektion einer Wunde werden Antiseptika benutzt. Antiseptika töten Keime aktiv ab. Im Gegensatz zu Antibiotika bilden sie selten Resistenzen oder Allergien. Eingesetzt werden sie lokal bei Wundinfektionen, bei der chirurgischen Wundversorgung und als (intraoperative) Spüllösung. Je nach Anforderung gilt es, das richtige Antiseptikum auszuwählen.

online
www.oegkv.at/uploads/media/kamerlander01-2004.pdf
Konsensusempfehlung zur Auswahl von Wirkstoffen für die Wundantiseptik kann als weiterführende Literatur dienen.

Beispiel Eine Jugendliche kommt mit einer Schnittwunde am Oberschenkel in die Rettungsstelle, die sie sich an einer Glasscherbe zugezogen hat. Um die Wunde zu nähen, ist eine lokale Anästhesie nötig. Im Anschluss daran wird die Wunde mit Alkohol desinfiziert (kurze Einwirkzeit, gute und breite Wirksamkeit, nicht granulationshemmend, durch Lokalanästhesie kein Brennen spürbar).

Antiseptikum | 778

lokale Anästhesie | 864

Beispiel Eine Patientin hat eine infizierte Operationswunde am Oberschenkel. Diese wird bei den täglichen Verbandswechseln mit Octenisept desinfiziert (breites Wirkungsspektrum, gute Gewebeverträglichkeit, keine Granulationshemmung, brennt nicht). Ebenso könnte ein Polyhexanid verwendet werden. Ein PVP-Jod hingegen würde die Beurteilung der Wunde erschweren sowie die Granulation bei Langzeiteinsatz hemmen.

Fäden und Klammern entfernen

chirurgische Wundversorgung | 775

Im Rahmen der chirurgischen Wundversorgung werden häufig Fäden oder Klammern eingesetzt. Nicht vom Körper resorbierbare Fäden werden gezogen bzw. Klammern entfernt, wenn das Gewebe eine ausreichende Festigkeit aufweist. Im Folgenden sind Richtwerte für verschiedene Körperregionen aufgeführt:

- Gesicht- und Halsbereich nach 4–5 Tagen
- Obere Extremitäten nach 10–12 Tagen
- Rumpf und Leisten nach 8–10 Tagen
- Untere Extremitäten nach 12–14 Tagen

Um die Fäden zu ziehen, desinfiziert die Pflegende den gesamten Wundbereich. Dann hebt sie den Faden mit einer anatomischen Pinzette an [Abb. 1]. Der Faden wird mit einem Fadenmesser oder mit einer sterilen Schere direkt an der Stelle abgeschnitten, an der er aus der Haut tritt [Abb. 2]. Im Anschluss daran zieht sie den Faden aus der Naht [Abb. 3] und legt ihn auf einer entsprechenden Kompresse ab.

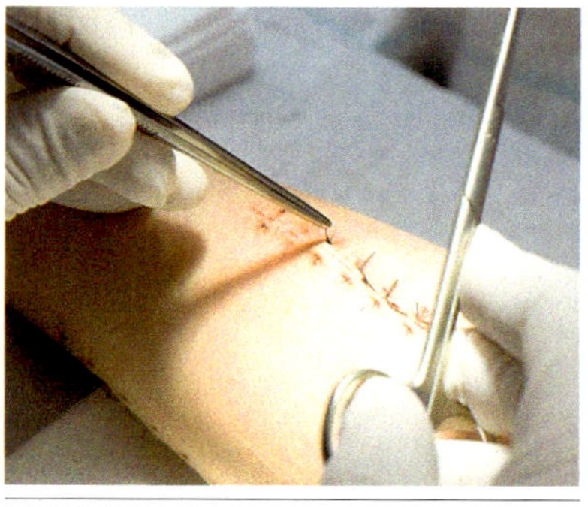

[1] Anheben des Fadens mit chirurgischer Pinzette

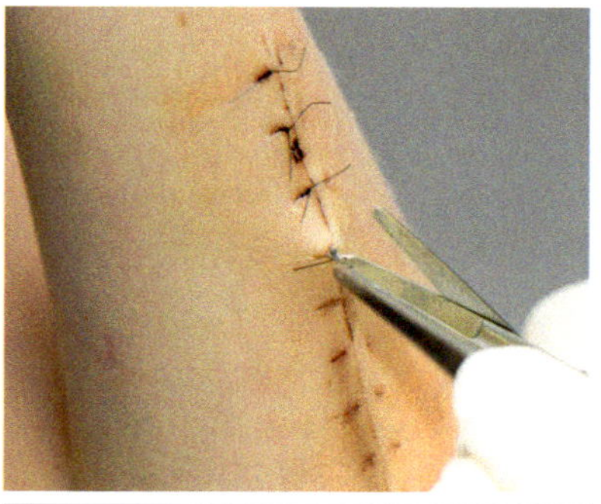

[2] Durchtrennen des Fadens

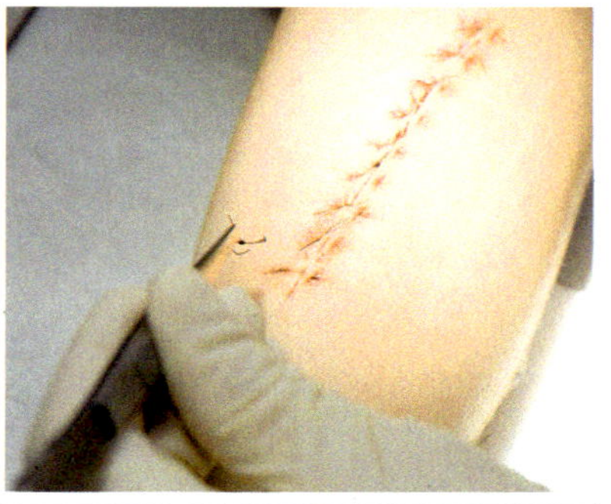

[3] Entfernen des Fadens

Um Klammern aus einer Wunde zu entfernen, wird ein spezieller Hautklammerentferner verwendet. Nach der Wunddesinfektion wird der untere Teil des Apparates zwischen Klammer und Haut geschoben [Abb. 4]. Durch das Schließen der Hebel biegt sich die Klammer auf [Abb. 5] und kann aus der Hautnaht gezogen werden [Abb. 6].

Die Anzahl der gezogenen Fäden oder entfernten Klammern sollte mit dem Wundversorgungsbericht abgeglichen werden, damit keine Rückstände in der Wunde bleiben. Bei großen Wunden ist es häufig üblich, an einem Tag erst jeden zweiten Faden / jede zweite Klammer zu entfernen, um dann bei stabil bleibenden Wundverhältnissen am darauf folgenden Tag die verbliebenen zu entfernen.

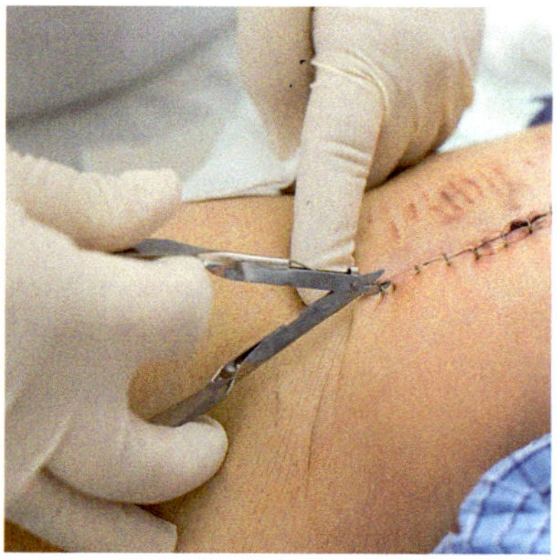

[4] Unterschieben des Klammerentferners

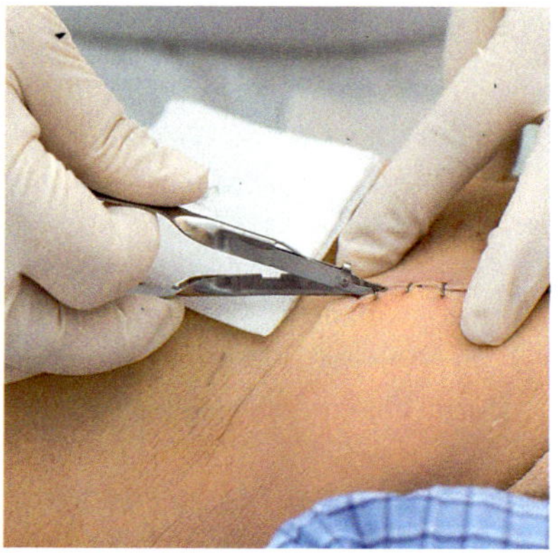

[5] Aufbiegen der Klammer

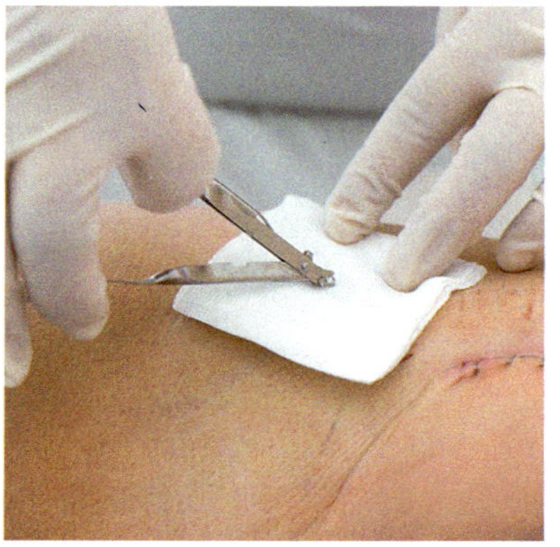

[6] Entfernen der Klammer und anschließende Ablage auf einer Kompresse

Wunddränagen

Wundsekret und Blut stellen einen guten Nährboden für Bakterien dar und führen zu Wundheilungsstörungen. Um das Sekret aus der Wunde zu leiten werden nach Operationen häufig Dränagen in die Wunde gelegt.

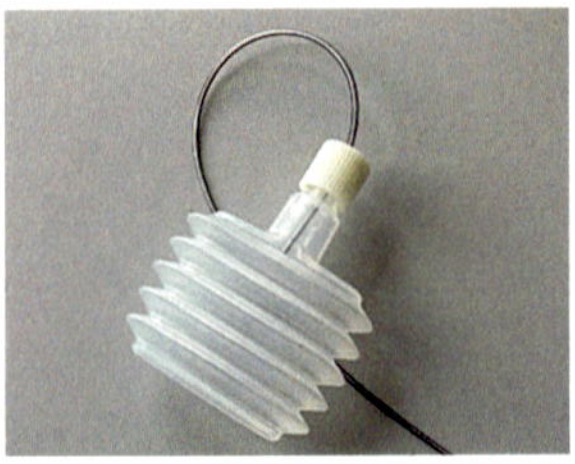
[7] Easy-Flow

Wunddränagesysteme

Zur Wundsekretableitung stehen verschieden Systeme zur Verfügung.

Die früher häufig eingesetzte **offene Wundsekretableitung** mit einem Penrose-Drain wird auf Grund der erhöhten Kontaminationsgefahr nicht mehr eingesetzt, auch weil sie für die Patientinnen in der Regel sehr unbequem sind.

Zur **halb offenen Wundsekretableitung** werden ein Silikon-Kurzdrän oder ein so genannter Easy-flow-Drän (weicher, geriffelter Kunststoffschlauch) verwendet. Das Sekret wird entweder in einen sterilen Verband oder in einen Adhäsivbeutel geleitet.

Die so genannte Spül-Saug-Dränage zählt ebenfalls zu den halb offenen Dränagen und dient zur mechanischen Wundreinigung und Keimreduzierung. Eine (zuführende) Dränage spült die Wunde mit einer Lösung und eine weitere Dränage leitet die Spülflüssigkeit wieder ab.

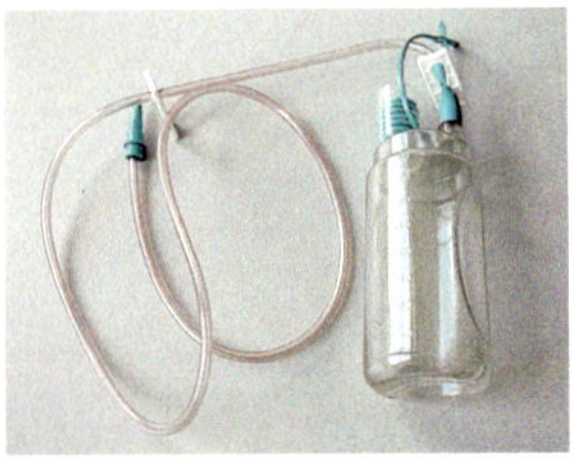
[8] Redon-Dränage

Die **geschlossene Wundsekretableitung** erfolgt mittels Robinson- oder Redon-Dränagen. Bei Robinsondränagen wird die Ableitung in das Wundgebiet gelegt und das Wundsekret ohne Sog nach dem Schwerkraftprinzip in einen Beutel abgeleitet. Diese kann ggf. über einen Ablaufstutzen entleert werden. Der Drainageschlauch wird an der Haut angenäht.

Redon-Saugdränagen bestehen aus einem Dränageschlauch und aus einer Vakuumflasche in verschiedenen Größen [Abb 8]. Während einer Operation wird ein Schlauch durch die Haut nach außen geführt und an eine Vakuumflasche angeschlossen. Die Drainage kann angenäht werden oder mit Pflaster fixiert sein. Die Vakuumflasche ist mit einer Klemme versehen, die erst geöffnet wird, wenn die Wundnaht erfolgt ist.

Wundsekret ist als infektiöses Material anzusehen. Daher werden beim Umgang und Wechsel von Dränagesystemen Handschuhe getragen. Die Dränageauffangbehälter werden nicht auf den Boden gestellt, sondern unterhalb des Patientenniveaus (am Bett) fixiert.

Pflege von Menschen mit Wunddränagen

Neben der allgemeinen |Wundbeobachtung werden bei halb offenen und geschlossenen Dränagesystemen die Menge, die Farbe und die Konsistenz des abgeleiteten Sekrets sowie der Sog beobachtet und dokumentiert. Alle Auffangbehälter werden bei Anlage mit Datum und Uhrzeit versehen. Es kann hilfreich sein, einmal pro Schicht oder Tag die Wundsekretmenge an der Flasche mit Datum und Uhrzeit zu markieren.

Wundbeobachtung | 766

Bei starken Blutungen oder Veränderungen des Wundsekrets (z. B. eitrig) muss ärztliches Personal informiert werden.

Sind die Auffangbehälter mit Wundsekret gefüllt, müssen diese gewechselt werden. Dazu wird die Verbindungsstelle desinfiziert, die alte Flasche abgetrennt und eine neue Flasche befestigt. Bei Saugdränagen wird dazu die Dränage an der körpernahen Seite abgeklemmt. Auch an der neuen Vakuumflasche wird der Dränageschlauch abgeklemmt. Nach Verbindung der beiden Dränageansätze werden beide Klemmen geöffnet und damit ein neuer Sog aufgebaut.

Nach Rückgang der Sekretmenge wird auf ärztliche Anordnung die Dränage entfernt. Dazu entfernt die Pflegende den Faden und prüft, ob der Dränageschlauch frei beweglich ist. Nun bittet sie die Patientin tief einzuatmen. Dabei entfernt sie den Drainageschlauch zügig. Im Anschluss dokumentiert sie den Zeitpunkt der Dränageentfernung sowie mögliche Besonderheiten (z. B. Nachblutung) und die Sekretmenge.

Beobachtung der Wunde und des Wundheilungsprozesses

Um eine Wunde in ihrem Heilungsverlauf beurteilen zu können, ist am Anfang eine genaue Beschreibung der Wunde erforderlich. Dies ist am besten durch eine strukturierte Erhebung vorzunehmen. Viele Einrichtungen arbeiten mit Dokumentationsbögen, die dieses strukturierte Vorgehen erleichtern.

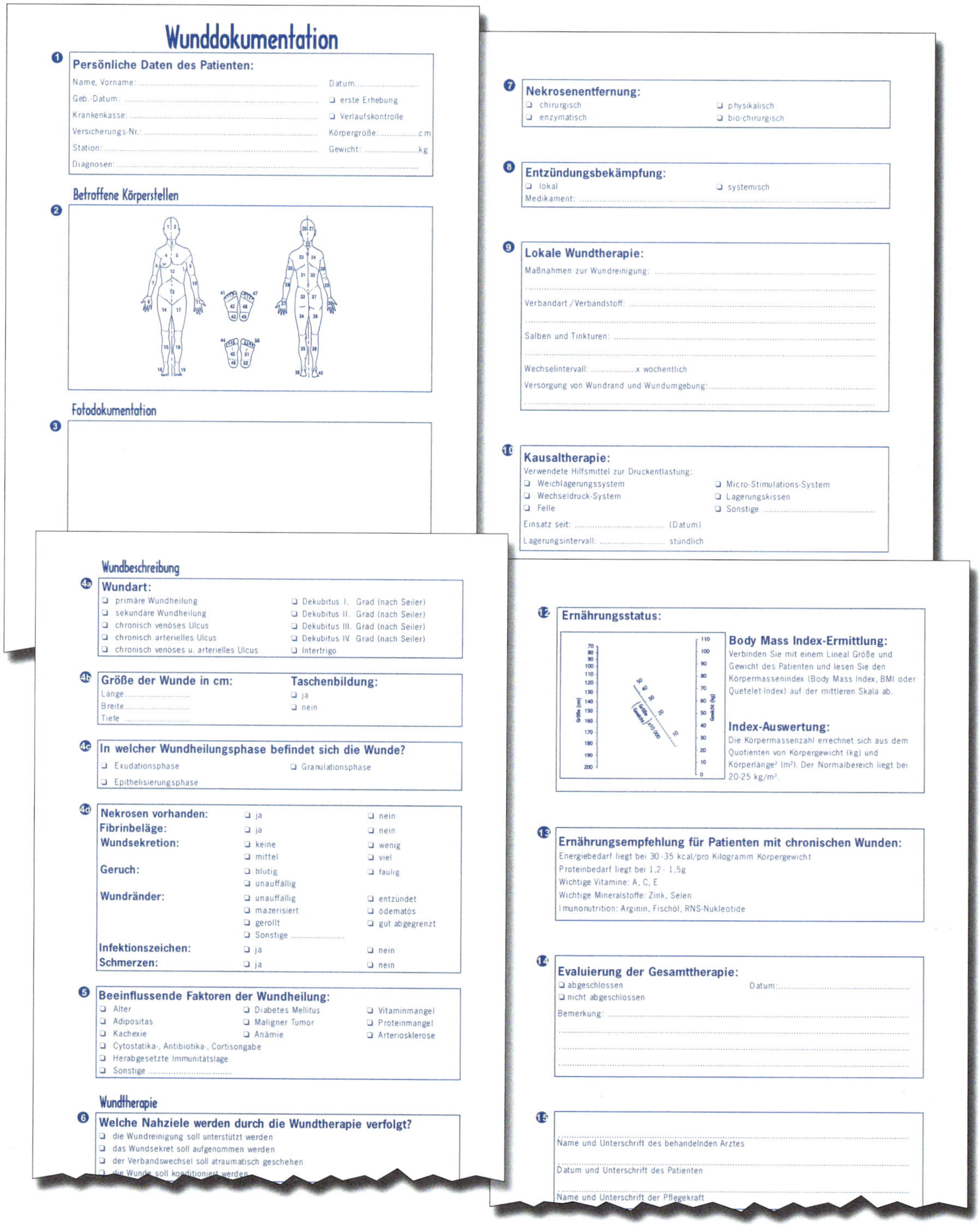

Wunddokumentation

1 Persönliche Daten des Patienten:
Name, Vorname: .... Datum........
Geb.-Datum: .... ❑ erste Erhebung
Krankenkasse: .... ❑ Verlaufskontrolle
Versicherungs-Nr.: .... Körpergröße: ....cm
Station: .... Gewicht: ....kg
Diagnosen: ....

2 Betroffene Körperstellen

3 Fotodokumentation

Wundbeschreibung

4a Wundart:
❑ primäre Wundheilung ❑ Dekubitus I. Grad (nach Seiler)
❑ sekundäre Wundheilung ❑ Dekubitus II. Grad (nach Seiler)
❑ chronisch venöses Ulcus ❑ Dekubitus III. Grad (nach Seiler)
❑ chronisch arterielles Ulcus ❑ Dekubitus IV. Grad (nach Seiler)
❑ chronisch venöses u. arterielles Ulcus ❑ Intertrigo

4b Größe der Wunde in cm: Länge........ Breite........ Tiefe........
Taschenbildung: ❑ ja ❑ nein

4c In welcher Wundheilungsphase befindet sich die Wunde?
❑ Exudationsphase ❑ Granulationsphase
❑ Epithelisierungsphase

4d Nekrosen vorhanden: ❑ ja ❑ nein
Fibrinbeläge: ❑ ja ❑ nein
Wundsekretion: ❑ keine ❑ wenig ❑ mittel ❑ viel
Geruch: ❑ blutig ❑ faulig ❑ unauffällig
Wundränder: ❑ unauffällig ❑ entzündet ❑ mazeriert ❑ ödematös ❑ gerollt ❑ gut abgegrenzt ❑ Sonstige ....
Infektionszeichen: ❑ ja ❑ nein
Schmerzen: ❑ ja ❑ nein

5 Beeinflussende Faktoren der Wundheilung:
❑ Alter ❑ Diabetes Mellitus ❑ Vitaminmangel
❑ Adipositas ❑ Maligner Tumor ❑ Proteinmangel
❑ Kachexie ❑ Anämie ❑ Arteriosklerose
❑ Cytostatika-, Antibiotika-, Cortisongabe
❑ Herabgesetzte Immunitätslage
❑ Sonstige ....

Wundtherapie

6 Welche Nahziele werden durch die Wundtherapie verfolgt?
❑ die Wundreinigung soll unterstützt werden
❑ das Wundsekret soll aufgenommen werden
❑ der Verbandswechsel soll atraumatisch geschehen
❑ die Wunde soll konditioniert werden

7 Nekrosenentfernung:
❑ chirurgisch ❑ physikalisch
❑ enzymatisch ❑ bio-chirurgisch

8 Entzündungsbekämpfung:
❑ lokal ❑ systemisch
Medikament: ....

9 Lokale Wundtherapie:
Maßnahmen zur Wundreinigung: ....
Verbandart /Verbandstoff: ....
Salben und Tinkturen: ....
Wechselintervall: ....x wöchentlich
Versorgung von Wundrand und Wundumgebung: ....

10 Kausaltherapie:
Verwendete Hilfsmittel zur Druckentlastung:
❑ Weichlagerungssystem ❑ Micro-Stimulations-System
❑ Wechseldruck-System ❑ Lagerungskissen
❑ Felle ❑ Sonstige ....
Einsatz seit: .... (Datum)
Lagerungsintervall: .... stündlich

12 Ernährungsstatus:

Body Mass Index-Ermittlung:
Verbinden Sie mit einem Lineal Größe und Gewicht des Patienten und lesen Sie den Körpermassenindex (Body Mass Index, BMI oder Quetelet-Index) auf der mittleren Skala ab.

Index-Auswertung:
Die Körpermassenzahl errechnet sich aus dem Quotienten von Körpergewicht (kg) und Körperlänge² (m²). Der Normalbereich liegt bei 20-25 kg/m².

13 Ernährungsempfehlung für Patienten mit chronischen Wunden:
Energiebedarf liegt bei 30-35 kcal/pro Kilogramm Körpergewicht
Proteinbedarf liegt bei 1,2 - 1,5g
Wichtige Vitamine: A, C, E
Wichtige Mineralstoffe: Zink, Selen
Immunonutrition: Arginin, Fischöl, RNS-Nukleotide

14 Evaluierung der Gesamttherapie:
❑ abgeschlossen Datum: ....
❑ nicht abgeschlossen
Bemerkung: ....

15
Name und Unterschrift des behandelnden Arztes
Datum und Unterschrift des Patienten
Name und Unterschrift der Pflegekraft

[1] Wunddokumentationsbogen; Quelle: www.igap.de

Gibt es keinen einheitlichen Wunddokumentationsbogen, kann die gezielte Wundbeobachtung nach allgemeinen Gesichtspunkten erfolgen:

- Lokalisation der Wunde
- Größe der Wunde (Ausdehnung, Fläche, Tiefe)
- Zustand der Wunde (primär oder sekundär heilende Wunde, Keimbesiedlung, Heilungsstadium)

Der Zustand der Wunde kann dann nach den Aspekten des Akronyms URGE (*to urge*, engl.= sich nachdrücklich für etwas einsetzen) näher beschrieben werden.

Akronym | 50

Beschreibung ...	Kriterien
der Umgebung	Welche Farbe hat die umgebende Haut? ▪ gerötet (Zeichen für Entzündung) ▪ blass (Zeichen für kurzzeitige Druckeinwirkung oder arterielle Venenerkrankung) ▪ livide verfärbt (Zeichen für lang anhaltende Druckeinwirkung oder Stauung) ▪ bräunlich (Zeichen für vorangegangene Einblutung ins Gewebe) Wie ist die Hautstruktur? ▪ z. B.: reizlos, glatt, pergamentartig, geschwollen, schuppig, trocken, glänzend, straff Liegen Mazerationen vor?
des Randes	Wie sieht der Wundrand aus? ▪ glatt, rosa Saum, eben, beginnende Epithelisation (Zeichen für vitalen Wundrand) ▪ ausgetrocknet, rissig, Kallusbildung, mazeriert (Zeichen für avitalen Wundrand) ▪ zerklüftet, eingerollt, Taschenbildung, erhaben (Zeichen für Wundheilungsstörung)
des Grundes	Wie sieht der Wundgrund aus? ▪ gut durchblutet, feucht-glänzend, leicht blutend, fibrinös belegt, schwammig, trocken, nekrotisch Welche Farbe hat der Wundgrund? ▪ hellrosa: Epithelisierungsgewebe ▪ tiefrosa: gesundes Granulationsgewebe ▪ blassrosa: ungesundes Granulationsgewebe ▪ gelblich: Fibrinbeläge, Eiter ▪ schwarz: Nekrosen (trocken, ledrig, schorfig) ▪ gelblichbraun: feuchte Nekrosen (breiig, teigig, zerfallend)
des Exsudats	Welche Konsistenz hat das Exsudat? ▪ eitrig, blutig, serös Welche Farbe hat das Exsudat? ▪ gelblich, rötlich, farblos, grünlich, bräunlich Welchen Geruch hat das Exsudat? ▪ geruchlos, süßlich, leichter Geruch, jauchig Wie groß ist die Menge des Exsudats? ▪ kein Exsudat, wenig bis hin zu sehr viel Exsudat

Mazeration
Aufweichung eines Gewebes durch langes Einwirken von Feuchtigkeit

Kallusbildung | 2

Bei jedem Verbandswechsel gilt es, den Wundstatus erneut zu erheben und zu beschreiben. So können Veränderungen der Wunde registriert und der Heilungsverlauf beurteilt werden. Die Ärztin passt die Behandlung den Veränderungen an.

4.2 Naturwissenschaftlich-medizinischer Bezug

4.2.1 Wundheilung

adaptieren
anpassen

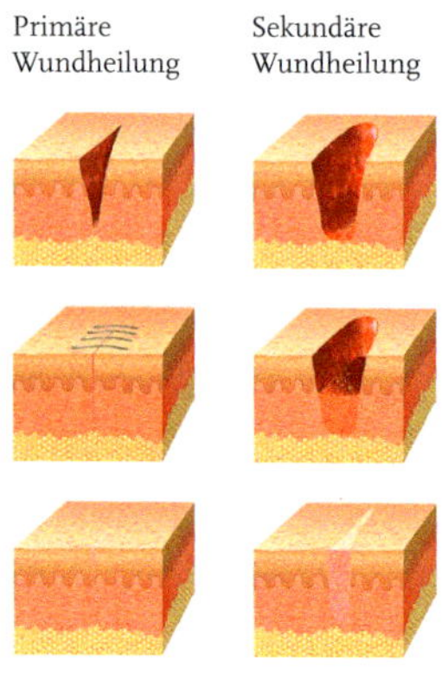

[1] Primäre und Sekundäre Wundheilung

Primäre und sekundäre Wundheilung

Damit eine Wunde heilt, bildet der Körper neues Bindegewebe bzw. neue Kapillaren. Bei einer gut durchbluteten Wunde mit glatten Wundrändern und ohne Keimbesiedlung findet eine primäre Wundheilung statt. Die Heilung verläuft rasch und komplikationslos. Bei Bedarf, wenn z. B. bei einer Platzwunde die Haut zerfranst ist, adaptiert die Ärztin die Wundränder, die dann durch eine Naht oder Wundnahtstreifen zusammengehalten werden. Bei der primären Wundheilung entsteht nur eine kleine Narbe. Voraussetzungen für eine primäre Heilung von Wunden sind:

- glatte Wundränder
- keine Infektion
- Wunde nicht älter als 6 – 8 Stunden

Primär heilende Wunden sind z. B. Operationsschnitte oder Schnittverletzungen.

Bei der sekundären Wundheilung liegen die Wundränder sehr weit auseinander. Der entstandene Gewebeschaden wird langsam aus der Tiefe mit Granulationsgewebe gefüllt. Meistens entsteht eine große Narbe, die sich während der darauf folgenden Epithelisierung bildet. Bei infizierten Wunden läuft immer eine sekundäre Wundheilung ab. Dieser Prozess dauert sehr viel länger als die primäre Wundheilung.

Phasen der Wundheilung

Die Wundheilung lässt sich grob in drei Phasen unterteilen, die zwar chronologisch verlaufen, sich jedoch auch überlappen können [Abb. 2]. In jeder Phase laufen Reaktionen ab, die besonders für die sekundäre Wundheilung wichtig sind.

Gerinnungskaskade | 796

chemotaktisch
Adjektiv zu Chemotaxis; die Chemotaxis ist ein Mechanismus, bei dem Stoffe durch andere chemisch angezogen oder abgestoßen werden.

Die erste Wundphase wird **Entzündungsphase** (auch exsudative oder inflammatorische Phase) genannt. Auf Grund der Verletzung von Gefäßen fängt eine Wunde an zu bluten. Um diese Blutung zu stoppen, ziehen sich die Gefäße erst einmal zusammen (*Vasokonstriktion*). Es setzt die Gerinnungskaskade ein, an deren Ende die Bildung eines Thrombozytenpfropfs steht. Dieser dient später als Gitter für das neu entstehende Granulationsgewebe. Während dieses Vorganges werden verschiedene Botenstoffe sowie chemotaktische Substanzen freigesetzt. Durch eine Weitstellung der Blutgefäße (*Vasodilatation*) wird die Wunde wieder stärker durchblutet und es kommt zu den klassischen Entzündungszeichen. Granulozyten (weiße Blutzellen) sowie Histozyten und Fibroblasten (Bindegewebszellen) und Makrophagen (Fresszellen) wandern in den Hautdefekt ein (Blutzellen | 792). Die Entzündungsphase dauert bei komplikationslos verlaufender Wundheilung ungefähr bis zum vierten Tag.

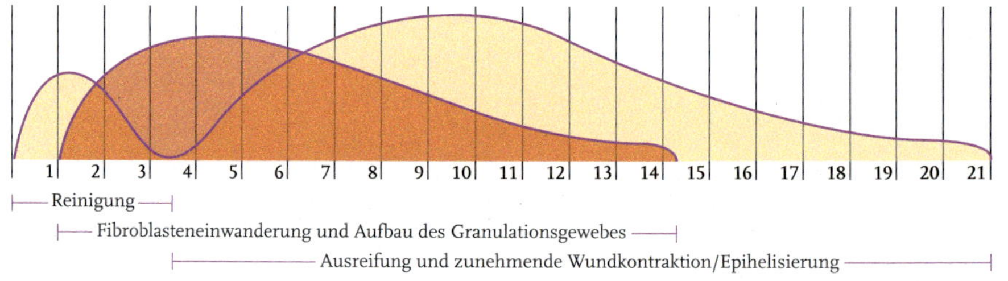

[2] Phasen der Wundheilung

Parallel zur Entzündungsphase setzt die **Granulationsphase** (auch Proliferationsphase) ein [Abb.3]. Sie zeichnet sich durch eine starke Vermehrung verschiedener Zellstrukturen entweder durch Zellteilung oder Einwanderung aus.

Fibroblasten kommen in dieser Phase in der Wunde am häufigsten vor. Durch Teilung bilden sie entlang des Gitternetzes das Granulationsgewebe, das den Wundgrund auskleidet und aus einer Vorstufe von Kollagen besteht. Makrophagen schütten Wachstumsfaktoren und Zytokine aus, die die Bildung des Granulationsgewebes und der Blutgefäße unterstützen. Außerdem phagozytieren sie untergegangene Zellen und sind für die Immunabwehr verantwortlich. Vom Wundrand her sprießen winzige Kapillare in das Gitternetz ein. Für die Bildung des Granulationsgewebes werden neben Vitamin C auch Spurenelemente und Zink benötigt.

Das Granulationsgewebe ist hellrot und glänzt feucht und glasig. Bei komplikationslos verheilender Wunde dauert diese Phase ungefähr bis zum 14. Tag.

In der **Epithelisierungsphase** (auch Regenerationsphase) entsteht über dem Granulationsgewebe eine neue Hautschicht [Abb.4]. Die Basalschicht der Oberhaut bildet durch Teilung neue Zellen, die vom Wundrand über das Granulationsgewebe wandern und einen feinen Epithelrasen bilden. Zur gleichen Zeit strukturieren sich die Kollagenfasern des Granulationsgewebes in eine bestimmte Richtung um und ziehen sich zusammen. Dadurch wird die feine, zuerst hellrote Narbe kleiner. Dies wird noch dadurch verstärkt, dass die Kollagenfasern an Flüssigkeit verlieren und überflüssige Blutgefäße wieder absterben. Dieser Mechanismus wird Apoptose, kontrollierter Zelluntergang, genannt. Die Narbe sinkt nun ein und wird heller und kleiner. Die Umstrukturierung der Kollagenfasern dauert teilweise mehrere Jahre.

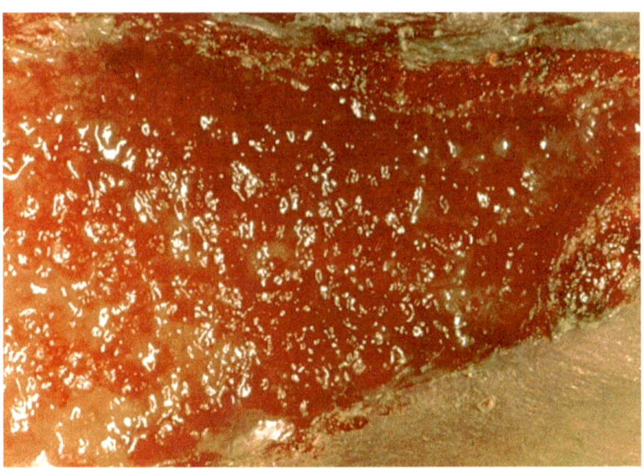

[3] Granulationsphase

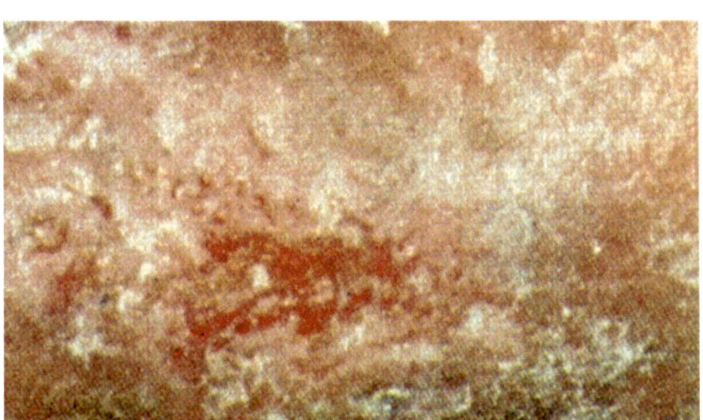

[4] Epithelisierungsphase

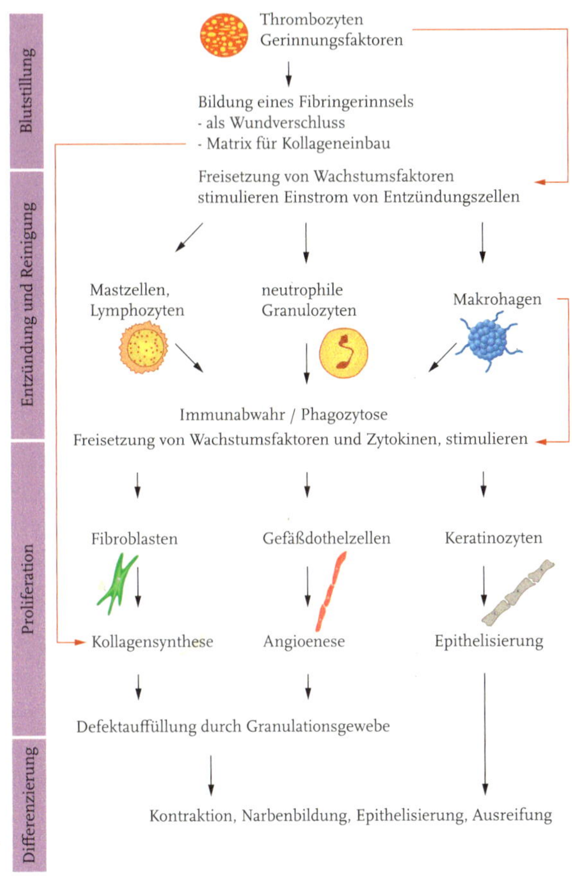

[5] Prozess der Wundheilung

Einflussfaktoren auf die Wundheilung

Die Wundheilung wird von unterschiedlichen Faktoren beeinflusst. Es gibt systemische und lokale Faktoren, die sich negativ auf die Wundheilung auswirken können. Sie genau zu kennen und zu beobachten, ist wichtig bei der ganzheitlichen Behandlung von Wunden.

Alle diejenigen Faktoren, die sich aus der individuellen körperlichen wie seelischen Gesamtsituation der Patientin ergeben, werden **systemische Faktoren** genannt. Zu ihnen zählen:

Immunsuppressiva | 2
Kortikoide | 2
Zytostatika | 2
Compliance | 514

Systemische Einflussfaktoren	Auswirkungen
Alter	Je älter die betroffene Person, umso langsamer laufen die Reparationsprozesse ab.
Ernährungszustand / Qualität der Nahrung	Übergewicht und Untergewicht können Mikrozirkulation beeinträchtigen; Eiweiß, Vitamine und Spurenelement werden zur Wundheilung benötigt.
Exsikkose / Dehydratation	Der Flüssigkeitshaushalt hat Einfluss auf Infektabwehr sowie Blutzusammensetzung und damit auf Bildung von Granulations- und Epithelgewebe.
Allgemeiner Gesundheitszustand: ▪ schwere Grunderkrankung ▪ Diabetes mellitus ▪ Immunstatus ▪ arterielle / venöse Durchblutungsstörungen ▪ Anämie	u. a. Beeinträchtigung der Blutzirkulation und damit der Bildung von Granulations- und Epithelgewebe; Beeinträchtigung der Infektabwehr und damit erhöhtes Infektionsrisiko
Medikamente, z. B. Immunsuppressiva, Kortikoide oder Zytostatika	Einfluss auf Immunabwehr bzw. Blutzirkulation
Psychosoziale Situation: ▪ geringe oder fehlende Compliance ▪ psychische Erkrankung / Demenz ▪ Nikotin-/Alkohol- bzw. Drogenabusus	u. a. Einfluss auf die Mitarbeit

Diejenigen Faktoren, die direkt mit der Wunde zu tun haben, werden lokale Faktoren genannt. Dazu gehören:

- **Lokalisation der Wunde**: z. B. in mangelhaft durchblutetem Gewebe, in Anusnähe
- **Wundtiefe und -größe**: z. B. Taschenbildung
- **Beschaffenheit der Wundränder**: z. B. zerfranst, durch Mazerationen aufgeweicht
- **Beschaffenheit des Wundgrundes**: z. B. nekrotisch, Fibrinbelag, Schorf
- **Keimbesiedlung**: z. B. hohe Keimbesiedlung, Infektion
- **Alter der Wunde**
- **mechanische Belastung und Druck auf das Wundgebiet**: z. B. Fußwunde/Dekubitus

Ursachen und Behandlung von Wundheilungsstörungen

Eine erfolgreiche Wundbehandlung kommt nur zu Stande, wenn die lokalen und systemischen Störfaktoren erkannt und wenn möglich behandelt werden. Bei den **lokalen Störfaktoren** handelt es sich um mechanische Einflüsse, die meist ohne große Probleme beseitigt werden können:

- eine den Durchblutungsverhältnissen angepasste Lagerung (z. B. bei venösen Durchblutungsstörungen Lagerung über Herzniveau, bei arteriellen Durchblutungsstörungen Extremitätentieflagerung)
- Vermeidung von Druck, Reibung, Zug und der Entstehung von Scherkräften, z. B. durch Einsatz von Schienen und/oder Abpolsterungen und Lagerungshilfsmitteln
- Einsatz fachgerechter Wundtherapeutika

Scherkräfte | 174
Wundtherapeutika | 757

Systemische Störfaktoren zu behandeln, stellt oftmals eine große Herausforderung dar, denn dafür sind neben einer guten Diagnostik die Mitarbeit der Patientin und/oder ihrer Angehörigen erforderlich.

Wenn die Patientin eine Grunderkrankung hat, die sich ungünstig auf die Wundheilung auswirkt, muss die Grunderkrankung auf jeden Fall mitbehandelt und berücksichtigt werden. Dies gilt besonders für chronische Wunden, verursacht durch:

- Diabetes mellitus
- arterielle und venöse Durchblutungsstörungen

Diabetes mellitus | 2
Durchblutungsstörungen | 2

Da ohne eine ausreichende Zufuhr von Kalorien, Eiweiß, Vitaminen und Spurenelementen die Wunde nicht adäquat heilen kann, benötigt die Patientin eine ausreichende Menge dieser Stoffe. Die Pflegende berät die Patientin dahingehend, dass sie sich evtl. über die allgemeinen Ernährungsempfehlungen hinaus eiweiß- und vitaminreich ernährt. Weiterhin im Zusammenhang mit der Ernährung steht die ausreichende tägliche Trinkmenge, die der Körper für die Wundheilung braucht.

Ernährungsempfehlungen | 288

Stoff	Aufgabe
Eiweiß	▪ beteiligt an Prozessen der Immunabwehr; ▪ beteiligt an der Kollagensynthese
Vitamin C	▪ stärkt die Immunabwehr; ▪ beteiligt an der Kapillarneubildung sowie deren Qualität
Vitamin A	▪ unterstützt Teilung der epithelialen Zellen; ▪ beteiligt an Prozessen der Immunabwehr; ▪ beteiligt an der Kollagensynthese
Zink	▪ wichtig für die Reifung der Fibroblasten; ▪ beteiligt an der Proteinsynthese
Eisen	▪ unterstützt die Kollagenvernetzung; ▪ beteiligt beim Wachstum der Haare sowie der Hautanhangsgebilde

Die Wundheilung wird auch von **psychosozialen Faktoren** mit beeinflusst. So wirkt sich Lebensfreude positiv auf die Wundheilung aus. Besonders Patientinnen mit chronischen Wunden leiden an einem Verlust von Lebensqualität sowie an Angst vor Schmerzen. Von großer Bedeutung ist es außerdem, den Patientinnen die verschieden Maßnahmen der begleitenden Wundbehandlung verständlich zu machen und ihnen zu verdeutlichen, welchen Anteil sie am Heilungsprozess haben.

Eine sehr häufige Ursache von Wundheilungsstörungen sind die Wundinfektionen, auf die im nächsten Abschnitt eingegangen wird.

4.2.2 Wundinfektion

Wunden werden hinsichtlich der Keimbesiedlung in drei verschiedene Gruppen eingeteilt:

- Aseptische (saubere) Wunden sind alle komplikationslos heilenden Wunden mit einem Primärverschluss, wie z.B. Operationswunden oder Platzwunden.
- Kontaminierte oder potenziell kontaminierte Wunden sind alle offenen, behandelten Wunden, die aber keine Anzeichen einer Infektion aufweisen. Hierzu zählen Dekubitalulzera oder Bisswunden.
- Infizierten Wunden reagieren mit Entzündungszeichen auf die Keimbesiedlung.

Dekubitalulzera | 146
Bisswunden | 755
Entzündungszeichen | 81

Zusätzlich weist eine verlangsamte Wundheilung sowie Eiterbildung oder ein fauliger bzw. süßlicher Wundgeruch auf eine Infektion hin. Entwickelt die Patientin Fieber, ist die Infektion nicht mehr nur lokal begrenzt, vielmehr deutet es auf eine systemische Reaktion in Form einer Sepsis hin.

Sepsis | 2

Ob es bei einer Wunde zu einer Infektion kommt, hängt von verschiedenen Faktoren ab:

- Anzahl der eingedrungenen Keime
- Art und Virulenz der Keime
- Zustand der Wunde (avitale Wundränder, Beläge, Nekrosen, Taschenbildung, Fremdkörper)
- Immunabwehr der Patientin

Virulenz
gibt an, wie stark ein Erreger bei einem bestimmten Wirt eine Krankheit auslöst.

Generell lässt sich sagen: Je mehr virulente Keime in eine schlecht heilende Wunde eingedrungen sind und je schlechter die Immunabwehr der Patientin funktioniert, um so größer ist die Gefahr einer Wundinfektion. Leidet die Patientin zusätzlich an einer Erkrankung, die Einfluss auf die Durchblutungsverhältnisse hat, ist die Wahrscheinlichkeit einer Infektion größer als bei gesunden Menschen.

Liegen bei einer klinisch infizierten Wunde systemische Infektionszeichen wie Fieber oder der Anstieg bestimmter Laborparameter (z. B. CRP, Leukozyten) vor, kann die Ärztin einen Wundabstrich mit Erreger-/Resistenzbildung sowie eine auf das Ergebnis abgestimmte Antibiose anordnen. Die Antibiotikumgabe erfolgt immer systemisch.

Laborparameter | 857
MRSA | 678
VRE | 678

Seit einigen Jahren nehmen mulitresistente Keime wie MRSA oder VRE immer mehr zu. Multiresistente Keime sind gegen mehr als vier Antibiotikumgruppen resistent, die normalerweise gegen diesen Bakterienstamm wirken. Ein unreflektierter Einsatz von Antibiotika fördert diese Entwicklung. Da Antibiotika nicht speziell gegen ein bestimmtes Bakterium, sondern gegen alle körpereigenen Bakterien wirken, können die Bakterien bei jeder Antibiotikagabe Resistenzen bilden. Tritt bei einer Patientin ein resistenter Keim auf, müssen Maßnahmen ergriffen werden, um diesen auszuschalten sowie eine Keimverschleppung zu verhindern.

resistent
widerstandsfähig
resistere, lat. = Widerstand leisten

online
www.genars.de
Das GENARS-Projekt (German Network for Antimicrobial Resistance Surveillance) befasst sich mit der Erhebung und Auswertung resistenzepidemiologischer Daten aus Universitätskliniken, um einer weiteren ausbreitung von Antibiotikaresistenten Bakterienstämmen vorzubeugen.

Erreger von Wundinfektionen

Wundinfektionen können durch verschiedene Mikroorganismen hervorgerufen werden. Die Wunde stellt einen idealen Nährboden für sie da. Häufigste Erregerform sind Bakterien, die nach ihrer Form und ihrer „Lebensweise" unterschieden werden. Aerobe Bakterien brauchen Sauerstoff zum Überleben, anaerobe sterben ab, wenn sie mit Sauerstoff in Kontakt kommen. Manche Bakterien haben die Möglichkeit, Sporen zu bilden, wenn die Bedingungen nicht optimal für sie sind. Gelangen diese dann in eine Wunde, können sie sich dort gut vermehren.

Die folgende Tabelle zeigt die häufigsten Erreger bakterieller Wundinfektionen auf:

Erreger	Besonderheiten
Staphylokokken (aureus/epidermis)	▪ häufigster Erreger von nosokomialen Wundinfektionen ▪ gehört zur normalen Haut- und Rachenflora ▪ Eiter bildend
Streptokokken	▪ verschiedene Untergruppen besiedeln normale Haut-, Darm- bzw. Rachenflora ▪ Eiter bildend
Escherichia coli [Abb.3]	▪ Standardflora im Darm ▪ Eiter bildend
Pseudomonas [Abb.4]	▪ häufiger Erreger bei Verbrennungswunden ▪ süßlicher Geruch

Sehr selten verursachen Viren (Herpes simplex Virus, Varizella Zoster Virus, Papillomavirus) eine Wundinfektion. Nur bei Patientinnen mit einer stark herabgesetzten Immunreaktion (z. B. nach einer Transplantation, bei AIDS) sollte dies in Betracht gezogen werden. Auch Pilze sind eine eher seltene Ursache für Wundinfektionen (z. B. Candida albicans [Abb.5]), die immungeschwächte Patientinnen (z. B. mit |Diabetes mellitus) betrifft.

Übertragung und Übertragungswege von Wundinfektionen

Die Keime werden zum einen **endogen** übertragen. Sie stammen dann von der körpereigenen Flora der Patientin ab. Die Haut sowie der Nasen- und Rachenraum, aber auch der Darm sind immer von Bakterien besiedelt, die dort normalerweise keine Probleme bereiten (z. B. Haut: Staphylokokkus epidermis, Darm: E.coli). Gelangen sie aber in eine Wunde, können sie unter bestimmten Umständen zu einer Infektion führen.

Als Übertragungsweg kommen eine Kontamination durch eine unsaubere Arbeitsweise, über den Blutweg oder durch eine Verschleppung der Keime bei bestehenden Infektionen (Blasenentzündung, Erkältung) in Frage.

Diabetes mellitus | 2

Weiterhin können die Keime **exogen** (von außen) übertragen werden. Dabei ist der häufigste Übertragungsweg in der mangelnden Hygiene des Personals zu sehen. Durch unzureichende Händedesinfektion sowie fehlende Schutzkleidung können die Keime von einer Patientin zur nächsten übertragen werden. Auch Instrumente wie Scheren oder Pinzetten gelten als potenzieller Übertragungsweg. Bakterien des Nasen- und Rachenraumes des Personals können durch Tröpfcheninfektion in die Wunde gelangen, wenn z. B. bei großen Wunden ohne Mundschutz direkt über der Wunde gesprochen wird.

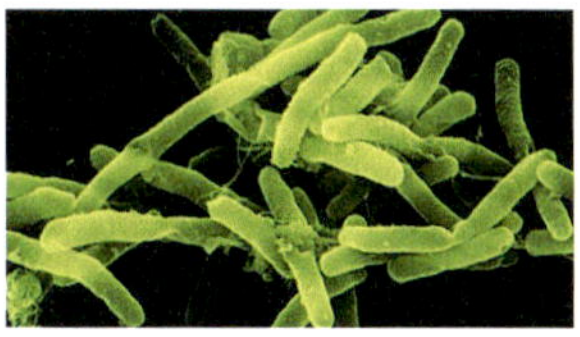

[3] E. coli

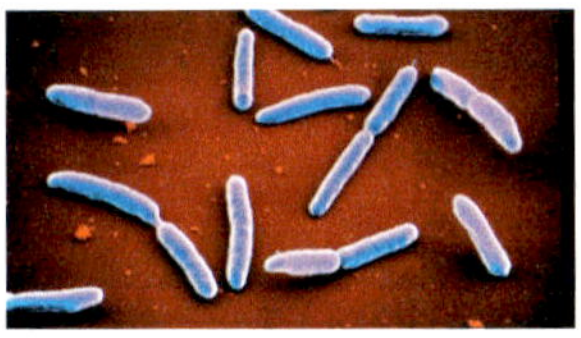

[4] Pseudomonas aeruginosa

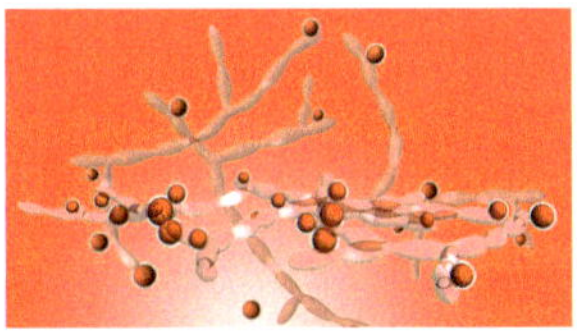

[5] Candida albicans

Prophylaxe von Wundinfektionen

Das wichtigste Gebot zur Vermeidung von Wundinfektionen ist die Hygiene. Dies bedeutet, dass alle an einem Verbandswechsel Beteiligten sich vorher und hinterher die Hände desinfizieren. Die Wunde darf nie mit unsterilem Material sowie unsterilen Instrumenten in Kontakt kommen. Zur Prävention von einer Keimverschleppung sollten Schutzkittel oder -schürzen sowie Mundschutz getragen werden.

ZNS | 434

Eine gefürchtete Wundinfektion ist der **Wundstarrkrampf** (*Tetanus*), der durch die Sporen des Clostridium tetani hervorgerufen wird. Diese gelangen durch Hautverletzungen aus mit Erde oder Mist behafteten Gegenständen in die Wunde und vermehren sich dort rasant. Die vom Bakterium abgesonderten Toxine schädigen Teile des ZNS und das Herz.

Die Inkubationszeit beträgt zwischen vier Tagen bis vier Wochen, je nachdem wie viele Keime in die Wunde gelangt sind. Als erste Krankheitszeichen tauchen ein Ziehen im Oberbauch sowie Schmerzen und ein Gefühl der Steifheit in der Umgebung der Wunde auf. Darauf folgen dann diese Symptome:

- Muskelstarre
- tonisch-klonische Krampfanfälle (krampfartige Muskelzuckungen) und Muskelkrämpfe, die durch geringfügige Reize (Licht/Geräusche) ausgelöst werden können
- sardonisches Lachen, ausgelöst durch eine Starre der mimischen Muskulatur
- Kieferklemme (*Trimus*), auf Grund tonischer Krämpfe der Kaumuskulatur
- oftmals Harn- und Stuhlverhalt
- Überstreckung des Oberkörpers und Rumpfes und Rückwärtsbeugung des Kopfes (*Opisthotonus*)

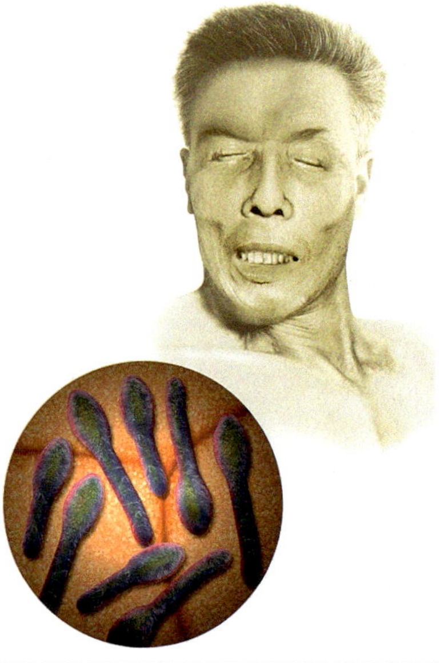

[7] Sardonisches Lachen und Clostridium tetani in mikroskopischer Vergrößerung

Harnverhalt | 354

Wird die Krankheit nicht behandelt, verläuft sie meist tödlich. Hat die Patientin die ersten fünf Tage aber überlebt, bestehen gute Heilungschancen. Insgesamt muss mit einer Krankheitsdauer von acht bis zehn Wochen gerechnet werden.

Die Heilungsaussichten erhöhen verbessern, je eher die Krankheit erkannt wird. Als Therapie wird ein Antitoxin gespritzt, das jeweils zur Hälfte intravenös und intramuskulär verabreicht wird. Dies ist jedoch nur gegen das im Blut vorhandene Toxin wirksam. Es kann nicht das schon im ZNS gebundene Toxin neutralisieren.

intravenös | 692
intramuskulär | 692

Eine Antibiotikumgabe soll eine weitere Vermehrung der Bakterien verhindern. Zusätzliche medikamentöse Therapie dient der Symptomlinderung. Neben Narkose- und Beruhigungsmitteln zur Beruhigung und Schmerzlinderung erhält die Patientin eine parenterale oder Sondennahrung, da sie meist weder kauen noch schlucken kann.

Um den Ausbruch der Krankheit zu verhindern, erhalten Menschen mit einer potenziell kontaminierten Wunde präventiv eine Impfung, meistens in Form einer Simultanimpfung aus aktiven und passiven Impfstoffen. Wichtig dabei ist, dass die Wirkstoffe an zwei unterschiedlichen Stellen des Körpers gespritzt werden, da sie sich sonst gegenseitig neutralisieren würden. Es sind zwei Impfungen im Abstand von drei bis vier Wochen nötig sowie eine weitere nach einem Jahr. Dieser Impfschutz hält für ungefähr zehn Jahre.

parenterale Ernährung | 789
Impfung | 2

Bei akuten Verletzungen müssen die Patientinnen immer nach der letzten Tetanus-Impfung gefragt werden. Wenn kein Impfschutz besteht oder die Patientin nicht genau weiß, wann sie das letzte Mal gegen Tetanus geimpft wurde, wird prophylaxtisch geimpft.

Wundbehandlung

4.2.3

Chirurgische Wundbehandlung

Es gibt generell zwei verschiedene Möglichkeiten, eine Wunde chirurgisch zu versorgen:

- Wundversorgung mit einer Primärnaht
- offene Wundversorgung bzw. Wundversorgung ohne Primärnaht

Bei der **Wundversorgung mit einer Primärnaht** handelt es sich um Wunden, deren Wundränder adapiert werden können, die nicht potenziell infiziert sowie nicht älter als 6–8 Stunden sind. Dazu zählen z. B. frische Platzwunden.

Zuerst entfernt die Ärztin abgestorbene und zerfetze Gewebeteile mit einer Pinzette, einem Skalpell oder einem scharfen Löffel (chirurgisches Débridement). Dabei muss sie darauf achten, so wenig wie möglich vom gesunden Gewebe zu entfernen. Dann reinigt sie die Wunde von Verschmutzungen und desinfiziert sie mit einem geeigneten Anitseptikum. Die Wundreinigung und -adaption kann der Patientin starke Schmerzen bereiten. Deswegen bekommt sie häufig im Vorfeld eine Anästhesie. Bei kleineren Wunden geschieht dies in Form einer Oberflächen- oder Infiltrationsanästhesie. Bei Verletzungen der Hand können gezielt Blockaden am Handgelenk gesetzt werden, um die Nerven zu betäuben.

Débridement | 763

Um die Wunde zu verschließen, gibt es verschiedene Möglichkeiten:

- Wundverschluss mit Nadel und Faden
- Wundverschluss mit Klammern
- Wundverschluss mit Fibrinkleber
- Wundverschluss mit Wundnahtstreifen

Das Nahtmaterial lässt sich nach verschiedenen Kriterien unterscheiden [Abb. 2]:

- nicht resorbierbarer oder resorbierbarer Faden
- Grundmaterial (organisch, anorganisch oder synthetisch)
- Fadenaufbau (gezwirnt, monofil, polyfil, pseudomonofil)
- Fadenstärke

Fadenstärke
Wenn auch veraltet ist die folgende Einteilung der Fadenstärke noch vielfach gebräuchlich:
Sehr dünn bis sehr dick: 0,7/ 0,6 / 0, 5 / 0 … 1,2,3,
Neuere Einteilung:
Metric x entspricht 0,x mm

Die Auswahl des Nahtmaterials hängt von den gestellten Anforderungen ab. So wird für eine Naht an einem inneren Organ ein resorbierbarer Faden, für eine Hautnaht hingegen häufig ein nicht resorbierbarer benutzt.

Verwendet die Chirurgin zum Verschließen der Wunde einen Faden, so benötigt sie eine Nadel. Auch hier gilt es, den Anforderungen entsprechend eine geeignete auszuwählen:

- Dicke der Nadel: Abhängig vom Gewebe und der Fadenstärke
- Krümmungsradius: Abhängig vom Zugang der Wundränder
- runde Spitze: Nähen von weichem Gewebe
- scharfe Spitze: Nähen von derbem Gewebe
- atraumatisches Nahtmaterial: Nadel und Faden sind direkt miteinander verbunden

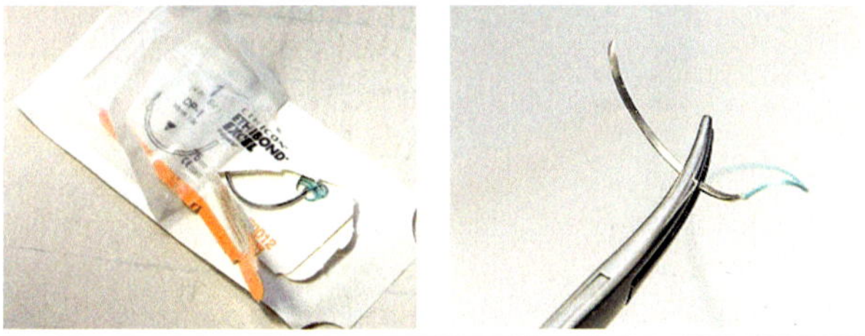

[1] Nahtmaterial

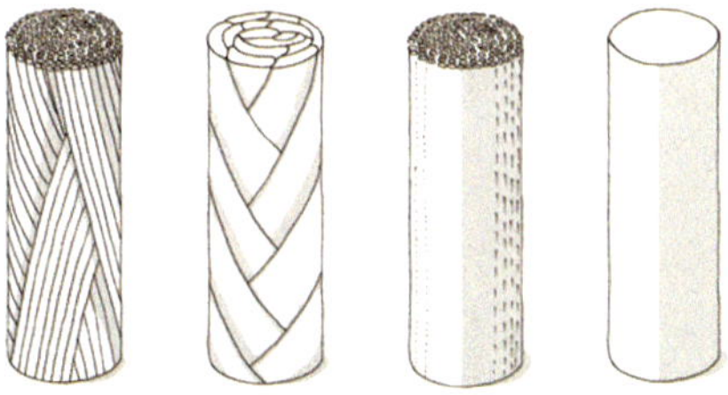

[2] Fadenaufbau, von links nach rechts: gezwirnt, geflochten, pseudomonofil, monofil

Nahttechniken

Je nach Körperregion, Art des Gewebes und Keimbesiedlung der Wunde wählt die Chirurgin zwischen unterschiedlichen Nahttechniken.

Überwendliche Einzelknopfnaht	Intrakutane Naht	Rückstichnaht nach Donati	Rückstichnaht nach Allgöwer
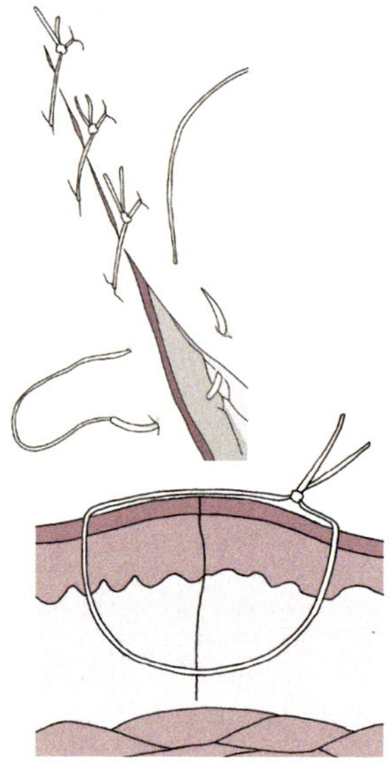	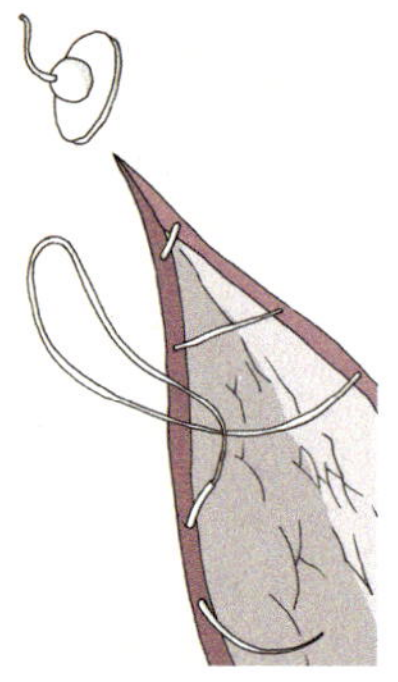	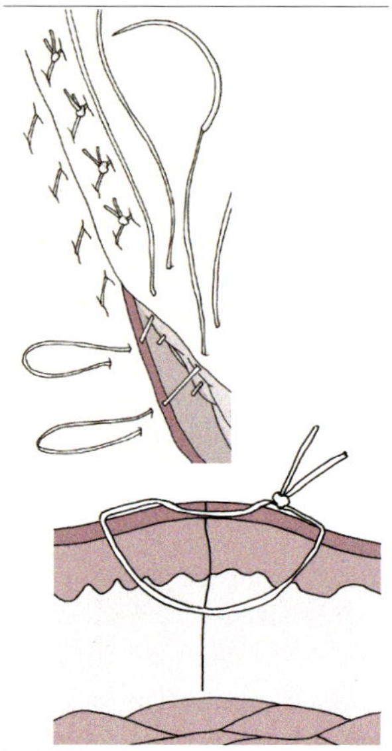	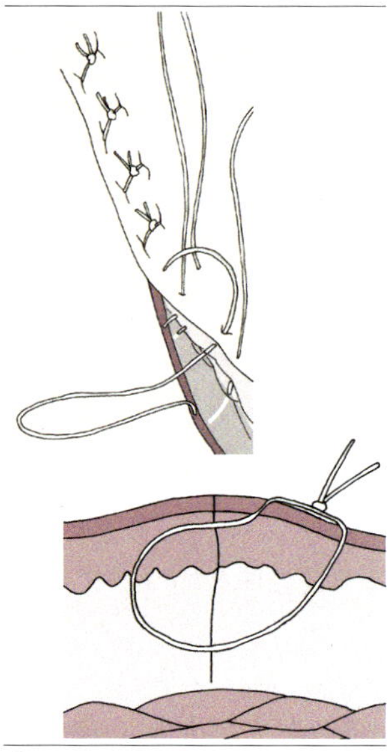
Einfachste Nahttechnik; Eignet sich für Schnitt- und Platzwunden; Wundverschluss für gut durchblutete Körperregionen	Eignet sich für Wunden, die gradlinig und entlang von Hautfalten verlaufen, Ein- und Ausstichstelle liegen einander genau gegenüber und verlaufen in der Epidermis	Die am häufigsten benutz Nahttechnik in der Chirurgie, eignet sich für Wunden, die unter Spannung stehen sowie mit einer Neigung zum Einrollen des Wundrandes. Die Wundränder lassen sich gut adaptieren.	Ähnlich wie die Rückstichnaht nach Donati, das kosmetische Ergebnis ist aber besser.

Generell sollte eine ausreichend große Entfernung der Fadenaustrittstelle zum Wundrand eingehalten werden, damit dieser nicht einreißt. Eine chirurgische Pinzette hilft beim Halten der Wundränder.

Die Wunde wird zum Schutz mit einem trockenen Verband versehen. Die betroffene Region wird z. B. mittels Schiene oder Verband ruhiggestellt, damit keine Spannung auf die Wundränder ausgeübt wird.

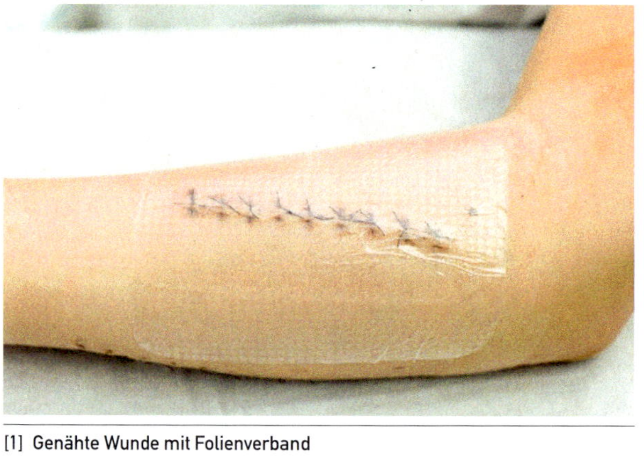

[1] Genähte Wunde mit Folienverband

Eine **offene Wundbehandlung** wird dann durchgeführt, wenn eine Wunde nicht primär verschlossen werden kann. Dies ist der Fall bei allen stark verschmutzen / infizierten Wunden sowie bei Wunden mit einem ausgedehnten Haut- bzw. Gewebedefekt, der zu groß ist, als dass sich die Wundränder adaptieren ließen. Bei der offenen Wundbehandlung können unterschiedliche Strategien angewandt werden:

Art der offenen Wundbehandlung		Therapie
Sekundäre Wundheilung z. B.: Abszess, chronische Wunden	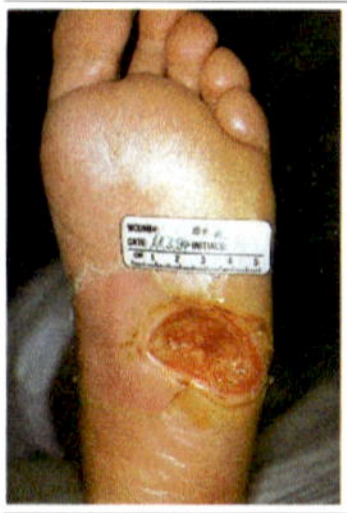	Feuchte Wundbehandlung mit phasengerechtem Einsatz von Wundtherapeutika (z. B. Hydrogel, Wundauflagen zur Nasstherapie, Hydrokoloide oder Vakuumtherapie etc.)
aufgeschobene Naht z. B. Stichwunden, starke Wundödeme	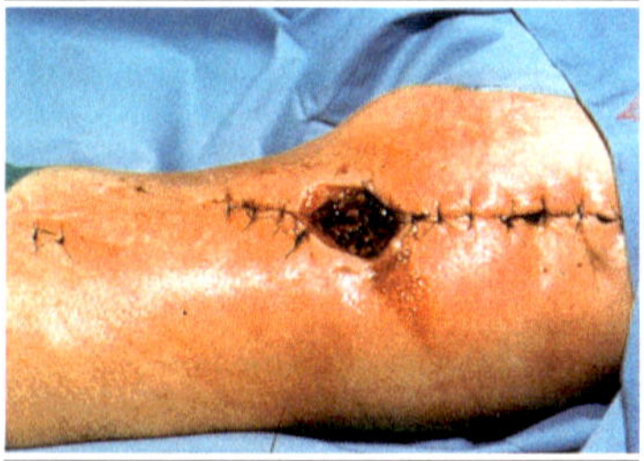	Feuchte Wundbehandlung und Beobachtung auf Infektionszeichen hin, Wundverschluss nach 4–6 Tagen
Sekundär plastische Abdeckung z. B. Verbrennungswunden, Rekonstruktionen in der plastischen Chirurgie, nach Kompartmentsyndrom s. u.	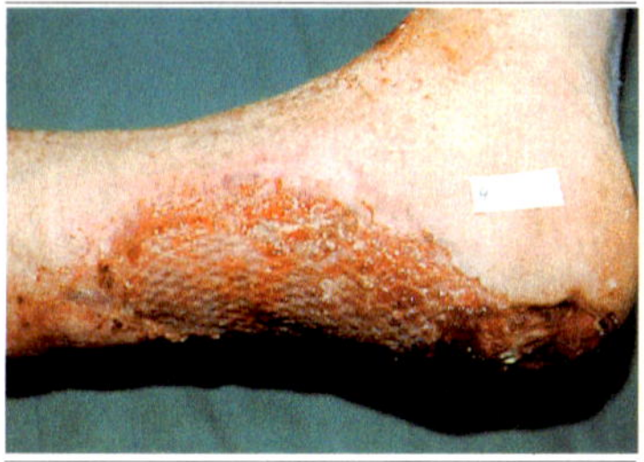	Hauttransplantation (Vollhaut- oder Spalthaut) Lappenplastik (freier Lappen, Rotationslappen)

Eine besondere Form der offenen Wundbehandlung wird beim **Kompartmentsyndrom** eingesetzt [Abb.2]. Dies tritt auf, wenn innerhalb einer der mehreren Muskelfaszien ein traumatisch bedingtes Ödem zu einem stark erhöhten Druck führt. Wird dieser Druck nicht verringert, sterben betroffene Muskel und Weichteile innerhalb kurzer Zeit unwiderruflich ab. Zur Reduzierung des Drucks werden die betroffenen Faszien chirurgisch gespalten (Fasziensspaltung). Die dadurch entstehende Wunde wird mit einer **dynamischen Hautnaht** versehen [Abb. 3].

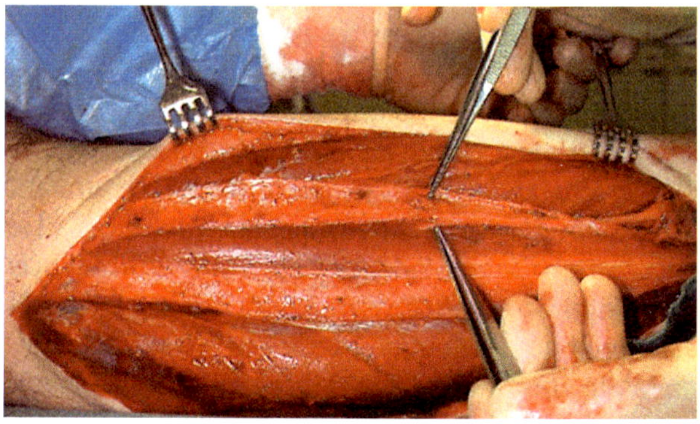

[2] Faszienspaltung bei Kompartmentsyndrom

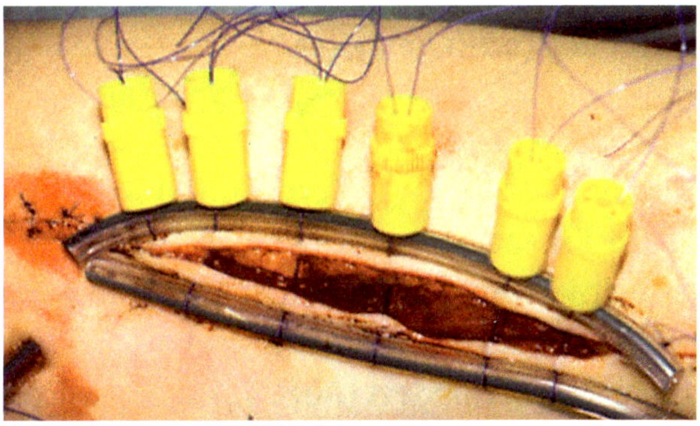

[3] Dynamische Hautnaht

Medikamentöse Wundbehandlung

Zur Wundbehandlung wird eine große Vielfalt an Wundtherapeutika auf ärztliche Anordnung eingesetzt. Es ist hierbei sinnvoll, immer den aktuellen Stand des Wissens zu prüfen. Man unterscheidet die medikamentöse Wundbehandlung in:

- Spüllösungen (z. B. Ringerlösung)
- Desinfektiva (z. B. Alkohol)
- Wundfüller (z. B. Alginate)
- Lokaltherapeutika (z. B. Dexpanthenol)

Alginate | 757

Im Folgenden sind verschiedene Desinfektionen mit ihrem Wirkungspektrum und ihren Vor- bzw. Nachteilen aufgeführt. In Abhängigkeit der Erfordernisse der Wunde wählt die Ärztin bzw. die Pflegende ein geeignetes Desinfektivum aus.

Wirkstoff/ Präparatebeispiele	Konzentration	Einwirkzeit	Wirkspektrum	Vorteile	Nachteile
Alkohole Propanole, Ethanol	70 %	30 s	Bakterien, Pilze, Viren, Sporen	▪ gute und breite Wirksamkeit ▪ keine Resistenzen bekannt	▪ brennt in der Wunde, daher nur unter Anästhesie
Octenidin Octenisept®	0,10 %	1–2 min	Bakterien, Pilze, Viren	▪ breites Wirkungsspektrum ▪ incl. MRSA, farblos	▪ unterschiedliche -Bewertung der Verträglichkeit
Polyhexanid Lavasept Prontosan®	0,1–0,2 % (0,02–0,04 % bezogen auf Polyhexanid)	10–15 min	Bakterien, Pilze	▪ sehr gut gewebeverträglich; breites -Wirkungsspektrum ▪ incl. MRSA; farblos, kein Eiweißfehler	▪ Lavasept: in Deutschland noch nicht als Fertigarzneimittel zugelassen ▪ etwas teurer ▪ begrenzte Haltbarkeit
PVP-lod Betaisodona®, Braunol®, Traumasept®	0,5–10 % (bis 1 % bezogen auf Jod)	5 min	Bakterien, Pilze, Viren	▪ breites Wirkungsspektrum ▪ vielfältige Applikationsformen ▪ preiswert ▪ viel Erfahrung	▪ perkutane Resorption (cave: großflächige Anwendung) ▪ nicht bei Säuglingen < 6 Monate ▪ nicht bei Schwangeren ▪ nicht bei Schilddrüsenerkrankungen ▪ Inaktivierung durch Blut, Eiter ▪ vorübergehende Färbung der Haut, kann bei Jod-Allergie zu schweren allergischen Reaktionen führen

5

Bei der Infusions- und Transfusionstherapie mitwirken

5.1 Pflegerische Schwerpunkte

5.1.1 Pflegerische Mitarbeit bei der Infusionstherapie 782

Mitarbeit beim Legen eines venösen Zugangs 782

Zufügen und Berechnen von Medikamentenzusätzen 782

Bestimmung der Infusionsgeschwindigkeit 783

Vorbereitung der Materialien zur Infusionstherapie 784

Infusionslösung herstellen und verwenden 785

5.1.2 Messung des Zentralen Venendruckes 786

5.1.3 Pflegerische Mitarbeit bei der Transfusionstherapie 788

5.2. Naturwissenschaftlich -medizinischer Bezug

5.2.1 Infusionstherapie 789

Arten von Infusionslösungen 790

Komplikationen bei der Infusionstherapie 791

5.2.2 Zusammensetzung, Eigenschaften und Aufgaben des Blutes 792

Funktion und Bestandteile des Bluts 792

Blutzellen 793

Erythrozyten 793

Leukozyten 794

Thrombozyten 795

Vorkommen und Entwicklung der Blutzellen 795

Blutgerinnung 796

Blutgruppensysteme 797

ABo-System 797

Das Rhesus-System 798

5.2.3 Aufbau und Aufgaben des Lymphsystems 799

5.2.4 Die Transfusionstherapie 802

Gewinnung von Spenderblut 802

Konservierung der Blutpräparate 803

Sicherheitskontrollen 803

5.3 Rechtlicher Bezug 804

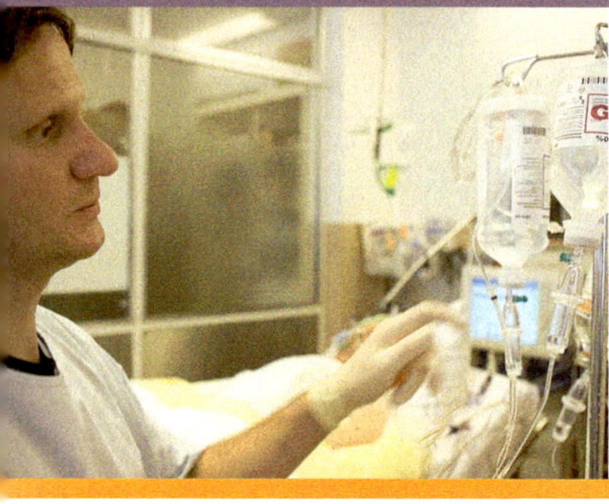

Bei der Infusions- und Transfusionstherapie mitwirken

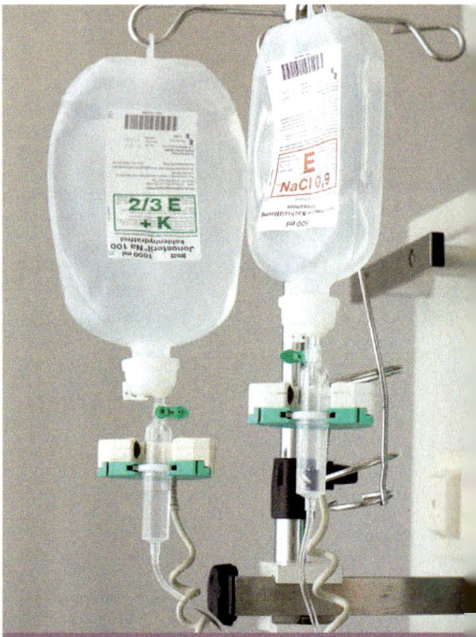

Infusionen und Transfusionen sind ärztliche Therapien, die in den Blutkreislauf des Menschen eingreifen. Sie werden als sehr bedeutende Maßnahmen von den medizinischen Laien wahrgenommen; daraus erschließt sich auch die häufige Visualisierung in Fernsehserien.

Es gibt kaum eine „Rettungsserie", ohne dass eine „lebensrettende" Infusion oder Transfusion verabreicht wird; möglichst noch unter den dramatischsten Bedingungen – im Schnee oder auf dem Berg!

Das Blut hat schon immer eine besondere Wirkung auf die Menschen gehabt und deshalb eine besondere Rolle in ihren Mythen gespielt. Man spricht auch heute noch von Blutsbanden, Blutsbrüdern und die Blutsverwandtschaft bezeichnet eine besonders enge Verwandtschaftsbeziehung. Dem Blut wird auch schon seit jeher besondere Kraft beigemessen. Im antiken Griechenland ging man davon aus, dass das Blut die inneren Organe bilden würde und Sitz der Seele sei. Die Vorstellung, dass im Blut unsere Seele sitzt, hielt sich bis ins Mittelalter, geheime Schulerklärungen wurden manchmal mit Blut unterschrieben. Dadurch gab der Unterzeichnende seine Seele als Pfand.

Von vielen vergangenen Kulturen sind Blutopfer als die höchste und wichtigste Form der Opfergabe bekannt. Hierbei unterscheidet man zwischen Tier- und Menschenopfern. Als besonders grausam erscheinen uns die Azteken, die besonders viele Menschenopfer brachten, man schätzt ca. 1000 Menschen pro Jahr. Im Glauben der Azteken war das Blut der Opfer als Nahrung für die Götter notwendig und wurde benötigt, um den Lauf der Sonne zu erhalten. Für die Azteken stellte der Tod nicht das Ende ihres Lebens, sondern den Beginn eines neuen Lebens dar, der Tod erlöste sie aus dem Gefängnis der Erdenzeit.

Auch heute hat Blut seinen rituellen Charakter nicht verloren, die Musikvideos der Musikrichtung „Black Metall" fließen regelrecht über von Blut – Blut ist und bleibt eben ein „besonderer Saft", wie Mephisto in Goethes Faust schon sagte. (Faust, Teil 1, Studierzimmer)
Die Babylonier gingen vor 4000 Jahren bereits davon aus, dass das Blut in Blutgefäßen fließt. Sie hatten an geschlachteten Tieren helles und dunkles Blut gesehen und nannten es „Blut des Tages" und „Blut der Nacht". Im 16. Jahrhundert beschäftigte sich Leonardo da Vinci mit dem Aufbau des Herzens und des Gefäßsystems. Er ist der erste, der die Arteriosklerose an der Aorta eines alten Mannes beschreibt. Dass es sich dabei um einen Kreislauf handelt, erkannte er noch nicht.

Erst im 17. Jahrhundert entdeckte William Harvey den Blutkreislauf. Zur gleichen Zeit entdeckte Richard Lower, dass das Blut seine Farbe beim Durchströmen durch die Lunge veränderte. Er konnte im Experiment nachweisen, dass Luft im Blut gelöst wird. Er schüttelte in einem Glaskolben dunkles Blut und vermischte es so mit Luft. Das Blut wurde dabei heller. Also verbanden sich Blut und Luft miteinander. Er hatte das Prinzip des Gasaustausches in der Lunge erkannt.

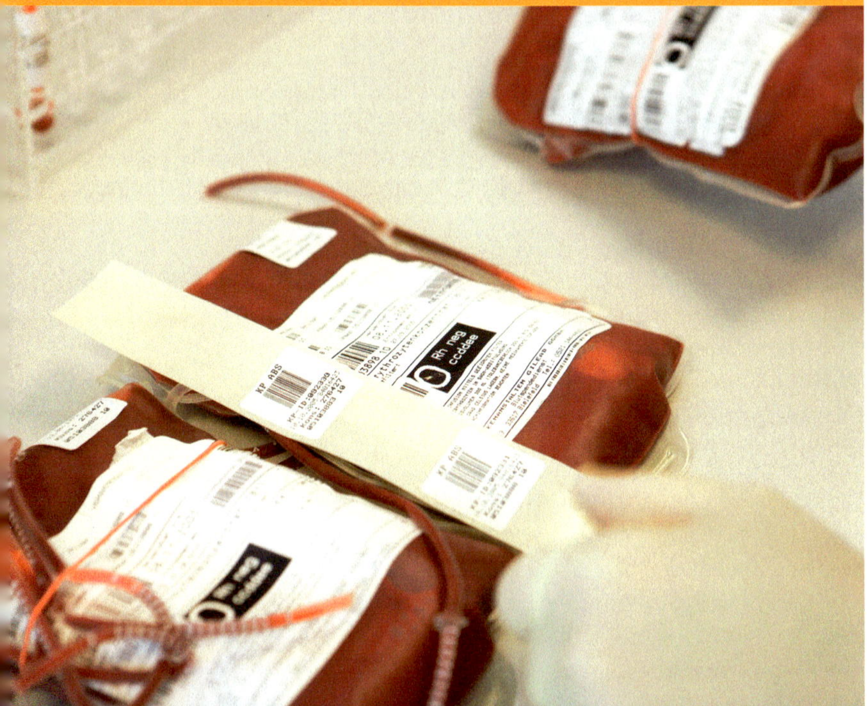

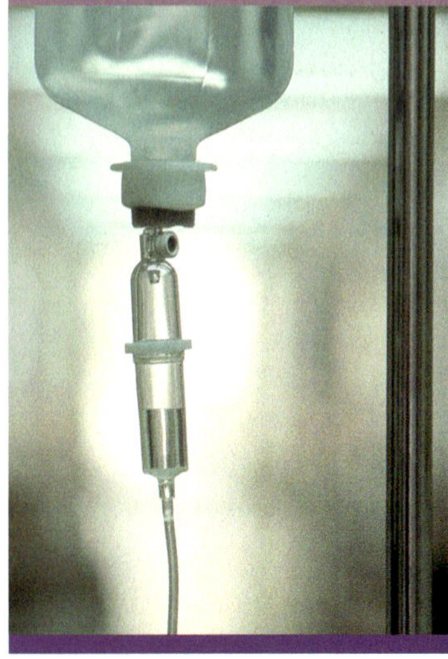

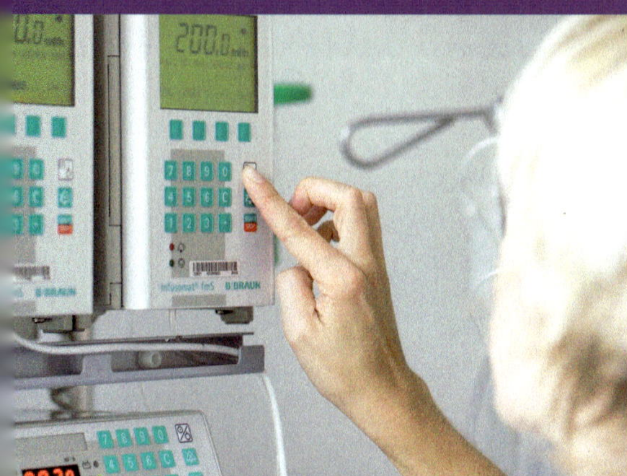

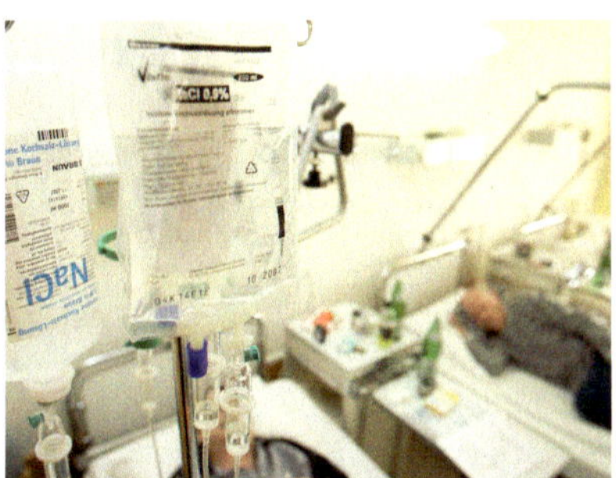

Lower war der erste, der Blut von Hunden auf Hunde übertrug und einer der ersten, dem es gelang, erfolgreich Tierblut auf einen Menschen zu übertragen: er transfundierte das Blut eines Lammes. Im 17. Jahrhundert gelangen einige Transfusionen von Lammblut. Aber erst nachdem Landsteiner 1901 die Blutgruppensysteme entdeckt hatte, konnte systematisch mit der Blutübertragung von Mensch zu Mensch begonnen werden.

Ende der 1980er Jahre gelangen die Bluttransfusionen in Verruf. Es wurden mehrere Fälle bekannt, in denen sich Patientinnen mit HIV angesteckt hatten. Seitdem ist das Sicherheitsnetz beim Umgang mit Transfusionen immer weiter verstärkt worden. Pflegerisches und ärztliches Personal sorgt im Krankenhaus dafür, dass das Risiko von Transfusionszwischenfällen möglichst gering bleibt.

5.1 Pflegerische Schwerpunkte

5.1.1 Pflegerische Mitarbeit bei der Infusionstherapie

Infusion
infundere, lat. = hineingießen

parenteral
unter Umgehung des Verdauungstrakts

Medikamente | 690

Die Infusionstherapie ist eine Therapie zur parenteralen Verabreichung von Medikamenten oder Ernährung von Menschen. Sie wird definiert als das Einfließenlassen von Flüssigkeiten in den Körper. Meistens erfolgt die Infusion intravenös (in die Vene), sie kann aber auch in Arterien (selten) oder auch subkutan (in die Subkutis) stattfinden.

Mitarbeit beim Legen eines venösen Zugangs

Das Legen eines Zugangs für die Infusionstherapie ist ärztliche Aufgabe. Es gibt folgende Formen des venösen Zugangs:

- periphervenöser Zugang mit einer Venenverweilkanüle oder peripherem Venenkatheter
- zentralvenöser Zugang
- implantierter Zugang (Portkatheter)

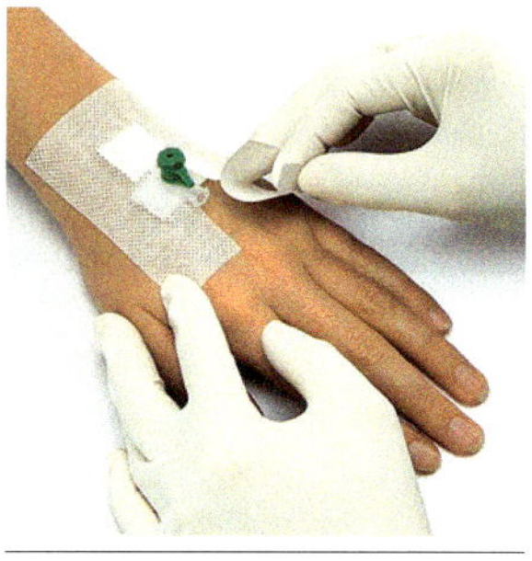

[1] Venenverweilkanüle

Pflegende wirken bei der Vorbereitung, Durchführung und Nachbereitung den abteilungsinternen Gepflogenheiten entsprechend mit, indem sie z.B.

- Materialien vorbereiten,
- während der Punktion Instrumente und Materialien anreichen,
- während der Punktion Allgemeinzustand und Befinden der Patientin beobachten,
- den Verband anlegen sowie die den Zugang hinsichtlich Komplikationen beobachten.

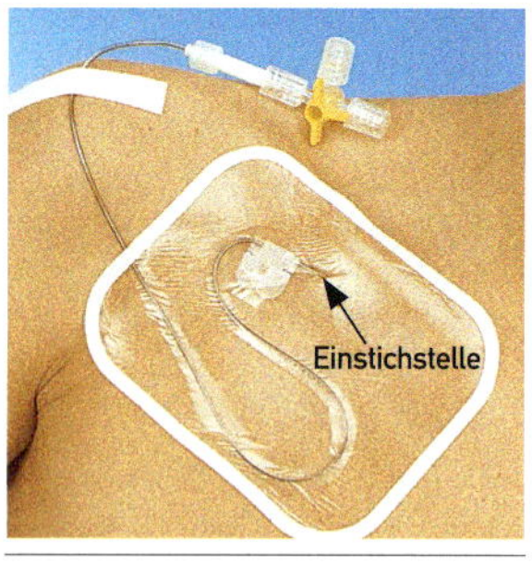

[2] zentralvenöser Zugang

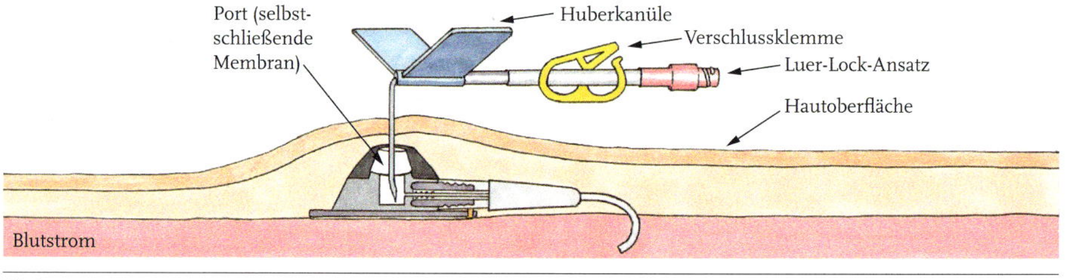

[3] Implantierter Portkatheter mit Huberkanüle, Verlängerung und Klemme

Zufügen und Berechnen von Medikamentenzusätzen

Medikamentöse Zusätze werden ärztlich angeordnet. Folgenden Infusionslösungen können Medikamente zugesetzt werden:

- physiologische Trägerlösungen (z. B. NaCl 0,9 %, Ringerlösung, Elektrolytlösungen)
- Glukoselösung 5 %, 10 %

Aminosäurelösungen, Fettemulsionen, Volumenersatzpräparate und Blutpräparate eignen sich nicht für die Zusetzung von Medikamenten, da die Arzneistoffe mit den Trägerlösungen reagieren können. Einige Medikamente müssen vor dem Zugeben zu einer Infusionslösung in einer anderen Flüssigkeit gelöst werden (z. B. Aqua dest.). Dies muss den Herstellerangaben entnommen werden.

Pflegediagnose

Flüssigkeitsdefizit (Dehydratation)

Ein Zustand, bei dem ein Individuum einen Verlust intravasaler, intrazellulärer oder interstitieller Flüssigkeit erfährt. Dieser Zustand bezieht sich auf Dehydratation, Wasserverlust ohne Veränderung des Natriumspiegels. Doenges et al.: S. 319

Pflegediagnose

Gefahr eines Flüssigkeitsdefizits

Ein Zustand, bei dem ein Mensch der erhöhten Gefahr einer intravasalen, intrazellulären oder interstitiellen Dehydratation ausgesetzt ist. DOENGES et al.: S. 328

Sollen Medikamente einer Infusionslösung zugegeben werden, werden die Konzentrationen vorab berechnet. Hierbei existieren verschiedene Anordnungs- und Berechnungsformen:

- **500 ml Infusionslösung + 1 Amp. eines Medikaments**: Das Medikament wird der Infusionslösung hinzugegeben und die Gesamtmenge der Lösung berechnet, z. B. enthält die Ampulle 10 ml, so ergibt dies eine Gesamtlösungsmenge von 500 ml Trägerlösung + 10 ml Medikamentenlösung = 510 ml.
- **10 mg eines Medikaments auf 50 ml Infusionslösung**: Zuerst erfolgt die Berechnung der Arzneimittelmenge entsprechend der Angaben auf der Medikamentenpackung; z. B. können 10 mg eines Medikamentenwirkstoffs 10 ml des Fertigpräparates entsprechen. Nun werden von den 50 ml Infusionslösung 10 ml abgezogen und das Medikament hinzugefügt; in der Infusionslösung befinden sich 40 ml Trägerlösung und 10 ml Medikamentenlösung, die Gesamtlösungsmenge beträgt 50 ml.

Bestimmung der Infusionsgeschwindigkeit

Für jede Infusion gilt, dass eine bestimmte Flüssigkeitsmenge pro Zeiteinheit einfließen soll. Die genauste Möglichkeit zur Verabreichung von Infusionen stellen Infusiomaten oder Perfusoren dar. Sie sollten bei allen Infusionen zur Medikamentenverabreichung und zur parenteralen Ernährung über 24 Stunden verwendet werden. Bei Infusionen, die zum Ausgleich des Flüssigkeitshaushaltes und vor bzw. nach einfachen Operationen verabreicht werden, kann die Infusionsgeschwindigkeit durch Tropfenzähler oder durch die Einstellung der Tropfenzahl pro Zeiteinheit bestimmt werden.

Grundsätzlich wird die Infusionsgeschwindigkeit aus der Infusionsmenge (in l) und der Zeit (in Std.), in welcher die Infusion einlaufen soll, berechnet.

$$\text{Infusionsgeschwindigkeit } [\text{in } \frac{\text{ml}}{\text{Std.}}] = \frac{\text{Infusionsmenge [in ml]}}{\text{Zeit [in Std.]}}$$

Beispiel Für Herrn Eisenberg sind 500 ml NaCl 0,9 % über 5 Stunden angeordnet. Die Rechnung geschieht folgendermaßen:
500 ml : 5 Std. = 100 ml/Std.

Diese Angabe der Infusionsgeschwindigkeit kann bei Perfusoren und Infusiomaten eingestellt werden. Soll jedoch die Infusionsgeschwindigkeit mittels Tropfenzähler eingestellt werden, muss die Berechnung der Tropfenzahl pro Minute erfolgen. Dies geschieht mit folgender Formel:

$$\text{Infusionsgeschwindigkeit } \frac{\text{Tropfen}}{\text{min}} = \frac{\text{Infusionsmenge (in ml)} \times 20 \, \frac{\text{Tropfen}}{\text{ml}}}{\text{Infusionsdauer (in min)}}$$

Beispiel Für die Anordnung von Herrn Eisenberg soll die Infusionsgeschwindigkeit in Tropfen/min berechnet werden:

$$\frac{500\,\text{ml} \times 20 \, \frac{\text{Tropfen}}{\text{ml}}}{5 \times 60\,\text{min}} = \frac{10000\,\text{ml} \times \frac{\text{Tropfen}}{\text{ml}}}{300\,\text{min}} = \text{ca. } 33 \, \frac{\text{Tropfen}}{\text{min}}$$

Ist kein Tropfenzähler vorhanden, muss die Infusionsgeschwindigkeit über die Rollklemme eingestellt und die Zahl der Tropfen pro Minute ausgezählt werden.

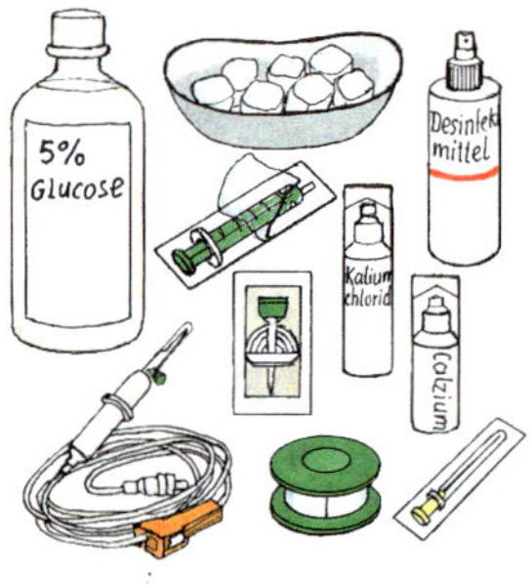

[1] Materialien zur Infusionstherapie

Vorbereitung der Materialien zur Infusionstherapie

Die Infusion wird immer kurz vor Gebrauch (maximal 1 Std. vor der Verwendung) vorbereitet. Nach einer hygienischen Händedesinfektion werden folgende Materialien auf einer desinfizierten Fläche bereitgestellt:

- Hautdesinfektionsmittel
- Infusionslösung
- Aufkleber oder Pflaster und Stift zum Beschriften
- evtl. medikamentöse Zusätze
- Infusionsbesteck
- sterile Einwegspritze und -kanülen
- evtl. Drei-Wege-Hahn oder Hahnbank
- (sterile) Tupfer
- Infusionsständer
- evtl. Perfusor und/oder Infusomat

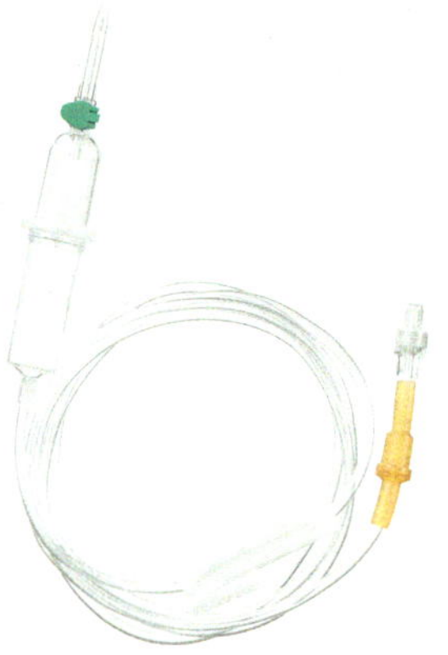

[2] Infusionssystem

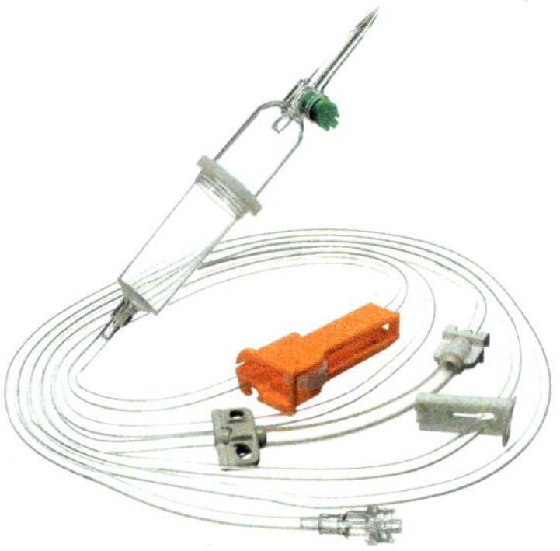

[3] Spezielles Infusionssystem für Infusionspumpen

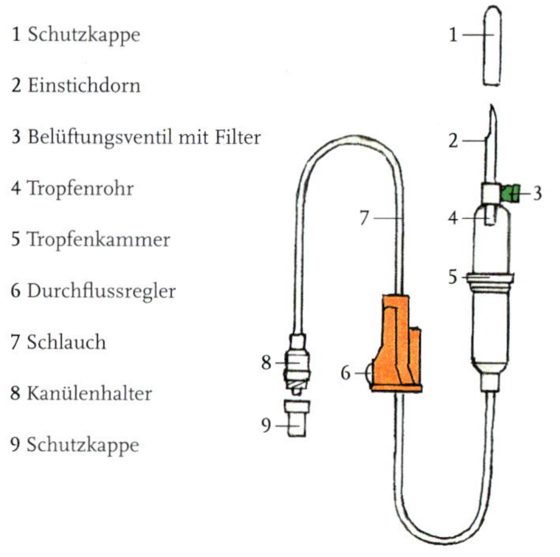

[4] Schematische Darstellung eines einfachen Infusionssystems

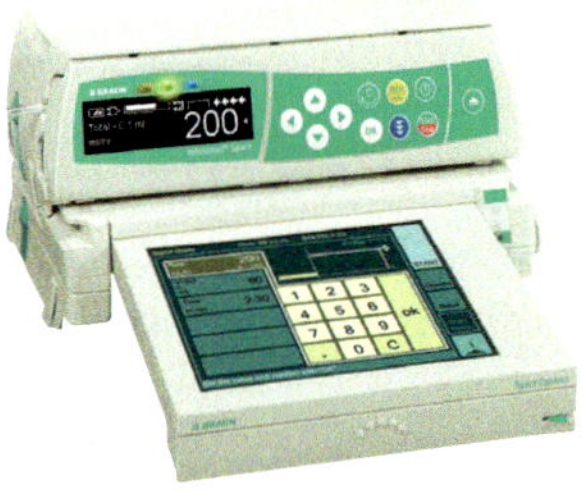

[5] Infusionspumpen

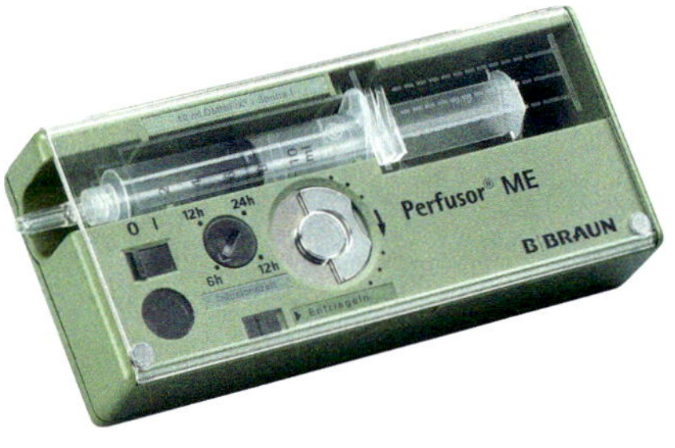

[6] Perfusor

Infusionslösung herstellen und verwenden

Die Aufgabe der Pflegenden besteht darin, die ärztlich verordnete Infusionslösung vorzubereiten. Dies geschieht in folgenden Schritten [Abb. 9]:

1 Lösungen heraussuchen und verordnete Zusätze lt. ärztlicher Anordnung bereitstellen, evtl. Medikamente vorher nach Herstellerangaben auflösen und mit Spritze und Kanüle aufziehen. Dabei wird die 5-R-Regel beachtet, evt. Medikamente zur Infusion entsprechend den Herstellerangaben auflösen.
2 Verschluss entfernen, evtl. dem Hausstandard entsprechend Gummistopfen desinfizieren.
3 Medikament mit Spritze und neuer Kanüle über den Gummistopfen in die Infusionsflasche spritzen; im Anschluss die gleiche Menge Luft aspirieren, die als Medikament in die Flasche injiziert wurde, um einen Überdruck in der Flasche zu vermeiden.
4 Infusionssystem mit dem Dorn in den Gummistopfen stechen.
5 Rollklemme am Infusionssystem schließen.
6 Infusionsflasche umdrehen und am Infusionsständer aufhängen, die linke Hand (bei Linkshändern die rechte Hand) hält das patientennahe Ende des Infusionssystems.
7 Tropfenkammer durch wiederholtes Zusammendrücken ca. zwei Drittel füllen.
8 Bei Glasflaschen Belüftungsventil öffnen.
9 Rollklemme langsam öffnen und das System über einer Nierenschale blasenfrei mit Infusionslösung füllen, Schutzkappe dabei nicht entfernen.
10 Rollklemme schließen, patientennahes Ende des Infusionssystems an der Rollklemme feststecken.
12 Aufkleber nach Hausstandard beschriften und auf die Infusionsflasche kleben. Folgende Informationen sollten unbedingt entnehmbar sein: Patientenname, Medikamentenzusätze mit Mengenangabe, Datum und Uhrzeit der Zubereitung sowie evtl. geplantes Ende der Einlaufzeit.
13 Infusion anhängen lassen.
14 Einlaufen der Infusion überwachen und dokumentieren, evtl. in Flüssigkeitsbilanz einberechnen.
16 Infusionssystem nach erfolgter Infusion entfernen (Rollklemme entfernen, Vene oberhalb des Zugangs leicht komprimieren, Kanülenhalter aufdrehen und entfernen) und Zugang mit passendem System (Mandrin oder Verschluss-Konus) verschließen.

online

Hier finden Sie ein Online-Video zur Herstellung und Verabreichung von Infusionslösungen
www.bbraun.de
►Wissen
►Anwenderinformationen
►Infusionstherapie
►Infusions- und Injektionslösungen

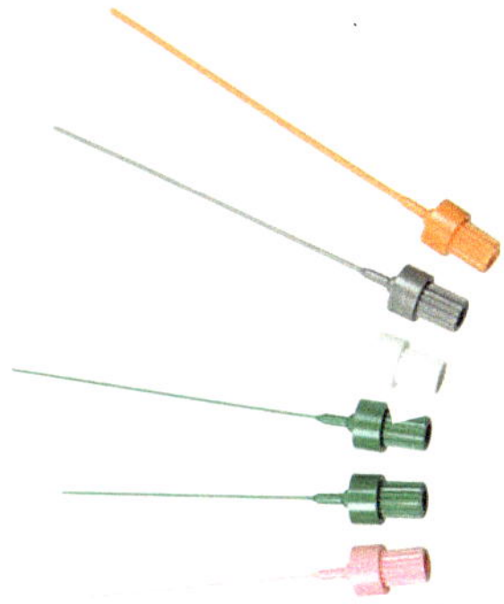

[7] Mandrin

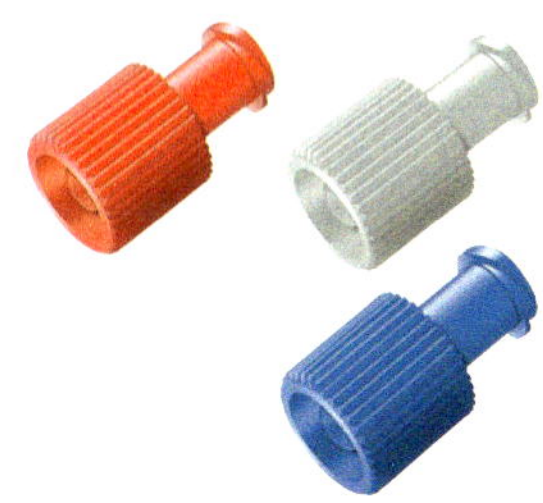

[8] Verschlusskonus

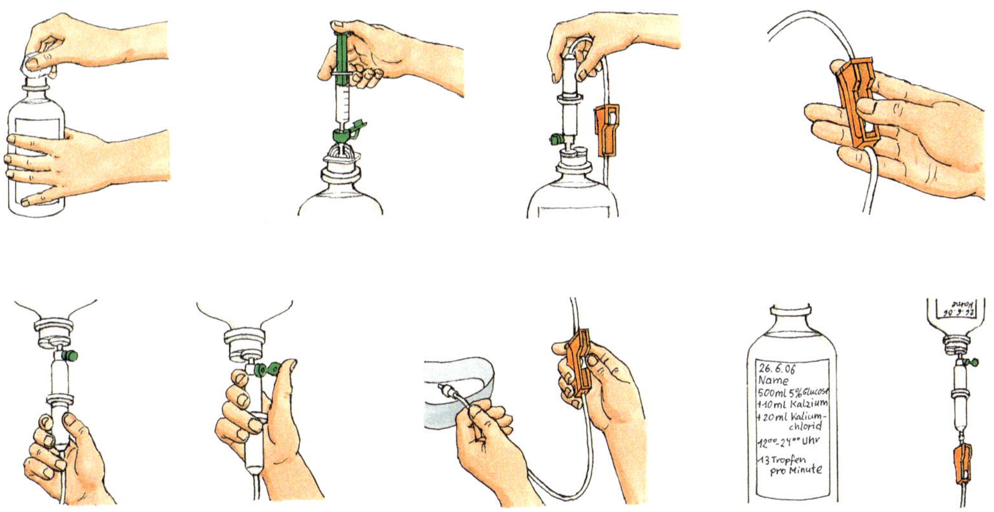

[9] Zubereiten und Herstellen einer Infusionslösung

5.1.2 Messung des Zentralen Venendruckes

Der **ZVD** kann in cm Wassersäule oder mmHg angegeben werden; Normwerte für mmHg sind: 1,5 – 9 mmHg. Für cm Wassersäule: 2 – 12 cm H_2O.

obere Hohlvene | 744
rechter Vorhof des Herzens | 746

Der Zentrale Venendruck (ZVD) macht Aussagen über die Druckverhältnisse in der oberen Hohlvene und dadurch indirekt über den Druck im rechten Vorhof des Herzens. Dieser Druck wird beeinflusst durch

- das Blutvolumen,
- die Funktionsfähigkeit des rechten Herzens,
- den Venendruck / Tonus der Venenwand.

Die Bestimmung des ZVD erfolgt bei

- Patientinnen mit schweren Störungen der Herz-Kreislauf-Funktion,
- umfassenden Infusionstherapien,
- schweren Verbrennungen,
- Störungen des kardialen Blutstromes (z. B. Veränderungen an den Herklappen).

Die Normalwerte des ZVD liegen bei 2 – 12 cm H_2O / 1,5 – 9 mmHg. Bei Herzinsuffizienz, Lungenembolie und Strömungsbehinderungen in den großen Gefäßen ist der ZVD erhöht und bei Hypovolämie erniedrigt. Im Verlauf einer Therapie sind vor allem die Veränderungen der Werte zu beachten.

Der ZVD wird an einem Zentralen Venenkatheter (ZVK) gemessen. Der venöse Zugang liegt in der V. subclavia, V. jugularis, V. femoralis, V. basilica oder V. cephalica. Die Spitze des Katheters liegt immer vor dem rechten Vorhof. Mitunter ist anhand der Einstichstelle nicht zu erkennen, ob es sich um einen peripheren oder zentralen Katheter handelt. Dies ist immer anhand der Dokumentation zu klären.

Bevor der ZVD gemessen werden kann, muss eine Nullpunktbestimmung vorgenommen werden, da der ZVD die Druckverhältnisse zum rechten Herzvorhof angibt. Der Nullpunkt entspricht also der Höhe des rechten Herzvorhofs, bei einer liegenden Person $^2/_5$ der Thoraxhöhe unterhalb des Brustbeins. Bei häufiger Messung kann dieser Punkt mit Einverständnis der Patientin am Körper markiert werden.

Nachdem die Patientin in flache Rückenlage gebracht wurde, wird die Thoraxschublehre waagerecht zur Patientin auf Höhe des Nullpunkts gebracht.

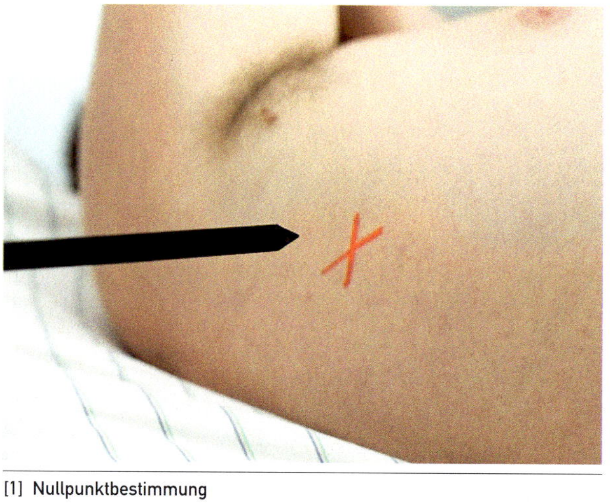

[1] Nullpunktbestimmung

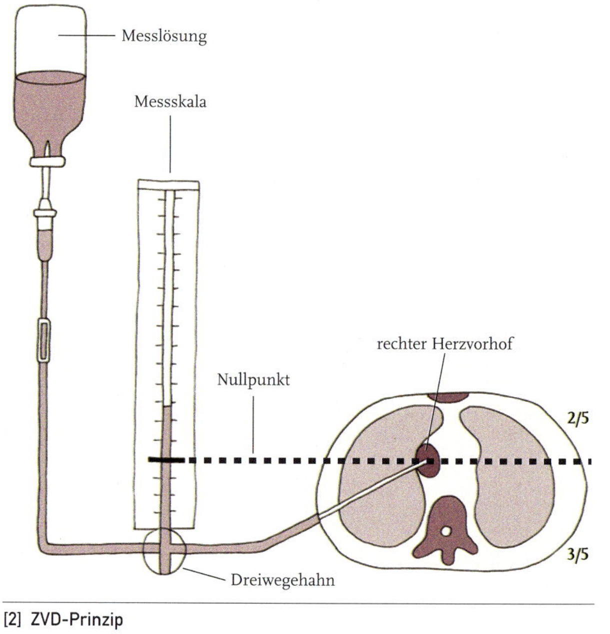

[2] ZVD-Prinzip

Die Messung kann über die Wassersäule oder elektronisch erfolgen. Im Folgenden wird die Messung über die Wassersäule beschrieben:

1. Messsystem mit 0,9 % Kochsalzlösung luftleer machen [Abb.3] und an der Messskala befestigen [Abb.4].
2. Messskala mit dem Nullpunkt auf eine Ebene bringen.
3. Messsystem an den ZVK anschließen [Abb.5], andere Infusionen abklemmen [Abb.6].
4. ZVK mit 0,9 % Kochsalzlösung spülen (aus dem Infusionsschenkel des ZVD-Systems).
5. Infusionsschenkel mit dem Drei-Wege-Hahn schließen, Messschenkel des Systems öffnen, Lösung in den Katheter einfließen lassen. Es wird nur so viel Lösung einfließen, bis der gleiche Druck im Messsystem erreicht ist, wie er im rechten Vorhof herrscht. Es wird das physikalische Prinzip der korrespondierenden (Wasser-)Röhren genutzt.
6. Wert ablesen, dabei die atemabhängige Schwankung beachten [Abb.7]. Sind dies Schwankungen größer als 1 cmH_2O, wird der Mittelwert gebildet.
7. Drei-Wege-Hahn wieder schließen [Abb.8], Infusionen wieder öffnen, ZVD-System abschließen.

Die Messung mit elektronischen Geräten erfolgt meist auf Intensivstationen, diese Geräte benötigen einen Druckwandler, ein druckfestes Messsystem, eine Druckmanschette und einen Monitoranschluss. Die Messung erfolgt üblicherweise in mmHg. Die Handhabung wird vom jeweiligen Hersteller beschrieben.

Laufen über einen Schenkel des ZVK kreislaufwirksame Medikamente (z. B. Katecholamine), darf dieser nicht zur ZVD-Messung genutzt werden, da durch die Spülung des Schenkels hohe Dosen des Medikaments sofort ins Blut geleitet werden und zu lebensbedrohlichen Komplikationen führen können. In der Regel besitzen ZVK dreischenkelige Anschlüsse; bei regelmäßiger ZVD-Messung ist es sinnvoll, einen Schenkel dafür frei zu halten oder lediglich physiologische Lösungen hierüber laufen zu lassen.

Katecholamine | 2

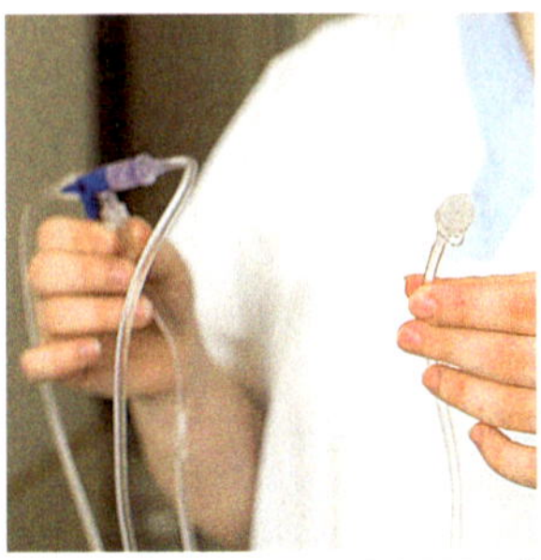

[3] Entlüften des Systems

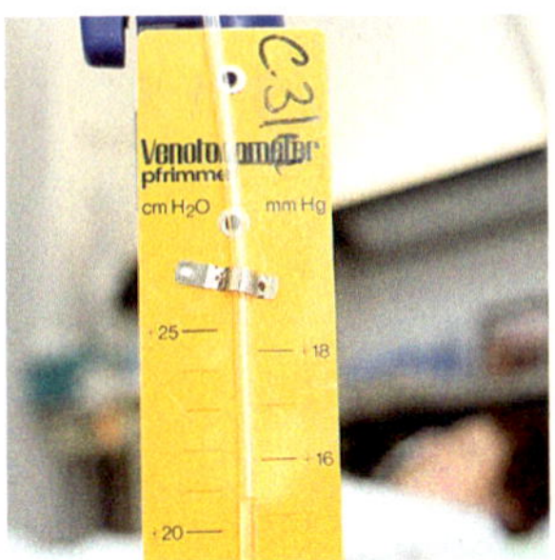

[4] Einlegen des Systems an die Messskale

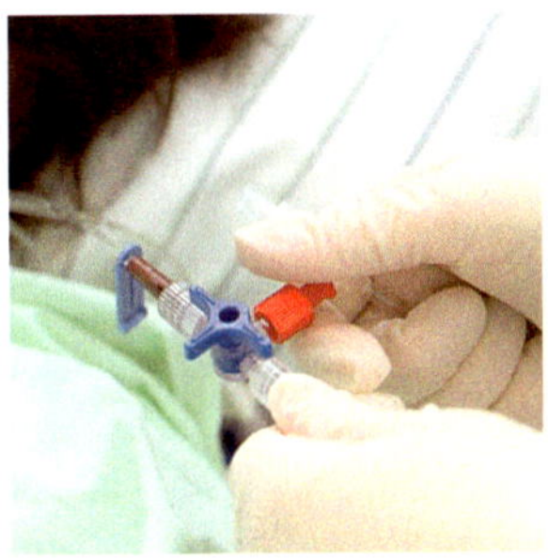

[5] Freien Zugang zum Dreiwegehahn der Patientin wählen

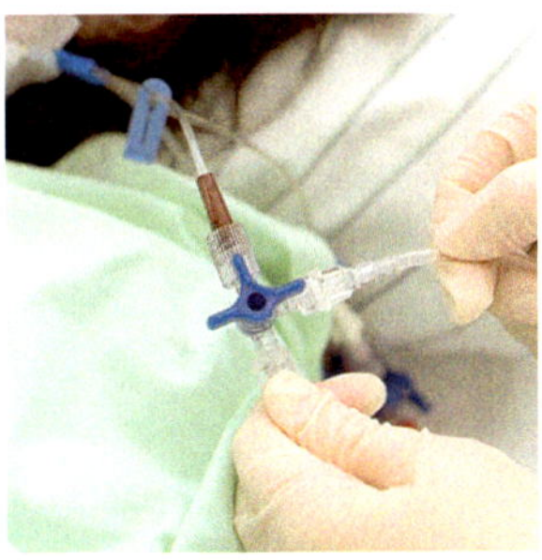

[6] Anschließen des ZVD-Systems

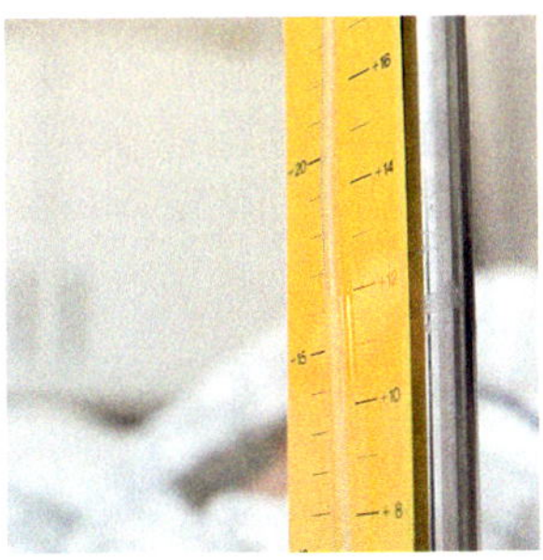

[7] Ablesen des ZVD

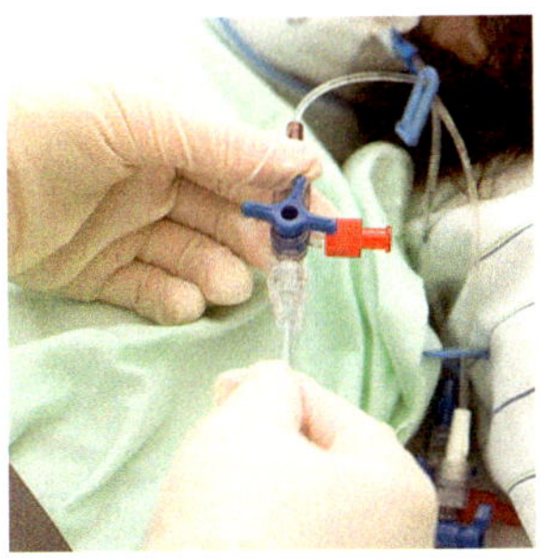

[8] System dekonnektieren

5.1.3 Pflegerische Mitarbeit bei der Transfusionstherapie

Transfusionen erfordern wegen der möglichen lebensbedrohlichen Komplikationen eine besonders sorgfältige Vorbereitung. Dazu gehört:

- Blutgruppenbestimmung und Antikörperbestimmung (z. B. Coombs Test) im Labor
- Bestellung von Konserven im Labor / bei der Blutbank mit ärztlicher Unterschrift
- Kreuzprobe und Major-Test im Labor
- Abholung der Blutkonserve durch Pflegende, die mit ihrer Unterschrift bestätigen, dass die Daten auf der Blutkonserve und den Anforderungspapieren übereinstimmen.
- Aufwärmen der Blutkonserve auf 37 °C oder auf Zimmertemperatur (s. Hausstandard) mit einem dafür geeigneten Gerät oder durch exakt temperiertes Wasser bzw. bei Zimmertemperatur liegen lassen
- Transfusionssystem bereitlegen
- Bedside-Test bereitlegen, wird durch ärztliches Personal durchgeführt [Abb. 1–6]. Treten hierbei keine Unverträglichkeitsreaktionen auf, kann die Transfusion durch dieselbe Person angehängt werden. Der Bedside-Test verbleibt hierbei im Patientinnenzimmer.
- Pflegende können nach Einlaufen der Transfusion dieselbe abstöpseln; abhängig vom Hausstandard wird die Venenverweilkanüle mit 10 ml NaCl 0,9 % gespült und mit einem Mandrin oder Konus verschlossen.
- Der leere Transfusionsbeutel wird für den Fall von Komplikationen 24 Stunden mitsamt des Systems im Kühlschrank aufbewahrt.
- Die Dokumentation der Transfusion erfolgt durch die Pflegende, die Erstellung des Transfusionsberichts durch die durchführende Ärztin.

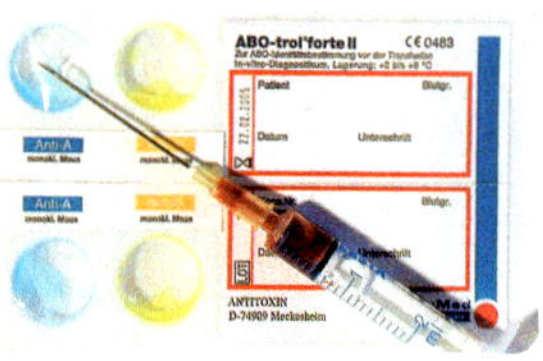

[1] Materialien, die zum Bedside-Test benötigt werden

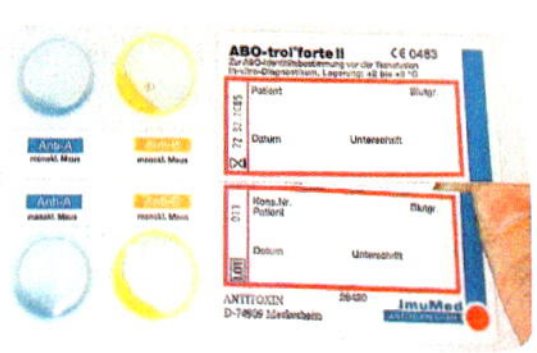

[2] Bedside-Test: Schritt 1a

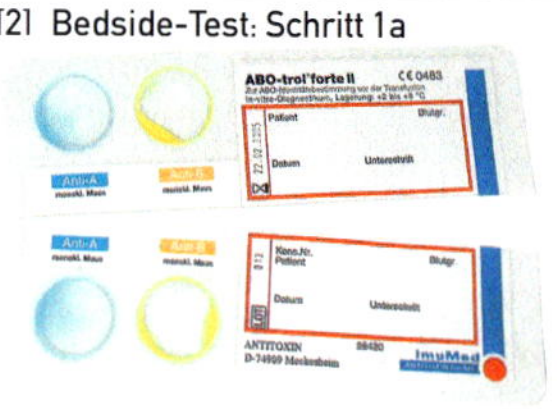

[3] Bedside-Test: Schritt 1b

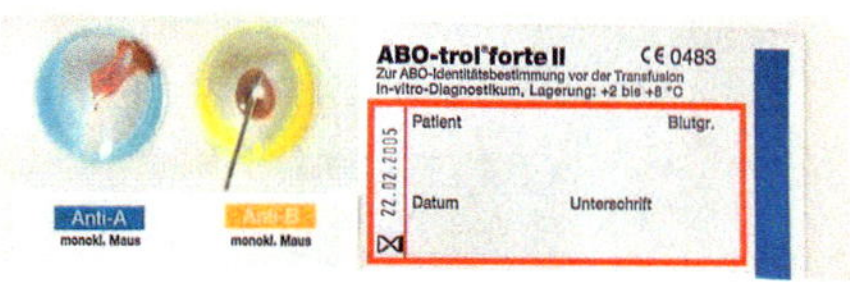

[4] Bedside-Test: Schritt 2

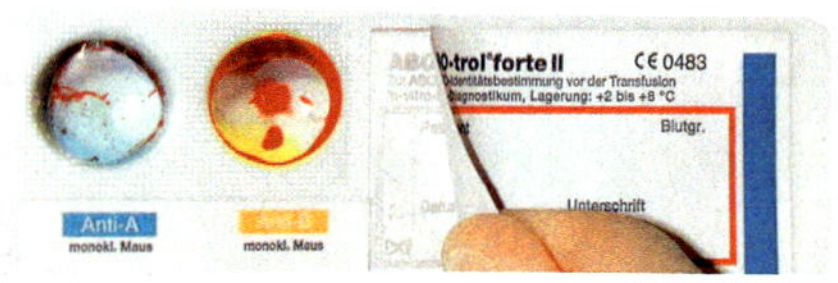

[5] Bedside-Test: Schritt 3

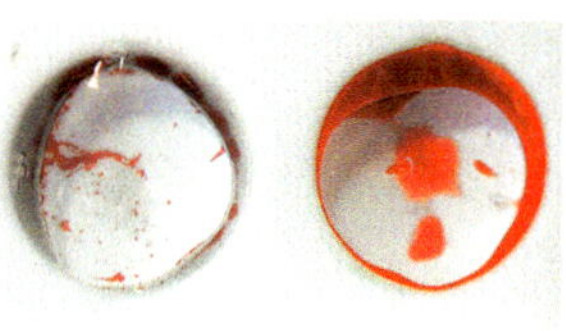

[6] Bedside-Test: Reaktion

Während laufender Transfusion und über einen weiteren Tag (24 Stunden) muss die Patientin kontinuierlich überwacht werden. Tritt eine der unten genannten Unverträglichkeitsreaktionen auf, muss die Transfusion sofort abgestöpselt und ärztliches Personal informiert werden. Das verbliebene Blutpräparat wird für weitere Tests aufbewahrt. Der venöse Zugang muss belassen werden, im Notfall noch weitere Zugänge gelegt werden. Gegebenfalls ist eine Verlegung auf die Intensivstation notwendig.

Folgende Unverträglichkeitsreaktionen können auftreten:

- Übelkeit, Unwohlsein
- Kreuzschmerzen
- Hämoglobinurie
- gerötete Gesichtsfarbe mit nachfolgendem Ikterus
- Blutdruckabfall
- Schüttelfrost
- Bewusstseinsverlust
- Nierenversagen (*Anurie*)
- Temperaturanstieg
- Gerinnungsstörungen (*Verbrauchskoagulopathie*)

Naturwissenschaftlich-medizinischer Bezug 5.2

Infusionstherapie 5.2.1

Infusionstherapien dienen verschiedenen Zwecken:
- parenterale Applikation von Medikamenten
  - wenn Arzneimittel durch Magensäure zerstört bzw. nicht resorbiert werden
  - wenn schneller Wirkungseintritt erwünscht ist
  - wenn Resorptionsverluste ausgeschlossen werden sollen
  - Medikament ist exakt dosierbar
  - Applikation auch bei bewusstlosen Menschen möglich
- Flüssigkeitszufuhr
  - zur exakten Bilanzierung und Flüssigkeitsausgleich in größerem Umfang
  - vor und nach Operationen bei oraler Karenz
- parenterale Ernährung / Energiezufuhr
  - vor und nach Operationen bei oraler Karenz
  - zur Ernährung bei Erkrankungen des Magen-Darm-Traktes und oraler Karenz
- Aufrechterhaltung des physiologischen Elektrolyt- und Säure-Basen-Haushaltes

Als Pforten stehen verschiedene gut punktierbare Blutgefäße zur Verfügung. Die subkutane Infusion erfolgt meist in die Unterhaut des Oberschenkels, da an dieser Stelle die Flüssigkeit aufgenommen werden kann und die Lösung dann langsam ins Gefäßsystem diffundiert. Folgende Pforten können für eine Infusionstherapie genutzt werden:
- periphere, oberflächliche, gut punktierbare Vene
- zentrale Venen mittels eines ZVK
- Arterie
- subkutanes Gewebe

Abhängig vom Anwendungsbereich werden unterschiedliche Applikationsmöglichkeiten gewählt:

Peripherer venöser Zugang	Zentraler venöser Zugang	Subkutane Applikation
▪ niedrig konzentrierte und niedermolekulare Infusionslösungen (z. B. Glukose 5 %, NaCl 0,9 %, Elektrolytlösungen) ▪ Basislösungen und Medikamentenlösungen (Antibiotika) ▪ Transfusionen	▪ hoch konzentrierte (z. B. Glukose 40 %) und hochmolekulare (z. B. Aminomix, Fettlösungen) Infusionslösungen ▪ große Infusionsmengen: z. B. 2000 ml / 24 Stunden ▪ i.v.-Medikamente, die bei langfristiger Gabe Gefäßwandirritationen hervorrufen	▪ niedrig konzentrierte und niedermolekulare Infusionslösungen (Glukose 5 %, NaCl 0,9 %, Elektrolytlösungen)

[Tab. 1] Applikationsmöglichkeiten für Infusionen

Arteriell werden Medikamente zur lokalen Applikation verabreicht, z. B. bei einer Embolie Medikamente zur Reperfusion des Gefäßes (| *Thrombolytika*).

Thrombolytika | 2

Arten von Infusionslösungen

Infusionslösungen kann man in drei Gruppen einteilen:

- **Basislösungen** zum Ausgleich des Wasserhaushaltes, Träger von Zusätzen, zur kurzfristigen Ernährung
- **Energielösungen** zur Zufuhr von Nährstoffen über einen längeren Zeitraum
- **Korrekturlösungen** zum Ausgleich von Störungen des Elektrolythaushaltes, Säure-Basen-Haushaltes, Ausgleich von Blutverlusten und Volumenmangel

Basislösungen	Energielösungen	Korrekturlösungen
▪ 5-%-Glucoselösungen, ▪ isotone NaCl-Lösung, ▪ isotone Elektrolytlösungen; ▪ Elektrolytlösungen werden in Voll-, Zweidrittel-, Halb- und Eindrittelelektrolytlösungen eingeteilt. Diese Einteilung richtet sich nach dem NaCl-Gehalt der Lösung. Voll bedeutet: 120 mmol/l. ▪ Vollelektrolytlösungen können mit einem Zusatz an Kohlehydraten versetzt sein und werden dann Ringerlösung genannt.	▪ hypertone Lösungen und höher konzentrierte Kohlehydratlösungen: Glukose 10 %, 20 % und 40 % ▪ Aminosäurelösungen: Aminofusin® ▪ Fettlösungen: Lipofundin® ▪ Mischlösungen: Aminomix®	▪ Lösungen zur Osmotherapie: Mannitol-Lösung ▪ Plasmaexpander zur Volumensubstitution: Dextran, HAES-steril® ▪ Elektrolytkonzentrate bzw. spezielle Elektrolytlösungen: Natriumhydrogencarbonatlösungen: $NaHCO_3$-Lösungen, Kaliumlösungen

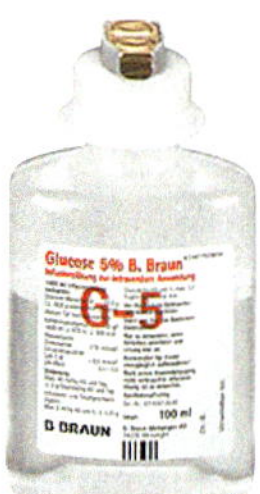

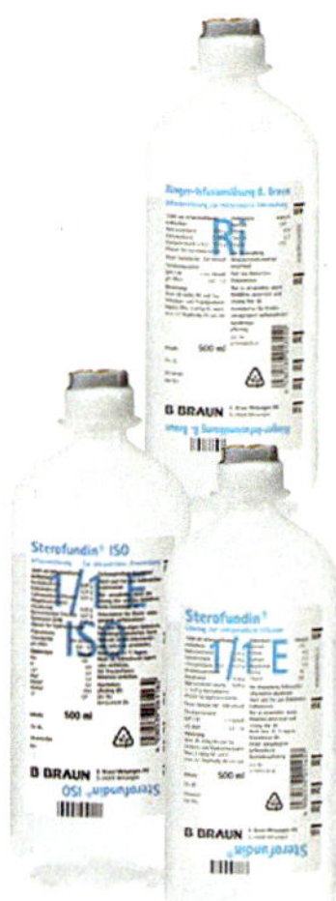

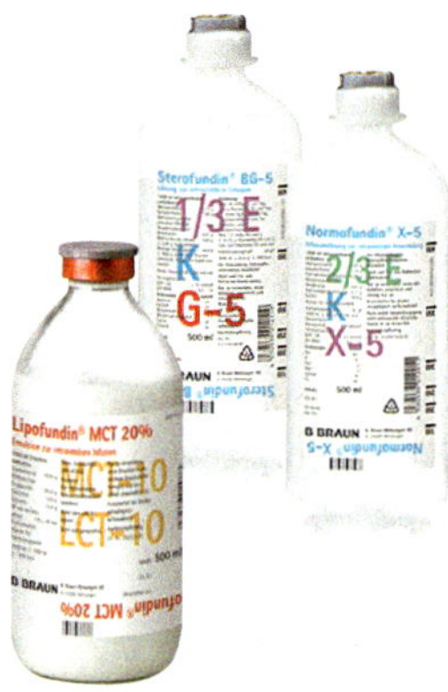

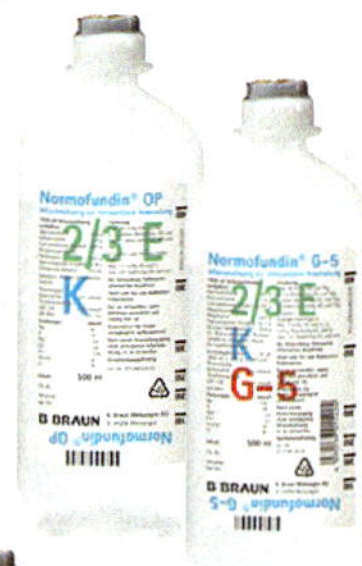

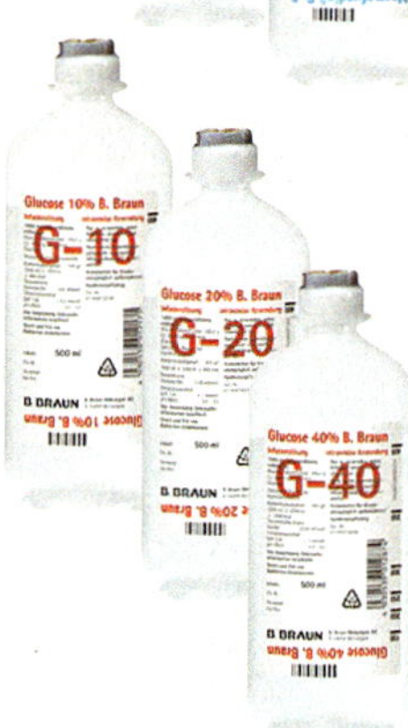

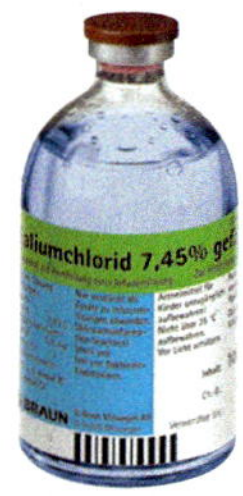

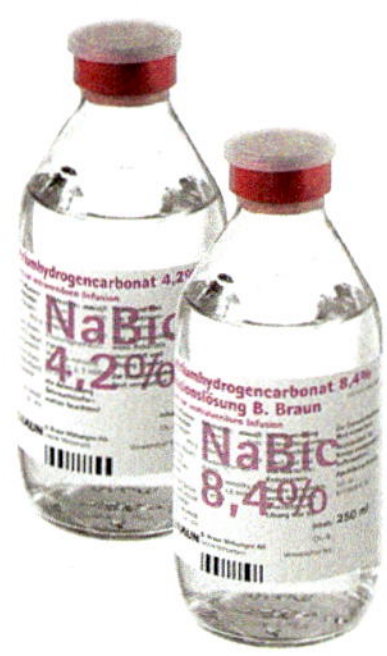

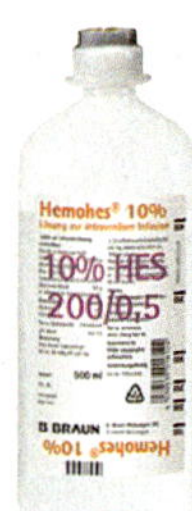

Komplikationen bei der Infusionstherapie

Um Komplikationen zu vermeiden, müssen alle Infusionslösungen steril und pyrogenfrei sein. pyrogen | 416

Häufige Komplikationen **peripherer Infusionen** sind:

- Die Venenverweilkanüle liegt an der Venenwand an und die Infusion fließt nicht mehr oder sehr langsam: Die Patientin bitten, z. B. den Arm etwas zu drehen.
- Verletzung des punktierten Blutgefäßes und Paravasatbildung („die Infusion läuft para"): Die Infusion fließt in das umliegende Gewebe, es kommt zur Schwellung, Rötung und die Patientin empfindet lokal Schmerzen. Infusion stoppen, den Zugang belassen und die Ärztin informieren.
- Thrombosierung des punktierten Gefäßes: Die Infusion fließt nicht mehr ein. Infusion stoppen, Zugang belassen oder entfernen, Ärztin informieren. Es muss ein neuer Zugang gelegt werden.

Häufige Komplikationen **zentraler Infusionen** sind Thrombosierung oder Verklebung des Katheters: Die Infusion fließt nicht mehr. Ist dies der Fall, wird die Ärztin informiert, diese spült den Katheter an. Bei Widerstand muss der Katheter neu gelegt werden. Würde man den Katheter gegen den Widerstand spülen, würden kleine Blutgerinnsel (Mikrothromben) in das Gefäßsystem eingespült werden, die zu Embolien führen können. Da das Neulegen für die Patientin belastend ist, einen hohen Arbeitsaufwand darstellt und auch eine ökonomische Belastung ist, werden zentrale Venenkatheter nicht abgestöpselt und immer unter Zufluss durch eine Infusion gehalten. In einigen Häusern werden die ZVK (mit einer Heparinlösung) geblockt, nach Abschluss der Infusionstherapie gespült, um so eine Thrombenbildung zu vermeiden.

Weitere Komplikationen können sein:

- Infektion der Punktionsstelle. Diese kann zur Phlebitis bzw. Sepsis führen. Bei sichtbaren Entzündungszeichen oder Angabe von Schmerzen seitens der Patientin: Zugang entfernen, Ärztin informieren.
- Allergische Reaktion der Patientin auf die Infusion: Infusion stoppen, Zugang belassen, Ärztin informieren.
- Blutverlust durch Herausreißen des Zuganges: Kompression der Punktionsstelle, Ärztin informieren.
- Luftembolie/Lungenembolie, dabei ist durch den Zugang Luft ins Gefäßsystem gelangt oder ein Thrombus wurde gelöst und in die Lungenarterien geschwemmt. Die Patientin klagt über Unwohlsein und Luftnot sowie stechende Schmerzen im Thorax und kann zyanotisch werden. Ärztin informieren, Patientin auf die Intensivstation verlegen.

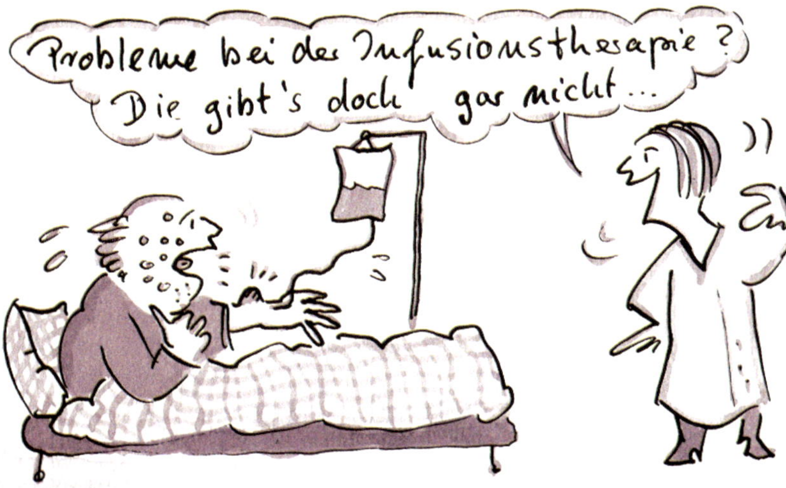

5.2.2 Zusammensetzung, Eigenschaften und Aufgaben des Blutes

Funktion und Bestandteile des Bluts

Das Blut ist das flexibelste System des menschlichen Organismus, es besteht aus freien Zellen, gelösten Stoffen und Wasser. Seine wichtigsten Funktionen im menschlichen Organismus sind:

- Transport von Nährstoffen, Stoffwechselendprodukten und gelösten Gasen
- Wärmetransport
- Gerinnung
- Abwehrfunktion

Das Blut ist an der Aufrechterhaltung der Homöostase, dem dynamischen Gleichgewicht des inneren Milieus, im Organismus beteiligt. Die Bildung der Blutzellen erfolgt im roten Knochenmark und beim Embryo zusätzlich in der Leber.

Als **Milieu** wird in diesem Zusammenhang die Umgebung, also die Zusammensetzung und die Bedingungen der Umgebung des Blutes bezeichnet. Zur Homöostase gehören: pH-Wert, Körpertemperatur, Blutkreislauf, Wasser- und Elektrolythaushalt.

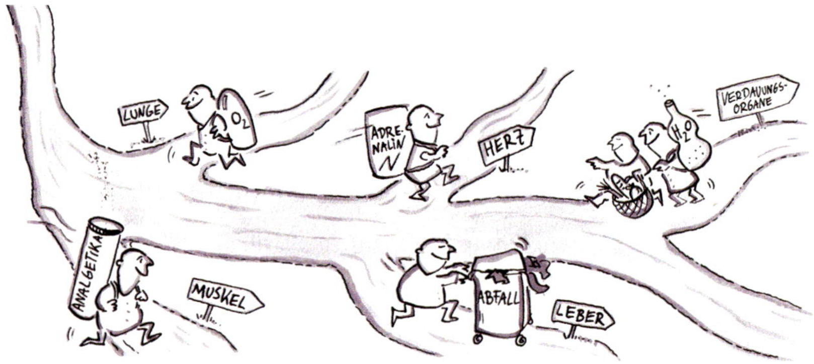

Das Blut besteht zu 45 % aus festen und zu 55 % aus flüssigen Bestandteilen. Die festen Bestandteile sind die Blutzellen [Abb. 1]:

- rote Blutkörperchen (*Erythrozyten*)
- weiße Blutkörperchen (*Leukozyten*)
- Blutplättchen (*Thrombozyten*)

Die **flüssigen Bestandteile** (Blutplasma) sind Wasser, Elektrolyte, Aminosäuren, Glukose, Vitamine, Hormone, Enzyme und andere im Blut gelöste Bestandteile. Weiterhin gehören dazu die Blutproteine: Albumine, Globuline (Alpha-1-, Alpha-2-, Beta- und Gamma-Globulin), Fibrinogen und andere Gerinnungsfaktoren

Enthält das Plasma kein Fibrinogen mehr, spricht man von Serum [Abb. 2].

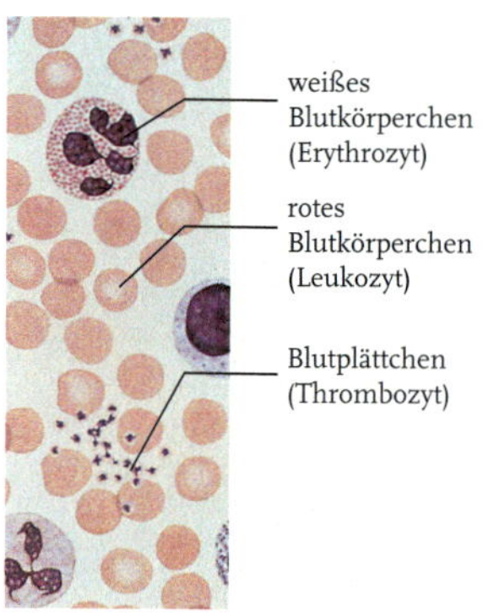

[1] Blutzellausstrich

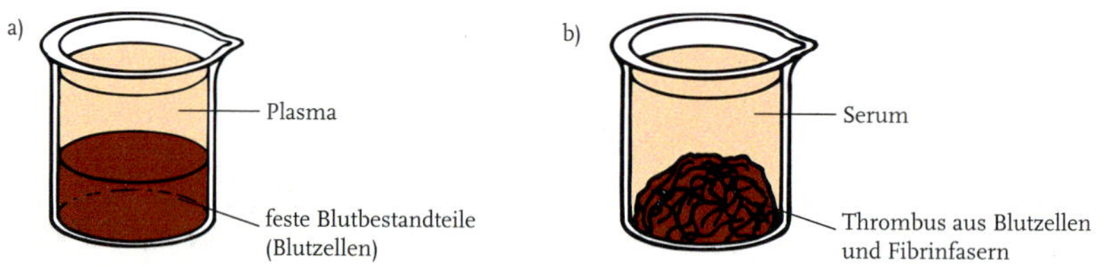

Ungeronnenes Blut
Das ungeronnene Blut setzt sich zusammen aus
- Plasma (flüssige Blutbestandteile) und
- Blutzellen (feste Blutbestandteile).

Geronnenes Blut
Im Plasma befindet sich der Gerinnungsstoff Fibrinogen. Bei der Blutgerinnung vernetzt sich das Fibrinogen zu Fibrinfasern und bildet mit den Blutzellen den Thrombus (das Gerinnsel). Die nach der Gerinnung überstehende Flüssigkeit ist das Serum. Serum ist Plasma ohne den Gerinnungsstoff Fibrinogen.

[2] Blutbestandteile von geronnenem und ungeronnenem Blut

Blutzellen

Erythrozyten

Erythrozyten sind kernlos und haben eine bikonkave Form [Abb. 3]. Dadurch können sie sehr effektiv zu Säulen gestapelt im Blutgefäßsystem transportiert werden: Durch ihre gute Verformbarkeit können sie Kapillaren mit einem Durchmesser ab ca. 5 µm passieren. Ihre bikonkave Form vergrößert ihre Oberfläche, wodurch ein besserer Gasaustausch möglich ist. Sie sind die mengenmäßig größte Gruppe der Blutzellen. Die Aufgabe der Erythrozyten besteht im Transport der gelösten Gase Sauerstoff und Kohlenstoffdioxid. Durch die Bindung des Kohlenstoffdioxids nehmen sie an der Regulation des pH-Wertes teil.

bikonkav
von zwei Seiten her zum Mittelpunkt hin gewölbt

Erythrozyten enthalten den roten Blutfarbstoff Hämoglobin. Dieses besteht aus Häm und Globin. Im Zentrum des Häms befindet sich ein Eisenion [Abb. 4]. Das Hämoglobin bindet die Blutgase chemisch und ermöglicht so deren Transport.

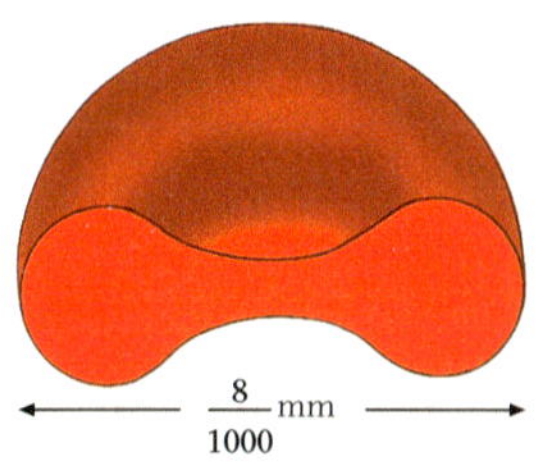

[3] Halbiertes rotes Blutkörperchen

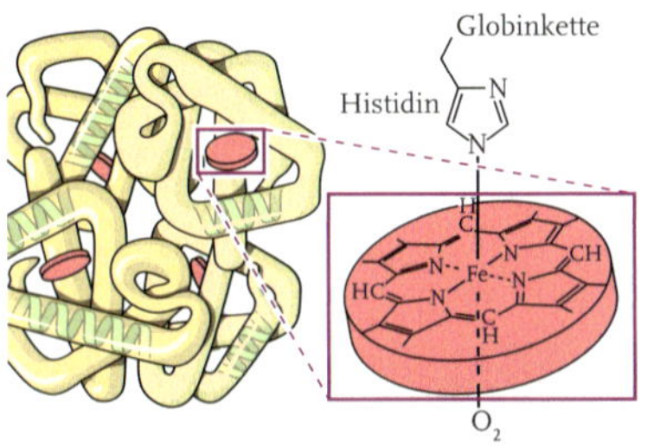

[4] Modell des Hämoglobins und Aufbau von Häm

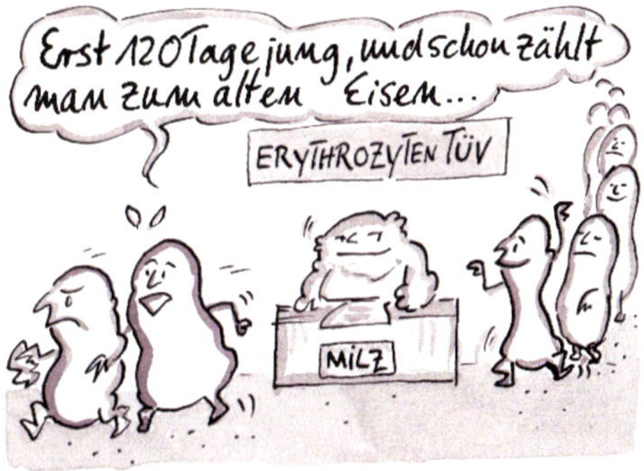
Erst 120 Tage jung, und schon zählt man zum alten Eisen...
ERYTHROZYTEN TÜV
MILZ

Die Bildung der Erythrozyten erfolgt beim Erwachsenen im roten Knochenmark und wird durch das Hormon Erythropoetin aus dem Nierengewebe angeregt. Erythrozyten leben ca. 120 Tage und werden danach in der Milz abgebaut. Der Abbau des Hämoglobins erfolgt in drei Schritten.

Makrophagen | 801
Bilirubin | 276
Niere | 340

1. Zuerst wird es von Makrophagen im Blut in Globin und Häm gespalten.
2. In der Leber wird Häm zu Bilirubin und Urobilinogen abgebaut und
3. zum größten Teil als Bilirubin über die Leber und Galle sowie als Urobilinogen über die Niere ausgeschieden.

Dabei wird der größte Teil des Eisens aus dem Häm zurückgewonnen und wieder in neue Erythrozyten eingebaut.

Bei Neugeborenen werden ebenfalls bereits Erythrozyten zu Bilirubin abgebaut. Jedoch ist ihre Leber, die nun die Aufgabe des Abbaus übernehmen muss, noch nicht reif genug; gleichzeitig sind die Neugeborenen bereits vom mütterlichen Blutkreislauf, der bis zur Geburt diese Aufgabe übernommen hat, abgetrennt. Aus diesem Grund kommt es zum Neugeborenenikterus.

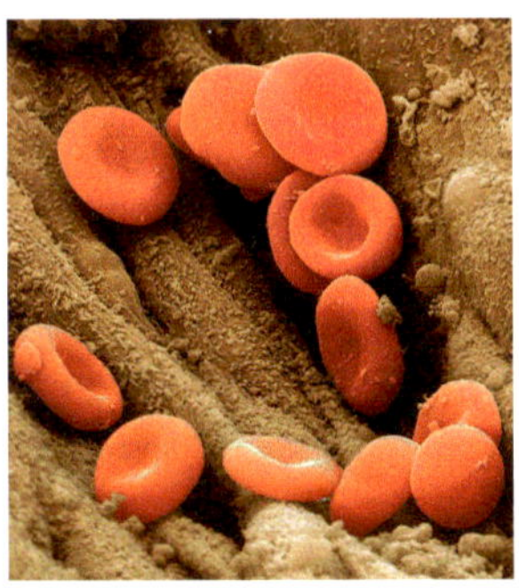

[5] Erythrozyten unter dem Elektronenrastermikroskop

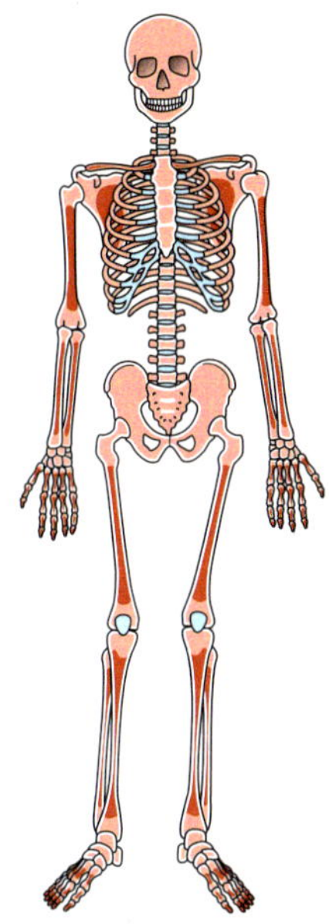

[6] Die rot gekennzeichneten Stellen sind Orte der Blutbildung: hell- und tiefrote Flächen beim Kleinkind, hellrote Flächen beim Erwachsenen.

Leukozyten

Leukozyten bilden die Immunabwehr des Körpers. Es gibt verschiedene Leukozyten, die im Differentialblutbild dargestellt werden.

- Granulozyten werden in eosinophile, basophile und neutrophile eingeteilt. Die Bezeichnung stammt von ihrer Färbbarkeit im Zellausstrich. Eosinophile werden von Eosin gefärbt, basophile werden im basischen Milieu gefärbt und neutrophile lassen sich kaum färben. Weiterhin unterscheidet man noch stabkernige „junge“ von segmentkernigen normalen Granulozyten.
- Monozyten entwickeln sich zu den Fresszellen (*Makrophagen*).
- Lymphozyten werden in B- und T-Lymphozyten unterteilt.

Die Granulozyten und Monozyten bilden die unspezifische und die Lymphozyten die spezifische Immunabwehr.

Immunabwehr | 2

Alle Leukozyten werden im roten Knochenmark gebildet. Leukozyten bewegen sich wie Amöben: Granulozyten und Makrophagen sind in der Lage, andere Zellen oder Zelltrümmer zu phagozytieren. Die Lebensdauer der Leukozyten variiert.

Phagozytose Umschließen und Auflösen einer fremden Zelle bzw. eines fremden Zellteiles.

Leukozyten-Untergruppen		Funktion	% Anteil / erhöht bei
stabkernige Granulozyten „junge“ Granulozyten	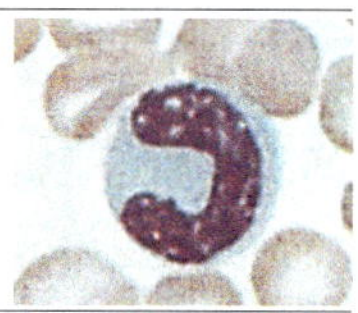	Phagozytose	bis 5 % der Leukozyten schweren bakteriellen Infektionen
segmentkernige Granulozyten normale Granulozyten = „Mikrophagen“	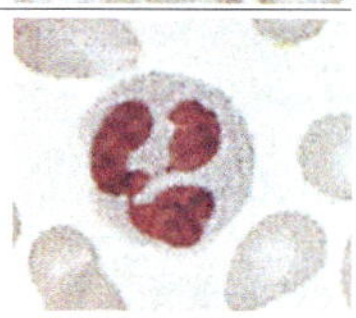	Phagozytose	40 – 70 % der Leukozyten bakteriellen Infektionen und unspezifischen Entzündungen
eosinophile Granulozyten	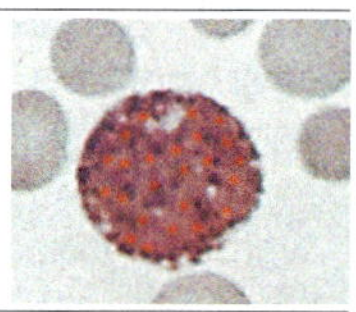	Parasitenabwehr, Allergien	bis 4 % der Leukozyten Allergien
basophile Granulozyten	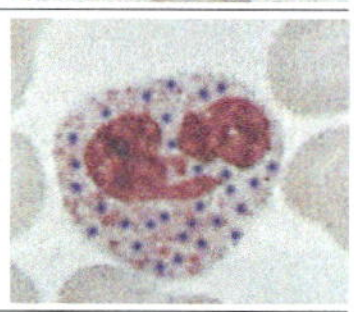	Allergien u. a.	bis 1 % der Leukozyten Allergien
Lymphozyten	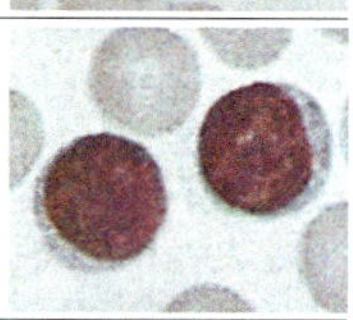	Immunabwehr, z. B. Virenabwehr	25 – 40 % der Leukozyten Virusinfektionen
Monozyten	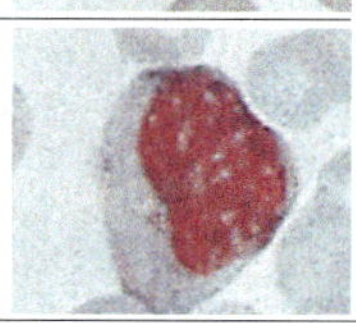	bilden Makrophagen, Phagozytose	bis 7 % der Leukozyten Mononukleose (Pfeifferschem Drüsenfieber)

[Tab. 1] Differenzialblutbild

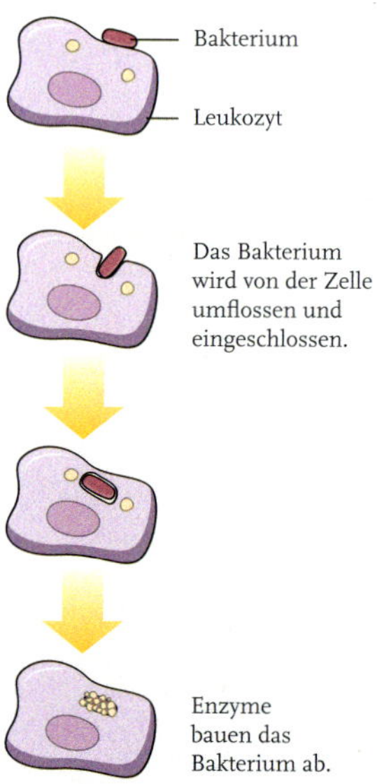

[1] Phagozytose

Thrombozyten

Die Thrombozyten bilden den ersten Schritt der Blutgerinnung. Sie entstehen ebenfalls aus Zellen des roten Knochenmarks. Im Lauf ihrer Bildung zerfallen die Vorläuferzellen in einzelne Bruchstücke, die kernlosen, unregelmäßig geformten Thrombozyten. Thrombozyten werden ein bis zwei Wochen nach ihrer Bildung in der Milz und der Leber wieder abgebaut.

Vorkommen und Entwicklung der Blutzellen

Blutzelle von den kleinsten zu den größten geordnet	Vorkommen pro mm^3 Blut
Thrombozyten	200 – 300 10^3
Erythrozyten	4,5 – 5 10^6
Leukozyten	4 – 10 10^3
Lymphozyten	20 – 45 % der Leukozyten
Granulozyten:	60 % der Leukozyten
Eosinophile	2 – 4 % der Granulozyten
Basophile	< 2 % der Granulozyten
Neutrophile	20 – 70 % der Granulozyten
Monozyten	2 – 10 % der Leukozyten

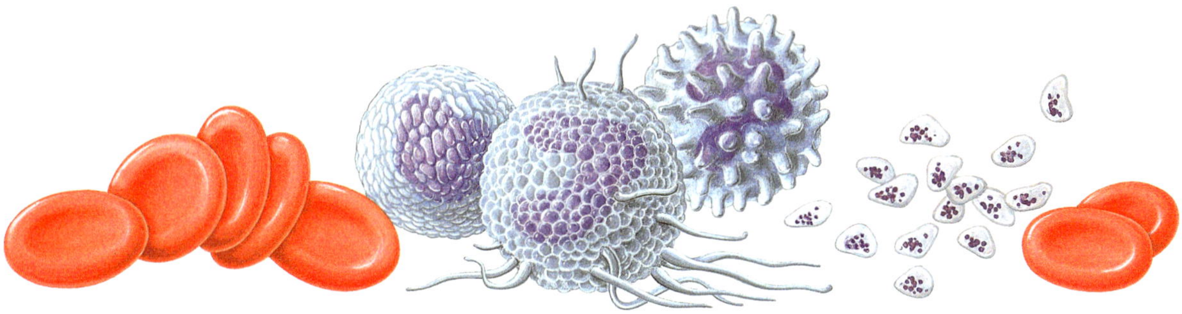

[2] Rote Blutkörperchen: 8 μm; weiße Blutkörperchen sind fast doppelt so groß. Daneben die viel kleineren Blutplättchen.

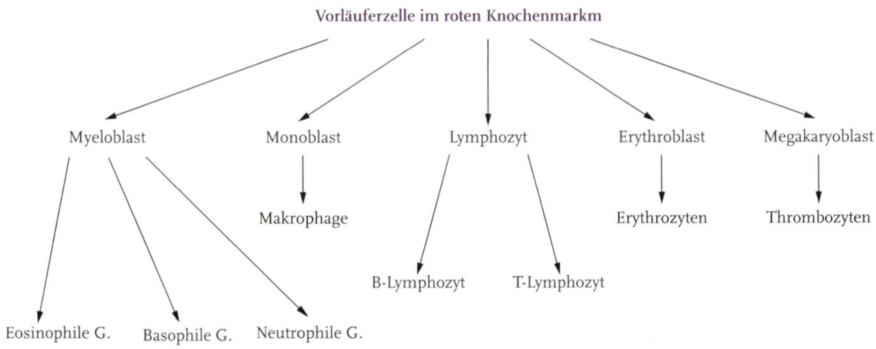

[3] Stammbaum aller Abwehrzellen aus der Vorläuferzelle (Stammzelle) im Knochenmark

Blutgerinnung

Das Blutgerinnungssystem besteht einerseits aus den Thrombozyten und andererseits aus den Gerinnungsfaktoren (v. a. IX und X) im Plasma, die in der Leber gebildet werden. Die Blutgerinnung kann durch Reize von außen (*extrinsisch*) und durch Reize innerhalb des Gerinnungssystems (*intrinsisch*) ausgelöst werden.

Das Gerinnungssytem schützt den Organismus vor zu großen Blutverlusten. Fehlfunktionen bestehen darin, dass durch Veränderungen die Gerinnung zu früh oder an der falschen Stelle ausgelöst wird (Thrombose |152) oder dass bei Fehlen von Gerinnungsfaktoren oder zu starken Blutungen kein Thrombus gebildet werden kann (Bluterkrankheit |2).

Als extrinsiche Reize werden Verletzungen mit Blutungen bezeichnet, die zu einer schnellen Gerinnung führen. Intrinsische Reize sind Veränderungen der Gefäßoberfläche (Endothelschaden, Ablagerungen); sie führen zu einer langsameren Gerinnung.

Wird ein Blutgefäß verletzt, so laufen die folgenden Schritte zur Stillung der Blutung und zur Bildung eines Thrombus ab:

1. Kontraktion der glatten Gefäßmuskulatur zur Stillung der Blutung und Aktivierung des extrinsischen Systems
3. Durch den aktivierten Faktor III Thrombozytenaggregation (Zusammenklumpung) und provisorischer Verschluss der verletzten Stelle
4. Aktivierung der Gerinnungskaskade und Umwandlung von Prothrombin zu Thrombin und dadurch Umwandlung von Fibrinogen zu Fibrin
5. Fibrinfäden bilden ein Netz an der Verletzungsstelle, es entsteht ein Thrombus (weißer Thrombus)
6. Ablagerung von Erythrozyten im Fibrinnetz und Bildung eines dauerhaften, organisierten Thrombus (roter Thrombus)
7. Reorganisation des Thrombus, nachdem das verletzte Gewebe wieder verschlossen wurde (s. Wundheilung)

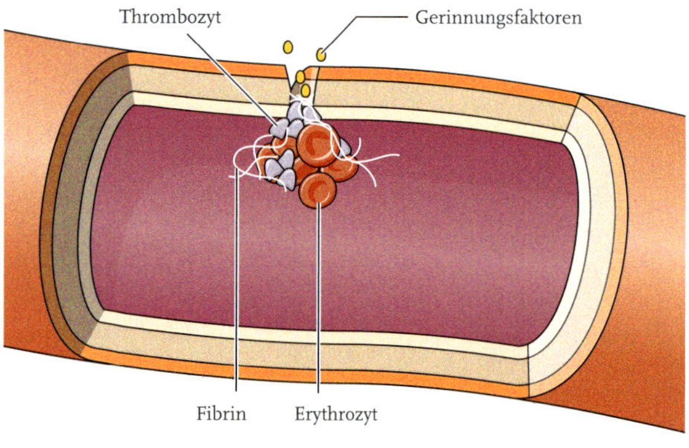

[1] An der Blutgerinnung beteiligte Strukturen

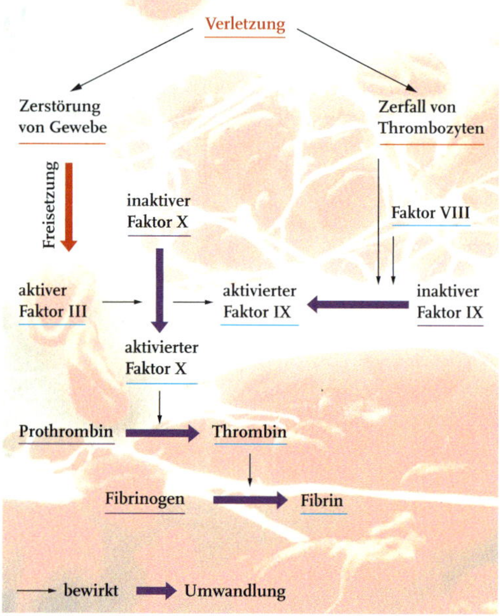

[2] Gerinnungskaskade

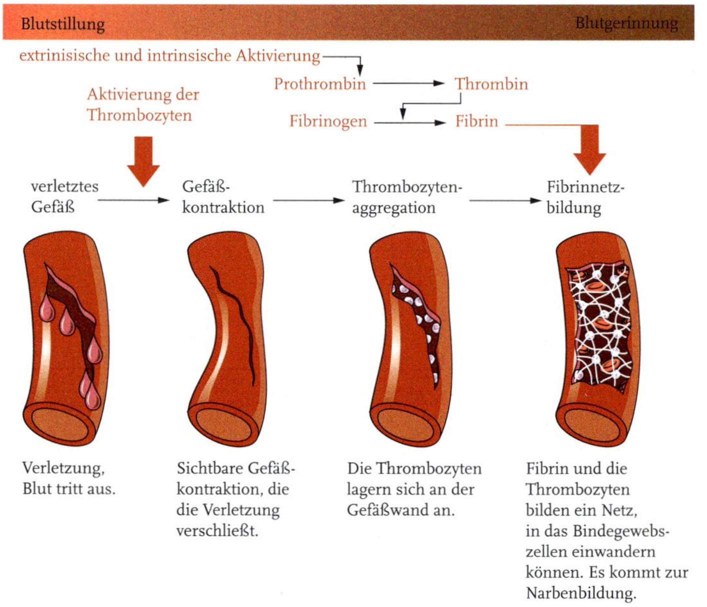

[3] Von der Blutstillung zur Blutgerinnung

Blutgruppensysteme

Auf den Erythrozyten befinden sich die Blutgruppeneigenschaften. Zu Beginn des 20. Jahrhunderts (1901) entdeckte Karl Landsteiner [Abb. 4], dass es Unverträglichkeitsreaktionen zwischen dem Blut verschiedener Personen gibt. Dies traf aber nicht auf alle Personen zu, nur bestimmte Kombinationen der Blutproben reagierten miteinander. Nach ausführlicher Untersuchung entdeckten Landsteiner und seine Mitarbeiter dabei die AB0-Eigenschaftten des Blutes.

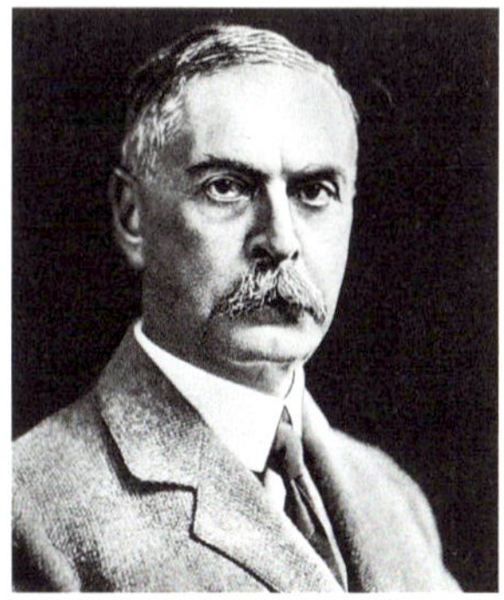

[4] K. Landsteiner

Alle Blutgruppeneigenschaften sind Proteinstrukturen auf der Außenhülle der Erythrozyten. Im Serum derselben Person befinden sich keine Antikörper gegen diese Eigenschaften, aber sehr wohl Antikörper gegen andere Blutgruppen. Es gibt sehr viele verschiedene Blutgruppensysteme, es sollen im Folgenden das AB0-System und das Rhesus-System besprochen werden. Das Kell-System beschreibt die dritthäufigste Eigenschaft auf den Erythrozyten. Sie ist bei ca. 9 % der Menschen in Deutschland und Österreich vertreten. Antikörper werden beim ersten Kontakt mit blutgruppenungleichem Blut erworben. Unverträglichkeiten des AB0-, Rhesus- und Kell-Systems führen zu schweren Transfusionszwischenfällen, die tödlich enden können. Die Mischung blutgruppenungleichen Blutes – insbesondere bei Unterschieden im AB0-, im Rhesus- und im Kell-System führen zum Zerfall der Erythrozyten (*Hämolyse*).

ABo-System

Landsteiner nummerierte die unterschiedlichen Blutproben einfach mit Buchstaben durch, daher A und B. Er fand zuerst vier Varianten der Eigenschaften [Abb. 5]:

- Probe A reagierte mit Probe B
- Probe B mit Probe A
- eine Gruppe, die mit A und B reagierte: AB (zuerst C genannt)
- und eine Gruppe, die nicht reagierte: 0

An der Verteilung der einzelnen Blutgruppen auf den verschiedenen Kontinenten können prähistorische Völkerwanderungen nachvollzogen werden.
In Deutschland sieht die Verteilung folgendermaßen aus:

Gruppe 0 41,21 %
Gruppe A 43,26 %
Gruppe B 10,71 %
Gruppe AB 4,82 %

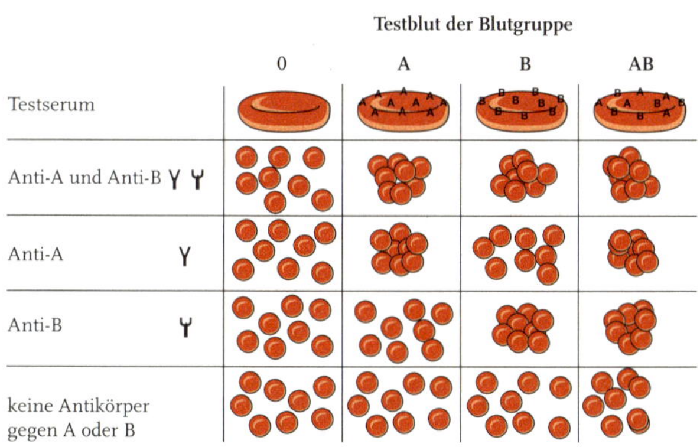

Testkarte zum AB0-System:

Das Testblut verklumpt (agglutiniert) mit den passenden Antikörpern, die sich im Testfeld befinden:
1. Spalte: Blut der Gruppe 0 verklumpt mit keinem der Testseren.
2. Spalte: Blut der Gruppe A verklumpt mit Anti-A sowie einer Mischung aus Anti-A und Anti-B.
3. Spalte: Blut der Gruppe B verklumpt mit Anti-B sowie einer Mischung aus Anti-A und Anti-B.
4. Spalte: Blut der Gruppe AB verklumpt mit allen drei Testseren.

[5] Blutgruppentest im Modell

Im Einzelnen heißt das, dass das Blut der Gruppe A im Serum Antikörper gegen B (Anti-B) hat und dadurch mit Blut der Gruppe B und AB reagiert [Abb. 1].

- Gruppe B hat im Serum Anti-A und reagiert mit Gruppe A und AB.
- Gruppe AB hat keine Antikörper, reagiert deshalb mit keiner anderen Probe.
- Gruppe 0 hat Anti-A uns Anti-B und reagiert deshalb mit A, B und AB.

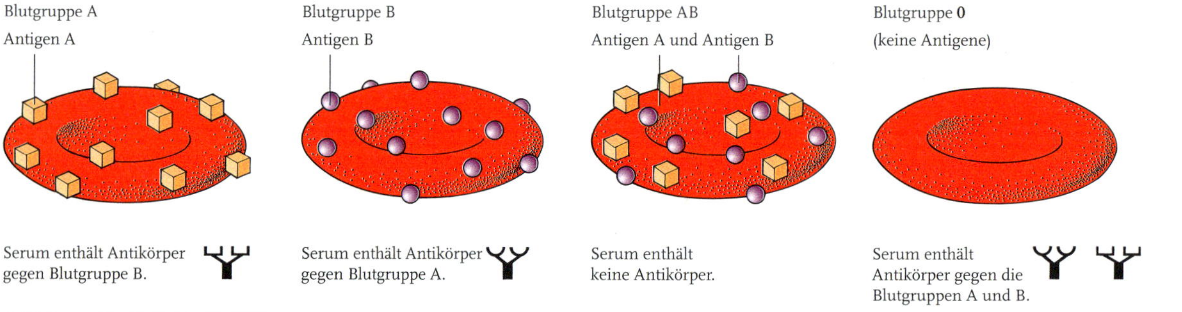

[1] Antigene und Antikörper der verschiedenen Blutgruppen

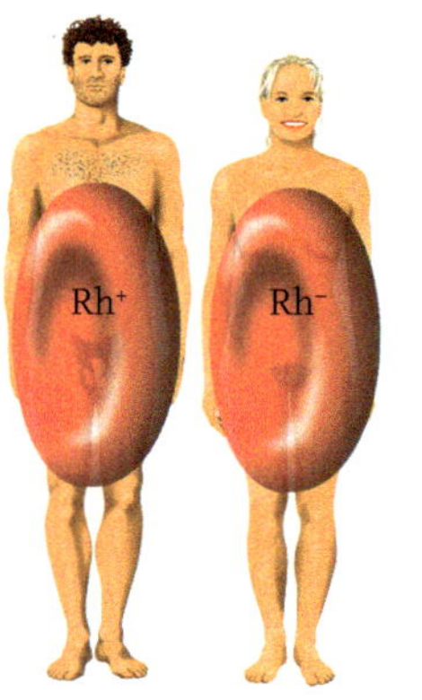

[2] Die problematische Konstellation: Vater Rh+, Mutter rh–

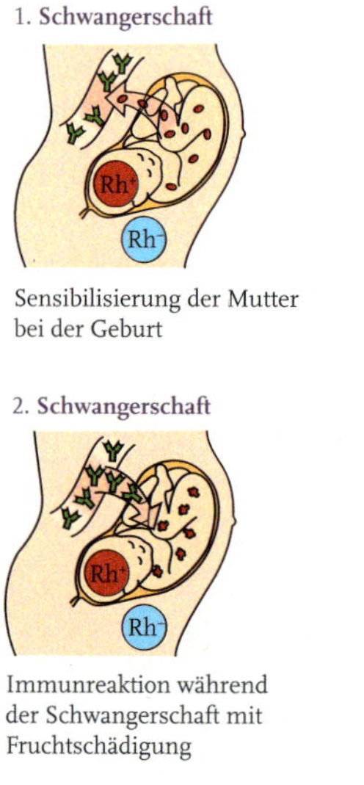

Die beschriebene Reaktion wird Agglutination genannt. Dabei verklumpen die Erythrozyten und werden danach aufgelöst (*hämolysiert*). Es findet eine Antigen-Antikörper-Reaktion statt. Dabei sind die Eigenschaften der Blutgruppe die Antigene.

Die Blutgruppeneigenschaften werden vererbt, die Antikörper des AB0-Systems ebenfalls. Alle anderen Antikörper werden durch den Kontakt mit Blutgruppen ungleichen Blutes erworben.

Das Rhesus-System

Ein weiteres System ist das Rhesus-System. Es erhielt seinen Namen, da die Eigenschaften 1937 von Landsteiner erstmals bei Rhesusaffen entdeckt wurden. Er nummerierte die Eigenschaften weiterhin mit Buchstaben, sodass diese Eigenschaft den Buchstaben D erhielt. Man schreibt „D“ oder D-positiv, wenn die Eigenschaft vorhanden ist. Wenn die Eigenschaft nicht vorhanden ist, wird dies mit einem Kleinbuchstaben „d“ oder D-negativ gekennzeichnet. In Deutschland haben ca. 85 % der Bevölkerung die Eigenschaft D-positiv. 15 % der Bevölkerung sind d-negativ, Antikörper gegen D werden erst bei Kontakt mit Rhesus- oder D-positivem Blut gebildet. Der Kontakt kann durch Bluttransfusionen oder bei Schwangerschaften und Entbindungen erfolgen. Sobald Antikörper vorhanden sind, führt dies bei jeder weiteren Schwangerschaft mit einem Rhesus-positiven Kind zu Antigen-Antikörper-Reaktionen beim Kind, da die Antikörper die Plazentaschranke durchdringen können [Abb. 2]. Dies äußert sich beim ungeborenen Kind mit Hämolyse, Ikterus und schlimmstenfalls Fehlgeburt.

Da die Rhesus-Eigenschaft dominant vererbt wird, tritt sie häufig auf, und es kommt oft vor, dass Mütter mit der Blutgruppe Rhesus-negativ ein Rhesus-positives Kind erwarten und entbinden. Um die Antikörperbildung zu verhindern, erhalten die Frauen kurz vor bzw. nach der Entbindung eine Anti-D-Prophylaxe wie bei einer passiven Immunisierung.

passive Immunisierung | 2

Frau (Mutter)	Mann (Vater)	Kind	Rhesus-Unverträglichkeit	Anti-D-Prophylaxe
rh–	rh–	rh–	Nein	Nein
Rh+	Rh+	Rh+	Nein	Nein
Rh+	rh–	Rh+	Nein	Nein
rh–	Rh+	Rh+	Ja	Ja

Aufbau und Aufgaben des Lymphsystems 5.2.3

Das Lymphsystem besteht aus den primären lymphatischen Organen Knochenmark und Thymus sowie den sekundären lymphatischen Organen

- Lymphbahnen,
- Lymphknoten,
- Milz,
- Waldeyer-Rachenring und
- lymphatisches Gewebe im Dünndarm, Wurmfortsatz und Dickdarm, der Speiseröhre und den Bronchien.

Der **Wurmfortsatz** wird auch als Darmtonsille bezeichnet. (|264)

Die Aufgabe des Lymphsystems besteht in erster Linie in der Immunantwort und Immunabwehr des Organismus gemeinsam mit den Leukozyten. Die zweite Funktion besteht in den Transportaufgaben der Lymphflüssigkeit. Die Lymphbahnen transportieren Flüssigkeit (Lymphe) aus den Zellzwischenräumen (*Interstitium*) sowie im Bereich des Verdauungssystems die Nahrungsfette. Die **Lymphe** setzt sich zusammen aus

- Wasser,
- Elektrolyten,
- Aminosäuren,
- Glukose,
- Vitaminen,
- Hormonen,
- Enzymen,
- Proteinen und
- Zelltrümmern.

In der Lymphe befinden sich Lymphozyten. Die Zusammensetzung entspricht weitgehend der des Plasmas, wobei der Proteingehalt deutlich geringer ist. Die Lymphe ist ein Plasmafiltrat. Es werden täglich ca. 2 l Lymphe transportiert.

Mediastinum | 259

Die **primären lymphatischen Organe** bilden und prägen die Lymphozyten.

Im **Knochenmark** findet die Bildung aller Blutzellen, auch der B-Lymphozyten, statt. Der **Thymus** ist ein maximal 40 g schweres Organ im Mediastinum, er liegt hinter dem Brustbein. Er steigert seine Aktivität bis zu Beginn der Pubertät, danach geht seine Größe zurück und der größte Teil des Gewebes wird in Fettgewebe umgewandelt. In diesem Zustand sind nur noch einzelne Inseln in dem Organ zu finden, die bei einem entsprechenden Reiz (z. B. schwere Infektion mit unbekannten Erregern) wieder aktiv werden können. Die Aktivität des Thymus ist eng mit der Entwicklung des Immunsystems gekoppelt. Der Thymus steuert über die Hormone Thymosin und Thymopoetin die Reifung der Lymphozyten in den Lymphknoten. Im Thymus reifen die aus dem Knochenmark stammenden Vorläuferzellen zu T-Lymphozyten, das heißt: „Sie werden geprägt." Nach der Pubertät findet die Reifung der T-Lymphozyten in den sekundären lymphatischen Organen statt.

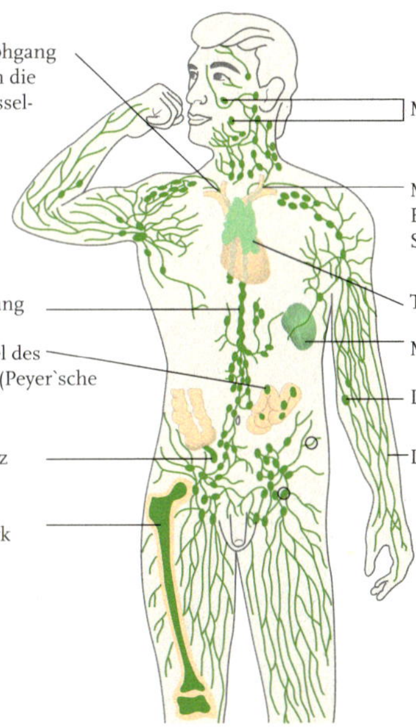

[3] Lymphatische Organe

Die **sekundären lymphatischen Organe** haben die Aufgabe, die Lymphozyten zu speichern und bei Bedarf zur Immunabwehr freizusetzen. Die **Lymphbahnen** verlaufen parallel zu den Blutgefäßen, sie beginnen in der Peripherie und verlaufen proximal, indem mehrere kleine Lymphbahnen zu größeren zusammengefasst werden [Abb. 1]. An den Zuflussstellen befinden sich Lymphknoten. Die Lymphbahnen münden im rechten und linken Venenwinkel in das venöse Gefäßsystem. Die **Lymphknoten** sind bohnenförmige, einige Millimeter große Knoten, die sich an Schaltstellen der Lymphbahnen befinden. Es gibt regionäre Lymphknoten, die die Lymphe aus einer Region sammeln und filtern, sowie Sammellymphknoten, die mehrere Gebiete zusammenfassen und sich an den großen Gefäßen befinden. Die Lymphknoten haben folgende Aufgaben:

- Spezifische Immunabwehr; in den Lymphknoten reagieren die Lymphozyten mit den Antigenen
- Filtration der Lymphe von Fremdstoffen z. B. Zelltrümmer von Tumorzellen

Lymphknoten sind aus einer Rinde, einem Mark und der parakortikalen Zone, dem Gebiet zwischen Rinde und Mark, aufgebaut. Sie besitzen mehrere zuführende Lymphgefäße und ein abführendes Gefäß [Abb. 2]. Parallel zum abführenden Gefäß verlaufen ein arterielles und ein venöses Gefäß. Lymphknoten sind von einer bindegewebigen Kapsel umgeben. Im Körper befinden sich 700 – 900 Lymphknoten.

Die **Milz** (*Lien* oder *Splen*) ist ein bohnenförmiges Organ. Sie liegt im linken Oberbauch, ist 4 cm dick, 7 cm breit und 11 cm lang. Ihre Aufgaben sind

- Abbau der Erythrozyten: Im Kapillarsystem der Milz werde alte Erythrozyten zurückgehalten und phagozytiert;
- Bildung von Lymphozyten;
- Bildung von Erythrozyten in der Fetalzeit und
- Speicherung von 30 % aller Thrombozyten: Diese werden im Fall einer Verletzung freigesetzt und lösen die Blutgerinnung aus.

In der Milz befinden sich viele B-Lymphozyten, die im Falle des Kontaktes mit Antigenen die Abwehrreaktion ermöglichen. Bei Verletzungen der Milz kann es zu einem starken Blutverlust kommen. Wenn dann die Milz entfernt werden muss, übernehmen die anderen lymphatischen Organe ihre Funktionen.

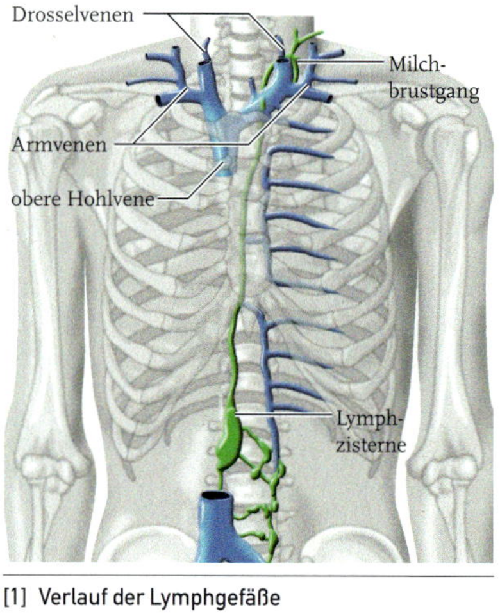

[1] Verlauf der Lymphgefäße

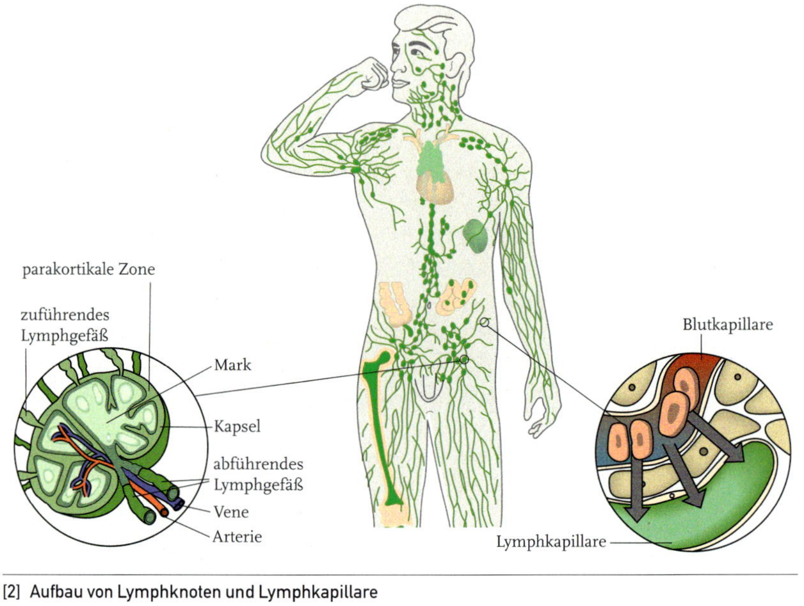

[2] Aufbau von Lymphknoten und Lymphkapillare

Der **Waldeyer-Rachenring** ist eine Schutzbarriere im Rachen. An dieser Stelle kommt der Organismus mit den meisten Fremdorganismen in Kontakt, und der Rachenring schützt vor diesen und eventuellen Infektionen.
Zum Waldeyer-Rachenring gehören die Tonsillen [Abb. 3]:

- Gaumenmandel (*Tonsilla palatina*)
- Rachenmandel (*Tonsilla pharyngealis*)
- Tubenmandel (*Tonsilla tubaria*)
- Zungenmandel (*Tonsilla lingualis*)

Die Tonsillen sind lymphatische Organe, die der spezifischen Abwehr dienen, ihre Oberfläche enthält T-Lymphozyten und Makrophagen. Tonsillen bestehen aus zahlreichen kleinen Lymphknoten. Sie sind im Rachenbereich mit mehrschichtigem unverhorntem Plattenepithel überzogen und auf ihrer Oberfläche können sich im Fall einer Infektion |Eiterstippchen bilden.

Eiter besteht aus abgestorbenen Bakterien, Zelltrümmern und eosinophilen Granulozyten.

Bei Erwachsenen können die Tonsillen stark zerklüftet sein und dauerhaft Eiterherde enthalten, dann müssen sie operativ entfernt werden. Bei Kindern ist häufig die Rachenmandel vergrößert. Sie verlegt die |Nasenöffnung (*Choanen*) und erschwert dadurch die Nasenatmung. Diese Kinder atmen dann häufig mit offenem Mund. Dabei kann es zu einer Mangelversorgung mit Sauerstoff kommen, was zu Konzentrationsstörungen führt. In diesem Fall wird die Rachenmandel entfernt.

Nasenöffnung | 388
Ohrtrompeten | 223
Mittelohrentzündung | 225

Bei Infekten können durch die Vergrößerung der Rachenmandel und der Tubenmandeln die |Ohrtrompeten verlegt sein. Es kommt dann schneller zu Hörproblemen und |Mittelohrentzündungen bei Kindern.

Das **lymphatische Gewebe im Darm, in der Speiseröhre und in den Bronchien** besteht ebenfalls aus kleinen Lymphknoten und dient der regionalen Immunabwehr an Stellen, an denen ein erhöhtes Infektionsrisiko besteht [Abb. 4].

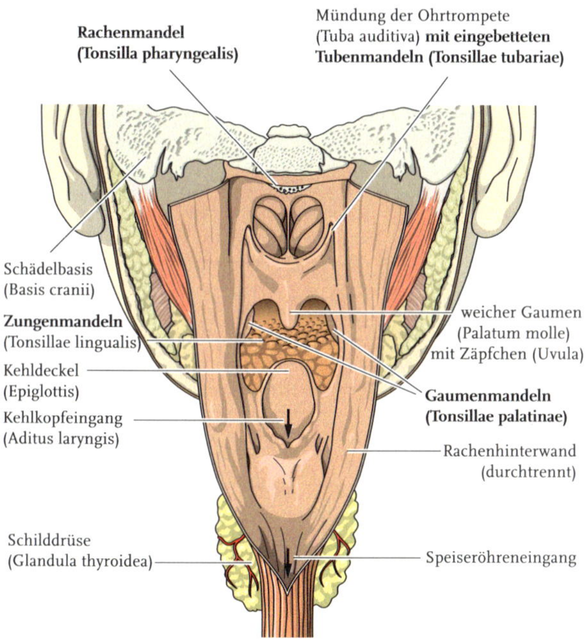

[3] Waldeyer-Rachenring

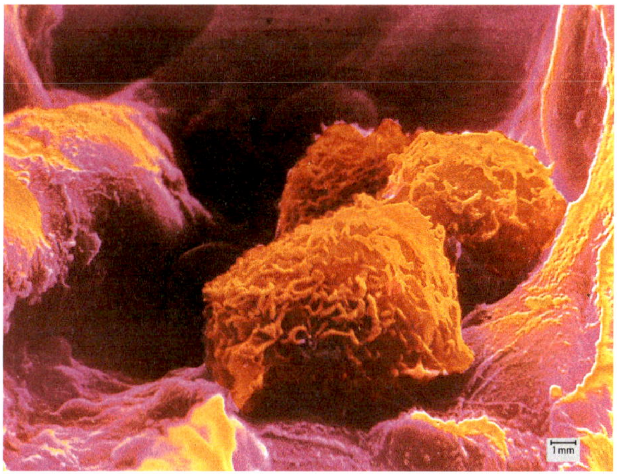

[4] Drei Makrophagen patrouillieren in den Lungenbläschen, eine besonders gefährdete Eingangspforte in den Körper.

5.2.4 Die Transfusionstherapie

Unter Transfusion versteht man die Übertragung von Blut bzw. Blutprodukten von einer Spenderin auf eine Empfängerin. Folgende Möglichkeiten der Transfusion sind möglich:

- Transfusion von Erythrozytenkonzentraten
- Transfusion von Plasma
- Transfusion von Gerinnungsfaktoren
- Transfusion von Vollblut (heute nicht mehr üblich, da häufig Unverträglichkeiten vorkommen und Patientinnen meist nur eine Komponente benötigen)

Bei der Spende unterscheidet man zwischen Fremdblutspende und Eigenblutspende.

Gewinnung von Spenderblut

Jede Gesunde zwischen 18 und 65 (Plasma) oder 68 (Blut) Jahren darf Blut spenden. Die Blutspende ist freiwillig und nicht kommerziell. Man unterschiedet zwischen einer Vollblutspende und einer Plasmaspende.

Bei der **Vollblutspende** dürfen maximal 10 % des Blutvolumens gespendet werden, das sind ca. 500 ml. Blut darf alle 8 – 12 Wochen gespendet werden. Die Blutspende darf für die Spenderin kein gesundheitliches Risiko beinhalten. Das Blut wird in seine Komponenten aufgeteilt, da es so besser zu konservieren ist und Patientinnen häufig nur einen Bestandteil benötigen.

Bei der **Plasmaspende** werden der Spenderin die zellulären Bestandteile wieder zugeführt. Es werden pro Spende ca. 600 ml Plasma abgegeben. Pro Jahr dürfen von einer Spenderin maximal 25 l Plasma gespendet werden bzw. darf sie maximal 40-mal zur Plasmaspende kommen. Es ist auch möglich, Thrombozyten isoliert zu spenden.

Die Eigenblutspende kann vor großen operativen Eingriffen durchgeführt werden, wenn die Patientin nach der Operation wahrscheinlich eine Transfusion benötigen wird. Wenn keine gesundheitlichen Risiken dagegensprechen, spendet die Patientin vor dem geplanten Eingriff ca. 500 ml Blut. Dieses steht dann nur zu ihrer Verfügung für den Fall, dass sie nach der Operation eine Transfusion benötigt.

Lebensretter Blutspenden

Blut spenden können alle gesunden Menschen zwischen 18 und 68 Jahren mit einem Körpergewicht von mindestens 50 kg.

Vollblutspenden sind möglich bei
- Frauen: alle drei Monate
- Männern: alle zwei Monate

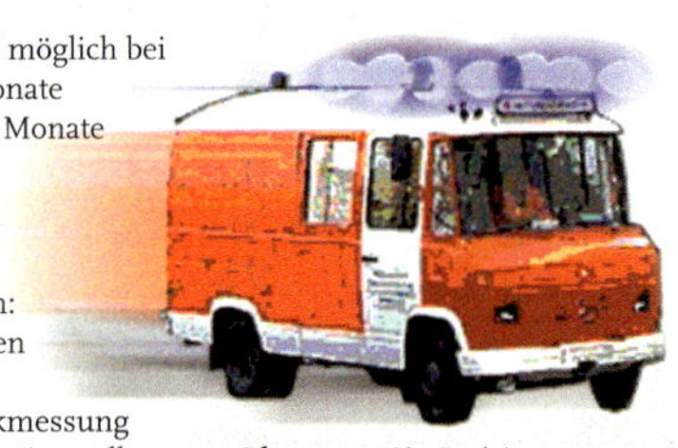

Vor dem Blutspenden:
- Fragebogen ausfüllen
- Ärztliche Beratung
- Puls- und Blutdruckmessung
- Hämoglobintest zur Feststellung von Blutarmut (Anämie)

Gespendetes Blut wird auf HIV, Hepatitis B und C getestet.

Der Spender erhält anschließend einen Ausweis mit Angaben zu Blutgruppe und Rhesusfaktor.

S0143

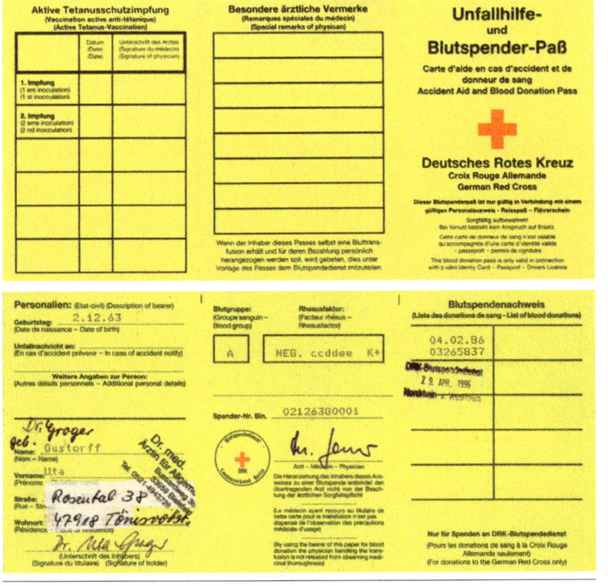

[1] Blutspendepass

Konservierung der Blutpräparate

Bei der Blutspende wird das Blut mit gerinnungshemmenden Medikamenten versetzt. Nach der Spende werden die einzelnen Komponenten getrennt und gereinigt.

Aus den Erythrozyten werden Erythrozytenkonzentrate hergestellt. Diese sind bei +2 – +4°C im Kühlschrank 35 – 42 Tage haltbar. Erythrozytenkonzentrate sind die am häufigsten benötigten Blutprodukte z. B. bei Anämien.

Das Plasma wird schockgefroren und daher als GFP (gefrorenes Frischplasma) oder auf Englisch FFP (*Fresh Frozen Plasma*) bezeichnet. Dieses ist bei -30 °C bis zu 12 Monate und bei –40 °C bis zu 24 Monate haltbar. FFP nimmt zu 70 % seine Funktionen nach dem Auftauen wieder auf und wird bei großen Blutverlusten und Gerinnungsstörungen transfundiert. Es hat unter anderem die Funktion, Volumenverluste auszugleichen und die Gerinnung zu stabilisieren. Aus gespendetem Plasma werden neben GFP weitere Plasmaprodukte hergestellt. Diese werden zur Herstellung von Gerinnungsfaktoren und Immunglobulinen für Impfseren benötigt.

Die Thrombozyten werden zu Thrombozytenkonzentraten verarbeitet. Diese müssen während der Lagerung permanent bewegt werden, um nicht miteinander zu agglutinieren / zu verklumpen. Thrombozytenkonzentrate sind bei 20 – 24 °C maximal fünf Tage haltbar. Sie werden vorwiegend Patientinnen mit Leukämie transfundiert. Die Spenderinnen müssen im Bedarfsfall abrufbar sein, da die Präparate nur sehr kurz haltbar sind.

Sicherheitskontrollen

Jede Blutspenderin muss vor der Spende auf ihre Tauglichkeit hin untersucht werden. Dabei wird einerseits getestet, dass die Spende kein gesundheitliches Risiko für die Spenderin darstellt und andererseits, dass die Spenderin nicht Trägerin von Infektionen ist, die mit der Blutspende auf die Empfängerin übertragen würden.

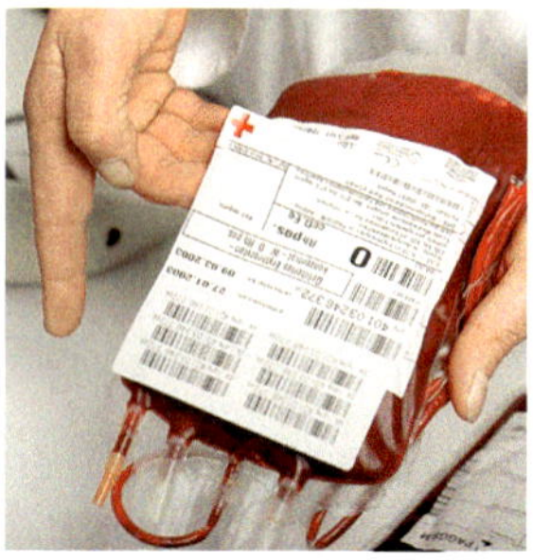

[2] Erythrozytenkonzentrat

Um das persönliche Risiko zu minimieren, müssen Blutspenderinnen wenigstens 50 kg wiegen, einen normalen Blutdruck aufweisen und sich gesund fühlen. Personen zur Thrombozytenspende dürfen keine Antikoagulantien einnehmen. Die Spenderin wird vor der Blutspende nach Organ-, Sucht- und Infektionskrankheiten befragt. Patientinnen mit Drogen- oder Alkoholsucht dürfen kein Blut spenden, da sie zur Risikopatientinnengruppe für | Hepatitis und | HIV zählen. Das gespendete Blut oder Plasma wird bei jeder Spende auf Hepatitis B und C, Lues, HIV und erhöhte Leberenzyme getestet. Personen mit einer Körpertemperatur über 37,5 °C dürfen nicht spenden.

Hepatitis | 2
HIV | 2

Die Blutprodukte dürfen erst zur Übertragung freigegeben werden, wenn die Laborergebnisse eindeutig negativ sind. Blutplasma darf erst nach vier Monaten Lagerung und erneuter Testung der Spenderin auf HIV und Hepatitis B in Verkehr gebracht werden. Die Eignungsuntersuchungen müssen regelmäßig wiederholt werden.

Frauen sollen nicht während der Regelblutung, einer Schwangerschaft oder während des Stillens Blut spenden.

Blutspenderinnen müssen ihren Namen, Vornamen, Geburtsdatum, Wohnort und Blutgruppe angeben. Diese Daten werden erfasst und unterliegen dem Datenschutz.

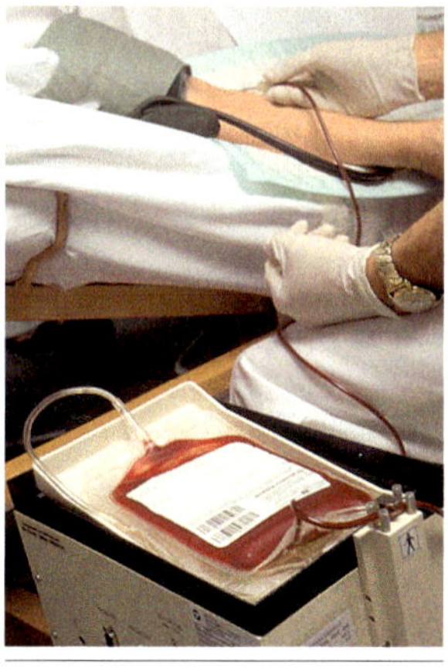

[3] Blutspende

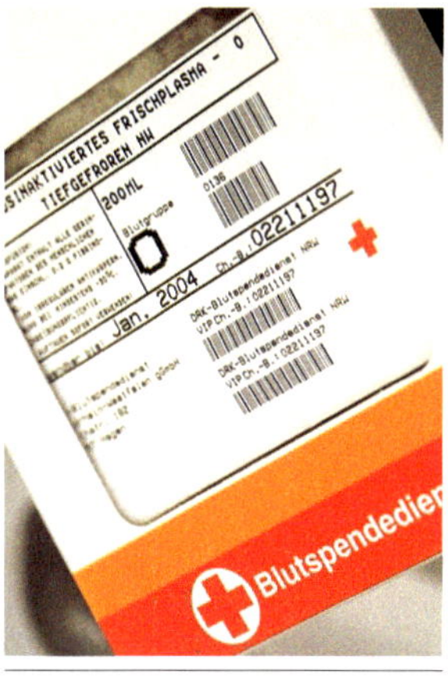

[4] Plasmaprodukt

5.3 Rechtlicher Bezug

online

www.gesetze-im-internet.de/tfg/index.html
Transfusionsgesetz

Approbation
Genehmigung zur Berufsausübung, wird Ärztinnen von den zuständigen Landesbehörden der Bundesländer erteilt. approbatio, lat. = Billigung, Genehmigung

Die gesetzlichen Bestimmungen zum Transfusionswesen sind im Transfusionsgesetz vom 01.07.1998 und der ersten Änderung vom 25.11.2003 festgelegt.
Darin wird zur Blutspende geregelt, dass

- eine Spendeeinrichtung von einer Ärztin mit gültiger Approbation geleitet wird, die während der Spende anwesend ist,
- die Spendeeinrichtung baulich, technisch und personell geeignet ist,
- Spenderinnen notfallmäßig versorgt werden können,
- Spenderinnen aufgeklärt werden und sie ihr Einverständnis schriftlich mitteilen,
- Spenderinnen mindestens auf HIV, Hepatitis B und C getestet werden,
- Spenderinnen von einer approbierten Person als geeignet eingestuft werden,
- die Spende unentgeltlich erfolgt, eine Aufwandsentschädigung kann der Spenderin gewährt werden,
- zur Gewinnung von Immunglobulinen die medizinische Notwendigkeit besteht und sie nach dem aktuellen Stand der Wissenschaft und Technik erfolgt,
- die Blutspende dokumentiert wird und die Daten 15 Jahre aufbewahrt werden (handelt es sich um eine Spende zur Gewinnung von Immunglobulinen oder Stammzellen, müssen die Unterlagen 20 Jahre aufbewahrt werden).

online

www.pei.de
Paul-Ehrlich-Institut

www.rki.de
Robert-Koch-Institut

www.bzga.de
Bundeszentrale für gesundheitliche Aufklärung

www.dimdi.de
Deutsches Institut für Medizinische Dokumentation und Information

Im Transfusionsgesetz ist ebenfalls die Anwendung von Blutprodukten geregelt.

Die Dokumentation der Transfusion umfasst Daten der Spenderin, des Herstellers, der Empfängerin und Datum und Uhrzeit der Übertragung. Diese Dokumentation muss ebenfalls 15 Jahre aufbewahrt werden. Unerwünschte Nebenwirkungen müssen der Qualitätsbeauftragten des Krankenhauses mitgeteilt werden, schwere Transfusionsreaktionen sind der zuständigen Bundesbehörde zu melden. Die Bundesbehörde ist verpflichtet, über Zwischenfälle zu informieren.

Des Weiteren ist die Rückverfolgung von Blutprodukten bei schweren Infektionsübertragungen geregelt, die Daten die dafür benötigt werden, dürfen 30 Jahre aufbewahrt werden. Die jährlichen statistischen Daten zur Blutspende und Transfusion sind an die zuständige Bundesbehörde zu melden und werden von dieser zu einem anonymisierten Bericht zusammengefasst. Die für die Dokumentation und Sammlung von Transfusionsdaten zuständigen Bundesbehörden sind

- das Paul-Ehrlich-Institut als oberste Behörde,
- das Robert-Koch-Institut zur Erfassung der epidemiologischen Daten der getesteten Infektionskrankheiten,
- die Bundeszentrale für gesundheitliche Aufklärung,
- das Deutsche Institut für Dokumentation und Information.

6.1 In Erste-Hilfe-Situationen handeln

Rechtliche und ethische Aspekte 808

Organisatorische Aspekte 810

Psychologische Aspekte 810

6.1.2 Erste-Hilfe-Maßnahmen 811

Bewusstseins-, Atem- und Kreislaufstörungen 811

- Auffinden einer leblosen Person / Auf Sicherheit achten 811
- Ansprechbarkeit prüfen 811
- Freimachen der Atemwege 812
- Atmung prüfen 812
- Notruf absetzen 812
- Thoraxkompressionen durchführen 813
- Zwei Beatmungen durchführen 814

Verlegung der Atemwege 814

Wunden, Blutungen 815

Knochenbrüche 816

Hitze- und Kälteschäden 817

- Erste Hilfe bei Hitzeeinwirkung 817
- Erste Hilfe bei Kälteeinwirkung 818

Vergiftungen und Verätzungen 819

6.1.3 Erste-Hilfe-Techniken 821

Trage- und Transporttechniken 821

- Rautek-Rettungsgriff 821
- Transport mit Trage 821

Lagerungstechniken 822

6.2 Sofortmaßnahmen beim Schock

6.2.1 Schockformen, ihre Ursachen und Symptome 823

Volumenmangelschock 823

Kardiogener Schock 823

Septischer Schock 824

Anaphylaktischer Schock 824

6.3 Sofortmaßnahmen beim Herz-Kreislauf-Stillstand 825

6.3.1 Organisation der Reanimationsmaßnahmen 825

Notfallkoffer 825

Alarmsysteme: Aufbau und Anwendung im Notfall 825

Die Personalverteilung: Aufgabenzuordnung im Notfall 826

6.3.3 Reanimation im Krankenhaus 827

6.3.4 Pflegerische Mitwirkung bei der Intubation und Defibrillation 829

Intubation 829

Defibrillation 830

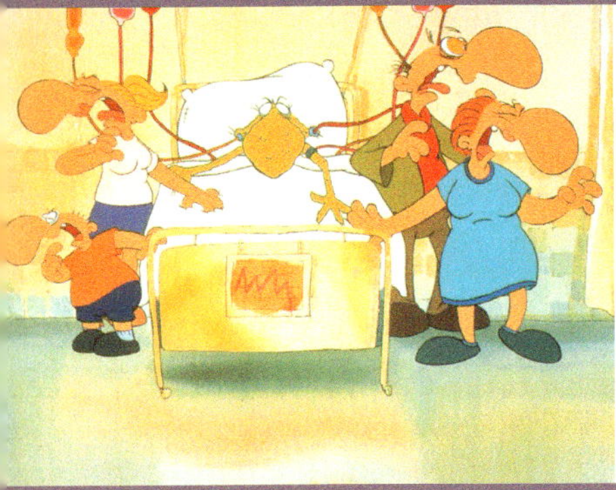

Bei Notfällen handeln

„Nulllinie im EKG!" ruft Dr. Stefan Schmidt in der Fernsehserie „Der Arzt, dem die Frauen vertrauen". Schwester Stefanie bringt sofort den Defibrillator. Der Arzt legt die Pads an. Die Patientin springt in die Höhe während der Defibrillation und, dreimal darf geraten werden, hat anschließend einen normalen Herzrhythmus. Auf einem anderen Fernsehkanal flitzt Dr. Scott von Notfall zu Notfall und führt über „erledigte Fälle" Strichliste an einer Schreibtafel aus Glas. Inzwischen haben die fliegenden Ärzte die Unfallstelle in ihrer Fernsehserie erreicht und retten die Patientin vor Ort …

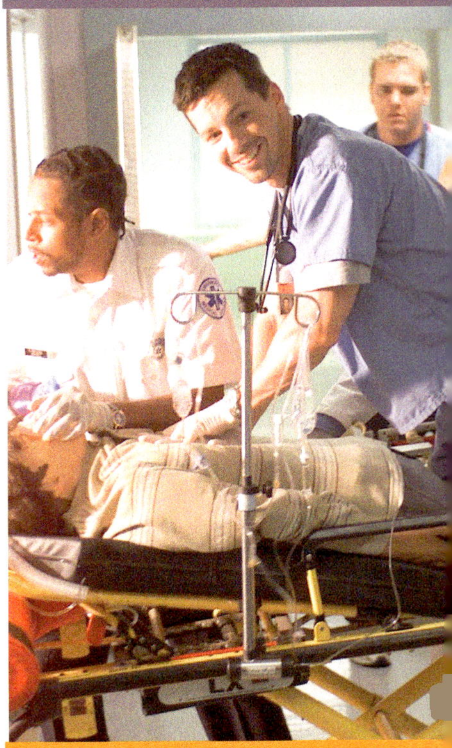

Leider vermitteln solche oder ähnliche Fernsehserien meist ein falsches, unrealistisches Bild von Notfallsituationen und sind allem Anschein nach oft ohne fachkundige Beratung inszeniert.

Notfallsituationen sind kritische Lebensereignisse für alle Beteiligten. Sie werden von den Betroffenen häufig als der Beginn eines neuen Abschnitts in ihrem Leben gewertet, in dem von einem Davor oder Danach in Bezug auf dieses Ereignis gesprochen wird. Für erfahrenes medizinisches Personal verlieren Notfallsituationen nach einer Gewöhnungsphase an Schrecken. Unkundige fühlen sich hingegen nicht selten wie gelähmt, wissen vor Schreck nicht, was sie tun sollen oder haben Angst davor, etwas Falsches zu tun.

Auch im Stationsalltag kommt es vor, dass Notfallsituationen Panik auslösen, was immer ungünstig ist, denn Stress und Hektik sind schlechte Ratgeber. Jetzt gilt es, die Ruhe zu bewahren. Sagt sich so leicht …

Klar strukturierte Handlungsalgorithmen können helfen, das Chaos zu minimieren. Auch Übung und Training an geeigneten Phantomen/Übungspuppen können medizinischem Personal Sicherheit im Handeln bei Notsituationen vermitteln. Sicherheit im Handeln ist die eine Seite, die emotionalen und psychischen Belastungen für die Helfenden eine andere. Rettungssanitäter, Feuerwehrleute, Personal auf Intensivstationen sind solchen Belastungssituationen in hohem Maße ausgesetzt. Mitunter bleiben Reanimationsversuche erfolglos, was geschied dann?

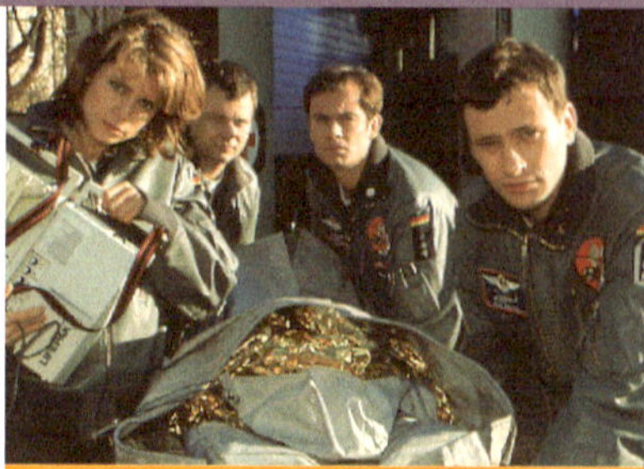

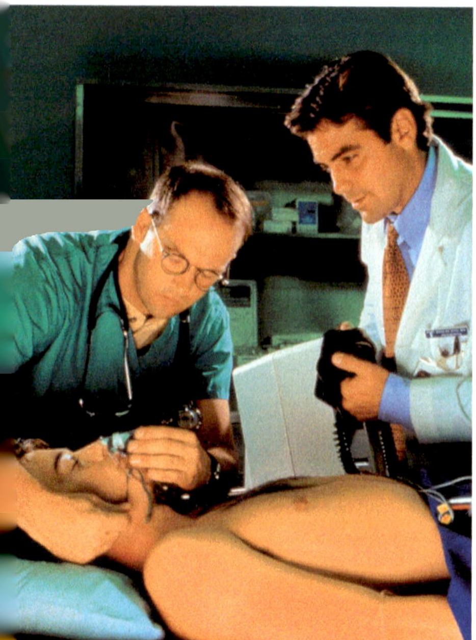

Ratlosigkeit und Ohnmacht plagen die Helfenden in manchen Situationen noch lange im Nachhinein. Werden sie Hilfe brauchen, um damit fertig zu werden? Gefährdete Berufsgruppen können seelsorgerische Hilfe in Anspruch nehmen. Rund 60 % der Notfälle geschehen zu Hause oder finden in der Freizeit statt, wenn sich z.B. ein Skifahrer den Knöchel bricht. Ca. 25 % der Notfälle geschehen im Beruf, 15 % in der Schule evtl. beim Sportunterricht. Nur rund 5 % der Notfälle hingegen ereignen sich im Straßenverkehr. Menschen können also sowohl im privaten Umfeld als auch im Berufsleben oder in der Freizeit als Ersthelfende gefordert sein.

Die Ausrede, dass man Angst hatte, etwas Falsches zu tun, kann nicht akzeptiert werden. Sollte es zu gesundheitlichen Beeinträchtigungen bei der hilfsbedürftigen Person kommen, kann die Ersthelferin strafrechtlich nicht belangt werden. Die helfende Person kann lediglich belangt werden, wenn sie vorsätzlich oder grob fahrlässig gehandelt hat. Auch wenn die Helfende den Rettungsdienst verständigt und es stellt sich im Nachhinein heraus, dass dies nicht notwendig war, muss sie die Kosten nicht übernehmen.

Die Pflicht zum Erste-Hilfe-Leisten kann jedoch durch Unzumutbarkeit eingeschränkt werden. Eine helfende Person ist nicht verpflichtet, sich unnötig in Gefahr zu bringen. So muss eine Frau nicht nachts auf einsamer Landstraße aus ihrem Fahrzeug steigen, da in diesem Moment der begründete Verdacht besteht, dass sie überfallen werden könnte. Auch sollte eine Nichtschwimmerin nicht ins Wasser springen, um eine Ertrinkende zu retten.

Leben und Gesundheit sind in unserer Gesellschaft ein wertvolles Gut. Daher steht es außer Frage, sich für dessen Erhaltung einzusetzen. In Notfällen zu handeln heißt somit, soziale und gesellschaftliche Verantwortung zu übernehmen. Es besteht ein Grundsatz der Gegenseitigkeit, denn nur wenn ich anderen Menschen in einer Notsituation helfe, kann ich Hilfe in einer Notlage erwarten.

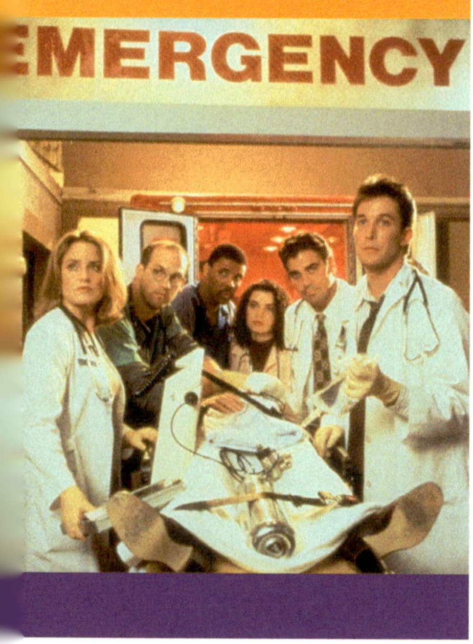

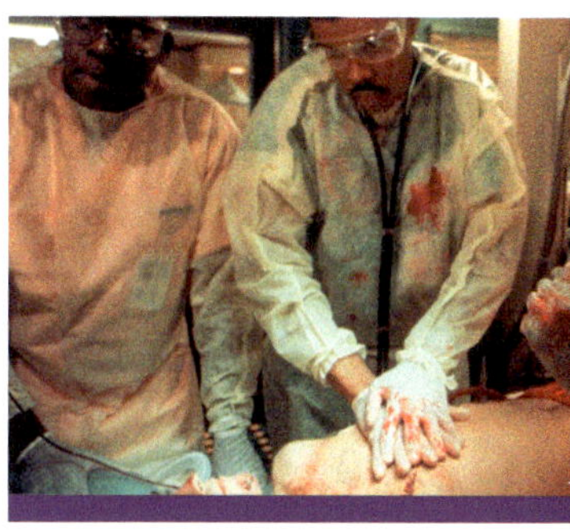

6.1 In Erste-Hilfe-Situationen handeln

Ein Notfall ist ein akuter lebensbedrohlicher Zustand, bei dem lebenswichtige Körperfunktionen (Bewusstsein, Atmung, Kreislauf) unmittelbar oder potenziell gestört sind. Die Erste Hilfe soll in Notfällen Leben retten und /oder weiteren Schaden der betroffenen Person verhindern.

Dieses Kapitel orientiert sich an den Richtlinien zur Ersten Hilfe des International Liasion Committee on Resuscitation (ILCOR) von 2005.

6.1.1 Einführung in die Erste Hilfe

Wachkomas | 2

Nicht wenige Menschen und deren Angehörige verdanken der Entwicklung der Ersten Hilfe wertvolle gemeinsame Lebenszeit. Wenn eine Patientin nach erfolgreicher Wiederbelebung die Klinik als gesunder Mensch verlassen kann, stellt diese Situation den günstigsten aber nicht immer den naheliegendsten Fall dar. Wiederbelebungen können leider auch ein Leiden oder einen Sterbeprozess verlängern, ja im schlimmsten Fall auch zum Zustand eines Wachkomas (*Apallisches Syndrom*) führen.

Rechtliche und ethische Aspekte

Lebensrettende Sofortmaßnahmen stellen in Bezug auf ihre Anordnungspflicht durch ärztliches Personal eine Ausnahme dar, denn in diesem Falle unterliegt ihm die Anordnung zur Unterlassung der Maßnahmen. Die Pflegende ist nach § 323c des Strafgesetzbuches (StGB) gesetzlich verpflichtet, auch im Zweifelsfall lebensrettende Sofortmaßnahmen einzuleiten. Ebenso ist im Krankenpflegegesetz § 4 Abs. 1 als Ausbildungsziel formuliert, dass die Pflegende in der Lage sein soll, bis zum Eintreffen der Ärztin lebensrettende Sofortmaßnahmen einzuleiten. Eine Unterlassung dieser Pflicht kann strafrechtliche Konsequenzen nach sich ziehen.

> **§ 323c StGB**
> **Unterlassene Hilfeleistung**
> Wer bei Unglücksfällen oder gemeiner Gefahr oder Not nicht Hilfe leistet, obwohl dies erforderlich und ihm den Umständen nach zuzumuten, insbesondere ohne erhebliche eigene Gefahr und ohne Verletzung anderer wichtiger Pflichten möglich ist, wird mit Freiheitsstrafe bis zu einem Jahr oder mit Geldstrafe bestraft.

Ethische Abwägungen im Zusammenhang mit der Durchführung von Wiederbelebungsmaßnahmen unterliegen individuellen, gesellschaftlichen, internationalen, kulturellen, religiösen, sozialen, rechtlichen und ökonomischen Gesichtspunkten.

Allgemein anerkannte Grundprinzipien bei der Entscheidungsfindung zur Reanimation sind:

- Es muss ein Nutzen für die Patientin erkennbar sein – das Wohlergehen der Patientin kann in unterschiedlichen Zielen bestehen, die gegeneinander gerichtet sein können (Erhaltung des Lebens ↔ Linderung des Leidens).
- Die Patientin darf nicht zusätzlich geschädigt werden – keine sinnlosen oder schädigenden Maßnahmen durchführen, kein zusätzliches Leiden oder bloße Lebensverlängerung verursachen.
- Gerechtigkeit – der Nutzen der Behandlung muss allen in der Gesellschaft gleichermaßen zur Verfügung stehen durch gerechte Ressourcenverteilung.
- Patientenautonomie – in der „Deklaration der Menschenrechte von Helsinki" ist das Selbstbestimmungsrecht jedes Menschen manifestiert. Zunehmend verfassen Patientinnen ihren Willen in einer Patientenverfügung. Eine entsprechende Willensäußerung der Patientin ist in einer Notfallsituation oft nicht mehr möglich bzw. nicht nachvollziehbar. Aus diesen Gründen und der Tatsache, dass ein Notfall immer ein zeitkritisches Ereignis darstellt, soll stets mit einer Wiederbelebung (Reanimation) begonnen werden. Bei laufenden Maßnahmen können dann alle Informationen für eine verantwortungsvolle Entscheidung gesammelt werden. Auch ein danebenliegender Abschiedsbrief ist kein eindeutiger Hinweis darauf, dass die Patientin nicht mehr leben will. Sie kann sich kurzfristig anders entschieden haben oder hat möglicherweise den Brief nicht selbst geschrieben; Helferinnen unterschätzen mitunter den Lebenswunsch von Menschen.

Patientenverfügung | 3

In bestimmten Situationen kann die leitende Ärztin sich gegen einen Reanimationsversuch entscheiden bzw. die Reanimation abbrechen:

- bei Sinnlosigkeit, d. h., es besteht keine Aussicht auf Lebensverlängerung mit akzeptabler Lebensqualität
- beim Vorhandensein sicherer Todeszeichen
- im Endstadium eines nicht mehr behandelbaren Multiorganversagens
- bei vorliegender gültiger Patientenverfügung mit ausdrücklichem Wunsch nicht reanimiert zu werden
- bei direkter und dokumentierter Anweisung (so genannte DNAR-Anweisung: „do not attempt resuscitation"), keinen Reanimationsversuch durchzuführen; dies ist in diesem Falle eine Therapieentscheidung, die, wenn möglich, gemeinsam mit der Patientin getroffen wurde

sichere Todeszeichen | 2

Pflegende können in folgenden Fällen auf die Einleitung einer Reanimation verzichten:

- Vorliegen einer gültigen Patientenverfügung mit ausdrücklichem Wunsch nicht reanimiert zu werden
- bei Kopfabtrennung, Durchtrennung des Oberkörpers
- Leichenstarre, Verkohlung, Totenflecke

Pflegende sind verpflichtet, die Wiederbelebungsmaßnahmen so lange durchzuführen, bis weitere qualifizierte Helfer eintreffen, die Patientin ein Lebenszeichen von sich gibt oder sie am Ende ihrer physischen Kräfte ist.

In Europa ist es mittlerweile zulässig, dass Angehörige, besonders Eltern, bei der Reanimation anwesend sind. Dies war über viele Jahre hinweg sehr umstritten. Neuere Untersuchungen belegen jedoch, dass 90 % aller Angehörigen, die bei einer Reanimation anwesend waren, in einem erneuten Fall wieder dabei sein wollen.

Organisatorische Aspekte

Wenn Sie bei einer Patientin Bewusstlosigkeit feststellen, tätigen Sie umgehend – vor Beginn aller Reanimationsmaßnahmen – den Notruf oder Alarm (*phone first!*). Dies gilt auch, wenn Sie in dieser Situation als Helferin allein sind und Sie die Patientin für diesen Moment verlassen müssen. Eine Ausnahme bildet die Reanimation bei Kindern und Ertrinkenden. In diesem Falle führen Sie zuerst für eine Minute Wiederbelebungsmaßnahmen durch und setzen dann zwischendurch den Notruf ab (*phone fast!*). Ist eine zweite Pflegende in der Nähe, beauftragen Sie diese mit dem Absetzen des Notrufes.

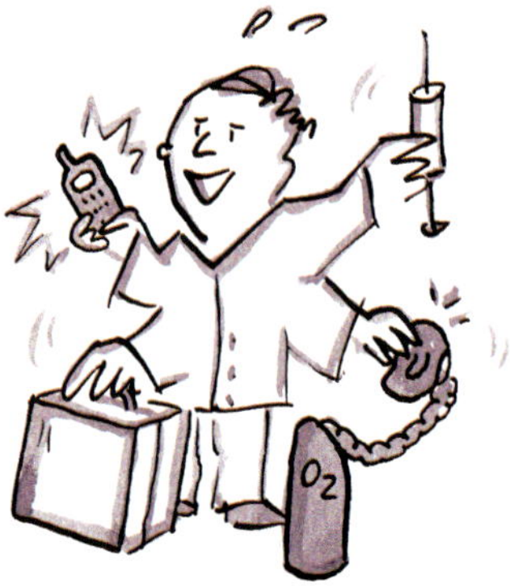

In größeren Kliniken sind für Reanimationszwischenfälle die Handlungsabläufe geregelt. Über eine Notfalltelefonnummer wird das Reanimationsteam informiert, welches binnen weniger Minuten vor Ort ist. Steht kein Reanimationsteam zur Verfügung, verständigen Sie umgehend die Ärztin.

Die Notfallausrüstung kann sich in der Abteilung befinden oder wird in Form eines Notfallkoffers und tragbaren Beatmungsgerätes vom Reanimationsteam mitgebracht. Die Notfallausrüstungen aller Abteilungen werden regelmäßig überprüft und gewartet. Ebenso werden die Mitarbeiterinnen eines Krankenhauses regelmäßig in Fortbildungen zur Ersten Hilfe geschult. Sie sollten immer und in jedem Arbeitsbereich über Aufbewahrungsort und Funktionsweise der Notfallausrüstung informiert sein.

Psychologische Aspekte

Nicht immer sind die Patientinnen bei einem Notfall bewusstlos. Schwere Verletzungen, Schmerzen oder Störungen der Herzfunktion können die Patientin in Angst versetzen oder Stressreaktionen. Ebenso können anwesende Angehörige in Paniksituationen verfallen. Sie sollten in diesen Situationen ruhig, einfühlsam und besonnen reagieren. Durch Körperkontakt, dies lässt sich gut mit dem Tasten des Pulses verbinden, zeigen Sie der Patientin, dass Sie für sie da sind. Beruhigende Worte, wie „Ihnen wird gleich geholfen" oder „Weitere Hilfe ist unterwegs" können die Situation etwas entspannen. Schirmen Sie die Betroffenen vor neugierigen Blicken ab. Mitunter ist es empfehlenswert, die Angehörigen in ein Wartezimmer zu bitten.

Nahtoderlebnisse, wie sie bei einem klinischen Tod (Herzkreislaufstillstand) von Betroffenen beschrieben werden, werden selten thematisiert. Reanimierten Patientinnen sollten Möglichkeiten aufgezeigt werden, wie sie mit diesen Erfahrungen umgehen können. Eine psychologische Beratung ist dazu mitunter angebracht.

Nicht nur die Betroffenen leiden unter Notfallsituationen. Auch Pflegenden und Ärztinnen, die häufig mit Akutsituationen konfrontiert sind, ist eine psychologische Betreuung, z. B. in Form von Supervision oder Seelsorge, zu empfehlen.

Supervision | 3

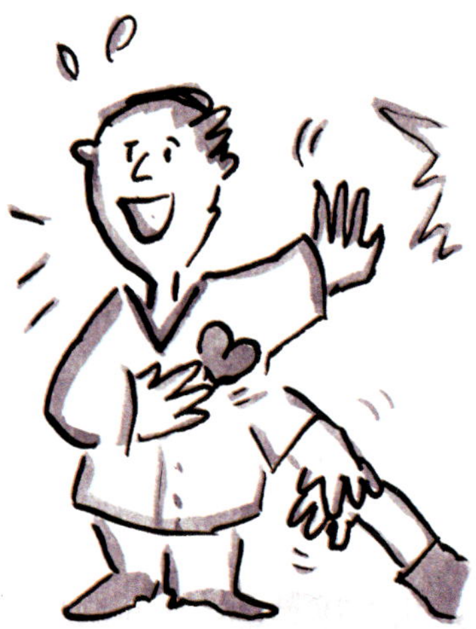

Erste-Hilfe-Maßnahmen

6.1.2

In diesem Kapitel wird von dem Fall ausgegangen, dass Sie in der Ambulanten Pflege oder auch im Alltag „auf der Straße“ in Situationen kommen, in denen Sie Erste Hilfe leisten müssen (so genannte Feldsituationen). Jeder Mensch ist verpflichtet, Erste Hilfe zu leisten, jedoch ist medizinisches Personal auf Grund seiner Ausbildung stärker in der Verantwortung, als Ersthelfer zu agieren bzw. die Leitung einer Wiederbelebung zu übernehmen.

Bewusstseins-, Atem- und Kreislaufstörungen

Im Fall von Bewusstseins-, Atem- und/oder Kreislaufstörungen können einfache lebensrettende Maßnahmen (*basic life supports* – BLS) sowohl von Fachpersonal als auch von Laien durchgeführt werden. Zu den BLS zählen:

- Erkennen eines plötzlichen Herkreislaufstillstandes und/oder einer Bewusstseinsstörung
- Freihalten der Atemwege sowie Aufrechterhaltung der Atem- und Kreislauffunktion ohne Gerätschaften
- Herstellen der stabilen Seitenlage
- Maßnahmen bei der Atemwegsverlegung durch Fremdkörper
- Anwendung von automatischen externen Defibrillatoren (AED)

Anwendung von automatischen externen Defibrillatoren | 830

Auffinden einer leblosen Person / Auf Sicherheit achten

Das Handlungsschema beginnt, wenn Sie eine leblose, hilfsbedürftige Person auffinden. Dabei müssen Sie auf mögliche Gefahren (Gift in der Umgebung, Elektrizität, Straßenverkehr) achten, um für Ihre eigene Sicherheit sowie für die Sicherheit der Betroffenen zu sorgen. Sie müssen in der Lage sein, zu entscheiden, ob Sie der Gefahr gewachsen sind oder ob Sie Fachpersonal (z. B. Rettungsdienst) hinzuziehen. Schätzen Sie bei einer möglichen Atemspende das Infektionsrisiko (z. B. SARS, Tuberkulose) ein und nutzen Sie vorhandene Beatmungshilfen mit Filtern.

Atemspende | 814

Ansprechbarkeit prüfen

Zum Prüfen der Ansprechbarkeit fragen Sie die Betroffene laut und deutlich: „Geht es Ihnen gut?“ oder „Ist mit Ihnen alles in Ordnung?“. Dies allein genügt jedoch nicht. Gleichzeitig rüttelten Sie die Betroffene an der Schulter, um die Wahrscheinlichkeit, dass die Betroffene hörgeschädigt ist, auszuschließen. Fachpersonal kann entsprechende Schmerzreize setzen. Reagiert die Betroffene nicht, muss von einer lebensbedrohlichen Situation ausgegangen werden. Sie verständigen umgehend in der Nähe befindliche Personen; verlassen Sie die Betroffene jedoch noch nicht, da das Freimachen der Atemwege ihren Zustand deutlich verbessern könnte.

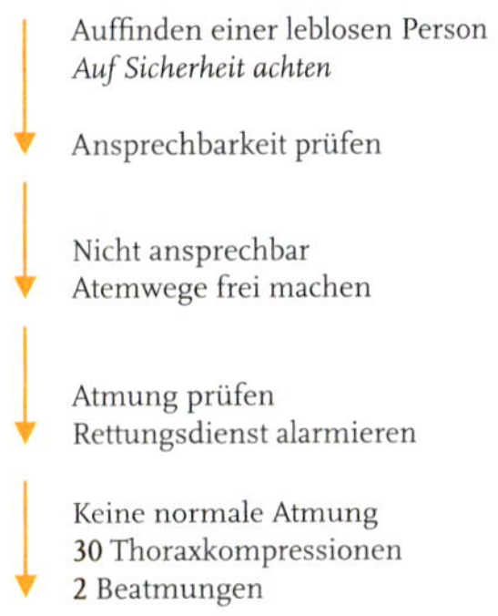

[1] Reihenfolge der BLS

Freimachen der Atemwege

Drehen Sie die Betroffene auf den Rücken und knien Sie sich seitlich neben sie. Legen Sie eine Hand auf die Stirn der Verletzten, mit der anderen Hand greifen Sie unter das Kinn, ziehen dieses nach vorn und überstrecken vorsichtig den Kopf. Bei Verdacht auf eine Wirbelsäulenverletzung sieht die Pflegende davon ab. Setzt die Spontanatmung durch das Freimachen der Atemwege ein, bringen Sie die bewusstlose Person in die |stabile Seitenlage.

stabile Seitenlage | 822

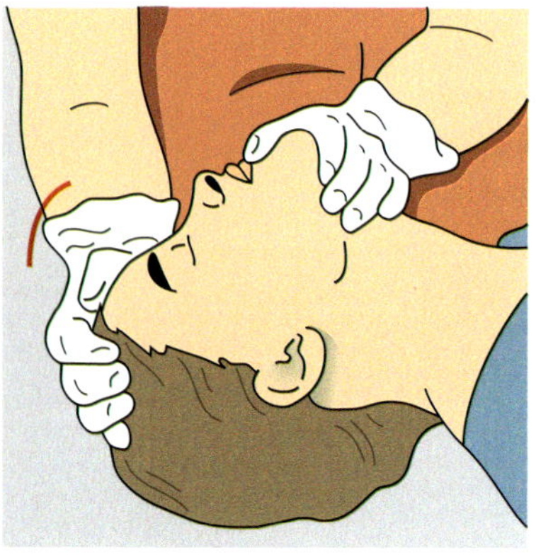

[1] Überstreckung des Kopfes

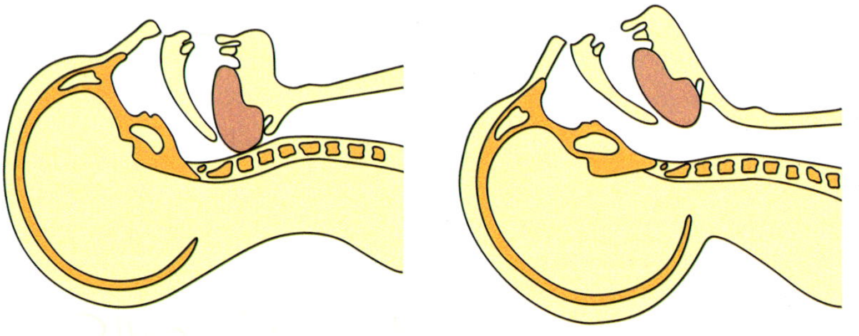

[2] Zungenposition vor und nach der Überstreckung des Kopfes

Atmung prüfen

Prüfen Sie die Atmung durch gleichzeitiges Sehen (Thoraxbewegung), Hören (Atemgeräusche) und Fühlen (Luftzug an der Wange). Dieser Vorgang sollte nicht länger als 10 Sekunden dauern. Fachpersonal ist in der Lage, eine normale Atmung von einer |Schnappatmung zu unterscheiden. Eine Schnappatmung ist keine normale Atmung, sie kann in den ersten Minuten nach einem Herz-Kreislauf-Versagen auftreten.

Schnappatmung | 370

Notruf absetzen (Notrufnummer 112 oder nationale Notrufnummer)

Die meisten betroffenen Erwachsenen haben eine Störung der Herz-Kreislauf-Funktion. Für sie ist es überlebenswichtig, dass der Rettungsdienst schnellstmöglich vor Ort ist. Deshalb gilt bei Erwachsenen „phone first!". Dagegen sind bei Kindern Atemprobleme häufiger die Ursache. Deshalb soll bei ihnen mit fünf Atemspenden und Wiederbelebungsmaßnahmen über eine Minute begonnen und erst anschließend der Notruf abgesetzt werden. Gleiches gilt bei Ertrinkenden: „phone fast!"

Das Erkennen eines Herz-Kreislauf-Stillstandes durch Prüfen des Karotispulses gilt nach neuen Richtlinien gerade bei der Laienreanimation als unzuverlässig. Nach dem Ausbleiben der Atmung kommt es bald zum Herzstillstand. Die Suche nach Kreislaufzeichen benötigt Zeit. Doch jede Sekunde, die verstreicht, ist verlorene Zeit! Aus diesen Gründen wird umgehend mit der Thoraxkompression begonnen.

30 Thoraxkompressionen durchführen

Unmittelbar nach der Rückkehr vom Notruf führen Sie 30 Thoraxkompressionen durch. Dazu setzen nicht ausgebildete Personen die Hand „auf den Mittelpunkt des Thorax" (neue vereinfachte, schneller umsetzbare Regelung) auf, Fachpersonal orientiert sich an der unteren Sternumhälfte (ein Querfinger über Schwertfortsatz des Brustbeins). Setzen Sie die zweite Hand mit dem Handballen auf die erste und verschränken Sie die Finger der beiden übereinanderliegenden Hände, um die Rippen der Betroffenen zu schonen. Schultern und durchgestreckte Arme sollten senkrecht den Brustkorb der Verletzten mindestens 4–5 cm tief komprimieren. Notwendig für eine effektive Kreislaufzirkulation ist weiterhin, dass die Betroffene auf einer harten Unterlage liegt, die Druckfrequenz um 100 / min beträgt und der Druck am Ende jeder einzelnen Kompression vom Brustkorb genommen wird. Unterbrechungen sind auf ein Minimum zu reduzieren.

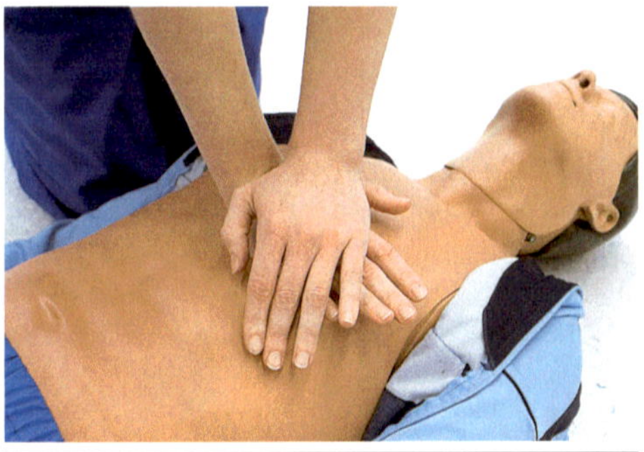

[3] Durchführung der Thoraxkompression

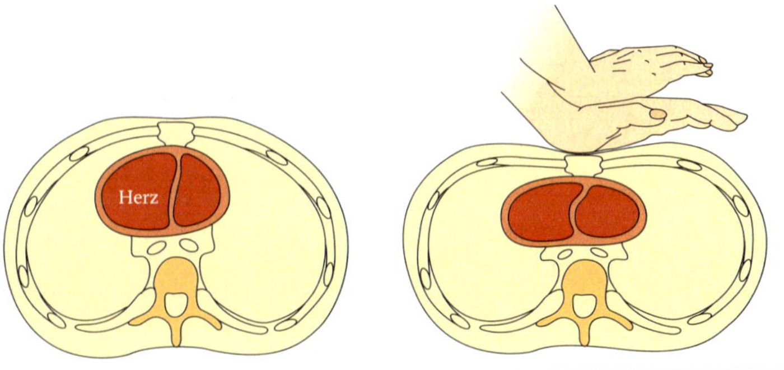

[4] Effekt der Thoraxkompression

Bei Säuglingen wenden sie eine andere Drucktechnik an. Sind Sie allein als Hilfsperson vor Ort, drücken Sie mit Zeige- und Mittelfinger einer Hand den Thorax des leblosen Säuglings ca. 1 / 3 des Sternum-Rücken-Abstandes tief ein. Ist eine weitere Hilfsperson vor Ort, wenden Sie die Zwei-Daumen-Methode an. Bei kleineren Kindern können Sie die Thoraxkompression auch mit einer Hand durchführen, entscheidend ist, dass Sie die korrekte Tiefe erreichen. Für nicht ausgebildete Personen gilt bei Kindern das Verhältnis zwischen Thoraxkompression und Atemspende 30 : 2, Fachpersonal orientiert sich an dem Verhältnis 15 : 2.

Der Kreislaufzirkulation wird neuesten Untersuchungsergebnissen nach eine vorrangige Rolle gegenüber der Beatmung eingeräumt. Man geht davon aus, dass durch die Thoraxkompression ein gewisses Atemzugvolumen ventiliert wird. Nicht ausgebildete Personen, die nicht willens sind, Mund-zu-Mund-Beatmung durchzuführen, können ihre Wiederbelebungsmaßnahmen lediglich auf Thoraxkompressionen reduzieren. Auch geht man davon aus, dass bei einer Atemwegsverlegung diese durch die Kompression des Thorax günstig beeinflusst wird.

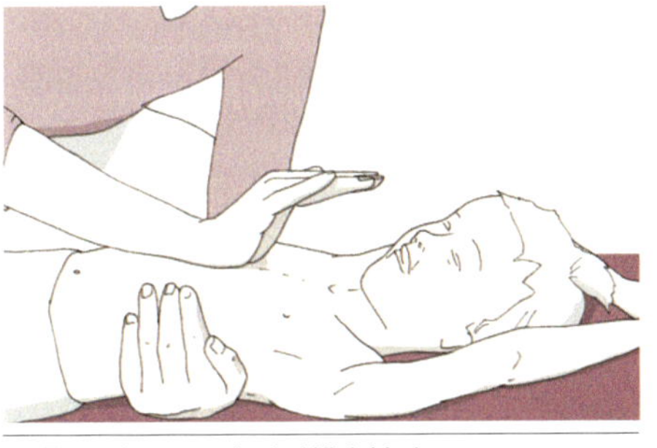

[4] Thoraxkompression bei Kleinkindern

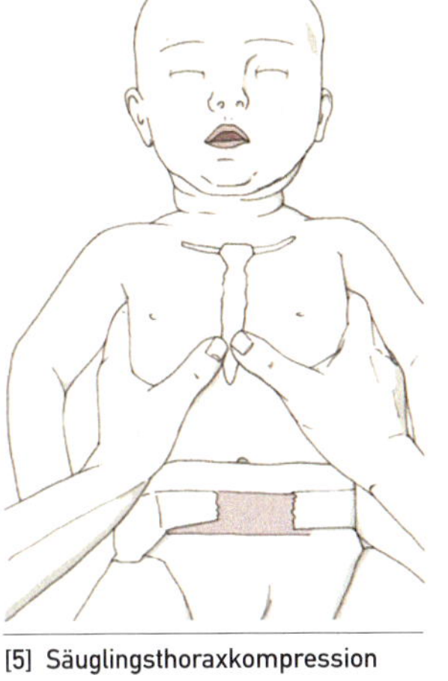

[5] Säuglingsthoraxkompression

Zwei Beatmungen durchführen

Zur Atemspende (Beatmung) überstrecken Sie den Kopf der Verletzten und ziehen das Kinn vor. Bei der Mund-zu-Mund-Beatmung verschließen Sie die Nase mit Zeigefinger und Daumen. Der Mund der Betroffenen ist leicht geöffnet. Atmen Sie normal ein (sonst Gefahr einer Hyperventilation), pressen Sie die Lippen dicht auf den Mund der Betroffenen und blasen Sie gleichmäßig ca. 1 – 1,5 Sekunden lang die Luft in die Betroffene ein mit dem Ziel, dass sich der Thorax hebt. Nach der zweiten Beatmung, auch nach dem zweiten missglückten Beatmungsversuch!, wird sofort mit der Thoraxkompression fortgefahren.

Bei schweren Mundverletzungen oder schwieriger Abdichtung können Sie auf die Mund-zu-Nase-Beatmung zurückgreifen. Dabei schließen Sie den Mund der betroffenen Person, indem Sie den Unterkiefer leicht nach oben drücken und blasen die Luft in die Nase ein. Die weitere Vorgehensweise ist dann analog zur Mund-zu-Mund-Beatmung.

Zur Beatmung von Säuglingen und Kleinkindern wenden Sie die Mund-zu-Mund-Nasen-Beatmung an. Achten Sie darauf, dass Sie weniger Volumen spenden als bei erwachsenen Personen, um die Lunge des Kindes nicht zu überblähen.

Fahren Sie in diesem Rhythmus fort, bis die Betroffene wieder spontan atmet, das Rettungsteam erscheint oder sie aus physischen Gründen die Wiederbelebung abbrechen müssen. Steht eine zweite Helferin zur Verfügung, wird ein Wechsel der Reanimationsdurchführung alle 1 – 2 Minuten empfohlen. Die Zwei-Helfer-Methode ist für Fachpersonal eine weitere Variante, bei der eine Helferin beatmet und die andere den Thorax komprimiert.

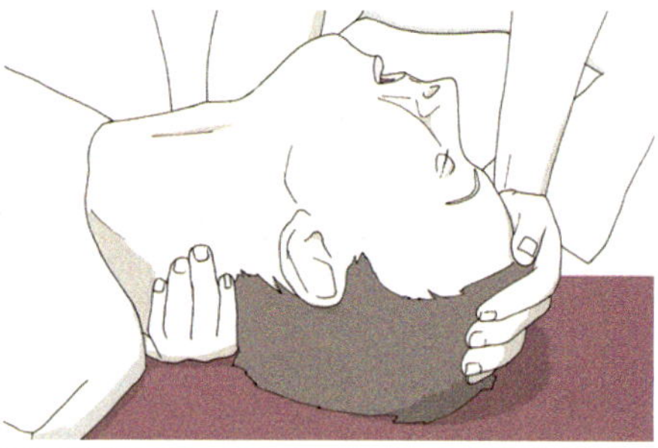

[1] Kopf überstrecken

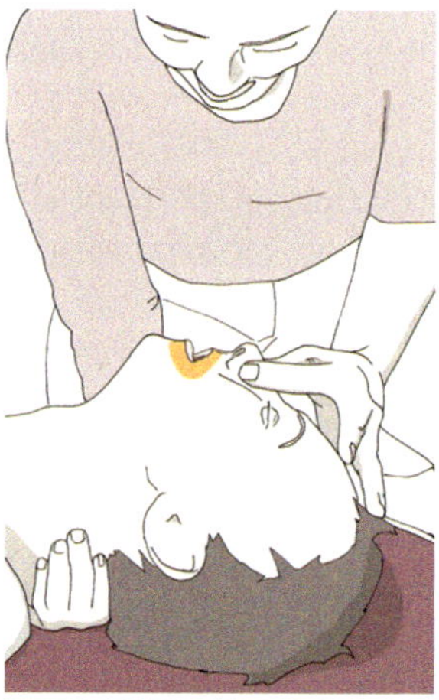

[2] Mund-zu-Mund-Beatmung

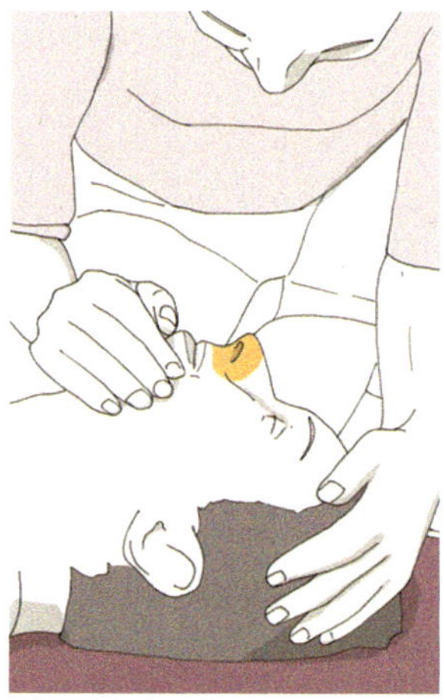

[3] Mund-zu-Nase-Beatmung

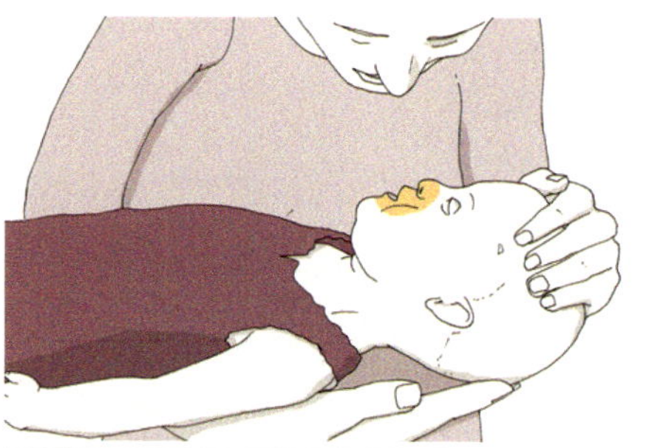

[4] Mund-zu-Mund-Nase-Beatmung

Verlegung der Atemwege

Zu einer Atemwegsverlegung durch Fremdkörper kann es während der Nahrungsaufnahme kommen. Ein mögliches Zeichen dafür ist, dass sich die Betroffene an den Hals fasst. Nun kommt es darauf an, eine schwere von einer leichten Atemwegsverlegung zu unterscheiden. Dazu fragen Sie die Betroffene: „Bekommen Sie schlecht Luft?“ Kann die Betroffene atmen und sprechen, hustet lediglich stark, ist von einer leichten Atemwegsverlegung auszugehen. Kann sie jedoch nicht mehr sprechen, nicht normal atmen (pfeifende Atmung, leise Atemanstrengung) besteht eine schwere Atemverlegung.

Im Fall einer schweren Atemwegsverlegung stellen Sie sich seitlich hinter die Betroffene, beugen deren Brustkorb weit nach vorn, stützen mit einer Hand den Brustkorb und schlagen mit dem anderen Handballen ca. fünf mal kräftig zwischen die Schulterblätter.

Bleibt dies erfolglos, führen Sie fünf Oberbauchkompressionen (Heimlichmanöver) durch. Dazu stellen Sie sich wieder hinter die Betroffene und umfassen mit beiden Armen deren Oberbauch. Die Betroffene beugt sich nach vorn. Sie ballen eine Hand zur Faust und ziehen mit der anderen Hand die Faust oberhalb des Nabels kräftig nach oben.

Stellt sich ebenfalls kein Erfolg ein, können beide Maßnahmen im Wechsel fortgeführt werden. Verliert die Betroffene das Bewusstsein, verständigen Sie umgehend den Rettungsdienst und führen die BLS durch.

Nach einem Heimlichmanöver sollte die Betroffene ärztlich untersucht werden, da die starken Kompressionen Verletzungen innerer Organe zur Folge haben können.

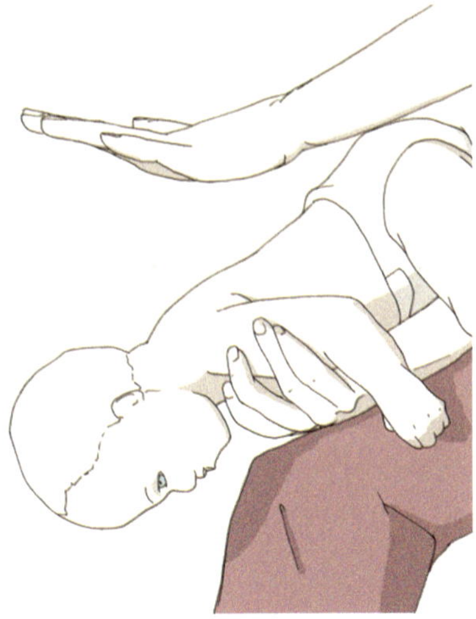

[5] Schlag zwischen die Schulterblätter bei Atemwegsverlegung

Wunden, Blutungen

Stark blutende Wunden und der damit verbundene Blutverlust führen häufig zum Volumenmangelschock. Aus diesem Grund gehören die Versorgung und die damit verbundene Beseitigung einer Schockursache zu den Erste-Hilfe-Maßnahmen. Für Sie als Ersthelferin gilt an dieser Stelle der Grundsatz: „Für die eigene Sicherheit sorgen!" Haben Sie nicht die Möglichkeit, Handschuhe zu tragen, sollten Sie aus Infektionsgründen Blutkontakt weitestgehend vermeiden!

Bereits der Verlust von einem Liter Blut, bei Kindern entsprechend weniger, kann einen Schock auslösen. Fachpersonal sollte zwischen einer venösen und einer arteriellen Blutung unterscheiden können:

- venöse Blutung: Dunkles Blut fließt gleichmäßig aus der Wunde.
- arterielle Blutung: Helleres Blut fließt pulsierend aus der Wunde.

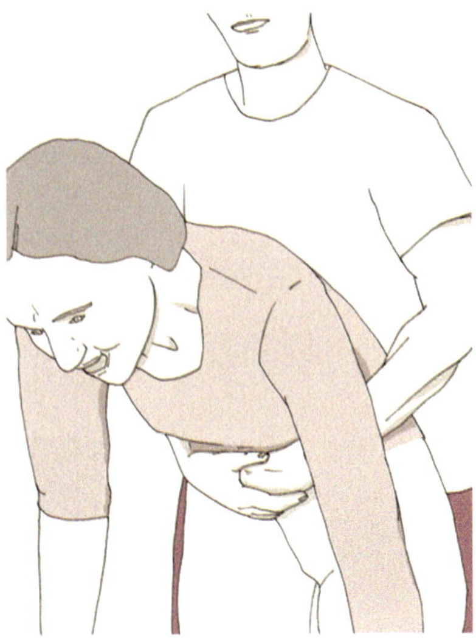

[6] Heimlich-Manöver

Bei einer arteriellen Blutung kommt es zu einem weitaus höheren Blutverlust, aber auch größere Venen können stark bluten.
Zur Ersten Hilfe bei stark blutenden Wunden gehen Sie wie folgt vor:

- Handschuhe anziehen (wenn möglich)
- Blutungsart feststellen
- betroffenes Körperteil hoch lagern
- Druckverband anlegen, ggf. zweiten Druckverband darüber, wenn dieser durch geblutet
- wenn dies nicht möglich, Verbandmaterial direkt auf die Wunde drücken
- Notruf tätigen
- auf Kreislauf- und Schockzeichen der Verletzten achten
- Verletzte beruhigen

Das Abbinden von blutenden Gliedmaßen wird nicht mehr empfohlen, ja ist sogar verboten, da es zum Verlust der Gliedmaßen führen kann. Stattdessen drücken Sie die Wunde direkt an der Blutungsquelle ab. Kleinere Wunden werden mit keimfreiem Verbandmaterial abgedeckt.

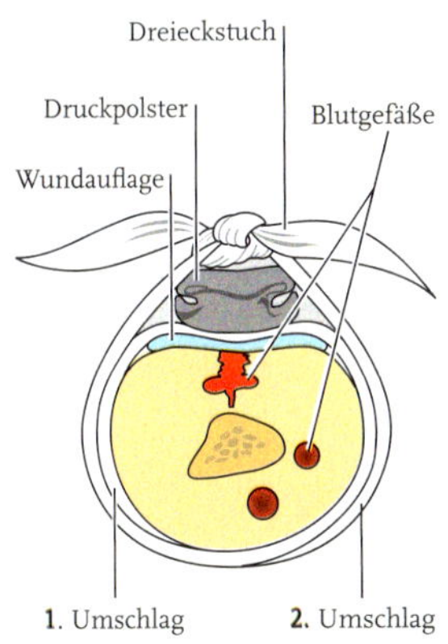

[7] Druckverband am Arm

Knochenbrüche

Knochenbrüche (*Frakturen*) lassen sich in offene und geschlossene Frakturen einteilen. Beide Frakturarten sind gleichermaßen gefährlich, da verletzte Knochen als gut durchblutete Organe schnell zu starkem Blutverlust führen können. Geschlossene Frakturen werden in ihrer Gefährlichkeit häufig unterschätzt.
Hinweise auf geschlossene Frakturen sind:
- Verformung der betroffenen Struktur
- Hämatombildung und Schwellung
- schmerzhafte abnorme Beweglichkeit

Offene Frakturen können Sie daran erkennen, dass Knochensplitter aus der verletzten Haut ragen. Meist blutet die Wunde stark.

Zur Ersten Hilfe bei Knochenbrüchen gehen Sie wie folgt vor:

Stellen Sie die betroffene Extremität ruhig und decken Sie sie ggf. keimfrei ab. Legen Sie im Anschluss
a) den Arm auf eine Schiene, fixieren Sie ihn am Oberkörper oder stellen Sie ihn mit Decken / dickem Stoß Zeitungen ruhig.
b) das Bein auf eine Schiene (z. B. Brett) oder fixieren Sie es notfalls am anderen Bein. Ein Zug am Unterschenkel kann bei Oberschenkelfrakturen schmerzlindernd wirken.

Natürlich setzen Sie auch in diesem Falle einen Notruf ab, denn die Verletzte muss schnellstens chirurgisch versorgt werden. Sie sollten der Verletzten keine Schmerzmittel oder Flüssigkeiten oral zuführen, um bei einer möglichen Operation die Nüchternheit zu gewährleisten. Außerdem stellt der Verdacht auf zusätzliche intraabdominelle Verletzungen eine Kontraindikation zur oralen Nahrungs- und Schmerzmittelaufnahme dar.

intraabdominell
innerhalb des Bauchraums
intra, lat. = innerhalb
abdomen, lat. = Bauchraum

Fachpersonal überwacht die Durchblutung (Wärme, Puls) und die Sensibilität der verletzten Gliedmaßen (Hände, Füße, Finger, Zehen). Bei Nervenschädigung und Durchblutungsstörungen der betroffenen Extremität ist besondere Eile geboten.

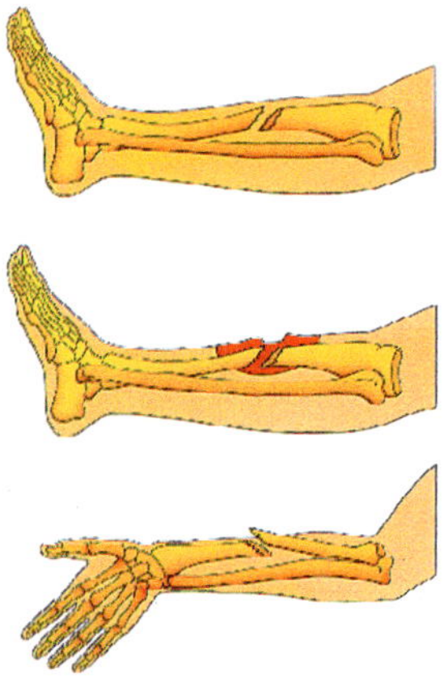

[1] Geschlossene und offene Frakturen

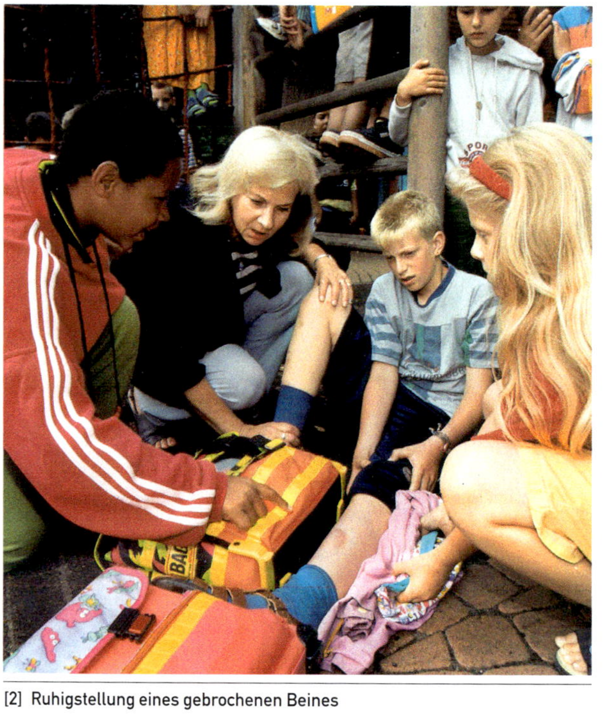

[2] Ruhigstellung eines gebrochenen Beines

Hitze- und Kälteschäden

Erste Hilfe bei Hitzeeinwirkung

Anzeichen für Verbrennung und Verbrühung sind starke Rötung, Blasenbildung und bei Verbrennung unter Umständen Verkohlung. Die Verletzte klagt über stärkste Schmerzen, Kinder schreien heftig. Versuchen Sie, die verletzte Person so gut wie möglich zu beruhigen und lassen Sie sie auf keinen Fall allein bis das Rettungsteam eintrifft.

Ergreifen Sie folgende Erste-Hilfe-Maßnahmen:

- bei Verbrühungen unbedingt sofort die Kleidung entfernen
- bei Verbrennung die Kleider nur entfernen, wenn sie nicht anhaften
- die betroffenen Körperstellen 15–20 Minuten unter kaltem, fließendem Wasser kühlen
- bei großflächigen Verletzungen besteht Gefahr der Unterkühlung und Schockgefahr, deshalb umgehend Notruf tätigen
- Kleiderbrand mit Wasser löschen oder mit einer Decke ersticken
- den betroffenen Hautbereich mit sterilen Tüchern (Metallinetücher) abdecken
- die Verletzte mit Folien oder Decken vor Auskühlung schützen
- keine Salben, Desinfektionsmittel o. Ä. auftragen, Blasen nicht öffnen

Verbrennung | 2

Der Grad der Gefährdung steigt mit der Größe der verbrannten Hautfläche. Sind 10–15 % der Körperoberfläche betroffen, besteht die Gefahr eines Volumenmangelschocks, da die verbrannte Haut ihre Funktion (Wärme- und Feuchtigkeitsregulation) nicht mehr erfüllt und massiv Körperflüssigkeit und Wärme verloren geht. Tödlich verläuft eine Verbrennung häufig, wenn mehr als 50 % der Körperoberfläche betroffen ist.

Bei erwachsenen Personen wendet man zur Abschätzung des verbrannten Hautanteils die Neunerregel an. Die Handfläche der Erwachsenen bildet dabei ein Prozent der Körperoberfläche [Abb. 3].

Bei Säuglingen und Kleinkindern wird auf Grund des großen Kopfes (20 %) im Verhältnis zum Körper eine andere prozentuale Aufteilung vorgenommen.

Je größer und tiefer das verbrannte Hautareal ist, desto schwerer sind die Auswirkungen auf den gesamten Organismus (Verbrennungskrankheit | 2). Achten Sie daher auf Schockzeichen und stellen Sie sich auf eine mögliche Reanimation ein.

Bei Bränden in geschlossenen Räumen tritt zusätzlich eine Schädigung der Lunge auf. Die Lungenschleimhaut kann schwellen, ein Lungenödem ist die Folge. Verletzte mit Rauchvergiftungen müssen intensivmedizinisch überwacht oder behandelt werden.

Lungenödem | 2

Brandverletzte mit schweren Verbrennungen/Verbrühungen werden in spezielle Zentren (Brandverletztenzentrum) überführt.

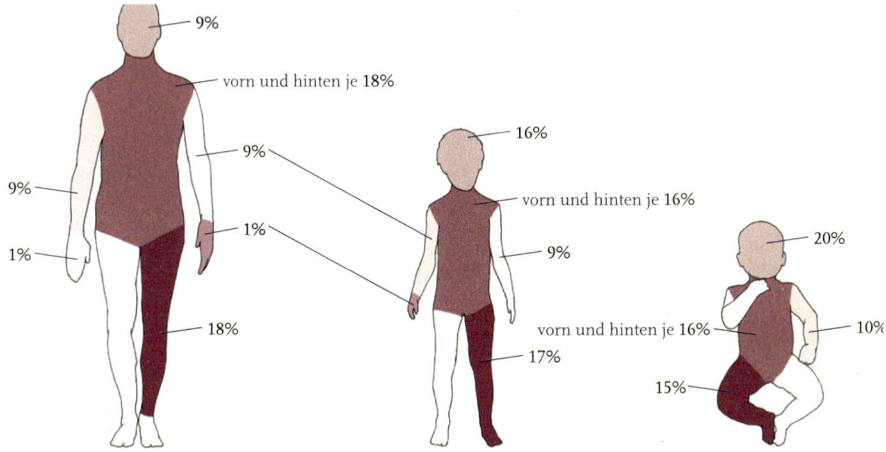

[3] Anteile an der Körperoberfläche bei Erwachsenen (links), Kindern (Mitte) und Säuglingen (rechts)

Erste Hilfe bei Kälteeinwirkung

Kälteeinwirkung kann zu Erfrierung und Unterkühlung führen.
Erfrierungen sind örtliche Gewebeschäden auf Grund von durch Kälte verursachter Durchblutungsstörung. Der Kältereiz bewirkt eine Drosselung der Blutzufuhr ins Gewebe. Dabei sind Hände, Füße und Akren (Nase, Ohren, Zehen, Finger), aber auch die Wangen besonders betroffen. Starke Erfrierungen führen zu bleibenden Schäden, möglicherweise zum Verlust des betroffenen Körperteils.
Ergreifen Sie folgende Erste-Hilfe-Maßnahmen:

- Verletzte in eine geschützte warme Umgebung bringen
- beengende Kleidung öffnen, Schuhe entfernen
- Auf keinen Fall die Haut rubbeln, dies kann zu weiteren Hautschäden führen!
- erfrorene Körperteile vorsichtig erwärmen (schrittweise im Wasserbad mit ansteigender Temperatur) wenn möglich bewegen lassen, dies kann stark schmerzen – Kinder beruhigen, ggf. Maßnahme abbrechen
- verletzte Haut mit keimfreiem Verband oder sauberem warmem Tuch abdecken
- Warme Getränke verabreichen, jedoch keinen Alkohol!
- ärztliche Hilfe verständigen

Hypothermie | 419

Bei einer Hypothermie ergreifen Sie folgende Erste-Hilfe-Maßnahmen:

- die Unterkühlte aufwecken und wach halten
- Vitalzeichen kontrollieren (Reanimationsbereitschaft)
- weder bewegen noch gehen lassen, Ruhelage
- kalte nasse Kleidung entfernen
- in wärmende Decken, Isolierdecken oder Kleidungsstücke einhüllen
- Notruf absetzen
- Vorsichtig erwärmen! Massieren, frottieren vermeiden, denn dies kann zu weiterem Wärmeverlust, Muskelrissen und erhöhtem Sauerstoffverbrauch führen. Außerdem besteht eine zusätzliche Gefährdung der Unterkühlten, wenn kaltes Blut aus der Körperschale zum Körperkern gelangt und diesen abkühlt.
- warme trockene Umschläge auf Brust, Bauch und Nacken
- Ist die Unterkühlte wach, heiße Getränke geben, jedoch keinen Alkohol!

Häufig treten Unterkühlungen bei Ertrinkungsunfällen auf. In diesem Falle stehen die Wiederbelebungsmaßnahmen im Vordergrund. Auf Versuche, das Wasser aus der Lunge zu entfernen, soll verzichtet werden. Die Reanimationschancen verbessern sich bei gleichzeitiger Hypothermie, da der Stoffwechsel und somit der Sauerstoffverbrauch im Körpergewebe verlangsamt ist. Wiederbelebungsmaßnahmen können (vor allem bei Kindern) unter diesen Umständen auch dann noch erfolgreich sein, wenn sie erst nach einer Zeit von 5 Minuten begonnen werden.

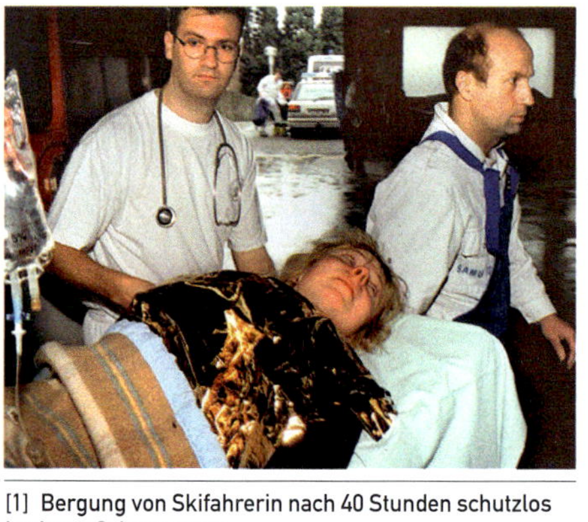

[1] Bergung von Skifahrerin nach 40 Stunden schutzlos in einem Schneesturm

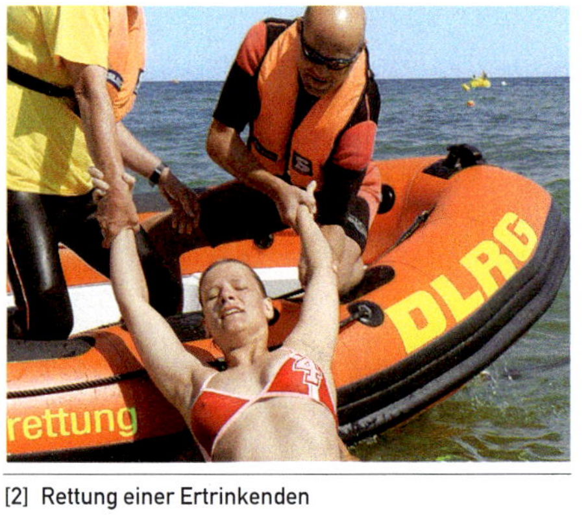

[2] Rettung einer Ertrinkenden

Vergiftungen und Verätzungen

Bei einer Vergiftung (*Intoxikation*) gelangt ein Gift (*Toxin*) über verschiedene Wege in die Blutbahn des Körpers und führt zu dessen Schädigung. Vergiftungen können absichtlich (z. B. aus suizidalen Gründen) oder unbeabsichtigt erfolgen.

Toxine können über das Verdauungssystem, das Atmungssystem, die Haut oder auch direkt in die Blutbahn gelangen. Die häufigsten unbeabsichtigten Vergiftungen entstehen durch einen übermäßigen Genuss von Alkohol bei Erwachsenen und Haushaltschemikalien oder Arzneimitteln bei Kleinkindern. Arzneimittelintoxikationen erfolgen zumeist in suizidaler Absicht. Vergiftungen mit schädlichen Gasen kommen im häuslichen Bereich oder bei exponierten Personen (z. B. Chemiearbeiterinnen) vor. Der Schweregrad einer Vergiftung ist oft nicht sofort einzuschätzen, da Gifte verzögert wirken oder schwer erkennbare Symptome hervorrufen können.

exponieren
aussetzen
exponere, lat. = aussetzen

Symptome, die auf eine Vergiftung hinweisen, können sein:

- Schwindel, Kopfschmerz, Krämpfe, Lähmungen
- Störungen des Bewusstseins von Somnolenz bis Koma
- Fötor
- Verwirrtheit
- Wesensveränderungen wie Aggressivität oder Depressionen
- Übelkeit, Erbrechen, Durchfall
- Atem- und Kreislaufstörungen

Weiterhin können lokale Schäden auftreten (z. B. Lungenödem bei einer Rauchgasvergiftung).

Die besondere Gefährdung bei Intoxikation besteht in der Kombination von Erbrechen und Bewusstseinstörung. Herabgesetzte Schutzreflexe führen bei Erbrechen häufig zur Aspiration von saurem Mageninhalt. Zusätzlich zu den akuten Beschwerden können häufig Folgeschäden an Leber, Niere oder Gehirn auftreten.

Ergreifen Sie folgende Erste-Hilfe-Maßnahmen:

- Generell von einem Notfall ausgehen, bis vitale Gefährdung ausgeschlossen werden kann oder die Notärztin eingetroffen ist!
- Notruf absetzen! Bei Unsicherheit Giftinformationszentrale anrufen ([Tab. 1] | 820).
- für eigene Sicherheit sorgen (ggf. Schutzkleidung, Atemmaske)
- Bergung der Verletzten aus der Gefahrenzone
- vitale Funktionen kontrollieren und sichern, möglicherweise BLS
- Sicherstellen von Materialien zur Diagnosesicherung (Tablettenreste, Flüssigkeiten, Körperausscheidungen), Angehörige befragen
- wenn Bewusstsein vorhanden, ca. 200 ml Wasser oder Tee zu trinken geben

Die Einlieferung in ein Krankenhaus ist in den überwiegenden Fällen indiziert. Dort können weitere Maßnahmen zur Giftelimination eingeleitet werden:

Elimination
Beseitigung
eliminieren, lat. = beseitigen

- induziertes Erbrechen
- Magenspülung
- Absorbenziengabe (Aktivkohle, Glaubersalz)
- Darmeinlauf
- Antidotgabe
- forcierte Diurese
- Hämodialyse/Plasmapherese/Hämoperfusion
- Blutaustauschtransfusion

Hämodialyse | 3
Plasmapherese | 3
Hämoperfusion | 3

Betroffene, die eine Vergiftung in suizidaler Absicht beabsichtigt herbeigeführt haben, werden von einem psychiatrischen Dienst betreut.

Erforderlich sind auch die eigene Telefonnummer (für den Rückruf) sowie Straße und das Warten auf Rückfragen.	Telefonnummer	E-Mail
Berlin Landesberatungsstelle für Vergiftungserscheinungen, Berlin	(030) 19240	berlintox@giftnotruf.de
Bonn Informationszentrale gegen Vergiftungen, Bonn	(0228) 287–3211 und 287–3333	gizbn@mailer.meb.uni-bonn.de
Mecklenburg-Vorpommern, Sachsen, Sachsen-Anhalt, Thüringen gemeinsames Giftinformationszentrum; Erfurt	(0361) 730730	shared.ggiz@t-online.de
Freiburg Informationszentrale für Vergiftungen	(0761) 1924–0 und 2704361	giftinfo@kikli.ukl.uni-freiburg.de
Niedersachsen, Hamburg, Bremen, Schleswig-Holstein Giftinformationszentrum im Zentrum für Pharmakologie und Toxikologie, Göttingen	(0551) 1924–0 und 383180	giznord@giz-nord.de
Homburg / Saar Informationszentrum für Vergiftungen	(06841) 1924–0	kigift@med-rz.uni-sb.de
Mainz Beratungsstelle bei Vergiftungen	(06131) 1924–0 und 232466 oder 0700-Giftinfo	giftinfo@giftinfo.uni-mainz.de
Bayern Giftnotruf der toxikologischen Abteilung der II. Medizinischen Klinik, München	(089) 1924–0	tox@lrz.tum.de
Nürnberg Toxikologische Intensivstation	(0911) 3982451	muehlberg@klinikum-nuernberg.de
Österreich Vergiftungsinformationszentrale, Wien	(0043) (1) 4064343	k.hubry@akh-wien.ac.at
Schweiz Schweizerisches Toxikologisches Informationszentrum, Zürich	(0041) (1) 2515151	info@toxi.ch

[Tab. 1] Adressen der Giftinformationszentralen

Die orale Aufnahme von Säuren oder Laugen führt zu schweren Verätzungen im Bereich des Mundes, der Speiseröhre und des Magens. Häufig sind Kleinkinder gefährdet, sie trinken neugierig unbekannte Flüssigkeiten. Aber auch verwirrte ältere Menschen stellen eine Risikogruppe dar.
Symptome sind:

- heftige Schmerzen
- Speichelfluss
- Schleimhautbeläge, -schwellungen
- Blutungen, Ulzera
- Verätzungen an Haut und Augen

Ergreifen Sie folgende Erste-Hilfe-Maßnahmen:

- ca. 200 ml Flüssigkeit (Tee oder Milch) in kleinen Schlucken verabreichen
- Auf keinen Fall Erbrechen auslösen, dies führt zu zusätzlichen Verätzungen!
- bei Verletzung der Haut Kleidungsstücke entfernen und Hautareal unter fließendem Wasser gründlich spülen

Achten Sie darauf, dass Sie keinen Hautkontakt mit der ätzenden Substanz haben und diese nicht weiter verteilen.

Bei Kindern sind zur Ersten Hilfe bei Vergiftungen und Verätzungen prinzipiell die gleichen Maßnahmen einzuleiten wie bei Erwachsenen.

Erste-Hilfe-Techniken 6.1.3

Trage- und Transporttechniken

Trage- und Transporttechniken dienen dazu, die verletzte Person aus dem Gefahrengebiet zu bringen oder zu einer weiterführenden Behandlungsstation.

Rautek-Rettungsgriff

Der Rautek-Rettungsgriff wird zur Bergung verletzter Personen aus dem Gefahrenbereich eingesetzt. Die Betroffene wird dabei zuerst unter die Schultern gefasst und mit dosiertem Schwung unter Stützung des Nackenbereichs in eine sitzende Position gebracht [Abb. 1]. Die Ersthelferin achtet dabei auf eine rückenschonende Körperposition. Die Betroffene wird rückwärts aus dem Gefahrenbereich gezogen. Steht eine zweite Helferin zur Verfügung, kann die Verletzte aus der Gefahrenzone getragen werden.

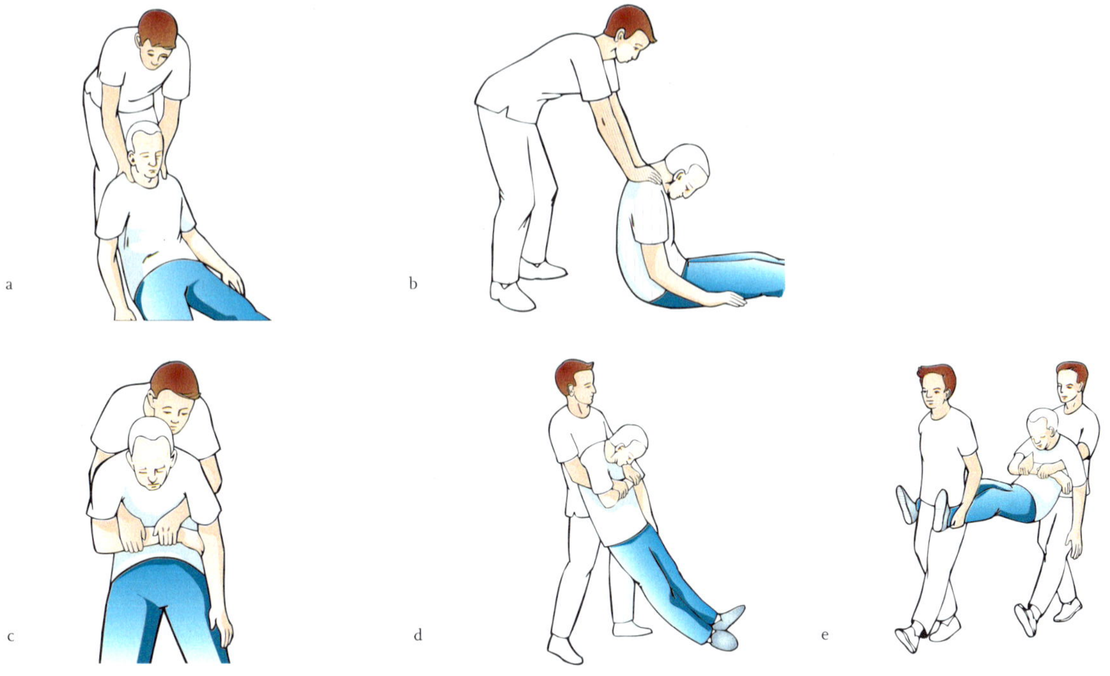

[1] Rautek-Rettungsgriff

Transport mit Trage

Auf eine Trage sollte die Verletzte möglichst mit drei Helferinnen gelegt werden. Eine stützt dabei den Kopf. Zum Transport positionieren sich die Helferinnen so, dass zwei am Kopfende und eine am Fußende die Trage fassen. Auf Absprache wird die Trage angehoben. Steht keine Trage zur Verfügung, können behelfsmäßig feste Kleidungsstücke oder Decken als Transportunterlagen verwendet werden. Die Sicherheit der Betroffenen steht jedoch jederzeit im Vordergrund.

Beim Transport von Kindern sollte die Pflegende ebenfalls auf eine Stützung des Kopfes achten.

Lagerungstechniken

Leidet die Verletzte an einem Bewussteinsverlust, die normale Atmung ist jedoch erhalten bzw. setzt nach durchgeführter Wiederbelebung wieder ein, bringt die Pflegende die Betroffene in die stabile Seitenlage. Diese Maßnahme dient dem Freihalten der Atemwege und dem Aspirationsschutz und kann auf verschiedene Weise durchgeführt werden. Wichtig ist, dass die Lagerung seitlich und stabil erfolgt, der Mund der tiefste Punkt des Körpers ist und kein Druck auf dem Brustkorb die Atmung behindert. Die stabile Seitenlage wird wie folgt durchgeführt:

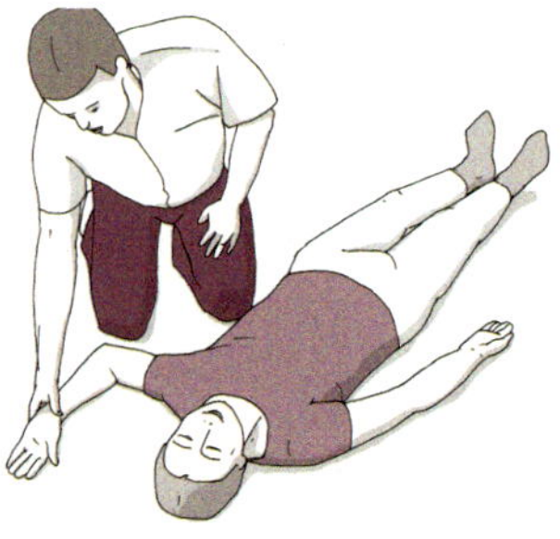

[1] Nehmen Sie ggf. die Brille der Betroffenen ab und strecken Sie deren Beine aus. Knien Sie sich neben die Betroffene.

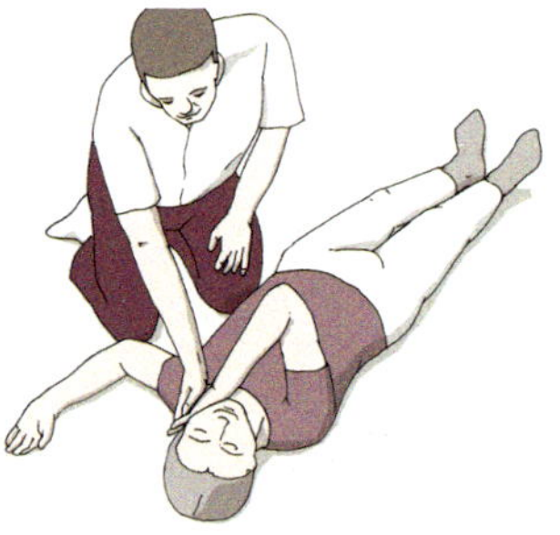

[2] Lagern Sie den zugewandten Arm der Betroffenen mit gebeugtem Ellenbogen rechtwinklig aus.

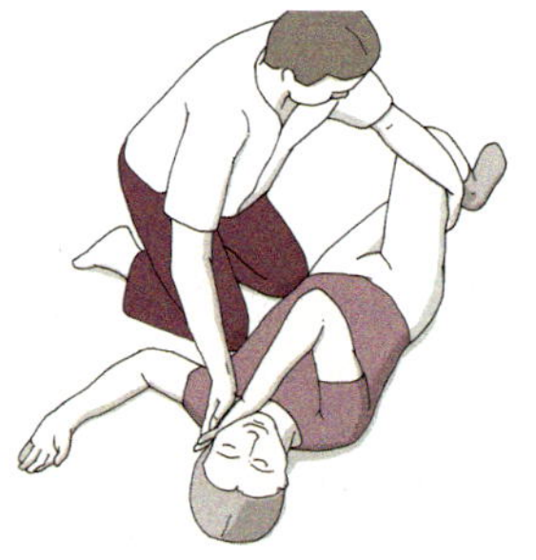

[3] Führen Sie den anderen Arm der Betroffenen über deren Oberkörper an die zugewandte Wange heran und fixieren Sie ihn dort.

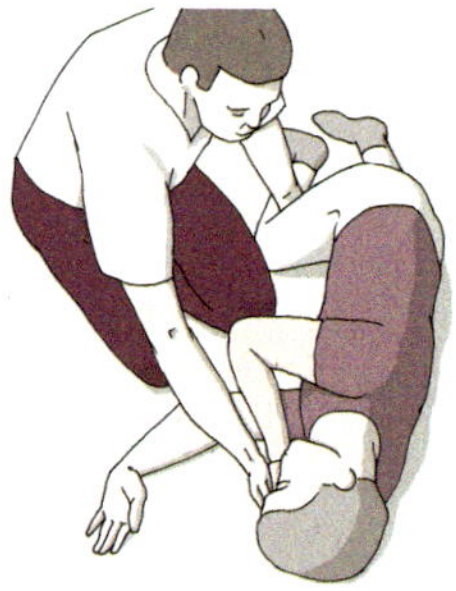

[4] Fassen Sie mit der anderen Hand das abgewandte Knie der Betroffenen und ziehen Sie es zu sich heran, sodass die Betroffene auf die Seite rollt, beugen Sie das jetzt oben liegende Bein in Hüfte und Knie rechtwinklig und nutzen Sie es als „Stütze" für den Körper, sodass die Betroffene jedoch nicht auf dem unteren Bein liegt.

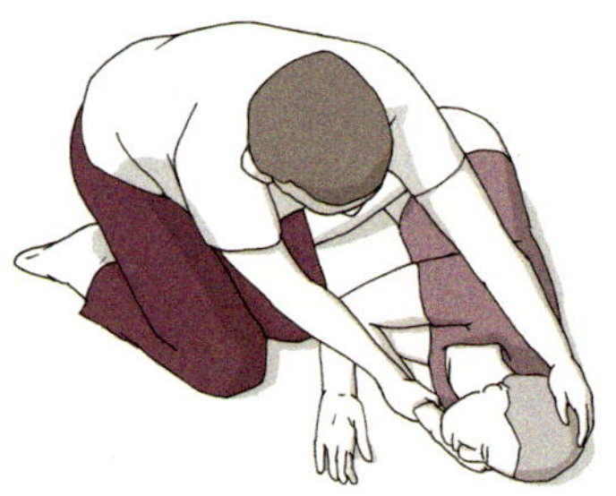

[5] Überstrecken Sie den Kopf zum Freihalten der Atemwege und überprüfen Sie die Atmung regelmäßig.

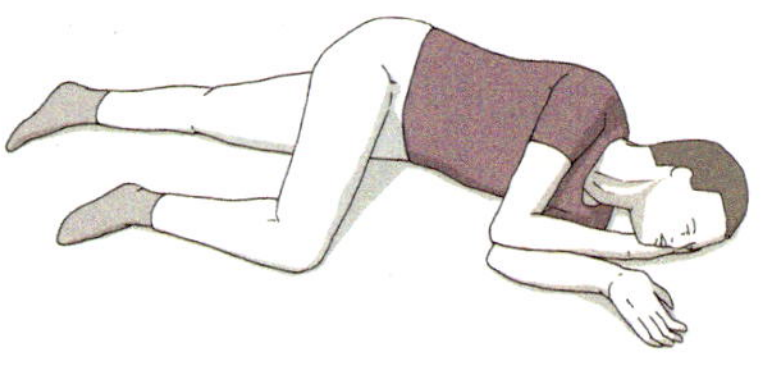

[6] Schützen Sie die Person ggf. vor Kälte.

Neben der stabilen Seitenlagerung können noch folgende Lagerungstechniken eingesetzt werden:

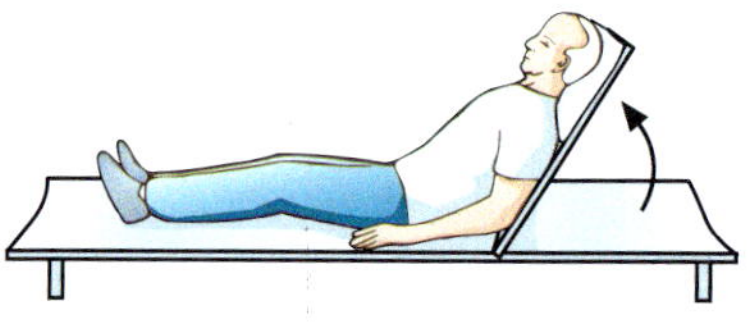

[7] Lagerung bei Atemnot

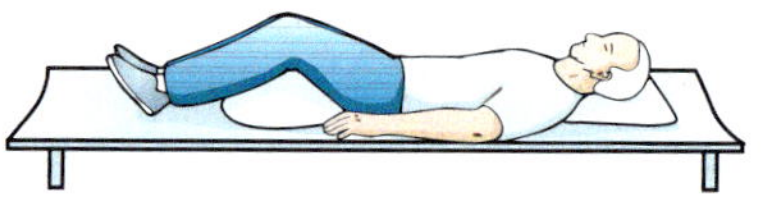

[8] Lagerung bei Bauchverletzungen

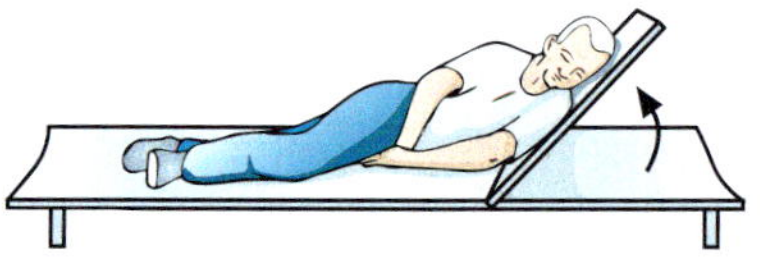

[9] Lagerung bei Brustkorbverletzungen

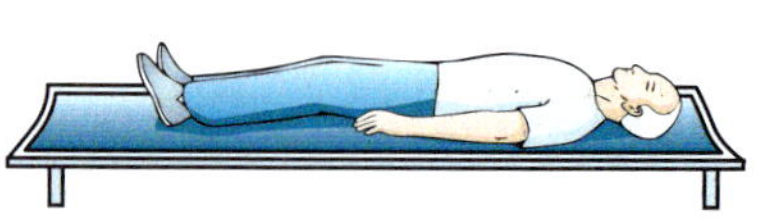

[10] Lagerung bei Wirbelsäulenverletzungen

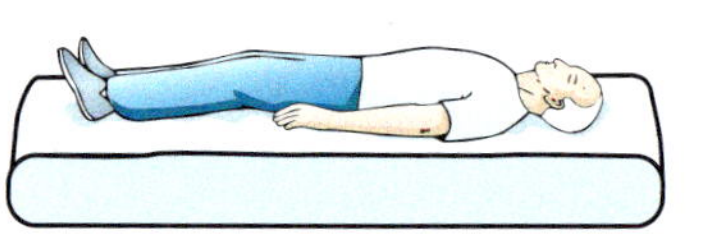

[11] Lagerung bei Wirbelsäulenverletzungen

Sofortmaßnahmen beim Schock 6.2

Schockformen, ihre Ursachen und Symptome 6.2.1

Ein Schock ist häufig die Ursache für den Verlust des Bewusstseins, der Atmung und Kreislauffunktion. Er ist definiert als generalisiertes Kreislaufversagen, bei welchem die Durchblutung und damit die Sauerstoffversorgung der einzelnen Organe nicht mehr gegeben ist. In Folge des Sauerstoffmangels kommt es zum Bewusstseinsverlust, zum Organversagen und zum Eintritt des Todes.
Die Symptome des Schocks sind:

- Angst, Unruhe, Verwirrtheit bis Bewusstlosigkeit
- schneller, schwacher Puls (> 100 Schläge pro Minute)
- Blutdruckabfall unter 80 mmHg systolisch
- Schockindex > 1 [Tabelle 1]
- kalte, blassschweißige Haut
- rasche Atmung (*Tachypnoe*) oder Atemnot (*Dyspnoe*)

Schockindex
gibt mit Hilfe von Pulsfrequenz und systolischem Blutdruckwert die Kreislaufsituation an.

$$\text{Schockindex} = \frac{\text{Pulsfrequenz}}{\text{systolischer Blutdruckwert}}$$

Berechnung des Schockindex	Bewertung	Ursache, z. B. bei Herzversagen oder Blutverlust
Wert: 0.5 z. B. Puls 60/min, syst. RR 120 mmHg	normal	geringe Herzschwäche/ geringer Blutverlust (10 %)
Wert: 1 z. B. Puls 100/min, syst. RR 100 mmHg	drohender Schock	deutliche Herzschwäche/ Blutverlust von ca. 25 %
Wert: 1,5 z. B. Puls 120/min, syst. RR 80 mmHg	ausgeprägter Schock	schwere Herzschwäche/ Blutverlust von ca. 50 %

[Tab. 1] Schockindex = Pulsfrequenz (/min) : systolischer Blutdruck (mmHg)

Man unterscheidet anhand der Ursachen die folgenden Schockformen.

Volumenmangelschock

Beim Volumenmangelschock (*hypovolämischer Schock*) besteht ein absoluter Volumenmangel, das heißt, Blut (z. B. Blutungen in Folge von Unfällen), Plasma (nach Verbrennungen) oder auch Wasser mit Elektrolyten (bei heftigen Durchfällen) sind zu über 10 % verloren gegangen. Der Körper reagiert darauf mit einer Engstellung der Blutgefäße (*Vasokonstriktion*) in Haut und Muskulatur, um den überlebenswichtigen Organen im Zentrum (Gehirn, Herz, Lunge) die verbliebene Blutmenge zuzuführen (Kreislaufzentralisation, [Abb. 12]). Ein Blutdruckabfall unter 80 mmHg führt zum Verlust der Nierenfunktion.

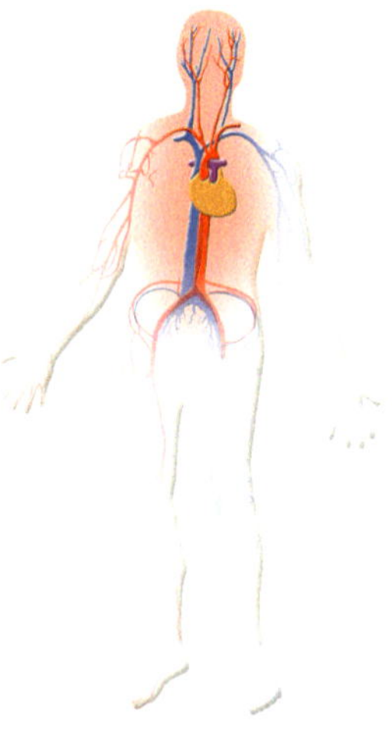

[12] Ursachen einer Zentralisation

Nierenfunktion | 340

Kardiogener Schock

Der kardiogene Schock beruht auf einer Pumpfunktionsstörung des Herzens, das Blut „bleibt stehen". Im Gegensatz zum hypovolämischen Schock geht kein Blut verloren, der Blutdruck fällt jedoch ebenfalls lebensgefährlich ab. Es besteht ein relativer Volumenmangel, weil es auch in dieser Situation zu einem Durchblutungs- und damit Sauerstoffmangel in den Organen kommt. Ursachen sind in den meisten Fällen Herzrhythmusstörung, Herzinfarkt oder Lungenembolie. Häufig klagt die Betroffene über Atemnot.

Kathetersepsis | 2
Pneumonie | 384

Septischer Schock

Bei einer schweren septischen Allgemeininfektion mit Fieberschüben (z. B. |Kathetersepsis, |Pneumonie) wirken die Stoffwechselprodukte der Krankheitserreger an den Blutgefäßen der Patientinnen wie Toxine. Sie führen zu einer Weitstellung der Blutgefäße (*Gefäßdilatation*) und damit zu einem relativen Volumenmangel. Im Unterscheid zu den anderen Schockformen können die Patientinnen rosig aussehen. Dieser Umstand kann über die Akutsituation hinwegtäuschen. Die Gefäßweitstellung hat schwer wiegende Folgen für alle Organe (z. B. Mikrozirkulationsstörungen).

Histaminfreisetzung | 2

Anaphylaktischer Schock

Der anaphylaktische Schock ist die schwerste Form einer allergischen Reaktion. Durch Allergenkontakt (z. B. Antibiotoka, Röntgenkontrastmittel) kommt es zur massiven |Histaminfreisetzung, welche an den Blutgefäßen dilatierend wirkt. Dies bewirkt wiederum einen relativen Volumenmangel. Diese Schockform beginnt mit Juckreiz, Ödemen, Übelkeit und Schüttelfrost.

6.2.2 Erste Hilfe bei Schock

Bei allen Schockformen kommt es zu einem kardialen Kompensationsversuch mit der Folge, dass die Herzfrequenz ansteigt. Bei ausbleibenden Hilfemaßnahmen folgt der vorübergehenden Kompensation jedoch die Dekompensation mit anschließendem Herz-Kreislauf-Stillstand. Daher gilt ein Schock immer als ein lebensbedrohlicher Zustand!

Um den Schockindex und damit den Grad der Gefährdung für die Betroffene einzuschätzen, messen Sie Puls und Blutdruck, vorausgesetzt die Betroffene ist bei Bewusstsein.

Sind die Atmung und der Kreislauf bereits gestört, beginnen Sie sofort mit der kardiopulmonalen Wiederbelebung.

Falls die Betroffene über eine intakte Atmung verfügt, sollte wenn möglich die Ursache beseitigt werden (ggf. Blutung stillen).

Lagern die Verletzte mit erhaltener Atmung und bei Bewusstsein in Schocklage [Abb. 1 und 2]. Durch das Hochlagern der Beine wird dem zentralen Kreislauf (Gehirn, Herz und Lunge) das Blut aus den unteren Extremitäten zugeführt (*Autotransfusion*). Besteht jedoch der dringende Verdacht auf einen kardiogenen Schock (Atemnot und Brustschmerz), lagern Sie die Betroffene halb sitzend mit erhöhtem Oberkörper, um damit eine gewisse Entlastung des Herzens zu erzielen.

stabile Seitenlage | 822

Ist die Betroffene bewusstlos und sind Atmung und Kreislauf jedoch erhalten, bringen Sie die Betroffene in die |stabile Seitenlage. Auch dabei können durch das Unterlegen von Decken o. Ä. die Beine erhöht gelagert werden.

Während eines Schocks können jederzeit Atmung und Kreislauf versagen. Kontrollieren Sie bis zum Eintreffen des Notfallteams wiederholt die Vitalzeichen.

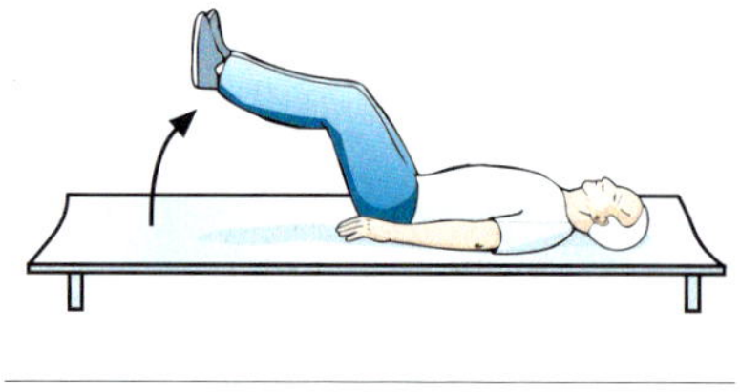

[1] Lagerung bei Blutvolumenmangel

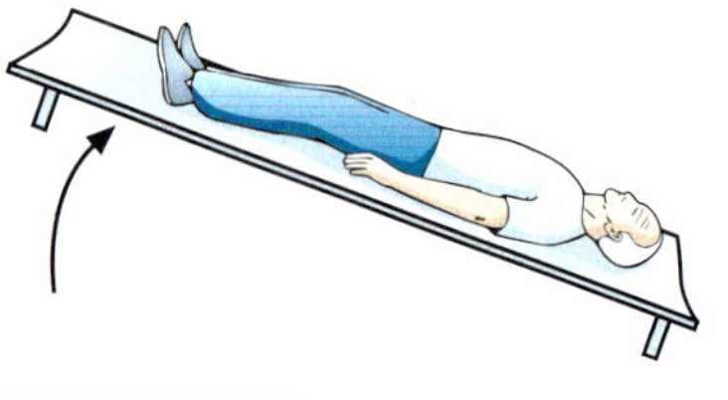

[2] Lagerung bei Blutvolumenmangel (Trendelenburglagerung)

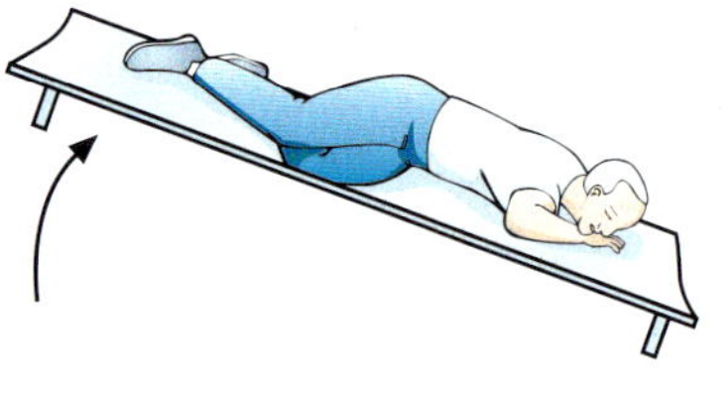

[3] Lagerung bei Bewusstlosigkeit

Sofortmaßnahmen beim Herz-Kreislauf-Stillstand 6.3

Organisation der Reanimationsmaßnahmen 6.3.1

Notfallkoffer

In allen Einrichtungen des Gesundheitswesens müssen auf jeder Station bzw. in jeder Funktionseinheit (z. B. Wohnbereich) Notfallkoffer bereitstehen. Auf Intensivstationen, in der Anästhesie sowie der Rettungsstelle (Notaufnahme) finden Sie Notfallwagen, die im Wesentlichen die gleichen Materialien enthalten wie der Notfallkoffer. Ein Notfallkoffer ist mit folgenden Materialien ausgestattet:

- Handschuhe verschiedener Größen
- Intubationsbesteck (Laryngoskop (4) mit verschiedenen Spateln, Tuben (3), Führungsstab, Gleitmittel, Spritze, Pflaster, Guedel-Tuben, Beißschutz (7))
- Notfallmedikamente (1) (5), (Verweil-)Kanülen, Spritzen (2), Desinfektionsmittel, Tupfer, Stauband
- evtl. manuelle Absaugung, Absaugkatheter
- Stethoskop (6)
- Beatmungsbeutel (Ambu-Beutel)
- Gesichtsmasken zur Maskenbeatmung
- kleine Sauerstoffflasche, Sauerstoffsonden
- Taschenlampe
- Infusion

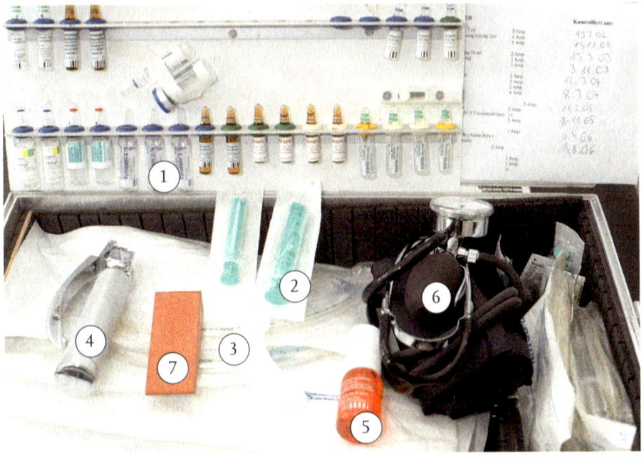

[4] Notfallkoffer

Alle Mitarbeiterinnen einer Station oder eines Funktionsbereichs müssen darüber informiert sein, wo sich Notfallkoffer oder Notfallwagen befinden.
Die Kontrolle der Materialien, inkl. Auffüllen, erfolgt:

- nach jedem Gebrauch,
- im peripheren Bereich einmal pro Woche,
- im Intensiv-/Anästhesiebereich einmal pro Schicht.

Es empfiehlt sich, eine Checkliste zu erarbeiten, anhand derer die Kontrolle vorgenommen werden kann. Einmal monatlich sollte eine Überprüfung der Verfallsdaten erfolgen und abgelaufenes Material ausgetauscht werden.

Alarmsysteme: Aufbau und Anwendung im Notfall

Finden Sie im stationären Bereich eine Person mit Herz-Kreislauf-Stillstand auf, so setzen Sie das hausinterne Alarmsystem in Bewegung. Dazu gehört in der Regel:

- Zimmertüre zum Flur öffnen, laut rufen, z. B. „Rea", „CPR"
- Alarmsystem (z. B. Patientenklingel, Arztnotruf) betätigen
- Informieren der Ärztin bzw. des Reanimationsteams durch Kolleginnen.

Sie verlassen zum Bedienen des Alarmsystems im Krankenhaus in keinem Fall das Zimmer bzw. die betroffene Person. Alle Räume eines Krankenhauses müssen mit einem Alarmsystem versehen sein.

Im ambulanten Bereich verfügen einige Klientinnen über Hausnotrufsysteme, die häufig mit einer zusätzlichen Funktion zur Alarmierung des Rettungsdienstes ausgerüstet sind. Ist dies nicht der Fall, setzen Sie den Notruf per Telefon ab.

Die Personalverteilung: Aufgabenzuordnung im Notfall

Damit eine Reanimation effektiv und organisiert durchgeführt werden kann, ist es notwendig, die direkt an der Reanimation beteiligten Personen auf drei zu beschränken. Parallel dazu muss die Versorgung der anderen Patientinnen in der Abteilung sichergestellt sein.

Die 1. Person ist i. d. R. eine Ärztin. Sie ist Entscheidungsträgerin und übernimmt folgende Aufgaben:

- Übernahme der „Kommandos" und Aufgabenverteilung
- Legen eines zentralen Zugangs
- Intubation, Defibrillation
- Anschließen des Beatmungsgeräts
- Ablösen bei der Thoraxkompression

Die 2. Person kann eine Ärztin oder Pflegende sein. Ihre Aufgaben sind:

- gegebenenfalls Anschließen eines EKG-Monitors und dessen Überwachung
- Thoraxkompression, Beutelbeatmung, Sauerstoffversorgung
- Fachpersonal: Legen eines venösen Zugangs
- Fachpersonal: Injektion der i.-v.-Medikamente auf ärztliche Anweisung

Die 3. Person, i. d. R. eine Pflegende, übernimmt:

- Aufziehen und Anreichen der Medikamente (alle Ampullen auf einem gesonderten Tablett zur späteren Dokumentation sammeln)
- Vorbereiten der Defibrillation
- Anreichen zusätzlicher Hilfsmittel, z. B. Materialien für externen Schrittmacher

externer Schrittmacher | 2

- Thoraxkompression, Beutelbeatmung
- Zeitdokumentation (Beginn der Reanimation)

Da das Durchführen der Thoraxkompressionen körperlich sehr anstrengend ist, empfiehlt sich eine rotierende Ablösung nach jeweils ca. 2–5 Minuten.

6.3.2 Medikamentöse Soforttherapie beim Herzstillstand

Die Wirksamkeit von Notfallmedikamenten wird unter der Reanimation als gering eingestuft. Thoraxkompression und Beatmung stehen im Vordergrund und sollen auch während der Medikamentengabe nicht unterbrochen werden.

Folgende Medikamente werden nach den aktuellen Leitlinien noch empfohlen:

Medikament	Indikation	Applikation
Adrenalin (Epinephrin)	Asystolie anhaltendes Kammerflimmern nach Defibrillation	intravenös intraossiär (in den Knochen) tracheal (in den Tubus)
Atropin	Asystolie Bradykardie	intravenös
Amiodaron	anhaltendes Kammerflimmern nach Defibrillation	intravenös

[Tab. 1] Die wichtigsten Notfallmedikamente

Reanimation im Krankenhaus

6.3.3

In Einrichtungen des Gesundheitswesens stehen für eine Reanimation andere Mittel zur Verfügung als in Feldsituationen. Das hier angewendete Schema wird ALS (*Advanced Life Supports*) genannt. Hierunter versteht man die erweiterten lebensrettenden Maßnahmen, die von Fachpersonal und dem Reanimationsteam unter Einsatz spezieller Materialien und Medikamente in Krankenhäusern, Altenheimen oder Arztpraxen durchgeführt werden.

Bis zum Eintreffen des Reanimationsteams müssen Sie als Pflegefachkraft die Zeit durch einfache lebensrettende Maßnahmen (BLS) überbrücken. Jedoch haben Sie in dieser Situation zusätzliche Hilfsmittel zur Verfügung:

- Notfallkoffer
- Reanimationswagen
- Defibrillator

Des Weiteren können Sie auf Grund ihrer Ausbildung durch folgende zusätzliche Maßnahmen die Effektivität der Reanimation erhöhen:

- Fremdkörper aus der Mundhöhle entfernen
- durch Einlegen eines Guedel-Tubus die Atemwege frei machen
- Beatmung mit Maske, Beatmungsbeutel und Sauerstoffanschluss (sofern Sie diese Form der Beatmung beherrschen)
- Einsatz eines AED, nach jedem Defibrillationsversuch führen Sie die Reanimation für 2 min fort.
- Ggf. Anlegen eines EKG mit Monitorüberwachung

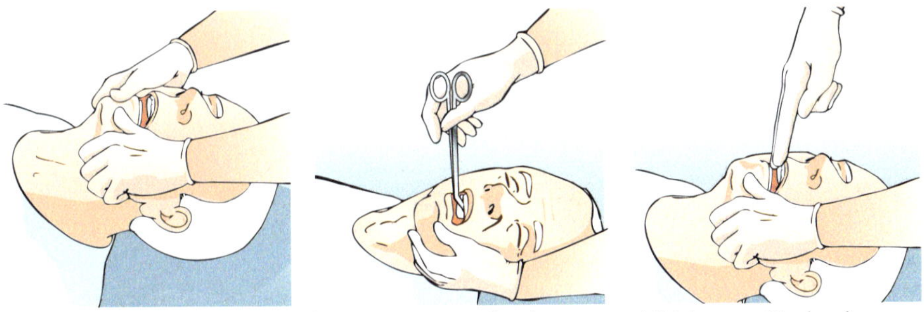

a) Esmarch-Handgriff: Mit den Fingern wird der Unterkiefer nach vorne geschoben und der Mund mit den Daumen geöffnet.

b) Reinigung von Mund- und Rachenhöhle mit Kornzange und einem Tupfer

c) Reinigung von Mund- und Rachenhöhle nach Möglichkeit nicht mit den Fingern

[1] Freiräumen der Mundhöhle

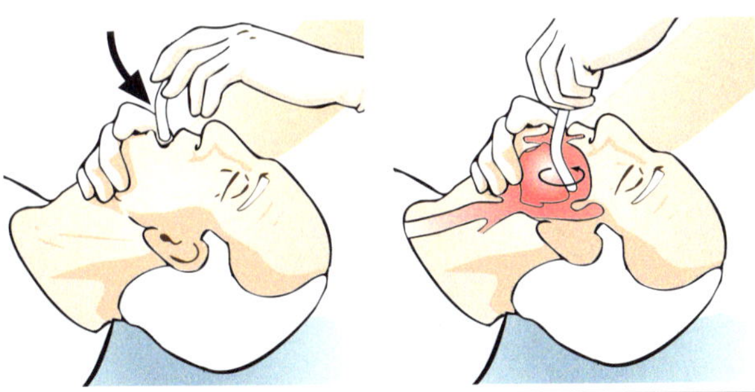

[2] Einführen des Guedel-Tubus

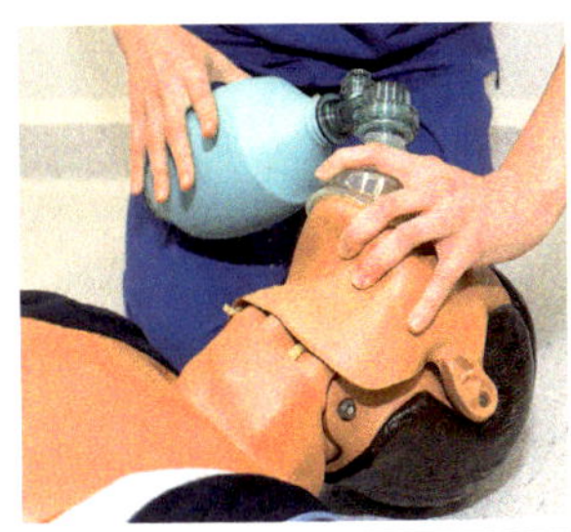

[3] Beatmungsbeutel

Zu den ALS, welche vom Reanimationsteam (ärztliches oder pflegerisches Fachpersonal) durchgeführt werden, gehören:

- Suche nach Lebenszeichen mit zusätzlichem Tasten des Karotispulses für maximal 10 Sekunden
- Basismaßnahmen (Thoraxkompression / Beatmung)
- Defibrillation mit manuellen Defibrillatoren (Vorteil: Mit diesen Geräten kann ein differenziertes EKG abgeleitet und die Stärke der Stromapplikation variiert werden).
- Nach jedem Defibrillationsversuch Basismaßnahmen für 2 Minuten!
- Gabe von Notfallmedikamenten als ärztliche Aufgabe, welche jedoch an Pflegende delegiert werden kann
- Anlage eines venösen oder intraossiären Zugangs
- Atemwegssicherung durch endotracheale Intubation und maschinelle Beatmung
- Nach erfolgreicher Reanimation wird die Betroffene zur Weiterversorgung und intensiven Überwachung auf die Intensivabteilung verlegt.

Defibrillation | 830
Notfallmedikamente | 826
Intubation | 829

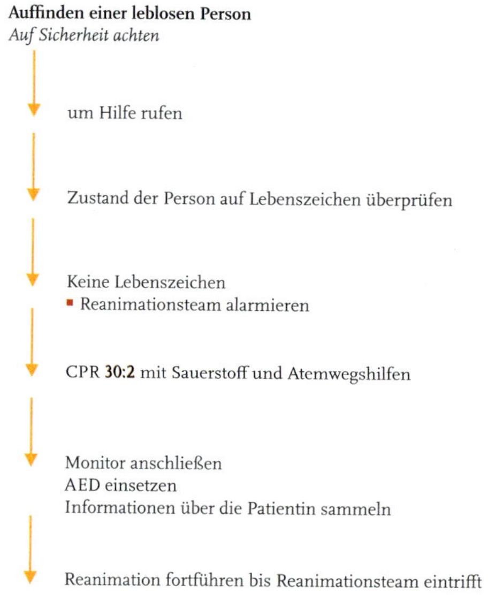

[1] Ablaufschema einer Reanimation im Krankenhaus (ALS)

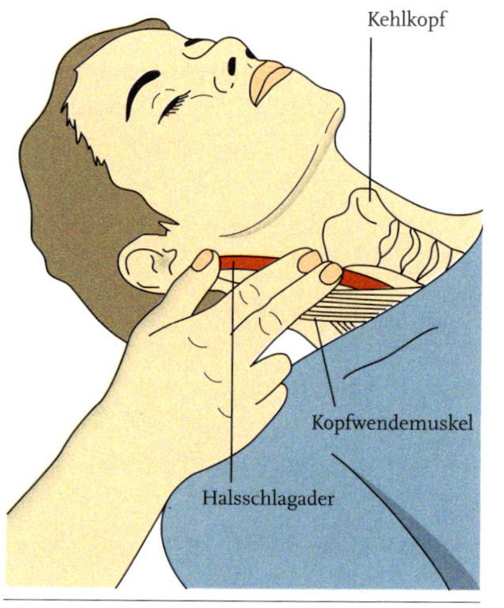

[2] Ertasten des Pulses der A. carotis (Halsschlagader)

Pflegerische Mitwirkung bei der Intubation und Defibrillation

6.3.4

Kommt es nicht innerhalb kurzer Zeit zum Wiedereinsetzen der Kreislauf- und / oder Atemfunktion, wird intubiert bzw. defibrilliert.

Intubation

Bei der Intubation wird durch einen Tubus der direkte Zugang zur Luftröhre (*Trachea*) ermöglicht. Sie erfolgt im Notfall bei tiefer Bewusstlosigkeit sowie bei Atem- und Herz-Kreislauf-Stillstand. Durch rasches Handeln können somit weitere Komplikationen (z. B. Verlegung der Atemwege durch Aspiration) verhindert sowie eine effektive Beatmung ermöglicht werden. Nach erfolgreicher Intubation kann die Beatmung anhand eines Beatmungsbeutels erfolgen und anschließend durch eine maschinelle Beatmung ersetzt werden.
Folgende Materialien werden zu einer Intubation benötigt:

- Laryngoskop
- Tuben (für Kinder 3 Größen, bei Erwachsenen 2 Größen)
- Führungsstab
- Gleitmittel
- Blockerspritze 10 ml
- Beißschutz, Guedel-Tubus
- funktionstüchtiges Absauggerät und Absaugkatheter
- Atemmaske, Beatmungsbeutel und ggf. Beatmungsgerät
- Stethoskop, Fixierung für den Tubus
- narkotisierende, analgosedierende und relaxierende Medikamente

Eine Intubation ist ärztliche Aufgabe. Pflegende assistieren, indem sie:

- die Materialien vorbereiten (Laryngoskop testen, Absaugung prüfen, Tubuscuff kontrollieren),
- die Lagerung der Patientin unterstützen,
- evtl. Zahnprothesen entfernen, Speichel und Sekret aus der Mundhöhle absaugen und
- die Materialien anreichen.

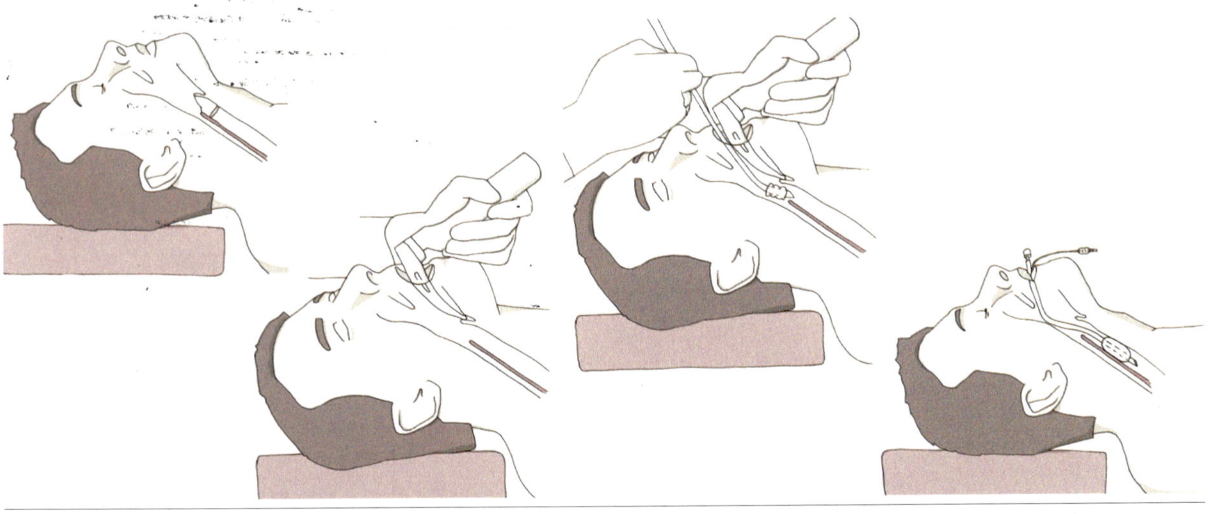

[3] Intubation

Defibrillation

Kammerflimmern | 2

Bei Erwachsenen sind in den meisten Fällen Herzrhythmusstörungen die Ursache für eine Bewusstlosigkeit. Eine Herzrhythmusstörung, welche ihrer Wirkung nach dem Herzstillstand gleicht, ist das Kammerflimmern (*Fibrillation*). Unkontrolliertes Zucken des Herzmuskels macht eine normale Herztätigkeit unmöglich. Mit einer Defibrillation will man diesen Zustand des Herzmuskels unterbrechen. Mittels eines Defibrillators, umgangssprachlich Defi genannt, werden dem Herzen Stromstöße zugeführt, welche es völlig ruhig stellen, sodass das Herz die Möglichkeit bekommt, für neue Reize empfänglich zu werden und wieder in einem normalen Rhythmus zu schlagen. Defibrillatoren bestehen aus:

- einem Akku
- einem Spannungswandler
- Klebeelektroden oder Paddles
- evtl. einem EKG-Monitor

Man unterscheidet in der Praxis:

- **manuelle Defibrillatoren** [Abb.2]: Sie beinhalten die Funktion des EKGs. Das Auslösen der Stromstöße erfolgt manuell. Ihre Anwendung ist ärztlichem Personal vorbehalten.
- **halbautomatische Defibrillatoren**: Sie verfügen zusätzlich über einen Modus, der anzeigt, wann ein Stromstoß ausgeführt werden soll. Sie können auch von nicht ärztlichem Rettungsdienstpersonal eingesetzt werden.
- **vollautomatische Defibrillatoren** [Abb.1]: Der Stromstoß wird anhand des EKGs automatisch ausgelöst. Die Geräte verfügen über einen Sprachsynthesizer, der den Helfenden alle notwendigen Handlungsschritte ansagt. Sie finden immer in der Laienreanimation Verwendung und werden häufiger an öffentlichen Plätzen (z. B. Bahnhöfe, Kaufhäuser) und in Pflegeeinrichtungen stationiert. Bei Säuglingen ist der Einsatz eines AED nicht möglich, bei Kleinkindern sollten nur spezielle AEDs mit Kindermodus eingesetzt werden.

Sind in einer Einrichtung AEDs vorhanden, können Pflegende diese selbstständig bedienen. Hierzu folgen sie den Handlungsanweisungen des Sprachsynthesizers.

Wird im Krankenhaus ein Kammerflimmern festgestellt, übernehmen Pflegende folgende Aufgaben:

- Bereitstellung des Defibrillators
- evtl. Befestigen der Elektroden
- evtl. Anreichen der Paddles
- evtl. Anreichen der Elektrodenpaste zum Einstreichen der Paddles

Pflegende überprüfen regelmäßig die Funktionsfähigkeit des Defibrillators. Dazu müssen sie in den Gebrauch des Gerätes bzw. der Funktionsüberprüfung eingewiesen sein.

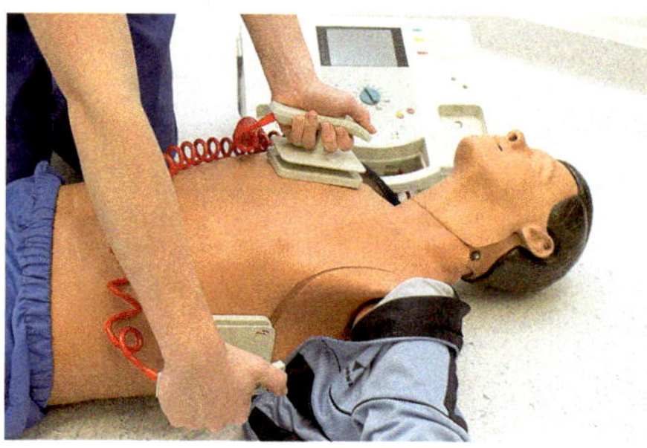

[1] Manueller Defibrillator

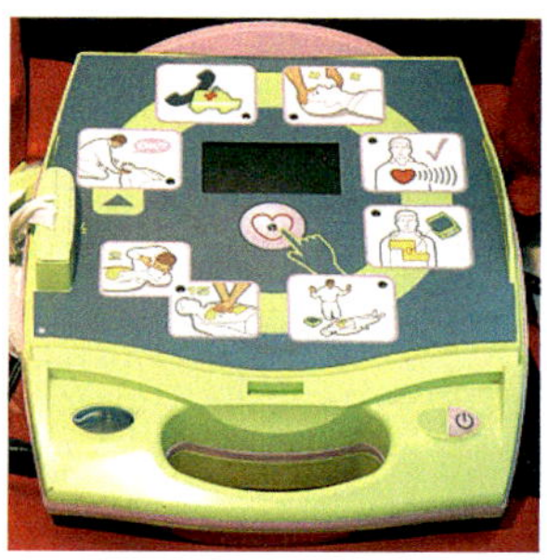

[2] AED-Defibrillator

7

Bei medizinisch-invasiven Eingriffen mitwirken und die Patientinnen pflegen

7.1 Pflegerische Schwerpunkte 834

7.1.1 Prä-, intra- und postoperative Pflege 834

Präoperative Pflege 834
- Assistenz bei der Diagnostik 834
- Vorbereitung der Patientinnen 835
- Organisation 837
- Übergabe der Patientin an das Anästhesiepersonal 837
- Notfallmäßige Vorbereitung 837

Intraoperative Pflege 838
- Vor der Operation 838
- Während der Operation 840

Postoperative Pflege 841
- Überwachung im Aufwachraum 841
- Postoperative Betreuung auf der Station 843
- **Nahrungsaufnahme** 844
- **Fast-track** 844
- **Lagerung** 844
- Mobilisation 845
- Prophylaxen 845
- Dokumentation 845

7.1.2 Pflegerische Mitwirkung bei Blutuntersuchungen 846

Kapillare Blutentnahme 848
- Vorbereitung 848
- Durchführung 848
- Nachbereitung 848

Venöse Blutentnahme 849
- Vorbereitung 850
- Durchführung 850
- Nachbereitung 851
- Venöse Blutentnahme bei Kindern 852

Arterielle Blutentnahmen 852

7.1.3 Mitwirkung bei Biopsien und Punktionen 853

Vorbereitung 854

Nachbereitung 854

7.2 Medizinischer Bezug 855

7.2.1 Medizinischer Diagnoseverfahren 855

Medizinische Anamnese 855

Körperliche Untersuchungen beim Erwachsenen und beim Kind 856

Labordiagnostik 857

Radiologische und bildgebende Verfahren 858
- Röntgendiagnostik 858
- Kernspintomographie 859
- Nuklearmedizinische Verfahren 859
- Sonographie 859
- Endoskopien 860

Funktionsdiagnostik 861
- EEG 861
- EKG 861
- Gefäßdrücke 862

7.2.2 Medizinische Therapieverfahren 863

Überblick über medizinische Therapieverfahren 863

7.2.3 Anästhesieverfahren im Überblick 864

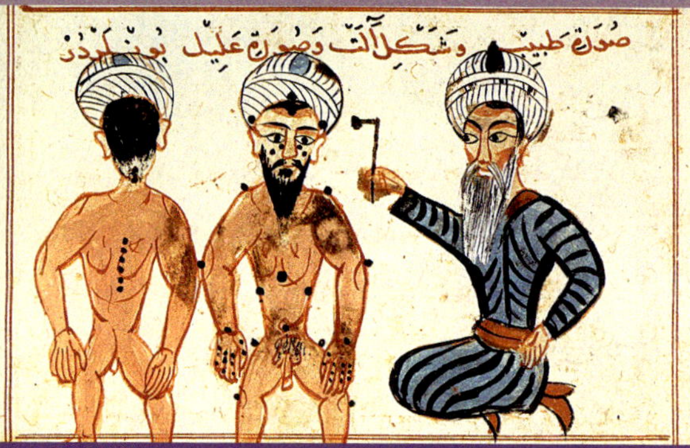

Bei medizinisch-invasiven Eingriffen mitwirken und die Patientinnen pflegen

Die Heilung einer Krankheit war in früheren Zeiten mit dem Glauben an Magie eng verbunden. Schamanen und Medizinmänner vertrieben in der Jungsteinzeit böse Geister, die Krankheiten verursachten. Skelettbefunde von damals zeugen jedoch von geheilten Knochenbrüchen. Ötzi, die Gletscherleiche aus dem 3. Jahrtauend v. Ch., wies chronische Krankheiten sowie Tätowierungen an heute bekannten Akupunkturpunkten auf. Die Medizin hat eine lange Geschichte, die vor allem durch invasive Verfahren in den letzten beiden Jahrhunderten eine rasante Entwicklung vollzogen hat …

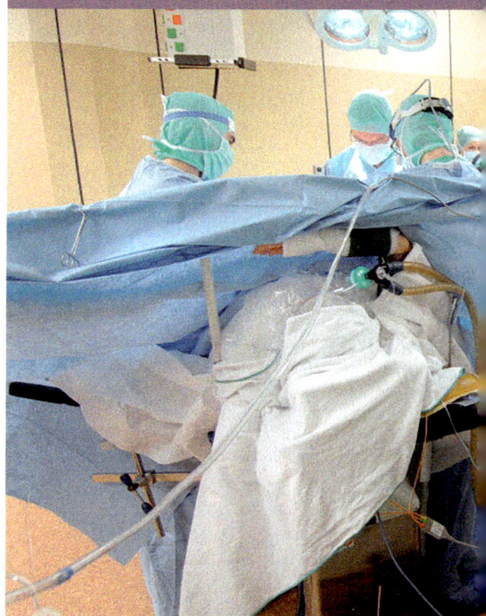

Stellen wir uns heute vor, dass wir ohne Narkose am Kopf operiert werden oder uns ein Zahn ohne Schmerzmedikamente entfernt wird, dann sträuben sich uns die Nackenhaare. Bis vor nicht allzu langer Zeit, denn erst 1846 wurde die erste Narkose öffentlich in Boston demonstriert, waren invasive Eingriffe unweigerlich mit Schmerzen verbunden. Die Geschichte von Operationen reicht bis 3000 Jahre v. Ch. zurück. Aus dieser Zeit existieren Schädelfunde, an denen Spuren einer überlebten Trepanation (Schädeleröffnung) zu erkennen sind. In Babylon regulierten im 7. Jh. v. Ch. bereits Gesetze die Tätigkeiten von Heilern. 660 Tontafeln geben Aufschluss über den Stand der Medizin zu dieser Zeit.

Ärzte mussten damals mit Sanktionen rechnen, wenn die Operation eines Adligen mit dem Tode endete. Galenus (129 – 199 n. Ch.) war der bekannteste römische Arzt, er erkannte die Rolle des Blutes bei der Ernährung des Gewebes. In Missachtung seiner Lehren kosteten Aderlässe, wie sie in vielen Jahrhunderten nach Galenus durchgeführt wurden, zahlreiche Menschen das Leben.

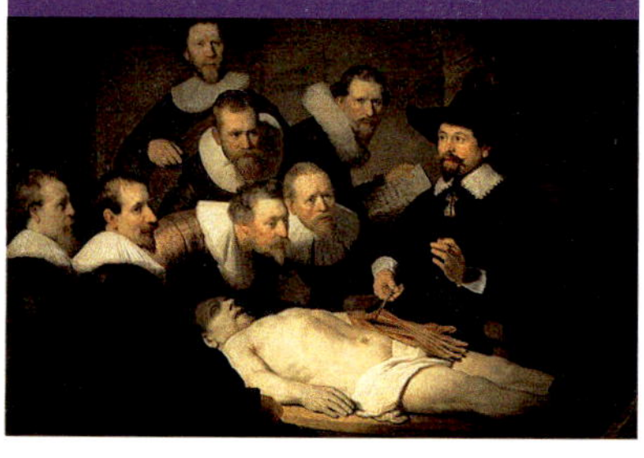

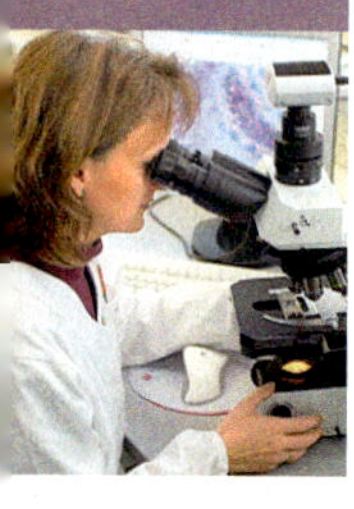

Im Mittelalter stagnierte die medizinische Entwicklung, denn zu der Zeit verbreiteten die Kleriker gezielt die Ansicht, Krankheit sei eine Strafe Gottes. Die Klostermedizin als Teil der mittelalterlichen Medizin beschäftigte sich überwiegend mit der Pflanzenheilkunde. Vom 8. – 12. Jahrhundert lag die Medizin überwiegend in den Händen von Mönchen und Nonnen. In der Volksmedizin führten weise Frauen, Hebammen, Wundärzte und Bader kleine Eingriffe durch oder halfen bei Entbindungen.

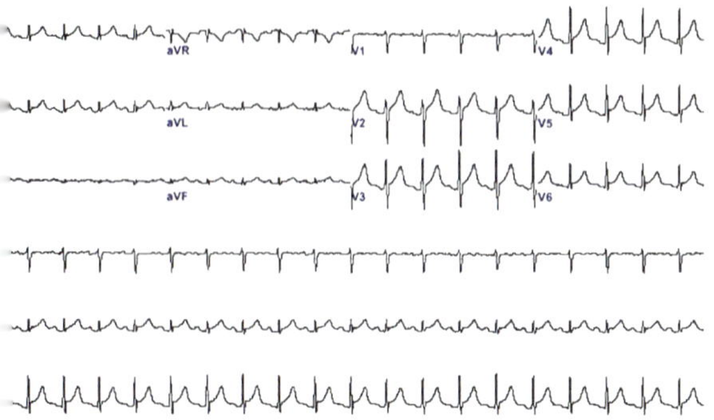

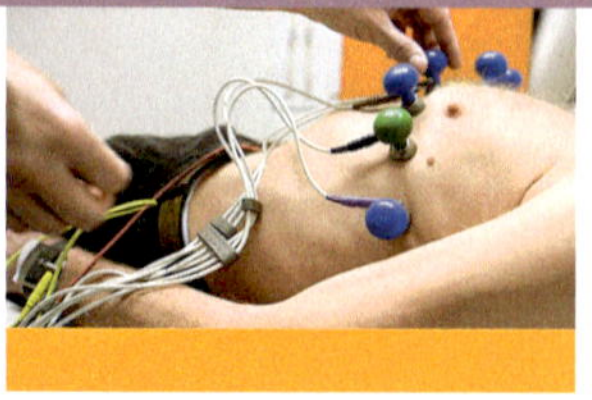

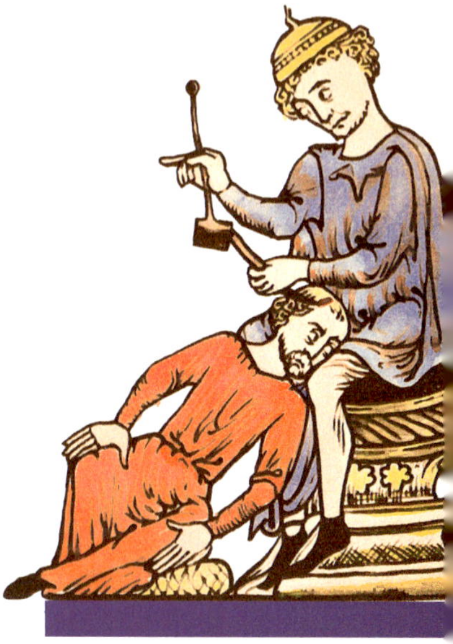

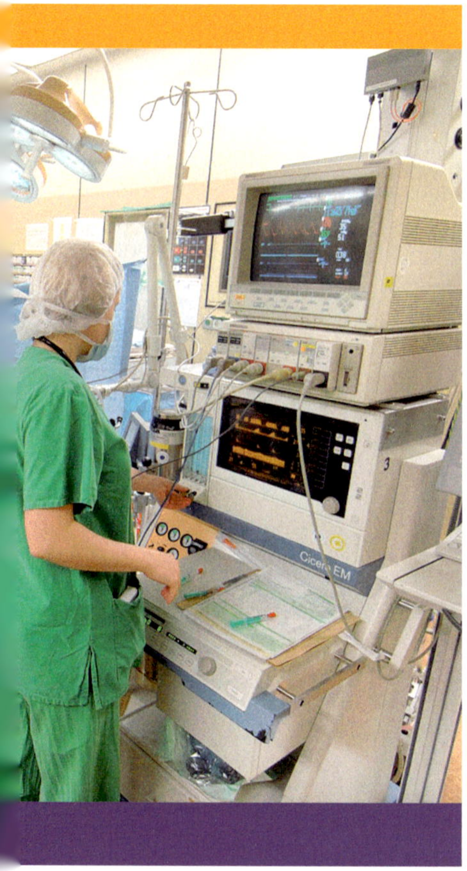

Das Wissen über die analgesierende und hypnotische Wirkung von Pflanzen lieferte die Grundlage, nach der 880 n. Ch. ein Schlafschwamm hergestellt wurde, welcher mit einem Gemisch aus Schlafmohn, Maulbeersaft, Schierling, Alraune u. a. Zusätzen getränkt war. Sollte der Schwamm zum Einsatz kommen, wurde er angefeuchtet, so dass analgesierende Dämpfe entstanden. Nebenwirkungen waren jedoch nicht erforscht. Auch wurden die „Schlafenden" nicht überwacht, so kam es immer wieder zu Todesfällen durch Atemlähmung.

Mit der Entdeckung des Blutkreislaufs und der Beschreibung zahlreicher chemischer Elemente und physikalischer Gesetzmäßigkeiten im 18. Jh. wurden allmählich die Grundlagen für eine moderne Anästhesie gelegt. Die Zeiten der Beinamputationen ohne Narkose war nun – mit Ausnahme von Kriegen – endlich vorbei.

Mit der Einführung der Ethernarkose entwickelte sich die Chirurgie sprunghaft. Der technische Fortschritt und Erkenntnisse in der Mikrobiologie ließen die Überlebensraten nach chirurgischen Eingriffen steigen. 1895 entdeckte Wilhelm Conrad Röntgen die Röntgenstrahlen – die Geburtstunde der Röntgendiagnostik.

Die Entwicklung der Medizin ging nun immer rasanter voran. 1902 gelang es dem niederländischen Physiologen Willem von Einthoven, das erste Elektrokardiogramm zu schreiben. 1929 wurde das Elektroenzephalogramm von Hans Berger entwickelt und kurz darauf die ersten Endoskope gebaut.

Bereits in den 50er-Jahren des 20. Jh. gab es die ersten Anästhesieapparate und Herz-Lungen-Maschinen. Elektronenmikroskop, Computertomograph und Magnetresonanztomograph sind auch nur Etappen in diesem Prozess.

Werden wir irgendwann nur noch abgescannt, unsere Daten digital verarbeitet und über Funk an unseren Hausarzt versendet? Schauen wir mal, was noch kommt!

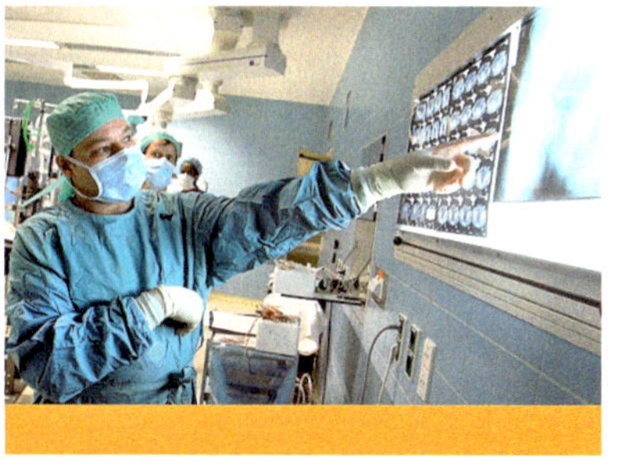

7.1 Pflegerische Schwerpunkte

7.1.1 Prä-, intra- und postoperative Pflege

Die Pflege in Zusammenhang mit einer Operation lässt sich in die prä-, intra- und postoperative Pflege unterteilen. Die prä- und postoperative Pflege fällt überwiegend in den Aufgabenbereich der stationär tätigen Pflegenden, während die intraoperative Pflege von Anästhesie- und Operationspersonal übernommen wird. Patientinnen durchlaufen zum Zwecke von medizinisch-invasiven Eingriffen (z. B. Operationen) innerhalb kurzer Zeit verschiedene Stationen im Krankenhaus (z. B. Aufnahmestation, Anästhesie, OP, Aufwachraum, chirurgische Station). Daher ist in diesem Bereich der Pflege die interdisziplinäre Zusammenarbeit zwischen ärztlichem Personal und Pflegenden notwendig.

Präoperative Pflege

Grundsätzlich kann bei der präoperativen Pflege einer Patientin in eine geplante und eine notfallmäßige Vorbereitung auf einen operativen Eingriff unterschieden werden. Im Rahmen eines geplanten Eingriffs ist ein präoperatives Erstgespräch zu empfehlen, um die Patientin kennen zu lernen, den Pflegebedarf der Patientin zu ermitteln und den postoperativen Betreuungsprozess zu planen.

Die vorbereitenden Maßnahmen für eine Operation unterscheiden sich vom Krankheitsbild und der Art des geplanten Eingriffs. Es lassen sich jedoch generelle Maßnahmen herausstellen, welche für jede Operationsart durchzuführen sind. Für einen routinemäßigen Eingriff tragen Pflegende die Verantwortung für:

- Assistenz bei der Diagnostik
- Vorbereitung der Patientin
- Organisation der präoperativen Phase
- Übergabe der Patientin an das Anästhesiepersonal

Assistenz bei der Diagnostik

Die Aufgaben der Pflegenden liegen bei der Vorbereitung, Organisation und zum Teil auch Durchführung der Probengewinnung der standardmäßigen (Standardlabor) oder vom Arzt speziell angeordneten Labordiagnostik [Abb.1]. Die Ergebnisse werden Laborbefunde genannt.

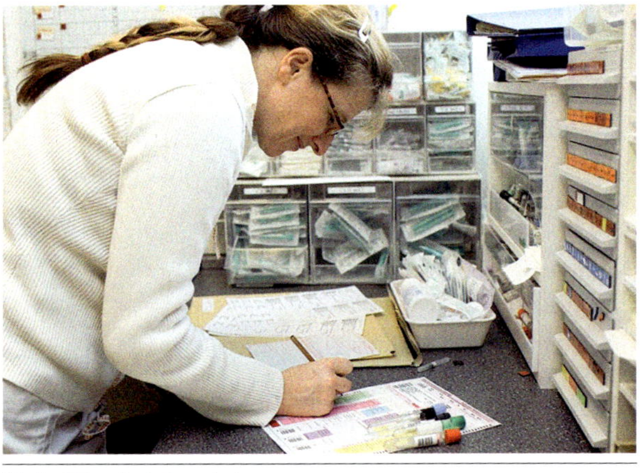

[1] Ausfüllen der Laborscheine

Ebenso organisieren Pflegende weitere diagnostische Verfahren, wie die Erstellung eines EKGs, eines Röntgen-Thorax, einer Sonographie und anderer bildgebender Verfahren. Die hieraus entstehenden Ergebnisse werden Befunde genannt. Dabei ist besonders darauf zu achten, dass alle Befunde mit den Krankenunterlagen der Patientin in den Operationssaal gelangen.

- Laborbefunde (Standard): Gerinnungsstatus, Blutbild, Elektrolyte, Kreatinin, C-reaktives Protein, Blutzucker, Urinstatus, Blutgruppe, Kreuzblut für Blutkonserven
- Weitere Befunde: EKG, Röntgenthorax, Sonographie, CT-, MRT-Bilder, Funktionsdiagnostik (z. B. Lungenfunktion)

Vorbereitung der Patientinnen

Jeder operative Eingriff stellt für einen Menschen eine besondere Situation in seinem Leben dar. Häufig ist eine Operation mit Gefühlen der Angst und Ungewissheit verbunden. Die Aufklärungspflicht liegt vor jeder Operation in der Hand des medizinischen Personals. Für die Aufklärung bezüglich der Narkoseform und ihrer Risiken ist die anästhesiologische Abteilung zuständig, bezüglich des operativen Eingriffs und seiner Risiken die jeweilige Fach- oder chirurgische Abteilung. Erst wenn die Patientin die Aufklärung verstanden und die entsprechenden Formulare (Aufklärungsbogen) unterschrieben hat, darf der Eingriff vorgenommen werden. Pflegende achten in dieser Phase besonders auf die psychische Zuwendung zur Patientin, um ihr Ängste zu nehmen oder offene Fragen zu beantworten. Zum pflegerischen Informationsgespräch gehören u. a. Informationen über den Ablauf des Operationstages, das Verhalten in der postoperativen Phase (z. B. schmerzarme Mobilisation), zu erwartende körperliche Einschränkungen sowie darauf Einfluss nehmende pflegerische Maßnahmen (z. B. Umgang mit |Blasenverweilkatheter). Sinnvoll ist, wenn die Patientinnen diese Informationen auch in schriftlicher Form vorliegen haben.

Blasenverweilkatheter | 330

Die behandelnde Ärztin wiederum ist verpflichtet, die Patientin über Diagnose(n), Behandlungsstrategien, den Narkoseverlauf sowie Operationsbefunde und -verlauf aufzuklären. Diese Aufklärung (Risikoaufklärung) ist eine rein ärztliche Aufgabe und damit nicht auf Pflegende übertragbar. Bei Kindern werden die Sorgeberechtigten, in der Regel die Eltern, informiert. Doch sollten Diagnose, Behandlung und Operationsmethoden auch mit dem Kind altersgerecht besprochen werden.

Über folgende Punkte muss vor einem Eingriff aufgeklärt werden:

- Narkose- und Operationsrisiko
- Misserfolgsrisiko
- Komplikationen, auch seltene Komplikationen, die schwer wiegende Folgen haben
- zweifelhafte Operationsindikationen und hohe Misserfolgsquote
- eine neue Behandlungsmethode, die noch nicht ausreichend erprobt wurde

In vielen Krankenhäusern liegen standardisierte Aufklärungsbroschüren zu allen Routineeingriffen, teilweise auch in gängigen Fremdsprachen (z. B. Englisch, Türkisch, Italienisch), vor. Diese entbinden jedoch nicht vom persönlichen Gespräch. Die Patientin unterschreibt nach einem für sie zufrieden stellenden Aufklärungsgespräch eine Einwilligungserklärung.

Verweigert die Patientin die Einwilligung, ist dies für alle Beteiligten bindend. Ausnahmen hiervon sind lediglich:

- akute Lebensgefahr (rechtfertigender Notstand nach § 34 StGB)
- Behandlung kraft gesetzlicher Vorschrift (z.B. |Bundesseuchengesetz)
- fehlende Geschäftsfähigkeit einer Patientin

Bundesseuchengesetz | 3

Ist die |Geschäftsfähigkeit einer Patientin vorübergehend oder bleibend gestört, wird vom zuständigen Amtsgericht ein Vormund beauftragt, welcher in diesem Falle informiert bzw. aufgeklärt wird, um nach eingehender Prüfung die Einwilligung zu erteilen.

Geschäftsfähigkeit | 3

Die Anwesenheit der zuständigen Pflegenden bei einem Aufklärungsgespräch hat sich als günstig erwiesen. Somit ist sie über den Gesprächsinhalt informiert, kann den Informationsfluss günstig beeinflussen und gezielt auf die Sorgen und Nöte der Patientin eingehen.

Zu den pflegerischen Vorbereitungsmaßnahmen sind in den meisten Kliniken hauseigenen Standards entwickelt worden. Sie dienen sowohl der Einhaltung eines möglichst keimfreien Milieus im Operationssaal als auch der Prophylaxe von möglichen Komplikationen und umfassen u.a.:

- auf Nahrungskarenz achten – ab Vorabend, mindestens sechs Stunden vor Eingriff, um eine Aspiration von Mageninhalt während und nach der Narkose zu vermeiden
- falls möglich und notwendig, abführende Maßnahmen (Klistier oder Einlauf) durchführen, um den Darm zu reinigen und einen unkontrollierten Stuhlabgang während des Eingriffs zu vermeiden
- bei Eingriffen am Dickdarm muss aus gleichem Grund drei Tage vor der Operation auf eine Flüssigkost umgestellt werden und eine |orthograde Darmspülung erfolgen;
- gründliche Körperreinigung, Haarwäsche, Reinigungsbad, Desinfektion des Bauchnabels, Anziehen eines frischen Operationshemds zur Vermeidung einer postoperativen Wundinfektion
- Zahnprothese entfernen (lassen) und sachgerecht aufbewahren, um eine reibungslose |Intubation zu ermöglichen
- Schmuck, Kontaktlinsen, Piercings, Haarteile entfernen (lassen) und sachgerecht aufbewahren, in Unterlagen vermerken
- Make-up und Nagellack entfernen (lassen), um Sauerstoffversorgung der Akren (die Bereiche des Körpers, die am weitesten vom Rumpf entfernt sind, z. B. Nase, Zehen) während Narkose überprüfbar zu machen Eine Blaufärbung der Akren weist auf eine |Zyanose hin.
- betroffene Körperregion möglichst kurzfristig vor der Operation großzügig aber vorsichtig rasieren (keine Schnittverletzungen!), da Haare potenzielle Keimträger sind; bei einer notwendigen Kopfrasur nur so viel wie notwendig entfernen, ggf. mit ärztlichem Personal und Patientinnen abstimmen
- Antithrombosestrümpfe anziehen
- Prämedikation (Medikamente, die vor einer Operation z. B. zur Beruhigung gegeben werden) verabreichen und auf Medikamenteneinnahme bei chronisch kranken Patientinnen achten (Antihypertensiva, Antiallergika u. ä.), Antikoagulationstherapie
- venösen Zugang und Infusionsgabe überwachen, um |Exikkosezustände zu vermeiden

orthograde Darmspülung | 737
Intubation | 829
Zyanose | 34
Exikkose | 35

Am Operationstag kontrollieren Pflegende nochmals Blutdruck, Puls und Temperatur, um solche Veränderungen des Allgemeinzustandes der Patientin festzustellen, die den Operationsverlauf ungünstig beeinflussen könnten. Alle Maßnahmen werden in der Dokumentation festgehalten.

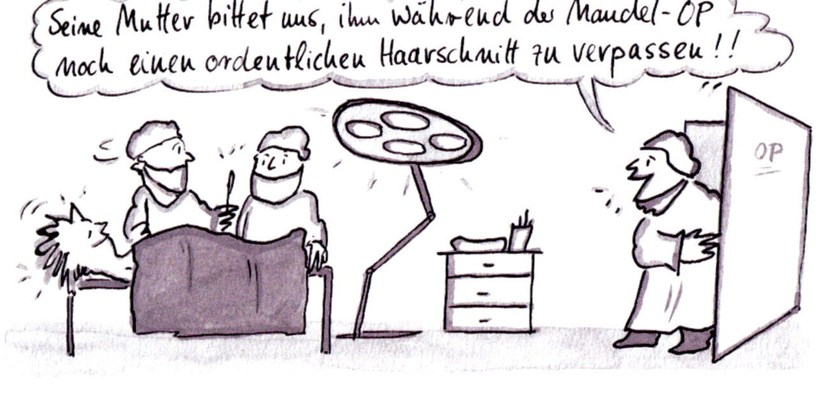
Seine Mutter bittet uns, ihm während der Mandel-OP noch einen ordentlichen Haarschnitt zu verpassen!!
OP

Organisation

Eine sinnvolle Organisation und Planung der Vorbereitungsphase erspart Patientinnen und Pflegenden unnötigen Aufwand und Hektik. Die verantwortliche Pflegende kann mit einer vorausschauenden Pflegeplanung eine ruhigere Atmosphäre schaffen, welche sich wiederum meistens günstig auf den emotionalen Zustand der Patientin auswirkt. Maßnahmen zur Organisation des Ablaufs sind:

- Einsatz und Berücksichtigung von Operationsplänen, Absprache mit Anästhesiepersonal;
- frühzeitiges Bereitlegen der vollständigen Unterlagen (Befunde, Patientenunterlagen, Einverständniserklärungen);
- rechtzeitiger Transport zum Operationssaal und Übergabe der Patientin an das Anästhesiepersonal.

Plötzliche OP-Planänderungen wirken sich auf die psychische Situation einer wartenden Patientin aus. Werden Patientinnen rechtzeitig über die Änderung informiert, können emotionale Belastungen und Missverständnisse vermieden werden.

Übergabe der Patientin an das Anästhesiepersonal

Folgende Informationen werden in der Dokumentation schriftlich festgehalten und zusätzlich mündlich an das Anästhesiepersonal übergeben:

- persönliche Daten (Name, Vorname, Geburtsdatum)
- Vorerkrankungen
- Allergien
- laufende Therapien
- Unterlagen, Befunde und den Operationsverlauf beeinträchtigende Besonderheiten (z.B. Bewegungseinschränkungen im Hüft- und Schulterbereich, lockere Zähne)

Ist eine sofortige Rückverlegung der operierten Patientin auf die Station oder die Übernahme aus dem Aufwachraum vorgesehen, sollten Pflegende zur erleichterten Durchführung aller kommenden Maßnahmen das Bett und den Bettplatz folgendermaßen vorbereiten:

- Bett frisch beziehen, evtl. anwärmen
- Blutdruckgerät und Stethoskop vorbereiten
- entsprechende Dokumentationsmaterialien vorbereiten
- Infusionsständer bereitstellen
- Sauerstoffsonde bzw. Maske bereitlegen, Sauerstoffanlage überprüfen
- Mundpflegeset vorbereiten, Nierenschale und Zellstoff bereitlegen

Notfallmäßige Vorbereitung

In Situationen, in denen umgehend eine Operation notwendig ist (z. B. |Rupturen großer Blutgefäße, |Polytraumata), erfolgt eine notfallmäßige Vorbereitung. Das ärztliche Personal entscheidet in diesen Situationen, welche Maßnahmen und welche Befunde unbedingt notwendig sind. Die Nahrungskarenz kann möglicherweise nicht eingehalten bzw. überprüft werden, die Patientin gilt somit als nicht nüchtern. Die Pflegende informiert das Anästhesiepersonal über diesen Sachverhalt. Immer notwendig ist das Entfernen sowie sichere Aufbewahren von Zahnprothese und Schmuck und dessen Dokumentation.

Rupturen | 2
Polytraumata | 2

Intraoperative Pflege

Vor der Operation

Im Operationssaal übernimmt die Anästhesiepflegende die Patientin und betreut sie während des Zeitraumes der Operation. Zur Übernahme der Patientin begrüßt die Anästhesiepflegende die Patientin ohne Mund-Nasen-Schutz, sodass die Patientin ihr Gesicht erkennen kann. Sie lässt sich den vollständigen Namen und das Geburtsdatum der Patientin nennen. Dies ist als Vorsichtsmaßnahme zu verstehen, um Verwechslungen und somit schwer wiegende Folgen für die Patientin zu vermeiden. Außerdem erfragt die Anästhesiepflegende folgende Angaben, die notwendig sind, um die Narkose für die Patientin so sicher wie möglich zu gestalten.

- Haben Sie in den letzten Stunden Nahrung zu sich genommen?
- Tragen Sie im Moment eine Zahnprothese oder haben Sie lockere Zähne?
- Sind Sie auf spezielle Medikamente allergisch?
- Haben Sie heute Morgen Ihre Medikamente genommen? (z. B. Antihypertensiva)
- Was soll bei Ihnen operiert werden?

Antihypertensiva | 710

Nachdem die Anästhesiepflegende alle Informationen erhalten hat, bringt sie die Patientin in den Vorbereitungsraum des Operationssaales. Um eine größtmögliche Sicherheit zu gewähren, sollte die Patientin nicht mehr unbeaufsichtigt sein. Die Pflegende sollte sich davon überzeugen, dass es der Patientin gut geht, sie bequem liegt und nicht friert.

Im Vorbereitungsraum wird die Narkose eingeleitet bzw. ein anderes Anästhesieverfahren durchgeführt. In dieser Situation achtet das Anästhesieteam auf eine ruhige und vertrauensvolle Atmosphäre, denn die Einschlafphase beeinflusst den Verlauf der Narkose. Jeder Handlungsschritt wird erklärt, bis die Patientin narkotisiert ist. Zur Vorbereitung bei umfangreichen Eingriffen gehört zu diesem Zeitpunkt das Einlegen verschiedener Katheter (z. B. zentraler Venenkatheter, Blasenkatheter), weiterer Kanülen (z. B. arterielle Kanüle zur Blutdruckmessung) und Sonden (Magenablaufsonde).

Anästhesieteam besteht aus ärztlichem Anästhesiepersonal und Pflegenden mit einer besonderen Anästhesiefachausbildung.

Sind alle Vorbereitungen im Operationssaal abgeschlossen und die Patientin anästhesiert, wird sie in den Operationssaal gefahren. Bevor die Operation beginnt, bringt das Operationsteam die Patientin in die für die Operation erforderliche Lage. Die Lagerungsarten unterscheiden sich je nachdem, welches Organ operiert werden soll und welche möglichen Komplikationen hieraus resultieren können.

Operationsteam besteht aus ärztlichem Operationspersonal, Operationstechnischen Assistentinnen (OTA) und Pflegenden mit einer besonderen OP-Ausbildung.

Lagerungsart	Operationsart	Komplikationen
Rückenlage	Operationen an Magen, Pankreas oder Dünndarm	Dekubitus an gefährdeten Körperstellen bei längerer Operationsdauer
Bauchlage	Operationen an der Wirbelsäule	Druck auf Abdomen, Behinderung der Atmung und Kreislauffunktion
Steinschnittlage	gynäkologische, urologische und proktologische Operationen	Hochlagerung der Beine führt zu Einschränkung der Atmung und Kreislauffunktion, vor allem bei adipösen Patientinnen. Beim postoperativen Absenken der Beine besteht die Gefahr des Kreislaufkollapses.
Oberkörperhochlage	Operation im Kopf-, Hals-, Nasen-, Ohrenbereich	relativ komplikationsarm
Seitenlage	Operationen am Hüftgelenk, an Lunge und Niere	Verletzung von Nerven und Gelenken an den Extremitäten

Grundsätzlich achtet das Operationsteam bei der Lagerung der Patientin darauf, dass sie sicher auf dem Operationstisch liegt und durch die Lagerung keine Verletzungen mit möglicherweise bleibenden Schäden an Nerven und Gelenken entstehen.

Während einer längeren Operation besteht die Gefahr, dass die Patientin durch die Weitstellung der Blutgefäße und die Eröffnung der Bauchhöhle stark auskühlt. Postoperativ wirkt sich dieser Zustand jedoch ungünstig auf den Genesungsprozess der Patientin aus. Aus diesem Grund schützt die Pflegende die Patientin vor Auskühlung durch die Anwendung folgender Maßnahmen:

- vorgewärmte Infusion
- Wärmematte als Unterlage
- Wärmedecke mit Warmluftgebläse [Abb. 1]
- Abdecken der Extremitäten mit Metallinetüchern
- Erhöhung der Raumtemperatur im Operationssaal. Vor allem bei Kindern ist dies auf Grund ihrer im Verhältnis zur Körpermasse größeren Körperoberfläche und der damit verbundenen Wärmeleitfläche unbedingt notwendig. Kälte beeinflusst die postoperative Regenerationsphase (Wundheilung, Allgemeinzustand) negativ.

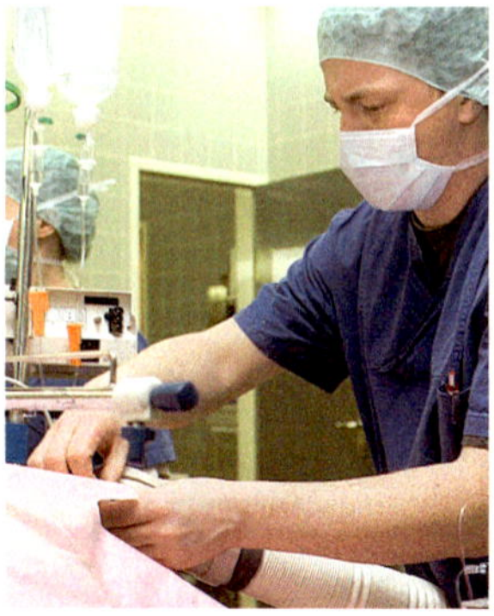

[1] Anschließen des Warmluftgebläses

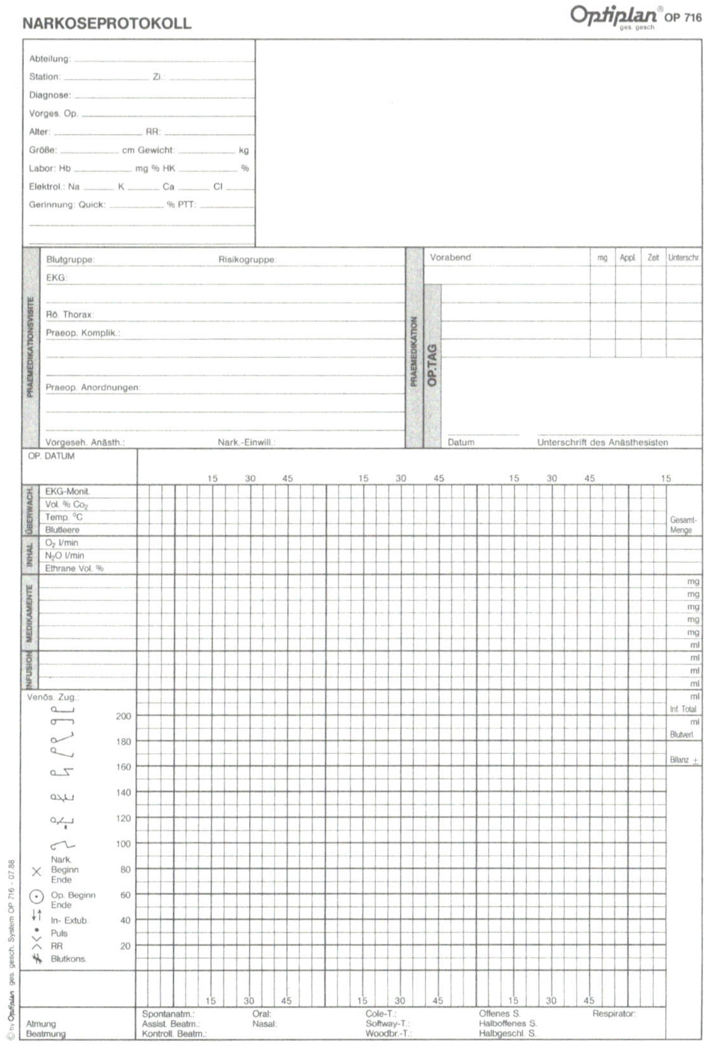

NARKOSEPROTOKOLL

Optiplan® OP 716 ges. gesch.

Abteilung:
Station: Zi.:
Diagnose:
Vorges. Op.
Alter: RR:
Größe: cm Gewicht: kg
Labor: Hb mg % HK %
Elektrol.: Na K Ca Cl
Gerinnung: Quick: % PTT:

PRAEMEDIKATIONSVISITE
Blutgruppe: Risikogruppe:
EKG:
Rö. Thorax:
Praeop. Komplik.:
Praeop. Anordnungen:
Vorgeseh. Anästh.: Nark.-Einwill.:

PRAEMEDIKATION
Vorabend | mg | Appl. | Zeit | Unterschr.
OP.TAG
Datum | Unterschrift des Anästhesisten

OP. DATUM
15 30 45 15 30 45 15 30 45 15

ÜBERWACH.: EKG-Monit., Vol. % CO_2, Temp. °C, Blutleere — Gesamt-Menge
INHAL.: O_2 l/min, N_2O l/min, Ethrane Vol. %
MEDIKAMENTE: mg, mg, mg, mg, mg, ml
INFUSION: ml, ml, ml, ml
Inf. Total ml
Blutverl.
Bilanz ±

Venös. Zug.:
200, 180, 160, 140, 120, 100, 80, 60, 40, 20
Nark. Beginn Ende
Op. Beginn Ende
In- Extub.
Puls
RR
Blutkons.

15 30 45 15 30 45 15 30 45

Atmung Beatmung
Spontanatm.: Assist. Beatm.: Kontroll. Beatm.:
Oral: Nasal:
Cole-T.: Softway-T.: Woodbr.-T.:
Offenes S. Halboffenes S. Halbgeschl. S.
Respirator:

[2] Anästhesieprotokoll

Während der Operation

Die Operation kann beginnen, wenn
- alle Instrumente und Materialien vorbereitet sind;
- das Operationsteam komplett ist;
- die chirurgische Händedesinfektion bei den Operateurinnen und Operationsschwestern erfolgt ist und diese steril bekleidet sind;
- die Patientin narkotisiert bzw. anästhesiert und entsprechend gelagert ist;
- alle Überwachungsgeräte angeschlossen und Wärmeschutzmaßnahmen durchgeführt sind;
- das Operationsfeld auf der Patientenhaut großflächig desinfiziert und abgeklebt ist;
- sich Anästhesie- und Operationspersonal über den Operationsbeginn verständigt haben.

Pflegende übernehmen während der Operation verschiedene Aufgaben. Gehören sie zum Operationsteam, sind sie für die Bereitstellung und Aufbereitung von Materialien und Technik zuständig. Häufig werden während einer Operation Gewebeproben entnommen und zur Untersuchung versandt.

Gehören Pflegende zum Anästhesieteam, so unterstützen sie die Anästhesistin beim reibungslosen Ablauf der Narkose. Während der Operation überwachen sie die Vitalparameter der Patientin und deren Allgemeinzustand, bereiten Blutentnahmen, intravenöse Medikamente, Infusionen und Transfusionen vor und organisieren einen reibungslosen Ablauf des Operationsprogramms.

Betreut das Team eine Patientin, bei der eine Spinal- oder Periduralanästhesie durchgeführt wird, hält es mit ihr Kontakt und vergewissert sich, dass die Patientin keine Schmerzen hat und es ihr gut geht. Die Patientin kann auf Wunsch zur Ablenkung Musik über Kopfhörer hören.

Während der Operation führt die Anästhesistin ein Narkoseprotokoll, auf dem alle Ereignisse der Narkose und Operationsbeginn und -ende in ihrem zeitlichen Verlauf festgehalten werden. Ebenso vermerkt sie auf diesem Protokoll Anordnungen für die postoperative Versorgung der Patientin.

Narkoseausleitung
Zufuhr der Narkosemittel wird gestoppt, die Patientin wird allmählich wacher.

Die Operation ist beendet, wenn die Operateurinnen die Operationswunde verschlossen und den Wundverband angelegt haben. Nun kann die Narkoseausleitung beginnen. In der Regel erfolgt die Ausleitung in einem Nachbereitungsraum, um den OP-Saal für die nächste Operation zu räumen.

Die Patientin muss dazu vom Operationstisch in das Bett umgelagert werden. Bei der Umlagerung achtet das gesamte Team auf einen sicheren Umgang mit Drainagen, Sonden und Kathetern sowie auf ein schonendes Umbetten der Patientin. Die Übergabe der Patientin mit allen wichtigen Informationen zum Operationsverlauf und zur postoperativen Weiterversorgung an das weiterbetreuende Personal erfolgt durch die Anästhesistin. Die Pflegenden sorgen für die Aufbereitung verwendeter Materialien und bereiten die nächste Operation bzw. Anästhesie vor.

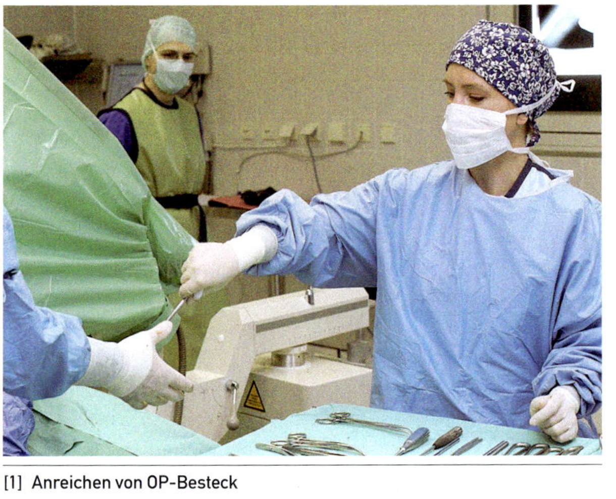

[1] Anreichen von OP-Besteck

Postoperative Pflege

Überwachung im Aufwachraum

Die postoperative Phase ist eine kritische Phase für die Patientin. Besonders nach langen Operationen können Komplikationen auftreten. Aus diesem Grund muss die frischoperierte Patientin in den ersten Stunden nach der Operation besonders intensiv überwacht werden. In den letzten Jahren sind dazu in nahezu allen Kliniken operationsaalnahe Aufwachräume eingerichtet worden. In diesen Abteilungen betreuen mindestens eine Ärztin und mehrere Pflegende Patientinnen in den ersten Stunden nach einer Operation. Frischoperierte Patientinnen sind besonders gefährdet durch

- lange Operationsdauer und damit verbundenem hohem Narkosemittelverbrauch;
- Auskühlung und Kältezittern;
- Blutverlust unter der Operation oder über Drainagen;
- mögliche Vorerkrankungen;
- Kreislaufkomplikationen während der Operation;
- Nachbeatmung bei Narkoseüberhang;
- postoperative Schmerzen.

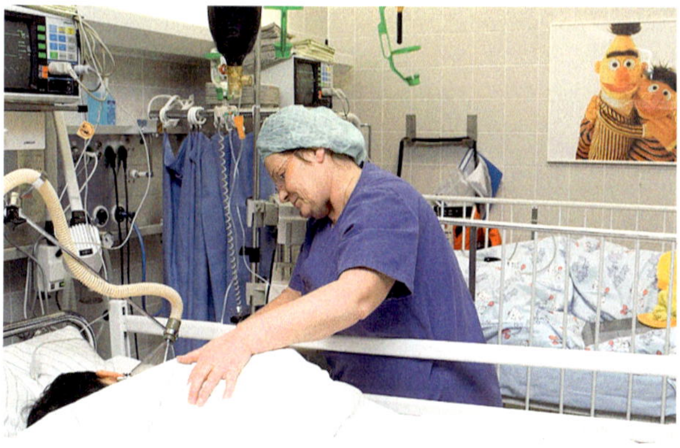

[2] Überwachen der Sauerstoffzufuhr in einem Kinderaufwachraum

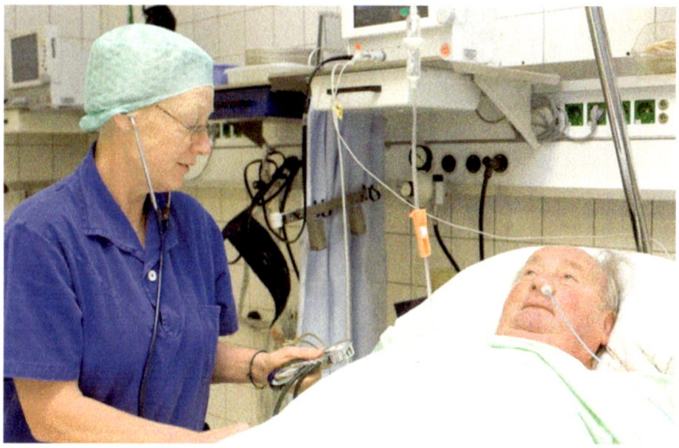

[3] Blutdruckmessen im Aufwachraum

Um Komplikationen so schnell wie möglich zu erkennen und zu beheben, ist eine lückenlose Beobachtung der Patientinnen notwendig. Pflegende im Aufwachraum überwachen die Patientinnen intensiv und engmaschig. Sie beobachten und dokumentieren dabei viertel- bis halbstündlich folgende Parameter:

Parameter | 366

– Vitalzeichen
- Blutdruck (arteriell oder nach RR gemessen)
- EKG-Monitoring, Puls
- Sauerstoffsättigung im peripheren Gewebe (z. B. Finger, Zehe oder Ohrläppchen)
- Temperatur, bei starken Abweichungen stündlich ggf. Temperatursonde legen
- Atmung, Atemgeräusche
- Bewusstsein (Reaktion auf Ansprechen, Kopf heben)

– Blut-/Flüssigkeitsverlust über Wundverband, Sonden und Drainagen
– Schmerzen
– Urinausscheidung
– Erbrechen

EKG-Monitoring
Ein kontinuierliches EKG inkl. Pulsmessung ist an einen am Bett und in einer Zentrale befindlichen Monitor angeschlossen, der auf das Überschreiten von vorher eingestellten Grenzwerten mit einem Alarmzeichen reagiert.

Neben der Beobachtung und Dokumentation erfüllen Pflegende folgende Aufgaben:

- Verabreichen angeordneter Infusionen
- Vorbereiten von Blutentnahmen
- Vorbereitung und Überwachung von Spritzenpumpen zur Schmerzmedikation
- Wärmeschutzmaßnahmen bei stark ausgekühlten Patientinnen
- Hilfeleistung bei Übelkeit und Erbrechen
- Hilfestellung bei Ausscheidung

Die zuständige Ärztin im Aufwachraum ordnet entsprechende Maßnahmen zur Schmerzbekämpfung, Infusionstherapie, Blutentnahmen oder Verabreichung wichtiger Medikamente an. Sie ist zuständig für die Gabe von intravenösen Injektionen und die Vorbereitung und Verabreichung von Transfusionen.

Optiplan® OP 737 ges. gesch.

Cardio-Respiratorische Überwachung

	Resp.:	8	9	10	11	12	13	14	15	16	17	18	19	20	21	22	23	24	1	2	3	4	5	6	7	8
MECHANISCHE VENTILATION																										
MECHANISCHE VENTILATION	CUFF VOLUMEN Temp.																									
MECHANISCHE VENTILATION	Fi O_2																									
MECHANISCHE VENTILATION	V_E V_R																									
MECHANISCHE VENTILATION	FREQUENZ																									
MECHANISCHE VENTILATION	PEAK PLATEAU																									
MECHANISCHE VENTILATION	PEEP R_{EXP}																									
MECHANISCHE VENTILATION	Insp. Flow																									
BLUT-GASANALYSE	a, v, v̄, k																									
BLUT-GASANALYSE	Pa O_2																									
BLUT-GASANALYSE	Pa CO_2																									
BLUT-GASANALYSE	PH																									
BLUT-GASANALYSE	BE BIK																									
BLUT-GASANALYSE	SA O^2																									
ONTANATMUNG WEANING	ZEIT																									
ONTANATMUNG WEANING	AZV																									
ONTANATMUNG WEANING	AMV																									
ONTANATMUNG WEANING	INSP. SOG																									
ONTANATMUNG WEANING	FREQUENZ																									
ONTANATMUNG WEANING	FI O_2																									

[1] Dokumentationsbogen AWR

Nachbeatmung
über die Operationszeit hinausgehende maschinelle Beatmung einer Patientin

In Ausnahmefällen werden frischoperierte Patientinnen auf spezielle Überwachungseinheiten innerhalb der Klinik verlegt. Bei einer notwendigen Nachbeatmung werden Patientinnen auf der Intensivstation/Intensivpflegestation (ITS/IPS) nachbetreut. Einige Kliniken haben zur Überwachung vital gefährdeter Patientinnen Intermediate-Care-Stationen (IMC) eingerichtet, deren Plätze ebenfalls zur postoperativen Nachsorge genutzt werden. Bei leichten Operationen werden die Patientinnen mitunter gleich nach der Operation auf die periphere Station verlegt.

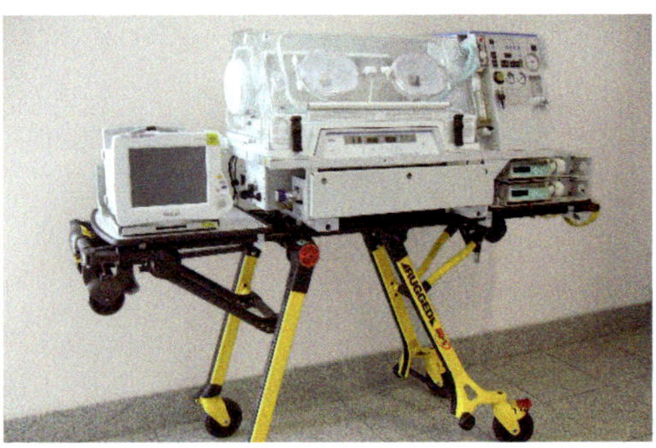

[2] Transportinkubator

Bei der postoperativen Versorgung von Kindern kann eine vertraute Person (z.B. ein Elternteil) wenn möglich mit einbezogen werden. Diese Person kann nach dem ersten Aufwachen aus der Narkose Trost spenden. Hilfreiche Trostspender können im Aufwachraum auch das Lieblingskuscheltier oder Schnuffeltuch sein.

Früh- und Neugeborene werden in einem Transportinkubator transportiert.

Postoperative Betreuung auf der Station

Hat die Patientin die ersten kritischen Stunden nach der Operation im Aufwachraum gut überstanden, kann sie auf die Station verlegt werden. Die Patientinnen erleben diese Zeit meist nicht bewusst, sie schlafen häufig fest und können sich an die Zeit im Aufwachraum nicht erinnern.

Zwei Pflegende holen die Patientin ab und nehmen die Übergabeinformationen der zuständigen Anästhesistin entgegen. Die Pflegende achtet hierbei darauf, dass sie folgende Informationen über die Patientin erhält:

- Art, Dauer, Besonderheiten der Operation
- Vigilanz
- Kreislaufsituation
- angelegte Katheter und Sonden
- Wunddrainagen und Menge des Wundsekretes
- Schmerzintensität
- Anordnungen zur postoperativen Nachsorge: Infusionstherapie, Blutentnahmen, Schmerzmedikation, Sauerstoffgabe, Lagerung, Flüssigkeitsaufnahme, Röntgenaufnahmen

Vigilanz | 442

Die Übergabe erfolgt mündlich, jedoch sind auf dem Anästhesieprotokoll alle Informationen und Anordnungen schriftlich festgehalten, sodass keine Lücken im Informationsfluss entstehen können.

Auf der Station bringen die Pflegenden die Patientin in ein ruhiges, wenn möglich zentral gelegenes Zimmer (z. B. in der Nähe des Stationszimmers). Je nach Anordnung erfolgt auch jetzt eine mehr oder weniger engmaschige Überwachung ensprechend der hauseigenen Standards (z. B.: alle 30 min – 1 h in den ersten Stunden nach der Übernahme bis zum Abend, alle 3 – 4 h bei stabilem Kreislauf über Nacht).

Pflegende kontrollieren in diesen Abständen den Kreislauf, die Temperatur, die Ansprechbarkeit, den Blutverlust über Drainagen, Nachblutungen am Wundverband sowie die Urinausscheidung und dokumentieren alle Daten. Treten dabei Abweichungen von der Norm auf, wie z. B. hypotone, tachykarde Kreislaufverhältnisse oder starker Blutverlust über die Wunddrainagen bzw. den Wundverband, verständigt die Pflegende unverzüglich ärztliches Personal.

In regelmäßigen Abständen erkundigt sich die Pflegende nach der Intensität des Wundschmerzes (Schmerzbelastete Menschen pflegen 2 |). Sie verabreicht die Schmerzmedikation entsprechend den Vorgaben auf dem Narkoseprotokoll. Reicht die Dosierung nicht aus, hält die Pflegende Rücksprache mit der zuständigen Ärztin. Eine neuere Methode der postoperativen Schmerzbehandlung stellt die patientenkontrollierte Analgesiepumpe (PCA) dar. Die Patientin kann sich bei Bedarf per Knopfdruck selbstständig Schmerzmittel verabreichen. Vor ausgedehnten Operationen wird der Patientin zur postoperativen Schmerztherapie ein Periduralkatheter angelegt.

Die ständige Anwesenheit der Pflegenden im Zimmer der operierten Patientin kann auf einer normalen Station nicht gewährleistet werden, ist aber auch nicht notwendig, wenn die Patientin ansprechbar und orientiert ist. Die Pflegende gibt der Patientin eine Klingel – am besten legt sie ihr diese in die Hand – und fordert sie auf, sich bei Bedarf per Klingeldruck zu melden.

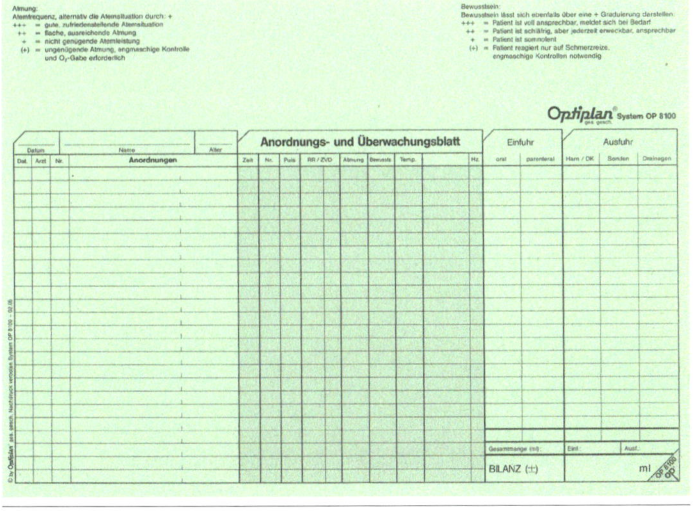

[2] Überwachungsbogen

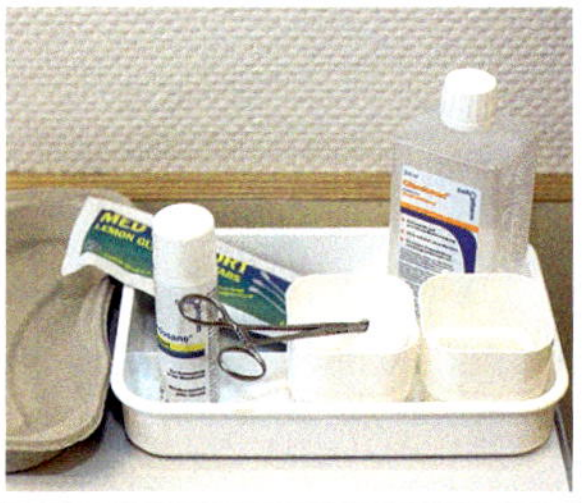

[1] Mundpflegeset

Anastomose
anastomosis, griech.
= Einmündung, Öffnung
In der Chirurgie werden hiermit operativ hergestellte Verbindungen zwischen Hohlorganen, Gefäßen oder Nerven bezeichnet.

Parotitis | 112
Darmatonie | 2

PDA | 2
orthograde Darmspülung | 337

Nahrungsaufnahme

In den ersten Stunden nach einer Narkose besteht die Gefahr einer verlängerten Narkosemittelwirkung. Die Patientin darf zu diesem Zeitpunkt zum Schutz vor einer Aspiration noch keine Flüssigkeit zu sich nehmen. Die Pflegende sorgt dafür, dass sich die Patientin die Mundschleimhaut befeuchten kann. Dazu richtet sie ihr ein Pflegeset und unterstützt sie, wenn sie sich nicht selbstständig den Mund reinigen und befeuchten kann. [Abb. 1]

Patientinnen, deren Operation in Spinal- oder Periduralanästhesie durchgeführt wurde, können nach einer komplikationslosen Operation sofort mit der Nahrungsaufnahme beginnen. Nach einer Vollnarkose erfolgt der **Kostaufbau** als schrittweise ansteigende Belastung des Magen-Darmtraktes nach standardisiertem Vorgehen.

Ein vorzeitiger Beginn der Nahrungszufuhr könnte operativ angelegte Anastomosen im Magen-Darm-Trakt und damit den Erfolg der Operation gefährden. Die Patientin wird für diese Zeit parenteral mittels Infusion ernährt. Eine gründliche Mundpflege schützt die Patientin vor einer Parotitis und hält die Mundschleimhaut intakt.

Fast-track

Fast-track ist ein Behandlungskonzept, das häufige, nach konventioneller postoperativer Betreuung auftretende Komplikationen einschränken soll. Typische postoperative Komplikationen sind vor allem die Darmatonie infolge der prä- und postoperativen Nahrungskarenz und / oder Darmspülungen sowie die Thrombose infolge der langen Immobiliätsphase.

Die Fast-track-Chirurgie versucht, diese Komplikationen durch veränderte Behandlungsansätze zu vermeiden. Hierzu gehören folgende Maßnahmen:

- früher enteraler Kostaufbau
- schnellstmögliche Mobilisierung
- effektive Schmerztherapie (z. B. PDA)
- Verzicht auf orthograde Darmspülungen
- ausreichende Flüssigkeitstherapie

Aus der Forschung

Die Autoren des unten stehenden Artikels beschreiben die wichtigsten Forschungsbefunde zum Thema Fast-track-Chirurgie. Sie benennen Studien der letzten Jahre, die zum peri- und postoperativen Management vorgenommen wurden, und fassen die Ergebnisse übersichtlich zusammen.

—

Pantelis, D.; Wolff, M.; Overhaus, M; Hierner, A.; Kalff, C.:
„Fast-track-Chirurgie. Perioperatives Management“ in: *Der Urologe*, (45)2006, S. 1193 – 1201

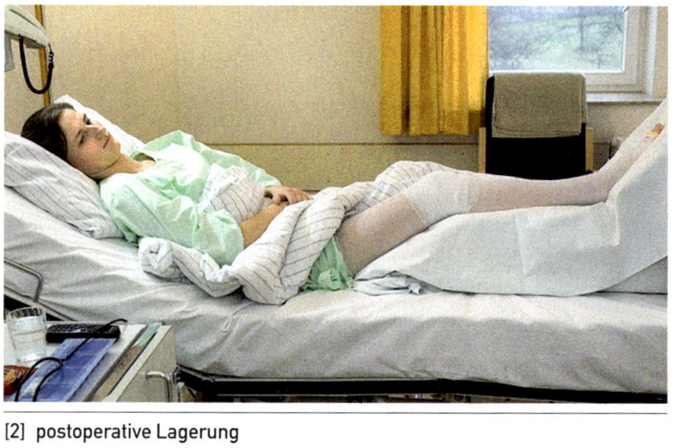

[2] postoperative Lagerung

Lagerung

Nach bestimmten Operationsverfahren ist eine spezielle **postoperative Lagerung** vorgeschrieben. So dürfen Patientinnen, die an der Wirbelsäule operiert wurden, nur flach und in Rückenlage gelagert werden. Informationen zur Lagerung sind auf dem Lagerungsprotokoll festgehalten. Ist keine Lagerungsart vorgeschrieben, werden die Patientinnen mit leicht erhöhtem Oberkörper gelagert, um das Atmen zu erleichtern und einen Schutz vor Aspiration bei möglichem plötzlichem Erbrechen zu geben.

Nach Spinal- und Periduralanästhesien sollten Patientinnen möglichst flach gelagert werden. Durch den Liquorverlust während der Punktion entsteht bei manchen Patientinnen ein so genannter postspinaler Kopfschmerz. Durch die flache Lagerung können die hierdurch verursachte Liquorleckage und Hirndruckveränderung sowie damit verbundene Kopfschmerzen verhindert werden.

Nach Spinal- und Periduralanästhesien darf auf keinen Fall eine Trendelenburglagerung durchgeführt werden, da sonst das Anästhetikum in Richtung des Kopfes aufsteigt und z. B. zu Zwerchfelllähmung sowie daraus resultierendem Atemstillstand führen kann.

Trendelenburglagerung | 824

Mobilisation

Grundsätzlich sollte mit der Mobilisation, sofern keine Kontraindikationen bestehen, so früh wie möglich (am Abend nach der Operation oder am nächsten Morgen) begonnen werden. Pflegende können die Patientin aber auch bereits vor der Operation zu Bewegungen anleiten, sodass eine schmerzarme Mobilisation nach der Operation unterstützt wird. Eine frühe Mobilisation hilft vor allem älteren Patientinnen, nach einer Operation schnell wieder „auf die Beine zu kommen". Pflegende sorgen mit der rechtzeitigen Gabe eines verordneten Schmerzmittels für relative Schmerzfreiheit während der Mobilisation. Unterstützt wird die Mobilisierung mit physiotherapeutischen Maßnahmen.

Prophylaxen

Ein gründliches prä- und postoperatives Pflegeassessment sowie Planung sind Grundlage der prophylaktischen Maßnahmen.

Nach längeren Operationen, kombiniert mit zusätzlichen Risikofaktoren, ist die Gefahr einer Dekubitusentstehung besonders hoch. Neben der Dekubitusprophylaxe spielt die Pneumonieprophylaxe auf Grund der besonderen Belastung der Atemwege während der Narkose eine große Rolle. Physiotherapeutische Maßnahmen, wie z. B. Atemübungen, ergänzen die pflegerischen Prophylaxen.

Dekubitusprophylaxe | 146
Pneumonieprophylaxe | 384

Von ärztlicher Seite werden Patientinnen gerinnungshemmende Medikamente (*Antikoagulanzien*) zur Thromboseprophylaxe verordnet. Zur Unterstützung dieser medikamentösen Form der Prophylaxe werden pflegerische Maßnahmen ergänzt.

Thromboseprophylaxe | 152

Dokumentation

Der Zustand einer frischoperierten Patientin kann sich rasch verändern. Mitunter können auch Komplikationen auftreten. Der zeitliche Ablauf eventueller Veränderungen und sich daraus ergebende Maßnahmen müssen transparent und nachvollziehbar dokumentiert sein. Die Pflegende übernimmt die Aufgabe, alle Ereignisse zeitnah und vollständig zu dokumentieren.

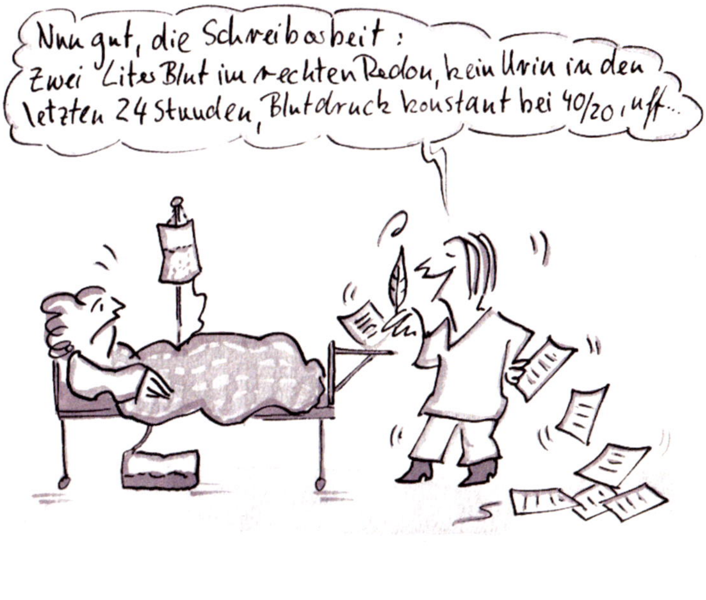
Nun gut, die Schreibarbeit:
Zwei Liter Blut im rechten Redon, kein Urin in den letzten 24 Stunden, Blutdruck konstant bei 40/20, uff...

7.1.2 Pflegerische Mitwirkung bei Blutuntersuchungen

Krankheiten und besondere Zustände des Körpers (Schwangerschaft) führen meist zu einer veränderten Zusammensetzung des Blutes. Blutuntersuchungen sind häufig eingesetzte Verfahren zur Diagnosefindung.

In den ärztlichen Aufgabenbereich gehört die Blutentnahme. In den Aufgabenbereich der Pflegenden gehören die Vorbereitung der Probengewinnung, die ordnungsgemäße Aufbewahrung des Probenmaterials sowie der schnellstmöglichste Transport ins Labor.

Die eigentlichen Blutuntersuchungen werden i.d.R. von Mitarbeiterinnen im Labor durchgeführt (z. B. Medizinisch-Technische Assistentinnen für Laboratoriumsmedizin). Bestimmte Blutuntersuchungen (z. B. Blutzuckerbestimmung) können auch an speziellen Geräten vor Ort durchgeführt werden.

Die Blutentnahme kann an Pflegende delegiert werden, sofern diese dazu ausgebildet sind (Delegation, 2|). Zwischen den verschiedenen Krankenhäusern, ja sogar zwischen verschiedenen Abteilungen eines Krankenhauses kann es Unterschiede in der Delegationshandhabung geben.

Bei der Blutentnahme müssen grundsätzliche hygienische Regeln zur Vermeidung von Infektionen beachtet werden (Hygienisch arbeiten| 669). Da verschiedene Erkrankungen durch Blut übertragen werden können (z. B. |AIDS, |Hepatitis C), müssen beim Umgang mit Blut und Blutbestandteilen zum Eigenschutz Einmalhandschuhe getragen werden. Vor dem An- und nach dem Ausziehen der Handschuhe werden die Hände |hygienisch desinfiziert, um das Risiko von Keimübertragungen zu verringern. Nehmen Patientinnen sich selbst Blut ab (z. B. zur Blutzuckeruntersuchung), benötigen diese keine Handschuhe.

AIDS | 2
Hepatitis C | 2
hygienische Händedesinfektion | 669

Die vor jeder Blutentnahme durchgeführte Desinfektion der Punktionsstelle dient ebenfalls der Verminderung des Eintritts von pathogenen Keimen in den Blutkreislauf. Bei der Desinfektion müssen die hauseigenen Standards der Einrichtung sowie die Herstellerangaben des Desinfektionsmittels berücksichtigt werden.

Insbesondere in der ambulanten Pflege kann bei der kapillaren Blutentnahme unter Umständen auf eine vorherige Hautdesinfektion verzichtet werden, da in der häuslichen Umgebung weniger pathogene Keime vorhanden sind. Hier genügt das vorherige Händewaschen.

Blut kann auf verschiedenen Wegen gewonnen werden. Man unterscheidet zwischen
- kapillarer,
- venöser und
- arterieller Blutentnahme.

Neben der Vorbereitung der zur Entnahme benötigten Materialien ist das Ausfüllen des Untersuchungsscheins Aufgabe der Pflegenden. Folgende Angaben sind auf dem Untersuchungsschein zu vermerken:
- Patientinnendaten
- infektiöse Erkrankungen, bestehende Erkrankungen (evt. Anonymisieren)
- relevante Arzneimittel (Marcumar, Antibiotika)
- ggf. Körpertemperatur
- Datum
- Uhrzeit
- Probengewinnung (kapillär, venös, arteriell)

Die Patientinnendaten werden dabei zur Sicherheit mehrmals (bei Ausfüllen des Scheines, bei Entnahme, sofern sie dafür zuständig ist) von Pflegenden überprüft, denn falsche Befunde können eine falsche, für die Patientin möglicherweise sogar lebensgefährliche Therapie nach sich ziehen. Falls die gewonnene Blutprobe nicht umgehend ins Labor transportiert werden kann, sorgen Pflegende dafür, dass die Probe sicher und dem zu untersuchenden Parameter angemessen aufbewahrt wird. So müssen z. B. Blutkulturen bei einer Temperatur von 37 °C aufbewahrt werden. Kapillarblut eignet sich generell nicht zur Aufbewahrung. Die notwendigen Messgeräte befinden sich in der Regel vor Ort. Blutverschmierte Probenbehälter sind zu reinigen, die Proben in einem geeigneten Transporter aufzubewahren und ein schneller Transport zu veranlassen.

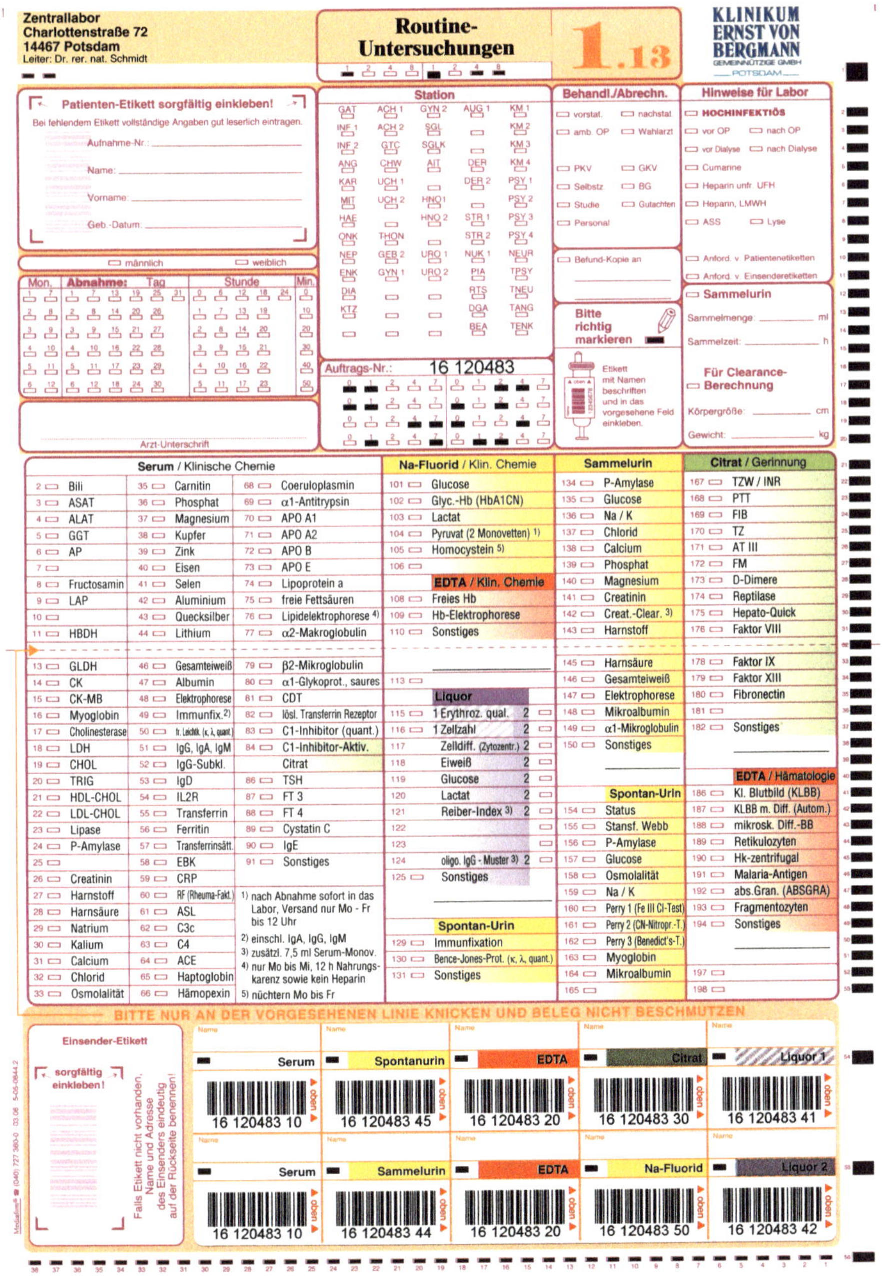
Zentrallabor
Charlottenstraße 72
14467 Potsdam
Leiter: Dr. rer. nat. Schmidt

Routine-Untersuchungen 1.13

KLINIKUM ERNST VON BERGMANN
GEMEINNÜTZIGE GMBH
POTSDAM

Patienten-Etikett sorgfältig einkleben!
Bei fehlendem Etikett vollständige Angaben gut leserlich eintragen.
Aufnahme-Nr.:
Name:
Vorname:
Geb.-Datum:
männlich / weiblich

Abnahme: Mon. Tag Stunde Min.

Arzt-Unterschrift

Station
GAT, ACH 1, GYN 2, AUG 1, KM 1, INF 1, ACH 2, SGL, KM 2, INF 2, GTC, SGLK, KM 3, ANG, CHW, AIT, DER, KM 4, KAR, UCH 1, DER 2, PSY 1, MIT, UCH 2, HNO 1, PSY 2, HAE, HNO 2, STR 1, PSY 3, ONK, THON, STR 2, PSY 4, NEP, GEB 2, URO 1, NUK 1, NEUR, ENK, GYN 1, URO 2, PIA, TPSY, DIA, RTS, TNEU, KTZ, DGA, TANG, BEA, TENK

Auftrags-Nr.: 16 120483

Behandl./Abrechn.
vorstat. / nachstat. / amb. OP / Wahlarzt / PKV / GKV / Selbstz. / BG / Studie / Gutachten / Personal
Befund-Kopie an

Bitte richtig markieren

Etikett mit Namen beschriften und in das vorgesehene Feld einkleben.

Hinweise für Labor
HOCHINFEKTIÖS
vor OP / nach OP
vor Dialyse / nach Dialyse
Cumarine
Heparin unfr. UFH
Heparin, LMWH
ASS / Lyse
Anford. v. Patientenetiketten
Anford. v. Einsenderetiketten

Sammelurin
Sammelmenge: ml
Sammelzeit: h

Für Clearance-Berechnung
Körpergröße: cm
Gewicht: kg

Serum / Klinische Chemie		
2 Bili	35 Carnitin	68 Coeruloplasmin
3 ASAT	36 Phosphat	69 α1-Antitrypsin
4 ALAT	37 Magnesium	70 APO A1
5 GGT	38 Kupfer	71 APO A2
6 AP	39 Zink	72 APO B
7	40 Eisen	73 APO E
8 Fructosamin	41 Selen	74 Lipoprotein a
9 LAP	42 Aluminium	75 freie Fettsäuren
10	43 Quecksilber	76 Lipidelektrophorese 4)
11 HBDH	44 Lithium	77 α2-Makroglobulin
13 GLDH	46 Gesamteiweiß	79 β2-Mikroglobulin
14 CK	47 Albumin	80 α1-Glykoprot., saures
15 CK-MB	48 Elektrophorese	81 CDT
16 Myoglobin	49 Immunfix. 2)	82 lösl. Transferrin Rezeptor
17 Cholinesterase	50 fr. Leichtk. (κ, λ, quant.)	83 C1-Inhibitor (quant.)
18 LDH	51 IgG, IgA, IgM	84 C1-Inhibitor-Aktiv. Citrat
19 CHOL	52 IgG-Subkl.	
20 TRIG	53 IgD	86 TSH
21 HDL-CHOL	54 IL2R	87 FT 3
22 LDL-CHOL	55 Transferrin	88 FT 4
23 Lipase	56 Ferritin	89 Cystatin C
24 P-Amylase	57 Transferrinsätt.	90 IgE
25	58 EBK	91 Sonstiges
26 Creatinin	59 CRP	
27 Harnstoff	60 RF (Rheuma-Fakt.)	
28 Harnsäure	61 ASL	
29 Natrium	62 C3c	
30 Kalium	63 C4	
31 Calcium	64 ACE	
32 Chlorid	65 Haptoglobin	
33 Osmolalität	66 Hämopexin	

1) nach Abnahme sofort in das Labor, Versand nur Mo - Fr bis 12 Uhr
2) einschl. IgA, IgG, IgM
3) zusätzl. 7,5 ml Serum-Monov.
4) nur Mo bis Mi, 12 h Nahrungskarenz sowie kein Heparin
5) nüchtern Mo bis Fr

Na-Fluorid / Klin. Chemie
101 Glucose
102 Glyc.-Hb (HbA1CN)
103 Lactat
104 Pyruvat (2 Monovetten) 1)
105 Homocystein 5)
106

EDTA / Klin. Chemie
108 Freies Hb
109 Hb-Elektrophorese
110 Sonstiges
113

Liquor
115 1 Erythroz. qual. 2
116 1 Zellzahl 2
117 Zelldiff. (Zytozentr.) 2
118 Eiweiß 2
119 Glucose 2
120 Lactat 2
121 Reiber-Index 3) 2
122
123
124 oligo. IgG - Muster 3) 2
125 Sonstiges

Spontan-Urin
129 Immunfixation
130 Bence-Jones-Prot. (κ, λ, quant.)
131 Sonstiges

Sammelurin
134 P-Amylase
135 Glucose
136 Na / K
137 Chlorid
138 Calcium
139 Phosphat
140 Magnesium
141 Creatinin
142 Creat.-Clear. 3)
143 Harnstoff
145 Harnsäure
146 Gesamteiweiß
147 Elektrophorese
148 Mikroalbumin
149 α1-Mikroglobulin
150 Sonstiges

Spontan-Urin
154 Status
155 Stansf. Webb
156 P-Amylase
157 Glucose
158 Osmolalität
159 Na / K
160 Perry 1 (Fe III Cl-Test)
161 Perry 2 (CN-Nitropr.-T.)
162 Perry 3 (Benedict's-T.)
163 Myoglobin
164 Mikroalbumin
165

Citrat / Gerinnung
167 TZW / INR
168 PTT
169 FIB
170 TZ
171 AT III
172 FM
173 D-Dimere
174 Reptilase
175 Hepato-Quick
176 Faktor VIII
178 Faktor IX
179 Faktor XIII
180 Fibronectin
181
182 Sonstiges

EDTA / Hämatologie
186 Kl. Blutbild (KLBB)
187 KLBB m. Diff. (Autom.)
188 mikrosk. Diff.-BB
189 Retikulozyten
190 Hk-zentrifugal
191 Malaria-Antigen
192 abs.Gran. (ABSGRA)
193 Fragmentozyten
194 Sonstiges
197
198

BITTE NUR AN DER VORGESEHENEN LINIE KNICKEN UND BELEG NICHT BESCHMUTZEN

Einsender-Etikett sorgfältig einkleben!
Falls Etikett nicht vorhanden, Name und Adresse des Einsenders eindeutig auf der Rückseite benennen!

Serum 16 120483 10 | Spontanurin 16 120483 45 | EDTA 16 120483 20 | Citrat 16 120483 30 | Liquor 1 16 120483 41
Serum 16 120483 10 | Sammelurin 16 120483 44 | EDTA 16 120483 20 | Na-Fluorid 16 120483 50 | Liquor 2 16 120483 42

[1] Untersuchungsschein

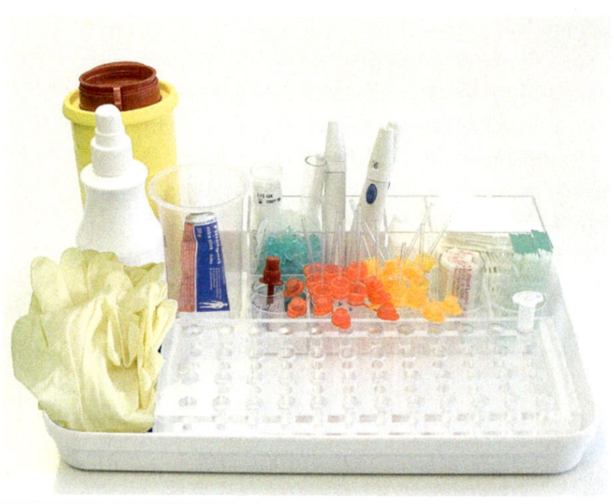

[1] Materialien zur kapillaren Blutentnahme

Kapillare Blutentnahme

Zur Untersuchung von Blutzucker, Blutgerinnung, zur Blutgasanalyse und zum Screening von Stoffwechselerkrankungen bei Neugeborenen wird eine kapillare Entnahme vorgenommen. Mit dieser Blutentnahmemethode können nur kleinere Blutmengen gewonnen werden. Punktionsstellen sind

- das Ohrläppchen
- die Seiten der Fingerbeere, seltener der Handballen
- bei Neugeborenen die Ferse

Die Technik zur kapillaren Blutentnahme aus dem Finger ist relativ einfach und wird daher z. B. von an Diabetes mellitus erkrankten Menschen zu Blutzuckerbestimmung selbst durchgeführt.

Blutgas | 2

hyperämisierende Salben
Salben, die einen Wirkstoff beinhalten, der die Durchblutung im behandelten Bereich verstärkt. Diese Salben sollten nur zur Entnahme größerer Blutmengen (z. B. bei einer Blutgasanalyse) oder bei Durchblutungsstörungen genutzt werden.

Vorbereitung

Folgende Materialien müssen wie in [Abb. 1] für eine kapillare Blutentnahme vorbereitet werden:

- Lanzetten oder Stechhilfen,
- Handschuhe, Desinfektionsmittel,
- Kapillarröhrchen oder Teststreifen,
- evtl. hyperämisierende Salbe, evtl. Testgerät, Tupfer, Abwurfbehälter

Durchführung

Bevor die Pflegende mit der Probenentnahme beginnt, begutachtet sie die Punktionsstelle. Diese darf nicht ödematös, entzündlich oder schlecht durchblutet sein. Vor allem zur Entnahme größerer Blutmengen, z. B. zur Bestimmung der Blutgase, kann die Durchblutung mit einer hyperämisierenden Salbe angeregt werden. Diese wird 10 – 15 Minuten vorher aufgetragen.

Zur Punktion wird die Salbe gründlich entfernt.

Beim Einstechen mit der Lanzette sticht die Pflegende senkrecht und schnell in die Haut ein. Ein zögerliches oder bohrendes Einstechen verursacht meist stärkere Schmerzen. Der erste Blutstropfen wird mit einem sauberen Tupfer abgewischt. Die Fingerbeere oder das Ohrläppchen werden nun vorsichtig „ausgemolken", jedoch nicht zu sehr gequetscht. Zu heftiges Drücken führt zu einer Verfälschung der Messwerte. Der Blutstropfen wird mit einem Teststreifen bzw. Sensor aufgenommen oder blasenfrei in ein Kapillarröhrchen aufgezogen. Bei Testsystemen müssen Chargennummer der Teststreifen und die Geräteeinstellung übereinstimmen.

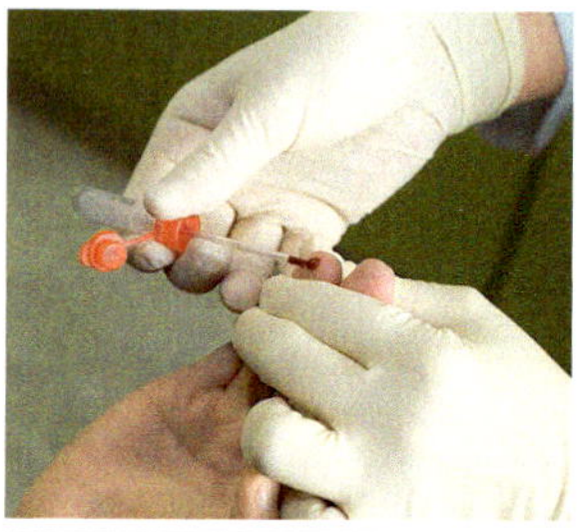

[2] Kapillare Blutentnahme an der Fingerbeere

Nachbereitung

Die Pflegende übernimmt die Reinigung des Arbeitsplatzes und der Messgeräte. Eine Desinfektion mit 70 %igem Alkohol wird dazu empfohlen.

Ein Stich direkt in die Fingerbeere ist sehr schmerzhaft, es befinden sich viele Tastkörperchen in der Haut. Daher ist es sinnvoll, seitlich der Fingerbeere und wenn möglich nicht in den Zeigefinger einzustechen.
Pflegende schützen sich selbst vor Infektionen, indem sie Handschuhe tragen und darauf achten, dass sie sich nicht mit der kontaminierten Lanzette verletzen.
Aus Kapillarblut gewonnene Blutzuckerwerte können von venösen Werten abweichen. Aus Praktikabilitäts- und Kostengründen ist es empfehlenswert, den Blutzucker grundsätzlich aus kapillarem Blut zu bestimmen. Bei Patientinnen mit Kreislaufschock oder Unterkühlung kann diese Methode nicht angewendet werden.

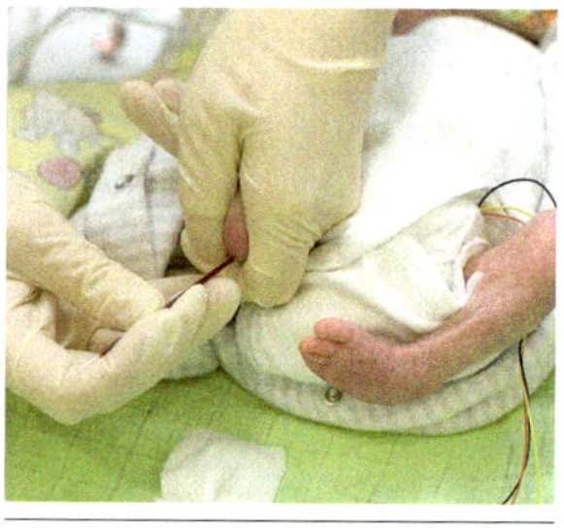

[3] Kapillare Blutentnahme an der Ferse

Venöse Blutentnahme

Zur venösen Blutentnahme muss eine Venenpunktion durchgeführt werden. Dazu werden bei Erwachsenen in der Regel die Venen der Ellenbeuge, des Unterarms und des Handrückens herangezogen [Abb. 4].

Zur venösen Blutentnahme stehen verschiedene Entnahmesysteme zur Verfügung. Diese Entnahmesysteme (Sarstedt-Monovetten, Vakutainersystem) ermöglichen einen Röhrchenwechsel, ohne dass Blut daneben läuft, und vermindert somit das Infektionsrisiko für Ärzte und Pflegende [Abb. 5] und [Abb. 6].

Auf dem Untersuchungsschein selbst kreuzt die Pflegende den zu untersuchenden Blutparameter an und wählt die entsprechenden Blutröhrchen dazu aus. Farblich unterschiedlich gekennzeichnete Blutröhrchen enthalten die jeweiligen Trennmittel oder Gerinnungshemmer [Tabelle 1].

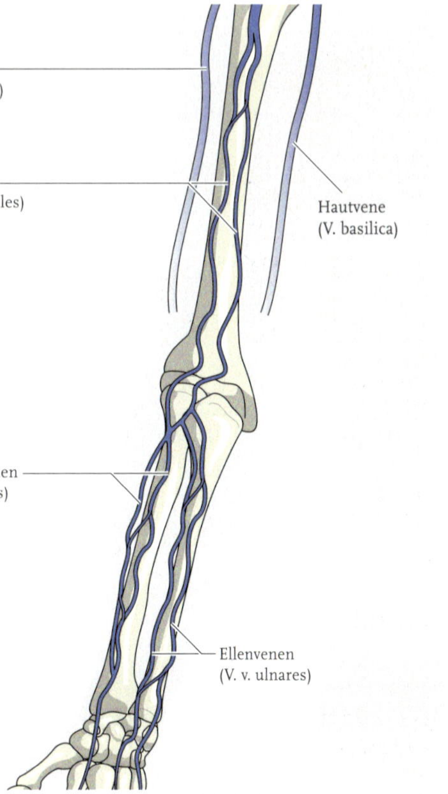

[4] mögliche Blutgefäße zur venösen Blutentnahme

Farbe	Zusatz	Hinweis	Bestimmung
blau	Heparin	erstes Röhrchen	klinische Chemie: Elektrolyte, Enzyme etc.
rot	EDTA		Hämatologie: Blutbild (kleines Röhrchen), Blutgruppe (großes Röhrchen)
grün	Citrat 1:10	bis zur Markierung füllen	Gerinnung
weiß	Kunstoffkugeln		„Serummonovette“ für Hormone, Antikörper
braun			Tumormarker, Stoffwechselparameter
lila	Citrat	bis zur Markierung füllen	„Sedivette“ Blutsenkungsgeschwindigkeit
gelb	Fluorid	Entnahme fast ohne Stauung	Spezialanalyse Laktat
orange			klinische Chemie: Heparinnachweis

[1] Zusätze der Blutröhrchen

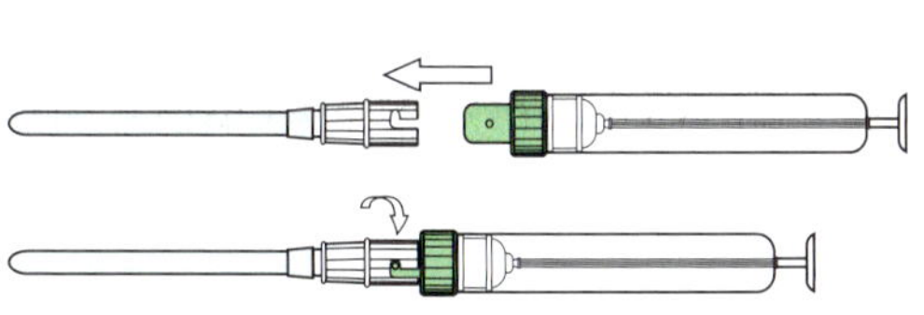

[5] Monovetten mit Kanüle und Stempel

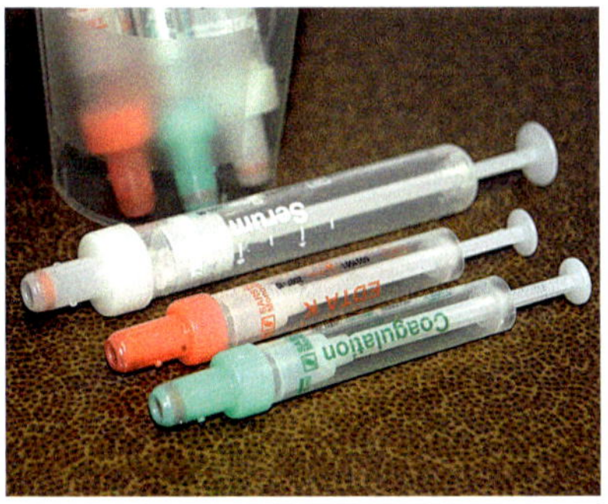

[6] Verschiedene Blutröhrchen (Monovettensystem)

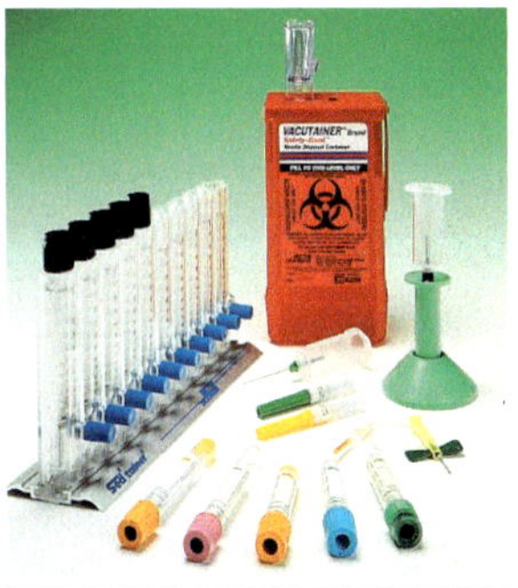

[7] Blutröhrchen (Vacutainersystem)

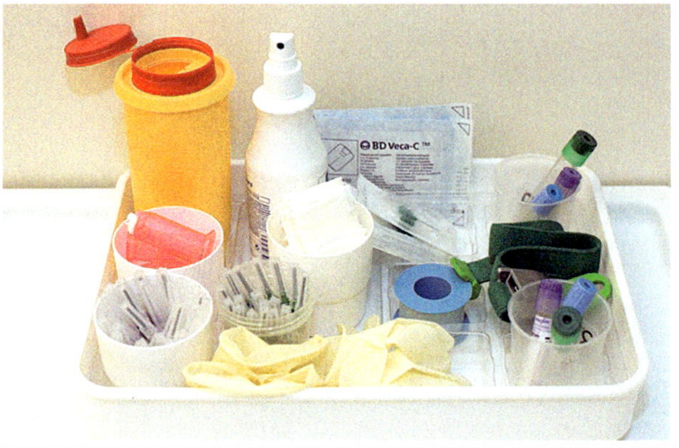

[1] Materialien zur venösen Blutentnahme

Vorbereitung

Die Pflegende achtet beim Ausfüllen des Untersuchungsscheines und Bekleben der Monovetten mit dem richtigen Patientenetikett auf die Richtigkeit der Daten. Sie richtet folgende Materialien auf einem Tablett an [Abb. 1]:

- Handschuhe
- Stauschlauch
- Desinfektionslösung
- Tupfer
- Kanüle(n)
- Blutröhrchen
- Pflaster
- Entsorgungsbehälter für gebrauchte Kanülen

Die Patientin ist über die Blutentnahme zu informieren und ihr Einverständnis abzuwarten. Bei Kindern und Jugendlichen müssen die Eltern ihr Einverständnis geben. Die Venenpunktion ist im juristischen Sinne eine Körperverletzung und kann ohne Einverständnis der Patientin als diese geahndet werden.

Supination und Pronation | 180

Durchführung

Die Patientin sitzt oder, im günstigeren Falle, liegt und lagert ihren Arm gestreckt in Supinationsstellung bei Punktion in der Ellenbeuge oder in Pronationsstellung bei Punktion an Unterarm und Handrücken. Zu empfehlen ist die Verwendung einer saugfähigen, undurchlässigen Unterlage. Nach dem eingehenden Prüfen der Venenverhältnisse (die Patientinnen wissen meist selbst ziemlich genau, welche Venen punktionsgeeignet sind) wird das Stauband angelegt.

Die Stauung erfolgt eine Hand breit oberhalb der Punktionsstelle [Abb.2]. Der Puls muss tastbar sein, sodass von einer weiteren arteriellen Blutzufuhr ausgegangen werden kann. Ersatzweise kann auch mit einer Blutdruckmanschette (50 – 100 mmHg Stauungsdruck) gestaut werden. Kurz nach der Stauung können auch nicht sichtbare Venen gut getastet werden.

Die Ausführende zieht nach der hygienischen Händedesinfektion Handschuhe über und führt die Hautdesinfektion bei der Patientin durch [Abb.3]. Ist die Punktionsstelle erst einmal desinfiziert, darf sie nicht mehr berührt werden. Der Patientin sollte stets erklärt werden, welcher Arbeitsschritt gerade durchgeführt wird, aber vor allem sollte sie auf den Einstich der Kanüle vorbereitet werden.

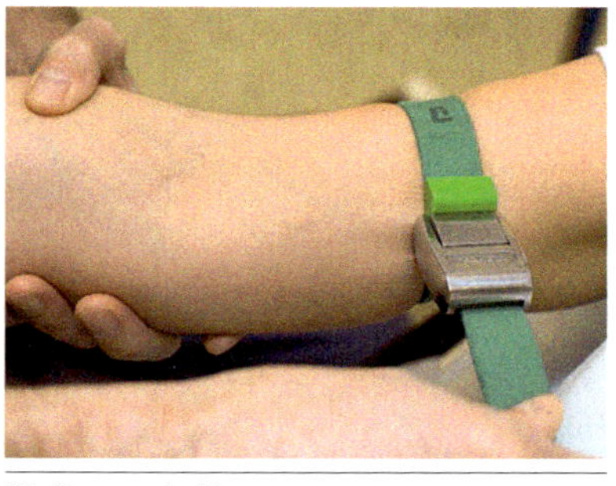
[2] Stauung der Vene

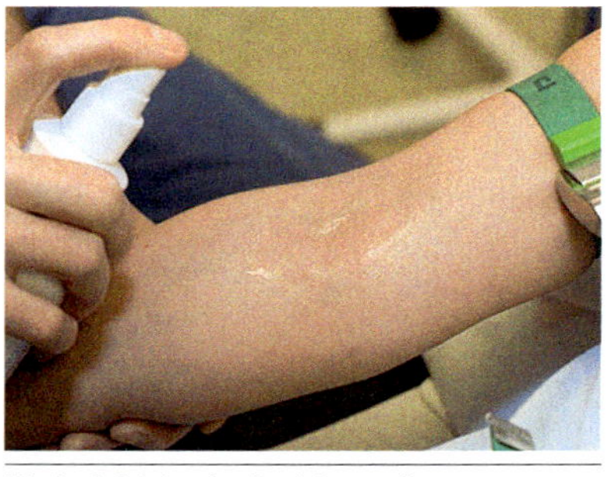
[3] Desinfektion der Punktionsstelle

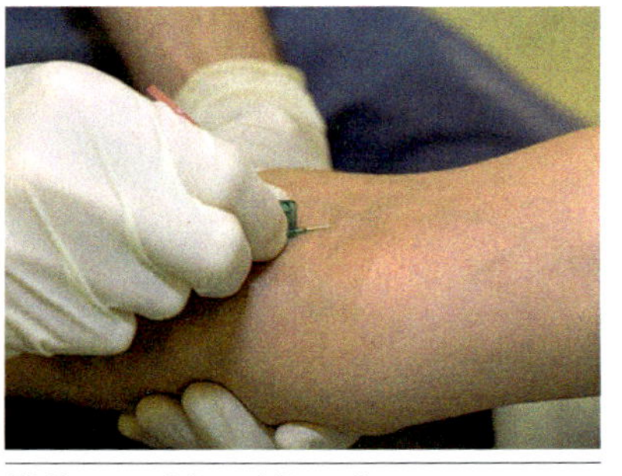
[4] Venenpunktion mit Butterflysystem

Die Haut über der anvisierten Vene kann zum leichteren, schmerzärmeren Hineingleiten der Kanüle leicht gestrafft werden. Die Kanüle wird in einem Winkel von 30° mit dem Schliff nach oben kontinuierlich (nicht ruckartig) ca. einen Zentimeter nach oben geschoben [Abb.4]. Anschließend aspiriert man bei erfolgreicher Punktion Blut und füllt durch langsamen Zug am Stempel das erste Röhrchen.

Zum Monovettenwechsel hält eine Hand die Kanüle fest, die andere wechselt die Monovetten. Die Kanüle sollte ihre Position nicht verändern, um ein Durchstechen der Vene zu verhindern. Bei Kindern kommt man kaum ohne eine zweite Hilfsperson aus.

Bevor die Kanüle entfernt werden kann, muss die Stauung gelöst werden, um ein Einbluten ins Gewebe zu verhindern. Ein frischer Tupfer wird auf die Punktionsstelle gelegt [Abb.7] und erst nach dem Entfernen der Kanüle kräftig angedrückt (ca. eine Minute). Die Patientin hält den Arm weiter gestreckt, da das Einknicken im Ellbogengelenk zur Hämatombildung führen kann. Ein Pflaster oder ein Verband bei antikoagulierten Patientinnen schützt vor Nachblutung und vor Verunreinigung der Kleidung.

Antikoagulation | 115

Nachbereitung

Die Kanüle wird in den dafür vorgesehenen Behälter entsorgt. Die mit Blut gefüllten Monovetten werden leicht geschwenkt, nicht geschüttelt (Hämolysegefahr). Alle Materialien werden entsorgt bzw. aufgeräumt, das Tablett desinfiziert. Die Pflegende organisiert den weiteren Transport der Probenentnahmen ins Labor.

Hämolyse | 2

Die Venen des Handrückens sind zur Blutentnahme bei chronisch nierenkranken Patientinnen zu bevorzugen, da die Unterarmvenen zur eventuellen Shuntanlage geschont werden müssen.

Gegen schlechte Venenverhältnisse können ein Absenken des Armes unter Herzniveau oder wärmende Waschungen bzw. Umschläge der Venen erfolgreiche Maßnahmen sein. Pumpen durch Öffnen und Schließen der Hand hilft entgegen früheren Annahmen nicht, sondern verfälscht eher die Messwerte (es kommt z. B. dadurch zu einem Kaliumanstieg im Blut).

In vielen Einrichtungen wird anstatt regulärer Kanülen ein Butterflysystem verwendet. Die Ausführende muss dabei auf einen niedrigen Aspirationssog achten, um eine Hämolyse zu vermeiden. Nach einer Fehlpunktion ist die Stauung vorübergehend zu öffnen, um die Blutver- und -entsorgung des Unterarmes vorläufig zu gewährleisten.

Eine Blutentnahme aus zentralvenösen Kathetern und Venenverweilkanülen ist generell möglich, jedoch bei bestimmten Untersuchungen (Gerinnung, Elektrolyte, Blutkulturen) nicht zu empfehlen.

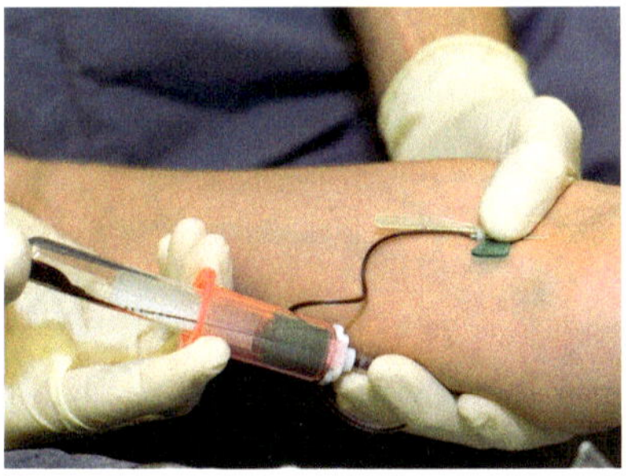

[5] Blutröhrchen

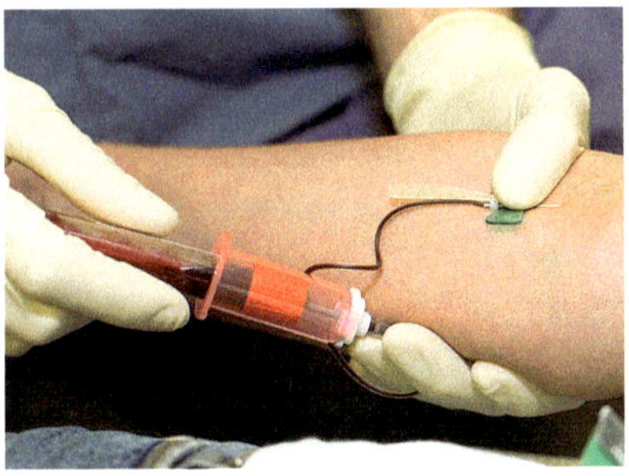

[6] Füllen des Blutröhrchens

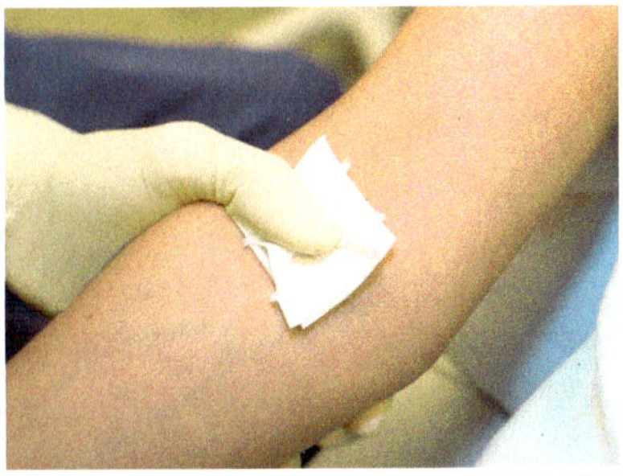

[7] Komprimieren der Punktionsstellen

Venöse Blutentnahme bei Kindern

Die venöse Blutentnahme bei Kindern ist eine ärztliche Tätigkeit. Die Venenpunktion kann nicht an Pflegepersonal delegiert werden. Daher übernehmen Pflegende – wenn überhaupt – eine venöse Blutentnahme lediglich bei Vorhandensein einer Venenverweilkanüle oder eines zentralen Venenkatheters.

Der Aufgabenbereich der Pflegenden erstreckt sich bei der Venenpunktion somit auf die Vorbereitung der notwendigen Materialien sowie das Handling des Kindes. Dazu gehört das Trösten und Beruhigen des Kindes sowie die Fixierung der entsprechenden Punktionsstelle [Abb. 1 und 2]. Kopf- und Armvenen (*V. supratrochlearis, V. cephalica*), sowie die Fußvenen sind die gängigsten Punktionsstellen zur Venenpunktion bei Säuglingen, Kleinkindern und Kindern.

Da die Venenpunktion von vielen Säuglingen und Kindern als schmerzhaft empfunden wird, empfiehlt es sich, lokal anästhesierende Salben oder Pflaster zu verwenden. Hierbei ist es für die schmerzstillende Wirkung notwendig, die Einwirkzeit zu beachten.

Bilanzierung | 320

Neben den hygienischen Prinzipien muss berücksichtigt werden, dass die zur Untersuchung notwendigen Blutmengen für die Volumenverhältnisse von Säuglingen und Kleinkindern von Bedeutung sein können. Daher werden sie häufig bei der Bilanzierung des Flüssigkeitshaushalts auf der Negativseite mit eingerechnet.

Kinder lassen sich nach Abschluss der Punktion am besten durch persönliche Zuwendung sowie ein kleines Kuscheltier oder ein anderes Trostpflaster beruhigen. Bunte Schnellverbände können ebenfalls über den Schmerz hinweghelfen.

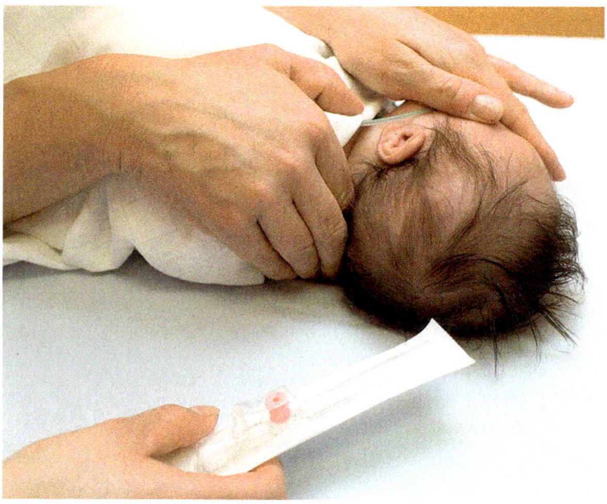

[1] Venöse Blutentnahme beim Säugling

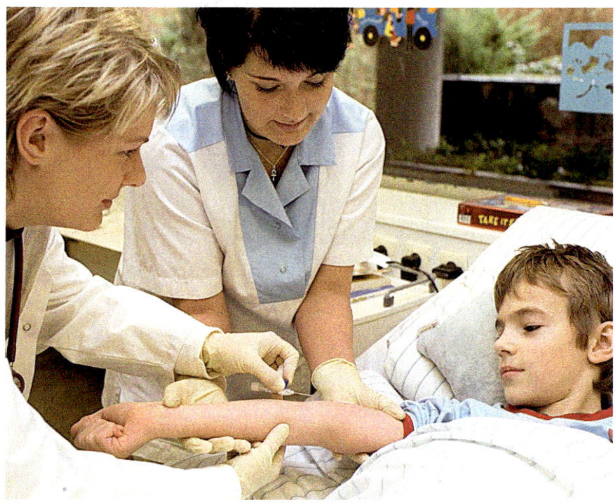

[2] Venöse Blutentnahme beim Schulkind

Arterielle Blutentnahmen

Blutgasanalyse | 2

Arterielle Blutentnahmen werden prinzipiell nur von ärztlichem Personal durchgeführt. Eine Blutgasanalyse mittels arterieller Blutprobe lässt relativ sichere Aussagen über die Lungenfunktion zu. Nach dem Entfernen der arteriellen Kanüle muss für zwei Stunden ein Druckverband angelegt werden.

Eine Alternative hierzu sind die im OP-/Anästhesie- und Intensivbereich eingesetzten arteriellen Blutdruckmesssysteme, die die Möglichkeit einer punktionslosen arteriellen Blutentnahme geben.

Mitwirkung bei Biopsien und Punktionen 7.1.3

Biopsien und Punktionen sind invasive Eingriffe, das bedeutet, sie sind mit einem Eindringen in den Körper des Patienten verbunden. Nicht nur Kinder, sondern auch erwachsene Patientinnen haben deshalb meist Angst vor Schmerzen oder möglicherweise auch vor dem Untersuchungsergebnis. Die Durchführung von Biopsien und Punktionen gehört in den ärztlichen Aufgabenbereich. Für die Pflegenden stehen die Begleitung und die Unterstützung der großen, aber vor allem der kleinen Patienten vor, während und nach dem Eingriff im Mittelpunkt. Sie können durch zeitnahes Informieren und Beobachten der Patientin Sicherheit geben und den Arzt unterstützen.

Eine Punktion ist ein Einstich in ein Körpergewebe mit einer Kanüle oder einem Trokar. Sie kann zu diagnostischen (z. B. Liquorpunktion) und therapeutischen Zwecken (Pleurapunktion) unter Sicht (bildgebende Verfahren) oder als Blindpunktion durchgeführt werden.

Trokar
großlumige Hohlnadel mit Griff und dreikantiger Spitze

Die Biopsie ist eine Form der Probengewinnung durch Entnahme von Gewebe. Sie kann auf verschiedene Weise durchgeführt werden, so z. B. als Nadelbiopsie, Saugbiopsie, Schneidebiopsie oder endoskopische Zangenbiopsie.

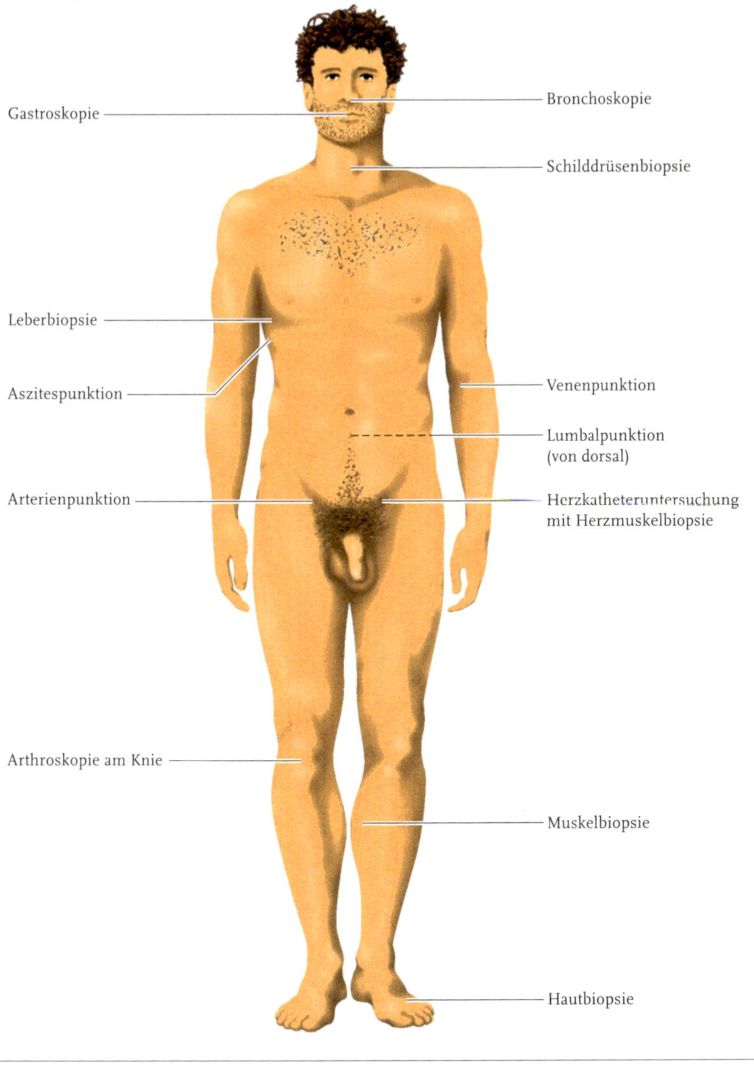

[3] Mögliche Punktionsstellen für Biopsien

Vorbereitung

Bei der diagnostischen Punktion und der Biopsie steht das Gewinnen von Probenmaterial im Vordergrund, welche anschließend zytologisch, histologisch oder durch labordiagnostische Verfahren untersucht wird. Die Pflegende achtet darauf, dass sie neben den notwendigen Entnahmematerialien die Untersuchungsscheine sorgfältig ausfüllt und mit dem richtigen Namensetikett versieht. Eine Verwechslung und damit falsche Untersuchungsergebnisse können zu schwer wiegenden Diagnose- und Behandlungsfehlern führen.

Vor dem Eingriff ist es Aufgabe des ärztlichen Personals, die Patientin, bei Kindern die Erziehungsberechtigten und die Kinder umfassend über die Durchführung, vor allem aber über mögliche Komplikationen und Risiken, aufzuklären. Auch Kinder sollten durch eine altersgerechte Sprache informiert und aufgeklärt werden.

aufklären | 498

Erst wenn Patientin bzw. Eltern keine Fragen mehr haben, ihr Einverständnis erklären und dies mit einer Unterschrift auf dem Aufklärungsbogen dokumentieren, darf der Eingriff durchgeführt werden. Die Pflegende steht den Betroffenen häufig als Ansprechpartner zur Verfügung. Bevor der Eingriff beginnt, wird die Patientin durch die Pflegende entsprechend gelagert, unter Wahrung der Intimsphäre so weit wie nötig entkleidet, die Haut an der Punktionsstelle wenn nötig rasiert, falls im Vorhinein ärztlich angeordnet, mit Schmerzmittel versorgt.

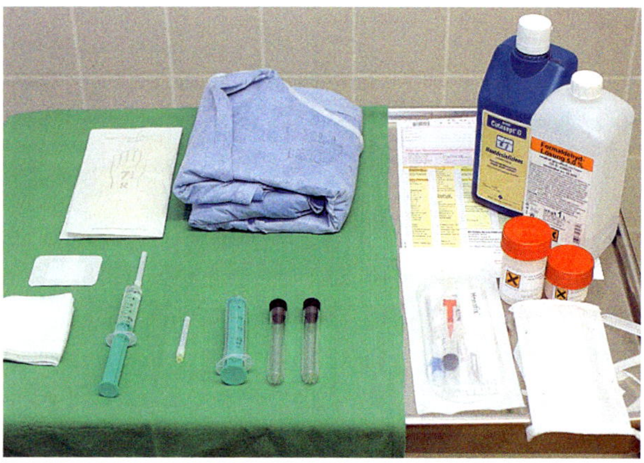

[1] Vorbereitete Materialien für eine Punktion

Von der Pflegenden werden die erforderlichen Materialien laut Hausstandard vorbereitet.

Die Punktion/Biopsie selbst führt ärztliches Personal durch. Die Hautdesinfektion der Patientin erfolgt wie bei einem operativen Eingriff. Die Pflegende unterstützt die Ärztin durch das Anreichen der Materialien. Sie beobachtet die Patientin, hält gegebenenfalls zu ihr Körperkontakt (bei Kindern unbedingt notwendig) und erklärt die einzelnen Schritte in der Abfolge. Die Entnahmestelle wird zum Abschluss mit einem Wundverband versehen (in der Regel ärztliche Tätigkeit).

operative Eingriffe | 2

Nachbereitung

Im Anschluss an den Eingriff überwacht die Pflegende die Patientin in Hinsicht auf mögliche Komplikationen, wie z. B. Nachblutungen oder Schmerzen, in seltenen Fällen überwacht sie auch die Vitalparameter. Die Dokumentation pflegerelevanter Aspekte wird von ihr sorgfältig durchgeführt. Gewonnenes Probenmaterial kontrolliert sie nochmals auf den richtigen Namen der Patientin und veranlasst den Transport zur Untersuchung. Bei der Entsorgung kontaminierter Gegenstände trägt die Pflegende stets Handschuhe, um sich vor Infektionen zu schützen. Spitze Gegenstände werden in stichfeste Behälter entsorgt.

Nicht selten äußern Eltern oder Bezugspersonen den Wunsch, bei Eingriffen an ihrem Kind dabeizusein. Häufig halten sie es jedoch schwer aus, wenn das eigene Kind Schmerzen ertragen muss. Bei Kleinkindern kommt noch ein Rollenkonflikt auf Seiten des Kindes hinzu: Warum hilft mir Mama oder Papa jetzt nicht? Deshalb sollten sich Eltern oder Bezugspersonen, medizinisches Personal und Pflegekraft im Vorhinein über diese Probleme verständigen und gemeinsam eine Lösung finden.

Medizinischer Bezug 7.2

Medizinischer Diagnoseverfahren 7.2.1

Medizinische Anamnese

Die Anamnese umfasst alle Aspekte der Krankengeschichte wie Vorgeschichte, Krankheitsentwicklung, aktueller Zustand eines Patienten. Sie wird von ärztlichem Personal in Form einer Befragung erhoben. Gemeinsam mit diagnostischen Maßnahmen dient sie der Diagnosefindung. Man unterscheidet verschiedene Arten der Anamnese:

- **Eigenanamnese:** Die Patientin beschreibt seine eigenen vergangenen und aktuellen Befindlichkeiten bzw. Probleme.
- **Fremdanamnese:** Die Angehörigen werden befragt. Diese Art der Anamnese ist vor allem in der Kinderheilkunde gängig, aber auch zur Informationssammlung über bewusstseinsgestörte Patienten, z. B. auf Intensiv- oder psychiatrischen Abteilungen.

Anamnese
im Gespräch ermittelte Vorgeschichte eines Menschen
Anamnesis, griech.
= Wiedererinnerung

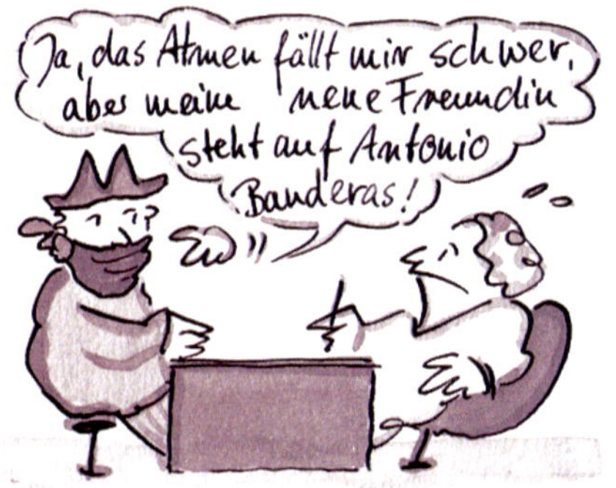
Ja, das Atmen fällt mir schwer, aber meine neue Freundin steht auf Antonio Banderas!

[2] Eigenanamnese

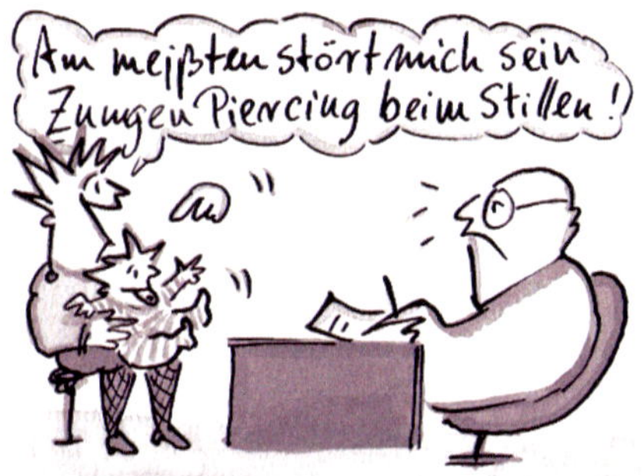
Am meisten stört mich sein Zungen-Piercing beim Stillen!

[3] Fremdanamnese

Während diese beiden Anamnesearten sich darin unterscheiden, wer befragt wird, unterscheiden sich die folgenden Anamnesearten darin, was gefragt wird:

- **Persönliche Anamnese:** Die persönliche Anamnese umfasst die Krankengeschichte, wie frühere Erkrankungen, Operationen, Allergien, sowie aktuelle Probleme und Beschwerden. Gefragt wird ebenfalls nach körperlichen und geistigen Funktionen (Appetit, Durst, Gewicht, Stuhlgang, Regelblutung usw.), Medikamenteneinnahme und Konsum von Genussmitteln.
- **Soziale Anamnese:** Sie umfasst Informationen zum Familienstand, berufliche Situation, Freizeitverhalten und Lebensgewohnheiten.
- **Familienanamnese:** Alter, Gesundheitszustand und Erkrankungen naher Verwandter sind Gegenstand der Befragung in der Familienanamnese. Genetische Veränderungen und vererbbare Krankheiten können hiermit erkannt werden.

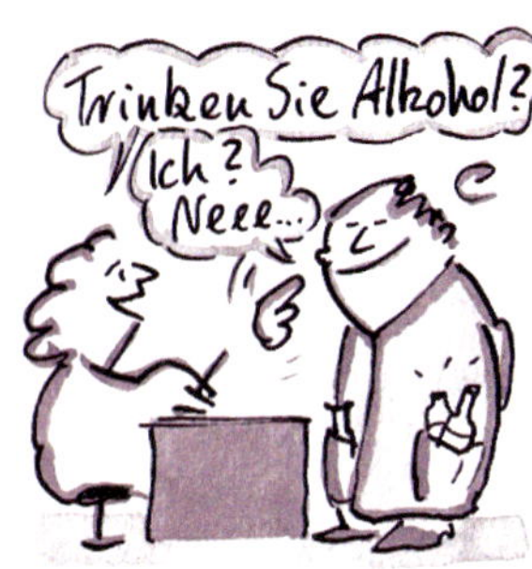
Trinken Sie Alkohol?
Ich? Neee...

[5] Persönliche Anamnese

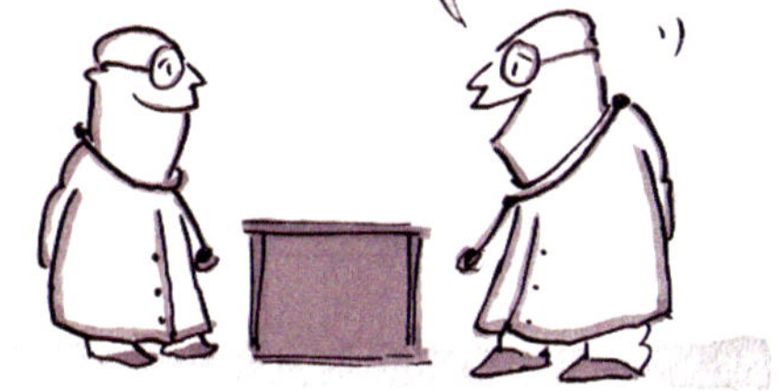
...und was machen Sie beruflich?

[6] Soziale Anamnese

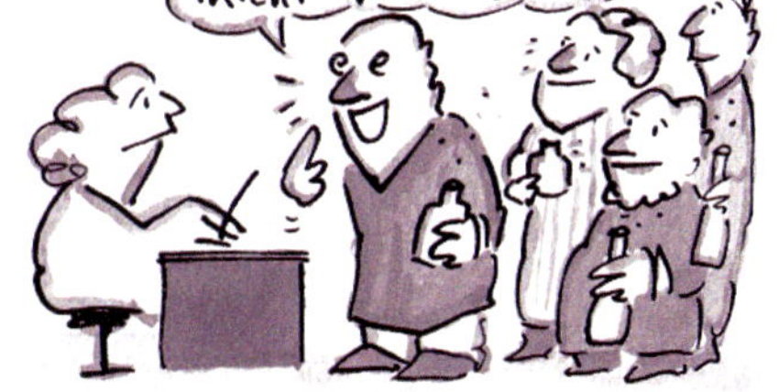
..wie!? Die rote Nase ist nicht vererbt??

[7] Familienanamnese

Körperliche Untersuchungen beim Erwachsenen und beim Kind

Die körperliche Untersuchung wird vom Arzt unter Zuhilfenahme seiner Sinne und weniger technischer Hilfsmittel (Stethoskop, Reflexhammer, Holzspatel, Maßband) durchgeführt. Bestandteile der körperlichen Untersuchung sind die Bestimmung der Körpergröße, des Körpergewichtes, Temperatur, Puls und Blutdruck. Grundlegende Untersuchungsmethoden zur Erfassung klinischer Zeichen sind:

- Betrachten – Inspektion (von Haut, Allgemein-, Ernährungszustand, Mimik, Gestik, Haltung, Verletzungen usw.)
- Betasten – Palpation (der Spannung und Elastizität von Haut, Gewebe, innere Organen, deren Größe und Lage, Temperaturunterschiede, Tumore usw.)
- Beklopfen – Perkussion (von Brust- und Bauchhöhle, um durch entsprechende Schallzeichen Organgrenzen, -beschaffenheit bzw. Flüssigkeitsansammlungen festzustellen.)
- Abhören – Auskultation (um charakteristische oder pathologische Geräusche in Herz, Lunge und Darm zu erfassen)

Kleinkinder weinen mitunter und haben Angst vor der fremden Umgebung. Zur Beruhigung sollte die Mutter, eine andere vertraute Person, im günstigsten Falle die Pflegende, das Kind, sofern möglich, auch während der Untersuchung auf den Arm nehmen oder Körperkontakt zum Kind halten. Die tröstende Stimme der Mutter, Spielzeug oder Musik können das Kind ablenken. Alle Maßnahmen werden dem Kind altersgerecht erklärt.

Bei Kindern werden stets Größe und Gewicht festgestellt, bei Säuglingen ebenso der Kopfumfang. Die Inspektion der Ohren [Abb. 5] ist notwendig, da Kinder häufig an Mittelohrentzündungen erkranken. Bei Säuglingen und Kleinkindern ist die Kontrolle der Haut im Windelbereich obligatorisch.

Zu einer Routineuntersuchung gehören:

- Inspektion von Mundhöhle und Rachen [Abb. 1]
- Palpation der Schilddrüse [Abb. 2]
- Auskultation von Herz und Lunge [Abb. 3]
- Blutdruckmessung
- Pulsmessung
- Palpation des Abdomens [Abb. 4]
- Männer über dem 40. Lebensjahr rektale Untersuchung
- Beobachtung von Körperhaltung, Bewegungen, Sprache, Bewusstseinszustand

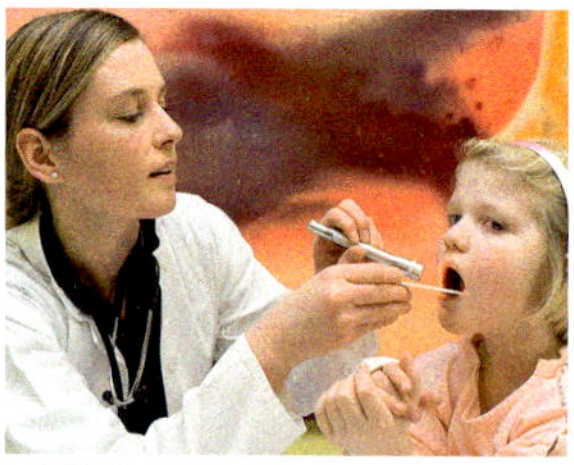

[1] Inspektion der Mundhöhle und des Rachens

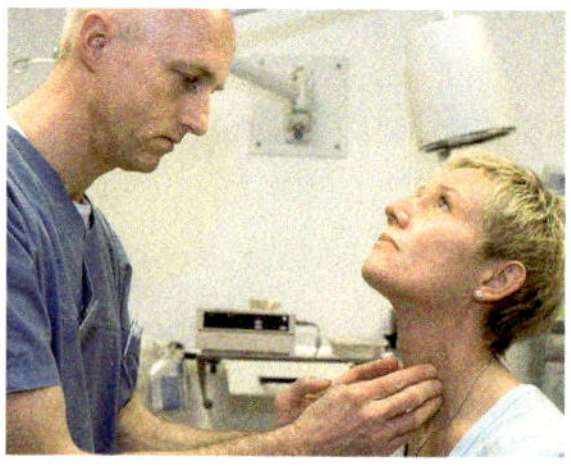

[2] Palpation der Schilddrüse

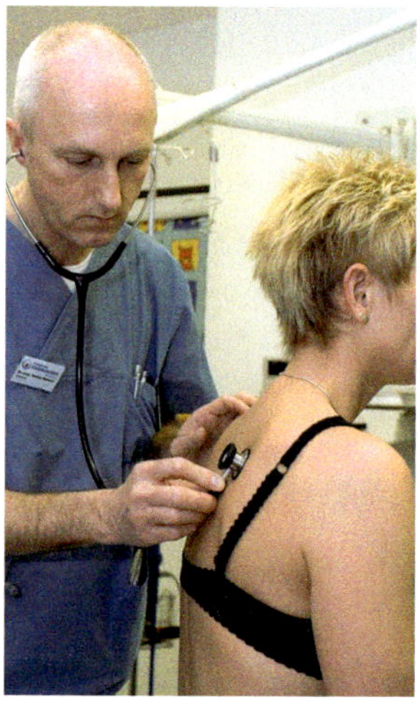

[3] Auskultation der Lunge

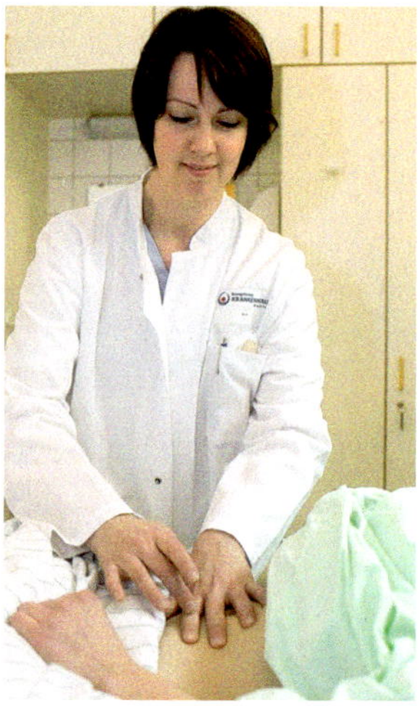

[4] Palpation des Abdomens

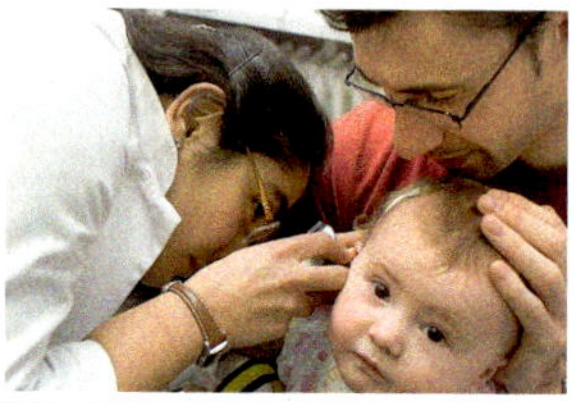

[5] Inspektion der Ohren

online

www.laborlexikon.de
Hier finden Sie ausführliche Laborwerte

Labordiagnostik

In der folgenden Tabelle sind eine Auswahl der wichtigsten Laborparameter und deren alterspezifischen Besonderheiten im Überblick dargestellt.

Laborparameter (Abkürzung) *mmol/l = g/dl x 0,621* *g/dl = mmol/l x 1,61*	**Normalwerte Frauen/Männer**	**Untersuchungs-medium**	**Alterstypische Besonderheiten**
Blutbild:		Blutzellen im	Säuglinge:
▪ Leukozyten (Leukos)	4.000 – 10.000/µl	EDTA-Vollblut	Erythrozyten ↓, Hb ↓, Hk ↓ in ersten
▪ Hämoglobinkonzentration (Hb)	12 – 16 /14 – 18 g/dl		6 Lebensmon., dann Anstieg auf
▪ Hämatokrit (Hk)	37 – 47 % / 40 – 45 %		Normwerte, Thrombos ↓ im 1. Lj.
▪ Erythrozyten (Ery)	4,3 – 5,2/4,8 – 5,9 Mio/µl		Im Alter:
▪ durchschnittliche Hämoglobinmenge pro Ery's (MCH)	28 – 34 pg		Werte aller Blutzellen
▪ durchschnittliches Volumen eines Ery's (MCV)	78 – 94 fl		
▪ mittlere korpuskuläre Hämoglobinkonzentration (MCHC)	30 – 36 g /dl		
▪ Thrombozyten (Thrombos)	150.000 – 400.000/µl		
Blutglukose (BZ)	nüchtern 70 – 115 mg/dl nüchtern 55 – 100mg/dl postprandial („nach den Mahlzeiten") 130 mg/dl	Serum von Vollblut oder Kapillarblut	Werte ↓ bei Neugeborenen in den ersten Lebenstagen im Alter: Werte ↓
Gerinnung:			bei Neugeborenen und alten
▪ aktivierte partielle Thromboplastinzeit (aPTT)	20 – 38 sec	Plasma	Menschen ↓
▪ Thromboplastinzeit (TPZ, Quick)	70 – 120 %	Zitratblut	
▪ Fibrinogen (Fib)	150 – 450 mg /dl		
Unspezifische Entzündungs-parameter:			
▪ C-reaktives Protein (CrP)	6 – 8 mg /l	Serum	
▪ Blutsenkungsgeschwindigkeit (BSG)	15 mm/h / 20 mm/h	Vollblut mit Natriumzitratzusatz	-
Klinische Chemie:		Serum	Kinder: leichte Verschiebungen der
▪ Elektrolyte	Na 132 – 145 mmol/l		Elektrolytnormbereiche
(Na, K, Ca, Cl, P, Mg, Fe)	K 3,6 – 4,8 mmol/l		bei Kindern ↓
▪ Nierenwerte	Ca 2,1 – 2,65 mmol/l		im Alter ↑
(Crea, HN_4, Harnsäure)	Crea 53 – 106 µmol/l		bei Kindern und im Alter ↓
▪ Gesamteiweiß	GE 62 – 82 g/l		bei Kindern leicht ↑
▪ Herzparameter (GOT/ASAT,	ASAT <18 U/l		Neugeborene ↑↑
CK-MB, LDH, Myoglobin)	Myoglobin 35 – 55 µg/l		bei Kindern leicht ↑
▪ Leberparameter (HN3, Bili, g-GT,	Bili 1,1 mg /dl		bei Kindern und Jugendlichen ↑
GPT/ALAT, Laktat)	ALAT 19/23 U /l		bei Kindern ↓, größerer Schwankungs-
▪ Schilddrüsenwerte	fT3 3,4 – 7,2 pmol /l		bereich
(fT3, fT4, TSH)	fT4 0,73 – 1,95 ng /dl		
▪ Blutfette (TG, CHOL)	TG 200 mg/dl		
▪ Medikamente/Toxine	CHOL		
(z.B. Digitoxin, Alkohol)	therapeutischer Bereich		

Urin: ▪ Status (pH-Wert, GE, Bili, Urobili, Glukose, Azeton) ▪ Sediment (Erys, Leukos, Platten-, Zylinderepithelien, Bakterien) ▪ Osmolalität	pH 5–7 GE > 0,15 g/l Rest negativ vereinzelte Epithelien Rest negativ 50–1200 mosmol/kg	Urin Urinmonovette	 - - Neugeborene ↓
Mikrobiologische Untersuchungen: ▪ Blutkultur ▪ Urinkultur ▪ Abstriche (Nase, Rachen, Ohren, Augen, Wunde, Haut, Vagina) ▪ Sekrete (Wund-, Tracheal-, Bronchial-) ▪ Punktate ▪ Liquor	kein Erregernachweis außer ggf. physiologische Flora	Nährmedien für Blut und Urin Sekrete und Zellen Liquor	-

Radiologische und bildgebende Verfahren

Radiologische und andere bildgebende Verfahren werden sowohl zu diagnostischen als auch zu therapeutischen Zwecken eingesetzt. Nach ihrem physikalischen Prinzip unterscheidet man:

- Röntgendiagnostik
- Kernspintomographie
- nuklearmedizinische Verfahren
- Ultraschalldiagnostik

Röntgendiagnostik

Das physikalische Prinzip der Röntgendiagnostik beruht auf den Eigenschaften einer hochenergetischen elektromagnetischen Strahlung, der Röntgenstrahlung. Röntgenstrahlung durchdringt verschiedene menschliche Gewebearten (Knochen, Weichteile) unterschiedlich stark und schwärzt dementsprechend den dahinterliegenden Röntgenfilm. [Abb. 2] Bei **konventionellen Röntgenverfahren** (Röntgenaufnahme des Thorax, des Abdomens) betrachtet man das entstandene Bild auf einem Röntgenfilm (Röntgenbild) oder bei laufender Untersuchung auf einem Bildschirm (Durchleuchtung). Weiterhin gibt es in einigen Krankenhäusern bereits digitale Röntgenverfahren, bei denen die Ergebnisse gleich auf einem Bildschirm sichtbar sind und in Form einer Datei gespeichert werden können.

Bei der **Computertomografie** (CT) werden die in Schichtaufnahmen gewonnenen gewebetypischen Absorptionsunterschiede vom Computer weiterverarbeitet und als CT-Bild dargestellt [Abb. 1 und 3].

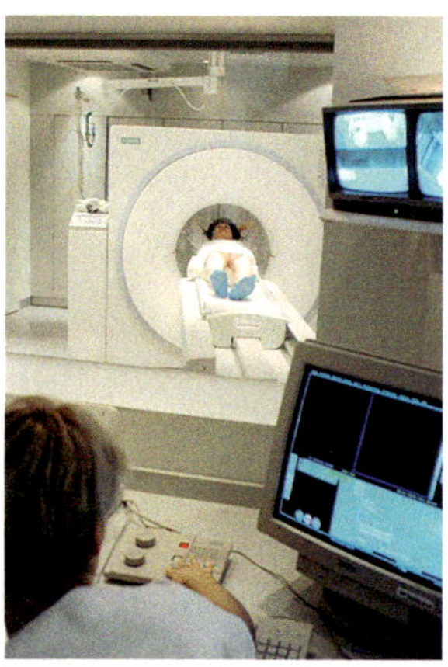

[1] Computertomografie

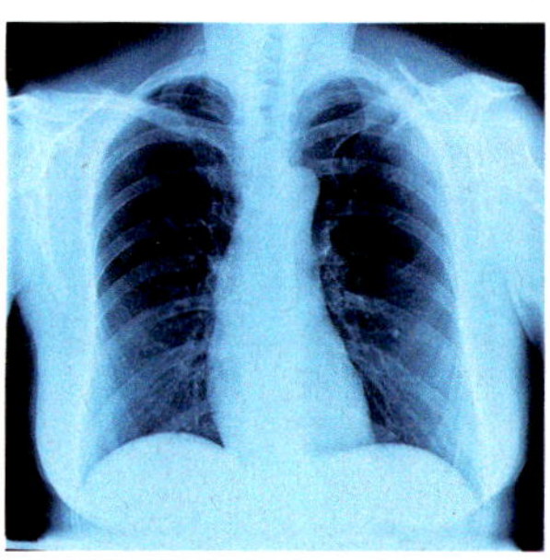

[2] Röntgenaufnahme

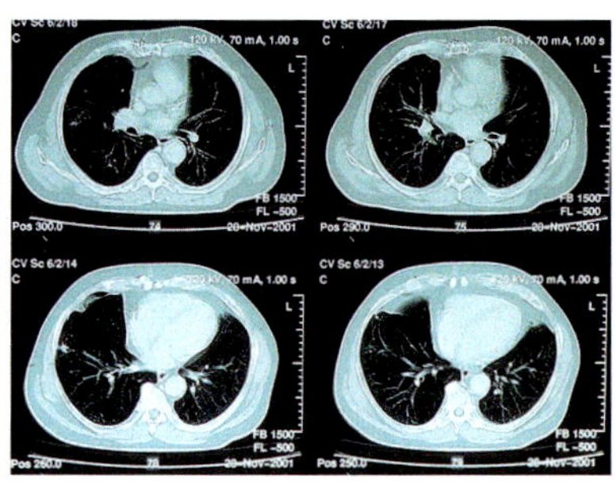

[3] CT-Aufnahme

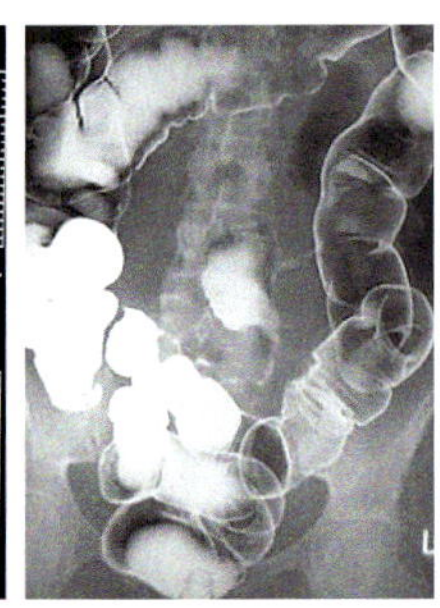

[4] Röntgen-Konrast-Aufnahme

Röntgenstrahlung ist für die menschliche Zelle nicht ungefährlich. Um aussagefähige Bilder zu erhalten, Mensch und Umwelt jedoch nicht unnötig zu gefährden, müssen zulässige Strahlendosierungen eingehalten werden. Die |Röntgenverordnung (2002) und die |Strahlenschutzordnung (2001) sind Richtlinien zum Schutz von Patientinnen, Mitarbeiterinnen und Umwelt.

Röntgenverordnung | 3
Strahlenschutzordnung | 3

Röntgen mit **Kontrastmittel** (Jod oder Barium) bietet den Vorteil, dass Gewebekonturen von Weichteilen, welche im einfachen Röntgenbild nur schwach zu erkennen sind, deutlicher dargestellt werden können (z. B. Ausscheidungsurogramm zur Darstellung der Nierenfunktion, „Breischluck" zur Darstellung der Magen-Darm-Passage [Abb.4], Koronarangiographie). Nicht selten treten jedoch Kontrastmittelallergien auf.

Kernspintomographie

Das Prinzip, welches der Kernspinthomographie, auch Magnetresonanztomographie (MRT) zu Grunde liegt, beruht auf der unterschiedlichen Magnetisierbarkeit von Körpergewebe und ermöglicht die Darstellung von Schnittbildern in allen Ebenen. Mittels dieser Technik können feinste Körperstrukturen für den menschlichen Organismus schonend dargestellt werden. Jedoch wird das länger dauernde Untersuchungsverfahren von Patientinnen auf Grund der relativen Lautstärke und Enge im Untersuchungsraum häufig als unangenehm empfunden.

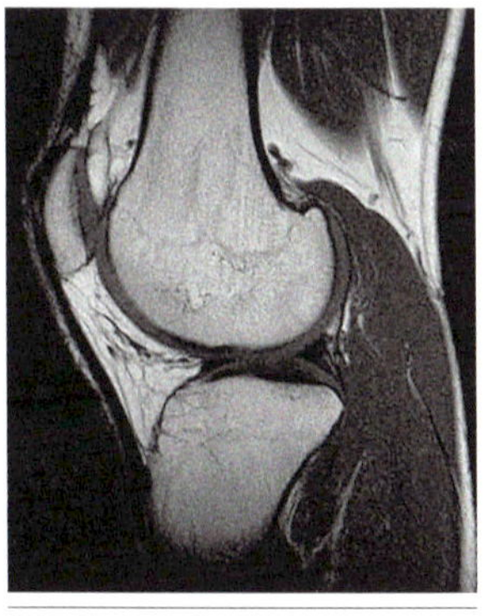

[5] MRT-Aufnahme des Kniegelenks

Nuklearmedizinische Verfahren

Zu den nuklearmedizinischen Untersuchungsverfahren zählt die Szintigraphie. Dabei kommen Radionuklioide, auch Isotope genannt (Jod-123), zum Einsatz. Diese radioaktiven Isotope sind durch eine spezifische Halbwertszeit gekennzeichnet, nach welcher sie in nichtradioaktive Elemente zerfallen. Beim Zerfall senden die Isotope eine Strahlung aus, die mittels spezieller Messgeräte aufgefangen und anschließend sichtbar gemacht werden kann. Durchblutungs- und Stoffwechselvorgänge können somit veranschaulicht werden (z. B. Schilddrüsenszintigraphie, Lungenszintigraphie).

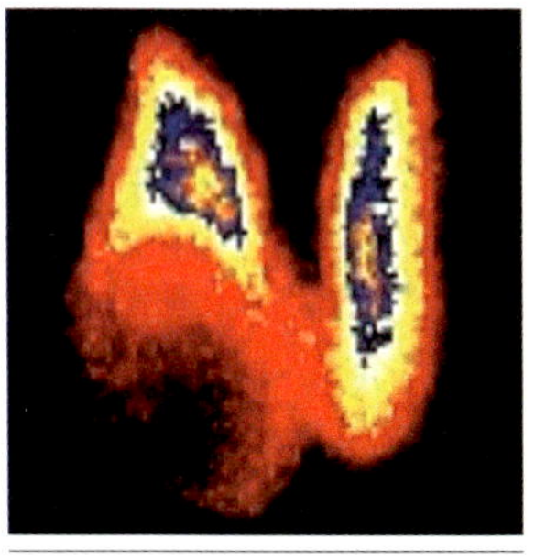

[6] Szintigrafie der Schilddrüse

Sonographie

Unter Sonographie werden bildgebende Verfahren zusammengefasst, deren physikalisches Prinzip darauf beruht, dass von einem Schallkopf ausgesendete Ultraschallwellen von verschiedenen menschlichen Geweben unterschiedlich reflektiert, absorbiert und gestreut werden. Reflektierte Strahlen werden vom Schallkopf wieder aufgefangen und elektrisch zu einem Bild verarbeitet. Diese schonende Methode verzichtet auf den Einsatz von Strahlung und ist deshalb auch für Kinder und Schwangere geeignet. Wichtige Sonografieverfahren sind:

- B-Bild-Methode (herkömmliches Ultraschallbild)
- Time-Motion-Verfahren (Darstellung der Bewegung von Herzklappen)
- 3-D-Sonografie (Schwangerschaftsdiagnostik)
- (Farb-)Doppler-Verfahren (Darstellung der Strömung in Blutgefäßen)
- (Farb-)Duplex-Sonografie (Kombination von B-Bild und Doppler)

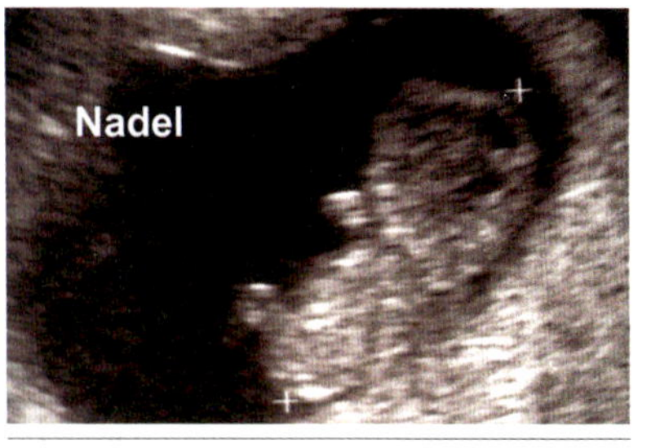

[7] Sonografie während einer Amniozentese

Im klinischen Alltag werden bildgebende Verfahren mit therapeutischen Eingriffen gekoppelt. So z. B. finden Abszesspunktionen unter sonografischer Sicht statt. Herzschrittmacher werden unter röntgenologischer Sicht (Durchleuchtung) platziert.

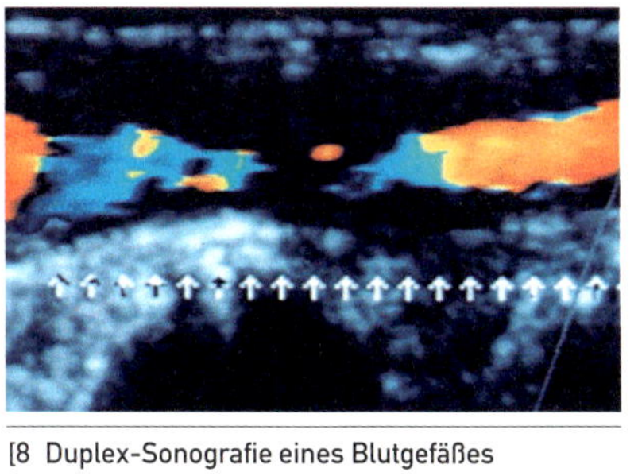

[8 Duplex-Sonografie eines Blutgefäßes

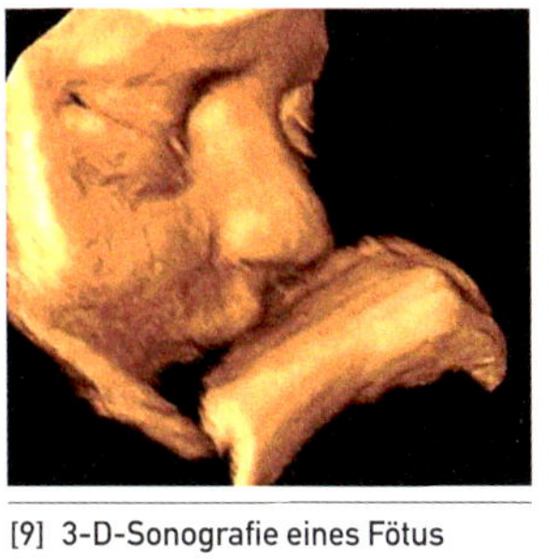

[9] 3-D-Sonografie eines Fötus

Endoskopien

Bei einer Endoskopie werden anhand von röhrenförmigen, mit einer Fiberoptik ausgestatteten Instrumenten (*Endoskopen*) Körperhöhlen oder Hohlorgane direkt betrachtet. Häufig können dabei durch den Einsatz weiterer Technologien, wie Laser und Ultraschall, Diagnostik und Therapie miteinander kombiniert werden. Auch Biopsien und Punktionen werden unter endoskopischer Sicht durchgeführt. Wichtige endoskopische Untersuchungen sind:

- Gelenkspiegelung (*Arthroskopie*)
- Magenspiegelung (*Ösophago-Gastro-Duodenoskopie*)
- Lungenspiegelung (*Bronchoskopie*)
- Dickdarmspiegelung (*Koloskopie*)
- Bauchhöhlenspiegelung (*Laparoskopie*)
- Blasenspiegelung (*Urethrozystoskopie*)
- Mastdarmspiegelung (*Rektoskopie*)

Sedierung | 2

Endoskopien sind nicht ganz ungefährlich. Blutungen und Infektionen können vor allem nach Gewebeentnahmen als Komplikation auftreten. Die Patientinnen müssen vorher vom behandelnden Arzt detailliert aufgeklärt werden und ihr Einverständnis schriftlich dokumentieren. Bei den meisten Endoskopien werden Anästhesieverfahren angewendet (z. B. Sedierung).

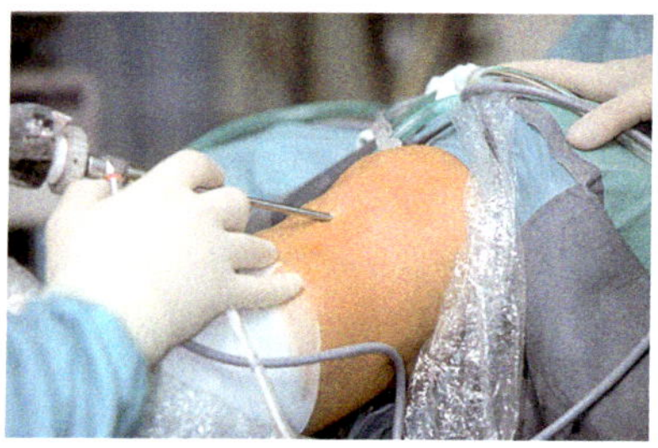

[1] Arthroskopie

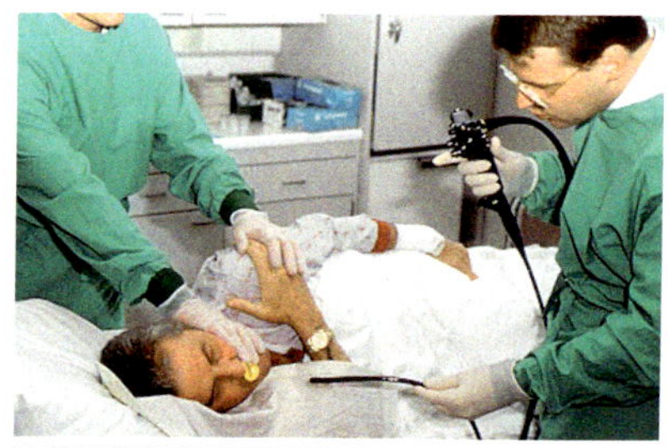

[2] Gastroskopie

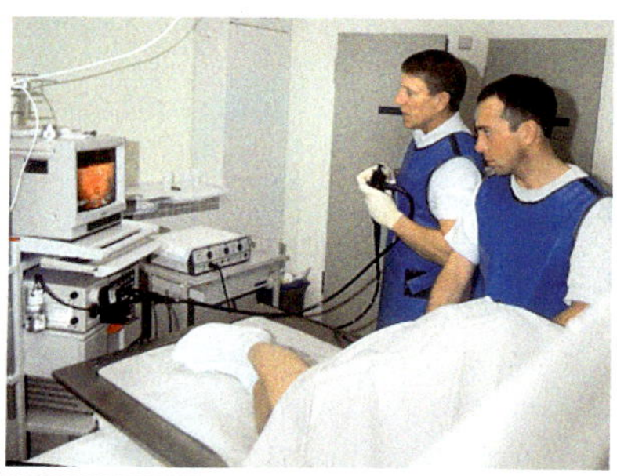

[3] Rektoskopie

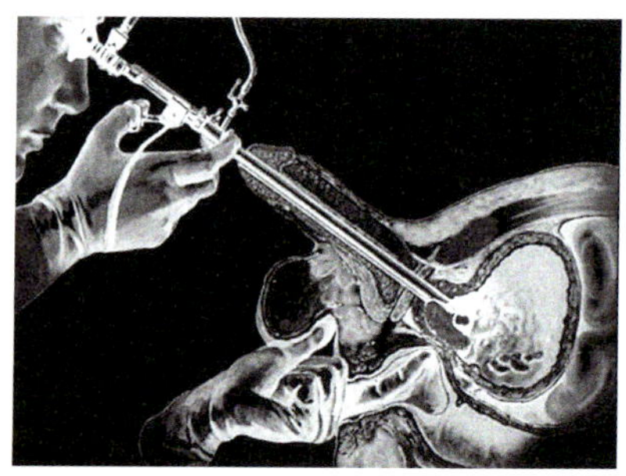

[4] Urethrozystoskopie

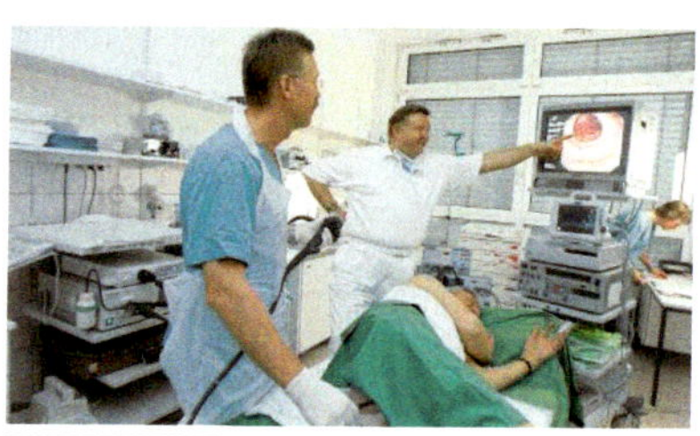

[5] Koloskopie

Funktionsdiagnostik

EEG

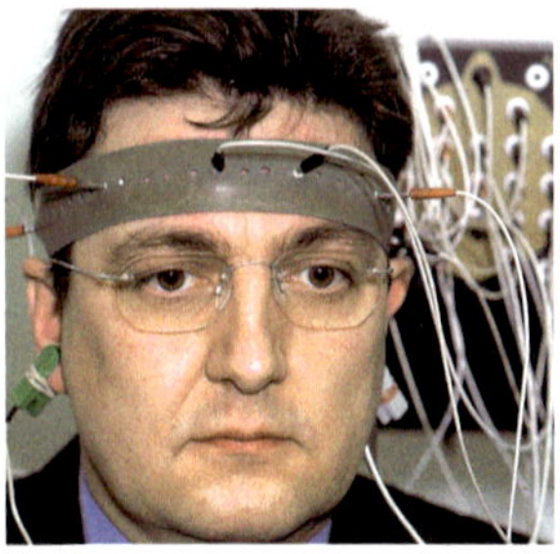

[8] EEG

Unter einem Elektroenzephalogramm (EEG/Hirnstrombild) versteht man die Messung und anschließende Registrierung elektrischer Spannungen, welche durch aktive Nervenzellen im Bereich der Hirnrinde verursacht werden. Diese elektrischen Impulse (α-, β-, γ-, δ-Wellen) werden mittels Kopfhautelektroden von definierten Positionen an der Schädeldecke abgeleitet, verstärkt und aufgezeichnet. Das EEG-Bild ist altersabhängig, Kinder weisen ein anderes Muster auf als Erwachsene. Bei einer |Epilepsie treten typische Zacken und Wellen im EEG auf. Dagegen sind beim Hirntod keinerlei elektrische Impulse messbar (Nulllinie im EEG). Bei Gehirnhautentzündungen zeigen sich allgemeine, bei einem Herdbefund (lokale Hirnblutung) lokale Verlangsamungen der Hirnströme. Mittels akustischer evozierter Potenziale (Reizantwort des ZNS auf spezielle Sinnesreize) lassen sich Hirnstammschädigungen aufzeigen oder aber auch Gehörleistungen bei Kindern überprüfen.

Epilepsie | 2

EKG

Die Herzmuskeltätigkeit wird durch elektrische Impulse initiiert. Diese Impulse sind als Stromfluss, welcher sich über die Herzoberfläche ausbreitet, an der Körperoberfläche messbar. Die Darstellung der elektrischen Herztätigkeit nennt man Elektrokardiogramm (EKG). Ein EKG gibt somit Auskunft über den elektrischen Herzrhythmus und den Erregungszustand der jeweiligen myokardialen Bereiche, jedoch nicht über die mechanische Funktion des Herzens. (Abb. einer normalen EKG-Kurve mit Bezeichnung)

Ein Standard-EKG umfasst 12 Ableitungen:

- 3 bipolare Extremitätenableitungen nach Einthoven [Abb. 9]
- 3 unipolare Extremitätenableitungen nach Goldberger [Abb. 10]
- 6 Brustwandableitungen nach Wilson [Abb. 11]

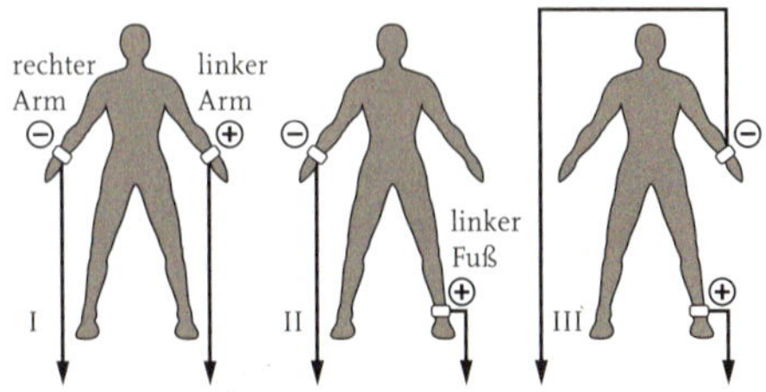

[9] Ableitung nach Einthoven

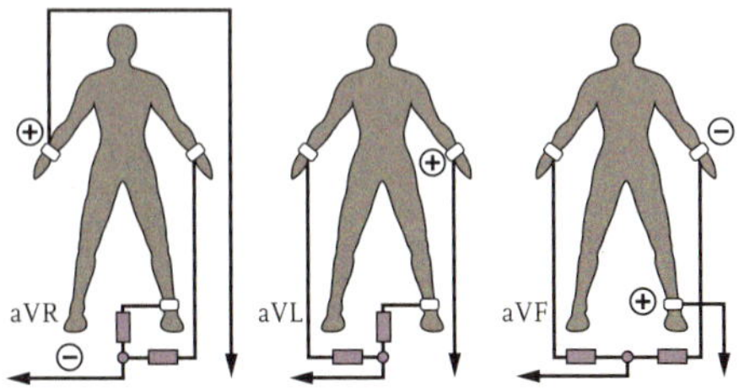

[10] Ableitung nach Goldberger

Formen des Elektrokardiogramms:

- Ruhe-EKG
- Belastungs-EKG
- Langzeit-EKG

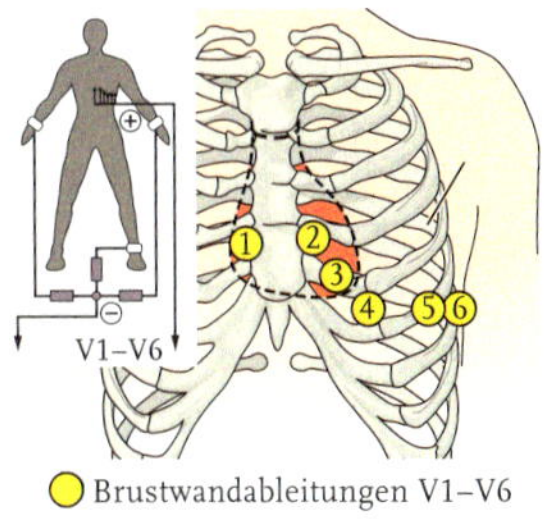

[11] Ableitung nach Wilson

Ruhe-EKG: Ein Ruhe-EKG wird, wie die Bezeichnung bereits vermuten lässt, im Zustand körperlicher Ruhe über eine kurze Zeit abgeleitet. Es liefert Aussagen über mögliche Herzerkrankungen, zur Kontrolle eines Herzschrittmachers, zu Herzrhythmusstörungen oder wird zur Gesundheitsvorsorge bzw. Operationsvorbereitung durchgeführt.

Belastungs-EKG: Einige Herzerkrankungen (z. B. |Angina pectoris) sind mit einem Ruhe-EKG nicht unbedingt erfassbar. Symptome zeigen sich nur unter körperlicher Belastung. Aus diesem Grund führt der behandelnde Kardiologe ein EKG unter Belastung (Fahrrad- oder Laufbandergometrie) durch.

Langzeit-EKG: Herzrhythmusstörungen können zeitweise auftreten. Um sie zu erfassen, ist die Anlage eines Langzeit-EKGs, meist über 24 Stunden, notwendig. Die Aufzeichnung erfolgt mittels eines Langzeit-EKG-Rekorders, eines kleinen handlichen Apparates, welcher die Patientinnen bei ihren alltäglichen Tätigkeiten nicht belastet. Dieser speichert die Daten, sie werden im Anschluss von einer Kardiologin ausgewertet.

Angina pectoris | 2

Gefäßdrücke

Der **zentrale Venendruck** (ZVD) beschreibt den Blutdruck in den zentralen Venen (obere und untere Hohlvene) vorm rechten Vorhof des Herzens. Er gibt Aufschluss über die Leistungsfähigkeit des Herzens und den Füllungszustand des venösen Gefäßsystems. Zur ZVD-Messung ist die Anlage eines zentralen Venenkatheters notwendig. Schockzustände, chronische Nierenerkrankungen, schwere Herzinsuffizienz, Verbrennungskrankheit und Langzeitinfusionstherapie erfordern eine Überwachung des ZVD. Der zentrale Venendruck kann physikalisch anhand eines speziellen Infusionssystems mit Wassersäule [Abb. 1] oder elektronisch mit einem Druckumwandler, welcher an einen Monitor angeschlossen ist, gemessen werden [Abb. 2]. Die Normalwerte liegen bei einer Messung mit Wassersäule zwischen 2–20 cm H_2O-Säule, bei einer Messung mit elektronischem Druckumwandler bei 1–9 mmHg (Umrechnungsfaktor: $H_2O \times 0{,}75 = mmHg$). Der ZVD ist erniedrigt bei Volumenmangel, erhöht bei Herzinsuffizienz oder Volumenüberschuss.

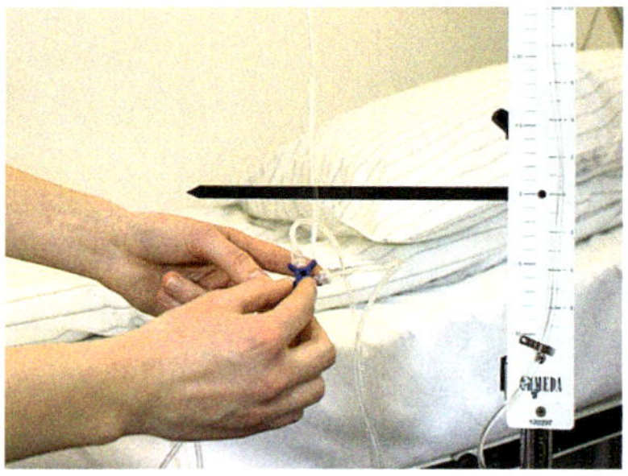
[1] ZVD-Messung mit Wassersäule

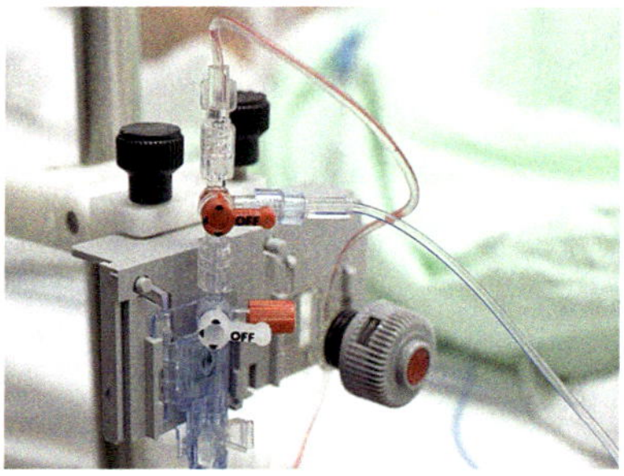
[2] ZVD-Messung mit Druckumwandler

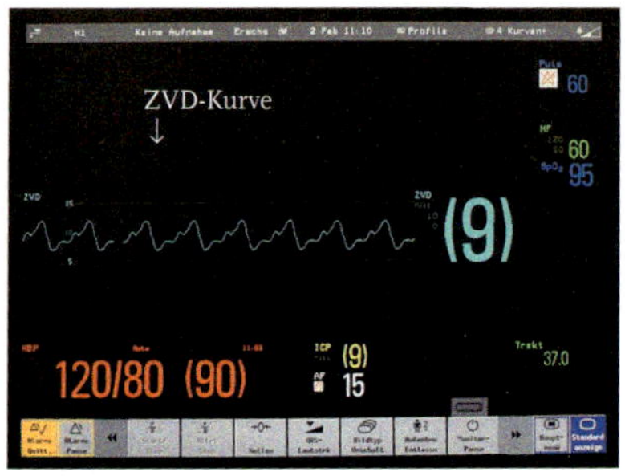

[3] ZVD-Kurve

Blutdruckmessung | 729

Der **arterielle Blutdruck** kann nichtinvasiv mit der Blutdruckmessung nach Riva Rocci oder invasiv und kontinuierlich mittels arterieller Kanüle [Abb.4] gemessen werden. Bei der invasiven arteriellen Druckmessung werden Druck und Pulswelle in der punktierten Arterie (meist A. radialis) über einen Druckaufnehmer an einen Monitor weitergeleitet und als typische arterielle Druckkurve auf dem Bildschirm dargestellt. [Abb. 5] Die invasive kontinuierliche arterielle Druckmessung ist indiziert bei intensivpflichtigen Patienten zur engmaschigen Kreislaufüberwachung und arteriellen Blutgasanalyse.

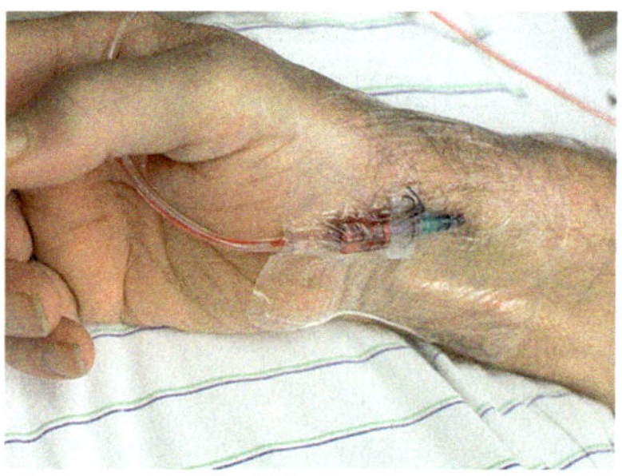
[4] arterielle Verweilkanüle

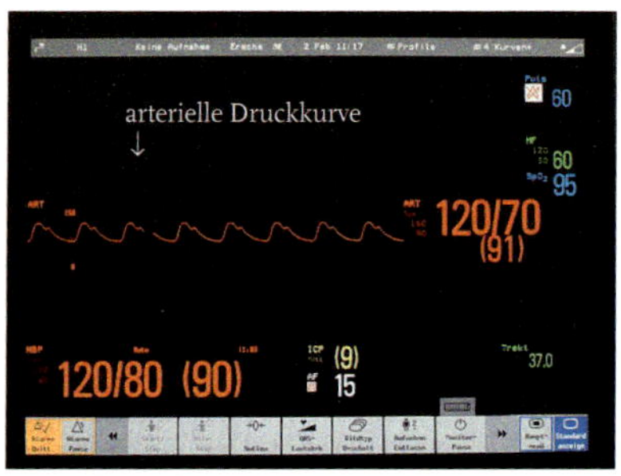

[5] arterielle Druckkurve

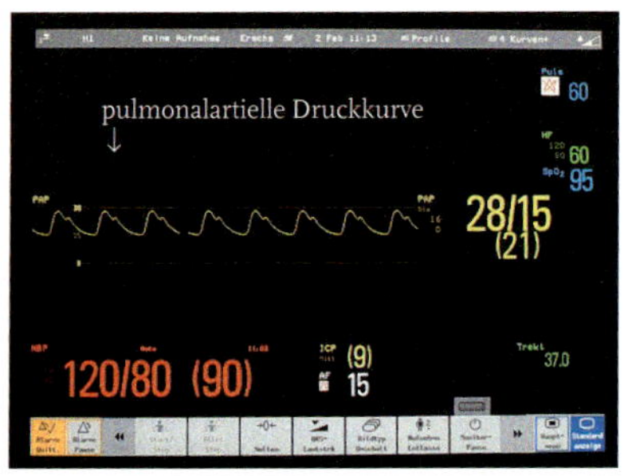

[6] pulmonalartielle Druckkurve

Der **pulmonalarterielle Druck** (PAP) gibt den Druck in der A. pulmonalis an. Er wird mittels Rechtherzkatheter (auch Pulmonaliskatheter, Swan-Ganz-Katheter) gemessen [Abb. 6]. Zur Anlage dieses Katheters muss der rechte Vorhof und die rechte Herzkammer passiert werden. Aus diesem Grund ist die Indikation dazu streng zu stellen. Der PAP (Normwert: 10–25 mmHg) gibt Auskunft über Durchblutung und Funktion der Lunge, sowie Funktion des linken Herzens. Bei einer ausgedehnten Lungenembolie und einem Linksherzversagen ist der PAP erhöht. Mit spezieller Technik kann der Pulmonaliskatheter zur Herzzeitvolumenbestimmung (HZV) genutzt werden.

Herzzeitvolumen | 2

Medizinische Therapieverfahren 7.2.2

Überblick über medizinische Therapieverfahren

Die nachfolgende Tabelle soll einen allgemeinen Überblick über die wichtigsten medizinischen Therapieverfahren, deren therapeutische Prinzipien und Einsatzbereiche geben.

Therapieverfahren	Therapeutische Prinzipien	Einsatzbereiche
Arzneimitteltherapie	**Behandlung mit natürlichen oder chemisch hergestellten Wirkstoffen**	Innere Medizin
▪ Homöopathie	extrem verdünnter Wirkstoff	Allgemeinmedizin
▪ Phytotherapie	rein pflanzlicher Wirkstoff	
Invasive Therapie	**Behandlung durch Eindringen in den Körper**	
▪ Operation	instrumentaler chirurgischer Eingriff, verbunden mit einem Hautschnitt	Chirurgie Traumatologie
▪ laparaskopische Operation/Minimalinvasive Chirurgie (MIC)	Eingriff in die Bauchhöhle mit Hilfe eines optischen Instruments, kein großer Hautschnitt notwendig	Bauchchirurgie
▪ endoskopische Operationen	Eingriff anhand eines fiberoptischen Gerätes (Endoskop), welches in die betroffene Körperhöhle vorgeschoben wird	
▪ interventionelle kardiologische Therapieverfahren (Herzkatheter)	Eingriff unter Verwendung eines Katheters, welcher über ein punktiertes Blutgefäß eingeschoben wird (meist Seldingertechnik)	Kardiologie
Radiotherapie/Strahlentherapie	**Behandlung** (meist von Tumorleiden) **unter Verwendung hochenergetischer ionisierender Strahlung**	Onkologie
Physikalische Therapie	**Behandlung beruht auf physikalischen Methoden** (Wärme, Kälte, Strom, Licht, Wasser)	Physiotherapie Schmerztherapie Rheumatologie Dermatologie
Physiotherapie	**Behandlung unter äußerlicher Anwendung von Heilmitteln, natürlicher (Umweltreize) und physikalischer Reize,** orientiert an den anatomischen und physiologischen Gegebenheiten der Patientin	Rehabilitation Schmerztherapie Orthopädie
Ergotherapie	**Behandlung von motorischen, sensorischen, neurophysio-, neuropsychologischen und psychosozialen Störungen** unter Einsatz von Beschäftigungen und Aktivitäten	Pädiatrie Geriatrie Psychiatrie Rehabilitation Neurologie Rheumatologie
Psychotherapie	**Behandlung psychisch, emotional und psychosomatisch bedingter Krankheiten und Störungen** anhand von Verhaltenstherapie (progressive Muskelentspannung, autogenes Training), Gesprächstherapie, Psychoanalyse oder Tiefenpsychologie	Psychiatrie Schmerztherapie Suchttherapie

7.2.3 Anästhesieverfahren im Überblick

Die sich anschließende Tabelle dient als Übersicht zu gängigen Anästhesieverfahren sowie den entsprechenden Medikamentengruppen, die dabei zur Anwendung kommen.

Verfahren	Besonderheiten	Medikamente
Allgemeinanästhesie / Narkose	Medikamentös herbeigeführter, reversibler Zustand der Bewusstlosigkeit, Schmerzfreiheit, Reflexdämpfung und Muskellähmung	Volatile Anästhetika (Narkosegase) Hypnotika Opioide
▪ Maskenarkose	Patientin wird über Gesichtsmaske und Beatmungsbeutel mit Narkosegasen versorgt, kein sicherer Aspirationsschutz, nur für kurze Eingriffe geeignet	Analgetika Opiat- und Relaxanzantagonisten
▪ Kehlkopfmaskennarkose	Narkosegase werden über eine Kehlkopfmaske (Abb.) verabreicht, kein sicherer Aspirationsschutz	
▪ Intubationsnarkose	Patientin wird intubiert und maschinell beatmet.	Muskelrelaxanzien
Regionalanästhesie	Schmerz-, Reflexausschaltung und Muskellähmung im Operationsgebiet, Bewusstsein bleibt erhalten	Lokalanästhetika
▪ Spinalanästhesie	Anästhetikum wird in den Spinalkanal mittels spezieller Kanülen injiziert (Abb.)	Opioide
▪ Periduralanästhesie (Rückenmarksnahe Anästhesieverfahren)	Anästhetikum wird mittels spezieller Kanülen oder Periduralkatheter (PDK) in den Periduralraum injiziert, häufig in Kombination mit Vollnarkose zur intraoperativen und postoperativen Schmerztherapie eingesetzt	
Leitungsanästhesie/ Plexusanästhesie	Anästhestikum wird in der Nähe eines Nervs bzw. Nervengeflechts (Plexus) in einer gewissen Entfernung vom Operationsgebiet injiziert	Lokalanästhetika
Lokalanästhesie / Infiltrationsanästhesie	Lokalanästhetikum wird direkt in das Operationsgebiet injiziert. In Kombination mit Vasokonstriktoren wird der Blutverlust gesenkt, die Resorption verlangsamt und damit die Wirkungsdauer verlängert.	Lokalanästhetika Vasokonstriktoren

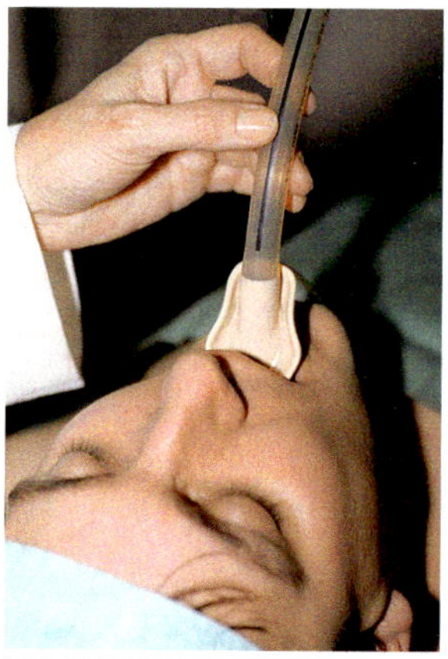

[1] Kehlkopfmaske

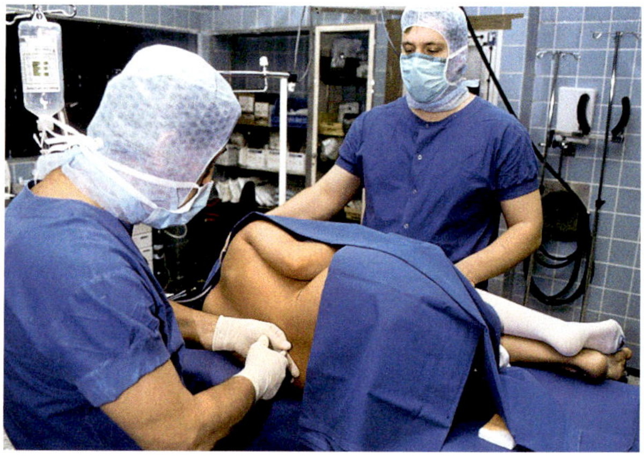

[2] Spinalanästhesie

Du bist

µ 173
135°-Seitenlage 138
30°-Seitenlage 138
3-Stufen-Modell 578
4-Stufen-Modell 578
5-Alphareduktasehemmer 355
5-Stufen-Modell 578
6-Stufen-Modell 578

A. brachialis 745
A. brachiocephalica 745
A. carotis 439
A. carotis 740
A. carotis communis 745
A. carotis externa 745
A. carotis interna 745
A. coronaria dextra 747
A. coronaria sinistra 747
A. dorsalis pedi 745
A. femoralis 745
A. hepatica propria 274, 275
A. iliaca communis dextra 744
A. iliaca communis sinistra 744
A. iliaca externa 745
A. maxillaris 110
A. ophthalmica 212
A. peronaea 745
A. poplitea 745
A. radialis 745
A. subclavia 740, 745
A. tibialis anterior 745
A. tibialis posterior 745
A. ulnaris 745
AB0 797
Abdominalatmung 367
Abduktionskontraktur 143
Abhusten 382
Ablederungswunde 755
Ableitende Systeme 313
Absaugen der oberen Atemwege 382
Abschlussphase 474
absolute Arrhythmie 726
Abszess 82
Abwehr 258
Acetylcholin 191
Achillessehne 187
adaptieren 768
Adaption 243
additive Farbmischung 207
Adduktion 181
Adduktionskontraktur 143
Adduktoren 187
Adenosintriphosphat 65, 191
Aderhaut 211
Adhäsion 736
adipös 234
Adipositas 234
Adrenalin 216
Adrenalin 826
Advanced Life Supports 827
aerogen 678
After 267
Aktin 186
Aktinfilament 186
aktinische Keratose 76
Aktionspotenzial 433, 738
aktives Zuhören 477
Aktivitätsintoleranz 125
Aktivkohlekompressen 756
Akustik 221
Akzeptanz 462
A-Lagerung 373
Alanin 282
Alarmsysteme 825
Albumine 792
Aldehyde 681
Alginat 757
Alkalose 350
Alkohole 681, 778
allergische Nebenwirkungen 715
allergisches Fieber 416
Alles-oder-Nichts-Prinzip 738
Allgemeinanästhesie 864
Alpha-2-Agonisten 216
Alpha-Rezeptorenblocker 355
ALS 827
ALS – Amyotrophe Lateralsklerose 24
Alternativfragen 480
Altersflecken 76
Altershaut 76
Altersschwerhörigkeit 226
Altersstar 217
Alveolargang 390
Alveole 390
Alveolensäckchen 390
Alveoli pulmones 390
Amboss 223
Ambulant vor stationär 500
Amino- und Carboxypeptidasen 272
Aminofusin® 790
Aminogruppe 282
Aminomix® 790
Aminosäure 282
Aminosäurelösungen 790
Amiodaron 826
Ammoniumverbindungen 681
Amphotenside 681
Amplitude 221
Ampulla recti 267
Ampulle 224, 267
Ampulle des Samenleiters 343
Ampullen 195
Ampullenarten 699
Amylase 266, 272
Amylum 281
An- und Auskleiden, Unterstützung beim 60
Analgetika 708, 864
Analgurie 317
Analkanal 267
Analmassage 329
Analverschluss 270
Anamnese 587, 855
Anamnesegespräch 587
Anaphase 66
Anaphylaktischer Schock 824
Anästhesieverfahren 864
Anästhetika 709
Andorra-Effekt 570
Angehörigen- bzw. Familienunterstützung 544
Angehörigen- und Selbsthilfegruppen 549
Angehörigenintegration 549
Anhidrossis 37
Anleitung (neuer) Mitarbeiterinnen 559
Anleitung von Auszubildenden 555
Anleitung 497
– Evaluation 537
– Planung 536
– Vorbereitung 533
Anleitungsdurchführung 557
Anleitungsinhalte 555
Anleitungsmethoden 555
Anleitungsplanung 557
Anleitungsziele 555
Anregen der Kautätigkeit und der Speichelsekretion 101
Ansatz 187
Anspannungsphase 749
Antagonist 187
Antazida 710
anthropometrisch 233
Anthroposophische Ernährung 297
Antiarrhythmika 710
Antibiotika und Chemotherapeutika 710
Antibiotikum 204
Antidiabetika 710
Antiemetika 360
Antiepileptika 709

Antihistaminika 204, 710
Antihypertensiva 710
Antikoagulanzien 155
Antikoagulation 155
Antimykotika 84
Antiparkinsonmittel 709
Antiperistaltik 260
Antirutschmatte 136
– für die Dusche 42
antizipieren 538
Antrum 262
Anulus fibrosus 183
Anurie 317
Anus 267
Aorta abdominalis 744
Aorta ascendens 744
Aorta descendens 744
Aorta thoracica 744
Aortenbogen 744
Aortenklappe 746
Apathie 430
Aperturae piriformes 388
Apex cordis 746
Aphasie 450
Aphte 112
Apnoe 368, 370
Apoptose 769
Appell 463
Appellebene 463
Appellohr 464
Appendix vermiformis 267
Appendizitis 267
Approbation 804
Arbeitsdyspnoe 368
Arcus aortae 744
Areae gastricae 262
Armarterie 740
Armbad 47
Armut 296
Arrhythmie 726
Arterie 740
arterieller Blutdruck 862
Arteriole 740
Arteriosklerose 220
arteriovenöse Koppelung 743
Arthroskopie 860
Artikulationsstörung 450
Arzneimittel 690
– Aufbewahrung 690
– Bedeutung und Herkunft 708
– Dosierung 714
– Herstellung 719
Arzneimittel
– Inverkehrbringen 719
– Kennzeichnung 717
– Lagerung 690
– Wirkung 712
Arzneimittelexanthem 85
Arzneimittelgesetz 717
Arzneimittelgruppen 708
Arzneimittelnamen 718
Arzneimittelverabreichung 692
ärztliche Visite 651, 654
Assessmentinstrument 588
Assoziationsfelder 436
aszendierend 336
Atembewegung 367
Atemfrequenz 366
Atemfrequenzermittlung 366
Atemgeruch 369
atemgymnastische Übungen 374
Atemhilfsmuskel 393
Atemhilfsmuskulatur 367
Atemkapazität 392
Atemmechanik 392
Atemmuskel 393
Atemmuster 370
Atemqualität 372
Atemregulation 394
Atemrhythmus 367
Atemskala zur Erfassung des Pneumonierisikos (nach C. Bienstein) 385
Atemspende 395
Atemspende 814
Atemsteuerung 394
Atemstimulierende Einreibung 375, 427
Atemtiefe 367, 368
Atemtrainer 374
Atemtypen 367
Atemwegsverlegung 814
Atemzentrum 394
Atemzugvolumen 392
Atlas 183
Atmung 366
– prüfen 812
Atmungstypen 370
Atopes Ekzem 86
ATP 191
Atrophie 216, 356
atrophische Wunden 755
Atropin 826
Audit 618
Auerbach-Plexus 279
Aufbau eines Zahnes 110
Aufklärung 498
Aufklärungsformular 498
Aufnahmegespräch 638
Aufrichtung des Gliedes 78
Aufsaugende Systeme 313
Aufsetzen an der Bettkante 174
Auftragen medikamentöser Substanzen 101
Aufwärmphase 474
Aufziehen der Injektionslösung 700
Augenarterie 212
Augenhintergrund 210
Augenhöhlen 185
Augeninnendruck 204, 216
Augenkammer 212
Augenlid 212
Augenmuskel 212
Augenmuskelnerv 210
Augenpflege 53
Augenreinigung 44
Augenrollnerv 210
Augenvene 212
Auricula 223
Ausbildungsziel 556
Ausbuchtung 267
Ausfuhr 320
Ausführungsgang 106
Auskultation 856
auskultatorische Blutdruckmessung 729
Ausräumung 316
Aussackung 268
Außenmuskulatur der Zunge 108
äußere Atmung 391
äußerer Gehörgang 223
äußerer Harnröhrenmund 344
äußeres Ohr 223
Ausstreichen der Beine 155
Austreibungsphase 749
Austrocknung der Mundhöhle 111
Auswahl von Haut- und Körperpflegemitteln 39
Auswischen der Mundhöhle 100
Auszubildende 506
autochtone Rückenmuskulatur 393
autogenes Training 427
Autoklavierung 684
autolytisches Débridement 763
autonomes Nervensystem 440
Autonomie 19
Auxiliarmuskel 367
Auxilliaratmung 367
AV(Atrioventrikulär)-Knoten 748
Avedis Donabedian 608

Avitaminose 290
AWMF 625
Axillare Messung 732
Axiom 458
Axis 183
Axone 70
Axonscheide 432
A-Zellen 271
Azeton 369
Azidose 65, 350
Azinus 391

Backenzähne 109
Baden von Säuglingen und Kleinkindern 49
Badewannensitz 171
bakterizid 680
Balken 435
Ballaststoffe 289
Bananenverordnung 607
Bänder 179
Bandscheibenvorfall 183
Bartholin-Drüsen 79
Bartpflege 58
Basale Stimulation 27
Basalganglien 437
Basalzellschicht 71
Basen 348
basic life supports 811
Basisenergieverbrauch 286
Basislösungen 790
Bauchaorta 744
Bauchatmung 367
Bauchfell 280
Bauchhöhlenspiegelung 860
Bauchlage 138
Bauchmuskulatur 393
Bauchpresse 393
Bauchraum 280
Bauchspeichel 271
Bauchspeicheldrüse 271
Bauchspeicheldrüsengang 274
Bauchumfang 234
Bauhin-Klappe 267
Baustoffwechsel 65
Beatmung 814
Beatmungsbeutel 827
Beau-Reil-Furchen 36
Becherzellen 265
Beckenbodenmuskulatur 267, 393
Beckenbodentraining 315
Beckengürtel 184
Bedside-Test 788
Beeinträchtigte Bettmobilität 126
Beeinträchtigte Nahrungsaufnahme des Säuglings 242
Beeinträchtigte Zahnbildung 91
Begleitschielen 213
Behaviorismus 514
Beipackzettel 719
Belastungsdyspnoe 368
Belastungs-EKG 861
Belegzellen 263
Benigne Prostatahyperplasie 355
Benommenheit 430
Benzodiazepin-Analoga 444
Benzodiazepine 444
Beobachten 568
– Fehlerquellen 570
– Haut und Körper 34
– Mundhöhle 95
– nicht teilnehmende 572
– Schweiß 37
– systematisch 571
– teilnehmend 572
– unsystematisch 571
– wissenschaftlich 571
– Wunde und des Wundheilungsprozesses 766
Beratung 97, 496
Beratung und Anleitung von Menschen mit Bewegungseinschränkungen 169
Beratung und Anleitung,
– Einflussfaktoren 511
– Gesellschaftliche und gesundheits politische Hintergründe 500
– Grundsätze 496
– Handlungsfelder 507
– Rechtliche Grundlagen 501
– Übergreifende Zielsetzung 503
Beratung von Patientinnen und Angehörigen in Ernährungsfragen 255
Beratung, Anleitung und Schulung von Patientinnen und Angehörigen 514
Beratung, Durchführung 529
Beratungs- und Anleitungssituation 512
Beratungsmethoden 531
Bereichspflege 599
Bereitschaftsdienst 663
Berne, Eric 465
Berufsverbände 622
Berühren 12
Berührungsqualitäten 15
Besprechungen 650
Betaisodona® 778
Betarezeptorenblocker 216
Bett 135
Bettbahnhof 145
Bettbogen 145
Bettlägerigkeit 126
Bettleiter 131
Bettwäschewechseln 45
Beugekontraktur (Flexionskontraktur) 143
Beurteilung 568
Beurteilungsgespräch 490
Bewegen aus physikalischer Sicht 172
Beweglichkeit 120
– Beobachtung 122
– Faktoren 120
– Untersuchungstechnik 124
Bewegung 119, 121
– Lebensalter 121
Bewegungsfelder 436
Bewegungsmuster 122
Bewegungssystem, aktiv 186
Bewegungssystem, passiv 176
Bewegungsübungen 130
– aktive 130
– passive 130
Bewusstsein 441
– beobachten 429
Bewusstseinsstörungen 429, 442
Beziehung 463
Beziehungsaspekt 459
Beziehungsebene 463
Beziehungsohr 464
Beziehungsprozess 577
Bezugspflege 600
BfArM 719
Bifidobakterien 269
Bifurcatio tracheae 390
Bifurkation 390
Bikarbonatpuffer 349
Bikarbonatpuffersystem 349
bikonkav 208, 793
bikonvex 208
Bilanzierung, Sondenkost 252
bildgebende Verfahren 858
Bildung 499
Bilirubin 276
Bimatoprost 216
Binde- und Stützgewebe 67, 69, 176
Bindegewebe 69
Bindehautentzündung 218
Binden 758
binokulares Sehen 213
Bioaktive Wundauflagen 758
Biografie 581

biografieorientierter Beratungsansatz 521
Biologisches Débridement 763
Biosiegel 297
Biot'sche Atmung 370
Bioverfügbarkeit 711
Biphasischer Schlaftyp 425
Biphasisches Fieber 416
Bisswunde 755
Bläschen 80, 433
Bläschenbildung 81
Blase 80
Blasenpunktionsurin 321
Blasenspiegelung 860
Blasentraining 314
Blasenverweilkatheter 330
Blasenzäpfchen 343
Blastopathie 716
Blickkontakt 452
Blinddarm 267
Blitzlichtrunde 482
BLS 811
Blut, Aufgaben 792
– Eigenschaften 792
– Funktionen 792
– okkultes 324
– Zusammensetzung 792
Blutdruck 728
– diastolisch 728
–systolisch 728
Blutdruckamplitude 728
Blutdruckmessgerät 729
Blutdruckmessung 729
Blutgerinnsel 152
Blutgerinnung 796
Blutgruppensystem 797
Blutkreislauf 740
Blutplasma 792
Blutprodukt 803
Blutspendepass 802
Blutstrommechanismen 743
Blutungen 815
Blutzuckerspiegel 273
B-Lymphozyten 799
BMI 233
Bobath-Konzept 28
Body-Mass-Index 233
Bogengänge 195, 224
BOTTOM UP 613
Bowman'schen Kapsel 341
BPH 355
Braden-Skala 148
Bradykardie 725
Bradypnoe 368
Brailleschrift 201
Braunol® 778
Brech-/Knickampulle 699
Brechung 208
breiter Rückenmuskel 187
Brennpunkt 208
Brennweite 208
Brillen 202
Broca-Areal 436
Brom 681
Bronchi lobares 390
Bronchi lobularis 390
Bronchi segmentalis 390
Bronchialbaum 390
Bronchien 390
Bronchiolen 391
Bronchioli terminales 390
Bronchioskopie 860
Bronchus principalis 390
Brücke 438
Brummen 369
Brunnersche Drüsen 265
Brustaorta 744
Brustatmung 367
Brustdrüse 74
Brustfell 391
Brustkorb 391
Brustmuskel 393
Brustwirbelsäule 182
bukkal 692
Bulla 80
Bundesinstitut für Arzneimittel 719
Bundeszentrale für
gesundheitliche Aufklärung 804
B-Zellen 271

Caecum 267
Calcaneus 182
Caliculus gustatorius 108
Callcenter 508
Calor 81
Canalis analis 267
Candida albicans 112
Candidose 84
Capsula interna 437
Caput pancreatis 271
Carboxylgruppe 282
Cardia 262
Caries penetrans 114
Caries profunda 114
Carrier-Transport 64
Cartilagines trachealis 390
Cartilago arytenoidea 389
Cartilago cricoidea 389
Cartilago thyroidea 389
Cataracta senilis 217
Cauda pancreatis 271
Cavitas nasi 388
Cellulae ethmoidales 388
Cementum 110
Cerumendrüse 223
Charrière 245
chemische Desinfektionsverfahren 680
chemische Regulation der Atmung 394
Chemoreflex 263
Chemosensoren 394
chemotaktisch 768
Cheyne-Stoke'sche Atmung 370
Chiasma opticum 211
Chirurgische Händedesinfektion 670
Chlorid 291, 346
Choanae nasi 388
Choanen 388
Cholecystokinin 266, 279
Cholesterin 284
Cholesterinester 284
Chondrozyten 178
Chrom 292
Chromoprotein 283
Chronische Harnwegsinfekte 352
Chronische Steinbildung 353
chronische Wunde 755, 758
chronotrop 748
Chronotyp 425
Chymotrypsin 272
Chymotrypsinogen 272
Chymus 264
Circulus Willisi 439
Clostridium tetani 774
cMRSA 678
Cochlea 224
Collum 110
Colon 267
Colon ascendens 267
Colon descendens 267
Colon sigmoideum 267
Colon transversum 267
Columna vertebralis 182
Compliance 504
Computertomografie 858
Concha nasalis inferior 388, 185
Concha nasalis media 388
Concha nasalis superior 388
Concha nasi 388
Coping 504
Cor 746

Corbin & Strauss 522
Corium 72
Corona 110
Corpus 262
Corpus ciliare 212
Corpus pancreatis 271
Corpus penis 78
Corti-Organ 224
Couch-Potato 127
Cranberrys 326
Cranberrysaft 326
Creme 693
Cremes und Lotionen 38
Crista-Methode 704
CT 858
Curvatura major 262

Dampfinhalation 380
Dampfsterilisation 684
Darmann und Sahm 521
Darmbewegung 268
Darmflora 269
Darmmassage 329
Darmnervengeflecht 440
Darmreinigung 337
Darmrohr 338
Darmspülung 337
Darmstimulation 337
Darmverschluss 322
Débridement 763
Deckepithel 67
Decodieren 456
Décollement 755
Defäkation 270, 322
Defäkationszentrum 270
Defibrillation 830
Defibrillator 830
Defloration 79
DEGAM 547
Dehnlage 373
Dehnungsreiz 394
Dehnungsrezeptoren 394
Dehydratation 347
Dekubitus 146
Dekubitusgrad 146
Dekubitusprävalenz 147
Dekubitusprophylaxe 146
Delirium 430
Deltamuskel 187
demografischer Wandel 500
Demütigung 17
Dendriten 70
Denkschule 514
Dentes 109
Dentes canini 109
Dentes incisivi 109
Dentes molares 109
Dentes praemolares 109
Dentin 110
Dentinkaries 114
Deodorant 38
Deoxyribonucleic acid 63
Depolarisation 738
Depolarisationsphase 739
Der letzte Eindruck 570
Dermatitis, Genitalbereich 84
Dermatologie 83
Dermatophyten 84
Desinfektion 679
Desinfektion, Wunde 763
Desinfektionsverfahren 680
Desinfektiva 778
Desmodontium 110
Desorientierung 430
Desoxyribonukleinsäure (DNS) 63
Deutsche Adipositas-Gesellschaft 234
Deutsche Netzwerk für Qualitätsentwicklung in der Pflege 625
Deutsches Institut für Dokumentation und Information 804
Dextran 790
Dezibel 221
DGE-Ernährungskreis 288
diabetische Retinopathie 219
Dialog 473
Diaphragma 393, 746
Diaphyse 177
Diarrhö 322
- akut 359
-chronisch 359
- osmotisch 359
- sekretorisch 359
- Unterstützung bei 311
Diastole 749
Diät 298
Diätetische Ernährung 298
Dickdarm 267
Dickdarmklappe 267
Dickdarmspiegelung 860
didaktisch 497
Dienstleistung 606
Dienstplanformular 660
Dienstübergabe 490, 652
Differenzialblutbild 794
Diffusion 64, 178, 345
Digitalthermometer 731
DIN EN ISO 9000:2000 614
Dioptrien 208
Dipeptid 282, 283
direktiv 515
direktive Gesprächsführung 475
Disacharide 281
Disci intervertebralis 182
Diskusprolaps 183
Diskussion 473
Distanz 25
Divertikel 267
DNA 63
DNS 66
Dokumentationssystem 581
Dolor 81
Doppelzucker 281
Doppler-Verfahren 859
Dornfortsatz 183
Dosieraerosol 380, 396
Dosierung des Desinfektionsmittels 681
Dosierungsintervall 714
Dosis 714
Dosis-Wirkungs-Beziehung 714
dpt 208
DQNP 621
Dragee 693
Dränagelagerungen 377
Dranginkontinenz 327, 356
Dreher 183
Drehgelenk 180
Drehmoment 175
Drehscheibe 136
Drehschwindel 196
Drehzentrum 174
Dreitaktgang 134
dromotrop 748
Druck 733
Druckverband 815
Drüsen, endokrin 67
- exokrin 67
Drüsengewebe 67
Ductuli biliferi 275
Ductus 106
Ductus alveolaris 390
Ductus choledochus 264, 271, 274
Ductus cochlearis 224
Ductus cysticus 274
Ductus deferens 78, 343
Ductus hepaticus 274
Ductus pancreaticus 264, 271, 274
Ductus semicirculares 224
Duftdrüsen 73
Dumping 251

Dumping-Syndrom 251
Dünndarm 264
Dünndarmabschnitt 264
Dünndarmschleimhaut 265
Dünndarmzotten 265
Duodenum 264
Duplex-Sonografie 859
Durchblutung der Haut 73
durchdringende Karies 114
Durchfall 322, 359
Durchführen der Pflege 594
Durchführung einer Beratung
im Rahmen des Pflegeprozesses 529
Durchführungsnachweis 581
Durchschlafstörungen 443
Durstfieber 416
Dusche mit Duschsitz, Stütz- und
Haltegriffen 42
Duschen, Unterstützung 42
Duschhaube 42
Duschhocker 42, 171
Duschsitz 42
Düsenvernebler 380
dynamische Hautnaht 777
Dysarthrie 450
Dyspnoe 368
Dysurie 317
D-Zellen 271

Ebenen der Kommunikation 463
Echte Gelenke 179
Eckzahn 109
Edukation 496
EDV-gestützte Dienstplangestaltung 664
EEG 861
Effekt 455
effektive Dosis 714
effektive Flüssigkeitsbilanzierung 320
Effloreszenz 35
– primäre 80
– sekundäre 81
EFQM-Modell für Excellence 615
ehrenamtlich tätig 506
Eichel 78
Eierstock 79
Eigelenk 180
Eigenanamnese 855
Eigenreflex 193
Eileiter 79
Einbein-Knie-Stand 168
Eindrücke 391
Einfachzucker 281
Einfuhr 320
Einlauf 337
Einlegemethode 680
Einmalhandschuhe 26, 671
Einmalkatheterisierung 330
Einordnen 565
einschichtiges Plattenepithel 68
Einschlafphase 441
Einschlafstörung 443
Einschränkung der Trinkmenge 238
einseitige Schweißabgabe 37
Einthoven 861
Eisen 292
Eiter 801
Eiterbläschen 80
Eiweißbildung 283
Eiweiße 282
Eiweißfehler 681
Eiweißsynthese 66
EKG 861
Elastase 272
Elastischer Knorpel 179
elektrische Ladung 737
– Spannung 737
– Stromstärke 737
elektrischer Strom 433
– Widerstand 737
elektrisches Feld 737
Elektrolythaushalt 346
Elektrolytkonzentrat 790
Elektrolytlösung 790
Elektromagnetisches Spektrum 207
Ellenbogengelenk 180
Ellennerv 190
Eltern-Ich 465
Embolus 152
Embryopathien 716
Emesis 325, 358
Empathie 25, 462
Empfänger 455
Empfinden 564
Empowerment 522
Emulsion 694
Enamelum 110
Encodieren 456
Endbronchien 390
Endhirn 435
Endknöpfchen 70
Endokard 747
Endolymphe 223
endoplasmatisches Retikulum 63
Endoskopie 208
Endothelläsion 152
Endozytose 64
Energiebedarf 286
Energieerhaltungssatz 175
Energielösungen 790
Energiestoffwechsel 65
enteral 243
enterale Ernährung 243
enterale Ernährung, Indikation 243
Enterogastron 266
enterohepatisch 266
Enteropeptidase 265
Entfeuchtung 206
Entjungferung 79
Entlassungsgespräch 641
Entlassungsmanagement 640
Entlastung 546
Entnahmekanüle 699
Entspannungsphase 441, 749
Entwicklung des Gebisses 109
Entwicklungsphysiologie 12
Entwicklungspsychologie 12
Entzündungsphase 768
Entzündungszeichen der Haut 81
Enzymproduktion 263
epidemische Nosokomialinfektion 677
Epidermis 71
Epididymis 78
Epiglottis 389
Epikard 747
Epilation 58
Epinephrin 826
Epipharynx 258
Epiphysenfuge 177
Epithelgewebe 67
Epithelisierungsphase 769
Erbinformation 63
Erbrechen 325, 358
– Unterstützung bei 312
Erektion 78
Erhaltungsdosis 714
Erhöhung der Trinkmenge 238
Ernährung, Lebensalter 293
Ernährungsberatung 255
Ernährungsgewohnheiten 295
Ernährungsgrundsätze 298
Ernährungsplan für das 1. Lebensjahr 293
Ernährungspumpe 250
Ernährungsrisiken, Einschätzung von 236
Ernährungssonden 244
Ernährungszustand, Beobachtung 233
Eröffnungsphase 474
Erotik 22
Erstarrung 430
Erste Hilfe 808

Erste Hilfe
- bei Hitzeeinwirkung 817
- bei Kälteeinwirkung 818
Erste-Hilfe-Maßnahmen 811
Erstgespräch 507
Erwachsenengebiss 109
Erwachsenen-Ich 465
Erythropoetin 793
Erythrozyten 793
Erythrozytenkonzentrat 803
Erziehung 499
ESBL 678
Escherichia coli 773
Eskalation 460
Essen nach Ziffernblatt 201
Essenreichen 240
Essenreichen bei Säuglingen und Kleinkindern 241
Essenzielle Aminosäuren 283
essenzielle Fettsäuren 284
essförderliche Atmosphäre 237
ESWL 354
Ethanol 681, 778
Ethische Dimensionen in der Qualitätssicherung 631
Euletyp 425
Eupnoe 366, 370
Eustachio-Röhre 223
Evaluationskriterien 592
Evaluieren der Pflege 594
Evaporation 413
exokrin 67
Exozytose 64
Expertenstandard 139
- Dekubitusprophylaxe 146
- Expertenstandard Entlassungsmanagement 640
- Förderung der Harnkontinenz in der Pflege 328
- Sturzprophylaxe 139, 626
expertokratisch 472
explizit 507
Explosionstrauma 226
Exsikkose 35
Exspiration 366
exspiratorisches Reservevolumen 392
Extended Spectrum Betalaktamase 678
Extrakorporale Stoßwellen-Lithotrypsie 354
Extrasystolen 726
extraurethrale Inkontinenz 327, 356
Extrazellularraum 346
extrinsisch 140

Fachsprache 472
Fäden 764
Fäden und Klammern entfernen 764
Fadenstärke 775
Fäkalienspüle 308
Fallbesprechung 490
Fallhand 190
Falten 268
familiäre Copings 544
Familienanamnese 855
Familiengesundheitspflege 546
Farbkreis 207
Farbmischung 207
Faserknochen 184
Faserknorpel 179
Faserknorpelring 183
Feedback 481
- empfangen 482
- geben 482
- konstruktives 481
- objektives 481
- soziales 481
- subjektives 481
Feiertag 663
Feinregler 387
Femoralisnerv 190
Femur 177, 181
Fersenbein 182
Fersenlagerungskissen 137
Fertigspritzen 699
Fetopathie 716
Fette 284
Fette Haut 75
Fettgehalt 284
Fettgewebe 69
Fettleibigkeit 234
Fettlösung 790
Fettsäure 284
FFP 803
Fibrinfäden 796
Fibrinogen 792
Fieber 406, 416
- Pflege von Menschen mit 406
Fieberdelirium 411
- Pflege von Menschen mit 411
Fieberkrampf 411
- Pflege von Menschen mit 411
Fieberphasen 406
Fieberreaktion 417
Fiebersenkung 409
Fiebertypen 416
Filamente 186
Fingertest 146

Fistel 82
Fixierschneidebrett 239
FKK 17
Flächendesinfektion 682
Flächenreinigung 682
Fleck 80
Fleischhygienegesetz 299
Fleming, Alexander 674
Flexura coli dextra 267
Flexura coli sinistra 267
Flimmerepithel 68
Flügelhemd 18
Flügelmuskel, mittlerer 107
- seitlicher 107
Fluor 292
Flüssigkeitsbilanz 320
Follikulitis 83
Fontanellen 184
Formaldehyd 681
Formatio reticularis 438
forte 714
fotodynamische Therapie 219
Foveolae gastricae 262
fragen 475
Fragen 479
Fragetechniken 479
Frakturen 816
Frauenhaus 50
Frauensprache 471
freie Nervenendigungen 73
Freiluftinhalation 380
Freimachen der Atemwege 812
Fremd- und Selbstbeobachtung 572
Fremdanamnese 855
Fremdreflex 193
Frequenz 221
Fresh Frozen Plasma 803
Frohwein-Skala 153
Fruchtzucker 281
Frühdumping 251
Frühkindliche Fütterungsstörung 242
Frühmobilisation 131
Fruktose 281
Füllungsphase 749
Functio laesa 81
Fundus 262
Fundusdrüse 263
fungizid 680
funktionelles Residualvolumen 392
Funktionsdiagnostik 861
Funktionspflege 598
Funktionsverlust 81
Furunkel 83

Furunkulose 83
Fußbad 44
Fußheberlähmung 190
Fußpflege 55

Galaktose 281
galenische Entwicklungsphase 719
Gallenblase 274
Gallenblasengang 274
Gallenkanälchen 275
Ganglion 440
Ganzkörperrasur 58
Ganzkörperwaschung 43
Gasaustausch 395
Gaster 262
Gastrin 263, 266, 279
Gaumenbein 104, 185, 388
Gaumenfortsatz 104
Gaumenmandel 801
Gebärmutter 79
Gebiss, Entwicklung 109
gebogene Messerklinge 239
Gebrauchsinformation 719
Gefahr einer Hautschädigung 151
Gefahr einer peripheren neurovaskulären Störung 145
Gefahr eines Immobilitätssyndroms 129
Gefäßdrücke 862
Gefäßpol 341
Gefäßwände, Aufbau 742
Geflecht 190
gefrorenes Frischplasma 803
Gegenstromprinzip 414
Gehen 134
– mit Gehhilfen 134
– Unterstützung beim 134
Gehhilfen 170
Gehirnschädel 184
Gehörknöchelchen 223
gehörlose Menschen 205
Gehörlosigkeit 450
Gehstock 170
Gekröse 264, 280
Gel 693
Gelbe Zellen 265
Gelber Fleck 210
Gelenkfortsatz 183
Gelenkkapsel 180
Gelenkknorpel 178
Gelenkkopf 180
Gelenkpfanne 180
Gelenkspiegelung 860
GENARS-Projekt 772
Genitale 78
Gentamycin 228
Geplantes Beratungsgespräch 527
gerader Bauchmuskel 187, 393
Geräusch 222
Geri 313
Gerinnungsfaktoren 792, 796
gerinnungshemmende Substanz 710
Gerinnungskaskade 796
Geschlechterdifferenz 471
Geschlechtsdrüsen 78
Geschlechtsorgan 78
– äußere männliche 78
– äußere weibliche 78, 79
geschlossene Fragen 479
geschlossene Wunden 755
geschlossene Wundsekretableitung 765
Geschmacksknospen 108
Geschmacksrichtung 108
Gesichtsfeldausfall 220
Gesichtsschädel 184
Gesichtsvene 212
Gespräch 473
– Formen 473
– professionell 474
Gesprächsförderer 476
Gesprächsführung 473
– im Pflegealltag 483
– patientinnenorientierte 485
Gesprächshemmer 476
Gesprächstechnik 476
Gestalttherapie 514, 520
Gestik 452
Gesundheitserziehung 499
Gesundheitsförderung 546
Gesundheitsladen 508
Gesundheitsreform 500
Gewaltdiagnostik in Zusammenhang mit der Durchführung der Körperpflege 50
Gewebe 67
Gewichtsabnahme 235
Gewichtskraft 172
Gewichtszunahme 235
GFP 803
Giebelrohr 375
Giemen 369
Gift 819
Giftinformationszentrale 819
Gingiva 110
Gingivarezession 92
Gingivitis 113
Gitterbett 135
Glandula parotidea 106
Glandula sublingualis 106
Glandula submandibularis 106
Glandulae 106
Glandulae duodenalis 265
Glandulae intestinales 265
Glandulae sebaceae 73
Glandulae sudoriferae 73
Glandulae sudoriferae apocrinae 73
Glans penis 78
Glasampullen 699
Glasfaserbündel 208
Glasgow-Koma-Scale 430
Glatte Muskulatur 70
Glaucoma chronicum simplex 216
Glauklomanfall 216
Glaukom 216
Gleichgewicht 195
Gleichgewichtsnerv 223
Gleichgewichtsorgans 191
Gleichgewichtssinn 195
Gliascheide 432
Gliazellen 432
Glied 78
Glisson-Dreieck 275
Globin 793
Globuline 792
Glomerulus 341
Glukoselösung 790
Glukagon 263, 271
Glukokortikoide 204
Glukoneogenese 273
Glutaraldehyd 681
Glykogen 281
Glykogenese 273
Glykogenolyse 273
Glykolyse 273
Glykoprotein 283
Glyzerin 284
Glyzin 282
Goldberger 861
Golgi-Apparat 63
Golitely® 337
Gonorrhö 351
Granulat 693
Granulationsphase 769
Granulozyten 794
graue Substanz 436
Grauer Star 217
Greifreflex 12
Griffband 239
Grimmdarm 267
Grindflechte 83

große Kurvatur 262
große Schamlippen 79
großer Brustmuskel 187l
großer Gesäßmuskel 187
großes Netz 280
Großhirn 435
Großhirnrinde 436
Grundpositionen 165
Grundumsatz 286
Grüner Star 216
Guedel-Tubus 827
Gültigkeit 588
gutartiger Lagerungsschwindel 196

Haare 77
– Veränderungen 37
Haarwaschbecken 57
Haarwäsche 56
Haarwaschkranz 57
Habermas, Jürgen 469
Habitus 468
Hackfleischverordnung 299
HAES-steril® 790
Hagen-Pousseuille-Gesetz 736
halb offene Wundsekretableitung 765
halbautomatischer Defibrillator 830
Halbbad 47
Halbmondlage 373
Halluzinationen 430
Halo-Effekt 570
Halogenabkömmlinge 681
Hals 110
Halsschlagader 439, 740
Halswirbelsäule 182
Haltegriff 42, 171
Haltegürtel 136
Häm 793
Hämatom 755
Hammer 223
Hämoglobin 276, 395, 793
Handbad 44
Hände desinfizieren 669
Hände reinigen 668
Händeabklatsch 670
Händehygiene 668
Händeschütteln 13
Handgelenk 181
– distal 181
– proximal 181
Handpflege 55
Hang-Over-Effekt 444
Harnblase 340
Harnblasenwand 343
Harnleiter 340
Harnpol 341
Harnröhre 78, 340, 344
Harnröhrenmund 344
Harnsäurestein 354
Harnstein 353
Harnsteinleiden 353
Harnverhalt 354
Harris-Benedict-Formel 286
harter Puls 726
Harvey, William 735
Hauptbronchus 390
Hauptgallengang 271, 274
Hauptzellen 263
Haushaltszucker 281
Häusliche Gewalt 50
Haustrae coli 268
Haut 71
Haut- und Körperpflege, Unterstützung bei der 40
Haut- und Körperpflegegewohnheiten 32
Haut- und Körperpflegemittel,
– Auswahl 38
– Verwendung 38
– Zusammensetzung 38
Haut,
– Durchblutung 73
– Entzündungszeichen 81
– Erkrankungen der 83
– Funktion 71
– Infektionen der 83
–Veränderungen der 80
– Veränderungen im Alter 76
Hautanhangsgebilde 77
Hautbeobachtung, Pflegeassessment 34
Hautdrüsen 73
Hautfalte 35
Hautfarbe 34, 72
Hautinfektionen 83
Hautmykose 84
Hautoberflächenbeschaffenheit 35
Hautrezeptoren 73
Hautschicht 71
Hautspannung 35, 72
Hautturgor 35
Hauttyp 75
HCl 263
HdO-Gerät 205
Hebelgesetz 174
Heilpflanzen, Verwendung 39
Heimaufsicht 623
Heimbeirat 623
Heimgesetz 611
Heimlichmanöver 815
Heißluftsterilisation 684
Hemihidrosis 37
Hemisphären 435
Hepar 274
Heparin 155
Herabzieher der Unterlippe 107
Herabzieher des Mundwinkels 107
Heraklit 735
Herpes simplex genitalis 83
Herpes simplex labialis 83
Herpes-simplex-Infektion 83
Hertz 221
Herz 746
Herzaktion 749
Herzkranzgefäße 747
Herzmuskulatur 70
Herznerven 748
Herzspitze 746
Herztöne 749
Herzwand, Aufbau 747
Heublumen 378
Hiatus oesophagus 259
Hilfe statt Strafe 51
Hilfe zur Selbsthilfe 503
Hilfsmittel 170
– bei Bewegungseinschränkungen 170
– zur Heilbehandlung 551
– zur Pflege 552
– Essen und Trinken 239
Hinter-dem-Ohr-Gerät 205
Hinterhauptsbein 185
Hinterhauptslappen 435
Hirnanhangsdrüse 211, 438
Hirnarterie 439
Hirnnerv 189
Hirnrinde 436
Hirnstamm 438
His-Bündel 748
Hitzeeinwirkung, Erste Hilfe 817
Hitzekollaps 418
Hitzekrampf 418
Hitzschlag 418
Hoden 78
Hodensack 78
homöopathische Hypnotika 444
Homöostase 346
Homunkulus 436
Hören 224
Hörgerät 205
Hörnchen 136
Hornhaut 211
Hörspektrum 221

Hörsturz 228
Hubarbeit 174
Hüftgelenk 181
Humanismus 514
humanistischer personenzentrierter Ansatz 516
Hummel-Gaatz und Doll 524
Hunger 296
Husten 370
– Beobachten 370
Hyaliner Knorpel 179
hydraulisch 135
Hydrofaser-Wundauflage 757
Hydrogelkompresse 757
Hydrokolloide 757
Hydrolipid-Säureschutzmantel 75
hydrostatischer Druck 733
Hydrotherapie 427
Hydroxid-Ionen 348
Hygiene 26
Hygiene in der ambulanten Pflege 686
Hygienekommission 676
Hygieneplan 675
Hygieneüberwachung 676
Hygienische Händedesinfektion 669
Hygienische Prinzipien im Umgang mit Ausscheidungen 308
Hymen 79
Hyperglykämie 273
Hyperhidrosis 37
Hyperhydratation 347
Hyperkaliämie 347
Hyperkalziämie 347
Hyperkoagulation 152
Hypermagnesiämie 347
Hyperopie 213
Hyperplasie 355
Hyperpolarisation 738
Hypersomnien 443
Hyperthermie 408, 418
– Pflege von Menschen mit 408
hypertone Dehydratation 347
hypertone Hyperhydratation 347
Hypertonie 220
Hypertonus 728
Hypertrophie 355
Hyperventilation 368
Hypnotika 444, 709, 864
Hypoglykämie 273
Hypohidrossis 37
Hypokaliämie 347
Hypokalziämie 347
Hypomagnesiämie 347
Hypopharyxnx 258
Hypophyse 211, 438
Hypothalamus 438
Hypothermie 419
hypotone Dehydratation 347
hypotone Hyperhydratation 347
Hypotonie 728
Hypoventilation 369
Hypovitaminose 290
Hypozirkulation 152

i.a. 697
i.c. 697
i.m. 697
i.v. 697
iatrogene Wunde 755
Ich-Botschaft 477
ICNP-Klassifikation 591
ICW 758
Identifizieren 565
IfSG 675
ILCOR 808
Ileo-Zäkal-Klappe 267
Ileum 264
Ileus 322
Immobilität 118
– Folgen 127
Impedanzmessung 233
Impetigo contagiosa 83
Implantat 694
implantierter Zugang 782
implementieren 512
implizit 507
Impressiones 391
inaktive Wundauflage 756
Incus 223
Indikation 217
Infant Handling 28, 168
Infektionsquelle 678
Infektionsschutzgesetz 675
infektiöses Fieber 416
Infiltrationsanästhesie 864
Information 496
Informationsbroschür 510
Infusion 782
Infusionsgeschwindigkeit 783
Infusionslösung 790
– herstellen und verwenden 785
Infusionspumpe 784
Infusionssystem 784
Infusionstherapie 782, 789
– Komplikationen 791
– Materialien 784
Infusionstherapie
– pflegerische Mitarbeit 782
Infusomat 784
Inhalation 380
Inhaltsaspekt 459
Inhaltsphase 474
Initialdosis 714
Initialkaries 114
Injektion 697
– Haftungsrechtliche Grundlagen 720
– in den Oberarm 704
– in den Oberschenkel 704
– Vorbereiten 700
Injektionskalender 703
Injektionsorte 697
injizieren 697
Inkontinenzmaterialien 313
Inkontinenzslips 313
Inkontinenzunterlage 313
Inkontinzhilfsmittel 313
Inkubator 135
Innenohrschwerhörigkeit 226
Innerbetriebliches Vorschlagswesen (IBV) 619
innere Atmung 391
innere Kapsel 437
innerer Harnblasenschließmuskel 344
inotrop 748
Insel 435
Insomnien 443
Inspektion 124, 856
Inspiration 366
Inspirationskapazität 392
inspiratorisches Reservevolumen 392
Institution der Qualitätssicherung 621
Institutionen und Maßnahmen der Qualitätssicherung 619
Instrumentendesinfektion 682
Insula 435
Insulin 271, 273, 283
integrative Gestaltberatung 520
integrativer leiborientierter Beratungsansatz 520
Intention 455
Interaktion 159, 468
– asymmetrisch 468
– horizontal 468
– komplimentär 468
– symmetrisch 468
interaktive Wundauflage 757
Interdentalpapillen 110
Interdentalraum 110
Interferenz 223

intermittierend 157
intermittierend komprimierende, pneumatische Strümpfe 157
intermittierendes Fieber 416
International Liasion Committee on Resuscitation 808
Internetberatung 509
Interpretation 568
Interprofessionelles Team 512
Interpunktion 460
Intertrigo 52
Intertrigoprophylaxe 52
Interzellularsubstanz 67, 176
Intestinum crassum 267
Intestinum tenue 264
intim 25
Intimbereich, Pflege 46
Intimität 25
Intimsphäre 25
Intoxikation 819
intraarteriell 692
intraartikulär 692
intrakardial 692
intrakutan 692
intrakutane Naht 776
intralumbal 692
intramuskulär 692
intramuskuläre Injektionen 704
intraperitoneal 692
intrathekal 692
Intravasalraum 346
intravenös 692
Intrazellularraum 346
Intrinsic factor 263
intrinsisch 140
Intubation 829
Intubationsnarkose 864
Intuition 243
IPC 157
Iridektomie 216
Iridotomie 216
Irrigator 338
Ischiasnerv 190
Isolator 433
isometrisch 188
Isopropanol 681
isoton 188, 203
isotone Dehydratation 347
isotone Hyperhydratation 347

Jejunum 264
Jochbein 104, 185
Jochbogen 104
Jochfortsatz 104
Jod 681
Joule 285
Juckreiz 81
juxtaglomeruläre Apparat 342

Kachexie 235
Kalium 291, 346
Kaliumlösung 790
Kalorie 285
Kälteeinwirkung, Erste Hilfe 818
Kalzium 291, 346
Kalziumoxalatstein 354
Känguruh-Methode 13
Kanüle 698
Kanülenaufsatz 698
Kapillaren 740
Kapsel 693
Kapselraum 341
Kapuzenmuskel 187, 393
Karboanhydrasehemmer 216
Karbolsäure 681
Karbunkel 83
Kardiogener Schock 823
Karies 114
Kartoffeln 378
Katarakt 217
Katheterisieren der Harnblase 330
Katheterurin 321
Kauhilfsmuskeln 107
Kaumuskel 105, 107, 187
Kausalattribution 521
Kayser-Jones Kurzuntersuchung des Status der Mundgesundheit 95
KDA 623
Kehldeckel 389
Kehlkopf 389
Kehlkopfmaskennarkose 864
Keilbein 177, 185
Keilbeinhöhle 185, 388
Kerckring-Falten 265
Kernkörperchen 63
Kernplasma 63
Kernsäure 63
Kernspintomographie 859
Kieferhöhle 185, 388
Kieferklemme 774
Kinaesthetics 158
– Anatomie 161
– in der Pflege 158
Kinästhetik 28
Kindesmissbrauch 51
Kindesmisshandlung 51
Kind-Ich 465
Kinetische Energie 175
Kinn 104
Kirchhoff-Regeln 736
Kissen 136
Kitzler 79
Klammern 764
Klang 222
Klassifizierung 568
klassischer Beratungsansatz 515
Klebeeffekt 570
kleine Kurvatur 262
kleine Schamlippen 79
kleines Netz 280
Kleinhirn 439
Klienten 606
klinische Phase 719
Klistiere 337
Klitoris 79
Knall 222
Knalltrauma 226
Kneippwickel 378
Knick 104
Knie 262
Kniegelenk 181
Kniescheibe (Patella) 181
Knochenbrüche 816
Knochenform 177
Knochengewebe 69, 176
Knochenmark 177, 799
Knochenspange 104
Knochenverbindungen 179
knöcherne Rahmen der Mundhöhle 104
knöcherner Schädel 434
Knöpfhilfe 60
Knorpelart 179
Knorpelgewebe 69, 178
Knorpelhaut 178
Knorpelspange 390
Knötchen 80
Knoten 80
Kobalt 292
Koch, Robert 674
Kochsalz 347
Koch-Straube 520
Kohäsion 736
Kohlenhydrate 281
Kohlenmonoxid 395
Koilonychie 36
Kollagen-Wundauflagen 758
Koloskopie 860
Koma 430
Komedonen 80

Kommunikation 448
– mit alten Menschen 489
– mit Jugendlichen 488
– mit Kleinkindern und Schulkindern 487
– Axiome der 458
– Ebenen 463
– Einflüsse 457
– komplementäre 461
– mit Neugeborenen und Säuglingen 486
– Modelle und Theorien 455
– nonverbale 451
– paraverbale 453
– personenzentrierte 462
– symmetrische 461
– verbale 449
Kommunikationsförderer 476
Kommunikationshemmer 476
Kompakta 176
Kompartmentsyndrom 777
komplementäre Kommunikation 461
Kondomurinale 313
Konduktion 413
Konferenzen 650
Konfliktgespräch 490
Konfrontieren 478
Kongruenz 462
Kongruenz in der Familienpflege 545
konjunktival 692
Konjunktivitis 218
konkav 208
Konkremente 353
konstruktiv 460
Konstruktivismus 514
Kontaktatmung 374
Kontaktlinsen 202
Kontinenzförderung 328
Kontinenzprofil 327
kontinuierliche Reizweiterleitung 433
kontinuierliches Fieber 416
Kontinuum 125
kontrahieren 70
Kontraktionsarten 188
Kontraktur 143
Kontrakturprophylaxe 143
Kontrakturrisiko 143, 144
Kontrollfrage 480
Kontrollverlust 503
Konvektion 413
konvex 208
konvex-konkav 208
Konzepte und Methoden der Qualitätsentwicklung 612
Kopfwendermuskel 187, 393
Körnerzellschicht 71
Koronargefäße 747
Korotkov'schen Töne 729
Körperfettwaage 233
Körpergewicht, Kontrolle 233
Körperhaltung 451, 453
Körperkontakt 13, 452
Körperpflege, Gewaltdiagnostik 50
Körpertemperatur 731
Korrekturfehler 570
Korrekturlösung 790
koschere Ernährung 297
Kostalatmung 367
Kostenträger 607
Kostformen 297
Koterbrechen 322
Kraft 174
Kraftarm 174
Krankenpflegegesetz 501
Krankheitsbewältigung 504
Kratzwunden 755
Kreuzbänder 181
Kreuzbein 182
Krieg 296
Kritik 491
Kritikgespräch 490, 491
Krone 110
Krummdarm 264
Kryokoagulation 218
kubische Zellen 61
Kugelgelenk 180
kühlende Waschungen 409
Kunden 606
künstliche Tränen 204
Kunststoffampulle 699
Kunststoffbecken 57
Kupfer 292
Kupferdrahtarterien 220
Kurz- oder Borstenhaare 77
kurze Knochen 177
Kurzsichtigkeit 213
Kussmaul Atmung 370
Kyphose 182

Labia majora pudendi 79
Labia minora pudendi 79
Labordiagnostik 857
Laborparameter 857
Labyrinthitis 225
Lachmuskel 107
Lageenergie 174
Lagern von Pflegebedürftigen 135
Lagerungsarten 138
Lagerungshilfsmittel 136
Lagerungsplan 137
Lagerungsschlangen 137
Lagerungsschwindel 196
Lagerungstechniken 822
Lagerungswechsel 137
Lagesinn 191
Lageüberprüfung naso-gastrale Sonde 247
Lähmungsschielen 213
Laien-Helferinnen 506
Laktat 65
Laktose 281, 298
Lakto-vegetarische Ernährung 297
Lamellenknochen 176
Landsteiner 797
lange Knochen 177
Langerhans-Inseln 271, 273
Langhaare 77
Längsmuskelstreifen 268
Langzeit-EKG 861
Laparoskopie 860
Lappenbronchien 390
Lärmschutzgesetz 222
Lärmtrauma 226
Laryngopharynx 258
Laryngoskop 829
Larynx 389
Laserkoagulation 219
Last 174
Lastarm 174
Laswell-Formel 455
Lautstärke 221
Lavasept 778
Laxanzien 361, 710
Lebens- und Futtermittelgesetzbuch 299
Lebensalter 121
Lebensmittel 299
Lebensmittelhygiene 299
Lebensmittelkennzeichnungsverordnung 299
Lebensmittelkontrolleurverordnung 299
Lebensmittelrecht 299
Leber 274
Leberarterie 274
Leberbänder 274
Leberfleck 86
Lebergang 274
Leberhilum 274
Leberläppchen 275
Leberpforte 274
Lebervene 275

Lederhaut 72, 211
Leerdarm 264
Legen einer Sonde 244
Leichtschlafphase 441
Leinsamen 378
Leistenband 187
Leistungsempfänger 607
Leistungsnachweis 581
Leistungsumsatz 286
Leitlinien 625
Leitungsanästhesie 864
Lendenwirbelsäule 182
Lerchetyp 425
Lernerfolgsüberprüfung 558
Lernvoraussetzungen 534
Letale Dosis 714
Leukonychie 36
Leukozyten 794
Lichtbrechung 208
lichtgeschützt 690
Lichtwellentherapie 219
Lieberkühn-Krypten 265
Lien 800
Lifter 171
Ligamenti vocale 389
Ligamentum inguinale 187
Lingua 108
lingual 692
linke Colonflexur 267
Lipasen 272
Lipidsenker 710
Lipofundin® 790
Lipofuszine 219
Lipogenese 273
Lipoide 284
Lobi pulmonalis 391
Lobuli 275
Lobuli pulmonalis 391
Lobus caudatus 274
Lobus dextra 274
Lobus frontalis 435
Lobus occipitalis 435
Lobus parietalis 435
Lobus quadratus 274
Lobus sinistra 274
Lobus temporalis 435
lockeres Bindegewebe 69
Logikfehler 570
Lokalanästhesie 864
Lokalanästhetika 864
Lokaltherapeutika 778
Lordose 182
Lösung 694
lösungsorientierter Ansatz 518
Luer-Lock 698
Luftqualität 372
Luftröhre 259, 389, 390
Luhmann, Niklas 468
Lungen 391
Lungenbläschen 390
Lungenfell 391
Lungenhilus 391
Lungenkreislauf 741
Lungenläppchen 391
Lungensegment 391
Lungenspiegelung 860
Lungenvolumina 392
Lunula 77
Lymphangitis 83
lymphatischer Apparat
der Dünndarmschleimhaut 266
lymphatischer Rachenring 258
Lymphbahnen 800
Lymphe 223, 799
Lymphgefäß 265, 800
Lymphkappilare 800
Lymphknoten 266, 800
Lymphozyten 266, 794, 799
Lymphsystems, Aufbau und Aufgaben 799
Lysosomen 63

M. biceps brachii 187
M. biceps brachii 188
M. biceps femoris 187
M. buccinator 107
M. cremaster 78
M. deltaoideus 187
M. depressor anguli oris 107
M. depressor labii inferioris 107
M. errector spinae 393
M. gastrocnemius 187
M. glutaeus maximus 187
M. hyoglossus 108
M. iliocostalis lumborum 393
M. latissimus dorsi 187
M. levator labii superioris 107
M. masseter 105, 107, 187
M. mylohyoideus 108
M. obliqus externus abdominis 393
M. obliqus internus abdominis 393
M. obliquus abdominis externus 187
M. orbicularis 107
M. pectoralis major 187
M. pectoralis major 393
M. pectoralis minor 393
M. pterygoideus lateralis 107
M. pterygoideus medialis 107
M. quadriceps femoris 187
M. rectus abdomini 187
M. rectus abdominis 393
M. risorius 107
M. sartorius 187
M. serratus anterior 187
M. serratus posterior inferior 393
M. serratus posterior superior 393
M. sphincter ductus choledochi 275
M. sphincter pylori 262
M. sphincter vesicae 344
M. sternocleidomastoideus 187, 393
M. styloglossus 108
M. temporalis 107, 187
M. tibialis anterior 187
M. transversus abdominis 393
M. trapecius 187, 393
M. triceps brachii 187
Macht 470
Macula 80
Magen 262
Magenausgang 262
Mageneingang 262
Magenfelder 262
Magengrübchen 262
Magengrund 262
Magenhöhle 262
Magenkörper 262
Magenpförtner 262
Magensaftproduktion 263
Magenspiegelung 860
Magenstraße 262
Magnesium 291, 346
Magnesium-Ammonium-Pophatsteine 354
Mahlzahn 109
Mahlzeiten 287
makrobiotische Ernährung 297
Makrophagen 801
makroskopisch 340
Makuladegeneration 219
Malabsorptionssyndrom 359
maligne Hyperthermie 418
Malleolengabel 182
Malleus 223
Malpighisches Körperchen 341
Maltase 272
Maltose 281
Malzzucker 281
Mandibula 104, 185
mangelnde Mundhygiene 91
Männersprache 471
Mannitol-Lösung 790

Männliches Glied 78
Manometer 734
manueller Defibrillator 830
Markpyramide 340
Markscheide 432
Markscheidenzellen 70
Maskenarkose 864
Massage 427
Masse 172
Maßnahmen der Qualitätssicherung 619
Mastdarm 267
Mastdarmspiegelung 860
Mastoiditis 225
Matratze 136
Maxilla 104, 185, 388
Mazeration 757, 767
MDK 623
Meatus acusticus externus 223
Meatus nasi 388
mechanische Säuberung 763
mechanische Systeme 313
Mediastinum 259
Medien 448
Medikament 690
Medikamentenaufnahme 711
Medikamentengabe 362
Medikamentenzusatz 782
Medium 455
Medizinische Thrombose-Prophylaxe-Strümpfe (MTS) 156
Medizinprodukt 719
Medulla oblongata 394, 438
mehrschichtiges unverhorntes Plattenepithel 68
mehrschichtiges verhorntes Plattenepithel 68
Meibomdrüsen 212
Meissner-Plexus 279
Meissnersche Tastkörperchen 73
Melanin 211
Melanom 86
Melanozyten 86
Membrana tympanica 223
Menagen 237
Mengenelement 291
Meniscus lateralis 181
Meniscus medialis 181
Menschliche Bewegung 163
Menschliche Funktion 165
Mercier-Katheter 330
Merkelzellen 73
Mesencephalon 438
Mesenterium 264, 280
Mesopharynx 258
Messgenauigkeit 588
Messinstrument 588
metabolisch 350
Metakommunikation 476
Metaphase 66
Methicillin resistenter Staphylokokkus aureus 678
Midraitika 204
Mikroorganismen 773
Miktion 317
Miktionsprotokoll 314
Milchdrüse 74
Milchgebiss 109
Milchsäure 65
Milchschorf 56
Milchzucker 281
Milieu 792
Milz 800
Mimik 452
mimische Muskulatur 187
Mineralstoffe 291
Minimal Nutrition Assessment 236
Miosis 211
Miotika 204, 216
Mischlösung 790
Miserere 322
Mitarbeitergespräch 490
Mitarbeiterinnen 506
mite 714
Mitesser 80
Mitochondrien 63
Mitose 66
Mitralklappe 746
Mittelhirn 438
Mittelnerv 190
Mittelohr 223
Mittelohrentzündung 225
Mittelohrschwerhörigkeit 226
Mittelstrahlurin 321
mittlere Nasenmuschel 388
Mm. extensores carpi radialis 187
Mm. flexores carpi radialis 187
Mm. intercostales externi 393
Mm. intercostales interni 393
Mm. scaleni 393
Mm. sphincter ani internus und externus 267
MNA 236
mobile Sauerstoffkonzentratoren 386
Mobilisation 130
Mobilität 118
– gering eingeschränkte 125
– stark eingeschränkte 125
Molldrüsen 212
Möndchen 77
monophasischer Schlaftyp 425
Monosacharide 281
Monozyten 794
Mons pubis 79
Morbidität 243
Morbus Menière 228
Morgenurin 321
Mortalität 243
Motilität 268
Motilitätsstörungen 359
motorische Endplatte 191
motorische Nervenfasern 191
motorische Rinde 436
motorisches Sprachzentrum 436
MRE 678
MRSA 678, 772
MRT 859
Mullkompresse 756
multifakoriell 139
multiresistenter Erreger 678
Multiresistenzen 678
Münchhausen-Stellvertreter-Syndrom 51
Mund- und Zahnpflege 92
– Utensilien 92
– vollständige Übernahme 97
Munddusche 94
Mundflora 105
Mundhöhle 185
– Auswischen 100
– Beobachtung 95
– Bestandteile und Funktionen 104
– knöcherner Rahmen 104
– Muskulatur 107
– Spülen 99
– Veränderungen und Erkrankungen 111
Mundhygiene 90
mundhygienische Prinzipien 90
Mundringmuskel 107
Mundschleimhaut 105
Mundspeicheldrüsen 106
Mundwasser 94
Mund-zu-Mund-Beatmung 814
Mund-zu-Mund-Nasen-Beatmung 814
Mund-zu-Nase-Beatmung 814
Muskelfaser 186
Muskelfaserbündel 186
Muskelgewebe 67, 70
Muskelkontraktion 191
Muskelpumpe 155, 743

Muskelrelaxanz 709
Muskelrelaxanzien 864
Muskulatur 107
Mydriasis 211
Myelinscheide 70, 432
Mykose 84
Myofibrille 186
Myokard 747
Myopie 213
Myosin 186
Myosinfilament 186
Myosinköpfchen 186

N. abducens 210
N. femoralis 190
N. glossopharyngeus 108, 261
N. hypoglossus 108, 261
N. ischiadicus 190
N. medianus 190
N. oculomotorius 210
N. opticus 210
N. peronaeus 190
N. radialis 190
N. trigeminus 108, 110
N. trochlearis 210
N. ulnaris 190
N. vagus 261, 394
N. vestibulocochlearis 195, 223
Nabelpflege 59
Nachricht 448, 455
Nachtarbeit 663
Nachtzeit 663
Nachweis pathogener Keime 101
Nackenrolle 137
Nacktheit 17
Nägel 77, 84
Nagelfalz 77
Nagelhaut 77
Nagelmatrix 77
Nagelpflege 55
Nagelplatte 77
Nagelveränderungen 36
$NaHCO_3$-Lösungen 790
Nähe 25
Nähe und Distanz 483
Nahrungsablehnung 240
Nahrungsaufbau mit Sondenernährung 254
Nahrungsverweigerung 240
Nähte 180
Nahttechnik 776
NANDA 591
NANDA-Klassifikation 591
Narkose 864
nasal 692
Nase 388
Nasenbein 185
Nasengänge 388
Nasenhöhle 185, 388
Nasenklammer 375
Nasenlöcher 388
Nasenmuschel 388
Nasennebenhöhlen 388
Nasenpflege 54
Nasenrücken 388
Nasenscheidewand 388
Nasenspitze 388
Nasenwurzel 388
Nasopharynx 258
Nassrasur 58
Nasstherapie 757
Natrium 291, 346
Natrium-/Kalium-Pumpe 738
Natriumchlorid 347
Natriumhydrogencarbonatlösung 790
Naturkatastrophe 296
Nausea 358
Nävuszellnävi 86
Nebenhoden 78
Nebennierenmark 340
Nebennierenrinde 340
Nebenwirkungen 715
Nebenzellen 263
negative Flüssigkeitsbilanz 320
Nélaton-Katheter 330
Nephrolithiasis 353
Nephron 341
Nerv 70
Nervenfaser 432
Nervengeflecht 190
Nervengewebe 432
Nervengewebe 67, 70
Nervenscheide 432
Nervensystem, unwillkürliches, autonomes, vegetatives 440
Nervenzelle 70, 432
Netz 280
Netzhauterkrankungen 218
Netzhose 313
Neugeborenenikterus 793
Neuralrohr 434
Neuriten 70
Neurocranium 184
Neurodermitis 86
neuromuskuläre Übertragung 191
Newton (N) 172
NIC 593
nicht respiratorische Alkalose 350
nicht respiratorische Azidose 350
nicht propulsive Peristaltik 260
niederschwellig 526
Niere 340
Nierenarterie 340
Nierenbecken 340, 342
Nierenbecken-Ausgusssstein 353
Nierengewebe 340
Nierenhilus 340
Nierenkapsel 340
Nierenkelch 342
Nierenkolik 353
Nierenkörperchen 340, 341
Nierenmark 340
Nierenrinde 340
Nierensteine 353
Nierensteinleiden 353
Nierenvene 340
Nn. olfactorii 388
NOC 592
Nocebo-Effekt 715
Nodus 80
Non-Compliance 505
nondirektive Gesprächsführung 475
normale Haut 75
Normalkraft 172
Normotonie 728
North American Nursing Diagnosis Association 591
nosokomiale Infektionen 676
Notfallhaltung 314
Notfallkoffer 825
Notfallmedikamente 826
Notruf absetzen 812
Nucleus pulposus 183
Nukleinsäure 63
Nullpunktbestimmung 786
Nursing Intervention Classification 593
Nursing Outcome Classification 592
Nykturie 317

obere Atemwege 388
obere Hohlvene 741
obere Nasenmuschel 388
Oberhaut 71
Oberkieferarterie 110
Oberkieferknochen 104, 185, 388
Oberkieferkörper 104
Oberkieferprothese 102
Oberkörperhochlagerung 373
Oberlippenheber 107

Oberschenkelknochen 177, 181
Oberschenkelknochenkopf 177
Obstipation 322
– Unterstützen bei 316
Obstipationsprophylaxe 329
Octenidin 681, 778
Octenisept® 778
Ödem 35
Oesophagus 389
offene Frage 479
offene Wundbehandlung 777
offene Wunden 755
offene Wundsekretableitung 765
Ohm'sches Gesetz 737
Ohrenpflege 53
Ohrensalbe 206
Ohrentropfen 206
Ohrgeräusche 227
Ohrmuschel 223
Ohrspeicheldrüse 106
Ohrsteinchen 196
Ohrthermometer 731
Ohrtrompete 223
Okklusionsbehandlung 214
okkultes Blut 324
Oligopeptid 283
Oligourie 317
Öl-in-Wasser-Emulsionen 38
Omentum 280
Omentum majus 280
Omentum minus 280
Onychmykosen 84
Onychogryposis 36
Onycholysis 36
Onychoschisis 36
Opioide 864
Opisthotonus 774
Optik 207
optischen Täuschungen 569
orale Candidosen 112
orale Phase 261
orale Vorbereitungsphase 261
orale/sublinguale Messung 732
Organisationssysteme im Krankenhaus 598
Organisieren 564
Organtoxizität 715
Oropharynx 258
ORSA 678
ortho- 368
orthopädische Schuhe 552
Orthopnoe 368
orthostatisch 128
Ortsfaktor 172
Os ethmoidale 185, 388
Os frontale 104, 177, 185
Os hyoideum 389
Os lacrimale 185
Os nasale 185
Os occipitale 185
Os palatinum 185, 388
Os parietale 177, 185
Os sphenoidale 177, 185
Os temporale 105, 185
Os zygomaticum 104, 185
Osmose 64
Osmotika 216
osmotisches therapeutisches System 694
ösophageale Phase 261
Ösophago-Gastro-Duodenoskopie 860
Ösophagus 259
Ossa palatini 104
Osteoblasten 176
Osteoklasten 176
Osteozyt 176
Ostium urethrae externum 344
Ostium urethrae internum 344
oszillatorische Messung 730
otal 692
Otitis media 225
Otolithen 196
Outcome 592
Ovales Fenster 224
Ovar 79
Overview-Instrumente 588
Ovo-Lakto-vegetarische Ernährung 297
Oxacillin resistenter Staphylokokkus aureus 678

Pädagogik 496
Palpation 124, 856
palpatorische Messung 730
Paneth-Körnerzellen 265
Pankreas 271
Pankreasamylase 272
Pankreasgang 271
Pankreaskopf 271
Pankreaskörper 271
Pankreassaft 271
Pankreasschwanz 271
Pankreozymin 266
Panton-Valentin-Leukozidien 678
PAP 862
Papilla duodeni major 264
Papilla nervi optici 210
Papilla vateri 264
Papillae foliatae 108
Papillae fungiformes 108
Papillae vallatae 108
Papula 80
paradoxe Atmung 367
parakortikale Zone 800
Parameter 366
Paraphimose 46
Paraphrasieren 478
Parasomnien 443
Parasympathikus 279, 440, 748
Parasympathische Innervation des Magen-Darm-Trakts 279
Parazentese 225
Parenchym 340
parenteral 243
Parodontitis 113
Parodontium 110
Parotitis 112
Parotitisprophylaxe 112
Pars abdominalis 259
Pars cervicalis 259
Pars descendens 264
Pars pylorica 262
Pars thoracica 259
Partialdruck 394
Paste 693
Pasteur, Louis 674
pathogene Keime, Nachweis 101
patient learning center 509
Patienten- und Angehörigenanleitung 533
Patienten- und Angehörigenschulung 538
Patienten-(Notruf-)Telefon 508
Patientenaufrichter 131
Patientenberatungsstelle 508
Patientenedukation 496
patientenferne Übergabe 652
Patienteninformationszentrum 509
Patientenlifter 136
patientennahe Übergabe 653
Patientenrechte 500
Patientinnen- und Angehörigenberatung 514
Paul-Ehrlich-Institut 719, 804
pCO_2 394
PEG 244
PEI 719
Peinlichkeit 22
PEJ 244
Pelvis renalis 340, 342
Penis 78
Penisband 313
Penisklemme 313
Penistasche 313

Pepsin 263
Pepsinogen 263
Perfusor 784
Perichondrium 178
Periduralanästhesie 864
Perilymphe 223
Periodontium 110
Periost 177
periphere Gefäßbahn 744
peripheres Nervensystem 70, 189, 431
periphervenöser Zugang 782
Peristaltik 259, 260
Peritoneum 280
Perkussion 378, 856
perkutan 692
perkutane endoskopisch kontrollierte Gastrostomie 244
perkutane endoskopisch kontrollierte Jejunostomie 244
perkutane Sonden 244
Peronaeusnerv 190
peroral 692
personenzentrierte Kommunikation 462
Persönliche Anamnese 855
Persönliche Hygiene 672
Perspiration 74
Perspiratio insensibilis 74
Perspiratio sensibilis 74
Perzentilenkurven 233
Pessar 313
Pettenkofer, Max von 674
Pfeifen 369
pflanzliche Sedativa 444
Pflaster 758
Pflegeabhängikeitsskala 588
Pflegeanamnese 237, 581, 583
Pflegeassessment 144, 587
Pflegeassessment Hautbeobachtung 34
Pflegeberatungsmodell für chronisch Kranke von Hellige und Hüper 522
Pflegebericht 582
Pflegediagnose 590
Pflegedokumentation 579
Pflegehilfsmittelberatung 551
Pflegeklienten 606
Pflegekongress 513
Pflegemanagement 621
Pflegemaßnahme 593
Pflegeproblem 589
Pflegeprozess 576
Pflegeprozess als Regelkreis 578
Pflegequalitätssicherungsgesetz 611
Pflegeressource 589
Pflegestandards 624
Pflegetheorie 577
Pflegeversicherung 501
Pflegeverständnis 578
Pflegevisite 651, 653
Pflegeziel 592
Pflichtberatung 507
Pflugscharbein 185
Pfortader 274
Pfortaderkreislauf 275
Pförtner 262
Phagozytose 275, 794
Pharmaka 690
Pharmakokinetik 711
Pharmakologie 711
pharyngeale Phase 261
Pharynx 258
Phasen der Wundheilung 768
Phenole 681
Phlebothrombose 152
Phlegmone 82
Phonation 389
Phosphatase 272
Phosphatide 284
Phosphatpuffer 349
Phosphatpuffersystem 349
Phosphatstein 354
Phospholipide 62
Phosphor 291
physikalische Maßnahmen zur Fiebersenkung 409
physikalisches Débridement 763
physiologische Hautflora 75
physiologische Mittelstellung 145
physiologischer Brennwert 285
Pigment 72
Pigmentzellen 86
Pili 77
Plantarflexion 143
Plasmaexpander 790
Plasmaspende 802
platte Knochen 177
platte Zellen 61
Plattenepithel,
- einschichtig 68
- mehrschichtig unverhornt 68
- mehrschichtig verhornt 68
Platzwunde 754
Pleura 391
Pleura parietalis 391
Pleura visceralis 391
Pleurablätter 391
Plexiglasbett 135
Plexus 190
Plexus myentericus 279, 440
Plexus submucosus 279, 440
Plexusanästhesie 864
Plicae circulares 265
Plicae semilunares 268
Plicae vocales 389
pneumatische Knochen 177
Pneumonie 384
Pneumonieprophylaxe 384
PNS 431
pO_2 394
Podozyten 341, 778
Polihexanid 681
Pollakisurie 317
Polypeptid 283
polyphasischer Schlaftyp 425
Polysacharide 281
Polysterolkugelfüllung 137
Polyurie 317
Pons 438
Porta hepatis 274
Portkatheter 782
Positive Flüssigkeitsbilanz 320
post fall syndrom 139
postsynaptische Membran 433
postsynaptische Zelle 433
potenzielle Energie 174
präklinische Phase 719
prälinguale Schwerhörigkeit 226
Präputium 78
präsynaptische Endigung 433
Prävalenz 147
Prävention 546
primäre Effloreszenzen 80
primäre lymphatischen Organe 799
primäre und sekundäre Effloreszenzen 35
primäre und sekundäre Wundheilung 768
Primärharn 345
Primärnaht 775
Primary Nursing 600
Problem-Analyse-Fragen 480
Problemgespräch 473
Problemlösungsprozess 577
Processus alveolaris 104
Processus condylaris 105
Processus coronoideus 105
Processus frontalis 104
Processus palatinus maxillae 104
Processus zygomaticus 104
produktive Hustentechnik 382
professionelles Berühren 16
progressive Muskelentspannung 427

Proliferationsphase 769
Prontosan® 778
Propanol 778
Prophase 66
Propriorezeptoren 191
Propriozeption 191
Propulsive Peristaltik 260
Prostaglandine 216
Prostata 78, 343
Prostituierte 21
Proteasen 265
Proteide 283
Protein 282, 283
Proteinpuffer 349
Proteinpuffersystem 349
Prothesen- und Prothesenreinigungsbehälter 103
Prothesenhaftmittel 103
Prothesenreinigung 103
Prothesenzahnbürste 103
Provitamin 290
proximale Handwurzelknochen 181
Pseudomonas 773
Psoriasis vulgaris 85
Psychische Störungen 450
Psychohygiene 23
Psychopharmaka 709
Puder 38
Pufferlösung 349
Puffersystem 349
pulmonal 692
pulmonalarterieller Druck 862
Pulmonalklappe 746
Pulmones 391
Pulpa 110
Puls 724
Pulsen 724
Pulsfrequenz 724
Pulskontrolle 724
Pulsmessen 726
Pulsmessstellen 726
Pulsoxymetrie 386
Pulsrhythmus 724
Pulsuhr 727
Pulsus bigeminus 726
Pulver 693
Pupille 211
Purkinje-Fasern 748
Pustel 80
Pustula 80
PVL 678
PVL-MRSA 678
PVP-Iod 778
Pyelonephritis 352
Pygmalion-Effekt 570
Pylorus 262
Pyramidenbahn 436, 437
Pyrogene 416

Quaddel 80
Qualität des Essens 237
qualitative Bewusstseinsstörungen 442
Qualitätsanalyse 617
Qualitätsdefinitionen 606
Qualitätsdimensionen 612
Qualitätsentwicklung 617
Qualitätslenkung 618
Qualitätsmanagement 614, 621
Qualitätsmanagementnormen und -modelle 614
Qualitätsmanagementsysteme 613
Qualitätsplanung 618
Qualitätsprüfungen 618
Qualitätsstufen 612
Qualitätszirkel 620
quantitative Bewusstseinsstörungen 442
Quark 378
Quecksilberthermometer 731
Querbrücke 192
Querfortsätze 183
quer gestreifte Muskulatur 70, 186
Quetschwunde 755

Rachen 258
– Schichtaufbau 258
Rachenmandel 801
radiale Handbeuger 187
radiale Handstrecker 187
Radius 181
Radix 110
Radix penis 78
Ramus circumflexus 747
Ramus interventricularis 747
Ranvier'sche Schnürringe 70
rapid eye movement 442
Rasur 58
Rauminhalation 380
Rautek-Rettungsgriff 821
Rautenhirn 438
Reanimation im Krankenhaus 827
recency-effect 570
rechte Colonflexur 267
Rechtliche Grundlagen 608
Rectum 267
Redon-Saugdränagen 765
Reduktionsdiät 238
Reduktionskost 298
Reflexbogen 193
Reflexe 193
Reflexinkontinenz 327, 356
Reflexion 22, 208
Refraktärzeit 739
Refraktionsfehler 213
Regelkreis
– allgemein 414
– der Kommunikation 456
– der Temperaturregulation 414
Regenbogenhaut 211
Regeneration 243
Regenerationsphase 769
Regionalanästhesie 864
registrierbare Flüssigkeitsbilanzierung 320
Regurgitation 251
Rehospitalisierung 169
Reibungskraft 172
Reibungszahl 173
Reinigen
– von Zahnprothesen 102
– von Zahnspangen 102
Reinigung 679
Reinigungseinlauf 338
Reissnermembran 224
Reizleitungsgeschwindigkeit 432
Reizleitungssystem 748
Reizweiterleitung an Nervenfasern 433
Rekonstruktionen 360
rektal 692
rektale Messung 732
rektoanaler Inhibitionsreflex 270
Rektoskopie 860
relevant 497
Reliabilität 588
REM 442
Remittierendes Fieber 416
Ren 340
Repolarisation 738
Repolarisationsphase 739
Reservevolumen 392
– exspiratorisches 392
– inspiratorisches 392
Residualvolumen 392
– funktionelles 392
resistent 772
Resistenz 678
Resonanz 222
Resorptionsfieber 416
Resorptionsgeschwindigkeit 698
respiratorisch 350
respiratorische Alkalose 350

respiratorische Arrhythmie 724
respiratorische Azidose 350
Restharnbestimmung 357
retard 714
retikulären Bindegewebes 69
Retinoblastom 218
Retinopathie 218
Revision 521
Rezeptorvermittelte Wirkung 712
Rezepturarzneimittel 717
Rezidiv 219
Rhagade 111
Rhesus-System 798
Ribo- und Desoxyribonukleasen 272
Ribose 281
Ribosomen 63
Richtlinie 625
Riechepithel 388
Riechnerv 388
Riechorgan 388
Riechrezeptor 388
Rima glottidis 389
Rindenfelder 436
Ringknorpel 389
Rippenfell 391
Risiko einer Überernährung 234
Risswunde 755
Riva-Rocci 729
RNS (Ribonukleinsäure) 66
Robert-Koch-Institut 804
Rogers, Carl 462
Röhrenknochen 177
Rollator 134, 170
Rollen 136
Rollstuhl 170
Röntgendiagnostik 858
ROTE LISTE® 720
Rötung 81
RR 729
Rubor 81
Rückenlage 138
Rückenmarksnerven 190
Rückresorption 345
Rückstichnaht nach Allgöwer 776
Rückstichnaht nach Donati 776
Ruffini-Körperchen 73
Ruhedyspnoe 368
Ruhe-EKG 861
Ruhepotenzial 738, 739
Rutschbrett 136

s.c. 697
Saccharase 272, 281
Sacculi alveolares 390
Sacculus 195, 224
Sachebene 463
Sachinhalt 463
Sachverhaltsohr 464
Sägezahnmuskel 393
Salbe 693
Salbenkompresse 756
saltatorische Erregungsleitung 433
Salutogenese 504
Salzsäure 263
Salzsäuresekretion 263
Samenblase 343
Samenleiter 78
Samenweg 78
Sammellinsen 208
Sammelrohr 341
Sammelurin 319, 321
sardonisches Lachen 774
Sarkomer 186
Sauberkeitserziehung 306
Säubern und Desinfizieren einer Wunde 763
Sauerstoff 386, 387
– Verabreichung von 386
Sauerstoffflasche 387
Sauerstoffgerät 387
Säuglingsthoraxkompressionen 813
Saugverwirrung 241
Säure 348
Säure-Basen-Haushalt 348
– Störungen 350
Schädel 184
Schädelbasis 184
Schädeldach 184
Schaft 78
Schall 221
Schalleitschwerhörigkeit 225
Schallgeschwindigkeit 221
Schallwellen 221
Scham 17
Schamgefühle bei Kindern und Jugendlichen 20
Schamhügel 79
Schamlippen, groß 79
Schamlippen, klein 79
Schamlosigkeit 20
Scharniergelenk 180
Schaumstoff 757
Scheide 79
Scheidengang 79
Scheidenvorhof 79
Scheidewand 746
Scheitelbein 177, 185
Scheitellappen 435
Scherkräfte 174
schiefe Ebene 172
Schielen 213
Schienbein (Tibia) 181
Schildknorpel 389
Schlaf 441
– Bedeutung von 424
– Beobachten 425
– unterstützende Pflegemaßnahmen 427
Schlafbedarf 426
Schläfenbein 185
Schläfenbeins 105
Schläfenlappen 435
Schläfenmuskel 107, 187
Schlafmedikamente 444
Schlafmuster 425
Schlafprotokoll 428
Schläfrigkeit 430
Schlafstörung 442
Schlaftyp 425
Schlaf-Wach-Rhythmus-Störung 443
Schlauchverband 758
Schleimzucker 281
Schlemm'scher Kanal 212
Schließmuskulatur 267
Schluckakt 261
Schlussdesinfektion 683
Schlüsselbein 184
Schlüssel-Schloss-Prinzip 712
Schmerzen 81
Schnarchen 369
Schnecke 224
Schneckengang 224
Schneidermuskel 187
Schneidezähne 109
Schniefen 369
Schnittwunde 754
Schock 823
Schockformen 823
Schockindex 823
Schonkost 297
schräger äußerer Bauchmuskel 187
Schraubaufsatz 698
Schraube, Rutschbahn, Knoten 373
Schulterblatt 184
Schultergelenk 180
Schultergürtel 184
Schulung 497
Schulung, Planung und Durchführung 542
Schulungsgestaltung 543

Schulz von Thun, Friedemann 463
Schuppenflechte 85
Schürfwunde 754
Schusswunde 755
Schüttelfrost 411
Schüttelfrost, Pflege von Menschen mit 411
Schutzhandschuhe 671
Schutzkleidung 26
schwarze Substanz 439
schweinefleischfreie Ernährung 297
Schweiß, Beobachtung 37
Schweißabgabe 74
– einseitig 37
– vermehrt 37
– vermindert 37
Schweißdrüsen 73
Schwellendosis 714
Schwellenpotenzial 738
Schwellkörper 270
Schwellung 81
Schweredruck 733
schwerhöriger Mensch 205
Schwerhörigkeit 226
Schwesternuhr 727
Schwindel 195
Schwindelattacke 196
Schwingung 222
Scrotum 78
Seborrhoe 75
Sebostase 75
Sedierung 131
Segmenta bronchopulmonalia 391
Segmentbronchien 390
Sehachse 210
Sehhilfe 202
Sehne 179
Sehnerv 210
Sehnervenkreuzung 211
Sehnervenpapille 210
Sehrezeptoren 210
Sehrinde 211, 436
Seife 38
Seifenfehler 681
Sekretin 266, 279
sekretlösende Maßnahme 377
sekundäre Effloreszenz 81
sekundäre lymphatische Organe 800
sekundäre Nebenwirkungen 715
sekundäre Wundheilung 768
sekundärer Krankheitsgewinn 535
sekundärer Pflanzenstoff 292
Sekundärharn 345
Sekundärverband 758
Selbstbestimmungsaufklärung 498
Selbsthilfe 546
Selbstoffenbarung 463
Selbstoffenbarungsebene 463
Selbstoffenbarungsohr 464
Selbstversorgungsdefizit
bezüglich Ernährung 240
self-fulfilling-prophecy 570
Sella turcica 211
Semipermeabilität 62
semipermeable Wundfolie 757
Semmelweis, Ignaz 674
Sender 455
Sender-Empfänger-Modell 455
Senfmehl 378
sensible Zone 270
sensomotorische Stimulation 27
sensorische Nervenfasern 191
sensorisches Sprachzentrum 436
Septischer Schock 824
Septum 746
Septum nasi 388
Serosa 280
Serotonin 263, 266
Serum 792
Sesambein 181
Setting 507
Sexualität 19, 21
sexuelle Bedürfnisse 21
SGA 236
SGB V 501
SGB V 610
SGB XI 501
SGB XI 609
Sicherheitsaufklärung 498
sichtbare Schweißabgabe 74
Siebbein 185, 388
Siebbeinzellen 185, 388
Sigmaschleife 267
Signalübertragung an einer chemischen
Synapse 433
Silber 756
Silberdrahtarterie 220
Sinnesepithel 67
Sinnestäuschung 430
Sinus frontalis 388
Sinus maxillaris 388
Sinus paranasalis 388
Sinus sphenoidalis 388
Sinusknoten 748
Sinusoid 275
situierte Beratungsgespräche 526
Sitzbad 47
Sitzmöbel 170
Skelettmuskel 186
Skelettmuskulatur 186
Smalltalk 473
Smegma 78
SMI-Trainer 374
Somatogramm 233
somatosensorische Felder 436
Somatostatin 271
Somnolenz 430
Sondenkost 249
– Verabreichung 253
– Verabreichungsmethoden 250
Sondenpflege 248
Sonnenstich 418
Sonntagsarbeit 663
Sonographie 859
Soor 84
Soorpilzinfektion 112
Sopor 430
Soziale Anamnese 855
Sozialgesetzbuch V 502
Sozialgesetzbuch XI 502
Spacer 396
Spasmolytika 709
Spastizität 143
Spätdumping 251
Speicheldrüsen 106
Speichelsekretion 106
Speichennerv 190
Speiseröhre 259, 389
Speiseröhrenenge 259
Spenderblut 802
spezifische mundpflegerisch
relevante Probleme 98
Spiegeln 478
Spinalanästhesie 864
Spirale 694
Spitzfuß 143
Splen 800
Spongiosa 176
Spontanurin 321
sporozid 680
Sprachentwicklung 454
Spracherwerb 454
Sprachstörung bei Kindern 450
Sprachversagen 450
Sprechkanal 469
Spritzen 699
Spritzenmaterial 698
Spritzentablett 701
Sprühmethode 680
Sprühverband 756

Sprungbein 177
Sprungbeinrolle 182
Sprunggelenk 182
spülen der Mundhöhle 99
Spülkatheter 330
Spüllösung 778
Spurenelement 292
Sputum 371
– Beobachten von 371
Sputumprobe 371
Stäbchen 210
stabile Seitenlage 822
Stachelzellschicht 71
Stammblatt 585
Stammdaten 581
Standardpflegepläne 629
Standards 625
Stapes 223
Staphylokokken 773
Starbrille 216
Stärke 281
Starstich 217
Stationskonferenz 654
Status 468
Stauungspapille 220
Stechampulle 699
stechende Schmerzen im Thorax 791
Steckaufsatz 698
Steckbecken 309
Steigbügel 223
Steine 353
Steinextraktion 354
Steißbein 182
Stellknorpel 389
Stempeldruck 733
sterile Schutzhandschuhe 671
sterile Verpackung 685
Sterilfiltration 685
Sterilgut 685
Sterilisation 679
Sterilisationsverfahren 684
Stethoskop 729
STH 271
Stichwunde 755
Stimmband 389
Stimmbildung 389
Stimmfalte 389
Stimmritze 389
Stirnbein 104, 177, 185
Stirnfortsatz 104
Stirnhöhle 185, 388
Stirnlappen 435
Stoßlüftung 372
Strabismus 213
straffes Bindegewebe 69
Stratum basale 71
Stratum corneum 71
Stratum germativum 71
Stratum granulosum 71
Stratum spinosum 71
Streckkontraktur
(Extensionskontraktur) 143
Streckreflex 193
Streptokokken 773
Stressinkontinenz 327, 356
Stridor 369
Stridor laryngealis 369
Stridor nasalis 369
Stridor pharyngealis 369
Stridor trachealis 369
Strumpfanzieher 60
Stuhl, Beobachten 323
Stuhlausscheidung, Beobachten 322
Stuhlentleerung 270
Stuhlinkontinenz 270, 359
– Unterstützung bei 312
Stundenurin 319
Stupor 430
Sturz 139
Sturzprävention 140
Sturzprophylaxe 139
Stützgewebe 69
Stützzellen 432
subfebrile Temperatur 406
Subjective Global Assessment 236
subkutan 692
subkutane Injektionen 703
sublingual 109, 692
Substantia nigra 439
subtraktive Farbmischung 207
Suggestivfrage 480
Suizidenten 549
Supervision 620
suprapubischen Blasenpunktion 335
surface active agent 395
Surfactant 395
Surveillance 677
Suspension 694
Sustained maximal inspiration 374
symmetrische Kommunikation 461
Sympathikus 279, 440, 748
Sympathische Innervation
des Magen-Darm-Trakts 279
Synapse 70, 433
Synapsenknöpfchen 433
synaptischer Spalt 433
Syndets 38
Synergisten 187
Synovia 178
systemische Behandlung 83
systemische Unterstützung 544
systemisches Beratungsmodell 524
systemisches Gleichgewicht 545
systemisch-konstruktivistischer Ansatz 517
Systemtherapie 514
Systole 749
Szintigraphie 859

Tablette 693
Tablettwagen 237
Tabu 17
Tachykardie 725
Tachypnoe 368
Taeniae coli 268
Taenien 268
Tagesschläfrigkeit 443
Tagesstrukturierende Maßnahmen 428
Tailoring 505
taktische Fragen 480
Talg 73
Talgdrüsen 73
Talus 177
Tarifwoche 662
Tastschrift 201
Tawara-Schenkel 748
Teambesprechung 490
Tee 693
Teilbäder 47
Teilnahmslosigkeit 430
Tellerranderhöhung 239
Telophase 66
Temperatur 412
Temperaturkontrolle 731
Temperaturregulation 414
Testis 78
Tetanus 774
Tetanusimpfung 774
Tetrapeptid 283
Thalamus 438
therapeutische Breite 714
therapeutisches Team 140
Therapietreue 504
Thermodynamik 412
Thermogramm 415
Thermorezeptoren 414
Thorax 391
Thoraxkompressionen 813
Thrombininhibitor 155
Thrombose 152

Thromboseinzidenz 153
Thromboseprophylaxe 152
Thrombozyten 795, 796
Thrombozytenaggregation 796
Thrombozytenaggregationshemmer 155
Thrombozytenkonzentrate 803
Thrombus 152, 796
Thymopoetin 799
Thymosin 799
Thymus 799
tiefe Karies 114
Tiefensensibilität 191
Tiefschlafphase 441
Tiemann-Katheter 330
Tinktur 694
Tinnitus 227
T-Lagerung 373
T-Lymphozyten 799
Toilettensitzerhöhung 310
Toilettenstuhl 171, 309
Toilettentraining 314
Ton 222
Tonsilla lingualis 801
Tonsilla palatina 801
Tonsilla pharyngealis 801
Tonsilla tubaria 801
TOP DOWN 613
Total Quality Management (TQM) 615
totaler peripherer Widerstand 736
Totalkapazität 392
Totraum 375
Totraumvergrößerung 375
Toxin 358, 819
toxisch-allergische Hauterkrankung 85
Trabekel 176
Trachea 259, 389, 390
Träger 183
Training 498
Tränenbein 185
Tränendrüsen 212
Tränenflüssigkeit 212
Tränen-Nasen-Kanal 388
Transaktionsanalyse 465
transdermales therapeutisches System 694
Transfer
– vom Bett in den Pflegesessel 162
– vom Bett in den Rollstuhl 160, 175
– vom Bett in den Stuhl 133
– von der Bettmitte zur Bettkante 172
Transfusion 788
Transfusionsgesetz 804
Transfusionstherapie 788, 802
– pflegerische Mitarbeit 788
– rechtlicher Bezug 804
Transition 522
Transkription 66
Translation 66
Transmitter 433
transnasale Sonden 244
Transplantation von Eigenhaut 758
transurethraler Blasenverweilkatheter 330
Traubenzucker 281
Trauergruppe 549
Traumasept® 778
Traumphase 441
Trennkost 297
Treppenlifter 170
Treppenmuskel 393
Trias 218
Triglyzeride 284
Trikuspidalklappe 746
Trimus 774
Trinkbecher 239
Trinkmenge 238
Trinkplan 238
Tripeptid 282, 283
Trizeps 187
Trochanter major 177
Trockenampullen 699
trockene Haut 75
trockene Kälte 409
Trockenrasur 58
Trockenshampoo 57
Trommelfell 223
Tropfenbecher 695
Tropfenzähler 783
Tropfspiegel 204
Truncus 275
Trypsin 265, 272
Trypsinogen 265, 272
Tuba auditiva 223
Tuba uterina 79
Tubenmandel 801
tuberkulozid 680
Tubulussystem 345
Tubus 829
Tumor 81
Tumorfieber 416
Tunica externa 742
Tunica intima 742
Tunica media 742
Turgor 72
Türkensattel 211
TÜV 622
Tympanoplastik 225
Übelkeit 358
Überdosierung 715
Überernährung 234
Übergangsepithel 68
Übergangszone 270
Übergewicht 234
übergewichtig 234
Überlaufinkontinenz 327, 356
Überleitung 642
Überprüfung 568
Übersäuerung 65
Überstunden 663
Überwärmung 81
Überwendliche Einzelknopfnaht 776
Uhrglasnägel 36
Ulna 181
Ultraschallvernebler 380
Umfeldgestaltung 97
Umgebungsgestaltung 167
undulierendes (wellenförmiges) Fieber 416
unechte Gelenke 179
Unfallverhütungsvorschrift Gesundheitsdienst 675
unregelmäßige Knochen 177
unreiner Spülraum 308
Unterarmgehstützen 134, 170
Unterarmgehwagen 134
Unterbrechen 476
untere Atemwege 390
untere Hohlvene 275
untere Hohlvene 741
untere Nasenmuschel 185, 388
Untergewicht 235
Unterhaut 72
Unterkiefer 184
Unterkieferast 104
Unterkieferknochen 104, 185
Unterkieferkörper 104
Unterkieferprothese 102
Unterkieferspange 105
Unterkieferspeicheldrüse 106
Unterlassene Hilfeleistung 808
Unterstützung
– bei der Haut- und Körperpflege 40
– beim An- und Auskleiden 60
– beim Baden 47
– beim Duschen 42
– beim Waschen 41
– beim Waschen außerhalb des Bettes 41
– beim Waschen im Bett 43
– und Beratung bei der Mund- und Zahnpflege 97
Unterzungenspeicheldrüse 106

unwillkürlich 440
unwillkürliches Nervensystem 431, 440
Ureter 340
Urethra 78, 340, 344
Urethritis 351
Urethrocystoskopie 860
URGE 767
Urikult® 351
Urin,
- Beobachtung 318
- Laboruntersuchung 321
Urinableitungssystem 331
Urinauffangbeutel 331
Urinausscheidung 345
Urinausscheidung, Beobachten der 317
Urinflasche 171, 309
Urininkontinenz 356
- Unterstützung bei 313
Urininkontinenzprophylaxe 327
Urinmenge 317
Urinmessungen 319
Urinproduktion 345
Urinstatus 321
Uroflow-Metrie 357
Urolithiasis 353
Urolitholyse 354
Ursprung 187
Urtica 80
Uterus 79
Utriculus 195, 224
Uvula vesica 343
UVV 675

V. arcus venosus dorsalis pedis 745
V. axillaris 745
V. basilica 745
V. brachialis 745
V. brachiocephalica 744
V. cava inferior 741, 744
V. cava superior 741, 744
V. cephalica 745
V. facialis 212
V. femoralis 745
V. jugularis externa 745
V. jugularis interna 744, 745
V. ophthalmica 212
V. poplitea 745
V. saphena magna 745
V. saphena parva 745
V. subclavia 744, 745
v.g. 697
Vagina 79
vaginal 692
Vakuumversiegelung 758
Validität 588
Vancomycin intermediäre Staphylokokken 678
Vancomycin resistente Enterokokken 678
Vasokonstriktoren 864
Vater-Pacini-Lamellenkörperchen 73
Vatersche Papille 264, 271
vegane Ernährung 297
vegetarische Ernährung 297
vegetatives Nervensystem 70, 440
Vena cava superior 275
Vena centralis 275
Vena hepatica 275
Vena iliaca communis dextra et sinistra 744
Vena portae 274, 275
Vene 740
Venenverweilkanüle 782
Venenwinkel 800
Venole 740
ventilationsfördernde Lagerung 373
ventilationsfördernde Maßnahme 372
Ventriculus 262
ventroglutäale Methode nach Hochstetter 704
Veränderung
- der Haare 37
- der Haut im Alter 76
- und Erkrankung der Mundhöhle 111
Verätzung 213
Verätzungen 819
Verbalisieren 478
Verbandsmull 756
Verbandswechsel 759, 760
Verbindungsstellen 70
Verbraucherschutz 623
Verbrennung 213, 685
Verdauungsvorgang 258
Verdunstung 413
Vergiftung 819
verhaltens- und vermittlungsorientierter Ansatz 515
verlängertes Mark 394, 438
Verletzung 213
vermehrte Schweißsekretion 37
verminderte Schweißsekretion 37
verstehen 475
Verstopfung 322
Vertebrae 182
Vertebralarterien 439
Vertigo 196
Verwendung von Haut- und Körperpflegemittel 38
Verwendung von Heilpflanzen 39
Verwirrtheit 430
Vesica fellea 274
Vesica seminalis 343
Vesica urinaria 340
Vesicula 80
Vesikel 433
Vestibulum vaginae 79
Vibration 378
Vielfachzucker 281
vielgestaltige Zellen 61
viereckige Leberlappen 274
Vierfüßlerstand 168
vierköpfiger Oberschenkelmuskel 187
Vierpunktstock 170
Vier-Stufen-Modell 537
Viertaktgang 134
Vigilanz 442
Villi intestinales 265
Villikinin 266
Virchow'sche Trias 152
Virustatika 204
viruzid 680
VISA 678
Viscerocranium 184
Visite 651
Viskosität 736
visuelle Illusion 569
Vitalkapazität 392
Vitalzeichen aus physikalischer Sicht 733
Vitamin B12 263
Vitamine 290
- fettlöslich/lipophil 290
- wasserlöslich/hydrophyl 290
Vitamin-K-Antagonist 155
V-Lagerung 373
Vlieskompresse 756
vollautomatischer Defibrillator 830
Vollbad 48
Vollblutspende 802
vollständige Immobilität 125
vollständige Mobilität 125
vollständige Übernahme der Mund- und Zahnpflege 97
Vollwerternährung 297
vollwertig essen 288
Volumenmangelschock 823
Vomer 185
Vomitus 325
Vorbereitung der Anleitung 533
vorderer Sägezahnmuskel 187
vorderer Schienbeinmuskel 187
Vorhaut 78

Vorhautverengung 46
Vorhofdrüsen 79
Vorhofsäckchen 195, 224
Vorsteherdrüse 343
VRE 678, 772
Vulva 79
Vv. iliaca externa 744
Vv. iliaca interna 744

Wachheit 442
Wachstums- und Wundheilfaktoren 758
Wadenwickel 410
Wahrnehmen 564
Wahrnehmungsfelder 436
Wahrnehmungsprozess 564
Wahrnehmungsverzerrungen 569
Waldeyer-Rachenring 801
Wandanschluss 387
Wangenmuskel 107
Wärme 412
Wärmebett 135
Wärmekapazität 412
Wärmeleitung 413
Wärmemenge 412
Wärmestrahlung 413
Wärmeströmung 413
Waschen außerhalb des Bettes, Unterstützung 41
Waschen im Bett, Unterstützung 43
Waschen, Unterstützung 41
Waschzettel 719
Wasser 38
Wasserhaushalt 346
Wasser-in-Öl-Emulsionen 38
Wasserstoff-Ionen 348
Watzlawick, Paul 458
Wechselfußbad 47
Wechselwirkung 713
Wegwerfwindel 306
Weichlagerung 138
Weichlagerung, Probleme 138
weiße Substanz 436
Weitsichtigkeit 213
Wernicke-Areal 436
W-Fragen 479
Wickel 378
willkürliches Nervensystem 431
Wilson 861
Wimpern 212
Windeldermatitis 84
Windkessel 734
Windkesselfunktion 734
Wirbelbogen 183
Wirbelkanal 183
Wirbelkörper 183
Wirbelloch 183
Wirbelsäule 182
Wirbelsäulenaufrichter 393
Wirkungsspektrum 680
Wischmethode 680
Wittener Liste 510
Wochenarbeitszeit 662
Wohlbefinden 119
Wohlfühlgewicht 233
Wohnraumanpassung 169
Wollhaare 77
Wortfindungsstörungen 450
Wundart 754
– akut 754
– chronisch 754
Wundauflage,
– (bio)aktiv 758
– aktiv 757
– inaktiv 756
Wundbehandlung 775
– chirurgische 775
– medikamentöse 778
– offene 777
Wunddokumentation 766
Wunddränage 765
Wunddränagesysteme 765
Wunde 754
– aseptische 759
– septische 759
Wunden 815
Wundfüller 778
Wundheilung 768
Wundheilung, Einflussfaktoren 770
Wundheilungsstörung 771
Wundinfektion 772
– Erreger 773
– Prophylaxe 774
Wundinfektion, Übertragung 773
Wundschnellverband 756
Wundsekret 765
Wundstarrkrampf 774
Wundverschluss 775
Wundversorgung 754, 756
Wunschkost 237
Wurmfortsatz 267
Wurzel 78, 110
Wurzelhaut 110

Xerostomie 111

Zahnaufbau 110
Zahnbein 110
Zahnbildung, beeinträchtigte 91
Zahnbürste 92
Zähne 109
Zahnfleisch 110
Zahnfleischpapillen 110
Zahnfortsatz 104
Zahnhalteapparat 110
Zahnmark 110
Zahnpasta 93
Zahnprothesen, Reinigung 102
Zahnputztechnik 94
Zahnreinigung 94
Zahnschmelz 110
Zahnseide 93
Zahnspangen, Reinigen 102
Zahnzement 110
Zahnzwischenraumbürsten (Interdentalbürsten) 93
Zahnzwischenräume 110
Zäpfchen 693
Zapfen 210
Zeitzuschläge 663
Zellaktivität 64
Zellaufbau 62
Zelle 61
Zellkern 62
Zellmembran 62
Zellorganellen 62
Zellplasma 62
Zellteilung 66
Zellulose 281
zentrale Gefäßstämme 744
zentraler Venendruck 786
zentraler Venendruck 862
zentrales Fieber 416
zentrales Nervensystem 70, 431
Zentralisation 823
Zentralisierung 416
Zentralvene 275
zentralvenöser Zugang 782
Zerstreuungslinse 208
Zertifizierung von Einrichtungen 616
Zielfragen 480
Zielvereinbarungsgespräch 490
Ziliarkörper 212
Zink 292
ZNS 431
Zona cutanea 270
Zona hämorrhoidales 270
Zona intermedius 270
Z-Scheibe 186

Zuhören 475, 476
Zunge 108
Zungenbein 389
Zungenmandel 801
Zungenpapille 108
Zungenreiniger 93
Zusammensetzung und
Wirkung von Körperpflegemitteln 38
ZVD 786, 862
ZVD-Prinzip 786
Zwei-Daumen-Methode 813
zweiköpfiger Oberarmmuskel 187
zweiköpfiger Oberschenkelmuskel 187
zweiköpfiger Wadenmuskel 187
Zweitakt-, Dreitakt- und Viertaktgang 134
Zweitaktgang 134
Zwerchfell 393, 746
Zwiebel 378
Zwiebelwickel 225
Zwischenhirn 438
Zwischenrippenmuskel 393
Zwischenwirbellöcher 183
Zwölffingerdarm 264
Zyanose 375
Zylinderepithel 68
zylinderförmige Zellen 61
Zystinsteine 354
Zystitis 351
Zystitisprophylaxe 326
Zytologie 61

Wir danken den folgenden Krankenhäusern für die freundliche Unterstützung bei der Entstehung der Fotos:

Elisabeth-Klinik, Berlin
Evg. Krankenhaus, Bielefeld
Evg. Krankenhaus, Hamm
Klinikum Minden I
Krankenhaus Waldfriede, Berlin
St. Josef Krankenhaus, Berlin

S. 10/1: akg-images/Erich Lessing, S. 10/2: picture-alliance/ZB/Hans Wiedl, S. 10/3: picture-alliance/dpa/Lehtikuva/Jussi Nukari, S. 10/4: JOKER/Petra Steuer, S. 11/1: argus/Mike Schröder, S. 11/2: picture-alliance/dpa/Stephan Jansen, S. 11/3: picture-alliance/scanpix/Trinidad Carillo, S. 11/4: picture-alliance/dpa/Alexander Becher, S. 12/1: akg-images/Archie Miles, S. 12/2: picture-alliance/Picture Press/Das Fotoarchiv/Thomas Bauer, S. 13/1: Jörg Lautelmé, S. 14/1: ©adpic, S. 14/2: Jahreszeiten Verlag, S. 15/1: argum/Christian Lehsten, S. 15/2: OKAPIA, Klaus Rose, S. 17/1: akg-images/Rabatti-Domingie, S. 17/2: Ostkreuz, Michael Trippel, S. 17/3: picture-alliance/dpa/epa/José Manuel Vidal, S. 18/2: Cinetext/Warner Bros., S. 19/1: face to face, S. 20/1: SVT Bild/Das Fotoarchiv, S. 21 SVT Bild/Das Fotoarchiv, S. 22/1: Nigel Greenwood Gallery/Jeffery Camp (Tower Bridge, 1985), S. 25/1: Digital Stock, S. 27/1: Döring, V., Berlin, S. 30/1: picture-alliance/KPA, S. 30/2: vario images/foto-bergsteiger, S. 30/3: JOKER/Ralf Gerald, S. 30/4: A1PIX/SIP, S. 31/1: Homer Sykes Archiv/Alamy, S. 31/2: Bildagentur-online, S. 31/3: The Bridgement Art library, S. 31/4: Keystone/Jochen Zick, S. 32/4: Beiersdorf AG/Pressebild, S. 33/1: agk-images, S. 33/2: picture-alliance/KPA/Hackenberg, S. 35/1-2: arteria-photography, S. 35/3-4: Schattauer Verlagsgesellschaft, S. 36/1: arteria-photography, S. 36/2-3: Gating, Dr. Edo, S. 36/4-7: arteria-photography, S. 37/1-2: Hofmann, I., München, S. 38. 1-5: Beiersdorf AG/Pressebild, S. 41/1: Krüper, W., Bielefeld, S. 41/2: Wirtz, P., Dormagen, S. 42/1-5: Russka, S. 43/1: Krüper, W., Bielefeld, S. 45/4–8: Krüper, W., Bielefeld, S. 48/2: Russka, S. 48/3: Thomashilfen, Bremerförde, S. 48/4: Russka, S. 49/1: Lull, A., Berlin, S. 50/1: PD Dr. Erler, Cottbus, S. 51/1-2: PD Dr. Erler, Cottbus, S. 52/1-2: arteria-photography, S. 52/3: Krüper, W., Bielefeld, S. 54/1: vario images/foto-bergsteiger, S. 54/3-4: Krüper, W., Bielefeld, S. 55/1-3: Krüper, W., Bielefeld, S. 56/1: Krüper, W., Bielefeld, S. 56/2: picture-alliance/dpa/Klaus-Peter Gloger, S. 56/3: A1PIX/NIK, S. 56/4: Krüper, W., Bielefeld, S. 57/1: Rehaform Medical GmbH, Elmshorn, S. 57/2: Krüper, W., Bielefeld, S. 57/4: Krüper, W., Bielefeld, S. 58/1-4: Krüper, W., Bielefeld, S. 59/1-3: Krüper, W., Bielefeld, S. 60/1–2: Thomashilfen, Bremerförde, S. 60/3–4: Wirtz, P., Dormagen, S. 73/3: arteria-photography, S. 75/1: Eucerin, S. 75/2-3: arteria-photography, S. 76/1-5: arteria-photography, S. 77/1: Grösel, A., Berlin, S. 77/3: arteria-photography, S. 82/1-2: arteria-photography, S. 82/3: Dr. Huf, Wiesbaden, S. 83/1-4: arteria-photography, S. 84/1-5: arteria-photography, S. 85/1-2: arteria-photography, S. 86/1: arteria-photography, S. 88/1: plainpicture, S. 88/2-3: picture-alliance/dpa/Abaca Gerald Holubowicz, S. 88/4: picture-alliance/dpa/AFP, S. 88/5: Cornelsen Verlagsarchiv, S. 89/1: picture-alliance/dpa/Karl-Josef Hildenbrand, S. 89/2: akg-images, S. 89/3: TV-Yesterday, S. 89/4: plainpicture, S. 90: akg-images/Hervé Champollion, S. 92/1: dentifix prophylaxe-sercive, S. 92/2: aronal/elmex, GmbH, Lörrach/Pressebild, S. 93: elmex, Lörrach/Pressebild, S. 94/1: elmex, Lörrach/Pressebild, S. 97/1-3: Krüper, W., Bielefeld, S. 100/2–5: Krüper, W., Bielefeld, S. 101/1–2: Krüper, W., Bielefeld, S. 102/2-3: Dr. Cleve, F., Kevelaer, S. 102/4–5: Krüper, W., Bielefeld, S. 103/2-3: Krüper, W., Bielefeld, S. 108/1: Cornelsen Verlagsarchiv, S. 111: Cornelsen Verlagsarchiv, S. 112/1-2: Dr. Blankenstein, S. 112/3: Dr. Cleve, F., Kevelaer, S. 113/1: MDZ-Medizinischer Beratungsdienst der Zahnärzte/Deutsche Zahnarztauskunft, S. 114/2–3: Dr. Cleve, F., Kevelaer, S. 116/1: Cornelsen Verlagsarchiv, S. 116/2: Agentur Focus/Eric Sander/Cosmos, S. 116/3: vario images/foto-bergsteiger, S. 116/4: Krüper, W., Bielefeld, S. 117/1: Siegfried Kuttig, S. 117/2-3: Cornelsen Verlagsarchiv, S. 117/4: direktfoto/Rolf Herbertz, S. 117/5: Corbis/Grace/zefa, S. 119/1: picture-alliance/Photoshot/Bandphoto, S. 120/1: Krüper, W., Bielefeld, S. 120/2: picture-alliance/dpa/Gero Breloer, S. 121/1: Das Fotoarchiv/Klaus rose, S. 121/2: Bilderbox/Erwin Wodicka, S. 121/3: Fıonline/Johnér Images, S. 121/4: CARO/Frank Sorge, S. 121/5: alimdi net./Klaus-Peter Wolf, S. 122/1: Simone Lambert, S. 122/2: Photothek/Uta Grabowsky, S. 126/1-2: Krüper, W., Bielefeld, S. 127: Cinetext/Bildarchiv, S. 128/1: ©Badisches Landesmuseum, Karlsruhe, S. 131/1: Spring-Medical, Waldenbruch, S. 131/2: Wirtz, P., Dormagen, S. 131/3: Krüper, W., Bielefeld, S. 133/1-3: Krüper, W., Bielefeld, S. 134/1-2: Krüper, W., Bielefeld, S. 134/3-4: Wirtz, P., Dormagen, S. 134/5: Petermann GmbH, Dombühl, S. 134/7: Krüper, W., Bielefeld, S. 135/2: www.innovamed.at, S. 135/3: Cornelsen Verlagsarchiv, S. 135/4-6: www.liko.com, S. 136/1-6: Etac GmbH, Merl, S. 137/1-3: www.amandowitz.de, S. 137/4: www.centre-barbara-schardt.de, S. 145/1: Wirtz, P., Dormagen, S. 145/2: Krüper, W., Bielefeld, S. 146/1-2: Paul Hartmann AG, S. 150/1-3: Cornelsen Verlagsarchiv, S. 155/2: Krüper, W., Bielefeld, S. 157/1-5: Krüper, W., Bielefeld, S. 158/1: Borgers, Eckernförde, S. 160/1-6: Borgers, Eckernförde, S. 162/1-6: Borgers, Eckernförde, S. 163/1-4: Borgers, Eckernförde, S. 164/1-6: Borgers, Eckernförde, S. 166/1-5: Borgers, Eckernförde, S. 167/1-3: Borgers, Eckernförde, S. 168/1-7: Krüper, W., Bielefeld, S. 169/1: Krüper, W., Bielefeld, S. 170: Wirtz, P., Dormagen, S. 171/1: Russka, S. 171/2-5: Thomashilfen, Bremerförde, S. 172/ 1-2: Cornelsen Verlagsarchiv, S. 173/3-5: Krüper, W., Bielefeld, S. 197. S. 198/1: Das Fotoarchiv/Xinhua, S. 198/2: Bildagentur-online/Hemera, S. 198/3: picture-alliance/dpa/Katy Cuko, S. 198/4: picture-alliance/bifab, S. 198/5: picture-alliance/dpa/Petrick Seeger, S. 198/6: picture-alliance/ZB/Andreas Lander, S. 198/7: Blickwinkel/MCPHOTO, S. 202/1: Deutsches Museum München, S. 202/2: Cornelsen Verlagsarchiv, S. 202/3: Keystone/Jochen Zick, S. 202/4: Carl Zeiss/Lotu Tec, S. 204/1: ©Cosopt®, S. 204/2-5: Krüper, W., Bielefeld, S. 205/1-2: Krüper, W., Bielefeld, S. 206/1: Cornelsen Verlagsarchiv, S. 206/2: Krüper, W., Bielefeld, S. 208/1-2: Cornelsen Verlagsarchiv, S. 209/1: Cornelsen Verlagsarchiv, S. 209/3: Hollatz, J., Heidelberg, S. 210: Cornelsen Verlagsarchiv, S. 211/2-3: Prisma (Schröder), S. 212/1-2: Cornelsen Verlagsarchiv, S. 213/1: Grafik-Atelier Riediger, S. 214/1-2: Krüper, W., Bielefeld, S. 214/3: Cornelsen Verlagsarchiv, S. 215: Cornelsen Verlagsarchiv, S. 216/1: arteria-photography, S. 217/2: arteria-photography, S. 217/3: Medical pictures, S. 217/4: Deutsches Medizin-Historisches Museum Ingolstadt, S. 218/1: arteria-photography, S. 218/2: Lull, A., Berlin, S. 219/1: Cornelsen Verlagsarchiv, S. 219/2-3: Universität Regensburg, Prof. Dr. Gabel, S. 219/4: Dr. Werdermann, Ochsenfurth, S. 220/2: arteria-photography, S. 221/1-2: Cornelsen Verlagsarchiv, S. 222/1-5: Cornelsen Verlagsarchiv, S. 234/1: CARO/Westermann, S. 235/1: arteria-photography, S. 235/2-3: seca Deutschland, Medizinische Waage und Messsysteme, Hamburg, S. 237/1: Krüper, W., Bielefeld, S. 237/2-3: Rieber GmbH & Co., S. 239/1-6: Thomashilfen, Bremerförde, S. 240/1-3: Krüper, W., Bielefeld, S. 242/1: Krüper, W., Bielefeld, S. 245/2-4: Fresenius Kabi Deutschland GmbH, Bad Homburg, S. 247/1-3: Krüper, W., Bielefeld, S. 247/4: Cornelsen Verlagsarchiv, S. 248/1-10: Fresenius Kabi Deutschland GmbH,

Bad Homburg, S. 250/1: ©Novartis Nutrition, S. 250/3: ©Novartis Nutrition, S. 251: Krüper, W., Bielefeld, S. 253/1-12: Fresenius Kabi Deutschland GmbH, Bad Homburg, S. 255: AID-Infodienst, S. 256: AID-Infodienst, S. 257: AID-Infodienst, S. 263: Cornelsen Verlagsarchiv, S. 265/1: Lieder, J., Ludwigsburg, S. 266/1: Biophoto Ass./Science Sor., S. 269: Medical Pictures, S. 271/1-2: Lieder, J., Ludwigsburg, S. 281/1: Hollatz, J., Heidelberg, S. 282/1: Hollatz, J., Heidelberg, S. 284/1: Hollatz, J., Heidelberg, S. 287: Cornelsen Verlagsarchiv, S. 291/1-2: Projekt Photos, S. 291/3: Stockfood, München, S. 293/1: Project Photos, S. 293/3: Lull, A., Berlin, S. 294/1: Blume Bild/Hubertus Blume, S. 294/2: Wirtz, P., Dormagen, S. 304/305: Cornelsen Verlagsarchiv, ullstein bild / Imagebroder.net, ullstein bild / photothek, ullstein bild / CARO / Hoffmann, ullstein bild / Still Pictures, ullsteinbild / imagebroker.net, GNU/Wikipedia, S. 306: Procter & Gamble Service GmbH, S. 310/1: Lohmann & Rauscher, S. 310/2: Russka, S. 310/3: Schäfers Klinik- und Altenheimbedarf, Paderborn, S. 310/4: Lull, A., Berlin, S. 313/1: Lohmann & Rauscher, S. 313/2-5: Russka, S. 316/1: picture-alliance/dpa (Hintergund), S. 319/1-3: Krüper, W., Bielefeld, S. 324/1: Johnson, Dr. OA, Beckmann Coulter GmbH, Krefeld, S. 324/2: Krüper, W., Bielefeld, S. 326/2: Krüper, W., Bielefeld, S. 326/3: Cornelsen Verlagsarchiv, S. 330/1-3: Uronovis, S. 331/1: Uronovis, S. 334/1-2: Krüper, W., Bielefeld, S. 335/2: arteria-photography, S. 336/1: Krüper, W., Bielefeld, S. 338/1: Russka, S. 341/3-5: Cornelsen Verlagsarchiv, S. 345/1: Cornelsen Verlagsarchiv, S. 353/3: Cornelsen Verlagsarchiv, S. 354/1: Cornelsen Verlagsarchiv, S. 364/1: Akg-images, S. 364/2: Jump Fotoagentur/ Kristiane Vey, S. 364/3: schapowalow/Zöllner, S. 364/4: picture-alliance/ OKAPIA/Wolfgang Weinhäupl, S. 364/5: Das Fotoarchiv/ Ph. Hympendahl, S. 364/6: picture-alliance/Keystone/Bally, S. 364/7: Uwe Schmid, Duisburg, S. 372/1: Krüper, W., Bielefeld, S. 374/1-3: Krüper, W., Bielefeld, S. 374/5: Russka, S. 378/1: Cornelsen Verlagsarchiv, S. 380/1-2: Cornelsen Verlagsarchiv, S. 381/1-2: Pari Boy®, S. 382/1-2: Krüper, W., Bielefeld, S. 383/1-3: Krüper, W., Bielefeld, S. 386: Krüper, W., Bielefeld, S. 387/1-3: Krüper, W., Bielefeld, S. 390/2: Cornelsen Verlagsarchiv, S. 391/3: Cornelsen Verlagsarchiv, S. 415: Cornelsen Verlagsarchiv, S. 422: Medical Pictures, S. 432: Cornelsen Verlagsarchiv, S. 434/1: Cornelsen Verlagsarchiv, S. 448/1-3: Projekt-Photos, S. 451/1: Lull, A., Berlin, S. 451/2-4: Krüper. W., Bielefeld, S. 452/1: Ullstein-Bild/ Brüchmann, S. 452/2-3: Projekt-Photos, S. 458: Cornelsen Verlagsarchiv, S. 461: ©Für Loriot: Diogenes Verlag, Zürich, S. 462: Cornelsen Verlagsarchiv, S. 463/2: picture-alliance/dpa, S. 465/1: Cornelsen Verlagsarchiv, S. 468: Cornelsen Verlagsarchiv, S. 486: Projekt-Photos, S. 487: Projekt-Photos, S. 488/1: Projekt-Photos, S. 489: Projekt-Photos, S. 494/1-3: Krüper, W., Bielefeld, S. 494/4-8: Lange, M., Berlin, S. 496: Krüper, W., Bielefeld, S. 497/1-2: Krüper, W., Bielefeld, S. 498/1: picture-alliance/dpa/ Rose, S. 498/2: Krüper, W., Bielefeld, S. 499/1: Cornelsen Verlagsarchiv, S. 505/2: Krüper, W., Bielefeld, S. 506/1-2: Krüper, W., Bielefeld, S. 507: Krüper, W., Bielefeld, S. 508/1: PatientInnenstelle-Gesundheitsladen Bremen e.V./Dürer, S. 508/2: picture-alliance/dpa, S. 509: Krüper, W., Bielefeld, S. 510: Krüper, W., Bielefeld, S. 512/2-3: Krüper, W., Bielefeld, S. 526/1: Krüper, W., Bielefeld, S. 540: Krüper, W., Bielefeld, S. 549: Krüper, W., Bielefeld, S. 552: Brillinger Maßschuh, Tübingen, S. 554/1: Wirtz, P., Dormagen, S. 554/2-3: Cornelsen Verlagsarchiv, S. 557: Krüper, W., Bielefeld, S. 562/1-7: project-photo, S. 566: Cornelsen Verlagsarchiv, S. 569/1–4: Cornelsen Verlagsarchiv, S. 574: Projekt-Photos, S. 575: Projekt-Photos, S. 576: picture-alliance/dpa, S. 636: Krüper, W., Bielefeld, S. 637: Krüper, W., Bielefeld, S. 666: Krüper, W., Bielefeld, S. 667: Krüper, W., Bielefeld, S. 668: Bode-Chemie, Hamburg, S. 669/1–6: Bode-Chemie, Hamburg, S. 671/1-3: Cornelsen Verlagsarchiv, S. 674/1-4: Cornelsen Verlagsarchiv, S. 682/3: Henkel-Ecolab Deutschland GmbH, Düsseldorf, S. 682/4: Wenze & Kurz GmbH, Niedernberg, S. 683/1: Bode-Chemie, Hamburg, S. 683/2: Krull, H., Dortmund, S. 684/1–2: Melagapparate GmbH & Co. KG, Berlin, S. 685/1: Melagapparate GmbH & Co. KG, Berlin, S. 691: Krüper, W., Bielefeld, S. 693: Cornelsen Verlagsarchiv, S. 694: Cornelsen Verlagsarchiv, S. 695/1-3: Krüper, W., Bielefeld, S. 695/4-5: Cornelsen Verlagsarchiv, S. 699/1: Wikipedia, S. 699/3–7: Cornelsen Verlagsarchiv, S. 701/5: Krüper, W., Bielefeld, S. 702: Medical-pictures, S. 718/1-2: Cornelsen Verlagsarchiv, S. 722-723/1-2: Krüper, W., Bielefeld, S. 722-723/3-7: medical-pictures, S. 724: Projekt-Photos, S. 727/1-2: Cornelsen Verlagsarchiv, S. 729/1-5: Cornelsen Verlagsarchiv, S. 731/1-3: Cornelsen Verlagsarchiv, S. 733: Cornelsen Verlagsarchiv, S. 735/1-3: Cornelsen Verlagsarchiv, S. 735/4: picture-alliance/dpa/ Metelitse, S. 735/5: picture-alliance/OKAPIA/Greulich, S. 736/2: Cornelsen Verlagsarchiv, S. 740/1: Cornelsen Verlagsarchiv, S. 740/3: Cornelsen Verlagsarchiv, S. 741/1: Medical-pictures, S. 741/3: Cornelsen Verlagsarchiv, S. 742/3-4: Cornelsen Verlagsarchiv, S. 743/2: Cornelsen Verlagsarchiv, S. 744: Medical-pictures, S. 746/1: Cornelsen Verlagsarchiv, S. 749/1-2: Cornelsen Verlagsarchiv, S. 752/1: Lull, A., Berlin, S. 752/2-3: Cornelsen Verlagsarchiv, S. 752/4–5: Medical-pictures, S. 752/6: Projekt-Photos, S. 754/1-2: Paul Hartmann AG, S. 754/3: aus Lippert, H.: Wundatlas, Georg Thieme Verlag 2006, S. 755/1: aus Voggenreiter/ Dold: Wundtherapie, Georg Thieme Verlag, Stuttgart, 2006, S. 755/3: Paul Hartmann AG, S. 755/4: aus Voggenreiter/Dold: Wundtherapie, Georg Thieme Verlag, Stuttgart, 2006, S. 755/5-6: aus Lippert, H.: Wundatlas, Georg Thieme Verlag 2006, S. 755/8: aus Lippert, H.: Wundatlas, Georg Thieme Verlag 2006, S. 756: Paul Hartmann AG, S. 757: Paul Hartmann AG, S. 758: Paul Hartmann AG, S. 759: Paul Hartmann AG, S. 760/2-3: Krüper, W., Bielefeld, S. 761/1-4: Krüper. W., Bielefeld, S. 762/1-4: Krüper, W., Bielefeld, S. 764: Krüper, W., Bielefeld, S. 765: Cornelsen Verlagsarchiv, S. 768: Paul Hartmann AG, S. 769: Paul Hartmann AG, S. 773: Medical-pictures, S. 774: Medical-pictures, S. 775: Cornelsen Verlagsarchiv, S. 776/5-6: Krüper, W., Bielefeld, S. 777/1: Paul Hartmann AG, S. 777/2-3: aus Lippert, H.: Wundatlas, Georg Thieme Verlag 2006, S. 777/4–5: aus Voggenreiter/Dold: Wundtherapie, Georg Thieme Verlag, Stuttgart, 2006, S. 780/1: Projekt-photos, S. 780/2-4: Krüper, W., Bielefeld, S. 781: Krüper, W., Bielefeld, S. 782/1-2: Paul Hartmann AG, S. 784/2-3: BBraun, Melsungen, S. 784/5-6: BBraun, Melsungen, S. 785/1-2: BBraun, Melsungen, S. 786/1: Krüper, W., Bielefeld, S. 787/1-7: Krüper, W., Bielefeld, S. 788/1-6: SD-nostik, Diagnostik-Herstellung und -Vertrieb, www.sd-nostik.de, S. 790: BBraun, Melsungen, S. 792/2: Cornelsen Verlagsarchiv, S. 793/4: Focus (Syred/Science Photo Library), Hamburg, S. 794: Cornelsen Verlagsarchiv, S. 795: Biste, G., Schwäbisch-Gmünd, S. 797/1: bpk, Berlin, S. 801/2: Focus, Hamburg (SPL), S. 802/2: Cornelsen Verlagsarchiv, S. 803/1-3: Medical-pictures, S. 806/1-2: CINETEXT, Frankfurt am Main, S. 807/1-5: CINETEXT Frankfurt am Main, S. 813/1: Krüper, W., Bielefeld, S. 816/1-2: ©DRK Generalsekretariat Berlin/

Erste-Hilfe, **S. 818/1**: © DRK Generalsekretariat Berlin/Erste-Hilfe, **S. 818/2**: picture-alliance/dpa/epa AFP, **S. 825**: Krüper, W., Bielefeld, **S. 827/3**: Krüper, W., Bielefeld, **S. 830/1**: Krüper, W., Bielefeld, **S. 832/1**: akg-images/Bibliothèque Nationale Paris, **S. 832/2**: picture-alliance/dpa/Bernd Weissbrod, **S. 832/3**: picture-alliance/ZB/Andreas Lander, **S. 832/4**: picture-alliance/akg-images, **S. 833/1**: picture-alliance/Keystone/Martin Ruetschi, **S. 833/2**: picture-alliance/dpa/Bernd Weissbrod, **S. 833/3**: akg-images/Trinity College Cambridge, **S. 833/4**: picture-alliance/dpa/Steffen Kügler, **S. 834**: Krüper, W., Bielefeld, **S. 839**: Krüper, W., Bielefeld, **S. 840**: Krüper, W., Bielefeld, **S. 841**: Krüper, W., Bielefeld, **S. 842**: Hissin Medizintechnik GmbH, Frankfurt am Main, **S. 844**: Krüper, W., Bielefeld, **S. 848**: Krüper, W., Bielefeld, **S. 849/3**: Krüper, W., Bielefeld, **S. 850**: Krüper, W., Bielefeld, **S. 851**: Krüper, W., Bielefeld, **S. 852**: Krüper, W., Bielefeld, **S. 854**: Krüper, W., Bielefeld, **S. 856**: Krüper, W., Bielefeld, **S. 858**: arteria-photography, **S. 859**: arteria-photography, **S. 860**: arteria-photography, **S. 862**: Krüper, W., Bielefeld, **S. 864**: arteria-photography

Faust, St., Berlin **S. 71/2, 77/2, 77/4-5**

Gottwald, J., Berlin
S. 81, 336/2-7, 451/5, 465/2, 564, 565, 571, 577

Heinisch, G., Berlin
S. 244, 246, 330/4-6, 332, 333, 335/1, 671/a-h, 697, 699/2, 701/1-4, 703, 705, 706, 782/3, 784/1, 784/4, 785

Henschel, H., Berlin **S. 69/1-3**

Krausen, Scott, Düsseldorf
S. 821, 822/7-11, 824/1-3, 827/1-2

Krischke, K., Marbach
S. 108/2, 109/1-4,186, 192/3, 193, 211/1, 265/2, 274/1, 275, 340/2-3, 748, 750

Mair, J., München
S. 61/2, 62, 63, 64, 67, 68, 69/4, 70, 72, 73/1-2, 74, 78, 79, 80, 94/3, 104/1-3, 106, 107/1-2, 110, 113/2-4, 152, 172/3, 173/1-2, 174, 175, 176, 177, 178, 179, 180, 181, 182, 183, 184, 185, 187, 188, 189, 190, 191, 192/1-2, 195, 201, 203, 207, 208/3-4, 209/2, 217/1, 220/3, 223, 224, 258, 259, 260, 261, 262, 264, 267, 268, 270, 271/3, 272, 273, 274/2, 279, 280, 281/2, 282/2, 283, 284/2, 326/1, 329, 340/1, 341/1-2, 342, 343, 344, 345/2, 349, 351/1-2, 352, 353/1-2, 354/2-4, 355, 367, 375, 377, 388, 389, 390/1, 391/2, 393, 394, 395, 396, 398, 400, 401, 402, 406, 414, 431, 433, 434/2, 435, 436, 437, 438, 439, 525, 670/1, 681, 682/1-2, 726, 727/3, 734, 738, 740/2, 741/2, 742/1-2, 743/1, 746, 747, 792/3-4, 793/1-2, 794/1, 796, 797/2, 798, 800/1, 801/1, 823, 849/1, 853, 861

Mall, K., Berlin **S. 66/2, 799, 800/2, 813/2, 815/3, 828**

Schlund, B., Hamburg
S. 43/2, 44, 45/1-3, 46/1-3, 48/1, 49/2-4, 53, 54/2, 57/3, 95, 100/1, 123, 132, 134/6, 138, 143, 145/3, 196, 225, 241/3, 241/1-2, 245/1, 302, 309, 331/2, 338/2, 339, 366, 373/1-5, 374/4, 376, 379, 410, 413, 700, 760/1, 776/1-4, 786/2, 813/3-4, 814, 815/1-2, 817, 822/1-6, 829

Welz, N., Berlin
S. 32/1-3, 61/1, 71/1, 98, 130, 141, 151, 153, 200, 227, 230, 231, 238, 266/2, 285, 307, 391/1, 404, 405, 408, 412, 424, 446, 447, 449, 450, 455, 456, 457, 463/1, 467, 469, 470, 471, 472, 474, 475, 476, 483, 484, 485, 488/2, 491, 492, 499/2, 501, 503, 504, 505/1, 512/1, 513/2-3, 515, 516, 517, 518, 519, 521, 523, 524, 526/2-7, 528, 530, 531, 532, 534, 536, 539, 541, 543, 544, 550, 556, 560, 596, 597, 598, 599, 600, 602, 604, 605, 607, 608, 610, 611, 612, 613, 614, 616, 617, 618, 620, 621, 629, 648, 649, 656, 658, 659, 663, 664, 672, 673, 705, 714, 718/3, 719, 791, 792/1, 793/3, 808, 810, 836, 845, 855

In guten Händen, Band 2
978-3-464-45303-2

Inhalt
Lernbereich 2
Menschen in krankheitsbezogenen Problemlagen pflegen

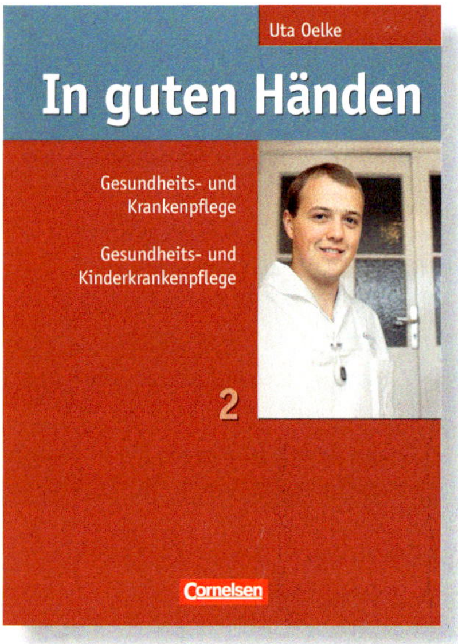

In guten Händen, Band 3
978-3-464- 45304-9

Inhalt
Lernbereich 3
Klientel und Rahmenbedingungen von Pflege

Lernbereich 4
Berufliche und persönliche Situation der Pflegenden

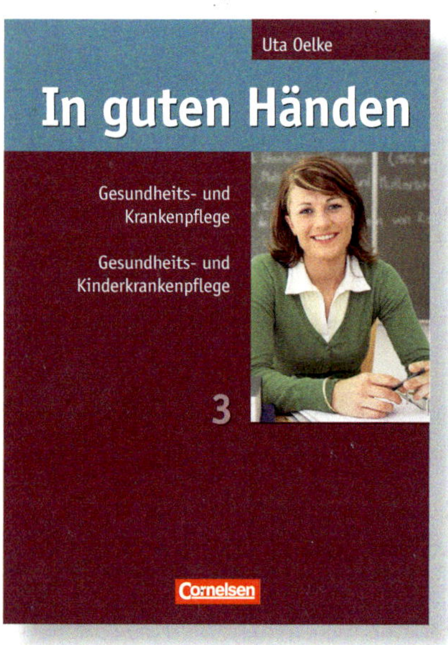

Um die komplexen Fachinhalte in der Gesundheits- und Krankenpflege / Kinderkrankenpflegeausbildung zu erarbeiten, bietet „In guten Händen" abgestimmte Lernsituationen mit vielseitigen Materialien an.

Lernsituationen Teil 1
978-3-464-45342-1

Lernsituationen Teil 2
978-3-464-45343-8

Lernsituationen Teil 3
978-3-464-45344-5

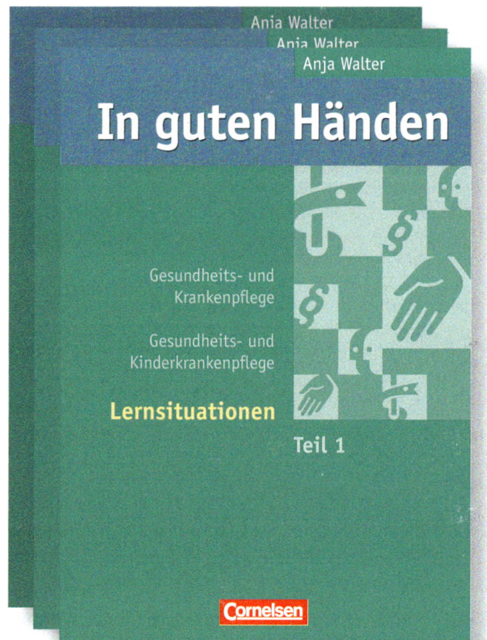

Zuordnung der Themenfelder des Fachbuchs 1 zu den Themenbereichen der Ausbildungs- und Prüfungsverordnung des Krankenpflegegesetztes (KrPflAprV) vom 10. November 2003

Themenfelder des Fachbuchs 1	Themenbereiche der KrPflAprV
Themenfeld 1.1 **Körpernahe Unterstützung leisten**	
1.1 Berühren 1.2 Haut und Körper pflegen 1.3 Mund und Zähne pflegen 1.4 Bewegen 1.5 Sehen und Hören 1.6 Ernähren 1.7 Ausscheiden 1.8 Atmen 1.9 Körpertemperatur regulieren 1.10 Wach sein und schlafen	1. Pflegesituationen bei Menschen aller Altersgruppen erkennen, erfassen und bewerten **(schriftliche Prüfung)**
Themenfeld 1.2 **Gespräche führen, beraten und anleiten** 2.1 Gespräche führen 2.2 Beraten und anleiten	3. Unterstützung, Beratung und Anleitung in gesundheits- und pflegerelevanten Fragen fachkundig gewährleisten **(mündliche Prüfung)**
Themenfeld 1.3 **Pflege planen, dokumentieren, organisieren und koordinieren**	
3.1 Beobachten 3.2 Pflege planen und dokumentieren 3.3 Pflege nach einem System organisieren	1. Pflegesituationen bei Menschen aller Altersgruppen erkennen, erfassen und bewerten **(schriftliche Prüfung)**
3.4 Pflegequalität sichern	7. Pflegehandeln an Qualitätskriterien, rechtlichen Rahmenbestimmungen sowie wirtschaftlichen und ökologischen Prinzipien ausrichten **(schriftliche Prüfung)**
3.5 Pflegebedürftige aufnehmen, entlassen, deren Überleitung organisieren	3. Unterstützung, Beratung und Anleitung in gesundheits- und pflegerelevanten Fragen fachkundig gewährleisten **(mündliche Prüfung)**
3.6 Besprechungen und Visiten durchführen 3.7 Dienstplan gestalten	12. In Gruppen und Teams zusammenarbeiten **(mündliche Prüfung)**
Themenfeld 1.4 **Bei der medizinischen Diagnostik und Therapie mitwirken und in Notfällen handeln**	
4.1 Hygienisch arbeiten 4.2 Medikamente verabreichen 4.3 Vitalzeichen kontrollieren 4.4 Bei der Wundbehandlung mitwirken 4.5 Bei der Infusions- und Transfusionstherapie mitwirken 4.6 Bei Notfällen handeln 4.7 Bei medizinisch-invasiven Eingriffen mitwirken bzw. die Patientinnen pflegen	8. Bei der medizinischen Diagnostik und Therapie mitwirken **(mündliche Prüfung)** *und* 9. Lebenserhaltende Sofortmaßnahmen bis zum Eintreffen der Ärztin oder des Arztes einleiten

A.	Arterie
Aa.	Arterien
bzw.	beziehungsweise
ca.	circa
evtl.	eventuell
i. d. R.	in der Regel
M.	Muskel
Mm.	Muskeln
max.	maximal
min.	minimal
mind.	mindestens
N.	Nerv
Nn.	Nerven
o. Ä.	oder Ähnliches
u. a.	unter anderem
V.	Vene
Vv.	Venen
v. a.	vor allem
z. B.	zum Beispiel